食品成分表 2024 本表編

・栄養計算ソフト
・電子版　オールカラー成分表
　（付録の本表は、文部科学省公表の成分項目と配置の表のカラー版PDFです）
・女子栄養大学学食メニュー集

JN020925

女子栄養大学出版部

Web付録

ご購読の皆さまへ

本書をご購読いただいた皆さまは、右ページの手順で
特典がいつでもどこでも利用できるようになります。

特典 1
食品写真も搭載＆どこでも使える Web アプリ
栄養計算ソフト
「栄養Proクラウド」付録版

登録後、インターネットにアクセスすれば、
パソコン（Windows & Mac）や
タブレット（iPad）で、
いつでもどこでも栄養計算ができます。

食品写真が出てくるから初心者にも使いやすい！

・付録版は栄養計算ソフト「栄養Proクラウド」の簡易版で、
　登録時から1年間お使いいただけます。
・登録は2025年3月31日までできます。
　それ以降は登録できませんのでご注意ください。

登録 ——— 1年間使用可
↑
登録は2025年3月31日まで！

特典 2
電子版 オールカラー
食品成分表

日本食品標準成分表の「本表」
本書の
「アミノ酸成分表」「脂肪酸成分表」
「炭水化物成分表」の増補2023年
をパソコン、モバイル端末
（スマートフォン、タブレット）で
見ることができます。
紙版にはないオールカラー成分表です！

職場、学校、自宅で使え、活動の幅がぐっと広がる！

特典 3
電子版
女子栄養大学
「学食メニュー集」

女子栄養大学の学生食堂「カフェテリア」では、
専属の管理栄養士が、季節ごとの味や
栄養バランスを考えた献立を、
学生・教職員に提供しています。
そのメニュー集（2022年版）を公開します。

春夏秋冬の栄養がぎっしり。ご家族みんなの健康に！

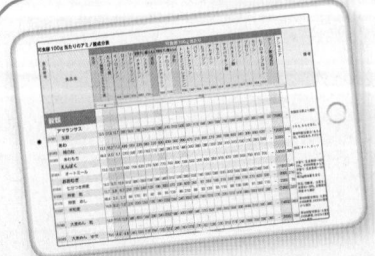

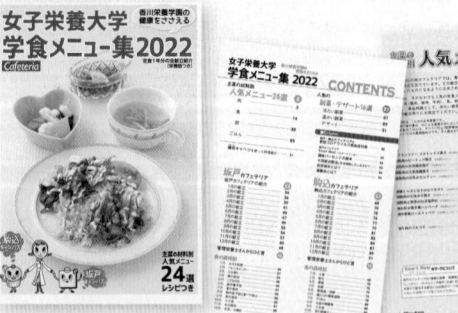

今年も3つの特典付き！

特典を利用するには？

特典をご利用の際は、下の手順でアクセスしてください。

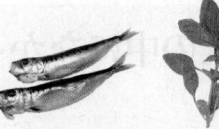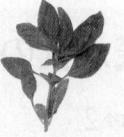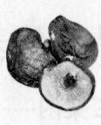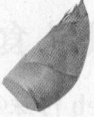

 特典1　登録すると利用できます！

①本書（本表編）の最後の袋とじページに購読者専用のシリアルナンバーが記されています。

②まず、専用ページ（下記URL）にアクセスしてください。

③シリアルナンバーを登録すると、ご利用できます。

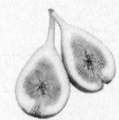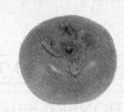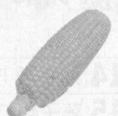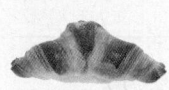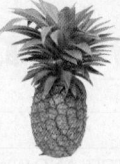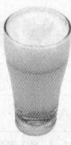

専用ページURL

 https://eiyo21.com/seibunhyo10240/

特典2　特典3　登録なしで利用できます！

「電子版　オールカラー食品成分表」と「電子版　女子栄養大学『学食メニュー集』」は、専用ページ（上記URL）より登録なしでご覧いただけます。ダウンロードしてお使いになることも可能です。

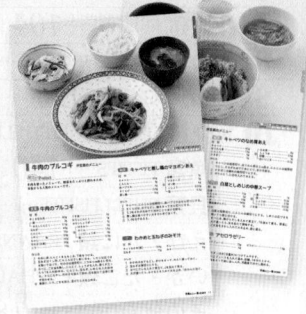

- 「栄養Proクラウド」付録版をご利用いただくには、インターネット接続環境、最新のモダンブラウザ（Chrome、Edge、Safari、Firefox）が必要です。
  セキュリティ保護の観点及び快適に利用するために、できるだけ最新バージョンをご利用になることをおすすめします。
- 「栄養Proクラウド」付録版を端末にダウンロードしたり、インターネットオフライン環境で使用することはできません。
- 「栄養Proクラウド」付録版の利用期間は登録時から1年間の期間限定です。登録は2025年3月31日までできます。
  4月以降は登録できませんのでご注意ください。
- 「栄養Proクラウド」付録版から出力されるExcel形式のファイルをご覧いただくには、Microsoft社のExcel、Excel Viewer（無料）などの閲覧ソフトが必要になります。
- 通信にかかる費用はお客様のご負担となります。
- PDF形式ファイルをご覧いただくには、アドビ株式会社のAdobe Acrobat Reader（無料）などの閲覧ソフトが必要となります。

食品成分表2024 本表編

「日本食品標準成分表」と
本書『八訂食品成分表2024』について ……口絵6

「食品成分表」の使い方の基本 よくあるQ&A　　渡邊智子 ……口絵9

全107食品の追加または更新 ……口絵21
―「日本食品標準成分表（八訂）増補2023年」公表―

もしも食品成分表が世の中になかったら…… 　　佐々木 敏 ……386

Web付録のご案内…… 口絵2
本表の見方…… 2

栄養計算に使いやすく編集しました　文部科学省公表データのままの成分項目と配置の表は 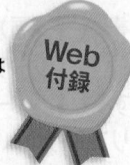 で収載しています
（口絵2参照）

「日本食品標準成分表（八訂）増補2023年」準拠 **本表** ……1

●ブックデザイン／横田洋子　●表紙・扉イラスト／深尾竜騎　●撮影／国井美奈子、松園多聞　●校正／くすのき舎

「日本食品標準成分表」と本書『八訂食品成分表 2024』について

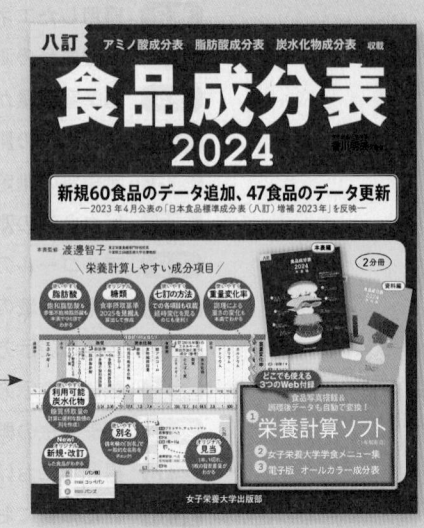

国の「日本食品標準成分表」の分類・成分値を収載

　『八訂食品成分表2024』は、国（文部科学省）が公表している「日本食品標準成分表（八訂）」を収載したものです。「日本食品標準成分表」とは、原則として、私たちが日本で日ごろ食べている食品について、栄養成分に関するデータをとりまとめた唯一の公的データ集です。日本で生活する人が、日本に流通している食品を年間を通じて、くり返し食べたときに摂取する場合の全国的な平均値であることを目指して、各食品の試料を集め、それを分析し、検討が行なわれています。

標準成分表の変遷と本食品成分表の特徴

　本食品成分表の原点となるのは、女子栄養大学の創設者である香川昇三が1938年に編纂した『食品分析表』です。共同創設者である香川綾らが、栄養学を実践するための必携ツールとして広めていきました。

　一方で、国は、1886年に日本食糧調査報告、1909年に飲食物並嗜好品分析表、1931年に日本食品成分総攬、1934年に飲食物並日用品類分析表、1947年に暫定標準食品栄養価分析表を公表してきました。「日本食品標準成分表」の名称としての公表は1950年が初版です。

　女子栄養大学をはじめ各出版社は、国が公表した成分表から抜粋したデータ等を目的に応じて独自に編集し食品成分表として出版していました。しかし、1963年に国が公表した「日本食品標準成分表」第三回改訂（三訂）を機に、各社は食品の分類や成分をこれに準拠しました。

　国の食品成分表（標準成分表）は、分析技術の進歩や食品の流通量の変

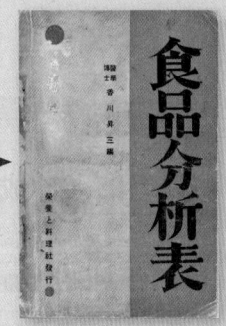

香川昇三編『食品分析表』第1版

1938 年発行。「栄養食、治療食の調理従事者、並びに科学的調理の実習を指導するに当たり、必要欠くべからざる食品を網羅して取扱いやすく編纂した」という記録が『栄養と料理』1938 年 5 月号に残っている。『食品分析表』という名称になったのは 1958 年から。

化、食品の生産・製造方法の変化、そして食生活の変化などをふまえて新規食品の分析や成分値の見直しがなされ改訂を重ねています。最新の成分表は、『日本食品標準成分表（八訂）増補2023年』です。標準成分表にはこの本表編のほか、『アミノ酸成分表』『脂肪酸成分表』『炭水化物成分表』の組成表があります。なお、増補2023年はウェブサイトのみでの公表です。

標準成分表は、近年5年ごとに改訂されていますが、新規食品の分析や成分値の見直しは年度ごとに計画され、進められています。七訂公表後の2016年以降、2020年に八訂が公表されるまでは、成分表への収載が決定した成分値に関して、毎年年末に「追補」（2019年に限っては「データ更新」）として新規分が公表されてきました。

一方、2021年には新規収載の公表はなく、八訂公表後2022年までに分析等が進められてきた食品については、2023年4月28日に「日本食品標準成分表（八訂）増補2023年」として公表されました。2022年暮れの時点では、翌年以降も原則として年に1度、4月を目処に更新版が公表される計画でしたが、2023年12月5日開催の第25回食品成分委員会においては下記のように今後の案が示され、委員会で承認されました。

政府刊行物の「日本食品標準成分表（八訂）」は2020年版で4冊
増補2023年はウェブサイトのみ

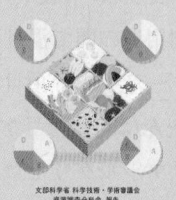

政府刊行物の『日本食品標準成分表 2020年版（八訂）』。この本表は、全食品について成分項目を一部編集の上本書の本表編に収載されている（p.1）。

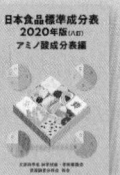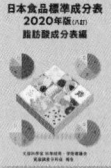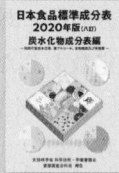

『日本食品標準成分表 2020年版（八訂）』の分冊。左から順に『アミノ酸成分表編』、『脂肪酸成分表編』、『炭水化物成分表編』。これらの組成表は、本書の資料編に一部（100gあたりの表はすべて）が収載されている。

▶国の「日本食品標準成分表」についてのくわしい解説→ p.286
▶参考：成分表の変遷→ p.286

1 現状及び課題

・令和2年12月に日本食品標準成分表2020年版（八訂）が公表されたが、未分析成分が残っていたことから、これまで、たんぱく質・脂質・炭水化物の摂取上位の食品について、食物繊維の新たな分析法（AOAC.2011.25法）による分析、「アミノ酸組成によるたんぱく質」・「脂肪酸のトリアシルグリセロール当量」・「利用可能炭水化物の組成」等を中心に分析を進めたところ。

・一方で、収載食品の中には、分析値が古い食品があること等が課題となっている。また、近年新たに加わった成分項目の値がないものもある。

2 令和6年度以降の食品分析の基本的な考え方について（案）

（1）今後は、より現在の流通実態に即した食品成分表となるよう、収載食品の再分析を重点的に実施する。

（2）再分析に当たっては、国民健康・栄養調査等を参考に、たんぱく質・脂質・炭水化物の寄与率が上位の食品、摂取量が上位の食品等を優先して分析すべき食品として位置づけ、これら食品から順次再分析を実施する。なお、優先すべき食品については、参考データの更新等に合わせ適宜見直しを行う。

（3）分析に当たっては、以下の考え方を基本とする。

・コンポジット分析を基本とし、食品の特性を考慮して個別分析が望ましい食品については個別分析とする。また、いずれの場合も十分なサンプル数を確保して分析する。

・可能な限り全成分分析が望ましいが、予算の効率的執行の観点から、文献等により当該食品に含まれないと推定される成分等については、必要性等を考慮し分析対象成分から除くことができることとする。なお、少なくともエネルギー算出に関連する成分については同時に分析する。

・同一食品で調理形態が異なるものがある場合（例えば、生とゆで・焼き等）は、セットで分析を行う。

（4）（2）以外の食品であっても、再分析や未収載成分の分析が必要と考えられる食品、新規収載が求められる食品については、並行して分析を実施する。

3 今後の食品成分表の取りまとめについて（案）

上記の考え方を踏まえ、今後の食品成分表の取りまとめに当たっては、

（1）現在実施している主要な食品の未収載成分（食物繊維（AOAC.2011.25法）、アミノ酸組成、脂肪酸組成、利用可能炭水化物組成等）の分析、分析結果に基づく成分値の検討、収載値案の確定が終了した段階で食品成分表を取りまとめ、公表。（2025年の公表を想定）

（2）その後は、「2 令和6年度以降の食品分析の基本的な考え方について」に基づく食品分析を進め、優先すべき食品の再分析の進捗状況を踏まえ、食品成分委員会において公表時期を検討。

『八訂食品成分表2024』では成分項目を編集

　「日本食品標準成分表2020年版（八訂）」が2020年暮れに公表されました。そのさいに、利用者の間で混乱をきたしたのが、**たんぱく質**、**脂質**、**炭水化物**等のエネルギー産生成分項目でした。新しいエネルギー計算方法が導入され、今後は**たんぱく質**は「アミノ酸組成によるたんぱく質」を、**脂質**は「脂肪酸のトリアシルグリセロール当量」を、**炭水化物**は「利用可能炭水化物」（および「食物繊維総量」、「糖アルコール」）を活用していく方向性にあります。しかし、これらはまだ分析のなされていない食品も一定数あるため、これらの成分値が欠損している食品については、従来の「たんぱく質」、「脂質」、「炭水化物」の項目の成分値を利用することになります。

　そこで本書では、「八訂の活用において使いやすい成分表」と位置づけて制作し、本表は栄養計算に使用しやすい成分項目として編集しています。すなわち、**たんぱく質**は「アミノ酸組成によるたんぱく質」を基本として欠損値には「たんぱく質」の項目の成分値を、**脂質**は「脂肪酸のトリアシルグリセロール当量」を基本として欠損値には「脂質」の項目を収めました。さらに、どの成分値が欠損値を補ったものかわかるように、「たんぱく質」と「脂質」の数値には＊を付しました。**炭水化物**は「利用可能炭水化物」とし、「利用可能炭水化物（質量計）」を基本としつつも、エネルギー計算に「差引き法による利用可能炭水化物」を使用したものは「差引き法による利用可能炭水化物」を収めました。「差引き法による利用可能炭水化物」の数値には＊を付しています。「日本人の食事摂取基準（2020年版）」との照合と判断はむずかしくなりますが、必要に応じて七訂（2015年版）の方法に基づく項目も併用するなどし、より正確な摂取栄養量が得られる八訂を活用しましょう。

　ほかにも、栄養計算への活用のしやすさや今後の栄養評価の方向性を重視し、いくつかの編集をしています。詳細は「本表の見方」（p.2）や「説明」（p.285）をご参照ください。なお、編集前の成分項目の表も付録として読者専用サイトでご覧いただけるようにしました。教育機関での成分表の学習等にご活用ください。

　また、本書では、成分表の使い勝手の向上のために、個数で利用することが多い「野菜類」「果実類」「魚介類」に関しては、標準的な大きさ1個（魚は1尾）あたりなどの重さ（目安量）を、独自に備考欄に記載しています。栄養計算では重量測定することが望ましいですが、見当をつけるためにご活用ください。食品を購入するときや食育にも役立ちます。

文部科学省から公表されているものと同じエネルギー産生成分の項目の表頭

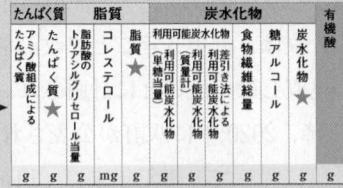

★の添えてある項目を本書では、七訂（2015年版）のエネルギーの算出方法に基づく成分（参考）として収載。

『八訂食品成分表2024』のエネルギー産生成分の項目

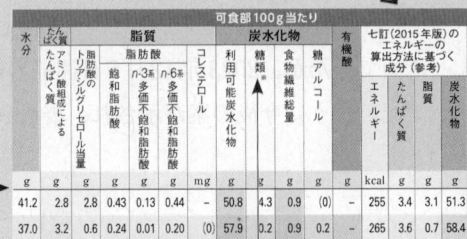

上の項目のように編集したほか、WHOで指針を出すなど世界でも重視され、「日本人の食事摂取基準」でも今後基準が設定されるであろう「糖類」について、炭水化物成分表から算出して独自に挿入した。

文部科学省公表データのままの成分項目と配置の表はこちら（カラーPDF付録。ダウンロードできます）

https://eiyo21.com/seibunhyo10240/

見当をつけるための目安量 **見当**

| - | 0 | - | 廃棄部位：種皮
廃棄率：さや入りの場合80%
廃棄0g
目安3粒＝12g |
| - | 0 | 100 | 廃棄部位：種皮
廃棄率：さや入りの場合80%
目安(0)g |

素材の質量（重量）の見当をつけるための目安量を付記。このデータは、女子栄養大学で指標とされている値として『食品の栄養とカロリー事典 第3版』（女子栄養大学出版部）から引用。
▶参考：液体や粉類などをスプーンやカップで計量するときの重量は、容量当たりの重量表を参照→p.352

「食品成分表」の使い方の基本 よくあるQ&A

「食品成分表」は、正しく使うと、適切な栄養計算や食事療法ができます。女子栄養大学出版部によく寄せられる質問のほか、栄養士・管理栄養士養成校の先生方に、「よくある間違った見方・使い方」をヒアリングし、Q&Aにまとめました。また、八訂の本格活用に向けて、長年、食品成分委員会の委員として「日本食品標準成分表」の改訂作業を担った渡邊智子氏にご監修・ご解説いただきました。

渡邊智子

学校法人食糧学院
東京栄養食糧専門学校 校長
医学博士。千葉県立衛生短期大学、千葉県立保健医療大学、淑徳大学を経て現職。千葉県立保健医療大学名誉教授、産業栄養指導者会会長、千葉県学校保健学会理事長。文部科学省による「日本食品標準成分表」の策定に食品成分委員会委員等として30年にわたり携わり、成分表活用の研究・提言を行なう。女子栄養大学出版部のWebサイトで「知れば知るほどおもしろい!『食品成分表』」を連載中。成分表に関する情報や裏話、よくある質問についての解説をお届けしている。著書に『これだけは知っておきたい!「食品成分表」と「栄養計算」のきほん』(講談社)ほか。

\check/

Web 連載
知れば知るほどおもしろい!
「食品成分表」渡邊智子著

「食品成分表」に関する情報を随時発信していますので、ぜひ定期的にご覧ください。

食品と成分値の見方 編

Q1 調べたい食品を見つけるには？

A1 索引をご活用ください。

食品群ごとに五十音順に収載されていますが、食品名が学術名や慣用名であり通称名は使われないため、見つけにくいことがあります。たとえば、「空心菜」は「ようさい」、「ノルウェーさば」は「たいせいようさば」として収載されています。食品名索引（p.358）を用いれば、「くうしんさい→ようさい」「ノルウェーさば→たいせいようさば」と記されているので、どの食品が該当するかがわかります。地域によって呼び名が違う食材も、備考欄に記載があり、索引を使って探すことができます。

なお、食品の選び方を間違えると全く異なるデータとなります。間違えやすい例を下にあげましたので参考にしてください。

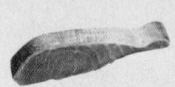

鮭の種類
シロサケかギンザケかなど種類によって脂質などの成分値が大きく異なる。

茶類（例：紅茶）
○ 紅茶　浸出液
× 紅茶　茶
茶は茶葉のこと。

Q2 探している食品の掲載がないときはどうしたらいい？

A2 似た食品で代用しましょう。

掲載のない食品は、学名がわかれば科や種が近いものを選びます。わからない場合には用途や見た目、季節などが似た食品を選びましょう。

成分表にない食品は、似た食品で栄養計算する。
- ●乾燥果実▶レーズンなどの乾燥果実
- ●イタリアンパセリなどのハーブ▶パセリなどのハーブ
※思い浮かばず困ったら身近にいるベテラン栄養士にたずねてみましょう。

「食品成分表」は私たちが日ごろ食べている食品の栄養成分に関するデータを網羅的にとりまとめたデータ集です。日本人の健康に影響を及ぼすようなよく食べられている食品や、食べる量が少量でも特定の栄養素の給源として重要なものはほぼそろってきました。掲載のない一般食品については、健康の維持増進という観点からは省いても影響は小さいと考えられます。

ただし、地域的に常用されているものについては、まだ網羅しきれていません。文部科学省の資源室では、掲載食品のリクエストも受け付けており、食品成分委員会において新規食品収載の検討を行なうさいの参考にされます。よく食べる食品で掲載がない場合には、文部科学省資源室に問い合わせてみましょう。なお、データの受け入れも一部行なっており、その条件やおもな流れ、留意点について下記サイトにまとめられています。

文部科学省科学技術・
学術政策局政策課資源室
．．．．．．．．．．．．．．．．．．．．．▶ 奥付

依頼による食品分析データの受入れについて
(https://www.mext.go.jp/a_menu/
syokuhinseibun/1367595.htm)

Q3 何グラム当たりの成分値ですか？

A3 可食部100 g当たりの数値です。

可食部（魚の骨、野菜の皮や根、しんなど廃棄する部位を除いた部分）100 g当たりの数値です。牛乳や飲料、調味料などは、利用上の便宜を図るため、100 gに対するmL量および100 mLに対するg量をそれぞれ備考欄に示してあります。

また、「成分表2015（七訂）追補2018年」では、5 mL、15 mL、100 mL当たりの成分重量を示す成分表が掲載されました。本書ではその表の食品の重量部分を収載しているのでご活用ください。→ p.352

Q4 廃棄率が載っている食品の成分値の見方は?

A4 備考欄にある廃棄部位を除いた成分値になります。

食品の成分値は備考欄の廃棄部位を確認して活用しましょう。成分表の収載値は、廃棄部位を除いた可食部（食べられる部分）100g当たりの成分値です。

たとえば、魚のアジの場合、「まあじ　皮つき　生」の廃棄率は55％と記されています。備考欄に「廃棄部位：頭部、内臓、骨、ひれ等（三枚下ろし）」と記されています。この成分値は、これらの部位を除いたアジの三枚おろし100gの値で、成分表の廃棄率から考えると220gほどのアジをまるごと用意したときの値ということになります。

なお、成分表の廃棄率は、10％以上になると5％刻みになるなどざっくりとした目安にすぎません。ご自身で計量するほうが正確です。

たとえば、伝統野菜のなすのように地域によって形や大きさが違う場合は、廃棄率も大きく異なります。廃棄部位の除去に、包丁を使うか、ピーラーを使うかでも変わってきます。

●廃棄率を使った計算の例

まあじ　皮つき　生

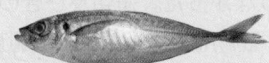 = 廃棄率55％

100gの三枚おろしを用意したい場合は?

$$100(g) \div \frac{100-55}{100} = 222.2222\cdots(g)$$

↓

約220gのアジを用意する。

1尾100gのアジを食べたときの摂取量は?

$$100(g) \times \frac{100-55}{100} = 45(g)$$

↓

45gのアジを食べたと計算できる。

＊ただし、皮を除いて刺し身で食べた場合には、「皮つき　生」ではなく「皮なし　生」の項目の成分値を用いればよい。

魚はサイズが小さいほうが頭の割合が大きくなり、廃棄率が大きい傾向があります。

給食の栄養計算に使うときには施設でよく利用する素材の廃棄率を独自に調べることをおすすめします。その廃棄率と成分表の廃棄率の相違が大きいと、献立栄養量と提供栄養量に相違が出ます。ある施設の栄養士が実際に見直したところ、以前は必要以上に購入していたことがわかり、提供栄養量の適正化とともに予算削減につながったという例もあります。調べたいものと成分表の内容とを見きわめて数値を利用することが重要です。

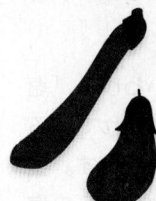

九州は大きい野菜が多いので、廃棄率に特に注意。成分表の数値よりも、実際によく使うサイズの野菜をはかっておくのがおすすめ。

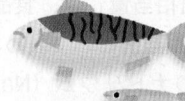

魚はサイズが小さいほうが頭等の割合が大きくなり、廃棄率が大きくなる。

Q5 「0」「Tr」「-」は違うの?

A5 それぞれに定義があります。

「0」は食品成分表の最小記載量（p.301 表10 表11）の1/10（ヨウ素、セレン、クロム、モリブデンおよびビオチンは3/10）未満、または検出されなかったことを示します。「Tr（トレース＝微量）」は、最小記載量の1/10以上含まれているが5/10未満であるものを示します。

ただし、食塩相当量の「0」は、算出値が最小記載量（0.1g）の5/10未満であることを示しています。

「-」は分析をしていない、未測定であること、また、「炭水化物成分表」の食物繊維では水溶性および不溶性食物繊維の分別定量が困難な食品（藻類）も「-」としています。

Q6 （　）付きの数値はなんですか?

A6 推定値または推計値です。

（　）付きの数値は、原材料配合割合レシピからの計算、原材料食品から加工食品を計算、また、文献等による計算値です。さらに、文献等により含まれていないと推計

される成分については測定せずに、推定値として「(0)」と表示しています。「(Tr)」についても同様です。なお、無機質、ビタミン等は、類似食品の収載値から類推や計算により求めた成分について、（ ）を付けて数値を示しています。→ p.301 も check！

Q7 ナトリウムから塩分を出すにはどうやって計算したらいいの？

A7 ナトリウム量(mg)×2.54÷1000＝食塩相当量(g)です。

　食塩は、塩化ナトリウム（NaCl）です。いわゆる「塩分」、正確には「食塩相当量」は、食品に含まれている「ナトリウム」を食塩相当量として表わしたものです。食塩は原子量が約23のナトリウム（Na）と約35.5の塩素（Cl）が結合した分子なので、下記のように算出できます。

食塩（NaCl）

Na	Cl
原子量 23	原子量 35.5

58.5

ナトリウム23で
食塩58.5（23＋35.5）に相当
↓ナトリウム当たりの食塩量は…
58.5÷23≒2.54
↓ナトリウム量から食塩を出すには
ナトリウム量×2.54
ナトリウム量はmg。食塩相当量はgで表わすのでこれを1000で割ります。

Q8 いわゆる「塩分」計算において、「ナトリウム」と「食塩相当量」、どちらの値を用いるべき？

A8 どちらでもよいですが、「食塩相当量」でよいでしょう。

　食塩相当量は、ナトリウム値を基にしてQ7のように算出されるので、ナトリウム量から計算したほうがよいと考える人が多いようです。しかし成分表の数値を基に計算する場合には、「食塩相当量」を使えばよいでしょう。

　成分表のナトリウムの数値は、大きい位から3桁目を四捨五入して有効数字2桁で掲載されています（p.301 **表11**）。一方で、食塩相当量は小数第2位を四捨五入していますが、四捨五入する前のナトリウム量から換算されています。そのため、食塩相当量のほうが、分析値とのズレは小さくなっています。

　なお、食パンなど栄養成分表示がある加工食品は、成分表の食塩相当量よりも摂取する食品の栄養成分表示を優先しましょう。

Q9 こんにゃくや海藻、きのこのエネルギー値、昔より増えたわけは？

A9 エネルギー換算係数についておさらいしましょう。

　こんにゃくや海藻、きのこは難消化性の成分が多い食品です。これらのエネルギーがどのくらい体内で利用され、何キロカロリーと考えるかは、国によって判断がわかれています。

　日本では、「四訂」成分表までは、「いも及びでん粉類のきくいも及びこんにゃくには、主成分である糖質にそれぞれ難消化性のイヌリン及びグルコマンナンが多く含まれることから、エネルギー換算係数を定め難かったので、エネルギー値を算出しなかった。藻類及びきのこ類については『日本人における利用エネルギー測定調査』※を行った結果、被験者ごとの測定値の変動が極めて大きくなり、エネルギー換算係数を定め難かったので、エネルギー値を算出しなかった」と記載され、収載値の欄には「-」と記されていました。そのため、当時の栄養計算では「-」を「0kcal」として計算していました。

　そこで、その文献※を見返し、食品全体としてのエネルギー利用率を勘案してこれらのエネルギー値を示すことへの検討がなされました。その結果、「五訂」成分表以降では、Atwaterの係数を適用して求めた値に0.5を乗じて算出することになりました。

　「成分表（八訂）」では、FAOが提唱する新しいエネルギー計算を実施しました（p.290,331）。この計算では、

0.5を乗じず全収載食品のエネルギー換算係数が統一されています。そのため、こんにゃく、海藻、きのこでは、七訂時よりエネルギーが増えています。

※科学技術庁資源調査会編：科学技術庁資源調査所資料第82号「日本食品標準成分表の改訂に関する調査資料—日本人における藻類及びきのこ類の利用エネルギー測定調査結果—」(1980)

Q10 牛肉、豚肉、鶏肉は項目がたくさんあってどの食品を選んだらよいかわかりません。

A10 文部科学省のサイトで食品情報を熟読しましょう。大まかには、「乳用肥育牛肉」「大型種肉」「若鶏肉」と覚えておけばよいでしょう。

大まかな目安としては、牛肉は、松阪牛などの銘柄牛の肉は「和牛肉」を、国産牛表示のものは「乳用肥育牛肉」を、輸入ものは「輸入牛肉」を選び、「もも」や「ヒレ」など知りたい部位の食品を選びましょう。

豚肉は「大型種肉」が、鶏肉は「若鶏肉」が市場の大部分を占めているので、栄養計算にはこれらの食品から該当部位を選ぶとよいでしょう。ただし、黒豚は中型種です。

また、牛肉と豚肉では「脂身つき」「皮下脂肪なし」「赤肉」が収載されています。ダイエットなどで肉の脂身をとり除いた場合には、「赤肉」ではなく「皮下脂肪なし」が該当します。

皮下脂肪は皮膚の下にある脂肪です。筋間脂肪は筋肉の間にある脂肪です。両者を合わせて「脂身」といいます。成分表では、「皮下脂肪付きの肉」を購入し、「脂身」を調理バサミを使って切りとります。残った部分が「赤肉（赤身）」です。そのため、赤肉を料理に使うことはほとんどありません。

図 皮下脂肪と筋間脂肪の違い

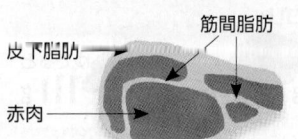

皮下脂肪
筋間脂肪
赤肉

Q11 食品の選び方を間違えないポイントは？

A11 国の「日本食品標準成分表」の「食品群別留意点」や「調理方法の概要」をよく読みましょう。

本書では掲載していませんが、国の「日本食品標準成分表」の資料には、収載している各食品の概要、分析対象食品、収載値の選択方法などが、「食品群別留意点」として収載されています。

これはサイトで確認することができます（左下）。食品選びに迷ったときなど目を通す習慣をつけましょう。

また、調理した食品について、どのような切り方や加熱をしたサンプルを用いたかをまとめた「調理方法の概要」(p.303 表12) もよく読んで参考にしましょう。

Q12 買ってきた「そう菜」の材料と割合がわからない場合はどう計算したらよい？

A12 本表の18群を活用しましょう。

購入した「そう菜」や、給食施設で提供される完全調理品の「そう菜」で材料の配合割合や栄養価が不明な場合は、18群「調理済み流通食品類」(p.268) にその食品が載っていればその成分値を使えます。青菜の白和えやいんげんのごま和え、とん汁、筑前煮、肉じゃがなどの和食をはじめ、洋風、中国、韓国料理を含む代表的な調理食品計55種類が収載されています。これらの多くは大手事業者のレシピ（原材料配合割合）を基に栄養計算により算出した値です（計算に用いられた配合を知りたいかたは「成分表2015（七訂）」の資料「そう菜」に載っています）。

なお、献立作成業務等においては、同じ料理名であっても、18群の成分値は使わずに各自のレシピを基に栄養計算します。

文部科学省ウェブサイト

成分表の食品の選び方がわからないときは、文部科学省「日本食品標準成分表」の「第3章資料　1　食品群別留意点」(p.249-526) を確認しましょう。

Q13 食品を加熱調理したときは、どうやって栄養計算したらいいですか。

A13 ほうれん草のお浸しを通してご説明しましょう。

『食品成分表』には、「生」の状態の成分値のほかに、調理後の状態、つまり「ゆで」や「焼き」、「油いため」などの成分値も収載されています。「調理した食品」も「生」と同じ食品を用いているので、生100gと調理後の質量（重量変化率の値）あたりの成分値を比較すると調理による成分変化がわかります。レシピ質量と調理後の成分値、重量変化率を使う栄養計算を行なえば、摂取栄養量により近い栄養量が算出できます。

調理による重量変化率は、本書では本表に組み込んであります。また、重量変化率を含む調理方法の概要がp.303 **表12** にあります。さらに、**表** 調理による成分変化率区分別一覧（p.337）から調理による食品の成分変化がわかります。

❶ 『食品成分表』に収載の「ゆで100g」は、「生100g」をゆでた値ではありません！

『食品成分表』に収載の値は、すべて「可食部100g当たり」です。「生100g」は生の状態で100g、「ゆで100g」はゆでた状態で100gです。ほうれん草を例にあげると、「生100g」をゆでると重量変化率から70g※1になり、「ゆで100g」の値とは異なります。そのため「ゆで100g」を用意するには、ゆでる前、つまり生の状態で143gが必要になります。

『食品成分表』に収載の「生」と「ゆで」の成分値を比較するさいは、同じ分量の比較ではないことを覚えておきましょう。

※1 「ほうれんそう 葉、通年平均、ゆで」の重量変化率70%から算出。
ほうれん草はゆでたあとで絞るため質量が減ります。

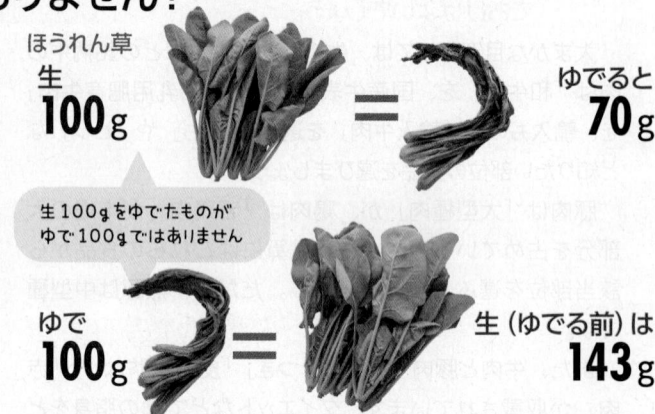

ほうれん草
生 100g ＝ ゆでると 70g

生100gをゆでたものがゆで100gではありません

ゆで 100g ＝ 生（ゆでる前）は 143g

★食材によって、質量が減るもの、増えるものがあります。

「ゆでる」のように、水を加えて調理する場合は、調理によってゆで湯に食品の水分などが流れ出て質量が減る場合と、ゆで湯を吸収して質量が増える場合があります。葉物野菜の「ゆで」は、ゆでたあとで水冷して絞るため、質量が大きく減少します。

ゆでると質量が減る食品の例

アスパラガス
生 100g ＝ ゆでると 96g
重量変化率 96%

白菜
生 100g ＝ ゆでると 72g
重量変化率 72%

春菊
生 100g ＝ ゆでると 79g
重量変化率 79%

鶏もも皮つき肉
生 100g ＝ ゆでると 70g
重量変化率 70%

ゆでると質量が増える食品の例

ブロッコリー
生 100g ＝ ゆでると 111g
重量変化率 111%

うどん
干し 100g ＝ ゆでると 240g
重量変化率 240%

❷ 生の質量から調理後の成分値を計算しましょう。

栄養計算をするさい、重量変化率を利用すれば、生の質量を調理後の質量に換算し、成分値を計算できます。「ほうれん草のお浸し」を例に、計算例を紹介します。

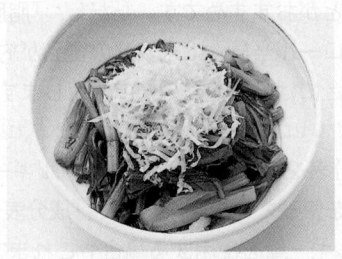

ほうれん草のお浸し

材料／1人分
ほうれん草 ………… 80 g
だし…………… 大さじ½
しょうゆ ……… 小さじ⅔
削りガツオ…………少量

作り方
①ほうれん草は沸騰湯でゆでて水にとる。さめたら水けをきり、食べやすく切る。
②だしとしょうゆを合わせて割りじょうゆを作り、½量を①のほうれん草にかけて軽く汁けを絞る。
③器に②を盛って削りガツオをのせ、残りの割りじょうゆをかける。

1) ゆでた後のほうれん草の質量を計算する。

「ほうれんそう 葉、通年平均、ゆで」の重量変化率70 %から、生80 gのほうれん草はゆでた後は56 gと計算できます。

$$80\,g \times \frac{70}{100} = 56\,g$$

生の質量　　重量変化率　　ゆでた後の質量

2) 成分値を計算する。

1) で求めた質量56 gを使って成分値を計算します。
たとえばエネルギーの場合は、

ゆで100 g当たりのエネルギーが23 kcal (p.90) だから、

$$23\,kcal \times \frac{56\,g}{100\,g} = 12.88 \fallingdotseq 13\,kcal$$

ゆで100 g当たりのエネルギー　　ゆで56 g当たりのエネルギー

食品番号	食品名	率（%）
	ほうれんそう	
06268	葉、通年平均、ゆで	70
06357	葉、夏採り、ゆで	70
06358	葉、冬採り、ゆで	70
06359	葉、通年平均、油いため	58
06372	葉、冷凍、ゆで	66
06373	葉、冷凍、油いため	80
	みずな	

本書 p.313 から（本表にも収載）

調理後成分値＝レシピ質量×収載値（調理後100 g当たり）×重量変化率/100

あらかじめ、「収載値（調理後100 g当たり）×重量変化率/100」を計算し、「生100 gの調理後質量当たりの成分値」として登録しておくと、レシピ質量に「生100 gの調理後質量当たりの成分値」を乗じるだけで調理後の成分値が計算できます。☞なお、本成分表の付録の栄養計算ソフトにはての値が登録してあります。廃棄率は生100 g当たりの値なので、購入量も計算できます。

ほうれん草「ゆで 56 g」と「生 80 g」の計算結果

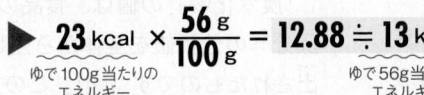

		エネルギー	水分	食物繊維	カリウム	レチノール活性当量	ビタミンC
ゆで	56 g	13 kcal	51.2 g	2.0 g	274 mg	252 μg	11 mg
生	80 g	14 kcal	73.9 g	2.2 g	552 mg	280 μg	28 mg

カリウムやビタミンCはゆでると半減

ほうれん草「ゆで56 g」と「生80 g」を比べると、カリウムやビタミンCの減少の割合が大きく、ゆでることで半減していることがわかります。調理による成分値の増減は、調理が「水さらし」「水煮」「焼き」「油いため」など、ほかの方法になれば、変化する成分値が変わります。

★重量変化率には、米の炊き上がりの倍率、乾物の水もどし率なども収載されています。

重量変化率の値を100で割ると、米を炊いたときの炊き上がりの倍率や乾めんのゆで上がりの倍率、海藻の水もどし率、乾燥豆のゆで上げ後の倍率などがわかります。レシピや献立に乾燥質量で記載されている場合でも、重量変化率を使えば調理後の質量と成分値を算出することができます。

成分項目の見方・選び方編

Q14 「アミノ酸組成による たんぱく質」と「たんぱく質」は どう使い分けたらいいの?

A14 八訂のエネルギー値を用いる場合には 「アミノ酸組成によるたんぱく質」が おすすめです。

「成分表（八訂）」のエネルギー量の計算では、基準窒素量から計算した「たんぱく質」ではなく、構成するアミノ酸の成分値から算出した「アミノ酸組成によるたんぱく質」を用いています。それは、「アミノ酸組成によるたんぱく質」が実際の量に近い値だからです。そこで、「成分表（八訂）」のエネルギー量を使用する場合は、「アミノ酸組成によるたんぱく質」の値を使うことがおすすめです。ただし、「アミノ酸組成によるたんぱく質」は未収載の食品が約20%あるので、その場合には「たんぱく質」の値で代用します（本書の「アミノ酸組成によるたんぱく質」は代用値をすでに入れ込んでいます）。

なお、「成分表2015（七訂）」のエネルギー量の計算では、「たんぱく質」を使っています。そこで、「成分表2015（七訂）」のエネルギー量を使用する場合やこれまでの栄養価計算結果との継続性が必要な場合などには、この項目の値を便宜的に使います。

Q15 「脂肪酸のトリアシルグリセ ロール当量」と「脂質」は どう使い分けたらいいの?

A15 八訂のエネルギー値を用いる場合には 「脂肪酸のトリアシルグリセロール当量」が おすすめです。

「成分表（八訂）」のエネルギー量の計算では、全体量を分析で求めた「脂質」ではなく、構成する脂肪酸の成分値から算出した「脂肪酸のトリアシルグリセロール当量」を用いています。それは、「脂肪酸のトリアシルグリセロール当量」が実際の量に近い値だからです。そこで、

「成分表（八訂）」のエネルギー量を使用する場合は、この値を使うことがおすすめです。ただし、「脂肪酸のトリアシルグリセロール当量」は未収載の食品が約20%あるので、その場合には「脂質」の値で代用します（本書の「脂肪酸のトリアシルグリセロール当量」は代用値をすでに入れ込んでいます）。

なお、「成分表2015（七訂）」のエネルギー量の計算では、「脂質」を使っています。そこで、「成分表2015（七訂）」のエネルギー量を使用する場合やこれまでの栄養価計算結果との継続性が必要な場合などには、この項目の値を便宜的に使います。

Q16 「炭水化物」と「利用可能炭水化物」の 違いは? 「利用可能炭水化物」とは?

A16 それぞれの特徴を以下に まとめましたのでご参照ください。

「炭水化物」の値は、食品の水分、たんぱく質、脂質、灰分等の分析値を全体から差し引いた「差引き法」で算出されたものです（図）。この方法は簡便なため諸外国でも広く使われていますが、各成分の分析誤差等がすべて「炭水化物」にしわ寄せされるという課題がありました。

このため、文部科学省の資源調査分科会食品成分委員会で食品の炭水化物組成に関する調査・研究が行なわれ、『日本食品標準成分表2015年版（七訂）』の公表のさいに、別冊『炭水化物成分表編』が策定・公表されました。現在1101食品について、でん粉、ぶどう糖、果糖、ガ

▶ 図 従来からの「炭水化物」の項目が示すもの

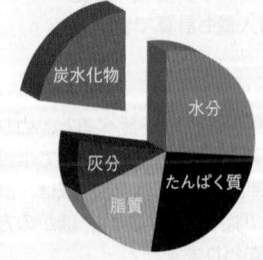

炭水化物の値は、食品100g当たりから水分とたんぱく質、脂質、灰分等の値を差し引いて算出しているので、それぞれの測定誤差等が炭水化物の値に影響する。また、食物繊維を含む（利用可能炭水化物には食物繊維は含まれない）。

ラクトース、しょ糖、麦芽糖、トレハロース等を直接分析しとりまとめました。「利用可能炭水化物」の「単糖当量」も「質量計」もこれらの合計です。

文部科学省の「成分表（八訂）」では次の3種の利用可能炭水化物が本表に収載されています。

● 利用可能炭水化物（単糖当量）

でん粉、ぶどう糖、果糖、ガラクトース、しょ糖、麦芽糖、乳糖、トレハロース、イソマルトース、80％エタノールに可溶性のマルトデキストリン及びマルトトリオース等のオリゴ糖類等を分析または推計し、それぞれの質量に係数を乗じ（右記）、単糖の質量に換算してから合計した値です。

単糖以外の 各種利用可能炭水化物の **単糖当量への換算係数**
でん粉 ·················· 1.10
二糖類 ·················· 1.05
80％エタノールに可溶性の マルトデキストリン······ 1.10
マルトトリオース等の オリゴ糖類 ·············· 1.07
これらの係数を用いて単糖の質量に換算し、合計したものが「単糖当量」。

エネルギー換算係数を乗じるための値で、「成分表（八訂）」の利用可能炭水化物由来のエネルギーは、原則として、この成分値（g）にエネルギー換算係数 16 kJ/g（3.75 kcal/g）を乗じて算出しています。

● 利用可能炭水化物（質量計）

でん粉、ぶどう糖、果糖、ガラクトース、しょ糖、麦芽糖、乳糖、トレハロース、イソマルトース、80％エタノールに可溶性のマルトデキストリン及びマルトトリオース等のオリゴ糖類等を分析または推計しそれぞれの質量を合計した値です。この値はこれらの利用可能炭水化物の合計量なので、利用可能炭水化物の摂取量の算出に用いる値です。

● 差引き法による利用可能炭水化物

食品 100 g から、水分、アミノ酸組成によるたんぱく質（この収載値がない場合には、たんぱく質）、脂肪酸のトリアシルグリセロール当量（この収載値がない場合には、脂質）、食物繊維総量、有機酸、灰分、アルコール、硝酸イオン、ポリフェノール（タンニンを含む）、カフェイン、テオブロミン、加熱により発生する二酸化炭素等の合計（g）を差し引いて算出した値です。

「成分表（八訂）」では、利用可能炭水化物（単糖当量）と利用可能炭水化物（質量計）の収載値がない食品及び水

分を除く一般成分等の合計値が乾物量に対して一定の範囲にない食品について、差引き法による利用可能炭水化物の値を使っています。

なお、「成分表（八訂）」では、エネルギーの計算に用いる成分項目群「利用可能炭水化物」の成分項目は一定せず、エネルギーの計算には利用可能炭水化物（単糖当量）あるいは差引き法による利用可能炭水化物のいずれかを用いています。差引き法による利用可能炭水化物の値を使う場合のエネルギー換算係数は 17 kJ/g（4 kcal/g）です。

また、炭水化物の摂取量の栄養計算では、「利用可能炭水化物（質量計）」を使いますが、収載値がなかったり、エネルギー計算で「差引き法による利用可能炭水化物」を使ってある食品は、「差引き法による利用可能炭水化物」を使いましょう（本書の「利用可能炭水化物」はその考えのもと、「質量計」あるいは「差引き法による利用可能炭水化物」の値が入っています）。

なお、利用可能炭水化物（単糖当量）は、でん粉及びぶどう糖などの糖類、オリゴ糖などの質量に、各糖類などに応じた係数を乗じ単糖の質量に換算した値です。そのため、質量ではないので摂取量の計算には使いません。

◆

炭水化物は、動物性食品や油脂類などにはほとんど含まれません。そのため、「成分表（八訂）」の植物性食品と菓子類の合計（1340 食品）で考えると、炭水化物成分表の収載食品数は約 80 ％を収載していることになります。

Q17 「糖質」はどの項目を 見たらいいの？

A17 目的に応じて利用しましょう。

右の表は、「成分表（八訂）」の炭水化物群の成分です。

従来、栄養指導の現場などでは、炭水化物から食物繊維を引いたものを便宜的に糖質として利用してきました。

今後は、以下の3つの選択肢があるでしょう。

可食部100g当たり						
炭水化物						
利用可能炭水化物			食物繊維総量	糖アルコール	炭水化物
利用可能炭水化物（単糖当量）	利用可能炭水化物（質量計）	差引き法による利用可能炭水化物			
g	g	g	g	g	g

① 「利用可能炭水化物（質量計）」（この値がない場合などには「差引き法による利用可能炭水化物」）

② 「利用可能炭水化物（質量計）＋糖アルコール」

③ 「炭水化物 – 食物繊維総量」

目的に応じて活用してはいかがでしょうか。たとえば、利用可能炭水化物のみの摂取量を知りたい場合は、**Q16**の説明にあるように①「利用可能炭水化物（質量計）」（この値がない場合などには「差引き法による利用可能炭水化物」）を使いましょう。②「利用可能炭水化物（質量計）＋糖アルコール」は、炭水化物群のエネルギー産生栄養素成分量を知りたい時に、③「炭水化物－食物繊維総量」は、七訂までの栄養価計算結果との継続性が必要な場合などに使います。なお、食品容器包装の栄養成分表示では、地方公共団体や企業の実行可能性への配慮から③が用いられています。

栄養価計算結果を記載する場合にはどの項目を使ったか明記しましょう。

★本書の「利用可能炭水化物」は①で、「利用可能炭水化物（質量計）」（これが欠損あるいは妥当でない場合には差引き法による利用可能炭水化物）を収めているので、糖質摂取量の計算には本書の「利用可能炭水化物」でよい。②を使いたいときにはこれに「糖アルコール」を足せばよい。

Q18 糖アルコールのエネルギーは？

A18 種類によってエネルギー換算係数が異なります。

「成分表（八訂）」の成分項目群「炭水化物」に、エネルギー産生成分として糖アルコールが収載されています。

糖アルコールについては、「成分表2015（七訂）」では、炭水化物に含まれる成分です。しかし、「成分表（八訂）」では、利用可能炭水化物に含まれないため、その外数として示しています。糖アルコールのエネルギー換算係数は上記の通りです。なお、一般になじみのある糖アルコールでも、エネルギー量に影響しないものは収載されていません。

糖アルコール	換算係数 (kcal/g)
ソルビトール	2.6
マンニトール	1.6
マルチトール	2.1
還元水あめ	3.0
その他の糖アルコール	2.4

p.291 **表2** check!
・kJ での換算係数も収載

Q19 「食物繊維」の分析方法の違いとは？食物繊維のエネルギーは？

A19 新しい分析法で分析した食物繊維総量は、低分子量水溶性食物繊維を含みます。エネルギーは1g当たり2kcalで算出されます。

食物繊維総量の分析方法は2通りあります。「成分表2015（七訂）」と同様のプロスキー変法（高分子量の「水溶性食物繊維」と「不溶性食物繊維」を分析し、合計が「食物繊維総量」）、「追補2018年」以降の分析方法であるAOAC.2011.25法（「低分子量水溶性食物繊維」、「高分子量水溶性食物繊維」、「不溶性食物繊維」及び「難消化性でん粉」を分析し、合計が「食物繊維総量」）。これらは炭水化物成分表（本書の資料編 p.370）に収載されています。

なお、AOAC.2011.25法の「不溶性食物繊維」の値には「難消化性でん粉」を含めて表記し、ユーザーの利便性を考え「難消化性でん粉」も個別に収載しています。

「食物繊維」に含まれるもの

プロスキー変法で測定される物質

不溶性食物繊維

高分子量水溶性食物繊維

AOAC.2011.25法で測定される物質

不溶性食物繊維（難消化性でん粉を含む）

高分子量水溶性食物繊維

低分子量水溶性食物繊維（難消化性オリゴ糖）

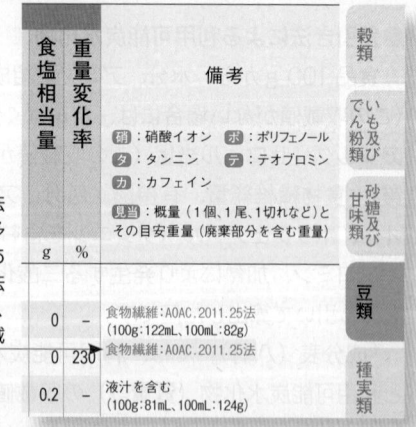

従来のプロスキー変法で測定された食品が多い。新たな測定法であるAOAC.2011.25法で測定された食品は、備考欄にその旨が記載されている。

「成分表（八訂）」では、エネルギー計算に関する成分として、食物繊維総量のみを成分項目群「炭水化物」に併記しています。食物繊維総量由来のエネルギーは、この成分値（g）にエネルギー換算係数 8 kJ/g（2 kcal/g）を乗じて算出しています。

一口メモ

玄米ごはんより精白米ごはんの食物繊維の数値のほうが大きいが、分析方法が異なるため、精白米ごはんのほうが食物繊維が多いことを意味しない。同じ分析方法で比較したい場合には、本書資料編の「炭水化物成分表　別表1」（p.370-416）に両分析法で分析した成分値の表があるので参照すること。

	食物繊維総量（g /100g）
玄米ごはん（01085　こめ［水稲めし］　玄米）	**1.4**
精白米ごはん（01088　こめ［水稲めし］精白米　うるち米）	**1.5**

玄米ごはん　　　　　　精白米ごはん

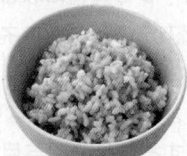 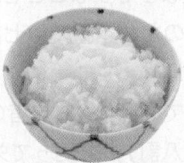

「玄米ごはん」と「精白米ごはん」の食物繊維の量を比べたい場合は、「炭水化物成分表」のプロスキー変法で比較するほか、玄米である赤米や黒米のごはんの分析方法が「AOAC.2011.25 法」なので、「赤米ごはん（01183　こめ［水稲めし］　赤米）」や「黒米ごはん（01184　こめ［水稲めし］　黒米）」の食物繊維値で代用するのも一つ。「赤米」や「黒米」は、玄米の表面（果皮、ぬか層）に色素を含む有色米です。

Q20 「有機酸」てなに？　どう使うの？

A20 エネルギーを有するので収載されました。特に目標量はありません。

　食品に含まれる有機酸は、酢酸、乳酸、クエン酸、リンゴ酸などです。炭水化物成分表に含有量が収載されています。有機酸は食品の香り成分としての役割に加え、エネルギー産生栄養素でもあります。

　「成分表 2015（七訂）」では、有機酸のうち酢酸についてのみ、

有機酸	換算係数（kcal/g）
酢酸	3.5
乳酸	3.6
クエン酸	2.5
リンゴ酸	2.4
その他の有機酸	3

p.291 **表2** check!
・kJ での換算係数も収載

エネルギー産生成分としエネルギー計算に反映させていました。これは、「成分表 2015（七訂）」では、酢酸以外の有機酸は、差引き法による炭水化物に含まれているためです。

　「成分表（八訂）」では、既知の有機酸をエネルギー産生成分としています。有機酸のエネルギー換算係数は左下の通りです。

　なお、「日本人の食事摂取基準（2020 年版）」では数値が設定されていません。エネルギーの値の根拠の 1 つとなるため、本表の項目に加わりましたが、通常の食事からの摂取量を気にする必要性は低いでしょう。

Q21 ビタミンAにはいろいろあるけど栄養計算ではどの値を使えばいいの？

A21 「レチノール活性当量」を使います。

　ビタミンAの項目には文部科学省の公表データでは、「レチノール」「α-カロテン」「β-カロテン」「β-クリプトキサンチン」「β-カロテン当量」「レチノール活性当量」の6項目が収載されています。この中で、レチノールはビタミンA そのもので動物性食品に含まれます。「α-カロテン」「β-カロテン」「β-クリプトキサンチン」のカロテン類 3 つは、体内でビタミンAに変換される物質です。植物性食品に含まれ、赤や橙などの色を出す成分です。カロテンには種類がいくつかあり、それぞれ同様の働きをするものの、その効力が異なるので、β-カロテンに相当する量として「β-カロテン当量」で表わします。「レチノール活性当量」はこれらの成分をすべてあわせてビタミンA活性に相当する量として表わしたものです。そこ

赤い色味のある植物性食品をとればカロテンがとれる。同じピーマンでも、赤いほうがカロテンは多い。

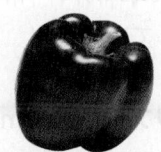 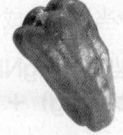

赤ピーマン（パプリカ）生　　　青ピーマン生
β-カロテン当量　　　　　　　β-カロテン当量
1100 µg（100g 当たり）　　**400 µg**（100g 当たり）

で、本書では、レチノール、β-カロテン当量、レチノール活性当量の3種を収載しました。

「日本人の食事摂取基準」との比較やビタミンAとしての働きがどのくらい期待できるかというときは、「レチノール活性当量」の値を使います。

→当量を算出するための計算式は p.297

Q22 ビタミンEにはいろいろあるけど栄養計算ではどの値を使えばいいの?

A22 「α-トコフェロール」を使います。

ビタミンEは文部科学省の公表データでは、トコフェロール4種（α、β、γ、δ）が収載されています。トコフェロールは体内でビタミンEとして働きますがその作用は $\alpha > \beta > \gamma > \delta$ の順に強く、「日本人の食事摂取基準」では「α-トコフェロール」で定められているため、栄養計算には「α-トコフェロール」の値を使います。

そのため、本書では、ビタミンEとして「α-トコフェロール」の成分値を収載しています。

Q23 「ナイアシン当量」ってなに?

A23 体内でのトリプトファンからの合成量も含めたナイアシン量です。

ナイアシンはビタミンB群の一種です。体内で同じ作用をもつ、ニコチン酸、ニコチン酸アミド等の総称で、魚類や肉類（レバー）などの動物性食品に多く含まれます。

一方で、ナイアシンは、アミノ酸の一種であるトリプトファンからも体内で合成されます。この分の効力を加味したものが「ナイアシン当量」です。

「日本人の食事摂取基準」では、ナイアシンではなく、「ナイアシン当量」で量が示されているので、本書では、「ナイアシン当量」の成分値を示しています。

ナイアシン当量（mgNE）
＝ナイアシン（mg）＋ 1/60 トリプトファン（mg）

Q24 「成分表（八訂）」で計算すると、これまでのエネルギー量やたんぱく質が低くなってしまい困っています。業務でこれまでの献立を用いると目標量に不足しますが、どうしたらよいでしょうか。

A24 「成分表2015（七訂）」の方法による計算も併用して手元の資料とし、ていねいなアセスメントをくり返して様子をみましょう。

「成分表（八訂）」のエネルギー量を使って栄養計算すると、給与目標量との相違があって困る……などの場合は、しばらくは、「成分表2015（七訂）」の計算方法によるエネルギー値での栄養計算値を併用するとよいでしょう。そうすれば、従来の量と相違がないことを確認でき、不足の問題がなさそうなことを示唆する一つの資料になるからです（そのため本書では七訂の算出方法に基づくエネルギー値も収載）。

そして同時に、対象者のアセスメントなどを行ない、「成分表（八訂）」を使って栄養計算するための給与目標量を検討していきましょう。あたりまえのことですが、食事を食べる喫食者も、提供している食事も、「成分表2015（七訂）」か「成分表（八訂）」かで計算上の数値が違っても、実際の食事等のエネルギー量は同じです。八訂で計算することによって、これまでの献立ではエネルギー量が不足すると評価するのは誤りです。

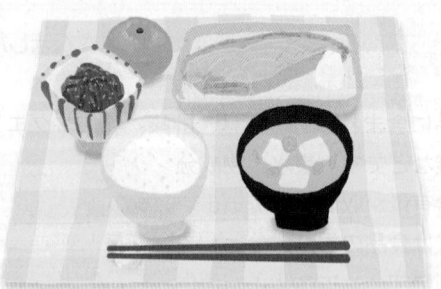

これまでの献立を、「成分表（八訂）」で計算することで給与目標量に届かずに困る場合には、「成分表2015（七訂）」の方法での計算値も併用して理解を得るなどするとよい。本書では、本表の見方（p.2）に示す❿の項目

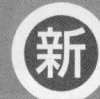
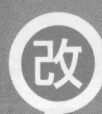

全107食品の追加または更新

「日本食品標準成分表（八訂）増補 2023 年」公表

「日本食品標準成分表（八訂）増補 2023 年」（以下「成分表増補 2023（八訂）」）は、「日本食品標準成分表 2020 年版（八訂）」（以下「成分表 2020（八訂）」）と目的や性格、収載成分項目、エネルギー計算方法などは同じです。収載食品、収載成分値を追加あるいは更新し、60 食品が新たに収載され、47 食品で成分値のデータ更新がなされました。

「成分表 2020（八訂）」と「成分表増補 2023（八訂）」の食品群別の収載食品数および食品数の増加を 表1 に、追加や更新のあった全食品名を 表2 （口絵 22）に示しました。

表1　成分表 2020（八訂）と成分表増補 2023(八訂）の食品群別収載食品数および増加食品数

	食品群	成分表 2020（八訂）	成分表増補 2023(八訂）	増加食品数
1	穀類	205	208	3
2	いも及びでん粉類	70	70	0
3	砂糖及び甘味類	30	31	1
4	豆類	108	113	5
5	種実類	46	46	0
6	野菜類	401	413	12
7	果実類	183	185	2
8	きのこ類	55	56	1
9	藻類	57	58	1
10	魚介類	453	471	18
11	肉類	310	317	7
12	卵類	23	23	0
13	乳類	59	59	0
14	油脂類	34	34	0
15	菓子類	185	187	2
16	し好飲料類	61	64	3
17	調味料及び香辛料類	148	148	0
18	調理済み流通食品類	50	55	5
合計		2,478	2,538	60

食品群別に見ると、魚介類と野菜類で多かったことがわかります。一方、文部科学省は、令和 5 年 4 月 28 日付の報道発表資料「『日本食品標準成分表（八訂）増補 2023 年』の公表について」の別添において、どんな食品が追加・更新されたのか、以下のようにポイントと食品例を挙げています。

❶ 新たな食品の追加

バンズ、絹生揚げ、アイスプラント、堀川ごぼう、万願寺とうがらし、島にんじん、九条ねぎ、めねぎ、赤すぐり、にしまあじ開き干し（生、焼き）、アルゼンチンあかえび（生、ゆで、焼き）、ジョウルミート（生、焼き）、ランチョンミート、うぐいすあん、スイートチョコレート、缶コーヒー、お好み焼き、かきフライ、とりから揚げ、春巻き 等

❷ 新たな調理形態の追加

あずき（つぶし生あん）、だいずもやし（油いため）、りょくとうもやし（油いため）、乾燥わかめ（水煮）、くろまぐろ 脂身（水煮、蒸し、電子レンジ調理、焼き、ソテー、天ぷら）、まだこ（蒸し、油いため、素揚げ）、ばらベーコン（ゆで、焼き、油いため）等

❸ 生産・流通実態に合わせ再分析・細分化した食品

コッペパン、水稲全かゆレトルト（玄米、精白米）、日本かぼちゃ、西洋かぼちゃ、キャベツカット（次亜塩素酸洗浄）、にんじんカット（次亜塩素酸洗浄）、シャインマスカット、マッシュルームブラウン種、あまのり、えごのり、くろまぐろ（養殖（畜養））、ほんしゅうじか、番茶（茶葉）、ほうじ茶（茶葉）等

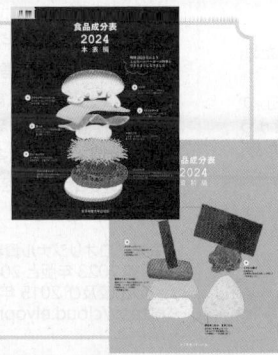

新規食品と改訂食品を使った料理

「本表編」と「資料編」の 2 冊の表紙の絵は、新規食品と改訂食品を使った料理を題材にしました。これらの絵にあるようなハンバーガやおにぎりが、これからはより正確に栄養計算できるようになります。更新前と更新後でどのくらい差が出るのか計算してみるなど学習教材にもご活用ください。

1 穀類

食品番号	区分	食品名
01028	改	こむぎ　［パン類］　コッペパン
01213	新	こむぎ　［パン類］　バンズ
01079	改	こむぎ　［その他］　パン粉　乾燥
01214	新	こめ　［うるち米製品］　水稲全かゆ　レトルト　玄米
01215	新	こめ　［うるち米製品］　水稲全かゆ　レトルト　精白米

2 いも及びでん粉類

食品番号	区分	食品名
02008	改	〈いも類〉（さつまいも類）さつまいも　塊根　皮なし　焼き
02009	改	〈いも類〉（さつまいも類）さつまいも　蒸し切干
02012	改	〈いも類〉（さといも類）さといも　球茎　冷凍

3 砂糖及び甘味類

食品番号	区分	食品名
03033	新	〈その他〉はちみつ　国産品

4 豆類

食品番号	区分	食品名
04111	新	あずき　つぶし生あん
04112	新	えんどう　うぐいすあん
04039	改	だいず　［豆腐・油揚げ類］　生揚げ
04113	新	だいず　［豆腐・油揚げ類］　絹生揚げ
04046	改	だいず　［納豆類］　糸引き納豆
04114	新	だいず　［納豆類］　塩納豆
04115	新	だいず　［納豆類］　干し納豆
04052	改	だいず　［その他］　豆乳　豆乳
04053	改	だいず　［その他］　豆乳　調製豆乳
04054	改	だいず　［その他］　豆乳　豆乳飲料・麦芽コーヒー

5 種実類

食品番号	区分	食品名
05027	改	ひまわり　フライ　味付け

6 野菜類

食品番号	区分	食品名
06402	新	アイスプラント　生
06010	改	いんげんまめ　さやいんげん　若ざや　生
06011	改	いんげんまめ　さやいんげん　若ざや　ゆで
06032	改	オクラ　果実　生
06033	改	オクラ　果実　ゆで
06046	改	（かぼちゃ類）日本かぼちゃ　果実　生
06047	改	（かぼちゃ類）日本かぼちゃ　果実　ゆで
06048	改	（かぼちゃ類）西洋かぼちゃ　果実　生
06049	改	（かぼちゃ類）西洋かぼちゃ　果実　ゆで
06061	改	（キャベツ類）キャベツ　結球葉　生
06403	新	（キャベツ類）キャベツ　結球葉　カット　常法洗浄
06404	新	（キャベツ類）キャベツ　結球葉　カット　次亜塩素酸洗浄
06405	新	（ごぼう類）堀川ごぼう　根　生
06097	改	じゅうろくささげ　若ざや　生
06098	改	じゅうろくささげ　若ざや　ゆで
06406	新	（ししとう類）万願寺とうがらし　果実　生
06214	改	（にんじん類）にんじん　根　皮なし　生
06407	新	（にんじん類）にんじん　根　皮なし　カット　常法洗浄
06408	新	（にんじん類）にんじん　根　皮なし　カット　次亜塩素酸洗浄
06409	新	（にんじん類）島にんじん　根　皮なし　生
06410	新	（ねぎ類）九条ねぎ　葉　生
06411	新	（ねぎ類）めねぎ　葉　生
06269	改	ほうれんそう　葉　冷凍
06372	改	ほうれんそう　葉　冷凍　ゆで
06287	改	（もやし類）だいずもやし　生
06412	新	（もやし類）だいずもやし　油いため
06291	改	（もやし類）りょくとうもやし　生
06413	新	（もやし類）りょくとうもやし　油いため

7 果実類

食品番号	区分	食品名
07186	新	（すぐり類）赤すぐり　冷凍
07187	新	ぶどう　皮つき　シャインマスカット　生

8 きのこ類

食品番号	区分	食品名
08059	新	マッシュルーム　ブラウン種　生

9 藻類

食品番号	区分	食品名
09001	改	あおさ　素干し
09002	改	あおのり　素干し
09003	改	あまのり　ほしのり
09004	改	あまのり　焼きのり
09005	改	あまのり　味付けのり
09006	改	あらめ　蒸し干し
09007	改	いわのり　素干し
09008	改	えごのり　素干し
09009	改	えごのり　おきうと
09011	改	かわのり　素干し
09040	改	わかめ　乾燥わかめ　素干し
09041	改	わかめ　乾燥わかめ　素干し　水戻し
09060	改	わかめ　乾燥わかめ　素干し　水戻し　水煮

10 魚介類

食品番号	区分	食品名
10457	新	〈魚類〉（あじ類）にしまあじ　開き干し　生
10458	新	〈魚類〉（あじ類）にしまあじ　開き干し　焼き
10459	新	〈魚類〉（まぐろ類）くろまぐろ　養殖　脂身　生
10460	新	〈魚類〉（まぐろ類）くろまぐろ　養殖　脂身　水煮
10461	新	〈魚類〉（まぐろ類）くろまぐろ　養殖　脂身　蒸し
10462	新	〈魚類〉（まぐろ類）くろまぐろ　養殖　脂身　電子レンジ調理
10463	新	〈魚類〉（まぐろ類）くろまぐろ　養殖　脂身　焼き
10464	新	〈魚類〉（まぐろ類）くろまぐろ　養殖　脂身　ソテー
10465	新	〈魚類〉（まぐろ類）くろまぐろ　養殖　脂身　天ぷら
10281	改	〈貝類〉あさり　生
10466	新	〈貝類〉あさり　蒸し
10467	新	〈えび・かに類〉（えび類）アルゼンチンあかえび　生
10468	新	〈えび・かに類〉（えび類）アルゼンチンあかえび　ゆで
10469	新	〈えび・かに類〉（えび類）アルゼンチンあかえび　焼き
10470	新	〈いか・たこ類〉（いか類）するめいか　胴　皮なし　フライ
10361	改	〈いか・たこ類〉（たこ類）まだこ　皮つき　生
10471	新	〈いか・たこ類〉（たこ類）まだこ　皮なし　生
10472	新	〈いか・たこ類〉（たこ類）まだこ　蒸しだこ
10473	改	〈いか・たこ類〉（たこ類）まだこ　蒸しだこ　油いため
10474	改	〈いか・たこ類〉（たこ類）まだこ　蒸しだこ　素揚げ
10381	改	〈水産練り製品〉焼き竹輪
10386	改	〈水産練り製品〉さつま揚げ

11 肉類

食品番号	区分	食品名
11101	改	〈畜肉類〉うし　［副生物］　腱　ゆで
11311	新	〈畜肉類〉しか　にほんじか　ほんしゅうじか　赤肉　生
11312	新	〈畜肉類〉ぶた　［副生物］　頭部　ジョウルミート　生
11313	新	〈畜肉類〉ぶた　［副生物］　頭部　ジョウルミート　焼き
11181	改	〈畜肉類〉ぶた　［ハム類］　生ハム　促成
11183	改	〈畜肉類〉ぶた　［ベーコン類］　ばらベーコン
11314	新	〈畜肉類〉ぶた　［ベーコン類］　ばらベーコン　ゆで
11315	新	〈畜肉類〉ぶた　［ベーコン類］　ばらベーコン　焼き
11316	新	〈畜肉類〉ぶた　［ベーコン類］　ばらベーコン　油いため
11317	新	〈畜肉類〉ぶた　［ソーセージ類］　ランチョンミート

13 乳類

食品番号	区分	食品名
13040	改	〈牛乳及び乳製品〉（チーズ類）プロセスチーズ

15 菓子類

食品番号	区分	食品名
15186	新	〈チョコレート類〉スイートチョコレート
15187	新	〈チョコレート類〉スイートチョコレート　カカオ増量

16 し好飲料類

食品番号	区分	食品名
16062	新	〈茶類〉（緑茶類）番茶　茶
16063	新	〈茶類〉（緑茶類）ほうじ茶　茶
16064	新	〈コーヒー・ココア類〉コーヒー　缶コーヒー　無糖

18 調理済み流通食品類

食品番号	区分	食品名
18053	新	和風料理　その他　お好み焼き
18054	新	和風料理　その他　とりから揚げ
18055	新	洋風料理　フライ類　かきフライ
18056	新	中国料理　点心類　春巻き
18057	新	中国料理　菜類　チャーハン

　なお、野菜類に「堀川ごぼう」が新たに収載されたことで以前から収載されていた「ごぼう」に、「万願寺とうがらし」が新たに収載されたことで以前から収載されていた「ししとう」に、それぞれ類区分が加わり、以下の食品番号で名称変更がありました。

名称変更
　　　　　　　　　　　　　　　↓類区分が挿入
食品番号 06084：「ごぼう　根　生」→「（ごぼう類）ごぼう　根　生」
食品番号 06085：「ごぼう　根　ゆで」→「（ごぼう類）ごぼう　根　ゆで」
食品番号 06093：「ししとう　果実　生」→「（ししとう類）ししとう　果実　生」
食品番号 06094：「ししとう　果実　油いため」→「（ししとう類）ししとう　果実　油いため」

　また、新規食品に「〈畜肉類〉しか　にほんじか　ほんしゅうじか　赤肉　生」がありますが、これは、従来「〈畜肉類〉しか　にほんじか　ほんしゅうじか・きゅうしゅうじか　赤肉　生」として収載されていたものが細分化されたものです。そのため、従来のものが以下のように名称変更になりました。

名称変更
食品番号 11295：「〈畜肉類〉しか　にほんじか　ほんしゅうじか・きゅうしゅうじか　赤肉　生」→「〈畜肉類〉しか　にほんじか　きゅうしゅうじか　赤肉　生」

新規食品の七訂の方法のエネルギー

「成分表2020（八訂）」（文部科学省）においては、七訂までと同じ方法で求めたエネルギー量も資料「食品成分表2020年版と2015年版の計算方法によるエネルギー値の比較及び2015年版で適用したエネルギー換算係数」に記されており、本成分表ではこのエネルギー値を本表の「七訂（2015年版）のエネルギーの算出方法に基づく成分(参考)」の項目に収載しました。「成分表増補2023（八訂）」では同様の資料が文部科学省から公表されなかったため、新規食品の七訂の方法のエネルギーについては、前述の資料を参考に係数を定めて算出した栄養計算ソフト〈栄養プロ〉のデータを挿入しました。使用した係数については以下をご参照ください。

栄養プロオリジナル資料
「増補2023年版と2015年版の計算方法によるエネルギー値の比較及び2015年版で使用したエネルギー換算係数」
https://cloud.eiyopro.jp/manual/manual_appended1.pdf

日本食品標準成分表
（八訂）増補 2023 年 準拠

本表

監修／渡邊智子

収載にあたって

「日本食品標準成分表（八訂）増補 2023 年」は、2023 年 4 月 28 日に文部科学省科学技術・学術審議会資源調査分科会より公表された。
「日本食品標準成分表（八訂）増補 2023 年」は、次のように構成されている。

第 1 章　説明
第 2 章　日本食品標準成分表
第 3 章　資料
付記

本書では、上記第 1 章の説明と第 2 章の本表（一部編集）、第 3 章の資料の一部、および八訂以前の「日本食品標準成分表」の資料の一部を収載した。
なお、第 2 章の編集前の成分項目のカラー版 PDF を Web 付録に収載している。

Web 付録

https://eiyo21.com/
seibunhyo10240/

穀類

いも及び
でん粉類

砂糖及び
甘味類

豆類

種実類

野菜類

果実類

きのこ類

藻類

魚介類

肉類

卵類

乳類

油脂類

菓子類

し好
飲料類

調味料及び
香辛料類

調理済み
流通食品

本表の見方

成分値→p.300 **表10** **表11** 収載の成分値は、廃棄部位（魚の骨、野菜の皮や根、しんなど）を除いた**可食部（食べられる部分）100 g あたりの数値**です。また、項目、成分値によって数値の単位、最小表示の位、数値の丸め方などの表記方法が異なります。

単位
1 g＝1,000 mg（ミリグラム）
　　＝1,000,000 µg（マイクログラム）

記号→p.301
0：分析をして、最小記載量の ¹⁄₁₀ ＊未満または検出されなかったもの。食塩相当量の 0 は最小記載量（0.1g）の ⁵⁄₁₀ 未満
Tr：微量　最小記載量の ¹⁄₁₀ ＊以上で ⁵⁄₁₀ 未満であることを示す
(0)：推定値 0　未測定であるが、文献等により含まれていないと推定されたもの
(Tr)：推定値 微量　未測定であるが、文献等により微量に含まれていると推定されたもの
ー：未測定
( )：推計値　諸外国の食品成分表等の文献や原材料配合割合レシピ、類似食品等を基に推計した場合

※ヨウ素、セレン、クロム、モリブデン、ビオチンは ³⁄₁₀

❶食品番号
5 桁のうち、左 2 桁は食品群を示し、残りの 3 桁は小分類、細分を示します。→ p.289 **(例)**

❷食品名
原材料的な食品は学術名または慣用名を採用し、加工食品は一般に用いられている名称や食品規格基準などにおいて公的に定められている名称を勘案して採用しています。**❼**備考に**別名**を記載してあります。→ p.289

❸廃棄率
通常の食習慣において廃棄される部分を、食品全体あるいは購入形態に対する質量の割合（%）で示し、廃棄部位を**❼**備考に記載しています。成分表の「エネルギー」から「食塩相当量」までの成分値は廃棄部位を含まない可食部 100 g あたりの数値です。→ p.290

❹エネルギー
食品のエネルギー値は、原則として、可食部 100 g あたりのアミノ酸組成によるたんぱく質、脂肪酸のトリアシルグリセロール当量、利用可能炭水化物（単糖当量）、糖アルコール、食物繊維総量、有機酸及びアルコールの量（g）に各成分のエネルギー換算係数 **表2** を乗じて、100 g あたりの kJ（キロジュール）及び kcal（キロカロリー）を算出しています。→ p.290

❺水分
食品の性状を表す基本的な成分の一つであり、食品の構造の維持に寄与しています。→ p.291

❻たんぱく質
アミノ酸の重合体であり、人体の水分を除いた質量の 2 分の 1 以上を占めます。
●**アミノ酸組成によるたんぱく質**：アミノ酸成分表 2020 年版（本書資料編 p.107）の各アミノ酸量に基づき、アミノ酸の脱水縮合物の量として算出しています。この成分値の収載がない食品については、**❿**の「たんぱく質」の成分値を＊を付与して収めています（栄養計算用）。

❼脂質
●**脂肪酸のトリアシルグリセロール当量**：脂肪酸成分表 2020 年版（本書資料編 p.188）の各脂肪酸からトリアシルグリセロールに換算した量として算出しています。この成分値の収載がない食品については、**❿**の「脂質」の成分値を＊を付与して収めています（栄養計算用）。
●**脂肪酸**：飽和脂肪酸、n-3 系多価不飽和脂肪酸、n-6 系多価不飽和脂肪酸を脂肪酸成分表（本書資料編 p.188）より収載。
○**コレステロール**：食品中や体内では遊離型と、脂肪酸が結合したエステル型で存在する脂質の一種。体内でも合成されます。

❽炭水化物
●**利用可能炭水化物**：利用可能炭水化物には、①単糖当量、②質量計、③差引き法による利用可能炭水化物の 3 種があります。炭水化物成分表 2020 年版（本書資料編 p.324）に収載されている、体が利用できる各炭水化物成分を、①は単糖に換算して合計した値（p.293）。②は質量の合計。③は、可食部 100 g から、水分、アミノ酸組成によるたんぱく質（なければたんぱく質）、脂肪酸のトリアシルグリセロール当量として表した脂質（なければ脂質）、食物繊維総量、有

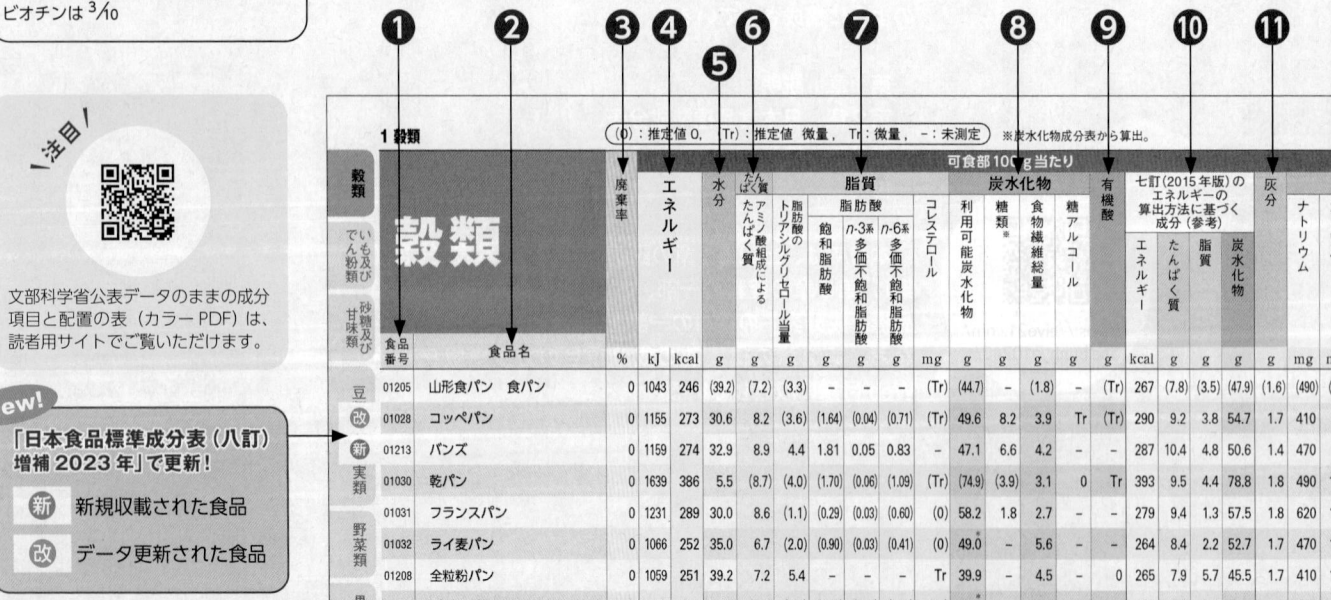

									可食部 100 g 当たり												
1 穀類							(0)：推定値 0, (Tr)：推定値 微量, Tr：微量, ー：未測定									※炭水化物成分表から算出。					
									脂質			脂肪酸				炭水化物				有機酸	七訂（2015年版）のエネルギーの算出方法に基づく成分（参考）				灰分	
穀類		食品番号	食品名	廃棄率	エネルギー	水分	たんぱく質	アミノ酸組成によるたんぱく質	脂肪酸のトリアシルグリセロール当量	脂質	飽和脂肪酸	n-3系多価不飽和脂肪酸	n-6系多価不飽和脂肪酸	コレステロール	利用可能炭水化物	糖類＊	食物繊維総量	糖アルコール	エネルギー	たんぱく質	脂質	炭水化物		ナトリウム	カリウム
				%	kJ	kcal	g	g	g	g	g	g	g	mg	g	g	g	g	kcal	g	g	g	g	mg	mg
豆 改		01205	山形食パン　食パン	0	1043	246	(39.2)	(7.2)	(3.3)	ー	ー	ー	(Tr)	(44.7)	ー	(1.8)	ー	(Tr)	267	(7.8)	(3.5)	(47.9)	(1.6)	(490)	(76
改		01028	コッペパン	0	1155	273	30.6	8.2	(3.6)	(1.64)	(0.04)	(0.71)	(Tr)	49.6	8.2	3.9	Tr	(Tr)	290	9.2	3.8	54.7	1.7	410	91
新 実類		01213	バンズ	0	1159	274	32.9	8.9	4.4	1.81	0.05	0.83	ー	47.1	6.6	4.2	ー	ー	287	10.4	4.8	50.6	1.4	470	97
		01030	乾パン	0	1639	386	5.5	(8.7)	(4.0)	(1.70)	(0.06)	(1.09)	(Tr)	(74.9)	(3.9)	3.1	0	Tr	393	9.5	4.4	78.8	1.8	490	160
野菜類		01031	フランスパン	0	1231	289	30.0	8.6	(1.1)	(0.29)	(0.03)	(0.60)	(0)	58.2	1.8	2.7	ー	ー	279	9.4	1.3	57.5	1.8	620	110
		01032	ライ麦パン	0	1066	252	35.0	6.7	(2.0)	(0.90)	(0.03)	(0.41)	(0)	49.0	ー	5.6	ー	ー	264	8.4	2.2	52.7	1.7	470	190
果実類		01208	全粒粉パン	0	1059	251	39.2	7.2	5.4	ー	ー	ー	Tr	39.9	ー	4.5	ー	0	265	7.9	5.7	45.5	1.7	410	140
		01033	ぶどうパン	0	1113	263	35.7	(7.4)	(3.3)	(1.57)	(0.03)	(0.56)	(Tr)	49.9	ー	2.2	ー	ー	269	8.2	3.5	51.1	1.5	400	210
き		01034	ロールパン	0	1304	309	30.7	8.5	8.5	4.02	0.12	1.14	(Tr)	48.6	6.6	2.0	Tr	ー	316	10.1	9.0	48.6	1.6	490	110

機酸、灰分、アルコール、硝酸イオン、ポリフェノール（タンニンを含む）、カフェイン、テオブロミン、加熱により発生する二酸化炭素等の合計（g）を差し引いて求めています。利用可能炭水化物（単糖当量、質量計）の収載値がない食品等では、この収載値をエネルギーの計算に用いています。→p.294

本書の「利用可能炭水化物」は、エネルギー計算に①を用いたものは②の質量計を、③を用いたものは成分値に＊を付与して③を収めています（摂取量の栄養計算用）。
●糖類：単糖類及び二糖類の総量です（「栄養成分表示」における定義と同じ）。炭水化物成分表2020年版（本書資料編p.331）から算出しています。**オリジナル**
●食物繊維総量：プロスキー変法による高分子量の水溶性食物繊維と不溶性食物繊維を合計した食物繊維総量、プロスキー法による食物繊維総量、あるいは、AOAC.2011.25法による低分子量水溶性食物繊維、高分子量水溶性食物繊維及び不溶性食物繊維を合計した食物繊維総量です。食物繊維の分析法や種類別成分値は炭水化物成分表2020年版別表1（本書資料編p.370）に収載されています。→p.294
●糖アルコール：従来は炭水化物に含まれていましたが、利用可能炭水化物には含まれません。そこで、エネルギー産生成分として別項目で収載されました。→p.294

⑨有機酸
従来は酢酸以外の有機酸は炭水化物に含まれていました。しかし、酢酸も酢酸以外の有機酸も、エネルギー産生成分として一項目に収載されました。→p.295

⑩七訂（2015年版）のエネルギーの算出方法に基づく成分（参考）
●エネルギー：「日本食品標準成分表2015年版（七訂）」までと同じ方法すなわち、以下の「たんぱく質」、「脂質」、「炭水化物」から求めたエネルギー量。七訂までの栄養計算結果と継続性があり、栄養目標量と比較するさいの参考等に用います。
●たんぱく質：定量した窒素量に、「窒素-たんぱく質換算係数」表4を乗じて算出した値。なお、カフェイン、テオブロミン及び硝酸態窒素に由来する窒素を差し引いてから算出した値です。→p.291
●脂質：食品中の有機溶媒に溶ける有機化合物の総称で、その総質量が収載されています。中性脂肪のほかに、リン脂質、ステロイド、ワックスエステル、脂溶性ビタミン等も含みます。大部分を中性脂肪が占め、中性脂肪のうち自然界に最も多く存在するのはトリアシルグリセロールです。→p.293
●炭水化物：水分、たんぱく質、脂質及び灰分等の合計（g）を100gから差し引いた値です。ただし、魚介類、肉類、卵類の炭水化物は、原則として全糖の分析値に基づいた成分値です。なお、硝酸イオン、アルコール、酢酸、ポリフェノール（タンニンを含む）、カフェイン及びテオブロミンを比較的多く含む食品や、加熱により二酸化炭素等が多量に発生する食品の炭水化物は、これらの含量も差し引いた値です。成分値には、食物繊維も含まれています。→p.295

⑪灰分
一定条件下で灰化（燃焼）して得られる残分で、食品中の無機質の総量を反映していると考えられています。→p.295

⑫無機質（ミネラル）
ナトリウム、カリウム、カルシウム、マグネシウム、リン、鉄、亜鉛、銅、マンガン、ヨウ素、セレン、クロム、モリブデンを収載。測定法の概要は表6。収載した無機質は、すべてヒトにおいて必須性が認められた成分です。→p.295

⑬ビタミン
脂溶性ビタミンのビタミンA・D・E・Kと、水溶性ビタミンのビタミンB1・B2、ナイアシン当量、ビタミンB6・B12、葉酸、パントテン酸、ビオチン及びビタミンCを収載。測定法の概要は表7。ビタミンAのβ-カロテン当量とレチノール活性当量、及びナイアシン当量は計算値です。→p.297

⑭アルコール
エチルアルコールの量です。→p.299

⑮食塩相当量
ナトリウム量に、2.54を乗じて算出した値です。ナトリウム量には食塩に由来するもののほか、グルタミン酸ナトリウム、アスコルビン酸ナトリウム、炭酸水素ナトリウム等に由来するナトリウムも含まれます。→p.299

⑯重量変化率
生に対する、調理後の重量変化率です。「調理方法の概要および重量変化率表」表12から引用しています。調理方法等の詳細も参考にしましょう。→p.303 表12

⑰備考
食品の別名、性状、廃棄部位、カフェイン、ポリフェノールなど、食品の内容と各成分値等に関連の深い事項について記載しています。→p.299

⑱見当
オリジナル
食材の質量（重量）の見当をつけるための目安量です。これは女子栄養大学オリジナルの標準値です。→口絵8

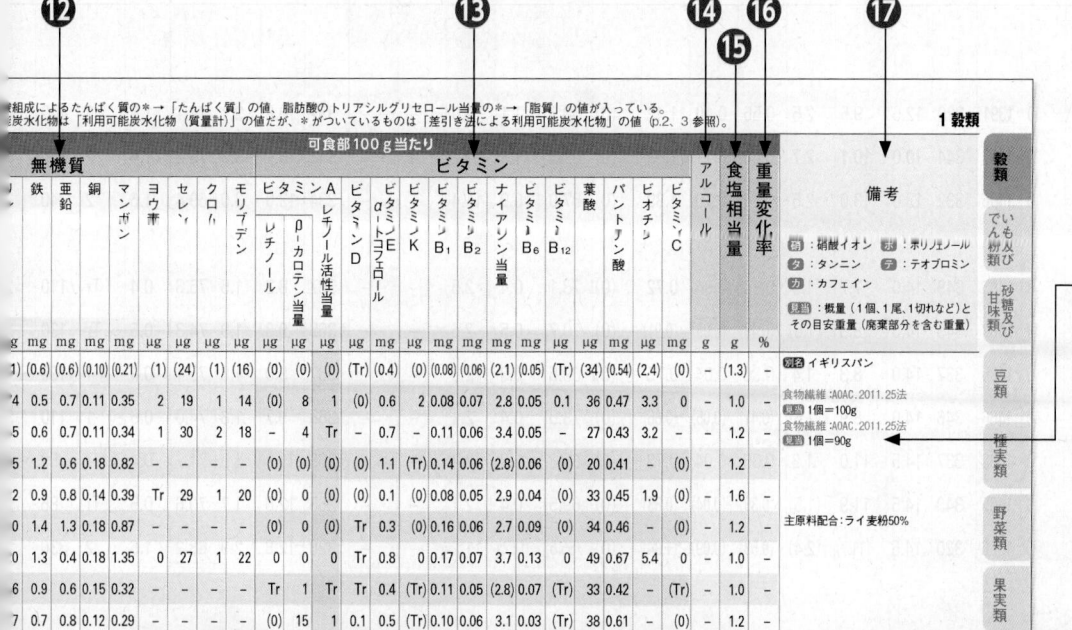

組成によるたんぱく質の＊→「たんぱく質」の値、脂肪酸のトリアシルグリセロール当量の＊→「脂質」の値が入っている。
炭水化物は「利用可能炭水化物（質量計）」の値だが、＊がついているものは「差引き法による利用可能炭水化物」の値（p.2、3参照）。

1 穀類

可食部100g当たり

1 穀類

（O）：推定値 0，（Tr）：推定値 微量，Tr：微量，－：未測定 ※炭水化物成分表から算出。

左側インデックス：穀類／いも及びでん粉類／砂糖及び甘味類／豆類／種実類／野菜類／果実類／きのこ類／藻類／魚介類／肉類／卵類／乳類／油脂類／菓子類／し好飲料類／調味料及び香辛料類／調理済み流通食品類

穀類

可食部100g当たり

食品番号	食品名	廃棄率 %	エネルギー kJ	エネルギー kcal	水分 g	たんぱく質 アミノ酸組成による g	脂質 トリアシルグリセロール当量 g	飽和脂肪酸 g	n-3系 多価不飽和脂肪酸 g	n-6系 多価不飽和脂肪酸 g	コレステロール mg	利用可能炭水化物 g	糖類※ g	食物繊維総量 g	糖アルコール g	有機酸 g	七訂エネルギー kcal	七訂たんぱく質 g	七訂脂質 g	七訂炭水化物 g	灰分 g	ナトリウム mg	カリウム mg	カルシウム mg
	アマランサス																							
01001	玄穀	0	1452	343	13.5	(11.3)	5.0	1.18	0.04	2.06	(0)	57.8	1.3	7.4	–	–	358	12.7	6.0	64.9	2.9	1	600	16
	あわ																							
01002	精白粒	0	1466	346	13.3	10.2	4.1	0.67	0.12	2.63	(0)	63.3	1.1	3.3	0	–	367	11.2	4.4	69.7	1.4	1	300	1
01003	あわもち	0	890	210	48.0	(4.5)	(1.2)	(0.22)	(0.03)	(0.70)	0	44.6*	(0.4)	1.5	–	–	214	5.1	1.3	45.3	0.3	0	62	
	えんばく																							
01004	オートミール	0	1479	350	10.0	12.2	(5.1)	(1.01)	(0.09)	(2.00)	(0)	57.4	1.0	9.4	–	–	380	13.7	5.7	69.1	1.5	3	260	47
	おおむぎ																							
01005	七分つき押麦	0	1454	343	14.0	(9.7)	1.8	0.58	0.05	0.86	(0)	(64.9)	(0.5)	10.3	–	–	341	10.9	2.1	72.1	0.9	2	220	2
01006	押麦 乾	0	1395	329	12.7	5.9	1.2	0.43	0.03	0.59	(0)	65.8	6.7	12.2	–	–	346	6.7	1.5	78.3	0.7	2	210	2
01170	押麦 めし	0	500	118	68.6	2.0	0.4	0.14	0.01	0.19	(0)	24.6*		4.2	–	–	124	2.2	0.5	28.5	0.2	Tr	38	
01007	米粒麦	0	1407	333	14.0	(6.2)	1.8	(0.58)	(0.05)	(0.86)	(0)	68.6	0.4	8.7	–	–	343	7.0	2.1	76.2	0.7	2	170	1
01008	大麦めん 乾	0	1457	343	14.0	(11.7)	(1.4)	(0.43)	(0.04)	(0.74)	(0)	(65.7)	(0.4)	6.3	–	–	339	12.9	1.7	68.0	3.4	1100	240	2
01009	大麦めん ゆで	0	516	121	70.0	(4.4)	(0.5)	(0.15)	(0.01)	(0.26)	(0)	(22.9)	(0.1)	2.5	–	–	122	4.8	0.6	24.3	0.3	64	10	1
01010	麦こがし	0	1553	368	3.5	(11.1)	(4.2)	(1.39)	(0.13)	(2.04)	(0)	63.8	(0.5)	15.5	–	–	391	12.5	5.0	77.1	1.9	2	490	4
	オートミール→えんばく																							
	キヌア																							
01167	玄穀	0	1455	344	12.2	9.7	2.7	0.33	0.19	1.34	0	67.1*	3.1	6.2	–	–	359	13.4	3.2	69.0	2.2	35	580	4
	きび																							
01011	精白粒	0	1496	353	13.8	10.0	2.9	0.44	0.04	1.74	(0)	70.9*	0.6	1.6	0.1	–	363	11.3	3.3	70.9	0.7	2	200	
	こむぎ																							
	[玄穀]																							
01012	国産 普通	0	1391	329	12.5	9.5	2.5	0.55	0.10	1.42	(0)	58.5	1.1	14.0	–	–	337	10.8	3.1	72.1	1.6	2	440	2
01013	輸入 軟質	0	1457	344	10.0	10.1*	2.7	0.60	0.11	1.53	(0)	62.2	1.3	11.2	–	–	348	10.1	3.3	75.2	1.4	2	390	3
01014	輸入 硬質	0	1406	332	13.0	13.0*	2.5	0.54	0.10	1.39	(0)	57.0	0.9	11.4	–	–	334	13.0	3.0	69.4	1.6	2	340	2
	[小麦粉]																							
01015	薄力粉 1等	0	1485	349	14.0	7.7	1.3	0.34	0.04	0.72	(0)	73.1	0.4	2.5	–	–	367	8.3	1.5	75.8	0.4	Tr	110	2
01016	薄力粉 2等	0	1467	345	14.0	8.3	(1.6)	(0.43)	(0.05)	(0.91)	(0)	70.7	0.5	2.6	–	–	368	9.3	1.9	74.3	0.5	Tr	130	2
01018	中力粉 1等	0	1435	337	14.0	8.3	1.4	0.36	0.04	0.75	(0)	69.5	0.3	2.8	–	–	367	9.0	1.6	75.1	0.4	1	100	2
01019	中力粉 2等	0	1466	346	14.0	8.9	(1.6)	(0.41)	(0.05)	(0.86)	(0)	73.0*	0.5	2.1	–	–	368	9.7	1.8	74.0	0.5	1	110	2
01020	強力粉 1等	0	1432	337	14.5	11.0	1.3	0.35	0.04	0.73	(0)	66.8	0.3	2.7	–	–	365	11.8	1.5	71.7	0.4	Tr	89	2
01021	強力粉 2等	0	1455	343	14.5	11.9	(1.5)	(0.39)	(0.04)	(0.83)	(0)	69.5*	0.4	2.1	–	–	366	12.6	1.7	70.6	0.5	Tr	86	2
01023	強力粉 全粒粉	0	1356	320	14.5	(11.7)	(2.4)	(0.53)	(0.09)	(1.34)	(0)	(55.6)	(0.2)	11.2	–	–	328	12.8	2.9	68.2	1.6	2	330	2

ミノ酸組成によるたんぱく質の＊→「たんぱく質」の値、脂肪酸のトリアシルグリセロール当量の＊→「脂質」の値が入っている。
用可能炭水化物は「利用可能炭水化物（質量計）」の値だが、＊がついているものは「差引き法による利用可能炭水化物」の値（p.2、3参照）。

可食部100g当たり

無機質 ／ ビタミン

備考欄記号：
硝：硝酸イオン　ポ：ポリフェノール
タ：タンニン　テ：テオブロミン
カ：カフェイン
見当：概量（1個、1尾、1切れなど）とその目安重量（廃棄部分を含む重量）

マグネシウム (mg)	リン (mg)	鉄 (mg)	亜鉛 (mg)	銅 (mg)	マンガン (mg)	ヨウ素 (µg)	セレン (µg)	クロム (µg)	モリブデン (µg)	レチノール (µg)	β-カロテン当量 (µg)	レチノール活性当量 (µg)	ビタミンD (µg)	ビタミンE α-トコフェロール (mg)	ビタミンK (µg)	ビタミンB₁ (mg)	ビタミンB₂ (mg)	ナイアシン当量 (mg)	ビタミンB₆ (mg)	ビタミンB₁₂ (µg)	葉酸 (µg)	パントテン酸 (mg)	ビオチン (µg)	ビタミンC (mg)	アルコール (g)	食塩相当量 (g)	重量変化率 (%)	備考
70	540	9.4	5.8	0.92	6.14	1	13	7	59	(0)	2	Tr	(0)	1.3	(0)	0.04	0.14	(3.8)	0.58	(0)	130	1.69	16.0	(0)	–	0	–	
0	280	4.8	2.5	0.49	0.88	0	2	1	22	(0)	(0)	(0)	(0)	0.6	(0)	0.56	0.07	6.4	0.18	(0)	29	1.83	14.0	0	–	0	–	うるち、もちを含む 歩留り：70〜80%
2	39	0.7	1.1	0.20	0.46	0	1	0	40	0	0	0	0	0.1	0	0.08	0.01	(1.7)	0.03	0	7	0.61	3.4	0	–	0	–	原材料配合割合：もちあわ50、もち米50
0	370	3.9	2.1	0.28	–	0	18	0	110	(0)	(0)	(0)	(0)	0.6	(0)	0.20	0.08	4.5	0.11	(0)	30	1.29	22.0	(0)	–	0	–	別名 オート、オーツ
6	180	1.3	1.4	0.32	0.85	–	–	–	–	(0)	(0)	(0)	(0)	0.2	(0)	0.22	0.07	(5.8)	0.14	(0)	17	0.43	–	(0)	–	0	–	歩留り：玄皮麦60〜65%、玄裸麦65〜70%
0	160	1.1	1.1	0.22	0.86	–	–	–	11	(0)	(0)	(0)	(0)	0.2	(0)	0.11	0.03	5.0	0.13	(0)	10	0.40	2.7	(0)	–	0	–	歩留り：玄皮麦45〜55%、玄裸麦55〜65% 食物繊維：AOAC.2011.25法
0	46	0.4	0.4	0.08	0.24	(0)	Tr	(0)	3	0	0	0	0	Tr	(0)	0.02	Tr	1.3	0.03	0	3	0.13	0.8	0	–	0	280	乾35g相当量を含む 食物繊維：AOAC.2011.25法
5	140	1.2	1.2	0.37	–	Tr	1	Tr	9	(0)	(0)	(0)	(0)	Tr	(0)	0.19	0.05	(4.0)	0.19	(0)	10	0.64	3.5	(0)	–	0	–	別名 切断麦 白麦を含む 歩留り：玄皮麦40〜50%、玄裸麦50〜60%
3	200	2.1	1.5	0.33	0.90	–	–	–	–	(0)	(0)	(0)	(0)	Tr	(0)	0.21	0.04	(6.3)	0.09	(0)	19	0.64	–	(0)	–	2.8	–	原材料配合割合：大麦粉50、小麦粉50
8	61	0.9	0.6	0.13	0.27	–	–	–	–	(0)	(0)	(0)	(0)	Tr	(0)	0.04	0.01	(2.0)	0.01	(0)	5	0.26	–	(0)	–	0.2	260	原材料配合割合：大麦粉50、小麦粉50
0	340	3.1	3.8	0.41	1.81	–	–	–	–	(0)	(0)	(0)	(0)	0.5	(0)	0.09	0.10	(11.0)	0.09	(0)	24	0.28	–	(0)	–	0	–	別名 こうせん、はったい粉
0	410	4.3	2.8	0.47	2.45	2	3	0	23	(0)	0	12	1	2.6	Tr	0.45	0.24	4.0	0.39	Tr	190	0.95	23.0	0	–	0.1	–	
4	160	2.1	2.7	0.38	–	–	–	–	16	(0)	(0)	(0)	(0)	Tr	(0)	0.34	0.09	6.2	0.20	(0)	13	0.95	7.9	(0)	–	0	–	うるち、もちを含む 歩留り：70〜80%
2	350	3.2	2.6	0.38	3.90	1	3	1	29	(0)	(0)	(0)	(0)	1.2	(0)	0.41	0.09	8.9	0.35	(0)	38	1.03	7.5	(0)	–	0	–	食物繊維：AOAC.2011.25法
0	290	2.9	1.7	0.32	3.79	0	5	1	19	(0)	(0)	(0)	(0)	1.2	(0)	0.49	0.09	6.7	0.34	(0)	40	1.07	9.6	(0)	–	0	–	
0	320	3.2	3.1	0.43	4.09	0	54	0	47	(0)	(0)	(0)	(0)	1.2	(0)	0.35	0.09	8.0	0.34	(0)	49	1.29	11.0	(0)	–	0	–	
2	60	0.5	0.3	0.08	0.43	Tr	4	2	12	(0)	0	0	0	0	0	0.11	0.03	2.4	0.03	0	9	0.53	1.2	(0)	–	0	–	(100g:182mL、100mL:55g)
0	77	0.9	0.7	0.18	0.77	0	3	2	14	(0)	0	0	0	1.0	0	0.21	0.04	2.9	0.09	0	14	0.62	2.5	(0)	–	0	–	(100g:182mL、100mL:55g)
3	64	0.5	0.5	0.11	0.43	0	7	Tr	9	(0)	0	0	0	1.0	0	0.10	0.03	2.4	0.05	0	8	0.47	1.7	(0)	–	0	–	(100g:182mL、100mL:55g)
8	80	1.1	0.6	0.14	0.77	0	7	2	10	(0)	0	0	0	0.8	0	0.22	0.04	3.1	0.07	0	12	0.66	2.6	(0)	–	0	–	(100g:182mL、100mL:55g)
3	64	0.9	0.8	0.15	0.32	0	39	0	26	(0)	0	0	0	0.9	0	0.09	0.04	3.1	0.06	0	16	0.77	1.7	(0)	–	0	–	(100g:182mL、100mL:55g)
3	86	1.0	1.0	0.19	0.58	0	49	0	30	(0)	0	0	0	1.0	0	0.13	0.04	3.6	0.08	0	18	0.93	2.6	(0)	–	0	–	(100g:182mL、100mL:55g)
3	310	3.1	3.0	0.42	4.02	0	47	3	44	(0)	0	0	0	1.0	0	0.34	0.09	(8.5)	0.33	0	48	1.27	11.0	(0)	–	0	–	(100g:182mL、100mL:55g)

穀類
いも及びでん粉類
砂糖及び甘味類
豆類
種実類
野菜類
果実類
きのこ類
藻類
魚介類
肉類
卵類
乳類
油脂類
菓子類
し好飲料類
調味料及び香辛料類
調理済み流通食品類

1 穀類

(0)：推定値 0，(Tr)：推定値 微量，Tr：微量，－：未測定　　※炭水化物成分表から算出。

穀類

可食部 100 g 当たり

食品番号	食品名	廃棄率 %	エネルギー kJ	エネルギー kcal	水分 g	アミノ酸組成によるたんぱく質 g	たんぱく質 g	脂肪酸のトリアシルグリセロール当量 g	飽和脂肪酸 g	n-3系多価不飽和脂肪酸 g	n-6系多価不飽和脂肪酸 g	コレステロール mg	利用可能炭水化物 g	糖類※ g	食物繊維総量 g	糖アルコール g	有機酸 g	七訂 エネルギー kcal	七訂 たんぱく質 g	七訂 脂質 g	七訂 炭水化物 g	灰分 g	ナトリウム mg	カリウム mg	カルシウム mg
01146	プレミックス粉　お好み焼き用	0	1426	335	9.8	9.0		1.8	0.42	0.07	0.86	1	67.6	3.9	2.8	–		352	10.1	1.9	73.6	3.9	1400	210	64
01024	プレミックス粉　ホットケーキ用	0	1529	360	11.1	(7.1)		(3.6)	(1.54)	(0.04)	(0.82)	31	(72.4)	(17.7)	1.8	–	Tr	365	7.8	4.0	74.4	2.1	390	230	100
01147	プレミックス粉　から揚げ用	0	1325	311	8.3	9.2		1.0	0.33	0.03	0.44	0	63.4	5.9	2.6	–		331	10.2	1.2	70.0	10.3	3800	280	110
01025	プレミックス粉　天ぷら用	0	1434	337	12.4	8.2		1.1	0.32	0.03	0.55	3	70.1	0.4	2.5	–		351	8.8	1.3	76.1	1.2	210	160	140
01171	プレミックス粉　天ぷら用　バッター	0	563	132	65.5	(3.0)		(0.4)	(0.13)	(0.01)	(0.22)	1	(27.6)	(0.1)	1.9	–	–	138	3.3	0.5	30.2	0.4	64	67	8
01172	プレミックス粉　天ぷら用　バッター　揚げ	0	2439	588	10.2	(3.9)		47.7*				2	34.3*		3.3			604	4.3	47.7	37.0	0.6	79	93	10
	[パン類]																								
01026	角形食パン　食パン	0	1050	248	39.2	7.4		3.7	1.50	0.05	0.77	0	44.2	5.3	4.2	0	–	258	8.9	4.1	46.4	1.4	470	86	2
01174	角形食パン　焼き	0	1138	269	33.6	8.3		4.0	1.63	0.06	0.84	–	47.8	5.3	4.6	–	–	282	9.7	4.5	50.6	1.6	520	93	2
01175	角形食パン　耳を除いたもの	45	955	226	44.2	6.9		3.4	1.37	0.05	0.69	–	40.2	4.6	3.8	–	–	237	8.2	3.7	42.6	1.3	440	78	2
01176	角形食パン　耳	55	1152	273	33.5	(9.7)*		(4.5)*	–	–	–	–	(46.1)*	–	(4.7)	–	–	282	(9.7)	(4.5)	(50.8)	(1.5)	(510)	(92)	(2)
01206	食パン　リーンタイプ	0	1045	246	(39.2)	(7.4)		(3.5)	–	–	–	(Tr)	(44.1)	–	(2.0)	–	(0)	254	(8.0)	(3.7)	(47.5)	(1.6)	(520)	(67)	(1)
01207	食パン　リッチタイプ	0	1085	256	(39.2)	(7.2)		(5.5)	–	–	–	(32)	(42.7)	–	(1.7)	–	(Tr)	255	(7.8)	(6.0)	(45.6)	(1.5)	(400)	(88)	(2)
01205	山形食パン　食パン	0	1043	246	(39.2)	(7.2)		(3.3)	–	–	–	(Tr)	(44.7)	–	(1.8)	–	(Tr)	267	(7.8)	(3.5)	(47.9)	(1.6)	(490)	(76)	(1)
01028	コッペパン	0	1155	273	30.6	8.2		(3.6)	(1.64)	(0.04)	(0.71)	(Tr)	49.6	8.2	3.9	Tr	(Tr)	290	9.2	3.8	54.7	1.7	410	91	2
01213	バンズ	0	1159	274	32.9	8.9		4.4	1.81	0.05	0.83	–	47.1	6.6	4.2	–	–	287	10.4	4.8	50.6	1.4	470	97	2
01030	乾パン	0	1639	386	5.5	(8.7)		(4.0)	(1.70)	(0.06)	(1.09)	(Tr)	(74.9)	(3.9)	3.1	0	Tr	393	9.5	4.4	78.8		490	160	3
01031	フランスパン	0	1231	289	30.0	8.6		(1.1)	(0.29)	(0.03)	(0.60)	(0)	58.2	1.8	2.7	–	–	279	9.4	1.3	57.5	1.8	620	110	
01032	ライ麦パン	0	1066	252	35.0	6.7		(2.0)	(0.90)	(0.03)	(0.41)	(0)	49.0*	–	5.6	–	–	264	8.4	2.2	52.7	1.7	470	190	
01208	全粒粉パン	0	1059	251	39.2	7.2		5.4	–	–	–	Tr	39.9	–	4.5	–	0	265	7.9	5.7	45.5	1.7	410	140	
01033	ぶどうパン	0	1113	263	35.7	(7.4)		(3.3)	(1.57)	(0.03)	(0.56)	(Tr)	49.9*	–	2.2	–	–	269	8.3	3.5	51.1	1.5	400	210	
01034	ロールパン	0	1304	309	30.7	8.5		8.5	4.02	0.12	1.14	(Tr)	48.6	6.6	2.0	Tr	–	316	10.1	9.0	48.6	1.6	490	110	
01209	クロワッサン　レギュラータイプ	0	1702	406	(20.0)	(5.9)		(19.3)	–	–	–	(20)	(51.2)*	–	(1.9)	–	(Tr)	415	(6.5)	(20.4)	(51.5)	(1.6)	(530)	(110)	(2)
01035	クロワッサン　リッチタイプ	0	1828	438	20.0	(7.3)		(25.4)	(12.16)	(0.22)	(2.93)	(35)	44.1*	–	1.8	–	–	448	7.9	26.8	43.9	1.4	470	90	
01210	くるみパン	0	1225	292	(39.2)	(7.5)		(12.5)	–	–	–	(12)	(34.8)*	–	(2.4)	–	(Tr)	301	(8.2)	(12.6)	(38.7)	(1.3)	(310)	(150)	(3)

ミノ酸組成によるたんぱく質の＊→「たんぱく質」の値、脂肪酸のトリアシルグリセロール当量の＊→「脂質」の値が入っている。
用可能炭水化物は「利用可能炭水化物（質量計）」の値だが、＊がついているものは「差引き法による利用可能炭水化物」の値（p.2、3参照）。

可食部100g当たり

マグネシウム	リン	鉄	亜鉛	銅	マンガン	ヨウ素	セレン	クロム	モリブデン	ビタミンA レチノール	ビタミンA β-カロテン当量	ビタミンA レチノール活性当量	ビタミンD	ビタミンE α-トコフェロール	ビタミンK	ビタミンB1	ビタミンB2	ナイアシン当量	ビタミンB6	ビタミンB12	葉酸	パントテン酸	ビオチン	ビタミンC	アルコール	食塩相当量	重量変化率	備考
mg	mg	mg	mg	mg	mg	µg	µg	µg	µg	µg	µg	µg	µg	mg	µg	mg	mg	mg	mg	µg	µg	mg	µg	mg	g	g	%	
31	320	1.0	0.7	0.13	0.92	1400	8	3	15	0	8	1	0.1	0.6	1	0.21	0.03	3.3	0.07	0.1	17	0.41	2.4	Tr	–	3.7	–	加熱によりベーキングパウダーから発生する二酸化炭素等:0.6g（100g:182mL、100mL:55g）
2	170	0.5	0.3	0.07	–	0	3	5	11	3	3	9	0.1	0.5	1	0.10	0.08	(2.2)	0.04	0.1	10	0.48	1.5	0	–	1.0	–	加熱によりベーキングパウダーから発生する二酸化炭素等:0.6g（100g:182mL、100mL:55g）
9	130	1.2	0.7	0.10	0.96	1	6	6	23	0	56	5	0	0.3	2	0.15	0.07	2.8	0.12	Tr	26	0.33	4.3	0	–	9.7	–	加熱によりベーキングパウダーから発生する二酸化炭素等:0.1g β-カロテン:着色料として添加（100g:182mL、100mL:55g）
9	120	0.6	0.5	0.12	0.62	1	3	2	10	Tr	4	1	0	0.3	2	0.12	0.99	2.7	0.06	0	12	0.35	1.3	0	–	0.5	–	β-カロテン及びビタミンB2無添加のもの 加熱によりベーキングパウダーから発生する二酸化炭素等:0.2g（100g:182mL、100mL:55g）
6	51	0.2	0.1	0.04	0.20	1	1	1	3	0	39	3	(0)	0.1	1	0.04	0.16	(1.0)	0.02	(0)	3	0.19	0.5	(0)	–	0.2	–	天ぷら粉39、水61 加熱によりベーキングパウダーから発生する二酸化炭素等:0.1g 食物繊維:AOAC.2011.25法
8	63	0.3	0.1	0.04	0.26	1	0	2	4	0	1	0	–	7.6	81	0.05	0.14	(1.3)	0.03	(0)	4	0.21	0.7	(0)	–	0.2	85	別名 揚げ玉、天かす 植物油（なたね油） 調理による脂質の増減:表13(p.328)参照 加熱によりベーキングパウダーから発生する二酸化炭素等:0.2g 食物繊維:AOAC.2011.25法
3	67	0.5	0.5	0.09	0.25	1	22	1	15	0	4	0	0	0.4	0	0.07	0.05	2.6	0.03	Tr	30	0.42	2.3	0	–	1.2	–	食物繊維:AOAC.2011.25法
0	77	0.5	0.6	0.10	0.28	1	25	1	17					0.4		0.07	0.05	2.9	0.03		30	0.45	2.2	0	–	1.3	92	食物繊維:AOAC.2011.25法
6	61	0.4	0.4	0.08	0.23	1	20	1	12	–	5	Tr	–	0.3	–	0.06	0.05	2.5	0.04	–	17	0.30	2.2	0	–	1.1	–	※耳の割合:45%、耳以外の割合:55% 別名 サンドイッチ用食パン 食物繊維:AOAC.2011.25法
(73)	(0.5)	(0.6)	(0.10)	(0.27)	(1)	(22)	(1)	(14)	–	(7)	(1)	–	0.4	–	(0.06)	(0.06)	(2.7)	(0.05)	–	(27)	(0.37)	(2.2)	(Tr)	–	(1.3)			※耳の割合:45%、耳以外の割合:55% 食物繊維:AOAC.2011.25法
(46)	(0.6)	(0.6)	(0.10)	(0.21)	(0)	(25)	(1)	(17)	(0)	(0)	(0)	(0)	0.3	–	(0.06)	(0.05)	(1.9)	(0.04)	(0)	(28)	(0.54)	(2.5)	(0)	–	(1.3)			
(62)	(0.6)	(0.7)	(0.09)	(0.18)	(3)	(23)	(1)	(15)	(54)	(11)	(55)	(0)	0.3	–	(0.09)	(0.09)	(2.4)	(0.05)	(0.1)	(42)	(0.58)	(4.1)	(0)	–	(1.3)			
(51)	(0.6)	(0.6)	(0.10)	(0.21)	(1)	(24)	(1)	(16)			(Tr)		0.4	–	(0.08)	(0.06)	(2.1)	(0.05)	(Tr)	(34)	(0.54)	(2.4)	(0)	–	(1.3)			別名 イギリスパン
2	74	0.5	0.7	0.11	0.35	2	19	1	14	(0)	8	1	(0)	0.6	0	0.07	0.08	2.8	0.05	(0)	36	0.47	3.3	0	–	1.0	–	食物繊維:AOAC.2011.25法 見当1個=100g
4	85	0.6	0.7	0.11	0.34	1	30	2	18	–	4	Tr	–			0.11	0.06	3.4	0.05	–	27	0.43	3.2	–	–	1.2	–	食物繊維:AOAC.2011.25法 見当1個=90g
	95	1.2	0.6	0.18	0.82	–	–	–	–		(0)	(0)		1.1	(Tr)	0.14		(2.8)	0.06		20	0.41	–		–	1.0	–	
	72	0.9	0.8	0.14	0.39	Tr	29	1	20	(0)		(0)			(0)	0.08	0.05	2.9	0.04	(U)	33	0.45	1.9	(0)	–	1.0	–	
	130	1.4	1.3	0.18	0.87	–	–	–	–		(0)	(0)		0.6		0.16	0.06	2.7	0.09		34	0.46			–	1.0	–	主原料配合:ライ麦粉50%
	120	1.3	0.4	0.18	1.35	0	27	1	22	0		0	Tr	0.8	0	0.17	0.07	3.7	0.13	0	49	0.67	5.4	0	–	1.0	–	
	86	0.9	0.6	0.15	0.32	–	–	–	–	Tr	1	Tr	Tr		(Tr)	0.11	0.05	(2.8)	0.07	(Tr)	33	0.42	–	(Tr)	–	1.2	–	
	97	0.7	0.8	0.12	0.29	–	–	–	–	(0)	15	1	0	0.5	(Tr)	0.14	0.06	3.1	0.03	(Tr)	38	0.61	–	(0)	–	1.2	–	
	(65)	(0.4)	(0.5)	(0.08)	(0.26)	(3)	(5)	(Tr)	(6)	(34)	(38)	(37)	(1.4)	(2.6)	(7)	(0.11)	(0.09)	(2.2)	(0.05)	(0.1)	(46)	(0.42)	(3.9)	0	–	(1.4)	–	
	67	0.6	0.6	0.10	0.29	–	–	–	–	(0)	69	6	Tr	1.9	(Tr)	0.08	0.03	(2.6)	0.03	(Tr)	33	0.44	–	(0)	–	1.2	–	
	(88)	(0.8)	(0.9)	(0.23)	(0.61)	(2)	(18)	(1)	(12)	(15)	(6)	(16)	(0.1)	(0.4)	(2)	(0.11)	(0.09)	(2.5)	(0.11)	(Tr)	(45)	(0.55)	(2.9)	0	–	(0.8)	–	

穀類
でんぷん及び粉類
砂糖及び甘味類
豆類
種実類
野菜類
果実類
きのこ類
藻類
魚介類
肉類
卵類
乳類
油脂類
菓子類
飲料類／し好飲料類
調味料及び香辛料類
調理済み流通食品類

備考欄凡例：硝：硝酸イオン　ポ：ポリフェノール　タ：タンニン　テ：テオブロミン　カ：カフェイン　見当：概量（1個、1尾、1切れなど）とその目安重量（廃棄部分を含む重量）

（0）：推定値 0，　（Tr）：推定値 微量，　Tr：微量，　－：未測定　　※炭水化物成分表から算出。

穀類

可食部100 g当たり

食品番号	食品名	廃棄率 %	エネルギー kJ	エネルギー kcal	水分 g	たんぱく質 アミノ酸組成による g	脂質 脂肪酸のトリアシルグリセロール当量 g	脂肪酸 飽和脂肪酸 g	脂肪酸 n-3系多価不飽和脂肪酸 g	脂肪酸 n-6系多価不飽和脂肪酸 g	コレステロール mg	炭水化物 利用可能炭水化物 g	糖類※ g	食物繊維総量 g	糖アルコール g	有機酸 g	七訂エネルギー kcal	七訂たんぱく質 g	七訂脂質 g	七訂炭水化物 g	灰分 g	ナトリウム mg	カリウム mg	カルシウム mg
01036	イングリッシュマフィン	0	946	224	46.0	(7.4)	(3.2)	(1.21)	(0.06)	(1.13)	(Tr)	40.6*	(3.0)	1.2	–	–	228	8.1	3.6	40.8	1.5	480	84	5
01037	ナン	0	1086	257	37.2	(9.3)	3.1	0.53	0.19	0.81	(0)	46.9*	(2.7)	2.0	–	–	262	10.3	3.4	47.6	1.5	530	97	1
01148	ベーグル	0	1142	270	32.3	8.2	1.9	0.71	0.04	0.59	–	53.6*	5.1	2.5	Tr	–	275	9.6	2.0	54.6	1.4	460	97	2

[菓子パン類]→菓子類

[うどん・そうめん類]

食品番号	食品名	廃棄率 %	エネルギー kJ	エネルギー kcal	水分 g	たんぱく質 アミノ酸組成による g	脂質 脂肪酸のトリアシルグリセロール当量 g	脂肪酸 飽和脂肪酸 g	脂肪酸 n-3系多価不飽和脂肪酸 g	脂肪酸 n-6系多価不飽和脂肪酸 g	コレステロール mg	炭水化物 利用可能炭水化物 g	糖類※ g	食物繊維総量 g	糖アルコール g	有機酸 g	七訂エネルギー kcal	七訂たんぱく質 g	七訂脂質 g	七訂炭水化物 g	灰分 g	ナトリウム mg	カリウム mg	カルシウム mg
01038	うどん　生	0	1058	249	33.5	5.2	(0.5)	(0.14)	(0.02)	(0.29)	(0)	54.2*	2.0	3.6	Tr	–	270	6.1	0.6	56.8	3.0	1000	90	1
01039	うどん　ゆで	0	402	95	75.0	2.3	(0.3)	(0.09)	(0.01)	(0.19)	(0)	19.5	0.3	1.3	0	–	105	2.6	0.4	21.6	0.4	120	9	
01186	うどん　半生うどん	0	1257	296	23.8	(6.6)	(2.9)	(0.78)	(0.09)	(1.63)	(0)	(57.4)*	(2.3)	4.1	(0.1)	–	325	(7.8)	(3.4)	(62.5)	(2.5)	(1200)	(98)	(2)
01041	干しうどん　乾	0	1420	333	13.5	8.0	(1.0)	(0.25)	(0.03)	(0.53)	(0)	(69.9)*	(0.3)	2.4	–	–	348	8.5	1.1	71.9	5.0	1700	130	1
01042	干しうどん　ゆで	0	498	117	70.0	(2.9)	(0.4)	(0.11)	(0.01)	(0.24)	(0)	(24.2)*	(0.1)	2.4	–	–	126	3.1	0.5	25.8	0.6	210	14	
01043	そうめん・ひやむぎ　乾	0	1413	333	12.5	8.8	(1.0)	(0.25)	(0.03)	(0.53)	(0)	71.0*	2.7	2.5	0	–	356	9.5	1.1	72.7	4.2	1500	120	1
01044	そうめん・ひやむぎ　ゆで	0	487	114	70.0	(3.3)	(0.3)	(0.09)	(0.01)	(0.19)	(0)	23.3	0.4	0.9	0	–	127	3.5	0.4	25.8	0.3	85	5	
01045	手延そうめん・手延ひやむぎ　乾	0	1329	312	14.0	8.6	1.4	0.38	0.03	0.73	(0)	63.5*	2.9	1.8	–	–	342	9.3	1.5	68.9	6.3	2300	110	2
01046	手延そうめん・手延ひやむぎ　ゆで	0	506	119	70.0	(3.2)	(0.6)	(0.15)	(0.01)	(0.29)	(0)	24.8*	(1.0)	1.0	–	–	127	3.5	0.6	25.5	0.2	130	5	

[中華めん類]

食品番号	食品名	廃棄率 %	エネルギー kJ	エネルギー kcal	水分 g	たんぱく質 アミノ酸組成による g	脂質 脂肪酸のトリアシルグリセロール当量 g	脂肪酸 飽和脂肪酸 g	脂肪酸 n-3系多価不飽和脂肪酸 g	脂肪酸 n-6系多価不飽和脂肪酸 g	コレステロール mg	炭水化物 利用可能炭水化物 g	糖類※ g	食物繊維総量 g	糖アルコール g	有機酸 g	七訂エネルギー kcal	七訂たんぱく質 g	七訂脂質 g	七訂炭水化物 g	灰分 g	ナトリウム mg	カリウム mg	カルシウム mg
01047	中華めん　生	0	1057	249	33.0	8.5	(1.0)	(0.28)	(0.03)	(0.58)	(0)	47.6	1.3	5.4	0.1	–	281	8.6	1.2	55.7	1.5	410	350	2
01048	中華めん　ゆで	0	564	133	65.0	(4.8)	(0.5)	(0.14)	(0.02)	(0.29)	(0)	25.2	0.2	2.8	Tr	–	149	4.9	0.6	29.2	0.3	70	60	2
01187	半生中華めん	0	1293	305	23.7	(9.8)	(3.5)	(0.91)	(0.10)	(1.97)	(0)	(54.2)	(1.4)	6.2	(0.2)	–	333	(9.9)	(4.0)	(61.2)	(1.3)	(470)	(430)	(2)
01049	蒸し中華めん　蒸し中華めん	0	686	162	57.4	4.7	(1.5)	(0.38)	(0.04)	(0.81)	Tr	30.6	0.3	3.1	0.2	–	184	4.9	1.7	35.6	0.5	110	80	1
01188	蒸し中華めん　ソテー	0	893	211	50.4	(5.1)	(4.3)	(0.53)	(0.27)	(1.25)	1	35.9	0.4	3.6	0.2	–	220	5.2	4.9	38.9	0.6	130	87	1
01050	干し中華めん　乾	0	1433	337	14.7	(11.5)	(1.4)	(0.36)	(0.04)	(0.78)	(0)	65.0	0.3	6.0	–	–	358	11.7	1.6	70.2	1.9	410	300	2
01051	干し中華めん　ゆで	0	558	131	66.8	(4.8)	(0.4)	(0.12)	(0.01)	(0.25)	(0)	25.4	0.2	2.6	0	–	141	4.9	0.5	27.5	0.3	66	42	1
01052	沖縄そば　生	0	1128	266	32.3	(9.1)	(1.7)	(0.46)	(0.05)	(0.97)	(0)	52.5*	(1.3)	2.1	–	–	284	9.2	2.0	54.2	2.3	810	340	1
01053	沖縄そば　ゆで	0	561	132	65.5	(5.1)	(0.7)	(0.18)	(0.02)	(0.39)	(0)	(24.8)	(0.2)	1.5	–	–	147	5.2	0.8	28.0	0.5	170	80	9
01054	干し沖縄そば　乾	0	1349	317	13.7	(11.9)	(1.5)	(0.39)	(0.04)	(0.82)	(0)	(61.3)	(1.5)	2.1	–	–	351	12.0	1.7	67.8	4.8	1700	130	2
01055	干し沖縄そば　ゆで	0	561	132	65.0	(5.1)	(0.5)	(0.14)	(0.01)	(0.25)	(0)	(25.2)	(0.2)	1.5	–	–	148	5.2	0.8	28.6	0.6	200	10	1

[即席めん類]

食品番号	食品名	廃棄率 %	エネルギー kJ	エネルギー kcal	水分 g	たんぱく質 アミノ酸組成による g	脂質 脂肪酸のトリアシルグリセロール当量 g	脂肪酸 飽和脂肪酸 g	脂肪酸 n-3系多価不飽和脂肪酸 g	脂肪酸 n-6系多価不飽和脂肪酸 g	コレステロール mg	炭水化物 利用可能炭水化物 g	糖類※ g	食物繊維総量 g	糖アルコール g	有機酸 g	七訂エネルギー kcal	七訂たんぱく質 g	七訂脂質 g	七訂炭水化物 g	灰分 g	ナトリウム mg	カリウム mg	カルシウム mg
01056	即席中華めん　油揚げ味付け	0	1785	424	2.0	9.0	16.3	7.31	0.06	2.19	7	57.3	0.9	2.5	0.1	–	445	10.1	16.7	63.5	7.7	2500	260	4
01057	即席中華めん　油揚げ　乾（添付調味料等を含むもの）	0	1847	439	3.0	10.1*	18.6	8.46	0.09	2.11	3	(54.9)	(0.8)	2.4	–	–	458	10.1	19.1	61.4	6.4	2200	150	2
01198	即席中華めん　油揚げ　調理後全体（添付調味料等を含むもの）	0	421	100	(78.5)	(2.3)*	(4.4)	(2.03)	(0.01)	(0.49)	(1)	(12.2)	(0.2)	(0.5)	(0.1)	–	103	(2.3)	(4.4)	(13.4)	(1.3)	(430)	(33)	(2)
01189	即席中華めん　油揚げ　ゆで（添付調味料等を含まないもの）	0	793	189	59.8	3.5	7.1	3.19	0.03	0.80	2	26.1	0.4	2.6	0	–	197	3.9	7.7	27.9	0.7	150	34	1
01144	即席中華めん　油揚げ　乾（添付調味料等を含まないもの）	0	1902	453	3.7	8.2	18.6	8.43	0.07	2.09	4	59.3	1.1	5.5	–	–	474	8.9	19.6	65.5	2.3	580	150	2
01058	即席中華めん　非油揚げ　乾（添付調味料等を含むもの）	0	1426	336	10.0	10.3*	4.9	1.26	0.10	1.45	2	(59.8)	(0.9)	2.3	–	–	356	10.3	5.2	67.1	7.4	2700	260	1

ミノ酸組成によるたんぱく質の*→「たんぱく質」の値、脂肪酸のトリアシルグリセロール当量の*→「脂質」の値が入っている。
用可能炭水化物は「利用可能炭水化物（質量計）」の値だが、*がついているものは「差引き法による利用可能炭水化物」の値（p.2、3参照）。

				無機質									ビタミン														アルコール	食塩相当量	重量変化率	備考
マグネシウム	リン	鉄	亜鉛	銅	マンガン	ヨウ素	セレン	クロム	モリブデン	ビタミンA レチノール	ビタミンA β-カロテン当量	ビタミンA レチノール活性当量	ビタミンD	ビタミンE α-トコフェロール	ビタミンK	ビタミンB1	ビタミンB2	ナイアシン当量	ビタミンB6	ビタミンB12	葉酸	パントテン酸	ビオチン	ビタミンC				
mg	mg	mg	mg	mg	mg	μg	μg	μg	μg	μg	μg	μg	μg	mg	μg	mg	mg	mg	mg	μg	μg	mg	μg	mg	g	g	%	
19	96	0.9	0.8	0.12	0.28	–	–	–	–	(0)	1	Tr	(0)	0.3	(Tr)	0.15	0.08	(2.8)	0.05	(0)	23	0.32	–	(0)	–	1.2	–	
2	77	0.8	0.7	0.11	0.30	–	–	–	–	(0)	0	(0)	(0)	0.6	(0)	0.13	0.06	(3.4)	0.05	(0)	36	0.55	–	(0)	–	1.3	–	
4	81	1.3	0.7	0.11	0.45	–	–	–	–	–	–	–	–	0.2	–	0.19	0.08	3.7	0.06	–	47	0.28	–	–	–	1.2	–	
3	49	0.3	0.3	0.08	0.39	2	6	2	7	(0)	0	(0)	(0)	0.2	–	0.09	0.03	1.7	0.03	(0)	5	0.36	0.8	(0)	–	2.5	–	きしめん、ひもかわを含む 食物繊維:AOAC.2011.25法
6	18	0.2	0.1	0.04	0.12	Tr	2	1	2	(0)	0	(0)	(0)	0.1	–	0.02	0.01	0.7	0.01	(0)	2	0.13	0.3	(0)	–	0.3	180	きしめん、ひもかわを含む 食物繊維:AOAC.2011.25法
(5)	(64)	(0.6)	(0.3)	(0.09)	(0.45)	(2)	(6)	(2)	(8)	(0)	0	(0)	(0)	(0.2)	–	(0.10)	(0.03)	(2.1)	(0.03)	(0)	(6)	(0.41)	(0.9)	–	–	(3.0)	–	食物繊維:AOAC.2011.25法
9	70	0.6	0.4	0.11	0.50	0	10	1	12	(0)	0	(0)	(0)	0.3	–	0.08	0.02	2.5	0.04	(0)	9	0.45	1.3	(0)	–	4.3	–	
4	24	0.2	0.1	0.04	0.14	–	–	–	–	(0)	0	(0)	(0)	0.1	–	0.02	0.01	(0.8)	0.01	(0)	2	0.14	–	(0)	–	0.5	240	
2	70	0.6	0.4	0.12	0.44	0	16	1	14	(0)	0	(0)	(0)	0.3	–	0.08	0.02	2.8	0.03	(0)	8	0.70	1.3	(0)	–	3.8	–	
5	24	0.2	0.1	0.05	0.12	0	6	1	3	(0)	0	(0)	(0)	0.1	–	0.02	0.01	(0.9)	Tr	(0)	2	0.25	0.4	(0)	–	0.2	270	
3	70	0.6	0.4	0.14	0.43	1	22	1	16	(0)	0	(0)	(0)	0.1	–	0.06	0.02	2.7	0.03	(0)	10	0.52	1.1	(0)	–	5.8	–	
4	23	0.2	0.1	0.05	0.12	–	–	–	–	(0)	0	(0)	(0)	Tr	–	0.03	0.01	(0.9)	0	(0)	2	0.16	–	(0)	–	0.3	290	
3	66	0.5	0.4	0.09	0.35	Tr	33	1	20	(0)	0	(0)	(0)	0.2	–	0.02	0.02	2.3	0.02	(0)	8	0.55	1.0	–	–	1.0	–	食物繊維:AOAC.2011.25法
7	29	0.3	0.2	0.05	0.18	0	17	Tr	5	(0)	0	(0)	(0)	0.1	–	0.01	0.01	(1.2)	0	Tr	3	0.25	0.5	–	–	0.3	190	食物繊維:AOAC.2011.25法
(72)	(0.7)	(0.4)	(0.10)	(0.40)	(1)	(35)	(1)	(23)	0	0	(0)	(0)	(Tr)	–	(0.07)	(0.03)	(2.6)	(0.02)	(0)	(9)	(0.63)	(1.3)	–	–	(1.2)	–	食物繊維:AOAC.2011.25法	
9	40	0.4	0.2	0.06	0.23	–	–	–	–	(0)	0	(0)	(0)	0.1	–	0	0.16	1.4	0.02	(0)	4	0.19	0.7	–	–	0.3	–	食物繊維:AOAC.2011.25法
0	43	0.4	0.2	0.06	0.25	0	10	1	7	(0)	0	(0)	(0)	0.1	–	0	0	(1.5)	0.02	Tr	4	0.21	0.8	–	–	0.3	–	食物繊維:AOAC.2011.25法
3	82	1.1	0.5	0.15	0.44	0	24	1	–	(0)	0	(0)	(0)	0.1	–	0.02	0.03	(3.1)	0.05	(0)	11	0.76	1.4	–	–	0.3	–	食物繊維:AOAC.2011.25法
0	29	0.4	0.2	0.05	0.18	–	9	Tr	4	(0)	0	(0)	(0)	Tr	–	0	0	(1.1)	0.01	Tr	3	0.25	0.5	–	–	0.2	250	食物繊維:AOAC.2011.25法
0	65	0.7	1.1	0.18	0.69	–	–	–	–	(0)	0	(0)	(0)	0.1	–	0.02	0.04	(2.6)	0.11	(0)	15	0.63	–	(0)	–	2.1	–	別名 沖縄めん
3	28	0.4	0.6	0.10	0.37	–	–	–	–	(0)	0	(0)	(0)	Tr	–	0.01	0.01	(1.2)	0.03	(0)	6	0.23	–	(0)	–	0.4	170	別名 沖縄めん
2	100	1.5	0.4	0.11	0.38	–	–	–	–	(0)	0	(0)	(0)	0.1	–	0.12	0.05	(3.5)	0.05	(0)	8	0.49	–	(0)	–	4.3	–	別名 沖縄めん
8	36	0.5	0.1	0.05	0.16	–	–	–	–	(0)	0	(0)	(0)	Tr	–	0.01	0.01	(1.2)	0.01	(0)	3	0.18	–	(0)	–	0.4	230	別名 沖縄めん
0	110	1.0	0.5	0.13	0.82	–	–	–	–	0	0	0	0	3.1	1	1.46	1.67	2.5	0.06	0	12	0.41	–	0	–	6.4	–	別名 インスタントラーメン 添付調味料等を含む
5	110	0.9	0.5	0.16	0.53	2	16	7	16	0	14	1	0	2.2	3	0.55	0.83	2.6	0.05	Tr	10	0.44	1.8	Tr	–	5.6	–	別名 インスタントラーメン 調理前のもの、添付調味料等を含む
(20)	(0.2)	(0.1)	(0.03)	(0.12)	(Tr)	(4)	(2)	(4)	0	(3)	0	(0)	(0.5)	(1)	(0.02)	(0.13)	(0.6)	(0.01)	0	(2)	(0.10)	(0.4)	0	–	(1.1)	–	添付調味料等を含む 01057即席中華めん、油揚げ、乾より推計	
8	40	0.2	0.2	0.05	0.17	1	9	2	6	0	0	0	0	0.8	0	0.05	0.06	1.1	0.01	Tr	3	0.11	0.7	0	–	0.4	–	添付調味料等を含まない 食物繊維:AOAC.2011.25法
	97	0.6	0.4	0.09	0.42	1	24	5	18	0	2	1	0	2.2	1	0.16	0.19	2.8	0.05	Tr	9	0.26	1.1	0	–	1.5	–	調理前のもの、添付調味料等を除く 食物繊維:AOAC.2011.25法
	110	0.8	0.4	0.11	0.66	13	8	3	16	Tr	5	1	0	1.3	3	0.21	0.04	2.7	0.05	Tr	14	0.37	2.2	0	–	6.9	–	別名 インスタントラーメン 調理前のもの、添付調味料等を含む

備考凡例:
硝：硝酸イオン　ポ：ポリフェノール
タ：タンニン　テ：テオブロミン
カ：カフェイン
見当：概量（1個、1尾、1切れなど）とその目安重量（廃棄部分を含む重量）

右側見出し: 穀類 / でんぷん及び粉類 / 砂糖及び甘味類 / 豆類 / 種実類 / 野菜類 / 果実類 / きのこ類 / 藻類 / 魚介類 / 肉類 / 卵類 / 乳類 / 油脂類 / 菓子類 / し好飲料類 / 調味料及び香辛料類 / 調理済み流通食品類

（0）：推定値0，（Tr）：推定値 微量，Tr：微量，－：未測定　※炭水化物成分表から算出。

穀類

可食部100g当たり

食品番号	食品名	廃棄率 %	エネルギー kJ	エネルギー kcal	水分 g	たんぱく質 アミノ酸組成による g	脂質 脂肪酸のトリアシルグリセロール当量 g	脂肪酸 飽和脂肪酸 g	脂肪酸 n-3系多価不飽和脂肪酸 g	脂肪酸 n-6系多価不飽和脂肪酸 g	コレステロール mg	炭水化物 利用可能炭水化物 g	糖類※ g	食物繊維総量 g	糖アルコール g	有機酸 g	七訂エネルギー kcal	七訂たんぱく質 g	七訂脂質 g	七訂炭水化物 g	灰分 g	ナトリウム mg	カリウム mg	カルシウム mg
01199	即席中華めん 非油揚げ 調理後全体（添付調味料等を含むもの）	0	392	93	(76.2)	(3.0)	(0.8)	(0.20)	(0.01)	(0.23)	(1)	(18.0)*	(0.3)	(0.6)	(0.1)	－	94	(3.0)	(0.8)	(18.7)	(1.2)	(430)	(68)	(6)
01190	即席中華めん 非油揚げ ゆで（添付調味料等を含まないもの）	0	588	139	63.9	3.3	0.6	0.31	0.01	0.23	1	28.7*	0.3	2.7	0	－	145	3.4	0.8	31.0	0.9	230	64	9
01145	即席中華めん 非油揚げ 乾（添付調味料等を含まないもの）	0	1419	334	10.7	7.9	1.5	0.71	0.03	0.57	1	67.7	0	6.5	0	－	352	8.5	1.9	75.2	3.7	1200	310	230
01193	中華スタイル即席カップめん 油揚げ 塩味 乾（添付調味料等を含むもの）	0	1772	422	5.3	9.5	17.7	8.21	0.07	2.05	17	52.1	3.8	5.8	0.2	－	445	10.9	18.5	58.6	6.7	2300	190	190
01201	中華スタイル即席カップめん 油揚げ 塩味 調理後全体（添付調味料等を含むもの）	0	386	92	(79.8)	(2.1)	(4.0)	(1.85)	(0.02)	(0.46)	(4)	(11.2)	(0.3)	(1.3)	(Tr)	－	100	(2.5)	(4.2)	(13.2)	(1.5)	(520)	(43)	(43)
01194	中華スタイル即席カップめん 油揚げ 塩味 調理後のめん（スープを残したもの）	0	735	175	62.0	3.3	7.2	3.38	0.02	0.81	1	22.7	0.5	2.2	0	－	185	3.8	7.7	25.2	1.3	440	37	7
01191	中華スタイル即席カップめん 油揚げ しょうゆ味 乾（添付調味料等を含むもの）	0	1748	417	9.7	8.3	18.6	8.27	0.08	2.21	10	49.8	2.1	6.1	0.2	－	430	10.0	19.1	54.6	6.6	2500	180	200
01200	中華スタイル即席カップめん 油揚げ しょうゆ味 調理後全体（添付調味料等を含むもの）	0	374	90	(80.8)	(2.0)	(4.4)	(1.95)	(0.02)	(0.52)	(2)	(9.8)*	(0.2)	(1.4)	(Tr)	－	101	(2.3)	(4.5)	(12.9)	(1.6)	(590)	(43)	(4)
01192	中華スタイル即席カップめん 油揚げ しょうゆ味 調理後のめん（スープを残したもの）	0	596	142	69.1	2.6	5.6	2.58	0.02	0.64	1	19.4	0.2	1.9	0	－	147	3.0	5.8	20.7	1.4	450	33	7
01060	中華スタイル即席カップめん 油揚げ 焼きそば 乾（添付調味料等を含むもの）	0	1757	418	11.1	6.9	17.5	7.15	0.12	2.47	2	54.5	7.1	5.7	0	－	431	8.2	18.6	57.5	4.5	1500	180	180
01202	中華スタイル即席カップめん 油揚げ 焼きそば 調理後全体（添付調味料等を含むもの）	0	929	222	(53.6)	(4.2)	(10.6)	(4.31)	(0.07)	(1.49)	(3)	(25.8)	(1.7)	(3.3)	(Tr)	－	258	(5.0)	(11.3)	(34.2)	(2.5)	(910)	(100)	(9)
01061	中華スタイル即席カップめん 非油揚げ 乾（添付調味料等を含むもの）	0	1326	314	15.2	7.7	5.4	1.55	0.10	1.21	6	54.3	3.1	6.4	0	－	339	9.2	5.8	62.6	7.2	2800	250	4
01203	中華スタイル即席カップめん 非油揚げ 調理後全体（添付調味料等を含むもの）	0	277	66	(83.5)	(2.1)	(2.0)	(0.56)	(0.04)	(0.44)	(2)	(9.2)*	(0.7)	(1.5)	(Tr)	－	69	(2.5)	(2.1)	(10.2)	(1.7)	(560)	(77)	(4)
01195	中華スタイル即席カップめん 非油揚げ 調理後のめん（スープを残したもの）	0	514	121	68.8	2.9	1.1	0.36	0.03	0.30	1	23.4	0.2	2.5	0	－	126	3.4	1.2	25.3	1.2	380	53	4
01062	和風スタイル即席カップめん 油揚げ 乾（添付調味料等を含むもの）	0	1835	437	6.2	9.6	18.9	8.66	0.10	2.25	3	53.0	4.9	6.0	0.3	－	446	10.9	19.8	56.1	7.0	2600	150	170
01204	和風スタイル即席カップめん 油揚げ 調理後全体（添付調味料等を含むもの）	0	382	91	(80.5)	(1.9)	(4.4)	(2.04)	(0.02)	(0.53)	(1)	(10.3)*	(0.6)	(1.4)	(Tr)	－	95	(2.2)	(4.7)	(11.2)	(1.5)	(550)	(34)	(4)
01196	和風スタイル即席カップめん 油揚げ 調理後のめん（スープを残したもの）	0	683	163	64.4	2.4	7.0	3.29	0.02	0.74	2	21.2	0.6	2.4	0	－	174	2.7	7.2	24.4	1.2	420	26	7
	[マカロニ・スパゲッティ類]																							
01063	マカロニ・スパゲッティ 乾	0	1476	347	11.3	12.0	1.5	0.39	0.05	0.82	(0)	66.9	2.9	5.4	－	－	378	12.9	1.8	73.1	0.8	1	200	
01064	マカロニ・スパゲッティ ゆで	0	636	150	60.0	5.3	0.7	0.19	0.02	0.38	(0)	28.5	0.6	3.0	－	－	167	5.8	0.9	32.2	1.2	460	14	
01173	マカロニ・スパゲッティ ソテー	0	785	186	(57.0)	(5.1)	(5.6)	－	－	－	(Tr)	(27.0)		(2.9)	－	－	196	(5.5)	(5.8)	(30.5)	(1.2)	(440)	(13)	
01149	生パスタ 生	0	982	232	42.0	7.5	1.7	0.40	0.04	0.72	(0)	45.9*	5.3	1.5	0	－	247	7.8	1.9	46.9	1.4	470	76	
	[ふ類]																							
01065	生ふ	0	684	161	60.0	(11.7)	(0.7)	(0.18)	(0.02)	(0.39)	(0)	26.8*	－	0.5	－	－	163	12.7	0.8	26.2	0.3	7	30	

ミノ酸組成によるたんぱく質の*→「たんぱく質」の値、脂肪酸のトリアシルグリセロール当量の*→「脂質」の値が入っている。
用可能炭水化物は「利用可能炭水化物（質量計）」の値だが、*がついているものは「差引き法による利用可能炭水化物」の値（p.2、3参照）。

可食部100 g 当たり

マグネシウム	リン	鉄	亜鉛	銅	マンガン	ヨウ素	セレン	クロム	モリブデン	ビタミンA レチノール	ビタミンA β-カロテン当量	ビタミンA レチノール活性当量	ビタミンD	ビタミンE α-トコフェロール	ビタミンK	ビタミンB1	ビタミンB2	ナイアシン当量	ビタミンB6	ビタミンB12	葉酸	パントテン酸	ビオチン	ビタミンC	アルコール	食塩相当量	重量変化率	備考
mg	mg	mg	mg	mg	mg	µg	µg	µg	µg	µg	µg	µg	µg	mg	µg	mg	mg	mg	mg	µg	µg	mg	µg	mg	g	g	%	
(6)	(26)	(0.2)	(0.1)	0.03	(0.17)	(4)	(2)	(1)	(4)	0	(2)	0	0	(0.2)	(1)	(0.01)	(0.01)	(0.7)	(0.01)	0	(4)	(0.10)	(0.6)	0	-	(1.1)	-	添付調味料等を含む 01058即席中華めん、非油揚げ、乾より推計
8	46	0.2	0.2	0.04	0.17	1	5	2	4	0	31	3	0	0.7	0	Tr	Tr	1.1	0.01	0	3	0.12	0.6	0	-	0.6	-	添付調味料等を含まない 食物繊維：AOAC.2011.25法
21	130	0.6	0.4	0.08	0.50	3	14	6	15	0	62	6	0	1.7	Tr	0.01	0.01	2.8	0.05	Tr	8	0.34	1.5	0	-	3.0	-	調理前のもの、添付調味料等を除く 食物繊維：AOAC.2011.25法
25	110	0.7	0.5	0.09	0.41	5	22	9	15	2	290	26	0.2	3.1	17	0.90	0.61	2.9	0.07	Tr	16	0.30	2.3	2	-	5.8	-	調理前のもの、添付調味料等を含む 食物繊維：AOAC.2011.25法
(6)	(24)	(0.2)	(0.1)	(0.02)	(0.09)	(1)	(5)	(2)	(3)	(Tr)	(65)	(6)	(Tr)	(0.7)	(4)	(0.20)	(0.14)	(0.7)	(0.02)	(Tr)	(4)	(0.07)	(0.6)	(1)	-	(1.3)	-	添付調味料等を含む 01193中華スタイル即席カップめん、油揚げ、塩味、乾より推計 食物繊維：AOAC.2011.25法
7	34	0.3	0.2	0.04	0.14	1	9	5	5	0	65	6	0	1.2	1	0.19	0.02	0.6	0.02	Tr	4	0.10	0.6	-	-	1.1	-	添付調味料等を含む 食物繊維：AOAC.2011.25法
26	110	0.8	0.5	0.07	0.40	12	19	7	17	1	130	12	0	2.7	15	0.61	0.52	2.7	0.06	0.1	14	0.20	2.4	2	-	6.3	-	調理前のもの、添付調味料等を含む 食物繊維：AOAC.2011.25法
(6)	(27)	(0.2)	(0.1)	(0.02)	(0.09)	(3)	(4)	(2)	(4)	0	(31)	0	0	(0.9)	(1)	(0.14)	(0.12)	(0.6)	(0.02)	(Tr)	(3)	(0.07)	(0.6)	(1)	-	(1.5)	-	添付調味料等を含む 01191中華スタイル即席カップめん、油揚げ、しょうゆ味、乾より推計 食物繊維：AOAC.2011.25法
6	28	0.2	0.1	0.04	0.13	1	9	1	5	0	9	1	0	0.9	1	0.15	0.14	0.8	0.01	Tr	3	0.07	0.6	-	-	1.1	-	添付調味料等を含む 食物繊維：AOAC.2011.25法
7	89	1.0	0.4	0.12	0.56	6	16	4	15	0	51	4	0	3.1	14	0.48	0.66	2.1	0.06	Tr	13	0.38	1.9	-	-	3.8	-	別名 カップ焼きそば 調理前のもの、添付調味料等を含む 食物繊維：AOAC.2011.25法
(4)	(54)	(0.4)	(0.3)	(0.06)	(0.30)	(3)	(9)	(3)	(9)	0	(19)	(2)	0	(1.8)	(11)	(0.28)	(0.30)	(1.4)	(0.04)	(Tr)	(9)	(0.15)	(1.1)	(2)	-	(2.3)	-	添付調味料等を含む 01060中華スタイル即席カップめん、油揚げ、焼きそば、乾より推計 食物繊維：AOAC.2011.25法
6	100	1.2	0.4	0.10	0.66	58	14	7	18	Tr	140	12	0	1.1	9	0.16	0.13	2.2	0.07	Tr	21	0.35	2.9	1	-	7.1	-	別名 カップラーメン 調理前のもの、添付調味料等を含む 食物繊維：AOAC.2011.25法
(7)	(34)	(0.2)	(0.1)	(0.04)	(0.12)	(14)	(3)	(2)	(4)	0	(30)	(3)	(Tr)	(0.3)	(1)	(0.10)	(0.10)	(0.7)	(0.02)	(Tr)	(4)	(0.08)	(0.7)	(1)	-	(1.4)	-	添付調味料等を含む 01061中華スタイル即席カップめん、非油揚げ、乾より推計 食物繊維：AOAC.2011.25法
7	42	0.3	0.1	0.03	0.17	10	4	3	3	0	Tr	0	0	0.3	1	0.05	0.06	0.8	0.01	Tr	3	0.07	0.4	1	-	1.0	-	添付調味料等を含む 食物繊維：AOAC.2011.25法
6	160	1.3	0.5	0.11	0.54	430	13	6	19	0	53	4	0	2.6	5	0.11	0.05	2.9	0.05	0.2	12	0.25	2.0	1	-	6.7	-	別名 カップうどん 調理前のもの、添付調味料等を含む 食物繊維：AOAC.2011.25法
(6)	(38)	(0.2)	(0.1)	(0.02)	(0.10)	(99)	(3)	(1)	(4)	0	(6)	(Tr)	0	(0.6)	(1)	(0.19)	(0.08)	(0.6)	(0.01)	(Tr)	(2)	(0.06)	(0.5)	(2)	-	(1.4)	-	添付調味料等を含む 01062和風スタイル即席カップめん、油揚げ、乾より推計 食物繊維：AOAC.2011.25法
6	48	0.2	0.1	0.02	0.13	77	2	2	3	0	1	0	0	1.0	1	0.15	0.06	0.7	0.01	Tr	3	0.07	0.4	1	-	1.1	-	添付調味料等を含む 食物繊維：AOAC.2011.25法
5	130	1.4	1.5	0.28	0.82	0	63	1	53	(0)	9	1	(0)	0.3	(0)	0.19	0.06	4.9	0.11	(0)	13	0.65	4.0	(0)	-	0	-	食物繊維：AOAC.2011.25法
0	53	0.7	0.7	0.14	0.35	0	32	1	13	(0)	(0)	0	(0)	0.1	(0)	0.06	0.03	1.7	0.02	(0)	4	0.28	1.6	(0)	-	1.2	220	1.5%食塩水でゆでた場合
(0)	(50)	(0.7)	(0.7)	(0.13)	(0.33)	0	(31)	1	(12)				(0)		(6)	(0.06)	(0.03)	(1.7)	(0.02)		(4)	(0.27)	(1.5)	(0)	-	(1.1)	100	原材料配合割合：マカロニ・スパゲッティ ゆで95、なたね油5 食物繊維：AOAC.2011.25法
8	73	0.5	0.5	0.12	0.32	-	-	-	-				(0)			0.04		2.6	0.05		9	0.27	-	(0)	-	1.2	-	デュラム小麦100%以外のものも含む ビタミンB2無添加のもの
8	60	1.3	1.8	0.25	1.04	-	-	-	-				(0)		Tr	(0)	0.08	0.03	(2.9)	0.02	7	0.12	-	(0)	-	0	-	

でんも粉及び類
砂糖及び甘味類
豆類
種実類
野菜類
果実類
きのこ類
藻類
魚介類
肉類
卵類
乳類
油脂類
菓子類
飲料類 し好
調味料及び香辛料類
調理済み 流通食品類

硝：硝酸イオン　ポ：ポリフェノール
タ：タンニン　テ：テオブロミン
カ：カフェイン
見当：概量（1個、1尾、1切れなど）と その目安量（廃棄部分を含む重量）

（0）：推定値0，　（Tr）：推定値 微量，　Tr：微量，　−：未測定　　※炭水化物成分表から算出。

穀類

食品番号	食品名	廃棄率 %	エネルギー kJ	エネルギー kcal	水分 g	アミノ酸組成によるたんぱく質 g	たんぱく質 g	脂肪酸のトリアシルグリセロール当量 g	脂質 g	飽和脂肪酸 g	n-3系多価不飽和脂肪酸 g	n-6系多価不飽和脂肪酸 g	コレステロール mg	利用可能炭水化物 g	糖類 g	食物繊維総量 g	糖アルコール g	有機酸 g	〔参考〕エネルギー kcal	〔参考〕たんぱく質 g	〔参考〕脂質 g	〔参考〕炭水化物 g	灰分 g	ナトリウム mg	カリウム mg	カルシウム mg
01066	焼きふ　釜焼きふ	0	1511	357	11.3	26.8		(2.3)		(0.62)	(0.07)	(1.30)	(0)	55.2*		3.7	−	−	385	28.5	2.7	56.9	0.6	6	120	33
01067	焼きふ　板ふ	0	1488	351	12.5	(23.6)		(2.9)		(0.76)	(0.09)	(1.59)	(0)	55.9*		3.8	−	−	379	25.6	3.3	57.3	1.3	190	220	3?
01068	焼きふ　車ふ	0	1528	361	11.4	(27.8)		(2.9)		(0.78)	(0.09)	(1.64)	(0)	54.4*		2.6	−	−	387	30.2	3.4	54.2	0.8	110	130	2?
01177	油ふ	0	2279	547	7.1	22.7*		35.3*		−	−	−	1	34.4*		−	−	−	538	22.7	35.3	34.4	0.4	22	71	19
	竹輪ふ→〔その他〕・ちくわぶ																									
	〔その他〕																									
01070	小麦はいが	0	1642	391	3.6	26.5		10.4		1.84	0.75	5.75	(0)	40.7*	11.8	14.3	−	−	426	32.0	11.6	48.3	4.5	3	1100	4?
01071	小麦たんぱく　粉末状	0	1682	398	6.5	71.2		(6.7)		(1.43)	(0.25)	(4.00)	(0)	12.0*		2.4	−	−	437	72.0	9.7	10.6	1.2	60	90	7?
01072	小麦たんぱく　粒状	0	429	101	76.0	(19.4)		(1.4)		(0.29)	(0.05)	(0.82)	(0)	2.6*		0.4	−	−	111	20.0	2.0	1.8	0.2	36	3	1?
01073	小麦たんぱく　ペースト状	0	613	145	66.0	(24.2)		(2.8)		(0.60)	(0.11)	(1.69)	(0)	5.5*		2.2	−	−	159	25.0	4.1	3.9	1.0	230	39	3?
01178	かやきせんべい	0	1525	359	9.8	10.6		1.9*		−	−	−	−	75.1		−	−	−	377	10.6	1.9	75.1	2.7	970	150	1?
01074	ぎょうざの皮　生	0	1172	275	32.0	(8.4)		(1.2)		(0.32)	(0.04)	(0.68)	(0)	(54.9)	(0.3)	2.2	−	−	291	9.3	1.4	57.0	0.3	2	64	1?
01075	しゅうまいの皮　生	0	1169	275	31.1	(7.5)		(1.2)		(0.32)	(0.04)	(0.68)	(0)	(55.7)	(0.3)	2.2	−	−	295	8.3	1.4	58.9	0.3	2	72	1?
01179	春巻きの皮　生	0	1218	288	26.7	8.3*		1.6*		−	−	−	Tr	57.7*		4.5	−	−	311	8.3	1.6	62.2	1.2	440	77	1?
01180	春巻きの皮　揚げ	0	2135	512	7.3	7.2*		30.7*		−	−	−	1	49.5*		4.2	−	−	520	7.2	30.7	53.7	1.0	370	66	1?
01076	ピザ生地	0	1124	265	35.3	9.1*		2.7		0.49	0.13	1.24	(0)	(48.5)	(3.1)	2.3	−	−	268	9.1	3.0	51.1	1.5	510	91	1?
01069	ちくわぶ	0	677	160	60.4	(6.5)		(1.0)		(0.28)	(0.03)	(0.58)	(0)	30.3*	−	1.5	−	−	171	7.1	1.2	31.1	0.2	1	3	
01077	パン粉　生	0	1173	277	35.0	(9.1)		(4.6)		(1.85)	(0.06)	(0.95)	(0)	(47.2)	(5.7)	3.0	−	−	280	11.0	5.1	47.6	1.3	350	110	2?
01078	パン粉　半生	0	1336	315	26.0	(10.4)		(5.2)		(2.11)	(0.07)	(1.07)	(0)	(53.8)	(6.4)	3.5	−	−	319	12.5	5.8	54.3	1.4	400	130	2?
01079	パン粉　乾燥	0	1479	349	11.9	(12.4)		(3.7)		(1.48)	(0.05)	(0.75)	(0)	62.5	2.3	6.5	0	−	366	14.9	4.1	67.4	1.8	570	160	2?
01150	冷めん　生	0	1058	249	36.4	3.4		0.6		0.18	0.01	0.24	(0)	57.1	1.7	1.1	Tr	−	252	3.9	0.7	57.6	1.4	530	59	1?
	こめ																									
	〔水稲穀粒〕																									
01080	玄米	0	1472	346	14.9	6.0		2.5		0.62	0.03	0.87	(0)	71.3	0.8	3.0	−	−	353	6.8	2.7	74.3	1.2	1	230	
01081	半つき米	0	1470	345	14.9	(5.6)		(1.7)		(0.45)	(0.02)	(0.59)	(0)	74.1	0.4	1.4	−	−	356	6.5	1.8	75.9	0.8	1	150	
01082	七分つき米	0	1483	348	14.9	(5.4)		(1.4)		(0.40)	(0.02)	(0.49)	(0)	75.8	0.3	0.9	−	−	359	6.3	1.5	76.6	0.6	1	120	
01083	精白米　うるち米	0	1455	342	14.9	5.3		0.8		0.29	0.01	0.30	(0)	75.6	0.3	0.5	−	−	358	6.1	0.9	77.6	0.4	1	89	
01151	精白米　もち米	0	1455	343	14.9	5.8		1.0		0.29	0.01	0.36	(0)	77.4*	0.3	(0.5)	−	−	359	6.4	1.2	77.2	0.4	Tr	97	
01152	精白米　インディカ米	0	1472	347	13.7	6.4		0.7		0.30	0.01	0.25	(0)	78.3*	0	0.5	−	−	363	7.4	0.9	77.7	0.4	1	68	
01084	はいが精米	0	1460	343	14.9	6.5*		1.9		0.55	0.02	0.67	(0)	72.2	0.6	1.3	−	−	357	6.5	2.0	75.8	0.7	1	150	

穀類／いも及びでん粉類／砂糖及び甘味類／豆類／種実類／野菜類／果実類／きのこ類／藻類／魚介類／肉類／卵類／乳類／油脂類／菓子類／し好飲料類／調味料及び香辛料類／調理済み流通食品類

ミノ酸組成によるたんぱく質の＊→「たんぱく質」の値、脂肪酸のトリアシルグリセロール当量の＊→「脂質」の値が入っている。
用可能炭水化物は「利用可能炭水化物（質量計）」の値だが、＊がついているものは「差引き法による利用可能炭水化物」の値（p.2、3参照）。

可食部100g当たり

無機質										ビタミン															アルコール	食塩相当量	重量変化率	備考
マグネシウム	リン	鉄	亜鉛	銅	マンガン	ヨウ素	セレン	クロム	モリブデン	ビタミンA レチノール	β-カロテン当量	レチノール活性当量	ビタミンD	ビタミンE α-トコフェロール	ビタミンK	ビタミンB1	ビタミンB2	ナイアシン当量	ビタミンB6	ビタミンB12	葉酸	パントテン酸	ビオチン	ビタミンC				
mg	mg	mg	mg	mg	mg	µg	µg	µg	µg	µg	µg	µg	µg	mg	µg	mg	mg	mg	mg	µg	µg	mg	µg	mg	g	g	%	
13	130	3.3	2.2	0.32	–	–	–	–	–	(0)	(0)	(0)	(0)	0.5	(0)	0.16	0.07	9.0	0.08	(0)	16	0.58	–	(0)		0	–	平釜焼きふ（小町ふ、切りふ、おつゆふ等）及び型釜焼きふ（花ふ等）
0	220	4.9	2.9	0.49	1.54	–	–	–	–	(0)	(0)	(0)	(0)	0.6	(0)	0.20	0.08	(8.5)	0.16	(0)	22	0.79	–	(0)		0.5	–	
3	130	4.2	2.7	0.42	1.23	–	–	–	–	(0)	(0)	(0)	(0)	0.4	(0)	0.12	0.07	(8.7)	0.07	(0)	11	0.77	–	(0)		0.3	–	
8	95	1.7	1.4	0.21	0.94	Tr	38	3	19	(0)	1	0	0	3.9	65	0.07	0.03	5.6	0.06	0.1	17	0.22	4.6	(0)		0.1	–	
0	1100	9.4	16.0	0.89	–	–	–	–	–	(0)	63	5	(0)	28.0	2	1.82	0.71	10	1.24	(0)	390	1.34	–	(0)		0	–	試料：焙焼品
5	180	6.6	5.0	0.75	2.67	–	–	–	–	(0)	12	1	(0)	1.1	–	0.03	0.12	17.0	0.10	(0)	34	0.61	–	(0)		0.2	–	
6	54	1.8	1.4	0.22	0.62	–	–	–	–	(0)	(0)	(0)	(0)	0.5	–	0.02	0.01	(4.8)	0.01	(0)	5	–	–	(0)		0.1	–	試料：冷凍品
4	160	3.0	2.4	0.36	1.57	–	–	–	–	(0)	6	1	(0)	1.7	–	0.03	0.03	(7.2)	0.04	(0)	17	0.45	–	(0)		0.6	–	試料：冷凍品
7	110	0.8	0.6	0.15	0.76	1	5	1	15	–	0	0	(0)	0.3	–	0.02	0.02	3.0	0.06	(0)	16	0.39	2.3	–		2.5	–	別名 おつゆせんべい
8	60	0.8	0.6	0.12	0.28	–	–	–	–	(0)	(0)	(0)	(0)	0.08	0.04	(2.5)	0.06			12	0.61	–	(0)					
7	60	0.6	0.5	0.10	0.28	–	–	–	–	(0)	(0)	(0)	(0)		0.09	0.04	(2.2)	0.05			9	0.50	–	(0)					
3	54	0.3	0.3	0.09	0.23	1	18	1	12	–	Tr	0	0	Tr	1	0.03	0.01	2.0	0.03	Tr	9	0.18	0.9	–	–	1.1	–	食物繊維：AOAC.2011.25法
1	48	0.3	0.3	0.09	0.20	Tr	16	1	11	–	Tr	0	0	4.9	47	0.02	0.01	1.8	0.02	Tr	8	0.18	0.8	–	–	0.9	115	植物油（なたね油）調理による脂質の増減：表13 (p.328) 参照 食物繊維：AOAC.2011.25法
2	77	0.8	0.6	0.09	0.50	–	–	–	–	(0)	(0)	(0)	(0)	0.3	(0)	0.15	0.11	2.5	0.05	(0)	20	0.54	–	(0)		1.3	–	別名 ピザクラスト
6	31	0.5	0.2	0.07	0.08	–	–	–	–	(0)	(0)	(0)	(0)	Tr	(0)	0.01	0.02	(1.7)	0.01	(0)	4	0.25	–	(0)		1.3	–	
9	97	1.1	0.7	0.15	0.47	–	–	–	–	(0)	3	Tr	Tr	0.3	(Tr)	0.11	0.11	(3.1)	0.05	(0)	40	0.41	–	(0)		0.9	–	(100g:621mL、100mL:16.1g)
4	110	1.2	0.8	0.17	0.53	–	–	–	–	(0)	4	Tr	Tr	0.4	(Tr)	0.13	0.03	(3.5)	0.06	(0)	46	0.47	–	(0)		1.0	–	
6	120	1.1	0.9	0.16	0.62	1	46	1	25	(0)	(0)	(0)	(0)	1		0.16	0.05	(4.5)	0.10	Tr	24	0.46	4.1	Tr		1.4	–	(100g:498mL、100mL:20.1g) 食物繊維：AOAC.2011.25法
2	57	0.3	0.2	0.05	0.21	–	–	–	–	(0)	(0)	(0)	(0)	0	(0)	0.04	Tr	1.2	0.02	(0)	4	0.11	–	(0)		1.3	–	
9	290	2.1	1.8	0.27	2.06	Tr	3	0	65	(0)	1	Tr	(0)	1.2	(0)	0.41	0.04	8.0	0.45	(0)	27	1.37	6.0	(0)		0	–	うるち米 (100g:120mL、100mL:83g)
4	210	1.5	1.6	0.24	1.40	Tr	2	0	76	(0)	(0)	(0)	(0)	0.6	(0)	0.30	0.28	(5.1)		(0)	18	1.00	3.5	(0)		0	–	うるち米 歩留り：95〜96% (100g:120mL、100mL:83g)
3	180	1.3	1.5	0.23	1.05	0	2	Tr	73	(0)	(0)	(0)	(0)	0.4	(0)	0.24	0.03	(3.2)	0.20	(0)	15	0.84	2.9	(0)		0	–	うるち米 歩留り：92〜94% (100g:120mL、100mL:83g)
8	95	0.8	1.4	0.22	0.81	0	2	Tr	69	(0)	(0)	(0)	(0)	0	(0)	0.08	0.02	2.6	0.12	(0)	12	0.66		(0)		0	–	うるち米 歩留り：90〜91% (100g:120mL、100mL:83g)
	100	0.2	1.5	0.22	1.30	0			79	(0)	(0)	(0)	(0)	(0.2)	(0)	0.12	0.02	3.1	(0.12)	(0)	(12)	(0.67)	(1.4)	(0)		0	–	歩留り：90〜91% (100g:120mL、100mL:83g)
	90	0.5	1.6	0.20	0.88	0	7	2	62	(0)	(0)	(0)	(0)	Tr	(0)	0.06	0.02	2.9	0.08	(0)	16	0.61	2.0	(0)		0	–	歩留り：90〜91% (100g:120mL、100mL:83g)
	150	0.9	1.6	0.22	1.54	0	2	Tr	57	(0)	(0)	(0)	(0)	0.9	(0)	0.23	0.03	4.2	0.22	(0)	18	1.00	3.3	(0)		0	–	うるち米 歩留り：91〜93% (100g:120mL、100mL:83g)

備考
硝：硝酸イオン　ポ：ポリフェノール
タ：タンニン　テ：テオブロミン
カ：カフェイン
見当：概量（1個、1尾、1切れなど）とその目安重量（廃棄部分を含む重量）

穀類
でんぷん及び粉類
砂糖及び甘味類
豆類
種実類
野菜類
果実類
きのこ類
藻類
魚介類
肉類
卵類
乳類
油脂類
菓子類
飲料類／し好
調味料及び香辛料類
調理済み流通食品類

1 穀類

（0）：推定値 0，（Tr）：推定値 微量，Tr：微量，－：未測定　※炭水化物成分表から算出。

可食部100 g当たり

食品番号	食品名	廃棄率 %	エネルギー kJ	エネルギー kcal	水分 g	たんぱく質 アミノ酸組成によるたんぱく質 g	たんぱく質 g	脂質 脂肪酸のトリアシルグリセロール当量 g	脂質 g	脂肪酸 飽和脂肪酸 g	脂肪酸 n-3系多価不飽和脂肪酸 g	脂肪酸 n-6系多価不飽和脂肪酸 g	コレステロール mg	炭水化物 利用可能炭水化物 g	炭水化物 糖類※ g	炭水化物 食物繊維総量 g	炭水化物 糖アルコール g	有機酸 g	七訂(2015年版)のエネルギーの算出方法に基づく成分（参考） エネルギー kcal	たんぱく質 g	脂質 g	炭水化物 g	灰分 g	ナトリウム mg	カリウム mg	カルシウム mg
01153	発芽玄米	0	1440	339	14.9	5.5		2.8		0.70	0.03	0.92	(0)	69.3	0.5	3.1	－	－	356	6.5	3.3	74.3	1.1	3	160	1
01181	赤米	0	1460	344	14.6	8.5*	3.3*		－	－	－		－	65.2	1.0	6.5	0		353	8.5	3.3	71.9	1.4	2	290	1
01182	黒米	0	1447	341	15.2	7.8*	3.2*		－	－	－		－	65.7	1.1	5.6	0		350	7.8	3.2	72.0	1.4	1	270	1
	[水稲めし]																									
01085	玄米	0	647	152	60.0	2.4		(0.9)		(0.23)	(0.01)	(0.32)	(0)	32.0	1.1	1.4	－	－	165	2.8	1.0	35.6	0.6	1	95	
01086	半つき米	0	654	154	60.0	(2.2)		(0.5)		(0.15)	(0.01)	(0.19)	(0)	33.5	0.4	0.8	－	－	167	2.7	0.6	36.4	0.3	1	43	
01087	七分つき米	0	681	160	60.0	(2.1)		(0.5)		(0.13)	(0.01)	(0.16)	(0)	36.7*	0.2	0.5	－	－	168	2.6	0.5	36.7	0.2	1	35	
01168	精白米　インディカ米	0	781	184	54.0	3.2		0.3		0.14	Tr	0.12	(0)	41.9*	0.1	0.4	－	－	193	3.8	0.4	41.5	0.2	1	31	
01088	精白米　うるち米	0	663	156	60.0	2.0		0.2		0.10	Tr	0.08	(0)	34.6	0.1	1.5	－	－	168	2.5	0.3	37.1	0.1	1	29	
01154	精白米　もち米	0	801	188	52.1	3.1		0.4		0.15	Tr	0.15	(0)	41.5	0.1	(0.4)	－	－	202	3.5	0.5	43.9	0.1	1	28	
01089	はいが精米	0	679	159	60.0	2.7*		(0.6)		(0.16)	(0.01)	(0.20)	(0)	34.5	0.3	0.8	－	－	167	2.7	0.6	36.4	0.3	1	51	
01155	発芽玄米	0	680	161	60.0	2.7		1.3		0.26	0.01	0.41	(0)	33.7*	0.3	1.8	－	－	167	3.0	1.4	35.0	0.5	1	68	
01183	赤米	0	636	150	61.3	3.8*	1.3*		－	－	－		－	28.2	0.4	3.4	0		159	3.8	1.3	32.7	0.6	1	120	
01184	黒米	0	634	150	62.0	3.6*	1.4*		－	－	－		－	28.2	0.4	3.3	－	－	157	3.6	1.4	32.2	0.6	Tr	130	
	[水稲軟めし]																									
01185	精白米	0	482	113	(71.5)	(1.8)	(0.3)*		－	－	－		0	(24.7)	(0.1)	(1.1)	－	－	120	(1.8)	(0.3)	(26.4)	(0.1)	(1)	(20)	
	[水稲全かゆ]																									
01090	玄米	0	274	64	(83.0)	(1.0)		(0.4)		(0.09)	(Tr)	(0.13)	(0)	(13.6)	(0.4)	(0.6)	－	－	70	(1.2)	(0.4)	(15.2)	(0.2)	(1)	(41)	
01091	半つき米	0	278	65	(83.0)	(0.9)		(0.3)		(0.08)	(Tr)	(0.10)	(0)	(14.2)	(0.2)	(0.3)	－	－	71	(1.1)	(0.3)	(15.5)	(0.1)	(Tr)	(18)	
01092	七分つき米	0	289	68	(83.0)	(0.9)		(0.2)		(0.05)	(Tr)	(0.07)	(0)	(15.6)*	(0.1)	(0.2)	－	－	71	(1.1)	(0.2)	(15.6)	(0.1)	(Tr)	(15)	
01093	精白米	0	278	65	(83.0)	(0.9)		(0.1)		(0.03)	(Tr)	(0.03)	(0)	(14.7)	(0)	(0.1)	－	－	71	(1.1)	(0.1)	(15.7)	(0.1)	(Tr)	(12)	
	[水稲五分かゆ]																									
01094	玄米	0	137	32	(91.5)	(0.5)		(0.2)		(0.05)	(Tr)	(0.06)	(0)	(6.8)	(0.2)	(0.3)	－	－	35	(0.6)	(0.2)	(7.6)	(0.1)	(Tr)	(20)	
01095	半つき米	0	138	32	(91.5)	(0.5)		(0.1)		(0.03)	(Tr)	(0.03)	(0)	(7.1)	(0)	(0.1)	－	－	35	(0.6)	(0.1)	(7.7)	(0.1)	(Tr)	(9)	

左側見出し：穀類／でん粉及び甘味類／砂糖及び甘味類／豆類／種実類／野菜類／果実類／きのこ類／藻類／魚介類／肉類／卵類／乳類／油脂類／菓子類／し好飲料類／調味料及び香辛料類／調理済み流通食品類

ミノ酸組成によるたんぱく質の*→「たんぱく質」の値、脂肪酸のトリアシルグリセロール当量の*→「脂質」の値が入っている。
用可能炭水化物は「利用可能炭水化物（質量計）」の値だが、*がついているものは「差引き法による利用可能炭水化物」の値（p.2、3参照）。

可食部100g当たり

マグネシウム mg	リン mg	鉄 mg	亜鉛 mg	銅 mg	マンガン mg	ヨウ素 μg	セレン μg	クロム μg	モリブデン μg	レチノール μg	β-カロテン当量 μg	レチノール活性当量 μg	ビタミンD μg	ビタミンE α-トコフェロール mg	ビタミンK μg	ビタミンB1 mg	ビタミンB2 mg	ナイアシン当量 mg	ビタミンB6 mg	ビタミンB12 μg	葉酸 μg	パントテン酸 mg	ビオチン μg	ビタミンC mg	アルコール g	食塩相当量 g	重量変化率 %	備考
20	280	1.0	1.9	0.23	2.07	–	–	–	–	(0)	(0)	(0)	(0)	1.2	0	0.35	0.02	6.4	0.34	(0)	18	0.75	–	(0)	–	0	–	うるち米 試料:ビタミンB1強化品含む (100g:120mL、100mL:83g)
30	350	1.2	2.4	0.27	2.50	Tr	3	1	55	–	3	0	0	1.5	0	0.38	0.05	6.9	0.50	–	30	1.17	5.6	–	–	0	–	ポ0.4g 食物繊維:AOAC.2011.25法
10	310	0.9	1.9	0.22	4.28	0	3	3	72	–	32	3	0	1.3	0	0.39	0.10	8.2	0.49	–	49	0.83	5.8	–	–	0	–	ポ0.5g 食物繊維:AOAC.2011.25法
49	130	0.6	0.8	0.12	1.04	0	1	0	34	(0)	(0)	(0)	(0)	0.5	(0)	0.16	0.02	3.6	0.21	(0)	10	0.65	2.5	(0)	–	0	210	うるち米 玄米47g相当量を含む
22	53	0.2	0.7	0.11	0.60	0	1	0	34	(0)	(0)	(0)	(0)	0.2	(0)	0.08	0.01	(2.2)	0.07	(0)	6	0.35	1.2	(0)	–	0	210	うるち米 半つき米47g相当量を含む
13	44	0.2	0.7	0.11	0.46	0	1	0	35	(0)	(0)	(0)	(0)	0.1	(0)	0.06	0.01	(1.4)	0.03	(0)	5	0.26	0.9	(0)	–	0	210	うるち米 七分つき米47g相当量を含む
8	41	0.2	0.8	0.10	0.42	0	3	1	32	(0)	(0)	(0)	(0)	Tr	(0)	0.02	Tr	1.3	0.02	(0)	6	0.24	0.5	(0)	–	0	200	精白米47g相当量を含む 食物繊維:AOAC.2011.25法
5	19	0.1	0.8	0.11	0.50	0	1	0	48	(0)	(0)	(0)	(0)	(Tr)	(0)	0.03	Tr	1.0	(0.02)	(0)	(4)	(0.30)	(0.5)	(0)	–	0	180	精白米55g相当量を含む
24	68	0.2	0.8	0.10	0.68	–	–	–	28	(0)	(0)	(0)	(0)	0.4	(0)	0.08	0.01	1.3	0.09	(0)	6	0.44	–	(0)	–	0	210	うるち米 はいが精白米47g相当量を含む
33	130	0.4	0.9	0.11	0.93	–	–	–	–	(0)	(0)	(0)	(0)	0.3	(0)	0.13	0.01	2.8	0.13	(0)	6	0.36	–	(0)	–	0	210	うるち米 発芽玄米47g相当量を含む 試料:ビタミンB1強化品含む
25	150	0.5	1.0	0.12	1.00	–	1	Tr	24	–	1	0	–	0.6	–	0.15	0.02	3.4	0.19	–	9	0.47	2.8	–	–	0	232	ポ(0.2)g 食物繊維:AOAC.2011.25法
25	150	0.5	0.9	0.11	1.95	–	2	1	33	–	8	1	–	0.3	–	0.14	0.04	3.6	0.18	–	19	0.40	2.7	–	–	0	231	ポ(0.2)g 食物繊維:AOAC.2011.25法
(5)	(24)	(0.1)	(0.4)	(0.08)	(0.25)	0	(1)	0	(21)	0	0	0	0	(Tr)	0	0.02	0.01	0.4	0.01	0	(2)	(0.18)	(0.3)	(0)	–	0	–	別名 なんはん、なんばん、やわらかめし うるち米 食物繊維:AOAC.2011.25法
(11)	(55)	(0.2)	(0.3)	(0.05)	(0.44)	–	–	–	–	(0)	(0)	(0)	(0)	(0)	0	0.07	0.01	1.5	0.09	–	(4)	0.28	–	(0)	–	0	500	うるち米 5倍かゆ 玄米20g相当量を含む
(6)	(23)	(0.1)	(0.3)	(0.05)	(0.26)	–	–	–	–	(0)	(0)	(0)	(0)	(0)	0	0.03	(Tr)	1.0	0.03	–	(2)	0.15	–	(0)	–	0	500	うるち米 5倍かゆ 半つき米20g相当量を含む
(5)	(19)	(0.1)	(0.3)	(0.04)	(0.19)	–	–	–	–	(0)	(0)	(0)	(0)	(Tr)	0	0.03	(Tr)	0.6	0.01	–	(2)	0.11	–	(0)	–	0	500	うるち米 5倍かゆ 七分つき米20g相当量を含む
(3)	(14)	(Tr)	(0.3)	(0.04)	(0.15)	0	0	0	13	(0)	(0)	(0)	(0)	(Tr)	0	0.01	(Tr)	0.4	0.01	(0)	(1)	(0.11)	0.3	(0)	–	0	500	うるち米 5倍かゆ 精白米20g相当量を含む
(6)	(28)	(0.1)	(0.2)	(0.03)	(0.22)	–	–	–	–	(0)	(0)	(0)	(0)	(0)	0	0.03	(Tr)	0.7	0.05	–	(2)	0.14	–	(0)	–	0	1000	うるち米 10倍かゆ 玄米10g相当量を含む
(3)	(11)	(Tr)	(0.2)	(0.02)	(0.13)	–	–	–	–	(0)	(0)	(0)	(0)	(Tr)	0	0.02	(Tr)	0.4	0.01	–	(1)	0.07	–	–	–	0	1000	うるち米 10倍かゆ 半つき米10g相当量を含む

備考欄凡例:
硝:硝酸イオン ポ:ポリフェノール
タ:タンニン テ:テオブロミン
カ:カフェイン
見当:概量（1個、1尾、1切れなど）とその目安重量（廃棄部分を含む重量）

（0）：推定値0，（Tr）：推定値 微量，Tr：微量，−：未測定　※炭水化物成分表から算出。

穀類

可食部100g当たり

食品番号	食品名	廃棄率 %	エネルギー kJ	エネルギー kcal	水分 g	たんぱく質 アミノ酸組成による g	脂質 脂肪酸のトリアシルグリセロール当量 g	脂肪酸 飽和脂肪酸 g	n-3系多価不飽和脂肪酸 g	n-6系多価不飽和脂肪酸 g	コレステロール mg	炭水化物 利用可能炭水化物 g	糖類※ g	食物繊維総量 g	糖アルコール g	有機酸 g	七訂エネルギー kcal	七訂たんぱく質 g	七訂脂質 g	七訂炭水化物 g	灰分 g	ナトリウム mg	カリウム mg	カルシウム mg
01096	七分つき米	0	138	32	(91.5)	(0.5)	(0.1)	(0.03)	(Tr)	(0.03)	(0)	(7.1)	(0)	(0.1)	−	−	35	(0.6)	(0.1)	(7.7)	(0.1)	(Tr)	(8)	(1
01097	精白米	0	141	33	(91.5)	(0.4)	(0.1)	(0.03)	(Tr)	(0.03)	(0)	(7.4)	(0)	(0.1)	−	−	36	(0.5)	(0.1)	(7.9)	0	(Tr)	(6)	(1
	[水稲おもゆ]																							
01098	玄米	0	81	19	(95.0)	(0.3)	(0.1)	(0.02)	(Tr)	(0.03)	(0)	(4.0)	(0.1)	(0.2)	−	−	20	(0.4)	(0.1)	(4.4)	(0.1)	(Tr)	(12)	(1
01099	半つき米	0	82	19	(95.0)	(0.2)	(0.1)	(0.03)	(Tr)	(0.03)	(0)	(4.2)	(0)	(0.1)	−	−	21	(0.3)	(0.1)	(4.6)	0	(Tr)	(5)	(1
01100	七分つき米	0	87	20	(95.0)	(0.2)	(0.1)	(0.03)	(Tr)	(0.03)	(0)	(4.7)*	(0)	(Tr)	−	−	21	(0.3)	(0.1)	(4.6)	0	(Tr)	(4)	(1
01101	精白米	0	80	19	(95.0)	(0.2)	(0.1)	(0.03)	(Tr)	(0.03)	(0)	(4.3)	(0)	(Tr)	−	−	21	(0.3)	(0.1)	(4.7)	0	(Tr)	(4)	(T
	[陸稲穀粒]																							
01102	玄米	0	1517	357	14.9	(8.7)	(2.5)	(0.62)	(0.03)	(0.87)	(0)	(71.3)	(0.8)	3.0	−	−	351	10.1	2.7	71.1	1.2	1	230	
01103	半つき米	0	1514	356	14.9	(8.1)	(1.7)	(0.45)	(0.02)	(0.59)	(0)	(74.1)	(0.4)	1.4	−	−	355	9.6	1.8	72.9	0.8	1	150	
01104	七分つき米	0	1528	359	14.9	(8.0)	(1.4)	(0.40)	(0.02)	(0.49)	(0)	(75.8)	(0.3)	0.9	−	−	358	9.5	1.5	73.4	0.7	1	120	
01105	精白米	0	1409	331	14.9	(7.8)	(0.8)	(0.29)	(0.01)	(0.30)	(0)	(70.5)	(0.3)	0.5	−	−	357	9.3	0.9	74.5	0.4	1	89	
	[陸稲めし]																							
01106	玄米	0	665	156	60.0	(3.5)	(0.9)	(0.23)	(0.01)	(0.32)	(0)	(32.0)	(1.1)	1.4	−	−	164	4.1	1.0	34.3	0.6	1	95	
01107	半つき米	0	669	157	60.0	(3.1)	(0.5)	(0.15)	(0.01)	(0.19)	(0)	(33.5)	(0.4)	0.8	−	−	166	3.6	0.6	35.3	0.3	1	43	
01108	七分つき米	0	660	155	60.0	(2.9)	(0.5)	(0.13)	(0.01)	(0.16)	(0)	(33.5)	(0.3)	0.5	−	−	168	3.6	0.5	35.7	0.2	1	35	
01109	精白米	0	670	157	60.0	(2.8)	(0.3)	(0.10)	(Tr)	(0.10)	(0)	(34.6)	(0.1)	0.3	−	−	168	3.5	0.3	36.1	0.1	1	29	
	[うるち米製品]																							
01110	アルファ化米　一般用	0	1527	358	7.9	5.0	0.8	0.31	0.01	0.27	(0)	79.6	0	1.2	−	−	388	6.0	1.0	84.8	0.3	5	37	
01156	アルファ化米　学校給食用強化品	0	1527	358	7.9	(5.0)	(0.8)	−	−	−	(0)	(79.6)	(0)	1.2	−	−	388	6.0	1.0	84.8	0.3	5	37	
01214 新	水稲全かゆ　レトルト　玄米	0	190	45	88.0	0.7	0.3	0.09	Tr	0.11	−	9.1	0.1	0.9	0		50	0.9	0.4	10.6	0.2		30	
01215 新	水稲全かゆ　レトルト　精白米	0	157	37	90.7	0.5	0.1	0.04	0	0.03	−	8.2	0	0.5	0		39	0.6	0.1	8.6	Tr	1	6	
01111	おにぎり	0	723	170	57.0	2.4	(0.3)	(0.10)	(Tr)	(0.10)	(0)	39.3*	(0)	0.4	−	−	179	2.7	0.3	39.4	0.6	200	31	
01112	焼きおにぎり	0	709	166	56.0	(2.7)	(0.3)	(0.10)	(Tr)	(0.10)	0	(36.9)	(0)	0.4	−	−	181	3.1	0.3	39.5	1.1	380	56	
01113	きりたんぽ	0	850	200	50.0	(2.8)	(0.4)	(0.13)	(Tr)	(0.13)	0	46.2*	(0.1)	0.4	−	−	210	3.2	0.4	46.2	0.2	1	36	
01114	上新粉	0	1464	343	14.0	5.4	(0.8)	(0.29)	(0.01)	(0.30)	(0)	75.9	(0)	0.6	−	−	362	6.2	0.9	78.5	0.4	2	89	
01157	玄米粉	0	1572	370	4.6	5.4	2.5	0.67	0.03	0.82	(0)	77.1	0.1	3.5	−	−	395	7.1	2.9	84.1	1.3	3	230	
01158	米粉	0	1512	356	11.1	5.1	0.6	0.25	0.01	0.20	(0)	82.2*	(0)	0.6	−	−	374	6.0	0.7	81.9	0.3	1	45	

ミノ酸組成によるたんぱく質の＊→「たんぱく質」の値、脂肪酸のトリアシルグリセロール当量の＊→「脂質」の値が入っている。
用可能炭水化物は「利用可能炭水化物（質量計）」の値だが、＊がついているものは「差引き法による利用可能炭水化物」の値（p.2、3 参照）。

	リン	鉄	亜鉛	銅	マンガン	ヨウ素	セレン	クロム	モリブデン	レチノール	β-カロテン当量	レチノール活性当量	ビタミンD	α-トコフェロール	ビタミンK	ビタミンB₁	ビタミンB₂	ナイアシン当量	ビタミンB₆	ビタミンB₁₂	葉酸	パントテン酸	ビオチン	ビタミンC	アルコール	食塩相当量	重量変化率	備考
g	mg	mg	mg	mg	mg	µg	µg	µg	µg	µg	µg	µg	µg	mg	µg	mg	mg	mg	mg	µg	µg	mg	µg	mg	g	g	%	
3)	(9)	(Tr)	(0.1)	(0.02)	(0.10)	–	–	–	–	(0)	(0)	(0)	(0)	(Tr)	0	(0.01)	(Tr)	(0.3)	(0.01)	(0)	(1)	(0.05)	–	(0)	–	0	1000	うるち米 10倍かゆ 七分つき米10g相当量を含む
1)	(7)	(Tr)	(0.1)	(0.02)	(0.08)	0	Tr	0	7	0	0	0	(0)	(Tr)	0	(Tr)	(Tr)	(0.1)	(Tr)	(0)	(1)	(0.05)	0.1	(0)	–	0	1000	うるち米 10倍かゆ 精白米10g相当量を含む
6)	(16)	(0.1)	(0.1)	(0.01)	(0.13)	–	–	–	–	(0)	(0)	(0)	(0)	(Tr)	0	(0.02)	(Tr)	(0.5)	(0.03)	(0)	(1)	(0.08)	–	(0)	–	0	–	うるち米 弱火で加熱、ガーゼでこしたもの 玄米6g相当量を含む
3)	(7)	(Tr)	(0.1)	(0.01)	(0.08)	–	–	–	–	(0)	(0)	(0)	(0)	(Tr)	0	(0.01)	(Tr)	(0.3)	(0.01)	(0)	(1)	(0.04)	–	(0)	–	0	–	うるち米 弱火で加熱、ガーゼでこしたもの 半つき米6g相当量を含む
2)	(5)	(Tr)	(0.1)	(0.01)	(0.06)	–	–	–	–	(0)	(0)	(0)	(0)	(Tr)	0	(0.01)	(Tr)	(0.2)	(Tr)	(0)	(1)	(0.03)	–	(0)	–	0	–	うるち米 弱火で加熱、ガーゼでこしたもの 七分つき米6g相当量を含む
1)	(4)	(Tr)	(0.1)	(0.01)	(0.04)	0	1	0	8	0	0	0	(0)	(Tr)	0	(Tr)	(Tr)	(0.1)	(Tr)	(0)	(Tr)	(0.03)	0.1	(0)	–	0	–	うるち米 弱火で加熱、ガーゼでこしたもの 精白米6g相当量を含む
0	290	2.1	1.8	0.27	1.53	–	–	–	–	(0)	1	Tr	(0)	1.2	(0)	0.41	0.04	(8.8)	0.45	(0)	27	1.37	–	(0)	–	0	–	うるち、もちを含む
4	210	1.5	1.6	0.24	1.04	–	–	–	–	(0)	(0)	(0)	(0)	0.8	(0)	0.30	0.03	(7.2)	0.28	(0)	18	1.00	–	(0)	–	0	–	うるち、もちを含む 歩留り:95〜96%
5	180	1.3	1.5	0.23	0.78	–	–	–	–	(0)	(0)	(0)	(0)	0.4	(0)	0.24	0.03	(5.6)	0.20	(0)	15	0.84	–	(0)	–	0	–	うるち、もちを含む 歩留り:93〜94%
3	95	0.8	1.4	0.22	0.59	–	–	–	–	(0)	(0)	(0)	(0)	0.1	(0)	0.08	0.02	(3.3)	0.12	(0)	12	0.66	–	(0)	–	0	–	うるち、もちを含む 歩留り:90〜92%
9	130	0.6	0.8	0.12	0.77	–	–	–	–	(0)	(0)	(0)	(0)	0.5	(0)	0.16	0.02	(3.9)	0.21	(0)	10	0.65	–	(0)	–	0	210	うるち、もちを含む 玄米47g相当量を含む
2	53	0.2	0.7	0.11	0.45	–	–	–	–	(0)	(0)	(0)	(0)	0.2	(0)	0.08	0.01	(2.5)	0.07	(0)	6	0.35	–	(0)	–	0	210	うるち、もちを含む 半つき米47g相当量を含む
3	44	0.2	0.7	0.11	0.34	–	–	–	–	(0)	(0)	(0)	(0)	0.1	(0)	0.06	0.01	(1.7)	0.03	(0)	5	0.31	–	(0)	–	0	210	うるち、もちを含む 七分つき米47g相当量を含む
7	34	0.1	0.6	0.10	0.26	–	–	–	–	(0)	(0)	(0)	(0)	Tr	(0)	0.02	0.01	(1.0)	0.02	(0)	3	0.25	–	(0)	–	0	210	うるち、もちを含む 精白米47g相当量を含む
4	71	0.1	1.6	0.22	0.60	0	2	1	69	(0)	(0)	(0)	(0)	0.1	(0)	0.04	Tr	1.9	0.04	(0)	7	0.19	1.0	(0)	–	0	–	
4	71	0.1	1.6	0.22	0.60	0	2	1	69	(0)	(0)	(0)	(0)	0.41	(0)	0.41	(1.9)	0.04	(0)	7	0.19	1.0	(0)	–	0	–	
5	37	0.1	0.3	0.03	0.36	Tr	Tr	0	10	–	Tr	0	–	0.2	Tr	0.03	Tr	1.0	0.05	0	2	0.12	0.8	0	–	0	–	食塩無添加品 食物繊維:AOAC.2011.25法
2	7	0.1	0.1	0.01	0.06	0	0	0	2	–	0	0	–	Tr	Tr	Tr	0	(0.2)	Tr	0	Tr	0.03	0.4	0	–	0	–	食塩無添加品 食物繊維:AOAC.2011.25法
2	37	0.1	0.6	0.10	0.38	–	–	–	–	(0)	(0)	(0)	(0)	Tr	(0)	0.02	0.01	0.9	0.02	(0)	3	0.27	–	(0)	–	0.5	–	塩むすび（のり、具材なし） 食塩0.5gを含む
4	46	0.1	0.6	0.10	0.37	25	4	1	43	(0)	(0)	(0)	(0)	Tr	(0)	0.02	0.02	(1.1)	0.03	(0)	5	0.29	–	(0)	–	1.0	–	こいくちしょうゆ6.5gを含む
3	43	0.1	0.7	0.12	0.40	–	–	–	–	(0)	(0)	(0)	(0)	Tr	(0)	0.02	0.02	(1.1)	0.02	(0)	4	0.31	–	(0)	–	0	–	
3	96	0.8	1.0	0.19	0.75	3	4	2	77	(0)	(0)	(0)	(0)	0.2	(0)	0.09	0.02	2.7	0.12	(0)	12	0.67	–	(0)	–	0	–	(100g:154mL、100mL:65g)
9	290	1.4	2.4	0.30	2.49	1	2	6	120	(0)	(0)	(0)	(0)	1.2	(0)	0.03	0.03	6.1	0.08	(0)	9	1.22	5.1	(0)	–	0	–	焙煎あり
2	62	0.1	1.5	0.23	0.60	–	–	–	–	(0)	(0)	(0)	(0)	0.2	(0)	0.03	0.01	1.7	0.04	(0)	9	0.20	–	(0)	–	0	–	(100g:169mL、100mL:59g)

（0）：推定値 0，　（Tr）：推定値 微量，　Tr：微量，　－：未測定　　※炭水化物成分表から算出。

穀類

可食部100 g当たり

食品番号	食品名	廃棄率 (%)	エネルギー (kJ)	エネルギー (kcal)	水分 (g)	アミノ酸組成によるたんぱく質 (g)	たんぱく質 (g)	脂肪酸のトリアシルグリセロール当量 (g)	脂質 (g)	飽和脂肪酸 (g)	n-3系多価不飽和脂肪酸 (g)	n-6系多価不飽和脂肪酸 (g)	コレステロール (mg)	利用可能炭水化物 (g)	糖類※ (g)	食物繊維総量 (g)	糖アルコール (g)	有機酸 (g)	七訂 エネルギー (kcal)	七訂 たんぱく質 (g)	七訂 脂質 (g)	七訂 炭水化物 (g)	灰分 (g)	ナトリウム (mg)	カリウム (mg)	カルシウム (mg)
01211	米粉パン　食パン	0	1043	247	(41.2)	(10.7)		(4.6)		–	–	–	(Tr)	(40.9)*	–	(0.7)	(0)	(Tr)	255	(10.7)	(5.1)	(41.6)	(1.4)	(420)	(57)	(22)
01212	米粉パン　ロールパン	0	1081	256	(41.2)	(8.2)		(6.2)		–	–	–	(18)	(41.5)*	–	(0.6)	(0)	(Tr)	264	(8.8)	(6.7)	(42.0)	(1.3)	(370)	(66)	(26)
01159	米粉パン　小麦グルテン不使用のもの	0	1048	247	41.2	2.8	2.8	2.8		0.43	0.13	0.44	–	50.8*	4.3	0.9	(0)	–	255	3.4	3.1	51.3	1.0	340	92	
01160	米粉めん	0	1069	252	37.0	3.2	3.6	0.6		0.24	0.01	0.20	(0)	57.9*	–	0.9		0.2	265	3.6	0.7	58.4	0.3	48	43	
01115	ビーフン	0	1526	360	11.1	5.8		(1.5)		(0.51)	(0.02)	(0.53)	(0)	80.3*	(0.4)	0.9			377	7.0	1.6	79.9	0.4	2	33	
01169	ライスペーパー	0	1442	339	13.2	0.4		0.2		0.09	Tr	0.03	(0)	83.7*	0	0.8			342	0.5	0.3	84.3	1.7	670	22	
01116	米こうじ	0	1106	260	33.0	4.6		1.4		0.49	0.01	0.49	(0)	55.9*	11.7	1.4			286	5.8	1.7	59.2	0.3	3	61	
	[もち米製品]																									
01117	もち	0	947	223	44.5	3.6		(0.5)		(0.17)	(Tr)	(0.17)	(0)	50.8*	0	0.5			234	4.0	0.6	50.8	0.1	0	32	
01118	赤飯	0	790	186	53.0	(3.6)		(0.5)		(0.14)	(0.01)	(0.16)	(0)	41.1*	(0.2)	1.6			190	4.3	0.6	41.9	0.4	0	71	
01119	あくまき	0	555	131	69.5	(2.0)		(1.5)		(0.53)	(0.01)	(0.54)	(0)	(26.4)*					132	2.3	1.8	25.7	0.7	16	300	
01120	白玉粉	0	1477	347	12.5	5.5		(0.8)		(0.25)	(0.01)	(0.31)	(0)	76.5*	(0)	0.5			369	6.3	1.0	80.0	0.4	2	3	
01121	道明寺粉	0	1489	349	11.6	(6.1)		0.5		0.22	Tr	0.15	(0)	(77.3)	(0)	0.7			372	7.1	0.7	80.4	0.2	4	45	
	[その他]																									
01161	米ぬか	0	1556	374	10.3	10.9		17.5		3.45	0.22	5.68	(0)	32.9*	6.9	20.5			412	13.4	19.6	48.8	7.9	7	1500	
	そば																									
01122	そば粉　全層粉	0	1438	339	13.5	10.2		2.9		0.60	0.06	0.96	(0)	63.9*	1.2	4.3			361	12.0	3.1	69.6	1.8	2	410	
01123	そば粉　内層粉	0	1455	342	14.0	(5.1)		(1.5)		(0.31)	(0.03)	(0.50)	(0)	73.8*	–	1.8			359	6.0	1.6	77.6	0.8	1	190	
01124	そば粉　中層粉	0	1417	334	13.5	(8.7)		(2.5)		(0.53)	(0.05)	(0.84)	(0)	64.9*	1.0	4.4			360	10.2	2.7	71.6	2.0	2	470	
01125	そば粉　表層粉	0	1425	337	13.0	(12.8)		(3.3)		(0.70)	(0.07)	(1.12)	(0)	60.5*	2.5	7.1			358	15.0	3.6	65.1	3.3	2	750	
01126	そば米	0	1471	347	12.8	(8.0)		(2.3)		(0.49)	(0.04)	(0.77)	(0)	71.8*	(1.2)	3.7			364	9.6	2.5	73.7	1.4	1	390	
01127	そば　生	0	1149	271	33.0	8.2		(1.7)		(0.40)	(0.04)	(0.76)	(0)	(51.3)	(0.4)	6.0			274	9.8	1.9	54.5	0.8	1	160	
01128	そば　ゆで	0	552	130	68.0	(3.9)		(0.9)		(0.21)	(0.02)	(0.40)	(0)	(24.5)	(0.2)	2.9			132	4.8	1.0	26.0	0.2	2	34	
01197	そば　半生そば	0	1378	325	23.0	(8.7)		(3.8)*		–	–	–	(0)	(59.0)	(0.4)	6.9	(0.1)		323	(10.5)	(3.8)	(61.8)	(0.9)	(3)	(190)	
01129	干しそば　乾	0	1463	344	14.0	11.7		(2.1)		(0.49)	(0.05)	(0.92)	(0)	(65.9)	(0.5)	3.7			344	14.0	2.3	66.7	3.0	850	260	
01130	干しそば　ゆで	0	479	113	72.0	(3.9)		(0.6)		(0.15)	(0.02)	(0.28)	(0)	(21.5)	(0.2)	1.5			114	4.8	1.0	22.1	0.4	50	13	
	とうもろこし																									
01131	玄穀　黄色種	0	1441	341	14.5	(7.4)		(4.5)		(1.01)	(0.09)	(2.15)	(0)	63.3*	1.4	9.0			350	8.6	5.0	70.6	1.3	3	290	
01162	玄穀　白色種	0	1441	341	14.5	(7.4)		4.5		–	–	–	(0)	63.3*	(1.4)	9.0			350	8.6	5.0	70.6	1.3	3	290	
01132	コーンミール　黄色種	0	1591	375	14.0	(7.0)		(3.6)		(0.80)	(0.07)	(1.72)	(0)	(72.5)	(1.6)	8.0			363	8.3	4.0	72.4	1.3	2	220	
01163	コーンミール　白色種	0	1591	375	14.0	(7.0)		3.6		–	–	–	(0)	(72.5)	(1.6)	8.0			363	8.3	4.0	72.4	1.3	2	220	
01133	コーングリッツ　黄色種	0	1498	352	14.0	7.6		0.9		0.20	0.02	0.43	(0)	74.8	0.4	2.4			355	8.2	1.0	76.4	0.4	1	160	

ミノ酸組成によるたんぱく質の＊→「たんぱく質」の値、脂肪酸のトリアシルグリセロール当量の＊→「脂質」の値が入っている。
可能炭水化物は「利用可能炭水化物（質量計）」の値だが、＊がついているものは「差引き法による利用可能炭水化物」の値（p.2、3参照）。

可食部100g当たり

凡例（備考欄）
- 硝：硝酸イオン　ポ：ポリフェノール
- タ：タンニン　テ：テオブロミン
- カ：カフェイン
- 量当：概量（1個、1尾、1切れなど）とその目安重量（廃棄部分を含む重量）

マグネシウム	リン	鉄	亜鉛	銅	マンガン	ヨウ素	セレン	クロム	モリブデン	レチノール	β-カロテン当量	レチノール活性当量	ビタミンD	ビタミンE α-トコフェロール	ビタミンK	ビタミンB1	ビタミンB2	ナイアシン当量	ビタミンB6	ビタミンB12	葉酸	パントテン酸	ビオチン	ビタミンC	アルコール	食塩相当量	重量変化率	備考
mg	mg	mg	mg	mg	mg	µg	µg	µg	µg	µg	µg	µg	µg	mg	µg	mg	mg	mg	mg	µg	µg	mg	µg	mg	g	g	%	
4)	(61)	(0.8)	(1.3)	(0.18)	(0.54)	(1)	(Tr)	0	(Tr)	–	–	–	–	(0.5)	–	(0.05)	(0.06)	(2.6)	(0.04)	(Tr)	(32)	(0.22)	(1.5)	0	–	(1.1)	–	
2)	(65)	(0.6)	(1.2)	(0.16)	(0.43)	(3)	(2)	0	(1)	–	–	–	–	(0.5)	(0.8)	(0.05)	(0.08)	(2.2)	(0.04)	(0.1)	(35)	(0.27)	(2.8)	0	–	(0.9)	–	
11	46	0.2	0.9	0.12	0.38									0.5		0.05	0.03	1.5	0.04	–	30	0.23				0.9	–	試料:小麦アレルギー対応食品(米粉100%)
1	56	0.1	1.1	0.15	0.48					(0)				Tr	(0)	0.03	Tr	1.4	0.05	–	4	0.31		(0)		0.1	–	試料:小麦アレルギー対応食品(米粉100%)
13	59	0.7	0.6	0.06	0.33	5	3	4	25	0	0	0	0	0	0		0.02	2.4	0	0	4	0.09	0.6	0	–	0	–	
21	12	1.2	0.1	0.03	0.14	6	Tr	18	0	0	0	0	0	0	0.01	0	0.01	0.1	0.3		3	0		0	–	1.7	–	別名 生春巻きの皮
6	83	0.3	0.9	0.16	0.74	0	2	0	48	0				0.2		0.11	0.13	2.8	0.11	0	71	0.42	4.2	(0)	–	0	–	
6	22	0.1	0.9	0.13	0.58	0	2	0	56	(0)				Tr		0.03	0.01	1.2	0.03	0	4	0.34	0.6	(0)	–	0	–	
1	34	0.4	0.6	0.13	0.45	0	2	0	61	(0)				Tr		0.05	0.01	(1.2)	0.03	0	9	0.30	1.0	(0)	–	0	–	別名 おこわ、こわめし　原材料配合割合:もち米100、ささげ10
6	10	0.1	0.7	0.05	0.39									0		Tr	Tr	(0.6)	0.01	0	1	0			–	0	–	
6	45	1.1	1.2	0.17	0.55	3	3	1	56	(0)				0		0.03	0.01	1.8	0.01	0	14			0	–	0	–	別名 寒晒し粉(かんざらし)
9	41	0.4	1.5	0.22	0.90									0	Tr	0.04	0.01	(2.0)	0.04	0	6	0.22		(0)	–	0	–	(100g:125mL、100mL:80g)
0	2000	7.6	5.9	0.48	15.00	3	5	5	65	(0)	0	–		10.0	(0)	3.12	0.21	38.0	3.27	(0)	180	4.43	38.0	(0)	–	0	–	
0	400	2.8	2.4	0.54	1.09	1	7	4	47	(0)	0	0	0	0.2	0	0.46	0.11	7.7	0.30	(0)	51	1.56	17.0	(0)	–	0	–	表層粉の一部を除いたもの　別名 挽きぐるみ
3	130	1.7	0.9	0.37	0.49	0	7	2	12	(0)	0	0	0	0.1	0	0.16	0.07	(3.8)	0.20	(0)	30	0.72	4.7	(0)	–	0	–	別名 さらしな粉、ごぜん粉
0	390	3.0	2.2	0.58	1.17	0	13	3	43	(0)	0	0	0	0.2	0	0.35	0.10	(6.8)	0.44	(0)	44	1.54	18.0	(0)	–	0	–	
0	700	4.2	4.6	0.91	2.42	2	16	4	77	(0)	0	0	0	0.4	0	0.50	0.14	(11.0)	0.76	(0)	84	2.60	38.0	(0)	–	0	–	
0	260	1.6	1.4	0.38	0.76													(6.9)	0.35		23	1.53				0	–	別名 そばごめ、むきそば
5	170	1.4	1.0	0.21	0.86	4	24	1	25	(0)	0	0	–	0.2	–	0.19	0.09	5.4	0.15	(0)	19	1.09	5.5	(0)	–	0	–	別名 そば切り　小麦製品を原材料に含む　原材料配合割合:小麦粉65、そば粉35　食物繊維:AOAC.2011.25法
7	80	0.8	0.4	0.10	0.38	Tr	12	2	11	(0)	0	0	–	0.1	–	0.05	0.02	(1.5)	0.04	(0)	8	0.33	2.7	(0)	–	0	190	別名 そば切り　原材料配合割合:小麦粉65、そば粉35　食物繊維:AOAC.2011.25法
4)	(180)	(1.3)	(1.2)	(0.24)	(0.99)	(4)	(27)	(4)	(28)	0	0	0	(0)	0	(0.2)	(0.22)	(0.10)	(4.5)	(0.16)	(0)	(22)	(1.25)	(6.3)	(0)	–	0	–	食物繊維:AOAC.2011.25法
0	230	2.6	1.5	0.34	1.11	–	–	–	–	(0)	0	(0)	–	0.3	(0)	0.37	0.08	6.1	0.24	(0)	25	1.15	–	(U)	–	2.2	–	原材料配合割合:小麦粉65、そば粉35
3	72	0.9	0.4	0.10	0.33					(0)				0	0	0.08	0.02	(1.6)	0.05	0	5	0.22			–	0.1	260	
5	270	1.9	1.7	0.18	–	0	6	Tr	20	(0)	150	13	(0)	1.0		0.30	0.10	(3.0)	0.39	(0)	28	0.57	8.3	(0)	–	0	–	別名 とうきび
5	270	1.9	1.7	0.18	–	0	6	Tr	20	(0)	Tr	(0)		1.0		0.30	0.10	(3.0)	0.39	(0)	28	0.57	8.3	(0)	–	0	–	別名 とうきび
0	130	1.5	1.4	0.16	0.38	0					160	13	(0)	1.0		0.15	0.08	(1.6)	0.43	(0)	28	0.57		(0)	–	0	–	別名 とうきび　歩留り:75～80%
0	130	1.5	1.4	0.16	0.38					(0)	Tr	(0)		1.0		0.15	0.08	(1.6)	0.43	(0)	28	0.57		(0)	–	0	–	別名 とうきび　歩留り:75～80%
0	50	0.3	0.4	0.07	–	Tr	6		10	(0)	180	15	(0)	0.2		0.06	0.05	1.4	0.11	(0)	8	0.32	3.1	(0)	–	0	–	別名 とうきび　歩留り:44～55%

右側インデックス: 穀類／でんぷん及び粉類／砂糖及び甘味類／豆類／種実類／野菜類／果実類／きのこ類／藻類／魚介類／肉類／卵類／乳類／油脂類／菓子類／し好飲料類／調味料及び香辛料類／調理済み流通食品類

(0)：推定値0, (Tr)：推定値 微量, Tr：微量, -：未測定 ※炭水化物成分表から算出。

穀 類

可食部100g当たり

食品番号	食品名	廃棄率 %	エネルギー kJ	エネルギー kcal	水分 g	アミノ酸組成による たんぱく質 g	たんぱく質 g	脂肪酸のトリアシル グリセロール当量 g	飽和脂肪酸 g	n-3系多価不飽和脂肪酸 g	n-6系多価不飽和脂肪酸 g	コレステロール mg	脂質 g	利用可能炭水化物 g	糖類※ g	食物繊維総量 g	糖アルコール g	炭水化物 g	有機酸 g	七訂エネルギー kcal	七訂たんぱく質 g	七訂脂質 g	七訂炭水化物 g	灰分 g	ナトリウム mg	カリウム mg	カルシウム mg
01164	コーングリッツ　白色種	0	1498	352	14.0	(7.6)		0.9	–	–	–	(0)		(74.8)	(0.4)	2.4	–		–	355	8.2	1.0	76.4	0.4	1	160	
01134	コーンフラワー　黄色種	0	1478	347	14.0	(5.7)		(2.5)	(0.56)	(0.05)	(1.20)	(0)		(72.5)	(1.6)	1.7	–		–	363	6.6	2.8	76.1	0.5	1	200	
01165	コーンフラワー　白色種	0	1478	347	14.0	(5.7)		2.5	–	–	–	(0)		(72.5)	(1.6)	1.7	–		–	363	6.6	2.8	76.1	0.5	1	200	
01135	ジャイアントコーン　フライ　味付け	0	1718	409	4.3	(5.2)		10.6	3.37	0.06	2.99	(0)		67.8*	–	10.5	–		–	435	5.7	11.8	76.6	1.6	430	110	
01136	ポップコーン	0	1979	472	4.0	(8.7)		(21.7)	(6.30)	(0.18)	(7.55)	(0)		(54.1)	(0.6)	9.3	–		–	484	10.2	22.8	59.6	3.4	570	300	
01137	コーンフレーク	0	1618	380	4.5	6.8		(1.2)	(0.42)	(0.03)	(0.52)	(0)		(82.2)	(7.1)	2.4	–		–	381	7.8	1.7	83.6	2.4	830	95	
	スイートコーン→野菜類・(とうもろこし類)																										
	はとむぎ																										
01138	精白粒	0	1496	353	13.0	12.5		1.3*	–	–	–	(0)		72.4*	–	0.6	–		–	360	13.3	1.3	72.2	0.2	1	85	
	ひえ																										
01139	精白粒	0	1534	361	12.9	8.4		3.0	0.56	0.04	1.61	(0)		70.8	0.3	4.3	–		–	366	9.4	3.3	73.2	1.3	6	240	
	もろこし																										
01140	玄穀	0	1454	344	12.0	(9.0)		(4.7)	(0.83)	(0.09)	(2.03)	(0)		59.7	0.9	9.7	–		–	352	10.3	4.7	71.1	1.9	2	590	1
01141	精白粒	0	1473	348	12.5	(8.0)		(2.3)	(0.41)	(0.05)	(1.04)	(0)		71.5*	0.6	4.4	–		–	364	9.5	2.6	74.1	1.3	2	410	1
	ライむぎ																										
01142	全粒粉	0	1342	317	12.5	10.8		(2.0)	(0.40)	(0.15)	(1.04)	(0)		55.7	1.3	13.3	–		–	334	12.7	2.7	70.7	1.4	1	400	3
01143	ライ麦粉	0	1368	324	13.5	7.8		1.2	0.24	0.09	0.62	(0)		64.0*	0.9	12.9	–		–	351	8.5	1.6	75.8	0.6	1	140	2
	ライ麦パン→こむぎ・[パン類]																										

左側タブ：穀類／いも及びでん粉類／砂糖及び甘味類／豆類／種実類／野菜類／果実類／きのこ類／藻類／魚介類／肉類／卵類／乳類／油脂類／菓子類／し好飲料類／調味料及び香辛料類／調理済み流通食品類

ミノ酸組成によるたんぱく質の＊→「たんぱく質」の値、脂肪酸のトリアシルグリセロール当量の＊→「脂質」の値が入っている。
用可能炭水化物は「利用可能炭水化物（質量計）」の値だが、＊がついているものは「差引き法による利用可能炭水化物」の値（p.2、3参照）。

可食部100g当たり

マグネシウム (mg)	リン (mg)	鉄 (mg)	亜鉛 (mg)	銅 (mg)	マンガン (mg)	ヨウ素 (μg)	セレン (μg)	クロム (μg)	モリブデン (μg)	レチノール (μg)	β-カロテン当量 (μg)	レチノール活性当量 (μg)	ビタミンD (μg)	ビタミンE α-トコフェロール (mg)	ビタミンK (μg)	ビタミンB1 (mg)	ビタミンB2 (mg)	ナイアシン当量 (mg)	ビタミンB6 (mg)	ビタミンB12 (μg)	葉酸 (μg)	パントテン酸 (mg)	ビオチン (μg)	ビタミンC (mg)	アルコール (g)	食塩相当量 (g)	重量変化率 (%)	備考
21	50	0.3	0.4	0.07	–	Tr	6	0	10	(0)	Tr	(0)	(0)	0.2	(0)	0.06	0.05	(1.4)	0.11	(0)	8	0.32	3.1	(0)	–	0	–	別名 とうきび 歩留り:44～55%
31	90	0.6	0.6	0.08	0.13	–	–	–	–	(0)	130	11	(0)	0.2	(0)	0.14	0.06	(2.1)	0.20	(0)	9	0.37	–	(0)	–	0	–	別名 とうきび 歩留り:4～12%
31	90	0.6	0.6	0.08	0.13	–	–	–	–	(0)	Tr	(0)	(0)	0.2	(0)	0.14	0.06	(2.1)	0.20	(0)	9	0.37	–	(0)	–	0	–	別名 とうきび 歩留り:4～12%
88	180	1.3	1.6	0.07	0.30	–	–	–	–	(0)	0	(0)	(0)	1.4	1	0.08	0.02	(2.4)	0.11	(0)	12	0.12	–	(0)	–	1.1	–	別名 とうきび
95	290	4.3	2.4	0.20	–	–	–	–	–	(0)	180	15	(0)	3.0	–	0.13	0.08	(3.2)	0.27	(0)	22	0.46	–	(0)	–	1.4	–	別名 とうきび
14	45	0.9	0.2	0.07	–	Tr	5	3	15	(0)	120	10	(0)	0.3	–	0.03	0.02	1.0	0.04	(0)	6	0.22	1.6	(0)	–	2.1	–	別名 とうきび
12	20	0.4	0.4	0.11	0.81	–	–	–	–	(0)	(0)	(0)	(0)	–	(0)	0.02	0.05	1.7	0.07	(0)	16	0.16	–	(0)	–	0	–	歩留り:42～45%
58	280	1.6	2.2	0.15	1.37	0	4	2	10	(0)	0	(0)	(0)	0.1	(0)	0.25	0.02	2.3	0.17	(0)	14	1.50	3.6	(0)	–	0	–	歩留り:55～60%
60	430	3.3	2.7	0.44	1.63	1	1	1	34	(0)	(0)	(0)	(0)	0.5	(0)	0.35	0.10	(8.0)	0.31	(0)	54	1.42	15.0	0	–	0	–	別名 こうりゃん、ソルガム、たかきび、マイロ
40	290	2.4	1.3	0.21	1.12	–	–	–	–	(0)	(0)	(0)	(0)	0.2	(0)	0.10	0.03	(5.0)	0.24	(0)	29	0.66	–	(0)	–	0	–	別名 こうりゃん、ソルガム、たかきび、マイロ 歩留り:70～80%
100	290	3.5	3.5	0.44	2.15	0	2	1	65	(0)	(0)	(0)	(0)	1.0	(0)	0.47	0.20	4.2	0.22	(0)	65	0.87	9.5	0	–	0	–	別名 黒麦（くろむぎ）
60	140	1.5	0.7	0.11		–	–	–	–	(0)	(0)	(0)	(0)	0.7	(0)	0.15	0.07	2.6	0.10	(0)	34	0.63	–	(0)	–	0	–	別名 黒麦（くろむぎ） 歩留り:65～75%

備考
硝:硝酸イオン　ポ:ポリフェノール
タ:タンニン　テ:テオブロミン
カ:カフェイン
見当:概量（1個、1尾、1切れなど）とその目安重量（廃棄部分を含む重量）

穀類
いも及びでん粉類
砂糖及び甘味類
豆類
種実類
野菜類
果実類
きのこ類
藻類
魚介類
肉類
卵類
乳類
油脂類
菓子類
し好飲料類
調味料及び香辛料類
調理済み流通食品類

2 いも及びでん粉類

(0)：推定値 0， (Tr)：推定値 微量， Tr：微量， －：未測定　※炭水化物成分表から算出。

食品番号	食品名	廃棄率 %	エネルギー kJ	エネルギー kcal	水分 g	たんぱく質 アミノ酸組成による g	脂肪酸のトリアシルグリセロール当量 g	飽和脂肪酸 g	n-3系多価不飽和脂肪酸 g	n-6系多価不飽和脂肪酸 g	コレステロール mg	利用可能炭水化物 g	糖類 g	食物繊維総量 g	糖アルコール g	有機酸 g	七訂エネルギー kcal	七訂たんぱく質 g	七訂脂質 g	七訂炭水化物 g	灰分 g	ナトリウム mg	カリウム mg	カルシウム mg
	〈いも類〉																							
	アメリカほどいも																							
02068	塊根 生	20	616	146	56.5	3.5	0.2	0.08	0.01	0.11	－	26.8*	4.5	11.1	－	0.4	165	5.9	0.6	35.6	1.5	5	650	73
02069	塊根 ゆで	15	609	144	57.1	3.7	0.3	0.10	0.02	0.17	－	27.9	5.0	8.4	－	0.4	163	6.0	0.8	34.5	1.5	5	650	78
	きくいも																							
02001	塊茎 生	20	278	66	81.7	1.9*	0.4*	－	－	－	(0)	12.2*	(2.5)	1.9	－	0.5	35	1.9	0.4	14.7	1.3	1	610	14
02041	塊茎 水煮	0	215	51	85.4	1.6*	0.5*	－	－	－	(0)	8.7*	(1.9)	2.1	－	0.5	28	1.6	0.5	11.3	1.2	1	470	13
	こんにゃく																							
02002	精粉	0	786	194	6.0	3.0*	0.1*	－	－	－	(0)	5.4*	－	79.9	－		177	3.0	0.1	85.3	5.6	18	3000	57
02003	板こんにゃく 精粉こんにゃく	0	21	5	97.3	0.1	Tr	－	－	－	(0)	0.1	－	2.2	－		5	0.1	Tr	2.3	0.3	10	33	43
02004	板こんにゃく 生いもこんにゃく	0	35	8	96.2	0.1	0.1	－	－	－	(0)	0.3*	－	3.0	－		7	0.1	0.1	3.3	0.3	2	44	68
02042	赤こんにゃく	0	24	6	97.1	0.1	Tr	－	－	－	(0)	0.2	－	2.3	－		5	0.1	Tr	2.5	0.3	11	48	46
02043	凍みこんにゃく 乾	0	777	192	12.0	3.3	1.4	－	－	－	(0)	5.8*	－	71.3	－		167	3.3	1.4	77.1	6.2	52	950	160
02044	凍みこんにゃく ゆで	0	169	42	80.8	0.7	0.3	－	－	－	(0)	1.3	－	15.5	－		36	0.7	0.3	16.8	1.4	11	210	34
02005	しらたき	0	28	7	96.5	0.2*	Tr*	－	－	－	(0)	0.1*	－	2.9	－		6	0.2	Tr	3.0	0.3	10	12	75
	（さつまいも類）																							
	さつまいも																							
02045	塊根 皮つき 生	2	539	127	64.6	0.8	0.1	0.06	0.01	0.04	(0)	28.4	4.3	2.8	－	0.4	140	0.9	0.5	33.1	0.9	23	380	40
02046	塊根 皮つき 蒸し	4	548	129	64.2	0.7	0.1	0.03	0.01	0.04	(0)	28.9	14.4	3.8	－	0.5	140	0.9	0.2	33.7	1.0	22	390	40
02047	塊根 皮つき 天ぷら	0	866	205	52.4	1.2	6.3	0.48	0.49	1.18	－	33.5	9.9	3.1	－	0.5	221	1.4	6.8	38.4	0.9	36	380	51
02006	塊根 皮なし 生	9	536	126	65.6	1.0	0.1	0.03	Tr	0.02	(0)	28.3	3.8	2.2	－	0.4	134	1.2	0.2	31.9	1.0	11	480	36
02007	塊根 皮なし 蒸し	5	559	131	65.6	1.0	(0.1)	(0.03)	(Tr)	(0.02)	(0)	30.3	12.7	2.3	－	－	134	1.2	0.2	31.9	1.0	11	480	36
02008	塊根 皮なし 焼き	10	642	151	58.1	1.2	(0.1)	(0.03)	(Tr)	(0.02)	(0)	34.4	21.3	4.5	－	0.4	163	1.4	0.2	39.0	1.3	18	500	34
02009	蒸し切干	0	1179	277	22.2	2.7	0.2	0.06	0.01	0.10	(0)	62.5	40.7	8.2	－	0.7	303	3.1	0.6	71.9	2.2	18	980	53
	むらさきいも																							
02048	塊根 皮なし 生	15	522	123	66.0	0.9	0.1	0.05	Tr	0.04	(0)	27.5	4.8	2.5	－	0.4	133	1.2	0.3	31.7	0.8	30	370	24
02049	塊根 皮なし 蒸し	6	519	122	66.2	1.0	0.1	0.06	0.01	0.07	(0)	27.2	13.6	3.0	－	0.5	132	1.2	0.3	31.4	0.9	28	420	24

22

ミノ酸組成によるたんぱく質の*→「たんぱく質」の値、脂肪酸のトリアシルグリセロール当量の*→「脂質」の値が入っている。
用可能炭水化物は「利用可能炭水化物（質量計）」の値だが、*がついているものは「差引き法による利用可能炭水化物」の値（p.2、3参照）。

可食部100g当たり

マグネシウム (mg)	リン (mg)	鉄 (mg)	亜鉛 (mg)	銅 (mg)	マンガン (mg)	ヨウ素 (µg)	セレン (µg)	クロム (µg)	モリブデン (µg)	ビタミンA レチノール (µg)	ビタミンA β-カロテン当量 (µg)	ビタミンA レチノール活性当量 (µg)	ビタミンD (µg)	ビタミンE α-トコフェロール (mg)	ビタミンK (µg)	ビタミンB1 (mg)	ビタミンB2 (mg)	ナイアシン当量 (mg)	ビタミンB6 (mg)	ビタミンB12 (µg)	葉酸 (µg)	パントテン酸 (mg)	ビオチン (µg)	ビタミンC (mg)	アルコール (g)	食塩相当量 (g)	重量変化率 (%)	備考
39	120	1.1	0.6	0.13	0.26	0	Tr	0	54	–	3	0	–	0.8	3	0.12	0.03	2.9	0.16	–	47	0.69	3.1	15	–	0	–	別名アピオス　廃棄部位：表層及び両端　食物繊維：AOAC.2011.25法
42	120	1.0	0.7	0.14	0.34	0	1	0	46	–	3	0	–	0.9	–	0.15	0.03	3.1	0.15	–	49	0.75	3.2	9	–	0	98	別名アピオス　廃棄部位：表皮、剥皮の際に表皮に付着する表層及び両端　食物繊維：AOAC.2011.25法
16	66	0.3	0.3	0.17	0.08	1	Tr	Tr	2	(0)	0	0	(0)	0.2	(0)	0.08	0.04	1.9	0.09	(0)	20	0.37	3.7	10	–	0	–	廃棄部位：表層
13	56	0.3	0.3	0.14	0.07	–				(0)	0	0	(0)			0.06	0.03	1.5	0.06	(0)	19	0.29	–	6	–	0	92	
70	160	2.1	2.2	0.27	0.41	4	1	0	44	(0)	0	0	(0)	0	(0)	0	(0)	(0.5)	1.20	–	65	1.52	4.5	(0)	–	–	–	こんにゃく製品の原料
2	5	0.4	0.1	0.02	0.02	–	–	–	–	(0)	(0)	(0)	(0)	0	(0)	(0)	(0)	(Tr)	0.02	–	1	0	0.1	–	–	–	–	突きこんにゃく、玉こんにゃくを含む
5	7	0.6	0.2	0.04	0.05	93	0	1	1	(0)	0	0	(0)	Tr	(0)	0	Tr	–	0.02	–	2	0	0.1	–	–	0	–	突きこんにゃく、玉こんにゃくを含む
3	78	78.0	0.1	0.03	0.02	–	–	–	–	(0)	0	0	(0)	Tr	(0)	0	0	(Tr)	0.02	–	1	0	–	0	–	–	–	三酸化二鉄を加え、赤色に着色したもの
70	150	12.0	4.4	0.86	1.22	–	–	–	–	(0)	0	0	(0)	0.4	(0)	0	0	0.9	0.48	–	61	–	–	0	–	0.1	–	
3	32	2.7	1.0	0.19	0.27	–	–	–	–	(0)	0	0	(0)	0.1	(0)	0	0	0.2	0.10	–	13	–	–	0	–	0	430	水戻し後、ゆでたもの
4	10	0.5	0.1	0.02	0.03	–	–	–	–	(0)	0	0	(0)	0	0	(Tr)	(0)	(Tr)	0.01	–	0	0	–	0	–	0	–	別名糸こんにゃく
24	46	0.5	0.2	0.13	0.37	1	0	0	5	(0)	40	3	(0)	1.0	(0)	0.10	0.04	0.8	0.20	(0)	49	0.48	4.8	25	–	0.1	–	別名かんしょ(甘藷)　廃棄部位：両端
23	47	0.5	0.2	0.13	0.39	1	Tr	0	4	(0)	45	4	(0)	1.4	(0)	0.10	0.04	0.9	0.20	(0)	54	0.56	4.9	20	–	0.1	99	別名かんしょ(甘藷)　廃棄部位：両端
25	57	0.5	0.2	0.14	0.63	1	Tr	0	5	(0)	58	5	(0)	2.6	11	0.11	0.04	1.0	0.20	0	57	0.60	5.3	21	–	0.1	98(83)	別名かんしょ(甘藷)　調理による脂質の増減：表13 (p.328)参照
24	47	0.6	0.2	0.17	0.41	1	0	1	4	(0)	28	2	(0)	1.5	(0)	0.11	0.04	1.1	0.26	(0)	49	0.90	4.1	29	–	0	–	別名かんしょ(甘藷)　廃棄部位：表層及び両端（表皮の割合：2%）
24	47	0.6	0.2	0.17	0.41	1	Tr	Tr	4	(0)	29	2	(0)	1.5	(0)	0.11	0.04	1.1	0.27	(0)	50	0.90	5.0	29	–	0	98	別名かんしょ(甘藷)　廃棄部位：表皮及び両端
21	78	0.9	0.2	0.21	0.29	1	1	Tr	5	(0)	35	3	(0)	1.6	(0)	0.13	0.06	1.4	0.33	(0)	52	1.40	7.2	13	–	0	–	別名かんしょ(甘藷)、石焼き芋　廃棄部位：表層　食物繊維：AOAC.2011.25法
42	93	2.1	0.2	0.30	0.40	2	Tr	1	6	(0)	6	Tr	(0)	1.3	(0)	0.19	0.08	2.4	0.41	(0)	13	1.35	10.4	10	–	0	–	別名かんしょ(甘藷)、乾燥いも、干しいも　食物繊維：AOAC.2011.25法
16	56	0.6	0.2	0.21	0.50	1	0	0	2	(0)	4	Tr	(0)	1.3	(0)	0.12	0.02	1.5	0.18	(0)	22	0.54	6.1	29	–	0.1	–	別名かんしょ(甘藷)　廃棄部位：表層及び両端
16	55	0.6	0.3	0.22	0.44	Tr	0	0	2	(0)	5	Tr	(0)	1.9	(0)	0.13	0.03	1.8	0.16	(0)	24	0.61	6.0	24	–	0.1	99	別名かんしょ(甘藷)　廃棄部位：表皮及び両端

備考凡例：
硝：硝酸イオン　ポ：ポリフェノール
タ：タンニン　テ：テオブロミン
カ：カフェイン
見当：概量（1個、1尾、1切れなど）とその目安重量（廃棄部分を含む重量）

穀類 / いも及びでん粉類 / 砂糖及び甘味類 / 豆類 / 種実類 / 野菜類 / 果実類 / きのこ類 / 藻類 / 魚介類 / 肉類 / 卵類 / 乳類 / 油脂類 / 菓子類 / 飲料類 嗜好 / 香辛料及び調味料類 / 調理済み流通食品類

（0）：推定値 0，（Tr）：推定値 微量，Tr：微量，－：未測定 ※炭水化物成分表から算出。

いも及びでん粉類

穀類 / いも及びでん粉類 / 砂糖及び甘味類 / 豆類 / 種実類 / 野菜類 改 / 果実類 / きのこ類 / 藻類 / 魚介類 / 肉類 / 卵類 / 乳類 / 油脂類 / 菓子類 / 飲料類 し好 / 香辛料類 調味料及び / 流通済み 調理済み食品類

可食部100 g当たり

食品番号	食品名	廃棄率 %	エネルギー kJ	エネルギー kcal	水分 g	たんぱく質 アミノ酸組成による g	脂質 脂肪酸のトリアシルグリセロール当量 g	脂肪酸 飽和 g	脂肪酸 n-3系多価不飽和 g	脂肪酸 n-6系多価不飽和 g	コレステロール mg	炭水化物 利用可能炭水化物 g	糖類※ g	食物繊維総量 g	糖アルコール g	有機酸 g	七訂 エネルギー kcal	七訂 たんぱく質 g	七訂 脂質 g	七訂 炭水化物 g	灰分 g	ナトリウム mg	カリウム mg	カルシウム mg
	（さといも類）																							
	さといも																							
02010	球茎 生	15	227	53	84.1	1.2	0.1	0.01	Tr	0.03	(0)	10.3	1.6	2.3	–	0.6	58	1.5	0.1	13.1	1.2	Tr	640	1
02011	球茎 水煮	0	221	52	84.0	1.3	(0.1)	(0.01)	(Tr)	(0.03)	(0)	10.2	1.3	2.4	–	–	59	1.5	0.1	13.4	1.0	1	560	1
02012	球茎 冷凍	0	233	56	80.9	1.8	0.1	0.02	Tr	0.03	(0)	7.4*	1.2	8.7	–	0.4	71	2.2	0.1	16.0	0.7	3	340	20
	セレベス																							
02050	球茎 生	25	338	80	76.4	1.7	0.2	0.07	0.01	0.09	(0)	15.6	1.1	2.3	–	0.8	89	2.2	0.3	19.8	1.3	0	660	1
02051	球茎 水煮	0	326	77	77.5	1.7	0.2	0.06	0.01	0.08	(0)	15.2	0.9	2.2	–	0.6	85	2.1	0.3	19.1	1.0	1	510	1
	たけのこいも																							
02052	球茎 生	10	411	97	73.4	1.3	0.2	0.08	0.01	0.09	(0)	20.6*	1.5	2.8	–	0.6	103	1.7	0.4	23.5	1.0	1	520	3
02053	球茎 水煮	0	363	86	75.4	1.3	0.2	0.08	0.01	0.10	(0)	17.6	1.6	2.4	–	0.5	96	1.6	0.4	21.8	0.8	1	410	3
	みずいも																							
02013	球茎 生	15	470	111	70.5	0.5	0.2	0.08	0.01	0.09	(0)	25.3*	1.4	2.2	–	0.5	117	0.7	0.4	27.6	0.8	6	290	4
02014	球茎 水煮	0	428	101	72.0	0.5	0.2	0.07	0.01	0.09	(0)	22.0	1.0	2.5	–	0.4	110	0.7	0.4	26.1	0.8	5	270	7
	やつがしら																							
02015	球茎 生	20	398	94	74.5	2.5	0.3	0.11	0.02	0.13	(0)	18.4	0.8	2.8	–	–	97	3.0	0.7	20.5	1.3	1	630	3
02016	球茎 水煮	0	392	92	75.6	2.3	0.3	0.10	0.03	0.16	(0)	18.2	0.8	2.8	–	–	93	2.7	0.6	20.0	1.1	1	520	3
	じゃがいも																							
02063	塊茎 皮つき 生	1	213	51	81.1	1.4	Tr	0.02	Tr	0.01	(0)	6.2*	0.7	9.8	0	0.5	70	1.8	0.1	15.9	1.0	1	420	
02064	塊茎 皮つき 電子レンジ調理	0	331	78	77.6	1.6	Tr	0.01	Tr	0.01	(0)	15.6	2.1	3.9	0	0.7	85	2.1	0.2	19.2	0.9	Tr	430	
02065	塊茎 皮つき フライドポテト（生を揚げたもの）	0	641	153	65.2	2.1	5.3	0.40	0.48	1.03	1	21.6	1.8	4.3	0	0.7	164	2.7	5.6	25.4	1.1	1	580	
02017	塊茎 皮なし 生	10	245	59	79.8	1.3	Tr	0.02	0.01	0.02	(0)	8.5*	0.8	8.9	0	0.5	76	1.8	0.1	17.3	1.0	1	410	
02019	塊茎 皮なし 水煮	0	301	71	80.6	1.4	(Tr)	(0.01)	(0.01)	(0.02)	(0)	14.6	0.6	3.1	0	0.4	74	1.7	0.1	16.9	0.7	1	340	
02018	塊茎 皮なし 蒸し	5	322	76	78.8	1.5	(0.1)	(0.04)	(0.02)	(0.04)	(0)	15.1	0.6	3.5	0	0.5	81	1.9	0.3	18.1	1.0	1	420	
02066	塊茎 皮なし 電子レンジ調理	6	329	78	78.0	1.5	Tr	Tr	Tr	0.01	(0)	15.9	0.6	3.5	0	0.5	83	1.9	0.1	19.0	1.0	1	430	

ミノ酸組成によるたんぱく質の*→「たんぱく質」の値、脂肪酸のトリアシルグリセロール当量の*→「脂質」の値が入っている。
用可能炭水化物は「利用可能炭水化物（質量計）」の値だが、*がついているものは「差引き法による利用可能炭水化物」の値（p.2、3参照）。

可食部100 g当たり

マグネシウム	リン	鉄	亜鉛	銅	マンガン	ヨウ素	セレン	クロム	モリブデン	ビタミンA レチノール	ビタミンA β-カロテン当量	ビタミンA レチノール活性当量	ビタミンD	ビタミンE α-トコフェロール	ビタミンK	ビタミンB1	ビタミンB2	ナイアシン当量	ビタミンB6	ビタミンB12	葉酸	パントテン酸	ビオチン	ビタミンC	アルコール	食塩相当量	重量変化率	備考
mg	mg	mg	mg	mg	mg	µg	µg	µg	µg	µg	µg	µg	µg	mg	µg	mg	mg	mg	mg	µg	µg	mg	µg	mg	g	g	%	
19	55	0.5	0.3	0.15	0.19	Tr	1	0	8	(0)	5	Tr	(0)	0.6	(0)	0.07	0.02	1.5	0.15	(0)	30	0.48	3.1	6	–	0	–	廃棄部位：表層
17	47	0.4	0.3	0.13	0.17	0	Tr	0	7	(0)	4	Tr	(0)	0.5	(0)	0.06	0.14	1.4	0.14	(0)	28	0.42	2.8	5	–	0	95	
20	53	0.6	0.4	0.13	0.57	Tr	Tr	1	6	(0)	4	Tr	(0)	0.7	(0)	0.07	0.01	1.5	0.14	(0)	23	0.32	4.7	5	–	0	–	食物繊維：AOAC.2011.25法
29	97	0.6	0.7	0.15	0.32	1	0	Tr	24	(0)	15	1	(0)	0.6	(0)	0.10	0.03	2.4	0.21	(0)	28	0.48	3.0	6	–	0	–	別名 あかめいも 廃棄部位：表層
24	82	0.6	0.8	0.12	0.31	Tr	0	0	20	(0)	13	1	(0)	0.8	(0)	0.08	0.02	2.1	0.16	(0)	23	0.38	2.7	4	–	0	100	別名 あかめいも
32	70	0.5	1.5	0.11	0.55	Tr	Tr	0	10	(0)	8	1	(0)	0.8	(0)	0.07	0.05	1.2	0.21	(0)	41	0.31	3.3	6	–	0	–	別名 京いも 廃棄部位：表層
28	63	0.5	1.5	0.09	0.53	Tr	Tr	0	10	(0)	12	1	(0)	0.7	(0)	0.05	0.02	1.0	0.14	(0)	39	0.23	2.8	4	–	0	100	別名 京いも
23	35	1.0	0.2	0.05	0.56	9	1	0	1	(0)	9	1	(0)	0.6	(0)	0.16	0.02	0.8	0.21	(0)	27	0.20	2.4	7	–	0	–	別名 田芋 廃棄部位：表層及び両端
23	35	1.0	0.2	0.05	0.47	6	1	0	1	(0)	Tr	(0)	(0)	0.6	(0)	0.16	0.02	0.8	0.17	(0)	27	0.14	2.1	4	–	0	97	別名 田芋
2	72	0.7	1.4	0.23	1.30	1	0	0	1	(0)	7	1	(0)	1.0	(0)	0.13	0.06	1.6	0.22	(0)	39	0.50	3.1	7	–	0	–	廃棄部位：表層
39	56	0.6	1.3	0.21	1.25	Tr	0	0	1	(0)	Tr	(0)	(0)	1.1	(0)	0.11	0.04	1.3	0.17	(0)	30	0.49	2.6	5	–	0	110	
9	46	1.0	0.2	0.09	0.42	1	0	4	3	(0)	2	0	0	Tr	1	0.08	0.03	1.9	0.20	(0)	20	0.49	0.5	28	–	0	–	別名 ばれいしょ（馬鈴薯） 廃棄部位：損傷部及び芽 食物繊維：AOAC.2011.25法
3	58	0.9	0.3	0.12	0.45	1	Tr	1	5	(0)	7	1	0	0.1	1	0.09	0.03	2.1	0.19	(0)	15	0.33	0.6	13	–	0	99	別名 ばれいしょ（馬鈴薯） 損傷部及び芽を除いたもの 食物繊維：AOAC.2011.25法
9	78	1.6	0.4	0.14	0.55	1	0	0	4	(0)	16	1	0	1.1	11	0.09	0.03	2.7	0.22	(0)	26	0.45	0.8	16	–	0	71	別名 ばれいしょ（馬鈴薯） 損傷部及び芽を除いたもの 植物油（なたね油） 調理による脂質の増減：表13 (p.328)参照 食物繊維：AOAC.2011.25法
9	47	0.4	0.2	0.09	0.37	1	0	4	3	(0)	3	0	(0)	Tr	1	0.09	0.03	1.8	0.20	(0)	20	0.50	0.4	28	–	0	–	別名 ばれいしょ（馬鈴薯） 廃棄部位：表層 食物繊維：AOAC.2011.25法
6	32	0.6	0.2	0.10	0.10	0	0	2	3	(0)	3	0	(0)	0.1	0	0.07	0.03	1.3	0.18	(0)	18	0.41	0.3	18	–	0	97	別名 ばれいしょ（馬鈴薯） 表層を除いたもの 食物繊維：AOAC.2011.25法
4	38	0.6	0.3	0.08	0.12	Tr	Tr	1	4	(0)	5	0	(0)	Tr	1	0.08	0.03	1.3	0.22	(0)	21	0.50	0.4	11	–	0	93	別名 ばれいしょ（馬鈴薯） 廃棄部位：表皮 食物繊維：AOAC.2011.25法
0	47	0.4	0.3	0.10	0.40	1	0	Tr	3	(0)	3	0	(0)	Tr	1	0.09	0.03	1.7	0.20	(0)	17	0.47	0.4	23	–	0	93	別名 ばれいしょ（馬鈴薯） 廃棄部位：表皮 食物繊維：AOAC.2011.25法

備考欄注記：
硝：硝酸イオン　ポ：ポリフェノール
タ：タンニン　テ：テオブロミン
カ：カフェイン
見当：概量（1個、1尾、1切れなど）とその目安重量（廃棄部分を含む重量）

穀類 ／ でん粉類いも及び ／ 砂糖及び甘味類 ／ 豆類 ／ 種実類 ／ 野菜類 ／ 果実類 ／ きのこ類 ／ 藻類 ／ 魚介類 ／ 肉類 ／ 卵類 ／ 乳類 ／ 油脂類 ／ 菓子類 ／ し好飲料類 ／ 調味料及び香辛料類 ／ 調理済み流通食品類

（0）：推定値 0，　（Tr）：推定値 微量，　Tr：微量，　－：未測定　　※炭水化物成分表から算出。

いも及びでん粉類

食品番号	食品名	廃棄率 %	エネルギー kJ	エネルギー kcal	水分 g	たんぱく質 アミノ酸組成による g	脂質 トリアシルグリセロール当量 g	飽和脂肪酸 g	n-3系多価不飽和脂肪酸 g	n-6系多価不飽和脂肪酸 g	コレステロール mg	利用可能炭水化物 g	糖類※ g	食物繊維総量 g	糖アルコール g	有機酸 g	七訂 エネルギー kcal	七訂 たんぱく質 g	七訂 脂質 g	七訂 炭水化物 g	灰分 g	ナトリウム mg	カリウム mg	カルシウム mg
02067	塊茎 皮なし フライドポテト（生を揚げたもの）	0	668	159	64.2	2.1	5.5	0.41	0.49	1.06	1	23.0	1.9	3.9	0	0.6	170	2.7	5.9	26.2	1.0	1	570	5
02020	塊茎 皮なし フライドポテト（市販冷凍食品を揚げたもの）	0	958	229	52.9	(2.3)	(10.3)	(0.83)	(0.79)	(1.95)	Tr	30.2*	(0.3)	3.1	–	–	237	2.9	10.6	32.4	1.2	2	660	4
02021	乾燥マッシュポテト	0	1470	347	7.5	5.3	0.5	0.30	0.01	0.05	(0)	76.1*	3.1	6.6	0	1.5	357	6.6	0.6	82.8	2.5	75	1200	24
	ポテトチップス→菓子類・〈スナック類〉																							
	ヤーコン																							
02054	塊根 生	15	221	52	86.3	0.6*	0.3*	–	–	–	0	11.3*	0.5	1.1	–	–	54	0.6	0.3	12.4	0.4	0	240	11
02055	塊根 水煮	0	177	42	88.8	0.6*	0.3*	–	–	–	0	8.7	–	1.2	–	–	44	0.6	0.3	9.9	0.4	0	190	11
	（やまのいも類）																							
	ながいも																							
02022	いちょういも 塊根 生	15	458	108	71.1	3.1	0.3	0.11	0.01	0.12	(0)	21.5	1.3	1.4	–	0.7	108	4.5	0.5	22.6	1.3	5	590	12
02023	ながいも 塊根 生	10	273	64	82.6	1.5	0.1	0.04	0.01	0.07	(0)	13.8*	1.1	1.0	–	–	65	2.2	0.3	13.9	0.9	3	430	17
02024	ながいも 塊根 水煮	0	247	58	84.2	1.4	(0.1)	(0.04)	(0.01)	(0.07)	(0)	11.8	0.9	1.4	–	–	59	2.0	0.3	12.6	0.9	3	430	1
02025	やまといも 塊根 生	10	504	119	66.7	2.9	0.1	0.03	0.01	0.06	(0)	24.5	1.2	2.5	–	–	123	4.5	0.2	27.1	1.5	12	590	1
	むかご→野菜類																							
	じねんじょ																							
02026	塊根 生	20	498	118	68.8	1.8	0.3	0.11	0.02	0.10	(0)	25.7*	0.8	2.0	–	0.4	121	2.8	0.7	26.7	1.0	6	550	1
	だいじょ																							
02027	塊根 生	15	434	102	71.2	1.8	Tr	0.02	Tr	0.02	(0)	21.6	1.0	2.2	–	0.5	109	2.8	0.1	25.0	1.1	20	490	1

〈でん粉・でん粉製品〉

食品番号	食品名	廃棄率 %	エネルギー kJ	エネルギー kcal	水分 g	たんぱく質 アミノ酸組成による g	脂質 トリアシルグリセロール当量 g	飽和脂肪酸 g	n-3系多価不飽和脂肪酸 g	n-6系多価不飽和脂肪酸 g	コレステロール mg	利用可能炭水化物 g	糖類※ g	食物繊維総量 g	糖アルコール g	有機酸 g	七訂 エネルギー kcal	七訂 たんぱく質 g	七訂 脂質 g	七訂 炭水化物 g	灰分 g	ナトリウム mg	カリウム mg	カルシウム mg
	（でん粉類）																							
02070	**おおうばゆりでん粉**	0	1396	327	16.2	0.1*	0.1*	–	–	–	–	80.2	0	0.8	–	0	338	0.1	0.1	83.6	Tr	1	1	
	かたくり粉→じゃがいもでん粉																							
02028	**キャッサバでん粉**	0	1510	354	14.2	0.1	0.2*	–	–	–	(0)	(85.3)	(0)	(0)	–	–	346	0.1	0.2	85.3	0.2	1	48	2
02029	**くずでん粉**	0	1517	356	13.9	0.2	0.2*	–	–	–	(0)	(85.6)	(0)	(0)	–	–	347	0.2	0.2	85.6	0.1	2	2	1
02030	**米でん粉**	0	1601	375	9.7	0.2	0.7*	–	–	–	(0)	(89.3)	(0)	(0)	–	–	366	0.2	0.7	89.3	0.1	11	2	2
02031	**小麦でん粉**	0	1536	360	13.1	0.2	0.5*	–	–	–	(0)	(86.0)	(0)	(0)	–	–	351	0.2	0.5	86.0	0.2	3	8	1
	コーンスターチ→とうもろこしでん粉																							
02032	**サゴでん粉**	0	1524	357	13.4	0.1	0.2*	–	–	–	(0)	(86.1)	(0)	(0)	–	–	349	0.1	0.2	86.1	0.2	7	1	
02033	**さつまいもでん粉**	0	1452	340	17.5	0.1	0.2*	–	–	–	(0)	(82.0)	(0)	(0)	–	–	332	0.1	0.2	82.0	0.2	1	4	5

穀類／いも及びでん粉類／砂糖及び甘味類／豆類／種実類／野菜類／果実類／きのこ類／藻類／魚介類／肉類／卵類／乳類／油脂類／菓子類／飲料類 し好／調味料及び香辛料類／調理済み流通食品類

ミノ酸組成によるたんぱく質の*→「たんぱく質」の値、脂肪酸のトリアシルグリセロール当量の*→「脂質」の値が入っている。
用可能炭水化物は「利用可能炭水化物（質量計）」の値だが、*がついているものは「差引き法による利用可能炭水化物」の値（p.2、3参照）。

可食部100 g当たり

備考凡例
硝：硝酸イオン　ポ：ポリフェノール
タ：タンニン　テ：テオブロミン
カ：カフェイン
見当：概量（1個、1尾、1切れなど）とその目安重量（廃棄部分を含む重量）

マグネシウム mg	リン mg	鉄 mg	亜鉛 mg	銅 mg	マンガン mg	ヨウ素 µg	セレン µg	クロム µg	モリブデン µg	レチノール µg	β-カロテン当量 µg	レチノール活性当量 µg	ビタミンD µg	ビタミンE α-トコフェロール mg	ビタミンK µg	ビタミンB1 mg	ビタミンB2 mg	ナイアシン当量 mg	ビタミンB6 mg	ビタミンB12 µg	葉酸 µg	パントテン酸 mg	ビオチン µg	ビタミンC mg	アルコール g	食塩相当量 g	重量変化率 %	備考
29	78	0.5	0.4	0.14	0.48	1	0	Tr	4	(0)	14	1	(0)	1.2	11	0.10	0.02	2.6	0.24	(0)	24	0.50	0.7	16	–	0	71	別名 ばれいしょ（馬鈴薯）表層を除いたもの 植物油（なたね油）調理による脂質の増減：表13 (p.328)参照 食物繊維：AOAC.2011.25法
35	48	0.8	0.4	0.15	0.19	–	–	–	–	(0)	Tr	(0)	(0)	1.5	18	0.12	0.06	(2.1)	0.35	(0)	35	0.71	–	40	–	0	52	別名 ばれいしょ（馬鈴薯）
71	150	3.1	0.9	0.35	0.51	–	–	–	–	(0)	0	(0)	(0)	0.2	(0)	0.25	0.05	3.4	1.01	(0)	100	0.47	–	5	–	0.2	–	別名 ばれいしょ（馬鈴薯）酸化防止用としてビタミンC添加品あり
8	31	0.2	0.1	0.07	0.07					(0)	22	2	(0)	0.2	(0)	0.04	0.01	1.1	0.08	(0)	25	0.02	–	3	–	0	–	廃棄部位：表層及び両端
7	26	0.2	0.1	0.06	0.07					(0)	27	2	(0)	0.2	(0)	0.03	0.01	0.8	0.06	(0)	28	0.01	–	2	–	0	94	
9	65	0.6	0.4	0.20	0.05	1	1	0	3	(0)	5	Tr	(0)	0.2	(0)	0.15	0.05	1.5	0.11	(0)	13	0.85	2.6	7	–	0	–	別名 やまいも、手いも 廃棄部位：表層
7	27	0.4	0.3	0.10	0.03	1	1	Tr	2	(0)	Tr	(0)	(0)	0.2	(0)	0.10	0.02	0.9	0.09	(0)	8	0.61	2.2	6	–	0	–	別名 やまいも 廃棄部位：表層、ひげ根及び切り口
6	26	0.4	0.3	0.09	0.03	1	0	0	1	(0)	0	(0)	(0)	0.2	(0)	0.08	0.02	0.8	0.08	(0)	6	0.50	1.6	4	–	0	81	別名 やまいも
8	72	0.5	0.6	0.16	0.27	1	1	0	4	(0)	0	(0)	(0)	0.2	(0)	0.13	0.02	1.5	0.14	(0)	6	0.54	4.0	5	–	0	–	別名 やまいも 伊勢いも、丹波いもを含む 廃棄部位：表層及びひげ根
1	31	0.8	0.7	0.21	0.12	Tr	Tr	0	1	(0)	5	Tr	(0)	4.1	(0)	0.11	0.04	1.3	0.18	(0)	29	0.67	2.4	15	–	0	–	別名 やまいも 廃棄部位：表層及びひげ根
8	57	0.7	0.3	0.24	0.03	Tr	1	Tr	4	(0)	0	(0)	(0)	0.2	(0)	0.10	0.02	1.0	0.28	(0)	24	0.45	3.0	17	–	0.1	–	別名 やまいも、だいしょ 廃棄部位：表層
1	6	0.1	Tr	0.01	0.02	0	0	0	0	–	0	0	–	0	0	0	0	0	Tr	0	–	Tr	0.01	0	–	0	–	試料：1番粉 食物繊維：分析時に加熱処理有り、AOAC.2011.25法
5	6	0.3	Tr	0.03	0.09						0	0	(0)	0	(0)	0	0	0	Tr	(0)	(0)	(0)	(0)	0	–	0	–	別名 タピオカ
3	12	2.0	Tr	0.02	0.02					–	(0)	(0)	(0)	(0)	(0)	(0)	(0)	(Tr)	(0)	(0)	(0)	–	(0)	–	–	0	–	別名 くず粉
8	20	1.5	0.1	0.06	–						(0)	(0)	(0)	(0)	(0)	(0)	(0)	(0)	Tr	(0)	(0)	(0)	(0)	0	–	0	–	
5	33	0.6	0.1	0.02	0.06						(0)	(0)	(0)	(0)	(0)	(0)	(0)	(0)	Tr	(0)	(0)	(0)	(0)	0	–	0	–	
3	9	1.8	Tr	Tr	0.37					(0)	(0)	(0)	(0)	(0)	(0)	(0)	(0)	(Tr)	(0)	(0)	(0)	(0)	(0)	0	–	0	–	
4	8	2.8	0.1	0.02	–						(0)	(0)	(0)	(0)	(0)	(0)	(0)	(0)	Tr	(0)	(0)	(0)	(0)	0	–	0	–	別名 かんしょ（甘藷）でん粉

（0）：推定値 0, （Tr）：推定値 微量, Tr：微量, －：未測定　※炭水化物成分表から算出。

いも及び でん粉類

可食部 100 g 当たり

食品番号	食品名	廃棄率 (%)	エネルギー (kJ)	エネルギー (kcal)	水分 (g)	アミノ酸組成によるたんぱく質 (g)	たんぱく質 (g)	脂肪酸のトリアシルグリセロール当量 (g)	飽和脂肪酸 (g)	n-3系多価不飽和脂肪酸 (g)	n-6系多価不飽和脂肪酸 (g)	コレステロール (mg)	利用可能炭水化物 (g)	糖類※ (g)	食物繊維総量 (g)	糖アルコール (g)	有機酸 (g)	七訂エネルギー (kcal)	七訂たんぱく質 (g)	七訂脂質 (g)	七訂炭水化物 (g)	灰分 (g)	ナトリウム (mg)	カリウム (mg)	カルシウム (mg)
02034	じゃがいもでん粉	0	1442	338	18.0	0.1*	0.1	0.1*	–	–	–	(0)	(81.6)	(0)	(0)	–	–	330	0.1	0.1	81.6	0.2	2	34	10
	タピオカ→キャッサバでん粉																								
02035	とうもろこしでん粉	0	1548	363	12.8		0.1	(0.7)	(0.13)	(0)	(0.35)	(0)	(86.3)	(0)	(0)	–	–	354	0.1	0.7	86.3	0.1	1	5	3
	（でん粉製品）																								
	くずきり																								
02036	乾	0	1452	341	11.8	0.2*	0.2	0.2*	–	–	–	(0)	81.5*	0	0.9	–	–	356	0.2	0.2	87.7	0.1	4	3	13
02037	ゆで	0	564	133	66.5	0.1*	0.1	0.1*	–	–	–	(0)	32.5*	0	0.8	–	–	135	0.1	0.1	33.3	0.1	2	Tr	
	くずもち→菓子類・〈和生菓子・和半生菓子類〉																								
02056	ごま豆腐	0	315	75	84.8	(1.5)		(3.5)	(0.50)	(0.01)	(1.56)	0	8.9*	(0.6)	1.0	–	–	81	1.5	4.3	9.1	0.2	Tr	32	
	タピオカパール																								
02038	乾	0	1494	352	11.9	0*	0.2	0.2	–	–	–	(0)	87.4*	–	0.5	–	–	355	0	0.2	87.8	0.1	5	12	2
02057	ゆで	0	260	61	84.6	0*	Tr	Tr	–	–	–	(0)	15.1*	–	0.2	–	–	62	0	Tr	15.4	Tr	Tr	1	
	でん粉めん																								
02058	生	0	548	129	67.4	0.1*	0.2	0.2	–	–	–	(0)	31.4*	–	0.8	–	–	131	0.1	0.2	32.2	0.2	8	3	
02059	乾	0	1473	347	12.6	0.2*	0.3	0.3	–	–	–	(0)	84.9*	–	1.8	–	–	353	0.2	0.3	86.7	0.2	32	38	
02060	乾 ゆで	0	350	83	79.2	0*	0.2	0.2	–	–	–	(0)	20.0*	–	0.6	–	–	84	0	0.2	20.6	Tr	5	7	
	はるさめ																								
02039	緑豆はるさめ 乾	0	1466	344	11.8	0.2*	0.4	0.4	–	–	–	(0)	80.4*	0	4.1	–	–	356	0.2	0.4	87.5	0.1	14	13	2
02061	緑豆はるさめ ゆで	0	331	78	79.3	Tr*	0.1	0.1	–	–	–	(0)	18.0*	0	1.5	–	–	84	Tr	0.1	20.6	Tr	0	0	
02040	普通はるさめ 乾	0	1468	346	12.9	0*	0.2	0.2	–	–	–	(0)	85.4*	0	1.2	–	–	350	0	0.2	86.6	0.3	7	14	4
02062	普通はるさめ ゆで	0	323	76	80.0	0*	Tr	Tr	–	–	–	(0)	17.9*	0	0.8	–	–	80	0	Tr	19.9	0.1	1	2	1

穀類／いも及びでん粉類／砂糖及び甘味類／豆類／種実類／野菜類／果実類／きのこ類／藻類／魚介類／肉類／卵類／乳類／油脂類／菓子類／飲料類 し好／調味料及び香辛料類／調理済み流通食品類

ミノ酸組成によるたんぱく質の*→「たんぱく質」の値、脂肪酸のトリアシルグリセロール当量の*がついているものは「脂質」の値が入っている。
用可能炭水化物は「利用可能炭水化物（質量計）」の値だが、*がついているものは「差引き法による利用可能炭水化物」の値（p.2、3参照）。

可食部100 g当たり

無機質										ビタミン															アルコール	食塩相当量	重量変化率	備考
マグネシウム	リン	鉄	亜鉛	銅	マンガン	ヨウ素	セレン	クロム	モリブデン	ビタミンA レチノール	ビタミンA β-カロテン当量	ビタミンA レチノール活性当量	ビタミンD	ビタミンE α-トコフェロール	ビタミンK	ビタミンB₁	ビタミンB₂	ナイアシン当量	ビタミンB₆	ビタミンB₁₂	葉酸	パントテン酸	ビオチン	ビタミンC				
mg	mg	mg	mg	mg	mg	µg	µg	µg	µg	µg	µg	µg	µg	mg	µg	mg	mg	mg	mg	µg	µg	mg	µg	mg	g	g	%	
6	40	0.6	Tr	0.03	-	0	0	6	0	0	0	0	(0)	-	(0)	0	0	Tr	(0)	(0)	(0)	(0)	0	0	-	0	-	別名 ばれいしょ(馬鈴薯)でん粉、かたくり粉 (100g:154mL、100mL:65g)
4	13	0.3	0.1	0.04	-	1	Tr	1	2	0	0	0	0	-	0	0	0	Tr	(0)	(0)	(0)	0.1	0	0	-	0	-	別名 コーンスターチ (100g:200mL、100mL:50g)
4	18	1.4	0.1	0.03	0.05	-	-	-	-	(0)	(0)	(0)	(0)	-	(0)	(0)	(0)	(Tr)	(0)	(0)	(0)	-	(0)	0		0	-	
1	5	0.4	Tr	0.01	0.01	-	-	-	-	(0)	(0)	(0)	(0)	-	(0)	(0)	(0)	(Tr)	(0)	(0)	(0)	-	(0)	0		0	250	
27	69	0.6	0.4	0.12	0.10					0	0	0	0	0	0	0.10	0.01	(0.9)	0.03	0	6	0.03	-	(0)		0	-	
3	8	0.5	0.1	0.01	0.13					(0)	(0)	(0)	(0)	-	(0)	(0)	(0)	(Tr)	(0)	(0)	(0)	-	(0)	-		0	-	
0	1	0.1	0	0	0.01					(0)	(0)	(0)	(0)	-	(0)	(0)	(0)	(0)	(0)	(0)	(0)	-	(0)	-		0	410	
0	31	0.1	0	0	0					(0)	(0)	(0)	(0)	-	(0)	(0)	(0)	(Tr)	(0)	(0)	(0)	-	(0)	-		0	-	
5	48	0.2	Tr	0	0.02					(0)	(0)	(0)	(0)	-	(0)	(0)	(0)	(Tr)	(0)	(0)	(0)	-	(0)	-		0.1	-	
1	11	0.1	0	0	0					(0)	(0)	(0)	(0)	-	(0)	(0)	(0)	(0)	(0)	(0)	(0)	-	(0)	-		0	440	
3	10	0.5	0.1	0.01	0.02	2	-	1	5					-				(Tr)				-		-		0	-	主原料:緑豆でん粉
Tr	3	0.1	Tr	0	0	0	0	0	1	0	0	0	0	-	0	0	0	0	0	0	0	-	0	0		0	440	
5	46	0.4	Tr	0.01	0.05	0	0	0	4					-				(Tr)				-		-		0	-	主原料:じゃがいもでん粉、さつまいもでん粉
1	10	0.1	0	0	0.01				0					-				(0)				-		-		0	410	

備考欄 凡例:
硝：硝酸イオン　ポ：ポリフェノール
タ：タンニン　テ：テオブロミン
カ：カフェイン
見当：概量（1個、1尾、1切れなど）と
その目安重量（廃棄部分を含む重量）

（0）：推定値 0， （Tr）：推定値 微量， Tr：微量， －：未測定　　※炭水化物成分表から算出。

砂糖及び甘味類

可食部100 g当たり

食品番号	食品名	廃棄率 %	エネルギー kJ	エネルギー kcal	水分 g	たんぱく質 アミノ酸組成による g	脂質 脂肪酸のトリアシルグリセロール当量 g	脂質 脂肪酸 飽和脂肪酸 g	脂質 脂肪酸 n-3系多価不飽和脂肪酸 g	脂質 脂肪酸 n-6系多価不飽和脂肪酸 g	コレステロール mg	炭水化物 利用可能炭水化物 g	炭水化物 糖類※ g	炭水化物 食物繊維総量 g	炭水化物 糖アルコール g	有機酸 g	七訂（2015年版）のエネルギーの算出方法に基づく成分（参考） エネルギー kcal	七訂 たんぱく質 g	七訂 脂質 g	七訂 炭水化物 g	灰分 g	ナトリウム mg	カリウム mg	カルシウム mg
	（砂糖類）																							
03001	黒砂糖	0	1504	352	4.4	0.7	Tr※	–	–	–	(0)	88.9	88.9	(0)	–	–	356	1.7	Tr	90.3	3.6	27	1100	240
03030	てんさい含蜜糖	0	1517	357	2.0	0.9*	Tr※	–	–	–	–	85.4	85.3	8.3	0	–	379	0.9	Tr	96.9	0.1	48	27	Tr
03002	和三盆糖	0	1675	393	0.3	0.2*	Tr※	–	–	–	(0)	(99.6)	(99.6)	(0)	–	–	384	0.2	Tr	99.0	0.5	1	140	27
	車糖																							
03003	上白糖	0	1667	391	0.7	(0)	(0)※	–	–	–	(0)	99.3	99.3	(0)	–	–	384	(0)	(0)	99.3	0	1	2	1
03004	三温糖	0	1662	390	0.9	Tr*	(0)※	–	–	–	(0)	99.0	99.0	(0)	–	–	383	Tr	(0)	99.0	0.1	7	13	6
	ざらめ糖																							
03005	グラニュー糖	0	1679	394	Tr	(0)*	(0)※	–	–	–	(0)	(99.9)	(99.9)	(0)	0	–	387	(0)	(0)	100	Tr	Tr	Tr	Tr
03006	白ざら糖	0	1678	393	Tr	(0)*	(0)※	–	–	–	(0)	(99.9)	(99.9)	(0)	–	–	387	(0)	(0)	100	Tr	Tr	Tr	0
03007	中ざら糖	0	1677	393	Tr	(0)*	(0)※	–	–	–	(0)	(99.9)	(99.8)	(0)	–	–	387	(0)	(0)	100	Tr	2	1	Tr
	加工糖																							
03008	角砂糖	0	1679	394	Tr	(0)*	(0)※	–	–	–	(0)	(99.9)	(99.9)	(0)	–	–	387	(0)	(0)	100	Tr	Tr	Tr	Tr
03009	氷砂糖	0	1679	394	Tr	(0)*	(0)※	–	–	–	(0)	(99.9)	(99.9)	(0)	–	–	387	(0)	(0)	100	Tr	Tr	Tr	Tr
03010	コーヒーシュガー	0	1680	394	0.1	0.1*	(0)※	–	–	–	(0)	99.9	99.9	(0)	–	–	387	0.1	(0)	99.8	Tr	2	Tr	Tr
03011	粉糖	0	1675	393	0.3	(0)*	(0)※	–	–	–	(0)	(99.7)	(99.7)	(0)	–	–	386	(0)	(0)	99.7	0	1	1	Tr
	液糖																							
03012	しょ糖型液糖	0	1141	267	32.1	(0)*	(0)※	–	–	–	(0)	(67.9)	(67.8)	(0)	–	–	263	(0)	(0)	67.9	Tr	Tr	Tr	Tr
03013	転化型液糖	0	1256	294	23.4	(0)*	(0)※	–	–	–	(0)	(76.6)	(76.6)	(0)	–	–	296	(0)	(0)	76.6	Tr	4	Tr	Tr
03014	氷糖みつ	0	1163	274	31.5	0.2*	(0)※	–	–	–	(0)	68.2※		(0)	–	–	265	0.2	(0)	68.2	0.1	10	Tr	Tr
	（でん粉糖類）																							
03031	還元麦芽糖	0	873	208	0	0*	Tr※	–	–	–	(0)	(0)	(0)	0.3	98.9	0	210	0	Tr	100	0	0	Tr	Tr
03032	還元水あめ	0	882	210	30.1	0*	Tr※	–	–	–	–	18.5†	0	14.0†	(69.9)	0	210	0	Tr	69.9	0	0	Tr	Tr
03015	粉あめ	0	1694	397	3.0	(0)*	(0)※	–	–	–	(0)	97.0	12.5	(0)	–	–	381	(0)	(0)	97.0	0	Tr	Tr	Tr
	水あめ																							
03024	酵素糖化	0	1461	342	15.0	(0)*	(0)※	–	–	–	(0)	85.0	41.1	(0)	–	–	328	(0)	(0)	85.0	Tr	Tr	0	Tr
03025	酸糖化	0	1456	341	15.0	(0)*	(0)※	–	–	–	(0)	85.0	31.4	(0)	–	–	328	(0)	(0)	85.0	Tr	Tr	0	Tr
	ぶどう糖																							
03017	全糖	0	1460	342	9.0	(0)*	(0)※	–	–	–	(0)	(91.0)	(88.2)	(0)	–	–	335	(0)	(0)	91.0	Tr	Tr	Tr	Tr
03018	含水結晶	0	1461	342	8.7	(0)*	(0)※	–	–	–	(0)	(91.3)	(91.3)	(0)	–	–	336	(0)	(0)	91.3	Tr	Tr	Tr	Tr
03019	無水結晶	0	1595	374	0.3	(0)*	(0)※	–	–	–	(0)	(99.7)	(99.7)	(0)	–	–	367	(0)	(0)	99.7	0	Tr	Tr	Tr
03020	果糖	0	1598	375	0.1	(0)*	(0)※	–	–	–	(0)	(99.9)	(99.9)	(0)	–	–	368	(0)	(0)	99.9	0	Tr	Tr	Tr

穀類 / いも及びでん粉類 / 砂糖及び甘味類 / 豆類 / 種実類 / 野菜類 / 果実類 / きのこ類 / 藻類 / 魚介類 / 肉類 / 卵類 / 乳類 / 油脂類 / 菓子類 / し好飲料類 / 調味料及び香辛料類 / 調理済み流通食品類

ミノ酸組成によるたんぱく質の＊→「たんぱく質」の値、脂肪酸のトリアシルグリセロール当量の＊→「脂質」の値が入っている。
用可能炭水化物は「利用可能炭水化物（質量計）」の値だが、＊がついているものは「差引き法による利用可能炭水化物」の値（p.2、3参照）。

可食部100g当たり

凡例
硝：硝酸イオン　ポ：ポリフェノール
タ：タンニン　テ：テオブロミン
カ：カフェイン
見当：概量（1個、1尾、1切れなど）とその目安重量（廃棄部分を含む重量）

マグネシウム	リン	鉄	亜鉛	銅	マンガン	ヨウ素	セレン	クロム	モリブデン	レチノール	β-カロテン当量	レチノール活性当量	ビタミンD	ビタミンE α-トコフェロール	ビタミンK	ビタミンB1	ビタミンB2	ナイアシン当量	ビタミンB6	ビタミンB12	葉酸	パントテン酸	ビオチン	ビタミンC	アルコール	食塩相当量	重量変化率	備考
mg	mg	mg	mg	mg	mg	µg	µg	µg	µg	µg	µg	µg	µg	mg	µg	mg	mg	mg	mg	µg	µg	mg	µg	mg	g	g	%	
31	31	4.7	0.5	0.24	0.93	15	4	13	9	(0)	13	1	(0)	(0)	(0)	0.05	0.07	0.9	0.72	(0)	10	1.39	34.0	(0)	–	0.1	–	別名 黒糖
0	1	0.1	Tr	Tr	Tr	0	0	0	0	–	–	–	–	–	–	–	–	0	0.3	0.01	–	1	0	Tr	–	0.1	–	食物繊維：AOAC.2011.25法
17	13	0.7	0.2	0.07	0.30	0	0	2	Tr	(0)	Tr	(0)	(0)	(0)	(0)	0.01	0.03	Tr	0.08	(0)	2	0.37	0.9	(0)	–	0	–	
Tr	Tr	Tr	0	0.01	0	0	0	0	0	(0)	(0)	(0)	(0)	(0)	(0)	(0)	(0)	(0)	(0)	(0)	(0)	(0)	0.1	(0)	–	0	–	別名 ソフトシュガー (100g:154mL、100mL:65g)
2	Tr	0.1	Tr	0.07	0.01	0	0	Tr	(0)	(0)	(0)	(0)	(0)	(0)	(0)	Tr	0.01	(0)	(0)	(0)	(0)	(0)	0.3	(0)	–	0	–	別名 ソフトシュガー (100g:159mL、100mL:63g)
0	(0)	Tr	Tr	0	0	0	0	0	0	(0)	(0)	(0)	(0)	(0)	(0)	(0)	(0)	(0)	(0)	(0)	(0)	(0)	0.1	(0)	–	0	–	別名 ハードシュガー (100g:111mL、100mL:90g)
0	(0)	Tr	Tr	0	–	–	–	–	–	(0)	(0)	(0)	(0)	(0)	(0)	(0)	(0)	(0)	(0)	(0)	(0)	(0)	(0)	(0)	–	0	–	別名 上ざら糖 (100g:100mL、100mL:100g)
Tr	Tr	0.1	Tr	0.02	–	–	–	–	–	(0)	(0)	(0)	(0)	(0)	(0)	(0)	(0)	(0)	(0)	(0)	(0)	(0)	(0)	(0)	–	0	–	別名 黄ざら糖
0	(0)	0.1	0	0.01	0	0	0	0	0	(0)	(0)	(0)	(0)	(0)	(0)	(0)	(0)	(0)	(0)	(0)	(0)	(0)	(0)	(0)	–	0	–	
Tr	(0)	0.1	Tr	0	0	0	0	0	0	(0)	(0)	(0)	(0)	(0)	(0)	(0)	(0)	(0)	(0)	(0)	(0)	(0)	(0)	(0)	–	0	–	別名 氷糖
Tr	Tr	0.2	1.2	0.01	–	–	–	–	–	(0)	(0)	(0)	(0)	(0)	(0)	(0)	(0)	(0)	(0)	(0)	(0)	(0)	(Tr)	(0)	–	0	–	
Tr	0	0.2	0	0	–	–	–	–	–	(0)	(0)	(0)	(0)	(0)	(0)	(0)	(0)	(0)	(0)	(0)	(0)	(0)	(0)	(0)	–	0	–	別名 粉砂糖 か(顆)粒糖を含む (100g:257mL、100mL:39g)
Tr	0	Tr	0	0.01	0	0	–	–	–	(0)	(0)	(0)	(0)	(0)	(0)	(0)	(0)	(0)	(0)	(0)	(0)	(0)	(0)	(0)	–	0	–	しょ糖:67.8g
Tr	Tr	Tr	0	Tr	–	–	–	–	–	(0)	(0)	(0)	(0)	(0)	(0)	(0)	(0)	(0)	(0)	(0)	(0)	(0)	(0)	(0)	–	0	–	しょ糖:38.6g
Tr	Tr	0.7	0.1							(0)	(0)	(0)	(0)	(0)	(0)	0.01	0.02	0.1	(0)	(0)	(0)	(0)	(0)	(0)	–	0	–	しょ糖:63.3g
0	0	Tr	0	Tr	0	0	0	0	0							0	0					–	Tr	Tr	0	–	0	–	別名 マルチトール 食物繊維：AOAC.2011.25法
0	1	0	0	Tr	0	0										0	0					0	0		–	0	–	†は規定法による測定値 食物繊維：AOAC.2011.25法
0	1	0.1	0	Tr						(0)	(0)	(0)	(0)	(0)	(0)	(0)	(0)	(0)	(0)	(0)	(0)	(0)	(0)	(0)	–	0	–	
0	1	0.1	0	Tr	0.01					(0)	(0)	(0)	(0)	(0)	(0)	(0)	(0)	(0)	(0)	(0)	(0)	(0)	(0)	(0)	–	0	–	(100g:71mL、100mL:140g)
0	1	0.1	0	Tr	0.01					(0)	(0)	(0)	(0)	(0)	(0)	(0)	(0)	(0)	(0)	(0)	(0)	(0)	(0)	(0)	–	0	–	(100g:71mL、100mL:140g)
0	1	0.1	0	Tr						(0)	(0)	(0)	(0)	(0)	(0)	(0)	(0)	(0)	(0)	(0)	(0)	(0)	–	(0)	–	0	–	
0	Tr	0.1	Tr	0.01						(0)	(0)	(0)	(0)	(0)	(0)	(0)	(0)	(0)	(0)	(0)	(0)	(0)	–	(0)	–	0	–	
0	Tr	0.1	Tr	0.01						(0)	(0)	(0)	(0)	(0)	(0)	(0)	(0)	(0)	(0)	(0)	(0)	(0)	–	(0)	–	0	–	
0	0	Tr	0	Tr	0					(0)	(0)	(0)	(0)	(0)	(0)	(0)	(0)	(0)	(0)	(0)	(0)	(0)	–	(0)	–	0	–	

（0）：推定値 0，　（Tr）：推定値 微量，　Tr：微量，　−：未測定　　※炭水化物成分表から算出。

砂糖及び甘味類

食品番号	食品名	廃棄率	エネルギー		水分	たんぱく質 アミノ酸組成によるたんぱく質	脂質 脂肪酸のトリアシルグリセロール当量	脂質	脂肪酸 飽和脂肪酸	脂肪酸 n-3系多価不飽和脂肪酸	脂肪酸 n-6系多価不飽和脂肪酸	コレステロール	炭水化物 利用可能炭水化物	炭水化物 糖類※	炭水化物 食物繊維総量	炭水化物 糖アルコール	有機酸	七訂（2015年版）のエネルギーの算出方法に基づく成分（参考）エネルギー	たんぱく質	脂質	炭水化物	灰分	ナトリウム	カリウム	カルシウム
		%	kJ	kcal	g	g	g	g	g	g	g	mg	g	g	g	g	g	kcal	g	g	g	g	mg	mg	mg
	異性化液糖																								
03026	ぶどう糖果糖液糖	0	1208	283	25.0	*0	*0	−	−	−	−	(0)	75.0	68.4	(0)	−	−	276	0	0	75.0	Tr	Tr	Tr	T
03027	果糖ぶどう糖液糖	0	1208	283	25.0	*0	*0	−	−	−	−	(0)	75.0	68.4	(0)	−	−	276	0	0	75.0	Tr	Tr	Tr	T
03028	高果糖液糖	0	1205	282	25.0	*0	*0	−	−	−	−	(0)	75.0	70.4	(0)	−	−	276	0	0	75.0	Tr	Tr	Tr	T
	（その他）																								
03029	**黒蜜**	0	851	199	46.5	1.0	*0	−	−	−	−	0	(49.7)	(49.6)	0	−	−	199	1.0	0	50.5	2.0	15	620	14
03022	**はちみつ**	0	1397	329	17.6	(0.2)	*Tr	−	−	−	−	(0)	81.7	74.7	(0)	−	0.3	303	0.3	Tr	81.9	0.1	2	65	
03033	**はちみつ** 国産品	0	1392	328	18.1	0	*Tr	−	−	−	−	−	81.4	68*	−	−	0.3	301	0.1	Tr	81.7	Tr	1	23	
03023	**メープルシロップ**	0	1129	266	33.0	0.1	*0	−	−	−	−	(0)	66.3*	−	(0)	−	−	257	0.1	0	66.3	0.6	1	230	7

ミノ酸組成によるたんぱく質の＊→「たんぱく質」の値、脂肪酸のトリアシルグリセロール当量の＊→「脂質」の値が入っている。
用可能炭水化物は「利用可能炭水化物（質量計）」の値だが、＊がついているものは「差引き法による利用可能炭水化物」の値（p.2、3 参照）。

可食部100 g 当たり

マグネシウム	リン	鉄	亜鉛	銅	マンガン	ヨウ素	セレン	クロム	モリブデン	ビタミンA レチノール	ビタミンA β-カロテン当量	ビタミンA レチノール活性当量	ビタミンD	ビタミンE α-トコフェロール	ビタミンK	ビタミンB1	ビタミンB2	ナイアシン当量	ビタミンB6	ビタミンB12	葉酸	パントテン酸	ビオチン	ビタミンC	アルコール	食塩相当量	重量変化率	備考
mg	mg	mg	mg	mg	mg	µg	µg	µg	µg	µg	µg	µg	µg	mg	µg	mg	mg	mg	mg	µg	µg	mg	µg	mg	g	g	%	
0	1	0.1	0	Tr	0	0	0	0	0	0	(0)	(0)	(0)	(0)	(0)	0	0	0	(0)	(0)	(0)	(0)	0	0	–	0	–	果糖含有率50%未満のもの
0	1	0.1	0	Tr	0	0	0	0	0	0	(0)	(0)	(0)	(0)	(0)	0	0	0	(0)	(0)	(0)	(0)	0	0	–	0	–	果糖含有率50%以上90%未満のもの
0	1	0.1	0	Tr	0	0	0	0	0	0	(0)	(0)	(0)	(0)	(0)	0	0	0	(0)	(0)	(0)	(0)	0	0	–	0	–	果糖含有率90%以上のもの
17	17	2.6	0.3	0.14	–	8	2	7	5	0	0	0	0	0	0	0.03	0.04	0.6	0.41	0	6	0.78	19.0	0	–	0	–	(100g:73mL、100mL:138g)
2	5	0.2	0.1	0.04	0.21	Tr	0	1	0	(0)	1	0	(0)	0	0	Tr	0.01	(0.4)	0.02	0	7	0.12	0.4	0	–	0	–	(100g:71mL、100mL:140g)
1	3	0.1	Tr	0.01	0.09	0	0	0	0	–	Tr	0	–	–	Tr	Tr	0.1	0.03	–	Tr	0.04	0.2		0	–	0	–	
18	1	0.4	1.5	0.01	2.01	4	0	5	2	(0)	0	(0)	(0)	(0)	(0)	Tr	0.02	Tr	Tr	(0)	1	0.13	0.1	(0)	–	0	–	別名 かえで糖 (100g:76mL、100mL:132g)

備考欄凡例
硝：硝酸イオン　ポ：ポリフェノール
タ：タンニン　テ：テオブロミン
カ：カフェイン
見当：概量（1個、1尾、1切れなど）とその目安重量（廃棄部分を含む重量）

穀類
でん粉及び粉類
砂糖及び甘味類
豆類
種実類
野菜類
果実類
きのこ類
藻類
魚介類
肉類
卵類
乳類
油脂類
菓子類
し好飲料類
調味料及び香辛料類
調理済み流通食品類

（O）：推定値 0，（Tr）：推定値 微量，Tr：微量，－：未測定　※炭水化物成分表から算出。

豆類

可食部 100 g 当たり

食品番号	食品名	廃棄率	エネルギー		水分	たんぱく質 アミノ酸組成による	脂質 脂肪酸のトリアシルグリセロール当量	脂肪酸 飽和脂肪酸	脂肪酸 n-3系多価不飽和脂肪酸	脂肪酸 n-6系多価不飽和脂肪酸	コレステロール	炭水化物 利用可能炭水化物	炭水化物 糖類※	炭水化物 食物繊維総量	糖アルコール	有機酸	七訂（2015年版）のエネルギーの算出方法に基づく成分（参考） エネルギー	七訂 たんぱく質	七訂 脂質	七訂 炭水化物	灰分	ナトリウム	カリウム	カルシウム
		%	kJ	kcal	g	g	g	g	g	g	mg	g	g	g	g	g	kcal	g	g	g	g	mg	mg	mg
	あずき																							
04001	全粒 乾	0	1279	304	14.2	17.8	0.8	0.24	0.15	0.35	0	42.3	0.6	24.8	－	1.2	343	20.8	2.0	59.6	3.4	1	1300	70
04002	全粒 ゆで	0	523	124	63.9	7.4	(0.3)	(0.10)	(0.06)	(0.14)	(0)	18.3	0.1	8.7	－	0.3	146	8.6	0.8	25.6	1.0	1	430	27
04003	ゆで小豆缶詰	0	860	202	45.3	3.6	0.2	0.07	0.04	0.09	(0)	44.9	34.1	3.4	－	－	218	4.4	0.4	49.2	0.7	90	160	13
04004	あん こし生あん	0	624	147	62.0	8.5	(0.3)	(0.07)	(0.05)	(0.10)	(0)	23.6	0	6.8	－	－	155	9.8	0.6	27.1	0.5	3	60	73
04005	あん さらしあん（乾燥あん）	0	1413	335	7.8	20.2	(0.4)	(0.12)	(0.07)	(0.17)	(0)	47.7	0.3	26.8	－	－	374	23.5	1.0	66.8	1.0	11	170	58
04101	あん こし練りあん（並あん）	0	1085	255	(35.0)	(4.9)	(0.1)	－	－	－	(0)	(56.8)	(41.5)	(3.9)	－	－	261	(5.6)	(0.3)	(58.8)	(0.3)	(2)	(35)	(42)
04102	あん こし練りあん（中割りあん）	0	1115	262	(33.2)	(4.4)	(0.1)	－	－	－	(0)	(59.3)	(45.4)	(3.5)	－	－	268	(5.1)	(0.3)	(61.1)	(0.3)	(2)	(32)	(38)
04103	あん こし練りあん（もなかあん）	0	1241	292	(25.7)	(4.4)	(0.1)	－	－	－	(0)	(66.9)	(53.1)	(3.5)	－	－	298	(5.1)	(0.3)	(68.6)	(0.3)	(2)	(32)	(38)
04111	あん つぶし生あん	0	484	115	65.8	7.3	0.3	0.10	0.05	0.12	－	17.5	0.1	7.9	－	0.1	137	8.6	0.5	24.5	0.6	14	200	27
04006	あん つぶし練りあん	0	1014	239	39.3	4.9	0.3	0.09	0.05	0.11	0	51.6	39.8	5.7	－	－	244	5.6	0.6	54.0	0.5	56	160	19
	いんげんまめ																							
04007	全粒 乾	0	1180	280	15.3	17.7	1.5	0.28	0.59	0.32	(0)	38.1	2.4	19.6	－	－	339	22.1	2.5	56.4	3.7	Tr	1400	140
04008	全粒 ゆで	0	535	127	63.6	(7.3)	(0.7)	(0.13)	(0.27)	(0.15)	(0)	15.8	0.8	13.6	－	－	147	9.3	1.2	24.5	1.4	Tr	410	6
04009	うずら豆	0	908	214	41.4	6.1	0.6	0.11	0.25	0.15	(0)	43.2	31.6	5.9	－	－	237	6.7	1.3	49.6	1.0	110	230	4
04010	こし生あん	0	568	135	62.3	(7.4)	(0.5)	(0.10)	(0.21)	(0.11)	(0)	20.9*	－	8.5	－	－	155	9.4	0.9	27.0	0.4	9	55	6
04011	豆きんとん	0	1010	238	37.8	(3.8)	(0.3)	(0.06)	(0.12)	(0.06)	(0)	52.7*	－	4.8	－	－	249	4.9	0.5	56.2	0.6	100	120	2
	さやいんげん→野菜類・いんげんまめ																							
	えんどう																							
04012	全粒 青えんどう 乾	0	1307	310	13.4	17.8	1.5	0.27	0.09	0.60	(0)	47.8*	1.9	17.4	－	－	352	21.7	2.3	60.4	2.2	1	870	6
04013	全粒 青えんどう ゆで	0	545	129	63.8	(7.4)	(0.6)	(0.12)	(0.04)	(0.26)	(0)	19.7	0.9	7.7	－	－	148	9.2	1.0	25.2	0.8	1	260	2
04074	全粒 赤えんどう 乾	0	1307	310	13.4	(17.8)	1.5	－	－	－	(0)	47.8*	(1.9)	17.4	－	－	352	21.7	2.3	60.4	2.2	1	870	6
04075	全粒 赤えんどう ゆで	0	545	129	63.8	(7.4)	0.6	－	－	－	(0)	19.7*	(0.9)	7.7	－	－	148	9.2	1.0	25.2	0.8	1	260	2
04014	グリンピース（揚げ豆）	0	1570	375	5.6	(16.6)	9.8	0.86	0.76	2.47	(0)	45.2*	－	19.6	－	－	423	20.8	11.6	58.8	3.2	350	850	8
04015	塩豆	0	1355	321	6.3	(18.6)	1.7	0.30	0.10	0.68	(0)	49.0*	－	17.9	－	－	364	23.3	2.4	61.5	6.5	610	970	130
04016	うぐいす豆	0	965	228	39.7	(4.5)	0.5	0.06	0.02	0.13	(0)	49.1*	－	5.3	－	－	240	5.6	0.7	52.9	1.1	150	100	1
04112	うぐいすあん	0	936	221	38.5	4.6	0.5	0.10	0.03	0.20	－	45.0	32.8	8.2	3.9	Tr	248	5.4	0.8	54.8	0.6	54	110	2
	（えんどう類）→野菜類																							
	ささげ																							
04017	全粒 乾	0	1182	280	15.5	19.6	1.3	0.43	0.27	0.46	(0)	37.1	1.8	18.4	－	－	336	23.9	2.0	55.0	3.6	1	1400	7

ミノ酸組成によるたんぱく質の*→「たんぱく質」の値、脂肪酸のトリアシルグリセロール当量の*→「脂質」の値が入っている。
用可能炭水化物は「利用可能炭水化物（質量計）」の値だが、*がついているものは「差引き法による利用可能炭水化物」の値（p.2、3参照）。

可食部100g当たり

備考欄凡例：
硝：硝酸イオン　ポ：ポリフェノール
タ：タンニン　テ：テオブロミン
カ：カフェイン
概量：概量（1個、1尾、1切れなど）とその目安重量（廃棄部分を含む重量）

マグネシウム	リン	鉄	亜鉛	銅	マンガン	ヨウ素	セレン	クロム	モリブデン	ビタミンA レチノール	ビタミンA β-カロテン当量	ビタミンA レチノール活性当量	ビタミンD	ビタミンE α-トコフェロール	ビタミンK	ビタミンB1	ビタミンB2	ナイアシン当量	ビタミンB6	ビタミンB12	葉酸	パントテン酸	ビオチン	ビタミンC	アルコール	食塩相当量	重量変化率	備考
mg	mg	mg	mg	mg	mg	µg	µg	µg	µg	µg	µg	µg	µg	mg	µg	mg	mg	mg	mg	µg	µg	mg	µg	mg	g	g	%	
30	350	5.5	2.4	0.68	1.09	0	1	2	210	(0)	9	1	(0)	0.1	8	0.46	0.16	6.2	0.40	(0)	130	1.02	9.6	2	–	0	–	食物繊維：AOAC.2011.25法 (100g:122mL、100mL:82g)
43	95	1.6	0.9	0.30	0.44	0	Tr	1	90	(0)	4	Tr	(0)	0.1	3	0.15	0.04	2.2	0.11	(0)	23	0.43	3.3	Tr	–	0	230	食物繊維：AOAC.2011.25法
36	80	1.3	0.4	0.12	0.28	–				(0)					4		0.05	(0)			13	0.14		Tr	–	0.2	–	液汁を含む (100g:81mL、100mL:124g)
30	85	2.8	1.1	0.23	0.74	Tr	1	1	59	(0)	(0)	0	(0)	0	7	0.05	0.05	1.8	0	(0)	2	0.07	2.5	Tr	–	0	–	
33	210	7.2	2.3	0.40	1.33	2	1	13	150	(0)	(0)	(0)	(0)	0	5	0.01	0.03	5.1	0.03	(0)	2	0.10	7.2	Tr	–	0	–	
(7)	(49)	(1.6)	(0.6)	(0.14)	(0.42)	0	0	(1)	(34)	(0)	(0)	(0)	(0)	0	(4)	(0.01)	(0.03)	(1.1)	0		(1)	(0.04)	(1.4)		–	0	–	加糖あん 配合割合：こし生あん100、上白糖70、水あめ7
(6)	(44)	(1.5)	(0.6)	(0.12)	(0.38)	0	0	(1)	(31)	(0)	(0)	(0)	(0)	0	(4)	(0.01)	(0.03)	(1.0)	0		(1)	(0.04)	(1.3)		–	0	–	加糖あん 配合割合：こし生あん100、上白糖85、水あめ7
(6)	(44)	(1.5)	(0.6)	(0.12)	(0.38)	0	0	(1)	(31)	(0)	(0)	(0)	(0)	0	(4)	(0.01)	(0.03)	(1.0)	0		(1)	(0.04)	(1.3)		–	0	–	加糖あん 配合割合：こし生あん100、上白糖100、水あめ7
9	100	1.9	0.8	0.18	0.46	Tr	Tr	2	60	–	3	Tr	–	0.1	9	0.04	0.02	1.8	0.04	–	15		2.7	0	–	0	–	食物繊維：AOAC.2011.25法
3	73	1.5	0.7	0.20	0.40		Tr	1	49	(0)			(0)		6	0.02	0.03	1.1	0.03		8	0.18	1.7	Tr	–	0.1	–	別名 小倉あん／加糖あん
0	370	5.9	2.5	0.77	1.93	0	1	3	110	(0)	6	Tr	(0)	0.1	8	0.64	0.16	6.1	0.37	(0)	87	0.65	9.5	Tr	–	0	–	金時類、白金時類、手亡類、鶉類、大福、虎豆を含む (100g:130mL、100mL:77g)
6	140	2.0	1.0	0.32	0.84	0	Tr	Tr	27	(0)	3	0	(0)	0	3	0.22	0.07	(2.3)	0.08	(0)	32	0.15	3.7	Tr	–	0	220	金時類、白金時類、手亡類、鶉類、大福、虎豆を含む
5	100	2.3	0.6	0.14						(0)	(0)	0	(0)	0	3	0.03	0.01	1.7	0.04	(0)	23	0.14		Tr	–	0.3	–	試料（原材料）：金時類／煮豆
5	75	2.7	0.8	0.09	0.73	0	5	Tr	6	(0)	(0)	0	(0)	0	1	0.03	0.02	(1.7)		(0)	14	0.07	2.8	Tr	–	0.3	–	
3	83	1.0	0.5	0.09	0.50					(0)	Tr		(0)	0	1	0.01	0.01	(1.0)	0.03		15	0.07		Tr	–	0.3	–	
0	360	5.0	4.1	0.49	–	1	11	2	280	(0)	92	8	(0)	0.1	16	0.72	0.15	5.8	0.29	(0)	24	1.74	16.0	Tr	–	0	–	(100g:136mL、100mL:74g)
0	65	2.2	1.4	0.21	–	0	5	5	63	(0)	44	4	0	0	7	0.27	0.06	(2.2)	Tr	(0)	5	0.39	5.7	Tr	–	0	220	
0	360	5.0	4.1	0.49	–	1	11	2	280	(0)	18	6	(0)	0.1	16	0.72	0.10	(5.8)	0.29	(0)	24	1.74	16.0	Tr	–	0	–	(100g:136mL、100mL:74g)
0	65	2.2	1.4	0.21	–	0	5	1	63	(0)	7				7	0.27	0.06	(2.2)	Tr	(0)	5	0.39	5.7	Tr	–	0	220	
0	450	5.4	3.5	0.62	0.90	–		0	26	(0)				1.1	24	0.52	0.16	(5.1)	0.17			0.44			–	0.9	–	
0	360	5.6	3.6	0.57	1.03	–		0	69	6		(0)			16		0.10	(5.7)	0.15		17	1.25		Tr	–	1.5	–	炭酸カルシウム使用
0	130	2.5	0.8	0.15	–										8	0.02	0.01	(1.2)	0.04		4	0.24		Tr	–	0.4	–	煮豆
4	90	1.0	0.8	0.15	0.22	–	0	2	39	–	19	2	–	Tr	4	0.05	0.02	1.2	0.02	–	1	0.09	2.3	0	–	0.1	–	加糖あん／食物繊維：AOAC.2011.25法
0	400	5.6	4.9	0.71	–	0	6	6	380	(0)	19	2	(0)	Tr	14	0.50	0.10	7.2	0.24	(0)	300	1.30	11.0	Tr	–	0	–	

穀類
でんぷん及び粉類
砂糖及び甘味類
豆類
種実類
野菜類
果実類
きのこ類
藻類
魚介類
肉類
卵類
乳類
油脂類
菓子類
嗜好飲料類
調味料及び香辛料類
調理済み流通食品類

35

（0）：推定値 0，　（Tr）：推定値 微量，　Tr：微量，　－：未測定　　※炭水化物成分表から算出。

食品番号	食品名	廃棄率 %	エネルギー kJ	エネルギー kcal	水分 g	たんぱく質 アミノ酸組成による たんぱく質 g	脂質 脂肪酸のトリアシルグリセロール当量 g	脂質 飽和脂肪酸 g	脂質 n-3系多価不飽和脂肪酸 g	脂質 n-6系多価不飽和脂肪酸 g	コレステロール mg	炭水化物 利用可能炭水化物 g	炭水化物 糖類※ g	炭水化物 食物繊維総量 g	糖アルコール g	有機酸 g	七訂(2015年版)のエネルギーの算出方法に基づく成分(参考) エネルギー kcal	七訂 たんぱく質 g	七訂 脂質 g	七訂 炭水化物 g	灰分 g	ナトリウム mg	カリウム mg	カルシウム mg
04018	全粒　ゆで	0	547	130	63.9	(8.2)	(0.6)	(0.19)	(0.12)	(0.21)	(0)	17.0	0.6	10.7	–	–	145	10.2	0.9	23.8	1.2	Tr	400	32
	そらまめ																							
04019	全粒　乾	0	1368	323	13.3	20.5	1.3	0.24	0.04	0.61	(0)	52.8*	1.9	9.3	–	–	348	26.0	2.0	55.9	2.8	1	1100	100
04020	フライビーンズ	0	1820	436	4.0	(19.0)	(19.6)	(1.53)	(1.46)	(4.10)	–	38.4	–	14.9	–	–	472	24.7	20.8	46.4	4.1	690	710	90
04021	おたふく豆	0	1002	237	37.2	(6.1)	0.6	0.11	0.02	0.31	(0)	48.7	–	5.9	–	–	251	7.9	1.2	52.2	1.5	160	110	54
04022	ふき豆	0	1065	251	34.5	(7.4)	1.1	0.18	0.03	0.53	(0)	50.7*	–	4.5	–	–	263	9.6	1.6	52.5	1.8	320	110	39
04076	しょうゆ豆	0	731	173	50.2	9.8*	(0.5)	(0.09)	(0.02)	(0.24)	(0)	27.4	–	10.1	–	–	196	9.8	0.9	37.1	2.0	460	280	39
	未熟豆→野菜類・そらまめ																							
	だいず																							
	［全粒・全粒製品］																							
04104	全粒　青大豆　国産　乾	0	1473	354	12.5	31.4	16.9	2.49	1.51	8.60	Tr	8.1	7.5	20.1	–	1.6	420	33.5	19.3	30.1	4.6	3	1700	160
04105	全粒　青大豆　国産　ゆで	0	605	145	65.5	13.8	7.5	1.13	0.66	3.76	(Tr)	1.5	1.4	8.0	–	0.3	170	15.0	8.2	9.9	1.4	1	440	69
04023	全粒　黄大豆　国産　乾	0	1548	372	12.4	32.9	18.6	2.59	1.54	8.84	Tr	6.7	6.0	21.5	–	1.7	422	33.8	19.7	29.5	4.7	1	1900	180
04024	全粒　黄大豆　国産　ゆで	0	679	163	65.4	14.1	(9.2)	(1.28)	(0.77)	(4.39)	(Tr)	1.5	1.3	8.5	–	0.4	176	14.8	9.8	8.4	1.6	1	530	79
04025	全粒　黄大豆　米国産　乾	0	1674	402	11.7	31.0	(19.9)	(3.13)	(1.66)	(10.05)	Tr	16.7*	6.0	15.9	–	–	433	33.0	21.7	28.8	4.8	1	1800	230
04026	全粒　黄大豆　中国産　乾	0	1630	391	12.5	31.2	(17.9)	(2.63)	(1.96)	(9.12)	Tr	18.4*	6.5	15.6	–	–	422	32.8	19.5	30.8	4.4	1	1800	170
04027	全粒　黄大豆　ブラジル産　乾	0	1725	414	8.3	(30.9)	20.2	3.14	1.20	9.93	(Tr)	18.6*	4.6	17.3	–	–	451	33.6	22.6	30.7	4.8	2	1800	250
04077	全粒　黒大豆　国産　乾	0	1452	349	12.7	31.5	16.5	2.42	1.59	8.03	Tr	7.3	6.7	20.6	–	1.6	412	33.9	18.8	28.9	4.6	1	1800	140
04106	全粒　黒大豆　国産　ゆで	0	642	155	65.1	13.8	8.5	1.24	0.83	4.11	–	1.6	1.0	7.9	–	0.3	171	14.7	8.6	9.8	1.4	Tr	480	55
04080	いり大豆　青大豆	0	1774	425	2.7	35.6	19.1	2.84	1.81	9.58	(Tr)	17.5*	8.3	18.4	–	1.8	435	37.7	20.7	33.9	5.0	4	2000	160
04078	いり大豆　黄大豆	0	1788	429	2.5	35.0	20.2	2.81	1.65	9.72	(Tr)	15.9*	6.7	19.4	–	1.8	439	37.5	21.6	33.3	5.1	5	2000	160
04079	いり大豆　黒大豆	0	1796	431	2.4	33.6	20.3	2.83	1.70	8.97	(Tr)	17.9*	7.7	19.2	–	1.6	442	36.4	22.0	34.3	5.0	4	2100	140
04028	水煮缶詰　黄大豆	0	514	124	71.7	12.5	(6.3)	(0.88)	(0.52)	(3.00)	(Tr)	0.8	0.6	6.8	–	–	140	12.9	6.7	7.7	1.0	210	250	100
04081	蒸し大豆　黄大豆	0	772	186	57.4	(15.8)	(9.2)	(1.28)	(0.77)	(4.38)	0	4.5*	–	10.6	–	–	205	16.6	9.8	13.8	2.4	230	810	75
04082	きな粉　青大豆　全粒大豆	0	1769	424	5.9	34.9	20.9	3.21	2.00	10.59	(Tr)	14.7*	7.4	16.9	–	1.8	431	37.0	22.8	29.3	5.0	1	2000	160
04096	きな粉　青大豆　脱皮大豆	0	1736	418	5.2	34.6	23.0	3.29	1.88	11.44	1	6.5*	5.9	20.8	–	1.9	440	36.6	24.6	28.3	5.3	1	2100	190
04029	きな粉　黄大豆　全粒大豆	0	1877	451	4.0	34.3	24.7	3.59	2.02	12.05	(Tr)	13.9*	6.1	18.1	–	1.8	450	36.7	25.7	28.5	5.1	1	2000	190
04030	きな粉　黄大豆　脱皮大豆	0	1901	456	2.6	34.6	23.7	3.43	1.96	11.65	(Tr)	18.4*	5.8	15.3	–	–	451	37.5	25.1	29.5	5.4	2	2000	180
04109	きな粉(砂糖入り)　青きな粉	0	1654	392	(3.3)	(17.5)	(10.4)	–	–	–	0	(53.8)	–	(8.4)	–	–	411	(18.5)	(11.4)	(64.3)	(2.5)	(1)	(980)	(80)
04110	きな粉(砂糖入り)　きな粉	0	1711	406	(2.3)	(17.2)	(12.3)	–	–	–	0	(51.4)	–	(9.0)	–	–	421	(18.3)	(12.9)	(63.9)	(2.6)	(1)	(1000)	(90)
04083	大豆はいが	0	1689	404	3.9	37.8*	14.7	–	–	–	(0)	20.7*	–	18.8	–	–	442	37.8	14.7	39.5	4.1	0	1400	100
04031	ぶどう豆	0	1113	265	36.0	13.5	(8.9)	(1.23)	(0.74)	(4.21)	(Tr)	30.0	29.8	6.3	–	–	289	14.1	9.4	37.0	3.5	620	330	

ミノ酸組成によるたんぱく質の＊→「たんぱく質」の値、脂肪酸のトリアシルグリセロール当量の＊→「脂質」の値が入っている。
可能炭水化物は「利用可能炭水化物（質量計）」の値だが、＊がついているものは「差引き法による利用可能炭水化物」の値（p.2、3参照）。

可食部100g当たり

マグネシウム	リン	鉄	亜鉛	銅	マンガン	ヨウ素	セレン	クロム	モリブデン	ビタミンA レチノール	ビタミンA β-カロテン当量	ビタミンA レチノール活性当量	ビタミンD	ビタミンE α-トコフェロール	ビタミンK	ビタミンB1	ビタミンB2	ナイアシン当量	ビタミンB6	ビタミンB12	葉酸	パントテン酸	ビオチン	ビタミンC	アルコール	食塩相当量	重量変化率	備考
mg	mg	mg	mg	mg	mg	µg	µg	µg	µg	µg	µg	µg	µg	mg	µg	mg	mg	mg	mg	µg	µg	mg	µg	mg	g	g	%	
55	150	2.6	1.5	0.23	–	0	2	2	150	(0)	8	1	(0)	0	6	0.20	0.05	(2.6)	0.06	(0)	48	0.27	4.8	Tr	–	0	230	
	440	5.7	4.6	1.20	–	0	3	1	260	(0)	5	Tr	(0)	0.7	13	0.50	0.20	6.2	0.41	(0)	260	0.48	13.0	Tr	–	0	–	
	440	7.5	2.6	0.77	–	–	–	–	–	(0)	18	2	(0)	3.3	38	0.10	0.05	(4.5)	0.36	(0)	120	0.26	–	Tr	–	1.8	–	別名いかり豆 種皮付き
	140	5.3	0.8	0.32	–	–	–	–	–	(0)	Tr	(0)	(0)	0.2	6	0.01	0.01	(1.3)	0.06	(0)	30	0.14	–	Tr	–	0.4	–	煮豆
	150	2.7	0.9	0.38	–	–	–	–	–	(0)	Tr	(0)	(0)	0.3	3	0.02	0.01	(1.6)	0.07	(0)	36	0.20	–	0	–	0.8	–	煮豆
	130	1.9	1.1	0.33	0.43	–	–	–	–	(0)	4	Tr	(0)	0.4	9	0.06	0.09	2.3	0.08	(0)	45	0.11	–	0	–	1.2	–	煮豆 調味液を除いたもの
	600	6.5	3.9	0.96	2.11	Tr	9	1	450	0	9	1	0	2.3	36	0.74	0.24	11.0	0.55	0	260	0.83	24.0	2	–	0	–	食物繊維:AOAC.2011.25法 (100g:155mL、100mL:64g)
	230	1.8	1.5	0.39	0.93	0	3	0	85	–	5	Tr	–	1.5	18	0.13	0.05	4.0	0.12	–	36	0.08	9.9	0	–	0	217	食物繊維:AOAC.2011.25法
	490	6.8	3.1	1.07	2.27	0	5	3	350	0	9	1	0	2.3	18	0.71	0.26	10.0	0.51	(0)	260	1.36	28.0	3	–	0	–	食物繊維:AOAC.2011.25法 (100g:155mL、100mL:64g)
	190	2.2	1.9	0.23	1.01	0	2	Tr	77	0	8	1	0	1.6	7	0.17	0.08	4.0	0.10	(0)	41	0.26	9.8	Tr	–	0	220	食物繊維:AOAC.2011.25法
	480	8.6	4.5	0.97	–	2	28	4	300	0	9	1	0	1.7	34	0.88	0.30	10.0	0.46	(0)	220	1.49	34.0	Tr	–	0	–	(100g:155mL、100mL:64g)
	460	8.9	3.9	1.01	–	0	2	1	41	0	9	1	0	2.1	34	0.84	0.30	10.0	0.59	(0)	260	1.64	33.0	Tr	–	0	–	(100g:155mL、100mL:64g)
	580	9.0	3.5	1.11	2.54	0	1	1	660	0	15	2	0	3.1	36	0.77	0.29	(11.0)	0.45	(0)	220	1.68	33.0	Tr	–	0	–	(100g:155mL、100mL:64g)
	620	6.8	3.7	0.96	2.24	0	3	2	570	0	26	2	0	3.1	36	0.73	0.23	11.0	0.50	0	350	0.98	26.0	3	–	0	–	ポ1.1g 食物繊維:AOAC.2011.25法 (100g:155mL、100mL:64g)
	220	2.6	1.4	0.33	0.98	0	1	0	170	–	11	1	–	1.8	15	0.14	0.05	4.0	0.12	–	43	0.17	9.3	Tr	–	0	223	ポ0.4g 食物繊維:AOAC.2011.25法
	650	6.7	4.2	1.29	2.90	0	5	2	800	0	7	1	0	2.4	38	0.15	0.27	11.0	0.45	(0)	260	0.57	25.0	1	–	0	–	
	710	7.6	4.2	1.31	3.24	1	5	5	290	0	7	1	0	2.2	38	0.14	0.26	12.0	0.39	(0)	260	0.71	27.0	1	–	0	–	
	640	7.2	3.7	1.06	2.37	1	3	12	240	0	7	1	0	3.1	32	0.12	0.27	11.0	0.41	(0)	280	0.68	27.0	1	–	0	–	
	170	1.8	1.1	0.28	0.84	–	–	–	–	(0)	4	(0)	(0)	0.5	11	0.01	0.02	3.3	0.01	(0)	11	0	–	Tr	–	0.5	–	液汁を除いたもの
	290	2.8	1.8	0.51	1.33	–	–	–	–	(0)	0	(0)	(0)	0.8	11	0.15	0.10	(4.9)	0.18	0	96	0.34	–	0	–	0.6	–	試料:レトルト製品 食物繊維:AOAC.2011.25法
	690	7.9	4.5	1.32	2.76	1	3	5	450	(0)	53	4	(0)	2.4	57	0.29	0.29	11.0	0.56	(0)	250	0.91	29.0	1	–	0	–	(100g:292mL、100mL:34g)
	700	6.7	4.1	1.19	2.63	Tr	7	3	380	(0)	71	6	(0)	7.5	81	0.48	0.27	11.0	0.56	(0)	210	0.93	31.0	U	U	0	–	別名青きな粉、うぐいす色きな粉あるいはうぐいすきな粉 食物繊維:AOAC.2011.25法 (100g:292mL、100mL:34g)
	660	8.0	4.1	1.12	2.75	Tr	5	12	380	(0)	4	Tr	(0)	1.7	27	0.07	0.24	11.0	0.52	(0)	220	1.01	31.0	1	–	0	–	(100g:292mL、100mL:34g)
	680	6.2	4.0	1.23	2.32	5	5	7	370	(0)	4	Tr	(0)	2.4	42	0.23	0.22	11.0	0.40	(0)	250	0.74	33.0	1	–	0	–	(100g:292mL、100mL:34g)
	(340)	(3.9)	(2.3)	(0.67)	(1.38)	0	(2)	(2)	(230)	0	(27)	(2)	0	(1.2)	(28)	(0.14)	(0.14)	(4.2)	(0.26)	0	(130)	(0.46)	(15.0)	(Tr)	–	0	–	原材料配合割合:青きな粉1、上白糖1
	(330)	(4.0)	(2.0)	(0.57)	1.38	0	(2)	(6)	(190)	0	(27)	(2)	0	(0.9)	(13)	(0.04)	(0.12)	(4.2)	(0.26)	0	(110)	(0.51)	(16.0)	0	–	0	–	原材料配合割合:きな粉1、上白糖1
	720	12.0	6.0	1.13	2.86	–	–	–	–	(0)	0	(0)	(0)	19.0	190	0.02	0.73	9.7	0.56	(0)	460	0.59	–	0	–	0	–	
	200	4.2	1.1	0.39	–	–	–	–	–	(0)	0	(0)	(0)	2.4	10	0.09	0.05	3.8	0.07	(0)	48	0.28	–	Tr	–	1.6	–	煮豆

備考
硝：硝酸イオン　ポ：ポリフェノール
タ：タンニン　テ：テオブロミン
カ：カフェイン
見当：概量（1個、1尾、1切れなど）とその目安重量（廃棄部分を含む重量）

穀類 / でんぷん及び粉類 / 砂糖及び甘味類 / 豆類 / 種実類 / 野菜類 / 果実類 / きのこ類 / 藻類 / 魚介類 / 肉類 / 卵類 / 乳類 / 油脂類 / 菓子類 / し好飲料類 / 調味料及び香辛料類 / 調理済み流通食品類

4 豆類

(0)：推定値 0，　(Tr)：推定値 微量，　Tr：微量，　－：未測定　　※炭水化物成分表から算出。

食品番号	食品名	廃棄率	エネルギー		水分	たんぱく質 アミノ酸組成によるたんぱく質	脂質 脂肪酸のトリアシルグリセロール当量	脂肪酸 飽和脂肪酸	n-3系 多価不飽和脂肪酸	n-6系 多価不飽和脂肪酸	コレステロール	炭水化物 利用可能炭水化物	糖類※	食物繊維総量	糖アルコール	有機酸	七訂(2015年版)のエネルギーの算出方法に基づく成分(参考) エネルギー	たんぱく質	脂質	炭水化物	灰分	ナトリウム	カリウム	カルシウム
		%	kJ	kcal	g	g	g	g	g	g	mg	g	g	g	g	g	kcal	g	g	g	g	mg	mg	mg
	えだまめ→野菜類・えだまめ																							
	もやし→野菜類・(もやし類)																							
	[豆腐・油揚げ類]																							
04032	木綿豆腐	0	304	73	85.9	6.7	4.5	0.79	0.31	2.29	0	0.8	0.6	1.1	－	0.2	80	7.0	4.9	1.5	0.7	9	110	9
04097	木綿豆腐 （凝固剤：塩化マグネシウム）	0	304	73	85.9	6.7	4.5	0.79	0.31	2.29	0	0.8	0.6	1.1	－	0.2	80	7.0	4.9	1.5	0.7	21	110	4
04098	木綿豆腐 （凝固剤：硫酸カルシウム）	0	304	73	85.9	6.7	4.5	0.79	0.31	2.29	0	0.8	0.6	1.1	－	0.2	80	7.0	4.9	1.5	0.7		110	15
04033	絹ごし豆腐	0	235	56	88.5	5.3	(3.2)	(0.57)	(0.22)	(1.63)	(0)	0.9	0.7	0.9			62	5.3	3.5	2.0	0.7	11	150	7
04099	絹ごし豆腐 （凝固剤：塩化マグネシウム）	0	235	56	88.5	5.3	3.2	－	－	－	(0)	0.9	0.7	0.9			62	5.3	3.5	2.0	0.7	19	150	3
04100	絹ごし豆腐 （凝固剤：硫酸カルシウム）	0	235	56	88.5	5.3	3.2	－	－	－	(0)	0.9	0.7	0.9			62	5.3	3.5	2.0	0.7	7	150	12
04034	ソフト豆腐	0	234	56	88.9	5.0	(3.0)	(0.53)	(0.21)	(1.53)	(0)	1.9*	0.2	0.4		－	59	5.1	3.3	2.0	0.7	7	150	9
04035	充てん豆腐	0	234	56	88.6	5.1	(2.8)	(0.50)	(0.20)	(1.44)	(0)	2.4*	0.7	0.3		－	59	5.0	3.1	2.5	0.8	10	200	3
04036	沖縄豆腐	0	413	99	81.8	(8.8)	(6.6)	(1.16)	(0.45)	(3.34)	(0)	(1.0)*	(0.7)	0.5		1.2	106	9.1	7.2	0.7	1.2	170	180	12
04037	ゆし豆腐	0	198	47	90.0	(4.1)	(2.6)	(0.45)	(0.18)	(1.30)	(0)	1.8*	0.4	0.2		1.2	50	4.3	2.8	1.7	1.2	240	210	3
04038	焼き豆腐	0	341	82	84.8	7.8	(5.2)	(0.92)	(0.36)	(2.64)	(0)	0.6	0.5	0.5		0.7	88	7.8	5.7	1.0	0.7	4	90	15
04039	生揚げ	0	595	143	75.9	10.3	(10.7)	(1.61)	(0.79)	(4.72)	Tr	1.1	0.8	0.8		1.2	150	10.7	11.3	0.9	1.2	3	120	24
04113	絹生揚げ	0	429	103	80.5	7.6	7.2	0.98	0.52	2.98	－	1.2	1.0	1.5		0.3	114	7.9	7.7	2.9	1.1	17	260	3
04040	油揚げ　生	0	1564	377	39.9	23.0	31.2	3.89	2.26	11.30	(Tr)	0.5	0.3	1.3		－	410	23.4	34.4	0.4	1.9	4	86	31
04084	油揚げ　油抜き　生	0	1105	266	56.9	17.9	21.3	2.74	1.56	8.04	(Tr)	0.3	0.2	0.8		－	288	18.2	23.4	Tr	1.4	2	51	23
04086	油揚げ　油抜き　ゆで	0	680	164	72.6	12.3	12.5	1.68	0.94	5.05	(Tr)	0.1	0	0.6		－	177	12.4	13.8	0.3	0.5	Tr	12	1
04085	油揚げ　油抜き　焼き	0	1499	361	40.2	24.6	28.8	3.73	2.08	10.93	(Tr)	0.4	0.2	1.2		－	398	24.9	32.2	0.7	2.0	4	74	3
04095	油揚げ　甘煮	0	967	231	54.9	10.4	11.8	1.60	0.75	4.82	0	20.5*	17.0	0.5		0.1	239	11.2	13.0	19.1	1.7	460	61	1
04041	がんもどき	0	925	223	63.5	15.2	(16.8)	(2.49)	(1.24)	(7.28)	Tr	2.0	1.1	1.4		1.8	228	15.3	17.8	1.6	1.8	190	80	27
04042	凍り豆腐　乾	0	2064	496	7.2	49.7	32.3	5.22	2.49	15.83	(0)	0.2	0	2.5		4.0	536	50.5	34.1	4.2	4.0	440	34	63
04087	凍り豆腐　水煮	0	435	104	79.6	10.8	6.7	1.07	0.51	3.25	(0)	0.1	0	0.5		1.3	115	10.7	7.3	1.1	1.3	260	3	1
04043	豆腐よう	0	770	183	60.6	(9.0)	7.5	1.17	0.55	3.84	(0)	19.6*	－	0.8		2.5	189	9.5	8.3	19.1	2.5	760	38	1
04044	豆腐竹輪　蒸し	0	508	121	71.6	(13.6)	3.7	0.62	0.35	1.83	12	7.9*	－	0.8		2.4	126	14.9	4.4	6.7	2.4	740	140	1
04045	豆腐竹輪　焼き	0	560	133	68.8	(14.4)	4.1	0.69	0.38	2.01	13	9.3*	－	0.7		2.7	139	16.1	4.9	7.5	2.7	900	150	1
04088	ろくじょう豆腐	0	1384	332	26.5	(33.5)	(19.6)	(3.46)	(1.36)	(9.97)	(0)	3.7*	－	3.2		13.5	347	34.7	21.5	3.8	13.5	4300	430	6
	[納豆類]																							
04046	糸引き納豆	0	765	184	59.5	14.5	(9.7)	(1.45)	(0.67)	(4.98)	Tr	(4.8)*	0.1	9.5			200	16.5	10.0	12.1	1.9	1	690	
04047	挽きわり納豆	0	772	185	60.9	15.1	(9.7)	(1.45)	(0.67)	(4.98)	(0)	6.4*	0	5.9	－		194	16.6	10.0	10.5	2.0	2	700	

ミノ酸組成によるたんぱく質の*→「たんぱく質」の値、脂肪酸のトリアシルグリセロール当量の*→「脂質」の値が入っている。
用可能炭水化物は「利用可能炭水化物（質量計）」の値だが、*がついているものは「差引き法による利用可能炭水化物」の値（p.2、3 参照）。

可食部 100 g 当たり

備考欄凡例：
硝：硝酸イオン　ポ：ポリフェノール　タ：タンニン　テ：テオブロミン　カ：カフェイン
見当：概量（1個、1尾、1切れなど）とその目安重量（廃棄部分を含む重量）

マグネシウム	リン	鉄	亜鉛	銅	マンガン	ヨウ素	セレン	クロム	モリブデン	レチノール	β-カロテン当量	レチノール活性当量	ビタミンD	ビタミンE α-トコフェロール	ビタミンK	ビタミンB1	ビタミンB2	ナイアシン当量	ビタミンB6	ビタミンB12	葉酸	パントテン酸	ビオチン	ビタミンC	アルコール	食塩相当量	重量変化率	備考
mg	mg	mg	mg	mg	mg	µg	µg	µg	µg	µg	µg	µg	µg	mg	µg	mg	mg	mg	mg	µg	µg	mg	µg	mg	g	g	%	
57	88	1.5	0.6	0.16	0.41	6	4	4	44	(0)	0	(0)	(0)	0.2	6	0.09	0.04	1.9	0.05	(0)	12	0.02	4.1	0	–	0	–	凝固剤の種類は問わないもの　食物繊維:AOAC.2011.25法
76	88	1.5	0.6	0.16	0.41	6	4	4	44	(0)	0	(0)	(0)	0.2	6	0.09	0.04	1.9	0.05	(0)	12	0.02	4.1	0	–	0.1	–	食物繊維:AOAC.2011.25法
34	88	1.5	0.6	0.16	0.41	6	4	4	44	(0)	0	(0)	(0)	0.2	6	0.09	0.04	1.9	0.05	(0)	12	0.02	4.1	0	–		–	食物繊維:AOAC.2011.25法
50	68	1.2	0.5	0.16	0.34	1	1	1	69	(0)	0	(0)	(0)	0.1	9	0.11	0.04	1.6	0.06	(0)	12	0.09	3.5	0	–	0	–	凝固剤の種類は問わないもの　食物繊維:AOAC.2011.25法
33	68	1.2	0.5	0.16	0.34	1	1	1	69	(0)	0	(0)	(0)	0.1	9	0.11	0.04	1.6	0.06	(0)	12	0.09	3.5	0	–		–	食物繊維:AOAC.2011.25法
33	68	1.2	0.5	0.16	0.34	1	1	1	69	(0)	0	(0)	(0)	0.1	9	0.11	0.04	1.6	0.06	(0)	12	0.09	3.5	0	–		–	食物繊維:AOAC.2011.25法
32	82	0.7	0.5	0.16	0.33	–	–	–	–	(0)	0	(0)	(0)	0.1	10	0.07	0.03	1.4	0.07	(0)	10	0.10	–	Tr	–	0	–	
38	83	0.8	0.6	0.18	0.43	–	–	–	–	(0)	0	(0)	(0)	0.3	11	0.15	0.04	1.6	0.09	(0)	23	0.12	–	Tr	–	0	–	
36	130	1.7	1.0	0.19	0.93	–	–	–	–	(0)	0	(0)	(0)	0	16	0.10	0.04	(2.5)	0.06	(0)	14	Tr	–	Tr	–	0.4	–	別名　島豆腐
43	71	0.7	0.5	0.14	0.33	–	–	–	–	(0)	0	(0)	(0)	0	9	0.10	0.04	(1.3)	0.07	(0)	13	0.20	–	Tr	–	0.6	–	
37	110	1.6	0.8	0.16	0.60	–	–	–	–	(0)	0	(0)	(0)	0	14	0.07	0.03	2.2	0.05	(0)	12	0.06	–	Tr	–	0	–	
	150	2.6	1.1	0.23	0.78	1	2	2	87	(0)	0	2	Tr	2	26	0.07	0.04	2.8	0.08	(0)	28	0.15	5.5	0	–	0	–	別名　厚揚げ　食物繊維:AOAC.2011.25法　見当 1枚=(大)200g、(小)100g
	130	1.2	0.8	0.23	0.48	1	4	2	69	–	1	(0)	(0)	0.7	11	0.12	0.04	2.4	0.09	–	16	0.13	6.2	0	–	0	–	別名　絹厚揚げ　食物繊維:AOAC.2011.25法　見当 1枚=(大)200g、(小)100g
	350	3.2	2.5	0.22	1.55	–	–	–	97	(0)	0	(0)	(0)	1.3	67	0.06	0.04	6.2	0.07	(0)	18	0.07	7.1	0	–	0	–	
	280	2.5	2.1	0.16	1.22	Tr	6	4	68	(0)	0	(0)	(0)	0.9	48	0.06	0.04	4.8	0.04	(0)	12	0.04	4.8	0	–	0	140	
	180	1.6	1.4	0.07	0.73	–	4	3	8	(0)	0	(0)	(0)	0.9	26	0.01	0.03	3.2	0.01	(0)	3	0.02	–	0	–	0	210	
	380	3.4	2.7	0.22	1.65	–	8	8	92	(0)	0	(0)	(0)	1.1	65	0.04	0.04	6.6	0.06	(0)	14	0.04	6.8	0	–	0	99	
	150	1.5	1.1	0.08	0.16	Tr	3	3	25	(0)	0	(0)	(0)	0.9	22	0.01	0.02	2.6	0.02	(0)	3	0.03	3.7	0	–	1.2	–	
	200	3.6	1.6	0.22	1.30	32	4	8	60	(0)	0	(0)	(0)	1.5	60	0.03	0.04	4.0	0.02	(0)	21	0.20	7.6	Tr	–	0.5	–	
	820	7.5	5.2	0.57	4.32	1	19	2	67	(0)	9	1	(0)	1.9	60	0.02	0.02	13.0	0.02	0.1	6	0.10	21.0	0	–	1.1	–	別名　高野豆腐　試料:炭酸水素ナトリウム処理製品
	180	1.7	1.7	0.09	1.02	Tr	5	1	3	(0)	2	(0)	(0)	0.6	13	0	0.02	(2.8)	0.05	Tr	7	0.40	4.2	Tr	–	1.9	430	別名　高野豆腐　湯戻し後、煮たもの
	150	2.0	1.0	0.13	0.58	63	14	3	43	(0)	3	(0)	0	3	12	0.12	0.08	(3.7)	0.04	0.6	11	0.17	–	Tr	–	1.9	–	原材料配合割合:豆腐2、すり身1
	170	2.3	1.0	0.14	0.61	–	–	–	–	(0)	3	(0)	0	8	10	0.13	0.08	(3.8)	0.04	0.8	17	0.21	–	Tr	–	2.3	–	原材料配合割合:豆腐2、すり身1
	590	6.1	4.6	0.73	3.83	–	–	–	–	(0)	0	(0)	(0)	2.5	41	0.10	0.06	(9.1)	0.11	(0)	23	0.14	–	0	–	11.0	–	
	220	3.3	1.9	0.60	1.39	Tr	16	1	290	(0)	4	Tr	(0)	0.5	870	0.13	0.30	4.6	0.24	Tr	130	3.63	18.2	3	–	0	–	ビタミンK:メナキノン-7を含む　食物繊維:AOAC.2011.25法　見当 1パック=40g
	250	2.6	1.3	0.43	1.00	–	–	–	–	(0)	(0)	(0)	(0)	0.8	930	0.14	0.36	5.0	0.29	0	110	4.28	–	Tr	–	0	–	ビタミンK:メナキノン-7を含む

穀類　いも及びでん粉類　砂糖及び甘味類　豆類　種実類　野菜類　果実類　きのこ類　藻類　魚介類　肉類　卵類　乳類　油脂類　菓子類　し好飲料類　調味料及び香辛料類　調理済み流通食品類

(0)：推定値 0，（Tr）：推定値 微量，Tr：微量，－：未測定　※炭水化物成分表から算出。

豆類

可食部100 g 当たり

食品番号	食品名	廃棄率 %	エネルギー kJ	エネルギー kcal	水分 g	たんぱく質 アミノ酸組成による g	たんぱく質 g	脂質 トリアシルグリセロール当量 g	脂質 飽和脂肪酸 g	脂質 n-3系多価不飽和脂肪酸 g	脂質 n-6系多価不飽和脂肪酸 g	コレステロール mg	利用可能炭水化物 g	糖類※ g	食物繊維総量 g	糖アルコール g	有機酸 g	七訂 エネルギー kcal	七訂 たんぱく質 g	七訂 脂質 g	七訂 炭水化物 g	灰分 g	ナトリウム mg	カリウム mg	カルシウム mg
04048	五斗納豆	0	900	214	45.8		15.3*	6.9	1.13	0.70	3.55	(0)	20.3*	–	4.9	–	–	227	15.3	8.1	24.0	6.8	2300	430	45
04114	塩納豆	0	575	137	64.0		7.8	3.6	0.57	0.29	1.78	–	15.3*	10.2	6.0	–	0.2	153	8.3	4.4	20.2	3.2	860	410	48
04049	寺納豆	0	1043	248	24.4		18.6*	6.1	1.01	0.60	3.10	(0)	25.9*	–	7.6	–	–	271	18.6	8.1	31.5	17.4	5600	1000	110
04115	干し納豆	0	1491	357	12.0		30.2	15.3	2.34	1.30	7.61	(0)	15.3*	1.0	17.2	–	1.2	393	33.0	16.8	29.3	8.9	2000	1600	190
	みそ類→調味料及び香辛料類																								
	[その他]																								
04051	おから　生	0	363	88	75.5		5.4	(3.4)	(0.51)	(0.28)	(1.75)	(0)	3.2*	0.4	11.5	–	–	111	6.1	3.6	13.8	1.0	5	350	81
04089	おから　乾燥	0	1377	333	7.1	(20.2)		(12.7)	(1.94)	(1.07)	(6.62)	(0)	12.6*	(1.6)	43.6	–	–	421	23.1	13.6	52.3	3.8	19	1300	310
04052	豆乳　豆乳	0	178	43	90.8		3.4	2.6	0.39	0.20	1.34	(0)	0.9*	0.4	0.9	–	0.2	50	3.6	2.8	2.3	0.5	2	190	15
04053	豆乳　調製豆乳	0	253	61	87.9		3.1	3.4	0.50	0.20	1.79	(0)	3.7*	1.7	1.1	–	0.2	64	3.2	3.6	4.8	0.5	50	170	31
04054	豆乳　豆乳飲料・麦芽コーヒー	0	238	57	87.4		2.1	2.1	0.33	0.11	1.08	(0)	6.9*	3.9	1.1	–	0.2	60	2.2	2.2	7.8	0.4	42	110	20
04055	大豆たんぱく　粒状大豆たんぱく	0	1340	318	7.8	(44.1)		1.9	0.38	0.14	1.01	(0)	22.2*	–	17.8	–	–	360	46.3	3.0	36.7	6.2	3	2400	270
04056	大豆たんぱく　濃縮大豆たんぱく	0	1319	313	6.8	(55.4)		0.7	0.21	0.04	0.35	(0)	10.8*	–	20.9	–	–	361	58.2	1.7	27.9	5.4	550	1300	280
04057	大豆たんぱく　分離大豆たんぱく　塩分無調整タイプ	0	1422	335	5.9		77.1	1.6	0.41	0.09	0.87	(0)	1.0*	0.2	4.2	–	–	388	79.1	3.0	7.5	4.5	1300	190	57
04090	大豆たんぱく　分離大豆たんぱく　塩分調整タイプ	0	1422	335	5.9	(77.1)		–	–	–	–	(0)	(1.0)	(0.2)	4.2	–	–	388	79.1	3.0	7.5	4.5	640	260	89
04058	大豆たんぱく　繊維状大豆たんぱく	0	1544	365	5.8	(56.5)		3.6	0.72	0.21	1.86	(0)	23.8*	–	5.6	–	–	383	59.3	5.0	25.2	4.7	1400	270	70
04059	湯葉　生	0	912	218	59.1		21.4	12.3	1.90	0.91	6.15	(0)	5.1*	–	0.8	–	–	231	21.8	13.7	4.1	1.3	4	290	90
04060	湯葉　干し　乾	0	2024	485	6.9		49.7	30.0	4.98	2.18	14.08	(0)	2.6*	2.2	3.0	–	–	530	50.4	32.1	7.2	3.3	12	840	210
04091	湯葉　干し　湯戻し	0	631	151	72.8		15.3	9.6	1.60	0.70	4.52	(0)	0.4*	0.2	1.2	–	–	161	15.7	10.6	0.1	0.9	2	140	90
04061	金山寺みそ	0	1046	247	34.3	(5.8)		2.6	0.54	0.17	1.35	(0)	48.5*	–	3.2	–	–	256	6.9	3.2	50.0	5.6	2000	190	33
04062	ひしおみそ	0	836	198	46.3	(5.4)		2.2	0.36	0.16	1.12	(0)	37.5*	–	2.8	–	–	206	6.5	2.7	38.8	5.7	1900	340	56
04063	テンペ	0	748	180	57.8	(11.9)		7.8	1.20	0.72	3.97	(0)	10.2*	–	10.2	–	–	202	15.8	9.0	15.4	2.0	2	730	70
	つるあずき																								
04064	全粒　乾	0	1252	297	12.0	(17.8)		1.0	0.32	0.18	0.37	(0)	43.3*	0.8	22.0	–	–	348	20.8	1.6	61.8	3.9	1	1400	280
04092	全粒　ゆで	0	556	132	60.5	(8.4)		(0.6)	(0.19)	(0.11)	(0.22)	(0)	(16.2)	(0.4)	13.4	–	–	159	9.7	1.0	27.5	1.3	0	370	130
	ひよこまめ																								
04065	全粒　乾	0	1413	336	10.4	(16.7)		4.3	0.56	0.08	1.96	(0)	49.4*	2.3	16.3	–	–	374	20.0	5.2	61.5	2.9	17	1200	100
04066	全粒　ゆで	0	624	149	59.6	(7.9)		2.1	0.28	0.04	0.96	(0)	18.2*	–	11.6	–	–	171	9.5	2.5	27.4	1.0	5	350	45
04067	全粒　フライ　味付け	0	1533	366	4.6	(15.7)		8.1	1.24	0.25	3.03	(0)	47.0*	–	21.0	–	–	419	18.8	10.4	62.6	3.6	700	690	
	べにばないんげん																								
04068	全粒　乾	0	1146	273	15.4	(13.8)		1.2	0.21	0.35	0.50	(0)	38.4*	4.6	26.7	–	–	332	17.2	1.7	61.2	4.5	1	1700	
04069	全粒　ゆで	0	435	103	69.7	(5.0)		0.4	0.08	0.12	0.17	(0)	16.1*	1.5	7.6	–	–	121	6.2	0.6	22.3	1.2	0	440	
	やぶまめ																								
04108	乾	0	1614	383	13.1		23.4*	10.1*	–	–	–	–	49.5*	–	–	–	–	381	23.4	10.1	49.5	3.9	5	1700	

ミノ酸組成によるたんぱく質の*→「たんぱく質」の値、脂肪酸のトリアシルグリセロール当量の*→「脂質」の値が入っている。
用可能炭水化物は「利用可能炭水化物（質量計）」の値だが、*がついているものは「差引き法による利用可能炭水化物」の値（p.2、3参照）。

可食部100g当たり

リン	鉄	亜鉛	銅	マンガン	ヨウ素	セレン	クロム	モリブデン	レチノール	β-カロテン当量	レチノール活性当量	ビタミンD	ビタミンE α-トコフェロール	ビタミンK	ビタミンB1	ビタミンB2	ナイアシン当量	ビタミンB6	ビタミンB12	葉酸	パントテン酸	ビオチン	ビタミンC	アルコール	食塩相当量	重量変化率	備考
mg	mg	mg	mg	mg	μg	μg	μg	μg	μg	μg	μg	μg	mg	μg	mg	mg	mg	mg	μg	μg	mg	μg	mg	g	g	%	
190	2.2	1.1	0.31	0.75	1	8	2	75	(0)	(0)	(0)	(0)	0.6	590	0.08	0.35	3.7	0.19	-	110	2.90	15.0	Tr	-	5.8	-	こうじ納豆 ビタミンK:メナキノン-7を含む
150	1.3	1.0	0.25	0.72	1800	1	1	73	-	2	Tr	-	0.5	220	0.06	0.11	2.6	0.13	Tr	36	1.30	8.7	0	-	2.2	-	ビタミンK:メナキノン-7を含む 食物繊維:AOAC.2011.25法
330	5.9	3.8	0.80	1.70	1	14	2	110						190	0.04	0.35	7.2	0.17		39	0.81	19.0		-	14.2	-	塩辛納豆、浜納豆 ビタミンK:メナキノン-7を含む
570	5.8	3.4	1.03	2.31	5	5	2	300	-	7	1	-	2.6	300	0.11	0.22	9.4	0.32	Tr	150	2.64	31.2		-	5.1	-	ビタミンK:メナキノン-7を含む 食物繊維:AOAC.2011.25法
99	1.3	0.6	0.14	0.40	1	1	1	45	(0)	(0)	(0)	(0)	0.4	8	0.11	0.03	1.6	0.06	(0)	14	0.31	4.1	Tr	-	0	-	
380	4.9	2.3	0.53	1.52	4	4	4	170	(0)	(0)	(0)	(0)	1.5	30	0.42	0.11	(5.9)	0.23	(0)	53	1.18	16.0	Tr	-	0	-	
49	1.2	0.3	0.12	0.23	Tr	1	0	54	(0)	1	0	(0)	0.1	4	0.03	0.02	1.4	0.06	(0)	28	0.28	3.8	Tr	-	0	-	食物繊維:AOAC.2011.25法
44	1.2	0.4	0.12	0.23	Tr	1	Tr	32	(0)	1	0	(0)	0.1	4	0.07	0.04	1	0.05	(0)	31	0.24	3.6	Tr	-	0.1	-	食物繊維:AOAC.2011.25法
36	0.3	0.2	0.07	0.13	0	1	1	31	0	1	0	(0)	0.3	3	0.02	0.02	0.9	0.03	0	15	0.12	-	Tr	-	0.1	-	食物繊維:AOAC.2011.25法
730	7.7	4.5	1.41	2.61					(0)	(0)	(0)	(0)	1		0.67	0.30	(13.0)	0.64	(0)	370	1.89	-	Tr	-	0	-	
750	9.2	3.1	0.99	2.00					(0)	(0)	(0)	(0)			0.37	0.11	(15.0)	0.16	(0)	210	0.40	-	Tr	-	1.4	-	
840	9.4	2.9	1.51	0.89					(0)	(0)	(0)	(0)	Tr		0.11	0.14	20.0	0.06	(0)	270	0.37	-	Tr	-	3.3	-	
840	9.4	2.9	1.51	0.89					(0)	(0)	(0)	(0)	Tr		0.11	0.14	(20.0)	0.06	(0)	270	0.37	-	Tr	-	1.6	-	
630	8.2	2.4	1.13	1.02					(0)	(0)	(0)	(0)	2		0.62	0.16	(15.0)	0.08	(0)	170	0.34	-	Tr	-	3.6	-	
250	3.6	2.2	0.70	-	1	3	1	100	(0)	10	1	(0)		22	0.17	0.09	5.4	0.13		25	0.34	14.0	Tr	-		-	
600	8.3	4.9	3.27	3.43	3	7	4	270	(0)	8	1	(0)	2.4	55	0.35	0.12	13.0	0.32		38	0.55	37.0	0	-	0	-	
170	2.6	1.6	0.57	1.09		1	1	14	(0)	10	1	(0)	0.7	3							0.12	11.0		-	0	320	
130	1.7	0.7	0.16	0.96		1	1	34	(0)					16	0.12	0.18	(3.2)	0.10		34	0.74	8.1	Tr	-	5.1	-	ビタミンK:メナキノン-7を含む
120	1.9	0.7	0.32	0.52		1	1	37	(0)					17	0.10	0.27	(3.4)	0.08		12	0.36	7.1	Tr	-	4.8	-	ビタミンK:メナキノン-7を含む
250	2.4	1.7	0.52	0.80	1	3	1	76	(0)	1	Tr		0.8	11	0.07	0.09	(4.9)	0.23		49	1.08	20.0	Tr	-		-	丸大豆製品
320	11.0	3.1	0.73	2.92	0	3	4	220	(0)	22	2	(0)	0.1	50	0.50	0.13	(5.9)	0.28	(0)	210	0.75	9.7	3	-	0	-	たけあずき
120	3.3	1.2	0.30	0.57	-	-	-	-	(0)	10	1			24	0.16	0.04	(2.3)			48	0.14	-	Tr	-	0	210	たけあずき
270	2.6	3.2	0.84	-	1	11	1	150	(0)	19	2	(0)	2.5	9	0.37	0.15	(4.8)	0.64	(0)	350	1.77	21.0	Tr	-	0	-	チックピー ガルバンゾー
120	1.2	1.8	0.29	1.10	Tr	5	1	56	(0)	17	1	(0)	1.7	6	0.16	0.07	(1.9)	0.18	(0)	110	0.48	8.9	Tr	-	0	220	チックピー、ガルバンゾー
370	4.2	2.7	0.78	2.20	-	-	-	-	(0)	4	Tr	(0)	1.9	23	0.21	0.10	(3.8)	0.50		100	0.35	-	Tr	-	1.8	-	チックピー、ガルバンゾー
430	5.4	3.4	0.74	1.50	0	1	2	41	(0)	4	Tr	(0)	0.1	8	0.67	0.15	(5.7)	0.51	(0)	140	0.81	8.4	Tr	-	0	-	はなまめ
140	1.6	0.8	0.17	0.58	Tr	Tr	1	21	(0)	4	Tr	(0)	Tr	3	0.14	0.05	(1.6)	0.11	Tr	23	0.18	3.0	Tr	-	0	260	はなまめ
230	2.4	1.4	0.31	1.03	0	1	0	460	-	-	-	-	-	-	-	-	3.9	-	-	-	-	-	-	-	-	0	-	

備考欄凡例：
硝：硝酸イオン　ポ：ポリフェノール
タ：タンニン　テ：テオブロミン
カ：カフェイン
見当：概量（1個、1尾、1切れなど）とその目安重量（廃棄部分を含む重量）

穀類 / でんぷん及び粉類 / 砂糖及び甘味類 / 豆類 / 種実類 / 野菜類 / 果実類 / きのこ類 / 藻類 / 魚介類 / 肉類 / 卵類 / 乳類 / 油脂類 / 菓子類 / 嗜好飲料類 / 調味料及び香辛料類 / 調理済み流通食品類

（0）：推定値 0，　（Tr）：推定値 微量，　Tr：微量，　－：未測定　　※炭水化物成分表から算出。

		廃棄率	エネルギー		水分	たんぱく質 アミノ酸組成による	脂質					コレステロール	炭水化物			糖アルコール	有機酸	七訂（2015年版）のエネルギーの算出方法に基づく成分（参考）				灰分	ナトリウム	カリウム	カルシウム
							脂肪酸のトリアシルグリセロール当量	脂肪酸					利用可能炭水化物	糖類※	食物繊維総量			エネルギー	たんぱく質	脂質	炭水化物				
						たんぱく質		飽和脂肪酸	n-3系多価不飽和脂肪酸	n-6系多価不飽和脂肪酸															
食品番号	食品名	%	kJ	kcal	g	g	g	g	g	g	g	mg	g	g	g	g	g	kcal	g	g	g	g	mg	mg	mg
	らいまめ																								
04070	全粒　乾	0	1287	306	11.7	(18.8)	1.3	0.42	0.20	0.55	(0)	44.8*	1.2	19.6	–	–	351	21.9	1.8	60.8	3.8	Tr	1800	7
04093	全粒　ゆで	0	514	122	62.3	(8.3)	(0.7)	(0.21)	(0.10)	(0.28)	(0)	(14.9)	(0.5)	10.9	–	–	152	9.6	0.9	26.0	1.1	0	490	2
	らっかせい→種実類・らっかせい																								
	らっかせい・未熟豆→野菜類・らっかせい																								
	りょくとう																								
04071	全粒　乾	0	1346	319	10.8	20.7	1.0	0.34	0.17	0.44	(0)	49.4*	1.4	14.6	–	–	354	25.1	1.5	59.1	3.5	0	1300	10
04072	全粒　ゆで	0	528	125	66.0	(8.2)	(0.4)	(0.13)	(0.07)	(0.18)	(0)	19.5*	0.2	5.2	–	–	137	10.2	0.6	22.5	0.7	1	320	3
	はるさめ→いも及びでん粉類・（でん粉製品）・緑豆はるさめ																								
	もやし→野菜類・（もやし類）・りょくとうもやし																								
	レンズまめ																								
04073	全粒　乾	0	1319	313	12.0	(19.7)	1.0	0.17	0.09	0.39	(0)	47.9*	1.0	16.7	–	–	352	23.2	1.5	60.7	2.7	Tr	1000	5
04094	全粒　ゆで	0	629	149	57.9	(9.5)	(0.5)	(0.09)	(0.05)	(0.20)	(0)	(21.2)	(0.6)	9.4	–	–	170	11.2	0.8	29.1	1.1	0	330	2

可食部100 g当たり

穀類
いも及びでん粉類
砂糖及び甘味類
豆類
種実類
野菜類
果実類
きのこ類
藻類
魚介類
肉類
卵類
乳類
油脂類
菓子類
し好飲料類
香辛料及び調味料類
調理済み流通食品類

ミノ酸組成によるたんぱく質の＊→「たんぱく質」の値、脂肪酸のトリアシルグリセロール当量の＊→「脂質」の値が入っている。
用可能炭水化物は「利用可能炭水化物（質量計）」の値だが、＊がついているものは「差引き法による利用可能炭水化物」の値 (p.2、3参照)。

	リン	鉄	亜鉛	銅	マンガン	ヨウ素	セレン	クロム	モリブデン	ビタミンA			ビタミンD	ビタミンE α-トコフェロール	ビタミンK	ビタミンB₁	ビタミンB₂	ナイアシン当量	ビタミンB₆	ビタミンB₁₂	葉酸	パントテン酸	ビオチン	ビタミンC	アルコール	食塩相当量	重量変化率	備考
										レチノール	β-カロテン当量	レチノール活性当量																
g	mg	mg	mg	mg	mg	µg	µg	µg	µg	µg	µg	µg	µg	mg	µg	mg	mg	mg	mg	µg	µg	mg	µg	mg	g	g	%	
0	250	6.2	2.9	0.70	1.85	Tr	17	3	380	(0)	6	Tr	(0)	0.1	6	0.47	0.16	(5.7)	0.40	(0)	120	1.05	9.2	0	–	0	–	別名 ライマビーン、バタービーン
2	95	2.3	1.1	0.25	0.73	–	–	–	–	(0)	3	0	(0)	Tr	3	0.10	0.04	(2.2)	0.08	(0)	25	0.23	–	0	–	0	210	別名 ライマビーン、バタービーン
0	320	5.9	4.0	0.91	–	0	2	3	410	(0)	150	13	(0)	0.3	36	0.70	0.22	6.2	0.52	(0)	460	1.66	11.0	Tr	–	0	–	別名 やえなり
9	75	2.2	0.8	0.21	0.31	0	1	1	140	(0)	85	7	(0)	0.2	16	0.19	0.06	(2.1)	0.05	(0)	80	0.34	3.3	Tr	–	0	240	別名 やえなり
0	430	9.0	4.8	0.95	1.57	0	54	2	180	(0)	30	3	(0)	0.8	17	0.52	0.17	(5.3)	0.55	0	77	1.58	23.0	1	–	0	–	別名 ひらまめ (100g:126mL、100mL:80g)
4	190	4.3	2.5	0.44	0.81	–	–	–	–	(0)	15	1	(0)	0.4	9	0.20	0.06	(2.1)	0.16	(0)	22	0.57	–	0	–	0	200	別名 ひらまめ

備考凡例：
硝：硝酸イオン　ポ：ポリフェノール
タ：タンニン　テ：テオブロミン
カ：カフェイン
見当：概量（1個、1尾、1切れなど）と
その目安重量（廃棄部分を含む重量）

穀類
いも及び粉類
砂糖及び甘味類
豆類
種実類
野菜類
果実類
きのこ類
藻類
魚介類
肉類
卵類
乳類
油脂類
菓子類
飲料類
し好
調味料及び香辛料類
調理済み流通食品類

種実類

(0)：推定値 0，(Tr)：推定値 微量，Tr：微量，－：未測定　※炭水化物成分表から算出。

可食部100g当たり

食品番号	食品名	廃棄率 %	エネルギー kJ	エネルギー kcal	水分 g	たんぱく質 アミノ酸組成による g	脂質 脂肪酸のトリアシルグリセロール当量 g	脂肪酸 飽和脂肪酸 g	脂肪酸 n-3系多価不飽和脂肪酸 g	脂肪酸 n-6系多価不飽和脂肪酸 g	コレステロール mg	炭水化物 利用可能炭水化物 g	炭水化物 糖類※ g	炭水化物 食物繊維総量 g	炭水化物 糖アルコール g	有機酸 g	七訂 エネルギー kcal	七訂 たんぱく質 g	七訂 脂質 g	七訂 炭水化物 g	灰分 g	ナトリウム mg	カリウム mg	カルシウム mg
	アーモンド																							
05001	乾	0	2516	609	4.7	18.7	51.9	3.95	0.01	12.11	–	11.5*	5.1	10.1	–	–	587	19.6	51.8	20.9	3.0	1	760	250
05002	フライ 味付け	0	2587	626	1.8	21.1	53.2	4.34	0.03	11.69	0	10.6*	4.5	10.1	–	–	613	21.3	55.7	17.9	3.2	100	760	24
05040	いり 無塩	0	2513	608	1.8	(19.0)	(54.2)	(4.13)	(0.01)	(12.64)	–	(5.6)*	(4.9)	11.0	–	–	608	20.3	54.1	20.7	3.1	Tr	740	26
	あさ																							
05003	乾	0	1867	450	4.6	25.7	27.3	2.95	4.74	14.89	(0)	14.0*	2.3	23.0	–	–	470	29.9	28.3	31.7	5.5	2	340	13
	あまに																							
05041	いり	0	2230	540	0.8	20.3	41.1	3.62	23.50	5.63	2	10.2*	0.9	23.8	–	–	562	21.8	43.3	30.4	3.7	70	760	21
	えごま																							
05004	乾	0	2162	523	5.6	16.9	40.6	3.34	23.70	5.12	(0)	12.2*	2.0	20.8	–	–	544	17.7	43.4	29.4	3.9	2	590	39
	カシューナッツ																							
05005	フライ 味付け	0	2452	591	3.2	19.3	47.9	9.97	0.08	8.00	(0)	(17.2)*	(5.3)	6.7	–	–	576	19.8	47.6	26.7	2.7	220	590	3
	かぼちゃ																							
05006	いり 味付け	35	2445	590	4.5	(25.3)	(48.7)	(9.03)	(0.12)	(20.81)	(0)	9.0*	(1.3)	7.3	–	–	575	26.5	51.8	12.0	5.2	47	840	4
	かや																							
05007	いり	0	2595	629	1.2	8.7*	56.2	6.06	0.26	27.99	(0)	13.1*	–	18.2	–	–	665	8.7	64.9	22.6	2.6	6	470	5
	ぎんなん																							
05008	生	25	710	168	57.4	4.2	1.3	0.16	0.04	0.57	(0)	33.9*	1.3	1.6	–	–	172	4.7	1.6	34.8	1.5	Tr	710	
05009	ゆで	0	715	169	56.9	(4.0)	(1.2)	(0.15)	(0.03)	(0.53)	(0)	34.3*	1.2	2.4	–	–	174	4.6	1.5	35.8	1.2	1	580	
	（くり類）																							
	日本ぐり																							
05010	生	30	625	147	58.8	2.4	(0.4)	(0.09)	(0.05)	(0.20)	(0)	30.6*	4.3	4.2	–	–	164	2.8	0.5	36.9	1.0	1	420	2
05011	ゆで	20	646	152	58.4	(2.9)	0.5	0.11	0.06	0.25	(0)	30.0	4.2	6.6	–	–	167	3.5	0.6	36.7	0.8	1	460	2
05012	甘露煮	0	984	232	40.8	(1.5)	(0.3)	(0.07)	(0.04)	(0.16)	(0)	54.4*	–	2.8	–	–	238	1.8	0.4	56.8	0.2	7	75	
	中国ぐり																							
05013	甘ぐり	20	875	207	44.4	(4.3)	(0.9)	(0.13)	(0.02)	(0.21)	(0)	(40.2)*	(5.7)	8.5	–	–	222	4.9	0.9	48.5	1.3	2	560	
	マロングラッセ→菓子類・〈果実菓子類〉																							
	くるみ																							
05014	いり	0	2940	713	3.1	13.4	70.5	6.87	8.96	41.32	(0)	2.6	2.5	7.5	–	–	674	14.6	68.8	11.7	1.8	4	540	
	けし																							
05015	乾	0	2291	555	3.0	(20.2)	47.6	5.44	0.28	32.50	(0)	3.2	3.2	16.5	–	–	567	19.3	49.1	21.8	6.8	4	700	17
	ココナッツ																							
05016	ココナッツパウダー	0	2785	676	2.5	(5.6)	(64.3)	(55.25)	(0)	(1.01)	(0)	11.5*	(6.1)	14.1	–	–	668	6.1	65.8	23.7	1.9	10	820	

ミノ酸組成によるたんぱく質の＊→「たんぱく質」の値、脂肪酸のトリアシルグリセロール当量の＊→「脂質」の値が入っている。
用可能炭水化物は「利用可能炭水化物（質量計）」の値だが、＊がついているものは「差引き法による利用可能炭水化物」の値（p.2、3参照）。

| | 無機質 | | | | | | | | | ビタミン | | | | | | | | | | | | | | | アル | 食塩 | 重量 | 備考 |
| マグネシウム | リン | 鉄 | 亜鉛 | 銅 | マンガン | ヨウ素 | セレン | クロム | モリブデン | ビタミンA レチノール | β-カロテン当量 | レチノール活性当量 | ビタミンD | ビタミンE α-トコフェロール | ビタミンK | ビタミンB1 | ビタミンB2 | ナイアシン当量 | ビタミンB6 | ビタミンB12 | 葉酸 | パントテン酸 | ビオチン | ビタミンC | コール | 相当量 | 変化率 | |
mg	mg	mg	mg	mg	mg	µg	µg	µg	µg	µg	µg	µg	µg	mg	µg	mg	mg	mg	mg	µg	µg	mg	µg	mg	g	g	%	
90	460	3.6	3.6	1.17	2.45	–	–	–	–	(0)	11	1	(0)	30.0	0	0.20	1.06	7.2	0.09	(0)	65	0.49	–	0	–	0	–	
70	490	3.5	3.1	0.87	2.24	0	1	6	32	–	7	1	(0)	22.0	0	0.05	1.07	8.0	0.10	0	49	0.50	60.0	–	–	0.3	–	
10	480	3.7	3.7	1.19	2.46	–	–	–	–	(0)	9	1	(0)	29.0	0	0.03	1.04	(7.5)	0.08	0	48	0.26	–	0	–	0	96	
90	1100	13.0	6.1	1.32	9.97	–	4	9	45	(0)	25	2	(0)	1.8	51	0.35	0.19	8.2	0.40	0	82	0.57	28.0	Tr	–	0	–	
0	710	9.0	6.1	1.26	2.97	–	3	25	13	(0)	16	1	(0)	0.7	7	0.01	0.17	9.4	0.40	Tr	45	0.24	33.0	–	–	0.2	–	
80	550	16.0	3.8	1.93	3.09	Tr	3	2	48	(0)	2	0	(0)	1.3	1	0.54	0.29	12.0	0.55	0	59	1.65	35.0	Tr	–	0	–	別名 あぶらえ
0	490	4.8	5.4	1.89		–	27		30		10				28	0.54	0.18	7.0	0.36		63	1.32	19.0		–	0.6	–	
0	1100	6.5	7.7	1.26	4.39	Tr	5	13	42	(0)	31	3	(0)	0.6	2	0.21	0.19	(13.0)	0.16	(0)	79	0.65	13.0	Tr	–	0.1	–	廃棄部位:種皮
0	300	3.3	3.7	0.92	2.62	–	–	–	–	(0)	75	6	(0)	8.5	3	0.02	0.04	3.0	0.17	(0)	55	0.62	–	2	–	0	–	廃棄率:殻つきの場合35%
3	120	1.0	0.4	0.25	0.26	2	0	0	3	(0)	290	24	(0)	2.5	3	0.28	0.08	2.5	0.07	(0)	45	1.27	6.2	23	–	0	–	廃棄部位:殻及び薄皮
5	96	1.2	0.4	0.23	0.25	Tr	1	5	Tr	(0)	290	24	(0)	1.6	3	0.26	0.07	(2.3)	0.02	(0)	38	1.02	2.8	23	–	0	99	薄皮を除いたもの
0	70	0.8	0.5	0.32	3.27	0	3	0	2	(0)	37	3	(0)	0	1	0.21	0.07	1.6	0.27	(0)	74	1.04	3.9	33	–	0	–	廃棄部位:殻（鬼皮）及び渋皮（包丁むき）
5	72	0.7	0.6	0.37	1.07	–	–	–	–	(0)	37	3	(0)	0	0	0.17	0.08	(1.7)	0.26	(0)	76	1.06	–	26	–	0	97	廃棄部位:殻（鬼皮）及び渋皮
3	25	0.6	0.1	0.15	0.75	–	–	–	–	(0)	32	3	(0)	0		Tr	0.07	0.03	(0.7)	0.03		8	0.18	–	0	–	0	–	液汁を除いたもの
1	110	2.0	0.9	0.51	1.59	–	–	–	1	(0)	68	6	(0)	0.1	0	0.20	0.18	(2.2)	0.37	(0)	100	0.57	6.0	2	–	0	–	別名 あまぐり 廃棄部位:殻（鬼皮）及び渋皮
0	280	2.6	2.6	1.21	3.44	–	–	–	–	(0)	23	2	(0)	1.2	7	0.26	0.15	4.4	0.49	(0)	91	0.67	–	0	–	0	–	廃棄率:殻つきの場合55%
8	820	23.0	5.1	1.48	6.88	–	8	7	120	(0)	6	Tr	(0)	1.5	Tr	1.61	0.20	(4.3)	0.45	(0)	180	0.81	47.0	0	–	0	–	別名 ポピーシード
	140	2.8	1.4	0.80	1.41	–	–	–	–	(0)	(0)	(0)	(0)	0	0	0.03	0.03	(1.9)	0.09	(0)	10	0.25	–	0	–	0	–	

可食部100 g 当たり

硝:硝酸イオン　ポ:ポリフェノール
タ:タンニン　テ:テオブロミン
カ:カフェイン
見当:概量（1個、1尾、1切れなど）と
その目安重量（廃棄部分を含む重量）

穀類
いも及びでん粉類
砂糖及び甘味類
豆類
種実類
野菜類
果実類
きのこ類
藻類
魚介類
肉類
卵類
乳類
油脂類
菓子類
嗜好飲料類
調味料及び香辛料類
調理済み流通食品類

種実類

（0）：推定値 0，（Tr）：推定値 微量，Tr：微量，－：未測定　※炭水化物成分表から算出。

食品番号	食品名	廃棄率	エネルギー		水分	たんぱく質 アミノ酸組成によるたんぱく質	脂質 脂肪酸のトリアシルグリセロール当量	脂質	脂肪酸 飽和脂肪酸	脂肪酸 n-3系多価不飽和脂肪酸	脂肪酸 n-6系多価不飽和脂肪酸	コレステロール	炭水化物 利用可能炭水化物	炭水化物 糖類※	炭水化物 食物繊維総量	糖アルコール	有機酸	七訂（2015年版）のエネルギーの算出方法に基づく成分（参考） エネルギー	たんぱく質	脂質	炭水化物	灰分	ナトリウム	カリウム	カルシウム
		%	kJ	kcal	g	g	g	g	g	g	g	mg	g	g	g	g	g	kcal	g	g	g	g	mg	mg	mg
	ごま																								
05017	乾	0	2494	604	4.7	19.3	53.0		7.80	0.15	23.11	(0)	7.0*	0.7	10.8	–	–	586	19.8	53.8	16.5	5.2	2	400	1200
05018	いり	0	2499	605	1.6	19.6	51.6		7.58	0.19	22.44	(0)	9.3*	0.6	12.6	–	–	599	20.3	54.2	18.5	5.4	2	410	1200
05019	むき	0	2360	570	4.1	19.0	44.8		6.42	0.15	19.96	(0)	16.2*	0.5	13.0	–	–	603	19.3	54.9	18.8	2.9	2	400	62
05042	ねり	0	2667	646	0.5	(18.3)	57.1		8.49	0.21	24.56	(0)	9.0*	(0.6)	11.2	–	–	640	19.0	61.0	15.6	3.8	6	480	590
	ごま豆腐→いも及びでん粉類・（でん粉製品）																								
	しい																								
05020	生	35	1033	244	37.3	(2.6)	(0.8)		(0.10)	(0)	(0.15)	(0)	54.9*	–	3.3	–	–	252	3.2	0.8	57.6	1.1	1	390	62
	すいか																								
05021	いり　味付け	60	2193	528	5.9	(28.7)	36.9		6.24	0.08	24.91	(0)	16.7*	2.0	7.1	–	–	546	29.6	46.4	13.4	4.7	580	640	7
	チアシード																								
05046	乾	0	1837	446	6.5	18.0	32.7		3.51	19.43	6.08	1	0.9	0.7	36.9	–	0.8	492	19.4	33.9	34.5	4.7	0	760	57
	とち																								
05022	蒸し	0	621	148	58.0	(1.5)	1.9*		–	–	–	(0)	27.8*	–	6.6	–	–	161	1.7	1.9	34.2	4.2	250	1900	18
	はす																								
05023	未熟　生	55	344	81	77.5	(5.8)	0.4		0.10	0.02	0.18	(0)	(12.0)	0.5	2.6	–	–	85	5.9	0.5	14.9	1.2	2	410	5
05024	成熟　乾	0	1383	327	11.2	(18.0)	1.6		0.46	0.07	0.83	(0)	54.9*	2.0	10.3	–	–	344	18.3	2.3	64.3	3.9	6	1300	11
05043	成熟　ゆで	0	501	118	66.1	(7.2)	(0.5)		(0.15)	(0.02)	(0.28)	(0)	(18.1)	(0.7)	5.0	–	–	133	7.3	0.8	25.0	0.9	1	240	4
	（ひし類）																								
	ひし																								
05025	生	50	776	183	51.8	(5.5)	0.3		0.06	0.01	0.14	(0)	38.3*	1.6	2.9	–	–	190	5.8	0.5	40.6	1.3	5	430	4
	とうびし																								
05047	生	50	513	122	64.3	2.6	0.2		0.06	0.01	0.05	–	23.2*	1.2	8.2	–	0.4	141	2.7	0.4	31.4	1.1	13	470	2
05048	ゆで	45	510	120	65.5	2.5	0.1		0.05	0.01	0.04	–	25.7	1.1	5.1	–	0.4	136	2.7	0.3	30.5	1.0	12	410	2
	ピスタチオ																								
05026	いり　味付け	45	2549	617	2.2	16.2	55.9		6.15	0.20	16.22	(0)	(7.7)	(5.4)	9.2	–	–	615	17.4	56.1	20.9	3.4	270	970	12
	ひまわり																								
05027	フライ　味付け	0	2499	603	2.6	19.2	49.0		5.68	0.09	28.22	(0)	17.4*	2.1	7.9	–	0.2	611	20.1	56.3	17.2	3.8	250	750	8
	ブラジルナッツ																								
05028	フライ　味付け	0	2896	703	2.8	(14.1)	68.9		15.81	0.06	28.96	(0)	(2.9)	(2.3)	7.2	–	–	669	14.9	69.1	9.6	3.6	78	620	20
	ヘーゼルナッツ																								
05029	フライ　味付け	0	2888	701	1.0	(11.0)	69.3		6.21	0.07	5.24	(0)	(4.6)	(3.7)	7.4	–	–	684	13.6	69.3	13.9	2.2	35	610	1

ミノ酸組成によるたんぱく質の*→「たんぱく質」の値、脂肪酸のトリアシルグリセロール当量の*→「脂質」の値が入っている。
用可能炭水化物は「利用可能炭水化物（質量計）」の値だが、*がついているものは「差引き法による利用可能炭水化物」の値（p.2、3参照）。

可食部100g当たり

リン	鉄	亜鉛	銅	マンガン	ヨウ素	セレン	クロム	モリブデン	ビタミンA レチノール	ビタミンA β-カロテン当量	ビタミンA レチノール活性当量	ビタミンD	ビタミンE α-トコフェロール	ビタミンK	ビタミンB₁	ビタミンB₂	ナイアシン当量	ビタミンB₆	ビタミンB₁₂	葉酸	パントテン酸	ビオチン	ビタミンC	アルコール	食塩相当量	重量変化率	備考
mg	mg	mg	mg	mg	μg	μg	μg	μg	μg	μg	μg	μg	mg	μg	mg	mg	mg	mg	μg	μg	mg	μg	mg	g	g	%	
540	9.6	5.5	1.66	2.24	Tr	10	4	92	(0)	9	1	(0)	0.1	7	0.95	0.25	11.0	0.60	(0)	93	0.56	12.0	Tr	–	0	–	試料：洗いごま
560	9.9	5.9	1.68	2.52	Tr	27	4	110	(0)	7	1	(0)	0.1	12	0.49	0.23	11.0	0.64	(0)	150	0.51	15.0	Tr	–	0	–	(100g:154mL、100mL:65g)
870	6.0	5.5	1.53	1.23	1	43	1	120	(0)	8	1	(0)	0.1	1	1.25	0.14	11.0	0.44	(0)	83	0.39	11.0	(0)	–	0	–	
670	5.8	5.3	1.50	1.80	Tr	22	5	150	(0)	8	1	(0)	0.1	0	0.32	0.15	(12.0)	0.51	(0)	99	0.24	13.0	0	–	0	–	(100g:95mL、100mL:105g)
76	0.9	0.1	0.36	2.72	–	–	–	–	(0)	7	1	(0)	0.1	16	0.28	0.09	(1.9)	0.19	(0)	8	0.59	–	110	–	0	–	別名 こじい／廃棄部位：殻及び渋皮
620	5.3	3.9	1.49	1.43	24	11	1	90	(0)	9	1	(0)	0.6	1	0.10	0.16	(7.6)	0.71	(0)	120	1.04	9.1	Tr	–	1.5	–	廃棄部位：種皮
820	7.6	5.9	1.79	4.80	–	11	–	44	(0)	3	0	(0)	0.6	1	0.97	0.25	15.0	0.42	(0)	84	0.53	24.0	1	–	0	–	ポ 0.4g／食物繊維：AOAC.2011.25法
27	0.4	0.5	0.44	1.46	–	–	–	–	(0)	0	(0)	(0)	0	1	Tr	0	(0.4)	Tr	(0)	1	0	–	0	–	0.6	–	試料：あく抜き冷凍品
190	0.6	0.8	0.22	1.33	–	–	–	–	(0)	5	Tr	(0)	0.6	1	0.18	0.09	(2.8)	0.16	(0)	230	0.85	–	27	–	0	–	廃棄部位：殻及び薄皮
690	2.9	2.8	1.12	8.25	10	8	Tr	14	(0)	6	1	(0)	1.0	0	0.44	0.11	(8.6)	0.60	(0)	200	2.58	27.0	1	–	0	–	殻、薄皮及び幼芽を除いたもの
190	1.1	0.2	0.30	2.92	–	–	–	–	(0)	3	0	(0)	0.4	0	0.08	0.02	(2.4)	0.12	(0)	36	0.32	–	0	–	0	230	幼芽を除いたもの
150	1.1	1.3	0.06	0.60	Tr	Tr	0	2	(0)	7	1	(0)	1.6	2	0.42	0.08	(3.1)	0.32	(0)	430	0.71	11.0	12	–	0	–	廃棄部位：果皮
140	0.7	0.9	0.07	0.35	Tr	1	0	2	(0)			–	1.4	1	0.25	0.03	3.0	0.18	–	110	0.36	8.7	7	–	0	–	廃棄部位：皮／食物繊維：AOAC.2011.25法
130	0.5	0.8	0.05	0.27	Tr	1	0		(0)	3			1.2		0.19	0.03	2.7	0.12	–	71	0.37	7.3	5	–	0	89	廃棄部位：皮／食物繊維：AOAC.2011.25法
440	3.0	2.5	1.15	–	–	–	–	–	(0)	120	10	(0)	1.4	29	0.43	0.24	5.5	1.22	(0)	59	1.00	–	(0)	–	0.7	–	廃棄部位：殻
830	3.6	5.0	1.81	2.33	0	95	1	28	(0)	10	1	(0)	12.0	0	1.72	0.25	11.7	1.18	(0)	280	1.66	80.1	0	–	0.6	–	食物繊維：AOAC.2011.25法
680	2.6	4.0	1.95	1.29	–	–	–	–	(0)	12	1	(0)	4.1	Tr	0.88	0.26	(3.8)	0.25	(0)	1	0.23	–	0	–	0.2	–	
320	3.0	2.0	1.64	5.24	0	1	1	6	(0)	Tr	(0)	(0)	18.0	4	0.26	0.28	(4.2)	0.39	(0)	54	1.07	82.0	0	–	0.1	–	別名 ヘイゼルナッツ、西洋はしばみ、フィルバート／薄皮を除いたもの

備考欄凡例：
硝：硝酸イオン　ポ：ポリフェノール
タ：タンニン　テ：テオブロミン
カ：カフェイン
見当：概量（1個、1尾、1切れなど）とその目安重量（廃棄部分を含む重量）

穀類
いも及びでん粉類
砂糖及び甘味類
豆類
種実類
野菜類
果実類
きのこ類
藻類
魚介類
肉類
卵類
乳類
油脂類
菓子類
し好飲料類
調味料及び香辛料類
調理済み流通食品類

5 種実類

（0）：推定値 0，（Tr）：推定値 微量，Tr：微量，－：未測定　※炭水化物成分表から算出。

左側見出し：穀類／いも及びでん粉類／砂糖及び甘味類／豆類／**種実類**／野菜類／果実類／きのこ類／藻類／魚介類／肉類／卵類／乳類／油脂類／菓子類／飲料類し好／香辛料及び調味料類／調理済み流通食品類

種実類

可食部100 g当たり

食品番号	食品名	廃棄率	エネルギー		水分	たんぱく質 アミノ酸組成による	脂質 脂肪酸のトリアシルグリセロール当量	飽和脂肪酸	n-3系多価不飽和脂肪酸	n-6系多価不飽和脂肪酸	コレステロール	利用可能炭水化物	糖類※	食物繊維総量	糖アルコール	有機酸	七訂 エネルギー	七訂 たんぱく質	七訂 脂質	七訂 炭水化物	灰分	ナトリウム	カリウム	カルシウム
		%	kJ	kcal	g	g	g	g	g	g	mg	g	g	g	g	g	kcal	g	g	g	g	mg	mg	mg
	ペカン																							
05030	フライ 味付け	0	2948	716	1.9	(8.0)	71.9	7.40	0.99	23.07	(0)	(5.6)	(4.2)	7.1	–	–	702	9.6	73.4	13.3	1.8	140	370	6(0)
	マカダミアナッツ																							
05031	いり 味付け	0	3093	751	1.3	7.7	76.6	12.46	0.09	1.47	(0)	(4.5)	(3.8)	6.2	–	–	720	8.3	76.7	12.2	1.5	190	300	4(7)
	まつ																							
05032	生	0	2811	681	2.5	(14.5)	66.7	5.09	0.13	29.72	(0)	(3.8)	(3.7)	4.1	–	–	669	15.8	68.2	10.6	2.9	2	730	1
05033	いり	0	2986	724	1.9	13.7	70.6	5.80	0.18	31.36	(0)	5.1	3.5	6.9	–	–	690	14.6	72.5	8.1	2.9	4	620	1
	らっかせい																							
05034	大粒種 乾	30	2368	572	6.0	24.0	46.4	8.25	0.09	13.50	(0)	10.0	5.7	8.5	–	0.3	560	25.2	47.0	19.4	2.3	2	740	4(9)
05035	大粒種 いり	30	2537	613	1.7	23.6	50.5	9.00	0.10	14.73	(0)	10.1	5.5	11.4	–	0.4	588	25.0	49.6	21.3	2.4	2	760	5
05044	小粒種 乾	30	2376	573	6.0	(24.2)	46.9	10.02	0.09	15.57	(0)	(10.0)	(5.7)	7.4	–	–	562	25.4	47.5	18.8	2.3	2	740	5
05045	小粒種 いり	30	2515	607	2.1	(25.0)	(50.3)	(10.76)	(0.10)	(16.72)	(0)	(10.0)	(5.5)	7.2	–	–	585	26.5	49.4	19.6	2.4	2	770	5
05036	バターピーナッツ	0	2521	609	2.4	22.6	51.8	10.27	0.05	15.67	(0)	8.3	4.4	9.5	–	0.3	601	23.3	53.2	18.3	2.8	120	700	5
05037	ピーナッツバター	0	2484	599	1.2	19.7	47.8	11.28	0.05	14.56	(0)	18.6	14.7	7.6	–	0.3	636	20.6	50.4	24.9	2.9	350	650	4
	未熟豆→野菜類・らっかせい																							

48

アミノ酸組成によるたんぱく質の＊→「たんぱく質」の値、脂肪酸のトリアシルグリセロール当量の＊→「脂質」の値が入っている。
利用可能炭水化物は「利用可能炭水化物（質量計）」の値だが、＊がついているものは「差引き法による利用可能炭水化物」の値（p.2、3参照）。

																													備考
可食部100g当たり																														
無機質										ビタミン																アルコール	食塩相当量	重量変化率	
マグネシウム	リン	鉄	亜鉛	銅	マンガン	ヨウ素	セレン	クロム	モリブデン	ビタミンA			ビタミンD	ビタミンE α-トコフェロール	ビタミンK	ビタミンB₁	ビタミンB₂	ナイアシン当量	ビタミンB₆	ビタミンB₁₂	葉酸	パントテン酸	ビオチン	ビタミンC					
										レチノール	β-カロテン当量	レチノール活性当量																	備考
mg	mg	mg	mg	mg	mg	µg	µg	µg	µg	µg	µg	µg	µg	mg	µg	mg	mg	mg	mg	µg	µg	mg	µg	mg	g	g	%		
20	270	2.7	3.6	0.84	4.37	–	–	–	–	(0)	45	4	(0)	1.7	4	0.19	0.19	(2.4)	0.19	(0)	43	1.49	–	0	–	0.4	–		
94	140	1.3	0.7	0.33	–	0	13	2	5	(0)	Tr	(0)	(0)	Tr	5	0.21	0.09	3.7	0.21	(0)	16	0.50	6.5	(0)	–	0.5	–		
0	680	5.6	6.9	1.44	9.78	–	–	–	–	(0)	0	(0)	(0)	11.0	1	0.63	0.13	(6.3)	0.17	(0)	79	0.59	–	Tr	–	0	–		
0	550	6.2	6.0	1.30	–	–	–	–	–	(0)	0	(0)	(0)	12.0	27	0.61	0.21	6.1	0.10	(0)	73	0.42	–	(0)	–	0	–		廃棄率：殻つきの場合40%
0	380	1.6	2.3	0.59	1.56	1	20	4	88	0	8	1	0	11.0	1	0.41	0.10	24.0	0.49	(0)	76	2.56	92.0	0	–	0	–		別名 なんきんまめ、ピーナッツ 廃棄率：殻26%及び種皮4% 食物繊維：AOAC.2011.25法
0	390	1.7	3.0	0.69	2.15	1	2	0	96	(0)	6	1	(0)	10.0	Tr	0.24	0.13	28.0	0.46	(0)	58	2.20	110.0	0	–	0	–		別名 なんきんまめ、ピーナッツ 廃棄率：殻27%及び種皮3% 食物繊維：AOAC.2011.25法
0	380	1.6	2.3	0.59	1.56	1	20	4	88	(0)	6	1	(0)	10.0	Tr	0.85	0.10	(22.0)	0.46	(0)	76	2.56	92.0	(0)	–	0	–		別名 なんきんまめ、ピーナッツ 廃棄率：殻27%及び種皮3%
0	390	1.7	3.0	0.69	–	–	–	–	–	(0)	7	1	(0)	11.0	Tr	0.23	0.10	(22.0)	0.46	(0)	57	2.19	–	(0)	–	0	–		別名 なんきんまめ、ピーナッツ 廃棄率：殻27%及び種皮3%
0	380	2.0	3.1	0.64	2.81	1	5	1	68	(0)	5	Tr	(0)	1.9	Tr	0.20	0.10	21.0	0.48	(0)	98	2.42	96.0	(0)	–	0.3	–		食物繊維：AOAC.2011.25法
0	370	1.6	2.7	0.65	1.45	1	5	3	92	(0)	4	Tr	(0)	4.8	0	0.10	0.09	20.0	0.36	(0)	86	1.87	79.0	(0)	–	0.9	–		食物繊維：AOAC.2011.25法

備考凡例：
硝：硝酸イオン　ポ：ポリフェノール
タ：タンニン　テ：テオブロミン
カ：カフェイン
見当：概量（1個、1尾、1切れなど）と
その目安重量（廃棄部分を含む重量）

穀類
でんぷん及び粉類
砂糖及び甘味類
豆類
種実類
野菜類
果実類
きのこ類
藻類
魚介類
肉類
卵類
乳類
油脂類
菓子類
飲料類 し好
調味料及び香辛料類
調理済み流通食品類

(O)：推定値 0，　(Tr)：推定値 微量，　Tr：微量，　－：未測定　※炭水化物成分表から算出。

野菜類

食品番号	食品名	廃棄率 %	エネルギー kJ	エネルギー kcal	水分 g	たんぱく質 アミノ酸組成による g	たんぱく質 g	脂質 脂肪酸のトリアシルグリセロール当量 g	脂質 脂肪酸 飽和脂肪酸 g	脂質 脂肪酸 n-3系多価不飽和脂肪酸 g	脂質 脂肪酸 n-6系多価不飽和脂肪酸 g	脂質 コレステロール mg	炭水化物 利用可能炭水化物 g	炭水化物 糖類※ g	炭水化物 食物繊維総量 g	糖アルコール g	有機酸 g	七訂(2015年版)のエネルギーの算出方法に基づく成分(参考) エネルギー kcal	たんぱく質 g	脂質 g	炭水化物 g	灰分 g	ナトリウム mg	カリウム mg	カルシウム mg
	アーティチョーク																								
06001	花らい 生	75	159	39	85.1	(1.9)		(0.1)	(0.05)	(0.02)	(0.06)	(0)	3.1*	(0.9)	8.7	–	–	48	2.3	0.2	11.3	1.1	21	430	52
06002	花らい ゆで	80	145	35	85.9	(1.7)		(0.1)	(0.02)	(0.01)	(0.03)	(0)	2.6*	(0.8)	8.6	–	–	45	2.1	0.1	10.8	1.1	12	380	47
	アイスプラント																								
06402	生	0	22	5	96.2	0.5		Tr	0.02	0	0	–	0.1	0	0.8	–	0.5	10	0.5	0.3	1.2	1.4	380	260	1
	あさつき																								
06003	葉 生	0	145	34	89.0	(2.9)		(0.1)	(0.04)	(0.04)	(0.04)	(0)	3.8*	–	3.3	–	–	33	4.2	0.3	5.6	0.9	4	330	20
06004	葉 ゆで	0	173	41	87.3	(2.9)		(0.1)	(0.04)	(0.04)	(0.04)	(0)	5.4*	–	3.4	–	–	39	4.2	0.3	7.3	0.9	4	330	21
	あしたば																								
06005	茎葉 生	2	123	30	88.6	(2.4)		0.1*	–	–	–	(0)	2.0*	–	5.6	–	–	33	3.3	0.1	6.7	1.3	60	540	65
06006	茎葉 ゆで	0	118	28	89.5	(2.1)		0.1*	–	–	–	(0)	2.1*	–	5.3	–	–	31	2.9	0.1	6.6	0.9	43	390	58
	アスパラガス																								
06007	若茎 生	20	87	21	92.6	1.8		(0.2)	(0.07)	(0.02)	(0.07)	Tr	2.1	2.1	1.8	–	0.2	22	2.6	0.2	3.9	0.7	2	270	1
06008	若茎 ゆで	0	107	25	92.0	(1.8)		(0.1)	(0.02)	(0.01)	(0.03)	Tr	3.3*	(2.2)	2.1	–	–	24	2.6	0.1	4.6	0.7	2	260	1
06327	若茎 油いため	0	225	54	88.3	(2.0)		(3.7)	(0.31)	(0.30)	(0.75)	(Tr)	(2.3)	(2.2)	2.1	–	–	57	2.9	3.9	4.1	0.8	3	310	2
06009	水煮缶詰	0	102	24	91.9	(1.6)		(0.1)	(0.02)	(Tr)	(0.04)	(0)	3.4*	(2.2)	1.7	–	–	22	2.4	0.1	4.3	1.3	350	170	2
	アロエ																								
06328	葉 生	30	11	3	99.0	0*		0.1*	–	–	–	(0)	0.3*	–	0.4	–	–	3	0	0.1	0.7	0.3	8	43	5
	いんげんまめ																								
06010	さやいんげん 若ざや 生	3	97	23	92.2	1.3		(0.1)	(0.02)	(0.03)	(0.02)	Tr	3.0*	1.7	2.4	–	0.3	23	1.8	0.1	5.1	0.8	1	260	5
06011	さやいんげん 若ざや ゆで	0	98	24	91.7	(1.2)		(0.2)	(0.05)	(0.06)	(0.04)	Tr	(2.3)	(1.8)	3.9	–	0.3	26	1.8	0.2	5.5	0.8	1	270	5
	(うど類)																								
	うど																								
06012	茎 生	35	78	19	94.4	(0.8)		0.1*	–	–	–	(0)	2.9*	–	1.4	–	–	18	0.8	0.1	4.3	0.4	Tr	220	

ミノ酸組成によるたんぱく質の*→「たんぱく質」の値、脂肪酸のトリアシルグリセロール当量の*→「脂質」の値が入っている。
用可能炭水化物は「利用可能炭水化物（質量計）」の値だが、*がついているものは「差引き法による利用可能炭水化物」の値（p.2、3参照）。

可食部100g当たり

マグネシウム	リン	鉄	亜鉛	銅	マンガン	ヨウ素	セレン	クロム	モリブデン	レチノール	β-カロテン当量	レチノール活性当量	ビタミンD	ビタミンE α-トコフェロール	ビタミンK	ビタミンB1	ビタミンB2	ナイアシン当量	ビタミンB6	ビタミンB12	葉酸	パントテン酸	ビオチン	ビタミンC	アルコール	食塩相当量	重量変化率	備考
mg	mg	mg	mg	mg	mg	µg	µg	µg	µg	µg	µg	µg	µg	mg	µg	mg	mg	mg	mg	µg	µg	mg	µg	mg	g	g	%	
50	61	0.8	0.2	0.05	0.19	–	–	–	–	(0)	6	1	(0)	0.4	2	0.08	0.10	(1.9)	0.08	(0)	81	0.51	–	15	–	0.1	–	別名 ちょうせんあざみ / 廃棄部位：花床の基部及び総包の一部 / 硝 Tr
46	55	0.7	0.2	0.05	0.15	–	–	–	–	(0)	5	Tr	(0)	0.4	2	0.07	0.08	(1.7)	0.06	(0)	76	0.51	–	11	–	0	110	別名 ちょうせんあざみ / 廃棄部位：花床の基部及び総包の一部 / 硝 Tr
11	24	0.2	0.2	0.03	0.83	4	Tr	0	28	–	1200	100	–	0.5	73	0.02	0.05	0.5	0.05	–	24	0.10	0.7	9	–	1.0	–	硝 0.4g / 食物繊維：AOAC.2011.25法
16	86	0.7	0.8	0.09	0.40	–	–	–	–	(0)	750	62	(0)	0.9	50	0.15	0.16	(1.8)	0.36	(0)	210	0.62	–	26	–	0	–	硝 0g
17	85	0.7	0.8	0.09	0.43	–	–	–	–	(0)	720	60	(0)	0.9	43	0.17	0.15	(1.7)	0.27	(0)	200	0.55	–	27	–	0	96	硝 0g
26	65	1.0	0.6	0.16	1.05	–	–	–	–	(0)	5300	440	(0)	2.6	500	0.10	0.24	(2.2)	0.16	(0)	100	0.92	–	41	–	0.2	–	別名 あしたぐさ、はちじょうそう / 廃棄部位：基部 / 硝 Tr
20	51	0.5	0.3	0.13	0.92	–	–	–	–	(0)	5200	440	(0)	2.7	380	0.07	0.16	(1.5)	0.10	(0)	75	0.45	–	23	–	0.1	100	別名 あしたぐさ、はちじょうそう / 基部を除いたもの / ゆでた後水冷し、手搾りしたもの / 硝 Tr
9	60	0.7	0.5	0.10	0.19	1	0	0	2	(0)	380	31	(0)	1.5	43	0.14	0.15	1.4	0.12	(0)	190	0.59	1.8	15	–	0	–	試料：グリーンアスパラガス / 廃棄部位：株元 / 硝 Tr / 見当 1本＝20g
2	61	0.6	0.6	0.13	0.23	–	–	–	–	(0)	370	30	(0)	1.6	46	0.14	0.14	(1.5)	0.08	(0)	180	0.54	–	16	–	0	96	試料：グリーンアスパラガス / 株元を除いたもの / 硝 Tr
0	66	0.7	0.5	0.11	0.22	–	–	–	–	(0)	380	31	(0)	2.0	48	0.14	0.17	(1.7)	0.11	(0)	220	0.58	–	14	–	0	90	試料：グリーンアスパラガス / 株元を除いたもの / 植物油（なたね油）調理による脂質の増減 表14 (p.329)参照 / 硝 0g
7	41	0.9	0.3	0.07	0.05	–	–	–	–	(0)	7	1	(0)	0.4	4	0.07	0.06	(1.6)	0.02	(0)	15	0.12	–	11	–	0.9	–	試料：ホワイトアスパラガス / 液汁を除いたもの
4	2	0	0	Tr	0.02	–	–	–	–	(0)	1	0	(0)	0	0	0	0	0	0.01	–	4	0.06	–	1	–	0	–	試料：アロエベラ及びキダチアロエ / 廃棄部位：皮 / 硝 0g
3	41	0.7	0.3	0.06	0.33	Tr	0	0	18	(0)	590	49	(0)	0.2	60	0.06	0.11	0.9	0.07	(0)	50	0.17	4.5	8	–	0	–	別名 さいとう（菜豆）、さんどまめ / 廃棄部位：すじ及び両端 / 硝 Tr
2	43	0.7	0.3	0.06	0.34	Tr	0	0	20	(0)	580	48	(0)	0.2	51	0.06	0.10	(0.8)	0.07	(0)	53	0.16	4.2	6	–	0	94	別名 さいとう（菜豆）、さんどまめ / すじ及び両端を除いたもの / 硝 Tr / 食物繊維：AOAC.2011.25法
9	25	0.2	0.1	0.05	0.04	Tr	0	0	0	(0)	0	(0)	(0)	0.2	2	0.02	0.01	(0.7)	0.04	(0)	19	0.12	0.5	4	–	0	–	軟白栽培品 / 廃棄部位：株元、葉及び表皮 / 硝 Tr

備考欄凡例:
硝：硝酸イオン　ポ：ポリフェノール
タ：タンニン　テ：テオブロミン
カ：カフェイン
見当：概量（1個、1尾、1切れなど）とその目安重量（廃棄部分を含む重量）

穀類 / でん粉及び粉類 / 砂糖及び甘味類 / 豆類 / 種実類 / 野菜類 / 果実類 / きのこ類 / 藻類 / 魚介類 / 肉類 / 卵類 / 乳類 / 油脂類 / 菓子類 / 飲料類・し好 / 香辛料及び調味料類 / 流通食品済み・調理

（0）：推定値 0，　（Tr）：推定値 微量，　Tr：微量，　−：未測定　　※炭水化物成分表から算出。

左側インデックス：穀類／いも及びでん粉類／砂糖及び甘味類／豆類／種実類／**野菜類**／果実類／きのこ類／藻類／魚介類／肉類／卵類／乳類／油脂類／菓子類／し好飲料類／調味料及び香辛料類／調理済み流通食品類

野菜類

食品番号	食品名	廃棄率 %	エネルギー kJ	エネルギー kcal	水分 g	たんぱく質 アミノ酸組成による g	脂肪酸のトリアシルグリセロール当量 g	飽和脂肪酸 g	n-3系多価不飽和脂肪酸 g	n-6系多価不飽和脂肪酸 g	コレステロール mg	利用可能炭水化物 g	糖類※ g	食物繊維総量 g	糖アルコール g	有機酸 g	七訂 エネルギー kcal	七訂 たんぱく質 g	七訂 脂質 g	七訂 炭水化物 g	灰分 g	ナトリウム mg	カリウム mg	カルシウム mg
06013	茎 水さらし	0	54	13	95.7	(0.6)	0*	–	–	–	(0)	1.8*	–	1.6	–	–	14	0.6	0	3.4	0.3	Tr	200	
	やまうど																							
06014	茎 生	35	79	19	93.9	(1.0)	0.1*	–	–	–	(0)	2.6*	–	1.8	–	–	19	1.1	0.1	4.3	0.6	1	270	1
	うるい																							
06363	葉 生	4	78	19	92.8	1.5	0.2	0.06	0.07	0.08	(0)	1.1	1.1	3.3	–	–	22	1.9	0.4	4.0	0.9	1	390	4
	エシャレット→（らっきょう類）																							
	えだまめ																							
06015	生	45	524	125	71.7	10.3	5.7	0.84	0.52	2.25	(0)	5.7*	1.4	5.0	–	–	135	11.7	6.2	8.8	1.6	1	590	5
06016	ゆで	50	494	118	72.1	(9.8)	5.8	0.86	0.54	2.28	(0)	(4.3)	(1.4)	4.6	–	–	134	11.5	6.1	8.9	1.4	2	490	7
06017	冷凍	50	597	143	67.1	(11.1)	7.2	0.95	0.50	2.85	(0)	4.9	2.7	7.3	–	–	159	13.0	7.6	10.6	1.7	5	650	7
	エンダイブ																							
06018	葉 生	15	56	14	94.6	(0.9)	(0.1)	(0.05)	(0.01)	(0.08)	(0)	1.1*	–	2.2	–	–	15	1.2	0.2	2.9	0.9	35	270	5
	（えんどう類）																							
	トウミョウ																							
06019	茎葉 生	0	117	28	90.9	(2.2)	0.4*	–	–	–	(0)	2.3*	–	3.3	–	–	27	3.8	0.4	4.0	1.0	7	350	3
06329	芽ばえ 生	0	113	27	92.2	(2.2)	0.4*	–	–	–	(0)	2.6*	–	2.2	–	–	24	3.8	0.4	3.2	0.4	1	130	
06330	芽ばえ ゆで	0	116	28	91.7	(2.1)	0.6*	–	–	–	(0)	1.8*	–	3.5	–	–	27	3.6	0.6	3.8	0.3	1	73	
06331	芽ばえ 油いため	0	350	84	84.3	(2.9)	5.9*	–	–	–	(Tr)	3.4	–	3.0	–	–	82	5.0	5.9	4.3	0.5	2	170	
	さやえんどう																							
06020	若ざや 生	9	160	38	88.6	1.8	(0.2)	(0.04)	(0.01)	(0.08)	0	5.8*	3.3	3.0	–	–	36	3.1	0.2	7.5	0.6	1	200	3
06021	若ざや ゆで	0	152	36	89.1	(1.8)	(0.2)	(0.04)	(0.01)	(0.08)	(0)	5.3*	(3.2)	3.1	–	–	34	3.2	0.2	7.0	0.5	1	160	3
	スナップえんどう																							
06022	若ざや 生	5	198	47	86.6	(1.6)	(0.1)	(0.02)	(0.01)	(0.04)	(0)	8.7*	(4.5)	2.5	–	–	43	2.9	0.1	9.9	0.5	1	160	3
	グリンピース																							
06023	生	0	317	76	76.5	5.0	0.2	0.05	0.01	0.07	0	9.5*	2.7	7.7	–	0.2	93	6.9	0.4	15.3	0.9	1	340	2

※可食部 100 g 当たり

ミノ酸組成によるたんぱく質の＊→「たんぱく質」の値、脂肪酸のトリアシルグリセロール当量の＊→「脂質」の値が入っている。
用可能炭水化物は「利用可能炭水化物（質量計）」の値だが、＊がついているものは「差引き法による利用可能炭水化物」の値（p.2、3参照）。

可食部100g当たり

マグネシウム	リン	鉄	亜鉛	銅	マンガン	ヨウ素	セレン	クロム	モリブデン	ビタミンA レチノール	ビタミンA β-カロテン当量	ビタミンA レチノール活性当量	ビタミンD	ビタミンE α-トコフェロール	ビタミンK	ビタミンB1	ビタミンB2	ナイアシン当量	ビタミンB6	ビタミンB12	葉酸	パントテン酸	ビオチン	ビタミンC	アルコール	食塩相当量	重量変化率	備考
mg	mg	mg	mg	mg	mg	µg	µg	µg	µg	µg	µg	µg	µg	mg	µg	mg	mg	mg	mg	µg	µg	mg	µg	mg	g	g	%	
8	23	0.1	0.1	0.04	0.03	–	–	–	–	(0)	0	(0)	(0)	0.1	2	0.01	0.02	(0.6)	0.03	(0)	19	0.08	–	3	–	0	100	軟白栽培品 株元、葉及び表皮を除いたもの 硝Tr
13	31	0.3	0.2	0.06	0.09	–	–	–	–	(0)	2	Tr	(0)	0.2	3	0.03	0.05	(0.8)	0.05	(0)	20	0.13	–	5	–	0	–	廃棄部位:株元、葉及び表皮 硝Tr
14	52	0.5	0.5	0.09	0.79	1	1	0	4	(0)	1900	160	(0)	1.3	160	0.09	0.12	1.0	0.10	(0)	120	0.31	3.1	50	–	0	–	別名ウリッパ、アマナ、ギンボ等 廃棄部位:株元 硝0g
62	170	2.7	1.4	0.41	0.71	0	1	1	240	(0)	260	22	(0)	0.8		0.31	0.15	4.2	0.15	(0)	320	0.53	11.0	27	–	0	–	廃棄部位:さや 廃棄率:茎つきの場合60% 硝0g 見当さやつき10さや=30g
72	170	2.5	1.3	0.36	0.74	–	–	–	–	(0)	290	24	(0)	0.6	33	0.24	0.13	(3.5)	0.08	(0)	260	0.45	–	15	–	0	96	廃棄部位:さや 硝0g
76	190	2.5	1.4	0.42	1.12	2	2	0	190	(0)	180	15	(0)	1	28	0.28	0.13	(4.5)	0.14	(0)	310	0.51	9.2	27	–	0	–	廃棄部位:さや 硝0g
9	30	0.6	0.4	0.05	1.10	–	–	–	–	(0)	1700	140	(0)	0.8	120	0.06	0.08	(0.4)	0.08	(0)	90	0.16	–	7	–	0.1	–	別名きくちしゃ、にがちしゃ、シコレ 廃棄部位:株元 硝0.2g
2	61	1.0	0.4	0.08	1.11	–	–	–	–	(0)	4100	340	(0)	3.3	280	0.24	0.27	(1.6)	0.19	(0)	91	0.80	–	79	–	0	–	硝Tr 見当1パック=130g
3	47	0.8	0.5	0.10	0.23	–	–	–	–	(0)	3100	250	(0)	1.6	210	0.17	0.21	(1.3)	0.15	(0)	120	0.39	–	43	–	0	–	硝0g
3	41	0.9	0.3	0.09	0.25	–	–	–	–	(0)	4800	400	(0)	3.2	300	0.06	0.18	(0.8)	0.07	(0)	51	0.27	–	14	–	0	65	ゆでた後水冷し、手搾りしたもの 硝0g
7	62	1.0	0.6	0.13	0.29	–	–	–	–	(0)	4400	370	(0)	3.7	300	0.21	0.26	(1.8)	0.18	(0)	180	0.60	–	30	–	0	72	植物油(なたね油) 調理による脂質の増減:表14 (p.329) 参照 硝0g
4	63	0.9	0.6	0.10	0.40	Tr	0	0	24	(0)	560	47	(0)	0.7	47	0.15	0.11	1.2	0.08	(0)	73	0.56	5.1	60	–	0	–	別名きぬさやえんどう 廃棄部位:すじ及び両端 硝Tr 見当1枚=3.5g
3	61	0.8	0.6	0.09	0.39	–	–	–	–	(0)	580	48	(0)	0.7	40	0.14	0.10	(1.0)	0.06	(0)	56	0.47	–	44	–	0	90	別名きぬさやえんどう すじ及び両端を除いたもの 硝Tr
1	62	0.6	0.4	0.08	0.22	–	–	–	–	(0)	400	34	(0)	0.4	33	0.13	0.09	(1.1)	0.09	(0)	53	0.22	–	43	–	0	–	別名スナックえんどう 廃棄部位:すじ及び両端 硝0g 見当1個=10g
7	120	1.7	1.2	0.19	0.48	0	1	0	65	(0)	420	35	(0)	0.1	27	0.39	0.16	3.7	0.15	(0)	76	0.63	6.3	19	–	0	–	別名みえんどう さやを除いたもの(さやつきの場合 廃棄率:55%) 硝0g 見当10粒(むき身)=10g

備考欄凡例:
硝:硝酸イオン　ポ:ポリフェノール
タ:タンニン　テ:テオブロミン
カ:カフェイン
見当:概量（1個、1尾、1切れなど）とその目安重量（廃棄部分を含む重量）

穀類 / でん粉及びいも類 / 砂糖及び甘味類 / 豆類 / 種実類 / 野菜類 / 果実類 / きのこ類 / 藻類 / 魚介類 / 肉類 / 卵類 / 乳類 / 油脂類 / 菓子類 / し好飲料類 / 調味料及び香辛料類 / 調理済み流通食品類

（0）：推定値 0, （Tr）：推定値 微量, Tr：微量, －：未測定　※炭水化物成分表から算出。

野菜類

可食部100g当たり

食品番号	食品名	廃棄率 %	エネルギー kJ	エネルギー kcal	水分 g	たんぱく質(アミノ酸組成による) g	脂質(脂肪酸のトリアシルグリセロール当量) g	飽和脂肪酸 g	n-3系多価不飽和脂肪酸 g	n-6系多価不飽和脂肪酸 g	コレステロール mg	利用可能炭水化物 g	糖類※ g	食物繊維総量 g	糖アルコール g	有機酸 g	七訂エネルギー kcal	七訂たんぱく質 g	七訂脂質 g	七訂炭水化物 g	灰分 g	ナトリウム mg	カリウム mg	カルシウム mg
06024	ゆで	0	417	99	72.2	(5.9)	(0.1)	(0.02)	(0.01)	(0.03)	0	(13.9)	(3.1)	8.6	–	0.2	110	8.3	0.2	18.5	0.8	3	340	3
06025	冷凍	0	334	80	75.7	4.5	0.5	0.11	0.04	0.21	(0)	10.5	3.6	9.3	–	0.2	98	5.8	0.7	17.1	0.8	9	240	2
06374	冷凍　ゆで	0	344	82	74.6	4.8	0.5	0.12	0.04	0.22	(0)	10.7	3.0	10.3	–	0.2	103	6.2	0.7	17.8	0.7	8	210	2
06375	冷凍　油いため	0	474	114	70.1	4.8	4.0	0.37	0.33	0.87	Tr	10.9	3.7	9.3	–	0.2	140	6.3	4.6	18.2	0.8	10	260	2
06026	水煮缶詰	0	344	82	74.9	(2.6)	(0.2)	(0.06)	(0.02)	(0.11)	(0)	13.8*	(3.8)	6.9	–	0.2	98	3.6	0.4	19.7	1.4	330	37	3
	おおさかしろな																							
06027	葉　生	6	50	12	94.9	(1.1)	(0.1)	(0.02)	(0.05)	(0.01)	(0)	0.9	–	1.8	–	–	13	1.4	0.2	2.2	1.0	22	400	15
06028	葉　ゆで	6	68	16	94.0	(1.2)	(0.1)	(0.03)	(0.07)	(0.01)	(0)	1.5*	–	2.2	–	–	17	1.6	0.3	3.1	0.8	20	240	14
06029	塩漬	9	78	19	91.0	(1.0)	(0.1)	(0.03)	(0.07)	(0.01)	(0)	1.9*	–	3.1	–	–	22	1.3	0.3	4.5	2.6	620	380	13
	おかひじき																							
06030	茎葉　生	6	67	16	92.5	1.4*	0.2*	–	–	–	(0)	0.9*	–	2.5	–	–	17	1.4	0.2	3.4	2.0	56	680	15
06031	茎葉　ゆで	0	64	16	92.9	1.2*	0.1*	–	–	–	(0)	1.1	–	2.7	–	–	17	1.2	0.2	3.8	1.6	66	510	15
	オクラ																							
改 06032	果実　生	15	107	26	90.2	1.5	(0.1)	(0.03)	(Tr)	(0.03)	Tr	2.2*	1.9	5.0	–	0.1	30	2.1	0.2	6.6	0.9	4	280	9
改 06033	果実　ゆで	15	105	25	89.4	(1.5)	(0.1)	(0.02)	(0)	(0.02)	Tr	(2.1)	(2.1)	5.4	–	0.1	33	2.1	0.2	7.6	0.8	4	280	9
	かぶ																							
06034	葉　生	30	82	20	92.3	(2.0)	(0.1)	(0.01)	(0.03)	(Tr)	(0)	1.4*	–	2.9	–	–	20	2.3	0.1	3.9	1.4	24	330	25
06035	葉　ゆで	30	83	20	92.2	(2.0)	(0.1)	(0.01)	(0.03)	(Tr)	(0)	1.1*	–	3.7	–	–	22	2.3	0.1	4.4	0.9	18	180	19
06036	根　皮つき　生	9	74	18	93.9	0.6	(0.1)	(0.01)	(0.04)	(0.01)	(0)	3.0	3.0	1.5	–	0.1	18	0.7	0.1	4.6	0.6	5	280	
06037	根　皮つき　ゆで	0	77	18	93.8	(0.6)	(0.1)	(0.01)	(0.04)	(0.01)	(0)	(3.1)	(3.1)	1.8	–	0.2	21	0.7	0.1	4.7	0.6	6	310	

アミノ酸組成によるたんぱく質の＊→「たんぱく質」の値、脂肪酸のトリアシルグリセロール当量の＊→「脂質」の値が入っている。
利用可能炭水化物は「利用可能炭水化物（質量計）」の値だが、＊がついているものは「差引き法による利用可能炭水化物」の値（p.2、3参照）。

可食部100g当たり

マグネシウム mg	リン mg	鉄 mg	亜鉛 mg	銅 mg	マンガン mg	ヨウ素 μg	セレン μg	クロム μg	モリブデン μg	ビタミンA レチノール μg	ビタミンA β-カロテン当量 μg	ビタミンA レチノール活性当量 μg	ビタミンD μg	ビタミンE α-トコフェロール mg	ビタミンK μg	ビタミンB1 mg	ビタミンB2 mg	ナイアシン当量 mg	ビタミンB6 mg	ビタミンB12 μg	葉酸 μg	パントテン酸 mg	ビオチン μg	ビタミンC mg	アルコール g	食塩相当量 g	重量変化率 %	備考
39	80	2.2	1.2	0.19	0.68	–	–	–	–	(0)	440	36	(0)	0.1	31	0.29	0.14	(3.3)	0.09	(0)	70	0.54	–	16	–	0	88	別名みえんどう さやを除いたもの 硝(0)g
31	110	1.6	1.0	0.17	0.38	0	1	1	77	(0)	440	36	(0)	Tr	27	0.29	0.11	3.0	0.09	0	77	0.39	5.3	20	–	0	–	別名みえんどう 硝0g 食物繊維:AOAC.2011.25法
32	110	1.7	1.0	0.16	0.39	0	1	1	60	(0)	500	41	(0)	Tr	29	0.27	0.09	2.9	0.08	0	68	0.36	5.2	13	–	0	92	別名みえんどう 硝0g 食物繊維:AOAC.2011.25法
33	110	1.7	1.0	0.18	0.41	0	1	1	74	(0)	470	39	(0)	0.8	34	0.31	0.12	3.1	0.09	0	81	0.48	5.8	16	–	0	94	別名みえんどう 植物油(なたね油) 調理による脂質の増減:表14(p.329)参照 硝0g 食物繊維:AOAC.2011.25法
18	82	1.8	0.6	0.15	0.30	–	–	–	–	(0)	200	17	(0)	0	19	0.04	0.04	(1.7)	0.02	(0)	10	0.69	–	0	–	0.8	–	別名みえんどう 液汁を除いたもの 硝(0)g
21	52	1.2	0.5	0.06	0.29	–	–	–	–	(0)	1300	110	(0)	1.2	190	0.06	0.18	(0.9)	0.13	(0)	150	0.24	–	28	–	0.1	–	廃棄部位:株元 硝0.3g
15	46	1.0	0.5	0.05	0.29	–	–	–	–	(0)	1500	130	(0)	1.9	240	0.03	0.09	(0.6)	0.07	(0)	86	0.12	–	24	–	0.1	81	廃棄部位:株元 ゆでた後水冷し、手搾りしたもの 硝0.1g
21	52	0.7	0.6	0.06	0.26	–	–	–	–	(0)	1300	110	(0)	1.6	340	0.06	0.15	(0.9)	0.16	(0)	88	0.23	–	38	–	1.6	59	廃棄部位:株元 水洗いし、手搾りしたもの 硝0.3g
51	40	1.3	0.6	0.10	0.66	–	–	–	–	(0)	3300	280	(0)	1.0	310	0.06	0.13	0.7	0.04	(0)	93	0.22	–	21	–	0.1	–	別名みるな 廃棄部位:基部 硝0.5g
18	34	0.9	0.6	0.10	0.59	–	–	–	–	(0)	3200	260	(0)	1.0	360	0.04	0.10	0.6	0.03	(0)	85	0.22	–	15	–	0.2	93	別名みるな 茎基部を除いたもの 硝0.4g
51	58	0.5	0.6	0.13	0.48	Tr	0	0	6	(0)	520	44	(0)	1.2	66	0.09	0.09	1.2	0.10	(0)	110	0.42	6.6	11	–	0	–	廃棄部位:へた 硝Tr 見当1本=12g
51	56	0.5	0.5	0.11	0.48	–	–	–	8	(0)	530	44	(0)	1.2	66	0.09	0.09	(1.2)	0.08	(0)	110	0.42	6.5	7	–	0	97	廃棄部位:へた 硝0g 食物繊維:AOAC.2011.25法
5	42	2.1	0.3	0.10	0.64	6	3	2	16	(0)	2800	230	(0)	3.1	340	0.08	0.16	(1.7)	0.16	(0)	110	0.36	2.7	82	–	0.1	–	別名かぶら、すずな 廃棄部位:葉柄基部 硝Tr
4	47	1.5	0.2	0.08	0.41	–	–	–	–	(0)	3200	270	(0)	3.3	370	0.02	0.05	(1.0)	0.14	(0)	66	0.24	–	47	–	0	93	別名かぶら、すずな 廃棄部位:葉柄基部 ゆでた後水冷し、手搾りしたもの 硝0.1g
8	28	0.3	0.1	0.03	0.06	–	–	–	–	(0)	0	(0)	(0)	0	0	0.03	0.03	0.8	0.08	(0)	48	0.25	–	19	–	0	–	別名かぶら、すずな 廃棄部位:根端及び葉柄基部 廃棄率:葉つきの場合35% 硝0.1g 見当1個=80g
0	32	0.3	0.1	0.03	0.07	–	–	–	–	(0)	(0)	(0)	(0)	0	0	0.03	0.03	(0.8)	0.05	(0)	49	0.22	–	16	–	0	87	別名かぶら、すずな 根端及び葉柄基部を除いたもの 硝0.1g

備考欄凡例:
硝:硝酸イオン　ポ:ポリフェノール
タ:タンニン　テ:テオブロミン
カ:カフェイン
見当:概量（1個、1尾、1切れなど）とその目安量（廃棄部分を含む重量）

穀類 / いも及びでん粉類 / 砂糖及び甘味類 / 豆類 / 種実類 / 野菜類 / 果実類 / きのこ類 / 藻類 / 魚介類 / 肉類 / 卵類 / 乳類 / 油脂類 / 菓子類 / 嗜好飲料類 / 調味料及び香辛料類 / 調理済み流通食品類

（0）：推定値 0，　（Tr）：推定値 微量，　Tr：微量，　−：未測定　　※炭水化物成分表から算出。

左欄: 穀類／いも及びでん粉類／砂糖及び甘味類／豆類／種実類／**野菜類**／果実類／きのこ類／藻類／魚介類／改 類／改 卵類／改 類／改 類／菓子類／飲料類し好／調味料及び香辛料類／調理済み流通食品類

野菜類

可食部 100 g 当たり

食品番号	食品名	廃棄率	エネルギー		水分	たんぱく質 アミノ酸組成による	脂質 トリアシルグリセロール当量	脂肪酸 飽和脂肪酸	n-3系多価不飽和脂肪酸	n-6系多価不飽和脂肪酸	コレステロール	炭水化物 利用可能炭水化物	糖類※	食物繊維総量	糖アルコール	有機酸	七訂(2015年版)のエネルギーの算出方法に基づく成分(参考) エネルギー	たんぱく質	脂質	炭水化物	灰分	ナトリウム	カリウム	カルシウム
		%	kJ	kcal	g	g	g	g	g	g	mg	g	g	g	g	g	kcal	g	g	g	g	mg	mg	mg
06038	根 皮なし 生	15	78	19	93.9	0.5	(0.1)	(0.01)	(0.04)	(0.01)	(0)	3.5	3.5	1.4	−	0	21	0.6	0.1	4.8	0.5	5	250	24(
06039	根 皮なし ゆで	0	82	20	93.7	(0.5)	(0.1)	(0.01)	(0.04)	(0.01)	(0)	(3.6)	(3.6)	1.7	−	0	22	0.6	0.1	5.0	0.5	4	250	28
06040	漬物 塩漬 葉	20	114	27	87.9	(2.0)	(0.1)	(0.02)	(0.06)	(0.01)	(0)	2.8*	−	3.6	−	−	29	2.3	0.2	6.0	3.6	910	290	240
06041	漬物 塩漬 根 皮つき	0	90	21	90.5	(0.8)	(0.1)	(0.01)	(0.08)	(0.02)	(0)	3.2*	−	1.9	−	−	23	1.0	0.1	4.9	3.4	1100	310	48
06042	漬物 塩漬 根 皮なし	0	79	19	89.4	(0.7)	(0.1)	(0.01)	(0.01)	(0.01)	(0)	2.9*	−	2.0	−	−	21	0.8	0.1	4.7	4.8	1700	400	3.
06043	漬物 ぬかみそ漬 葉	20	145	35	83.5	3.3*	0.1*	−	−	−	(0)	3.1*	−	4.0	−	−	34	3.3	0.1	7.1	6.0	1500	540	28
06044	漬物 ぬかみそ漬 根 皮つき	0	112	27	89.5	1.5*	0.1*	−	−	−	(0)	3.9*	−	2.0	−	−	28	1.5	0.1	5.9	3.0	860	500	5
06045	漬物 ぬかみそ漬 根 皮なし	0	129	31	83.5	1.4*	0.1*	−	−	−	(0)	5.1*	−	1.8	−	−	31	1.4	0.1	6.9	7.9	2700	740	2
	（かぼちゃ類）																							
	日本かぼちゃ																							
06046	果実 生	9	175	41	86.7	1.1	Tr	0.01	0.02	0.01	0	7.8	4.7	2.8	−	−	49	1.6	0.1	10.9	0.7	1	420	2
06047	果実 ゆで	0	234	55	84.0	(1.3)	(Tr)	(0.01)	(0.02)	(0.01)	0	(10.9)*	(5.6)	3.0	−	−	60	1.9	0.1	13.3	0.7	1	350	1
	西洋かぼちゃ																							
06048	果実 生	10	331	78	76.2	1.2	0.2	0.04	0.02	0.04	0	15.9	7.3	3.5	−	0.4	91	1.9	0.3	20.6	1.0	1	430	2
06049	果実 ゆで	0	338	80	75.7	(1.0)	(0.2)	(0.04)	(0.02)	(0.04)	(0)	(16.2)	(7.5)	4.1	−	0.4	93	1.6	0.3	21.3	1.1	1	340	2
06332	果実 焼き	0	445	105	68.2	(1.5)	(0.2)	(0.05)	(0.02)	(0.05)	(0)	(21.3)	(9.8)	5.3	−	0.5	122	2.5	0.4	27.7	1.2	0	570	1
06050	果実 冷凍	0	317	75	78.1	(1.3)	(0.2)	(0.04)	(0.02)	(0.04)	(0)	(14.6)	(6.7)	4.2	−	0.4	83	2.2	0.3	18.5	0.9	3	430	2
	そうめんかぼちゃ																							
06051	果実 生	30	105	25	92.4	(0.5)	(0.1)	(0.02)	(0.03)	(0.02)	(0)	4.9*	−	1.5	−	−	24	0.7	0.1	6.1	0.6	1	260	2

ミノ酸組成によるたんぱく質の＊→「たんぱく質」の値、脂肪酸のトリアシルグリセロール当量の＊→「脂質」の値が入っている。
用可能炭水化物は「利用可能炭水化物（質量計）」の値だが、＊がついているものは「差引き法による利用可能炭水化物」の値（p.2、3 参照）。

可食部100 g当たり

マグネシウム	リン	鉄	亜鉛	銅	マンガン	ヨウ素	セレン	クロム	モリブデン	ビタミンA レチノール	ビタミンA β-カロテン当量	ビタミンA レチノール活性当量	ビタミンD	ビタミンE α-トコフェロール	ビタミンK	ビタミンB1	ビタミンB2	ナイアシン当量	ビタミンB6	ビタミンB12	葉酸	パントテン酸	ビオチン	ビタミンC	アルコール	食塩相当量	重量変化率	備考
mg	mg	mg	mg	mg	mg	μg	μg	μg	μg	μg	μg	μg	μg	mg	μg	mg	mg	mg	mg	μg	μg	mg	μg	mg	g	g	%	
8	25	0.2	0.1	0.03	0.05	0	0	0	1	(0)	0	(0)	(0)	0	0	0.03	0.03	0.7	0.07	(0)	49	0.23	1.0	18	–	0	–	別名 かぶら、すずな／廃棄部位：根端、葉柄基部及び皮／廃棄率：葉つきの場合40%／硝 0.1g
9	26	0.2	0.1	0.02	–	–	–	–	–	(0)	0	(0)	(0)	0	0	0.03	0.03	(0.6)	0.06	(0)	56	0.21	–	16	–	0	89	別名 かぶら、すずな／根端、葉柄基部及び皮を除いたもの／硝 0.1g
32	46	2.6	0.3	0.06	0.33	–	–	–	–	(0)	1200	100	(0)	2.9	360	0.07	0.19	(1.8)	1.10	(0)	78	0.49	–	44	–	2.3	82	別名 かぶら、すずな／廃棄部位：葉柄基部／水洗いし、手搾りしたもの
1	36	0.3	0.1	0.03	0.05					(0)	0	(0)	(0)	0	0	0.02	0.03	(0.9)	0.08	(0)	48	0.39	–	19	–	2.8	80	別名 かぶら、すずな／水洗いし、手搾りしたもの
4	38	0.3	0.2	0.04	0.05					(0)	0	(0)	(0)	0	0	0.04	0.04	(0.3)	0.10	(0)	58	0.25	–	21	–	4.3	70	別名 かぶら、すずな／水洗いし、手搾りしたもの／硝 0.2g
65	81	2.2	0.4	0.09	0.40					(0)	1600	140	(0)	4.0	260	0.31	0.24	5.4	0.36	(0)	81	0.73	–	49	–	3.8	74	別名 かぶら、すずな／廃棄部位：葉柄基部／水洗いし、手搾りしたもの
29	44	0.3		0.04	0.09					(0)	0	(0)	(0)	0	Tr	0.25	0.04	3.1	0.19	(0)	74	0.46	–	28	–	2.2	77	別名 かぶら、すずな／水洗いし、水切りしたもの
68	76	0.3		0.04						(0)	0	(0)	(0)	0	0	0.45	0.05	3.4	0.42	(0)	70	1.11	–	20	–	6.9	71	別名 かぶら、すずな／水洗いし、水切りしたもの／硝 0.2g
5	55	0.5	0.3	0.08	0.08	Tr	0	0	1	0	1400	120	(0)	2.2	26	0.08	0.05	1.2	0.15	(0)	80	0.50	1.9	16	–	0	–	別名 とうなす、ぼうぶら、なんきん／廃棄部位：わた、種子及び両端／硝 Tr
5	45	0.5	0.2	0.07	0.08	0	0	0	1	(0)	1100	92	(0)	2.1	27	0.06	0.03	(1.1)	0.12	(0)	75	0.50	1.7	16	–	0	94	別名 とうなす、ぼうぶら、なんきん／わた、種子及び両端を除いたもの／硝 (Tr)／食物繊維：AOAC.2011.25法
25	48	0.4	0.3	0.07	0.07	Tr	0	0	5	(0)	2600	210	(0)	3.9	37	0.07	0.08	1.7	0.23	(0)	42	0.62	1.9	43	–	0	–	別名 くりかぼちゃ／廃棄部位：わた、種子及び両端／硝 Tr／見当 1/4個＝300g
4	37	0.3	0.3	0.07	0.07	Tr	0	0	6	(0)	2500	210	(0)	3.4	31	0.04	0.06	(1.4)	0.18	(0)	38	0.62	1.5	32	–	0	98	別名 くりかぼちゃ／わた、種子及び両端を除いたもの／硝 0g
1	55	0.6	0.4	0.08	0.17					(0)	5500	450	(0)	6.9	0	0.09	0.12	(2.5)	0.22	(0)	58	0.77	–	44	–	0	79	別名 くりかぼちゃ／わた、種子及び両端を除いたもの／硝 0g
6	46	0.5	0.6	0.05	0.14					(0)	3800	310	(0)	4.2	17	0.06	0.09	(1.7)	0.19	(0)	48	0.44	–	34	–	0	–	別名 くりかぼちゃ／硝 Tr
6	35	0.3	0.2	0.05	0.09	–	–	–	–	(0)	49	4	(0)	0.2	Tr	0.05	0.01	(0.7)	0.10	(0)	25	0.36	–	11	–	0	–	別名 ぺぽかぼちゃ、きんしうり、そうめんうり、いとかぼちゃ／廃棄部位：わた、種子、皮及び両端／硝 0.1g

備考凡例：硝：硝酸イオン／ポ：ポリフェノール／タ：タンニン／テ：テオブロミン／カ：カフェイン／見当：概量（1個、1尾、1切れなど）とその目安重量（廃棄部分を含む重量）

穀類／いも及びでん粉類／砂糖及び甘味類／豆類／種実類／野菜類／果実類／きのこ類／藻類／魚介類／肉類／卵類／乳類／油脂類／菓子類／飲料類／し好飲料類／調味料及び香辛料類／調理済み流通食品類

（0）：推定値0，（Tr）：推定値 微量，Tr：微量，－：未測定　※炭水化物成分表から算出。

野菜類

可食部100 g当たり

食品番号	食品名	廃棄率 %	エネルギー kJ	エネルギー kcal	水分 g	アミノ酸組成によるたんぱく質 g	脂肪酸のトリアシルグリセロール当量 g	飽和脂肪酸 g	n-3系多価不飽和脂肪酸 g	n-6系多価不飽和脂肪酸 g	コレステロール mg	利用可能炭水化物 g	糖類※ g	食物繊維総量 g	糖アルコール g	有機酸 g	七訂エネルギー kcal	七訂たんぱく質 g	七訂脂質 g	七訂炭水化物 g	灰分 g	ナトリウム mg	カリウム mg	カルシウム mg
	からしな																							
06052	葉　生	0	106	26	90.3	2.8	0.1*	–	–	–	(0)	1.5*	–	3.7	–	–	26	3.3	0.1	4.7	1.3	60	620	140
06053	塩漬	0	149	36	84.5	(3.3)	0.1*	–	–	–	(0)	2.9*	–	5.0	–	–	36	4.0	0.1	7.2	3.8	970	530	150
	カリフラワー																							
06054	花序　生	50	117	28	90.8	2.1	(0.1)	(0.05)	(0.01)	(Tr)	0	3.2	2.9	2.9	–	0.3	27	3.0	0.1	5.2	0.9	8	410	2
06055	花序　ゆで	0	111	26	91.5	(1.9)	(0.1)	(0.05)	(0.01)	(Tr)	(0)	(2.9)	(2.7)	3.2	–	0.3	26	2.7	0.1	5.1	0.6	8	220	2
	かんぴょう																							
06056	乾	0	1002	239	19.8	4.4	0.2*	–	–	–	(0)	40.0*	32.5	30.1	–	–	260	6.3	0.2	68.1	5.0	3	1800	25
06057	ゆで	0	87	21	91.6	(0.5)	0*	–	–	–	(0)	2.1	(3.4)	5.3	–	–	28	0.7	0	7.2	0.4	1	100	3
06364	甘煮	0	619	146	57.6	2.0	0.2	–	–	–	(0)	31.4*	25.3	5.5	–	–	157	2.3	0.2	36.5	3.4	1200	90	4
	きく																							
06058	花びら　生	15	104	25	91.5	(1.2)	0*	–	–	–	(0)	3.3*	–	3.4	–	–	27	1.4	0	6.5	0.6	2	280	2
06059	花びら　ゆで	0	88	21	92.9	(0.8)	0*	–	–	–	(0)	3.0*	–	2.9	–	–	23	1.0	0	5.7	0.4	1	140	1
06060	菊のり	0	1188	283	9.5	(9.5)	0.2*	–	–	–	(0)	46.0*	–	29.6	–	–	292	11.6	0.2	73.5	5.2	14	2500	16
	きくいも→いも及びでん粉類・〈いも類〉																							
	キムチ→はくさい																							
	（キャベツ類）																							
	キャベツ																							
06061	結球葉　生	15	95	23	92.9	0.8	Tr	0.02	0.01	0.01	(0)	3.9	4.0	1.8	–	0.1	22	1.2	0.1	5.2	0.5	5	190	4
06062	結球葉　ゆで	0	79	19	93.9	(0.6)	(0.1)	(0.02)	(0.01)	(0.01)	(0)	2.9*	2.0	2.0	–	0.1	20	0.9	0.2	4.6	0.3	3	92	4
06333	結球葉　油いため	0	324	78	85.7	(1.1)	(5.7)	(0.44)	(0.45)	(1.09)	(Tr)	4.3*	(2.7)	2.2	–	0.2	81	1.6	6.0	5.9	0.6	6	250	5
06403	結球葉　カット　常法洗浄	0	63	15	94.8	0.8	Tr	0.02	0.01	0.01	–	1.9*	3.1	1.9	–	0.1	16	1.1	0.1	3.6	0.4	10	150	3
06404	結球葉　カット　次亜塩素酸洗浄	0	58	14	95.1	0.7	0.1	0.03	0.01	0.01	–	1.5*	3.7	2.0	–	0.1	16	1.0	0.2	3.2	0.4	8	140	3
	グリーンボール																							
06063	結球葉　生	15	83	20	93.4	(1.0)	(Tr)	(0.01)	(Tr)	(0.01)	(0)	(3.2)*	(3.1)	1.6	–	0.1	20	1.4	0.1	4.3	0.7	4	270	5

ミノ酸組成によるたんぱく質の*→「たんぱく質」の値、脂肪酸のトリアシルグリセロール当量の*→「脂質」の値が入っている。
用可能炭水化物は「利用可能炭水化物（質量計）」の値だが、*がついているものは「差引き法による利用可能炭水化物」の値（p.2、3 参照）。

可食部100g当たり

マグネシウム mg	リン mg	鉄 mg	亜鉛 mg	銅 mg	マンガン mg	ヨウ素 μg	セレン μg	クロム μg	モリブデン μg	レチノール μg	β-カロテン当量 μg	レチノール活性当量 μg	ビタミンD μg	ビタミンE α-トコフェロール mg	ビタミンK μg	ビタミンB₁ mg	ビタミンB₂ mg	ナイアシン当量 mg	ビタミンB₆ mg	ビタミンB₁₂ μg	葉酸 μg	パントテン酸 mg	ビオチン μg	ビタミンC mg	アルコール g	食塩相当量 g	重量変化率 %	備考
21	72	2.2	0.9	0.08	1.02	–	–	–	–	0	2800	230	(0)	3.0	260	0.12	0.27	2.2	0.25	(0)	310	0.32	–	64	–	0.2	–	別名 葉がらし、菜がらし／株元を除いたもの／硝 0.3g
23	71	1.8	1.1	0.10	0.76	–	–	–	–	(0)	3000	250	(0)	3.1	270	0.08	0.28	(1.8)	0.27	(0)	210	0.37	–	80	–	2.5	76	別名 葉がらし、菜がらし／株元を除いたもの／水洗いし、手搾りしたもの／硝 0.4g
18	68	0.6	0.6	0.05	0.22	0	0	0	4	(0)	18	2	(0)	0.2	17	0.06	0.11	1.3	0.23	(0)	94	1.30	8.5	81	–	0	–	別名 はなやさい／廃棄部位：茎葉／硝 Tr／見当 1個=600g
13	37	0.7	0.4	0.03	0.17	–	–	–	–	(0)	16	1	(0)	0.2	31	0.05	0.05	(0.7)	0.13	(0)	88	0.84	–	53	–	0	99	別名 はなやさい／茎葉を除いたもの／硝 (Tr)
10	140	2.9	1.8	0.62	1.60	2	2	5	13	–	–	–	–	0.4	Tr	0	0.04	3.2	0.04	–	99	1.75	8.0	–	–	0	–	硝 0.5g
10	16	0.3	0.2	0.08	0.14	–	–	–	–	–	–	–	–	0.1	0	0	0	(0.4)	–	–	7	0	–	0	–	0	530	硝 0.1g
21	34	0.5	0.3	0.05	0.31	8	2	2	8	0	0	0	Tr	0	0	0.01	–	0.4	0.03	Tr	10	0.07	1.9	0	–	3.1	–	硝 0g
12	28	0.7	0.3	0.04	0.36	–	–	–	–	(0)	67	6	(0)	4.6	11	0.10	0.11	(0.9)	0.08	(0)	73	0.20	–	11	–	0	–	別名 食用ぎく、料理ぎく／廃棄部位：花床／硝 Tr
9	20	0.5	0.2	0.04	0.24	–	–	–	–	(0)	61	5	(0)	4.1	10	0.06	0.07	(0.5)	0.04	(0)	40	0.15	–	5	–	0	96	別名 食用ぎく、料理ぎく／花床を除いたもの／ゆでた後水冷し、手搾りしたもの／硝 Tr
10	250	11.0	2.2	0.62	1.34	–	–	–	–	(0)	180	15	(0)	25.0	62	0.73	0.89	(7.2)	0.69	(0)	370	1.50	–	10	–	0	–	別名 乾燥食用ぎく／硝 Tr
14	26	0.3	0.1	0.02	0.13	0	0	0	2	0	24	2	(0)	0.1	79	0.04	0.03	0.4	0.10	(0)	66	0.19	1.5	38	–	0	–	別名 かんらん、たまな／廃棄部位：しん／硝 0.1g 見当 1枚=95g／食物繊維：AOAC.2011.25法
9	20	0.2	0.1	0.02	0.14	0	Tr	0	3	(0)	58	5	(0)	0.1	76	0.02	0.01	(0.2)	0.05	(0)	48	0.11	1.2	17	–	0	00	別名 かんらん、たまな／しんを除いたもの／硝 0.1g
7	33	0.4	0.2	0.03	0.19	–	–	–	–	(0)	78	7	(0)	1.1	120	0.05	0.04	(0.5)	0.15	(0)	130	0.30	–	47	–	0	80	別名 かんらん、たまな／しんを除いたもの／植物油(なたね油) 調理による脂質の増減：表14 (p.329) 参照／硝 0.1g
2	22	0.3	0.1	0.02	0.09	–	–	–	–	(0)	12	1	–	0.1	67	0.04	0.04	0.3	0.08	–	52	0.20	1.2	29	–	0	–	別名 かんらん、たまな／硝 Tr 食物繊維：AOAC.2011.25法
3	21	0.3	0.1	0.02	0.09	–	–	–	–	(0)	11	1	–	0.1	62	0.04	0.03	0.3	0.08	–	58	0.18	1.1	28	–	0	*	別名 かんらん、たまな／硝 Tr 食物繊維：AOAC.2011.25法
7	41	0.4	0.2	0.03	0.18	–	–	–	–	(0)	110	9	(0)	0.2	79	0.05	0.04	(0.6)	0.13	(0)	53	0.31	–	47	–	0	–	廃棄部位：しん／硝 0.1g

備考凡例：
硝：硝酸イオン　ポ：ポリフェノール
タ：タンニン　テ：テオブロミン
カ：カフェイン
見当：概量（1個、1尾、1切れなど）とその目安重量（廃棄部分を含む重量）

穀類／いも及びでん粉類／砂糖及び甘味類／豆類／種実類／野菜類／果実類／きのこ類／藻類／魚介類／肉類／卵類／乳類／油脂類／菓子類／し好飲料類／調味料及び香辛料類／調理済み流通食品類

（0）：推定値 0，（Tr）：推定値 微量，Tr：微量，－：未測定　※炭水化物成分表から算出。

左側インデックス（縦）: 穀類 / いも及びでん粉類 / 砂糖及び甘味類 / 豆類 / 種実類 / **野菜類** / 果実類 / きのこ類 / 藻類 / 魚介類 / 肉類 / 卵類 / 乳類 / 油脂類 / 菓子類 / 飲料類・し好 / 香辛料及び調味料類 / 流通食品類・調理済み

野菜類

可食部100g当たり

食品番号	食品名	廃棄率 %	エネルギー kJ	エネルギー kcal	水分 g	たんぱく質（アミノ酸組成による） g	脂質（脂肪酸のトリアシルグリセロール当量） g	脂肪酸 飽和脂肪酸 g	脂肪酸 n-3系多価不飽和脂肪酸 g	脂肪酸 n-6系多価不飽和脂肪酸 g	コレステロール mg	炭水化物 利用可能炭水化物 g	炭水化物 糖類※ g	炭水化物 食物繊維総量 g	糖アルコール g	有機酸 g	七訂エネルギー kcal	七訂たんぱく質 g	七訂脂質 g	七訂炭水化物 g	灰分 g	ナトリウム mg	カリウム mg	カルシウム mg
	レッドキャベツ																							
06064	結球葉 生	10	125	30	90.4	(1.3)	Tr	0.01	0.01	0.01	(0)	4.7*	(3.3)	2.8	－	－	30	2.0	0.1	6.7	0.8	4	310	40
	きゅうり																							
06065	果実 生	2	55	13	95.4	0.7	Tr	0.01	0.01	Tr	0	1.9	2.0	1.1	－	0.3	14	1.0	0.1	3.0	0.5	1	200	26
06066	漬物 塩漬	2	70	17	92.1	(0.7)	(Tr)	(0.01)	(0.01)	(Tr)	(0)	2.8*	－	1.3	－		16	1.0	0.1	3.7	3.1	1000	220	26
06067	漬物 しょうゆ漬	0	216	51	81.0	3.2	(0.1)	(0.05)	(0.03)	(0.02)	(0)	7.7*	－	3.4	－		50	3.2	0.4	10.8	4.6	1600	79	39
06068	漬物 ぬかみそ漬	2	120	28	85.6	1.5*	(Tr)	(0.01)	(0.01)	(Tr)	(0)	4.8	－	1.5	－		27	1.5	0.1	6.2	6.6	2100	610	22
06069	漬物 ピクルス スイート型	0	297	70	80.0	(0.2)	(Tr)	(0.02)	(0.01)	(0.01)	(0)	(17.0)	(15.1)	1.7	－		67	0.3	0.1	18.3	1.3	440	18	25
06070	漬物 ピクルス サワー型	0	54	13	93.4	(1.0)	Tr*	－	－	－	(0)	1.5*	－	1.4	－		12	1.4	Tr	2.5	2.7	1000	11	25
	ぎょうじゃにんにく																							
06071	葉 生	10	147	35	88.8	(2.4)	(0.1)	(0.02)	(0.03)	(0.03)	(0)	4.5*	－	3.3	－		34	3.5	0.2	6.6	0.9	2	340	29
	きょうな→みずな、みぶな																							
	キンサイ																							
06075	茎葉 生	8	67	16	93.5	(0.9)	(0.2)	(0.06)	(0.02)	(0.11)	(0)	1.4*	－	2.5	－		19	1.1	0.4	3.5	1.2	27	360	140
06076	茎葉 ゆで	0	63	15	93.6	(0.9)	(0.2)	(0.06)	(0.02)	(0.11)	(0)	1.0*	－	2.9	－		19	1.1	0.4	3.5	1.0	27	320	140
	グリーンボール→（キャベツ類）																							
	クレソン																							
06077	茎葉 生	15	56	13	94.1	(1.5)	(0.1)	(0.03)	(0.02)	(0.01)	(0)	(0.5)	(0.5)	2.5	－		15	2.1	0.1	2.5	1.1	23	330	110
	くわい																							
06078	塊茎 生	20	541	128	65.5	6.3*	0.1*	－	－	－	(0)	24.2*	－	2.4	－		126	6.3	0.1	26.6	1.5	3	600	5
06079	塊茎 ゆで	0	546	129	65.0	6.2*	0.1*	－	－	－	(0)	24.4*	－	2.8	－		128	6.2	0.1	27.2	1.5	3	550	5
	ケール																							
06080	葉 生	3	107	26	90.2	(1.6)	0.1	0.03	0.04	0.02	(0)	2.7*	(1.1)	3.7	－		28	2.1	0.4	5.6	1.5	9	420	220
	コールラビ																							
06081	球茎 生	7	87	21	93.2	(0.6)	0*	－	－	－	(0)	3.6*	(2.2)	1.9	－		21	1.0	0	5.1	0.6	7	240	2

ミノ酸組成によるたんぱく質の＊→「たんぱく質」の値、脂肪酸のトリアシルグリセロール当量の＊→「脂質」の値が入っている。
用可能炭水化物は「利用可能炭水化物（質量計）」の値だが、＊がついているものは「差引き法による利用可能炭水化物」の値（p.2、3参照）。

可食部100 g当たり

マグネシウム mg	リン mg	鉄 mg	亜鉛 mg	銅 mg	マンガン mg	ヨウ素 µg	セレン µg	クロム µg	モリブデン µg	ビタミンA レチノール µg	ビタミンA β-カロテン当量 µg	ビタミンA レチノール活性当量 µg	ビタミンD µg	ビタミンE α-トコフェロール mg	ビタミンK µg	ビタミンB1 mg	ビタミンB2 mg	ナイアシン当量 mg	ビタミンB6 mg	ビタミンB12 µg	葉酸 µg	パントテン酸 mg	ビオチン µg	ビタミンC mg	アルコール g	食塩相当量 g	重量変化率 %	備考
13	43	0.5	0.3	0.04	0.20	–	–	–	–	(0)	36	3	(0)	0.1	29	0.07	0.03	(0.6)	0.19	(0)	58	0.35	–	68	–	0	–	別名 赤キャベツ、紫キャベツ 廃棄部位：しん 硝 Tr
15	36	0.3	0.2	0.11	0.07	1	1	1	4	(0)	330	28	(0)	0.3	34	0.03	0.03	0.4	0.05	(0)	25	0.33	1.4	14	–	0	–	廃棄部位：両端 硝 Tr 見当 1本=100g
15	38	0.2	0.2	0.07	0.07	–	–	–	–	(0)	210	18	(0)	0.3	46	0.02	0.03	(0.4)	0.06	(0)	28	0.34	–	11	–	2.5	85	廃棄部位：両端 水洗いし、水切りしたもの 硝 Tr
21	29	1.3	0.2	0.08	0.16	–	–	–	–	(0)	580	48	(0)	0.5	83	0.03	0.02	0.6	0.01	(0)	5	0.12	–	8	–	4.1	–	硝 Tr
18	88	0.3	0.2	0.11	0.14	1	1	1	7	(0)	210	18	(0)	0.2	110	0.26	0.05	1.9	0.20	0	22	0.93	1.2	22	–	5.3	83	廃棄部位：両端 水洗いし、水切りしたもの 硝 Tr
6	16	0.3	0.1	0.04	0	–	–	–	–	(0)	53	4	(0)	0.1	32	Tr	0.01	(0.2)	0.04	(0)	2	0	–	0	–	1.1	–	酢漬けしたもの 硝 (Tr)
24	5	1.2	0.1	0.04	0.20	–	–	–	–	(0)	14	1	(0)	Tr	15	0.02	0.06	(0.3)	0	(0)	1	0	–	0	–	2.5	–	乳酸発酵したもの 硝 (Tr)
22	30	1.4	0.4	0.16	–	–	–	–	–	(0)	2000	170	0	0.4	320	0.10	0.16	(1.7)	0.15	(0)	85	0.39	–	59	–	0	–	別名 アイヌねぎ、ヒトビロ、やまびる 廃棄部位：底盤部及び萌芽葉 硝 Tr
26	56	0.5	0.5	0.02	0.52	–	–	–	–	(0)	1800	150	(0)	1.2	180	0.05	0.11	(0.8)	0.08	(0)	47	0.35	–	15	–	0.1	–	別名 中国セロリ、スープセロリ、リーフセロリ 廃棄部位：株元 硝 0.3g
24	56	0.5	0.5	0.02	0.42	–	–	–	–	(0)	1500	130	(0)	1.2	210	0.03	0.06	(0.6)	0.05	(0)	31	0.34	–	7	–	0.1	84	別名 中国セロリ、スープセロリ、リーフセロリ 株元を除いたもの 硝 0.4g
3	57	1.1	0.2	0.05	–	–	2	2	1	20	(0)	2700	230	(0)	1.6	190	0.10	0.20	(1.0)	0.13	(0)	150	0.30	4.0	26	–	0.1	–	別名 オランダがらし、オランダみずがらし 廃棄部位：株元 硝 0.1g 見当 1束=25g
4	150	0.8	2.2	0.71	0.13	1	1	Tr	4	(0)	0	(0)	(0)	3.0	1	0.12	0.07	3.0	0.34	(0)	140	0.78	7.2	2	–	0	–	廃棄部位：皮及び芽
2	140	0.8	2.1	0.59	0.12	–	–	–	–	(0)	0	(0)	(0)	3.1	1	0.10	0.06	2.6	0.30	(0)	120	0.75	–	0	–	0	97	皮及び芽を除いたもの
4	45	0.8	0.3	0.05	0.55	1	1	1	38	(0)	2900	240	(0)	2.4	210	0.06	0.15	(1.3)	0.16	(0)	120	0.31	4.0	81	–	0	–	別名 葉キャベツ、はごろもかんらん 廃棄部位：葉柄基部 硝 0.2g
5	29	0.2	0.1	0.02	0.07	–	–	–	–	(0)	12	1	(0)	0	7	0.04	0.05	(0.3)	0.09	(0)	73	0.20	–	45	–	0	–	別名 球茎かんらん、かぶかんらん 廃棄部位：根元及び葉柄基部 硝 0.1g

備考欄凡例：
硝：硝酸イオン　ポ：ポリフェノール
タ：タンニン　テ：テオブロミン
カ：カフェイン
見当：概量（1個、1尾、1切れなど）とその目安量（廃棄部分を含む重量）

側見出し：穀類／いも及びでん粉類／砂糖及び甘味類／豆類／種実類／野菜類／果実類／きのこ類／藻類／魚介類／肉類／卵類／乳類／油脂類／菓子類／飲料類 し好飲料類／調味料及び香辛料類／調理済み流通食品類

（0）：推定値 0，　（Tr）：推定値 微量，　Tr：微量，　−：未測定　　※炭水化物成分表から算出。

野菜類

可食部100 g当たり

食品番号	食品名	廃棄率	エネルギー		水分	たんぱく質（アミノ酸組成によるたんぱく質）	脂質 脂肪酸のトリアシルグリセロール当量	脂肪酸 飽和脂肪酸	n-3系多価不飽和脂肪酸	n-6系多価不飽和脂肪酸	コレステロール	利用可能炭水化物	糖類※	食物繊維総量	糖アルコール	有機酸	七訂(2015年版)のエネルギーの算出方法に基づく成分(参考) エネルギー	たんぱく質	脂質	炭水化物	灰分	ナトリウム	カリウム	カルシウム
		%	kJ	kcal	g	g	g	g	g	g	mg	g	g	g	g	g	kcal	g	g	g	g	mg	mg	mg
06082	球茎 ゆで	0	85	20	93.1	(0.6)	Tr*	−	−	−	(0)	3.3*	(2.3)	2.3	−	−	21	1.0	Tr	5.2	0.6	7	210	2*
	こごみ																							
06083	若芽 生	0	102	25	90.7	(2.2)	0.2*	−	−	−	(0)	0.9*	−	5.2	−	−	28	3.0	0.2	5.3	0.8	1	350	2*
	（ごぼう類）																							
	ごぼう																							
06084	根 生	10	244	58	81.7	1.1	(0.1)	(0.02)	(Tr)	(0.04)	(0)	10.4*	1.1	5.7	−	−	65	1.8	0.1	15.4	0.9	18	320	4*
06085	根 ゆで	0	210	50	83.9	(0.9)	(0.2)	(0.03)	(Tr)	(0.07)	(0)	8.2*	(1.0)	6.1	−	−	58	1.5	0.2	13.7	0.6	11	210	4*
	堀川ごぼう																							
06405	根 生	10	223	55	75.7	3.2*	0.2*	−	−	−	−	0.8*	−	18.3	−	−	84	3.2	0.2	19.1	1.4	6	540	7
	こまつな																							
06086	葉 生	15	55	13	94.1	1.3	0.1	0.02	0.06	0.01	(0)	0.8*	0.3	1.9	−	−	14	1.5	0.2	2.4	1.3	15	500	170
06087	葉 ゆで	9	59	14	94.0	(1.4)	(0.1)	(0.01)	(0.03)	(Tr)	(0)	0.9*	(0.3)	2.4	−	−	15	1.6	0.1	3.0	1.0	14	140	150
	コリアンダー																							
06385	葉 生	10	75	18	92.4	1.4*	0.4*	−	−	−	−	0.1*	−	4.2	−	−	23	1.4	0.4	4.6	1.2	4	590	8*
	ザーサイ																							
06088	漬物	0	83	20	77.6	(2.0)	0.1	−	−	−	(0)	0.5*	−	4.6	−	−	23	2.5	0.1	4.6	15.0	5400	680	140
	（さつまいも類）→いも及びでん粉類・〈いも類〉																							
	（さといも類）→いも及びでん粉類・〈いも類〉																							
	サラダな→（レタス類）																							
	さんとうさい																							
06089	葉 生	6	48	12	94.7	(0.8)	(0.1)	(0.02)	(0.05)	(0.01)	(0)	0.9*	−	2.2	−	−	14	1.0	0.2	2.7	1.1	9	360	140
06090	葉 ゆで	5	58	14	94.3	(1.1)	(0.1)	(0.03)	(0.07)	(0.01)	· (0)	0.9*	−	2.5	−	−	16	1.4	0.3	2.9	0.9	9	240	130
06091	塩漬	6	74	18	90.3	(1.1)	(0.1)	(0.03)	(0.07)	(0.01)	(0)	1.5*	−	3.0	−	−	20	1.5	0.3	4.0	3.6	910	420	190
	しかくまめ																							
06092	若ざや 生	5	80	19	92.8	(2.0)	0.1*	−	−	−	(0)	1.0*	−	3.2	−	−	20	2.4	0.1	3.8	0.8	1	270	8*
	（ししとう類）																							
	ししとう																							
06093	果実 生	10	102	24	91.4	1.3	(0.1)	(0.03)	(0.02)	(0.05)	(0)	2.6*	1.1	3.6	−	0.3	27	1.9	0.3	5.7	0.7	1	340	1*
06094	果実 油いため	0	210	51	88.3	(1.3)	(2.9)	(0.24)	(0.23)	(0.59)	(0)	2.8*	(1.2)	3.6	−	0.3	55	1.9	3.2	5.8	0.8	Tr	380	1*

穀類
いも及びでん粉類
砂糖及び甘味類
豆類
種実類
野菜類
果実類
きのこ類 新
藻類
魚介類
肉類
卵類
乳類
油脂類
菓子類
し好飲料類
調味料及び香辛料類
調理済み流通食品類

'ミノ酸組成によるたんぱく質の*→「たんぱく質」の値、脂肪酸のトリアシルグリセロール当量の*→「脂質」の値が入っている。
用可能炭水化物は「利用可能炭水化物（質量計）」の値だが、*がついているものは「差引き法による利用可能炭水化物」の値（p.2、3参照）。

可食部100g当たり

無機質										ビタミン															アルコール	食塩相当量	重量変化率	備考
マグネシウム	リン	鉄	亜鉛	銅	マンガン	ヨウ素	セレン	クロム	モリブデン	ビタミンA レチノール	β-カロテン当量	レチノール活性当量	ビタミンD	ビタミンE α-トコフェロール	ビタミンK	B1	B2	ナイアシン当量	B6	B12	葉酸	パントテン酸	ビオチン	ビタミンC				
mg	mg	mg	mg	mg	mg	μg	μg	μg	μg	μg	μg	μg	μg	mg	μg	mg	mg	mg	mg	μg	μg	mg	μg	mg	g	g	%	
14	28	0.2	0.1	0.02	0.07	–	–	–	–	(0)	15	1	(0)	0	8	0.03	0.05	(0.3)	0.06	(0)	71	0.20	–	37	–	0	86	別名 球茎かんらん、かぶかんらん 根元及び葉柄基部を除いたもの 硝 0.1g
31	69	0.6	0.7	0.26	0.33	–	–	–	–	(0)	1200	100	(0)	1.7	120	0	0.12	(3.5)	0.03	(0)	150	0.60	–	27	–	0		別名 くさそてつ、こごめ 硝 Tr
54	62	0.7	0.8	0.21	0.18	2	1	1	1	(0)	1	Tr	(0)	0.6	Tr	0.05	0.04	0.6	0.10	(0)	68	0.23	1.3	3	–	0	–	廃棄部位：皮、葉柄基部及び先端 硝 0.1g 見当 1本=180g
40	46	0.7	0.6	0.16	0.16	–	–	–	–	(0)	1	(0)	(0)	0.6	Tr	0.03	0.02	0.9	0.09	(0)	61	0.19	–	1	–	0	91	皮、葉柄基部及び先端を除いたもの 硝 0.1g
62	130	2.2	0.9	0.22	0.55	–	3	3	6	–	3	Tr	–	0.4	Tr	0.08	0.06	1.3	0.09	0.1	49	0.08	2.6	4	–	0	–	廃棄部位：葉、葉柄基部，ひげ根（細い根） 硝 0.4g 食物繊維：AOAC.2011.25法
12	45	2.8	0.2	0.06	0.13	–	2	1	10	(0)	3100	260	(0)	0.9	210	0.09	0.13	1.6	0.12	(0)	110	0.32	2.9	39	–	0	–	廃棄部位：株元 硝 0.5g 見当 1株=40g
14	46	2.1	0.3	0.07	0.17	–	–	–	–	(0)	3100	260	(0)	1.5	320	0.04	0.06	(0.9)	0.06	(0)	86	0.23	–	21	–	0	88	廃棄部位：株元 ゆでた後水冷し、手搾りしたもの 硝 0.3g
16	59	1.4	0.4	0.09	0.39	2	Tr	2	23	–	1700	150	0	1.9	190	0.09	0.11	1.5	0.11	–	69	0.52	6.2	40	–	0	–	別名 香菜（シャンツァイ）、パクチー 廃棄部位：根 硝 0.3g 見当 1株=11g 食物繊維：AOAC.2011.25法
19	67	2.9	0.4	0.10	0.34	–	–	–	–	(0)	11	1	(0)	0.2	24	0.04	0.07	(1.1)	0.09	(0)	14	0.35	–	0	–	13.7		別名 ダイシンサイ 硝 0.2g
4	27	0.7	0.3	0.04	0.16	–	–	–	–	(0)	1200	96	(0)	0.8	100	0.03	0.07	(0.7)	0.08	(0)	130	0.17	–	35	–	0	–	別名 さんとうな、べが菜 廃棄部位：根及び株元 硝 0.3g
3	30	0.6	0.4	0.04	0.20	–	–	–	–	(0)	1500	130	(0)	1.2	140	0.02	0.05	(0.5)	0.05	(0)	74	0.12	–	22	–	0	75	別名 さんとうな、べが菜 根を除いたもの ゆでた後水冷し、手搾りしたもの 廃棄部位：株元 硝 0.2g
7	36	0.6	0.4	0.06	0.16	–	–	–	–	(0)	1700	140	(0)	1.0	150	0.04	0.12	(0.9)	0.10	(0)	98	0.21	–	44	–	2.3	63	別名 さんとうな 廃棄部位：株元 水洗いし、手搾りしたもの 硝 0.3g
8	48	0.7	0.3	0.09	0.54	–	–	–	–	(0)	440	36	(0)	0.4	63	0.09	0.09	(1.8)	0.10	(0)	29	0.36	–	16	–	0	–	廃棄部位：さやの両端 硝 0.1g
1	34	0.5	0.3	0.10	0.18	0	4	1	4	(0)	530	44	(0)	1.3	51	0.07	0.07	1.8	0.39	(0)	33	0.35	4.2	57	–	0	–	別名 ししとうがらし 廃棄部位：へた 硝 0g 見当 1本=4g
1	39	0.6	0.3	0.10	0.18	–	4	1	4	(0)	540	45	(0)	1.3	52	0.07	0.07	(1.9)	0.40	(0)	34	0.36	3.7	49	–	0	99	別名 ししとうがらし へたを除いたもの 植物油(調合油) 硝 0g

備考欄凡例：硝：硝酸イオン　ポ：ポリフェノール　タ：タンニン　テ：テオブロミン　カ：カフェイン　見当：概量（1個、1尾、1切れなど）とその目安重量（廃棄部分を含む重量）

穀類　いも及びでん粉類　砂糖及び甘味類　豆類　種実類　野菜類　果実類　きのこ類　藻類　魚介類　肉類　卵類　乳類　油脂類　菓子類　し好飲料類　調味料及び香辛料類　調理済み流通食品類

（0）：推定値 0，　（Tr）：推定値 微量，　Tr：微量，　−：未測定　　※炭水化物成分表から算出。

野菜類

食品番号	食品名	廃棄率	エネルギー		水分	たんぱく質 アミノ酸組成による	脂質 脂肪酸のトリアシルグリセロール当量	脂質 脂肪酸 飽和脂肪酸	脂質 脂肪酸 n-3系多価不飽和脂肪酸	脂質 脂肪酸 n-6系多価不飽和脂肪酸	コレステロール	炭水化物 利用可能炭水化物	炭水化物 糖類※	炭水化物 食物繊維総量	糖アルコール	有機酸	七訂(2015年版)のエネルギーの算出方法に基づく成分(参考) エネルギー	七訂 たんぱく質	七訂 脂質	七訂 炭水化物	灰分	ナトリウム	カリウム	カルシウム
		%	kJ	kcal	g	g	g	g	g	g	mg	g	g	g	g	g	kcal	g	g	g	g	mg	mg	mg
	万願寺とうがらし																							
06406	果実　生	6	110	26	91.6	1.3*	0.3*	−	−	−	−	3.1*	−	3.2	−	−	28	1.3	0.3	6.2	0.5	Tr	220	11
	しそ																							
06095	葉　生	0	130	32	86.7	3.1	Tr	0.01	0.01	0.01	(0)	1.0*	−	7.3	−	−	37	3.9	0.1	7.5	1.7	1	500	230
06096	実　生	0	132	32	85.7	(2.7)	0.1	0.01	0.03	0.01	(0)	0.7*	−	8.9	−	−	41	3.4	0.1	8.9	1.9	1	300	100
	じゃがいも→いも及びでん粉類・〈いも類〉																							
	じゅうろくささげ																							
06097	若ざや　生	3	90	22	91.9	(1.8)	0.1*	−	−	−	(0)	1.3*	−	4.2	−	−	24	2.5	0.1	4.8	0.7	1	200	3
06098	若ざや　ゆで	0	116	28	90.2	(2.0)	0.1*	−	−	−	(0)	2.5*	−	4.5	−	−	30	2.8	0.1	6.2	0.7	1	180	3
	しゅんぎく																							
06099	葉　生	1	84	20	91.8	1.9	0.1	0.02	0.07	0.03	(0)	1.3*	0.4	3.2	−	−	22	2.3	0.3	3.9	1.4	73	460	12
06100	葉　ゆで	0	102	25	91.1	(2.2)	(0.2)	(0.04)	(0.12)	(0.05)	(0)	1.6*	(0.4)	3.7	−	−	27	2.7	0.5	4.5	1.0	42	270	12
	じゅんさい																							
06101	若葉　水煮びん詰	0	15	4	98.6	0.4*	0*	−	−	−	(0)	0*	−	1.0	−	−	5	0.4	0	1.0	Tr	2	2	
	（しょうが類）																							
	葉しょうが																							
06102	根茎　生	40	36	9	96.3	(0.4)	(0.1)	(0.05)	(0.01)	(0.03)	(0)	0.7*	−	1.6	−	−	11	0.5	0.2	2.1	0.7	5	310	1
	しょうが																							
06103	根茎　皮なし　生	20	117	28	91.4	0.7	(0.2)	(0.08)	(0.01)	(0.05)	(0)	4.6*	1.2	2.1	−	0.1	30	0.9	0.3	6.6	0.7	6	270	1
06365	根茎　皮なし　生　おろし	0	240	58	81.6	(0.5)	0.5	−	−	−	(0)	8.9*	−	7.4	−	−	70	0.7	0.8	16.0	0.9	4	380	3
06366	根茎　皮なし　生　おろし汁	0	72	17	95.1	(0.4)	0.2	−	−	−	(0)	3.3*	−	0.3	−	−	17	0.4	0.3	3.5	0.7	3	300	
06104	漬物　酢漬	0	62	15	89.2	(0.3)	(0.1)	(0.06)	(0.01)	(0.03)	(0)	1.2*	−	2.2	0	1.2	20	0.3	0.2	3.9	5.9	2200	25	2
06105	漬物　甘酢漬	0	187	44	86.0	(0.2)	(0.3)	(0.10)	(0.02)	(0.06)	(0)	8.6*	−	1.8	0	1.0	47	0.2	0.4	10.7	2.1	800	13	3

左側インデックス：穀類／いも及びでん粉類／砂糖及び甘味類／豆類／新／種実類／野菜類／果実類／改 きのこ類／改 藻類／魚介類／肉類／卵類／乳類／油脂類／菓子類／嗜好飲料類／調味料及び香辛料類／調理済み流通食品類

ミノ酸組成によるたんぱく質の＊→「たんぱく質」の値、脂肪酸のトリアシルグリセロール当量の＊→「脂質」の値が入っている。
用可能炭水化物は「利用可能炭水化物（質量計）」の値だが、＊がついているものは「差引き法による利用可能炭水化物」の値（p.2、3参照）。

可食部100g当たり

マグネシウム	リン	鉄	亜鉛	銅	マンガン	ヨウ素	セレン	クロム	モリブデン	ビタミンA レチノール	ビタミンA β-カロテン当量	ビタミンA レチノール活性当量	ビタミンD	ビタミンE α-トコフェロール	ビタミンK	ビタミンB1	ビタミンB2	ナイアシン当量	ビタミンB6	ビタミンB12	葉酸	パントテン酸	ビオチン	ビタミンC	アルコール	食塩相当量	重量変化率	備考
mg	mg	mg	mg	mg	mg	µg	µg	µg	µg	µg	µg	µg	µg	mg	µg	mg	mg	mg	mg	µg	µg	mg	µg	mg	g	g	%	
13	31	0.3	0.2	0.04	0.08	0	0	Tr	3	–	280	23	–	0.9	18	0.04	0.03	1.2	0.20	Tr	16	0.12	2.4	83	–	0	–	廃棄部位：へた 硝 0g 食物繊維：AOAC.2011.25法
70	70	1.7	1.3	0.20	2.01	6	1	2	30	(0)	11000	880	(0)	3.9	690	0.13	0.34	2.4	0.19	(0)	110	1.00	5.1	26	–	0	–	試料：青じそ（別名 大葉） 廃棄率：小枝つきの場合40% 硝 0.1g 見当 10枚＝7g
71	85	1.2	1.0	0.52	1.35	–	–	–	–	(0)	2600	220	(0)	3.8	190	0.09	0.16	(3.0)	0.12	(0)	72	0.80	–	5	–	0	–	試料：青じそ 廃棄率：穂じその場合35% 硝 Tr
36	54	0.5	0.7	0.12	0.66	1	1	Tr	74	(0)	1200	96	(0)	0.5	120	0.08	0.09	(1.5)	0.11	(0)	150	0.43	9.7	25	–	0	–	別名 長ささげ、三尺ささげ 廃棄部位：へた 硝 Tr
32	56	0.5	0.6	0.11	0.63	Tr	1	Tr	67	(0)	1100	93	(0)	0.3	130	0.09	0.09	(1.4)	0.07	(0)	150	0.39	9.0	16	–	0	96	別名 長ささげ、三尺ささげ へたを除いたもの 硝 Tr
26	44	1.7	0.2	0.10	0.40	5	2	2	12	(0)	4500	380	(0)	1.7	250	0.10	0.16	1.5	0.13	(0)	190	0.23	3.5	19	–	0.2	–	別名 きくな 廃棄部位：基部 廃棄率：根つきの場合15% 硝 0.3g　見当 1束＝200g
4	44	1.2	0.2	0.12	0.49	–	–	–	–	(0)	5300	440	(0)	2.0	460	0.05	0.08	(1.2)	0.06	(0)	100	0.13	–	5	–	0.1	79	別名 きくな ゆでた後水冷し、手搾りしたもの 硝 0.2g
2	5	0	0.2	0.02	0.02	–	–	–	–	(0)	29	2	(0)	0.1	16	0	0.02	0.1	0	(0)	3	0	–	0	–	0	–	液汁を除いたもの
1	21	0.4	0.4	0.05	4.73	–	–	–	–	(0)	4	Tr	(0)	0.1	Tr	0.02	0.03	(0.4)	0.08	(0)	14	0.07	–	3	–	0	–	別名 盆しょうが、はじかみ 廃棄部位：葉及び茎 硝 0.2g
7	25	0.5	0.1	0.06	5.01	0	1	1	6	(0)	5	Tr	(0)	0.1	0	0.03	0.02	0.8	0.13	(0)	8	0.21	0.7	2	–	0	–	別名 ひねしょうが 廃棄部位：皮 硝 0.1g 見当 1かけ＝20g
7	24	0.8	0.2	0.05	5.12	(0)	Tr	1	12	(0)	14	1	(0)	0.3	(0)	0.02	0.02	(0.6)	0.12	(U)	5	0.07	0.5	1	–	0	24	別名 ひねしょうが 全体に対する割合24% 硝 Tr
9	24	0.2	0.2	0.04	3.16	–	–	–	Tr	(0)	5	Tr	(0)	0.1	(0)	0.02	0.01	(0.6)	0.12	(0)	6	0.04	0.6	1	–	0	76	別名 ひねしょうが 全体に対する割合76% 硝 Tr
6	5	0.2	Tr	0.02	0.41	0	0	0	0	(0)	5	0	(0)	0.1	0	0	0.01	(0.1)	0	0	1	0	0.2	0	–	5.6	–	別名 紅しょうが 原材料：ひねしょうが 液汁を除いたもの 硝 0g
4	3	0.3	Tr	0.01	0.37	1	3	2	0	(0)	4	0	(0)	0.1	0	0.63	0	(0.1)	0	0	1	0	0.2	0	–	2.0	–	別名 ガリ 原材料：新しょうが 液汁を除いたもの 硝 0g

硝：硝酸イオン　ポ：ポリフェノール
タ：タンニン　テ：テオブロミン
カ：カフェイン
見当：概量（1個、1尾、1切れなど）とその目安重量（廃棄部分を含む重量）

穀類 / いも及びでん粉類 / 砂糖及び甘味類 / 豆類 / 種実類 / 野菜類 / 果実類 / きのこ類 / 藻類 / 魚介類 / 肉類 / 卵類 / 乳類 / 油脂類 / 菓子類 / 飲料類 / し好 / 調味料及び香辛料類 / 調理済み流通食品類

6 野菜類

（O）：推定値 0，　（Tr）：推定値 微量，　Tr：微量，　－：未測定　　※炭水化物成分表から算出。

野菜類

食品番号	食品名	廃棄率 %	エネルギー kJ	エネルギー kcal	水分 g	たんぱく質 アミノ酸組成による g	たんぱく質 g	脂肪酸のトリアシルグリセロール当量 g	飽和脂肪酸 g	n-3系多価不飽和脂肪酸 g	n-6系多価不飽和脂肪酸 g	コレステロール mg	利用可能炭水化物 g	糖類※ g	食物繊維総量 g	糖アルコール g	有機酸 g	七訂 エネルギー kcal	七訂 たんぱく質 g	七訂 脂質 g	七訂 炭水化物 g	灰分 g	ナトリウム mg	カリウム mg	カルシウム mg
	新しょうが																								
06386	根茎 生	10	42	10	96.0	(0.2)	0.3*	–	–	–	–	–	0.8*	0.6	1.9	–	–	14	0.3	0.3	2.7	0.8	3	350	1
	しろうり																								
06106	果実 生	25	63	15	95.3	(0.6)	(Tr)	(0.01)	(0.01)	(Tr)	(0)	2.5*	–	1.2	–	–	15	0.9	0.1	3.3	0.4	1	220	3
06107	漬物 塩漬	1	62	15	92.8	(0.7)	(Tr)	(0.01)	(0.01)	(Tr)	(0)	1.9*	–	2.2	–	–	16	1.0	0.1	3.7	2.4	790	220	2
06108	漬物 奈良漬	0	911	216	44.0	4.6*	0.2*	–	–	–	(0)	37.2*	–	2.6	0	0.2	197	4.6	0.2	40.0	5.3	1900	97	2
	ずいき																								
06109	生ずいき 生	30	64	15	94.5	(0.2)	0*	–	–	–	(0)	2.8*	–	1.6	–	–	16	0.5	0	4.1	0.9	1	390	8
06110	生ずいき ゆで	0	41	10	96.1	(0.2)	0*	–	–	–	(0)	1.2*	–	2.1	–	–	12	0.4	0	3.1	0.4	1	76	9
06111	干しずいき 乾	0	972	232	9.9	(2.6)	(0.3)	(0.08)	(0.05)	(0.12)	(0)	41.8*	–	25.8	–	–	246	6.6	0.4	63.5	18.2	6	10000	120
06112	干しずいき ゆで	0	38	9	95.5	(0.2)	0*	–	–	–	(0)	0.6*	–	3.1	–	–	13	0.5	0	3.4	0.6	2	160	13
	スイートコーン→（とうもろこし類）																								
	すいぜんじな																								
06387	葉 生	35	65	16	93.1	0.6*	0.6*	–	–	–	–	0*	–	4.0	–	–	19	0.6	0.6	3.4	1.4	1	530	14
	すぐきな																								
06113	葉 生	25	94	23	90.5	(1.7)	(0.1)	(0.05)	(0.06)	(0.02)	(0)	1.7*	–	4.0	–	–	26	1.9	0.2	5.4	1.8	32	680	15
06114	根 生	8	78	19	93.7	(0.5)	(0.1)	(0.05)	(0.04)	(0.01)	(0)	3.1*	–	1.7	–	–	21	0.6	0.1	4.7	0.7	26	310	2
06115	すぐき漬	0	123	30	87.4	(2.1)	(0.5)	(0.08)	(0.28)	(0.08)	(0)	1.6*	–	5.2	–	–	34	2.6	0.7	6.1	3.2	870	390	13
	ズッキーニ																								
06116	果実 生	4	66	16	94.9	(0.9)	(0.1)	(0.03)	(0.02)	(0.01)	(0)	(2.3)	(2.2)	1.3	–	–	14	1.3	0.1	2.8	0.8	1	320	3
	せり																								
06117	茎葉 生	30	70	17	93.4	(1.9)	(0.1)	(0.02)	(Tr)	(0.03)	(0)	1.0*	–	2.5	–	–	17	2.0	0.1	3.3	1.2	19	410	3
06118	茎葉 ゆで	15	71	17	93.6	(1.9)	(0.1)	(0.02)	(Tr)	(0.03)	(0)	0.8*	–	2.8	–	–	18	2.1	0.1	3.4	0.8	8	190	3

ミノ酸組成によるたんぱく質の*→「たんぱく質」の値、脂肪酸のトリアシルグリセロール当量の*→「脂質」の値が入っている。
用可能炭水化物は「利用可能炭水化物（質量計）」の値だが、*がついているものは「差引き法による利用可能炭水化物」の値（p.2、3参照）。

可食部100g当たり

マグネシウム	リン	鉄	亜鉛	銅	マンガン	ヨウ素	セレン	クロム	モリブデン	レチノール	β-カロテン当量	レチノール活性当量	ビタミンD	ビタミンE α-トコフェロール	ビタミンK	ビタミンB1	ビタミンB2	ナイアシン当量	ビタミンB6	ビタミンB12	葉酸	パントテン酸	ビオチン	ビタミンC	アルコール	食塩相当量	重量変化率	備考
mg	mg	mg	mg	mg	mg	µg	µg	µg	µg	µg	µg	µg	µg	mg	µg	mg	mg	mg	mg	µg	µg	µg	mg	µg	mg	g	g	%	
5	23	0.5	0.4	0.04	7.65	Tr	0	1	3	–	6	Tr	–	0.1	Tr	0.01	0.01	(0.3)	0.05	–	10	0.05	0.5	2	–	0	–	廃棄部位：皮及び茎 硝0.1g 食物繊維：AOAC.2011.25法
2	20	0.2	0.2	0.03	0.05	5	0	0	2	(0)	70	6	(0)	0.2	29	0.03	0.03	(0.4)	0.04	(0)	39	0.30	1.3	8	–	0	–	別名あさうり、つけうり 廃棄部位：わた及び両端
3	24	0.2	0.2	0.04	0.05	–	–	–	–	(0)	74	6	(0)	0.2	44	0.03	0.03	(0.2)	0.07	(0)	43	0.30	–	10	–	2.0	76	別名あさうり、つけうり 廃棄部位：両端 水洗いし、手搾りしたもの
2	79	0.4	0.8	0.07	0.51	1	1	1	81	(0)	27	2	(0)	0.2	6	0.03	0.11	1.4	0.39	0.1	52	0.57	1.0	0	5.8	4.8	–	別名あさうり、つけうり 硝Tr
6	13	0.1	1.0	0.03	2.24	–	–	–	–	(0)	110	9	(0)	0.4	9	0.02	0.02	0.3	0.03	–	14	0.28	–	5	–	0	–	廃棄部位：株元及び表皮 硝Tr
7	9	0.1	0.9	0.02	1.69	–	–	–	–	(0)	110	9	(0)	0.3	14	0	0	(0.1)	0.01	–	10	0.10	–	1	–	0	60	株元及び表皮を除いたもの ゆでた後水冷し、手搾りしたもの 硝0g
0	210	9.0	5.4	0.55	25.00	–	–	–	–	(0)	15	1	(0)	0.4	19	0.15	0.30	(3.6)	0.07	–	30	2.00	–	0	–	0	–	別名いもがら 硝1.4g
8	5	0.7	0.3	0.05	2.35	–	–	–	–	(0)	0	0	(0)	0.1	3	0	0.01	(0.1)	0	–	1	0.06	–	0	–	0	760	別名いもがら ゆでた後水冷し、手搾りしたもの 硝Tr
2	42	0.5	0.5	0.07	2.11	3	Tr	1	8	–	4300	350	–	3.8	270	0.06	0.12	0.6	0.08	–	66	0.03	4.7	17	–	0	–	別名金時草、式部草 廃棄部位：葉柄基部 硝0.3g 食物繊維：AOAC.2011.25法
3	58	2.6	0.3	0.06	0.30	–	–	–	–	(0)	2000	170	(0)	3.8	280	0.08	0.13	(1.6)	0.05	(0)	200	0.35	–	73	–	0.1	–	別名かもな 廃棄部位：葉柄基部 硝0.2g
3	35	0.1	0.1	0.03	0.05	–	–	–	–	(0)	(0)	(0)	(0)	0	0	0.03	0.03	(0.8)	0.01	(0)	50	0.26	–	13	–	0.1	–	別名かもな 廃棄部位：根端及び葉柄基部 硝0.2g
5	76	0.9	0.4	0.08	0.09	–	–	–	–	(0)	3000	250	(0)	2.2	270	0.12	0.11	(1.9)	0.13	(0)	110	0.24	–	35	–	2.2	–	水洗いし、手搾りしたもの
6	37	0.5	0.4	0.07	0.15	Tr	Tr	1	6	(0)	320	27	(0)	0.4	35	0.05	0.05	(0.6)	0.09	(0)	38	0.22	2.7	20	–	0		別名つるなしかぼちゃ 廃棄部位：両端 硝0.1g 見当1本＝170g
4	51	1.6	0.3	0.15	1.24	–	–	–	–	(0)	1900	160	(0)	0.7	160	0.04	0.13	(1.7)	0.11	(0)	110	0.42	–	20	–	0	–	別名かわな 廃棄部位：根及び株元 硝0g
–	40	1.3	0.2	0.10	1.30	–	–	–	–	(0)	1700	150	(0)	0.6	160	0.02	0.06	(1.1)	0.07	(0)	61	0.32	–	10	–	0	92	別名かわな 根を除いたもの 廃棄部位：株元 ゆでた後水冷し、手搾りしたもの 硝0g

無機質 ／ ビタミン

備考欄凡例
硝：硝酸イオン　ポ：ポリフェノール
タ：タンニン　テ：テオブロミン
カ：カフェイン
見当：概量（1個、1尾、1切れなど）と
その目安重量（廃棄部分を含む重量）

穀類 ／ いも及びでん粉類 ／ 砂糖及び甘味類 ／ 豆類 ／ 種実類 ／ 野菜類 ／ 果実類 ／ きのこ類 ／ 藻類 ／ 魚介類 ／ 肉類 ／ 卵類 ／ 乳類 ／ 油脂類 ／ 菓子類 ／ し好飲料類 ／ 調味料及び香辛料類 ／ 調理済み流通食品類

（0）：推定値 0，　（Tr）：推定値 微量，　Tr：微量，　−：未測定　　※炭水化物成分表から算出。

野菜類

可食部100 g当たり

食品番号	食品名	廃棄率 %	エネルギー kJ	エネルギー kcal	水分 g	たんぱく質（アミノ酸組成による）g	脂肪酸のトリアシルグリセロール当量 g	飽和脂肪酸 g	n-3系多価不飽和脂肪酸 g	n-6系多価不飽和脂肪酸 g	コレステロール mg	利用可能炭水化物 g	糖類※ g	食物繊維総量 g	糖アルコール g	有機酸 g	七訂エネルギー kcal	七訂たんぱく質 g	七訂脂質 g	七訂炭水化物 g	灰分 g	ナトリウム mg	カリウム mg	カルシウム mg
	セロリ																							
06119	葉柄　生	35	49	12	94.7	0.4	0.1	0.02	Tr	0.03	(0)	1.3	1.4	1.5	1.0	Tr	15	0.4	0.1	3.6	1.0	28	410	39
	ぜんまい																							
06120	生ぜんまい　若芽　生	15	111	27	90.9	(1.3)	0.1*	–	–	–	(0)	3.2*	–	3.8	–	–	29	1.7	0.1	6.6	0.7	2	340	10
06121	生ぜんまい　若芽　ゆで	0	72	17	94.2	(0.8)	0.4	–	–	–	(0)	0.9	–	3.5	–	–	21	1.1	0.4	4.1	0.2	2	38	1
06122	干しぜんまい　干し若芽　乾	0	1161	277	8.5	(10.8)	0.6*	–	–	–	(0)	39.8*	–	34.8	–	–	293	14.6	0.6	70.8	5.5	25	2200	15
06123	干しぜんまい　干し若芽　ゆで	0	101	25	91.2	(1.3)	0.1*	–	–	–	(0)	2.0*	–	5.2	–	–	29	1.7	0.1	6.8	0.2	2	19	2
	そらまめ																							
06124	未熟豆　生	25	431	102	72.3	8.3	0.1	0.03	Tr	0.05	(0)	15.6	1.4	2.6	–	–	108	10.9	0.2	15.5	1.1	1	440	2
06125	未熟豆　ゆで	25	435	103	71.3	(7.8)	(0.1)	(0.03)	(Tr)	(0.05)	(0)	15.7*	(1.5)	4.0	–	–	112	10.5	0.2	16.9	1.1	4	390	2
	タアサイ																							
06126	葉　生	6	48	12	94.3	(1.1)	(0.1)	(0.02)	(0.06)	(0.01)	(0)	0.6*	–	1.9	–	–	13	1.3	0.2	2.2	1.3	29	430	12
06127	葉　ゆで	6	44	11	95.0	(0.9)	(0.1)	(0.02)	(0.06)	(0.01)	(0)	0.5*	–	2.1	–	–	13	1.1	0.2	2.3	0.9	23	320	11
	（だいこん類）																							
	かいわれだいこん																							
06128	芽ばえ　生	0	88	21	93.4	(1.8)	(0.2)	(0.05)	(0.11)	(0.02)	(0)	2.0*	–	1.9	–	–	21	2.1	0.5	3.3	0.6	5	99	5
	葉だいこん																							
06129	葉　生	20	71	17	92.6	(1.7)	(0.1)	(0.02)	(0.04)	(0.01)	(0)	(1.1)	(1.0)	2.6	–	–	18	2.0	0.2	3.3	1.5	41	340	17
	だいこん																							
06130	葉　生	10	94	23	90.6	1.9	Tr	0.01	0.02	Tr	(0)	1.6*	1.3	4.0	–	–	25	2.2	0.1	5.3	1.6	48	400	26
06131	葉　ゆで	0	99	24	91.3	(1.9)	(Tr)	(0.01)	(0.02)	(Tr)	(0)	2.2*	(1.2)	3.6	–	–	25	2.2	0.1	5.4	0.9	28	180	22
06132	根　皮つき　生	10	62	15	94.6	0.4	Tr	0.01	0.02	0.01	(0)	2.6	2.7	1.4	–	–	18	0.5	0.1	4.1	0.6	19	230	
06133	根　皮つき　ゆで	0	62	15	94.4	(0.3)	Tr*	–	–	–	(0)	(2.7)	(2.8)	1.6	–	–	18	0.4	Tr	4.5	0.5	14	210	
06134	根　皮なし　生	15	63	15	94.6	0.3	(Tr)	(0.01)	(0.02)	(0.01)	0	2.8	2.8	1.3	–	–	18	0.4	0.1	4.1	0.6	17	230	

ミノ酸組成によるたんぱく質の＊→「たんぱく質」の値、脂肪酸のトリアシルグリセロール当量の＊→「脂質」の値が入っている。
用可能炭水化物は「利用可能炭水化物（質量計）」の値だが、＊がついているものは「差引き法による利用可能炭水化物」の値（p.2、3参照）。

可食部100g当たり

マグネシウム	リン	鉄	亜鉛	銅	マンガン	ヨウ素	セレン	クロム	モリブデン	ビタミンA レチノール	ビタミンA β-カロテン当量	ビタミンA レチノール活性当量	ビタミンD	ビタミンE α-トコフェロール	ビタミンK	ビタミンB₁	ビタミンB₂	ナイアシン当量	ビタミンB₆	ビタミンB₁₂	葉酸	パントテン酸	ビオチン	ビタミンC	アルコール	食塩相当量	重量変化率	備考
g	mg	mg	mg	mg	mg	µg	µg	µg	µg	µg	µg	µg	µg	mg	µg	mg	mg	mg	mg	µg	µg	mg	µg	mg	g	g	%	
9	39	0.2	0.2	0.03	0.11	1	0	0	2	(0)	44	4	(0)	0.2	10	0.03	0.03	0.1	0.08	(0)	29	0.26	1.2	7	–	0.1	–	別名 セロリー、セルリー、オランダみつば 廃棄部位：株元、葉身及び表皮 硝 0.2g 見当 1本＝100g
7	37	0.6	0.5	0.15	0.40	–	–	–	–	(0)	530	44	(0)	0.6	34	0.02	0.09	(1.8)	0.05	(0)	210	0.64	–	24	–	0	–	廃棄部位：株元及び裸葉 硝 0g
9	20	0.3	0.4	0.10	0.22	–	–	–	–	(0)	430	36	(0)	0.5	34	0.01	0.05	(0.9)	0.05	(0)	59	0.12	–	2	–	0	100	株元及び裸葉を除いたもの ゆでた後水冷し、水切りしたもの 硝 0g
40	200	7.7	4.6	1.20	3.34	–	–	–	–	(0)	710	59	(0)	1.4	120	0.10	0.41	(11.0)	0.02	(0)	99	3.10	–	0	–	0.1	–	硝 0g
9	16	0.4	0.3	0.14	0.20	–	–	–	–	(0)	15	1	(0)	0.2	20	0	0.01	(0.4)	0	(0)	1	0	–	0	–	0	630	硝 0g
36	220	2.3	1.4	0.39	0.21	0	Tr	0	150	(0)	240	20	(0)	Tr	18	0.30	0.20	2.9	0.17	(0)	120	0.46	6.9	23	–	0	–	廃棄部位：種皮 廃棄率：さや入りの場合80% 硝 0g 見当 3粒＝12g
8	230	2.1	1.9	0.33	0.38	–	–	–	–	(0)	210	18	(0)	Tr	19	0.22	0.18	(2.5)	0.13	(0)	120	0.39	–	18	–	0	100	廃棄部位：種皮 廃棄率：さや入りの場合80% 硝 (0)g
3	46	0.7	0.5	0.05	0.38	–	–	–	–	(0)	2200	180	(0)	1.5	220	0.05	0.09	(1.4)	0.12	(0)	65	0.19	–	31	–	0.1	–	別名 ひさごな、ゆきな、タァサイ、ターサイ、ターツァイ、きさらぎな 廃棄部位：株元 硝 0.7g 見当 1株＝200g
8	43	0.6	0.4	0.04	0.32	–	–	–	–	(0)	2400	200	(0)	1.7	230	0.02	0.03	(0.8)	0.05	(0)	42	0.09	–	14	–	0.1	90	別名 ひさごな、ゆきな、タァサイ、ターサイ、ターツァイ、きさらぎな 廃棄部位：株元 ゆでた後水冷し、手搾りしたもの 硝 0.5g
3	61	0.5	0.3	0.03	0.35	12	0	0	6	(0)	1900	160	(0)	2.1	200	0.08	0.13	(2.0)	0.23	(0)	96	0.29	5.6	47	–	0	–	別名 かいわれ 茎基部約1cmを除去したもの 硝 0.1g 見当 1パック(小)＝50g
5	43	1.4	0.4	0.05	0.23	–	–	–	–	(0)	2300	190	(0)	1.5	220	0.07	0.15	(1.2)	0.22	(0)	130	0.39	–	49	–	0.1	–	試料：水耕栽培品 廃棄部位：株元及び根 硝 0.4g
2	52	3.1	0.3	0.04	0.27	–	–	–	–	(0)	3900	330	(0)	3.8	270	0.09	0.16	1.3	0.18	(0)	140	0.26	–	53	–	0.1	–	廃棄部位：葉柄基部 硝 0.2g
2	62	2.2	0.3	0.03	0.25	–	–	–	–	(0)	4400	370	(0)	4.9	340	0.01	0.06	(0.9)	0.10	(0)	54	0.11	–	21	–	0.1	79	葉柄基部を除いたもの ゆでた後水冷し、手搾りしたもの 硝 0.1g
●	18	0.2	0.2	0.02	0.04	3	1	0	3	(0)	(0)	(0)	(0)	0	Tr	0.02	0.01	0.4	0.04	(0)	34	0.12	0.3	12	–	0	–	廃棄部位：根端及び葉柄基部 硝 0.1g 見当 5cm(直径約7cm)＝200g
●	18	0.2	0.2	0.02	0.05	–	–	–	–	(0)	(0)	(0)	(0)	0	0	0.02	0.01	(0.3)	0.03	(0)	38	0.10	–	9	–	0	86	根端及び葉柄基部を除いたもの
●	17	0.2	0.1	0.02	0.04	3	1	0	2	(0)	0	(0)	(0)	0	Tr	0.02	0.01	0.3	0.05	(0)	33	0.11	0.3	11	–	0	–	廃棄部位：根端、葉柄基部及び皮 硝 0.2g

備考欄凡例:
硝：硝酸イオン　ポ：ポリフェノール　テ：テオブロミン
タ：タンニン　カ：カフェイン
見当：概量（1個、1尾、1切れなど）とその目安重量（廃棄部分を含む重量）

穀類 / いも及びでん粉類 / 砂糖及び甘味類 / 豆類 / 種実類 / 野菜類 / 果実類 / きのこ類 / 藻類 / 魚介類 / 肉類 / 卵類 / 乳類 / 油脂類 / 菓子類 / 飲料し好類 / 香辛料及び調味料類 / 調理済み流通食品類

(0)：推定値 0，　(Tr)：推定値 微量，　Tr：微量，　－：未測定　　※炭水化物成分表から算出。

野菜類

可食部100 g当たり

食品番号	食品名	廃棄率 %	エネルギー kJ	エネルギー kcal	水分 g	アミノ酸組成によるたんぱく質 g	たんぱく質 g	脂肪酸のトリアシルグリセロール当量 g	飽和脂肪酸 g	n-3系多価不飽和脂肪酸 g	n-6系多価不飽和脂肪酸 g	コレステロール mg	脂質 g	利用可能炭水化物 g	糖類 g	食物繊維総量 g	糖アルコール g	有機酸 g	(参考)エネルギー kcal	(参考)たんぱく質 g	(参考)脂質 g	(参考)炭水化物 g	灰分 g	ナトリウム mg	カリウム mg	カルシウム mg
06367	根 皮なし 生 おろし	0	106	25	90.5	(0.5)		0.2*	–	–	–	(0)		3.0*	–	5.1	–	–	34	0.6	0.2	8.0	0.6	30	190	63
06368	根 皮なし 生 おろし汁	0	51	12	96.5	(0.2)		Tr*	–	–	–	(0)		2.7*	–	0.1	–	–	11	0.3	Tr	2.7	0.4	21	140	14
06369	根 皮なし 生 おろし水洗い	0	94	23	91.4	(0.4)		0.1*	–	–	–	(0)		2.6*	–	4.7	–	–	30	0.6	0.1	7.2	0.5	25	170	57
06135	根 皮なし ゆで	0	62	15	94.8	(0.4)		(Tr)	(0.01)	(0.02)	(0.01)	(0)		2.5*	2.4	1.7	–	–	18	0.5	0.1	4.0	0.5	12	210	25
	切干しだいこん																									
06136	乾	0	1178	280	8.4	(7.3)		0.3	(0.10)	(0.14)	(0.04)	(0)		51.3*	–	21.3	–	–	301	9.7	0.8	69.7	8.5	210	3500	500
06334	ゆで	0	54	13	94.6	(0.7)		(Tr)	(0.01)	(0.02)	(0.01)			0.7*	–	3.7	–	–	19	0.9	0.1	4.1	0.3	4	62	60
06335	油いため	0	320	78	84.5	(1.1)		(5.7)	(0.44)	(0.48)	(1.09)	(Tr)		2.6*	–	5.6	–	–	88	1.5	6.0	7.6	0.4	8	110	91
	漬物																									
06388	いぶりがっこ	0	317	76	73.8	(0.8)		0.3*	–	–	–			13.9*	–	7.1	–	–	86	1.1	0.3	21.0	3.9	1400	350	42
06137	ぬかみそ漬	0	124	29	87.1	(1.0)		0.1*	–	–	–	(0)		5.2*	–	1.8	–	–	30	1.3	0.1	6.7	4.8	1500	480	4
06138	たくあん漬 塩押しだいこん漬	0	182	43	85.0	(0.5)		0.3*	–	–	–	(0)		8.5*	–	2.3	0	0.2	46	0.6	0.3	10.8	3.3	1300	56	16
06139	たくあん漬 干しだいこん漬	0	96	23	88.8	(1.4)		0.1*	–	–	–	(0)		2.3*	–	3.7	–	–	27	1.9	0.1	5.5	3.7	970	500	7
06140	守口漬	0	821	194	46.2	5.3*		0.2	–	–	–	(0)		41.0*	–	3.3	–	–	187	5.3	0.2	44.3	4.0	1400	100	2
06141	べったら漬	0	223	53	83.3	(0.3)		0.2	–	–	–	(0)		11.5*	–	1.6	–	0.2	53	0.4	0.2	13.1	3.1	1100	190	1
06142	みそ漬	0	218	52	79.0	2.1		0.3	–	–	–	(0)		9.0*	–	2.1	–	0.3	52	2.1	0.3	11.4	7.3	2800	80	1
06143	福神漬	0	581	137	58.6	2.7		0.1	–	–	–	(0)		29.4*	–	3.9	–	–	136	2.7	0.1	33.3	5.3	2000	100	3
	（たいさい類）																									
	つまみな																									
06144	葉 生	0	80	19	92.3	(1.7)		0.1	0.03	0.06	0.01	(0)		1.7*	–	2.3	–	–	20	1.7	0.1	3.6	1.6	22	450	21
	たいさい																									
06145	葉 生	0	63	15	93.7	(0.8)		(Tr)	(0.01)	(0.02)	(Tr)	(0)		2.1*	–	1.6	–	–	16	0.9	0.1	3.5	1.2	38	340	7
06146	塩漬	0	80	19	90.9	(1.4)		(Tr)	(0.01)	(0.02)	(Tr)	(0)		2.1*	–	2.5	–	–	20	1.6	0.1	4.3	3.1	700	330	7
	たかな																									
06147	葉 生	8	87	21	92.7	(1.5)		0.2*	–	–	–	(0)		2.0*	–	2.5	–	–	21	1.8	0.2	4.2	0.9	43	300	8
06148	たかな漬	0	123	30	87.2	(1.5)		0.6*	–	–	–	(0)		2.1*	–	4.0	0	0.5	32	1.9	0.6	6.2	4.0	1600	110	5
	たけのこ																									
06149	若茎 生	50	114	27	90.8	2.5		(0.1)	(0.05)	(0.01)	(0.08)	(0)		2.5*	1.1	2.8	–	0.1	26	3.6	0.2	4.3	1.1	Tr	520	1
06150	若茎 ゆで	0	129	31	89.9	(2.4)		(0.1)	(0.05)	(0.01)	(0.08)	0		3.2*	(1.4)	3.3	–	0.1	30	3.5	0.2	5.5	0.9	1	470	
06151	水煮缶詰	0	91	22	92.8	(1.9)		(0.1)	(0.05)	(0.01)	(0.08)	(0)		(2.2)*	(1.4)	2.3	–	–	23	2.7	0.2	4.0	0.9	3	77	
06152	めんま 塩蔵 塩抜き	0	62	15	93.9	(0.7)		0.4	(0.12)	(0.03)	(0.19)	(0)		0.6*	–	3.5	–	–	19	1.0	0.5	3.6	1.0	360	6	1

穀類／いも及びでん粉類／砂糖及び甘味類／豆類／種実類／野菜類／果実類／きのこ類／藻類／魚介類／肉類／卵類／乳類／油脂類／菓子類／飲料類／し好飲料類／調味料及び香辛料類／調理済み流通食品類

ミノ酸組成によるたんぱく質の*→「たんぱく質」の値、脂肪酸のトリアシルグリセロール当量の*→「脂質」の値が入っている。
用可能炭水化物は「利用可能炭水化物（質量計）」の値だが、*がついているものは「差引き法による利用可能炭水化物」の値（p.2、3参照）。

可食部100g当たり

リン	鉄	亜鉛	銅	マンガン	ヨウ素	セレン	クロム	モリブデン	レチノール	β-カロテン当量	レチノール活性当量	ビタミンD	ビタミンE α-トコフェロール	ビタミンK	ビタミンB1	ビタミンB2	ナイアシン当量	ビタミンB6	ビタミンB12	葉酸	パントテン酸	ビオチン	ビタミンC	アルコール	食塩相当量	重量変化率	備考
mg	mg	mg	mg	mg	µg	µg	µg	µg	µg	µg	µg	µg	mg	µg	mg	mg	mg	mg	µg	µg	mg	µg	mg	g	g	%	
19	0.3	0.3	0.02	0.06	1	Tr	(0)	2	(0)	(0)	(0)	(0)	(0)	0	0.02	0.01	(0.3)	0.04	(0)	23	0.07	0.4	7	-	0.1	18	全体に対する割合18% 硝0.2g
13	0.1	0.1	0.01	0.01	3	0	(0)	1	(0)	(0)	(0)	(0)	(0)	0	0.02	0.01	(0.2)	0.03	(0)	21	0.07	0.2	7	-	0.1	82	全体に対する割合82% 硝0.2g
16	0.1	0.2	0.01	0.06	1	0	(0)	2	(0)	(0)	(0)	(0)	(0)	0	0.02	0.01	(0.3)	0.04	(0)	19	0.05	0.2	6	-	0.1	20	全体に対する割合20% 硝0.2g
14	0.2	0.1	0.01	0.05	3	1	0	2	(0)	(0)	(0)	(0)	(0)	0	0.02	0.01	(0.3)	0.04	(0)	33	0.08	0.3	9	-	0.1	86	根端、葉柄基部及び皮を除いたもの 硝0.1g
220	3.1	2.1	0.13	0.74	20	2	3	29	(0)	0	0	(0)	0	Tr	0.35	0.20	(6.1)	0.29	(0)	210	1.24	5.9	28	-	0.5	-	硝2.9g
10	0.4	0.2	0.02	0.08	-	-	-	-					0	0	0.01	Tr	(0.2)	0.01		7	0.04		0	-	0	560	水もどし後、ゆでた後湯切りしたもの 硝Tr
18	0.7	0.3	0.03	0.14	-	-	-	-	(0)				0.9	7	0.02	0.02	(0.4)	0.02		12	0.07		0	-	0	350	水もどし後、油いため 植物油（なたね油） 調理による脂質の増減:表14（p.329）参照 硝Tr
77	0.4	0.3	0.03	0.47	2	1		6		1	0	-	Tr	0	0.08	0.02	(1.0)	0.12		10	0.22	0.6		-	3.5	-	硝0.2g 食物繊維:AOAC.2011.25法
44	0.3	0.1	0.02	0.13	-	-	-	-	(0)		(0)		0	1	0.33	0.04	(2.9)	0.22	0	98	0.43		15	-	3.8	73	根、皮つき 水洗いし、水切りしたもの
12		0.1	0.03	0.06					(0)				Tr	0	0.01	0.01	(0.1)			10	0.03		40	-	3.3	-	別名新漬たくあん、早漬たくあん ビタミンC:酸化防止用として添加 硝Tr
150	1.0	0.8	0.05	0.89	-	-	-	-	(0)					0	0.21	0.03	(1.9)			47	0.66		12	-	2.5	-	別名本たくあん
72	0.7	0.8	0.12	0.69	-	-	-	-	(0)					0	0.05	0.17	1.6	0.32		45	0.19			-	3.6	-	
24	0.2	0.1	0.02	0.03	1	0	Tr	3	(0)					0	Tr	0.11	(0.1)	0	12.0	0	0.07		49	-	2.8	-	ビタミンC:酸化防止用として添加 硝0.1g
42	0.2	0.2	0.03	0.13	1	1	6	7	(0)					0	Tr	3.70		0.5	0.01	Tr	9	0.04	0.8	0	-	7.2	硝Tr
29	1.3	0.1	0.05	0.15	5	3	2	12	(0)	100	8	(0)	0.1	7	0.02	0.10	(0)		(0)	3	0	1.1	0	-	5.1	-	原材料:だいこん、なす、なたまめ、れんこん、しょうが等 市販品の調味液を除去したもの
55	3.3	0.4	0.07	0.22	-	-	-	-	(0)	1900	160	(0)	1.4	270	0.06	0.14	(1.7)	0.10	(0)	65	0.33		47	-		-	試料:若採りせっぱくたいさい（雪白体菜） 硝0.3g
49	1.1	0.7	0.03	0.76	-	-	-	-	(0)	1500	130	(0)	0.9	110	0.07	0.07	(0.8)	0.08	(0)	120	0.14	-	45	-	0.1	-	別名しゃくしな 硝0.6g
45	1.3	1.0	0.05	0.73	-	-	-	-	(0)	2100	180	(0)	1.1	140	0.03	0.07	(1.1)	0.10	(0)	120	0.19	-	41	-	1.8	68	別名しゃくしな 水洗いし、手搾りしたもの
35	1.7	0.3	0.04	0.24	2	Tr	4	4	(0)	2300	190	(0)	0.8	120	0.06	0.10	(0.9)	0.16	(0)	180	0.27	2.1	69	-	0.1	-	廃棄部位:株元 硝0.2g
24	1.5	0.2	0.06	0.09	1	Tr	2	16	(0)	2400	200	(0)	1.6	300	0.03	0.03	0.1			23	0.08	0.6	Tr	-	4.0	-	硝Tr
62	0.4	1.3	0.13	0.68	4	1	0	2	(0)	11	1	(0)	0.7	2	0.05	0.11	1.2	0.13	(0)	63	0.63		10	-	0	-	廃棄部位:竹皮及び基部 廃棄率:はちく、まだけ等の小型の場合60% 硝Tr 見当1本=1000g
60	0.4	1.2	0.13	0.55	-	-	-	-	(0)	12	1	(0)	1.0	2	0.04	0.09	(1.1)	0.06	(0)	63	0.63	-	8	-	0	90	竹皮及び基部を除いたもの 硝(Tr)
38	0.3	0.4	0.04	0.68	0	0	1	0	(0)	0	(0)	(0)	1.0	0.01	0.04	(0.5)	0.02	(0)	36	0.10	0	0	-	0	-	液汁を除いたもの 硝0g
11	0.2	Tr	0.02	0.03	-	-	-	-	(0)	(0)	(0)	(0)	Tr	Tr	0	0	(0.1)	0		1	0		0	-	0.9	140	別名しなちく 硝(Tr)

無機質 / **ビタミン**

備考 凡例:
硝:硝酸イオン ポ:ポリフェノール
タ:タンニン テ:テオブロミン
カ:カフェイン
見当:概量（1個、1尾、1切れなど）とその目安重量（廃棄部分を含む重量）

穀類 / でん粉及びいも類 / 砂糖及び甘味類 / 豆類 / 種実類 / 野菜類 / 果実類 / きのこ類 / 藻類 / 魚介類 / 肉類 / 卵類 / 乳類 / 油脂類 / 菓子類 / し好飲料類 / 調味料及び香辛料類 / 調理済み流通食品類

（0）：推定値 0，　（Tr）：推定値 微量，　Tr：微量，　−：未測定　　※炭水化物成分表から算出。

野菜類

穀類 / いも及びでん粉類 / 砂糖及び甘味類 / 豆類 / 種実類 / 野菜類 / 果実類 / きのこ類 / 藻類 / 魚介類 / 肉類 / 卵類 / 乳類 / 油脂類 / 菓子類 / 嗜好飲料類 / 調味料及び香辛料類 / 調理済み流通食品類

可食部100g当たり

食品番号	食品名	廃棄率 %	エネルギー kJ	エネルギー kcal	水分 g	アミノ酸組成によるたんぱく質 g	脂肪酸のトリアシルグリセロール当量 g	飽和脂肪酸 g	n-3系多価不飽和脂肪酸 g	n-6系多価不飽和脂肪酸 g	コレステロール mg	利用可能炭水化物 g	糖類※ g	食物繊維総量 g	糖アルコール g	有機酸 g	エネルギー kcal	たんぱく質 g	脂質 g	炭水化物 g	灰分 g	ナトリウム mg	カリウム mg	カルシウム mg
	（たまねぎ類）																							
	たまねぎ																							
06153	りん茎　生	6	139	33	90.1	0.7	Tr	0.01	Tr	0.02	1	6.9	6.2	1.5	–	0.2	36	1.0	0.1	8.4	0.4	2	150	1
06154	りん茎　水さらし	0	103	24	93.0	(0.4)	(Tr)	(0.01)	(Tr)	(0.02)	(0)	4.9*	(3.6)	1.5	–	–	26	0.6	0.1	6.1	0.2	4	88	18
06155	りん茎　ゆで	0	125	30	91.5	(0.5)	(Tr)	(0.01)	(Tr)	(0.02)	(0)	5.9*	4.3	1.7	–	–	31	0.8	0.1	7.3	0.3	3	110	
06336	りん茎　油いため	0	418	100	80.1	(0.9)	(5.7)	(0.42)	(0.44)	(1.11)	(Tr)	10.1*	(7.2)	2.7	–	–	105	1.4	5.9	12.0	0.6	3	210	2
06389	りん茎　油いため（あめ色たまねぎ）	0	876	208	54.7	(2.1)	6.4	–	–	–	–	35.5*	–	–	–	–	210	3.2	6.8	34.1	1.3	7	490	4
	赤たまねぎ																							
06156	りん茎　生	8	145	34	89.6	(0.6)	(Tr)	(0.01)	(Tr)	(0.02)	(0)	(7.2)	(6.6)	1.7	–	0.3	38	0.9	0.1	9.0	0.4	2	150	1
	葉たまねぎ																							
06337	りん茎及び葉　生	1	140	33	89.5	(1.2)	0.4	–	–	–	(0)	(5.1)	(4.9)	3.0	–	–	37	1.8	0.4	7.6	0.7	3	290	6
	たらのめ																							
06157	若芽　生	30	114	27	90.2	4.2*	0.2*	–	–	–	(0)	0.1*	–	4.2	–	–	27	4.2	0.2	4.3	1.1	1	460	
06158	若芽　ゆで	0	113	27	90.8	4.0*	0.2	–	–	–	(0)	0.5*	–	3.6	–	–	26	4.0	0.2	4.1	0.9	1	260	
	チコリ																							
06159	若芽　生	15	73	17	94.7	(0.8)	Tr*	–	–	–	(0)	3.0*	(0.7)	1.1	–	–	16	1.0	Tr	3.9	0.4	3	170	2
	ちぢみゆきな																							
06376	葉　生	15	147	35	88.1	(3.2)	0.6*	–	–	–	(0)	2.2*	–	3.9	–	0	35	3.6	0.6	5.7	1.7	18	570	18
06377	葉　ゆで	15	141	34	89.1	(3.3)	0.7*	–	–	–	(0)	1.4*	–	4.3	–	0	34	3.8	0.7	5.2	1.0	15	320	1
	チンゲンサイ																							
06160	葉　生	15	36	9	96.0	0.7	(0.1)	(0.01)	(0.03)	(0.02)	(0)	0.7*	0.4	1.2	–	0.1	9	0.6	0.1	2.0	0.8	32	260	1
06161	葉　ゆで	20	45	11	95.3	(1.0)	(0.1)	(0.01)	(0.03)	(0.02)	(0)	0.7*	(0.5)	1.5	–	0.1	12	0.9	0.1	2.4	0.8	28	250	1
06338	葉　油いため	0	149	36	92.6	(0.8)	(3.1)	(0.24)	(0.27)	(0.60)	(0)	(0.5)	(0.5)	1.4	–	0.1	39	0.8	3.2	2.2	0.7	31	230	1

ミノ酸組成によるたんぱく質の＊→「たんぱく質」の値、脂肪酸のトリアシルグリセロール当量の＊→「脂質」の値が入っている。
用可能炭水化物は「利用可能炭水化物（質量計）」の値だが、＊がついているものは「差引き法による利用可能炭水化物」の値 (p.2、3参照)。

可食部100g当たり

マグネシウム	リン	鉄	亜鉛	銅	マンガン	ヨウ素	セレン	クロム	モリブデン	ビタミンA レチノール	ビタミンA β-カロテン当量	ビタミンA レチノール活性当量	ビタミンD	ビタミンE α-トコフェロール	ビタミンK	ビタミンB1	ビタミンB2	ナイアシン当量	ビタミンB6	ビタミンB12	葉酸	パントテン酸	ビオチン	ビタミンC	アルコール	食塩相当量	重量変化率	備考
g	mg	mg	mg	mg	mg	μg	μg	μg	μg	μg	μg	μg	μg	mg	μg	mg	mg	mg	mg	μg	μg	mg	μg	mg	g	g	%	
9	31	0.3	0.2	0.05	0.15	1	1	0	1	0	1	0	0	Tr	0	0.04	0.01	0.3	0.14	0	15	0.17	0.6	7	-	0	-	廃棄部位：皮（保護葉）、底盤部及び頭部 硝0g 見当 1個=200g
7	20	0.2	0.1	0.04	0.10	-	-	-	-	(0)	1	Tr	(0)	Tr	Tr	0.03	0.01	(0.2)	0.09	(0)	11	0.14	-	5	-	0	100	皮（保護葉）、底盤部及び頭部を除いたもの 硝Tr
7	25	0.2	0.1	0.05	0.12	0	0	1	0	(0)	1	Tr	(0)	0	Tr	0.03	0.01	(0.2)	0.11	(0)	11	0.15	0.5	5	-	0	89	皮（保護葉）、底盤部及び頭部を除いたもの 硝Tr
1	47	0.2	0.3	0.08	0.18	-	-	-	-	(0)	2	0	(0)	0.9	7	0.04	0.02	(0.4)	0.22	(0)	21	0.29	-	9	-	0	70	皮（保護葉）、底盤部及び頭部を除いたもの 植物油（なたね油）調理による脂質の増減 表14(p.329)参照 硝Tr
8	98	0.9	0.5	0.13	0.44	4	Tr	Tr	4	(0)	5	Tr	(0)	4.5	0	0.12	0.03	(1.0)	0.45	-	33	0.62	2.0	0	-	0	31	皮（保護葉）、底盤部及び頭部を除いたもの 植物油（なたね油）調理による脂質の増減 表14(p.329)参照 硝0g
9	34	0.3	0.2	0.04	0.14	-	-	-	-	(0)	0	(0)	(0)	0.1	Tr	0.03	0.02	(0.3)	0.13	(0)	23	0.15	-	7	-	0	-	別名 レッドオニオン、紫たまねぎ 廃棄部位：皮（保護葉）、底盤部及び頭部 硝Tr
4	45	0.6	0.3	0.03	0.35	-	-	-	-	0	1500	120	(0)	1.1	92	0.06	0.11	(0.9)	0.16	(0)	120	0.13	-	32	-	0	-	廃棄部位：底盤部 硝0g
3	120	0.9	0.8	0.35	0.47	0	1	0	1	(0)	570	48	(0)	2.4	99	0.15	0.20	3.2	0.22	(0)	160	0.53	6.7	7	-	0	-	廃棄部位：木質部及びりん片 硝0g
8	92	0.9	0.7	0.30	0.44	-	-	-	-	(0)	600	50	(0)	2.0	97	0.07	0.11	2.0	0.11	(0)	83	0.23	-	3	-	0	96	木質部及びりん片を除いたもの ゆでた後水冷し、手搾りしたもの 硝0g
9	25	0.2	0.2	0.05	0.07	1	0	1	1	(0)	11	1	(0)	0.2	8	0.06	0.02	(0.4)	0.03	-	41	0.14	1.1	2	-	0	-	別名 きくにがな、アンディーブ、チコリー 廃棄部位：株元及びしん 硝Tr
0	88	3.0	0.9	0.09	0.41	-	-	-	-	(0)	4300	350	(0)	-	390	0.09	0.21	(2.9)	-	(0)	180	0.29	-	69	-	0	-	廃棄部位：株元 硝0.2g
1	82	1.4	0.7	0.09	0.32	-	-	-	-	(0)	5900	500	(0)	-	500	0.06	0.12	(2.1)	-	(0)	120	0.27	-	39	-	0	75	廃棄部位：株元 ゆでた後水冷し、手搾りしたもの 硝0.2g
6	27	1.1	0.3	0.07	0.12	Tr	1	1	7	(0)	2000	170	(0)	0.7	84	0.03	0.07	0.6	0.08	(0)	00	0.17	1.3	24	-	0.1	-	廃棄部位：しん 硝0.5g 見当 1株=100g
7	27	0.7	0.2	0.06	0.17	-	-	-	-	(0)	2600	220	(0)	0.9	120	0.03	0.05	(0.7)	0.04	(0)	53	0.12	-	15	-	0	71	廃棄部位：しん ゆでた後水冷し、手搾りしたもの 硝0.5g
6	27	0.9	0.3	0.07	0.12	-	-	-	-	(0)	3000	250	(0)	1.4	110	0.04	0.06	(0.6)	0.05	(0)	62	0.12	-	21	-	0.1	87	しんを除いたもの 植物油（なたね油）調理による脂質の増減 表14(p.329)参照 硝0.5g

備考欄凡例：硝：硝酸イオン　ポ：ポリフェノール　タ：タンニン　テ：テオブロミン　カ：カフェイン　見当：概量（1個、1尾、1切れなど）とその目安重量（廃棄部分を含む重量）

穀類 / でんぷん及び いも類 / 砂糖及び 甘味類 / 豆類 / 種実類 / 野菜類 / 果実類 / きのこ類 / 藻類 / 魚介類 / 肉類 / 卵類 / 乳類 / 油脂類 / 菓子類 / 嗜好 飲料類 / 調味料及び 香辛料類 / 調理済み 流通食品類

（0）：推定値 0，　（Tr）：推定値 微量，　Tr：微量，　－：未測定　　※炭水化物成分表から算出。

野菜類

可食部100 g当たり

食品番号	食品名	廃棄率 %	エネルギー kJ	エネルギー kcal	水分 g	たんぱく質 アミノ酸組成による g	脂肪酸のトリアシルグリセロール当量 g	飽和脂肪酸 g	n-3系多価不飽和脂肪酸 g	n-6系多価不飽和脂肪酸 g	コレステロール mg	利用可能炭水化物 g	糖類 g	食物繊維総量 g	糖アルコール g	有機酸 g	七訂 エネルギー kcal	七訂 たんぱく質 g	七訂 脂質 g	七訂 炭水化物 g	灰分 g	ナトリウム mg	カリウム mg	カルシウム mg
	つくし																							
06162	胞子茎 生	15	128	31	86.9	3.5*	0.1*	–	–	–	(0)	0*	–	8.1	–	–	38	3.5	0.1	8.1	1.4	6	640	50
06163	胞子茎 ゆで	0	115	28	88.9	3.4	0.1*	–	–	–	(0)	0*	–	6.7	–	–	33	3.4	0.1	6.7	0.9	4	340	58
	つるな																							
06164	茎葉 生	0	61	15	93.8	1.8*	0.1*	–	–	–	(0)	0.5*	–	2.3	–	–	15	1.8	0.2	2.8	1.3	5	300	48
	つるにんじん																							
06390	根 生	0	225	55	77.7	1.0*	0.7*	–	–	–	(0)	2.7*	–	17.1	–	–	85	1.0	0.7	19.8	0.8	2	190	6
	つるむらさき																							
06165	茎葉 生	0	44	11	95.1	(0.5)*	0.2*	–	–	–	(0)	0.6*	–	2.2	–	–	13	0.7	0.2	2.6	1.1	9	210	150
06166	茎葉 ゆで	0	49	12	94.5	(0.7)	0.2*	–	–	–	(0)	0.3*	–	3.1	–	–	15	0.9	0.2	3.2	0.9	7	150	180
	つわぶき																							
06167	葉柄 生	0	80	19	93.3	0.4	0*	–	–	–	(0)	3.1*	–	2.5	–	–	21	0.4	0	5.6	0.7	100	410	3
06168	葉柄 ゆで	0	59	14	95.0	0.3	0*	–	–	–	(0)	2.1*	–	2.3	–	–	16	0.3	0	4.4	0.3	42	160	3
	とうがらし																							
06169	葉・果実 生	60	131	32	86.7	(2.5)	(Tr)	(0.01)	(0.01)	(0.02)	(0)	2.5*	–	5.7	–	–	35	3.4	0.1	7.2	2.2	3	650	49
06170	葉・果実 油いため	0	333	81	79.5	(2.9)	(4.7)	(0.35)	(0.37)	(0.91)	(0)	3.4*	–	6.3	–	–	85	4.0	4.9	8.5	2.6	2	690	55
06171	果実 生	9	301	72	75.0	(2.9)	(1.3)	(0.39)	(0.19)	(0.58)	(0)	(7.7)	(7.7)	10.3	–	–	96	3.9	3.4	16.3	1.4	6	760	2
06172	果実 乾	0	1117	270	8.8	(10.8)	(4.4)	(1.37)	(0.68)	(2.04)	(0)	23.5*	–	46.4	–	–	345	14.7	12.0	58.4	6.1	17	2800	7
	とうがん																							
06173	果実 生	30	65	15	95.2	(0.3)	(0.1)	(0.01)	(0.01)	(0.04)	(0)	2.7*	–	1.3	–	–	16	0.5	0.1	3.8	0.4	1	200	1
06174	果実 ゆで	0	63	15	95.3	(0.4)	(0.1)	(0.01)	(0.01)	(0.04)	(0)	2.4*	–	1.5	–	–	16	0.6	0.1	3.7	0.3	1	200	2
	とうな(唐菜)→ながさきはくさい																							
	とうな(薹菜)→みずかけな																							
	トウミョウ→（えんどう類）																							
	（とうもろこし類）																							
	スイートコーン																							
06175	未熟種子 生	50	375	89	77.1	2.7	1.3	0.26	0.02	0.53	0	14.8*	8.0	3.0	–	0.2	92	3.6	1.7	16.8	0.8	Tr	290	

左側インデックス：穀類／いも及びでん粉類／砂糖及び甘味類／豆類／種実類／野菜類／果実類／きのこ類／藻類／魚介類／肉類／卵類／乳類／油脂類／菓子類／し好飲料類／調味料及び香辛料類／調理済み流通食品類

ミノ酸組成によるたんぱく質の*→「たんぱく質」の値、脂肪酸のトリアシルグリセロール当量の*→「脂質」の値が入っている。
用可能炭水化物は「利用可能炭水化物（質量計）」の値だが、＊がついているものは「差引き法による利用可能炭水化物」の値（p.2、3参照）。

可食部100g当たり

マグネシウム	リン	鉄	亜鉛	銅	マンガン	ヨウ素	セレン	クロム	モリブデン	ビタミンA レチノール	ビタミンA β-カロテン当量	ビタミンA レチノール活性当量	ビタミンD	ビタミンE α-トコフェロール	ビタミンK	ビタミンB1	ビタミンB2	ナイアシン当量	ビタミンB6	ビタミンB12	葉酸	パントテン酸	ビオチン	ビタミンC	アルコール	食塩相当量	重量変化率	備考
mg	mg	mg	mg	mg	mg	µg	µg	µg	µg	µg	µg	µg	µg	mg	µg	mg	mg	mg	mg	µg	µg	mg	µg	mg	g	g	%	
43	94	2.1	1.1	0.22	0.22	–	–	–	–	(0)	1100	88	(0)	4.9	19	0.07	0.14	2.8	0.35	(0)	110	0.90	–	33	–	0	–	廃棄部位:基部及びはかま（葉鞘）
6	82	1.1	1.0	0.16	0.18	–	–	–	–	(0)	1200	96	(0)	3.6	17	Tr	0.10	1.7	0.21	(0)	74	0.48	–	15	–	0	86	基部及びはかま（葉鞘）を除いたもの ゆでた後水冷し、手搾りしたもの
5	75	3.0	0.5	0.06	0.81	–	–	–	–	(0)	2700	230	(0)	1.3	310	0.08	0.30	1.3	0.13	(0)	90	0.46	–	22	–	0	–	別名 はまぢしゃ 硝0.2g
3	75	5.9	0.5	0.11	0.40	2	1	16	7	0	14	1	0	3.6	0	0.06	0.05	0.6	0.41	–	16	0.28	1.5	6	–	0	–	硝0g 食物繊維:AOAC.2011.25法
7	28	0.5	0.4	0.05	0.29	–	–	–	–	(0)	3000	250	(0)	1.1	350	0.03	0.07	(0.5)	0.09	(0)	78	0.21	–	41	–	0	–	硝0.3g
1	24	0.4	0.4	0.07	0.32	–	–	–	–	(0)	3400	280	(0)	1.3	350	0.05	0.04	(0.5)	0.04	(0)	51	0.15	–	18	–	0	73	ゆでた後水冷し、手搾りしたもの 硝0.3g
5	11	0.2	0.1	0.02	0.23	–	–	–	–	(0)	60	5	(0)	0.4	8	0.01	0.04	0.5	0.04	(0)	16	0.10	–	4	–	0.3	–	表皮を除いたもの 硝Tr
8	33	0.1	0.1	0.02	0.23	–	–	–	–	(0)	80	7	(0)	0.4	8	0.01	0.03	0.3	0.01	(0)	7	0	–	0	–	0.1	99	ゆでた後水冷し、水切りしたもの 硝Tr
9	65	2.2	0.4	0.12	0.43	–	–	–	–	(0)	5200	430	(0)	7.7	230	0.08	0.28	(2.0)	0.25	(0)	87	0.41	–	92	–	0	–	別名 なんばん、葉とうがらし 試料:辛味種 廃棄部位:硬い茎及びへた 重量比:葉6、実4 硝0.4g
7	76	2.8	0.4	0.13	0.47	–	–	–	–	(0)	5700	480	(0)	8.5	250	0.12	0.28	(2.2)	0.28	(0)	96	0.45	–	56	–	0	91	別名 なんばん、葉とうがらし 試料:辛味種 硬い茎及びへたを除いたもの 植物油（調合油） 調理による脂質の増減:表14 (p.329)参照 硝0.5g
2	71	2.0	0.5	0.23	0.27	–	–	–	–	(0)	7700	640	(0)	8.9	27	0.14	0.36	(4.5)	1.00	(0)	41	0.95	–	120	–	0	–	別名 なんばん 試料:辛味種 廃棄部位:へた
	260	6.8	1.5	0.85	1.08	–	–	–	–	(0)	17000	1500	(0)	30.0	58	0.50	1.40	(17.0)	3.81	(0)	30	3.61	–	1	–	0	–	別名 なんばん、赤とうがらし、たかのつめ 試料:辛味種 へたを除いたもの 廃棄率:へたつきの場合10%
	18	0.2	0.1	0.02	0.02	7	0	0	4	(0)	(0)	(0)	(0)	0.1	1	0.01	0.01	(0.5)	0.03	(0)	20	0.21	0.2	30		0	–	別名 かもうり 廃棄部位:果皮、わた及びへた 硝0g
	19	0.3	0.1	0.01	0.02	–	–	–	–	(0)	(0)	(0)	(0)	0.1	Tr	0.01	0.01	(0.5)	0.03	(0)	25	0.20	–	27	–	0	91	別名 かもうり 果皮、わた及びへたを除いたもの
	100	0.8	1.0	0.10	0.32	0	Tr	1	6	0	53	4	(0)	0.3	1	0.15	0.10	2.8	0.14	(0)	95	0.58	5.4	8	–	0	–	廃棄部位:包葉、めしべ及び穂軸 硝0g 見当1本=300g

備考欄記号：
硝：硝酸イオン　ポ：ポリフェノール
タ：タンニン　テ：テオブロミン
カ：カフェイン
見当：概量（1個、1尾、1切れなど）とその目安重量（廃棄部分を含む重量）

穀類／いも及びでん粉類／砂糖及び甘味類／豆類／種実類／野菜類／果実類／きのこ類／藻類／魚介類／肉類／卵類／乳類／油脂類／菓子類／し好飲料類／調味料及び香辛料類／調理済み流通食品類

（0）：推定値 0，　（Tr）：推定値 微量，　Tr：微量，　－：未測定　　※炭水化物成分表から算出。

野菜類

可食部100 g当たり

食品番号	食品名	廃棄率 %	エネルギー kJ	エネルギー kcal	水分 g	たんぱく質 アミノ酸組成による g	脂質 トリアシルグリセロール当量 g	脂肪酸 飽和脂肪酸 g	脂肪酸 n-3系多価不飽和脂肪酸 g	脂肪酸 n-6系多価不飽和脂肪酸 g	コレステロール mg	炭水化物 利用可能炭水化物 g	炭水化物 糖類※ g	食物繊維総量 g	糖アルコール g	有機酸 g	七訂(2015年版) エネルギー kcal	七訂 たんぱく質 g	七訂 脂質 g	七訂 炭水化物 g	灰分 g	ナトリウム mg	カリウム mg	カルシウム mg
06176	未熟種子　ゆで	30	402	95	75.4	(2.6)	(1.3)	(0.26)	(0.02)	(0.53)	(0)	16.6*	(8.5)	3.1	–	0.2	99	3.5	1.7	18.6	0.8	Tr	290	
06339	未熟種子　電子レンジ調理	30	436	104	73.5	(3.1)	(1.7)	(0.33)	(0.02)	(0.67)	(0)	17.1*	(9.2)	3.4	–	0.2	107	4.2	2.2	19.1	1.0	0	330	
06177	未熟種子　穂軸つき　冷凍	40	404	96	75.6	(3.1)	1.4	0.29	0.02	0.55	(0)	16.3*	(8.5)	2.8	–	0.2	97	3.5	1.5	18.7	0.7	1	230	
06178	未熟種子　カーネル　冷凍	0	386	91	75.5	2.4	1.1	0.23	0.02	0.46	(0)	15.5*	4.6	4.8	–	0.1	98	2.9	1.3	19.8	0.6	1	230	
06378	未熟種子　カーネル　冷凍　ゆで	0	387	92	76.5	2.4	1.2	0.23	0.02	0.52	(0)	14.6*	4.1	6.2	–	0.1	95	2.8	1.5	18.7	0.5	1	200	
06379	未熟種子　カーネル　冷凍　油いため	0	523	125	71.8	2.4	5.0	0.52	0.33	1.29	Tr	15.2*	4.9	4.7	–	0.1	141	2.9	5.8	18.9	0.6	1	230	
06179	缶詰　クリームスタイル	0	347	82	78.2	(1.5)	(0.5)	(0.08)	(0.01)	(0.23)	(0)	17.0*	–	1.8	–	–	84	1.7	0.5	18.6	1.0	260	150	
06180	缶詰　ホールカーネルスタイル	0	330	78	78.4	(2.2)	(0.5)	(0.10)	(0.01)	(0.20)	(0)	14.7*	(7.3)	3.3	–	–	82	2.3	0.5	17.8	1.0	210	130	
ヤングコーン																								
06181	幼雌穂　生	0	124	29	90.9	(1.7)	(0.2)	(0.03)	(Tr)	(0.06)	(0)	(4.1)*	(3.5)	2.7	–	–	29	2.3	0.2	6.0	0.6	0	230	
（トマト類）																								
赤色トマト																								
06182	果実　生	3	83	20	94.0	0.5	0.1	0.02	Tr	0.02	0	3.5*	1.7	1.0	0	0.4	19	0.7	0.1	4.7	0.5	3	210	
赤色ミニトマト																								
06183	果実　生	2	127	30	91.0	(0.8)	(0.1)	(0.02)	(Tr)	(0.02)	(0)	5.6*	4.6	1.4	–	0.6	29	1.1	0.1	7.2	0.6	4	290	
黄色トマト																								
06391	果実　生	0	75	18	94.7	(0.8)	0.4*	–	–	–	–	2.2*	–	1.3	–	–	17	1.1	0.4	3.2	0.7	2	310	
06370	**ドライトマト**	0	1222	291	9.5	9.3	1.1	0.30	0.06	0.53	(0)	47.8*	29.2	21.7	–	3.6	292	14.2	2.1	67.3	6.9	120	3200	1
加工品																								
06184	ホール　食塩無添加	0	88	21	93.3	(0.9)	(0.1)	(0.03)	(0.01)	(0.05)	(0)	(3.6)*	(3.6)	1.3	–	–	20	0.9	0.2	4.4	1.2	4	240	
06185	トマトジュース　食塩添加	0	66	15	94.1	(0.7)	(0.1)	(0.02)	(Tr)	(0.02)	(0)	(2.9)*	(2.8)	0.7	–	–	17	0.7	0.1	4.0	1.1	120	260	
06340	トマトジュース　食塩無添加	0	77	18	94.1	(0.7)	0.1*	–	–	–	(0)	3.3*	–	0.7	–	–	17	0.7	0.1	4.0	1.1	8	260	
06186	ミックスジュース　食塩添加	0	77	18	94.2	(0.5)	0*	–	–	–	(0)	3.7*	–	0.7	–	–	17	0.6	0	4.3	0.9	82	200	

ミノ酸組成によるたんぱく質の*→「たんぱく質」の値、脂肪酸のトリアシルグリセロール当量の*→「脂質」の値が入っている。
用可能炭水化物は「利用可能炭水化物（質量計）」の値だが、*がついているものは「差引き法による利用可能炭水化物」の値（p.2、3参照）。

可食部100g当たり

マグネシウム	無機質 リン	鉄	亜鉛	銅	マンガン	ヨウ素	セレン	クロム	モリブデン	ビタミンA レチノール	β-カロテン当量	レチノール活性当量	ビタミンD	ビタミンE α-トコフェロール	ビタミンK	ビタミンB1	ビタミンB2	ナイアシン当量	ビタミンB6	ビタミンB12	葉酸	パントテン酸	ビオチン	ビタミンC	アルコール	食塩相当量	重量変化率	備考
mg	mg	mg	mg	mg	mg	µg	µg	µg	µg	µg	µg	µg	µg	mg	µg	mg	mg	mg	mg	µg	µg	mg	µg	mg	g	g	%	
48	100	0.8	1.0	0.10	0.31	–	–	–	–	0	49	4	(0)	0.3	0	0.12	0.10	(2.7)	0.12	(0)	86	0.51	–	6	–	0	110	包葉及びめしべを除いたもの 廃棄部位：穂軸 硝0g
2	120	0.9	1.1	0.10	0.32	–	–	–	–	(0)	59	5	(0)	0.3	0	0.16	0.11	(3.0)	0.14	(0)	97	0.67	–	6	–	0	88	廃棄部位：穂軸 硝0g
3	90	0.6	1.0	0.08	0.22	–	–	–	–	(0)	82	7	(0)	0.1	Tr	0.12	0.09	(2.6)	0.10	0	77	0.49	–	6	–	0	–	廃棄部位：穂軸 硝0g
3	79	0.3	0.5	0.04	0.10	0	1	Tr	5	(0)	75	6	(0)	0	0	0.10	0.07	2.2	0.09	0	57	0.41	3.1	4	–	0	–	穂軸を除いた実（尖帽を除いた種子）のみ 硝0g 食物繊維：AOAC.2011.25法
2	72	0.2	0.4	0.03	0.10	0	1	0	4	(0)	70	6	(0)	0	0	0.08	0.06	2.0	0.08	0	48	0.33	2.9	2	–	0	97	穂軸を除いた実（尖帽を除いた種子）のみ 硝0g 食物繊維：AOAC.2011.25法
3	78	0.3	0.5	0.04	0.10	0	1	Tr	5	(0)	74	6	(0)	0.8	6	0.10	0.07	2.3	0.09	0	56	0.37	3.3	3	–	0	98	穂軸を除いた実（尖帽を除いた種子）のみ 植物油（なたね油）調理による脂質の増減：表14（p.329）参照 硝0g 食物繊維：AOAC.2011.25法
8	46	0.4	0.4	0.04	0.07	–	–	–	–	(0)	50	4	(0)	0	0	0.02	0.05	(1.0)	0.03	0	19	0.34	–	3	–	0.7	–	硝(0)g
3	40	0.4	0.6	0.04	0.06	–	–	–	–	(0)	62	5	(0)	0.1	Tr	0.03	0.05	(1.2)	0.05	0	18	0.19	–	2	–	0.5	–	液汁を除いたもの 硝(0)g
5	63	0.4	0.8	0.09	0.60	–	–	–	–	(0)	35	3	(0)	0.4	1	0.09	0.11	(1.2)	0.16	(0)	110	0.40	–	9	–	0	–	別名 ベビーコーン、ミニコーン 穂軸基部を除いたもの 廃棄率：穂軸基部つきの場合10% 硝0g
9	26	0.2	0.1	0.04	0.08	Tr	1	Tr	2	(0)	540	45	(0)	0.9	4	0.05	0.02	0.8	0.08	(0)	22	0.17	2.3	15	–	0	–	廃棄部位：へた 硝0g 見当1個=200g
8	29	0.4	0.2	0.06	0.10	4	Tr	0	4	(0)	960	80	(0)	0.9	7	0.07	0.05	(0.9)	0.11	(0)	35	0.17	3.6	32	–	0	–	別名 プチトマト、チェリートマト 廃棄部位：へた 硝0g 見当1個=10g
0	35	0.3	0.2	0.04	0.10	2	0	0	7	–	110	9	–	1.2	7	0.08	0.03	(1.1)	0.07	–	29	0.14	3.1	28	–	0	–	廃棄部位：へた 硝0g 食物繊維：AOAC.2011.25法
300	300	4.2	1.9	0.82	1.22	4	16	11	29	(0)	2600	220	(0)	18.0	31	0.68	0.30	14.0	0.95	(0)	120	1.08	43.0	15	–	0.3	–	硝0g
8	26	0.4	0.1	0.08	0.09	–	–	–	–	(0)	570	47	(0)	1.2	5	0.06	0.03	(0.8)	0.10	(0)	21	0.22	–	10	–	0	–	別名 トマト水煮缶詰 液汁を除いたもの 硝(0)g
	18	0.3	0.1	0.06	0.05	4	Tr	1	4	(0)	310	26	(0)	0.7	2	0.04	0.04	(0.9)	0.09	(0)	17	0.18	4.2	6	–	0	–	果汁100% 硝(0)g (100g:97mL、100mL:103g)
	18	0.3	0.1	0.06	0.05	4	Tr	1	4	(0)	310	26	(0)	0.9	2	0.04	0.04	(0.9)	0.09	(0)	17	0.18	4.2	6	–	0	–	果汁100% 硝(0)g (100g:97mL、100mL:103g)
	11	0.3	0.1	0.08	0.07	–	–	–	–	(0)	390	32	(0)	0.8	6	0.03	0.03	(0.5)	0.06	(0)	10	0.20	–	3	–	0.2	–	原材料：トマト、にんじん、セロリ等 硝(0)g (100g:97mL、100mL:103g)

備考欄凡例
硝：硝酸イオン　ポ：ポリフェノール
タ：タンニン　テ：テオブロミン
カ：カフェイン
見当：概量（1個、1尾、1切れなど）とその目安重量（廃棄部分を含む重量）

（O）：推定値O， （Tr）：推定値 微量， Tr：微量， －：未測定 ※炭水化物成分表から算出。

野菜類

可食部100g当たり

食品番号	食品名	廃棄率 %	エネルギー kJ	エネルギー kcal	水分 g	たんぱく質 アミノ酸組成による g	脂質 脂肪酸のトリアシルグリセロール当量 g	脂肪酸 飽和脂肪酸 g	脂肪酸 n-3系多価不飽和脂肪酸 g	脂肪酸 n-6系多価不飽和脂肪酸 g	コレステロール mg	炭水化物 利用可能炭水化物 g	炭水化物 糖類※ g	炭水化物 食物繊維総量 g	糖アルコール g	有機酸 g	七訂エネルギー kcal	七訂たんぱく質 g	七訂脂質 g	七訂炭水化物 g	灰分 g	ナトリウム mg	カリウム mg	カルシウム mg
06341	ミックスジュース 食塩無添加	0	77	18	94.2	(0.5)	0*	–	–	–	(0)	3.7*	–	0.7	–	–	17	0.6	0	4.3	0.9	12	200	1
	ピューレ→調味料及び香辛料類・（トマト加工品類）・トマトピューレー																							
	ペースト→調味料及び香辛料類・（トマト加工品類）・トマトペースト																							
	トレビス																							
06187	葉 生	20	72	17	94.1	(0.9)	0.1	0.02	0.02	0.03	(0)	2.3*	–	2.0	–	–	18	1.1	0.2	3.9	0.7	11	290	2
	とんぶり																							
06188	ゆで	0	371	89	76.7	6.1*	2.6	0.36	0.15	1.50	(0)	6.7*	–	7.1	–	–	90	6.1	3.5	12.9	0.8	5	190	1
	ながさきはくさい																							
06189	葉 生	3	49	12	93.9	(1.0)	(Tr)	(0.01)	(0.02)	(Tr)	(0)	0.8*	–	2.2	–	–	13	1.3	0.1	2.6	1.8	21	300	14
06190	葉 ゆで	5	76	18	93.2	(1.7)	(Tr)	(0.01)	(0.02)	(Tr)	(0)	1.6*	–	2.4	–	–	18	2.2	0.1	3.4	0.8	12	120	12
	（なす類）																							
	なす																								
06191	果実 生	10	77	18	93.2	0.7	Tr	0.03	0	Tr	1	2.6	2.4	2.2	–	0.4	22	1.1	0.1	5.1	0.5	Tr	220	1
06192	果実 ゆで	0	69	17	94.0	(0.7)	(Tr)	(0.03)	(0)	(Tr)	Tr	(2.3)	(2.1)	2.1	–	0.3	19	1.0	0.1	4.5	0.4	1	180	2
06342	果実 油いため	0	300	73	85.8	(1.0)	(5.5)	(0.43)	(0.42)	(1.05)	(Tr)	(3.2)	(3.0)	2.6	–	0.5	79	1.5	5.8	6.3	0.6	Tr	290	1
06343	果実 天ぷら	0	683	165	71.9	(1.1)	13.1	0.97	1.03	2.36	1	9.7	2.2	1.9	–	–	180	1.6	14.0	12.0	0.5	21	200	3
	べいなす																							
06193	果実 生	30	83	20	93.0	(0.9)	(Tr)	(0.03)	(0)	(Tr)	(0)	(2.6)	(2.5)	2.4	–	0.4	22	1.1	0.1	5.3	0.5	1	220	1
06194	果実 素揚げ	35	731	177	74.8	(0.8)	(16.5)	(1.22)	(1.27)	(3.14)	(0)	5.1*	(2.9)	1.8	–	0.5	183	1.0	17.0	6.7	0.5	1	220	1
	漬物																							
06195	塩漬	0	90	22	90.4	(0.9)	(Tr)	(0.03)	(0)	(Tr)	(0)	3.1*	–	2.7	–	–	23	1.4	0.1	5.2	2.9	880	260	1
06196	ぬかみそ漬	0	112	27	88.7	1.7*	0.1*	–	–	–	(0)	3.4*	–	2.7	–	–	27	1.7	0.1	6.1	3.4	990	430	1
06197	こうじ漬	0	369	87	69.1	5.5*	0.1*	–	–	–	(0)	14.0*	–	4.2	–	–	79	5.5	0.1	18.2	7.1	2600	210	1
06198	からし漬	0	536	127	61.2	2.6*	0.2*	–	–	–	(0)	26.5*	–	4.2	–	–	118	2.6	0.2	30.7	5.3	1900	72	1
06199	しば漬	0	111	27	86.4	1.4*	0.2*	–	–	–	(0)	2.6*	–	4.4	–	–	30	1.4	0.2	7.0	4.9	1600	50	1

ミノ酸組成によるたんぱく質の*→「たんぱく質」の値、脂肪酸のトリアシルグリセロール当量の*→「脂質」の値が入っている。
用可能炭水化物は「利用可能炭水化物（質量計）」の値だが、*がついているものは「差引き法による利用可能炭水化物」の値（p.2、3参照）。

可食部100 g当たり

マグネシウム	リン	鉄	亜鉛	銅	マンガン	ヨウ素	セレン	クロム	モリブデン	レチノール	β-カロテン当量	レチノール活性当量	ビタミンD	ビタミンE α-トコフェロール	ビタミンK	ビタミンB1	ビタミンB2	ナイアシン当量	ビタミンB6	ビタミンB12	葉酸	パントテン酸	ビオチン	ビタミンC	アルコール	食塩相当量	重量変化率	備考
g	mg	mg	mg	mg	mg	µg	µg	µg	µg	µg	µg	µg	µg	mg	µg	mg	mg	mg	mg	µg	µg	mg	µg	mg	g	g	%	
3	11	0.3	0.1	0.08	0.07	-	-	-	-	(0)	390	32	(0)	0.8	6	0.03	0.03	(0.5)	0.06	(0)	10	0.20	-	3	-	0	-	原材料：トマト、にんじん、セロリ等（100g:97mL、100mL:103g）
1	34	0.3	0.2	0.06	0.15	-	-	-	-	(0)	14	1	(0)	0.1	13	0.04	0.04	(0.4)	0.03	(0)	41	0.24	-	6	-	0	-	別名 トレビッツ、あかめチコリ、レッドチコリ 廃棄部位：しん 硝 Tr
4	170	2.8	1.4	0.25	0.78	-	-	-	-	(0)	800	67	(0)	4.6	120	0.11	0.17	1.3	0.16	(0)	100	0.48	-	1	-	0	-	ほうきぎ（ほうきぐさ）の種子 別名 ずぶし、ねんどう 硝 Tr
7	37	2.3	0.3	0.05	0.21	-	-	-	-	(0)	1900	160	(0)	1.3	130	0.05	0.13	(0.9)	0.14	(0)	150	0.28	-	88	-	0.1	-	別名 とうな、とうじんな、ちりめんはくさい 廃棄部位：株元 硝 0.3g
4	48	1.6	0.2	0.04	0.20	-	-	-	-	(0)	2600	220	(0)	1.3	150	0.02	0.07	(0.7)	0.06	(0)	69	0.11	-	23	-	0	78	別名 とうな、とうじんな、ちりめんはくさい 廃棄部位：株元 ゆでた後水冷し、手搾りしたもの 硝 0.3g
7	30	0.3	0.2	0.06	0.16	0	0	0	10	(0)	100	8	(0)	0.3	10	0.05	0.05	0.7	0.05	(0)	32	0.33	2.3	4	-	0	-	廃棄部位：へた 硝 Tr 見当 1本=80g
6	27	0.3	0.2	0.05	0.15	-	-	-	-	(0)	98	8	(0)	0.3	10	0.04	0.04	(0.6)	0.03	(0)	22	0.29	-	1	-	0	100	へたを除いたもの 硝 Tr
1	40	0.4	0.2	0.07	0.20	-	-	-	-	(0)	190	16	(0)	1.4	11	0.06	0.07	(1.0)	0.06	(0)	36	0.40	-	2	-	0	76	へたを除いたもの 植物油（なたね油）調理による脂質の増減：表14(p.329)参照 硝 Tr
1	41	0.6	0.2	0.07	0.16	-	-	-	7	-	110	9	-	2.6	22	0.05	0.04	(0.8)	0.04	-	28	0.16	2.3	2	0.1	110(79)		へたを除いたもの 調理による脂質の増減：表13(p.328)参照 硝 Tr
3	26	0.4	0.2	0.08	0.13	-	-	-	-	(0)	45	4	(0)	0.3	9	0.04	0.04	(0.8)	0.06	(0)	19	0.30	-	6	-	0	-	別名 洋なす 廃棄部位：へた及び果皮 硝 Tr
3	26	0.4	0.2	0.09	0.13	-	-	-	-	(0)	20	2	(0)	2.5	31	0.05	0.04	(0.8)	0.05	(0)	12	0.30	-	2	-	0	93	別名 洋なす 廃棄部位：へた及び果皮 植物油（調合油） 硝 0g
3	33	0.6	0.2	0.09	0.18	-	-	-	-	(0)	44	4	(0)	0.3	10	0.03	0.04	(0.6)	0.07	(0)	32	0.41	-	7	-	2.2	82	水洗いし、水切りしたもの 硝 (Tr)
3	44	0.5	0.2	0.09	0.19	-	-	-	-	(0)	20	2	(0)	0.3	12	0.04	0.04	1.3	0.15	Tr	43	0.67	-	8	-	2.5	84	水洗いし、水切りしたもの 廃棄率：へたつきの場合10% 硝 (Tr)
	65	1.4	0.4	0.17	0.40	-	-	-	-	(0)	5	Tr	(0)	0.5	27	0.03	0.05	1.2	0.03	(0)	9	0.13	-	0	-	6.6	-	硝 (Tr)
	55	1.5	0.4	0.13	0.32	-	-	-	-	(0)	76	6	(0)	0.2	24	0.06	0.04	1.0	0.09	(0)	18	0.08	-	87	-	4.8	-	硝 0g
	27	1.7	0.2	0.12	0.29	-	-	-	-	(0)	580	48	(0)	0.7	72	0.02	0.03	0.3	0.03	(0)	9	0.13	-	0	-	4.1	-	市販品の液汁を除いたもの 硝 0.1g

備考欄 凡例：
硝：硝酸イオン　ポ：ポリフェノール
タ：タンニン　テ：テオブロミン
カ：カフェイン
見当：概量（1個、1尾、1切れなど）とその目安重量（廃棄部分を含む重量）

右側インデックス：穀類／いも及びでん粉類／砂糖及び甘味類／豆類／種実類／野菜類／果実類／きのこ類／藻類／魚介類／肉類／卵類／乳類／油脂類／菓子類／し好飲料類／調味料及び香辛料類／調理済み流通食品類

（0）：推定値 0， （Tr）：推定値 微量， Tr：微量， －：未測定　　※炭水化物成分表から算出。

野菜類

可食部100 g当たり

食品番号	食品名	廃棄率	エネルギー		水分	たんぱく質 アミノ酸組成による	脂質 脂肪酸のトリアシルグリセロール当量	飽和脂肪酸	n-3系多価不飽和脂肪酸	n-6系多価不飽和脂肪酸	コレステロール	利用可能炭水化物	糖類※	食物繊維総量	糖アルコール	有機酸	七訂（2015年版）のエネルギーの算出方法に基づく成分（参考） エネルギー	たんぱく質	脂質	炭水化物	灰分	ナトリウム	カリウム	カルシウム
		%	kJ	kcal	g	g	g	g	g	g	mg	g	g	g	g	g	kcal	g	g	g	g	mg	mg	mg
	なずな																							
06200	葉 生	5	147	35	86.8	4.3*	0.1*	–	–	–	(0)	1.6*	–	5.4	–	–	36	4.3	0.1	7.0	1.7	3	440	290
	（なばな類）																							
	和種なばな																							
06201	花らい・茎 生	0	141	34	88.4	(3.6)	(0.1)	(0.02)	(0.06)	(0.01)	(0)	2.5*	–	4.2	–	–	33	4.4	0.2	5.8	1.2	16	390	160
06202	花らい・茎 ゆで	0	117	28	90.2	(3.8)	(0.1)	(0.01)	(0.03)	(Tr)	(0)	0.9*	–	4.3	–	–	28	4.7	0.1	4.3	0.7	7	170	140
	洋種なばな																							
06203	茎葉 生	0	149	36	88.3	(3.3)	(0.2)	(0.04)	(0.11)	(0.02)	(0)	3.3*	–	3.7	–	–	35	4.1	0.4	6.0	1.1	12	410	9
06204	茎葉 ゆで	0	125	30	90.0	(2.9)	(0.2)	(0.04)	(0.11)	(0.02)	(0)	2.1*	–	4.1	–	–	31	3.6	0.2	5.3	0.7	10	210	9
	にがうり																							
06205	果実 生	15	63	15	94.4	0.7	(0.1)	(0.01)	(0)	(0.04)	(0)	1.6	0.3	2.6	–	Tr	17	1.0	0.1	3.9	0.6	1	260	1
06206	果実 油いため	0	193	47	90.3	(0.8)	(3.2)	(0.23)	(0.24)	(0.64)	(0)	2.3*	(0.3)	2.8	–	Tr	50	1.2	3.3	4.6	0.6	1	260	1
	（にら類）																							
	にら																							
06207	葉 生	5	75	18	92.6	1.3	(0.1)	(0.04)	(0.04)	(0.04)	Tr	1.7	1.8	2.7	–	–	21	1.7	0.3	4.0	1.1	1	510	4
06208	葉 ゆで	0	112	27	89.8	(1.9)	(0.2)	(0.06)	(0.07)	(0.07)	Tr	(2.3)	(2.2)	4.3	–	–	31	2.6	0.5	5.7	1.1	1	400	5
06344	葉 油いため	0	283	69	85.8	(1.4)	(5.4)	(0.42)	(0.46)	(1.05)	(Tr)	(2.0)	(2.0)	3.5	–	–	75	1.9	5.7	4.9	1.3	Tr	600	4
	花にら																							
06209	花茎・花らい 生	5	113	27	91.4	(1.4)	(0.1)	(0.02)	(0.03)	(0.03)	(0)	3.7*	–	2.8	–	–	27	1.9	0.2	5.9	0.6	1	250	2
	黄にら																							
06210	葉 生	0	76	18	94.0	(1.5)	(Tr)	(0.01)	(0.01)	(0.01)	(0)	1.9*	–	2.0	–	–	18	2.1	0.1	3.3	0.5	Tr	180	
	（にんじん類）																							
	葉にんじん																							
06211	葉 生	15	65	16	93.5	1.1*	0.2*	–	–	–	(0)	1.0*	–	2.7	–	–	18	1.1	0.2	3.7	1.1	31	510	5
	にんじん																							
06212	根 皮つき 生	3	149	35	89.1	0.5	0.1	0.02	0.01	0.05	(0)	6.8*	5.7	2.8	–	–	39	0.7	0.2	9.3	0.8	28	300	
06213	根 皮つき ゆで	0	120	29	90.2	(0.4)	(0.1)	(0.03)	(0.01)	(0.07)	(0)	(5.2)	(5.0)	3.0	–	–	36	0.6	0.2	8.4	0.6	23	270	

左端見出し：穀類／いも及びでん粉類／砂糖及び甘味類／豆類／種実類／野菜類／果実類／きのこ類／藻類／魚介類／肉類／卵類／乳類／油脂類／菓子類／し好飲料類／調味料及び香辛料類／調理済み流通食品類

ミノ酸組成によるたんぱく質の*→「たんぱく質」の値、脂肪酸のトリアシルグリセロール当量の*→「脂質」の値が入っている。
用可能炭水化物は「利用可能炭水化物（質量計）」の値だが、*がついているものは「差引き法による利用可能炭水化物」の値（p.2、3参照）。

	リン	鉄	亜鉛	銅	マンガン	ヨウ素	セレン	クロム	モリブデン	レチノール	β-カロテン当量	レチノール活性当量	ビタミンD	ビタミンE α-トコフェロール	ビタミンK	ビタミンB1	ビタミンB2	ナイアシン当量	ビタミンB6	ビタミンB12	葉酸	パントテン酸	ビオチン	ビタミンC	アルコール	食塩相当量	重量変化率	備考
g	mg	mg	mg	mg	mg	µg	µg	µg	µg	µg	µg	µg	µg	mg	µg	mg	mg	mg	mg	µg	µg	mg	µg	mg	g	g	%	
4	92	2.4	0.7	0.16	1.00	–	–	–	–	(0)	5200	430	(0)	2.5	330	0.15	0.27	1.2	0.32	(0)	180	1.10	–	110	–	0	–	別名 ぺんぺんぐさ、三味線草 廃棄部位：株元 硝0.1g
9	86	2.9	0.7	0.09	0.32	1	1	1	6	(0)	2200	180	(0)	2.9	250	0.16	0.28	(2.6)	0.26	(0)	340	0.73	12.0	130	–	0	–	別名 なのはな、しんつみな、かぶれな 硝Tr 見当1茎=20g
9	86	1.7	0.4	0.07	0.25					(0)	2400	200	(0)	2.8	250	0.07	0.14	(1.9)	0.11	(0)	190	0.30	–	44	–	0	98	別名 なのはな、しんつみな、かぶれな ゆでた後水冷し、手搾りしたもの 硝Tr
8	78	0.9	0.6	0.09	0.67					(0)	2600	220	(0)	1.7	260	0.11	0.24	(2.5)	0.22	(0)	240	0.80	–	110	–	0	–	別名 なのはな、しんつみな、かぶれな 硝0.1g
9	71	0.9	0.4	0.07	0.61					(0)	2700	230	(0)	1.6	270	0.06	0.13	(1.7)	0.11	(0)	240	0.47	–	55	–	0	96	別名 なのはな、しんつみな、かぶれな ゆでた後水冷し、手搾りしたもの 硝Tr
4	31	0.4	0.2	0.05	0.10	1	0	1	7	(0)	210	17	(0)	0.8	41	0.05	0.07	(0.5)	0.06	(0)	72	0.37	0.5	76	–	0	–	別名 つるれいし、ゴーヤ 廃棄部位：両端、わた及び種子 硝Tr 見当1本=250g
5	33	0.5	0.2	0.05	0.11	1	Tr	1	8	0	230	19	(0)	0.9	45	0.05	0.08	(0.6)	0.07	(0)	79	0.41	0.5	75	–	0	91	別名 つるれいし、ゴーヤ 両端、わた及び種子を除いたもの 植物油（調合油） 調理による脂質の増減：表14(p.329)参照 硝(Tr)
8	31	0.7	0.3	0.07	0.39	1	1	1	15	(0)	3500	290	(0)	2.5	180	0.06	0.13	1.1	0.16	(0)	100	0.50	2.1	19	–	0	–	廃棄部位：株元 硝0.3g 見当1束=100g
0	26	0.7	0.3	0.09	0.49					(0)	4400	370	(0)	3.1	330	0.04	0.12	(1.1)	0.13	(0)	77	0.39	–	11	–	0	63	株元を除いたもの ゆでた後水冷し、手搾りしたもの 硝0.3g
2	38	0.8	0.4	0.08	0.46					(0)	4600	380	(0)	4.1	220	0.06	0.16	(1.3)	0.20	(0)	140	0.59	–	21	–	0	83	株元を除いたもの 植物油（なたね油） 調理による脂質の増減：表14(p.329)参照 硝0.4g
6	41	0.5	0.3	0.08	0.20					(0)	1100	91	(0)	1.0	100	0.07	0.08	(1.2)	0.17	(0)	120	0.42	–	23	–	0	–	廃棄部位：花茎基部 硝Tr
	35	0.7	0.2	0.07	0.18					(0)	59	5	(0)	0.3	29	0.05	0.08	(1.3)	0.12	(0)	76	0.38	–	15	–	0		硝Tr
	52	0.9	0.3	0.04	0.26					(0)	1700	140	(0)	1.1	160	0.06	0.12	1.3	0.15	(0)	73	0.43	–	22	–	0.1	–	試料：水耕栽培品 別名 にんじんな 廃棄部位：株元 硝0.4g
	26	0.2	0.2	0.05	0.12					(0)	8600	720	(0)	0.4	17	0.06	0.06	1.0	0.10	(0)	21	0.37	–	6	–	0.1	–	廃棄部位：根端及び葉柄基部 硝0g 見当1本=150g
	29	0.3	0.3	0.05	0.16					(0)	8500	710	(0)	0.4	15	0.06	0.05	(0.9)	0.09	(0)	17	0.42	–	4	–	0.1	90	根端及び葉柄基部を除いたもの 硝0g

81

（0）：推定値 0，（Tr）：推定値 微量，Tr：微量， −：未測定　※炭水化物成分表から算出。

	食品番号	食品名	廃棄率	エネルギー		水分	たんぱく質 アミノ酸組成による たんぱく質	脂質 トリアシルグリセロール当量	脂質	脂肪酸 飽和脂肪酸	脂肪酸 n-3系多価不飽和脂肪酸	脂肪酸 n-6系多価不飽和脂肪酸	コレステロール	炭水化物 利用可能炭水化物	炭水化物 糖類※	炭水化物 食物繊維総量	糖アルコール	有機酸	七訂（2015年版）のエネルギーの算出方法に基づく成分（参考） エネルギー	たんぱく質	脂質	炭水化物	灰分	ナトリウム	カリウム	カルシウム
			%	kJ	kcal	g	g	g	g	g	g	g	mg	g	g	g	g	g	kcal	g	g	g	g	mg	mg	mg
	06214	根 皮なし 生	10	134	32	89.6	0.5	0.1	0.03	Tr	0.06	(0)	5.9	5.7	2.8	−	0.3	37	0.7	0.2	8.8	0.7	24	300	2
	06215	根 皮なし ゆで	0	119	28	90.0	(0.5)	(0.1)	(0.01)	(Tr)	(0.04)	(0)	5.0	4.8	2.8		0.3	36	0.7	0.1	8.5	0.7	27	240	2
	06345	根 皮なし 油いため	0	429	103	79.1	(0.8)	(6.1)	(0.46)	(0.47)	(1.21)	(Tr)	9.3*	(7.1)	3.1		0.5	109	1.1	6.4	12.4	1.1	48	400	3
	06346	根 皮なし 素揚げ	0	365	87	80.6	(0.7)	3.3	0.26	0.26	0.63	0	12.9*	(7.8)	1.1		0.5	89	1.0	3.5	13.9	1.0	39	380	3
	06407	根 皮なし カット 常法洗浄	0	115	27	91.5	0.4	0.1	0.03	Tr	0.03	−	5.0	5	2.7	−	0.2	31	0.5	0.2	7.3	0.5	18	210	2
	06408	根 皮なし カット 次亜塩素酸洗浄	0	112	27	91.5	0.5	0.1	0.03	Tr	0.04	−	4.6*	5.6	2.6	−	0.2	31	0.6	0.2	7.2	0.5	19	200	2
	06347	根 皮 生	0	108	26	90.4	(0.5)	0.2*	−	−	−	(0)	3.7*	−	3.8	−		31	0.7	0.3	7.3	1.5	16	630	4
	06216	根 冷凍	0	126	30	90.2	0.7	0.1	0.03	0.01	0.05	(0)	4.5	4.2	4.1	−	0.3	35	0.8	0.2	8.2	0.6	57	200	3
	06380	根 冷凍 ゆで	0	101	24	91.7	0.8	0.1	0.03	0.01	0.05	(0)	3.3	3.0	4.1	−	0.3	29	0.9	0.2	7.0	0.4	40	130	3
	06381	根 冷凍 油いため	0	271	65	85.2	0.8	3.8	0.29	0.32	0.81	Tr	4.9	4.5	4.2	−	0.3	78	0.9	4.0	9.3	0.6	60	210	3
	06348	グラッセ	0	224	53	83.8	(0.5)	1.1	0.71	0.01	0.09	5	9.1	8.9	2.6	0	0.2	66	0.7	1.4	12.7	1.4	390	240	2
	06217	ジュース 缶詰	0	125	29	92.0	(0.4)	(Tr)	(0.01)	(Tr)	(0.03)	(0)	6.7*	(5.8)	0.2	−		28	0.6	0.1	6.7	0.6	19	280	1
	きんとき																								
	06218	根 皮つき 生	15	163	39	87.3	(1.3)	0.1	0.01	Tr	0.03	(0)	6.3*	−	3.9	−		44	1.8	0.2	9.6	1.1	11	540	3
	06219	根 皮つき ゆで	0	155	37	87.7	(1.4)	0.1	0.02	Tr	0.05	(0)	5.5*	−	4.3	−		42	1.9	0.2	9.2	1.0	10	470	3
	06220	根 皮なし 生	20	170	40	87.1	(1.3)	0.1	0.01	Tr	0.05	(0)	6.8*	−	3.6	−		45	1.8	0.3	9.7	1.1	12	520	3
	06221	根 皮なし ゆで	0	168	40	87.1	(1.4)	0.1	0.02	Tr	0.07	(0)	6.3*	−	4.1	−		45	1.9	0.2	9.6	1.0	9	480	3
	島にんじん																								
	06409	根 皮なし 生	20	146	35	88.9	1.1*	0.4*	−	−	−	−	4.9*	−	3.9	−		40	1.1	0.4	8.8	0.9	22	420	3
	ミニキャロット																								
	06222	根 生	1	109	26	90.9	(0.5)	(0.1)	(0.02)	(0.01)	(0.06)	(0)	(4.6)	(4.5)	2.7	−	−	32	0.7	0.2	7.5	0.7	15	340	3
	（にんにく類）																								
	にんにく																								
	06223	りん茎 生	9	544	129	63.9	4.0	0.5	0.13	0.03	0.26	(0)	24.1*	1.0	6.2	−	0	136	6.4	0.9	27.5	1.4	8	510	
	06349	りん茎 油いため	0	803	191	53.7	(5.0)	(5.2)	(0.49)	(0.40)	(1.20)	(0)	27.6*	(1.2)	6.8	−	0	199	8.2	5.9	30.6	1.6	16	610	

ミノ酸組成によるたんぱく質の＊→「たんぱく質」の値、脂肪酸のトリアシルグリセロール当量の＊→「脂質」の値が入っている。
用可能炭水化物は「利用可能炭水化物（質量計）」の値だが、＊がついているものは「差引き法による利用可能炭水化物」の値（p.2、3参照）。

可食部100g当たり

マグネシウム	リン	鉄	亜鉛	銅	マンガン	ヨウ素	セレン	クロム	モリブデン	レチノール	β-カロテン当量	レチノール活性当量	ビタミンD	ビタミンE α-トコフェロール	ビタミンK	ビタミンB1	ビタミンB2	ナイアシン当量	ビタミンB6	ビタミンB12	葉酸	パントテン酸	ビオチン	ビタミンC	アルコール	食塩相当量	重量変化率	備考
mg	mg	mg	mg	mg	mg	µg	µg	µg	µg	µg	µg	µg	µg	mg	µg	mg	mg	mg	mg	µg	µg	mg	µg	mg	g	g	%	
9	28	0.2	0.2	0.04	0.11	Tr	Tr	0	Tr	0	7600	630	(0)	0.5	4	0.04	0.03	0.8	0.09	(0)	23	0.27	2.5	4	–	0.1	–	廃棄部位：根端、葉柄基部及び皮 [硝]0g [見当]1本=135g 食物繊維：AOAC.2011.25法
9	26	0.2	0.2	0.05	0.17	0	1	0	1	(0)	8700	730	(0)	0.4	18	0.06	0.05	(0.7)	0.10	(0)	19	0.25	2.5	4	–	0.1	87	根端、葉柄基部及び皮を除いたもの [硝]0g
13	37	0.3	0.3	0.08	0.14					(0)	12000	1000	(0)	1.7	22	0.11	0.08	(1.3)	0.14	(0)	31	0.45		5	–	0.1	69	根端、葉柄基部及び皮を除いたもの 植物油（なたね油） 調理による脂質の増減 表14 (p.329)参照 [硝]0g
13	35	0.3	0.3	0.05	0.14	1			1	(0)	3900	330	(0)	1.6	34	0.10	0.08	(1.1)	0.15	(0)	28	0.50	3.7	6	–	0.1	72	[別名]フライドキャロット 根端、葉柄基部及び皮を除いたもの 植物油（なたね油） [硝]0g
1	21	0.2	0.1	0.03	0.10	Tr	0	0	Tr	0	8100	680	(0)	0.4	3	0.04	0.03	0.5	0.08	–	22	0.22	2.2	3	–	0	–	[硝]Tr 食物繊維：AOAC.2011.25法
1	21	0.2	0.1	0.03	0.10	Tr	0	0	Tr	0	7800	650	(0)	0.4	3	0.04	0.03	0.6	0.07	–	20	0.22	1.6	3	–	0	–	[硝]Tr 食物繊維：AOAC.2011.25法
20	43	0.3	0.2	0.08	0.13	0	0	1	1	(0)	8600	720	(0)	0.5	12	0.05	0.05	(1.2)	0.12	(0)	46	0.31	6.4	4	–	0	–	同一試料の皮むき、生の成分値：別表 (p.346)参照 [硝]0g
9	31	0.2	0.2	0.05	0.14	0	0	1	1	(0)	11000	920	(0)	0.8	6	0.04	0.04	0.6	0.09	Tr	21	0.25	2.1	4	–	0	–	[硝]Tr 食物繊維：AOAC.2011.25法
8	26	0.3	0.2	0.04	0.14	0		Tr	1	(0)	12000	1000	(0)	0.6	6	0.03	0.02	0.5	0.06		18	0.20	1.6	4	–	0.1	90	[硝]Tr 食物繊維：AOAC.2011.25法
9	33	0.3	0.2	0.06	0.17					(0)	13000	1100	(0)	1.5	10	0.04	0.03	0.6	0.09		24	0.30	2.3	2	–	0.1	87	植物油（なたね油） 調理による脂質の増減 表14 (p.329)参照 [硝]Tr 食物繊維：AOAC.2011.25法
0	27	0.2	0.1	0.03	0.16	1	0	0	1	25	10000	880	0	0.7	7	0.03	0.03	(0.6)	0.09	0	17	0.14	2.6	2	–	1.0	86	[硝]Tr
7	20	0.2	0.1	0.04	0.07	–			–	(0)	4500	370	(0)	0.2	2	0.03	0.04	(0.7)	0.08	(0)	13	0.27	–	1	–	0	–	[硝](Tr)
1	64	0.4	0.9	0.09	0.15	–			–	(0)	5000	410	(0)	0.5	2	0.07	0.05	(1.4)	0.12	(0)	110	0.32	–	8	–	0	–	[別名]きょうにんじん 廃棄部位：根端及び葉柄基部
0	66	0.5	1.0	0.08	0.13	–			–	(0)	5000	410	(0)	0.5	2	0.07	0.05	(1.3)	0.12	(0)	98	0.33	–	6	–	0	88	[別名]きょうにんじん 根端及び葉柄基部を除いたもの [硝]Tr
0	67	0.4	0.9	0.08	0.16	–			–	(0)	4500	380	(0)	0.5	2	0.07	0.05	(1.3)	0.13	(0)	100	0.33	–	8	–	0	–	[別名]きょうにんじん 廃棄部位：根端、葉柄基部及び皮 [硝]Tr
9	72	0.4	1.0	0.08	0.12	–			–	(0)	4800	400	(0)	0.5	2	0.06	0.06	(1.2)	0.14	(0)	100	0.28	–	8	–	0	88	[別名]きょうにんじん 根端、葉柄基部及び皮を除いたもの [硝]Tr
7	44	0.5	0.3	0.07	0.09	Tr	1	1	3	–	270	22	(0)	1.2	15	0.07	0.05	1.0	0.09	(0)	29	0.16	3.6	14	–	0.1	–	廃棄部位：根端、葉柄基部及び皮 [硝]Tr 食物繊維：AOAC.2011.25法
8	22	0.3	0.2	0.05	0.12	–	–	–	–	(0)	6000	500	(0)	0.6	13	0.04	0.03	(0.7)	0.10	(0)	32	0.41	–	4	–	0	–	廃棄部位：根端及び葉柄基部 [硝]Tr
4	160	0.8	0.8	0.16	0.28	0	1	1	16	(0)	2	0	(0)	0.5	0	0.19	0.07	1.8	1.53	(0)	93	0.55	2.0	12	–	0	–	廃棄部位：茎、りん皮及び根盤部 [硝]0g [見当]1かけ=6g
9	200	1.2	1.0	0.21	0.36					(0)	2	0	(0)	1.5	3	0.23	0.09	(2.3)	1.80	(0)	120	0.68	–	10	–	0	83	茎、りん皮及び根盤部を除いたもの 植物油（なたね油） 調理による脂質の増減 表14 (p.329)参照 [硝]0g

備考 凡例:
[硝]：硝酸イオン [ポ]：ポリフェノール
[タ]：タンニン [テ]：テオブロミン
[カ]：カフェイン
[見当]：概量（1個、1尾、1切れなど）とその目安重量（廃棄部分を含む重量）

（0）：推定値0， （Tr）：推定値 微量， Tr：微量， －：未測定　　※炭水化物成分表から算出。

野菜類

可食部100g当たり

食品番号	食品名	廃棄率 %	エネルギー kJ	エネルギー kcal	水分 g	たんぱく質 アミノ酸組成による g	脂質 脂肪酸のトリアシルグリセロール当量 g	飽和脂肪酸 g	n-3系多価不飽和脂肪酸 g	n-6系多価不飽和脂肪酸 g	コレステロール mg	利用可能炭水化物 g	糖類※ g	食物繊維総量 g	糖アルコール g	有機酸 g	七訂エネルギー kcal	たんぱく質 g	脂質 g	炭水化物 g	灰分 g	ナトリウム mg	カリウム mg	カルシウム mg
	茎にんにく																							
06224	花茎　生	0	186	44	86.7	(1.4)	(0.1)	(0.04)	(0.04)	(0.04)	(0)	7.5*	–	3.8	–	–	45	1.9	0.3	10.6	0.5	9	160	4
06225	花茎　ゆで	0	182	43	86.9	(1.2)	(0.1)	(0.02)	(0.03)	(0.03)	(0)	7.5*	–	3.8	–	–	44	1.7	0.2	10.7	0.5	6	160	4
	（ねぎ類）																							
	根深ねぎ																							
06226	葉　軟白　生	40	146	35	89.6	1.0	Tr	0.02	Tr	0.01	2	6.4*	3.6	2.5	–	–	34	1.4	0.1	8.3	0.5	Tr	200	3
06350	葉　軟白　ゆで	0	118	28	91.4	(0.8)	(Tr)	(0.01)	(0)	(0.01)	–	4.8*	(2.9)	2.5	–	–	28	1.3	0.1	6.8	0.4	0	150	2
06351	葉　軟白　油いため	0	321	77	83.9	(1.1)	(4.1)	(0.32)	(0.31)	(0.79)	–	7.7*	(4.1)	2.7	–	–	78	1.6	4.4	9.5	0.5	0	220	3
	葉ねぎ																							
06227	葉　生	7	121	29	90.5	1.3	0.1	0.03	0.04	0.04	(0)	4.0*	0	3.2	–	–	30	1.9	0.3	6.5	0.7	1	260	8
06352	葉　油いため	0	321	77	83.9	(1.5)	(4.9)	(0.38)	(0.41)	(0.95)	(0)	4.9*	(0)	3.9	–	–	81	2.1	5.2	7.9	0.9	2	310	9
	九条ねぎ																							
06410	葉　生	8	135	32	90.0	1.7*	0.3*	–	–	–	–	3.9	–	3.3	–	–	33	1.7	0.3	7.3	0.7	Tr	240	6
	こねぎ																							
06228	葉　生	10	111	26	91.3	(1.4)	0.1	(0.04)	(0.04)	(0.04)	(0)	3.7*	–	2.5	–	–	27	2.0	0.3	5.4	0.9	1	320	10
	めねぎ																							
06411	葉　生	0	62	15	94.9	1.5*	0.3*	–	–	–	–	0.6*	–	1.8	–	–	15	1.5	0.3	2.4	0.7	13	240	6
	のざわな																							
06229	葉　生	3	60	14	94.0	(0.8)	(0.1)	(0.01)	(0.03)	(Tr)	(0)	1.7*	–	2.0	–	–	16	0.9	0.1	3.5	1.1	24	390	13
06230	漬物　塩漬	5	70	17	91.8	(1.0)	(0.1)	(0.01)	(0.03)	(Tr)	(0)	1.8*	–	2.5	–	–	18	1.2	0.1	4.1	2.4	610	300	13
06231	漬物　調味漬	3	93	22	89.5	1.7*	0*	–	–	–	(0)	2.3*	–	3.1	–	–	23	1.7	0	5.4	3.2	960	360	9
	のびる																							
06232	りん茎葉　生	20	262	63	80.2	3.2*	(0.1)	(0.03)	(Tr)	(0.07)	(0)	8.7*	–	6.9	–	–	65	3.2	0.2	15.5	0.9	2	590	10
	はくさい																							
06233	結球葉　生	6	54	13	95.2	0.6	Tr	0.01	0.02	Tr	(0)	2.0*	1.9	1.3	–	–	14	0.8	0.1	3.2	0.6	6	220	4
06234	結球葉　ゆで	10	54	13	95.4	(0.7)	(Tr)	(0.01)	(0.02)	(Tr)	(0)	(1.9)*	(1.8)	1.4	–	–	13	0.9	0.1	2.9	0.5	5	160	4

84

ミノ酸組成によるたんぱく質の＊→「たんぱく質」の値、脂肪酸のトリアシルグリセロール当量の＊→「脂質」の値が入っている。
用可能炭水化物は「利用可能炭水化物（質量計）」の値だが、＊がついているものは「差引き法による利用可能炭水化物」の値（p.2、3参照）。

可食部100g当たり

マグネシウム	リン	鉄	亜鉛	銅	マンガン	ヨウ素	セレン	クロム	モリブデン	レチノール	β-カロテン当量	レチノール活性当量	ビタミンD	ビタミンE α-トコフェロール	ビタミンK	B1	B2	ナイアシン当量	B6	B12	葉酸	パントテン酸	ビオチン	ビタミンC	アルコール	食塩相当量	重量変化率	備考
mg	mg	mg	mg	mg	mg	μg	μg	μg	μg	μg	μg	μg	μg	mg	μg	mg	mg	mg	mg	μg	μg	mg	μg	mg	g	g	%	
15	33	0.5	0.3	0.06	0.35	–	–	–	–	(0)	710	60	(0)	0.8	54	0.11	0.10	(0.9)	0.31	(0)	120	0.29	–	45	–	0	–	別名 にんにくの芽 / 硝 Tr
15	33	0.5	0.3	0.06	0.32	–	–	–	–	(0)	680	56	(0)	0.8	51	0.10	0.07	(0.8)	0.28	(0)	120	0.31	–	39	–	0	99	別名 にんにくの芽 / ゆでた後水冷し、水切りしたもの / 硝 Tr
3	27	0.3	0.3	0.04	0.12	0	Tr	0	2	(0)	83	7	(0)	0.2	8	0.05	0.04	0.6	0.12	(0)	72	0.17	1.0	14	–	0	–	別名 長ねぎ / 廃棄部位:株元及び緑葉部 / 硝 Tr 見当 1本=165g
0	22	0.3	0.3	0.05	0.09	–	–	–	–	(0)	69	6	(0)	0.1	8	0.04	0.03	(0.5)	0.09	(0)	53	0.17	–	10	–	0	100	別名 長ねぎ / 株元及び緑葉部を除いたもの / 硝 Tr
4	28	0.3	0.3	0.06	0.11	–	–	–	–	(0)	73	6	(0)	0.9	8	0.06	0.05	(0.7)	0.14	(0)	72	0.17	–	15	–	0	94	別名 長ねぎ / 株元及び緑葉部を除いたもの / 植物油(なたね油) 調理による脂質の増減:表14(p.329)参照 / 硝 Tr
9	40	1.0	0.3	0.05	0.18	1	1	2	1	(0)	1500	120	(0)	0.9	110	0.06	0.11	0.9	0.13	(0)	100	0.23	1.7	32	–	0	–	別名 青ねぎ / 廃棄部位:株元 / 硝 0.1g 見当 1本=25g
2	49	1.2	0.4	0.06	0.21	–	–	–	–	(0)	1800	150	(0)	2.1	150	0.07	0.12	(1.1)	0.16	(0)	120	0.29	–	43	–	0	84	別名 青ねぎ / 株元を除いたもの / 植物油(なたね油) 調理による脂質の増減:表14(p.329)参照 / 硝 0.1g
3	40	0.5	0.4	0.03	0.63	1	Tr	Tr	6	–	1400	110	–	0.6	100	0.06	0.10	0.9	0.11	Tr	130	0.14	1.5	27	–	0	–	廃棄部位:株元 / 硝 0.1g / 食物繊維:AOAC.2011.25法
7	36	1.0	0.3	0.03	0.18	–	–	–	–	(0)	2200	190	(0)	1.3	120	0.08	0.14	(1.1)	0.13	(0)	120	0.20	–	44	–	0	–	万能ねぎ等を含む / 廃棄部位:株元 / 硝 0.1g 見当 1本=5g
7	45	1.2	0.3	0.05	1.39	2	Tr	1	6	–	2900	240	–	0.8	180	0.08	0.10	0.8	0.10	0.1	72	0.17	1.6	12	–	0	–	硝 0.2g / 食物繊維:AOAC.2011.25法
9	40	0.6	0.3	0.05	0.23	1	1	2	10	(0)	1200	100	(0)	0.5	100	0.06	0.10	(1.0)	0.11	(0)	110	0.17	1.4	41	–	0.1	–	廃棄部位:株元 / 硝 0.4g
1	39	0.4	0.3	0.05	0.13	–	–	–	–	(0)	1600	130	(0)	0.7	110	0.05	0.09	(0.9)	0.06	(0)	64	0.13	–	27	–	1.5	–	廃棄部位:株元 / 水洗いし、手搾りしたもの / 硝 0.4g
1	36	0.7	0.3	0.08	0.15	–	–	–	–	(0)	2400	200	(0)	1.3	200	0.03	0.11	0.8	0.08	(0)	35	0.17	–	26	–	2.4	–	廃棄部位:株元 / 硝 0.2g
4	96	2.6	1.0	0.06	0.41	–	–	–	–	(0)	810	67	(0)	1.3	160	0.08	0.22	1.6	0.16	(0)	110	0.29	–	60	–	0	–	廃棄部位:根 / 硝 Tr
0	33	0.3	0.2	0.03	0.11	1	Tr	0	6	(0)	99	8	(0)	0.2	59	0.03	0.03	0.7	0.09	(0)	61	0.25	1.4	19	–	0	–	廃棄部位:株元 / 硝 0.1g 見当 1枚(外葉)=150g
9	33	0.3	0.2	0.03	0.12	–	–	–	–	(0)	130	11	(0)	0.1	87	0.01	0.01	(0.5)	0.04	(0)	42	0.25	–	10	–	0	72	廃棄部位:株元 / ゆでた後水冷し、手搾りしたもの / 硝 0.2g

無機質 ビタミン

見：概量（1個、1尾、1切れなど）とその目安重量（廃棄部分を含む重量）
硝：硝酸イオン　ポ：ポリフェノール　タ：タンニン　テ：テオブロミン　カ：カフェイン

穀類 / でんぷん及び粉類 / 砂糖及び甘味類 / 豆類 / 種実類 / 野菜類 / 果実類 / きのこ類 / 藻類 / 魚介類 / 肉類 / 卵類 / 乳類 / 油脂類 / 菓子類 / 嗜好飲料類 / 調味料及び香辛料類 / 調理済み流通食品類

(0)：推定値 0，　(Tr)：推定値 微量，　Tr：微量，　-：未測定　※炭水化物成分表から算出。

野菜類

可食部 100 g 当たり

食品番号	食品名	廃棄率 %	エネルギー kJ	エネルギー kcal	水分 g	アミノ酸組成によるたんぱく質 g	たんぱく質 g	脂肪酸のトリアシルグリセロール当量 g	飽和脂肪酸 g	n-3系多価不飽和脂肪酸 g	n-6系多価不飽和脂肪酸 g	コレステロール mg	利用可能炭水化物 g	糖類※ g	食物繊維総量 g	糖アルコール g	有機酸 g	七訂エネルギー kcal	七訂たんぱく質 g	七訂脂質 g	七訂炭水化物 g	灰分 g	ナトリウム mg	カリウム mg	カルシウム mg
06235	漬物　塩漬	4	70	17	92.1	(1.1)		(Tr)	(0.01)	(0.02)	(Tr)	(0)	1.8*	-	1.8	0	0.3	17	1.5	0.1	3.3	2.8	820	240	3
06236	漬物　キムチ	0	112	27	88.4		2.3*	0.1	-	-	-	(0)	2.7*	-	2.2	-	0.3	32	2.3	0.1	5.4	3.6	1100	290	5
	パクチョイ																								
06237	葉　生	10	63	15	94.0	1.6*		(0.1)	(0.03)	(0.06)	(0.04)	(0)	1.0*	(1.7)	1.8	-	-	15	1.6	0.2	2.7	1.1	12	450	10
	バジル																								
06238	葉　生	20	86	21	91.5	(1.2)		(0.5)	(0.04)	(0.30)	(0.07)	(0)	0.9*	(0.3)	4.0	-	-	24	2.0	0.6	4.0	1.5	1	420	24
	パセリ																								
06239	葉　生	10	142	34	84.7	3.2		(0.5)	(0.12)	(0.01)	(0.10)	(0)	0.9	0.8	6.8	-	-	43	4.0	0.7	7.8	2.7	9	1000	29
	はつかだいこん																								
06240	根　生	25	56	13	95.3	0.7		(0.1)	(0.03)	(0.03)	(0.02)	(0)	(1.9)	(1.9)	1.2	-	-	15	0.8	0.1	3.1	0.7	8	220	2
	はなっこりー																								
06392	生	0	144	34	89.5	3.6*		0.5*	-	-	-	-	2.2*	-	3.1	-	-	33	3.6	0.5	5.4	1.0	5	380	5
	はやとうり																								
06241	果実　白色種　生	2	86	20	94.0	(0.4)		(0.1)	(0.02)	(0.03)	(0.02)	(0)	4.0*	-	1.2	-	-	20	0.6	0.1	4.9	0.4	Tr	170	1
06242	果実　白色種　塩漬	0	71	17	91.0	(0.4)		Tr*	-	-	-	(0)	3.0*	-	1.6	-	-	17	0.6	Tr	4.4	4.0	1400	110	
06353	果実　緑色種　生	2	86	21	94.0	0.6*		0.1	-	-	-	(0)	3.7*	-	1.2	-	-	20	0.6	0.1	4.9	0.4	Tr	170	1
	ビーツ																								
06243	根　生	10	159	38	87.6	(1.0)		(0.1)	(0.02)	(Tr)	(0.03)	(0)	(6.9)	(6.4)	2.7	-	-	41	1.6	0.1	9.3	1.1	30	460	
06244	根　ゆで	3	176	42	86.9	(1.0)		(0.1)	(0.02)	(Tr)	(0.03)	(0)	7.8*	(9.3)	2.9	-	-	44	1.5	0.1	10.2	1.0	38	420	
	（ピーマン類）																								
	青ピーマン																								
06245	果実　生	15	85	20	93.4	0.7		0.1	0.02	0.01	0.03	0	3.0*	2.3	2.3	-	0.2	22	0.9	0.2	5.1	0.4	1	190	
06246	果実　油いため	0	221	54	89.0	(0.7)		(4.1)	(0.31)	(0.32)	(0.80)	0	(2.4)	(2.4)	2.4	-	0.2	61	0.9	4.3	5.4	0.4	1	200	

左側欄外見出し：穀類／いも及びでん粉類／砂糖及び甘味類／豆類／種実類／野菜類／果実類／きのこ類／藻類／魚介類／肉類／卵類／乳類／油脂類／菓子類／し好飲料類／調味料及び香辛料類／調理済み流通食品類

ミノ酸組成によるたんぱく質の＊→「たんぱく質」の値、脂肪酸のトリアシルグリセロール当量の＊→「脂質」の値が入っている。
用可能炭水化物は「利用可能炭水化物（質量計）」の値だが、＊がついているものは「差引き法による利用可能炭水化物」の値（p.2、3参照）。

可食部100g当たり

マグネシウム	リン	鉄	亜鉛	銅	マンガン	ヨウ素	セレン	クロム	モリブデン	ビタミンA レチノール	ビタミンA β-カロテン当量	ビタミンA レチノール活性当量	ビタミンD	ビタミンE α-トコフェロール	ビタミンK	ビタミンB1	ビタミンB2	ナイアシン当量	ビタミンB6	ビタミンB12	葉酸	パントテン酸	ビオチン	ビタミンC	アルコール	食塩相当量	重量変化率	備考
mg	mg	mg	mg	mg	mg	μg	μg	μg	μg	μg	μg	μg	μg	mg	μg	mg	mg	mg	mg	μg	μg	mg	μg	mg	g	g	%	
2	41	0.4	0.2	0.04	0.06	4	0	Tr	8	(0)	14	1	(0)	0.2	61	0.04	0.03	(0.6)	0.08	Tr	59	0.11	0.5	29	–	2.1	73	廃棄部位：株元 液汁を除いたもの 硝0.1g
11	48	0.5	0.2	0.04	0.10	14	1	1	6	(0)	170	15	(0)	0.5	42	0.04	0.06	1.0	0.13	Tr	22	0.24	0.8	15	–	2.9	–	
27	39	0.8	0.3	0.04	0.25	1	1	1	6	(0)	1800	150	(0)	0.9	190	0.07	0.12	1.1	0.11	(0)	140	0.34	2.6	45	–	0	–	別名パイゲンサイ 廃棄部位：株元 硝0.4g
69	41	1.5	0.6	0.20	1.91	–	–	–	–	(0)	6300	520	(0)	3.5	440	0.08	0.19	(1.0)	0.11	(0)	69	0.29	–	16	–	0	–	別名バジリコ、スイートバジル 廃棄部位：茎及び穂 硝0.4g 見当1枝=5g
42	61	7.5	1.0	0.16	1.05	7	3	4	39	(0)	7400	620	(0)	3.3	850	0.12	0.24	2.7	0.27	(0)	220	0.48	4.1	120	–	0	–	別名オランダぜり 廃棄部位：茎 硝0.2g 見当1枝=15g
1	46	0.3	0.1	0.02	0.05	–	–	–	–	(0)	(0)	(0)	(0)	0	1	0.02	0.02	0.3	0.07	(0)	53	0.18	–	19	–	0	–	別名ラディッシュ 試料：赤色球形種 廃棄部位：根端、葉及び葉柄基部 硝0.3g
2	79	0.5	0.5	0.06	0.28	Tr	1	0	3	–	1200	97	–	1.3	140	0.09	0.15	1.6	0.23	–	220	0.50	8.5	90	–	0	–	硝Tr 食物繊維：AOAC.2011.25法
0	21	0.3	0.1	0.03	0.15	–	–	–	–	(0)	(0)	(0)	(0)	0.2	9	0.02	0.03	(0.4)	0.04	(0)	44	0.46	–	11	–	0	–	別名せんなりうり 廃棄部位：種子 硝Tr
0	14	0.2	0.1	0.04	0.17	–	–	–	–	(0)	0	(0)	(0)	0.1	11	0.02	0.04	0.4	0.04	(0)	25	0.47	–	9	–	3.6	89	別名せんなりうり 水洗いし、水切りしたもの 硝Tr
0	21	0.3	0.1	0.03	0.15	–	–	–	–	(0)	27	2	(0)	0.1	9	0.02	0.04	0.4	0.04	(0)	44	0.46	–	11	–	0	–	別名せんなりうり 廃棄部位：種子 硝Tr
8	23	0.4	0.3	0.09	0.15	–	–	–	–	(0)	(0)	(0)	(0)	0.1	0	0.05	0.05	(0.6)	0.07	(0)	110	0.31	–	5	–	0.1	–	別名ビート、ビートルート、レッドビート、テーブルビート、かえんさい 廃棄部位：根端、皮及び葉柄基部 硝0.3g
2	29	0.4	0.3	0.09	0.17	–	–	–	–	(0)	(0)	(0)	(0)	0.1	0	0.04	0.04	(0.5)	0.05	(0)	110	0.31	–	3	–	0.1	94	別名ビート、ビートルート、レッドビート、テーブルビート、かえんさい 根端及び葉柄基部を除いたもの 廃棄部位：皮 硝0.3g
1	22	0.4	0.2	0.06	0.10	Tr	0	1	3	(0)	400	33	(0)	0.8	20	0.03	0.03	0.8	0.19	(0)	26	0.30	1.6	76	–	0	–	廃棄部位：へた、しん及び種子 硝Tr 見当1個=30g
1	24	0.7	0.2	0.06	0.10	Tr	0	0	4	(0)	420	35	(0)	0.9	21	0.03	0.03	(0.8)	0.20	(0)	27	0.31	1.9	79	–	0	96	へた、しん及び種子を除いたもの 植物油（調合油） 調理による脂質の増減：表14（p.329）参照 硝(Tr)

備考欄の凡例：
硝：硝酸イオン　ポ：ポリフェノール
タ：タンニン　テ：テオブロミン
カ：カフェイン
見当：概量（1個、1尾、1切れなど）とその目安量（廃棄部分を含む重量）

穀類 / いも及びでん粉類 / 砂糖及び甘味類 / 豆類 / 種実類 / 野菜類 / 果実類 / きのこ類 / 藻類 / 魚介類 / 肉類 / 卵類 / 乳類 / 油脂類 / 菓子類 / し好飲料類 / 調味料及び香辛料類 / 調理済み流通食品類

（0）：推定値 0，（Tr）：推定値 微量，Tr：微量，－：未測定　※炭水化物成分表から算出。

野菜類

可食部 100 g 当たり

食品番号	食品名	廃棄率 %	エネルギー kJ	エネルギー kcal	水分 g	たんぱく質 アミノ酸組成による g	脂質 脂肪酸のトリアシルグリセロール当量 g	脂質 飽和脂肪酸 g	脂質 n-3系多価不飽和脂肪酸 g	脂質 n-6系多価不飽和脂肪酸 g	コレステロール mg	炭水化物 利用可能炭水化物 g	炭水化物 糖類※ g	炭水化物 食物繊維総量 g	糖アルコール g	有機酸 g	七訂 エネルギー kcal	七訂 たんぱく質 g	七訂 脂質 g	七訂 炭水化物 g	灰分 g	ナトリウム mg	カリウム mg	カルシウム mg
	赤ピーマン																							
06247	果実　生	10	117	28	91.1	(0.8)	(0.2)	(0.04)	(0.04)	(0.07)	(0)	(5.3)	(5.3)	1.6	－	－	30	1.0	0.2	7.2	0.5	Tr	210	
06248	果実　油いため	0	286	69	86.6	(0.8)	(4.1)	(0.31)	(0.32)	(0.79)	(0)	6.4 *	(4.6)	1.6	－	－	69	1.0	4.3	7.6	0.5	Tr	220	
	オレンジピーマン																							
06393	果実　生	9	81	19	94.2	0.7	0.1	0.04	0.03	0.05	－	3.1	3.1	1.8	－	－	20	0.9	0.3	4.2	0.4	0	230	
06394	果実　油いため	0	337	81	85.8	(0.8)	5.1 *	－	－	－	－	7.8 *	3.7	1.7	－	－	81	1.1	5.1	7.6	0.4	Tr	270	
	黄ピーマン																							
06249	果実　生	10	119	28	92.0	(0.6)	(0.1)	(0.02)	(0.01)	(0.03)	(0)	5.7 *	(4.9)	1.3	－	－	27	0.8	0.2	6.6	0.4	Tr	200	
06250	果実　油いため	0	252	61	87.6	(0.6)	(4.1)	(0.31)	(0.32)	(0.80)	(0)	(5.1)	(5.1)	1.3	－	－	66	0.8	4.3	6.9	0.4	Tr	210	
	トマピー																							
06251	果実　生	15	138	33	90.9	(0.8)	0.2 *	－	－	－	(0)	6.1 *	－	1.6	－	－	31	1.0	0.2	7.5	0.4	Tr	210	
	ひのな																							
06252	根・茎葉　生	4	70	17	92.5	(0.8)	Tr *	－	－	－	(0)	1.9 *	－	3.0	－	－	19	1.0	Tr	4.7	1.3	10	480	13
06253	根・茎葉　甘酢漬	0	294	70	76.4	(1.1)	0.5 *	－	－	－	(0)	12.9 *	－	4.7	－	－	69	1.4	0.5	17.3	3.9	1100	550	13
	ひろしまな																							
06254	葉　生	4	80	19	92.7	(1.1)	(0.1)	(0.02)	(0.05)	(0.01)	(0)	2.3 *	－	2.4	－	－	20	1.5	0.2	4.2	1.1	28	550	20
06255	塩漬	5	62	15	92.7	(0.9)	(0.2)	(0.02)	(0.01)	(0.07)	(0)	1.2 *	－	2.4	－	－	16	1.2	0.2	3.3	2.5	840	120	7
	（ふき類）																							
	ふき																							
06256	葉柄　生	40	44	11	95.8	0.3 *	0 *	－	－	－	(0)	1.7 *	－	1.3	－	－	11	0.3	0	3.0	0.7	35	330	4

左端の縦見出し（上から下）：穀類／いも及びでん粉類／砂糖及び甘味類／豆類／種実類／**野菜類**／果実類／きのこ類／藻類／魚介類／肉類／卵類／乳類／油脂類／菓子類／し好飲料類／調味料及び香辛料類／調理済み流通食品類

ミノ酸組成によるたんぱく質の*→「たんぱく質」の値、脂肪酸のトリアシルグリセロール当量の*→「脂質」の値が入っている。
用可能炭水化物は「利用可能炭水化物（質量計）」の値だが、*がついているものは「差引き法による利用可能炭水化物」の値 (p.2、3 参照)。

6 野菜類

可食部100 g当たり

マグネシウム mg	リン mg	鉄 mg	亜鉛 mg	銅 mg	マンガン mg	ヨウ素 µg	セレン µg	クロム µg	モリブデン µg	レチノール µg	β-カロテン当量 µg	レチノール活性当量 µg	ビタミンD µg	ビタミンE α-トコフェロール mg	ビタミンK µg	ビタミンB₁ mg	ビタミンB₂ mg	ナイアシン当量 mg	ビタミンB₆ mg	ビタミンB₁₂ µg	葉酸 µg	パントテン酸 mg	ビオチン µg	ビタミンC mg	アルコール g	食塩相当量 g	重量変化率 %	備考
10	22	0.4	0.2	0.03	0.13	–	–	–	–	(0)	1100	88	(0)	4.3	7	0.06	0.14	(1.4)	0.37	(0)	68	0.28	–	170	–	0	–	別名パプリカ 廃棄部位：へた、しん及び種子 硝0g 見当1個=150g
10	24	0.7	0.2	0.03	0.14	–	–	–	–	(0)	1100	92	(0)	4.4	7	0.06	0.16	(1.4)	0.39	(0)	71	0.29	–	180	–	0	96	別名パプリカ へた、しん及び種子を除いたもの 植物油(調合油) 調理による脂質の増減：表14 (p.329)参照 硝(0)g
0	26	0.3	0.2	0.04	0.10	Tr	0	0	6	–	630	53	(0)	3.1	4	0.04	0.03	1.4	0.32	–	53	0.21	2.3	150	–	0	–	別名パプリカ 廃棄部位：へた、しん及び種子 硝0g 食物繊維：AOAC.2011.25法
1	30	0.4	0.2	0.05	0.11	0	0	0	7	–	720	60	(0)	5.2	11	0.05	0.04	(1.6)	0.34	–	57	0.26	2.6	170	–	0	85	別名パプリカ へた、しん及び種子を除いたもの 植物油(なたね油) 調理による脂質の増減：表14 (p.329)参照 硝0g
0	21	0.3	0.2	0.04	0.15	–	–	–	–	(0)	200	17	(0)	2.4	3	0.04	0.03	(1.2)	0.26	–	54	0.25	–	150	–	0	–	別名パプリカ、キングベル 廃棄部位：へた、しん及び種子 硝0g 見当1個=150g
0	23	0.5	0.2	0.04	0.16	–	–	–	–	(0)	210	18	(0)	2.5	3	0.04	0.03	(1.2)	0.27	–	56	0.26	–	160	–	0	96	別名パプリカ、キングベル へた、しん及び種子を除いたもの 植物油(調合油)：4.1g 調理による脂質の増減：表14 (p.329)参照 硝(0)g
8	29	0.4	0.3	0.07	0.12	–	–	–	–	(0)	1900	160	(0)	4.3	4	0.05	0.09	(1.4)	0.56	–	45	0.33	–	200	–	0	–	別名ミニパプリカ 廃棄部位：へた、しん及び種子 硝0g
1	51	0.8	0.2	0.04	0.17	–	–	–	–	(0)	1200	98	(0)	0.7	93	0.05	0.13	(0.9)	0.14	(0)	92	0.18	–	52	–	0	–	別名えびな 廃棄部位：根端 硝0.5g
2	40	0.9	0.3	0.08	0.12	–	–	–	–	(0)	2000	170	(0)	1.4	120	0.04	0.08	(1.0)	0.12	(0)	69	0.20	–	39	–	2.8	–	別名えびな 硝0.5g
2	55	0.8	0.3	0.04	0.54	1	1	3	15	(0)	1900	160	(0)	1.3	160	0.06	0.15	(1.0)	0.10	(0)	120	0.47	2.2	40	–	0.1	–	別名ひらぐきな、ひらぐき 廃棄部位：株元 硝0.3g
3	17	0.8	0.3	0.06	0.12	–	–	–	–	(0)	2100	170	(0)	0.6	210	0.02	0.07	(0.4)	0.04	(0)	15	0.07	–	15	–	2.1	–	別名ひらぐきな、ひらぐき 廃棄部位：株元 市販品の液汁を除いたもの ビタミンC：酸化防止用として添加品あり 硝0.1g
6	18	0.1	0.2	0.05	0.36	Tr	0	0	2	0	49	4	(0)	0.2	6	Tr	0.02	0.2	0.01	(0)	12	0.07	0.2	2	–	0.1	–	廃棄部位：葉、表皮及び葉柄基部 硝0.2g 見当1本=80g

備考凡例：
硝：硝酸イオン　ポ：ポリフェノール
タ：タンニン　テ：テオブロミン
カ：カフェイン
見当：概量（1個、1尾、1切れなど）とその目安重量（廃棄部分を含む重量）

穀類／いも及びでん粉類／砂糖及び甘味類／豆類／種実類／野菜類／果実類／きのこ類／藻類／魚介類／肉類／卵類／乳類／油脂類／菓子類／飲料類 し好／調味料及び香辛料類／調理済み流通食品類

（0）：推定値 0，　（Tr）：推定値 微量，　Tr：微量，　－：未測定　　※炭水化物成分表から算出。

野菜類

可食部100g当たり

食品番号	食品名	廃棄率 %	エネルギー kJ	エネルギー kcal	水分 g	たんぱく質 アミノ酸組成による g	脂肪酸のトリアシルグリセロール当量 g	飽和脂肪酸 g	n-3系多価不飽和脂肪酸 g	n-6系多価不飽和脂肪酸 g	コレステロール mg	利用可能炭水化物 g	糖類※ g	食物繊維総量 g	糖アルコール g	有機酸 g	七訂 エネルギー kcal	七訂 たんぱく質 g	七訂 脂質 g	七訂 炭水化物 g	灰分 g	ナトリウム mg	カリウム mg	カルシウム mg
06257	葉柄 ゆで	10	27	7	97.4	0.3*	0*	–	–	–	(0)	0.8*	–	1.1	–	–	8	0.3	0	1.9	0.4	22	230	3
	ふきのとう																							
06258	花序 生	2	159	38	85.5	2.5	0.1*	–	–	–	(0)	3.6*	–	6.4	–	–	43	2.5	0.1	10.0	1.9	4	740	6
06259	花序 ゆで	0	127	31	89.2	2.5	0.1*	–	–	–	(0)	2.8*	–	4.2	–	–	32	2.5	0.1	7.0	1.2	3	440	4
	ふじまめ																							
06260	若ざや 生	6	132	32	89.2	2.5	(0.1)	(0.04)	(Tr)	(0)	(0)	3.0*	–	4.4	–	–	33	2.5	0.1	7.4	0.8	Tr	300	4
	ふだんそう																							
06261	葉 生	0	70	17	92.2	2.0*	(0.1)	(0.02)	(Tr)	(0.03)	(0)	0.4*	–	3.3	–	–	19	2.0	0.1	3.7	1.9	71	1200	7
06262	葉 ゆで	0	108	26	90.4	2.8*	(0.1)	(0.02)	(Tr)	(0.03)	(0)	1.6*	–	3.8	–	–	27	2.8	0.1	5.4	1.2	61	760	13
	ブロッコリー																							
06263	花序 生	35	156	37	86.2	3.8	0.3	0.07	0.08	0.03	0	2.3*	1.8	5.1	–	0.3	41	5.4	0.6	6.6	1.2	7	460	5
06264	花序 ゆで	0	126	30	89.9	(2.6)	(0.2)	(0.05)	(0.06)	(0.03)	0	2.3*	1.2	4.3	–	–	32	3.9	0.4	5.2	0.6	5	210	4
06395	花序 電子レンジ調理	0	239	56	85.3	(4.0)	0.7*	–	–	–	–	8.4*	2.4	–	–	0.4	45	5.7	0.7	7.0	1.3	8	500	5
06396	花序 焼き	0	353	83	78.5	(6.9)	1.2	–	–	–	–	11.3*	4.1	–	–	–	64	9.9	1.2	8.4	2.1	13	820	9
06397	花序 油いため	0	454	109	79.2	(4.8)	6.3*	–	–	–	–	8.2*	3.0	–	–	–	109	6.9	6.3	6.1	1.5	9	590	6
06354	芽ばえ 生	0	75	18	94.3	(1.3)	(0.3)	(0.08)	(0.08)	(0.04)	(0)	1.6*	(0.8)	1.8	–	0.1	19	1.9	0.6	2.6	0.5	4	100	5
	へちま																							
06265	果実 生	20	72	17	94.9	(0.5)	(0.1)	(0.01)	(0)	(0.04)	(0)	3.1*	–	1.0	–	–	16	0.8	0.1	3.8	0.4	1	150	1
06266	果実 ゆで	0	80	19	94.2	(1.1)	(0.1)	(0.01)	(0)	(0.04)	(0)	2.7*	–	1.5	–	–	18	1.6	0.1	3.7	0.4	1	140	2
	ほうれんそう																							
06267	葉 通年平均 生	10	75	18	92.4	1.7	0.2	0.04	0.12	0.04	0	0.3	0.4	2.8	–	0.9	20	2.2	0.4	3.1	1.7	16	690	4
06268	葉 通年平均 ゆで	5	94	23	91.5	2.1	(0.3)	(0.05)	(0.15)	(0.04)	(0)	1.2*	–	3.6	–	–	25	2.6	0.5	4.0	1.2	10	490	6
06359	葉 通年平均 油いため	0	375	91	82.0	(3.0)	(7.6)	(0.58)	(0.75)	(1.43)	(Tr)	(0.4)	(0.5)	4.6	–	–	99	3.3	8.1	4.4	1.5	13	530	8
06355	葉 夏採り 生	10	75	18	92.4	(1.7)	0.2	–	–	–	0	(0.3)	(0.4)	2.8	–	0.9	20	2.2	0.4	3.1	1.7	16	690	4

左側欄：穀類 / いも及びでん粉類 / 砂糖及び甘味類 / 豆類 / 種実類 / 野菜類 / 果実類 / きのこ類 / 藻類 / 魚介類 / 肉類 / 卵類 / 乳類 / 油脂類 / 菓子類 / し好飲料類 / 調味料及び香辛料類 / 調理済み流通食品類

ミノ酸組成によるたんぱく質の*→「たんぱく質」の値、脂肪酸のトリアシルグリセロール当量の*→「脂質」の値が入っている。
用可能炭水化物は「利用可能炭水化物（質量計）」の値だが、*がついているものは「差引き法による利用可能炭水化物」の値（p.2、3参照）。

			無機質							ビタミン															アルコール	食塩相当量	重量変化率	備考
マグネシウム	リン	鉄	亜鉛	銅	マンガン	ヨウ素	セレン	クロム	モリブデン	ビタミンA レチノール	β-カロテン当量	レチノール活性当量	ビタミンD	ビタミンE α-トコフェロール	ビタミンK	ビタミンB1	ビタミンB2	ナイアシン当量	ビタミンB6	ビタミンB12	葉酸	パントテン酸	ビオチン	ビタミンC				
mg	mg	mg	mg	mg	mg	µg	µg	µg	µg	µg	µg	µg	µg	mg	µg	mg	mg	mg	mg	µg	µg	mg	µg	mg	g	g	%	
5	15	0.1	0.2	0.05	0.37	–	–	–	–	(0)	60	5	(0)	0.2	5	Tr	0.01	0.2	0.08	(0)	9	0	–	0	–	0.1	98	葉及び葉柄基部を除いたもの ゆでた後水冷し、水切りしたもの 廃棄部位：表皮 硝 Tr
49	89	1.3	0.8	0.36	0.23	–	–	–	–	(0)	390	33	(0)	3.2	92	0.10	0.17	1.3	0.18	(0)	160	0.45	–	14	–	0	–	廃棄部位：花茎 硝 0g
33	54	0.7	0.5	0.20	0.17	–	–	–	–	(0)	260	22	(0)	2.4	69	0.06	0.08	0.9	0.07	(0)	83	0.24	–	3	–	0	140	花茎を除いたもの 硝 0g
33	63	0.8	0.4	0.07	0.33	–	–	–	–	(0)	240	20	(0)	0.1	29	0.08	0.10	1.3	0.08	(0)	120	0.35	–	13	–	0	–	別名 いんげんまめ（関西）、せんごくまめ、あじまめ 廃棄部位：すじ及び両端 硝 Tr
74	33	3.6	0.3	0.06	3.60	–	–	–	–	(0)	3700	310	(0)	1.7	180	0.07	0.23	0.7	0.25	(0)	120	0.53	–	19	–	0.2	–	別名 唐ぢしゃ 硝 0.1g
79	34	2.1	0.4	0.06	4.85	–	–	–	–	(0)	3800	320	(0)	1.7	220	0.03	0.11	0.6	0.14	(0)	92	0.44	–	7	–	0.2	77	別名 唐ぢしゃ ゆでた後水冷し、手搾りしたもの 硝 0.1g
29	110	1.3	0.8	0.10	0.28	0	2	0	11	0	900	75	0	3.0	210	0.17	0.23	2.0	0.30	0	220	1.42	13.0	140	–	0	–	廃棄部位：茎葉 硝 Tr 見当 1株=250g
17	74	0.9	0.4	0.06	0.20	–	1	0	4	0	830	69	0	2.7	190	0.06	0.09	(1.1)	0.14	0	120	0.74	7.1	55	–	0	111	茎葉を除いたもの 硝 Tr
32	120	1.4	0.9	0.11	0.30	–	2	Tr	13	–	1000	83	–	3.4	220	0.18	0.25	(2.2)	0.41	–	160	1.31	14.0	140	–	0	91	茎葉を除いたもの 硝 Tr
63	200	2.3	1.5	0.17	0.50	–	4	Tr	21	–	1700	140	–	6.0	380	0.27	0.40	(3.5)	0.67	–	450	1.99	23.0	150	–	0	55	茎葉を除いたもの 硝 Tr
37	140	1.7	1.1	0.11	0.35	0	3	Tr	15	–	1200	97	–	5.8	270	0.20	0.28	(2.5)	0.52	–	340	1.47	17.0	130	–	0	76	茎葉を除いたもの 植物油（なたね油）調理による脂質の増減：表14 (p.329)参照 硝 Tr
32	60	0.7	0.4	0.03	0.37	–	–	–	–	(0)	1400	120	(0)	1.9	150	0.08	0.11	(1.6)	0.20	(0)	74	0.52	–	64	–	0	–	別名 ブロッコリースプラウト 硝 0.1g
12	25	0.3	0.2	0.06	0.07	–	–	–	–	(0)	44	4	(0)	0.3	12	0.03	0.04	(0.3)	0.07	(0)	92	0.30	–	5	–	0	–	別名 いとうり、ナーベーラー、ナビャーラ、ナベーラ、ナーベナ 廃棄部位：両端及び皮 硝 Tr
13	34	0.7	0.2	0.07	0.09	–	–	–	–	(0)	35	4	(0)	0.3	11	0.03	0.06	(0.3)	0.05	(0)	91	0.39	–	3	–	0	54	別名 いとうり、ナーベーラー、ナビャーラ、ナベーラ、ナーベナ 両端及び皮を除いたもの 硝 0g
69	47	2.0	0.7	0.11	0.32	3	3	2	5	(0)	4200	350	(0)	2.1	270	0.11	0.20	1.3	0.14	(0)	210	0.20	2.9	35	–	0	–	廃棄部位：株元 硝 0.2g 見当 1株=20g
40	43	0.9	0.7	0.11	0.33	1	3	1	4	(0)	5400	450	(0)	2.6	320	0.05	0.11	0.9	0.11	(0)	110	0.13	3.2	19	–	0	70	廃棄部位：株元 ゆでた後水冷し、手搾りしたもの 硝 0.2g
52	54	1.2	0.8	0.15	0.20	–	–	–	–	(0)	7600	630	(0)	4.8	510	0.08	0.16	(1.7)	0.09	–	140	0.20	–	21	–	0	58	株元を除いたもの 植物油（なたね油）調理による脂質の増減：表14 (p.329)参照 硝 0.2g
69	47	2.0	0.7	0.11	0.32	3	3	2	5	(0)	4200	350	(0)	2.1	270	0.11	0.20	(1.3)	0.14	(0)	210	0.20	2.9	20	–	0	–	廃棄部位：株元 硝 0.2g

備考欄凡例
硝：硝酸イオン　ポ：ポリフェノール
タ：タンニン　テ：テオブロミン
カ：カフェイン
見当：概量（1個、1尾、1切れなど）とその目安重量（廃棄部分を含む重量）

穀類
いも及びでん粉類
砂糖及び甘味類
豆類
種実類
野菜類
果実類
きのこ類
藻類
魚介類
肉類
卵類
乳類
油脂類
菓子類
し好飲料類
調味料及び香辛料類
調理済み流通食品類

（0）：推定値 0，（Tr）：推定値 微量，Tr：微量，−：未測定　※炭水化物成分表から算出。

野菜類

可食部100g当たり

食品番号	食品名	廃棄率 %	エネルギー kJ	エネルギー kcal	水分 g	アミノ酸組成によるたんぱく質 g	脂肪酸のトリアシルグリセロール当量 g	飽和脂肪酸 g	n-3系多価不飽和脂肪酸 g	n-6系多価不飽和脂肪酸 g	コレステロール mg	利用可能炭水化物 g	糖類※ g	食物繊維総量 g	糖アルコール g	有機酸 g	七訂 エネルギー kcal	七訂 たんぱく質 g	七訂 脂質 g	七訂 炭水化物 g	灰分 g	ナトリウム mg	カリウム mg	カルシウム mg
06357	葉 夏採り ゆで	5	94	23	91.5	(2.1)	0.3	−			0	1.2*	(0.4)	3.6	−	−	25	2.6	0.5	4.0	1.2	10	490	69
06356	葉 冬採り 生	10	75	18	92.4	(1.7)	0.2	−			0	(0.3)	(0.4)	2.8	−	0.9	20	2.2	0.4	3.1	1.7	16	690	49
06358	葉 冬採り ゆで	5	94	23	91.5	(2.1)	0.3	−			0	1.2*	(0.4)	3.6	−	−	25	2.6	0.5	4.0	1.2	10	490	69
06269	葉 冷凍	0	90	22	92.2	2.4	0.2	0.03	0.09	0.02	0	0.6	0.6	3.3	−	0.5	22	2.9	0.3	3.4	1.0	120	210	87
06372	葉 冷凍 ゆで	0	107	26	90.6	2.8	0.4	0.06	0.18	0.05	0	0.2	0.2	4.5	−	0.6	27	3.7	0.5	3.8	0.8	47	90	130
06373	葉 冷凍 油いため	0	278	67	84.6	3.0	4.1	0.31	0.48	0.73	0	2.1*	0.7	4.1	−	0.7	79	4.0	4.5	5.4	1.4	160	240	130
ホースラディシュ																								
06270	根茎 生	25	290	69	77.3	(2.5)	(0.3)	(0.04)	(0.02)	(0.12)	(0)	10.2*	−	8.2	−	−	79	3.1	0.3	17.7	1.6	1	510	110
まこも																								
06271	茎 生	15	82	19	93.5	(0.9)	0.1	0.05	Tr	0.03	(0)	2.6*	−	2.3	−	−	21	1.3	0.2	4.4	0.6	3	240	2
みずかけな																								
06272	葉 生	0	107	25	91.1	(2.5)	(0.1)	(0.01)	(0.03)	(Tr)	(0)	2.4*	−	2.8	−	−	25	2.9	0.1	4.7	1.1	7	400	110
06273	塩漬	0	144	34	85.6	(4.2)	Tr*	−	−	−	(0)	2.4*	−	4.0	−	−	32	4.9	Tr	5.7	3.6	1000	440	110
みずな																								
06072	葉 生	15	96	23	91.4	(1.9)	0.1*	−	−	−	(0)	2.1*	−	3.0	−	−	23	2.2	0.1	4.8	1.3	36	480	210
06073	葉 ゆで	0	85	21	91.8	(1.7)	0.1*	−	−	−	(0)	1.4*	−	3.6	−	−	22	2.0	0.1	4.7	1.1	28	370	200
06074	塩漬	10	107	26	88.2	(1.7)	0.1*	−	−	−	(0)	2.7*	−	3.5	−	−	27	2.0	0.1	5.9	3.4	900	450	200
（みつば類）																								
切りみつば																								
06274	葉 生	0	66	16	93.8	(0.9)	0.1*	−	−	−	(0)	1.6*	−	2.5	−	−	18	1.0	0.1	4.0	1.1	8	640	2
06275	葉 ゆで	0	51	12	95.2	(0.8)	0.1*	−	−	−	(0)	0.7*	−	2.7	−	−	15	0.9	0.1	3.3	0.5	4	290	2
根みつば																								
06276	葉 生	35	80	19	92.7	(1.8)	0.1*	−	−	−	(0)	1.3*	−	2.9	−	−	20	1.9	0.1	4.1	1.2	5	500	5

穀類／いも及びでん粉類／砂糖及び甘味類／豆類／種実類／野菜類／果実類／きのこ類／藻類／魚介類／肉類／卵類／乳類／油脂類／菓子類／し好飲料類／調味料及び香辛料類／調理済み流通食品類

ミノ酸組成によるたんぱく質の＊→「たんぱく質」の値、脂肪酸のトリアシルグリセロール当量の＊→「脂質」の値が入っている。
用可能炭水化物は「利用可能炭水化物（質量計）」の値だが、＊がついているものは「差引き法による利用可能炭水化物」の値（p.2、3参照）。

マグネシウム (mg)	リン (mg)	鉄 (mg)	亜鉛 (mg)	銅 (mg)	マンガン (mg)	ヨウ素 (µg)	セレン (µg)	クロム (µg)	モリブデン (µg)	レチノール (µg)	β-カロテン当量 (µg)	レチノール活性当量 (µg)	ビタミンD (µg)	ビタミンE α-トコフェロール (mg)	ビタミンK (µg)	ビタミンB₁ (mg)	ビタミンB₂ (mg)	ナイアシン当量 (mg)	ビタミンB₆ (mg)	ビタミンB₁₂ (µg)	葉酸 (µg)	パントテン酸 (mg)	ビオチン (µg)	ビタミンC (mg)	アルコール (g)	食塩相当量 (g)	重量変化率 (%)	備考
40	43	0.9	0.7	0.11	0.33	1	3	1	4	(0)	5400	450	(0)	2.6	320	0.05	0.11	(1.2)	0.08	(0)	110	0.13	3.2	10	–	0	70	廃棄部位:株元 ゆでた後水冷し、手搾りしたもの 硝0.2g
69	47	2.0	0.7	0.11	0.32	3	3	2	5	(0)	4200	350	(0)	2.1	270	0.11	0.20	(1.3)	0.14	(0)	210	0.20	2.9	60	–	0	–	廃棄部位:株元 硝0.2g
40	43	0.9	0.7	0.11	0.33	1	3	1	4	(0)	5400	450	(0)	2.6	320	0.05	0.11	(1.2)	0.08	(0)	110	0.13	3.2	30	–	0	70	廃棄部位:株元 ゆでた後水冷し、手搾りしたもの 硝0.2g
51	46	1.2	0.5	0.10	0.80	1	Tr	7	15	(0)	4700	390	(0)	2.0	300	0.06	0.13	1.4	0.10	0	120	0.15	2.7	19	–	0.3	–	ゆでた後水冷し、手搾りしたもの 硝0.1g
55	42	1.3	0.5	0.14	0.95	1	Tr	6	4	(0)	7100	590	(0)	3.1	480	–	0.06	1.4	0.05	0	57	0.03	3.2	5	–	0.1	66	ゆでた後水冷し、手搾りしたもの 硝Tr 食物繊維:AOAC.2011.25法
61	57	1.5	0.6	0.12	0.90	2	1	7	13	(0)	7200	600	(0)	4.6	370	–	0.18	1.8	0.12	0	150	0.19	3.4	16	–	0.4	80	植物油(なたね油) 調理による脂質の増減:表14(p.329)参照 硝0.2g
65	58	1.0	2.3	0.19	0.40	0	0	Tr	1	(0)	7	1	(0)	0	0	0.10	0.10	(1.0)	0.23	(0)	99	0.32	5.5	73	–	0	–	別名 わさびだいこん、せいようわさび 廃棄部位:皮 硝Tr
8	42	0.2	0.2	0.02	0.25	–	–	–	–	(0)	15	1	(0)	Tr	2	0.04	0.03	(0.7)	0.08	(0)	43	0.25	–	6	–	0	–	別名 まこもたけ 廃棄部位:葉鞘及び基部 硝Tr
23	64	1.0	0.3	0.07	0.17	–	–	–	–	(0)	2300	190	(0)	0.9	200	0.11	0.23	(2.2)	0.17	(0)	240	0.55	–	88	–	0	–	別名 とうな(蕓薹) 硝0.1g
26	67	1.0	0.5	0.08	0.29	–	–	–	–	(0)	2800	240	(0)	1.3	200	0.12	0.34	(3.3)	0.24	(0)	180	0.54	–	70	–	2.5	–	別名 とうな(蕓薹) 水洗いし、手搾りしたもの 硝0.2g
31	64	2.1	0.5	0.07	0.41	7	2	3	20	(0)	1300	110	(0)	1.8	120	0.08	0.15	(1.5)	0.18	(0)	140	0.50	3.1	55	–	0.1	–	別名 きょうな、せんすじきょうな 廃棄部位:株元 硝0.2g 見当 1株=50g
5	64	2.0	0.2	0.05	0.31	–	–	–	–	(0)	1700	140	(0)	1.3	120	0.04	0.08	(1.1)	0.10	(0)	90	0.29	–	19	–	0.1	83	別名 きょうな、せんすじきょうな 株元を除いたもの ゆでた後水冷し、手搾りしたもの 硝0.3g
30	60	1.3	0.3	0.06	0.25	–	–	–	–	(0)	1100	92	(0)	1.1	130	0.07	0.15	(1.2)	0.19	(0)	130	0.39	–	47	–	2.3	85	別名 きょうな、せんすじきょうな 廃棄部位:株元 水洗いし、手搾りしたもの 硝0.4g
7	50	0.3	0.1	0.07	0.14	3	1	Tr	3	(0)	730	61	(0)	0.7	63	0.03	0.09	(0.6)	0.04	(0)	44	0.29	1.9	8	–	0	–	軟白栽培品
3	31	0.2	0.1	0.05	0.15	–	–	–	–	(0)	780	65	(0)	0.9	77	0.02	0.04	(0.4)	0.01	(0)	14	0.15	–	1	–	0	81	軟白栽培品 ゆでた後水冷し、手搾りしたもの 硝0g
1	64	1.8	0.2	0.07	0.42	–	–	–	–	(0)	1700	140	(0)	1.1	120	0.05	0.13	(1.4)	0.06	(0)	66	0.33	–	22	–	0	–	軟白栽培品 廃棄部位:根及び株元 硝Tr 見当 1束=200g

備考欄 凡例:
硝:硝酸イオン　ポ:ポリフェノール
タ:タンニン　テ:テオブロミン
カ:カフェイン
見当:概量（1個、1尾、1切れなど）とその目安重量（廃棄部分を含む重量）

穀類
いも及び
でん粉類
砂糖及び
甘味類
豆類
種実類
野菜類
果実類
きのこ類
藻類
魚介類
肉類
卵類
乳類
油脂類
菓子類
し好
飲料類
調味料及び
香辛料類
調理済み
流通食品類

（0）：推定値 0，（Tr）：推定値 微量，Tr：微量，－：未測定　※炭水化物成分表から算出。

野菜類

可食部100 g当たり

食品番号	食品名	廃棄率 %	エネルギー kJ	エネルギー kcal	水分 g	たんぱく質 アミノ酸組成による g	脂質 トリアシルグリセロール当量 g	脂肪酸 飽和脂肪酸 g	脂肪酸 n-3系多価不飽和脂肪酸 g	脂肪酸 n-6系多価不飽和脂肪酸 g	コレステロール mg	利用可能炭水化物 g	糖類※ g	食物繊維総量 g	糖アルコール g	有機酸 g	七訂 エネルギー kcal	七訂 たんぱく質 g	七訂 脂質 g	七訂 炭水化物 g	灰分 g	ナトリウム mg	カリウム mg	カルシウム mg
06277	葉 ゆで	0	79	19	92.9	(2.1)	0.1*	–	–	–	(0)	0.8*	–	3.3	–	–	20	2.3	0.1	3.9	0.8	4	270	64
	糸みつば																							
06278	葉 生	8	48	12	94.6	(0.8)	0.1	–	–	–	(0)	0.7*	–	2.3	–	–	13	0.9	0.1	2.9	1.2	3	500	47
06279	葉 ゆで	0	60	14	93.7	(1.0)	0*	–	–	–	(0)	1.1*	–	3.0	–	–	17	1.1	0	4.0	0.9	3	360	56
	みぶな																							
06360	葉 生	10	58	14	93.9	(0.9)	(0.1)	(0.02)	(0.08)	(0.01)	(0)	1.4*	–	1.8	–	–	15	1.1	0.3	2.9	1.3	32	490	110
	（みょうが類）																							
	みょうが																							
06280	花穂 生	3	44	11	95.6	(0.7)	0.1*	–	–	–	(0)	0.7*	–	2.1	–	–	12	0.9	0.1	2.6	0.8	1	210	25
	みょうがたけ																							
06281	茎葉 生	0	26	6	97.1	(0.3)	0.1*	–	–	–	(0)	0.5*	–	1.1	–	–	7	0.4	0.1	1.5	0.8	Tr	350	1
	むかご																							
06282	肉芽 生	25	367	87	75.1	(1.8)	0.1	0.03	0.01	0.05	(0)	17.5*	–	4.2	–	–	93	2.9	0.2	20.6	1.2	3	570	
	めキャベツ																							
06283	結球葉 生	0	219	52	83.2	(3.9)	(0.1)	(0.02)	(0.03)	(0.02)	(0)	6.2*	(3.3)	5.5	–	–	50	5.7	0.1	9.9	1.1	5	610	3
06284	結球葉 ゆで	0	213	51	83.8	(3.6)	(0.1)	(0.02)	(0.03)	(0.02)	(0)	6.3*	(4.1)	5.2	–	–	49	5.3	0.1	9.8	1.0	5	480	3
	めたで																							
06285	芽ばえ 生	0	162	39	87.0	3.0*	0.5*	–	–	–	(0)	2.5*	–	6.3	–	–	43	3.0	0.5	8.8	0.7	9	140	4
	（もやし類）																							
	アルファルファもやし																							
06286	生	0	47	11	96.0	1.6*	(0.1)	(0.01)	(0.03)	(0.03)	(0)	(0.3)	(0.3)	1.4	–	–	12	1.6	0.1	2.0	0.3	7	43	1
	だいずもやし																							
06287	生	7	119	29	92.0	2.8	1.2	0.19	0.13	0.63	Tr	0.6	0.4	2.3	–	–	36	3.6	1.4	2.5	0.5	3	160	2
06288	ゆで	0	112	27	93.0	(2.2)	(1.3)	(0.21)	(0.14)	(0.68)	Tr	(0.5)	(0.3)	2.2	–	–	34	2.9	1.6	2.2	0.3	1	50	2
06412	油いため	1	259	62	86.9	(3.0)	(2.3)	(0.41)	(0.36)	(1.22)	–	(7.2*)	–	–	–	–	72	3.8	4.5	4.1	0.5	4	170	2
	ブラックマッペもやし																							
06289	生	0	73	17	94.7	1.4	Tr*	–	–	–	0	2.1*	1.4	1.5	–	Tr	16	2.2	Tr	2.8	0.3	8	65	1
06290	ゆで	0	53	13	95.8	(0.8)	Tr*	–	–	–	(0)	1.6*	(1.1)	1.6	–	Tr	13	1.3	Tr	2.7	0.2	2	12	2

ミノ酸組成によるたんぱく質の*→「たんぱく質」の値、脂肪酸のトリアシルグリセロール当量の*→「脂質」の値が入っている。
用可能炭水化物は「利用可能炭水化物（質量計）」の値だが、*がついているものは「差引き法による利用可能炭水化物」の値（p.2、3参照）。

可食部100g当たり

マグネシウム	リン	鉄	亜鉛	銅	マンガン	ヨウ素	セレン	クロム	モリブデン	ビタミンA レチノール	ビタミンA β-カロテン当量	ビタミンA レチノール活性当量	ビタミンD	ビタミンE α-トコフェロール	ビタミンK	ビタミンB1	ビタミンB2	ナイアシン当量	ビタミンB6	ビタミンB12	葉酸	パントテン酸	ビオチン	ビタミンC	アルコール	食塩相当量	重量変化率	備考
mg	mg	mg	mg	mg	mg	µg	µg	µg	µg	µg	µg	µg	µg	mg	µg	mg	mg	mg	mg	µg	µg	mg	µg	mg	g	g	%	
18	54	1.2	0.2	0.07	0.35	–	–	–	–	(0)	2100	170	(0)	1.4	150	0.03	0.05	(0.9)	0.04	(0)	43	0.27	–	12	–	0	82	軟白栽培品 / 根及び株元を除いたもの / ゆでた後水冷し、手搾りしたもの / 硝0g
21	47	0.9	0.1	0.02	0.42	–	–	–	–	(0)	3200	270	(0)	0.9	220	0.04	0.14	(0.9)	0.06	(0)	64	0.30	–	13	–	0	–	別名あおみつば / 廃棄部位：株元 / 硝0.3g 見当1袋=60g
18	39	0.6	0.1	0.02	0.48	–	–	–	–	(0)	4100	340	(0)	1.3	250	0.02	0.08	(0.7)	0.03	(0)	23		–	4	–	0	72	別名あおみつば / 株元を除いたもの / ゆでた後水冷し、手搾りしたもの / 硝0.3g
30	34	0.5	0.2	0.03	0.22	–	–	–	–	(0)	1800	150	(0)	0.9	160	0.04	0.07	(1.0)	0.11	(0)	110	0.12	–	38	–	0.1	–	別名きょうな / 廃棄部位：根 / 硝0.5g
30	12	0.5	0.4	0.05	1.17	1	1	–	8	(0)	31	3	(0)	0.1	20	0.05	0.05	(0.6)	0.07	(0)	25	0.20	1.1	2	–	0	–	別名花みょうが、みょうがの子 / 廃棄部位：花茎 見当1個=20g
7	18	0.3	0.3	0.03	1.44	–	–	–	–	(0)	6	1	(0)	0.1	8	0.02	0.02	(0.2)	0.02	(0)	13	0.07	–	1	–	0	–	別名花みょうが、みょうがの子 / 硝0.1g
9	64	0.6	0.4	0.15	0.05	–	–	–	–	(0)	24	2	(0)	0.4	(0)	0.11	0.02	(0.8)	0.07	(0)	20	0.60	–	9	–	0	–	廃棄部位：皮
25	73	1.0	0.6	0.07	0.29	–	–	–	–	(0)	710	59	(0)	0.6	150	0.19	0.23	(1.8)	0.27	(0)	240	0.76	–	160	–	0	–	別名こもちかんらん、姫かんらん、姫キャベツ / 硝Tr
22	75	1.0	0.5	0.07	0.25	–	–	–	–	(0)	690	57	(0)	0.6	160	0.13	0.16	(1.4)	0.22	(0)	220	0.65	–	110	–	0	100	別名こもちかんらん、姫かんらん、姫キャベツ / 硝Tr
70	110	2.3	0.9	0.09	7.66	–	–	–	–	(0)	4900	410	(0)	4.8	360	0.15	0.21	1.6	0.27	(0)	77	0.29	–	67	–	0	–	紅たで / 硝0g
3	37	0.5	0.4	0.09	0.10	1	1	0	16	(0)	56	5	(0)	1.9	47	0.07	0.09	0.5	0.10	(0)	56	0.46	4.4	5	–	0	–	別名糸もやし / 硝Tr
3	54	0.5	0.3	0.11	0.28	1	5	0	57	(0)	22	2	(0)	0.3	71	0.08	0.06	1.2	0.08	Tr	44	0.24	4.9	4	–	0	–	廃棄部位：種皮及び損傷部 / 硝0g 見当1袋=200g
9	43	0.4	0.3	0.08	0.35	–	–	–	–	(0)	(Tr)	(0)	(0)	0.6	49	0.04	0.04	(0.7)	0.04	(0)	39	0.19	–	1	–	0	85	種皮及び損傷部を除いたもの / ゆでた後水冷し、水切りしたもの / 硝(0)g
3	55	0.4	0.3	0.12	0.28	–	1	4	56	–	32	3	–	0.5	79	0.09	0.07	(1.3)	0.08	Tr	37	0.22	5.0	2	–	0	92	種皮及び損傷部を除いたもの / 植物油（なたね油）調理による脂質の増減：表14 (p.329)参照 / 硝0g
2	32	0.4	0.3	0.07	0.09	1	1	Tr	37	0	Tr	0	0	Tr	7	0.04	0.06	0.8	0.06	0	42	0.43	2.7	10	–	0	–	廃棄部位：種皮及び損傷部 / 硝0g 見当1袋=200g
0	17	0.4	0.3	0.05	0.09	–	–	–	–	(0)	(Tr)	(0)	(0)	0.1	6	0.02	0.04	(0.3)	0.04	(0)	36	0.20	–	2	–	0	83	種皮及び損傷部を除いたもの / ゆでた後水冷し、水切りしたもの / 硝(0)g

備考欄凡例：硝：硝酸イオン　ポ：ポリフェノール　タ：タンニン　テ：テオブロミン　カ：カフェイン　見当：概量（1個、1尾、1切れなど）とその目安重量（廃棄部分を含む重量）

穀類 / いも及びでん粉類 / 砂糖及び甘味類 / 豆類 / 種実類 / 野菜類 / 果実類 / きのこ類 / 藻類 / 魚介類 / 肉類 / 卵類 / 乳類 / 油脂類 / 菓子類 / 嗜好飲料類 / 調味料及び香辛料類 / 調理済み流通食品類

（O）：推定値 0，　（Tr）：推定値 微量，　Tr：微量，　−：未測定　　※炭水化物成分表から算出。

野菜類

食品番号	食品名	廃棄率 %	エネルギー kJ	エネルギー kcal	水分 g	たんぱく質 アミノ酸組成による g	脂質 トリアシルグリセロール当量 g	脂肪酸 飽和脂肪酸 g	脂肪酸 n-3系多価不飽和脂肪酸 g	脂肪酸 n-6系多価不飽和脂肪酸 g	コレステロール mg	炭水化物 利用可能炭水化物 g	炭水化物 糖類※ g	炭水化物 食物繊維総量 g	糖アルコール g	有機酸 g	七訂 エネルギー kcal	七訂 たんぱく質 g	七訂 脂質 g	七訂 炭水化物 g	灰分 g	ナトリウム mg	カリウム mg	カルシウム mg
06398	油いため	0	173	41	90.6	(1.4)	0.9*	−	−	−	−	6.7*	1.8	−	−	−	41	2.3	0.9	5.8	0.3	9	71	18
りょくとうもやし																								
06291	生	2	65	15	95.4	1.3	(0.1)	(0.03)	(0.01)	(0.03)	(0)	(1.7)*	1.3	1.3	−	Tr	14	1.8	0.1	2.4	0.2	3	79	9
06292	ゆで	0	49	12	95.9	(1.1)	0*	−	−	−	(0)	(1.1)	(1.1)	1.5	−	Tr	12	1.6	0	2.3	0.2	2	24	11
06413	油いため	1	169	40	91.0	(1.4)	(1.0)	(0.19)	(0.21)	(0.52)	−	(6.3)*	−	−	−	−	49	2.0	2.8	4.0	0.3	3	89	10
モロヘイヤ																								
06293	茎葉　生	0	151	36	86.1	(3.6)	(0.4)	(0.08)	(Tr)	(0.23)		1.8*	0.1	5.9	−		38	4.8	0.5	6.3	2.1	1	530	260
06294	茎葉　ゆで	0	100	24	91.3	(2.2)	(0.3)	(0.06)	(Tr)	(0.19)	(0)	1.4*		3.5			25	3.0	0.4	4.0	1.2	Tr	160	170
やぶまめ																								
06401	生	0	917	219	45.8	15.5*	6.5	−	−	−		19.7*		9.8	−		237	15.5	6.5	29.5	2.8	3	1100	4
やまごぼう																								
06295	みそ漬	0	276	66	72.8	4.1*	0.1	−	−	−	(0)	8.6*		7.0	−		72	4.1	0.1	15.6	7.4	2800	200	23
（やまのいも類）→いも及びでん粉類・〈いも類〉																								
ゆりね																								
06296	りん茎　生	10	501	119	66.5	(2.4)	0.1*	−	−	−	(0)	24.3*	−	5.4	−	−	125	3.8	0.1	28.3	1.3	1	740	10
06297	りん茎　ゆで	0	495	117	66.5	(2.1)	0.1*	−	−	−	(0)	24.0*	−	6.0	−	−	126	3.4	0.1	28.7	1.3	1	690	10
ようさい																								
06298	茎葉　生	0	72	17	93.0	(1.7)	0.1*	−	−	−	(0)	(0.9)	(0.5)	3.1	−	−	17	2.2	0.1	3.1	1.4	26	380	74
06299	茎葉　ゆで	0	76	18	92.4	(1.7)	0.1*	−	−	−	(0)	(1.0)	(0.5)	3.4	−	−	21	2.2	0.1	4.1	1.0	16	270	90
よめな																								
06300	葉　生	0	165	40	84.6	(2.7)	0.2*	−	−	−	(0)	2.9*	−	7.8	−	−	46	3.4	0.2	10.0	1.8	2	800	110
よもぎ																								
06301	葉　生	0	177	43	83.6	(4.2)	0.3*	−	−	−	(0)	1.9*	−	7.8	−	−	46	5.2	0.3	8.7	2.2	10	890	180
06302	葉　ゆで	0	155	37	85.9	(3.9)	0.1*	−	−	−	(0)	1.3*	−	7.8	−	−	42	4.8	0.1	8.2	1.0	3	250	140
らっかせい																								
06303	未熟豆　生	35	1268	306	50.1	(11.2)	(23.9)	(4.24)	(0.04)	(6.96)	(0)	9.5*	−	4.0	−	−	295	12.0	24.2	12.4	1.3	1	450	15

ミノ酸組成によるたんぱく質の＊→「たんぱく質」の値、脂肪酸のトリアシルグリセロール当量の＊→「脂質」の値が入っている。
用可能炭水化物は「利用可能炭水化物（質量計）」の値だが、＊がついているものは「差引き法による利用可能炭水化物」の値（p.2、3参照）。

可食部100g当たり

マグネシウム	リン	鉄	亜鉛	銅	マンガン	ヨウ素	セレン	クロム	モリブデン	レチノール	β-カロテン当量	レチノール活性当量	ビタミンD	ビタミンE α-トコフェロール	ビタミンK	ビタミンB1	ビタミンB2	ナイアシン当量	ビタミンB6	ビタミンB12	葉酸	パントテン酸	ビオチン	ビタミンC	アルコール	食塩相当量	重量変化率	備考
mg	mg	mg	mg	mg	mg	µg	µg	µg	µg	µg	µg	µg	µg	mg	µg	mg	mg	mg	mg	µg	µg	mg	µg	mg	g	g	%	
13	34	0.4	0.3	0.07	0.10	2	1	0	38	–	–	–	–	1.1	14	0.04	0.06	(0.9)	0.05	–	53	0.50	2.6	7	–	0	93	種皮及び損傷部を除いたもの 植物油（なたね油）調理による脂質の増減：表14 (p.329)参照 硝0g
8	27	0.2	0.2	0.08	0.06	2	Tr	Tr	44	(0)	3	Tr	(0)	0.1	2	0.04	0.05	0.6	0.05	Tr	36	0.20	1.7	7	–	0	–	廃棄部位：種皮及び損傷部 硝0g 見当1袋=200g
7	24	0.3	0.2	0.06	0.06	–	–	–	–	(0)	5	Tr	(0)	0.1	3	0.03	0.04	(0.5)	0.02	(0)	33	0.14	–	2	–	0	84	種皮及び損傷部を除いたもの ゆでた後水冷し、水切りしたもの 硝(0)g
9	29	0.2	0.2	0.08	0.07	–	Tr	–	47	–	5	Tr	–	1.0	8	0.05	0.05	(0.7)	0.04	Tr	57	0.17	1.8	6	–	0	89	種皮及び損傷部を除いたもの 植物油（なたね油）調理による脂質の増減：表14 (p.329)参照 硝0g
26	110	1.0	0.6	0.33	1.32	4	1	2	15	(0)	10000	840	(0)	6.5	640	0.18	0.42	(1.6)	0.35	–	250	1.83	14.0	65	–	0	–	廃棄率：木質茎つきの場合25% 硝0.2g 見当1束=100g
26	53	0.6	0.4	0.20	1.02	–	–	–	–	(0)	6600	550	(0)	3.4	450	0.06	0.13	(0.7)	0.08	–	67	0.70	–	11	–	0	150	ゆでた後水冷し、手搾りしたもの 硝0.1g
10	240	4.6	0.9	0.19	0.60	0	0	0	280	–	–	–	–	–	–	–	–	2.6	–	–	–	–	–	–	–	0	–	
24	49	1.3	0.3	0.13	0.28	–	–	–	–	(0)	–	(0)	(0)	0.6	1	0.02	0.10	1.1	0.03	–	14	0.02	–	0	–	7.1	–	別名ごぼうあざみ 水洗いし、水切りしたもの ビタミンC:酸化防止用として添加品あり
25	71	1.0	0.7	0.16	0.96	1	–	2	1	(0)	0	0	(0)	0.5	0	0.08	0.07	(1.4)	0.12	(0)	77	0	1.6	9	–	0	–	廃棄部位：根、根盤部及び損傷部 硝0g
24	65	0.9	0.7	0.14	0.75	–	–	–	–	(0)	–	(0)	(0)	0.5	Tr	0.07	0.07	(1.2)	0.12	(0)	92	–	–	8	–	0	96	根、根盤部及び損傷部を除いたもの 硝0g
28	44	1.5	0.5	0.20	1.07	–	–	–	–	(0)	4300	360	(0)	2.2	250	0.10	0.20	(1.4)	0.11	(0)	120	0.40	–	19	–	0.1	–	別名あさがおな、えんさい、くうしんさい 硝0.2g 見当1束=150g
20	40	1.0	0.3	0.15	0.77	–	–	–	–	(0)	3800	320	(0)	0.6	260	0.06	0.10	(1.0)	0.05	(0)	55	0.30	–	6	–	0	91	別名あさがおな、えんさい、くうしんさい ゆでた後水冷し、手搾りしたもの 硝0.2g
2	200	0.7	0.7	0.24	0.70	–	–	–	–	(0)	6700	560	(0)	4.1	440	0.20	0.32	(4.2)	0.10	(0)	170	0.50	–	42	–	0	–	若茎 別名おはぎ、うはぎ、はぎな 硝Tr
9	100	4.3	0.6	0.29	0.84	–	–	–	–	(0)	5300	440	(0)	3.2	340	0.19	0.34	(3.9)	0.08	–	190	0.55	–	35	–	0	–	別名もちぐさ、よもぎな 硝Tr
4	88	3.0	0.4	0.28	0.75	–	–	–	–	(0)	6000	500	(0)	3.4	380	0.08	0.09	(1.9)	0.04	–	51	0.13	–	2	–	0	89	別名もちぐさ、よもぎな ゆでた後水冷し、手搾りしたもの 硝Tr
0	200	0.9	1.2	0.50	0.75	0	1	0	58	(0)	5	Tr	(0)	7.2	0	0.54	0.09	(12.0)	0.21	(0)	150	1.40	44.0	20	–	0	–	別名なんきんまめ、ピーナッツ 廃棄部位：さや 硝0g

備考欄凡例：
硝：硝酸イオン　ポ：ポリフェノール
タ：タンニン　テ：テオブロミン
カ：カフェイン
見当：概量（1個、1尾、1切れなど）とその目安重量（廃棄部分を含む重量）

（0）：推定値 0，（Tr）：推定値 微量，Tr：微量，－：未測定　※炭水化物成分表から算出。

野菜類

可食部 100 g 当たり

食品番号	食品名	廃棄率 %	エネルギー kJ	エネルギー kcal	水分 g	たんぱく質 アミノ酸組成による g	脂質 トリアシルグリセロール当量 g	飽和脂肪酸 g	n-3系多価不飽和脂肪酸 g	n-6系多価不飽和脂肪酸 g	コレステロール mg	利用可能炭水化物 g	糖類※ g	食物繊維総量 g	糖アルコール g	有機酸 g	七訂エネルギー kcal	七訂たんぱく質 g	七訂脂質 g	七訂炭水化物 g	灰分 g	ナトリウム mg	カリウム mg	カルシウム mg
06304	未熟豆 ゆで	40	1237	298	51.3	(11.1)	(23.2)	(4.12)	(0.04)	(6.76)	(0)	9.2*	–	4.2	–	–	288	11.9	23.5	12.3	1.0	2	290	2
	らっかせい　乾→種実類																							
	らっかせい　いり→種実類																							
	（らっきょう類）																							
	らっきょう																							
06305	りん茎　生	15	342	83	68.3	0.9	(0.1)	(0.03)	(Tr)	(0.07)	(0)	9.2*	–	20.7	–	–	118	1.4	0.2	29.3	0.8	2	230	1
06306	甘酢漬	0	496	117	67.5	(0.3)	(0.2)	(0.05)	(0.01)	(0.11)	(0)	26.5*	–	2.9	0	0.6	118	0.4	0.3	29.4	1.9	750	9	1
	エシャレット																							
06307	りん茎　生	40	245	59	79.1	(1.4)	(0.1)	(0.03)	(Tr)	(0.07)	(0)	7.3*	–	11.4	–	–	76	2.3	0.2	17.8	0.6	2	290	2
	リーキ																							
06308	りん茎葉　生	35	125	30	90.8	(1.2)	(0.1)	(0.01)	(0.03)	(0.02)	(0)	4.9*	(3.8)	2.5	–	–	29	1.6	0.1	6.9	0.6	2	230	3
06309	りん茎葉　ゆで	0	117	28	91.3	(1.0)	(0.1)	(0.01)	(0.03)	(0.02)	(0)	4.6*	(2.6)	2.6	–	–	28	1.3	0.1	6.8	0.5	2	180	2
	ルッコラ																							
06319	葉　生	2	71	17	92.7	1.9*	0.1	0.05	0.05	0.01	(0)	0.8*	(0)	2.6	–	–	19	1.9	0.4	3.1	1.5	14	480	17
	ルバーブ																							
06310	葉柄　生	10	95	23	92.1	0.7*	(0.1)	(0.03)	–	(0.05)	0	3.5*	(1.9)	2.5	–	–	24	0.7	0.1	6.0	0.9	1	400	7
06311	葉柄　ゆで	0	58	14	94.1	0.5*	(0.1)	(0.03)	–	(0.05)	–	(1.4)	(1.4)	2.9	–	–	18	0.5	0.1	4.6	0.6	1	200	6
	（レタス類）																							
	レタス																							
06312	土耕栽培　結球葉　生	2	46	11	95.9	0.5	Tr	0.01	0.01	0.01	(0)	1.7	1.6	1.1	–	–	12	0.6	0.1	2.8	0.5	2	200	1
06361	水耕栽培　結球葉　生	2	54	13	95.3	(0.6)	(0.1)	(0.02)	(0.03)	(0.02)	(0)	(2.0)	(1.9)	1.1	–	–	14	0.8	0.2	2.9	0.6	2	260	3
	サラダな																							
06313	葉　生	10	43	10	94.9	0.8	0.1	0.01	0.05	0.02	(0)	0.7	0.7	1.8	–	–	14	1.0	0.2	2.7	1.0	6	410	5

アミノ酸組成によるたんぱく質の*→「たんぱく質」の値、脂肪酸のトリアシルグリセロール当量の*→「脂質」の値が入っている。
用可能炭水化物は「利用可能炭水化物（質量計）」の値だが、*がついているものは「差引き法による利用可能炭水化物」の値（p.2、3参照）。

可食部100 g当たり

マグネシウム	リン	鉄	亜鉛	銅	マンガン	ヨウ素	セレン	クロム	モリブデン	ビタミンA レチノール	ビタミンA β-カロテン当量	ビタミンA レチノール活性当量	ビタミンD	ビタミンE α-トコフェロール	ビタミンK	ビタミンB1	ビタミンB2	ナイアシン当量	ビタミンB6	ビタミンB12	葉酸	パントテン酸	ビオチン	ビタミンC	アルコール	食塩相当量	重量変化率	備考
mg	mg	mg	mg	mg	mg	µg	µg	µg	µg	µg	µg	µg	µg	mg	µg	mg	mg	mg	mg	µg	µg	mg	µg	mg	g	g	%	
36	170	0.9	1.1	0.36	0.50	–	–	–	–	(0)	1	Tr	(0)	6.8	0	0.30	0.13	(10.0)	0.19	(0)	150	0.91	–	19	–	0	97	別名 なんきんまめ、ピーナッツ 廃棄部位：さや 硝 Tr
4	35	0.5	0.5	0.06	0.45	1	1	0	14	(0)	(0)	(0)	(0)	0.8	1	0.07	0.05	2.4	0.12	(0)	29	0.56	0.9	23	–	0	–	別名 おおにら、さとにら 廃棄部位：根、膜状りん片及び両端
1	7	1.8	0.1	0.06	0.08	4	Tr	3	3	(0)	(0)	(0)	–	0.2	1	Tr	Tr	(0.2)	0.02	0	Tr	0.03	0.4	1	–	1.9	–	別名 おおにら、さとにら 液汁を除いたもの　硝 0g
4	47	0.8	0.5	0.06	0.37	–	–	–	–	(0)	18	2	(0)	0.4	6	0.03	0.05	(1.2)	0.11	(0)	55	0.33	–	21	–	0	–	土寄せ軟白若採りのらっきょう 別名 エシャ、エシャらっきょう 廃棄部位：株元及び緑葉部 硝 Tr
1	27	0.7	0.3	0.03	0.25	–	–	–	–	(0)	45	4	(0)	0.3	9	0.06	0.08	(0.6)	0.24	(0)	76	0.17	–	11	–	0	–	別名 西洋ねぎ、ポロねぎ 廃棄部位：株元及び緑葉部 硝 Tr
9	26	0.6	0.3	0.04	0.20	–	–	–	–	(0)	37	3	(0)	0.3	8	0.05	0.07	(0.5)	0.20	(0)	68	0.14	–	9	–	0	98	別名 西洋ねぎ、ポロねぎ 株元及び緑葉部を除いたもの 硝 Tr
6	40	1.6	0.8	0.07	0.69	–	–	–	–	(0)	3600	300	(0)	1.4	210	0.06	0.17	0.8	0.11	(0)	170	0.55	–	66	–	0	–	別名 ロケットサラダ、エルカ、ルコラ 廃棄部位：株元 硝 0.4g 見当 1束＝50g
9	37	0.2	0.1	0.02	0.05	–	–	–	–	(0)	40	3	(0)	0.2	7	0.03	0.03	0.3	0.02	(0)	31	0.10	–	5	–	0	–	別名 しょくようだいおう 廃棄部位：表皮及び両端 硝 0.2g
4	20	0.2	0.1	0.02	0.05	–	–	–	–	(0)	42	4	(0)	0.2	9	0.01	0.03	0.3	0.01	(0)	22	0.10	–	4	–	0	78	別名 しょくようだいおう 表皮及び両端を除いたもの 硝 0.1g
8	22	0.3	0.2	0.04	0.13	1	0	0	Tr	(0)	240	20	(0)	0.3	29	0.05	0.03	0.3	0.05	(0)	73	0.20	1.2	5	–	0	–	別名 たまちしゃ 廃棄部位：株元 硝 0.1g 見当 1枚（外葉）＝40g
0	30	0.3	0.1	0.01	0.38	–	–	–	–	(0)	710	59	(0)	0.3	58	0.03	0.03	(0.4)	0.05	(0)	44	0.06	–	5	–	0	–	別名 たまちしゃ 廃棄部位：株元 硝 0.2g
4	49	2.4	0.2	0.04	–	–	–	–	–	(0)	2200	180	(0)	1.4	110	0.06	0.13	0.6	0.06	(0)	71	0.25	–	14	–	0	–	廃棄部位：株元 硝 0.2g 見当 1株＝80g

備考
硝：硝酸イオン　ポ：ポリフェノール
タ：タンニン　テ：テオブロミン
カ：カフェイン
見当：概量（1個、1尾、1切れなど）と
その目安重量（廃棄部分を含む重量）

穀類
いも及び
でん粉類
砂糖及び
甘味類
豆類
種実類
野菜類
果実類
きのこ類
藻類
魚介類
肉類
卵類
乳類
油脂類
菓子類
し好
飲料類
香辛料類
調味料及び
調理済み
流通食品類

(O)：推定値 0， (Tr)：推定値 微量， Tr：微量， −：未測定　　※炭水化物成分表から算出。

野菜類

可食部100g当たり

食品番号	食品名	廃棄率	エネルギー kJ	エネルギー kcal	水分	たんぱく質 アミノ酸組成による	脂肪酸のトリアシルグリセロール当量	脂質 飽和脂肪酸	n-3系多価不飽和脂肪酸	n-6系多価不飽和脂肪酸	コレステロール	利用可能炭水化物	糖類	食物繊維総量	糖アルコール	有機酸	七訂 エネルギー	七訂 たんぱく質	七訂 脂質	七訂 炭水化物	灰分	ナトリウム	カリウム	カルシウム
		%	kJ	kcal	g	g	g	g	g	g	mg	g	g	g	g	g	kcal	g	g	g	g	mg	mg	mg
	リーフレタス																							
06314	葉 生	6	66	16	94.0	(1.0)	(0.1)	(0.01)	(0.04)	(0.02)	(0)	1.8*	(0.9)	1.9	−	−	16	1.4	0.1	3.3	1.0	6	490	58
	サニーレタス																							
06315	葉 生	6	63	15	94.1	(0.7)	(0.1)	(0.03)	(0.07)	(0.03)	(0)	1.7*	(0.7)	2.0	−	−	16	1.2	0.2	3.2	1.1	4	410	66
	サンチュ																							
06362	葉 生	0	56	14	94.5	(1.0)	(0.2)	(0.03)	(0.10)	(0.03)	(0)	1.0*	−	2.0	−	−	15	1.2	0.4	2.5	1.0	3	470	62
	コスレタス																							
06316	葉 生	9	66	16	94.5	(0.8)	0.1	0.02	0.02	0.01	(0)	2.0*	(1.2)	1.9	−	−	17	1.2	0.2	3.4	0.6	16	250	29
	れんこん																							
06317	根茎 生	20	280	66	81.5	1.3	Tr	0.01	Tr	0.02	0	14.1*	2.5	2.0	−	−	66	1.9	0.1	15.5	1.0	24	440	20
06318	根茎 ゆで	0	278	66	81.9	(0.9)	(Tr)	(0.01)	(Tr)	(0.02)	(0)	14.3	(2.4)	2.3	−	−	66	1.3	0.1	16.1	0.6	15	240	20
06371	甘酢れんこん	0	281	66	80.8	0.5	0.2*	−	−	−	(0)	13.8	1.4	2.3	−	0.5	71	0.6	0.2	16.5	1.5	550	14	
	わけぎ																							
06320	葉 生	4	128	30	90.3	(1.1)	0*	−	−	−	(0)	5.1*	−	2.8	−	−	30	1.6	0	7.4	0.7	1	230	59
06321	葉 ゆで	0	122	29	90.4	(1.3)	0*	−	−	−	(0)	4.4*	−	3.1	−	−	29	1.9	0	6.9	0.8	1	190	59
	わさび																							
06322	根茎 生	30	376	89	74.2	5.6*	0.2	−	−	−	(0)	14.0	−	4.4	−	−	88	5.6	0.2	18.4	1.5	24	500	100
06323	わさび漬	0	591	140	61.4	7.1*	0.5	−	−	−	(0)	25.3*	−	2.7	−	−	145	7.1	0.5	28.0	3.0	1000	140	40
	わらび																							
06324	生わらび 生	6	80	19	92.7	1.8	0.1*	−	−	−	(0)	1.0*	−	3.6	−	−	21	2.4	0.1	4.0	0.8	Tr	370	12
06325	生わらび ゆで	0	53	13	95.2	(1.1)	0.1*	−	−	−	(0)	0.4*	−	3.0	−	−	15	1.5	0.1	3.0	0.2	Tr	10	11
06326	干しわらび 乾	0	888	216	10.4	(14.5)	0.7*	−	−	−	(0)	8.9*	−	58.0	−	−	274	20.0	0.7	61.4	7.5	6	3200	200
	（その他）																							
	ミックスベジタブル																							
06382	冷凍	0	282	67	80.5	3.0*	0.7	−	−	−	0	9.2*	−	5.9	−	−	79	3.0	0.7	15.1	0.6	22	220	19
06383	冷凍 ゆで	0	273	65	80.9	3.1*	0.8	−	−	−	0	8.1*	−	6.5	−	−	78	3.1	0.8	14.6	0.5	16	180	19

ミノ酸組成によるたんぱく質の*→「たんぱく質」の値、脂肪酸のトリアシルグリセロール当量の*→「脂質」の値が入っている。
用可能炭水化物は「利用可能炭水化物（質量計）」の値だが、*がついているものは「差引き法による利用可能炭水化物」の値（p.2、3参照）。

可食部100 g当たり

マグネシウム	リン	鉄	亜鉛	銅	マンガン	ヨウ素	セレン	クロム	モリブデン	レチノール	β-カロテン当量	レチノール活性当量	ビタミンD	ビタミンE α-トコフェロール	ビタミンK	ビタミンB1	ビタミンB2	ナイアシン当量	ビタミンB6	ビタミンB12	葉酸	パントテン酸	ビオチン	ビタミンC	アルコール	食塩相当量	重量変化率	備考
mg	mg	mg	mg	mg	mg	µg	µg	µg	µg	µg	µg	µg	µg	mg	µg	mg	mg	mg	mg	µg	µg	mg	µg	mg	g	g	%	
15	41	1.0	0.5	0.06	0.34	7	Tr	3	5	(0)	2300	200	(0)	1.3	160	0.10	0.10	(0.6)	0.10	(0)	110	0.24	2.9	21	-	0	-	別名 ちりめんちしゃ、あおちりめんちしゃ 廃棄部位：株元 硝0.2g 見当1枚(大)=40g
15	31	1.8	0.4	0.05	0.43	-	-	-	-	(0)	2000	170	(0)	1.2	160	0.10	0.10	(0.6)	0.08	(0)	120	0.14	-	17	-	0	-	別名 あかちりめんちしゃ 廃棄部位：株元 硝0.2g 見当1枚=30g
19	39	0.5	0.2	0.01	0.69	-	-	-	-	(0)	3800	320	(0)	0.7	220	0.06	0.10	(0.7)	0.08	(0)	91	0.08	-	13	-	0	-	別名 かきちしゃ 株元を除いたもの（株元つきの場合、廃棄率：9%） 硝0.4g 見当1枚=6g
2	39	0.5	0.3	0.03	0.23	-	-	-	-	(0)	510	43	(0)	0.7	54	0.06	0.06	(0.5)	0.05	(0)	120	-	-	8	-	0	-	別名 ロメインレタス、たちちしゃ、たちレタス 廃棄部位：株元 硝0.1g
6	74	0.5	0.3	0.09	0.78	9	1	0	-	(0)	3	Tr	(0)	0.6	0	0.10	0.01	0.7	0.09	0	14	0.89	2.9	48	-	0.1	-	廃棄部位：節部及び皮 硝0g 見当1節=200g
3	78	0.4	0.3	0.05	0.80	-	-	-	-	(0)	3	Tr	(0)	0.6	0	0.06	0	(0.4)	0.07	0	8	0.49	-	18	-	0	91	節部及び皮を除いたもの 硝0g
1	26	0.1	Tr	0.07	Tr	*	0	1	1	(0)	3	0	(0)	0.8	0	0	0.2	0	0	1	0	0.1	7	-	1.4	-	*ヨウ素：ヨウ素を含む着色料の添加量に影響されるため、その標準値を定めることを見送った[参考値(水分補正前可食部100g当たり)→①着色料添加品(データ数=2、単位µg)：1986.2／578.9、②着色料無添加品(データ数=1、単位µg)：0.9] 硝0g
3	25	0.4	0.2	0.04	0.23	-	-	-	-	(0)	2700	220	(0)	1.4	170	0.06	0.10	(0.7)	0.18	(0)	120	0.21	-	37	-	0	-	廃棄部位：株元 硝Tr
3	25	0.4	0.2	0.04	0.28	-	-	-	-	(0)	1800	150	(0)	1.5	120	0.05	0.08	(0.8)	0.13	(0)	110	0.20	-	21	-	0	91	株元を除いたもの 硝Tr
6	79	0.8	0.7	0.03	0.14	1	9	0	2	(0)	7	1	(0)	1.4	49	0.06	0.15	1.5	0.32	0	50		3.5	75	-	0.1	-	廃棄部位：側根基部及び葉柄 硝0.1g
6	72	0.9	1.1	0.15	0.38	-	-	-	-	(0)	20	2	(0)	0.1	9	0.08	0.17	1.8	0.38	0	45	0.25	-	1	-	2.5	-	硝Tr
5	47	0.7	0.6	0.13	0.14	-	-	-	-	(0)	220	18	(0)	1.6	17	0.02	1.09	1.3	0.05	(0)	130	0.45	-	11	-	0	-	廃棄部位：基部 硝Tr
0	24	0.6	0.5	0.06	0.08	-	-	-	-	(0)	160	13	(0)	1.3	15	Tr	0.05	(0.7)		0	33		-	0	-	0	110	基部を除いたもの ゆでた後水冷し、水切りしたもの 硝0g
0	480	11.0	6.2	1.20	1.63	-	-	-	-	(0)	1300	110	(0)	1.6	180	0.12	0.46	(9.3)	0.06	(0)	140	2.70	-	0	-	0	-	硝Tr
1	71	0.7	0.5	0.08	0.20	0	1	1	24	0	3900	320	0	0.3	10	0.14	0.07	2.0	0.09	Tr	50	0.35	3.4	9	-	0.1	-	配合割合：グリンピース冷凍29、スイートコーン冷凍37、にんじん冷凍34 硝0g 食物繊維：AOAC.2011.25法
0	67	0.7	0.5	0.07	0.20	0	1	Tr	19	0	4200	350	0	0.3	10	0.12	0.07	1.8	0.06	0	44	0.30	3.1	6	-	0	-	配合割合：グリンピース冷凍ゆで28、スイートコーン冷凍ゆで39、にんじん冷凍ゆで33 硝0g 食物繊維：AOAC.2011.25法

備考欄凡例：
硝：硝酸イオン　ポ：ポリフェノール
タ：タンニン　テ：テオブロミン
カ：カフェイン
見当：概量（1個、1尾、1切れなど）とその目安重量（廃棄部分を含む重量）

無機質 / ビタミン

6 野菜類

(0)：推定値 0, (Tr)：推定値 微量, Tr：微量, －：未測定 ※炭水化物成分表から算出。

食品番号	食品名	廃棄率	エネルギー		水分	たんぱく質 アミノ酸組成によるたんぱく質	脂質 脂肪酸のトリアシルグリセロール当量	脂肪酸 飽和脂肪酸	n-3系多価不飽和脂肪酸	n-6系多価不飽和脂肪酸	コレステロール	炭水化物 利用可能炭水化物	糖類※	食物繊維総量	糖アルコール	有機酸	七訂(2015年版)のエネルギーの算出方法に基づく成分(参考) エネルギー	たんぱく質	脂質	炭水化物	灰分	ナトリウム	カリウム	カルシウム
		%	kJ	kcal	g	g	g	g	g	g	mg	g	g	g	g	g	kcal	g	g	g	g	mg	mg	mg
06384	冷凍　油いため	0	450	108	75.5	3.3*	4.9*	－	－	－	Tr	9.8*	－	5.9	－	－	121	3.3	4.9	15.7	0.7	22	230	2(0)
	野菜ミックスジュース																							
06399	通常タイプ	0	89	21	93.9	0.8*	0.1*	－	－	－	－	3.7*	3.1	0.9	－	－	23	0.8	0.1	4.7	0.5	17	230	1(
06400	濃縮タイプ	0	152	36	90.0	1.0*	0.3*	－	－	－	－	6.8*	5.5	1.0	－	－	38	1.0	0.3	7.8	0.8	39	310	4:

ミノ酸組成によるたんぱく質の＊→「たんぱく質」の値、脂肪酸のトリアシルグリセロール当量の＊→「脂質」の値が入っている。
用可能炭水化物は「利用可能炭水化物（質量計）」の値だが、＊がついているものは「差引き法による利用可能炭水化物」の値（p.2、3参照）。

			無機質								ビタミン																アルコール	食塩相当量	重量変化率	備考
	リン	鉄	亜鉛	銅	マンガン	ヨウ素	セレン	クロム	モリブデン	レチノール	β-カロテン当量	レチノール活性当量	ビタミンD	ビタミンE α-トコフェロール	ビタミンK	ビタミンB1	ビタミンB2	ナイアシン当量	ビタミンB6	ビタミンB12	葉酸	パントテン酸	ビオチン	ビタミンC				
g	mg	mg	mg	mg	mg	µg	µg	µg	µg	µg	µg	µg	µg	mg	µg	mg	mg	mg	mg	µg	µg	mg	µg	mg	g	g	%	
22	74	0.7	0.6	0.08	0.21	0	1	1	24	0	4300	360	0	1.0	16	0.14	0.07	2.1	0.09	0	53	0.38	3.7	6	–	0.1	–	配合割合：グリンピース冷凍油いため29、スイートコーン冷凍油いため39、にんじん冷凍油いため32 植物油（なたね油）　調理による脂質の増減：表14 (p.329)参照 硝0g 食物繊維：AOAC.2011.25法
9	19	0.2	0.1	0.05	0.07	0	0	1	3	–	920	77	–	1.0	3	0.03	0.02	0.9	0.07	–	11	0.14	3.1	2	–	0	–	ポTr、硝0g 食物繊維：AOAC.2011.25法
8	30	0.3	0.1	0.05	0.12	3	0	1	2	–	4800	400	–	1.2	4	0.05	0.04	1.3	0.12	–	26	0.30	3.9	37	–	0.1	–	ポTr、硝Tr 食物繊維：AOAC.2011.25法

可食部100g当たり

備考欄凡例：
硝：硝酸イオン　ポ：ポリフェノール
タ：タンニン　テ：テオブロミン
カ：カフェイン
見当：概量（1個、1尾、1切れなど）とその目安重量（廃棄部分を含む重量）

穀類／いも及びでん粉類／砂糖及び甘味類／豆類／種実類／野菜類／果実類／きのこ類／藻類／魚介類／肉類／卵類／乳類／油脂類／菓子類／し好飲料類／調味料及び香辛料類／調理済み流通食品類

(0)：推定値 0，(Tr)：推定値 微量，Tr：微量，－：未測定　※炭水化物成分表から算出。

果実類

可食部100 g当たり

食品番号	食品名	廃棄率 %	エネルギー kJ	エネルギー kcal	水分 g	たんぱく質 アミノ酸組成による g	たんぱく質 g	脂質 脂肪酸のトリアシルグリセロール当量 g	飽和脂肪酸 g	n-3系多価不飽和脂肪酸 g	n-6系多価不飽和脂肪酸 g	コレステロール mg	利用可能炭水化物 g	糖類 g	食物繊維総量 g	糖アルコール g	有機酸 g	七訂 エネルギー kcal	七訂 たんぱく質 g	七訂 脂質 g	七訂 炭水化物 g	灰分 g	ナトリウム mg	カリウム mg	カルシウム mg
	あけび																								
07001	果肉　生	0	376	89	77.1		0.5 *	0.1 *	–	–	–	0	20.9 *	–	1.1	–	–	82	0.5	0.1	22.0	0.3	Tr	95	11
07002	果皮　生	0	135	32	90.4		0.3 *	0.3 *	–	–	–		5.5 *	–	3.1	–	–	34	0.3	0.3	8.6	0.4	2	240	18
	アサイー																								
07181	冷凍　無糖	0	255	62	87.7		0.9 *	5.3 *					0.2	0.2	4.7	0	0.3	65	0.9	5.3	5.0	0.4	11	150	45
	アセロラ																								
07003	酸味種　生	25	150	36	89.9	0.7 *		Tr *	0.01	Tr	0.01	0	7.2 *	–	1.9	–	–	36	0.7	0.1	9.0	0.3	7	130	11
07159	甘味種　生	25	152	36	89.9		0.7 *	0.1 *	–	–	–	0	7.1 *	–	1.9	–	–	36	0.7	0.1	9.0	0.3	7	130	11
07004	果実飲料　10%果汁入り飲料	0	178	42	89.4		0.1 *	0 *	–	–		–	10.3 *	–	0.2	–	–	42	0.1	0	10.5	Tr	1	13	
	アテモヤ																								
07005	生	35	343	81	77.7	(1.1)		(0.3)	(0.14)	(0.09)	(0.02)	0	16.9 *	–	3.3			79	1.8	0.4	19.4	0.7	4	340	26
	アボカド																								
07006	生	30	728	176	71.3	1.6		15.5	3.03	0.12	1.72	Tr	4.8 *	(0.7)	5.6	–	–	182	2.1	17.5	7.9	1.2	7	590	
	あんず																								
07007	生	5	155	37	89.8	(0.8)		(0.2)	(0.02)	(0)	(0.06)	(0)	6.9 *	(4.7)	1.6	0.3	–	36	1.0	0.3	8.5	0.4	2	200	
07008	乾	0	1253	296	16.8	(6.7)		(0.1)	(0.01)	(0)	(0.06)	(0)	60.0 *	(47.9)	9.8	3.4	–	288	9.2	0.4	70.4	3.2	15	1300	70
07009	缶詰	0	335	79	79.8	(0.4)		(0.3)	(0.03)	(0)	(0.08)	(0)	18.3 *	–	0.8			81	0.5	0.4	18.9	0.4	4	190	
07010	ジャム　高糖度	0	1076	252	34.5	(0.2)		(0.1)	(0.01)	(0)	(0.02)	(0)	(63.4)	(63.3)	0.7	–	–	262	0.3	0.1	64.9	0.2	10	75	
07011	ジャム　低糖度	0	858	202	48.8	(0.3)		(0.1)	(0.01)	(0)	(0.02)	(0)	49.4 *	–	1.2	–	–	205	0.4	0.1	50.5	0.4	18	80	
	いちご																								
07012	生	2	130	31	90.0	0.7		0.1	0.01	0.02	0.03	0	(5.9)	(5.9)	1.4	0	0.8	34	0.9	0.1	8.5	0.5	Tr	170	
07013	ジャム　高糖度	0	1064	250	36.0	(0.3)		(0.1)	(0.01)	(0.02)	(0.03)	(0)	(62.4)	(62.4)	1.3	–	–	256	0.4	0.1	63.3	0.2	6	67	
07014	ジャム　低糖度	0	825	194	50.7	(0.4)		(0.1)	(0.01)	(0.02)	(0.03)	(0)	47.5 *	–	1.1	–	–	197	0.5	0.1	48.4	0.3	12	79	
07160	乾	0	1398	329	15.4	(0.4)		(0.2)	(0.02)	(0.05)	(0.07)	(0)	80.1 *	–	3.0	–	–	302	0.5	0.2	82.8	1.0	260	15	140
	いちじく																								
07015	生	15	239	57	84.6	0.4		(0.1)	(0.02)	(0)	(0.05)	(0)	12.5 *	(10.8)	1.9	0	0.1	54	0.6	0.1	14.3	0.4	2	170	
07016	乾	0	1152	272	18.0	(2.0)		(0.8)	(0.17)		(0.41)	(0)	(62.1)	(56.2)	10.7	–	–	291	3.0	1.1	75.3	2.5	93	840	190

穀類／いも及びでん粉類／砂糖及び甘味類／豆類／種実類／野菜類／果実類／きのこ類／藻類／魚介類／肉類／卵類／乳類／油脂類／菓子類／し好飲料類／調味料及び香辛料類／調理済み流通食品類

ミノ酸組成によるたんぱく質の＊→「たんぱく質」の値、脂肪酸のトリアシルグリセロール当量の＊がついている「脂質」の値が入っている。
用可能炭水化物は「利用可能炭水化物（質量計）」の値だが、＊がついているものは「差引き法による利用可能炭水化物」の値（p.2、3参照）。

	無機質								ビタミン																	アルコール	食塩相当量	重量変化率	備考
	リン	鉄	亜鉛	銅	マンガン	ヨウ素	セレン	クロム	モリブデン	ビタミンA				ビタミンD	ビタミンE α-トコフェロール	ビタミンK	ビタミンB1	ビタミンB2	ナイアシン当量	ビタミンB6	ビタミンB12	葉酸	パントテン酸	ビオチン	ビタミンC				
マブネノカム										レチノール	β-カロテン当量	レチノール活性当量																	
g	mg	mg	mg	mg	mg	µg	µg	µg	µg	µg	µg	µg	µg	µg	mg	µg	mg	mg	mg	mg	µg	µg	mg	µg	mg	g	g	%	
4	22	0.3	0.1	0.09	0.15	–	–	–	–	(0)	0	(0)	(0)	0.2	–	0.07	0.03	0.4	0.08	0	30	0.29	–	65	–	0	–	試料：みつばあけび 全果に対する割合：果肉20%、種子7%
9	13	0.1	0.1	0.05	0.17	–	–	–	–	(0)	0	(0)	(0)	0.6	–	0.03	0.06	0.2	0.09	0	16	0.47	–	9	–	0	–	試料：みつばあけび 全果に対する割合：果皮70%、へた3%
0	19	0.5	0.3	0.19	5.91	1	6	60	3	–	410	34	–	3.7	91	0.03	0.06	0.7	0.11	Tr	13	0.10	14.0	1	–	0	–	タ0.4g、ポ0.4g 食物繊維：AOAC.2011.25法
0	18	0.5	0.5	0.31	–					0	370	31	0	0.7	–	0.03	0.04	0.4	0	0	45	0.25	–	1700	–	0	–	試料：冷凍品 廃棄部位：果柄及び種子
0	18	0.5	0.5	0.31	–					0	370	31	0	0.7	–	0.03	0.04	0.4	0	0	45	0.25	–	800	–	0	–	試料：冷凍品 廃棄部位：果柄及び種子
1	2	0.1	0.1	0.04						0	35	3	0	0.1	0	Tr	Tr	Tr	0	0	5	0.03	–	120	–	0	–	
9	24	0.3	0.2	0.09	0.20					(0)	0	(0)	(0)	0.2	–	0.08	0.12	(1.5)	0.28	0	23	0.23	–	14	–	0	–	廃棄部位：果皮及び種子
4	52	0.6	0.7	0.24	0.19	0	1	0	2	(0)	87	7	(0)	3.3	21	0.09	0.20	2.3	0.29	(0)	83	1.55	5.3	12	–	0	–	別名アボガド 廃棄部位：果皮及び種子 見当1個＝200g
8	15	0.3	0.1	0.04	0.21	0	0	0	1	(0)	1500	120	(0)	1.7	–	0.02	0.02	(0.2)	0.05	(0)	2	0.30	0.5	3	–	0	–	別名アプリコット 廃棄部位：核及び果柄
5	120	2.3	0.9	0.43	0.32	–	–	–	–	(0)	5000	410	(0)	1.4	(4)	0	0.03	(5.0)	0.18	(0)	10	0.53	–	Tr	–	0	–	別名アプリコット 果皮及び核を除いたもの
7	14	0.2	0.1	0.03	0.03					(0)	550	46	(0)	0.9	(3)	0.01	0.01	(0.2)	0.04	(0)	2	0	–	Tr	–	0	–	別名アプリコット 試料：ヘビーシラップ漬 液汁を含んだもの（液汁40%） ビタミンC：酸化防止用として添加品あり
4	6	0.2	0.1	0.02	0.02					(0)	470	39	(0)	0.4	(6)	0.01	Tr	(0.3)	0.02	(0)	1	0	–	Tr	–	0	–	別名アプリコット ビタミンC：酸化防止用として添加品あり (100g：80mL、100mL：125g)
4	7	0.3	0.1	0.03	0.03					(0)	690	58	(0)	0.5	(5)	0.01	0.01	(0.3)	0.02	(0)	2	0	–	Tr	–	0	–	別名アプリコット ビタミンC：酸化防止用として添加品あり (100g：80mL、100mL：125g)
3	31	0.3	0.2	0.05	0.20	1	Tr	0	9	(0)	18	1	(0)	0.4	(2)	0.03	0.02	0.5	0.04	(0)	90	0.33	0.8	62	–	0	–	別名オランダイチゴ 廃棄部位：へた及び果梗 見当1個＝15g
7	13	0.2	0.1	0.03	0.14	0	0	1	2	(0)	Tr	(0)	(0)	0.4	(4)	0.01	0.01	(0.3)	0.03	(0)	23	0.08	0.4	9	–	0	–	別名オランダイチゴ ビタミンC：酸化防止用として添加品あり (100g：80mL、100mL：125g)
3	14	0.4	0.1	0.03	0.22	–	–			(0)	Tr	(0)	(0)	0.2	(3)	0.01	0.01	(0.3)	0.03	(0)	27	0.06	–	10	–	0	–	別名オランダイチゴ ビタミンC：酸化防止用として添加品あり (100g：80mL、100mL：125g)
	9	0.4	0.1	0.07	0.22	(5)	(3)	(0)	(76)	(0)	28	2	(0)	0.7	(21)	0	(0.1)	0.01			4	0.02	(7.0)	0	–	0.7	–	ドライフルーツ
	16	0.3	0.2	0.06	0.08	0	0	Tr	4	(0)	18	1	(0)	0.4	(3)	0.03	0.03	0.3	0.07	(0)	22	0.23	0.4	24	–	0	–	廃棄部位：果皮及び果柄 見当1個＝80g
	75	1.7	0.6	0.31	0.48	–	–	–	–	(0)	46	4	(0)	0.6	(18)	0.10	0.06	(1.2)	0.23	(0)	10	0.36	–	*	–	0.2	–	

備考欄凡例：
硝：硝酸イオン　ポ：ポリフェノール
タ：タンニン　テ：テオブロミン
カ：カフェイン
見当：概量（1個、1尾、1切れなど）とその目安重量（廃棄部分を含む重量）

可食部100g当たり

（0）：推定値 0，（Tr）：推定値 微量，Tr：微量， －：未測定　　※炭水化物成分表から算出。

果実類

可食部 100 g 当たり

食品番号	食品名	廃棄率 %	エネルギー kJ	エネルギー kcal	水分 g	たんぱく質 アミノ酸組成による g	たんぱく質 g	脂質 脂肪酸のトリアシルグリセロール当量 g	脂肪酸 飽和脂肪酸 g	脂肪酸 n-3系多価不飽和脂肪酸 g	脂肪酸 n-6系多価不飽和脂肪酸 g	コレステロール mg	炭水化物 利用可能炭水化物 g	炭水化物 糖類※ g	炭水化物 食物繊維総量 g	炭水化物 糖アルコール g	有機酸 g	七訂 エネルギー kcal	七訂 たんぱく質 g	七訂 脂質 g	七訂 炭水化物 g	灰分 g	ナトリウム mg	カリウム mg	カルシウム mg
07017	缶詰	0	331	78	79.7	(0.3)	(0.1)	(0.02)	(0)	(0.05)	(0)	18.4*	–	1.2	–		81	0.5	0.1	19.4	0.3	8	110	30
	いよかん→（かんきつ類）																							
	うめ																							
07019	生	15	139	33	90.4	0.4	(0.4)	(0.03)	(0)	(0.08)	0	5.8*	–	2.5	–		28	0.7	0.5	7.9	0.5	2	240	1
07020	梅漬 塩漬	15	114	27	72.3	(0.4)	(0.3)	(0.02)	(0)	(0.06)	(0)	4.4*	–	2.7	–		24	0.7	0.4	6.7	19.9	7600	150	4
07021	梅漬 調味漬	20	189	45	80.2	1.5*	(0.4)	(0.03)	(0)	(0.08)	(0)	7.2*	–	3.4	–		53	1.5	0.5	10.5	7.3	2700	100	8
07022	梅干し 塩漬	25	118	29	72.2	(0.5)	(0.5)	(0.04)	(0)	(0.11)	(0)	0.9	0.9	3.3	0.4	4.3	32	0.9	0.7	8.6	17.6	7200	220	3
07023	梅干し 調味漬	25	381	90	68.7	1.5	(0.4)	(0.04)	(0)	(0.09)	(0)	18.8*	–	2.5	–		96	1.5	0.6	21.1	8.1	3000	130	2
07024	梅びしお	0	834	196	42.4	0.7*	(0.4)	(0.03)	(0)	(0.08)	(0)	46.9*	–	1.3	–		200	0.7	0.5	48.1	8.3	3100	190	2
07025	果実飲料 20% 果汁入り飲料	0	208	49	87.6	Tr*	Tr*	–	–	–	(0)	12.2*	–	0.1	–		49	Tr	Tr	12.3	0.1	35	30	
	うんしゅうみかん→（かんきつ類）																							
	オリーブ																							
07037	塩漬 グリーンオリーブ	25	611	148	75.6	(0.7)	(14.6)	(2.53)	(0.12)	(0.69)	(0)	1.9*	(0)	3.3	–		145	1.0	15.0	4.5	3.9	1400	47	7
07038	塩漬 ブラックオリーブ	25	498	121	81.6	(0.6)	12.0	2.07	0.10	0.57	Tr	1.5*	–	2.5	–		118	0.8	12.3	3.4	1.9	640	10	6
07039	塩漬 スタッフドオリーブ	0	581	141	75.4	(0.6)	14.3*	–	–	–	(0)	0.7*	–	3.7	–		137	0.8	14.3	4.2	5.3	2000	28	8
	オレンジ→かんきつ類																							
	かき																							
07049	甘がき 生	9	268	63	83.1	0.3	0.1	0.02	0.02	Tr	0	14.5*	13.1	1.6	–		60	0.4	0.2	15.9	0.4	1	170	
07050	渋抜きがき 生	15	250	59	82.2	(0.3)	(Tr)	(0.01)	(0.01)	(Tr)	(0)	13.6*	13.6	2.8	–		63	0.5	0.1	16.9	0.3	1	200	
07051	干しがき	8	1156	274	24.0	(1.0)	(0.8)	(0.15)	(0.19)	(0.04)	(0)	58.7*	–	14.0	–		276	1.5	1.7	71.3	1.5	4	670	2
	かぼす→（かんきつ類）																							
	かりん																							
07053	生	30	241	58	80.7	0.4*	0.1	–	–	–	(0)	9.4*	–	8.9	–		68	0.4	0.1	18.3	0.5	2	270	1
	（かんきつ類）																							
	いよかん																							
07018	砂じょう 生	40	210	50	86.7	(0.5)	0.1*	–	–	–	(0)	11.1*	–	1.1	–		46	0.9	0.1	11.8	0.5	2	190	1
	うんしゅうみかん																							
07026	じょうのう 早生 生	20	207	49	87.2	(0.3)	(Tr)	(0.01)	(Tr)	(0.01)	(0)	11.5*	(8.7)	0.7	–		45	0.7	0.1	11.9	0.3	1	130	
07027	じょうのう 普通 生	20	209	49	86.9	0.4	Tr	0.01	Tr	0.01	0	11.3*	8.9	1.0	–		46	0.7	0.1	12.0	0.3	1	150	
07028	砂じょう 早生 生	25	200	47	87.8	(0.3)	(Tr)	(0.01)	(Tr)	(0.01)	(0)	11.2*	(9.3)	0.4	–		43	0.5	0.1	11.3	0.3	1	130	

左側タブ：穀類／いも及びでん粉類／砂糖及び甘味類／豆類／種実類／野菜類／**果実類**／きのこ類／藻類／魚介類／肉類／卵類／乳類／油脂類／菓子類／し好飲料類／調味料及び香辛料類／調理済み流通食品類

ミノ酸組成によるたんぱく質の＊→「たんぱく質」の値、脂肪酸のトリアシルグリセロール当量の＊→「脂質」の値が入っている。
用可能炭水化物は「利用可能炭水化物（質量計）」の値だが、＊がついているものは「差引き法による利用可能炭水化物」の値（p.2、3参照）。

可食部100 g当たり

(カルシウム)	リン	鉄	亜鉛	銅	マンガン	ヨウ素	セレン	クロム	モリブデン	ビタミンA レチノール	ビタミンA β-カロテン当量	ビタミンA レチノール活性当量	ビタミンD	ビタミンE α-トコフェロール	ビタミンK	ビタミンB1	ビタミンB2	ナイアシン当量	ビタミンB6	ビタミンB12	葉酸	パントテン酸	ビオチン	ビタミンC	アルコール	食塩相当量	重量変化率	備考
mg	mg	mg	mg	mg	mg	µg	µg	µg	µg	µg	µg	µg	µg	mg	µg	mg	mg	mg	mg	µg	µg	mg	µg	mg	g	g	%	
8	13	0.1	0.1	0.03	0.07	–	–	–	–	0	Tr	0	(0)	0.2	(5)	0.02	0.02	(0.2)	0.05	(0)	10	0	–	0	–	0	–	試料：ヘビーシラップ漬 液汁を含んだもの（液汁40%）ビタミンC:酸化防止用として添加品あり
8	14	0.6	0.1	0.05	0.07	0	0	Tr	1	(0)	240	20	(0)	3.3	(3)	0.03	0.05	0.5	0.06	(0)	8	0.35	0.5	6	–	0	–	未熟果(青梅) 廃棄部位:核
2	15	2.9	0.1	0.11	0.21	–	–	–	–		8	1	(0)	1.4	(9)	0.02	0.04	(0.4)	0.06	(0)	1	0.20	–	0	–	19.3	–	廃棄部位:核
6	17	1.2	0.1	0.07	0.07	–	–	–	–	(0)	27	2	(0)	0.2	(6)	0.03	0.03	0.4	0.02		2	0.07	–	0	–	6.9	–	廃棄部位:核
7	21	1.1	0.1	0.07	0.11	1	–	37	2	(0)	6	1	(0)	0	9	0.02	0.04	0.4	0.04	0	Tr	0.03	–	0.8	–	0	18.2	廃棄部位:核 ポ0.1g
5	15	2.4	0.1	0.05	0.10	–	–	–	–	(0)	4	Tr	(0)	0.2	(10)	0.01	0.01	0.4	0.03		0	0.04	–	0	–	7.6	–	廃棄部位:核
1	19	7.0	–	0.05	0.10	–	–	–	–		Tr	0	(0)	0.1	(18)	0.03	0.03	0.4	0.02		0	0.04	–	0	–	7.9	–	
2	2	0.2	Tr	0.01	0.01	–	–	–	–	0	Tr	0	(0)	0.1	–	0	0	0	0.01		0		–	0	–	0.1	–	
3	8	0.3	0.2	0.17	0.04	–	–	–	–	(0)	450	38	(0)	5.5	(2)	0.01	0.02	(0)	0.03		3	0	–	12	–	3.6	–	緑果の塩漬 試料:びん詰 液汁を除いたもの 廃棄部位:種子
1	5	0.8	0.2	0.17	0.08	–	–	–	–	0	Tr	0	(0)	4.6	(1)	0.05	0.06	(0.3)	0.02		2	0	–	Tr	–	1.6	–	別名 ライプオリーブ 熟果の塩漬 試料:びん詰 液汁を除いたもの 廃棄部位:種子
3	5	0.3	0.1	0.14	0.03	–	–	–	–	(0)	530	44	(0)	5.3	(2)	0.01	0.01	(0)	0.02		1	0	–	11	–	5.1	–	緑果にピメントを詰めた塩漬 試料:びん詰 液汁を除いたもの
5	14	0.2	0.1	0.03	0.50	0	0	1	1	(0)	420	35	(0)	0.1	(2)	0.03	0.02	0.4	0.06	(0)	18	0.28	2.0	70	–	0	–	廃棄部位:果皮、種子及びへた 見当 1個=200g
6	16	0.1	Tr	0.02	0.60	0	0	0	Tr	(0)	300	25	(0)	0.2	(2)	0.02	0.02	(0.4)	0.05	(0)	20	0.27	1.1	55	–	0	–	廃棄部位:果皮、種子及びへた
	62	0.6	0.2	0.08	1.48	–	–	–	–	(0)	1400	120	(0)	0.4	(10)	0.02	0	(1.0)	0.13	(0)	35	0.85	–	2	–	0	–	つるしがきを含む 廃棄部位:種子及びへた
	17	0.3	0.2	0.09	0.05	–	–	–	–	(0)	140	11	(0)	0.6	–	0.01	0.03	0.4	0.04	(0)	12	0.31	–	25	–	0	–	廃棄部位:果皮及び果しん部
	18	0.2	0.1	0.04	0.07	–	–	–	–	(0)	160	13	(0)	0.1	(0)	0.06	0.03	(0.4)	0.07	(0)	19	0.36	–	35	–	0	–	別名 いよ 廃棄部位:果皮、じょうのう膜及び種子 見当 1個=200g
	12	0.1	0.1	0.05	0.08	0	0	0	0	(0)	1000	87	(0)	0.4	(0)	0.07	0.04	(0.2)	0.07	(0)	24	0.21	0.3	35	–	0	–	別名 みかん 廃棄部位:果皮
	15	0.2	0.1	0.03	0.07	0	0	0	Tr	(0)	1000	84	(0)	0.4	(0)	0.10	0.03	(0.4)	0.06	(0)	22	0.23	0.5	32	–	0	–	別名 みかん 廃棄部位:果皮 見当 1個=100g
	12	0.1	0.1	0.04	0.06	–	–	–	–	(0)	1100	92	(0)	0.4	(0)	0.07	0.03	(0.2)	0.07	(0)	24	0.15	–	35	–	0	–	別名 みかん 廃棄部位:果皮及びじょうのう膜

備考欄凡例
硝：硝酸イオン ポ：ポリフェノール
タ：タンニン テ：テオブロミン
カ：カフェイン
見当：概量（1個、1尾、1切れなど）とその目安重量（廃棄部分を含む重量）

穀類 / でん粉及びいも類 / 砂糖及び甘味類 / 豆類 / 種実類 / 野菜類 / 果実類 / きのこ類 / 藻類 / 魚介類 / 肉類 / 卵類 / 乳類 / 油脂類 / 菓子類 / し好飲料類 / 調味料及び香辛料類 / 調理済み流通食品類

（0）：推定値 0,　（Tr）：推定値 微量,　Tr：微量,　−：未測定　　※炭水化物成分表から算出。

果実類

穀類 / いも及びでん粉類 / 砂糖及び甘味類 / 豆類 / 種実類 / 野菜類 / 果実類 / きのこ類 / 藻類 / 魚介類 / 肉類 / 卵類 / 乳類 / 油脂類 / 菓子類 / 飲料類し好 / 調味料及び香辛料類 / 調理済み流通食品類

可食部100 g当たり

食品番号	食品名	廃棄率 %	エネルギー kJ	エネルギー kcal	水分 g	たんぱく質（アミノ酸組成による）g	脂質（トリアシルグリセロール当量）g	飽和脂肪酸 g	n-3系多価不飽和脂肪酸 g	n-6系多価不飽和脂肪酸 g	コレステロール mg	利用可能炭水化物 g	糖類 g	食物繊維総量 g	糖アルコール g	有機酸 g	参考 エネルギー kcal	参考 たんぱく質 g	参考 脂質 g	参考 炭水化物 g	灰分 g	ナトリウム mg	カリウム mg	カルシウム mg
07029	砂じょう　普通　生	25	206	49	87.4	(0.4)	(Tr)	(0.01)	(Tr)	(0.01)	(0)	11.4*	9.5	0.4	–		45	0.7	0.1	11.5	0.3	1	150	1
07030	果実飲料　ストレートジュース	0	191	45	88.5	0.3	(Tr)	(0.01)	(Tr)	(0.01)	(0)	10.9*	9.1	0			41	0.5	0.1	10.6	0.3	1	130	
07031	果実飲料　濃縮還元ジュース	0	179	42	89.3	0.3	(Tr)	(Tr)	(Tr)	(0.01)	(0)	10.2*	8.3	0			38	0.5	0.1	9.9	0.3	1	110	
07032	果実飲料　果粒入りジュース	0	224	53	86.7	(0.1)	(0)	(0)	(0)	(0)	(0)	13.1	–	Tr			48	0.2	Tr	13.0	0.1	4	33	
07033	果実飲料　50%果汁入り飲料	0	253	59	84.9	(0.1)	(Tr)	(Tr)	(Tr)	(Tr)	(0)	14.7	–	0.1			60	0.2	Tr	14.7	0.1	1	63	
07034	果実飲料　20%果汁入り飲料	0	213	50	87.4	(0.1)	(Tr)	(Tr)	(Tr)	(Tr)	(0)	12.4	–	0.1			50	0.1	Tr	12.4	0.1	1	21	
07035	缶詰　果肉	0	267	63	83.8	0.5*	(Tr)	(0.01)	(Tr)	(0.01)	(0)	14.9*	–	0.5			64	0.5	0.1	15.3	0.3	4	75	
07036	缶詰　液汁	0	268	63	84.1	0.3*	(Tr)	(0.01)	(Tr)	(0.01)	(0)	15.4*	–	0.3			63	0.3	0.1	15.3	0.3	4	75	
	オレンジ																							
07040	ネーブル　砂じょう　生	35	204	48	86.8	0.5	(0.1)	(0.01)	(0.01)	(0.02)	0	10.3	8.0	1.0	–	0.9	46	0.9	0.1	11.8	0.3	1	180	2
07041	バレンシア　米国産　砂じょう　生	40	179	42	88.7	(0.7)	(0.1)	(0.01)	(0.01)	(0.01)	0	9.4*	(6.9)	0.8	–	–	39	1.0	0.1	9.8	0.3	1	140	2
07042	バレンシア　果実飲料　ストレートジュース	0	191	45	87.8	0.5	Tr*	–	–	–	Tr	9.9*	8.8	0.3	–	1.1	42	0.8	Tr	11.0	0.3	1	180	
07043	バレンシア　果実飲料　濃縮還元ジュース	0	195	46	88.1	(0.3)	(0.1)	(0.03)	(0.01)	(0.02)	(0)	11.0*	(7.7)	0.2	–		42	0.7	0.1	10.7	0.4	1	190	
07044	バレンシア　果実飲料　50%果汁入り飲料	0	195	46	88.4	(0.2)	(0.1)	(0.02)	(0.01)	(0.03)	(0)	11.0*	–	0.1			47	0.4	0.2	10.8	0.2	2	99	
07045	バレンシア　果実飲料　30%果汁入り飲料	0	173	41	89.7	(0.1)	Tr*	–	–	–	(0)	10.1*	–	Tr			41	0.2	Tr	10.0	0.1	6	57	
07046	バレンシア　マーマレード　高糖度	0	992	233	36.4	(0.1)	0.1	–	–	–	(0)	(60.2)*	(60.2)	0.7	–		255	0.2	0.1	63.2	0.2	11	27	
07047	バレンシア　マーマレード　低糖度	0	808	190	51.7	(0.2)	0.1	–	–	–		46.5*	–	1.3	–		193	0.2	0.1	47.7	0.2	9	49	
07161	福原オレンジ　砂じょう　生	50	180	43	88.7	1.0*	0.1	–	–	–	0	9.0*	–	0.8	–		39	1.0	0.1	9.8	0.3	1	140	2
	オロブランコ																							
07048	砂じょう　生	45	181	43	88.7	(0.5)	0.1	–	–	–	0	9.5*	–	0.9	–		40	0.8	0.1	10.1	0.3	1	150	
	かぼす																							
07052	果汁　生	0	154	36	90.7	0.4*	0.1	–	–	–	(0)	8.4*	–	0.1	–		25	0.4	0.1	8.5	0.3	1	140	
	かわちばんかん																							
07162	砂じょう　生	55	162	38	90.0	(0.4)	0.2	–	–	–	(0)	8.5*	–	0.6	–		35	0.7	0.2	8.8	0.3	1	160	
	きよみ																							
07163	砂じょう　生	40	190	45	88.4	(0.4)	0.2	–	–	–	(0)	10.1*	–	0.6	–		41	0.8	0.2	10.3	0.3	1	170	
	きんかん																							
07056	全果　生	6	283	67	80.8	0.5*	0.3	0.09	0.07	0.10	–	13.3*	–	4.6	–		71	0.5	0.7	17.5	0.5	2	180	
	グレープフルーツ																							
07062	白肉種　砂じょう　生	30	168	40	89.0	0.5	(0.1)	(0.01)	(0.01)	(0.02)	0	8.3*	7.3	0.6	–	1.1	38	0.9	0.1	9.6	0.4	1	140	

（七訂（2015年版）のエネルギーの算出方法に基づく成分（参考）：エネルギー・たんぱく質・脂質・炭水化物）

ミノ酸組成によるたんぱく質の＊→「たんぱく質」の値、脂肪酸のトリアシルグリセロール当量の＊→「脂質」の値が入っている。
用可能炭水化物は「利用可能炭水化物（質量計）」の値だが、＊がついているものは「差引き法による利用可能炭水化物」の値（p.2、3参照）。

		無機質								ビタミンA															アルコール	食塩相当量	重量変化率	備考
マグネシウム	リン	鉄	亜鉛	銅	マンガン	ヨウ素	セレン	クロム	モリブデン	レチノール	β-カロテン当量	レチノール活性当量	ビタミンD	α-トコフェロール	ビタミンK	ビタミンB1	ビタミンB2	ナイアシン当量	ビタミンB6	ビタミンB12	葉酸	パントテン酸	ビオチン	ビタミンC				
mg	mg	mg	mg	mg	mg	µg	µg	µg	µg	µg	µg	µg	µg	mg	µg	mg	mg	mg	mg	µg	µg	mg	µg	mg	g	g	%	
10	15	0.1	0.1	0.03	0.05	Tr	0	0	Tr	(0)	1100	92	(0)	0.4	(0)	0.09	0.03	(0.4)	0.05	(0)	22	0.23	0.4	33	–	0	–	別名 みかん 廃棄部位：果皮及びじょうのう膜
8	11	0.2	Tr	0.02	0.03	1	Tr	1	Tr	(0)	420	35	(0)	0.2	(0)	0.06	0.01	0.2	0.03	(0)	15	0.14	0.3	29	–	0	–	別名 みかんストレートジュース（100g:97mL、100mL:103g）
9	9	0.1	Tr	0.02	0.03	–	–	–	–	(0)	610	51	(0)	0.2	(0)	0.06	0.04	0.2	0.04	(0)	20	0.26	–	30	–	0	–	別名 みかん濃縮還元ジュース（100g:97mL、100mL:103g）
3	4	0.1	Tr	0.01	0.03	–	–	–	–	(0)	220	18	(0)	0.1	(0)	0.02	0.01	(0.1)	0.01	(0)	8	0.08	–	12	–	0	–	別名 みかん粒入りジュース 果粒（砂じょう）20%を含む
4	5	0.1	Tr	0.01	0.01	–	–	–	–	(0)	280	23	(0)	0.1	(0)	0.03	0.01	(0.1)	0.02	(0)	8	0.10	–	18	–	0	–	別名 みかん50%果汁入りジュース
2	2	0.1	Tr	0.01	Tr	–	–	–	–	(0)	120	10	(0)	0.1	(0)	0.01	0.01	0.1	0.01	(0)	2	0	–	7	–	0	–	別名 みかん20%果汁入りジュース ビタミンC:酸化防止用として添加品あり
7	8	0.4	0.1	0.02	0.03	–	–	–	–	(0)	410	34	(0)	0.5	(0)	0.05	0.02	(0.3)	0.03	(0)	12	0.09	–	15	–	0	–	別名 みかん缶詰 試料：ライトシロップ漬 内容総量に対する果肉分:60%
6	7	0.3	0.1	0.01	0.02	–	–	–	–	(0)	Tr	0	(0)	Tr	(0)	0.04	0.02	0.03	0.03	(0)	12	0.05	–	15	–	0	–	別名 みかん缶詰シロップ 試料：ライトシロップ漬 内容総量に対する液分:40%
9	22	0.2	0.1	0.06	0.06	0	0	0	0	(0)	130	11	(0)	0.3	(0)	0.07	0.04	0.4	0.06	(0)	34	0.28	0.6	60	–	0	–	別名 ネーブルオレンジ 廃棄部位：果皮、じょうのう膜及び種子
1	24	0.3	0.2	0.06	0.05	0	0	0	1	(0)	120	10	(0)	0.3	(0)	0.10	0.03	(0.6)	0.07	(0)	32	0.36	0.9	40	–	0	–	別名 バレンシアオレンジ 廃棄部位：果皮、じょうのう膜及び種子 見当 1個=200g
0	20	0.1	Tr	0.04	0.02	0	0	3	1	(0)	35	3	(0)	0.2	–	0.07	0.01	0.3	0.06	(0)	25	0.14	0.7	22	–	0	–	別名 バレンシアオレンジ（100g:97mL、100mL:103g）
0	18	0.1	Tr	0.03	0.03	1	0	Tr	Tr	(0)	47	3	(0)	0.3	(0)	0.07	0.01	0.3	0.06	(0)	27	0.23	0.3	42	–	0	–	別名 バレンシアオレンジ（100g:97mL、100mL:103g）
6	10	0.1	Tr	0.02	0.02	–	–	–	–	(0)	8	1	(0)	0.1	(0)	0.04	0.01	(0.1)	0.03	0	12	0.01	–	16	–	0	–	別名 バレンシアオレンジ
3	6	Tr	Tr	0.01	0.01	–	–	–	–	(0)	0	(0)	(0)	0	(0)	0.01	0	(0.1)	0.01	0	8	0.04	–	5	–	0	–	別名 バレンシアオレンジ
3	4	0.1	Tr	0.01	0.02	–	–	–	–	(0)	24	2	(0)	0.1	(0)	0.01	0	(0.1)	0.02	0	2	0	–	5	–	0	–	別名 バレンシアオレンジ（100g:74mL、100mL:135g）
5	5	0.1	Tr	0.01	0.03	–	–	–	–	(0)	56	5	(0)	0.4	(0)	0.04	0.02	(0.2)	0.02	0	4	0	–	4	–	0	–	別名 バレンシアオレンジ（100g:74mL、100mL:135g）
1	24	0.3	0.2	0.06	0.05	0	0	0	0	(0)	120	10	(0)	0.3	(0)	0.10	0.03	0.6	0.07	(0)	32	0.36	0.9	60	–	0	–	廃棄部位：果皮、じょうのう膜及び種子
9	19	0.2	0.1	0.05	0.02	–	–	–	–	(0)	5	Tr	(0)	0.3	(0)	0.09	0.02	(0.4)	0.04	(0)	34	0.47	–	38	–	0	–	別名 スイーティー、スウィーティー 廃棄部位：果皮、じょうのう膜及び種子
3	8	0.1	Tr	0.03	0.04	–	–	–	–	(0)	10	1	(0)	0.1	(0)	0.04	0.02	0.2	0.03	(0)	13	0.15	–	42	–	0	–	全果に対する果汁分:35%
0	21	0.1	Tr	0.03	0.02	–	–	–	–	(0)	43	4	(0)	0.3	(0)	0.06	0.04	0.4	0.05	(0)	13	–	–	36	–	0	–	廃棄部位：果皮、じょうのう膜及び種子 露地栽培品
■	21	0.1	0.1	0.04	0.05	(0)	(0)	(1)	(0)	(0)	540	45	(0)	0.4	(0)	0.10	0.04	0.8	0.08	(0)	24	0.27	(0.3)	42	–	0	–	廃棄部位：果皮、じょうのう膜及び種子 露地栽培品
0	12	0.3	0.1	0.03	0.11	–	–	–	–	(0)	130	11	(0)	2.6	(0)	0.06	0.06	0.7	0.06	(0)	20	0.29	–	49	–	0	–	廃棄部位：種子及びへた
0	17	Tr	0.1	0.04	0.01	–	0	0	1	(0)	0	(0)	(0)	0.3	(0)	0.07	0.03	0.4	0.04	(0)	15	0.39	0.5	36	–	0	–	廃棄部位：果皮、じょうのう膜及び種子 見当 1個=300g

備考凡例：
硝：硝酸イオン　ポ：ポリフェノール
タ：タンニン　テ：テオブロミン
カ：カフェイン
見当：概量（1個、1尾、1切れなど）とその目安重量（廃棄部分を含む重量）

穀類／いも及びでん粉類／砂糖及び甘味類／豆類／種実類／野菜類／果実類／きのこ類／藻類／魚介類／肉類／卵類／乳類／油脂類／菓子類／飲料類／し好飲料類／調味料及び香辛料類／調理済み流通食品類

（0）：推定値 0，　（Tr）：推定値 微量，　Tr：微量，　–：未測定　　※炭水化物成分表から算出。

果実類

食品番号	食品名	廃棄率	エネルギー	エネルギー	水分	たんぱく質 アミノ酸組成によるたんぱく質	脂質 脂肪酸のトリアシルグリセロール当量	脂肪酸 飽和脂肪酸	脂肪酸 n-3系多価不飽和脂肪酸	脂肪酸 n-6系多価不飽和脂肪酸	コレステロール	炭水化物 利用可能炭水化物	炭水化物 糖類※	炭水化物 食物繊維総量	糖アルコール	有機酸	七訂(2015年版)エネルギー	七訂たんぱく質	七訂脂質	七訂炭水化物	灰分	ナトリウム	カリウム	カルシウム
		%	kJ	kcal	g	g	g	g	g	g	mg	g	g	g	g	g	kcal	g	g	g	g	mg	mg	mg
07164	紅肉種 砂じょう 生	30	168	40	89.0	(0.7)	0.1	–	–	–	0	8.1*	(6.3)	0.6	–	1.1	38	0.9	0.1	9.6	0.4	1	140	15
07063	果実飲料 ストレートジュース	0	187	44	88.7	0.6*	(0.1)	(0.01)	(0.01)	(0.02)	(0)	10.2*	(8.7)	0.1	–	–	40	0.6	0.1	10.3	0.3	1	180	9
07064	果実飲料 濃縮還元ジュース	0	163	38	90.1	0.7	(0.1)	(0.01)	(0.01)	(0.02)	(0)	8.6*	(7.7)	0.2	–	–	35	0.7	0.1	8.8	0.3	1	160	9
07065	果実飲料 50%果汁入り飲料	0	193	45	88.4	0.3	Tr	–	–	–	(0)	11.0*	–	0.1	–	–	46	0.3	Tr	11.1	0.2	4	90	7
07066	果実飲料 20%果汁入り飲料	0	167	39	90.1	0.1	Tr	–	–	–	(0)	9.7*	–	0	–	–	39	0.1	Tr	9.7	0.1	2	34	3
07067	缶詰	0	257	60	82.1	0.5*	Tr	–	–	–	(0)	(15.2)	(15.2)	0.6	–	–	70	0.5	Tr	17.1	0.2	2	110	11
	ざぼん→ぶんたん																							
	さんぼうかん																							
07074	砂じょう 生	55	200	47	87.6	(0.4)	0.3	–	–	–	(0)	10.3*	–	0.9	–	–	44	0.7	0.3	10.9	0.5	2	280	23
	シークヮーサー																							
07075	果汁 生	0	149	35	90.9	0.8	0.1*	–	–	–	(0)	7.6*	–	0.3	–	–	25	0.8	0.1	7.9	0.3	2	180	1
07076	果実飲料 10%果汁入り飲料	0	202	48	88.1	0.1	Tr	–	–	–	(0)	11.8*	–	0	–	–	48	0.1	Tr	11.8	Tr	2	13	
	しらぬひ																							
07165	砂じょう 生	30	236	56	85.8	(0.5)	0.2	–	–	–	(0)	12.6*	–	0.6	–	–	51	0.8	0.2	12.9	0.3	Tr	170	
	スイーティー→オロブランコ																							
	すだち																							
07078	果皮 生	0	230	55	80.7	1.8	0.3*	–	–	–	(0)	6.3*	–	10.1	–	–	68	1.8	0.3	16.4	0.8	1	290	15
07079	果汁 生	0	124	29	92.5	0.5*	0.1	–	–	–	(0)	6.5*	–	0.1	–	–	20	0.5	0.1	6.6	0.3	1	140	1
	せとか																							
07166	砂じょう 生	20	214	50	86.9	(0.5)	0.2	–	–	–	(0)	11.3*	–	0.7	–	–	47	0.8	0.2	11.7	0.3	1	170	1
	セミノール																							
07085	砂じょう 生	40	226	53	86.0	1.1*	0.1	–	–	–	(0)	11.6*	–	0.8	–	–	49	1.1	0.1	12.4	0.4	2	200	2
	だいだい																							
07083	果汁 生	0	149	35	91.2	0.3*	0.2	–	–	–	(0)	8.0*	–	0	–	–	24	0.3	0.2	8.0	0.3	1	190	
	なつみかん																							
07093	砂じょう 生	45	178	42	88.6	0.5	0.1	–	–	–	(0)	9.2*	–	1.2	–	–	40	0.9	0.1	10.0	0.4	1	190	
07094	缶詰	0	338	80	79.7	0.5*	0.1	–	–	–	(0)	18.9*	–	0.5	–	–	81	0.5	0.1	19.4	0.3	4	92	
	ネーブル→オレンジ																							

ミノ酸組成によるたんぱく質の*→「たんぱく質」の値、脂肪酸のトリアシルグリセロール当量の*→「脂質」の値が入っている。
用可能炭水化物は「利用可能炭水化物（質量計）」の値だが、*がついているものは「差引き法による利用可能炭水化物」の値（p.2、3参照）。

可食部100g当たり

マグネシウム	リン	鉄	亜鉛	銅	マンガン	ヨウ素	セレン	クロム	モリブデン	レチノール	β-カロテン当量	レチノール活性当量	ビタミンD	ビタミンE α-トコフェロール	ビタミンK	ビタミンB₁	ビタミンB₂	ナイアシン当量	ビタミンB₆	ビタミンB₁₂	葉酸	パントテン酸	ビオチン	ビタミンC	アルコール	食塩相当量	重量変化率	備考
mg	mg	mg	mg	mg	mg	μg	μg	μg	μg	μg	μg	μg	μg	mg	μg	mg	mg	mg	mg	μg	μg	mg	μg	mg	g	g	%	見当:概量（1個、1尾、1切れなど）
9	17	Tr	0.1	0.04	0.01	0	0	0	1	(0)	410	34	(0)	0.3	(0)	0.07	0.03	(0.5)	0.04	(0)	15	0.39	0.5	36	-	0	-	廃棄部位：果皮、じょうのう膜及び種子
9	12	0.1	Tr	0.03	0.01	-	-	-	-	(0)	0	(0)	(0)	0.2	Tr	0.04	0.01	0.3	0.03	(0)	11	0.23	-	38	-	0	-	(100g：97mL、100mL：103g)
9	12	0.1	Tr	0.04	0.01	-	-	-	-	(0)	110	10	(0)	0.2	(0)	0.06	0.02	0.4	0.03	(0)	10	0.25	-	53	-	0	-	(100g：97mL、100mL：103g)
6	6	0.1	Tr	0.02	0.01					(0)	(0)	(0)	(0)	0.1	(0)	0.02	Tr	0.2	0.02	(0)	5	0	-	19	-	0	-	
2	3	0.1	Tr	0.01	Tr					(0)	0	0	(0)	0	0	Tr	0.01		0.01		2		-	8	-	0	-	
6	10	0.1	Tr	0.03	0.01					(0)			(0)	0.1	-	0.03	Tr	0.3	0.03	(0)	9	0.16	-	26	-	0	-	試料：ライトシラップ漬 液汁を含んだもの（液汁40%）
1	19	0.2	0.1	0.06	0.05	-	-	-	-	(0)	51	4	(0)	0.2	(0)	0.07	0.03	(0.5)	0.06	(0)	16	0.35	-	39	-	0	-	別名 壺柑（つぼかん）、達磨柑（だるまかん）／廃棄部位：果皮、じょうのう膜及び種子
5	8	0.1	0.1	0.06	0.06	-	-	-	-	(0)	89	7	(0)	0.5	-	0.08	0.03	0.4	0.03	(0)	7	0.10	-	11	-	0	-	別名 ひらみレモン、シークワーサー、シイクワシャー、シクワーサー／全果に対する果汁分：20%
1	1	0.1	Tr	0.01	0.01	-	-	-	-	(0)	14	1	(0)	0.1	-	0	0	Tr	0	(0)	0	0	-	2	-	0	-	別名 ひらみレモン、シークワーサー、シイクワシャー、シクワーサー
9	18	0.1	0.1	0.03	0.07	(0)	(0)	(1)	(0)	(0)	360	30	(0)	0.3	(0)	0.09	0.03	(0.4)	0.04	(0)	17	0.25	(0.4)	48	-	0	-	別名 デコポン（全国糖酸度統一基準を満たすもの）、しらぬい、不知火、ヒメポン／廃棄部位：果皮、じょうのう膜及び種子／ハウス栽培品及び露地栽培品
6	17	0.4	0.4	0.09	0.18	-	-	-	-	(0)	520	44	(0)	5.2	-	0.04	0.09	0.8	0.16	(0)	35	0.23	-	110	-	0	-	全果に対する果皮分：30%
5	11	0.2	0.2	0.03	0.05	-	-	-	-	0	Tr	0	(0)	0.3	-	0.03	0.04	0.3	0.08	(0)	13	0.13	-	40	-	0	-	全果に対する果汁分：25%
	17	0.1	0.1	0.03	0.09	-	-	-	-	(0)	930	77	(0)	0.4	(0)	0.08	0.03	(0.4)	0.05	(0)	29	0.13	-	57	-	0	-	廃棄部位：果皮、じょうのう膜及び種子／ハウス栽培品及び露地栽培品
	18	0.2	0.1	0.04	0.10	-	-	-	-	(0)	1100	89	(0)	0.3	(0)	0.01	0.04	0.5	0.09	(0)	27	0.45	-	41	-	0	-	廃棄部位：果皮、じょうのう膜及び種子
	8	0.1	Tr	0.02	0.02	-	-	-	-	(0)	18	2	(0)	0.1	-	0.03	0.02	0.5	0.02	(0)	13	0.12	-	35	-	0	-	全果に対する果汁分：30%
	21	0.2	0.1	0.05	0.04	-	-	-	-	(0)	85	7	(0)	0.3	(0)	0.08	0.03	0.5	0.05	(0)	25	0.29	-	38	-	0	-	別名 なつだいだい／なつかん、あまなつみかんを含む／廃棄部位：果皮、じょうのう膜及び種子
	12	0.1	0.1	0.03	0.03	-	-	-	-	(0)	11	1	(0)	0.2	(0)	0.04	Tr	0.3	0.03	(0)	12	0.07	-	14	-	0	-	別名 なつだいだい／なつかん、あまなつみかんを含む／試料：ヘビーシラップ漬／液汁を含んだもの（液汁45%）

備考欄見出し：
硝：硝酸イオン　ポ：ポリフェノール
タ：タンニン　テ：テオブロミン
カ：カフェイン
見当：概量（1個、1尾、1切れなど）とその目安重量（廃棄部分を含む重量）

穀類 / いも及びでん粉類 / 砂糖及び甘味類 / 豆類 / 種実類 / 野菜類 / 果実類 / きのこ類 / 藻類 / 魚介類 / 肉類 / 卵類 / 乳類 / 油脂類 / 菓子類 / し好飲料類 / 調味料及び香辛料類 / 調理済み流通食品類

(0)：推定値 0，(Tr)：推定値 微量，Tr：微量，－：未測定　　※炭水化物成分表から算出。

果実類

食品番号	食品名	廃棄率 %	エネルギー kJ	エネルギー kcal	水分 g	たんぱく質 アミノ酸組成による g	脂質 脂肪酸のトリアシルグリセロール当量 g	飽和脂肪酸 g	n-3系多価不飽和脂肪酸 g	n-6系多価不飽和脂肪酸 g	コレステロール mg	利用可能炭水化物 g	糖類※ g	食物繊維総量 g	糖アルコール g	有機酸 g	七訂 エネルギー kcal	七訂 たんぱく質 g	七訂 脂質 g	七訂 炭水化物 g	灰分 g	ナトリウム mg	カリウム mg	カルシウム mg
	はっさく																							
07105	砂じょう　生	35	199	47	87.2	(0.5)	0.1*	－	－	－	(0)	10.3*	－	1.5	－	－	45	0.8	0.1	11.5	0.4	1	180	13
	はるみ																							
07167	砂じょう　生	30	220	52	86.5	(0.5)	0.2*	－	－	－	(0)	11.7	－	0.8	－	－	48	0.9	0.2	12.1	0.3	0	170	9
	ひゅうがなつ																							
07112	じょうのう及びアルベド　生	30	194	46	87.2	(0.3)	0.1*	－	－	－	(0)	9.9*	－	2.1	－	－	45	0.6	0.1	11.7	0.4	1	130	2
07113	砂じょう　生	55	149	35	90.7	(0.3)	0.1*	－	－	－	(0)	7.9*	－	0.7	－	－	33	0.6	0.1	8.3	0.3	1	110	
	ぶんたん																							
07126	砂じょう　生	50	174	41	89.0	(0.4)	0.1*	－	－	－	(0)	9.2*	－	0.9	－	－	38	0.7	0.1	9.8	0.4	1	180	1
07127	ざぼん漬	0	1436	338	14.0	(0.1)	0.1	－	－	－	(0)	82.9	－	2.7	－	－	344	0.2	0.1	85.5	0.2	13	8	2
	ぽんかん																							
07129	砂じょう　生	35	178	42	88.8	(0.5)	0.1*	－	－	－	(0)	9.3*	－	1.0	－	－	40	0.9	0.1	9.9	0.3	1	160	1
	ゆず																							
07142	果皮　生	0	210	50	83.7	0.9	0.1	0.03	0.01	0.02	(0)	8.0*	－	6.9	－	－	59	1.2	0.5	14.2	0.4	5	140	4
07143	果汁　生	0	128	30	92.0	(0.4)	0.1*	－	－	－	(0)	6.7*	－	0.4	－	－	21	0.5	0.1	7.0	0.4	1	210	1
	ライム																							
07145	果汁　生	0	167	39	89.8	(0.3)	0.1*	－	－	－	(0)	9.2*	(1.9)	0.2	－	－	27	0.4	0.1	9.3	0.4	1	160	1
	レモン																							
07155	全果　生	3	178	43	85.3	0.9*	0.2	0.05	0.04	0.07	0	5.0*	2.6	4.9	－	3.2	54	0.7	0.2	12.5	0.6	4	130	67
07156	果汁　生	0	101	24	90.5	0.3	(0.1)	(0.02)	(0.01)	(0.02)	0	1.5	1.5	Tr	－	6.7	26	0.4	0.2	8.6	0.3	2	100	
	キウイフルーツ																							
07054	緑肉種　生	15	217	51	84.7	0.8	0.2	0.02	0.10	0.03	0	9.5	9.1	2.6	0	2.0	53	1.0	0.2	13.4	0.7	1	300	2
07168	黄肉種　生	20	267	63	83.2	1.1*	(0.2)	(0.05)	(0.04)	(0.05)	(0)	13.6*	(11.7)	1.4	－	－	59	1.1	0.2	14.9	0.5	2	300	1
	きはだ																							
07183	実　乾	0	1593	378	13.1	7.3*	9.8*	－	－	－	－	65.1*	－	－	－	－	341	7.3	9.8	65.1	4.7	17	2100	23
	キワノ																							
07055	生	40	171	41	89.2	1.5	0.9	－	－	－	0	5.4*	－	2.6	－	－	41	1.5	0.9	8.0	0.4	2	170	
	きんかん→（かんきつ類）																							
	グァバ																							
07057	赤肉種　生	30	136	33	88.9	(0.3)	0.1	－	－	－	(0)	5.1*	(3.5)	5.1	－	－	38	0.6	0.1	9.9	0.5	3	240	
07169	白肉種　生	30	136	33	88.9	(0.3)	0.1	－	－	－	(0)	5.1*	－	5.1	－	－	38	0.6	0.1	9.9	0.5	3	240	

左側インデックス：穀類／いも及びでん粉類／砂糖及び甘味類／豆類／種実類／野菜類／**果実類**／きのこ類／藻類／魚介類／肉類／卵類／乳類／油脂類／菓子類／し好飲料類／調味料及び香辛料類／調理済み流通食品類

アミノ酸組成によるたんぱく質の＊→「たんぱく質」の値、脂肪酸のトリアシルグリセロール当量の＊→「脂質」の値が入っている。
利用可能炭水化物は「利用可能炭水化物（質量計）」の値だが、＊がついているものは「差引き法による利用可能炭水化物」の値（p.2、3参照）。

可食部100g当たり

マグネシウム (mg)	リン (mg)	鉄 (mg)	亜鉛 (mg)	銅 (mg)	マンガン (mg)	ヨウ素 (μg)	セレン (μg)	クロム (μg)	モリブデン (μg)	レチノール (μg)	β-カロテン当量 (μg)	レチノール活性当量 (μg)	ビタミンD (μg)	ビタミンE α-トコフェロール (mg)	ビタミンK (μg)	ビタミンB1 (mg)	ビタミンB2 (mg)	ナイアシン当量 (mg)	ビタミンB6 (mg)	ビタミンB12 (μg)	葉酸 (μg)	パントテン酸 (mg)	ビオチン (μg)	ビタミンC (mg)	アルコール (g)	食塩相当量 (g)	重量変化率 (%)	備考
10	17	0.1	0.1	0.04	0.03	–	–	–	–	(0)	110	9	(0)	0.3	(0)	0.06	0.03	(0.3)	0.07	(0)	16	0.30	–	40	–	0	–	廃棄部位：果皮、じょうのう膜及び種子 見当1個=300g
10	16	0.1	0.1	0.03	0.05	–	–	–	–	(0)	690	57	(0)	0.3	(0)	0.11	0.02	(0.3)	0.05	(0)	19	0.21	–	40	–	0	–	廃棄部位：果皮、じょうのう膜及び種子 露地栽培品
8	11	0.2	0.1	0.03	0.08	–	–	–	–	(0)	11	1	(0)	0.3	(0)	0.05	0.03	(0.4)	0.06	(0)	16	0.23	–	26	–	0	–	別名ニューサマーオレンジ、小夏みかん 廃棄部位：フラベド(果皮の外側の部分)及び種子
6	9	0.1	Tr	0.02	0.04	–	–	–	–	(0)	9	1	(0)	0.3	(0)	0.06	0.03	(0.4)	0.05	(0)	13	0.27	–	21	–	0	–	別名ニューサマーオレンジ、小夏みかん 廃棄部位：果皮(フラベドとアルベド)、じょうのう膜及び種子
7	19	0.1	0.1	0.04	0.02	–	–	–	–	(0)	15	1	(0)	0.5	(0)	0.03	0.04	(0.4)	0	(0)	16	0.32	–	45	–	0	–	別名ざぼん、ぼんたん 廃棄部位：果皮、じょうのう膜及び種子
6	3	0.3	Tr	0.01	0.01	–	–	–	–	(0)	4	Tr	(0)	0.1	(0)	0	0.02	(Tr)	0	(0)	2	0	–	Tr	–	0	–	別名ざぼん、ぼんたん
9	16	0.1	Tr	0.02	0.09	–	–	–	–	(0)	620	52	(0)			0.08	0.04	(0.3)	0.05	(0)	13	0.24	–	40	–	0	–	廃棄部位：果皮、じょうのう膜及び種子
5	9	0.3	0.1	0.02	0.12	0	0	0	1	(0)	240	20	(0)	3.4	–	0.07	0.10	0.7	0.09		21	0.89	3.6	160	–	0	–	全果に対する果皮分：40% 見当1個分=40g
1	11	0.1	0.1	0.02	0.10	–	–	–	–	(0)	7	1	(0)	0.3	–	0.05	0.02	(0.2)	0.02		11	0.29	–	40	–	0	–	全果に対する果汁分：25% 見当1個分=25g
9	16	0.2	0.1	0.03	0.01	–	–	–	–						(1)	0.03	0.04	(0.1)	0.05	(0)	17	0.16	–	33	–	0	–	全果に対する果汁分：35%
1	15	0.2	0.1	0.08	0.05	–	–	–	1	(0)	26	2	(0)	1.6	(0)	0.07	0.04	0.08			31	0.39	1.2	100	–	0	–	廃棄部位：種子及びへた 見当1個=100g
8	9	0.1	0.1	0.02	0.04	0	0	0	1	(0)	6	1	(0)	0.3	(0)	0.04	0.02	0.04			19	0.18	–	50	–	0	–	全果に対する果汁分：30%
4	30	0.3	0.1	0.10	0.09	0	1	0	Tr	(0)	53	4	(0)	1.3	6	0.01	0.02	0.5	0.11	(0)	37	0.31	1.4	71	–	0	–	別名キウイ 廃棄部位：果皮及び両端 見当1個=80g
2	25	0.2	0.1	0.07	0.04	–	–	–	–	(0)	41	3	(0)	2.5	(6)	0.02	0.02	(0.5)	0.14	(0)	32	0.26	–	140	–	0	–	別名ゴールデンキウイ 廃棄部位：果皮及び両端
3	240	1.7	0.6	0.36	0.69	6	1	3	110	–	60	5	–	1.3	87	0.17	0.18	2.6	0.53	–	12	1.83	23.0	0		0	–	
4	42	0.4	0.4	0.09	0.13	–	–	–	–	(0)	36	3	(0)	0.7	–	0.03	0.01	0.5	0.04	0	2	0.14	–	2	–	0	–	別名キワノフルーツ、ツノニガウリ 廃棄部位：果皮
3	16	0.1	0.1	0.06	0.09	–	–	–	–	(0)	600	50	(0)	0.3	(2)	0.03	0.04	(0.9)	0.06	(0)	41	0.32	–	220	–	0	–	別名グアバ、ばんじろう、ばんざくろ 廃棄部位：果皮及び種子
3	16	0.1	0.1	0.06	0.09	–	–	–	–	(0)	600	50	(0)	0.3	(2)	0.03	0.04	(0.9)	0.06	(0)	41	0.32	–	220	–	0	–	別名グアバ、ばんじろう、ばんざくろ 廃棄部位：果皮及び種子

硝：硝酸イオン　ホ：ポリフェノール　タ：タンニン　テ：テオブロミン　カ：カフェイン
見当：概量（1個、1尾、1切れなど）とその目安重量（廃棄部分を含む重量）

穀類 / いも及びでん粉類 / 砂糖及び甘味類 / 豆類 / 種実類 / 野菜類 / 果実類 / きのこ類 / 藻類 / 魚介類 / 肉類 / 卵類 / 乳類 / 油脂類 / 菓子類 / 飲料類・し好 / 調味料及び香辛料類 / 調理済み流通食品類

（0）：推定値 0，　（Tr）：推定値 微量，　Tr：微量，　－：未測定　　※炭水化物成分表から算出。

左側インデックス：穀類／いも及びでん粉類／砂糖及び甘味類／豆類／種実類／野菜類／**果実類**／きのこ類／藻類／魚介類／肉類／卵類／乳類／油脂類／菓子類／し好飲料類／調味料及び香辛料類／調理済み流通食品類

果実類

食品番号	食品名	廃棄率 %	エネルギー kJ	エネルギー kcal	水分 g	たんぱく質（アミノ酸組成による） g	脂質（脂肪酸のトリアシルグリセロール当量） g	脂肪酸 飽和脂肪酸 g	脂肪酸 n-3系多価不飽和脂肪酸 g	脂肪酸 n-6系多価不飽和脂肪酸 g	コレステロール mg	炭水化物 利用可能炭水化物 g	糖類※ g	食物繊維総量 g	糖アルコール g	有機酸 g	七訂エネルギー kcal	七訂たんぱく質 g	七訂脂質 g	七訂炭水化物 g	灰分 g	ナトリウム mg	カリウム mg	カルシウム mg
07058	果実飲料　20% 果汁入り飲料（ネクター）	0	207	49	87.4	0.1*	0.1*	–	–	–	(0)	11.5*	(9.9)	0.8	–		51	0.1	0.1	12.3	0.1	4	49	3
07059	果実飲料　10% 果汁入り飲料	0	213	50	87.4	0.1	0.1	–	–	–	(0)	12.1*		0.2	–		51	0.1	0.1	12.3	0.1	7	28	3
	くこ																							
07185	実　乾	0	1640	387	4.8	(6.6)	4.1*	–	–	–	–	81.0*	–				346	12.3	4.1	75.3	3.5	510	1400	47
	ぐみ																							
07061	生	10	304	72	81.0	1.3*	0.2*	–	–	–	(0)	15.2*	–	2.0	–		68	1.3	0.2	17.2	0.3	2	130	10
	グレープフルーツ→（かんきつ類）																							
	ココナッツ																							
07157	ココナッツウォーター	0	92	22	94.3	(0.2)	0.1	–	–	–	(0)	5.0*	(7.9)	0	–		20	0.2	0.1	5.0	0.4	11	230	1
07158	ココナッツミルク	0	649	157	78.8	(1.8)	14.9	13.20	0	0.13	(0)	3.8*	(5.0)	0.2	–		150	1.9	16.0	2.8	0.5	12	230	5
07170	ナタデココ	0	341	80	79.7	0*	Tr*	–	–	–	(0)	19.7*	–	0.5	–		73	0	Tr	20.2	Tr	2	0	
	ココナッツパウダー→種実類・ココナッツ																							
	ごれんし→スターフルーツ																							
	さくらんぼ																							
07070	国産　生	10	271	64	83.1	(0.8)	(0.1)	(0.04)	(0.03)	(0.03)	(0)	14.2*	–	1.2	–		60	1.0	0.2	15.2	0.5	1	210	1
07071	米国産　生	9	273	64	81.1	(1.0)	(0.1)	(0.02)	(0.01)	(0.01)	(0)	(13.7)	(13.6)	1.4	2.2		66	1.2	0.1	17.1	0.5	1	260	1
07072	米国産　缶詰	15	298	70	81.5	0.6*	(0.1)	(0.02)	(0.01)	(0.01)	(0)	15.8*	(13.4)	1.0	0.9		74	0.6	0.1	17.6	0.2	3	100	1
	ざくろ																							
07073	生	55	267	63	83.9	0.2*	Tr*	–	–	–	(0)	15.5*	–	0	–		56	0.2	Tr	15.5	0.4	1	250	
	ざぼん→（かんきつ類）・ぶんたん																							
	シイクワシャー→（かんきつ類）・シークヮーサー																							
	すいか																							
07077	赤肉種　生	40	172	41	89.6	0.3	(0.1)	(0.01)	(0)	(0.03)	0	9.5*	–	0.3	–		37	0.6	0.1	9.5	0.2	1	120	
07171	黄肉種　生	40	172	41	89.6	(0.3)	0.1	–	–	–	0	9.5*	–	0.3	–		37	0.6	0.1	9.5	0.2	1	120	
	スイーティー→（かんきつ類）・オロブランコ																							
	すだち→（かんきつ類）																							

ミノ酸組成によるたんぱく質の*→「たんぱく質」の値、脂肪酸のトリアシルグリセロール当量の*→「脂質」の値が入っている。
用可能炭水化物は「利用可能炭水化物（質量計）」の値だが、*がついているものは「差引き法による利用可能炭水化物」の値（p.2、3参照）。

可食部100 g当たり

マグネシウム	リン	鉄	亜鉛	銅	マンガン	ヨウ素	セレン	クロム	モリブデン	レチノール	β-カロテン当量	レチノール活性当量	ビタミンD	α-トコフェロール	ビタミンK	ビタミンB1	ビタミンB2	ナイアシン当量	ビタミンB6	ビタミンB12	葉酸	パントテン酸	ビオチン	ビタミンC	アルコール	食塩相当量	重量変化率	備考
mg	mg	mg	mg	mg	mg	µg	µg	µg	µg	µg	µg	µg	µg	mg	µg	mg	mg	mg	mg	µg	µg	mg	µg	mg	g	g	%	
2	3	0.2	Tr	0.01	0.03	–	–	–	–	(0)	24	2	(0)	0.1	–	0	0.01	0.1	0.01	(0)	9	0	–	19	–	0	–	別名グアバ、ばんじろう、ばんざくろ 果肉（ピューレー）分:20% ビタミンC:酸化防止用として添加品あり
20	2	0.1	Tr	0.01	0.02	–	–	–	–	(0)	10	1	(0)	Tr	–	0	0.01	0.01	0.01	(0)	3	0	–	9	–	0	–	別名グアバ、ばんじろう、ばんざくろ ビタミンC:酸化防止用として添加品あり
77	180	4.0	1.2	0.69	0.71	2	3	6	13	–	3000	250	0	5.7	10	0.28	0.40	(4.6)	0.32	Tr	99	0.71	24.0	9	–	1.3	–	別名ゴジベリー ビタミンD:抽出残さの影響により定量下限を変更
4	24	0.2	0.1	0.10	0.15	–	–	–	–	(0)	380	32	(0)	2.2	–	0.01	0.04	0.5	0.02	(0)	15	0.45	–	5	–	0	–	廃棄部位:種子及び果柄
6	11	0.1	0.1	Tr	0.16	–	–	–	–	0	Tr	0	(0)	Tr	–	0	0.01	0.01	(0.1)	0	(0)	1	0	–	2	–	0	–	全果に対する割合:20% (100g:98mL、100mL:102g)
28	49	0.8	0.3	0.22	0.59	–	–	–	–	0	0	0	(0)	Tr	–	0.01	0	(0.8)	0.02	(0)	4	0	–	9	–	0	–	試料:缶詰 (100g:98mL、100mL:102g)
1	Tr	0	0	0	0	–	–	–	–	(0)	0	0	(0)	0	–	0	0	0	0	(0)	0	0	–	0	–	0	–	シロップ漬（甘味料、酸味料含む）液汁を除いたもの
6	17	0.3	0.1	0.05	–	0	0	Tr	1	(0)	98	8	(0)	0.5	(2)	0.03	0.03	(0.3)	0.02	(0)	38	0.24	0.7	10	–	0	–	別名おうとう、スイートチェリー 廃棄部位:核及び果柄 見当1粒=7g
12	23	0.3	0.1	0.08	0.11	–	–	–	–	(0)	23	2	(0)	0.5	(2)	0.03	0.03	(0.4)	0.02	(0)	42	0.29	–	9	–	0	–	別名おうとう、スイートチェリー 廃棄部位:核及び果柄 見当1粒=10g
5	12	0.4	0.5	0.06	0.08	–	–	–	–	(0)	41	3	(0)	0.5	(1)	0.01	0.01	0.2	0.01	(0)	12	0	–	7	–	0	–	別名おうとう、スイートチェリー 試料:ヘビーシラップ漬 液汁を除いたもの 内容総量に対する果肉分:50% 廃棄部位:核及び果柄 ビタミンC:酸化防止用として添加品あり
6	15	0.1	0.2	0.06	0.05	–	–	–	–	(0)	0	(0)	(0)	0.1	(12)	0.01	0.01	0.2	0.04	(0)	6	0.32	–	10	–	0	–	廃棄部位:皮及び種子 廃棄率:輸入品（大果）の場合60%
1	8	0.2	0.1	0.03	0.03	0	0	0	1	(0)	830	69	(0)	0.1	0	0.03	0.02	0.3	0.07	(0)	3	0.22	0.9	10	–	0	–	廃棄部位:果皮及び種子 廃棄率:小玉種の場合50% 見当1/8玉=400g
1	8	0.2	0.1	0.03	0.03	0	0	0	1	(0)	10	1	(0)	0.1	0	0.03	0.02	(0.3)	0.07	(0)	3	0.22	0.9	10	–	0	–	廃棄部位:果皮及び種子 廃棄率:小玉種の場合50%

備考欄記号:
硝:硝酸イオン　ポ:ポリフェノール
タ:タンニン　テ:テオブロミン
カ:カフェイン
見当:概量（1個、1尾、1切れなど）とその目安重量（廃棄部分を含む重量）

右端見出し（章区分）: 穀類 / いも及びでん粉類 / 砂糖及び甘味類 / 豆類 / 種実類 / 野菜類 / 果実類 / きのこ類 / 藻類 / 魚介類 / 肉類 / 卵類 / 乳類 / 油脂類 / 菓子類 / 嗜好飲料類 / 調味料及び香辛料類 / 調理済み流通食品類

（0）：推定値 0，（Tr）：推定値 微量，Tr：微量，－：未測定　※炭水化物成分表から算出。

食品番号	食品名	廃棄率 %	エネルギー kJ	エネルギー kcal	水分 g	たんぱく質 アミノ酸組成によるたんぱく質 g	脂質 脂肪酸のトリアシルグリセロール当量 g	脂質 脂肪酸 飽和脂肪酸 g	脂質 脂肪酸 n-3系多価不飽和脂肪酸 g	脂質 脂肪酸 n-6系多価不飽和脂肪酸 g	コレステロール mg	炭水化物 利用可能炭水化物 g	炭水化物 糖類※ g	炭水化物 食物繊維総量 g	炭水化物 糖アルコール g	有機酸 g	七訂(2015年版)のエネルギーの算出方法に基づく成分(参考) エネルギー kcal	七訂 たんぱく質 g	七訂 脂質 g	七訂 炭水化物 g	灰分 g	ナトリウム mg	カリウム mg	カルシウム mg
	（すぐり類）																							
	赤すぐり																							
07186	冷凍	20	182	43	86.0	0.4	0.1	0.02	0.01	0.01	–	7.2*	–	2.8	–	2.8	55	0.8	0.3	12.2	0.4	1	200	21
	カシス																							
07182	冷凍	0	257	62	79.4	1.1	1.1	0.17	0.17	0.60	–	6.4*	–	6.4	–	3.5	67	1.6	1.6	13.4	0.7	Tr	270	40
	グーズベリー																							
07060	生	1	215	51	85.2	1.0*	0.1*	–	–	–	0	(10.9)	(10.9)	2.5	–	–	52	1.0	0.1	13.2	0.5	1	200	14
	スターフルーツ																							
07069	生	4	126	30	91.4	(0.5)	(0.1)	(0.01)	(0.01)	(0.05)	0	5.9*	–	1.8	–	–	30	0.7	0.1	7.5	0.3	1	140	5
	（すもも類）																							
	にほんすもも																							
07080	生	7	193	46	88.6	0.4	1.0*	–	–	–	0	8.0*	–	1.6	–	–	44	0.6	1.0	9.4	0.4	1	150	5
	プルーン																							
07081	生	5	207	49	86.2	(0.5)	(0.1)	(0.01)	(0)	(0.02)	0	(10.7)	(10.8)	1.9	0.7	–	49	0.7	0.1	12.6	0.4	1	220	
07082	乾	0	894	211	33.3	(1.6)	(0.1)	(0.04)	(0.01)	(0.02)	0	(41.7)	(36.8)	7.1	12.1	–	234	2.4	0.2	62.3	1.8	1	730	5
	だいだい→（かんきつ類）																							
	タンゼロ→（かんきつ類）・セミノール																							
	チェリモヤ																							
07086	生	20	348	82	78.1	(0.8)	(0.2)	(0.10)	(0.07)	(0.01)	0	18.2*	(13.7)	2.2	–	–	78	1.3	0.3	19.8	0.5	8	230	
	ドラゴンフルーツ																							
07111	生	35	218	52	85.7	1.4*	0.3*	–	–	–	0	9.9*	–	1.9	–	–	50	1.4	0.3	11.8	0.8	Tr	350	
	ドリアン																							
07087	生	15	592	140	66.4	2.3*	2.8	1.18	0.12	0.16	0	25.5*	–	2.1	–	–	133	2.3	3.3	27.1	0.9	Tr	510	
	（なし類）																							
	日本なし																							
07088	生	15	161	38	88.0	0.2	(0.1)	(0.01)	(0)	(0.02)	0	8.1	8.1	0.9	1.5	–	43	0.3	0.1	11.3	0.3	Tr	140	
07089	缶詰	0	323	76	80.5	(0.1)	(0.1)	(0.01)	(0)	(0.02)	(0)	18.5*	–	0.7	–	–	78	0.1	0.1	19.1	0.2	4	75	
	中国なし																							
07090	生	15	209	49	86.8	(0.1)	(0.1)	(0.01)	(0)	(0.02)	(0)	11.4*	–	1.4	–	–	47	0.2	0.1	12.7	0.2	1	140	
	西洋なし																							
07091	生	15	203	48	84.9	(0.2)	(0.1)	(0.02)	(0)	(0.07)	(0)	(9.2)	(9.1)	1.9	2.9	–	54	0.3	0.1	14.4	0.3	Tr	140	

ミノ酸組成によるたんぱく質の*→「たんぱく質」の値、脂肪酸のトリアシルグリセロール当量の*→「脂質」の値が入っている。
用可能炭水化物は「利用可能炭水化物（質量計）」の値だが、*がついているものは「差引き法による利用可能炭水化物」の値（p.2、3参照）。

可食部100g当たり

マグネシウム	リン	鉄	亜鉛	銅	マンガン	ヨウ素	セレン	クロム	モリブデン	ビタミンA レチノール	ビタミンA β-カロテン当量	ビタミンA レチノール活性当量	ビタミンD	ビタミンE α-トコフェロール	ビタミンK	ビタミンB₁	ビタミンB₂	ナイアシン当量	ビタミンB₆	ビタミンB₁₂	葉酸	パントテン酸	ビオチン	ビタミンC	アルコール	食塩相当量	重量変化率	備考
mg	mg	mg	mg	mg	mg	µg	µg	µg	µg	µg	µg	µg	µg	mg	µg	mg	mg	mg	mg	µg	µg	mg	µg	mg	g	g	%	
6	17	0.4	0.1	0.08	0.11	2	0	5	1	–	10	1	–	1.0	13	0.03	0.01	0.5	–	–	–	–	4.3	33	–	0	–	別名 レッドカーランツ　廃棄部位：果柄及び種子　タ0.2g、ポ0.2g　食物繊維：AOAC.2011.25法
9	54	0.5	0.2	0.08	0.26	0	0	1	4	–	110	9	–	2.1	30	0.03	0.03	0.6	–	–	–	–	5.7	–	–	0	–	別名 くろふさすぐり、くろすぐり　タ0.8g、ポ0.6g　食物繊維：AOAC.2011.25法
0	24	1.3	0.1	0.05	0.15	–	–	–	–	(0)	130	10	(0)	1.0	–	0.02	0.02	0.4	0.02	0	47	0.40	–	22	–	0	–	別名 グズベリー、西洋すぐり、まるすぐり、おおすぐり　廃棄部位：両端
9	10	0.2	0.2	0.02	0.10	–	–	–	–	(0)	74	6	(0)	0.2	–	0.03	0.02	(0.4)	0.02	–	11	0.38	–	12	–	0	–	別名 ごれんし　廃棄部位：種子及びへた
5	14	0.2	0.1	0.03	0.07	0	0	1	1	(0)	79	7	(0)	0.6	–	0.02	0.02	0.3	0.04	(0)	37	0.14	0.2	4	–	0	–	別名 すもも、はたんきょう、プラム　廃棄部位：核　見当 1個＝70g
7	14	0.2	0.1	0.06	0.09	–	–	–	–	(0)	480	40	(0)	1.3	(20)	0.03	0.03	(0.7)	0.06	0	35	0.22	–	4	–	0	–	別名 ヨーロッパすもも　廃棄部位：核及び果柄
0	69	1.1	0.4	0.27	0.36	–	–	–	–	(0)	1200	100	(0)	1.3	92	0.07	0.07	(2.6)	0.34	0	3	0.32	0	0	–	0	–	別名 ヨーロッパすもも　廃棄率：核付きの場合20%
2	20	0.2	0.1	0.08	0.07	–	–	–	–	(0)	4	Tr	(0)	0.2	–	0.09	0.09	(1.1)	0.23	0	90	0.36	–	34	–	0	–	廃棄部位：果皮、種子及びへた
1	29	0.3	0.3	0.03	0.09	–	–	–	–	(0)	0	0	(0)	0.4	–	0.08	0.06	0.6	0.05	0	44	0.53	–	7	–	0	–	別名 ピタヤ　試料：レッドピタヤ　廃棄部位：果皮
7	36	0.3	0.3	0.19	0.31	–	0	1	0	10	36	3	(0)	2.3	–	0.33	0.20	1.8	0.25	0	150	0.22	5.9	31	–	0	–	試料：果皮を除いた冷凍品　廃棄部位：種子
5	11	0	0.1	0.06	0.04	–	0	0	Tr	(0)	0	(0)	(0)	0.1	(5)	0.02	Tr	0.2	0.02	(0)	6	0.14	0.5	3	–	0	–	廃棄部位：果皮及び果しん部　見当 1個＝300g
4	6	0.2	0.1	0.04	0.02	–	–	–	–	(0)	0	(0)	(0)	0.1	(7)	Tr	0	(0.1)	0.02	(0)	3	0	–	0	–	0	–	試料：ヘビーシラップ漬　液汁を含んだもの（液汁40%）　ビタミンC：酸化防止用として添加品あり
5	8	0.1	Tr	0.05	0.03	–	–	–	–	–	0	(0)	–	0.2	–	0.02	0.01	(0.2)	0.02	(0)	6	0.14	–	6	–	0	–	廃棄部位：果皮及び果しん部
4	13	0.1	0.1	0.12	0.04	–	–	–	–	–	0	0	–	0.3	(4)	0.02	0.01	(0.2)	0.02	(0)	4	0.09	0.3	3	–	0	–	別名 洋なし　廃棄部位：果皮及び果しん部　見当 1個＝200g

備考欄凡例：
（硝）：硝酸イオン　（ポ）：ポリフェノール　（タ）：タンニン　（テ）：テオブロミン　（カ）：カフェイン
見当：概量（1個、1尾、1切れなど）とその目安重量（廃棄部分を含む重量）

穀類　いも及びでん粉類　砂糖及び甘味類　豆類　種実類　野菜類　果実類　きのこ類　藻類　魚介類　肉類　卵類　乳類　油脂類　菓子類　し好飲料類　調味料及び香辛料類　調理済み流通食品類

（0）：推定値 0，　（Tr）：推定値 微量，　Tr：微量，　−：未測定　　※炭水化物成分表から算出。

食品番号	食品名	廃棄率	エネルギー		水分	たんぱく質 アミノ酸組成による	脂質 脂肪酸のトリアシルグリセロール当量	脂肪酸 飽和脂肪酸	脂肪酸 n-3系多価不飽和脂肪酸	脂肪酸 n-6系多価不飽和脂肪酸	コレステロール	炭水化物 利用可能炭水化物	炭水化物 糖類※	炭水化物 食物繊維総量	炭水化物 糖アルコール	有機酸	七訂(2015年版)エネルギー エネルギー	七訂 たんぱく質	七訂 脂質	七訂 炭水化物	灰分	ナトリウム	カリウム	カルシウム
		%	kJ	kcal	g	g	g	g	g	g	mg	g	g	g	g	g	kcal	g	g	g	g	mg	mg	mg
07092	缶詰	0	333	79	78.8	(0.1)	(0.1)	(0.01)	(0)	(0.02)	(0)	17.2*	(16.5)	1.0	2.7	−	85	0.2	0.1	20.7	0.2	1	55	
	なつみかん→（かんきつ類）																							
	なつめ																							
07095	乾	15	1242	294	21.0	3.9*	2.0*	−	−	−	0	58.9*		12.5		−	287	3.9	2.0	71.4	1.7	3	810	6
	なつめやし																							
07096	乾	5	1191	281	24.8	(1.2)	(Tr)	(0.02)	(Tr)	(0.01)	(0)	65.4*	(59.0)	7.0		−	266	2.2	0.2	71.3	1.5	Tr	550	7
	ネクタリン→（もも類）																							
	パインアップル																							
07097	生	45	231	54	85.2	0.4	(0.1)	(0.01)	(0.02)	(0.03)	0	12.2	12.3	1.2	−	0.9	53	0.6	0.1	13.7	0.4	Tr	150	1
07177	焼き	0	313	74	78.2	(0.7)	0.1	−	−	−	(0)	16.5	16.5	1.7	−	1.0	77	0.9	0.2	20.1	0.5	Tr	190	1
07098	果実飲料　ストレートジュース	0	195	46	88.2	0.3*	(0.1)	(0.01)	(0.02)	(0.02)	0	11.0*	(9.9)	0	−		41	0.1	0.1	11.0	0.4	1	210	2
07099	果実飲料　濃縮還元ジュース	0	193	45	88.3	0.1*	(0.1)	(0.01)	(0.02)	(0.02)	0	11.1*	(9.9)	0	−		41	0.1	0.1	11.1	0.4	1	190	
07100	果実飲料　50%果汁入り飲料	0	214	50	87.3	0.3	(0.1)	(0.01)	(0.02)	(0.02)	0	12.1*		0	−		51	0.3	0.1	12.1	0.2	1	95	
07101	果実飲料　10%果汁入り飲料	0	211	50	87.6	Tr*	Tr*	−	−	−	0	12.4*		0	−		50	Tr	Tr	12.4	Tr	1	18	
07102	缶詰	0	326	76	78.9	(0.3)	(0.1)	(0.01)	(0.01)	(0.02)	(0)	(19.4)	(19.3)	0.5	−		84	0.4	0.1	20.3	0.3	1	120	
07103	砂糖漬	0	1490	349	12.0	(0.4)	(0.1)	(0.02)	(0.03)	(0.04)	(0)	(87.6)	(87.6)	1.3	−		351	0.5	0.2	86.8	0.3	58	23	3
	ハスカップ																							
07104	生	0	233	55	85.5	0.7*	0.6*	−	−	−	0	10.7*		2.1	−		53	(0.7)	0.6	12.8	0.4	Tr	190	3
	はっさく→（かんきつ類）																							
	パッションフルーツ																							
07106	果汁　生	0	285	67	82.0	0.8	0.4*	−	−	−	(0)	13.4*	(4.0)	0	−	2.8	64	0.8	0.4	16.2	0.6	5	280	
	バナナ																							
07107	生	40	392	93	75.4	0.7	(0.1)	(0.07)	(0.02)	(0.03)	0	21.1*	15.5	1.1	−	0.7	86	1.1	0.2	22.5	0.8	Tr	360	
07108	乾	0	1330	314	14.3	(2.4)	0.2	(0.15)	(0.03)	(0.05)	(0)	70.5*	(53.9)	7.0	−	2.5	299	3.8	0.4	78.5	3.0	1	1300	
	パパイア																							
07109	完熟　生	35	141	33	89.2	(0.2)	(0.2)	(0.06)	(0.04)	(0.01)	(0)	(7.1)	(7.1)	2.2	−		38	0.5	0.2	9.5	0.6	6	210	
07110	未熟　生	25	149	35	88.7	(0.6)	(0.1)	(0.03)	(0.02)	(Tr)	(0)	(7.4)	(7.4)	2.2	−		39	1.3	0.1	9.4	0.5	5	190	3
	ピタヤ→ドラゴンフルーツ																							
	ひゅうがなつ→（かんきつ類）																							
	びわ																							
07114	生	30	174	41	88.6	(0.2)	(0.1)	(0.02)	(0.01)	(0.04)	(0)	9.1*	(6.0)	1.6	−		40	0.3	0.1	10.6	0.4	1	160	1

ミノ酸組成によるたんぱく質の*→「たんぱく質」の値、脂肪酸のトリアシルグリセロール当量の*→「脂質」の値が入っている。
用可能炭水化物は「利用可能炭水化物（質量計）」の値だが、*がついているものは「差引き法による利用可能炭水化物」の値（p.2、3参照）。

可食部100g当たり

マグネシウム (mg)	リン (mg)	鉄 (mg)	亜鉛 (mg)	銅 (mg)	マンガン (mg)	ヨウ素 (µg)	セレン (µg)	クロム (µg)	モリブデン (µg)	ビタミンA レチノール (µg)	ビタミンA β-カロテン当量 (µg)	ビタミンA レチノール活性当量 (µg)	ビタミンD (µg)	ビタミンE α-トコフェロール (mg)	ビタミンK (µg)	ビタミンB1 (mg)	ビタミンB2 (mg)	ナイアシン当量 (mg)	ビタミンB6 (mg)	ビタミンB12 (µg)	葉酸 (µg)	パントテン酸 (mg)	ビオチン (µg)	ビタミンC (mg)	アルコール (g)	食塩相当量 (g)	重量変化率 (%)	備考
4	5	0.1	0.1	0.05	0.03	–	–	–	–	0	Tr	0	(0)	0.2	(Tr)	0.01	0.02	(0.3)	0.01	(0)	4	0	–	Tr	–	0	–	別名 洋なし 試料:ヘビーシラップ漬 液汁を含んだもの（液汁40%） ビタミンC:酸化防止用として添加品あり
39	80	1.5	0.8	0.24	0.46	–	–	–	–	(0)	7	1	(0)	0.1	–	0.10	0.21	2.3	0.14	0	140	0.86	–	1	–	0	–	廃棄部位:核
60	58	0.8	0.4	0.40	0.38	–	–	–	–	(0)	160	13	(0)	1.4	(3)	0.07	0.04	(2.0)	0.16	(0)	19	0.94	–	0	–	0	–	別名 デーツ 廃棄部位:へた及び核
14	9	0.2	0.1	0.11	1.33	0	0	0	Tr	(0)	38	3	(0)	Tr	1	0.09	0.02	0.3	0.10	(0)	12	0.23	0.2	35	–	0	–	別名 パイナップル 廃棄部位:はく皮及び果しん部 見当 1/8玉=100g
18	13	0.3	0.1	0.14	1.67	0	0	Tr	1	(0)	46	4	(0)	0.1	2	0.11	0.02	(0.5)	0.12	(0)	14	0.64	0.3	41	–	0	72	別名 パイナップル はく皮及び果しん部を除いたもの
10	13	0.4	0.1	0.03	0.87	–	–	–	–	(0)	9	1	(0)	Tr	0	0.04	0.01	0.3	0.07	(0)	9	0.19	–	6	–	0	–	別名 パイナップル （100g:98mL、100mL:103g）
10	12	0.3	0.1	0.03	1.16	–	–	–	–	(0)	12	1	(0)	Tr	0	0.05	0.02	0.3	0.07	(0)	7	0.17	–	5	–	0	–	別名 パイナップル （100g:98mL、100mL:103g）
4	5	0.1	Tr	0.02	0.33	–	–	–	–	(0)	4	Tr	(0)	Tr	0	0.03	0.01	0.2	0.04	(0)	7	0.07	–	0	–	0	–	別名 パイナップル ビタミンC:酸化防止用として添加品あり
2	1	0.2	Tr	Tr	0.18	–	–	–	–	0	Tr	0	(0)	Tr	(0)	0	0	0	0.01	0	1	0	–	0	–	0	–	別名 パイナップル ビタミンC:酸化防止用として添加品あり
9	7	0.3	0.1	0.07	1.58	–	–	–	–	(0)	12	1	(0)	0	(Tr)	0.07	0.01	(0.3)	0.06	(0)	7	0.06	–	7	–	0	–	別名 パイナップル　試料:ヘビーシラップ漬　液汁を含んだもの（液汁37%）
5	5	2.5	0.1	0.06	0.45	–	–	–	–	(0)	17	1	(0)	0.1	(6)	0.04	0.01	(0.2)	0.01	–	2	0	–	0	–	0.1	–	
11	25	0.6	0.1	0.06		–	–	–	–	(0)	130	11	(0)	1.1	–	0.02	0.03	0.6	0.04	–	7	0.29	–	44	–	0	–	別名 くろみのうぐいすかぐら 果実全体
15	21	0.6	0.4	0.08	0.10	–	–	–	–	(0)	1100	89	(0)	0.2	(1)	0.01	0.09	2.0	0.18	(0)	86	0.63	–	16	–	0	–	別名 くだものとけいそう 全果に対する果汁分:30%
32	27	0.3	0.2	0.09	0.26	0	1	0	7	(0)	56	5	(0)	0.5	(Tr)	0.05	0.04	0.9	0.38	(0)	26	0.44	1.4	16	–	0	–	廃棄部位:果皮及び果柄 見当 1本=200g
92	84	1.1	0.6	0.25	1.31	–	–	–	–	(0)	840	70	(0)	1.4	(2)	0.07	0.12	(2.0)	1.04	(0)	34	1.13	–	Tr	–	0	–	
26	11	0.2	0.1	0.05	0.04	0	Tr	0	1	(0)	480	40	(0)	0.3	(2)	0.02	0.04	(0.4)	0.01	(0)	44	0.42	0.2	50	–	0	–	別名 パパイヤ 廃棄部位:果皮及び種子　見当 1玉=400g
19	17	0.3	0.1	0.03	0.02	–	–	–	–	(0)	120	10	(0)	0.3	(2)	0.03	0.04	(0.7)	0.01	(0)	38	0.55	–	45	–	0	–	別名 パパイヤ 廃棄部位:果皮及び種子
4	9	0.1	0.2	0.04	0.27	0	0	0	0	(0)	810	68	(0)	0.1	–	0.02	0.03	(0.3)	0.06	(0)	9	0.22	0.1	5	–	–	–	廃棄部位:果皮及び種子 見当 1個=50g

備考欄凡例:
硝：硝酸イオン　ポ：ポリフェノール
タ：タンニン　テ：テオブロミン
カ：カフェイン
見当：概量（1個、1尾、1切れなど）と その目安重量（廃棄部分を含む重量）

穀類
いも及びでん粉類
砂糖及び甘味類
豆類
種実類
野菜類
果実類
きのこ類
藻類
魚介類
肉類
卵類
乳類
油脂類
菓子類
し好飲料類
調味料及び香辛料類
調理済み流通食品類

119

（0）：推定値 0, （Tr）：推定値 微量, Tr：微量, －：未測定　※炭水化物成分表から算出。

果実類

可食部100 g当たり

食品番号	食品名	廃棄率 %	エネルギー kJ	エネルギー kcal	水分 g	たんぱく質 アミノ酸組成による g	脂質 脂肪酸のトリアシルグリセロール当量 g	飽和脂肪酸 g	n-3系多価不飽和脂肪酸 g	n-6系多価不飽和脂肪酸 g	コレステロール mg	利用可能炭水化物 g	糖類※ g	食物繊維総量 g	糖アルコール g	有機酸 g	七訂 エネルギー kcal	七訂 たんぱく質 g	七訂 脂質 g	七訂 炭水化物 g	灰分 g	ナトリウム mg	カリウム mg	カルシウム mg
07115	缶詰	0	339	80	79.6	(0.2)	(0.1)	(0.02)	(0.01)	(0.04)	(0)	19.3*	–	0.6	–		81	0.3	0.1	19.8	0.2	2	60	22
	ぶどう																							
07116	皮なし 生	15	247	58	83.5	0.2	Tr	0.01	Tr	0.01	0	(14.4)	(14.4)	0.5	0	0.6	59	0.4	0.1	15.7	0.3	1	130	6
07178	皮つき 生	0	296	69	81.7	0.4	Tr	0.02	Tr	0.02		17.0	17.1	0.9		0.7	64	0.6	0.2	16.9	0.5	0	220	8
07187	皮つき シャインマスカット 生	0	260	61	82.5	0.4	Tr	0.01	Tr	0.01	–	14.9	14.9	0.9		0.6	62	0.7	0.2	16.1	0.4	0	210	7
07117	干しぶどう	0	1374	324	14.5	(2.0)	(0.1)	(0.03)	(0.01)	(0.02)		75.9*	(60.3)	4.1	0	1.2	300	2.7	0.2	80.3	1.9	12	740	65
07118	果実飲料 ストレートジュース	0	231	54	84.8	(0.3)	(Tr)	(0.01)	(0.01)	(0.01)		(13.9)	(13.9)	0.1			54	0.3	0.2	14.3	0.2	1	30	
07119	果実飲料 濃縮還元ジュース	0	197	46	87.2	(0.3)	(0.3)	(0.04)	(0.01)	(0.03)		(11.7)	(11.7)	0.1			47	0.3	0.3	12.0	0.1	2	24	5
07120	果実飲料 70% 果汁入り飲料	0	222	52	86.8	(0.2)	(Tr)	(0.01)	(Tr)	(Tr)		12.8*		0.1			53	0.2	Tr	12.9	0.1	15	17	
07121	果実飲料 10% 果汁入り飲料	0	223	52	86.9	Tr*	(Tr)	(Tr)	(Tr)	(Tr)		13.1		Tr			53	Tr	Tr	13.1	Tr	6	3	
07122	缶詰	0	354	83	78.9	(0.3)	(Tr)	(Tr)	(Tr)	(Tr)		20.4*		0.2			84	0.4	0.1	20.4	0.2	1	88	
07123	ジャム	0	803	189	51.4	(0.3)	(Tr)	(Tr)	(Tr)	(Tr)		(47.2)	(47.3)	1.5			193	0.5	0.1	47.5	0.5	18	130	
	ブルーベリー																							
07124	生	0	201	48	86.4	(0.3)	(0.1)	(0.01)	(0.02)	(0.03)	0	9.8*	(8.6)	3.3	–		49	0.5	0.1	12.9	0.1	1	70	
07125	ジャム	0	738	174	55.1	(0.4)	(0.3)	(0.03)	(0.05)	(0.08)		(41.3)	(41.3)	4.3			181	0.7	0.3	43.8	0.1	1	75	
07172	乾	0	1181	280	21.9	(1.5)	(1.5)	(0.15)	(0.12)	(0.86)		56.4*	–	17.6			286	2.7	1.9	72.5	1.0	4	400	4
	プルーン→（すもも類）																							
	ぶんたん→（かんきつ類）																							
	ホワイトサポテ																							
07128	生	35	310	73	79.0	(1.2)	0.1	–	–	–	0	(15.8)	(12.0)	3.1	–		74	1.5	0.1	18.9	0.5	Tr	220	1
	ぽんかん→（かんきつ類）																							
	まくわうり																							
07130	黄肉種 生	40	142	34	90.8	(0.6)	0.1	–	–	–	(0)	(7.4)	(7.3)	1.0	–		32	0.8	0.1	7.8	0.5	1	280	
07173	白肉種 生	40	142	34	90.8	(0.6)	0.1	–	–	–	(0)	(7.4)	(7.3)	1.0	–		32	0.8	0.1	7.8	0.5	1	280	
	マルメロ																							
07131	生	25	201	48	84.2	0.3*	(0.1)	(0.01)	(0)	(0.05)		(9.4)	(9.4)	5.1	0	–	56	0.3	0.1	15.1	0.3	1	160	1
	マンゴー																							
07132	生	35	289	68	82.0	(0.5)	(0.1)	(0.02)	(0.01)	(0.01)		15.7*	(13.0)	1.3	–		64	0.6	0.1	16.9	0.4	1	170	1
07179	ドライマンゴー	0	1436	339	9.3	2.3	0.3	0.11	0.03	0.03	(0)	76.6*	65.7	6.4		3.0	321	3.1	0.7	84.9	2.1	1	1100	3
	マンゴスチン																							
07133	生	70	303	71	81.5	0.6*	0.2*	–	–	–	0	16.1*	–	1.4	–		67	0.6	0.2	17.5	0.2	1	100	
	みかん→（かんきつ類）・うんしゅうみかん																							

左側縦見出し：穀類／いも及びでん粉類／砂糖及び甘味類／豆類／種実類／**新類**／**果実類**／きのこ類／藻類／魚介類／肉類／卵類／乳類／油脂類／菓子類／し好飲料類／調味料及び香辛料類／調理済み流通食品類

ノ酸組成によるたんぱく質の＊→「たんぱく質」の値、脂肪酸のトリアシルグリセロール当量の＊→「脂質」の値が入っている。
可能炭水化物は「利用可能炭水化物（質量計）」の値だが、＊がついているものは「差引き法による利用可能炭水化物」の値（p.2、3参照）。

リン	鉄	亜鉛	銅	マンガン	ヨウ素	セレン	クロム	モリブデン	レチノール	β-カロテン当量	レチノール活性当量	ビタミンD	α-トコフェロール	ビタミンK	B_1	B_2	ナイアシン当量	B_6	B_{12}	葉酸	パントテン酸	ビオチン	ビタミンC	アルコール	食塩相当量	重量変化率	備考
mg	mg	mg	mg	mg	µg	µg	µg	µg	µg	µg	µg	µg	mg	µg	mg	mg	mg	mg	µg	µg	mg	µg	mg	g	g	%	
3	0.1	0.1	0.17	0.10	–	–	–	–	(0)	470	39	(0)	0.2	–	0.01	0.01	(0.3)	0.02	(0)	9	0	–	Tr	–	0		試料:ヘビーシロップ漬 液汁を含んだもの（液汁45%）ビタミンC:酸化防止用として添加品あり
15	0.1	0.1	0.05	0.12	0	0	0	Tr	(0)	21	2	(0)	0	–	0.04	0.01	0.1	0.04	(0)	4	0.10	0.7	2	–	0		廃棄部位:果皮及び種子 廃棄率:大粒種の場合20%
23	0.2	Tr	0.07	0.03	0	0	0	–	(0)	39	3	(0)	0.4	22	0.05	0.01	0.2	0.05	(0)	19	0.04	1.0	3	–	0		ホ0.2g
23	0.2	Tr	0.06	0.05	1	0	0	–	–	38	3	–	0.5	31	0.05	0.01	0.3	0.06	–	19	0.04	0.8	2	–	0		ホTr 食物繊維:AOAC.2011.25法
90	2.3	0.3	0.39	0.20	3	Tr	9	12	(0)	11	1	(0)	0.5	–	0.12	0.03	(1.0)	0.23	(0)	9	0.17	4.3	Tr	–	0		別名レーズン ホ0.4g
7	0.1	0.1	0.02	0.13	0	0	0	9	(0)	0	0	(0)	0	–	0.02	0.01	(0.1)	0.02	(0)	1	0.06	1.9	Tr	–	0		ホ0.2g (100g:98mL、100mL:103g)
7	0.3	Tr	0.02	0.07	Tr	0	0	1	(0)	0	0	(0)	0	–	0.02	Tr	(0.2)	0.06	(0)	1	0.04	1.7	Tr	–	0		ホ0.1g (100g:98mL、100mL:103g)
5	0.1	Tr	0.01	0.11	–	–	–	–	(0)	0	0	(0)	Tr	–	0	0	(0)	0	(0)	Tr	0	–	Tr	–	0		ビタミンC:酸化防止用として添加品あり
1	0.1	Tr	0.01	0.08	–	–	–	–	(0)	0	0	(0)	0	–	0	0	(0)	0.01	(0)	Tr	0	–	0	–	0		ビタミンC:酸化防止用として添加品あり
10	0.9	0.2	0.09	0.02	–	–	–	–	(0)	10	1	(0)	0	–	0.03	0.02	(0.1)	0.03	(0)	2	0	–	0	–	0		試料:ヘビーシロップ漬 液汁を含んだもの（液汁37%）
23	3.3	0.1	0.11	0.10	–	–	–	–	(0)	0	0	(0)	0	–	0	0	(0.1)	0.04	(0)	2	0.11	–	0	–	0		ビタミンC:酸化防止用として添加品あり (100g:80mL、100mL:125g)
9	0.2	0.1	0.04	0.26	0	0	Tr	1	(0)	55	5	(0)	1.7	(15)	0.03	0.03	(0.2)	0.05	0	12	0.12	1.1	9	–	0		試料:ハイブッシュブルーベリー 果実全体 見当10粒=10g
12	0.3	0.1	0.06	0.62	–	–	–	–	(0)	26	2	(0)	1.9	(23)	0.03	0.02	(0.4)	0.04	0	3	0.11	–	3	–	0		試料:ハイブッシュブルーベリー (100g:80mL、100mL:125g)
63	1.2	0.4	0.23	1.94	(0)	(0)	(2)	(4)	(0)	81	7	(0)	5.1	89	0.12	0.10	(1.7)	0.20	(0)	13	0.26	–	Tr	–	0		ドライフルーツ 試料:有機栽培品含む
28	0.2	0.2	0.09	0.09	–	–	–	–	(0)	13	1	(0)	0.4	–	0.05	0.05	(1.4)	0.06	0	36	0.22	–	18	–	0		廃棄部位:果皮及び種子
8	0.2	0.1	0.02	0.05	–	–	–	–	(0)	180	15	(0)	0.1	–	0.03	0.03	(0.8)	0.06	(0)	50	0.16	–	30	–	0		廃棄部位:果皮及び種子
8	0.2	0.1	0.02	0.05	–	–	–	–	(0)	180	15	(0)	0.1	–	0.03	0.03	(0.8)	0.06	(0)	50	0.16	–	30	–	0		廃棄部位:果皮及び種子
14	0.1	0.2	0.05	0.02	–	–	–	–	(0)	51	4	(0)	1.0	–	0.02	0.02	0.3	0.05	–	12	0.25	–	18	–	0		廃棄部位:果皮及び果しん
12	0.2	0.1	0.08	0.10	0	0	0	0	(0)	610	51	(0)	1.8	(3)	0.04	0.06	(0.9)	0.13	(0)	84	0.22	0.8	20	–	0		廃棄部位:果皮及び種子 見当1個（アップルマンゴー）=400g
81	0.5	0.6	0.20	0.53	2	1	2	1	(0)	6100	500	(0)	6.8	16	0.27	0.21	4.0	0.43	(0)	260	0.46	5.3	69	–	0		見当1枚=10g
12	0.1	0.2	0.07	0.35	1	0	1	0	(0)	0	0	(0)	0	–	0.11	0.03	0.6	0.04	–	20	0.33	–	3	–	0		試料:冷凍品 廃棄部位:果皮及び種子

備考欄凡例：
硝：硝酸イオン　ポ：ポリフェノール
タ：タンニン　テ：テオブロミン
カ：カフェイン
見当：概量（1個、1尾、1切れなど）とその目安重量（廃棄部分を含む重量）

（右端見出し：穀類／いも及びでん粉類／砂糖及び甘味類／豆類／種実類／野菜類／果実類／きのこ類／藻類／魚介類／肉類／卵類／乳類／油脂類／菓子類／し好飲料類／調味料及び香辛料類／調理済み流通食品類）

（0）：推定値 0， （Tr）：推定値 微量， Tr：微量， －：未測定　　※炭水化物成分表から算出。

食品番号	食品名	廃棄率	エネルギー		水分	たんぱく質 アミノ酸組成による	脂質 トリアシルグリセロール当量	脂肪酸 飽和脂肪酸	脂肪酸 n-3系多価不飽和脂肪酸	脂肪酸 n-6系多価不飽和脂肪酸	コレステロール	炭水化物 利用可能炭水化物	炭水化物 糖類※	食物繊維総量	糖アルコール	有機酸	七訂(2015年版)のエネルギーの算出方法に基づく成分（参考） エネルギー	たんぱく質	脂質	炭水化物	灰分	ナトリウム	カリウム	カルシウム
		%	kJ	kcal	g	g	g	g	g	g	mg	g	g	g	g	g	kcal	g	g	g	g	mg	mg	mg
	メロン																							
07134	温室メロン　生	50	172	40	87.8	(0.7)	(0.1)	(0.03)	(0.02)	(0.02)	(0)	(9.3)	(9.2)	0.5	–	–	42	1.1	0.1	10.3	0.7	7	340	
07135	露地メロン　緑肉種　生	45	193	45	87.9	0.6	0.1	(0.03)	(0.02)	(0.02)	0	10.3*	9.2	0.5	–	–	42	1.0	0.1	10.4	0.6	6	350	
07174	露地メロン　赤肉種　生	45	193	45	87.9	(0.6)	0.1	–	–	–	0	10.3*	(9.2)	0.5	–	–	42	1.0	0.1	10.4	0.6	6	350	
	（もも類）																							
	もも																							
07136	白肉種　生	15	161	38	88.7	0.4	(0.1)	(0.01)	(0)	(0.03)	0	8.0	8.1	1.3	0.3	0.4	40	0.6	0.1	10.2	0.4	1	180	
07184	黄肉種　生	15	204	48	85.4	0.4	Tr	0.02	0.01	0.02	–	8.6	10.8*	1.9	2.7	0.4	51	0.5	0.2	13.4	0.4	0	210	
07137	果実飲料　30% 果汁入り飲料（ネクター）	0	196	46	88.0	0.2*	(0)	(0.01)	(0)	(0)	(0)	(11.7)	(11.8)	0.4	–	–	48	0.2	0.1	11.6	0.1	3	35	
07138	缶詰　白肉種　果肉	0	349	82	78.5	(0.3)	(0.1)	(0.01)	(0)	(0.04)	(0)	19.4*	(16.3)	1.4	–	–	85	0.5	0.1	20.6	0.3	4	80	
07175	缶詰　黄肉種　果肉	0	350	83	78.5	(0.4)	0.1*	–	–	–	(0)	19.3*	(16.3)	1.4	–	–	85	0.5	0.1	20.6	0.3	4	80	
07139	缶詰　液汁	0	343	81	79.5	0.3*	0.1*	–	–	–	(0)	19.5*	–	0.3	–	–	81	0.3	0.1	19.8	0.3	4	80	
	ネクタリン																							
07140	生	15	164	39	87.8	(0.4)	(0.2)	(0.02)	(Tr)	(0.10)	(0)	(7.7)	(7.6)	1.7	0.6	–	43	0.7	0.3	10.7	0.5	1	210	
	やまもも																							
07141	生	10	198	47	87.8	0.5*	0.2*	–	–	–	0	10.2*	–	1.1	–	–	44	0.5	0.2	11.3	0.2	4	120	
	ゆず→（かんきつ類）																							
	ライチー																							
07144	生	30	261	61	82.1	(0.6)	0.1	(0.02)	(0.01)	(0.02)	0	(14.9)	(14.9)	0.9	–	–	63	1.0	0.1	16.4	0.4	Tr	170	
	ライム→（かんきつ類）																							
	ラズベリー																							
07146	生	0	150	36	88.2	1.1*	0.1*	–	–	–	0	(5.6)	(5.4)	4.7	0.1	–	41	1.1	0.1	10.2	0.4	1	150	
	りゅうがん																							
07147	乾	60	1314	310	19.4	(3.2)	(0.3)	(0.09)	(0.06)	(0.06)	(0)	72.1*	–	2.8	–	–	283	5.1	0.4	72.9	2.2	2	1000	
	りんご																							
07148	皮なし　生	15	225	53	84.1	0.1	Tr	0.01	Tr	0.03	(0)	12.2	12.2	1.4	0.7	0.5	57	0.2	0.2	15.5	0.2	Tr	120	

可食部100 g当たり

穀類　いも及びでん粉類　砂糖及び甘味類　豆類　種実類　野菜類　果実類　きのこ類　藻類　魚介類　肉類　卵類　乳類　油脂類　菓子類　し好飲料類　調味料及び香辛料類　調理済み流通食品類

ミノ酸組成によるたんぱく質の*→「たんぱく質」の値、脂肪酸のトリアシルグリセロール当量の*→「脂質」の値が入っている。
用可能炭水化物は「利用可能炭水化物（質量計）」の値だが、*がついているものは「差引き法による利用可能炭水化物」の値（p.2、3参照）。

可食部100g当たり

マグネシウム	リン	鉄	亜鉛	銅	マンガン	ヨウ素	セレン	クロム	モリブデン	ビタミンA レチノール	ビタミンA β-カロテン当量	ビタミンA レチノール活性当量	ビタミンD	ビタミンE α-トコフェロール	ビタミンK	ビタミンB1	ビタミンB2	ナイアシン当量	ビタミンB6	ビタミンB12	葉酸	パントテン酸	ビオチン	ビタミンC	アルコール	食塩相当量	重量変化率	備考
mg	mg	mg	mg	mg	mg	µg	µg	µg	µg	µg	µg	µg	µg	mg	µg	mg	mg	mg	mg	µg	µg	mg	µg	mg	g	g	%	
13	21	0.3	0.2	0.05	0.04	0	2	1	4	(0)	33	3	(0)	0.2	(3)	0.06	0.02	(0.6)	0.10	(0)	32	0.19	0.9	18	–	0	–	試料:アールス系(緑肉種) 廃棄部位:果皮及び種子 見当 1個(アールスメロン)=1000g
12	13	0.2	0.2	0.04	0.02	0	1	0	2	(0)	140	12	(0)	0.2	(3)	0.05	0.02	0.9	0.11	(0)	24	0.16	0.9	25	–	0	–	廃棄部位:果皮及び種子
12	13	0.2	0.2	0.04	0.02	0	1	0	2	(0)	3600	300	(0)	0.2	(3)	0.05	0.02	(0.9)	0.11	(0)	24	0.16	0.9	25	–	0	–	廃棄部位:果皮及び種子
7	18	0.1	0.1	0.05	0.04	0	0	0	1	(0)	5	Tr	(0)	0.7	(1)	0.01	0.01	0.6	0.02	(0)	5	0.13	0.3	8	–	0	–	別名 毛桃 試料:白肉種 廃棄部位:果皮及び核 見当 1個=250g
6	21	0.1	0.1	0.06	0.03	0	0	0	2	–	210	17	–	1.3	1	0.02	0.02	0.7	0.01	0	8	0.15	0.2	6	–	0	–	廃棄部位:果皮及び核 タ Tr、ポ 0.1g 食物繊維:AOAC.2011.25法
2	4	0.2	Tr	0.01	0.02	–	–	–	–	0	Tr	0	(0)	0.4	(1)	Tr	0.01	0.2	Tr	(0)	2	0.10	–	2	–	0	–	別名 毛桃 果肉(ピューレー)分:30% ビタミンC:酸化防止用として添加品あり (100g:103mL、100mL:97g)
4	9	0.2	0.2	0.04	0.03	–	–	–	–	(0)	Tr	0	(0)	1.2	(3)	0.01	0.02	(0.3)	0.01	(0)	4	0.07	–	2	–	0	–	別名 毛桃 試料:ヘビーシラップ漬 内容総量に対する果肉分:60% ビタミンC:酸化防止用として添加品あり
4	9	0.2	0.2	0.04	0.03	–	–	–	–	(0)	210	17	(0)	1.2	(3)	0.01	0.02	(0.4)	0.01	(0)	4	0.07	–	2	–	0	–	別名 毛桃 内容総量に対する果肉分:60% ビタミンC:酸化防止用として添加品あり
4	7	0.2	Tr	0.04	0.04	–	–	–	–	(0)	Tr	0	(0)	0	–	0.01	0.01	0.4	(0.1)	(0)	3	–	–	2	–	0	–	別名 毛桃 内容総量に対する液汁分:40% ビタミンC:酸化防止用として添加品あり
10	16	0.2	0.1	0.08	0.06	–	–	–	–	(0)	240	20	(0)	1.4	(2)	0.02	0.03	(0.8)	0.01	(0)	12	0.20	–	10	–	0	–	別名 油桃 廃棄部位:果皮及び核
7	5	0.4	0.1	0.03	0.22	–	–	–	–	(0)	19	2	(0)	0.3	–	0.04	0.03	0.4	0.05	0	26	0.21	–	4	–	0	–	試料:栽培品 廃棄部位:種子
13	22	0.2	0.2	0.14	0.17	–	–	–	–	(0)	0	(0)	(0)	0.1	(Tr)	0.02	0.06	(1.0)	0.09	0	100	0	–	36	–	0	–	別名 れいし 試料:冷凍品 廃棄部位:果皮及び種子
21	29	0.7	0.4	0.12	0.50	–	–	–	–	(0)	19	2	(0)	0.8	(6)	0.02	0.04	0.8	0.07	0	38	0.43	–	22	–	0	–	別名 レッドラズベリー、西洋きいちご 果実全体
43	94	1.7	0.7	0.68	0.20	–	–	–	–	0	Tr	(0)	(0)	0.1	–	0.03	0.74	(2.5)	0.20	(0)	20	0	–	0	–	0	–	廃棄部位:果皮及び種子
3	12	0.1	Tr	0.05	0.02	0	0	0	1	(0)	15	1	(0)	0.1	Tr	0.02	Tr	0.1	0.04	(0)	2	0.03	0.5	4	–	0	–	廃棄部位:果皮及び果しん部

備考欄凡例：
硝:硝酸イオン　ポ:ポリフェノール　タ:タンニン　テ:テオブロミン　カ:カフェイン
見当:概量（1個、1尾、1切れなど）とその目安重量（廃棄部分を含む重量）

（0）：推定値 0，（Tr）：推定値 微量， Tr：微量， −：未測定　※炭水化物成分表から算出。

果実類

可食部 100 g 当たり

食品番号	食品名	廃棄率 %	エネルギー kJ	エネルギー kcal	水分 g	たんぱく質 アミノ酸組成による g	脂質 脂肪酸のトリアシルグリセロール当量 g	脂肪酸 飽和脂肪酸 g	脂肪酸 n-3系多価不飽和脂肪酸 g	脂肪酸 n-6系多価不飽和脂肪酸 g	コレステロール mg	炭水化物 利用可能炭水化物 g	炭水化物 糖類※ g	炭水化物 食物繊維総量 g	炭水化物 糖アルコール g	有機酸 g	七訂エネルギー kcal	七訂たんぱく質 g	七訂脂質 g	七訂炭水化物 g	灰分 g	ナトリウム mg	カリウム mg	カルシウム mg
07176	皮つき　生	8	238	56	83.1	(0.1)	(0.1)	(0.04)	(0.01)	(0.06)	(0)	12.7	12.6	1.9	0.5	0.4	61	0.2	0.3	16.2	0.2	Tr	120	
07180	皮つき　焼き	0	364	86	77.2	(0.2)	0.4*	–	–	–	(0)	18.8*	16.9	2.5	–	0.6	83	0.2	0.4	21.9	0.3	1	170	
07149	果実飲料　ストレートジュース	0	182	43	87.7	0.2*	(Tr)	(0.01)	(Tr)	(0.02)	(0)	10.7	10.6	Tr	0.4	–	44	0.2	0.1	11.8	0.2	3	77	
07150	果実飲料　濃縮還元ジュース	0	200	47	88.1	0.1*	(0.1)	(0.02)	(Tr)	(0.04)	(0)	11.5*	(10.3)	Tr	–	–	43	0.1	0.2	11.4	0.2	6	110	
07151	果実飲料　50%果汁入り飲料	0	197	46	88.3	0.1*	(Tr)	(Tr)	(0)	(0.01)	(0)	11.5*	–	0	–	–	47	0.1	Tr	11.5	0.1	2	55	
07152	果実飲料　30%果汁入り飲料	0	194	46	88.5	Tr	(0)	(Tr)	(0)	(Tr)	(0)	11.4*	–	0	–	–	46	Tr	Tr	11.4	0.1	8	24	
07153	缶詰	0	346	81	79.4	(0.2)	(Tr)	(0.01)	(Tr)	(0.02)	(0)	19.9*	–	0.4	–	–	83	0.3	0.1	20.1	0.1	2	30	
07154	ジャム	0	864	203	46.9	(0.2)	(Tr)	(0.01)	(Tr)	(0.02)	(0)	(51.0)	(51.1)	0.8	–	–	213	0.2	0.1	52.7	0.1	7	33	

レモン→（かんきつ類）

ミノ酸組成によるたんぱく質の*→「たんぱく質」の値、脂肪酸のトリアシルグリセロール当量の*→「脂質」の値が入っている。
用可能炭水化物は「利用可能炭水化物（質量計）」の値だが、*がついているものは「差引き法による利用可能炭水化物」の値（p.2、3参照）。

無機質										ビタミン															アルコール	食塩相当量	重量変化率	備考
マグネシウム	リン	鉄	亜鉛	銅	マンガン	ヨウ素	セレン	クロム	モリブデン	ビタミンA レチノール	β-カロテン当量	レチノール活性当量	ビタミンD	ビタミンE α-トコフェロール	ビタミンK	ビタミンB₁	ビタミンB₂	ナイアシン当量	ビタミンB₆	ビタミンB₁₂	葉酸	パントテン酸	ビオチン	ビタミンC				
g	mg	mg	mg	mg	mg	µg	µg	µg	µg	µg	µg	µg	µg	mg	µg	mg	mg	mg	mg	µg	µg	mg	µg	mg	g	g	%	
5	12	0.1	0.1	0.05	0.04	0	0	0	1	(0)	27	2	(0)	0.4	2	0.02	0.01	(0.1)	0.04	(0)	3	0.05	0.7	6	–	0	–	廃棄部位:果しん部 果当1個=250g
7	17	0.1	0.1	0.07	0.05	1	0	Tr	1	(0)	39	3	(0)	0.7	3	0.03	0.01	(0.2)	0.06	(0)	4	0.05	0.9	7	–	0	67	果しん部を除いたもの
3	6	0.4	Tr	0.03	0.03	0	0	0	1	Tr	(0)	0	(0)	0.1	–	0.01	0.01	0.1	0.03	(0)	3	0.21	0.5	3	–	0	–	(100g:98mL、100mL:103g)
4	9	0.1	Tr	0.02	0.04	–	–	–	–	(0)	0	(0)	(0)	0.1	–	Tr	Tr	0.1	0.02	(0)	2	0.11	–	1	–	0	–	(100g:98mL、100mL:103g)
2	4	0.1	Tr	0.01	0.01	–	–	–	–	0	0	0	(0)	Tr	–	0	0	Tr	0.01	–	1	0	–	Tr	–	0	–	ビタミンC:酸化防止用として添加品あり
1	3	Tr	Tr	0.01	0.01	–	–	–	–	0	0	0	(0)	0	–	0	0	0	0.01	–	0	0	–	Tr	–	0	–	ビタミンC:酸化防止用として添加品あり
2	4	0.2	0.1	0.02	0.01	–	–	–	–	0	9	1	(0)	0.1	–	0.01	0.01	(0.2)	0.01	–	3	0	–	Tr	–	0	–	試料:ヘビーシラップ漬 液汁を含んだもの（液汁50%） ビタミンC:酸化防止用として添加品あり
2	4	0	Tr	0.02	0.01	1	0	2	Tr	(0)	4	Tr	(0)	0.1	–	0.01	0	(Tr)	0.03	(0)	1	0	0.3	Tr	–	0	–	ビタミンC:酸化防止用として添加品あり (100g:80mL、100mL:125g)

備考欄凡例:
硝：硝酸イオン　ポ：ポリフェノール
タ：タンニン　テ：テオブロミン
カ：カフェイン
果当：概量（1個、1尾、1切れなど）とその目安重量（廃棄部分を含む重量）

（0）：推定値 0，（Tr）：推定値 微量，Tr：微量，－：未測定　※炭水化物成分表から算出。

可食部100 g当たり

食品番号	食品名	廃棄率	エネルギー		水分	たんぱく質 アミノ酸組成による	脂質 脂肪酸のトリアシルグリセロール当量	脂肪酸 飽和脂肪酸	脂肪酸 n-3系多価不飽和脂肪酸	脂肪酸 n-6系多価不飽和脂肪酸	コレステロール	炭水化物 利用可能炭水化物	炭水化物 糖類※	炭水化物 食物繊維総量	糖アルコール	有機酸	七訂（2015年版）の エネルギー	七訂 たんぱく質	七訂 脂質	七訂 炭水化物	灰分	ナトリウム	カリウム	カルシウム
		%	kJ	kcal	g	g	g	g	g	g	mg	g	g	g	g	g	kcal	g	g	g	g	mg	mg	mg
	えのきたけ																							
08001	生	15	144	34	88.6	1.6	0.1	0.02	0.02	0.05	0	4.8*	0.7	3.9	0.1	－	22	2.7	0.2	7.6	0.9	2	340	Tr
08002	ゆで	0	141	34	88.6	(1.6)	(0.1)	(0.01)	(0.01)	(0.03)	(0)	4.4*	(0.7)	4.5	0.1	－	22	2.8	0.1	7.8	0.7	2	270	Tr
08037	油いため	0	296	71	83.3	(1.7)	(3.7)	(0.28)	(0.30)	(0.74)	(0)	5.5*	(0.8)	4.6	0.2	－	58	3.0	3.9	8.8	1.0	3	380	Tr
08003	味付け瓶詰	0	320	76	74.1	2.4	(0.2)	(0.02)	(0.04)	(0.08)	(0)	14.2*	9.5	4.1	0	－	85	3.6	0.3	16.9	5.1	1700	320	1
	（きくらげ類）																							
	あらげきくらげ																							
08054	生	4	57	14	93.6	0.5	0.1	0.01	0	0.02	0	0.1	0.1	5.6	－	－	13	0.7	0.1	5.4	0.2	7	59	1
08004	乾	0	743	184	13.1	4.5	0.4	0.08	0.01	0.18	(0)	0.9	0.9	79.5	0	－	171	6.9	0.7	77.0	2.2	46	630	8?
08005	ゆで	0	152	38	82.3	(0.8)	(0.1)	(0.01)	(Tr)	(0.03)	(0)	(0.4)	(0.1)	16.0	－	－	35	1.2	0.2	16.1	0.3	10	75	3?
08038	油いため	0	448	110	64.2	(1.5)	(5.0)	(0.38)	(0.38)	(0.98)	(0)	(0.6)	(0.3)	28.6	－	－	107	2.3	5.2	27.8	0.6	11	130	2?
	きくらげ																							
08006	乾	0	888	216	14.9	5.3	1.3	0.29	0.01	0.60	0	17.1*	2.6	57.4	0	－	167	7.9	2.1	71.1	4.0	59	1000	31?
08007	ゆで	0	56	14	93.8	(0.4)	(0.1)	(0.03)	(Tr)	(0.06)	(0)	(0.2)	(0.2)	5.2	－	－	13	0.6	0.2	5.2	0.2	9	37	2?
	しろきくらげ																							
08008	乾	0	686	170	14.6	3.4	0.5	0.10	Tr	0.15	(0)	3.4	3.4	68.7	0.3	－	162	4.9	0.7	74.5	5.3	28	1400	24?
08009	ゆで	0	61	15	92.6	(0.3)	Tr*	－	－	－	(0)	(0.3)	(0.3)	6.4	Tr	－	14	0.4	Tr	6.7	0.3	2	79	2?
	くろあわびたけ																							
08010	生	10	116	28	90.2	(2.3)	(0.2)	(0.03)	(0)	(0.11)	(0)	2.2*	1.2	4.1	0.3	－	19	3.7	0.4	4.9	0.8	3	300	
	しいたけ																							
08039	生しいたけ 菌床栽培 生	20	102	25	89.6	2.0	0.2	0.04	0	0.15	0	0.7	0.5	4.9	1.2	0.2	20	3.1	0.3	6.4	0.6	1	290	
08040	生しいたけ 菌床栽培 ゆで	0	89	22	91.5	(1.6)	(0.3)	(0.05)	(0)	(0.19)	(0)	(0.6)	(0.4)	4.4	0.9	0.2	17	2.5	0.4	5.1	0.5	1	200	
08041	生しいたけ 菌床栽培 油いため	0	267	65	84.7	(2.0)	(3.8)	(0.30)	(0.28)	(0.85)	(0)	2.5*	(0.5)	4.7	1.3	0.2	57	3.3	4.1	7.3	0.7	1	300	
08057	生しいたけ 菌床栽培 天ぷら	0	837	201	64.1	3.4*	13.7	0.94	1.18	2.60	－	13.1	0.7	4.4	0.8	0.2	211	3.4	14.0	17.8	0.6	32	230	4?
08042	生しいたけ 原木栽培 生	20	141	34	88.3	1.9	0.2	0.04	0	0.16	(0)	3.2*	0.7	5.5	－	0.2	23	3.1	0.4	7.6	0.7	1	270	
08043	生しいたけ 原木栽培 ゆで	0	111	27	90.8	(1.5)	(0.3)	(0.05)	(0)	(0.19)	(0)	2.1*	(0.6)	4.8	－	0.2	19	2.4	0.4	5.9	0.4	Tr	170	

ミノ酸組成によるたんぱく質の*→「たんぱく質」の値、脂肪酸のトリアシルグリセロール当量の*→「脂質」の値が入っている。
用可能炭水化物は「利用可能炭水化物（質量計）」の値だが、*がついているものは「差引き法による利用可能炭水化物」の値（p.2、3参照）。

可食部100 g当たり

マグネシウム	リン	鉄	亜鉛	銅	マンガン	ヨウ素	セレン	クロム	モリブデン	レチノール	β-カロテン当量	レチノール活性当量	ビタミンD	ビタミンE α-トコフェロール	ビタミンK	ビタミンB1	ビタミンB2	ナイアシン当量	ビタミンB6	ビタミンB12	葉酸	パントテン酸	ビオチン	ビタミンC	アルコール	食塩相当量	重量変化率	備考
mg	mg	mg	mg	mg	mg	µg	µg	µg	µg	µg	µg	µg	µg	mg	µg	mg	mg	mg	mg	µg	µg	mg	µg	mg	g	g	%	
15	110	1.1	0.6	0.10	0.07	0	1	0	Tr	0	(0)	(0)	0.9	0	0	0.24	0.17	7.4	0.12	(0)	75	1.40	11.0	0	–	0	–	試料:栽培品 廃棄部位:柄の基部(いしづき)
11	110	1.0	0.6	0.06	0.05	(0)	2	(0)	Tr	0	(0)	(0)	0.8	(0)	0	0.19	0.13	(4.3)	0.09	(0)	30	0.96	11.0	0	–	0	86	試料:栽培品 柄の基部(いしづき)を除いたもの
16	120	1.2	0.6	0.11	0.08	–	–	–	–	(0)	(0)	(0)	0.8	(0.6)	(4)	0.26	0.18	(7.8)	0.10	(0)	47	1.47	–	0	–	0	90	試料:栽培品 柄の基部(いしづき)を除いたもの 植物油(なたね油) 調理による脂質の増減:表14 (p.329)参照
26	150	0.8	0.6	0.08	0.24	–	3	–	6	0	(0)	(0)	0.1	0	0	0.26	0.17	4.9	0.09	(0)	39	1.04	6.9	0	–	4.3	–	別名 なめたけ 試料:栽培品 液汁を除いたもの ビタミンC:酸化防止用として添加品あり
9	16	0.1	0.1	0.01	0.02	Tr	1	1	0	(0)	(0)	(0)	0.1	(0)	(0)	–	0.05	0.6	0.01	Tr	5	0.10	1.9	0	–	0	–	別名 裏白きくらげ 試料:栽培品 廃棄部位:柄の基部(いしづき)
10	110	10.0	0.8	0.18	1.15	25	10	4	10	(0)	(0)	(0)	130.0	0	0	0.01	0.44	3.9	0.08	(0)	15	0.61	21.0	0	–	0.1	–	別名 裏白きくらげ 試料:栽培品
24	11	1.7	0.4	0.04	0.20	1	2	1	1	(0)	(0)	(0)	25.0	0	0	0	0.07	(0.5)	0.01	(0)	1	0	1.2	0	–	0	490	試料:栽培品
37	18	4.3	0.3	0.06	0.33	–	–	–	–	(0)	(0)	(0)	38.0	(0.8)	(6)	0	0.11	(0.9)	0.02	(0)	4	0.06	–	0	–	0	290	水戻し後、油いため 試料:栽培品 植物油(なたね油) 調理による脂質の増減:表14 (p.329)参照
10	230	35.0	2.1	0.31	6.18	7	9	27	6	(0)	(0)	(0)	85.0	0	0	0	0.19	0.87	5.5	0.10	(0)	87	1.14	27.0	0	–	0.1	–	試料:栽培品
27	10	0.7	0.2	0.03	0.53	0	Tr	2	Tr	(0)	(0)	(0)	8.8	0	0	0	0.01	0.06	(0.2)	0.01	(0)	2	0	1.3	0	–	0	1000	試料:栽培品
67	260	4.4	3.6	0.10	0.18	–	1	7	1	(0)	(0)	(0)	15.0	0	0	0	0.12	0.70	3.7	0.10	(0)	76	1.37	87.0	0	–	0.1	–	試料:栽培品
8	11	0.2	0.3	0.01	0.01	0	0	0	0	(0)	(0)	(0)	1.2	0	0	0	0.05	(0.1)	0.02	(0)	1	0	4.4	0	–	0	1500	試料:栽培品
8	100	0.5	0.7	0.15	0.07	0	3	Tr	1	(0)	(0)	(0)	0.3	0	0	0	0.21	0.22	(3.6)	0.09	(0)	65	1.32	10	0	–	0	–	試料:栽培品 廃棄部位:柄の基部(いしづき)
14	87	0.4	0.9	0.10	0.21	0	5	1	4	(0)	(0)	(0)	0.3	0	0	0	0.13	0.21	4.0	0.21	0	49	1.21	7.6	0	–	0	–	試料:栽培品 廃棄部位:柄全体 廃棄率:柄の基部(いしづき)のみを除いた場合5% 食物繊維:AOAC.2011.25法
1	65	0.3	0.8	0.06	0.16	–	–	–	–	(0)	(0)	(0)	0.5	(0)	(0)	0.08	0.11	(2.5)	0.12	(0)	14	0.71	–	0	–	0	110	試料:栽培品 柄全体を除いた傘のみ
6	92	0.4	1.0	0.09	0.24	–	–	–	–	(0)	(0)	(0)	0.8	(0.6)	(4)	0.16	0.18	(4.0)	0.18	(0)	20	1.28	–	0	–	0	92	試料:栽培品 柄全体を除いた傘のみ 植物油(なたね油) 調理による脂質の増減:表14 (p.329)参照
3	84	0.3	0.7	0.08	0.25	0	4	1	5	–	15	1	0.3	2.4	17	0.11	0.18	2.9	0.13	0	12	0.94	5.2	0	–	0.1	150(90)	試料:栽培品 柄全体を除いた傘のみ 植物油(なたね油) 調理による脂質の増減:表13 (p.328)参照 食物繊維:AOAC.2011.25法
6	61	0.4	0.7	0.06	0.27	0	1	Tr	1	(0)	(0)	(0)	0.4	(0)	(0)	0.13	0.22	4.0	0.19	(0)	75	0.95	7.7	0	–	0	–	試料:栽培品 廃棄部位:柄全体 廃棄率:柄の基部(いしづき)のみを除いた場合5%
0	45	0.2	0.5	0.05	0.19	–	–	–	–	(0)	(0)	(0)	0.4	(0)	(0)	0.06	0.12	(2.5)	0.10	(0)	25	0.56	–	0	–	0	110	試料:栽培品 柄全体を除いた傘のみ

備考欄凡例:
硝:硝酸イオン　ポ:ポリフェノール
タ:タンニン　テ:テオブロミン
カ:カフェイン
見当:概量（1個、1尾、1切れなど）とその目安重量（廃棄部分を含む重量）

(0)：推定値 0, (Tr)：推定値 微量, Tr：微量, －：未測定　※炭水化物成分表から算出。

| | | 廃棄率 | エネルギー | | 水分 | たんぱく質 アミノ酸組成による | 脂質 脂肪酸のトリアシルグリセロール当量 | 脂肪酸 | | | コレステロール | 炭水化物 | | | | 有機酸 | 七訂(2015年版)のエネルギーの算出方法に基づく成分(参考) | | | | 灰分 | ナトリウム | カリウム | カルシウム |
| | | | | | | | | 飽和脂肪酸 | n-3系多価不飽和脂肪酸 | n-6系多価不飽和脂肪酸 | | 利用可能炭水化物 | 糖類※ | 食物繊維総量 | 糖アルコール | | エネルギー | たんぱく質 | 脂質 | 炭水化物 | | | | |
食品番号	食品名	%	kJ	kcal	g	g	g	g	g	g	mg	g	g	g	g	g	kcal	g	g	g	g	mg	mg	mg
08044	生しいたけ 原木栽培 油いため	0	349	84	81.3	(2.3)	(5.1)	(0.40)	(0.38)	(1.12)	(Tr)	3.9*	(0.8)	6.4	–	0.3	73	3.8	5.4	8.8	0.7	1	330	2
08013	乾しいたけ 乾	20	1072	258	9.1	14.1	(1.7)	(0.33)	(Tr)	(1.22)	0	22.1*	11.2	46.7	–	1.9	180	21.2	2.8	62.5	4.4	14	2200	12
08014	乾しいたけ ゆで	0	168	40	86.2	(2.0)	(0.2)	(0.04)	(0)	(0.13)	–	4.1*	(1.7)	6.7	–	0.3	27	3.1	0.3	9.9	0.5	3	200	
08053	乾しいたけ 甘煮	0	490	116	64.7	2.4	0.4*	–	–	–	0	21.1*	14.7	6.7	2.0	Tr	132	3.3	0.4	28.9	2.7	1000	90	1
	(しめじ類)																							
	はたけしめじ																							
08015	生	15	105	25	92.0	2.6*	0.3*	–	–	–	(0)	1.7*	–	2.7	–	–	15	2.6	0.3	4.5	0.7	4	260	
08045	ゆで	0	103	25	91.3	2.6*	0.3*	–	–	–	(0)	0.5*	–	4.6	–	–	17	2.6	0.3	5.1	0.6	3	200	
	ぶなしめじ																							
08016	生	10	108	26	91.1	1.6	0.2	0.05	0	0.15	0	2.5*	1.2	3.0	0.4	0.3	17	2.7	0.5	4.8	0.9	2	370	
08017	ゆで	0	92	22	91.1	(1.6)	(0.1)	(0.02)	(0)	(0.07)	(0)	(1.3)*	(1.2)	4.2	0.4	0.3	17	2.7	0.5	5.2	0.7	2	280	
08046	油いため	0	268	65	85.9	(1.7)	(4.9)	(0.39)	(0.35)	(1.10)	(0)	(1.3)*	(1.2)	3.7	0.5	0.3	63	3.0	5.5	4.8	0.8	2	420	
08055	素揚げ	0	693	168	70.5	2.4	13.9	1.00	1.18	2.82	1	4.7*	1.8	6.2	0.7	0.4	155	3.9	14.3	10.1	1.2	2	570	
08056	天ぷら	0	1034	248	55.5	2.5	16.5	1.22	1.41	3.29	1	19.2	0.6	4.8	0.4	0.2	261	3.4	17.1	23.2	0.8	46	230	5
	ほんしめじ																							
08018	生	20	88	21	93.6	2.5*	0.4*	–	–	–	(0)	0.9*	–	1.9	–	–	12	2.5	0.4	2.8	0.6	1	310	
08047	ゆで	0	109	26	92.1	2.8*	0.6*	–	–	–	(0)	0.8*	–	3.3	–	–	16	2.8	0.6	4.1	0.5	1	210	
	たもぎたけ																							
08019	生	15	97	23	91.7	(2.2)	(0.1)	(0.02)	(0)	(0.08)	(0)	1.6*	0.4	3.3	0.4	–	16	3.6	0.3	3.7	0.7	1	190	

穀類　いも及びでん粉類　砂糖及び甘味類　豆類　種実類　野菜類　果実類　きのこ類　藻類　魚介類　肉類　卵類　乳類　油脂類　菓子類　し好飲料類　調味料及び香辛料類　調理済み流通食品類

ミノ酸組成によるたんぱく質の＊→「たんぱく質」の値、脂肪酸のトリアシルグリセロール当量の＊→「脂質」の値が入っている。
用可能炭水化物は「利用可能炭水化物（質量計）」の値だが、＊がついているものは「差引き法による利用可能炭水化物」の値（p.2、3参照）。

可食部100g当たり

マグネシウム	リン	鉄	亜鉛	銅	マンガン	ヨウ素	セレン	クロム	モリブデン	レチノール	β-カロテン当量	レチノール活性当量	ビタミンD	α-トコフェロール	ビタミンK	ビタミンB1	ビタミンB2	ナイアシン当量	ビタミンB6	ビタミンB12	葉酸	パントテン酸	ビオチン	ビタミンC	アルコール	食塩相当量	重量変化率	備考
mg	mg	mg	mg	mg	mg	µg	µg	µg	µg	µg	µg	µg	µg	mg	µg	mg	mg	mg	mg	µg	µg	mg	µg	mg	g	g	%	
8	75	0.4	0.7	0.08	0.32	–	–	–	–	(0)	(0)	(0)	0.5	(0.8)	(6)	0.14	0.26	(5.2)	0.18	(0)	51	1.15	–	0	–	0	84	試料：栽培品 / 柄全体を除いた傘のみ / 植物油（なたね油）調理による脂質の増減：表14（p.329）参照
0	290	3.2	2.7	0.60	0.96	4	5	1	3	(0)	(0)	(0)	17.0	–	0	0.48	1.74	23.0	0.49	–	270	8.77	41.0	20	–	0	–	どんこ、こうしんを含む / 試料：栽培品 / 廃棄部位：柄全体
9	38	0.5	0.3	0.07	0.12	0	1	2	1	(0)	(0)	(0)	1.4	–	–	0.05	0.26	(2.6)	0.07	–	35	0.86	7.0	–	–	0	570	どんこ、こうしんを含む / 試料：栽培品 / 柄全体を除いた傘のみ
4	44	0.7	0.9	0.09	0.25	2	3	4	10	0	0	0	0.2	0	0	0.01	0.06	1.1	0.04	Tr	11	0.10	5.5	4	–	2.6	–	
8	64	0.6	0.4	0.13	0.14	–	–	–	–	(0)	(0)	(0)	0	(0)	0	0.12	0.44	5.7	0.11	(0)	20	2.08	–	0	–	0	–	試料：栽培品及び天然物 / 廃棄部位：柄の基部（いしづき）
8	61	0.5	0.4	0.13	0.13	–	–	–	–	(0)	(0)	(0)	1.1	(0)	(0)	0.08	0.28	4.0	0.07	(0)	6	1.53	–	0	–	0	77	試料：栽培品及び天然物 / 柄の基部（いしづき）を除いたもの
1	96	0.5	0.5	0.06	0.16	1	2	0	6	(0)	(0)	(0)	0	(0)	0	0.15	0.17	6.4	0.09	0.1	29	0.81	8.7	–	–	0	–	試料：栽培品 / 廃棄部位：柄の基部（いしづき） / 食物繊維：AOAC.2011.25法
9	90	0.4	0.6	0.05	0.16	0	2	0	3	(0)	(0)	(0)	0.9	(0)	0	0.12	0.10	(4.6)	0.06	(0)	24	1.07	7.3	–	–	0	88	試料：栽培品 / 柄の基部（いしづき）を除いたもの / 食物繊維：AOAC.2011.25法
2	110	0.6	0.6	0.06	0.18	–	–	–	–	(0)	(0)	(0)	0.5	(0.6)	(5)	0.17	0.19	(6.8)	0.09	(0)	28	0.73	–	0	–	0	90	試料：栽培品 / 柄の基部（いしづき）を除いたもの / 植物油（なたね油）調理による脂質の増減：表14（p.329）参照 / 食物繊維：AOAC.2011.25法
5	130	1.1	0.8	0.07	0.24	0	3	Tr	9	(0)	0	(0)	0.4	2.8	28	0.20	0.26	7.8	0.11	Tr	30	1.19	11.0	(0)	–	0	63	試料：栽培品 / 柄の基部（いしづき）を除いたもの / 植物油（なたね油）調理による脂質の増減：表13（p.328）参照 / 食物繊維：AOAC.2011.25法
0	78	0.5	0.3	0.05	0.21	1	1	Tr	5	0	24	2	0.2	3.0	27	0.09	0.18	3.6	0.06	0	13	0.42	4.2	–	–	0.1	191(83)	試料：栽培品 / 柄の基部（いしづき）を除いたもの / 調理による脂質の増減：表13（p.328）参照 / 食物繊維：AOAC.2011.25法
8	76	0.6	0.7	0.32	0.18	–	–	–	–	(0)	(0)	(0)	0.6	(0)	(0)	0.07	0.28	5.5	0.19	(0)	24	1.59	–	0	–	0	–	別名 だいこくしめじ / 試料：栽培品及び天然物 / 廃棄部位：柄の基部（いしづき）
8	67	0.6	0.9	0.29	0.17	–	–	–	–	(0)	(0)	(0)	1.2	(0)	(0)	0.06	0.17	4.2	0.11	(0)	11	1.11	–	0	–	0	69	試料：栽培品及び天然物 / 柄の基部（いしづき）を除いたもの
1	85	0.8	0.6	0.32	0.06	1	4	0	Tr	0	(0)	(0)	0.8	0	0	0.17	0.33	(13.0)	0.12	(0)	80	1.32	23.0	–	–	0	–	別名 にれたけ、たもきのこ / 試料：栽培品 / 廃棄部位：柄の基部（いしづき）

備考欄記号：
硝：硝酸イオン　ポ：ポリフェノール
タ：タンニン　テ：テオブロミン
カ：カフェイン
見当：概量（1個、1尾、1切れなど）とその目安重量（廃棄部分を含む重量）

無機質 / ビタミン（ビタミンA：レチノール・β-カロテン当量・レチノール活性当量、ビタミンE：α-トコフェロール）

サイドタブ：穀類 / いも及びでん粉類 / 砂糖及び甘味類 / 豆類 / 種実類 / 野菜類 / 果実類 / きのこ類 / 藻類 / 魚介類 / 肉類 / 卵類 / 乳類 / 油脂類 / 菓子類 / し好飲料類 / 香辛料及び調理済み流通食品類

（O）：推定値 0，（Tr）：推定値 微量，Tr：微量，－：未測定　※炭水化物成分表から算出。

きのこ類

可食部100 g当たり

食品番号	食品名	廃棄率	エネルギー		水分	たんぱく質 アミノ酸組成による	脂質 脂肪酸のトリアシルグリセロール当量	脂肪酸 飽和脂肪酸	n-3系多価不飽和脂肪酸	n-6系多価不飽和脂肪酸	コレステロール	炭水化物 利用可能炭水化物	糖類※	食物繊維総量	糖アルコール	有機酸	七訂(2015年版)のエネルギーの算出方法に基づく成分(参考) エネルギー	たんぱく質	脂質	炭水化物	灰分	ナトリウム	カリウム	カルシウム
		%	kJ	kcal	g	g	g	g	g	g	mg	g	g	g	g	g	kcal	g	g	g	g	mg	mg	mg
	なめこ																							
08020	株採り 生	20	89	21	92.1	1.0	0.1	0.02	0	0.07	1	2.4	2.0	3.4	Tr	－	15	1.8	0.2	5.4	0.5	3	240	
08021	株採り ゆで	0	92	22	92.7	(0.9)	(0.1)	(0.01)	(0)	(0.04)	(0)	3.0*	(1.9)	2.8	Tr	－	14	1.6	0.1	5.1	0.5	3	210	
08058	カットなめこ 生	0	60	14	94.9	0.7	0.1	0.01	0	0.04	－	1.8	1.5	1.9	0.1	－	10	1.1	0.1	3.6	0.3	3	130	
08022	水煮缶詰	0	55	13	95.5	(0.6)	(0.1)	(0.01)	(0)	(0.03)	(0)	(1.4)	(1.1)	2.5	Tr	－	9	1.0	0.1	3.2	0.2	8	100	
	ぬめりすぎたけ																							
08023	生	8	97	23	92.6	(1.3)	(0.2)	(0.04)	(0)	(0.14)	(0)	2.7*	1.9	2.5	Tr	－	15	2.3	0.4	4.1	0.6	1	260	
	（ひらたけ類）																							
	うすひらたけ																							
08024	生	8	156	37	88.0	(3.7)	(0.1)	(0.02)	(0)	(0.05)	(0)	3.5*	1.5	3.8	0	－	23	6.1	0.4	4.8	0.9	1	220	
	エリンギ																							
08025	生	6	128	31	90.2	1.7	0.2	0.04	0	0.12	(0)	3.7*	2.8	3.4	－	－	19	2.8	0.4	6.0	0.7	2	340	
08048	ゆで	0	134	32	89.3	(2.0)	(0.3)	(0.05)	(0)	(0.15)	(0)	(3.1)	(3.0)	4.8	－	－	21	3.2	0.5	6.5	0.5	2	260	
08049	焼き	0	170	41	85.3	(2.6)	(0.3)	(0.06)	(0)	(0.17)	(0)	(4.3)	4.4	5.4	－	－	29	4.2	0.5	9.1	1.0	2	500	
08050	油いため	0	286	69	84.2	(2.0)	(3.5)	(0.28)	(0.25)	(0.75)	(0)	5.3*	(3.7)	4.2	－	－	55	3.2	3.7	8.1	0.8	3	380	
	ひらたけ																							
08026	生	8	143	34	89.4	2.1	0.1	0.02	0	0.08	(0)	4.8*	1.3	2.6	0.2	－	20	3.3	0.3	6.2	0.8	2	340	
08027	ゆで	0	139	33	89.1	(2.1)	(0.1)	(0.02)	(0)	(0.05)	(0)	4.1*	(1.3)	3.7	0.2	－	21	3.4	0.3	6.6	0.7	2	260	
	まいたけ																							
08028	生	10	89	22	92.7	1.2	0.3	0.06	Tr	0.14	(0)	1.8*	0.1	3.5	－	－	15	2.0	0.5	4.4	0.6	0	230	
08029	ゆで	0	113	27	91.1	(0.9)	(0.3)	(0.07)	(Tr)	(0.15)	(0)	3.0*	(0.1)	4.3	－	－	18	1.6	0.5	6.4	0.3	0	110	
08051	油いため	0	276	67	85.5	1.7	4.1	0.34	0.32	0.84	(0)	3.3*	(0.2)	4.7	－	－	57	2.6	4.4	6.8	0.7	0	300	
08030	乾	0	1137	273	9.3	(12.8)	(2.4)	(0.52)	(0.01)	(1.17)	(0)	29.5*	(1.5)	40.9	－	－	181	21.9	3.9	59.9	5.0	3	2500	
	マッシュルーム																							
08031	生	5	62	15	93.9	1.7	0.1	0.03	0	0.10	0	0.2*	0	2.0	1.3	－	11	2.9	0.3	2.1	0.8	6	350	
08032	ゆで	0	82	20	91.5	(2.2)	(0.1)	(0.02)	(0)	(0.07)	(0)	(0.2)	(0.1)	3.3	1.8	－	16	3.8	0.2	3.7	0.8	6	310	
08052	油いため	0	236	57	86.4	(2.1)	(4.2)	(0.33)	(0.31)	(0.90)	(0)	(0.2)	(0.1)	3.4	2.0	－	56	3.6	4.5	4.5	1.0	8	450	

穀類
いも及び でん粉類
砂糖及び 甘味類
豆類
種実類
野菜類
果実類
きのこ類
藻類
魚介類
肉類
卵類
乳類
油脂類
菓子類
し好飲料類
調味料及び 香辛料類
調理済み 流通食品類

酸組成によるたんぱく質の→「たんぱく質」の値、脂肪酸のトリアシルグリセロール当量の*→「脂質」の値が入っている。
*能炭水化物は「利用可能炭水化物（質量計）」の値だが、*がついているものは「差引き法による利用可能炭水化物」の値（p.2、3参照）。

可食部100g当たり

リン	鉄	亜鉛	銅	マンガン	ヨウ素	セレン	クロム	モリブデン	レチノール	β-カロテン当量	レチノール活性当量	ビタミンD	α-トコフェロール	ビタミンK	ビタミンB1	ビタミンB2	ナイアシン当量	ビタミンB6	ビタミンB12	葉酸	パントテン酸	ビオチン	ビタミンC	アルコール	食塩相当量	重量変化率	備考
mg	mg	mg	mg	mg	μg	μg	μg	μg	μg	μg	μg	μg	mg	μg	mg	mg	mg	mg	μg	μg	mg	μg	mg	g	g	%	
68	0.7	0.5	0.11	0.06	Tr	2	Tr	1	(0)	(0)	(0)	0	0	(0)	0.07	0.12	5.5	0.05	Tr	60	1.29	7.4	0	–	0	–	別名 なめたけ　試料:栽培品 / 廃棄部位:柄の基部（いしづき） / （柄の基部を除いた市販品の場合:0%）
56	0.6	0.5	0.12	0.06	–	–	–	–	(0)	(0)	(0)	0	0	(0)	0.06	0.10	(4.8)	0.04	(0)	67	1.33	–	(0)	–	0	100	別名 なめたけ　試料:栽培品 / 柄の基部（いしづき）を除いたもの
36	0.5	0.4	0.04	0.04	0	1	Tr	1	0	0	0	0	0	0	0.03	0.08	3.7	0.04	0.1	57	0.48	4.3	0	–	0	–	別名 なめたけ / 試料:栽培品 / 食物繊維:AOAC.2011.25法
39	0.8	0.5	0.04	0.08	0	2	1	1	(0)	(0)	(0)	0.1	(0)	0	0.03	0.07	(2.2)	0.02	(0)	13	0.52	3.3	0	–	0	–	試料:栽培品 / 液汁を除いたもの / ビタミンC:酸化防止用として添加品あり
65	0.6	0.4	0.19	0.05	1	2	0	1	(0)	(0)	(0)	0	0	(0)	0.16	0.34	(6.1)	0.08	(0)	19	1.77	9.9	1	–	0	–	試料:栽培品 / 廃棄部位:柄の基部（いしづき）
110	0.6	0.9	0.15	0.11	1	7	1	2	(0)	(0)	(0)	2.4	0	0	0.30	0.41	(8.1)	0.23	(0)	100	2.44	26.0	0	–	0	–	試料:栽培品 / 廃棄部位:柄の基部（いしづき）
89	0.3	0.6	0.10	0.06	1	2	0	2	(0)	(0)	(0)	1.2	0	(0)	0.11	0.22	6.7	0.14	(0)	65	1.16	6.9	0	–	0	–	試料:栽培品 / 廃棄部位:柄の基部（いしづき）
88	0.3	0.7	0.09	0.06	–	–	–	–	(0)	(0)	(0)	2.6	(0)	0	0.08	0.16	(5.0)	0.10	(0)	20	1.02	–	0	–	0	76	試料:栽培品 / 柄の基部（いしづき）を除いたもの
130	0.4	0.9	0.15	0.11	–	–	–	–	(0)	(0)	(0)	3.1	0	(0)	0.18	0.31	(10.0)	0.17	(0)	53	1.66	–	0	–	0	65	試料:栽培品 / 柄の基部（いしづき）を除いたもの
100	0.3	0.7	0.11	0.07	–	–	–	–	(0)	(0)	(0)	1.4	(0.5)	(4)	0.13	0.24	(7.5)	0.13	(0)	36	1.31	–	0	–	0	89	試料:栽培品 / 柄の基部（いしづき）を除いたもの / 植物油（なたね油）調理による脂質の増減:表14（p.329)参照
100	0.7	1.0	0.15	0.16	0	6	0	3	(0)	(0)	(0)	0.3	0	0	0.40	0.41	11.0	0.10	(0)	92	2.40	12.0	0	–	0	–	別名 かんたけ　試料:栽培品 / 廃棄部位:柄の基部（いしづき）
86	0.7	1.4	0.11	0.15	(0)	–	–	–	(0)	(0)	(0)	0.5	0	0	0.30	0.27	(7.6)	0.06	(0)	71	2.36	13.0	0	–	0	94	試料:栽培品 / 柄の基部（いしづき）を除いたもの
54	0.2	0.7	0.22	0.04	0	2	1	1	(0)	(0)	(0)	4.9	0	(0)	0.09	0.19	5.4	0.06	(0)	53	0.56	24.0	0	–	0	–	試料:栽培品 / 廃棄部位:柄の基部（いしづき）
36	0.2	0.6	0.14	0.03	(0)	3	0	Tr	(0)	(0)	(0)	5.9	0	(0)	0.04	0.07	(2.1)	0.03	(0)	24	0.63	22.0	0	–	0	86	試料:栽培品 / 柄の基部（いしづき）を除いたもの
72	0.2	0.8	0.27	0.06	–	–	–	–	(0)	(0)	(0)	7.7	(0.6)	(5)	0.11	0.21	6.7	0.07	(0)	57	0.80	–	0	–	0	73	試料:栽培品 / 柄の基部（いしづき）を除いたもの / 植物油（なたね油）調理による脂質の増減:表14（p.329)参照
700	2.6	6.9	1.78	0.47	1	14	2	14	(0)	(0)	(0)	20.0	(0)	0	1.24	1.92	(69.0)	0.28	(0)	220	3.67	240.0	0	–	0	–	試料:栽培品 / 柄の基部（いしづき）を除いたもの
100	0.3	0.4	0.32	0.04	1	14	0	2	(0)	(0)	(0)	0	0	0	0.06	0.29	3.6	0.11	(0)	28	1.54	11.0	0	–	0	–	試料:栽培品 / 廃棄部位:柄の基部（いしづき）
99	0.3	0.6	0.36	0.05	0	11	(0)	2	(0)	(0)	(0)	0.5	0	0	0.05	0.28	(3.5)	0.08	(0)	19	1.43	12.0	0	–	0	69	試料:栽培品 / 柄の基部（いしづき）を除いたもの
120	0.4	0.5	0.40	0.05	–	–	–	–	(0)	(0)	(0)	0.8	(0.6)	(5)	0.08	0.38	(4.5)	0.12	(0)	23	1.67	–	0	–	0	79	試料:栽培品 / 柄の基部（いしづき）を除いたもの / 植物油（なたね油）調理による脂質の増減:表14（p.329)参照

備考欄記号:
硝:硝酸イオン　ポ:ポリフェノール
タ:タンニン　テ:テオブロミン
カ:カフェイン
見当:概量（1個、1尾、1切れなど）とその目安重量（廃棄部分を含む重量）

穀類 / でんぷん及びいも類 / 砂糖及び甘味類 / 豆類 / 種実類 / 野菜類 / 果実類 / きのこ類 / 藻類 / 魚介類 / 肉類 / 卵類 / 乳類 / 油脂類 / 菓子類 / 飲料類 / し好 / 調味料及び香辛料類 / 調理済み流通食品類

（0）：推定値 0，（Tr）：推定値 微量，Tr：微量，−：未測定　※炭水化物成分表から算出。

きのこ類

食品番号	食品名	廃棄率	エネルギー		水分	たんぱく質 アミノ酸組成によるたんぱく質	脂質 脂肪酸のトリアシルグリセロール当量	脂肪酸 飽和脂肪酸	n-3系多価不飽和脂肪酸	n-6系多価不飽和脂肪酸	コレステロール	炭水化物 利用可能炭水化物	糖類※	食物繊維総量	糖アルコール	有機酸	七訂（2015年版）のエネルギーの算出方法に基づく成分（参考） エネルギー	たんぱく質	脂質	炭水化物	灰分	ナトリウム	カリウム	カルシウム
		%	kJ	kcal	g	g	g	g	g	g	mg	g	g	g	g	g	kcal	g	g	g	g	mg	mg	mg
08059	ブラウン種　生	15	73	18	92.7	1.9	0.2	0.05	0	0.17	−	0.3	0.2	2.5	1.2	−	14	3.2	0.4	2.9	0.9	6	390	
08033	水煮缶詰	0	76	18	92.0	(1.9)	(0.1)	(0.02)	(0)	(0.07)	(0)	(0.2)	(0.1)	3.2	1.7	−	14	3.4	0.2	3.3	1.1	350	85	
	まつたけ																							
08034	生	3	132	32	88.3	1.2	0.2	0.06	0	0.06	(0)	3.4*	1.5	4.7	1.4	−	23	2.0	0.6	8.2	0.9	2	410	
	やなぎまつたけ																							
08036	生	10	84	20	92.8	2.4*	(Tr)	(0.01)	(0)	(0.01)	(0)	1.1*	0.7	3.0	0	−	13	2.4	0.1	4.0	0.7	1	360	T

ミノ酸組成によるたんぱく質の*→「たんぱく質」の値、脂肪酸のトリアシルグリセロール当量の*→「脂質」の値が入っている。
用可能炭水化物は「利用可能炭水化物（質量計）」の値だが、*がついているものは「差引き法による利用可能炭水化物」の値（p.2、3参照）。

	リン	鉄	亜鉛	銅	マンガン	ヨウ素	セレン	クロム	モリブデン	レチノール	β-カロテン当量	レチノール活性当量	ビタミンD	α-トコフェロール	ビタミンK	ビタミンB1	ビタミンB2	ナイアシン当量	ビタミンB6	ビタミンB12	葉酸	パントテン酸	ビオチン	ビタミンC	アルコール	食塩相当量	重量変化率	備考
g	mg	mg	mg	mg	mg	μg	μg	μg	μg	μg	μg	μg	μg	mg	μg	mg	mg	mg	mg	μg	μg	mg	μg	mg	g	g	%	
0	100	0.2	0.5	0.33	0.05	0	16	Tr	2	–	–	0	0	–	–	0.12	0.47	4.8	0.15	–	38	1.17	12.0	–	–	0	–	試料：栽培品 廃棄部位：柄の基部（いしづき） 食物繊維：AOAC.2011.25法
5	55	0.8	1.0	0.19	0.04	1	5	(0)	2	0	(0)	(0)	0.4	(0)	0	0.03	0.24	(1.7)	0.01	(0)	2	0.11	10.0	0	–	0.9	–	試料：栽培品 液汁を除いたもの ビタミンC：酸化防止用として添加品あり
8	40	1.3	0.8	0.24	0.12	3	82	14	1	0	(0)	(0)	0.6	(0)	0	0.10	0.10	8.3	0.15	(0)	63	1.91	18.0	0	–	0	–	試料：天然物 廃棄部位：柄の基部（いしづき）
3	110	0.5	0.6	0.20	0.08	1	2	0	2	0	(0)	(0)	0.4	0	0	0.27	0.34	6.5	0.11	(0)	33	2.61	11.0	0	–	0	–	試料：栽培品 廃棄部位：柄の基部（いしづき）

備考欄説明：
硝：硝酸イオン　ポ：ポリフェノール
タ：タンニン　テ：テオブロミン
カ：カフェイン
見当：概量（1個、1尾、1切れなど）とその目安重量（廃棄部分を含む重量）

穀類 / いも及び粉類 / 砂糖及び甘味類 / 豆類 / 種実類 / 野菜類 / 果実類 / きのこ類 / 藻類 / 魚介類 / 肉類 / 卵類 / 乳類 / 油脂類 / 菓子類 / 飲料類・し好 / 調味料及び香辛料類 / 調理済み流通食品類

（0）：推定値 0，　（Tr）：推定値 微量，　Tr：微量，　－：未測定　　※炭水化物成分表から算出。

藻類

可食部 100 g 当たり

食品番号	食品名	廃棄率 %	エネルギー kJ	エネルギー kcal	水分 g	アミノ酸組成によるたんぱく質 g	たんぱく質 g	脂肪酸のトリアシルグリセロール当量 g	飽和脂肪酸 g	n-3系多価不飽和脂肪酸 g	n-6系多価不飽和脂肪酸 g	コレステロール mg	利用可能炭水化物 g	糖類 g	食物繊維総量 g	糖アルコール g	有機酸 g	七訂エネルギー kcal	七訂たんぱく質 g	七訂脂質 g	七訂炭水化物 g	灰分 g	ナトリウム mg	カリウム mg	カルシウム mg
	あおさ																								
09001	素干し	0	840	201	16.9		16.9	0.4	0.12	0.10	0.03	1	18.0*	–	29.1	–	–	130	22.1	0.6	41.7	18.7	3900	3200	490
	あおのり																								
09002	素干し	0	1035	249	6.5		21.4	3.3	0.97	1.46	0.19	Tr	15.7*	0.2	35.2	0	–	164	29.4	5.2	41.0	17.8	3200	2500	750
	あまのり																								
09003	ほしのり	0	1154	276	8.4		30.7	2.2	0.55	1.19	0.20	21	17.7	0	31.2	0	–	173	39.4	3.7	38.7	9.8	610	3100	140
09004	焼きのり	0	1240	297	2.3		32.0	2.2	0.55	1.19	0.20	22	19.2*	0	36.0	Tr	–	188	41.4	3.7	44.3	8.3	530	2400	280
09005	味付けのり	0	1271	303	3.4		31.5	2.5	0.64	1.30	0.25	21	25.6*	10.6	25.2	0.1	0.4	359	40.0	3.5	41.8	11.3	1700	2700	170
	あらめ																								
09006	蒸し干し	0	757	184	16.7		9.8	0.5	0.19	0.07	0.13		10.9*	–	48.0	–	–	140	12.4	0.7	56.2	14.0	2300	3200	790
	いわのり																								
09007	素干し	0	952	228	8.4		26.8	0.6	0.16	0.27	0.06	30	10.8*	(0)	36.4	–	–	151	34.8	0.7	39.1	17.0	2100	4500	86
	うみぶどう																								
09012	生	0	24	6	97.0		0.5*	Tr	0.02	0.01	0.01		0.5*	–	0.8	–	–	4	0.5	0.1	1.2	1.2	330	39	34
	えごのり																								
09008	素干し	0	734	179	15.2		9.0*	0.1*	–	–	–	14	8.9*	–	53.3	–	–	143	9.0	0.1	62.2	13.5	2400	2300	210
09009	おきうと	0	29	7	96.9		0.3*	0.1*	–	–	–	1	0*	–	2.5	–	–	6	0.3	0.1	2.5	0.4	20	22	1
	おごのり																								
09010	塩蔵　塩抜き	0	108	26	89.0		1.3*	0.1*	–	–	–	11	1.3*	–	7.5	–	–	21	1.3	0.1	8.8	0.8	130	1	5
	かわのり																								
09011	素干し	0	1028	247	13.7		(29.7)	(1.0)	(0.24)	(0.51)	(0.09)	1	9.1*	(0)	41.7	0	–	167	38.1	1.6	41.7	4.9	85	500	45
	かんてん→てんぐさ・角寒天、寒天																								
	くびれづた→うみぶどう																								
	（こんぶ類）																								
	えながおにこんぶ																								
09013	素干し	0	940	224	10.4		(8.8)	0.7	0.18	0.17	0.18	Tr	33.3*	–	24.9	–	–	138	11.0	1.0	55.7	21.9	2400	7300	65
	がごめこんぶ																								
09014	素干し	0	898	216	8.3		(6.3)	(0.4)	(0.13)	(0.04)	(0.08)	0	29.6*	–	34.2	–	–	142	7.9	0.5	62.1	21.2	3000	5700	75
	ながこんぶ																								
09015	素干し	0	853	205	10.0		(6.7)	(1.1)	(0.40)	(0.13)	(0.23)	0	23.7*	–	36.8	–	–	140	8.3	1.5	58.5	21.7	3000	5200	43
	ほそめこんぶ																								
09016	素干し	0	945	227	11.3		(5.5)	(1.3)	(0.45)	(0.15)	(0.27)	0	31.8*	–	32.9	–	–	147	6.9	1.7	62.9	17.2	2400	4000	90
	まこんぶ																								
09017	素干し　乾	0	703	170	9.5		5.1	1.0	0.35	0.11	0.21	0	9.7*	0	32.1	23.4	0.1	146	5.8	1.3	64.3	19.1	2600	6100	78

ミノ酸組成によるたんぱく質の*→「たんぱく質」の値、脂肪酸のトリアシルグリセロール当量の*→「脂質」の値が入っている。
用可能炭水化物は「利用可能炭水化物（質量計）」の値だが、*がついているものは「差引き法による利用可能炭水化物」の値（p.2、3参照）。

備考凡例：
硝：硝酸イオン　ポ：ポリフェノール
タ：タンニン　テ：テオブロミン
カ：カフェイン
見当：概量（1個、1尾、1切れなど）とその目安重量（廃棄部分を含む重量）

可食部100 g 当たり

無機質									ビタミン															アルコール	食塩相当量	重量変化率	備考
リン	鉄	亜鉛	銅	マンガン	ヨウ素	セレン	クロム	モリブデン	ビタミンA レチノール	β-カロテン当量	レチノール活性当量	ビタミンD	ビタミンE α-トコフェロール	ビタミンK	ビタミンB1	ビタミンB2	ナイアシン当量	ビタミンB6	ビタミンB12	葉酸	パントテン酸	ビオチン	ビタミンC				
mg	mg	mg	mg	mg	µg	µg	µg	µg	µg	µg	µg	µg	mg	µg	mg	mg	mg	mg	µg	µg	mg	µg	mg	g	g	%	
160	5.3	1.2	0.80	17.00	2200	8	160	23	(0)	2700	220	(0)	1.1	5	0.07	0.48	16.0	0.09	37.2	180	0.44	31.0	25	–	9.9	–	
390	77.0	1.6	0.58	13.00	2700	7	39	18	(0)	21000	1700	(0)	2.5	3	0.92	1.66	14.0	0.50	41.6	270	0.57	71.0	62	–	8.1	–	
690	11.0	3.7	0.62	2.51	1400	7	5	93	(0)	43000	3600	(0)	4.3	2600	1.21	2.68	20.0	0.61	39.6	1200	0.93	41.0	160	–	1.5	–	別名のり　すき干ししたもの
700	11.0	3.6	0.55	3.72	2100	9	6	220	(0)	27000	2300	(0)	4.6	390	0.69	2.33	20.0	0.59	56.7	1900	1.18	47.0	210	–	1.3	–	別名のり　見当 1枚（全型）＝3g
710	8.2	3.7	0.59	2.35	–				(0)	32000	2700	(0)	3.7	650	0.61	2.31	20.0	0.51	67.9	1600	1.28	–	200	–	4.3	–	別名のり
250	3.5	1.1	0.17	0.23					0	2700	220	(0)	0.6	260	0.10	0.26	4.9	0.02	0.1	110	0.28	–	(0)	–	5.8	–	
530	48.0	2.3	0.39	1.58					(0)	28000	2300	(0)	4.2	1700	0.57	2.07	(13.0)	0.38	69.4	1500	0.71	–	3	–	5.3	–	すき干ししたもの
10	0.8	Tr	0.01	0.08	80	0	Tr	Tr	(0)	120	10	(0)	0.2	35	Tr	0.01	(0.1)	0	0	4	0	0.1	Tr	–	0.8	–	別名くびれずた（和名）、くびれづた
110	6.8	2.0	0.31	5.73	–				(0)	8	1	(0)	0.4	230	0.04	0.29	2.2	0.03	6.2	44	0.38	–	0	–	6.1	–	
3	0.6	0.1	0.01	0.34					(0)	0	(0)	(0)	Tr	1	0	0.01	Tr	0	1.3	7	0	–	0	–		–	別名おきゅうと
14	4.2	0.2	0.03	1.63					(0)	780	65	(0)	0.1	160	0.02	0.18	0.3	–	0	3	0	–	0	–	0.3	–	
730	61.0	5.5	0.60	2.07					(0)	6900	580	(0)	3.2	4	0.38	2.10	(11.0)	0.36	4.2	1200	1.20	–	0	–	0.2	–	すき干ししたもの
340	2.5	1.0	0.07	0.20	–	–	–	–	0	1400	120	(0)	0.7	110	0.10	0.25	(3.6)	0.03	0.1	190	0.27	–	3	–	6.1	–	別名らうすこんぶ、おにこんぶ（和名）
320	3.3	0.8	0.03	0.22					(0)	1200	98	(0)	0.6	170	0.21	0.32	(3.0)	0.03	–	42	0.13	–	–	–	7.6	–	別名がごめ（和名）
320	3.0	0.9	0.19	0.41	210000	2	5	15	(0)	780	65	(0)		240	0.19	0.41	(3.7)	0.02	0.1	38	0.20	16.0	20	–	7.6	–	
140	9.6	1.1	0.06	0.61					(0)	1800	150	(0)	1.5	96	0.06	0.28	(2.9)	0.03	–	310	0.24	–	25	–	6.1	–	
180	3.2	0.9	0.11	0.21	200000	2	14	11	(0)	1600	130	(0)	2.6	110	0.26	0.31	2.3	0.03	–	240	0.35	9.7	29	–	6.6	–	食物繊維：AOAC.2011.25法

穀類
いも及び粉類
砂糖及び甘味類
豆類
種実類
野菜類
果実類
きのこ類
藻類
魚介類
肉類
卵類
乳類
油脂類
菓子類
飲料類
調味料及び香辛料類
調理済み流通食品類

（0）：推定値 0,　（Tr）：推定値 微量，　Tr：微量，　－：未測定　※炭水化物成分表から算出。

藻類

可食部100g当たり

食品番号	食品名	廃棄率 %	エネルギー kJ	エネルギー kcal	水分 g	たんぱく質 アミノ酸組成による g	たんぱく質 g	脂質 脂肪酸のトリアシルグリセロール当量 g	脂肪酸 飽和脂肪酸 g	脂肪酸 n-3系多価不飽和脂肪酸 g	脂肪酸 n-6系多価不飽和脂肪酸 g	コレステロール mg	炭水化物 利用可能炭水化物 g	糖類※ g	食物繊維総量 g	糖アルコール g	有機酸 g	七訂 エネルギー kcal	七訂 たんぱく質 g	七訂 脂質 g	七訂 炭水化物 g	灰分 g	ナトリウム mg	カリウム mg	カルシウム mg
09056	素干し　水煮	0	114	28	83.9	1.0	0.2	0.08	0.02	0.05		(0)	Tr	0	8.7	2.8	0	27	1.1	0.3	11.6	3.1	370	890	20
	みついしこんぶ																								
09018	素干し	0	979	235	9.2	(6.2)	(1.5)	(0.50)	(0.16)	(0.30)		0	31.9*	–	34.8	–		153	7.7	1.9	64.7	16.5	3000	3200	56
	りしりこんぶ																								
09019	素干し	0	878	211	13.2	(6.4)	(1.5)	(0.53)	(0.17)	(0.31)		0	27.2*	–	31.4	–		138	8.0	2.0	56.5	20.3	2700	5300	76
09020	刻み昆布	0	486	119	15.5	(4.3)	0.2	0.11	0.01	0.04		0	0.4	0.3	39.1	12.4		105	5.4	0.5	50.2	28.4	4300	8200	94
09021	削り昆布	0	738	177	24.4	(5.2)	0.6	0.27	0.01	0.06		0	23.6*	–	28.2	–		117	6.5	0.9	50.2	18.0	2100	4800	65
09022	塩昆布	0	813	193	24.1	16.9*	0.4*	–	–	–		0	23.9*	–	13.1	–		110	16.9	0.4	37.0	21.6	7100	1800	28
09023	つくだ煮	0	634	150	49.6	4.7	0.9	0.16	0.02	0.31		0	25.5*	19.5	6.8	2.1	1.0	168	6.0	1.0	33.3	9.5	2900	770	15
	すいぜんじのり																								
09024	素干し　水戻し	0	42	10	96.1	1.5*	Tr*	–	–	–		Tr	0	–	2.1	–		7	1.5	Tr	2.1	0.3	5	12	6
	てんぐさ																								
09025	素干し	0	800	194	15.2	16.1*	1.0	–	–	–		51	6.5	–	47.3	–		144	16.1	1.0	53.8	13.9	1900	3100	23
09026	ところてん	0	8	2	99.1	(0.1)	0*	–	–	–		Tr	0.1	–	0.6	–		2	0.2	0	0.6		3	2	
09027	角寒天	0	640	159	20.5	(1.0)	(0.1)	(0.04)	(0.06)	(0.01)		Tr	1.4	–	74.1	–		154	2.4	0.2	74.1	2.8	130	52	66
09028	寒天	0	12	3	98.5	Tr*	Tr*	–	–	–		0	0*	–	1.5	–		3	Tr	Tr	1.5	Tr	2	1	1
09049	粉寒天	0	641	160	16.7	0.1	(0.2)	(0.05)	(0.08)	(0.01)		0	0.1	0.1	79.0	0		165	0.2	0.3	81.7	1.2	170	30	12
	とさかのり																								
09029	赤とさか　塩蔵　塩抜き	0	80	19	92.1	1.5*	0.1	–	–	–		9	1.1	–	4.0	–		14	1.5	0.1	5.1	1.2	270	37	
09030	青とさか　塩蔵　塩抜き	0	69	17	92.2	0.9*	0.2	–	–	–		9	0.8	–	4.1	–		13	0.9	0.2	4.9	1.8	320	40	16
	ところてん→てんぐさ																								
	のり→あまのり																								
	のりのつくだ煮→ひとえぐさ・つくだ煮																								
	ひじき																								
09050	ほしひじき　ステンレス釜　乾	0	739	180	6.5	7.4	1.7	0.59	0.33	0.31		Tr	6.8*	0	51.8	3.1	–	149	9.2	3.2	58.4	22.7	1800	6400	100
09051	ほしひじき　ステンレス釜　ゆで	0	45	11	94.5	0.5	(0.2)	(0.06)	(0.03)	(0.03)		0	0	–	3.7	0		10	0.7	0.3	3.4	0.8	52	160	
09052	ほしひじき　ステンレス釜　油いため	0	208	51	89.0	0.6	(4.4)	(0.37)	(0.36)	(0.83)		0	0	–	4.5	Tr		51	0.8	4.7	4.1	1.0	64	200	1
09053	ほしひじき　鉄釜　乾	0	759	186	6.5	9.2*	3.2*	–	–	–		Tr	4.2*	–	51.8	–		145	9.2	3.2	56.0	25.2	1800	6400	10
09054	ほしひじき　鉄釜　ゆで	0	53	13	94.5	0.7	0.3	–	–	–		0	0*	–	3.7	–		10	0.7	0.3	3.4	0.8	52	160	
09055	ほしひじき　鉄釜　油いため	0	221	54	89.0	0.8	4.7	–	–	–		0	0*	–	4.5	–		51	0.8	4.7	4.1	1.0	64	200	1

ミノ酸組成によるたんぱく質の*→「たんぱく質」の値、脂肪酸のトリアシルグリセロール当量の*→「脂質」の値が入っている。
用可能炭水化物は「利用可能炭水化物（質量計）」の値だが、*がついているものは「差引き法による利用可能炭水化物」の値（p.2、3参照）。

可食部100g当たり

無機質											ビタミン															アルコール	食塩相当量	重量変化率	備考
マグネシウム	リン	鉄	亜鉛	銅	マンガン	ヨウ素	セレン	クロム	モリブデン		ビタミンA			ビタミンD	ビタミンE	ビタミンK	ビタミンB₁	ビタミンB₂	ナイアシン当量	ビタミンB₆	ビタミンB₁₂	葉酸	パントテン酸	ビオチン	ビタミンC				
										レチノール	β-カロテン当量	レチノール活性当量		α-トコフェロール															
mg	mg	mg	mg	mg	mg	µg	µg	µg	µg	µg	µg	µg	µg	mg	µg	mg	mg	mg	mg	µg	µg	mg	µg	mg	g	g	%	
0	24	0.7	0.3	0.03	0.05	19000	Tr	2	1	(0)	360	30	(0)	0.6	32	0.03	0.03	0.4	Tr	0	16	0.04	1.8	1	–	0.9	350	食物繊維：AOAC.2011.25法
0	230	5.1	1.3	0.07	0.21	–	–	–	–	(0)	2700	230	(0)	1.3	270	0.40	0.60	(4.0)	0.03	0	310	0.28	–	10	–	7.6	–	別名 日高こんぶ
0	240	2.4	1.0	0.05	0.22	–	–	–	–	(0)	850	71	(0)	1.0	110	0.80	0.35	(3.5)	0.02	0	170	0.24	–	15	–	6.9	–	
0	300	8.6	1.1	0.07	0.34	230000	2	33	14	(0)	61	5	(0)	0.3	91	0.15	0.33	(2.2)	0.01	0	17	0.09	12.0		–	10.9	–	
0	190	3.6	1.1	0.08	0.19	–	–	–	–	(0)	760	64	(0)	0.8	150	0.33	0.28	(2.2)	0.02	0	32	0.14	–	19	–	5.3	–	別名 おぼろこんぶ、とろろこんぶ
0	170	4.2	0.7	0.04	0.56	–	–	–	–	(0)	390	33	(0)	0.7	74	0.04	0.23	3.6	0.07	0	19	0.33	–	0	–	18.0	–	
8	120	1.3	0.5	0.06	0.46	11000	3	6	19	0	56	5	(0)	0.1	310	0.05	0.05	1.1	0.05	0	15	0.12	4.7	Tr	–	7.4	–	試料：ごま入り
8	7	2.5	0.1	0.02	1.57	–	–	–	–	(0)	110	9	(0)	0.1	320	0.02	0.01	0.3	0.01	0.4	2	0.07	–	0	–	0	–	
0	180	6.0	3.0	0.24	0.63	–	–	–	–	(0)	200	17	(0)	0.2	730	0.08	0.83	4.9	0.08	0.5	93	0.29	–	Tr	–	4.8	–	別名 まくさ（和名）
4	1	0.1	Tr	0.01	0.01	240	Tr	Tr	1	(0)	0	0	(0)	0	0	0	0	0	0	0	0	0	Tr	Tr	–	0	–	別名 まくさ（和名）
0	34	4.5	1.5	0.02	3.19	–	–	–	–	(0)	0	0	(0)	0	0	0	0.01	0	(0.2)	Tr	0	0.46	–	0	–	0.3	–	別名 まくさ（和名）、棒寒天 細寒天（糸寒天）を含む
2	1	0.2	Tr	Tr	0.04	21	0	1	0	(0)	0	0	(0)	0	0	0	Tr	0	0	0	0	0	–	0	–	0	–	別名 まくさ（和名） 角寒天をゼリー状にしたもの 角寒天2.2g使用
9	39	7.3	0.3	0.04	1.01	81	0	39	5	(0)	0	0	(0)	0	Tr	0	Tr	0	0.1	0	1	0	0.1	0	–	0.4	–	別名 まくさ（和名） 試料：てんぐさ以外の粉寒天も含む
1	11	1.2	0.2	0.02	0.10	630	0	Tr	1	(0)	15	1	(0)	0	17	0	0.04	0.3	Tr	0	0	0.08	0.6	0	–	0.7	–	
0	12	0.8	0.6	0.02	1.47	–	–	–	–	(0)	280	24	(0)	0	26	0	0.02	0.2	Tr	0	0	0.05	–	0	–	0	–	石灰処理したもの
0	93	6.2	1.0	0.14	0.82	45000	7	26	17	(0)	4400	360	(0)	5.0	580	0.09	0.42	4.4	0	0	93	0.30	17.0	0	–	4.7	–	ステンレス釜で煮熟後乾燥したもの
7	2	0.3	0.1	0.01	0.06	960	Tr	1	1	(0)	330	28	(0)	0.4	40	Tr	0	0.2	0	0	1	0	0.7	0	–	0.1	990	09050ほしひじきステンレス釜乾を水もどし後、ゆで
1	3	0.3	0.1	0.01	0.08	1300	0	2	1	(0)	390	33	(0)	1.3	43	0.01	0	0.2	0	0	1	0	0.9	0	–	0.2	870	09050ほしひじきステンレス釜乾を水もどし後、油いため 植物油（なたね油）調理による脂質の増減：表14（p.329）参照
0	93	58.0	1.0	0.14	0.82	45000	7	26	17	(0)	4400	360	(0)	5.0	580	0.09	0.42	3.4	0	0	93	0.30	17.0	0	–	4.7	–	鉄釜で煮熟後乾燥したもの
7	2	2.7	0.1	0.01	0.06	960	Tr	1	1	(0)	330	28	(0)	0.4	40	Tr	0	0.1	0	0	1	0	0.7	0	–	0.1	990	09053ほしひじき鉄釜乾を水もどし後、ゆで
4	3	2.9	0.1	0.01	0.08	1300	0	2	1	(0)	390	33	(0)	1.3	43	0.01	Tr	0.1	0	0	1	0	0.9	0	–	0.2	870	09053ほしひじき鉄釜乾を水もどし後、油いため 植物油（なたね油）調理による脂質の増減：表14（p.329）参照

備考欄の凡例：
硝：硝酸イオン　ポ：ポリフェノール
タ：タンニン　テ：テオブロミン
カ：カフェイン
見当：概量（1個、1尾、1切れなど）とその目安重量（廃棄部分を含む重量）

穀類
いも及びでん粉類
砂糖及び甘味類
豆類
種実類
野菜類
果実類
きのこ類
藻類
魚介類
肉類
卵類
乳類
油脂類
菓子類
し好飲料類
調味料及び香辛料類
調理済み流通食品類

（0）：推定値 0，（Tr）：推定値 微量，Tr：微量，－：未測定　※炭水化物成分表から算出。

藻類　可食部 100 g 当たり

食品番号	食品名	廃棄率 %	エネルギー kJ	エネルギー kcal	水分 g	アミノ酸組成によるたんぱく質 g	脂肪酸のトリアシルグリセロール当量 g	飽和脂肪酸 g	n-3系多価不飽和脂肪酸 g	n-6系多価不飽和脂肪酸 g	コレステロール mg	利用可能炭水化物 g	糖類※ g	食物繊維総量 g	糖アルコール g	有機酸 g	七訂エネルギー kcal	七訂たんぱく質 g	七訂脂質 g	七訂炭水化物 g	灰分 g	ナトリウム mg	カリウム mg	カルシウム mg
	ひとえぐさ																							
09032	素干し	0	709	172	16.0	16.6*	1.0*	–	–	–	Tr	2.1*	–	44.2	–	–	130	16.6	1.0	46.3	20.1	4500	810	92
09033	つくだ煮	0	626	148	56.5	11.2	0.5	0.21	0.17	0.02	1	22.9	21.4	4.1	–	0.3	154	14.4	1.3	21.1	6.7	2300	160	2
	ふのり																							
09034	素干し	0	858	207	14.7	(10.7)	(0.6)	(0.15)	(0.32)	(0.05)	24	18.2*	–	43.1	–	–	148	13.8	1.0	57.8	12.7	2700	600	33
	まつも																							
09035	素干し	0	1054	252	12.6	(23.5)	(2.9)	(1.31)	(0.57)	(0.53)	1	18.6*	–	28.5	–	–	159	27.9	4.9	40.8	13.8	1300	3800	92
	むかでのり																							
09036	塩蔵　塩抜き	0	47	12	93.7	0.6*	0.1	0.01	0.04	0.01	2	Tr	–	4.2	–	–	10	0.6	0.1	4.2	1.4	220	6	8
	（もずく類）																							
	おきなわもずく																							
09037	塩蔵　塩抜き	0	27	7	96.7	0.2	0.1	0.05	0.04	0.02	Tr	0.1*	–	2.0	–	–	6	0.3	0.2	2.0	0.8	240	7	2
	もずく																							
09038	塩蔵　塩抜き	0	18	4	97.7	0.2	(0.1)	(0.03)	(0.01)	(0.01)	0	0.1*	–	1.4	–	–	4	0.2	0.1	1.4	0.6	90	2	2
	わかめ																							
09039	原藻　生	35	100	24	89.0	(1.4)	(0.1)	(0.01)	(0.04)	(0.02)	0	2.6*	–	3.6	–	–	16	1.9	0.2	5.6	3.3	610	730	10
09040	乾燥わかめ　素干し	0	716	172	11.3	(11.2)	(1.1)	(0.16)	(0.58)	(0.26)	0	(14.4)*	–	29.8	–	–	120	14.4	2.6	39.6	32.2	6400	6000	83
09041	乾燥わかめ　素干し　水戻し	0	81	20	91.7	(1.3)	(0.1)	(0.02)	(0.07)	(0.03)	0	(1.2)*	–	4.3	–	–	14	1.6	0.3	4.9	1.4	260	440	10
09060	乾燥わかめ　素干し　水戻し　水煮	0	43	10	95.3	(0.8)	(0.1)	(0.02)	(0.06)	(0.03)	–	(0.1)*	–	2.9	–	–	9	1.0	0.3	2.6	0.8	150	240	6
09042	乾燥わかめ　板わかめ	0	835	200	7.2	(13.0)	(0.5)	(0.08)	(0.27)	(0.12)	1	20.0*	–	31.7	–	–	134	16.7	1.2	47.4	27.5	3900	7400	96
09043	乾燥わかめ　灰干し　水戻し	0	39	9	96.0	(0.9)	(Tr)	(0.01)	(0.01)	(0.01)	1	0.3*	–	2.2	–	–	7	1.0	0.1	2.2	0.6	48	60	14
09044	カットわかめ　乾	0	770	186	9.2	14.0	1.7	0.25	0.90	0.40	0	9.1*	0	39.2	–	–	138	17.9	4.0	42.1	26.8	9300	430	87
09058	カットわかめ　水煮（沸騰水で短時間加熱したもの）	0	69	17	93.6	(1.0)	(0.4)	(0.05)	(0.19)	(0.08)	–	0.8*	–	3.2	–	–	14	1.3	0.8	3.8	1.0	310	15	7
09059	カットわかめ　水煮の汁	0	1	0	99.8	–*	–*	–	–	–	–	0.1*	–	0	–	–	0	–	0.1	0.1	0.1	68	3	
09045	湯通し塩蔵わかめ　塩抜き　生	0	68	16	93.3	1.3	0.2	0.04	0.10	0.05	0	0.9*	–	2.9	–	0	11	1.5	0.3	3.4	1.4	530	10	5
09057	湯通し塩蔵わかめ　塩抜き　ゆで	0	29	7	97.5	0.5	0.1	0.02	0.05	0.02	(0)	0.5*	–	1.1	–	0	5	0.6	0.1	1.4	0.3	130	2	1
09046	くきわかめ　湯通し塩蔵　塩抜き	0	74	18	84.9	(0.8)	(0.1)	(0.02)	(0.07)	(0.03)	0	0.9*	–	5.1	–	–	15	1.1	0.3	5.5	8.2	3100	88	8
09047	めかぶわかめ　生	0	59	14	94.2	0.7	0.5	0.22	0.02	0.08	0	0*	–	3.4	0.2	–	11	0.9	0.6	3.4	0.9	170	88	

（09040・09041：改／09060：新）

左側タブ：穀類／いも及びでん粉類／砂糖及び甘味類／豆類／種実類／野菜類／果実類／きのこ類／藻類／魚介類／卵類／乳類／油脂類／菓子類／嗜好飲料類／調味料及び香辛料類／調理済み流通食品類

ミノ酸組成によるたんぱく質の*→「たんぱく質」の値、脂肪酸のトリアシルグリセロール当量の*→「脂質」の値が入っている。
用可能炭水化物は「利用可能炭水化物（質量計）」の値だが、*がついているものは「差引き法による利用可能炭水化物」の値（p.2、3 参照）。

可食部100g当たり

マグネシウム	リン	鉄	亜鉛	銅	マンガン	ヨウ素	セレン	クロム	モリブデン	レチノール	β-カロテン当量	レチノール活性当量	ビタミンD	ビタミンE α-トコフェロール	ビタミンK	ビタミンB1	ビタミンB2	ナイアシン当量	ビタミンB6	ビタミンB12	葉酸	パントテン酸	ビオチン	ビタミンC	アルコール	食塩相当量	重量変化率	備考
mg	mg	mg	mg	mg	mg	µg	µg	µg	µg	µg	µg	µg	µg	mg	µg	mg	mg	mg	mg	µg	µg	mg	µg	mg	g	g	%	
280	3.4	0.6	0.86	1.32	–	–	–	–	(0)	8600	710	(0)	2.5	14	0.30	0.92	5.2	0.03	0.3	280	0.88	–	38	–	11.4	–		すき干ししたもの
63	3.6	0.9	0.15	–	–	–	–	–	(0)	270	23	(0)	0.1	12	0.06	0.26	1.3	0.03	0	23	0.19	–	0	–	5.8	–		別名 のりのつくだ煮
130	4.8	1.8	0.38	0.65	–	–	–	–	(0)	700	59	(0)	0.7	430	0.16	0.61	(4.6)	0.13	0	68	0.94	–	1	–	6.9	–		別名 のげのり
530	11.0	5.2	0.26	1.25	–	–	–	–	(0)	30000	2500	(0)	13.0	1100	0.48	1.61	(14.0)	0.06	0	720	1.24	–	5	–	3.3	–		すき干ししたもの
9	0.8	0.1	0.01	0.41	–	–	–	–	(0)	30	2	(0)	0	16	0	Tr	16.0	0	0	0	0	0	–	0	–	0.6	–	石灰処理したもの
2	0.2	Tr	0.01	0.01	140	1	–	–	(0)	220	18	(0)	0.1	18	Tr	0.09	–	0	0	2	0.4	–	0	–	0.6	–		
2	0.7	0.3	0.01	0.03	–	–	–	–	(0)	180	15	(0)	0.1	14	Tr	0.01	–	Tr	0.1	2	–	–	0	–	0.2	–		
36	0.7	0.3	0.02	0.05	1600	1	1	3	(0)	940	79	(0)	0.1	140	0.07	0.18	(1.5)	0.03	0.3	29	0.19	4.2	15	–	1.5	–	基部を除いたもの 廃棄部位:茎、中肋及びめかぶ
350	5.8	1.0	0.06	0.38	10000	6	5	20	(0)	4400	370	(0)	1.2	890	0.36	1.01	(13.4)	0.11	0.2	320	0.47	23.3	19	–	16.2	–	食物繊維:AOAC.2011.25法
35	0.4	0.1	0.04	0.05	1300	1	Tr	2	(0)	880	74	(0)	0.2	110	0.05	0.07	(0.8)	0.01	Tr	33	0.02	2.9	2	–	0.7	590	食物繊維:AOAC.2011.25法
21	0.2	0.1	0.05	0.03	730	Tr	–	1	–	590	49	–	0.1	73	0.02	0.04	(0.5)	0.01	0.1	9	0.02	1.8	Tr	–	0.4	1061	沸騰水で短時間加熱したもの 食物繊維:AOAC.2011.25法
330	6.4	5.2	0.13	1.59	–	–	–	–	(0)	8500	710	(0)	2.6	1800	0.62	1.50	(14.0)	0.23	0.2	510	0.48	–	20	–	9.9	–	
16			0.08	–	–	–	–	–	(0)	37	3	(0)	0	70	0	0.03	0	0	0	1	0.05	–	0	–	0.1	–	
300	6.5	2.8	0.13	0.46	10000	9	19	10	0	2200	190	0	0.5	1600	0.07	0.08	5.6	0.01	2.0	18	0.06	25.0	–	–	23.5	–	食物繊維:AOAC.2011.25法
22	0.6	0.3	0.01	0.04	720	1	1	0	–	180	15	–	Tr	Tr	0	(0.4)	–	0	0.1	1	0	2.6	–	–	0.8	1173	食物繊維:AOAC.2011.25法
Tr	0	0	0		36	0	0	0	–	–	0	–	Tr	0	0	0	0	0	0	0	0	0	0	–	0.2	–	食物繊維:AOAC.2011.25法
30	0.5	0.2	0.04	0.03	810	Tr	1	Tr	(0)	210	17	(0)	0.1	110	0.01	0.01	Tr	0		6	0.07	1.9	–	–	1.4	–	別名 生わかめ 食物繊維:AOAC.2011.25法
10	0.1	0.02	0.01		200	1	1	0	–	63	5	0	Tr	50	0.01	0.01	Tr	0	0	0.6	(0)	0.3	–		250		食物繊維:AOAC.2011.25法
34	0.4	0.1	0.02	0.04	–	–	–	–	(0)	56	5	(0)	0	33	0.02	0.02	(0.9)	Tr	0	2	0.07	–		–	7.9	–	
26	0.3	0.2	0.02	0.03	390	Tr	1	2	(0)	240	20	(0)	0.1	40	0.03	0.03	0.4	0.01	0	36	0.05	2.2	2	–	0.4	–	別名 めかぶ 試料:冷凍品

備考
硝：硝酸イオン　ポ：ポリフェノール
タ：タンニン　テ：テオブロミン
カ：カフェイン
見当：概量（1個、1尾、1切れなど）とその目安重量（廃棄部分を含む重量）

穀類 / でんぷん及び粉類 / 砂糖及び甘味類 / 豆類 / 種実類 / 野菜類 / 果実類 / きのこ類 / 藻類 / 魚介類 / 肉類 / 卵類 / 乳類 / 油脂類 / 菓子類 / し好飲料類 / 調味料及び香辛料類 / 調理済み流通食品類

（0）：推定値 0，　（Tr）：推定値 微量，　Tr：微量，　−：未測定　　※炭水化物成分表から算出。

魚介類

可食部100 g当たり

食品番号	食品名	廃棄率	エネルギー		水分	たんぱく質 アミノ酸組成によるたんぱく質	脂質 脂肪酸のトリアシルグリセロール当量	脂質	脂肪酸 飽和脂肪酸	脂肪酸 n-3系多価不飽和脂肪酸	脂肪酸 n-6系多価不飽和脂肪酸	コレステロール	炭水化物 利用可能炭水化物	炭水化物 糖類※	炭水化物 食物繊維総量	炭水化物 糖アルコール	有機酸	七訂(2015年版)のエネルギーの算出方法に基づく成分（参考） エネルギー	七訂 たんぱく質	七訂 脂質	七訂 炭水化物	灰分	ナトリウム	カリウム	カルシウム
		%	kJ	kcal	g	g	g	g	g	g	g	mg	g	g	g	g	g	kcal	g	g	g	g	mg	mg	mg
	〈魚類〉																								
	あいなめ																								
10001	生	50	443	105	76.0	(15.8)	2.9	0.76	0.85	0.11		76	3.8*	–	(0)	–	–	113	19.1	3.4	0.1	1.4	150	370	5
	あこうだい																								
10002	生	0	362	86	79.8	14.6	1.8	0.23	0.23	0.04		56	2.8*	–	(0)	–	–	93	16.8	2.3	0.1	1.0	75	310	1
	（あじ類）																								
	まあじ																								
10003	皮つき　生	55	471	112	75.1	16.8	3.5	1.10	1.05	0.13		68	3.3*	–	(0)	–	–	126	19.7	4.5	0.1	1.3	130	360	6
10389	皮なし　生	0	454	108	75.6	16.5	3.0	0.97	0.89	0.10		56	3.7*	–	(0)	–	–	123	19.7	4.1	0.2	1.2	110	360	1
10004	皮つき　水煮	40	574	136	70.3	(19.1)	4.6	1.45	1.33	0.17		81	4.6*	–	(0)	–	–	151	22.4	5.9	0.1	1.3	130	350	8
10005	皮つき　焼き	35	661	157	65.3	(22.0)	5.1	1.57	1.51	0.20		94	5.8*	–	(0)	–	–	170	25.9	6.4	0.1	1.8	180	470	10
10390	皮つき　フライ	0	1126	270	52.3	16.6	17.0	2.25	2.05	2.68		80	12.7*	0.5	–	–	–	276	20.1	18.2	7.9	1.4	160	330	10
10006	開き干し　生	35	628	150	68.4	(17.2)	6.7	2.35	1.59	0.19		73	5.3*	–	(0)	–	–	168	20.2	8.8	0.1	2.5	670	310	3
10007	開き干し　焼き	30	813	194	60.0	(20.9)	9.2	3.23	2.21	0.26		96	6.9*	–	(0)	–	–	220	24.6	12.3	0.1	3.0	770	350	5
10391	小型　骨付き　生	10	479	114	73.4	15.1	3.7	1.16	1.18	0.12		130	5.0*	–	(0)	–	–	123	17.8	5.0	0.1	2.9	120	330	78
10392	小型　骨付き　から揚げ	0	1119	268	50.3	19.5	16.8	2.25	2.58	2.26		140	9.8*	0	–	–	–	278	24.0	18.6	3.5	3.6	140	420	90
	まるあじ																								
10393	生	50	559	133	71.2	18.1	4.6	1.76	1.33	0.20		66	4.8*	–	(0)	–	–	147	22.1	5.6	0.2	1.3	59	410	5
10394	焼き	25	734	175	62.4	23.7	6.2	2.28	1.64	0.34		88	6.0*	–	(0)	–	–	194	28.7	7.7	0.2	1.7	93	540	5
	にしまあじ																								
10008	生	0	651	156	69.9	17.5	8.1	2.48	1.99	0.17		78	3.2*	–	(0)	–	–	169	19.6	9.1	0.1	1.3	160	360	2
10009	水煮	40	672	160	68.0	18.4	7.6	2.42	1.86	0.17		94	4.7*	–	(0)	–	–	175	21.7	8.8	0.1	1.4	180	350	
10010	焼き	35	781	186	63.0	21.3	9.1	2.91	2.22	0.20		100	4.8*	–	(0)	–	–	203	24.7	10.4	0.1	1.8	220	440	5
10457	開き干し　生	35	681	163	68.0	17.7	8.8	2.87	1.83	0.18		83	3.1*	–	–	–	–	180	20.0	10.2	Tr	2.3	560	360	
10458	開き干し　焼き	30	849	203	60.1	22.2	11.1	3.45	2.73	0.23		110	3.6*	–	(0)	–	–	222	25.2	12.3	0.1	3.1	760	450	
	むろあじ																								
10011	生	45	621	147	67.7	(19.7)	4.8	1.79	1.45	0.21		64	6.5*	–	(0)	–	–	166	23.6	6.9	0.4	1.4	56	420	
10012	焼き	25	703	167	61.9	(24.7)	4.1	1.60	1.23	0.19		86	7.6*	–	(0)	–	–	186	29.7	6.2	0.6	1.6	74	480	
10013	開き干し	35	590	140	67.9	(19.1)	4.7	1.60	1.31	0.20		66	5.4*	–	(0)	–	–	155	22.9	6.2	0.1	2.9	830	320	

新
新

ミノ酸組成によるたんぱく質の＊→「たんぱく質」の値、脂肪酸のトリアシルグリセロール当量の＊→「脂質」の値が入っている。
用可能炭水化物は「利用可能炭水化物（質量計）」の値だが、＊がついているものは「差引き法による利用可能炭水化物」の値（p.2、3 参照）。

可食部100g当たり

備考欄凡例：
硝：硝酸イオン　ポ：ポリフェノール
タ：タンニン　テ：テオブロミン
カ：カフェイン
見当：概量（1個、1尾、1切れなど）とその目安重量（廃棄部分を含む重量）

マグネシウム	リン	鉄	亜鉛	銅	マンガン	ヨウ素	セレン	クロム	モリブデン	レチノール	β-カロテン当量	レチノール活性当量	ビタミンD	ビタミンE α-トコフェロール	ビタミンK	ビタミンB1	ビタミンB2	ナイアシン当量	ビタミンB6	ビタミンB12	葉酸	パントテン酸	ビオチン	ビタミンC	アルコール	食塩相当量	重量変化率	備考
mg	mg	mg	mg	mg	mg	μg	μg	μg	μg	μg	μg	μg	μg	mg	μg	mg	mg	mg	mg	μg	μg	mg	μg	mg	g	g	%	
9	220	0.4	0.5	0.06	–	–	–	–	–	6	(0)	6	9.0	1.7	(0)	0.24	0.26	(6.1)	0.18	2.2	8	0.98	–	2	–	0.4	–	別名 あぶらめ、あぶらこ 廃棄部位：頭部、内臓、骨、ひれ等（三枚下ろし）
4	170	0.3	0.4	0.02	Tr	–	–	–	–	26	(0)	26	1.0	3.4	(0)	0.11	0.04	4.1	0.05	0.7	3	0.35	–	Tr	–	0.2	–	切り身（魚体全体から調理する場合、廃棄率：60%、廃棄部位：頭部、内臓、骨、ひれ等）
4	230	0.6	1.1	0.07	0.01	20	46	1	0	7	(0)	7	8.9	0.6	Tr	0.13	0.13	9.2	0.30	7.1	5	0.41	3.3	Tr	–	0.3	–	別名 あじ 廃棄部位：頭部、内臓、骨、ひれ等（三枚下ろし）見当 1尾=160g
1	220	0.9	0.6	0.09	0.01	20	42	0	(0)	7	0	7	7.9	0.9	(Tr)	0.14	0.20	10.0	0.41	9.8	9	0.53	4.7	Tr	–	0.3	–	同一試料の皮つき、生の分析値：別表（p.346）参照
6	250	0.7	1.3	0.07	0.01	14	64	Tr		8	0	8	11.0	0.8	Tr	0.13	0.12	(9.5)	0.25	5.9	5	0.38	5.2	0	–	0.3	87	内臓を除き水煮したもの 廃棄部位：頭部、骨、ひれ等
4	320	0.8	1.5	0.08	0.01	27	78	2		8	0	8	12.0	1.0	Tr	0.15	0.15	(12.0)	0.27	7.1	5	0.47	5.3	0	–	0.4	72	内臓等を除き焼いたもの 廃棄部位：頭部、骨、ひれ等
5	250	0.8	1.2	0.08	0.11	–	–	–	–	16	0	16		3.4	23	0.12	0.15	8.2	0.15	7.5	10	0.53	–	0	–	0.4	116(94)	三枚におろしたもの 調理による脂質の増減：表13（p.328）参照
7	220	0.8	0.7	0.09	0.01	24	50	0	0	Tr	(Tr)	(Tr)	3.0	0.7	(0)	0.10	0.15	(7.6)	0.31	6.3	6	0.81	4.5	(0)	–	1.7	–	廃棄部位：頭部、骨、ひれ等 見当 1枚（小）=100g
8	270	0.9		0.10	0.01	–	–	–	–	Tr	(Tr)	(Tr)	2.6	1.0	(0)	0.12	0.14	(9.4)	0.32	8.5	6	0.75	–	(0)	–	2.0	80	廃棄部位：頭部、骨、ひれ等
3	570	1.1	1.2	0.07	0.05	41	52	2	(0)	33	(0)	33	5.1	0.9	–	0.19	0.17	7.9	0.26	5.6	11	0.47	4.4	1	–	0.3	–	廃棄部位：内臓、うろこ
4	700	0.9	1.5	0.09	0.08	30	53	1	(0)	39	(0)	39	4.8	4.0	–	0.19	0.21	9.7	0.16	6.7	12	0.55	6.3	0	–	0.3	79(76)	内臓、うろこ等を除いて、調理したもの 調理による脂質の増減：表13（p.328）参照
3	260	1.2	1.3	0.09	0.01	–	–	–	–	11	0	11	19.0	1.2	1	0.10	0.19	12.0	0.47	9.9	8	0.59	–	Tr	–	0.2	–	廃棄部位：頭部、内臓、骨、ひれ等（三枚おろし）
1	330	1.5	1.5	0.09	0.02	–	–	–	–	15	0	15	15.0	1.3	1	0.09	0.18	14.0	0.24	9.4	8	0.53	–	0	–	0.2	72	内臓等を除き焼いたもの 廃棄部位：頭部、骨、ひれ等
7	230	1.0	0.9	0.08	0.01	41	47	1	0	16	(Tr)	16	8.0	0.3	(0)	0.10	0.21	9.8	0.29	8.1	11	0.59	4.0	Tr	–	0.4	–	三枚におろしたもの（魚体全体から調理する場合、廃棄率：50%、廃棄部位：頭部、内臓、骨、ひれ等）
0	230	1.1	0.9	0.08	0.01	41	55	1	0	12	(Tr)	12	9.6	0.3	(0)	0.11	0.18	9.0	0.24	7.0	11	0.50	4.1	Tr	–	0.5	90	廃棄部位：頭部、骨、ひれ等 内臓等を除き水煮したもの
4	300	1.2	1.2	0.10	0.02	49	65	0	Tr	13	(Tr)	13	7.2	0.3	(0)	0.12	0.21	11.0	0.34	6.3	13	0.58	4.3	Tr	–	0.6	78	廃棄部位：頭部、骨、ひれ等 内臓等を除き焼いたもの
9	210	0.7	0.7	0.06	0.01	33	47	Tr	0	8	Tr	8	49.8	1.1	1	0.08	0.13	9.3	0.21	5.6	7	0.37	3.0	7	–	1.4	–	廃棄部位：頭部、骨、ひれ等
7	250	0.9	0.8	0.08	0.01	47	62	Tr	Tr	15	Tr	15	51.6	1.2	1	0.18	0.18	11.5	0.16	7.1	7	0.45	4.3	3	–	1.9	74	廃棄部位：頭部、骨、ひれ等
	280	1.6	1.0	0.13	0.02	–	–	–	–	4	(Tr)	4	6.0	0.6	(0)	0.18	0.32	(20.0)	0.57	13.0	5	0.74	–	Tr	–	0.1	–	廃棄部位：頭部、内臓、骨、ひれ等（三枚下ろし）
	330	1.8	1.2	0.15	0.03	–	–	–	–	5	(Tr)	5	7.0	0.8	(0)	0.28	0.30	(22.0)	0.52	13.0	6	0.76	–	Tr	–	0.2	73	内臓等を除き焼いたもの 廃棄部位：頭部、内臓、骨、ひれ等
	260	1.4	0.8	0.14	0.02	–	–	–	–	Tr	(Tr)	(Tr)	7.0	0.4	(0)	0.17	0.30	(18.0)	0.59	9.4	5	0.62	–	Tr	–	2.1		廃棄部位：頭部、内臓、骨、ひれ等

穀類／いも及びでん粉類／砂糖及び甘味類／豆類／種実類／野菜類／果実類／きのこ類／藻類／魚介類／肉類／卵類／乳類／油脂類／菓子類／し好飲料類／調味料及び香辛料類／調理済み流通食品類

（0）：推定値 0，（Tr）：推定値 微量，Tr：微量，－：未測定　　※炭水化物成分表から算出。

魚介類

食品番号	食品名	廃棄率	エネルギー		水分	アミノ酸組成によるたんぱく質	たんぱく質	脂肪酸のトリアシルグリセロール当量	飽和脂肪酸	n-3系多価不飽和脂肪酸	n-6系多価不飽和脂肪酸	コレステロール	利用可能炭水化物	糖類※	食物繊維総量	糖アルコール	有機酸	エネルギー	たんぱく質	脂質	炭水化物	灰分	ナトリウム	カリウム	カルシウム
		%	kJ	kcal	g	g	g	g	g	g	g	mg	g	g	g	g	g	kcal	g	g	g	g	mg	mg	mg
10014	くさや	30	945	223	38.6	(41.6)	2.0	0.80	0.64	0.13	110	9.6*	–	(0)	–	–	240	49.9	3.0	0.3	8.2	1600	850	30
	あなご																							
10015	生	35	611	146	72.2	14.4	8.0	2.26	1.42	0.21	140	4.2*	–	(0)	–	–	161	17.3	9.3	Tr	1.2	150	370	7
10016	蒸し	0	723	173	68.5	(14.7)	10.4	3.00	1.69	0.24	180	5.3*	–	(0)	–	–	194	17.6	12.7	Tr	1.2	120	280	6
	あまご																							
10017	養殖 生	50	429	102	76.8	(15.0)	2.8	0.68	0.52	0.42	66	4.2*	–	(0)	–	–	112	18.3	3.6	0.1	1.2	49	380	2
	あまだい																							
10018	生	50	432	102	76.5	16.0	2.5	0.80	0.68	0.13	52	3.9*	–	(0)	–	–	113	18.8	3.6	Tr	1.1	73	360	5
10019	水煮	0	476	113	74.2	(17.6)	2.8	0.87	0.78	0.15	71	4.3*	–	(0)	–	–	125	20.7	4.0	Tr	1.1	91	350	3
10020	焼き	0	464	110	73.6	(19.1)	1.9	0.58	0.57	0.11	89	4.1*	–	(0)	–	–	119	22.5	2.6	Tr	1.3	110	410	5
	あゆ																							
10021	天然 生	45	391	93	77.7	15.0	1.9	0.65	0.46	0.08	83	3.9*	–	(0)	–	–	100	18.3	2.4	0.1	1.5	70	370	27
10022	天然 焼き	55	629	149	64.0	(21.8)	3.0	0.98	0.74	0.13	140	8.7*	–	(0)	–	–	177	26.6	6.8	0.1	2.5	110	510	48
10023	天然 内臓 生	0	747	180	68.6	9.5*	14.2	5.90	2.54	0.41	200	3.6*	–	(0)	–	–	206	9.5	17.5	0.3	4.1	90	210	4
10024	天然 内臓 焼き	0	674	161	58.6	23.0*	7.5	3.26	0.96	0.19	230	(0.4)	–	(0)	–	–	194	23.0	10.1	0.4	7.9	170	520	14
10025	養殖 生	50	579	138	72.0	14.6	6.6	2.44	0.82	0.58	110	5.1*	–	(0)	–	–	152	17.8	7.9	0.6	1.7	55	360	25
10026	養殖 焼き	55	847	202	59.3	(18.6)	9.6	3.43	1.16	0.82	170	10.3*	–	(0)	–	–	241	22.6	15.1	0.8	2.2	79	430	45
10027	養殖 内臓 生	0	2002	485	36.6	7.4	46.8	17.44	5.19	4.41	220	8.5*	–	(0)	–	–	550	7.4	55.0	0.3	0.7	75	160	5
10028	養殖 内臓 焼き	0	2067	500	31.5	15.2*	45.6	16.39	5.80	4.39	260	7.1*	–	(0)	–	–	558	15.2	52.3	0.4	0.6	100	220	
10029	うるか	0	654	157	59.6	11.4	10.3	3.71	0.89	1.29	260	4.6*	–	(0)	–	–	171	11.4	13.1	1.8	14.1	5100	190	
	アラスカめぬけ																							
10030	生	0	405	96	78.4	(14.3)	2.6	0.49	0.52	0.07	52	3.8*	–	(0)	–	–	105	17.2	3.4	0.1	0.9	81	290	
	あんこう																							
10031	生	0	231	54	85.4	(10.8)	0.1	0.02	0.03	0.01	78	2.6*	–	(0)	–	–	58	13.0	0.2	0.3	1.1	130	210	
10032	きも 生	0	1657	401	45.1	7.9	36.9	9.29	10.00	1.63	560	9.3*	–	(0)	–	–	445	10.0	41.9	2.2	0.8	110	220	
	いかなご																							
10033	生	0	466	111	74.2	14.1	3.9	1.13	1.41	0.11	200	4.8*	–	(0)	–	–	125	17.2	5.5	0.1	3.0	190	390	5
10034	煮干し	0	924	218	38.0	(35.3)	3.1	0.86	1.39	0.07	510	12.3*	–	(0)	–	–	245	43.1	6.1	1.5	11.3	2800	810	7
10035	つくだ煮	0	1149	271	26.9	(24.1)	2.4	0.66	1.09	0.06	280	38.2*	–	(0)	–	–	282	29.4	4.6	30.7	8.4	2200	670	4
10036	あめ煮	0	1138	268	28.1	(21.0)	1.6	0.48	0.63	0.03	270	42.6*	–	(0)	–	–	279	25.6	3.7	35.8	6.8	1700	430	5
	イクラ→（さけ・ます類）・しろさけ																							

ミノ酸組成によるたんぱく質の*→「たんぱく質」の値、脂肪酸のトリアシルグリセロール当量の*→「脂質」の値が入っている。
用可能炭水化物は「利用可能炭水化物（質量計）」の値だが、*がついているものは「差引き法による利用可能炭水化物」の値 (p.2、3 参照)。

10魚介類

可食部100g当たり

マグネシウム	リン	鉄	亜鉛	銅	マンガン	ヨウ素	セレン	クロム	モリブデン	ビタミンA レチノール	ビタミンA β-カロテン当量	ビタミンA レチノール活性当量	ビタミンD	ビタミンE α-トコフェロール	ビタミンK	ビタミンB1	ビタミンB2	ナイアシン当量	ビタミンB6	ビタミンB12	葉酸	パントテン酸	ビオチン	ビタミンC	アルコール	食塩相当量	重量変化率	備考
mg	mg	mg	mg	mg	mg	μg	μg	μg	μg	μg	μg	μg	μg	mg	μg	mg	mg	mg	mg	μg	μg	mg	μg	mg	g	g	%	
65	810	3.2	3.2	0.26	-	-	-	-	-	Tr	(0)	(Tr)	2.0	1.2	(0)	0.24	0.40	(26.0)	0.64	12.0	26	1.09	-	(0)	-	4.1	-	廃棄部位：頭部、骨、ひれ等
23	210	0.8	0.7	0.04	0.20	15	39	0	0	500	(0)	500	0.4	2.3	Tr	0.05	0.14	6.2	0.10	2.3	9	0.86	3.3	2	-	0.4	-	試料：まあなご 廃棄部位：頭部、内臓、骨、ひれ等 見当1尾(開き身)=70g
6	180	0.9	0.8	0.04	0.22	-	-	-	-	890	(0)	890	0.8	2.9	Tr	0.04	0.11	(5.8)	0.10	2.5	15	0.79	-	1	-	0.3	87	試料：まあなご 切り身
27	250	0.4	0.8	0.04	0.01	-	-	-	-	7	(0)	7	9.0	1.5	(0)	0.15	0.16	(7.0)	0.24	5.5	6	0.51	-	1	-	0.1	-	廃棄部位：頭部、内臓、骨、ひれ等(三枚下ろし)
29	190	0.3	0.3	0.02	Tr	41	75	1	0	27	(0)	27	1.0	1.3	(0)	0.04	0.06	4.9	0.08	2.1	6	0.43	1.7	1	-	0.2	-	試料：あかあまだい 廃棄部位：頭部、内臓、骨、ひれ等(三枚下ろし)
30	160	0.4	0.4	0.03	Tr	-	-	-	-	11	(0)	11	0.3	1.1	(0)	0.04	0.06	(5.1)	0.08	2.1	5	0.39	-	1	-	0.2	80	試料：あかあまだい 切り身
3	220	0.5	0.4	0.04	Tr	-	-	-	-	26	(0)	26	4.0	1.3	(0)	0.04	0.06	(5.8)	0.08	3.5	5	0.46	-	Tr	-	0.3	74	試料：あかあまだい 切り身
4	310	0.9	0.8	0.06	0.16	13	14	1	0	35	(0)	35	1.0	1.2	(0)	0.13	0.15	(6.5)	0.17	10.0	27	0.67	5.6	2	-	0.2	-	廃棄部位：頭部、内臓、骨、ひれ等(三枚下ろし) 見当1尾=80g
5	460	5.5	1.2	0.06	0.41	-	-	-	-	120	(0)	120	1.5	1.7	(0)	0.23	0.24	(8.8)	0.16	12.0	33	1.34	-	2	-	0.3	67	廃棄部位：頭部、内臓、骨、ひれ等
4	180	24.0	2.0	0.34	3.03	-	-	-	-	1700	(Tr)	1700	5.0	1.9	40	0.12	0.55	5.4	0.16	60.0	220	1.56	-	5	-	0.2	-	
6	470	63.0	2.7	0.44	6.19	-	-	-	-	2000	(Tr)	2000	4.0	3.2	80	0.28	1.00	12.0	0.17	50.0	250	1.67	-	5	-	0.4	73	魚体全体を焼いた後、取り出したもの
4	320	0.8	0.9	0.05	Tr	-	-	-	-	55	(0)	55	8.0	5.0	(0)	0.15	0.14	6.8	0.28	2.6	28	1.22	-	1	-	0.1	-	廃棄部位：頭部、内臓、骨、ひれ等(三枚下ろし)
1	430	2.0	1.3	0.07	0.13	-	-	-	-	480	(0)	480	17.0		(0)	0.20	0.18	(8.2)	0.24	6.0	38	1.67	-	2	-	0.2	71	廃棄部位：頭部、内臓、骨、ひれ等
1	120	8.0	1.3	0.14	0.13	-	-	-	-	4400	(Tr)	4400	11.0	7.4	11	0.16	0.44	3.8	0.11	9.6	260	1.46	-	2	-	0.2	-	
5	190	19.0		0.15	0.31	-	-	-	-	6000	(0)	6000	8.6	24.0	16	0.34	0.38	6.6	0.15	7.8	280	1.33	-	2	-	0.2	76	魚体全体を焼いた後、取り出したもの
5	210	4.0	1.4	0.10	Tr	-	-	-	-	2000	14	2000	15.0	6.7	6	0.06	0.38	3.9	0.11	10.0	100	1.31	-	0	-	13.0	-	
6	170	0.2	0.4	0.02	0.01	-	-	-	-	20	(0)	20	3.0	1.0	(0)	0.04	0.05	(4.2)	0.07	1.6	2	0.24	-	Tr	-	0.2	-	別名あかうお 切り身
9	140	0.2	0.6	0.04	Tr	-	-	-	-	13	0	13	1.0	0.7	(0)	0.04	0.16	(4.1)	0.11	1.2	5	0.21	-	1	-	0.3	-	試料：きあんこう 切り身 (魚体全体から調理する場合、廃棄率：66%,廃棄部位：頭部、内臓、骨、ひれ等)
0	140	1.2	2.2	1.00	-	96	200	Tr	5	8300	(0)	8300	110.0	14.0	(0)	0.14	0.35	3.8	0.11	39.0	88	0.89	13.0	1	-	0.3	-	試料：きあんこう 肝臓
9	530	2.5	3.9	0.08	0.49	-	-	-	-	200	1	200	21.0	0.8	(0)	0.19	0.81	7.9	0.15	11.0	29	0.77	-	1	-	0.5	-	別名こうなご 小型魚全体
0	1200	6.6	5.9	0.13	0.37	-	-	-	-	10	(0)	10	54.0	0.8	(0)	0.27	0.18	(12.0)	0.06	4.6	50	1.15	-	0	-	7.1	-	
	820	2.3	3.6	0.09	0.45	-	-	-	-	Tr	(Tr)	(Tr)	23.0	0.4	(0)	0.02	0.27	(16.0)	0.09	7.8	85	0.76	-	(0)	-	5.6	-	
	730	3.4	3.4	0.11	0.51	-	-	-	-	Tr	(Tr)	(Tr)	21.0	0.4	(0)	0.02	0.28	(16.0)	0.07	7.2	75	0.67	-	(0)	-	4.3	-	

備考欄
梢：硝酸イオン　ポ：ポリフェノール
タ：タンニン　テ：テオブロミン
カ：カフェイン
見当：概量（1個、1尾、1切れなど）とその目安重量（廃棄部分を含む重量）

穀類
いも及びでん粉類
砂糖及び甘味類
豆類
種実類
野菜類
果実類
きのこ類
藻類
魚介類
肉類
卵類
乳類
油脂類
菓子類
し好飲料類
香辛料及び調味料類
調理済み流通食品類

（0）：推定値 0，　（Tr）：推定値 微量，　Tr：微量，　－：未測定　　※炭水化物成分表から算出。

魚介類

可食部100 g当たり

食品番号	食品名	廃棄率 %	エネルギー kJ	エネルギー kcal	水分 g	たんぱく質 アミノ酸組成による g	脂質 トリアシルグリセロール当量 g	脂質 飽和脂肪酸 g	脂質 n-3系多価不飽和脂肪酸 g	脂質 n-6系多価不飽和脂肪酸 g	コレステロール mg	炭水化物 利用可能炭水化物 g	炭水化物 糖類 g	炭水化物 食物繊維総量 g	糖アルコール g	有機酸 g	七訂 エネルギー kcal	七訂 たんぱく質 g	七訂 脂質 g	七訂 炭水化物 g	灰分 g	ナトリウム mg	カリウム mg	カルシウム mg
	いさき																							
10037	生	45	487	116	75.8	(14.3)	4.8	1.63	1.47	0.18	71	4.0*	–	(0)	–	–	127	17.2	5.7	0.1	1.2	160	300	2
	いしだい																							
10038	生	55	578	138	71.6	(16.2)	5.7	1.89	1.13	0.28	56	5.4*	–	(0)	–	–	156	19.5	7.8	Tr	1.1	54	390	2
	いとよりだい																							
10039	生	0	359	85	78.8	15.6	1.0	0.32	0.38	0.11	70	3.3	–	(0)	–	–	93	18.1	1.7	0.1	1.3	85	390	4
10040	すり身	0	383	90	76.9	(14.4)	0.3	0.11	0.08	0.02	38	7.5*	–	(0)	–	–	91	16.7	0.4	5.1	0.9	290	17	2
	いぼだい																							
10041	生	45	552	132	74.0	(13.6)	6.4	2.24	0.96	0.26	57	4.9*	–	(0)	–	–	149	16.4	8.5	Tr	1.1	190	280	4
	（いわし類）																							
	うるめいわし																							
10042	生	35	521	124	71.7	18.4	3.6	1.39	1.04	0.10	60	4.4	–	(0)	–	–	136	21.3	4.8	0.3	1.9	95	440	8
10043	丸干し	15	928	219	40.1	(38.8)	3.6	1.40	1.09	0.13	220	8.0*	–	(0)	–	–	239	45.0	5.1	0.3	9.5	2300	820	57
	かたくちいわし																							
10044	生	45	713	171	68.2	15.3	9.7	3.79	2.24	0.30	70	5.7*	–	(0)	–	–	192	18.2	12.1	0.3	1.2	85	300	6
10045	煮干し	0	1264	298	15.7	(54.1)	2.8	1.27	0.66	0.10	550	14.0*	–	(0)	–	–	332	64.5	6.2	0.3	13.3	1700	1200	220
10046	田作り	0	1290	304	14.9	(55.9)	2.8	1.18	0.90	0.10	720	14.0*	–	(0)	–	–	336	66.6	5.7	0.3	12.5	710	1600	250
	まいわし																							
10047	生	60	653	156	68.9	16.4	7.3	2.55	2.10	0.28	67	6.3*	–	(0)	–	–	169	19.2	9.2	0.2	1.2	81	270	7
10048	水煮	20	766	182	61.7	(19.1)	6.8	2.37	2.02	0.27	68	11.1*	–	(0)	–	–	178	22.4	8.7	0.2	1.3	80	280	8
10049	焼き	35	837	199	57.8	(21.5)	7.3	2.53	2.23	0.29	80	11.7*	–	(0)	–	–	196	25.3	9.4	0.2	1.6	100	350	9
10395	フライ	0	1596	384	37.8	15.9	28.0	3.90	3.93	4.16	78	17.0*	0.5	–	–	–	396	20.0	30.3	10.7	1.3	150	290	7
10050	塩いわし	45	599	143	66.3	(14.3)	7.2	2.43	2.39	0.22	74	5.3*	–	(0)	–	–	163	16.8	9.6	0.4	6.9	2400	300	
10051	生干し	40	904	217	59.6	(17.5)	13.2	5.02	3.12	0.36	68	7.0*	–	(0)	–	–	242	20.6	16.0	1.1	2.7	690	340	
10052	丸干し	15	749	177	54.6	(27.9)	4.3	1.48	1.36	0.14	110	6.8*	–	(0)	–	–	193	32.8	5.5	0.7	6.4	1500	470	4
	めざし																							
10053	生	15	860	206	59.0	(15.2)	11.0	4.33	2.85	0.32	100	11.4*	–	(0)	–	–	257	18.2	18.9	0.5	3.4	1100	170	18
10054	焼き	15	838	200	56.2	(19.7)	8.4	3.40	2.02	0.24	120	11.2*	–	(0)	–	–	244	23.7	15.0	0.7	4.4	1400	220	3
	しらす																							
10396	生	0	285	67	81.8	11.6	0.8	0.28	0.38	0.04	140	3.3*	–	(0)	–	–	76	15.0	1.3	0.1	2.4	380	340	
10445	釜揚げしらす	0	356	84	77.4	(13.6)	(1.1)	(0.35)	(0.49)	(0.05)	170	5.1*	–	0	–	–	90	17.6	1.7	Tr	2.9	840	120	1

ミノ酸組成によるたんぱく質の*→「たんぱく質」の値、脂肪酸のトリアシルグリセロール当量の*→「脂質」の値が入っている。
用可能炭水化物は「利用可能炭水化物（質量計）」の値だが、*がついているものは「差引き法による利用可能炭水化物」の値（p.2、3参照）。

可食部100 g当たり

(Mg) mg	リン mg	鉄 mg	亜鉛 mg	銅 mg	マンガン mg	ヨウ素 µg	セレン µg	クロム µg	モリブデン µg	A:レチノール µg	A:β-カロテン当量 µg	A:レチノール活性当量 µg	D µg	E:α-トコフェロール mg	K µg	B1 mg	B2 mg	ナイアシン当量 mg	B6 mg	B12 µg	葉酸 µg	パントテン酸 mg	ビオチン µg	C mg	アルコール g	食塩相当量 g	重量変化率 %	備考
32	220	0.4	0.6	0.04	0.01	–	–	–	–	41	(0)	41	15.0	0.9	(0)	0.06	0.12	(7.1)	0.31	5.8	12	0.77	–	Tr	–	0.4	–	廃棄部位：頭部、内臓、骨、ひれ等（三枚下ろし）
26	240	0.3	0.6	0.03	0.01	–	–	–	–	39	(0)	39	3.0	2.1	(0)	0.15	0.15	(8.4)	0.34	1.3	2	0.31	–	Tr	–	0.1	–	別名 くちぐろ　廃棄部位：頭部、内臓、骨、ひれ等（三枚下ろし）
26	200	0.5	0.4	0.05	0.02	84	33	Tr	0	28	(0)	28	11.0	0.6	Tr	0.04	0.08	5.7	0.27	3.0	5	0.50	3.7	2	–	0.2	–	別名 いとより　三枚におろしたもの（魚体全体から調理する場合、廃棄率：50%、廃棄部位：頭部、内臓、骨、ひれ等）
2	110	0.1	0.3	0.01	0.01	–	–	–	–	2	(0)	2	3.0	0.2	(0)	Tr	0.02	(3.3)	0.01	0.3	1	0.31	–	0	–	0.7	–	
30	160	0.5	0.8	0.03	0.01	–	–	–	–	95	(0)	95	2.0	1.0	(0)	0.04	0.19	(7.7)	0.29	2.7	7	0.57	–	1	–	0.5	–	別名 えぼだい　廃棄部位：頭部、内臓、骨、ひれ等（三枚下ろし）
7	290	2.3	1.3	0.16	–	–	–	–	–	130	(0)	130	9.0	1.6	(0)	0.08	0.36	12.0	0.55	14.0	16	1.25	–	1	–	0.2	–	廃棄部位：頭部、内臓、骨、ひれ等（三枚下ろし）
0	910	4.5	2.7	0.23	0.12	–	–	–	–	0	(0)	(0)	8.0	0.1	Tr	0.25	0.43	(25.0)	0.69	25.0	44	0.92	–	Tr	–	5.8	–	廃棄部位：頭部、ひれ等
2	240	0.9	1.0	0.17	0.13	38	40	0	0	11	(0)	11	4.0	0.4	(0)	0.03	0.16	13.0	0.58	14.0	19	1.07	18.0	1	–	0.2	–	別名 しこいわし、ひしこ、せぐろ　廃棄部位：頭部、内臓、骨、ひれ等（三枚下ろし）
0	1500	18.0	7.2	0.39	–	–	–	–	–	Tr		(Tr)	18.0	0.9	(0)	0.10	0.10	(28.0)	0.28	41.0	74	1.81	–	(0)	–	4.3	–	別名 いりこ、ちりめん　魚体全体
0	2300	3.0	7.9	0.39	0.79	–	–	–	–	Tr		(Tr)	30.0	0.8	(0)	0.10	0.11	(29.0)	0.37	65.0	230	3.74	–	(0)	–	1.8	–	別名 ごまめ　幼魚の乾燥品（調理前）
0	230	2.1	1.6	0.20	0.04	24	48	Tr	Tr	8		8	32.0	2.5	1	0.03	0.39	11.0	0.49	16.0	10	1.14	15.0	0	–	0.2	–	廃棄部位：頭部、内臓、骨、ひれ等（三枚下ろし）　見当 1尾＝120g
2	250	2.3	1.7	0.23	0.06	–	–	–	–	5		5	13.0	1.3	Tr		0.29	(10.0)	0.35	18.0	7	0.87	–	0	–	0.2	81	頭部、内臓等を除き水煮したもの　廃棄部位：骨、ひれ等
6	300	2.5	2.3	0.23	0.08	–	–	–	–	8		8	14.0	1.9	Tr	0.12	0.43	(14.0)	0.39	22.0	12	1.33	–	0	–	0.3	75	内臓等を除き焼いたもの　廃棄部位：頭部、骨、ひれ等
3	240	2.2	1.7	0.21	0.16	–	–	–	–	15	1	15	21.0	5.7	37		0.39	10.0	0.28	14.0	14	1.15	–	0	–	0.4	118(92)	三枚におろしたもの　調理による脂質の増減：表13（p.328）参照
3	210	1.7	1.4	0.20	0.05	–	–	–	–	Tr		(Tr)	10.0	0.3	(0)	0.03	0.35	(11.0)	0.54	17.0	22	1.46	–	(0)	–	6.1	–	廃棄部位：頭部、内臓、骨、ひれ等
4	270	1.6	0.9	0.12	0.13	–	–	–	–	0		(0)	11.0	0.2	Tr	Tr	0.22	(16.0)	0.48	16.0	11	1.21	–	Tr	–	1.8	–	廃棄部位：頭部、内臓、骨、ひれ等
0	570	4.4	1.8	0.21	0.10	–	–	–	–	40		40	50.0	0.7	1		0.41	(22.0)	0.68	29.0	31	1.00	–	Tr	–	3.8	–	廃棄部位：頭部、ひれ等
4	190	2.6	1.2	0.10	1.04	–	–	–	–	77		77	11.0	0.3			0.21	(14.0)	0.37	15.0	34	1.27	–	Tr	–	2.8	–	原材料：かたくちいわし、まいわし等　廃棄部位：頭部、ひれ等
0	290	4.2	1.5	0.13	1.26	–	–	–	–	95		95	20.0	1.0			0.38	(17.0)	0.38	13.0	36	1.71	–	Tr	–	3.6	75	原材料：かたくちいわし、まいわし等　廃棄部位：頭部、ひれ等
7	340	0.4	1.1	0.02	0.07	–	–	–	–	110	Tr	110	6.7	0.9	Tr	0.02	0.07	6.4	0.17	4.2	56	0.51	–	5	–	1.0	–	かたくちいわし、まいわし等の幼魚
8	320	0.3	1.1	0.03	0.09	13	39	3	1	140	Tr	140	4.2	0.8	–	0.07	0.04	(5.3)	0.05	1.5	26	0.30	9.9	Tr	–	2.1	–	原材料：かたくちいわし、まいわし等の稚魚

備考凡例：
硝：硝酸イオン　ポ：ポリフェノール
タ：タンニン　テ：テオブロミン
カ：カフェイン
見当：概量（1個、1尾、1切れなど）とその目安重量（廃棄部分を含む重量）

穀類／いも及びでん粉類／砂糖及び甘味類／豆類／種実類／野菜類／果実類／きのこ類／藻類／魚介類／肉類／卵類／乳類／油脂類／菓子類／嗜好飲料類／調味料及び香辛料類／調理済み流通食品類

(0)：推定値 0, (Tr)：推定値 微量, Tr：微量, －：未測定　※炭水化物成分表から算出。

魚介類

可食部 100 g 当たり

食品番号	食品名	廃棄率	エネルギー		水分	たんぱく質 アミノ酸組成による	脂質 脂肪酸のトリアシルグリセロール当量	脂肪酸 飽和脂肪酸	n-3系多価不飽和脂肪酸	n-6系多価不飽和脂肪酸	コレステロール	利用可能炭水化物	糖類※	食物繊維総量	糖アルコール	有機酸	七訂エネルギー	たんぱく質	脂質	炭水化物	灰分	ナトリウム	カリウム	カルシウム
		%	kJ	kcal	g	g	g	g	g	g	mg	g	g	g	g	g	kcal	g	g	g	g	mg	mg	mg
10055	しらす干し 微乾燥品	0	480	113	67.5	19.8	1.1	0.34	0.56	0.04	250	6.0*	–	–	–	–	124	24.5	2.1	0.1	5.6	1700	170	28
10056	しらす干し 半乾燥品	0	792	187	46.0	33.1	1.8	0.54	0.88	0.07	390	9.6*	–	(0)	–	–	206	40.5	3.5	0.5	9.5	2600	490	52
10057	たたみいわし	0	1473	348	10.7	(61.4)	4.5	1.53	1.14	0.20	710	15.5*	–	(0)	–	–	372	75.1	5.6	0.7	7.9	850	790	97
	みりん干し																							
10058	かたくちいわし	0	1397	330	18.5	(37.2)	5.0	1.40	1.07	0.94	110	34.1*	–	(0)	–	–	340	44.3	7.0	25.0	5.2	1100	420	80
10059	まいわし	0	1319	314	33.5	(26.7)	12.1	3.64	3.34	1.20	76	24.6*	–	(0)	–	–	332	31.4	15.7	16.3	3.1	670	290	24
	缶詰																							
10060	水煮	0	703	168	66.3	(17.2)	8.5	2.71	2.92	0.24	80	5.7*	–	(0)	–	–	188	20.7	10.6	0.1	2.3	330	250	32
10061	味付け	0	851	203	59.1	(17.0)	10.3	3.56	3.17	0.45	85	10.8*	–	(0)	–	–	212	20.4	11.9	5.7	2.9	560	240	37
10062	トマト漬	0	696	167	68.1	(14.6)	9.6	3.32	2.89	0.43	85	5.4*	–	(0)	–	–	172	17.5	10.8	1.3	2.3	280	310	36
10063	油漬	0	1454	351	46.2	(16.9)	29.1	7.05	2.45	11.45	86	5.3*	–	(0)	–	–	359	20.3	30.7	0.3	2.5	320	280	35
10064	かば焼	0	978	234	56.1	(13.5)	14.0	4.61	4.23	0.54	70	13.6*	–	(0)	–	–	242	16.2	15.6	9.3	2.8	610	270	22
10397	アンチョビ	0	660	157	54.3	21.3	6.0	1.09	0.80	1.03	89	4.4*	–	(0)	–	–	158	24.2	6.8	0.1	14.0	5200	140	15
	いわな																							
10065	養殖 生	50	427	101	76.1	19.0*	2.8	0.69	0.56	0.35	80	(0.1)	–	(0)	–	–	114	19.0	3.6	0.1	1.2	49	380	3
	うぐい																							
10066	生	50	394	93	77.0	(16.7)	1.2	0.29	0.25	0.17	93	4.0*	–	(0)	–	–	100	19.1	1.5	0.2	1.2	83	340	6
	うなぎ																							
10067	養殖 生	25	947	228	62.1	14.4	16.1	4.12	2.42	0.39	230	6.2*	–	(0)	–	–	255	17.1	19.3	0.3	1.2	74	230	13
10068	きも 生	0	429	102	77.2	13.0*	4.1	1.20	0.79	0.13	430	(3.2)	–	–	–	–	118	13.0	5.3	3.5	1.0	140	200	1
10069	白焼き	0	1245	300	52.1	(17.4)	22.6	6.59	2.27	0.75	220	6.6*	–	(0)	–	–	331	20.7	25.8	0.1	1.3	100	300	14
10070	かば焼	0	1189	285	50.5	(19.3)	19.4	5.32	2.87	0.53	230	8.4*	–	(0)	–	–	293	23.0	21.0	3.1	2.4	510	300	1
	うまづらはぎ																							
10071	生	65	318	75	80.2	15.1	0.2	0.05	0.08	0.02	47	3.2*	–	(0)	–	–	80	18.2	0.3	Tr	1.3	210	320	5
10072	味付け開き干し	9	1228	289	21.5	(48.9)	1.1	0.36	0.48	0.09	140	20.9*	–	(0)	–	–	292	58.9	1.6	10.4	7.6	2400	310	1
	うるか→あゆ																							
	えい																							
10073	生	0	334	79	79.3	(9.5)	0.1	0.05	0.04	0.02	80	9.9*	–	(0)	–	–	84	19.1	0.3	0.1	1.2	270	110	

ミノ酸組成によるたんぱく質の*→「たんぱく質」の値、脂肪酸のトリアシルグリセロール当量の*→「脂質」の値が入っている。
用可能炭水化物は「利用可能炭水化物（質量計）」の値だが、*がついているものは「差引き法による利用可能炭水化物」の値（p.2、3参照）。

		無機質								ビタミン															アルコール	食塩相当量	重量変化率	備考
マグネシウム	リン	鉄	亜鉛	銅	マンガン	ヨウ素	セレン	クロム	モリブデン	レチノール	β-カロテン当量	レチノール活性当量	ビタミンD	ビタミンE α-トコフェロール	ビタミンK	ビタミンB1	ビタミンB2	ナイアシン当量	ビタミンB6	ビタミンB12	葉酸	パントテン酸	ビオチン	ビタミンC				
mg	mg	mg	mg	mg	mg	μg	μg	μg	μg	μg	μg	μg	μg	mg	μg	mg	mg	mg	mg	μg	μg	mg	μg	mg	g	g	%	
30	480	0.6	1.7	0.06	0.10	27	61	3	1	190	0	190	12.0	1.1	0	0.11	0.03	7.5	0.05	3.2	27	0.50	12.0	0	–	4.2	–	原料：かたくちいわし、まいわし等の稚魚 主として関東向け 見当 大さじ1＝6g
30	860	0.8	3.0	0.07	0.17	–	–	–	–	240	(0)	240	61.0	1.5	(0)	0.22	0.06	15.0	0.04	6.3	58	0.72	–	Tr	–	6.6	–	原料：かたくちいわし、まいわし等の幼魚 主として関西向け 見当 大さじ1＝4g
0	1400	2.6	6.6	0.13	–	–	–	–	–	410	(0)	410	50.0	2.7	(0)	0.15	0.33	(23.0)	0.27	16.0	300	2.95	–	(0)	–	2.2	–	原料：かたくちいわし、まいわし等の幼魚 ビタミンC：酸化防止用として添加品あり
3	660	3.7	3.5	0.32	0.36	–	–	–	–	13	(0)	13	25.0	1.1	(0)	0.02	0.24	(16.0)	0.38	15.0	23	1.77	–	(0)	–	2.8	–	
4	360	4.3	2.3	0.27	0.11	–	–	–	–	16	(0)	16	53.0	0.9	Tr	0.50		(15.0)	0.37	14.0	19	1.41	–	(0)	–	1.7	–	
4	360	2.6	1.4	0.19	0.13	–	–	–	–	9	(0)	9	6.0	2.6	(0)	0.03	0.30	(12.0)	0.16	16.0	7	0.63	–	(0)	–	0.8	–	まいわし製品 液汁を除いたもの
8	380	2.3	1.9	0.19	0.25	–	–	–	–	9	(0)	9	20.0	2.1	(0)	0.03	0.30	(12.0)	0.27	13.0	6	0.61	–	(0)	–	1.4	–	まいわし製品 液汁を除いたもの
5	320	1.9	1.7	0.19	0.18	–	–	–	–	12	(Tr)	12	20.0	2.6	(0)	0.01	0.25	(9.6)	0.27	10.0	14	0.68	–	(0)	–	0.8	–	まいわし製品 液汁を除いたもの
6	370	1.4	2.1	0.20	0.22	–	–	–	–	25	(0)	25	7.0	8.2	(0)	0.08	0.32	(12.0)	0.34	18.0	10	0.81	–	(0)	–	0.8	–	別名 オイルサーディン まいわし製品 液汁を含んだもの
1	290	2.0	1.2	0.13	0.17	–	–	–	–	32	(0)	32	17.0	1.8	(0)	0.01	0.24	(9.3)	0.24	12.0	15	0.74	–	(0)	–	1.5	–	まいわし製品 液汁を含んだもの
9	180	2.6	3.7	0.24	0.09	62	52	1	–	4	–	4	1.7	1.9	–	0	0.31	11.0	0.21	14.0	23	0.48	22.0	0	–	13.1	–	かたくちいわし製品 液汁を除いたもの 見当 1切れ＝3g
9	260	0.3	0.8	0.04	0.02	–	–	–	–	5	2	5	1.0	1.6	(0)	0.09	0.12	6.6	0.21	4.2	5	0.68	–	1	–	0.1	–	廃棄部位：頭部、内臓、骨、ひれ等（三枚下ろし）
7	240	0.7	3.4	0.05	0.04	–	–	–	–	41	–	41	19.0	0.8	(0)	0.03	0.11	(7.2)	0.16	8.5	8	1.11	–	Tr	–	0.2	–	廃棄部位：頭部、内臓、骨、ひれ等（三枚下ろし）
0	260	0.5	1.4	0.04	0.04	17	50	0	5	2400	1	2400	18.0	7.4	(0)	0.37	0.48	5.3	0.13	3.5	14	2.17	6.1		–	0.2	–	廃棄部位：頭部、内臓、骨、ひれ等
5	160	4.6	2.7	1.08	0.08	–	–	–	–	4400	(0)	4400	3.0	3.9	17	0.30	0.75	6.2	0.25	2.7	380	2.95	–	2	–	0.4	–	内臓
8	280	1.0	1.9	0.04	0.04	–	–	–	–	1500	(0)	1500	17.0	5.3	(0)	0.55	0.45	(6.2)	0.09	2.7	16	1.16	–	Tr	–	0.3	–	
5	300	0.8	2.7	0.07	–	77	42	2	2	1500	(0)	1500	19.0	4.9	(0)	0.75	0.74	(7.1)	0.09		13	1.29	10.0	Tr	–	1.3	–	見当 1串＝100g
7	160	0.4	0.5	0.05	0.02	–	–	–	–	0	(0)	(0)	8.0	1.1	(0)	0.01	0.13	7.3	0.40	1.4	4	0.50	–	Tr	–	0.5	–	廃棄部位：頭部、内臓、骨、皮、ひれ等（三枚下ろし）
4	370	1.5	2.4	0.10	0.10	–	–	–	–	Tr	(0)	(Tr)	69.0	0.7	(0)	0.02	0.05	(20.0)	0.34	4.0	16	0.74	–	(0)	–	6.1	–	廃棄部位：骨、ひれ等
8	170	0.9	0.5	0.04	0.01	–	–	–	–	2	(0)	2	3.0	0.7	(0)	0.05	0.12	(4.8)	0.25	3.7	3	0.55	–	1	–	0.7	–	別名 かすべ 切り身 （魚体全体から調理する場合、廃棄率：60％、廃棄部位：頭部、内臓、骨、ひれ等）

備考欄凡例：
硝：硝酸イオン　ポ：ポリフェノール
タ：タンニン　テ：テオブロミン
カ：カフェイン
見当：概量（1個、1尾、1切れなど）とその目安重量（廃棄部分を含む重量）

穀類 / いも及びでん粉類 / 砂糖及び甘味類 / 豆類 / 種実類 / 野菜類 / 果実類 / きのこ類 / 藻類 / 魚介類 / 肉類 / 卵類 / 乳類 / 油脂類 / 菓子類 / 嗜好飲料類 / 調味料及び香辛料類 / 調理済み流通食品類

魚介類

食品番号	食品名	廃棄率	エネルギー		水分	たんぱく質 アミノ酸組成によるたんぱく質	脂質 脂肪酸のトリアシルグリセロール当量	脂肪酸 飽和脂肪酸	n-3系多価不飽和脂肪酸	n-6系多価不飽和脂肪酸	コレステロール	炭水化物 利用可能炭水化物	糖類※	食物繊維総量	糖アルコール	有機酸	七訂（2015年版）のエネルギーの算出方法に基づく成分（参考） エネルギー	たんぱく質	脂質	炭水化物	灰分	ナトリウム	カリウム	カルシウム
		%	kJ	kcal	g	g	g	g	g	g	mg	g	g	g	g	g	kcal	g	g	g	g	mg	mg	mg
	えそ																							
10074	生	0	368	87	77.6	17.6	0.6	0.19	0.22	0.03	74	2.8*	–	(0)	–	–	93	20.1	0.8	0.1	1.4	120	380	80
	おいかわ																							
10075	生	55	521	124	73.8	(15.9)	4.7	1.21	0.96	0.19	91	4.5*	–	(0)	–	–	136	19.2	5.8	0.1	1.1	48	240	4.
	おおさが																							
10076	生	0	547	131	74.7	(13.5)	6.6	1.06	0.68	0.12	55	4.3*	–	(0)	–	–	144	16.3	8.0	0.1	0.9	71	310	1
	おこぜ																							
10077	生	60	342	81	78.8	(16.2)	0.1	0.03	0.04	0.01	75	3.7*	–	(0)	–	–	85	19.6	0.2	0.2	1.2	85	360	3
	おひょう																							
10078	生	0	394	93	77.0	(16.5)	1.2	0.27	0.35	0.04	49	4.0*	–	(0)	–	–	100	19.9	1.7	0.1	1.3	72	400	
	かさご																							
10079	生	0	353	83	79.1	16.7	0.9	0.27	0.28	0.06	45	2.1*	–	(0)	–	–	93	19.3	1.1	0.1	1.2	120	310	5
	かじか																							
10080	生	0	412	98	76.4	(12.4)	3.4	0.86	0.74	0.40	220	4.3*	–	(0)	–	–	111	15.0	5.0	0.2	3.4	110	260	52
10081	水煮	0	452	108	73.5	(13.1)	4.1	1.01	0.86	0.47	250	4.6*	–	(0)	–	–	122	15.8	5.8	0.2	4.7	90	210	63
10082	つくだ煮	0	1240	293	23.8	(24.4)	3.6	0.85	1.10	0.51	360	40.7*	–	(0)	–	–	302	29.4	5.5	33.8	7.5	1700	460	88
	（かじき類）																							
	くろかじき																							
10083	生	0	397	93	75.6	18.6	0.1	0.04	0.04	0.01	48	4.5*	–	(0)	–	–	99	22.9	0.2	0.1	1.2	70	390	
	まかじき																							
10084	生	0	453	107	73.8	(18.7)	1.4	0.47	0.44	0.09	46	4.9*	–	(0)	–	–	115	23.1	1.8	0.1	1.2	65	380	
	めかじき																							
10085	生	0	581	139	72.2	15.2	6.6	1.63	0.92	0.19	72	4.7*	–	(0)	–	–	153	19.2	7.6	0.1	1.3	71	440	
10398	焼き	0	845	202	59.9	22.4	9.8	2.44	1.37	0.28	99	6.0*	–	(0)	–	–	220	27.5	11.1	0	1.9	110	630	
	かずのこ→にしん																							
	（かつお類）																							
	かつお																							
10086	春獲り 生	0	457	108	72.2	20.6	0.4	0.12	0.17	0.02	60	5.4*	–	(0)	–	–	114	25.8	0.5	0.1	1.4	43	430	1

ミノ酸組成によるたんぱく質の＊→「たんぱく質」の値、脂肪酸のトリアシルグリセロール当量の＊→「脂質」の値が入っている。
用可能炭水化物は「利用可能炭水化物（質量計）」の値だが、＊がついているものは「差引き法による利用可能炭水化物」の値（p.2、3参照）。

										可食部100g当たり																		
無機質										ビタミン															アルコール	食塩相当量	重量変化率	備考
マグネシウム	リン	鉄	亜鉛	銅	マンガン	ヨウ素	セレン	クロム	モリブデン	ビタミンA レチノール	β-カロテン当量	レチノール活性当量	ビタミンD	ビタミンE α-トコフェロール	ビタミンK	ビタミンB1	ビタミンB2	ナイアシン当量	ビタミンB6	ビタミンB12	葉酸	パントテン酸	ビオチン	ビタミンC				
g	mg	mg	mg	mg	mg	μg	μg	μg	μg	μg	μg	μg	μg	mg	μg	mg	mg	mg	mg	μg	μg	mg	μg	mg	g	g	%	
36	260	0.3	0.4	0.02	0.17	17	27	0	0	0	(0)	(0)	1.0	0.1	(0)	0.07	0.10	7.2	0.24	1.7	13	0.51	1.7	2	–	0.3	–	試料:わにえそ、とかげえそ、まえそ等 三枚におろしたもの（魚体全体から調理する場合、廃棄率：45%、廃棄部位：頭部、内臓、骨、ひれ等）
23	210	0.6	2.5	0.06	0.04	–	–	–	–	10	(0)	10	10.0	0.9	(0)	0.01	0.16	(7.5)	0.21	11.0	21	1.02	–	2	–	0.1	–	別名 はや、やまべ 廃棄部位：頭部、内臓、骨、ひれ等（三枚下ろし）
22	160	0.2	0.4	0.02	0.01	–	–	–	–	85	(0)	85	3.0	4.9	(0)	0.01	0.03	(4.0)	0.05	3.3	1	0.21	–	1	–	0.2	–	別名 こうじんめぬけ 切り身（魚体全体から調理する場合、廃棄率：60%、廃棄部位：頭部、内臓、骨、ひれ等）
26	200	0.4	0.7	0.03	0.21	–	–	–	–	2	(0)	2	0.0	0.6	(0)	0.01	0.12	(6.0)	0.08	0.6	3	0.51	–	0	–	0.2	–	試料:おにおこぜ 廃棄部位：頭部、内臓、骨、ひれ等（三枚下ろし）
8	260	0.1	0.5	0.02	0.01	–	–	–	–	13	(0)	13	3.0	0.8	(0)	0.09	0.07	(11.0)	0.41	2.1	12	0.47	–	Tr	–	0.2	–	別名 おおひらめ 切り身
27	180	0.3	0.5	0.01	0.01	48	50	1	0	3	(0)	3	3.0	0.3	(0)	0.03	0.06	5.1	0.12	1.2	3	0.47	0.8	1	–	0.3	–	三枚におろしたもの（魚体全体から調理する場合、廃棄率：65%、廃棄部位：頭部、内臓、骨、ひれ等）
1	400	2.8	1.7	0.15	0.31	–	–	–	–	180	(0)	180	3.0	1.3	1	0.07	0.38	(4.2)	0.08	28.0	15	0.54	–	1	–	0.3	–	別名 ごり 魚体全体
0	440	2.6	2.3	0.24	0.37	–	–	–	–	290	(0)	290	4.9	2.5	1	0.06	0.30	(4.0)	0.07	28.0	21	0.42	–	Tr	–	0.2	83	魚体全体を水煮したもの
9	670	5.8	3.0	0.15	1.64	–	–	–	–	370	(0)	370	3.0	3.4	(0)	0.07	0.48	(7.7)	0.05	16.0	53	0.80	–	0	–	4.3	–	
4	260	0.5	0.7	0.03	0.01	–	–	–	–	2	(0)	2	38.0	0.9	(0)	0.05	0.06	18.0	0.44	1.5	6	0.29	–	1	–	0.2	–	別名 くろかわ 切り身（皮なし）
5	270	0.6	0.6	0.04	0.01	11	55	0	0	8	(0)	8	12.0	1.2	(0)	0.09	0.07	(15.0)	0.44	4.3	5	1.25	13.0	2	–	0.2	–	切り身（皮なし）
9	260	0.5	0.7	0.04	0	16	59	Tr	0	61	0	61	8.8	4.4	1	0.06	0.09	11.0	0.37	1.9	8	0.39	2.2	1	–	0.2	–	別名 めか 切り身（皮なし）見当 1切れ=100g
1	370	0.6	0.9	0.05	–	–	–	–	–	85	(0)	85	10.0	6.1	(0)	0.07	0.11	15.0	0.35	2.4	8	0.46	–	0	–	0.3	65	切り身（皮なし）
2	280	1.9	0.8	0.11	0.01	11	43	0	0	5	(0)	5	4.0	0.3	(0)	0.13	0.17	24.0	0.76	8.4	6	0.70	2.6	Tr	–	0.1	–	別名 ほんがつお、まがつお / 別名 初がつお 三枚におろしたもの（魚体全体から調理する場合、廃棄率：35%、廃棄部位：頭部、内臓、骨、ひれ等）試料:背側（文科省公表成分表第3章参照）見当 1さく（背側）=250g

備考欄凡例:
硝:硝酸イオン　ポ:ポリフェノール
タ:タンニン　テ:テオブロミン
カ:カフェイン
見当:概量（1個、1尾、1切れなど）とその目安重量（廃棄部分を含む重量）

（O）：推定値 0，　（Tr）：推定値 微量，　Tr：微量，　－：未測定　　※炭水化物成分表から算出。

魚介類

食品番号	食品名	廃棄率 %	エネルギー kJ	エネルギー kcal	水分 g	たんぱく質 アミノ酸組成による g	脂質 脂肪酸のトリアシルグリセロール当量 g	飽和脂肪酸 g	n-3系多価不飽和脂肪酸 g	n-6系多価不飽和脂肪酸 g	コレステロール mg	利用可能炭水化物 g	糖類※ g	食物繊維総量 g	糖アルコール g	有機酸 g	七訂（2015年版）エネルギー kcal	たんぱく質 g	脂質 g	炭水化物 g	灰分 g	ナトリウム mg	カリウム mg	カルシウム mg
10087	秋獲り 生	35	631	150	67.3	20.5	4.9	1.50	1.57	0.24	58	6.0*	–	(0)	–	–	165	25.0	6.2	0.2	1.3	38	380	8
	そうだがつお																							
10088	生	40	533	126	69.9	(20.9)	2.1	0.74	0.74	0.10	75	5.7*	–	(0)	–	–	136	25.7	2.8	0.3	1.3	81	350	23
	加工品																							
10089	なまり	0	534	126	66.9	(24.3)	0.4	0.16	0.14	0.03	80	6.2*	–	(0)	–	–	134	29.8	0.7	0.4	2.2	110	300	11
10090	なまり節	0	687	162	58.8	(30.9)	0.7	0.27	0.17	0.06	95	8.0*	–	(0)	–	–	173	38.0	1.1	0.5	1.6	95	630	20
10446	裸節	0	1310	309	22.6	(59.6)	(2.1)	(0.70)	(0.79)	(0.12)	160	13.0*	–	0	–	–	334	71.6	3.3	0.2	2.8	310	780	15
10091	かつお節	0	1410	332	15.2	64.2	1.8	0.62	0.70	0.10	180	14.8*	–	(0)	–	–	356	77.1	2.9	0.8	4.0	130	940	28
10092	削り節	0	1387	327	17.2	64.0	1.9	0.71	0.63	0.16	190	13.4*	–	(0)	–	–	351	75.7	3.2	0.8	3.5	480	810	46
10093	削り節つくだ煮	0	989	233	36.1	(16.5)	2.6	0.60	0.31	0.77	57	36.0*	–	(0)	–	–	237	19.5	3.3	32.3	8.8	3100	410	5
10094	角煮	0	939	221	41.4	(25.2)	1.1	0.35	0.31	0.09	56	27.8*	–	(0)	–	–	224	31.0	1.6	21.4	4.6	1500	290	
10095	塩辛	0	244	58	72.9	(9.7)	0.7	0.33	0.18	0.06	210	3.0*	–	(0)	–	–	62	12.0	1.5	Tr	13.6	5000	130	180
	缶詰																							
10096	味付け フレーク	0	589	139	65.8	(14.9)	2.4	0.78	0.83	0.11	53	14.5*	–	(0)	–	–	141	18.4	2.7	10.7	2.4	650	280	2
10097	油漬 フレーク	0	1200	289	55.5	(15.3)	23.4	3.48	1.99	11.44	41	4.5*	–	(0)	–	–	293	18.8	24.2	0.1	1.4	350	230	
	かます																							
10098	生	40	573	137	72.7	15.5	6.4	2.09	1.50	0.26	58	4.3*	–	(0)	–	–	148	18.9	7.2	0.1	1.1	120	320	4
10099	焼き	40	563	134	70.3	(19.1)	4.1	1.36	1.03	0.17	83	5.1*	–	(0)	–	–	145	23.3	4.9	0.1	1.4	150	360	5
	からしめんたいこ→（たら類）・すけとうだら																							
	からすみ→ぼら																							
	（かれい類）																							
	まがれい																							
10100	生	0	377	89	77.8	17.8	1.0	0.23	0.35	0.06	71	2.2*	–	(0)	–	–	95	19.6	1.3	0.1	1.2	110	330	4
10101	水煮	35	412	97	75.6	(19.5)	0.9	0.21	0.31	0.05	87	2.9*	–	(0)	–	–	101	21.4	1.1	0.1	1.2	100	320	5
10102	焼き	35	440	104	73.9	(21.3)	1.0	0.24	0.36	0.06	100	2.4*	–	(0)	–	–	112	23.4	1.3	0.1	1.4	130	370	7
	まこがれい																							
10103	生	55	363	86	79.0	15.6	1.3	0.31	0.43	0.11	66	2.9*	–	(0)	–	–	93	18.0	1.8	0.1	1.2	120	320	4
10399	焼き	0	585	138	66.2	23.7	2.0	0.50	0.68	0.18	110	6.3*	–	(0)	–	–	147	28.5	2.8	0.2	1.8	180	490	7

ミノ酸組成によるたんぱく質の＊→「たんぱく質」の値、脂肪酸のトリアシルグリセロール当量の＊→「脂質」の値が入っている。
用可能炭水化物は「利用可能炭水化物（質量計）」の値だが、＊がついているものは「差引き法による利用可能炭水化物」の値（p.2、3参照）。

可食部100g当たり

マグネシウム	リン	鉄	亜鉛	銅	マンガン	ヨウ素	セレン	クロム	モリブデン	ビタミンA レチノール	ビタミンA β-カロテン当量	ビタミンA レチノール活性当量	ビタミンD	ビタミンE α-トコフェロール	ビタミンK	ビタミンB1	ビタミンB2	ナイアシン当量	ビタミンB6	ビタミンB12	葉酸	パントテン酸	ビオチン	ビタミンC	アルコール	食塩相当量	重量変化率	備考
g	mg	mg	mg	mg	mg	µg	µg	µg	µg	µg	µg	µg	µg	mg	µg	mg	mg	mg	mg	µg	µg	mg	µg	mg	g	g	%	
38	260	1.9	0.9	0.10	0.01	25	100	Tr	Tr	20	0	20	9.0	0.1	(0)	0.10	0.16	23.0	0.76	8.6	4	0.61	5.7	Tr	–	0.1	–	別名 戻りがつお　廃棄部位：頭部、内臓、骨、ひれ等（三枚下ろし）
33	230	2.6	1.2	0.15	0.02	–	–	–	–	9		9	22.0	1.2	(0)	0.17	0.29	(21.0)	0.54	12.0	14	1.29	–	Tr	–	0.2	–	試料：まるそうだ、ひらそうだ　廃棄部位：頭部、内臓、骨、ひれ等（三枚下ろし）
32	300	3.7	0.9	0.17	0.02	–	–	–	–	Tr	(0)	(Tr)	4.0	0.2	(0)	0.19	0.18	(22.0)	0.46	21.0	16	0.58	–	(0)	–	0.3	–	
40	570	5.0	1.2	0.20	0.03	–	–	–	–	Tr	(0)	(Tr)	21.0	0.4	(0)	0.40	0.25	(42.0)	0.36	11.0	10	0.70	–	(0)	–	0.2	–	
76	570	6.5	1.9	0.29	0.03	60	240	3	2	10		10	6.7	1.5	1	0.35		(60.0)	0.65	16.0	14	0.86	15.0	0	–	0.3	–	
70	790	5.5	2.8	0.27	–	45	320	1	1	(0)		(Tr)	6.0	1.2		0.55	0.35	61.0	0.53		11	0.82	15.0	0	–	0.3	–	
1	680	9.0	2.5	0.43	0.05	–	–	–	–	24		24		1.1	(0)	0.38	0.57	54.0	0.53	22.0	15	0.97	–	Tr	–	1.2	–	試料：包装品　見当 1カップ=10g
9	290	8.0	1.3	0.18	0.35	–	–	–	–	Tr	(0)	(Tr)	6.0	0.4	(0)	0.13	0.10	(16.0)	0.19	5.3	27	0.57	–	(0)	–	7.9	–	
9	220	6.0	0.7	0.09	0.26	–	–	–	–	Tr	(0)	(Tr)	5.0	0.5	(0)	0.15	0.12	(23.0)	0.21		15	0.42	–	(0)	–	3.8	–	
7	150	5.0	12.0	0.07	0.07	–	–	–	–	90		90	120.0	2		0.05		(4.0)	0.05	4.5	48	0.43			–	12.7	–	別名 酒盗
0	190	2.6	0.7	0.15	0.11	–	–	–	–	Tr	(0)	(Tr)	9.0	1.0	(0)	0.14	0.13	(19.0)	0.29	8.3	9	0.37	–	(0)	–	1.7	–	別名 ツナ缶　液汁を含んだもの
3	160	0.9	0.5	0.07	0.02	–	–	–	–	Tr	(0)	(Tr)	2.6		(0)	0.12	0.11	(19.0)	0.40	2.8	7	0.24	–	(0)	–	0.9	–	液汁を含んだもの
4	140	0.3	0.5	0.04	0.01	–	–	–	–	12		12	11.0	0.9	(0)	0.03	0.14	8.0	0.31	2.3	8	0.47	–	Tr	–	0.3	–	試料：あかかます　廃棄部位：頭部、内臓、骨、ひれ等（三枚下ろし）　見当 1尾=160g
2	190	0.5	0.6	0.05	0.01	–	–	–	–	13		13	10.0	0.9	(0)	0.03	0.14	(8.5)	0.31	3.3	13	0.52	–	Tr	–	0.4	78	試料：あかかます　内臓等を除き焼いたもの　廃棄部位：頭部、骨、ひれ等
8	200	0.2	0.8	0.03	0.01	21	110	0	0	5	(0)	5	13.0	1.5	(0)	0.03	0.35	6.3	0.15	3.1	4	0.66	22.0	1	–	0.3	–	五枚におろしたもの（魚体全体から調理する場合、廃棄率：50%、廃棄部位：頭部、内臓、骨、ひれ等）　見当 1尾=200g
9	200	0.3	0.9	0.03	0.02	15	77	0	0	5		5	17.0	1.5	(0)	0.03	0.27	(6.8)	0.14	3.3	4	0.73	15.0	Tr	–	0.3	91	廃棄部位：頭部、骨、ひれ等　内臓等を除き水煮したもの
2	240	0.3	1.0	0.04	0.02	22	97	Tr	0	5	(0)	5	18.0	2.5	(0)	0.03	0.41	(7.6)	0.13	4.1	6	0.75	27.0	1	–	0.3	81	廃棄部位：頭部、骨、ひれ等　内臓等を除き焼いたもの
4	190	0.4	0.8	0.02	0.03	–	–	–	–	5	4	6	6.7	1.5	0	0.12	0.32	6.1	0.21	1.8	8	0.67	–	1	–	0.3	–	廃棄部位：頭部、内臓、骨、ひれ等（五枚下ろし）
9	300	0.8	1.2	0.03	0.06	–	–	–	–	6	2	6	9.2	2.1	1	0.17	0.44	9.7	0.15	3.0	14	1.25	–	1	–	0.5	61	五枚におろしたもの

無機質 ／ ビタミン

硝：硝酸イオン　ポ：ポリフェノール
タ：タンニン　テ：テオブロミン
カ：カフェイン
見当：概量（1個、1尾、1切れなど）とその目安重量（廃棄部分を含む重量）

（0）：推定値 0，（Tr）：推定値 微量，Tr：微量，－：未測定　※炭水化物成分表から算出。

食品番号	食品名	廃棄率 %	エネルギー kJ	エネルギー kcal	水分 g	たんぱく質 アミノ酸組成によるたんぱく質 g	脂質 脂肪酸のトリアシルグリセロール当量 g	脂質 脂肪酸 飽和脂肪酸 g	脂質 脂肪酸 n-3系多価不飽和脂肪酸 g	脂質 脂肪酸 n-6系多価不飽和脂肪酸 g	コレステロール mg	炭水化物 利用可能炭水化物 g	炭水化物 糖類※ g	炭水化物 食物繊維総量 g	炭水化物 糖アルコール g	有機酸 g	七訂（2015年版）のエネルギーの算出方法に基づく成分（参考）エネルギー kcal	七訂 たんぱく質 g	七訂 脂質 g	七訂 炭水化物 g	灰分 g	ナトリウム mg	カリウム mg	カルシウム mg
	子持ちがれい																							
10104	生	40	516	123	72.7	19.9*	4.8	1.13	1.51	0.13	120	(0.1)	–	(0)	–	–	143	19.9	6.2	0.1	1.1	77	290	20
10105	水煮	15	575	137	69.3	22.3*	5.3	1.33	1.52	0.15	140	(0.1)	–	(0)	–	–	162	22.3	7.2	0.1	1.1	83	270	4
10106	**干しかれい**	40	437	104	74.6	20.2	2.5	0.73	0.73	0.09	87	(Tr)	–	(0)	–	–	117	20.2	3.4	Tr	1.8	430	280	4
	かわはぎ																							
10107	生	0	327	77	79.9	16.3	0.3	0.08	0.10	0.04	47	2.3*	–	(0)	–	–	83	18.8	0.4	Tr	1.2	110	380	13
	かんぱち																							
10108	三枚おろし　生	0	501	119	73.3	(17.4)	3.5	1.12	1.07	0.15	62	4.4*	–	(0)	–	–	129	21.0	4.2	0.1	1.4	65	490	1
10424	背側　生	0	402	95	76.1	18.8	0.9	0.30	0.26	0.05	48	2.9*	–	(0)	–	–	106	22.2	1.2	0.1	1.3	54	470	
	きす																							
10109	生	55	308	73	80.8	16.1	0.1	0.04	0.05	0.01	88	1.7*	–	(0)	–	–	80	18.5	0.2	0	1.2	100	340	2
10400	天ぷら	2	978	234	57.5	16.0	14.0	1.06	1.28	2.48	81	10.7*	0.1	0.7	–	–	241	18.4	15.2	7.8	1.2	110	330	9
	きちじ																							
10110	生	0	989	238	63.9	12.2	19.4	3.95	3.42	0.48	74	3.6*	–	(0)	–	–	262	13.6	21.7	Tr	0.8	75	250	3
	きびなご																							
10111	生	35	361	85	78.2	(15.6)	0.8	0.33	0.21	0.03	75	3.9*	–	(0)	–	–	93	18.8	1.4	0.1	1.5	150	330	10
10112	調味干し	0	1021	241	32.2	(39.7)	3.6	1.74	0.78	0.12	370	12.5*	–	(0)	–	–	274	47.9	7.4	0.5	12.0	2600	660	140
	キャビア																							
10113	塩蔵品	0	1014	242	51.0	(22.6)	13.0	3.15	2.36	0.54	500	8.8*	–	(0)	–	–	263	26.2	17.1	1.1	4.6	1600	200	
	キングクリップ																							
10114	生	0	312	73	80.5	(15.1)	0.1	0.01	0.02	Tr	56	3.2*	–	(0)	–	–	78	18.2	0.1	Tr	1.2	140	340	4
	ぎんだら																							
10115	生	0	874	210	67.4	12.1	16.7	4.50	1.13	0.29	50	3.0*	–	(0)	–	–	232	13.6	18.6	Tr	0.9	74	340	1
10401	水煮	0	1048	253	61.2	14.6	21.6	5.89	1.47	0.38	59	0	–	(0)	–	–	287	14.9	23.8	0	0.8	63	280	1

ミノ酸組成によるたんぱく質の＊→「たんぱく質」の値、脂肪酸のトリアシルグリセロール当量の＊→「脂質」の値が入っている。
用可能炭水化物は「利用可能炭水化物（質量計）」の値だが、＊がついているものは「差引き法による利用可能炭水化物」の値（p.2、3 参照）。

穀類
いも及び でん粉類
砂糖及び 甘味類
豆類
種実類
野菜類
果実類
きのこ類
藻類
魚介類
肉類
卵類
乳類
油脂類
菓子類
し好 飲料類
香辛料及び 調味料類
調理済み 流通食品類

可食部 100 g 当たり

	無機質									ビタミン															アルコール	食塩相当量	重量変化率	備考
マグネシウム	リン	鉄	亜鉛	銅	マンガン	ヨウ素	セレン	クロム	モリブデン	ビタミンA			ビタミンD	ビタミンE α-トコフェロール	ビタミンK	ビタミンB₁	ビタミンB₂	ナイアシン当量	ビタミンB₆	ビタミンB₁₂	葉酸	パントテン酸	ビオチン	ビタミンC				硝:硝酸イオン ポ:ポリフェノール タ:タンニン テ:テオブロミン カ:カフェイン 見当:概量（1個、1尾、1切れなど）とその目安重量（廃棄部分を含む重量）
										レチノール	β-カロテン当量	レチノール活性当量																
g	mg	mg	mg	mg	mg	µg	µg	µg	µg	µg	µg	µg	µg	mg	µg	mg	mg	mg	mg	µg	µg	mg	µg	mg	g	g	%	
27	200	0.2	0.8	0.03	0.04	–	–	–	–	12	0	12	4.0	2.9	Tr	0.19	0.20	5.7	0.15	4.3	20	2.41	–	4	–	0.2	–	試料：あかがれい及びばばがれい 廃棄部位：頭部、内臓、骨、ひれ等 見当 1切れ=130g
28	210	0.3	1.0	0.04	0.04	–	–	–	–	11	0	11	4.7	4.2	Tr	0.25	0.22	6.4	0.15	4.9	23	2.58	–	3	–	0.2	83	試料：あかがれい及びばばがれい 頭部、内臓等を除き水煮したもの 廃棄部位：骨、ひれ等
29	170	0.1	0.4	0.01	0.02	–	–	–	–	2	0	2	2.3	2.3	(0)	0.25	0.10	8.5	0.11	1.6	11	0.71	–	1	–	1.1	–	試料（原材料）：やなぎむしがれい及びびむしがれい（生干しひと塩品） 廃棄部位：頭部、骨、ひれ等
28	240	0.2	0.4	0.03	0.02	33	35	0	0	2	(0)	2	43.0	0.6	(0)	0.02	0.07	6.6	0.45	1.3	6	0.17	0.9	Tr	–	0.3	–	別名 はげ 三枚におろしたもの（魚体全体から調理する場合、廃棄率：65%、廃棄部位：頭部、内臓、骨、皮、ひれ等）
34	270	0.6	0.7	0.05	0.01	11	29	0	4	4	0	4	0.9	0.4	0	0.15	0.16	(12.0)	0.32	5.3	10	0.52	2.4	Tr	–	0.1	–	三枚におろしたもの（魚体全体から調理する場合、廃棄率：40%、廃棄部位：頭部、内臓、骨、ひれ等）
29	250	0.4	0.4	0.04	Tr	53	63	0	0	4	0	4	1.4	1.1	0	0.15	0.08	14.0	0.56	1	4	0.28	1.6	1	–	0.1	–	三枚におろした後、腹側を除いたもの（魚体全体から調理する場合、廃棄率：80%、廃棄部位：頭部、内臓、骨、ひれ等）見当 1さく（背側）=450g
29	180	0.1	0.4	0.02	0.01	21	37	1	–	1	(0)	1	0.7	0.4	–	0.09	0.03	6.1	0.22	2.2	11	0.18	2.3	1	–	0.3	–	試料：しろぎす 廃棄部位：頭部、内臓、骨、ひれ等（三枚下ろし）見当 1尾=50g
31	210	0.2	0.5	0.03	0.08	22	33	0	–	2	14	2	0.6	3.2	18	0.09	0.06	5.9	0.15	2.0	9	0.30	2.2	1	–	0.3	105(79)	頭部、内臓、骨、ひれ等を除いたもの 廃棄部位：尾 調理による脂質の増減：表13（p.328）参照
32	130	0.3	0.4	0.11	–	84	58	0	0	65	(0)	65	4.0	2.4	(0)	0.03	0.07	3.1	0.04	1.0	2	0.20	0.8	2	–	0.2	–	別名 きんきん、きんき 三枚におろしたもの（魚体全体から調理する場合、廃棄率：60%、廃棄部位：頭部、内臓、骨、ひれ等）
34	240	1.1	1.9	0.10	0.03	–	–	–	–	0	(0)	(0)	10.0	0.3	Tr	0.02	0.25	(9.6)	0.44	8.3	8	0.87	–	3	–	0.4	–	廃棄部位：頭部、内臓、骨、ひれ等（三枚下ろし）
0	1200	5.9	0.7	0.19	0.41	–	–	–	–	0	(0)	(0)	24.0	4.0	(0)	0.02	0.64	(22.0)	0.26	24.0	36	1.36	–	1	–	6.6	–	
0	450	2.4	2.5	0.07	0.12	–	–	–	–	59	6	60	1.0	9.3	(0)	0.01	1.31	(6.3)	0.24	19.0	49	2.38	–	4	–	4.1	–	
8	170	0.3	0.5	0.02	0.01	–	–	–	–	5	(0)	5	Tr	0.2	(0)	0.03	0.07	(4.8)	0.09	1.3	4	0.42	–	4	–	0.4	–	切り身
6	180	0.3	0.3	0.02	–	–	–	–	–	1500	0	1500	3.5	4.6	1	0.05	0.10	4.1	0.09	2.8	1	0.21	–	–	–	0.2	–	切り身 見当 1切れ=80g
5	150	0.3	0.3	0.03	0	–	–	–	–	1800	0	1800	4.2	5.4	1	0.04	0.08	4.6	0.09	2.6	1	0.13	–	–	–	0.2	81	切り身

（0）：推定値 0，（Tr）：推定値 微量，Tr：微量，－：未測定　※炭水化物成分表から算出。

魚介類

可食部100 g当たり

食品番号	食品名	廃棄率 %	エネルギー kJ	エネルギー kcal	水分 g	たんぱく質 アミノ酸組成による g	たんぱく質 g	脂質 脂肪酸のトリアシルグリセロール当量 g	脂肪酸 飽和 g	脂肪酸 n-3系多価不飽和 g	脂肪酸 n-6系多価不飽和 g	コレステロール mg	炭水化物 利用可能炭水化物 g	糖類 g	食物繊維総量 g	糖アルコール g	有機酸 g	七訂 エネルギー kcal	七訂 たんぱく質 g	七訂 脂質 g	七訂 炭水化物 g	灰分 g	ナトリウム mg	カリウム mg	カルシウム mg
	きんめだい																								
10116	生	60	615	147	72.1	14.6		7.9	2.15	1.37	0.22	60	4.5*	–	(0)	–	–	160	17.8	9.0	0.1	1.0	59	330	31
	くさや→（あじ類）・むろあじ																								
	ぐち																								
10117	生	60	331	78	80.1	15.3		0.6	0.18	0.17	0.03	66	2.9*	–	(0)	–	–	83	18.0	0.8	Tr	1.1	95	260	37
10118	焼き	45	423	100	74.3	(19.9)		0.6	0.18	0.17	0.03	85	3.7*	–	(0)	–	–	106	23.4	0.8	Tr	1.5	140	330	51
	こい																								
10119	養殖　生	50	657	157	71.0	14.8		8.9	2.03	1.06	0.74	86	4.4*	–	(0)	–	–	171	17.7	10.2	0.2	0.9	49	340	9
10120	養殖　水煮	15	793	190	66.3	(16.0)		11.8	2.65	1.03	1.42	100	5.0*	–	(0)	–	–	208	19.2	13.4	0.2	0.9	47	330	13
10121	養殖　内臓　生	0	1067	258	62.6	9.0*		22.6	5.22	2.37	3.94	260	4.6*	–	(0)	–	–	287	9.0	25.9	1.3	1.2	95	240	5
	（こち類）																								
	まごち																								
10122	生	55	401	94	75.4	(18.6)		0.3	0.10	0.12	0.02	57	4.2*	–	(0)	–	–	100	22.5	0.5	0.2	1.4	110	450	5
	めごち																								
10123	生	0	310	73	81.1	17.3		0.4	0.11	0.14	0.03	52	(0.1)	–	(0)	–	–	78	17.1	0.6	0.1	1.2	160	280	4
	このしろ																								
10124	生	50	612	146	70.6	15.6		7.1	2.29	1.50	0.08	68	5.0*	–	(0)	–	–	160	19.0	8.3	0.4	1.7	160	370	19
10125	甘酢漬	0	770	184	61.5	(15.7)		8.2	3.00	1.53	0.23	74	11.7*	–	(0)	–	–	193	19.1	10.1	6.4	2.9	890	120	16
	（さけ・ます類）																								
	からふとます																								
10126	生	0	586	139	70.1	(18.0)		5.1	1.23	1.42	0.15	58	5.3*	–	(0)	–	–	154	21.7	6.6	0.1	1.5	64	400	1
10127	焼き	0	735	175	62.1	(23.3)		6.2	1.43	1.70	0.18	88	6.4*	–	(0)	–	–	191	28.1	7.7	0.1	2.0	85	520	2
10128	塩ます	30	614	146	64.6	(17.3)		6.1	1.51	1.52	0.14	62	5.5*	–	(0)	–	–	160	20.9	7.4	0.6	6.5	2300	310	2
10129	水煮缶詰	0	607	145	69.7	(17.2)		6.5	1.29	1.61	0.16	89	4.3*	–	(0)	–	–	156	20.7	7.2	0.1	2.3	360	300	11
	ぎんざけ																								
10130	養殖　生	0	784	188	66.0	16.8		11.4	2.30	2.03	1.65	60	4.5*	–	(0)	–	–	204	19.6	12.8	0.3	1.3	48	350	1
10131	養殖　焼き	0	987	236	56.7	21.0		14.1	2.84	2.47	2.07	88	6.2*	–	(0)	–	–	257	25.2	15.8	0.4	1.9	61	460	1

（七訂欄＝七訂（2015年版）のエネルギーの算出方法に基づく成分（参考））

穀類／いも及びでん粉類／砂糖及び甘味類／豆類／種実類／野菜類／果実類／きのこ類／藻類／魚介類／肉類／卵類／乳類／油脂類／菓子類／し好飲料類／調味料及び香辛料類／調理済み流通食品類

ミノ酸組成によるたんぱく質の*→「たんぱく質」の値、脂肪酸のトリアシルグリセロール当量の*→「脂質」の値が入っている。
用可能炭水化物は「利用可能炭水化物（質量計）」の値だが、*がついているものは「差引き法による利用可能炭水化物」の値 (p.2、3 参照)。

可食部 100 g 当たり

マグネシウム	リン	鉄	亜鉛	銅	マンガン	ヨウ素	セレン	クロム	モリブデン	レチノール	β-カロテン当量	レチノール活性当量	ビタミンD	ビタミンE α-トコフェロール	ビタミンK	ビタミンB₁	ビタミンB₂	ナイアシン当量	ビタミンB₆	ビタミンB₁₂	葉酸	パントテン酸	ビオチン	ビタミンC	アルコール	食塩相当量	重量変化率	備考
g	mg	mg	mg	mg	mg	µg	µg	µg	µg	µg	µg	µg	µg	mg	µg	mg	mg	mg	mg	µg	µg	mg	µg	mg	g	g	%	
73	490	0.3	0.3	0.02	0.01	–	–	–	–	63	(0)	63	2.0	1.7	(0)	0.03	0.05	5.8	0.28	1.1	9	0.23	–	1	–	0.1	–	別名 きんめ 廃棄部位：頭部、内臓、骨、ひれ等（三枚下ろし）見当 1切れ＝80g
28	140	0.4	0.6	0.03	0.01	–	–	–	–	5	(0)	5	2.9	0.5	(0)	0.04	0.28	6.2	0.18	2.5	6	0.46	–	Tr	–	0.2	–	別名 いしもち 試料：しろぐち 廃棄部位：頭部、内臓、骨、ひれ等（三枚下ろし）
34	180	0.6	0.8	0.03	0.01	–	–	–	–	7	(0)	7	3.3	0.7	(0)	0.05	0.25	(7.5)	0.11	2.8	9	0.45	–	Tr	–	0.4	77	別名 にべ 試料：しろぐち 内臓等を除き焼いたもの 廃棄部位：頭部、骨、ひれ等
22	180	0.5	1.2	0.05	0.01	–	–	–	–	4	(0)	4	14.0	2.0	(0)	0.46	0.18	6.3	0.13	10.0	10	1.48	–	Tr	–	0.1	–	廃棄部位：頭部、内臓、骨、ひれ等（三枚下ろし）
22	180	0.6	1.8	0.06	0.01	–	–	–	–	3	(0)	3	12.0	2.0	(0)	0.37	0.17	(6.4)	0.11	7.5	9	1.51	–	1	–	0.1	90	頭部、尾及び内臓等を除き水煮したもの 廃棄部位：骨、ひれ等
9	130	3.1	7.0	0.31	0.10	–	–	–	–	500	(Tr)	500	9.0	3.8	1	0.07	0.54	6.8	0.05	16.0	110	2.53	–	2	–	0.2	–	胆のうを除いたもの
3	260	0.2	0.6	0.02	0.01	–	–	–	–	1	(0)	1	1.0	0.1	(0)	0.07	0.17	(8.6)	0.34	1.7	4	0.38	–	1	–	0.3	–	別名 こち、がらごち、ぜにごち、ほんごち 廃棄部位：頭部、内臓、骨、ひれ等（三枚下ろし）
0	160	0.2	0.6	0.01	0.04	26	44	Tr	0	2	3	2	11.0	0	(0)	0.02	0.08	5.8	0.14	3.0	6	0.16	1.1	Tr	–	0.4	–	関東で流通するめごち(ネズミゴチ)とは別種 三枚におろしたもの（魚体全体から調理する場合、廃棄率：60%、廃棄部位：頭部、内臓、骨、ひれ等）
27	230	1.3	0.7	0.16	–	35	31	1	0	Tr	(0)	(Tr)	9.0	2.5	(0)	Tr	0.17	5.6	0.33	10.0	8	1.13	7.4	0	–	0.4	–	別名 こはだ(小型魚)、つなし 廃棄部位：頭部、内臓、骨、ひれ等（三枚下ろし）
16	170	1.8	0.9	0.06	0.09	–	–	–	–	Tr	(0)	(Tr)	7.0	0.5	(0)	Tr	0.17	(5.7)	0.15	8.1	1	0.41	–	(0)	–	2.3	–	
9	260	0.4	0.6	0.07	0.01	–	–	–	–	13	(0)	13	22.0	0.7	(0)	0.25	0.18	(12.0)	0.49	4.6	16	1.30	–	1	–	0.2	–	別名 あおます 切り身
1	370	0.6	0.7	0.09	0.01	–	–	–	–	15	(0)	15	31.0	0.9	(0)	0.24	0.27	(15.0)	0.36	7.9	19	1.60	–	1	–	0.2	76	切り身
4	250	0.4	0.5	0.06	0.01	–	–	–	–	19	0	19	20.0	0.7	(0)	0.21	0.17	(11.0)	0.48	2.1	10	1.07	–	1	–	5.8	–	廃棄部位：頭部、骨、ひれ等
6	320	1.5	0.9	0.10	0.08	–	–	–	–	Tr	(0)	(Tr)	7.0	0.7	(0)	0.15	0.13	(9.8)	0.25	3.4	15	0.66	–	(0)	–	0.9	–	液汁を除いたもの
5	290	0.3	0.6	0.05	0.01	–	9	29	1	0	36	Tr	36	15.0	1.8	(0)	0.15	0.14	9.0	0.32	5.2	9	1.37	4.5	1	–	0.1	–	別名 ぎんます 切り身（魚体全体から調理する場合、廃棄率：35%、廃棄部位：頭部、内臓、骨、ひれ等）
4	320	0.4	0.8	0.07	0.01	–	10	37	Tr	0	37	Tr	37	21.0	2.7	(0)	0.13	0.19	12.0	0.31	7.5	10	1.65	6.1	1	–	0.2	78	切り身

備考欄凡例：
硝：硝酸イオン　ポ：ポリフェノール
タ：タンニン　テ：テオブロミン
カ：カフェイン
見当：概量（1個、1尾、1切れなど）とその目安重量（廃棄部分を含む重量）

穀類 / いも及びでん粉類 / 砂糖及び甘味類 / 豆類 / 種実類 / 野菜類 / 果実類 / きのこ類 / 藻類 / 魚介類 / 肉類 / 卵類 / 乳類 / 油脂類 / 菓子類 / 飲料類（し好） / 調味料及び香辛料類 / 調理済み流通食品類

(0)：推定値 0，（Tr）：推定値 微量，Tr：微量，－：未測定　　※炭水化物成分表から算出。

魚介類

可食部 100 g 当たり

食品番号	食品名	廃棄率	エネルギー		水分	たんぱく質 アミノ酸組成による	脂質 脂肪酸のトリアシルグリセロール当量	飽和脂肪酸	n-3系多価不飽和脂肪酸	n-6系多価不飽和脂肪酸	コレステロール	炭水化物 利用可能炭水化物	糖類※	食物繊維総量	糖アルコール	有機酸	七訂(2015年版)のエネルギーの算出方法に基づく成分（参考） エネルギー	たんぱく質	脂質	炭水化物	灰分	ナトリウム	カリウム	カルシウム
		%	kJ	kcal	g	g	g	g	g	g	mg	g	g	g	g	g	kcal	g	g	g	g	mg	mg	mg
	さくらます																							
10132	生	0	611	146	69.8	(17.3)	6.2	1.60	1.72	0.17	54	5.2*	–	(0)	–	–	161	20.9	7.7	0.1	1.5	53	390	15
10133	焼き	0	871	208	57.4	(23.5)	9.1	2.42	2.48	0.25	77	7.9*	–	(0)	–	–	233	28.4	12.0	0.1	2.1	71	520	2
	しろさけ																							
10134	生	0	524	124	72.3	18.9	3.7	0.80	0.92	0.07	59	3.9*	–	(0)	–	–	133	22.3	4.1	0.1	1.2	66	350	1
10135	水煮	0	597	142	68.5	21.0	4.1	0.91	0.98	0.08	78	5.2*	–	(0)	–	–	152	25.5	4.7	0.1	1.2	63	340	15
10136	焼き	0	675	160	64.2	23.7	4.6	1.01	1.12	0.09	85	6.0*	–	(0)	–	–	171	29.1	5.1	0.1	1.5	82	440	15
10137	新巻き 生	0	581	138	67.0	(19.3)	4.4	0.98	1.35	0.08	70	5.2*	–	(0)	–	–	154	22.8	6.1	0.1	4.0	1200	380	2
10138	新巻き 焼き	0	744	177	59.5	(24.9)	5.5	1.22	1.64	0.10	95	6.9*	–	(0)	–	–	198	29.3	7.9	0.1	3.2	830	480	
10139	塩ざけ	0	766	183	63.6	19.4	9.7	2.19	2.56	0.19	64	4.4*	–	(0)	–	–	199	22.4	11.1	0.1	2.8	720	320	1
10140	イクラ	0	1057	252	48.4	(28.8)	11.7	2.42	4.70	0.27	480	7.9*	–	(0)	–	–	272	32.6	15.6	0.2	3.2	910	210	9
10141	すじこ	0	1099	263	45.7	27.0	13.5	2.72	5.83	0.35	510	8.4*	–	(0)	–	–	282	30.5	17.4	0.9	5.5	1900	180	6
10142	めふん	0	312	74	65.4	16.9*	0.5	0.18	0.16	0.02	300	(0.4)	–	(0)	–	–	77	16.9	0.9	0.4	16.4	5800	300	3
10143	水煮缶詰	0	656	156	68.2	(18.0)	7.5	1.79	1.37	0.19	66	4.4*	–	(0)	–	–	170	21.2	8.5	0.1	2.0	230	290	19
10447	サケ節 削り節	0	1469	346	14.3	(65.7)	(3.0)	(0.66)	(0.76)	(0.06)	290	14.1*	–	0	–	–	359	77.4	3.4	0.2	2.9	300	840	5
	たいせいようさけ																							
10144	養殖 皮つき 生	0	908	218	62.1	17.3	14.4	2.18	1.94	2.44	72	4.9*	–	(0)	–	–	241	20.1	16.5	0.1	1.4	43	370	
10433	養殖 皮つき 水煮	0	980	236	58.6	19.8	17.4	2.69	2.33	2.87	82	(0.1)	–	(0)	–	–	268	22.5	18.4	0.1	1.4	40	330	1
10434	養殖 皮つき 蒸し	0	958	230	60.2	20.0	15.3	2.41	2.18	2.43	79	3.1*	–	(0)	–	–	250	23.8	15.8	0.1	1.4	49	360	1
10435	養殖 皮つき 電子レンジ調理	0	930	223	61.2	19.0	14.8	2.40	2.09	2.40	72	3.5*	–	(0)	–	–	242	22.9	15.4	0.1	1.5	47	380	
10145	養殖 皮つき 焼き	0	1125	270	54.6	19.8	19.1	3.06	2.66	3.05	93	4.9*	–	(0)	–	–	290	24.5	19.7	0.3	1.7	55	460	1
10436	養殖 皮つき ソテー	0	1104	266	54.6	22.3	19.6	2.83	2.57	3.36	79	(0.1)	–	(0)	–	–	285	25.2	20.4	0.1	1.7	55	450	1
10437	養殖 皮つき 天ぷら	0	1175	282	52.6	18.2	19.5	2.32	2.30	3.44	65	8.5*	–	–	–	–	285	21.0	20.1	5.1	1.2	66	410	2
10438	養殖 皮なし 生	0	928	223	62.5	16.7	15.7	2.38	2.11	2.64	64	3.6*	–	(0)	–	–	243	19.6	17.0	0.1	1.4	43	380	
10439	養殖 皮なし 水煮	10	1016	244	58.7	19.1	16.8	2.61	2.26	2.79	75	4.0*	–	(0)	–	–	265	22.7	17.9	0.1	1.4	39	350	
10440	養殖 皮なし 蒸し	8	951	228	60.3	19.4	15.1	2.31	2.13	2.40	70	3.8*	–	(0)	–	–	247	23.2	15.8	0.1	1.4	49	360	1
10441	養殖 皮なし 電子レンジ調理	8	963	231	60.2	18.5	15.7	2.56	2.21	2.54	70	3.9*	–	(0)	–	–	252	22.7	16.5	0.1	1.6	47	400	

穀類／いも及びでん粉類／砂糖及び甘味類／豆類／種実類／野菜類／果実類／きのこ類／藻類／魚介類／肉類／卵類／乳類／油脂類／菓子類／し好飲料類／調味料及び香辛料類／調理済み流通食品類

ノ酸組成によるたんぱく質の*→「たんぱく質」の値、脂肪酸のトリアシルグリセロール当量の*→「脂質」の値が入っている。
利用可能炭水化物は「利用可能炭水化物（質量計）」の値だが、*がついているものは「差引き法による利用可能炭水化物」の値（p.2、3 参照）。

リン mg	鉄 mg	亜鉛 mg	銅 mg	マンガン mg	ヨウ素 μg	セレン μg	クロム μg	モリブデン μg	レチノール μg	β-カロテン当量 μg	レチノール活性当量 μg	ビタミンD μg	ビタミンE α-トコフェロール mg	ビタミンK μg	ビタミンB1 mg	ビタミンB2 mg	ナイアシン当量 mg	ビタミンB6 mg	ビタミンB12 μg	葉酸 μg	パントテン酸 mg	ビオチン μg	ビタミンC mg	アルコール g	食塩相当量 g	重量変化率 %	備考
260	0.4	0.5	0.06	0.01	–	–	–	–	63	(0)	63	10.0	2.3	(0)	0.11	0.14	(13.0)	0.52	7.6	21	0.97	–	1	–	0.1	–	別名 ます 切り身（魚体全体から調理する場合、廃棄率：30%、廃棄部位：頭部、内臓、骨、ひれ等）
370	0.5	0.7	0.08	0.01	–	–	–	–	55	(0)	55	15.0	3.3	(0)	0.12	0.23	(15.0)	0.32	9.2	26	1.28	–	1	–	0.2	71	切り身
240	0.5	0.5	0.07	0.01	5	31	1	0	11	(0)	11	32.0	1.2	(0)	0.15	0.21	11.0	0.64	5.9	20	1.27	9.0	1	–	0.2	–	別名 さけ（標準和名）、あきさけ、あきあじ 切り身（魚体全体から調理する場合、廃棄率：40%、廃棄部位：頭部、内臓、骨、ひれ等）見当 1切れ=100g
250	0.6	0.6	0.05	0.01	6	34	2	0	13	(0)	13	34.0	1.1	(0)	0.15	0.23	12.0	0.51	5.3	21	1.21	10.0	Tr	–	0.2	83	切り身
310	0.6	0.7	0.08	0.01	5	41	3	0	14	(0)	14	39.0	1.4	(0)	0.17	0.26	14.0	0.57	6.0	24	1.67	12.0	1	–	0.2	75	切り身
230	1.0	0.4	0.07	0.02	–	–	–	–	Tr	(0)	(Tr)	21.0	0.4	(0)	0.18	0.20	(11.0)	0.56	6.0	24	1.45	–	1	–	3.0	–	切り身（魚体全体から調理する場合、廃棄率：30%、廃棄部位：頭部、骨、ひれ等）
300	1.7	0.6	0.08	0.03	–	–	–	–	Tr	(0)	(Tr)	25.0	0.5	(0)	0.22	0.24	(13.0)	0.52	6.3	40	1.80	–	1	–	2.1	79	切り身
270	0.3	0.4	0.05	0.01	18	43	0	0	24	(0)	24	23.0	0.4	(0)	0.14	0.15	12.0	0.58	6.9	17	0.95	11.0	1	–	1.8	–	切り身（魚体全体から調理する場合、廃棄率：20%、廃棄部位：頭部、骨、ひれ等）見当 1切れ=100g
530	2.0	2.1	0.76	0.06	–	–	–	–	330	(0)	330	44.0	9.1	(0)	0.42	0.55	(6.1)	0.06	47.0	100	2.36	–	6	–	2.3	–	見当 大さじ1=18g
490	2.7	2.2	0.73	0.07	–	–	–	–	670	0	670	47.0	11.0	Tr	0.42	0.61	6.0	0.23	54.0	160	2.40	–	9	–	4.8	–	卵巣を塩蔵したもの
220	6.8	1.5	0.13	0.03	–	–	–	–	250	(0)	250	20.0	0.4	1	Tr	6.38	5.5	0.07	330.0	60	0.91	–	(0)	–	14.7	–	腎臓を塩辛にしたもの
310	0.4	0.7	0.07	0.04	–	–	–	–	Tr	(0)	(Tr)	6.0	0.6	(0)	0.15	0.12	(11.0)	0.16	6.0	10	0.41	–	(0)	–	0.6	–	液汁を除いたもの 見当 1缶=180g
620	2.0	1.8	0.24	0.05	31	120	1	1	3	–	3	33.0	2.0	0	0.04	0.52	(27.0)	0.46	22.0	27	1.95	33.0	–	–	0.8	–	試料：包装品
240	0.3	0.5	0.05	0.01	5	19	0	0	14	0	14	8.3	3.8	6	0.23	0.10	11.0	0.45	7.2	27	1.31	6.3	2	–	0.1	–	別名 アトランティックサーモン 切り身 見当 1さく=200g
230	0.3	0.4	0.05	0.01	5	20	0	Tr	15	(0)	15	7.5	4.9	8	0.26	0.10	11.0	0.57	7.3	17	1.16	5.7	1	–	0.1	86	
250	0.3	0.4	0.05	0.01	8	24	0	Tr	16	(0)	16	7.5	5.4	8	0.25	0.11	12.0	0.52	8.4	18	1.11	7.1	2	–	0.1	84	切り身
260	0.3	0.3	0.06	0.01	7	23	Tr	Tr	18	0	18	6.1	2.9	8	0.29	0.12	12.0	0.61	8.9	17	1.24	6.5	2	–	0.1	91	切り身
310	0.3	0.4	0.06	0.01	8	26	0	Tr	17	0	17	11.0	4.4	8	0.24	0.13	13.0	0.43	5.6	28	1.69	8.8	3	–	0.1	78	切り身
300	0.3	0.3	0.06	0.01	8	22	0	Tr	22	(0)	22	6.9	5.8	9	0.31	0.13	14.0	0.51	7.9	23	1.61	7.6	2	–	–	79	切り身 植物油（なたね油）調理による脂質の増減：表14（p.329）参照
240	0.4	0.5	0.05	0.05	5	18	0	1	5	8	5	5.6	5.7	19	0.27	0.14	12.0	0.45	4.2	23	1.26	6.1	2	–	0.2	102(84)	切り身 調理による脂質の増減：表13（p.328）参照
250	0.3	0.4	0.05	0.01	6	17	0	0	14	(0)	14	7.3	3.6	6	0.24	0.08	12.0	0.49	8.0	25	1.30	6.1	2	–	–	–	切り身。刺身と同等
240	0.3	0.4	0.05	0.01	5	21	0	0	16	(0)	16	7.0	4.7	8	0.27	0.10	11.0	0.55	7.5	17	1.25	5.9	2	–	0.1	77	切り身 廃棄部位：皮、小骨
250	0.3	0.3	0.06	0.01	7	24	0	Tr	17	(0)	17	7.3	3.4	8	0.25	0.10	12.0	0.57	9.3	18	1.09	7.7	2	–	0.1	78	切り身 廃棄部位：皮、小骨
270	0.3	0.3	0.07	0.01	7	24	0	Tr	22	(0)	22	6.4	3.1	7	0.29	0.11	12.0	0.58	9.7	21	1.12	6.8	2	–	0.1	83	切り身 廃棄部位：皮、小骨

備考欄凡例
硝：硝酸イオン　ポ：ポリフェノール
タ：タンニン　テ：テオブロミン
カ：カフェイン
見当：概量（1個、1尾、1切れなど）とその目安重量（廃棄部分を含む重量）

穀類　いも及び粉類　砂糖及び甘味類　豆類　種実類　野菜類　果実類　きのこ類　藻類　魚介類　肉類　卵類　乳類　油脂類　菓子類　飲料類嗜好　香辛料及び類　流通済み調理食品類

（0）：推定値 0， （Tr）：推定値 微量， Tr：微量， －：未測定　　※炭水化物成分表から算出。

魚介類

食品番号	食品名	廃棄率 %	エネルギー kJ	エネルギー kcal	水分 g	たんぱく質 アミノ酸組成による g	脂質 トリアシルグリセロール当量 g	飽和脂肪酸 g	n-3系多価不飽和脂肪酸 g	n-6系多価不飽和脂肪酸 g	コレステロール mg	利用可能炭水化物 g	糖類 ※ g	食物繊維総量 g	糖アルコール g	有機酸 g	七訂 エネルギー kcal	七訂 たんぱく質 g	七訂 脂質 g	七訂 炭水化物 g	灰分 g	ナトリウム mg	カリウム mg	カルシウム mg
10442	養殖　皮なし　焼き	10	953	229	59.8	19.2	15.0	2.36	2.10	2.38	72	4.2*	–	(0)	–	–	249	23.9	15.7	0.1	1.7	52	440	5
10443	養殖　皮なし　ソテー	10	1119	269	53.2	22.3	20.0	2.84	2.61	3.44	78	(0.1)	–	(0)	–	–	292	25.8	21.0	0.1	1.7	54	450	7
10444	養殖　皮なし　天ぷら	10	1107	266	54.8	17.3	17.9	2.15	2.11	3.19	58	8.9*	–	–	–	–	269	20.0	18.6	5.5	1.1	62	390	27
	にじます																							
10146	海面養殖　皮つき　生	0	841	201	63.0	18.7	11.7	3.09	2.56	0.51	69	5.2*	–	(0)	–	–	224	21.4	14.2	0.1	1.3	64	390	13
10402	海面養殖　皮なし　生	0	734	176	67.5	17.8	10.1	1.65	1.70	1.57	52	3.5*	–	(0)	–	–	189	20.5	10.8	0.2	1.2	50	420	8
10147	海面養殖　皮つき　焼き	0	994	238	55.3	(23.9)	13.3	3.58	2.81	0.57	98	5.7*	–	(0)	–	–	266	27.2	15.8	0.4	1.8	68	490	2
10148	淡水養殖　皮つき　生	45	489	116	74.5	16.2	4.6	0.94	0.85	0.41	72	4.5*	–	(0)	–	–	127	19.7	4.6	0.1	1.1	50	370	24
	べにざけ																							
10149	生	0	536	127	71.4	(18.6)	3.7	0.81	0.92	0.11	51	4.7*	–	(0)	–	–	138	22.5	4.5	0.1	1.5	57	380	1
10150	焼き	0	685	163	63.4	(23.6)	4.9	1.06	1.16	0.14	76	6.1*	–	(0)	–	–	177	28.5	6.0	0.1	2.0	72	490	1
10151	くん製	0	602	143	64.0	25.7*	4.4	0.97	1.09	0.12	50	(0.1)	–	(0)	–	–	161	25.7	5.5	0.1	4.7	1500	250	19
	ますのすけ																							
10152	生	0	737	176	66.5	(16.2)	9.7	2.50	1.59	0.37	54	6.2*	–	(0)	–	–	200	19.5	12.5	Tr	1.5	38	380	18
10153	焼き	0	995	238	54.9	(21.9)	13.1	3.44	2.06	0.50	79	8.1*	–	(0)	–	–	269	26.4	16.7	Tr	2.0	48	520	3
	（さば類）																							
	まさば																							
10154	生	50	883	211	62.1	17.8	12.8	4.57	2.12	0.43	61	6.2*	–	(0)	–	–	247	20.6	16.8	0.3	1.1	110	330	
10155	水煮	0	1054	253	57.4	(19.6)	17.3	6.12	3.04	0.60	80	4.8*	–	(0)	–	–	309	22.6	22.6	0.3	1.0	94	280	
10156	焼き	0	1100	264	54.1	(21.8)	17.1	5.87	3.10	0.61	79	5.6*	–	(0)	–	–	318	25.2	22.4	0.4	1.3	120	370	1
10403	フライ	0	1317	316	47.2	16.7	21.9	4.68	3.95	2.13	70	13.1*	0.4	–	–	–	332	20.0	25.1	6.5	1.0	130	310	1
	ごまさば																							
10404	生	50	551	131	70.7	19.9	3.7	1.20	1.21	0.26	59	4.5*	–	(0)	–	–	146	23.0	5.1	0.2	1.3	66	420	1
10405	水煮	0	585	139	68.8	20.9	3.8	1.23	1.20	0.27	62	5.4*	–	(0)	–	–	155	24.8	5.2	0.2	1.2	56	350	1
10406	焼き	0	734	174	60.8	25.5	4.7	1.55	1.52	0.34	74	7.4*	–	(0)	–	–	195	31.1	6.6	0.3	1.6	88	540	1
10157	さば節	0	1399	330	14.6	(64.0)	2.8	1.02	0.73	0.16	300	12.1*	–	(0)	–	–	360	73.9	5.1	Tr	6.4	370	1100	86
	たいせいようさば																							
10158	生	0	1223	295	54.5	15.3	23.4	5.19	6.56	0.64	68	5.6*	–	(0)	–	–	326	17.2	26.8	0.4	1.1	99	320	

ミノ酸組成によるたんぱく質の*→「たんぱく質」の値、脂肪酸のトリアシルグリセロール当量の*→「脂質」の値が入っている。
用可能炭水化物は「利用可能炭水化物（質量計）」の値だが、*がついているものは「差引き法による利用可能炭水化物」の値（p.2、3 参照）。

可食部100 g 当たり

マグネシウム	リン	鉄	亜鉛	銅	マンガン	ヨウ素	セレン	クロム	モリブデン	ビタミンA レチノール	ビタミンA β-カロテン当量	ビタミンA レチノール活性当量	ビタミンD	ビタミンE α-トコフェロール	ビタミンK	ビタミンB1	ビタミンB2	ナイアシン当量	ビタミンB6	ビタミンB12	葉酸	パントテン酸	ビオチン	ビタミンC	アルコール	食塩相当量	重量変化率	備考
mg	mg	mg	mg	mg	mg	μg	μg	μg	μg	μg	μg	μg	μg	mg	μg	mg	mg	mg	mg	μg	μg	mg	μg	mg	g	g	%	
31	280	0.3	0.3	0.07	0.01	7	24	0	Tr	21	(0)	21	7.7	3.7	7	0.25	0.11	13.0	0.52	9.4	17	1.22	8.7	1	–	0.1	75	切り身　廃棄部位:皮、小骨
34	300	0.3	0.3	0.06	0.01	7	23	0	Tr	22	(0)	22	6.6	6.0	10	0.31	0.13	15.0	0.50	7.9	24	1.56	7.8	2	–	0.1	68	切り身　廃棄部位:皮、小骨　植物油(なたね油)　調理による脂質の増減:表14 (p.329)参照
25	230	0.3	0.4	0.05	0.05	5	17	0	1	4	8	5	5.3	5.4	19	0.27	0.13	12.0	0.51	3.7	18	1.15	5.7	2	–	0.2	96(78)	廃棄部位:皮、小骨　調理による脂質の増減:表13 (p.328)参照
28	250	0.3	0.5	0.04	0.01	4	22	0	(0)	57	0	57	11.0	5.5	–	0.17	0.10	11.0	0.45	5.2	12	1.78	5.4	2	–	0.2	–	別名 スチールヘッドトラウト、サーモントラウト　切り身
29	250	0.3	0.4	0.04	0.01	3	21	0	(0)	27	0	27	12.0	3.8	–	0.21	0.12	11.0	0.59	3.8	9	1.74	5.5	1	–	0.1	–	同一試料の皮つき、生の分析値:別表 (p.346)参照
5	350	0.3	0.6	0.05	0.01	–	–	–	(0)	74	0	74	12.0	5.9	–	0.20	0.15	(12.0)	0.30	2.8	15	2.68	–	5	–	0.2	74	切り身
28	240	0.2	0.6	0.04	0.01	–	–	–	(0)	17	0	17	12.0	1.2	(0)	0.21	0.10	7.3	0.36	6.0	13	1.63	–	2	–	0.1	–	廃棄部位:頭部、内臓、骨、ひれ等(三枚下ろし)　見当 1尾=140g
31	260	0.4	0.5	0.07	0.01	–	–	–	–	27		27	33.0	1.3	(0)	0.26	0.15	(10.0)	0.41	9.4	13	1.23	–	Tr	–	0.1	–	切り身
39	340	0.5	0.7	0.08	0.01	–	–	–	–	35		35	38.0	1.1	(0)	0.27	0.22	(12.0)	0.39	3.8	15	1.49	–	2	–	0.2	78	切り身
0	240	0.8	0.5	0.07	0.01	–	–	–	–	43		43	28.0	1.2	(0)	0.23	0.23	13.0	0.52	8.0	10	1.50	–	(0)	–	3.8	–	切り身　皮の割合:10%　見当 1枚=10g
8	250	0.3	0.4	0.06	0.01	–	–	–	–	160	0	160	16.0	3.3	(0)	0.13	0.12	(11.0)	0.43	3.4	12	1.38	–	1	–	0.1	–	別名 キングサーモン　切り身　見当 1切れ=100g
3	330	0.4	0.6	0.05	0.01	–	–	–	–	200	0	200	17.0	3.8	(0)	0.14	0.20	(13.0)	0.36	4.1	15	1.77	–	Tr	–	0.1	73	別名 キングサーモン　切り身
0	220	1.2	1.1	0.12	0.01	21	70	2	0	37	1	37	5.1	1.3	2	0.21	0.31	16.0	0.59	13.0	11	0.66	4.9	1	–	0.3	–	別名 さば　廃棄部位:頭部、内臓、骨、ひれ等(三枚下ろし)　見当 1尾=500g
9	210	1.3	1.1	0.14	0.01	23	66	6	0	31	0	31	4.3	2.0	–	0.25	0.30	(15.0)	0.48	19.0	13	0.75	8.5	0	–	0.2	84	切り身
4	280	1.6	1.4	0.16	0.01	24	21	1	1	34	0	34	4.9	2.1	4	0.30	0.37	(18.0)	0.54	22.0	13	0.79	8.2	0	–	0.3	77	切り身
0	210	1.3	1.1	0.13	0.08	–	–	–	–	42	0	42	3.5	3.2	19	0.20	0.30	14.0	0.33	11.0	16	0.70	–	0	–	0.3	112(96)	切り身　調理による脂質の増減:表13 (p.328)参照
3	260	1.6	1.1	0.13	0.01	–	–	–	–	8	0	8	4.3	1.2	4	0.17	0.28	20.0	0.65	13.0	10	0.72	–	Tr	–	0.2	–	廃棄部位:頭部、内臓、骨、ひれ等(三枚おろし)
1	240	1.8	1.2	0.15	0.01	–	–	–	–	8	0	8	4.9	1.1	4	0.15	0.28	18.0	0.51	14.0	12	0.76	–	0	–	0.1	88	切り身
6	350	2.2	1.4	0.14	0.01	–	–	–	–	11	0	11	5.7	1.7	5	0.20	0.36	24.0	0.55	17.0	18	1.01	–	0	–	0.2	73	切り身
0	1200	7.2	8.4	0.43	0.05	–	–	–	–	Tr	(0)	(Tr)	12.0	0.9	(0)	0.25	0.85	(29.0)	0.68	6.0	30	1.55	–	(0)	–	0.9	–	
8	210	0.9	0.9	0.06	0.01	69	45	0	0	44	0	44	10.0	0.7	(0)	0.14	0.35	10.0	0.35	8.1	12	0.72	6.6	1	–	0.3	–	別名 ノルウェーさば　三枚におろしたもの (魚体全体から調理する場合、廃棄率:35%、廃棄部位:頭部、内臓、骨、ひれ等)

備考凡例：硝:硝酸イオン　ポ:ポリフェノール　タ:タンニン　テ:テオブロミン　カ:カフェイン　見当:概量（1個、1尾、1切れなど）とその目安重量（廃棄部分を含む重量）

穀類／いも及びでん粉類／砂糖及び甘味類／豆類／種実類／野菜類／果実類／きのこ類／藻類／魚介類／肉類／卵類／乳類／油脂類／菓子類／し好飲料類／調味料及び香辛料類／調理済み流通食品類

（O）：推定値 O，　（Tr）：推定値 微量，　Tr：微量，　−：未測定　　※炭水化物成分表から算出。

魚介類

可食部100g当たり

食品番号	食品名	廃棄率	エネルギー		水分	たんぱく質 アミノ酸組成によるたんぱく質	脂質 脂肪酸のトリアシルグリセロール当量	脂肪酸 飽和脂肪酸	n-3系多価不飽和脂肪酸	n-6系多価不飽和脂肪酸	コレステロール	利用可能炭水化物	糖類※	食物繊維総量	糖アルコール	有機酸	七訂(2015年版)のエネルギーの算出方法に基づく成分(参考) エネルギー	たんぱく質	脂質	炭水化物	灰分	ナトリウム	カリウム	カルシウム
		%	kJ	kcal	g	g	g	g	g	g	mg	g	g	g	g	g	kcal	g	g	g	g	mg	mg	mg
10159	水煮	0	1287	310	51.4	16.3	24.0	5.54	6.13	0.66	78	7.3*	–	(0)	–	–	348	18.6	28.5	0.4	1.1	96	280	9
10160	焼き	0	1354	326	47.0	18.2	23.8	5.67	5.66	0.64	80	9.6*	–	(0)	–	–	370	21.8	29.3	0.5	1.4	120	390	1
	加工品																							
10161	塩さば	0	1099	263	52.1	22.8	16.3	3.79	4.62	0.49	59	6.3	–	(0)	–	–	291	26.2	19.1	0.1	2.5	720	300	2
10162	開き干し	25	1260	303	50.1	16.4	22.7	6.57	5.58	0.84	65	8.3*	–	(0)	–	–	348	18.7	28.5	0.2	2.5	680	300	2
10163	しめさば	0	1215	292	50.6	17.5	20.6	5.79	4.87	0.68	65	9.1	–	(0)	–	–	339	18.6	26.9	1.7	2.2	640	200	
	缶詰																							
10164	水煮	0	727	174	66.0	(17.4)	9.3	2.42	2.73	0.30	84	5.1*	–	(0)	–	–	190	20.9	10.7	0.2	1.1	340	260	260
10165	みそ煮	0	876	210	61.0	(13.6)	12.5	3.70	3.33	0.52	70	10.7*	–	(0)	–	–	217	16.3	13.9	6.6	2.2	430	250	21
10166	味付け	0	871	208	59.6	(17.8)	11.2	3.35	3.08	0.42	95	8.9*	–	(0)	–	–	215	21.4	12.6	4.0	2.4	530	260	18
	（さめ類）																							
	あぶらつのざめ																							
10167	生	0	578	138	72.4	(8.3)	6.6	1.72	1.43	0.30	50	11.2*	–	(0)	–	–	159	16.8	9.4	Tr	1.4	100	450	
	よしきりざめ																							
10168	生	0	336	79	79.2	9.4	0.2	0.07	0.07	0.02	54	9.9	–	(0)	–	–	85	18.9	0.6	Tr	1.3	210	290	
10169	ふかひれ	0	1463	344	13.0	(41.7)	0.5	0.17	0.11	0.05	250	43.4*	–	(0)	–	–	342	83.9	1.6	Tr	1.5	180	3	6
	さより																							
10170	生	40	374	88	77.9	(16.2)	0.9	0.26	0.37	0.05	100	3.7*	–	(0)	–	–	95	19.6	1.3	Tr	1.2	190	290	4
	さわら																							
10171	生	0	676	161	68.6	18.0	8.4	2.51	1.70	0.31	60	3.5*	–	(0)	–	–	177	20.1	9.7	0.1	1.5	65	490	1
10172	焼き	0	771	184	63.8	(21.1)	9.2	2.75	1.84	0.34	87	4.1*	–	(0)	–	–	202	23.6	10.8	0.1	1.7	90	610	2
	さんま																							
10173	皮つき 生	0	1193	287	55.6	16.3	22.7	4.84	5.59	0.55	68	4.4*	–	(0)	–	–	318	18.1	25.6	0.1	1.0	140	200	2
10407	皮なし 生	0	1151	277	57.0	15.7	21.7	4.72	5.38	0.52	54	4.7*	–	(0)	–	–	311	17.8	25.0	0.2	0.8	120	200	1
10174	皮つき 焼き	35	1171	281	53.2	19.3	19.8	4.31	4.95	0.48	72	6.5*	–	(0)	–	–	313	23.3	22.8	0.2	1.2	130	260	3
10175	開き干し	30	968	232	59.7	(17.5)	15.8	3.49	3.54	0.41	80	5.2*	–	(0)	–	–	261	19.3	19.0	0.1	1.9	500	260	6
10176	みりん干し	15	1598	382	25.1	(21.6)	20.3	4.56	3.90	0.63	98	28.1*	–	(0)	–	–	409	23.9	25.8	20.4	4.8	1400	370	12
10177	缶詰 味付け	0	1081	259	53.9	(17.1)	17.2	3.77	4.16	0.49	95	9.1*	–	(0)	–	–	268	18.9	18.9	5.6	2.7	540	160	28
10178	缶詰 かば焼	0	916	219	57.0	(15.7)	11.7	2.55	2.67	0.34	80	12.6*	–	(0)	–	–	225	17.4	13.0	9.7	2.9	600	250	25
	しいら																							
10179	生	0	423	100	75.5	(17.7)	1.4	0.50	0.47	0.07	55	4.1*	–	(0)	–	–	108	21.3	1.9	Tr	1.3	50	480	1

穀類
いも及びでん粉類
砂糖及び甘味類
豆類
種実類
野菜類
果実類
きのこ類
藻類
魚介類
肉類
卵類
乳類
油脂類
菓子類
し好飲料類
調味料及び香辛料類
調理済み流通食品類

ミノ酸組成によるたんぱく質の＊→「たんぱく質」の値、脂肪酸のトリアシルグリセロール当量の＊→「脂質」の値が入っている。
用可能炭水化物は「利用可能炭水化物（質量計）」の値だが、＊がついているものは「差引き法による利用可能炭水化物」の値（p.2、3参照）。

10 魚介類

マグネ	リン	鉄	亜鉛	銅	マンガン	ヨウ素	セレン	クロム	モリブデン	レチノール	β-カロテン当量	レチノール活性当量	ビタミンD	ビタミンE α-トコフェロール	ビタミンK	ビタミンB1	ビタミンB2	ナイアシン当量	ビタミンB6	ビタミンB12	葉酸	パントテン酸	ビオチン	ビタミンC	アルコール	食塩相当量	重量変化率	備考
mg	mg	mg	mg	mg	mg	µg	µg	µg	µg	µg	µg	µg	µg	mg	µg	mg	mg	mg	mg	µg	µg	mg	µg	mg	g	g	%	
27	210	1.0	1.0	0.07	0.01	67	45	0	0	42	0	42	6.6	0.6	(0)	0.19	0.34	9.1	0.28	12.0	13	0.72	8.2	Tr	–	0.2	90	切り身
33	260	1.2	1.1	0.09	0.01	89	59	0	0	63	0	63	11.0	0.8	(0)	0.22	0.38	12.0	0.33	8.8	16	0.93	10	Tr	–	0.3	77	切り身
35	200	2.0	0.6	0.07	0.02	110	78	1	0	9	0	9	11.0	0.5	(0)	0.16	0.59	17.0	0.41	7.1	10	0.59	5.9	(0)	–	1.8	–	切り身 見当半身1枚=140g
25	200	2.0	1.0	0.09	–	110	110	0	0	9	0	9	12.0	2.4	(0)	0.13	0.59	12.0	0.42	11.0	11	0.63	8.9	0	–	1.7	–	廃棄部位：頭部、骨、ひれ等
24	160	1.1	0.4	0.18	0.01	430	73	1	Tr	14	0	14	8.0	0.5	(0)	0.13	0.28	12.0	0.36	11.0	4	0.71	7.6	Tr	–	1.6	–	
31	190	1.6	1.7	0.14	0.02	–	–	–	–	Tr	(0)	(Tr)	11.0	3.2	(0)	0.15	0.40	(12.0)	0.36	12.0	12	0.55	–	(0)	–	0.9	–	液汁を除いたもの 見当1缶=180g
29	250	2.0	1.2	0.14	0.09	–	–	–	–	42	(0)	42	5.0	1.9	(0)	0.04	0.37	(9.0)	0.30	9.6	21	0.50	–	0	–	1.1	–	液汁を含んだもの
35	300	2.0	1.3	0.16	0.09	–	–	–	–	31	(0)	31	5.0			0.03	0.27	(11.0)	0.33	11.0	24	0.52	–	(0)	–	1.3	–	液汁を除いたもの
9	200	1.0	0.3	0.04	0.01	–	–	–	–	210	(0)	210	1.0	2.2	(0)	0.04	0.08	(3.0)	0.33	1.7	2	0.73	–	Tr	–	0.3	–	別名 ふか、あぶらざめ 切り身
9	150	0.4	0.5	0.06	–	–	–	–	–	9	0	9	0.9	0.9	(0)	0.11	0.11	3.2	0.24	0.3	4	0.49	–	Tr	–	0.5	–	別名 ふか 切り身
4	36	1.2	3.1	0.06	0.09	–	–	–	–	(0)		(0)	1.0	0.4	(0)	Tr	Tr	(11.0)	0.02	0.9	23	0.24	–	(0)	–	0.5	–	別名 さめひれ、きんし
7	190	0.3	1.9	0.03	0.02	–	–	–	–	Tr	(0)	(Tr)	3.0	0.9	(0)	Tr	0.12	(8.8)	0.33	5.5	10	0.44	–	2	–	0.5	–	廃棄部位：頭部、内臓、骨、ひれ等（三枚下ろし）
2	220	0.8	1.0	0.03	0.01	–	–	–	–	12	(0)	12	7.0	0.3	(0)	0.09	0.35	13.0	0.40	5.3	8	1.16	–	Tr	–	0.2	–	切り身 （魚体全体から調理する場合、廃棄率：30%、廃棄部位：頭部、内臓、骨、ひれ等） 見当1切れ=80g
6	310	0.9	1.1	0.05	0.01	–	–	–	–	16	(0)	16	12.0	1.1	(0)	0.09	0.34	(16.0)	0.29	5.3	8	1.12	–	Tr	–	0.2	79	切り身
8	180	1.4	0.8	0.12	0.02	22	32	2	1	16	0	16	16.0	1.7	1	0.01	0.28	11.0	0.54	16.0	15	0.74	7.4	0	–	0.4	–	別名 さいら 三枚におろしたもの （魚体全体から調理する場合、廃棄率：35%、廃棄部位：頭部、内臓、骨、ひれ等） 見当1尾=150g
5	160	1.3	0.6	0.13	0.01	30	25	Tr	–	26	(0)	26	11.0	2.6	–	0	0.32	11.0	0.58	15.0	12	0.57	8.4	1	–	0.3	–	
0	220	1.7	0.9	0.15	0.00	25	45	1	1	11	(0)	11	13.0	1.0	Tr	Tr	0.30	14.0	0.42	10.0	17	0.03	0.4	0	–	0.3	70	廃棄部位：頭部、内臓、骨、ひれ等 魚体全体を焼いたもの
8	140	1.1	0.7	0.12	0.02	–	–	–	–	25	(0)	25	14.0	1.5	(0)	Tr	0.30	(8.0)	0.54	10.0	10	0.84	–	(0)	–	1.3	–	廃棄部位：頭部、骨、ひれ等
0	250	2.2	1.3	0.22	0.07	–	–	–	–	31	(0)	31	20.0	0.5	(0)	Tr	0.30	(7.9)	0.35	11.0	14	1.34	–	(0)	–	3.6	–	廃棄部位：骨、ひれ等
7	350	1.9	1.1	0.16	0.08	–	–	–	–	25	(0)	25	13.0	2.8	(0)	Tr	0.20	(7.4)	0.30	12.0	29	0.55	–	(0)	–	1.4	–	液汁を除いたもの
7	260	2.9	0.1	0.14	0.09	–	–	–	–	28	(0)	28	12.0	2.4	(0)	Tr	0.27	(9.8)	0.28	12.0	12	0.55	–	(0)	–	1.5	–	液汁を含んだもの
1	250	0.7	0.5	0.05	0.01	–	–	–	–	8	(0)	8	5.0	0.5	(0)	0.20	0.15	(13.0)	0.46	2.6	3	0.36	–	1	–	0.1	–	別名 まんびき 切り身 （魚体全体から調理する場合、廃棄率：55%、廃棄部位：頭部、内臓、骨、ひれ等）

備考
- 硝：硝酸イオン　ポ：ポリフェノール
- タ：タンニン　テ：テオブロミン
- カ：カフェイン
- 見当：概量（1個、1尾、1切れなど）とその目安重量（廃棄部分を含む重量）

穀類／いも及びでん粉類／砂糖及び甘味類／豆類／種実類／野菜類／果実類／きのこ類／藻類／**魚介類**／肉類／卵類／乳類／油脂類／菓子類／飲料類し好／香辛料及び調味料類／流通食品類調理済み

161

（0）：推定値 0，　(Tr)：推定値 微量，　Tr：微量，　−：未測定　　※炭水化物成分表から算出。

魚介類

食品番号	食品名	廃棄率 %	エネルギー kJ	エネルギー kcal	水分 g	たんぱく質 アミノ酸組成による g	脂質 トリアシルグリセロール当量 g	飽和脂肪酸 g	n-3系多価不飽和脂肪酸 g	n-6系多価不飽和脂肪酸 g	コレステロール mg	利用可能炭水化物 g	糖類 ※ g	食物繊維総量 g	糖アルコール g	有機酸 g	七訂エネルギー kcal	七訂たんぱく質 g	七訂脂質 g	七訂炭水化物 g	灰分 g	ナトリウム mg	カリウム mg	カルシウム mg
	（ししゃも類）																							
	ししゃも																							
10180	生干し 生	10	639	152	67.6	(17.4)	7.1	1.62	1.47	0.15	230	4.8*	–	(0)	–	–	166	21.0	8.1	0.2	3.1	490	380	330
10181	生干し 焼き	10	680	162	64.1	(20.1)	6.6	1.53	1.41	0.14	300	5.6*	–	(0)	–	–	177	24.3	7.8	0.2	3.6	640	400	360
	からふとししゃも																							
10182	生干し 生	0	669	160	69.3	12.6	9.9	1.95	1.73	0.19	290	5.2*	–	(0)	–	–	177	15.6	11.6	0.5	3.0	590	200	350
10183	生干し 焼き	0	710	170	66.4	(14.7)	9.9	2.01	1.76	0.20	370	5.5*	–	(0)	–	–	186	18.2	11.3	0.6	3.5	770	210	380
	したびらめ																							
10184	生	45	377	89	78.0	(15.9)	1.2	0.34	0.38	0.06	75	3.7*	–	(0)	–	–	96	19.2	1.6	Tr	1.2	140	310	3
	しまあじ																							
10185	養殖 生	55	641	153	68.9	(18.2)	6.6	1.88	1.63	0.41	71	5.2*	–	(0)	–	–	168	21.9	8.0	0.1	1.1	53	390	1
	しらうお																							
10186	生	0	295	70	82.6	(11.3)	1.4	0.34	0.62	0.05	220	3.0*	–	(0)	–	–	77	13.6	2.0	0.1	1.7	170	250	15
	シルバー																							
10187	生	0	580	138	72.4	(15.4)	6.5	1.85	1.36	0.13	46	4.6*	–	(0)	–	–	153	18.6	7.9	Tr	1.1	85	440	1
	すずき																							
10188	生	0	477	113	74.8	(16.4)	3.5	1.04	0.87	0.13	67	4.1*	–	(0)	–	–	123	19.8	4.2	Tr	1.2	81	370	1
	（たい類）																							
	きだい																							
10189	生	60	422	100	76.9	(15.4)	2.5	0.87	0.57	0.10	67	4.0*	–	(0)	–	–	108	18.6	3.1	0.2	1.2	73	390	2
	くろだい																							
10190	生	55	574	137	71.4	(16.9)	5.4	1.78	0.89	0.15	78	5.1*	–	(0)	–	–	150	20.4	6.7	0.3	1.2	59	400	1
	ちだい																							
10191	生	0	411	97	76.8	16.6	1.9	0.66	0.49	0.08	74	3.3*	–	(0)	–	–	105	19.4	2.4	0.1	1.3	75	390	3
	まだい																							
10192	天然 生	50	543	129	72.2	17.8	4.6	1.47	1.16	0.17	65	4.1*	–	(0)	–	–	142	20.6	5.8	0.1	1.3	55	440	1
10193	養殖 皮つき 生	55	669	160	68.5	18.1	7.8	2.26	1.78	0.54	69	4.4*	–	(0)	–	–	177	20.9	9.4	0.1	1.3	52	450	1
10194	養殖 皮つき 水煮	20	761	182	65.0	(19.1)	9.3	2.88	2.23	0.48	90	5.3*	–	(0)	–	–	206	22.2	11.9	0.1	1.2	50	440	2
10195	養殖 皮つき 焼き	35	779	186	63.8	(19.6)	9.4	2.88	2.24	0.56	91	5.7*	–	(0)	–	–	210	22.7	12.0	0.1	1.4	55	500	2

ミノ酸組成によるたんぱく質の*→「たんぱく質」の値、脂肪酸のトリアシルグリセロール当量の*→「脂質」の値が入っている。
用可能炭水化物は「利用可能炭水化物（質量計）」の値だが、*がついているものは「差引き法による利用可能炭水化物」の値（p.2、3参照）。

マグネシウム	リン	鉄	亜鉛	銅	マンガン	ヨウ素	セレン	クロム	モリブデン	ビタミンA レチノール	ビタミンA β-カロテン当量	ビタミンA レチノール活性当量	ビタミンD	ビタミンE α-トコフェロール	ビタミンK	ビタミンB₁	ビタミンB₂	ナイアシン当量	ビタミンB₆	ビタミンB₁₂	葉酸	パントテン酸	ビオチン	ビタミンC	アルコール	食塩相当量	重量変化率	備考
mg	mg	mg	mg	mg	mg	μg	μg	μg	μg	μg	μg	μg	μg	mg	μg	mg	mg	mg	mg	μg	μg	mg	μg	mg	g	g	%	
48	430	1.6	1.8	0.10	0.11	74	35	1	1	100	6	100	0.6	0.8	1	0.02	0.25	(5.5)	0.07	7.5	37	1.95	18.0	1	–	1.2	–	試料:ひと塩品 廃棄部位:頭部及び尾
57	540	1.7	2.1	0.11	0.18	–	–	–	–	75	11	76	0.6	1.1	1	0.04	0.29	(5.3)	0.07	8.7	36	1.93	–	1	–	1.6	81	試料:ひと塩品 廃棄部位:頭部及び尾
55	360	1.4	2.0	0.06	0.04	27	41	1	1	120	0	120	0.6	1.6	Tr	Tr	0.31	4.8	0.08	8.7	21	1.20	17.0	1	–	1.5	–	別名カペリン 試料:ひと塩品 魚体全体 見当1尾=15g
55	450	1.6	2.4	0.07	0.06	–	–	–	–	90	0	90	0.5	2.1	Tr	0.01	0.37	(4.6)	0.08	10.0	20	1.19	–	1	–	2.0	81	試料:ひと塩品 魚体全体
31	160	0.3	0.5	0.02	0.02	–	–	–	–	30	0	30			(0)	0.06	0.14	(6.8)	0.20	2.6	12	0.26			–	0.4	–	試料:くろうしのした、あかしたびらめ 廃棄部位:頭部、内臓、骨、ひれ等（五枚下ろし）
9	250	0.7	1.1	0.04	0.01	–	–	–	–	10	0	10	18.0	1.6	(0)	0.25	0.15	(12.0)	0.52	3.2	2	0.88	–	Tr	–	0.1	–	廃棄部位:頭部、内臓、骨、ひれ等（三枚下ろし）
9	270	0.4	1.2	0.03	0.09	–	–	–	–	50	(0)	50	1.0	1.8	(0)	0.08	0.10	(4.3)	0.12	3.3	58	0.94	–	4	–	0.4	–	
1	220	0.6	0.5	0.06	0.01	–	–	–	–	100	(0)	100	3.0	3.1	(0)	0.08	0.18	(11.0)	0.50	1.8	4	0.48	–	0	–	0.2	–	別名 銀ひらす、銀ワレフー 切り身
9	210	0.2	0.5	0.02	0.01	–	–	–	–	180	0	180	10.0	1.2	(0)	0.02	0.20	(7.5)	0.27	2.0	8	0.93	–	0	–	0.2	–	切り身 （魚体全体から調理する場合、廃棄率:55%、廃棄部位:頭部、内臓、骨、ひれ等） 見当1切れ=80g
0	210	0.2	0.4	0.02	0.01	–	–	–	–	50		50	4.0	1.5	(0)	0.03	0.04	(6.2)	0.20	3.2	8	0.38	–	1	–	0.2	–	別名 れんこだい 廃棄部位:頭部、内臓、骨、ひれ等（三枚下ろし）
6	250	0.3	0.8	0.03	0.01	–	–	–	–	12		12	4.0	1.4	(0)	0.12	0.30	(9.2)	0.42	3.7	14	0.62	–	3	–	0.1	–	別名 ちぬ 廃棄部位:頭部、内臓、骨、ひれ等（三枚下ろし）
2	230	0.6	0.4	0.03	0.01	24	43	Tr	0	21	(0)	21	2.0	1.3	(0)	0.03	0.10	8.6	0.33	3.0	3	0.49	4.3	2	–	0.2	–	別名 はなだい 三枚におろしたもの （魚体全体から調理する場合、廃棄率:55%、廃棄部位:頭部、内臓、骨、ひれ等）
1	220	0.2	0.4	0.02	0.01	–	–	–	–	8	0	8	5.0	1.0	(0)	0.09	0.05	9.8	0.31	1.2	5	0.64	–	1	–	0.1	–	廃棄部位:頭部、内臓、骨、ひれ等（三枚下ろし）
2	240	0.2	0.5	0.02	0	6	36	0	0	11	0	11	7.0	2.4	–	0.32	0.08	9.6	0.40	1.5	4	1.34	7.7	3	–	0.1	–	廃棄部位:頭部、内臓、骨、ひれ等（三枚下ろし）
9	220	0.2	0.5	0.03	0	11	44	Tr	1	10	0	10	4.7	3.4	–	0.16	0.07	(10.0)	0.35	2.6	3	1.23	8.2	2	–	0.1	85	頭部、内臓等を除き水煮したもの
2	260	0.2	0.5	0.02	0.01	8	46	Tr	Tr	17	0	17	5.6	4.6	–	0.14	0.09	(11.0)	0.32	2.6	3	1.25	9.4	3	–	0.1	82	内臓等を除き焼いたもの 廃棄部位:骨、ひれ等

備考
硝:硝酸イオン ホ:ポリフェノール
タ:タンニン テ:テオブロミン
カ:カフェイン
見当:概量（1個、1尾、1切れなど）とその目安重量（廃棄部分を含む重量）

穀類 / いも及びでん粉類 / 砂糖及び甘味類 / 豆類 / 種実類 / 野菜類 / 果実類 / きのこ類 / 藻類 / 魚介類 / 肉類 / 卵類 / 乳類 / 油脂類 / 菓子類 / 飲料類し好 / 香辛料及び類 / 調理済み流通食品類

10 魚介類

穀類 / いも及びでん粉類 / 砂糖及び甘味類 / 豆類 / 種実類 / 野菜類 / 果実類 / きのこ類 / 藻類 / **魚介類** / 肉類 / 卵類 / 乳類 / 油脂類 / 菓子類 / し好飲料類 / 調味料及び香辛料類 / 調理済み流通食品類

魚介類

食品番号	食品名	廃棄率 %	エネルギー kJ	エネルギー kcal	水分 g	たんぱく質 アミノ酸組成による g	脂肪酸のトリアシルグリセロール当量 g	飽和脂肪酸 g	n-3系多価不飽和脂肪酸 g	n-6系多価不飽和脂肪酸 g	コレステロール mg	利用可能炭水化物 g	糖類※ g	食物繊維総量 g	糖アルコール g	有機酸 g	七訂エネルギー kcal	七訂たんぱく質 g	七訂脂質 g	七訂炭水化物 g	灰分 g	ナトリウム mg	カリウム mg	カルシウム mg
10408	養殖 皮なし 生	0	551	131	71.9	18.5	4.8	1.29	0.99	0.49	60	3.5 *	–	(0)	–	–	146	21.2	5.9	0.2	1.3	43	490	2
	たかさご																							
10196	生	40	392	93	76.7	(16.7)	1.1	0.43	0.31	0.05	50	4.0 *	–	(0)	–	–	100	20.2	1.5	0.1	1.5	48	510	51
	たかべ																							
10197	生	40	618	148	71.0	(15.5)	7.4	2.71	1.74	0.35	70	4.8 *	–	(0)	–	–	164	18.7	9.0	Tr	1.3	120	380	4
	たちうお																							
10198	生	35	991	238	61.6	14.6	17.7	5.83	3.15	0.42	72	5.1 *	–	(0)	–	–	266	16.5	20.9	Tr	1.0	88	290	1
	（たら類）																							
	すけとうだら																							
10199	生	0	304	72	81.6	14.2	0.5	0.12	0.25	0.02	76	2.6 *	–	(0)	–	–	83	17.4	1.0	0.1	1.1	100	350	1
10409	フライ	0	813	195	61.9	16.5	11.3	1.00	1.13	2.03	89	6.5	0.2	–	–	–	207	19.2	11.9	5.7	1.2	140	340	3
10200	すり身	0	416	98	75.1	(14.3)	0.1	0.03	0.07	Tr	27	9.9 *	–	(0)	–	–	98	17.5	0.2	6.6	0.6	120	130	
10201	すきみだら	0	700	165	38.2	(33.0)	0.2	0.06	0.11	0.01	140	7.7	–	(0)	–	–	174	40.5	0.3	0.1	20.9	7400	540	13
10202	たらこ 生	0	553	131	65.2	21.0	2.9	0.71	1.19	0.07	350	5.2 *	–	(0)	–	–	140	24.0	4.7	0.4	5.7	1800	300	2
10203	たらこ 焼き	0	668	158	58.6	(24.8)	3.7	0.91	1.54	0.09	410	6.4 *	–	(0)	–	–	170	28.3	6.1	0.5	6.5	2100	340	2
10204	からしめんたいこ	0	511	121	66.6	(18.4)	2.3	0.54	1.01	0.07	280	6.6 *	–	(0)	–	–	126	21.0	3.3	3.0	6.1	2200	180	2
	まだら																							
10205	生	0	307	72	80.9	14.2	0.1	0.03	0.07	0.01	58	3.5 *	–	(0)	–	–	77	17.6	0.2	0.1	1.2	110	350	3
10206	焼き	0	439	103	72.8	(20.4)	0.2	0.05	0.10	0.01	100	5.0	–	(0)	–	–	109	25.2	0.2	0.2	1.6	140	480	4
10207	しらこ 生	0	253	60	83.8	(7.3)	0.4	0.09	0.19	0.02	360	6.6 *	–	(0)	–	–	62	13.4	0.8	0.2	1.8	110	390	
10208	塩だら	0	261	61	82.1	(12.3)	Tr	0.01	0.02	Tr	60	3.0 *	–	(0)	–	–	65	15.2	0.1	Tr	2.6	790	290	2
10209	干しだら	45	1271	299	18.5	(59.1)	0.6	0.16	0.22	0.02	240	14.4 *	–	(0)	–	–	317	73.2	0.8	0.1	7.4	1500	1600	8
	加工品																							
10210	でんぶ	0	1170	276	26.9	(20.6)	0.6	0.17	0.28	0.02	130	46.8 *	–	(0)	–	–	278	25.5	1.1	41.5	5.0	1600	120	26
10448	桜でんぶ	0	1496	351	5.6	9.6	0.1	0.03	0.02	Tr	73	79.4	78.2	0	–	–	368	10.6	0.5	80.2	3.1	930	43	30
	ちか																							
10211	生	45	349	82	78.3	(16.2)	0.4	0.09	0.19	0.01	89	3.6 *	–	(0)	–	–	88	19.5	0.6	Tr	1.6	250	340	3
	テラピア→ナイルティラピア																							
	どじょう																							
10213	生	0	306	72	79.1	13.5	0.6	0.16	0.09	0.13	210	3.2 *	–	(0)	–	–	79	16.1	1.2	Tr	3.6	96	290	110

ミノ酸組成によるたんぱく質の*→「たんぱく質」の値、脂肪酸のトリアシルグリセロール当量の*→「脂質」の値が入っている。
用可能炭水化物は「利用可能炭水化物（質量計）」の値だが、*がついているものは「差引き法による利用可能炭水化物」の値（p.2、3参照）。

可食部100 g 当たり

マグネシウム mg	リン mg	鉄 mg	亜鉛 mg	銅 mg	マンガン mg	ヨウ素 μg	セレン μg	クロム μg	モリブデン μg	レチノール μg	β-カロテン当量 μg	レチノール活性当量 μg	ビタミンD μg	ビタミンE α-トコフェロール mg	ビタミンK μg	ビタミンB1 mg	ビタミンB2 mg	ナイアシン当量 mg	ビタミンB6 mg	ビタミンB12 μg	葉酸 μg	パントテン酸 mg	ビオチン μg	ビタミンC mg	アルコール g	食塩相当量 g	重量変化率 %	備考
33	260	0.2	0.4	0.02	0		9	32	Tr	-	10	(0)	10	4.5	2.6	-	0.31	0.08	12.0	0.56	1.8	4	1.40	9.0	3	-	0.1	-	同一試料の皮つき、生の分析値：別表(p.346)参照 見当 1切れ=12g
36	290	0.5	0.7	0.04	0.01	-	-	-	-	7	0	7	2.0	1.4	(0)	0.03	0.07	(8.0)	0.20	4.4	3	0.46	-	Tr	-	0.1	-	別名 ぐるくん 廃棄部位：頭部、内臓、骨、ひれ等（三枚下ろし）
34	210	0.6	1.3	0.04	0.01	-	-	-	-	16	0	16	4.0	1.4	(0)	0.06	0.18	(7.1)	0.23	2.0	3	0.48	-	1	-	0.3	-	廃棄部位：頭部、内臓、骨、ひれ等（三枚下ろし）
29	180	0.2	0.5	0.02	0.02	-	-	-	-	52	0	52	14.0	1.2	(0)	0.01	0.07	6.9	0.20	2.0	2	0.56	-	1	-	0.2	-	廃棄部位：頭部、内臓、骨、ひれ等（三枚下ろし）見当 1切れ=120g
4	180	0.2	0.5	0.03	0	160	25	0	0	10	0	10	0.5	0.9		0.05	0.11	4.4	0.09	2.9	12	0.20	2.5	1	-	0.3	-	別名 すけそう、すけそうだら、すけとう 三枚におろしたもの（魚体全体から調理する場合、廃棄率：65%、廃棄部位：頭部、内臓、骨、ひれ等）
7	190	0.4	0.7	0.05	0.08	-	-	-	-	18	0	18	0.4	3.2	18	0.05	0.13	5.0	0.08	2.5	19	0.31	-	Tr	-	0.4	105(89)	切り身 調理による脂質の増減：表13(p.328)参照
1	130	0.1	0.3	0.03	0.01	-	-	-	-	5	0	5	1.0	0.6	(0)	0.03	0.05	(3.4)	0.01	0.6	4	0.19	-	0	-	0.3	-	
4	340	1.9	0.1	0.09	0.02	-	-	-	-	Tr	(0)	(Tr)	1.0	1.1	(0)	0.13	0.18	(9.2)	0.10	2.5	7	0.43	-	0	-	18.8	-	
3	390	0.6	3.1	0.08	0.04	130	130	1	Tr	24	-	24	1.7	7.1	Tr	0.71	0.43	54.0	0.25	18.0	52	3.68	18.0	33	-	4.6	-	別名 もみじこ 見当 1腹(小)=50g
5	470	0.7	3.8	0.10	0.05	-	-	-	-	34	-	34	1.6	8.1	Tr	0.77	0.53	(62.0)	0.27	23.0	50	3.68	-	21	-	5.3	86	別名 もみじこ
1	290	0.7	2.7	0.08	0.04	-	-	-	-	37	46	41		6.5	1	0.34	0.33	(24.0)	0.17	11.0	43	2.16	-	76	-	5.6	-	ビタミンC：添加品を含む 見当 1腹(小)=50g
4	230	0.2	0.5	0.04	0.01	350	31	0	0	10	0	10	1.0	0.8	(0)	0.10	0.10	4.4	0.07	1.3	5	0.44	2.5	Tr	-	0.3	-	別名 たら 切り身（魚体全体から調理する場合、廃棄率：65%、廃棄部位：頭部、内臓、骨、ひれ等）見当 1切れ=100g
3	280	0.4	0.9	0.05	0.02	-	-	-	-	9	0	9	0.7	1.3	(0)	0.09	0.12	(5.6)	0.09	3.9	7	0.53	-	Tr	-	0.4	65	切り身
3	430	0.2	0.7	0.03	0.01	-	-	-	-	8	0	8	2.0	0.7	(0)	0.24	0.13	(2.2)	0.01	3.1	11	0.68	-	2	-	0.4	-	切り身
2	170	0.3	0.4	0.02	0.01	-	-	-	-	Tr	(0)	(Tr)	3.0	0.7	(0)	0.13	0.20	(4.6)	0.11	1.4	6	0.26	-	Tr	-	2.0	-	切り身
9	840	0.1	1.8	0.16	0.03	-	-	-	-	Tr	(0)	(Tr)	6.0	0.3	(0)	0.20	0.30	(16.0)	0.34	8.6	22	1.37	-	(0)	-	3.8	-	試料：無頭開き干し品 廃棄部位：骨、皮等
1	220	1.3	1.0	0.44	0.19	-	-	-	-	Tr	(0)	(Tr)	0.5	0.8	(0)	0.04	0.00	(0.2)	0.04	0.4	10	0.15	-	(0)	-	4.2	-	別名 茶でんぶ、しょうゆでんぶ 試料：しょうゆ添加品 見当 大さじ1=6g
7	180	0.4	0.6	0.03	0.03	58	14	4	Tr	2	-	2	0	0.1	-	0.01	0.01	2.3	Tr	0.6	3	0.06	0.9	-	-	2.4	-	
4	240	0.3	1.3	0.08	0.03	-	-	-	-	4	(0)	4	1.0	0.9	0	0.14		(6.2)	0.19	5.4	7	0.71	-	Tr	-	0.6	-	廃棄部位：頭部、内臓、骨、ひれ等（三枚下ろし）
2	690	5.6	2.9	0.08	0.38	-	-	-	-	13	25	15	4.0	0.6	1	0.09	1.09	6.7	0.10	8.5	16	0.66	-	1	-	0.2	-	魚体全体

備考欄凡例：
硝：硝酸イオン　ポ：ポリフェノール　タ：タンニン　テ：テオブロミン　カ：カフェイン
見当：概量（1個、1尾、1切れなど）とその目安重量（廃棄部分を含む重量）

穀類 / でん粉及び粉類 / 砂糖及び甘味類 / 豆類 / 種実類 / 野菜類 / 果実類 / きのこ類 / 藻類 / 魚介類 / 肉類 / 卵類 / 乳類 / 油脂類 / 菓子類 / し好飲料類 / 調味料及び香辛料類 / 調理済み流通食品類

165

（0）：推定値 0，（Tr）：推定値 微量，Tr：微量，－：未測定 ※炭水化物成分表から算出。

食品番号	食品名	廃棄率	エネルギー		水分	たんぱく質 アミノ酸組成による	脂質 脂肪酸のトリアシルグリセロール当量		脂肪酸 飽和脂肪酸	n-3系多価不飽和脂肪酸	n-6系多価不飽和脂肪酸	コレステロール	炭水化物 利用可能炭水化物	糖類 ※	食物繊維総量	糖アルコール	有機酸	七訂（2015年版）のエネルギーの算出方法に基づく成分（参考） エネルギー	たんぱく質	脂質	炭水化物	灰分	ナトリウム	カリウム	カルシウム
		%	kJ	kcal	g	g	g		g	g	g	mg	g	g	g	g	g	kcal	g	g	g	g	mg	mg	mg
10214	水煮	0	322	76	77.9	(14.3)	0.5		0.15	0.09	0.12	220	3.4*	–	(0)	–		83	17.1	1.2	Tr	3.8	100	330	120
	とびうお																								
10215	生	40	380	89	76.9	18.0	0.5		0.15	0.20	0.02	59	3.3*	–	(0)	–	–	96	21.0	0.7	0.1	1.3	64	320	13
10421	煮干し	0	1382	325	12.5	68.0	1.1		0.37	0.46	0.07	280	10.9*	–	(0)	–	–	358	80.0	2.2	0.1	7.5	610	1200	1200
10422	焼き干し	0	1312	309	11.8	61.5	1.5		0.56	0.49	0.08	300	12.5*	–	(0)	–	–	341	73.4	3.3	0.1	12.7	690	1100	320
	ナイルティラピア																								
10212	生	0	521	124	73.5	17.0	4.6		1.41	0.46	0.61	59	3.7*	–	(0)	–	–	134	19.8	5.3	0.2	1.2	60	370	2
	なまず																								
10216	生	55	605	145	72.0	(15.5)	7.3		1.76	0.96	0.75	73	4.2*	–	(0)	–	–	159	18.4	8.6	Tr	1.0	46	320	1
	にぎす																								
10217	生	45	358	84	78.5	(15.5)	0.9		0.25	0.32	0.04	120	3.6*	–	(0)	–	–	91	18.7	1.2	0.1	1.5	190	320	7
	にしん																								
10218	生	45	816	196	66.1	14.8	13.1		2.97	2.13	0.26	68	4.7*	–	(0)	–	–	216	17.4	15.1	0.1	1.3	110	350	2
10219	身欠きにしん	9	935	224	60.6	(17.8)	14.6		3.46	1.70	0.48	230	5.4*	–	(0)	–	–	246	20.9	16.7	0.2	1.6	170	430	6
10220	開き干し	25	996	239	59.8	(15.7)	17.1		3.85	2.77	0.26	85	5.5*	–	(0)	–	–	264	18.5	19.7	0.2	1.8	360	350	2
10221	くん製	45	1167	280	43.9	(19.6)	19.9		4.53	2.52	0.39	86	5.6*	–	(0)	–	–	305	23.1	22.1	Tr	10.9	3900	280	15
10222	かずのこ 生	0	588	139	66.1	(27.1)	3.4		0.85	1.37	0.08	370	(0.2)	–	(0)	–	–	162	25.2	6.7	0.2	1.8	320	210	5
10223	かずのこ 乾	0	1510	358	16.5	(70.1)	8.4		2.37	3.39	0.13	1000	(0.5)	–	(0)	–	–	385	65.2	13.6	0.5	4.2	1400	46	6
10224	かずのこ 塩蔵 水戻し	0	340	80	80.0	(16.1)	1.6		0.52	0.47	0.03	230	(0.5)	–	(0)	–	–	89	15.0	3.0	0.6	1.4	480	2	
	はぜ																								
10225	生	60	332	78	79.4	16.1	0.1		0.03	0.03	0.01	92	3.2*	–	(0)	–	–	83	19.1	0.2	0.1	1.2	93	350	4
10226	つくだ煮	0	1174	277	23.2	(20.5)	1.6		0.53	0.46	0.19	270	45.1*	–	(0)	–	–	284	24.3	3.0	39.9	9.6	2200	480	120
10227	甘露煮	0	1103	260	29.5	(17.8)	1.1		0.38	0.28	0.10	210	44.8*	–	(0)	–	–	265	21.1	2.2	40.3	6.9	1500	200	98
	はたはた																								
10228	生	0	425	101	78.8	12.8	4.4		0.92	1.09	0.24	100	2.6*	–	(0)	–	–	113	14.1	5.7	Tr	1.4	180	250	
10229	生干し	50	644	154	71.1	14.8	9.2		2.01	2.61	0.37	130	3.0*	–	(0)	–	–	167	16.7	10.3	Tr	1.9	510	240	
	はまち→ぶり																								
	はまふえふき																								
10230	生	55	359	85	77.7	(17.0)	0.2		0.07	0.04	0.03	47	3.7*	–	(0)	–	–	90	20.5	0.3	0.1	1.4	80	450	

ミノ酸組成によるたんぱく質の*→「たんぱく質」の値、脂肪酸のトリアシルグリセロール当量の*→「脂質」の値が入っている。
用可能炭水化物は「利用可能炭水化物（質量計）」の値だが、*がついているものは「差引き法による利用可能炭水化物」の値（p.2、3 参照）。

可食部100 g当たり

マグネシウム	リン	鉄	亜鉛	銅	マンガン	ヨウ素	セレン	クロム	モリブデン	レチノール	β-カロテン当量	レチノール活性当量	ビタミンD	ビタミンE α-トコフェロール	ビタミンK	ビタミンB1	ビタミンB2	ナイアシン当量	ビタミンB6	ビタミンB12	葉酸	パントテン酸	ビオチン	ビタミンC	アルコール	食塩相当量	重量変化率	備考
mg	mg	mg	mg	mg	mg	µg	µg	µg	µg	µg	µg	µg	µg	mg	µg	mg	mg	mg	mg	µg	µg	mg	µg	mg	g	g	%	
47	750	6.4	3.1	0.06	0.43	–	–	–	–	13	23	15	5.5	0.4	1	0.08	1.00	(7.1)	0.08	6.3	11	0.43	–	Tr	–	0.3	90	魚体全体
37	340	0.5	0.8	0.06	0.01	–	–	–	–	3		3	2.0	2.3	(0)	0.01	0.10	11.0	0.47	3.3	8	0.42	–	1	–	0.2	–	廃棄部位:頭部、内臓、骨、ひれ等(三枚下ろし)
70	1300	2.2	3.3	0.20	0.10	42	120	1	2	9		9	3.9	4.0	1	0	0.32	32.0	0.24	13.0	22	0.62	14.0	–	–	1.5	–	別名 あご / 頭部等を除いたもの
00	2300	2.7	5.4	0.23	0.26	62	140	4	4	17		17	3.3	2.4		Tr	0.32	29.0	0.21	15.0	40	0.82	14.0			1.8	–	別名 あご、焼きあご / 頭部等を除いたもの
24	180	0.5	0.4	0.02	0.01	–	–	–	–	3		3	11.0	1.9	(0)	0.04	0.20	6.8	0.67	2.3	5	1.08	–	1	–	0.2	–	別名 いずみだい、ちかだい、テラピア / 切り身 (魚体全体から調理する場合、廃棄率:55%、廃棄部位:頭部、内臓、骨、ひれ等)
23	170	0.4	0.6	0.03	0.02	–	–	–	–	70	7	71	4.0	6.3	(0)	0.33	0.10	(4.2)	0.16	2.3	10	0.81	–	1	–	0.1	–	試料:なまず(国産)、アメリカなまず / 廃棄部位:頭部、内臓、骨、ひれ等(三枚下ろし)
27	220	0.4	0.4	0.03	0.01	–	–	–	–	75	(0)	75	Tr	0.5	(0)	0.12	0.26	(6.9)	0.15	3.4	8	0.77	–	1	–	0.5	–	廃棄部位:頭部、内臓、骨、ひれ等(三枚下ろし)
3	240	1.0	1.1	0.09	0.02	–	–	–	–	18	0	18	22.0	3.1	(0)	0.01	0.23	7.3	0.42	17.0	13	1.06	–	Tr	–	0.3	–	別名 かどいわし / 廃棄部位:頭部、内臓、骨、ひれ等(三枚下ろし)
8	290	1.5	1.3	0.10	0.04	–	–	–	–	Tr	(0)	(Tr)	50.0	2.7	(0)	0.03		(8.6)	0.21	13.0	12	1.24	–	(0)	–	0.4	–	廃棄部位:頭部、内臓、骨、ひれ等
3	260	1.9	1.0	0.11	0.02	–	–	–	–	Tr	(0)	(Tr)	36.0	2.1	(0)	0.03		(8.2)	0.25	9.0	7	1.28	–	(0)	–	0.4	–	廃棄部位:頭部、骨、ひれ等
6	400	3.5	1.1	0.16	0.03	–	–	–	–	Tr	(0)	(Tr)	48.0	0.5	(0)	0.01	0.35	(9.3)	0.10	15.0	16	1.74	–	(0)	–	9.9	–	廃棄部位:頭部、骨、ひれ等
4	140	1.2	2.3	0.07	0.06	–	–	–	–	15	(0)	15	13.0	5.1	Tr	0.15	0.22	(10.0)	0.26	11.0	120	1.37	–	Tr	–	0.8	–	
0	500	1.9	5.4	0.08	0.07	–	–	–	–	7	(0)	7	32.0	6.4	0	Tr	0.07	(22.0)	0.28	4.8	23	1.13	–	0	–	3.6	–	
4	94	0.4	1.3	0.06	0.02	–	–	–	–	2	(0)	2	17.0	0.9	0	Tr	0.01	(5.2)	0.04	4.5	0	0	–	0	–	1.2	–	見当 1本=40g
7	190	0.2	0.6	0.02	0.10	–	–	–	–	6	9	7	3.0	0.8	(0)	0.04	0.04	4.8	0.07	2.7	8	0.42	–	1	–	0.2	–	廃棄部位:頭部、内臓、骨、ひれ等(三枚下ろし)
3	820	12.0	3.2	0.08	1.20	–	–	–	–	150	51	160	5.0	2.4	(0)	0.11	0.41	(6.7)	0.06	6.8	230	0.79	–	0	–	5.6	–	
8	650	4.2	2.7	0.05	1.27	–	–	–	–	21	10	22	0.6	0.6	(0)	0.05	0.11	(4.7)	0.03	5.8	15	0.23	–	0	–	3.8	–	
8	120	0.5	0.6	0.06	–	32	37	Tr	0	20	(0)	20	2.0	2.2	(0)	0.02	0.14	5.0	0.00	1.7	7	0.50	0.0	0	–	0.5	–	三枚におろしたもの (魚体全体から調理する場合、廃棄率:60%、廃棄部位:頭部、内臓、骨、ひれ等)
3	180	0.3	0.8	0.04	0.01	37	37	1	–	22	(0)	22	4.0	2.8	(0)	0.05	0.05	3.7	0.08	3.5	11	0.50	3.6	3	–	1.3	–	廃棄部位:頭部、骨、ひれ等
9	250	0.3	0.5	0.03	0	–	–	–	–	8	(0)	8	11.0		(0)	0.15	0.07	(10.0)	0.30	3.7	3	0.40	–	Tr	–	0.2	–	別名 たまみ / 廃棄部位:頭部、内臓、骨、ひれ等(三枚下ろし)

備考欄凡例

硝:硝酸イオン　ポ:ポリフェノール
タ:タンニン　テ:テオブロミン
カ:カフェイン
見当:概量（1個、1尾、1切れなど）とその目安重量（廃棄部分を含む重量）

穀類
いも及びでん粉類
砂糖及び甘味類
豆類
種実類
野菜類
果実類
きのこ類
藻類
魚介類
肉類
卵類
乳類
油脂類
菓子類
し好飲料類
調味料及び香辛料類
調理済み流通食品類

167

（O）：推定値 0，　（Tr）：推定値 微量，　Tr：微量，　−：未測定　　※炭水化物成分表から算出。

左端縦方向インデックス：穀類／いも及びでん粉類／砂糖及び甘味類／豆類／種実類／野菜類／果実類／きのこ類／藻類／**魚介類**／肉類／卵類／乳類／油脂類／菓子類／飲料類し好／香辛料及び調味料類／流通食品類調理済み

魚介類

可食部100 g当たり

食品番号	食品名	廃棄率 %	エネルギー kJ	エネルギー kcal	水分 g	アミノ酸組成によるたんぱく質 g	脂肪酸のトリアシルグリセロール当量 g	飽和脂肪酸 g	n-3系多価不飽和脂肪酸 g	n-6系多価不飽和脂肪酸 g	コレステロール mg	利用可能炭水化物 g	糖類※ g	食物繊維総量 g	糖アルコール g	有機酸 g	七訂エネルギー kcal	七訂たんぱく質 g	七訂脂質 g	七訂炭水化物 g	灰分 g	ナトリウム mg	カリウム mg	カルシウム mg
	はも																							
10231	生	0	555	132	71.0	18.9	4.3	1.36	1.25	0.20	75	4.4*	–	(0)	–	–	144	22.3	5.3	Tr	1.4	66	450	79
	バラクータ→みなみくろたち																							
	ひらまさ																							
10233	生	0	541	128	71.1	(18.8)	3.6	1.09	1.04	0.14	68	5.2*	–	(0)	–	–	142	22.6	4.9	0.1	1.3	47	450	1
	ひらめ																							
10234	天然 生	40	406	96	76.8	(17.6)	1.6	0.43	0.51	0.08	55	2.8*	–	(0)	–	–	103	20.0	2.0	Tr	1.2	46	440	2
10235	養殖 皮つき 生	40	486	115	73.7	19.0	3.1	0.80	0.89	0.25	62	3.0*	–	(0)	–	–	126	21.6	3.7	Tr	1.3	43	440	3
10410	養殖 皮なし 生	0	424	100	76.0	17.5	1.9	0.49	0.55	0.16	53	3.4*	–	(0)	–	–	113	21.2	2.5	0.1	1.2	41	470	
	ふかひれ→（さめ類）																							
	（ふぐ類）																							
	とらふぐ																							
10236	養殖 生	0	341	80	78.9	(15.9)	0.2	0.06	0.08	0.02	65	3.7*	–	(0)	–	–	85	19.3	0.3	0.2	1.3	100	430	
	まふぐ																							
10237	生	0	333	78	79.3	15.6	0.3	0.07	0.11	0.02	55	3.5*	–	(0)	–	–	84	18.9	0.4	Tr	1.4	83	470	
	ふな																							
10238	生	50	394	93	78.0	15.3	2.0	0.52	0.52	0.12	64	3.4*	–	(0)	–	–	101	18.2	2.5	0.1	1.2	30	340	10
10239	水煮	35	439	104	75.6	(17.1)	2.3	0.59	0.52	0.14	84	3.8*	–	(0)	–	–	112	20.3	2.8	0.1	1.2	46	310	14
10240	甘露煮	0	1127	266	28.7	(13.1)	2.4	0.60	0.33	0.71	160	48.0*	–	(0)	–	–	272	15.5	3.6	44.4	7.8	1300	240	12
10449	ふなずし	20	763	181	57.0	19.1	5.6	1.50	1.18	0.74	300	13.6*	–	0	–	–	193	21.3	7.9	9.2	4.7	1500	64	35
	ぶり																							
10241	成魚 生	0	929	222	59.6	18.6	13.1	4.42	3.35	0.37	72	7.7*	–	(0)	–	–	257	21.4	17.6	0.3	1.1	32	380	
10242	成魚 焼き	0	1087	260	51.8	(22.7)	14.5	4.87	3.73	0.41	89	9.7*	–	(0)	–	–	304	26.2	20.4	0.3	1.1	40	440	
10243	はまち 養殖 皮つき 生	0	904	217	61.5	17.8	13.4	3.96	1.88	1.08	77	6.2*	–	(0)	–	–	251	20.7	17.2	0.3	1.1	38	340	
10411	はまち 養殖 皮なし 生	0	751	180	66.4	17.8	9.9	2.81	1.66	0.84	78	5.0*	–	(0)	–	–	203	21.0	12.0	0.3	1.1	36	390	
	ほうぼう																							
10244	生	50	464	110	74.9	(16.2)	3.0	0.96	0.73	0.12	55	4.6*	–	(0)	–	–	122	19.6	4.2	Tr	1.3	110	380	

ミノ酸組成によるたんぱく質の*→「たんぱく質」の値、脂肪酸のトリアシルグリセロール当量の*→「脂質」の値が入っている。
用可能炭水化物は「利用可能炭水化物（質量計）」の値だが、*がついているものは「差引き法による利用可能炭水化物」の値（p.2、3参照）。

可食部100g当たり

右側インデックス: 穀類／いも及びでん粉類／砂糖及び甘味類／豆類／種実類／野菜類／果実類／きのこ類／藻類／魚介類／肉類／卵類／乳類／油脂類／菓子類／飲料類（し好）／調味料及び香辛料類／調理済み流通食品類

備考欄凡例:
硝：硝酸イオン　ポ：ポリフェノール
タ：タンニン　テ：テオブロミン
カ：カフェイン
見当：概量（1個、1尾、1切れなど）とその目安重量（廃棄部分を含む重量）

マグネシウム	リン	鉄	亜鉛	銅	マンガン	ヨウ素	セレン	クロム	モリブデン	レチノール	β-カロテン当量	レチノール活性当量	ビタミンD	ビタミンE α-トコフェロール	ビタミンK	ビタミンB1	ビタミンB2	ナイアシン当量	ビタミンB6	ビタミンB12	葉酸	パントテン酸	ビオチン	ビタミンC	アルコール	食塩相当量	重量変化率	備考
mg	mg	mg	mg	mg	mg	µg	µg	µg	µg	µg	µg	µg	µg	mg	µg	mg	mg	mg	mg	µg	µg	mg	µg	mg	g	g	%	
*9	280	0.2	0.6	0.03	0.07	–	–	–	–	59	0	59	5.0	1.1	(0)	0.04	0.18	7.8	0.23	1.9	21	0.46	–	1	–	0.2	–	切り身（魚体全体から調理する場合、廃棄率:40%、廃棄部位:頭部、内臓、骨、ひれ等）
6	300	0.4	0.7	0.04	0.01	–	–	–	–	19	0	19	5.0	1.4	(0)	0.20	0.14	(12.0)	0.52	2.1	8	0.26	–	3	–	0.1	–	切り身（魚体全体から調理する場合、廃棄率:40%、廃棄部位:頭部、内臓、骨、ひれ等）
6	240	0.1	0.4	0.03	0.01	–	–	–	–	12	0	12	3.0	0.6	(0)	0.04	0.11	(8.6)	0.33	1.0	16	0.82	–	3	–	0.1	–	廃棄部位:頭部、内臓、骨、ひれ等（五枚下ろし）見当 1さく=150g
0	240	0.1	0.5	0.02	0.03	8	47	Tr	0	19	0	19	1.9	1.4	–	0.12	0.34	10.0	0.44	1.5	13	0.89	10.0	5	–	0.1	–	廃棄部位:頭部、内臓、骨、ひれ等（五枚下ろし）
1	230	0.1	0.3	0.02	0.01	11	41	0	(0)	9	0	9	2.3	1.6	–	0.22	0.07	11.0	0.48	1.1	12	0.86	8.4	10	–	0.1	–	同一試料の皮つき、生の分析値:別表（p.346）参照
5	250	0.2	0.9	0.02	0.01	–	–	–	–	3	0	3	4.0	0.8	(0)	0.06	0.21	(9.6)	0.45	1.9	3	0.36	–	Tr	–	0.3	–	切り身（皮なし）（魚体全体から調理する場合、廃棄率:80%、廃棄部位:頭部、内臓、骨、皮、ひれ等）
4	260	0.2	1.5	0.02	0	–	–	–	–	7	0	7	6.0	0.6	(0)	0.04	0.17	11.0	0.50	3.0	3	0.23	–	0	–	0.2	–	切り身（皮なし）（魚体全体から調理する場合、廃棄率:75%、廃棄部位:頭部、内臓、骨、皮、ひれ等）
3	160	1.5	1.9	0.04	0.02	–	–	–	–	12	(0)	12	4.0	1.5	(0)	0.55	0.14	5.3	0.11	5.5	14	0.69	–	1	–	0.1	–	廃棄部位:頭部、内臓、骨、ひれ等（三枚下ろし）
4	230	1.5	2.1	0.04	0.02	–	–	–	–	15	(0)	15	3.8	1.5	(0)	0.49	0.12	(5.0)	0.10	4.4	8	0.71	–	Tr	–	0.1	83	内臓等を除去後水煮したもの 廃棄部位:頭部、骨、ひれ等
3	710	6.5	5.2	0.11	0.62	–	–	–	–	60	–	61	2.0	2.0	(0)	0.16	0.16	(3.9)	0.03	6.7	13	0.24	–	0	–	3.3	–	廃棄部位:頭部、ひれ等
0	240	0.9	2.9	0.23	0.34	24	48	1	36	43	–	43	3.6	4.6	4	Tr	0.07	4.1	0.03	7.4	15	0.14	28.0	0	–	3.9	–	廃棄部位:頭部、ひれ、尾 試料:魚の表面に付着した飯をヘラ等で軽く拭ったもの
6	130	1.3	0.7	0.08	0.01	24	57	Tr	0	50	(0)	50	8.0	2.0	(0)	0.23	0.36	14.0	0.42	3.8	7	1.01	**7.7**	2	–	0.1	–	切り身（魚体全体から調理する場合、廃棄率:40%、廃棄部位:頭部、内臓、骨、ひれ等）見当 1切れ=80g
8	170	2.3	0.9	0.10	0.01	–	–	–	–	42	0	42	5.4	2.1	(0)	0.24	0.39	(15.0)	0.38	3.8	6	1.38	–	2	–	0.1	82	切り身
9	210	1.0	0.8	0.09	0.01	14	32	Tr	0	32	0	32	4.0	4.6	–	0.16	0.21	13.0	0.45		9	0.99	6.4	2	–	0.1	–	切り身（魚体全体から調理する場合、廃棄率:40%、廃棄部位:頭部、内臓、骨、ひれ等）
9	220	1.1	0.5	0.10	0.01	14	35	Tr	0	41	–	41	4.8	4.5	–	0.17	0.23	12.0	0.53	6.6	9	0.99	6.4	2	–	0.1	–	同一試料の皮つき、生の分析値:別表（p.346）参照
4	200	0.4	0.5	0.04	0.05	–	–	–	–	9	0	9	3.0	0.6	(0)	0.09	0.15	(8.6)	0.44	2.2	5	0.82	–	3	–	0.3	–	廃棄部位:頭部、内臓、骨、ひれ等（三枚下ろし）

（0）：推定値 0，　（Tr）：推定値 微量，　Tr：微量，　－：未測定　　※炭水化物成分表から算出。

食品番号	食品名	廃棄率 %	エネルギー kJ	エネルギー kcal	水分 g	たんぱく質 アミノ酸組成による g	脂質 脂肪酸のトリアシルグリセロール当量 g	脂肪酸 飽和脂肪酸 g	脂肪酸 n-3系多価不飽和脂肪酸 g	脂肪酸 n-6系多価不飽和脂肪酸 g	コレステロール mg	炭水化物 利用可能炭水化物 g	炭水化物 糖類※ g	炭水化物 食物繊維総量 g	炭水化物 糖アルコール g	有機酸 g	七訂エネルギー kcal	七訂たんぱく質 g	七訂脂質 g	七訂炭水化物 g	灰分 g	ナトリウム mg	カリウム mg	カルシウム mg
	ホキ																							
10245	生	0	331	78	80.4	(14.1)	1.0	0.24	0.26	0.03	49	3.2*	–	(0)	–	–	84	17.0	1.3	Tr	1.3	160	330	2
	ほっけ																							
10246	生	50	435	103	77.1	15.4	3.2	0.70	1.09	0.10	73	3.1*	–	(0)	–	–	115	17.3	4.4	0.1	1.1	81	360	2
10247	塩ほっけ	40	475	113	72.4	(16.1)	4.1	1.03	0.97	0.11	60	2.9*	–	(0)	–	–	123	18.1	4.9	0.1	4.5	1400	350	2
10248	開き干し 生	35	676	161	67.0	18.0	8.3	1.99	2.14	0.20	86	3.7*	–	(0)	–	–	176	20.6	9.4	0.1	3.0	690	390	17
10412	開き干し 焼き	25	749	179	63.7	19.6	9.4	2.21	2.40	0.23	100	4.0*	–	(0)	–	–	200	23.1	10.9	0.2	3.3	770	410	18
	ぼら																							
10249	生	50	500	119	74.7	15.5	4.3	1.18	1.37	0.19	65	4.5*	–	(0)	–	–	128	19.2	5.0	0.1	1.0	87	330	1
10250	からすみ	0	1481	353	25.9	40.4*	14.9	2.68	4.47	1.10	860	14.3*	–	(0)	–	–	423	40.4	28.9	0.3	4.5	1400	170	
	ほんもろこ																							
10251	生	0	434	103	75.1	(14.8)	3.2	0.82	0.69	0.36	210	3.7*	–	(0)	–	–	113	17.5	4.1	0.1	3.2	86	320	85
	（まぐろ類）																							
	きはだ																							
10252	生	0	432	102	74.0	20.6	0.6	0.21	0.21	0.04	37	3.4*	–	(0)	–	–	112	24.3	1.0	Tr	1.3	43	450	
	くろまぐろ																							
10253	天然 赤身 生	0	490	115	70.4	22.3	0.8	0.25	0.17	0.03	50	4.9*	–	(0)	–	–	125	26.4	1.4	0.1	1.7	49	380	
10254	天然 脂身 生	0	1281	308	51.4	16.7	23.5	5.91	5.81	0.60	55	7.5*	–	(0)	–	–	344	20.1	27.5	0.1	0.9	71	230	
10450	養殖 赤身 生	0	643	153	68.8	20.5	6.7	1.73	1.87	0.27	53	2.8*	–	0	–	–	177	24.8	7.6	0.3	1.3	28	430	
10451	養殖 赤身 水煮	0	727	173	64.1	22.5	6.8	1.92	1.62	0.26	59	5.4*	–	0	–	–	194	27.2	8.3	0.3	1.2	25	400	
10452	養殖 赤身 蒸し	0	786	187	62.0	22.9	8.1	2.29	1.81	0.30	62	5.8*	–	0	–	–	212	28.0	9.9	0.2	1.2	26	410	
10453	養殖 赤身 電子レンジ調理	0	802	191	60.0	24.9	7.2	1.96	1.82	0.28	65	6.6*	–	0	–	–	211	30.4	8.7	0.3	1.4	33	490	
10454	養殖 赤身 焼き	0	848	202	59.6	24.0	9.2	2.49	2.36	0.36	66	5.8*	–	0	–	–	223	29.0	10.6	0.1	1.4	33	500	
10455	養殖 赤身 ソテー	0	812	194	61.6	23.1	9.2	2.20	2.30	0.54	61	4.7*	–	0	–	–	205	28.0	10.2	0.3	1.4	29	470	
10456	養殖 赤身 天ぷら	0	927	222	57.8	20.7	11.6	2.11	2.24	1.16	57	8.6*	–	0	–	–	227	25.1	12.6	3.2	1.3	38	440	
10459	養殖 脂身 生	0	1330	321	52.6	16.0	27.0	6.80	8.14	1.19	73	3.4*	–	–	–	–	352	18.6	28.9	0.3	0.9	41	330	
10460	養殖 脂身 水煮	0	1370	330	47.8	18.2	24.9	6.44	7.22	1.07	110	8.3*	–	–	–	–	347	21.4	27.1	0.3	0.9	33	290	
10461	養殖 脂身 蒸し	0	1299	313	50.2	17.4	25.3	6.40	7.50	1.10	81	4.1*	–	–	–	–	349	21.8	27.3	0.1	3.1	760	450	
10462	養殖 脂身 電子レンジ調理	0	1278	307	48.1	19.6	20.7	5.25	6.04	0.90	78	10.6*	–	–	–	–	312	23.1	22.7	0.2	1.1	40	350	
10463	養殖 脂身 焼き	0	1422	342	46.4	18.8	26.5	6.70	7.86	1.16	83	7.2*	–	–	–	–	365	23.0	28.4	0.2	1.1	39	360	

ミノ酸組成によるたんぱく質の*→「たんぱく質」の値、脂肪酸のトリアシルグリセロール当量の*→「脂質」の値が入っている。
用可能炭水化物は「利用可能炭水化物（質量計）」の値だが、*がついているものは「差引き法による利用可能炭水化物」の値（p.2、3参照）。

可食部100g当たり

マグネシウム	リン	鉄	亜鉛	銅	マンガン	ヨウ素	セレン	クロム	モリブデン	ビタミンA レチノール	ビタミンA β-カロテン当量	ビタミンA レチノール活性当量	ビタミンD	ビタミンE α-トコフェロール	ビタミンK	ビタミンB₁	ビタミンB₂	ナイアシン当量	ビタミンB₆	ビタミンB₁₂	葉酸	パントテン酸	ビオチン	ビタミンC	アルコール	食塩相当量	重量変化率	備考
g	mg	mg	mg	mg	mg	µg	µg	µg	µg	µg	µg	µg	µg	mg	µg	mg	mg	mg	mg	µg	µg	mg	µg	mg	g	g	%	
24	160	0.3	0.4	0.02	0.01	–	–	–	–	43	(0)	43	1.0	0.9	(0)	0.03	0.16	(4.4)	0.07	0.7	13	0.42	–	0	–	0.4	–	切り身
33	220	0.4	1.1	0.10	0.01	–	–	–	–	25	0	25	3.0	1.7	(0)	0.09	0.17	5.5	0.17	11.0	9	1.16	–	1	–	0.2	–	廃棄部位：頭部、内臓、骨、ひれ等（三枚下ろし）
0	220	0.5	0.4	0.04	0.01	–	–	–	–	20	0	20	3.0	0.7	(0)	0.10	0.27	(6.0)	0.18	7.3	2	0.79	–	Tr	–	3.6	–	廃棄部位：骨、ひれ、皮等
7	330	0.6	0.9	0.05	0.03	15	31	1	0	30		30	4.6	1.3	–	0.10	0.24	7.1	0.21	5.3	7	0.65	3.7	4	–	1.8	–	廃棄部位：頭部、骨、ひれ等
1	360	0.6	1.0	0.06	0.03	17	34	1	(0)	39	(0)	39	3.5	1.6	–	0.14	0.26	7.7	0.17	5.3	11	0.65	4.5	2	–	2.0	89	廃棄部位：頭部、骨、ひれ等
4	170	0.7	0.5	0.06	0.01	–	–	–	–	8		8	10.0	1.6	(0)	0.16	0.26	8.1	0.43	4.7	4	0.66	–	1	–	0.2	–	廃棄部位：頭部、内臓、骨、ひれ等（三枚下ろし）
3	530	1.5	9.3	0.19	0.04	–	–	–	–	350	8	350	33.0	9.7	7	0.01	0.93	9.4	0.26	28.0	62	5.17	–	10	–	3.6	–	
9	640	1.3	3.4	0.07	0.21	–	–	–	–	250	0	250	5.0	2.9	(0)	0.03	0.20	(5.4)	0.13	9.0	37	0.73	–	2	–	0.2	–	別名 もろこ 魚体全体
7	290	2.0	0.5	0.06	0.01	14	74	1	0	2	Tr	2	6.0	0.4	(0)	0.15	0.09	22.0	0.64	5.8	5	0.36	1.4	0	–	0.1	–	別名 きはだまぐろ、きわだ 切り身（皮なし） 見当1さく=150g
5	270	1.1	0.4	0.04	0.01	14	110	0	0	83	0	83	5.0	0.8	Tr	0.10	0.05	19.0	0.85	1.3	8	0.41	1.9	2	–	0.1	–	別名 まぐろ、ほんまぐろ、しび 切り身（皮なし） 見当1さく=150g、刺し身1切れ=14g
5	180	1.6	0.5	0.04	Tr	–	–	–	–	270	0	270	18.0	1.5	(0)	0.04	0.07	14.0	0.82	1.0	8	0.47	–	4	–	0.2	–	別名 とろ 切り身（皮なし） 見当1さく=150g、刺し身1切れ=14g
3	270	0.8	0.5	0.02	Tr	31	79	0	0	840	–	840	4.0	1.5	–	0.16	0.05	20.0	0.51	2.5	10	0.27	1.1	2	–	0.1	–	蓄養を含む 切り身
3	270	0.6	0.6	0.02	Tr	34	88	0	0	900	–	900	4.1	1.8	–	0.16	0.04	20.0	0.40	3.2	12	0.28	1.3	2	–	0.1	87	蓄養を含む 切り身
3	270	0.9	0.6	0.02	0.01	38	91	0	0	990	–	990	4.3	1.7	–	0.17	0.04	20.0	0.31	3.4	11	0.27	1.1	2	–	0.1	84	蓄養を含む 切り身
4	310	1.1	0.6	0.02	0.01	39	94	0	0	970	–	970	4.3	1.8	–	0.19	0.05	24.0	0.29	3.4	9	0.25	1.4	2	–	0.1	78	蓄養を含む 切り身
2	290	0.6	0.6	0.02	0.01	42	94	Tr	0	1100	–	1100	4.3	1.8	–	0.18	0.05	24.0	0.33	3.4	11	0.33	1.5	2	–	0.1	82	蓄養を含む 切り身
3	300	0.9	0.6	0.02	0.01	36	90	Tr	0	910	–	910	4.4	1.9	–	0.18	0.05	23.0	0.42	3.2	10	0.25	1.4	2	–	0.1	86	蓄養を含む 切り身 植物油（なたね油）調理による脂質の増減：表14 (p.329) 参照
	280	1.0	0.5	0.04	0.04	33	88	0	1	820	–	820	4.1	2.5	–	0.17	0.06	20.0	0.25	3.1	6	0.30	1.5	1	–	0.1	97(83)	蓄養を含む 切り身 植物油（なたね油）調理による脂質の増減：表13 (p.328) 参照
5	190	0.6	0.6	0.01	0.01	73	73	0	0	580	0	580	20.8	7.2	5	0.14	0.05	14.8	0.43	1.9	9	0.47	1.0	3	–	0.1	–	蓄養を含む 切り身
5	190	0.7	0.6	Tr	0.01	93	78	Tr	0	15	–	15	51.6	7.9	1	0.11	0.18	10.6	0.16	7.1	7	0.45	4.3	3	–	0.1	83	蓄養を含む 切り身
5	250	0.9	0.8	0.08	0.01	47	62	Tr	Tr	15	1	15	18.9	7.1	4	0.16	0.05	15.4	0.27	2.1	5	0.46	1.4	2	–	1.9	85	蓄養を含む 切り身
5	220	0.8	0.6	0.02	0.01	87	89	Tr	–	750	–	750	21.2	5.6	4	0.05	0.05	17.2	0.30	2.1	4	0.62	1.3	2	–	0.1	78	蓄養を含む 切り身
5	230	0.7	0.7	0.02	0.01	100	83	–	–	800	–	800	20.7	7.0	6	0.16	0.04	17.1	0.32	2.2	5	0.48	1.5	3	–	0.1	81	蓄養を含む 切り身

備考欄凡例：
硝：硝酸イオン ポ：ポリフェノール
タ：タンニン テ：テオブロミン
カ：カフェイン
見当：概量（1個、1尾、1切れなど）とその目安重量（廃棄部分を含む重量）

穀類 / でんぷん粉及び類（いも及びでん粉類） / 砂糖及び甘味類 / 豆類 / 種実類 / 野菜類 / 果実類 / きのこ類 / 藻類 / 魚介類 / 肉類 / 卵類 / 乳類 / 油脂類 / 菓子類 / 飲料類（し好飲料類） / 香辛料及び香辛料類 / 調理済み流通食品類

(0)：推定値 0，　(Tr)：推定値 微量，　Tr：微量，　－：未測定　　※炭水化物成分表から算出。

魚介類

可食部 100 g 当たり

食品番号	食品名	廃棄率 %	エネルギー kJ	エネルギー kcal	水分 g	たんぱく質 アミノ酸組成による g	たんぱく質 g	脂質 トリアシルグリセロール当量 g	脂肪酸 飽和脂肪酸 g	脂肪酸 n-3系多価不飽和脂肪酸 g	脂肪酸 n-6系多価不飽和脂肪酸 g	コレステロール mg	利用可能炭水化物 g	糖類※ g	食物繊維総量 g	糖アルコール g	有機酸 g	七訂 エネルギー kcal	七訂 たんぱく質 g	七訂 脂質 g	七訂 炭水化物 g	灰分 g	ナトリウム mg	カリウム mg
10464	養殖　脂身　ソテー	0	1410	339	45.7	20.3	25.4	6.24	7.18	1.24	83	7.4*	–	–	–	–	348	24.3	27.8	0.2	1.2	43	380
10465	養殖　脂身　天ぷら	0	1438	345	42.0	17.8	23.5	4.99	5.85	1.77	74	15.6*	–	–	–	–	326	22.0	25.4	2.4	1.1	53	350
	びんなが																						
10255	生	0	469	111	71.8	21.6	0.6	0.15	0.21	0.03	49	4.7*	–	(0)	–	–	117	26.0	0.7	0.1	1.3	38	440
	みなみまぐろ																						
10256	赤身　生	0	375	88	77.0	16.9	0.2	0.06	0.08	0.01	52	4.7*	–	(0)	–	–	95	21.6	0.4	0.1	1.2	43	400
10257	脂身　生	0	1337	322	50.3	16.6	25.4	6.06	6.77	0.84	59	6.6*	–	(0)	–	–	352	20.3	28.3	0.1	1.0	44	280
	めじまぐろ																						
10258	生	0	587	139	68.7	(20.4)	3.8	1.09	1.36	0.17	58	5.9*	–	(0)	–	–	152	25.2	4.8	0.1	1.2	42	410
	めばち																						
10425	赤身　生	0	485	115	72.2	21.9	1.7	0.49	0.49	0.07	41	3.0*	–	(0)	–	–	130	25.4	2.3	0.3	1.3	39	440
10426	脂身　生	0	662	158	67.8	20.0	6.8	1.78	1.79	0.27	52	4.2*	–	(0)	–	–	173	23.9	7.5	0.4	1.2	100	400
	缶詰																						
10260	水煮　フレーク　ライト	0	297	70	82.0	(13.0)	0.5	0.18	0.15	0.03	35	3.4*	–	(0)	–	–	71	16.0	0.7	0.2	1.1	210	230
10261	水煮　フレーク　ホワイト	0	404	96	77.6	(14.8)	2.2	0.64	0.62	0.11	34	4.2*	–	(0)	–	–	97	18.3	2.5	0.4	1.2	260	280
10262	味付け　フレーク	0	567	134	65.7	(15.4)	1.8	0.58	0.57	0.11	58	14.0*	–	(0)	–	–	136	19.0	2.3	9.9	3.1	760	280
10263	油漬　フレーク　ライト	0	1098	265	59.1	(14.4)	21.3	3.37	1.40	10.76	32	3.8*	–	(0)	–	–	267	17.7	21.7	0.1	1.4	340	230
10264	油漬　フレーク　ホワイト	0	1158	279	56.0	(15.3)	21.8	4.85	0.55	11.18	38	5.5*	–	(0)	–	–	288	18.8	23.6	0.1	1.5	370	190
	マジェランあいなめ																						
10265	生	0	1010	243	62.8	(11.0)	19.6	4.15	1.00	0.31	59	5.6*	–	(0)	–	–	272	13.3	22.9	0.1	0.9	65	300
	（ます類）→（さけ・ます類）																						
	まながつお																						
10266	生	40	671	161	70.8	(13.9)	9.7	3.80	1.23	0.28	70	4.4*	–	(0)	–	–	175	17.1	10.9	Tr	1.2	160	370
	みなみくろたち																						
10232	生	0	473	112	73.8	(18.0)	2.6	0.75	0.95	0.09	63	4.2*	–	(0)	–	–	120	21.7	3.0	0.1	1.4	120	460
	みなみだら																						
10267	生	0	288	68	81.9	(13.6)	0.2	0.05	0.10	0.01	65	2.9*	–	(0)	–	–	72	16.4	0.3	Tr	1.4	220	320

アミノ酸組成によるたんぱく質の＊→「たんぱく質」の値、脂肪酸のトリアシルグリセロール当量の＊→「脂質」の値が入っている。
利用可能炭水化物は「利用可能炭水化物（質量計）」の値だが、＊がついているものは「差引き法による利用可能炭水化物」の値（p.2、3参照）。

可食部100g当たり

マグネシウム	リン	鉄	亜鉛	銅	マンガン	ヨウ素	セレン	クロム	モリブデン	レチノール	β-カロテン当量	レチノール活性当量	ビタミンD	ビタミンE α-トコフェロール	ビタミンK	ビタミンB1	ビタミンB2	ナイアシン当量	ビタミンB6	ビタミンB12	葉酸	パントテン酸	ビオチン	ビタミンC	アルコール	食塩相当量	重量変化率	備考
mg	mg	mg	mg	mg	mg	µg	µg	µg	µg	µg	µg	µg	µg	mg	µg	mg	mg	mg	mg	µg	µg	mg	µg	mg	g	g	%	
33	240	0.7	0.8	0.02	0.01	89	89	–	–	710	–	710	20.4	6.6	6	0.15	0.05	17.5	0.31	2.2	6	0.45	1.3	3	–	0.1	75	蓄養を含む／切り身／植物油(なたね油)調理による脂質の増減:表14(p.329)参照
30	220	0.7	0.6	0.02	0.04	76	70	Tr	1	670	0	670	19.5	7.0	15	0.14	0.06	15.3	0.25	2.0	6	0.58	1.3	2	–	0.1	94(80)	蓄養を含む／切り身／植物油(なたね油)調理による脂質の増減:表13(p.328)参照
41	310	0.9	0.5	0.05	0.01	12	71	1	0	4	0	4	7.0	0.7	(0)	0.13	0.10	26.0	0.94	2.8	4	0.31	1.2	1	–	0.1	–	別名びんちょう、とんぼ、びんながまぐろ／切り身(皮なし)／見当1さく=150g
27	240	1.8	0.4	0.04	0.01	5	73	1	0	6	0	6	4.0	1.0	(0)	0.03	0.05	15.0	1.08	2.2	5	0.30	2.2	Tr	–	0.1	–	別名インドまぐろ／切り身(皮なし)／見当1さく=150g
29	210	0.6	0.4	0.04	0.01	38	120	1	0	34	0	34	4.0	1.5	Tr	0.10	0.06	15.0	1.00	1.5	4	0.29	4.4	5	–	0.1	–	切り身(皮なし)／見当1さく=150g
40	290	1.8	0.5	0.09	0.01	–	–	–	–	61	0	61	12.0	1.2	(0)	0.19	0.19	(24.0)	0.73	6.9	6	0.59	–	1	–	0.1	–	別名まめじ／くろまぐろの幼魚／切り身(皮なし)／見当1さく=150g
5	270	0.9	0.4	0.03	Tr	18	75	Tr	0	17	0	17	3.6	0.9	Tr	0.09	0.05	20.0	0.76	1.4	5	0.15	1.5	1	–	0.1	–	別名ばちまぐろ、めばちまぐろ／切り身(皮なし)／見当1さく=150g
31	240	0.7	0.4	0.03	Tr	42	74	Tr	0	37	Tr	37	8.1	2.0	1	0.07	0.05	18.0	0.80	1.5	5	0.17	1.5	1	–	0.3	–	切り身(皮なし)／見当1さく=150g
6	160	0.6	0.7	0.05	0.01	–	–	–	–	10	–	10	3.0	0.4	(0)	0.01	0.04	(13.0)	0.26	1.1	4	0.13	–	0	–	0.5	–	別名ツナ缶／原材料:きはだ／液汁を含んだもの／見当1缶(小缶)=70g
4	200	1.0	0.7	0.04	0.02	–	–	–	–	Tr	(0)	(Tr)	5.0	0.7	(0)	0.07	0.03	(15.0)	0.15	1.4	7	0.13	–	(0)	–	0.7	–	原材料:びんなが／液汁を含んだもの／見当1缶(小缶)=70g
1	350	4.0	1.0	0.12	0.13	–	–	–	–	Tr	(0)	(Tr)	5.0	0.7	(0)	0.03	0.03	(12.0)	0.16	3.7	13	0.23	–	(0)	–	1.9	–	液汁を含んだもの
5	160	0.5	0.3	0.04	0.01	–	–	–	–	8	0	8	2.0	2.8	44	0.01	0.03	(12.0)	0.26	1.1	3	0.13	–	(0)	–	–	–	原材料:きはだ／液汁を含んだもの／見当1缶(小缶)=70g
7	270	1.8	0.4	0.03	0.02	–	–	–	–	Tr	(0)	(Tr)	4.0	8.3	–	0.05	0.13	(16.0)	0.15	2.0	2	0.12	–	(0)	–	0.9	–	原材料:びんなが／液汁を含んだもの／見当1缶(小缶)=70g
8	210	0.1	0.3	0.01	0.01	–	–	–	–	1800	0	1800	17.0	2.2	(0)	0.02	0.08	(3.3)	0.04	0.6	5	0.29	–	Tr	–	0.2	–	別名メロ、おおくち、マゼランあいなめ／切り身
5	190	0.3	0.5	0.02	0.01	–	–	–	–	90	0	90	5.0	1.4	(0)	0.22	0.13	(6.9)	0.30	1.4	7	1.37	–	1	–	0.4	–	廃棄部位:頭部、内臓、骨、ひれ等(三枚下ろし)
4	240	0.6	0.5	0.05	0.03	–	–	–	–	55	(0)	55	2.0	1.9	(0)	0.06	0.20	(11.0)	0.50	6.5	4	0.85	–	1	–	0.3	–	別名バラクータ、みなみおおすみやき、おおしびかます／切り身
	160	0.3	0.3	0.04	0.02	–	–	–	–	6	(0)	6	7.0	0.8	(0)	0.03	0.27	(4.7)	0.09	1.6	11	0.44	–	0	–	0.6	–	切り身

備考欄凡例：
硝：硝酸イオン　ポ：ポリフェノール
タ：タンニン　テ：テオブロミン
カ：カフェイン
見当：概量（1個、1尾、1切れなど）とその目安量（廃棄部分を含む重量）

穀類／いも及びでん粉類／砂糖及び甘味類／豆類／種実類／野菜類／果実類／きのこ類／藻類／魚介類／肉類／卵類／乳類／油脂類／菓子類／し好飲料類／調味料及び香辛料類／調理済み流通食品類

173

(0)：推定値 0，　(Tr)：推定値 微量，　Tr：微量，　－：未測定　　※炭水化物成分表から算出。

魚介類

食品番号	食品名	廃棄率	エネルギー		水分	たんぱく質 アミノ酸組成による	たんぱく質	脂質				コレステロール	炭水化物				有機酸	七訂（2015年版）のエネルギーの算出方法に基づく成分（参考）				灰分	ナトリウム	カリウム	カルシウム
								脂肪酸のトリアシルグリセロール当量	脂肪酸 飽和脂肪酸	n-3系 多価不飽和脂肪酸	n-6系 多価不飽和脂肪酸		利用可能炭水化物	糖類※	食物繊維総量	糖アルコール		エネルギー	たんぱく質	脂質	炭水化物				
		%	kJ	kcal	g	g	g	g	g	g	g	mg	g	g	g	g	g	kcal	g	g	g	g	mg	mg	mg
	むつ																								
10268	生	0	729	175	69.7	14.5	11.6	1.69	0.63	0.16		59	3.2*	–	(0)	–	–	189	16.7	12.6	Tr	1.0	85	390	25
10269	水煮	0	673	161	68.3	(19.3)	7.7	1.14	0.43	0.11		70	3.6*	–	(0)	–	–	173	22.2	8.4	Tr	1.1	80	410	4
	めじな																								
10270	生	0	476	113	74.7	(16.1)	3.4	1.17	0.84	0.17		56	4.5*	–	(0)	–	–	125	19.4	4.5	0.1	1.3	91	380	2
	めばる																								
10271	生	55	423	100	77.2	15.6	2.8	0.79	0.87	0.08		75	3.2*	–	(0)	–	–	109	18.1	3.5	Tr	1.2	75	350	8
	メルルーサ																								
10272	生	5	309	73	81.1	14.6	0.5	0.11	0.17	0.01		45	2.5*	–	(0)	–	–	77	17.0	0.6	Tr	1.3	140	320	1
	メロ→マジェランあいなめ																								
	やつめうなぎ																								
10273	生	55	1018	245	61.5	15.8*	18.8	3.76	3.80	0.74		150	3.2*	–	(0)	–	–	273	15.8	21.8	0.2	0.7	49	150	
10274	干しやつめ	20	1880	449	14.3	50.3*	24.3	6.57	6.66	0.84		480	7.4*	–	(0)	–	–	508	50.3	31.2	0.5	3.7	130	650	1
	やまめ																								
10275	養殖　生	45	464	110	75.6	(15.1)	3.7	0.91	0.73	0.45		65	4.2*	–	(0)	–	–	119	18.4	4.3	0.3	1.4	50	420	8
	わかさぎ																								
10276	生	0	300	71	81.8	11.8	1.2	0.29	0.45	0.09		210	3.1*	–	(0)	–	–	77	14.4	1.7	0.1	2.0	200	120	45
10277	つくだ煮	0	1302	308	19.3	(23.6)	3.6	1.02	1.08	0.47		450	45.2*	–	(0)	–	–	317	28.7	5.5	38.2	8.3	1900	480	97
10278	あめ煮	0	1276	301	21.0	(21.6)	2.8	0.87	0.90	0.38		400	47.4*	–	(0)	–	–	313	26.3	5.1	40.4	7.2	1600	410	96
	〈貝類〉																								
	あおやぎ→ばかがい																								
	あかがい																								
10279	生	75	296	70	80.4	10.6	0.1	0.03	0.03	0.01		46	6.6*	–	(0)	–	–	74	13.5	0.3	3.5	2.3	300	290	4
	あかがい　味付け缶詰→さるぼう　味付け缶詰																								
	あげまき																								
10280	生	35	189	44	87.1	(5.9)	0.3	0.10	0.13	0.02		38	4.5*	–	(0)	–	–	48	8.1	0.6	2.0	2.2	600	120	
	あさり																								
10281	生	70	123	29	90.3	4.4	0.2	0.08	0.06	0.03		33	2.3*	–	(0)	–	–	32	5.7	0.7	0.4	2.7	800	140	
10466	蒸し	60	137	32	89.5	(3.8)	0.3	0.08	0.10	0.03		25	(3.7)	–	(0)	–	–	30	4.9	0.8	0.4	2.8	790	130	
10282	つくだ煮	0	927	218	38.0	(16.1)	1.0	0.32	0.38	0.07		61	36.2*	–	(0)	–	–	225	20.8	2.4	30.1	8.7	2900	270	2

穀類　いも及びでん粉類　砂糖及び甘味類　豆類　種実類　野菜類　果実類　きのこ類　藻類　魚介類　肉類　卵類　乳類　油脂類　菓子類　飲料類／し好　調味料／香辛料　改　新／食品類　済み

ミノ酸組成によるたんぱく質の＊→「たんぱく質」の値、脂肪酸のトリアシルグリセロール当量の＊→「脂質」の値が入っている。
用可能炭水化物は「利用可能炭水化物（質量計）」の値だが、＊がついているものは「差引き法による利用可能炭水化物」の値（p.2、3 参照）。

可食部100 g当たり

マグネシウム	リン	鉄	亜鉛	銅	マンガン	ヨウ素	セレン	クロム	モリブデン	レチノール	β-カロテン当量	レチノール活性当量	ビタミンD	ビタミンE α-トコフェロール	ビタミンK	ビタミンB₁	ビタミンB₂	ナイアシン当量	ビタミンB₆	ビタミンB₁₂	葉酸	パントテン酸	ビオチン	ビタミンC	アルコール	食塩相当量	重量変化率	備考
mg	mg	mg	mg	mg	mg	µg	µg	µg	µg	µg	µg	µg	µg	mg	µg	mg	mg	mg	mg	µg	µg	mg	µg	mg	g	g	%	
20	180	0.5	0.4	0.03	0.01	–	–	–	–	8	(0)	8	4.0	0.9	(0)	0.03	0.16	5.5	0.10	1.9	6	0.31	–	Tr	–	0.2	–	切り身（魚体全体から調理する場合、廃棄率：50%、廃棄部位：頭部、内臓、骨、ひれ等）
23	230	0.6	0.4	0.03	0.01	–	–	–	–	11	(0)	11	3.6	0.6	(0)	0.04	0.16	(6.9)	0.13	2.5	4	0.25	–	Tr	–	0.2	77	切り身
20	240	0.3	0.9	0.03	0.01	–	–	–	–	55	0	55	1.0	0.9	(0)	0.05	0.38	(6.2)	0.16	1.8	2	0.44	–	0	–	0.2	–	別名ぐれ 切り身（魚体全体から調理する場合、廃棄率：55%、廃棄部位：頭部、内臓、骨、ひれ等）
7	200	0.4	0.4	0.05	–	–	–	–	–	11	(0)	11	1.0	1.5	(0)	0.07	0.17	5.0	0.11	1.5	5	0.37	–	2	–	0.2	–	廃棄部位：頭部、内臓、骨、ひれ等（三枚下ろし）見当1尾=200g
8	150	0.2	0.4	0.02	0.01	–	–	–	–	5	(0)	5	1.0	1.3	(0)	0.09	0.04	4.1	0.07	0.8	5	0.32	–	Tr	–	0.4	–	別名ヘイク 切り身 廃棄部位：皮
5	180	2.0	1.6	0.15	0.03	–	–	–	–	8200	0	8200	3.0	3.8	(0)	0.25	0.85	5.6	0.20	4.9	19	1.18	–	2	–	0.1	–	試料：かわやつめ 廃棄部位：頭部、内臓、骨、ひれ等
9	240	32.0	5.9	1.80	0.10	–	–	–	–	1900	0	1900	12.0	2.4	(0)	0.33	1.69	15.0	0.14	55.0	100	5.76	–	(0)	–	0.3	–	試料：かわやつめ 内臓を含んだもの 廃棄部位：頭部、皮等
8	280	0.5	0.8	0.04	0.01	–	–	–	–	15	Tr	15	8.0	2.2	(0)	0.15	0.16	(6.9)	0.22	6.6	13	1.48	–	3	–	0.1	–	別名やまべ 廃棄部位：頭部、内臓、骨、ひれ等（三枚下ろし）
5	350	0.9	2.0	0.19	0.13	29	22	1	1	99	2	99	2.0	0.7	Tr	0.01	0.14	4.0	0.17	7.9	21	0.51	4.0	1	–	0.5	–	見当1尾=10g
9	780	2.6	4.4	0.11	1.74	–	–	–	–	460	32	460	8.0	4.2	(0)	0.24	0.32	(8.3)	0.06	9.4	59	0.77	–	Tr	–	4.8	–	
6	740	2.1	5.2	0.08	2.29	–	–	–	–	420	53	420	9.0	3.6	(0)	0.28	0.35	(8.1)	0.06	11.0	52	0	–	0	–	4.1	–	
5	140	5.0	1.5	0.06	–	–	–	–	–	30	60	35	(0)	0.9	1	0.20	0.20	4.6	0.10	59.0	20	1.02	–	?	–	0.8	–	廃棄部位：貝殻及び内臓 見当1枚（むき身）=15g
	120	4.1	1.5	0.40	0.20	–	–	–	–	20	25	27	1.0	0.9	(0)	0.30	0.14	(2.5)	0.04	59.0	11	0.37	–	1	–	1.5	–	廃棄部位：貝殻
2	82	2.2	0.9	0.05	0.07	56	35	3	8	2	15	4	0.1	0.4	1	0.01	0.16	2.2	0.03	44.8	11	0.37	21.6	1	–	2.0	–	廃棄部位：貝殻 見当10個（殻つき）=80g
4	79	2.1	0.9	0.05	0.10	59	35	3	8	1	21	3	0.1	0.4	1	0.01	0.15	(2.0)	0.02	45.2	8	0.21	20.9	Tr	–	2.0	98	廃棄部位：貝殻
2	300	19.0	2.8	0.18	0.94	–	–	–	–	26	200	43	(0)	1.4	4	0.02	0.18	(4.4)	0.09	15.0	42	0.40	–	0	–	7.4	–	

備考欄凡例：
硝：硝酸イオン　ポ：ポリフェノール
タ：タンニン　テ：テオブロミン
カ：カフェイン
見当：概量（1個、1尾、1切れなど）とその目安重量（廃棄部分を含む重量）

穀類／いも及びでん粉類／砂糖及び甘味類／豆類／種実類／野菜類／果実類／きのこ類／藻類／**魚介類**／肉類／卵類／乳類／油脂類／菓子類／し好飲料類／調味料及び香辛料類／調理済み流通食品類

((O)：推定値 0, (Tr)：推定値 微量, Tr：微量, −：未測定) ※炭水化物成分表から算出。

魚介類

食品番号	食品名	廃棄率 %	エネルギー kJ	エネルギー kcal	水分 g	たんぱく質 アミノ酸組成による たんぱく質 g	脂質 脂肪酸のトリアシルグリセロール当量 g	脂質 脂肪酸 飽和脂肪酸 g	脂質 脂肪酸 n-3系多価不飽和脂肪酸 g	脂質 脂肪酸 n-6系多価不飽和脂肪酸 g	コレステロール mg	炭水化物 利用可能炭水化物 g	炭水化物 糖類※ g	炭水化物 食物繊維総量 g	炭水化物 糖アルコール g	有機酸 g	七訂(2015年版)のエネルギーの算出方法に基づく成分（参考）エネルギー kcal	七訂 たんぱく質 g	七訂 脂質 g	七訂 炭水化物 g	灰分 g	ナトリウム mg	カリウム mg	カルシウム mg
10283	缶詰　水煮	0	433	102	73.2	(15.7)	0.9	0.34	0.23	0.08	89	7.8*	−	(0)	−	−	114	20.3	2.2	1.9	2.4	390	9	11(
10284	缶詰　味付け	0	528	124	67.2	(12.8)	0.9	0.24	0.29	0.06	77	16.3*	−	(0)	−	−	130	16.6	1.9	11.5	2.8	640	35	8,
	あわび																							
10427	くろあわび　生	55	324	76	79.5	11.2	0.3	0.09	0.05	0.06	110	7.2	−	(0)	−	0.1	83	14.3	0.8	3.6	1.7	430	160	25
10428	まだかあわび　生	55	316	74	80.0	(11.5)	0.1	0.04	0.03	0.02	100	6.8*	−	(0)	−	−	79	14.6	0.4	3.3	1.5	330	250	2
10429	めがいあわび　生	55	315	74	80.1	8.8	0.1	0.04	0.03	0.02	110	9.4*	−	(0)	−	−	82	12.2	0.3	6.8	1.4	320	230	1
10286	干し	0	1090	257	27.9	(29.7)	0.6	0.22	0.13	0.10	390	33.0*	−	(0)	−	−	273	38.0	1.6	23.8	8.7	2900	490	3!
10287	塩辛	0	393	93	72.5	(11.6)	2.6	0.91	0.35	0.32	190	5.9*	−	(0)	−	−	100	14.8	3.9	1.4	7.4	2600	180	5'
10288	水煮缶詰	0	359	85	77.2	(15.2)	0.3	0.07	0.06	0.03	140	5.3*	−	(0)	−	−	90	19.4	0.4	1.0	2.0	570	130	2(
	いがい																							
10289	生	60	269	63	82.9	7.5	0.8	0.24	0.32	0.07	47	6.6*	−	(0)	−	Tr	72	10.3	1.6	3.2	2.2	540	230	4
	いたやがい																							
10290	養殖　生	65	231	55	84.9	(7.8)	0.4	0.13	0.18	0.03	33	4.8*	−	(0)	−	−	59	10.8	0.8	1.5	2.4	450	260	4
	エスカルゴ																							
10291	水煮缶詰	0	318	75	79.9	(12.0)	0.4	0.07	0.03	0.17	240	6.0*	−	(0)	−	−	82	16.5	1.0	0.8	1.8	260	5	40
	かき																							
10292	養殖　生	75	245	58	85.0	4.9	1.3	0.41	0.52	0.07	38	6.7*	−	(0)	−	0.1	70	6.9	2.2	4.9	2.1	460	190	8
10293	養殖　水煮	0	378	90	78.7	7.3	2.2	0.64	0.99	0.12	60	10.1*	−	(0)	−	0.1	105	9.9	3.6	7.1	1.7	350	180	5
10430	養殖　フライ	0	1076	256	46.6	5.5	10.0	1.01	1.35	1.73	36	36.0*	0.4	−	−	0.1	262	7.6	11.1	32.9	1.8	380	180	6
10294	くん製油漬缶詰	0	1222	294	51.2	(8.8)	21.7	6.18	1.09	9.51	110	15.7*	−	(0)	−	−	298	12.5	22.6	11.2	2.5	300	140	3
	さざえ																							
10295	生	85	353	83	78.0	14.2	0.1	0.05	0.03	0.03	140	6.3*	−	(0)	−	−	89	19.4	0.4	0.8	1.4	240	250	2
10296	焼き	85	387	91	75.6	(15.6)	0.1	0.05	0.03	0.03	170	6.9*	−	(0)	−	−	97	21.3	0.4	0.9	1.8	280	220	2
	さるぼう																							
10318	味付け缶詰	0	554	131	66.1	(12.3)	1.3	0.37	0.48	0.06	110	17.4*	−	(0)	−	−	135	15.9	2.2	12.9	2.9	870	55	6
	しじみ																							
10297	生	75	230	54	86.0	5.8	0.6	0.24	0.14	0.04	62	6.4*	−	(0)	−	−	64	7.5	1.4	4.5	1.2	180	83	24
10413	水煮	80	403	95	76.0	12.3	1.2	0.45	0.35	0.08	130	8.7*	−	(0)	−	−	113	15.4	2.7	5.5	1.8	100	66	25
	たいらがい																							
10298	貝柱　生	0	401	94	75.2	(15.8)	0.1	0.02	0.03	0.01	23	7.6*	−	(0)	−	−	100	21.8	0.2	1.5	1.3	260	260	1
	たにし																							
10299	生	30	308	73	78.8	(9.4)	0.3	0.08	0.05	0.10	72	7.9*	−	(0)	−	−	80	13.0	1.1	3.6	3.5	23	70	13

ミノ酸組成によるたんぱく質の*→「たんぱく質」の値、脂肪酸のトリアシルグリセロール当量の*→「脂質」の値が入っている。
用可能炭水化物は「利用可能炭水化物（質量計）」の値だが、*がついているものは「差引き法による利用可能炭水化物」の値（p.2、3 参照）。

可食部100g当たり

マグネシウム (mg)	リン (mg)	鉄 (mg)	亜鉛 (mg)	銅 (mg)	マンガン (mg)	ヨウ素 (µg)	セレン (µg)	クロム (µg)	モリブデン (µg)	レチノール (µg)	β-カロテン当量 (µg)	レチノール活性当量 (µg)	ビタミンD (µg)	ビタミンE α-トコフェロール (mg)	ビタミンK (µg)	ビタミンB1 (mg)	ビタミンB2 (mg)	ナイアシン当量 (mg)	ビタミンB6 (mg)	ビタミンB12 (µg)	葉酸 (µg)	パントテン酸 (mg)	ビオチン (µg)	ビタミンC (mg)	アルコール (g)	食塩相当量 (g)	重量変化率 (%)	備考
46	260	30.0	3.4	0.29	1.24	–	–	–	–	3	35	6	(0)	2.7	3	Tr	0.09	(4.0)	0.01	64.0	10	0	–	(0)	–	1.0	–	液汁を除いたもの 見当10個=10g
44	180	28.0	3.2	0.24	1.23	–	–	–	–	3	36	6	(0)	2.3	4	Tr	0.06	(3.9)	0.01	36.0	1	0	–	(0)	–	1.6	–	液汁を除いたもの
39	82	2.2	–	–	0.01	200	8	6	15	0	17	1	0	0.3	–	0.15	0.09	2.6	0.02	0.4	20	2.44	1.2	1	–	1.1	–	廃棄部位：貝殻及び内臓
38	130	1.8	–	–	0.01	190	8	5	14	0	28	2	0	1.1	–	0.02	0.10	(3.4)	0.02	0.4	22	2.05	1.1	2	–	0.8	–	廃棄部位：貝殻及び内臓
50	110	0.7	–	–	0.01	190	8	5	14	0	9	1	0	0.3	–	0.16	0.09	1.6	0.02	0.4	29	1.71	1.1	1	–	1.1	–	廃棄部位：貝殻及び内臓
40	300	2.0	1.6	0.74	0.05	–	–	–	–	0	47	4	0	1.2	3	0.36	0.11	(8.2)	0.05	2.4	87	0.71	–	Tr	–	7.4	–	
38	160	34.0	2.2	0.25	0.11	–	–	–	–	Tr	700	58	0	2.5	92	0.20	0.70	(3.4)	0.10	12.0	130	1.13	–	(0)	–	6.6	–	
38	230	1.8	0.6	0.42	0.02	–	–	–	–	Tr	Tr	Tr	0	1.5	–	0.04	0.04	(3.5)	0.02	0.7	3	0.23	–	(0)	–	1.4	–	液汁を除いたもの
33	160	3.5	1.0	0.05	0.86	65	37	5	9	34	Tr	34	(0)	1.1	Tr	0.01	0.37	3.7	0.02	10.0	42	0.63	6.4	5	–	1.4	–	別名 ムール貝 廃棄部位：貝殻、足糸等
4	170	2.0	6.1	0.10	4.90	–	–	–	–	5	6	6	0	0.4	–	0	0.20	(2.9)	0.07	13.0	14	0.24	–	Tr	–	1.1	–	別名 しゃくしがい 廃棄部位：貝殻
17	130	3.9	1.5	3.07	0.38	–	–	–	–	0	0	(0)	0	0.6	5	0	0.09	(2.3)	0	0.6	1	0	–	(0)	–	0.7	–	液汁を除いたもの
5	100	2.1	14.0	1.04	0.39	67	46	3	4	24	6	24	0.1	1.3	0	0.07	0.14	2.6	0.07	23.0	39	0.54	4.8	3	–	1.2	–	試料：まがき 廃棄部位：貝殻 見当1個（むき身）=15g
2	140	2.9	18.0	1.44	0.37	71	62	4	5	42	11	43	0.1	2.9	Tr	0.07	0.15	3.3	0.07	24.0	31	0.41	7.4	3	–	0.9	64	試料：まがき むき身
3	110	1.8	12.0	0.87	0.37	50	44	3	4	18	12	19	0.1	3.1	21	0.08	0.16	2.6	0.07	28.0	33	0.39	4.4	2	–	1.0	119(84)	試料：まがき むき身 調理による脂質の増減：表13 (p.328)参照
2	260	4.5	25.0	2.81	1.03	–	–	–	–	Tr	18	2	0	9.5	0	0.05	0.09	(3.5)	0.02	32.0	25	0.56	–	(0)	–	0.9	–	試料：まがき 液汁を含んだもの
4	140	0.8	2.2	0.39	0.02	97	19	6	5	Tr	360	31	0	2.3	3	0.04	0.09	4.1	0.05	1.3	16	0.24	1.9	1	–	0.6	–	廃棄部位：貝殻及び内臓
7	120	0.9	2.5	0.73	0.03	–	–	–	–	Tr	530	44	0	2.8	2	0.02	0.10	(4.1)	0.06	1.1	22	0.30	–	(0)	–	0.7	88	廃棄部位：貝殻及び内臓
1	140	11.0	4.1	0.13	1.39	–	–	–	–	Tr	90	8	0	2.5	2	0.01	0.07	(4.1)	0.04	25.0	11	0.19	–	(0)	–	2.2	–	別名 もがい、赤貝（さるぼう）味付け缶詰 液汁を除いたもの
0	120	8.3	2.3	0.41	2.78	–	–	–	–	25	100	33	0.2	1.7	2	0.02	0.44	3.1	0.10	68.0	26	0.53	–	Tr	–	0.3	–	廃棄部位：貝殻 見当10個（殻つき）=50g
1	200	15.0	4.0	0.61	7.30	–	–	–	–	57	230	76	0	3.9	5	0.02	0.57	5.0	0.04	82.0	37	0.35	–	1	–	0.3	78	廃棄部位：貝殻
																												別名 たいらぎ（標準和名）
6	150	0.6	4.3	0.01	0.03	–	–	–	–	Tr	Tr	Tr	(0)	0.8	(0)	0.01	0.09	(4.6)	0.06	–	25	0.51	–	2	–	0.7	–	別名 たいらぎ（標準和名）
7	140	19.0	6.2	1.90	2.10	–	–	–	–	15	960	95	(0)	0.5	1	0.11	0.32	(3.8)	0.05	18.0	28	0.52	–	Tr	–	0.1	–	試料：まるたにし、ひめたにし 廃棄部位：貝殻

備考 凡例

硝酸イオン：硝酸イオン　ポ：ポリフェノール
タ：タンニン　テ：テオブロミン
カ：カフェイン
見当：概量（1個、1尾、1切れなど）とその目安重量（廃棄部分を含む重量）

穀類 / いも及びでん粉類 / 砂糖及び甘味類 / 豆類 / 種実類 / 野菜類 / 果実類 / きのこ類 / 藻類 / 魚介類 / 肉類 / 卵類 / 乳類 / 油脂類 / 菓子類 / 飲料類 し好 / 香辛料及び調味料類 / 調理済み流通食品類

10 魚介類

（O）：推定値 0，（Tr）：推定値 微量，Tr：微量， −：未測定　　※炭水化物成分表から算出。

食品番号	食品名	廃棄率 %	エネルギー kJ	エネルギー kcal	水分 g	たんぱく質（アミノ酸組成による）g	脂肪酸のトリアシルグリセロール当量 g	飽和脂肪酸 g	n-3系多価不飽和脂肪酸 g	n-6系多価不飽和脂肪酸 g	コレステロール mg	利用可能炭水化物 g	糖類※ g	食物繊維総量 g	糖アルコール g	有機酸 g	七訂エネルギー kcal	七訂たんぱく質 g	七訂脂質 g	七訂炭水化物 g	灰分 g	ナトリウム mg	カリウム mg	カルシウム mg
	つぶ																							
10300	生	0	347	82	78.2	13.6	0.1	0.02	0.04	0.01	110	6.6*	−	(0)	−	−	86	17.8	0.2	2.3	1.5	380	160	60
	とこぶし																							
10301	生	60	332	78	78.9	(11.6)	0.1	0.04	0.02	0.02	150	7.7*	−	(0)	−	−	84	16.0	0.4	3.0	1.7	260	250	24
	とりがい																							
10303	斧足 生	0	343	81	78.6	10.1	0.1	0.04	0.01	Tr	22	9.9*	−	(0)	−	−	86	12.9	0.3	6.9	1.3	100	150	19
	ばい																							
10304	生	55	345	81	78.5	(11.8)	0.3	0.06	0.12	0.03	110	7.9*	−	(0)	−	−	87	16.3	0.6	3.1	1.5	220	320	44
	ばかがい																							
10305	生	65	238	56	84.6	8.5	0.2	0.06	0.06	0.02	120	5.1*	−	(0)	−	−	61	10.9	0.5	2.4	1.6	300	220	4
	（はまぐり類）																							
	はまぐり																							
10306	生	60	149	35	88.8	4.5	0.3	0.09	0.10	0.03	25	3.7*	−	(0)	−	−	39	6.1	0.6	1.8	2.8	780	160	13
10307	水煮	75	337	79	78.6	(10.9)	0.6	0.19	0.23	0.06	79	7.6*	−	(0)	−	−	89	14.9	1.5	2.9	2.3	490	180	13
10308	焼き	70	299	70	79.8	(9.7)	0.6	0.13	0.15	0.04	65	7.0*	−	(0)	−	−	77	13.3	1.0	2.8	3.1	770	230	14
10309	つくだ煮	0	895	211	40.1	(19.7)	1.2	0.41	0.41	0.09	100	30.2*	−	(0)	−	−	219	27.0	2.8	21.4	8.7	2800	320	12
	ちょうせんはまぐり																							
10310	生	60	174	41	88.1	4.6	0.5	0.18	0.19	0.04	27	4.4*	−	(0)	−	0.1	47	6.5	1.0	2.7	2.3	510	170	16
	ほたてがい																							
10311	生	50	279	66	82.3	10.0	0.4	0.18	0.12	0.01	33	5.5*	−	(0)	−	−	72	13.5	0.9	1.5	1.8	320	310	2
10312	水煮	60	379	89	76.8	(13.0)	0.8	0.27	0.26	0.02	52	7.6*	−	(0)	−	−	100	17.6	1.9	1.9	1.8	250	330	2
10313	貝柱 生	0	347	82	78.4	12.3	0.1	0.03	0.05	0.01	35	7.9*	−	(0)	−	−	88	16.9	0.3	3.5	1.3	120	380	
10414	貝柱 焼き	0	521	123	67.8	18.0	0.1	0.02	0.05	0.01	52	12.4*	−	(0)	−	−	122	23.8	0.3	4.6	1.7	150	480	1
10314	貝柱 煮干し	0	1279	301	17.1	(49.9)	0.5	0.13	0.23	0.03	150	24.3*	−	(0)	−	−	322	65.7	1.4	7.6	8.2	2500	810	3
10315	貝柱 水煮缶詰	0	371	87	76.4	(14.8)	0.2	0.06	0.09	0.01	62	6.6*	−	(0)	−	−	94	19.5	0.6	1.5	2.0	390	250	5
	ほっきがい																							
10316	生	65	278	66	82.1	(8.1)	0.3	0.10	0.08	0.02	51	7.6*	−	(0)	−	−	73	11.1	1.1	3.8	1.9	250	260	6
	みるがい																							
10317	水管 生	80	325	77	78.9	(13.3)	0.1	0.04	0.04	0.01	36	5.6*	−	(0)	−	−	82	18.3	0.4	0.3	2.1	330	420	5
	もがい→さるぼう																							

178

ミノ酸組成によるたんぱく質の＊→「たんぱく質」の値、脂肪酸のトリアシルグリセロール当量の＊→「脂質」の値が入っている。
用可能炭水化物は「利用可能炭水化物（質量計）」の値だが、＊がついているものは「差引き法による利用可能炭水化物」の値（p.2、3 参照）。

マグネシウム (mg)	リン (mg)	鉄 (mg)	亜鉛 (mg)	銅 (mg)	マンガン (mg)	ヨウ素 (µg)	セレン (µg)	クロム (µg)	モリブデン (µg)	レチノール (µg)	β-カロテン当量 (µg)	レチノール活性当量 (µg)	ビタミンD (µg)	ビタミンE α-トコフェロール (mg)	ビタミンK (µg)	ビタミンB1 (mg)	ビタミンB2 (mg)	ナイアシン当量 (mg)	ビタミンB6 (mg)	ビタミンB12 (µg)	葉酸 (µg)	パントテン酸 (mg)	ビオチン (µg)	ビタミンC (mg)	アルコール (g)	食塩相当量 (g)	重量変化率 (%)	備考
92	120	1.3	1.2	0.06	0.04	–	–	–	–	0	19	2	(0)	1.8	(0)	Tr	0.12	3.4	0.11	6.5	15	0.59	–	Tr	–	1.0	–	別名 ばい 試料：えぞぼら、ひめえぞぼら、えぞばいむき身（貝全体の場合、廃棄率：70%、廃棄部位：貝殻及び内臓）
55	160	1.8	1.4	0.30	0.06	–	–	–	–	0	58	5	(0)	1.3	(0)	0.15	0.14	(4.0)	0.07	3.2	24	1.57	–	1	–	0.7	–	廃棄部位：貝殻及び内臓
43	120	2.9	1.6	0.05	0.11	–	–	–	–	Tr	Tr	Tr	(0)	1.2	(0)	0.16	0.06	3.7	0.04	10.0	18	1.10	–	1	–	0.3	–	見当 1枚（むき身）=10g
34	160	0.7	1.3	0.09	0.04	–	–	–	–	0	10	1	(0)	2.2	0	0.03	0.14	(3.6)	0.11	4.3	14	1.02	–	2	–	0.6	–	別名 つぶ 試料：ちじみえぞぼら、おおえっちゅうばい等 廃棄部位：貝殻及び内臓
51	150	1.1	1.8	0.05	0.07	–	–	–	–	4	5	5	(0)	0.8	(0)	0.14	0.06	3.8	0.08	7.9	18	0.79	–	1	–		–	別名 あおやぎ 廃棄部位：貝殻及び内臓
81	96	2.1	1.7	0.10	0.14	–	–	–	–	7	25	9	(0)	0.6	Tr	0.08	0.16	2.1	0.08	28.0	20	0.37	–	1	–	2.0	–	廃棄部位：貝殻 見当 1個（殻つき）=25g
9	190	3.9	2.5	0.23	0.30	–	–	–	–	12	50	16	(0)	2.8	1	0.15	0.27	(4.1)	0.05	20.0	23	0.45	–	1	–	1.2	64	廃棄部位：貝殻
7	140	3.3	2.4	0.20	0.30	–	–	–	–	12	48	16	(0)	2.3	Tr	0.13	0.12	(4.1)	0.12	33.0	27	0.57	–	2	–	2.0	65	液汁を含んだもの 廃棄部位：貝殻
05	340	7.2	4.2	0.20	1.03	–	–	–	–	Tr	Tr	Tr	(0)	1.9	2	0.02	0.10	(6.1)	0.11	45.0	49	0.34	–	(0)	–	7.1	–	
9	94	5.1	1.2	0.11	0.22	27	21	4	6	3	30	6	(0)	0.5	0	0.13	0.12	2.2	0.07	19.0	21	0.57	13.0	1	–	1.3	–	廃棄部位：貝殻
9	210	2.2	2.7	0.13	0.12	–	–	–	–	10	150	23	(0)	1	1	0.05	0.29	3.4	0.07	11.0	87	0.66	–	3	–	0.8	–	廃棄部位：貝殻 見当 1個（殻つき）=200g
7	250	2.8	3.1	0.17	0.12	–	–	–	–	15	230	34	(0)	1.7	2	0.04	0.29	(4.1)	0.06	18.0	83	0.64	–	2	–	0.6	82	廃棄部位：貝殻
1	230	0.2	1.5	0.03	0.02	2	18	3	1	0	0	0	0	1.1	Tr	0.01	0.06	4.1	0.11	1.7	61	0.28	1.7	1	–	0.3	–	見当 1個=30g
6	320	0.3	2.2	0.04	0.03	–	–	–	–	1	0	1	0	1.1	Tr	0.01	0.08	5.9	0.14	2.1	41	0.34	–	1	–	0.4	66	
0	610	1.2	6.1	0.08	0.10	–	–	–	–	Tr	Tr	Tr	(0)	2.5	(0)	0.12	0.30	(14.0)	0.12	5.2	22	0.75	–	(0)	–	6.4	–	
7	170	0.7	2.7	0.03	0.07	–	–	–	–	Tr	Tr	Tr	(0)	1.1	(0)	Tr	0.05	(3.7)	0.09	2.6	7	0	–	(0)	–	1.0	–	液汁を除いたもの
5	160	4.4	1.8	0.15	0.11	–	–	–	–	6	10	6	(0)	1.4	(0)	0.01	0.16	(3.5)	0.12	48.0	45	0.20	–	2	–	0.6	–	別名 うばがい(標準和名) 廃棄部位：貝殻
5	160	3.3	1.0	0.04	0.16	–	–	–	–	Tr	Tr	Tr	(0)	0.6	(0)	Tr	0.14	(4.6)	0.05	9.1	13	0.64	–	1	–	0.8	–	別名 みるくい(標準和名) 廃棄部位：貝殻及び内臓

備考欄凡例：
硝：硝酸イオン　ホ：ポリフェノール
タ：タンニン　テ：テオブロミン
カ：カフェイン
見当：概量（1個、1尾、1切れなど）とその目安重量（廃棄部分を含む重量）

(0)：推定値 0，　(Tr)：推定値 微量，　Tr：微量，　－：未測定　　※炭水化物成分表から算出。

魚介類

可食部100 g当たり

食品番号	食品名	廃棄率 %	エネルギー kJ	エネルギー kcal	水分 g	アミノ酸組成によるたんぱく質 g	脂肪酸のトリアシルグリセロール当量 g	飽和脂肪酸 g	n-3系多価不飽和脂肪酸 g	n-6系多価不飽和脂肪酸 g	コレステロール mg	利用可能炭水化物 g	糖類※ g	食物繊維総量 g	糖アルコール g	有機酸 g	七訂エネルギー kcal	七訂たんぱく質 g	七訂脂質 g	七訂炭水化物 g	灰分 g	ナトリウム mg	カリウム mg	カルシウム mg
	〈えび・かに類〉																							
	（えび類）																							
	あまえび																							
10319	生	65	358	85	78.2	15.2	0.7	0.17	0.30	0.04	130	4.2*	–	(0)	–	–	98	19.8	1.5	0.1	1.6	300	310	50
	アルゼンチンあかえび																							
10467 新	生	60	312	73	80.1	13.9	0.4	0.09	0.14	0.02	160	3.7*	–	–	–	–	87	19.1	0.7	Tr	2.0	330	390	41
10468 新	ゆで	60	403	95	75.4	17.1	0.9	0.21	0.34	0.05	210	4.7*	–	–	–	–	112	22.5	1.8	Tr	1.9	310	350	50
10469 新	焼き	60	346	82	78.3	15.7	0.6	0.15	0.25	0.04	170	3.3*	–	–	–	–	102	21.0	1.4	0.1	2.1	360	400	47
	いせえび																							
10320	生	70	365	86	76.6	17.4	0.1	0.03	0.05	0.02	93	3.7*	–	(0)	–	–	92	20.9	0.4	Tr	2.1	350	400	37
	くるまえび																							
10321	養殖 生	55	383	90	76.1	18.2	0.3	0.08	0.08	0.04	170	3.7*	–	(0)	–	–	97	21.6	0.6	Tr	1.7	170	430	41
10322	養殖 ゆで	55	492	116	69.3	(23.8)	0.3	0.06	0.07	0.03	240	4.7*	–	(0)	–	–	124	28.2	0.5	Tr	2.0	200	500	61
10323	養殖 焼き	55	410	97	74.4	(19.9)	0.2	0.06	0.06	0.03	200	3.9*	–	(0)	–	–	103	23.5	0.4	Tr	1.7	180	400	55
	さくらえび																							
10431	生	0	331	78	78.9	12.0	1.2	0.34	0.37	0.07	200	4.9*	–	–	–	–	89	16.6	2.0	0.1	3.1	270	310	630
10324	ゆで	0	349	82	75.6	(13.2)	0.7	0.19	0.21	0.04	230	5.8*	–	–	–	–	91	18.2	1.5	Tr	4.7	830	250	690
10325	素干し	0	1214	286	19.4	(46.9)	2.1	0.59	0.60	0.14	700	20.0*	–	–	–	–	312	64.9	4.0	0.1	11.6	1200	1200	2000
10326	煮干し	0	1071	252	23.2	(42.8)	1.1	0.35	0.31	0.06	700	17.8*	–	–	–	–	273	59.1	2.5	0.1	15.1	3400	680	1500
	大正えび																							
10327	生	55	379	89	76.3	(17.9)	0.1	0.04	0.04	0.01	160	4.1*	–	(0)	–	–	95	21.7	0.3	0.1	1.6	200	360	34
	しばえび																							
10328	生	50	330	78	79.3	15.7	0.2	0.06	0.07	0.01	170	3.3*	–	(0)	–	–	83	18.7	0.4	0.1	1.5	250	260	56
	バナメイえび																							
10415	養殖 生	20	348	82	78.6	16.5	0.3	0.10	0.08	0.07	160	3.3*	–	(0)	–	–	91	19.6	0.6	0.7	1.3	140	270	68
10416	養殖 天ぷら	10	810	194	62.0	17.1	9.6	0.79	0.80	1.72	160	9.2*	0.4	0.9	–	–	199	20.0	10.3	6.5	1.2	140	250	96
	ブラックタイガー																							
10329	養殖 生	15	326	77	79.9	(15.2)	0.1	0.04	0.04	0.02	150	3.7*	–	(0)	–	–	82	18.4	0.3	0.3	1.1	150	230	67
	加工品																							
10330	干しえび	0	903	213	24.2	(40.0)	1.2	0.45	0.29	0.11	510	10.4*	–	–	–	–	233	48.6	2.8	0.3	24.1	1500	740	7100
10331	つくだ煮	0	1015	239	31.8	(21.3)	1.3	0.36	0.28	0.20	230	35.6*	–	–	–	–	244	25.9	2.2	30.1	10.0	1900	350	1800

ミノ酸組成によるたんぱく質の*→「たんぱく質」の値、脂肪酸のトリアシルグリセロール当量の*→「脂質」の値が入っている。
用可能炭水化物は「利用可能炭水化物（質量計）」の値だが、*がついているものは「差引き法による利用可能炭水化物」の値（p.2、3参照）。

			無機質							ビタミン																アルコール	食塩相当量	重量変化率	備考
マグネシウム	リン	鉄	亜鉛	銅	マンガン	ヨウ素	セレン	クロム	モリブデン	レチノール	β-カロテン当量	レチノール活性当量	ビタミンD	ビタミンE α-トコフェロール	ビタミンK	ビタミンB₁	ビタミンB₂	ナイアシン当量	ビタミンB₆	ビタミンB₁₂	葉酸	パントテン酸	ビオチン	ビタミンC				
mg	mg	mg	mg	mg	mg	μg	μg	μg	μg	μg	μg	μg	μg	mg	μg	mg	mg	mg	mg	μg	μg	mg	μg	mg	g	g	%	
42	240	0.1	1.0	0.44	0.02	18	33	Tr	1	3	0	3	(0)	3.4	(0)	0.02	0.03	4.4	0.04	2.4	25	0.21	2.1	Tr	–	0.8	–	別名 ほっこくあかえび(標準和名) 廃棄部位:頭部、殻、内臓、尾部等 見当1尾(むき身)=7g
47	300	0.3	1.3	0.37	0.03	26	66	1	2	0	5	Tr	–	1.4	–	0.04	0.04	4.6	0.05	3.3	61	0.76	3.4	1	–	0.8	–	廃棄部位:頭部、殻、内臓、尾部等
55	300	0.7	1.8	0.58	0.05	44	79	1	4	0	10	1	–	2.1	–	0.04	0.05	5.4	0.05	5.4	39	0.55	4.7	Tr	–	0.8	79	廃棄部位:頭部、殻、内臓、尾部等
49	300	0.7	1.5	0.63	0.03	49	79	1	4	0	7	1	–	1.6	–	0.03	0.06	5.1	0.06	5.0	35	0.62	3.9	1	–	0.9	84	廃棄部位:頭部、殻、内臓、尾部等
39	330	0.1	1.8	0.65	0.02	–	–	–	–	0	0	0	(0)	3.8	(0)	0.03	0.03	5.2	0.14	0.3	15	0.41	–	1	–	0.9	–	廃棄部位:頭部、殻、内臓、尾部等
36	310	0.7	1.4	0.42	0.02	4	35	0	1	0	49	4	–	1.6	(0)	0.11	0.06	7.0	0.12	1.9	23	1.11	2.6	Tr	–	0.4	–	廃棄部位:頭部、殻、内臓、尾部等
37	390	1.0	1.8	0.62	0.03	–	–	–	–	0	56	5	–	2.3	(0)	0.09	0.05	(8.6)	0.08	2.0	17	1.07	–	Tr	–	0.5	95	廃棄部位:頭部、殻、内臓、尾部等
49	330	1.4	1.6	0.58	0.02	–	–	–	–	0	53	4	–	2.7	(0)	0.11	0.08	(7.0)	0.08	2.3	15	1.06	–	Tr	–	0.5	73	廃棄部位:頭部、殻、内臓、尾部等
39	330	0.3	1.3	0.90	0.05	110	64	1	3	0	6	2	0.1	2.3	0	0.10	0.08	5.1	0.10	4.5	94	0.29	5.2	1	–	0.7	–	殻つき
42	360	0.5	1.4	2.05	0.09	–	–	–	–	6	3	7	0	2.8	0	0.10	0.08	(4.2)	0.09	4.3	41	0.37	–	0	–	2.1	–	殻つき
0	1200	3.2	4.9	3.34	0.23	–	–	–	–	Tr	(0)	(Tr)	0	(7.2)	0	0.17	0.15	(17.0)	0.21	11.0	230	1.16	–	0	–	3.0	–	殻つき
0	860	3.0	4.1	2.61	0.20	–	–	–	–	Tr	(0)	(Tr)	0	(3.4)	0	0.16	0.11	(14.0)	0.05	3.5	82	0.51	–	0	–	8.6	–	殻つき 見当大さじ1=2g
5	300	0.1	1.4	0.61	0.02	–	–	–	–	6	4	6	0	1.8	0	0.03	0.04	(5.8)	0.07	2.1	45	0.61	–	1	–	0.5	–	別名 こうらいえび(標準和名) 廃棄部位:頭部、殻、内臓、尾部等
0	270	1.0	1.0	0.35	0.11	–	–	–	–	3	20	4	0	1.7	(0)	0.02	0.06	5.5	0.10	1.1	57	0.38	–	2	–	0.6	–	廃棄部位:頭部、殻、内臓、尾部等
7	220	1.4	1.2	0.33	0.10	10	27	2	–	0	(0)	0	0	1.7	(0)	0.03	0.04	6.8	0.14	1.2	38	0.23	1.9	1	–	0.3	–	廃棄部位:殻及び尾部 見当1尾(無頭殻つき)=15g
6	200	0.5	1.3	0.29	0.11	9	28	1	–	0	16	1	0	3.6	13	0.04	0.06	6.8	0.10	1.1	34	0.23	1.8	Tr	–	0.3	102(77)	頭部、殻、内臓等を除いたもの 廃棄部位:殻及び尾部 調理による脂質の増減:表13 (p.328)参照
6	210	0.2	1.4	0.39	0.02	4	26	2	1	0	1	0	0	1.4	(0)	0.07	0.03	(5.5)	0.07	0.9	15	0.59	1.9	Tr	–	0.4	–	別名 うしえび(標準和名) 無頭、殻つき 廃棄部位:殻及び尾部 見当1尾(無頭殻つき)=20g
0	990	15.0	3.9	5.17	3.93	–	–	–	–	14	5	14	(0)	2.5	(0)	0.10	0.19	(12.0)	0.19	11.0	46	0.72	–	0	–	3.8	–	試料(原材料):さるえび 見当大さじ1=6g
0	440	3.9	3.1	1.56	1.24	–	–	–	–	Tr	(0)	(Tr)	(0)	6.3	(0)	0.14	0.11	(9.1)	0.08	6.3	35	0.65	–	(0)	–	4.8	–	

備考欄凡例:
硝：硝酸イオン　ポ：ポリフェノール
タ：タンニン　テ：テオブロミン
カ：カフェイン
見当：概量（1個、1尾、1切れなど）とその目安重量（廃棄部分を含む重量）

穀類 / でんぷん及びいも類 / 砂糖及び甘味類 / 豆類 / 種実類 / 野菜類 / 果実類 / きのこ類 / 藻類 / 魚介類 / 肉類 / 卵類 / 乳類 / 油脂類 / 菓子類 / し好飲料類 / 香辛料及び調味料類 / 調理済み流通食品類

(0)：推定値 0, （Tr）：推定値 微量, Tr：微量, −：未測定　※炭水化物成分表から算出。

左側タブ：穀類／いも及びでん粉類／砂糖及び甘味類／豆類／種実類／野菜類／果実類／きのこ類／藻類／**魚介類**／肉類／卵類／乳類／油脂類／菓子類／し好飲料類／調味料及び香辛料類／調理済み流通食品類

魚介類

食品番号	食品名	廃棄率 %	エネルギー kJ	エネルギー kcal	水分 g	アミノ酸組成によるたんぱく質 g	脂肪酸のトリアシルグリセロール当量 g	飽和脂肪酸 g	n-3系多価不飽和脂肪酸 g	n-6系多価不飽和脂肪酸 g	コレステロール mg	利用可能炭水化物 g	糖類 g	食物繊維総量 g	糖アルコール g	有機酸 g	七訂エネルギー kcal	七訂たんぱく質 g	七訂脂質 g	七訂炭水化物 g	灰分 g	ナトリウム mg	カリウム mg	カルシウム mg
	（かに類）																							
	がざみ																							
10332	生	65	258	61	83.1	(10.8)	0.1	0.04	0.04	0.01	79	4.1 *	−	(0)	−	−	65	14.4	0.3	0.3	1.9	360	300	11
	毛がに																							
10333	生	70	286	67	81.9	12.1	0.3	0.05	0.14	0.01	47	4.1 *	−	(0)	−	−	72	15.8	0.5	0.2	1.6	220	340	6
10334	ゆで	60	330	78	79.2	(13.8)	0.3	0.05	0.13	0.01	53	5.1 *	−	(0)	−	−	83	18.4	0.5	0.2	1.7	240	280	6
	ずわいがに																							
10335	生	70	249	59	84.0	10.6	0.2	0.03	0.11	0.02	44	3.6 *	−	(0)	−	−	63	13.9	0.4	0.1	1.6	310	310	9
10336	ゆで	55	274	65	82.5	(11.2)	0.3	0.05	0.16	0.03	61	4.1 *	−	(0)	−	−	69	15.0	0.6	0.1	1.8	240	240	12
10337	水煮缶詰	0	291	69	81.1	(12.2)	0.2	0.04	0.08	0.02	70	4.5 *	−	(0)	−	−	73	16.3	0.4	0.2	2.0	670	21	6
	たらばがに																							
10338	生	70	239	56	84.7	10.1	0.5	0.09	0.22	0.04	34	2.9 *	−	(0)	−	−	64	13.0	0.9	0.2	1.8	340	280	5
10339	ゆで	60	328	77	80.0	14.3	0.8	0.14	0.28	0.05	53	3.2 *	−	(0)	−	−	89	17.5	1.5	0.3	1.7	310	230	4
10340	水煮缶詰	0	360	85	77.0	(15.4)	0.1	0.03	0.06	0.02	60	5.5 *	−	(0)	−	−	90	20.6	0.3	0.1	2.0	580	90	5
	わたりがに→がざみ																							
	加工品																							
10341	がん漬	0	246	58	54.7	(6.3)	0.2	0.07	0.04	0.05	36	7.7 *	−	−	−	−	59	8.4	0.4	5.4	31.1	7500	250	400

〈いか・たこ類〉

食品番号	食品名	廃棄率 %	エネルギー kJ	エネルギー kcal	水分 g	アミノ酸組成によるたんぱく質 g	脂肪酸のトリアシルグリセロール当量 g	飽和脂肪酸 g	n-3系多価不飽和脂肪酸 g	n-6系多価不飽和脂肪酸 g	コレステロール mg	利用可能炭水化物 g	糖類 g	食物繊維総量 g	糖アルコール g	有機酸 g	七訂エネルギー kcal	七訂たんぱく質 g	七訂脂質 g	七訂炭水化物 g	灰分 g	ナトリウム mg	カリウム mg	カルシウム mg
	（いか類）																							
	あかいか																							
10342	生	25	343	81	79.3	13.4	0.8	0.21	0.43	0.01	280	5.1 *	−	(0)	−	−	90	17.9	1.5	Tr	1.4	200	330	1
	けんさきいか																							
10343	生	20	325	77	80.0	(12.7)	0.4	0.16	0.19	0.03	350	5.5 *	−	(0)	−	−	84	17.5	1.0	0.1	1.4	210	330	1
	こういか																							
10344	生	35	272	64	83.4	10.6	0.6	0.19	0.28	0.05	210	4.1 *	−	(0)	−	−	75	14.9	1.3	0.1	1.3	280	220	1
	するめいか																							
10345	生	30	321	76	80.2	(13.4)	0.3	0.11	0.18	0.01	250	4.7 *	−	(0)	−	−	83	17.9	0.8	0.1	1.3	210	300	1
10346	水煮	0	415	98	74.6	(16.4)	0.4	0.11	0.20	0.01	310	7.1 *	−	(0)	−	−	101	21.9	0.9	0.1	1.4	230	310	1
10347	焼き	0	460	108	71.8	(17.7)	0.4	0.12	0.21	0.01	350	8.5 *	−	(0)	−	−	109	23.6	1.0	0.1	1.6	330	360	1
10417	胴 皮つき 生	0	329	78	79.8	13.8	0.4	0.12	0.25	0.01	210	4.7 *	−	(0)	−	−	86	18.6	0.8	0.1	1.3	200	330	1
10418	胴 皮なし 生	0	339	80	79.1	13.8	0.3	0.09	0.18	0.01	180	5.4 *	−	(0)	−	−	85	18.6	0.6	0.1	1.3	200	340	1
10419	胴 皮なし 天ぷら	0	734	175	64.9	13.1	9.8	0.82	1.06	1.63	150	8.2	0.2	0.8	−	−	189	16.7	10.8	6.3	1.2	180	280	2

ミノ酸組成によるたんぱく質の*→「たんぱく質」の値、脂肪酸のトリアシルグリセロール当量の*→「脂質」の値が入っている。
用可能炭水化物は「利用可能炭水化物（質量計）」の値だが、*がついているものは「差引き法による利用可能炭水化物」の値 (p.2、3 参照)。

可食部100 g当たり

マグネシウム	リン	鉄	亜鉛	銅	マンガン	ヨウ素	セレン	クロム	モリブデン	レチノール	β-カロテン当量	レチノール活性当量	ビタミンD	ビタミンE α-トコフェロール	ビタミンK	ビタミンB1	ビタミンB2	ナイアシン当量	ビタミンB6	ビタミンB12	葉酸	パントテン酸	ビオチン	ビタミンC	アルコール	食塩相当量	重量変化率	備考
mg	mg	mg	mg	mg	mg	μg	μg	μg	μg	μg	μg	μg	μg	mg	μg	mg	mg	mg	mg	μg	μg	mg	μg	mg	g	g	%	
60	200	0.3	3.7	1.10	0.06	–	–	–	–	0	7	1	(0)	1.8	(0)	0.02	0.15	(6.3)	0.18	4.7	22	0.78	–	Tr	–	0.9	–	別名 わたりがに／廃棄部位：殻、内臓等
38	260	0.5	3.3	0.47	0.03	–	–	–	–	Tr	(0)	(Tr)	(0)	2.2	(0)	0.07	0.23	4.5	0.16	1.9	13	0.41	–	Tr	–	0.6	–	廃棄部位：殻、内臓等
39	200	0.6	3.8	0.46	0.02	–	–	–	–	Tr	(0)	(Tr)	(0)	3.7	(0)	0.07	0.23	(5.1)	0.13	2.5	10	0.40	–	Tr	–	0.6	82	殻つきでゆでたもの／廃棄部位：殻、内臓等
42	170	0.5	2.6	0.35	0.02	58	97	1	2	Tr	(0)	(Tr)	(0)	2.1	(0)	0.24	0.60	10.0	0.13	4.3	15	0.48	3.0	Tr	–	0.8	–	別名 まつばがに／廃棄部位：殻、内臓等
55	150	0.7	3.1	0.56	0.02	–	–	–	–	Tr	(0)	(Tr)	(0)	2.6	(0)	0.21	0.57	(8.3)	0.11	7.2	9	0.54	–	Tr	–	0.6	74	殻つきでゆでたもの／廃棄部位：殻、内臓等／見当 足1本＝40g
29	120	0.5	4.7	0.35	0.10	–	–	–	–	0	(0)	(0)	(0)	2.0	(0)	0	0.03	(2.5)	Tr	0.2	1	0	–	0	–	1.7	–	液汁を除いたもの
41	220	0.3	3.2	0.43	0.03	43	25	1	1	0	7	1	(0)	1.9	(0)	0.05	0.07	4.3	0.14	5.8	21	0.65	4.9	1	–	0.9	–	廃棄部位：殻、内臓等
51	190	0.2	4.2	0.41	0.04	62	35	1	2	0	7	1	(0)	3.0	(0)	0.07	0.06	5.1	0.13	9.9	15	0.48	5.4	1	–	0.8	74	廃棄部位：殻、内臓等／殻つきでゆでたもの
34	220	0.2	6.3	0.58	0.06	–	–	–	–	Tr	(0)	(Tr)	(0)	2.9	(0)	0.02	0.10	(3.3)	0.04	6.1	4	0.26	–	(0)	–	1.5	–	液汁を除いたもの
30	200	1.7	2.4	1.36	4.43	–	–	–	–	Tr	Tr	Tr	(0)	1.8	1	0.10	0.50	(3.2)	0.07	2.2	7	0.26	–	(0)	–	19.1	–	しおまねきの塩辛
46	280	0.1	1.2	0.21	0.02	5	28	1	1	4	0	4	(0)	2.2	(0)	0.01	0.02	4.7	0.10	2.3	2	0.31	4.0	1	–	0.5	–	別名 ばかいか、むらさきいか／廃棄部位：内臓等
46	260	0.1	1.3	0.16	0.02	–	–	–	–	7	0	7	(0)	1.6	(0)	0.01	0.02	(5.0)	0.11	2.5	4	0.28	–	2	–	0.5	–	廃棄部位：内臓等
38	170	0.1	1.5	0.45	0.02	4	23	0	0	5	Tr	5	(0)	2.2	(0)	0.03	0.05	3.3	0.06	1.4	3	0.52	1.6	1	–	0.7	–	別名 すみいか／廃棄部位：内臓等
46	250	0.1	1.5	0.29	Tr	7	41	Tr	1	13	0	13	0.3	2.1	–	0.07	0.05	(6.5)	0.21	4.9	5	0.34	4.9	1	–	0.5	–	廃棄部位：内臓等／胴55.9%、足・耳44.1% 見当 1ぱい＝200g
52	280	0.1	1.8	0.40	0.01	10	42	1	1	16	0	16	0.2	2.5	–	0.05	0.06	(8.0)	0.23	5.3	5	0.42	5.4	1	–	0.6	76	内臓等を除き水煮したもの
57	300	0.2	1.9	0.41	Tr	10	46	0	Tr	22	0	22	0.2	2.5	–	0.09	0.07	(9.1)	0.26	5.4	7	0.44	6.3	1	–	0.8	70	内臓等を除き焼いたもの
48	280	0.1	1.5	0.27	0.01	6	40	Tr	Tr	12	0	12	0.2	1.9	–	0.06	0.04	7.8	0.27	4.4	2	0.36	5.3	1	–	0.6	–	
48	270	0.1	1.5	0.27	0.01	9	38	1	0	11	(0)	11	0.2	1.5	–	0.06	0.04	7.4	0.29	4.3	2	0.31	5.3	1	–	0.5	–	
50	230	0.1	1.3	0.16	0.06	5	31	Tr	0	10	13	10	0.2	3.0	6	0.07	0.07	6.6	0.24	3.8	3	0.31	4.4	1	–	0.4	119(93)	調理による脂質の増減：表13 (p.328)参照

備考欄凡例：
硝：硝酸イオン　ポ：ポリフェノール
タ：タンニン　テ：テオブロミン
カ：カフェイン
見当：概量（1個、1尾、1切れなど）とその目安重量（廃棄部分を含む重量）

穀類／いも及びでん粉類／砂糖及び甘味類／豆類／種実類／野菜類／果実類／きのこ類／藻類／魚介類／肉類／卵類／乳類／油脂類／菓子類／嗜好飲料類／調味料及び香辛料類／調理済み流通食品類

183

魚介類

可食部 100 g 当たり

食品番号	食品名	廃棄率 %	エネルギー kJ	エネルギー kcal	水分 g	たんぱく質（アミノ酸組成による）g	脂質 脂肪酸のトリアシルグリセロール当量 g	飽和脂肪酸 g	n-3系多価不飽和脂肪酸 g	n-6系多価不飽和脂肪酸 g	コレステロール mg	利用可能炭水化物 g	糖類※ g	食物繊維総量 g	糖アルコール g	有機酸 g	七訂エネルギー kcal	七訂たんぱく質 g	七訂脂質 g	七訂炭水化物 g	灰分 g	ナトリウム mg	カリウム mg	カルシウム mg
10470	胴 皮なし フライ	0	1466	352	37.5	24.8	22.0	1.73	2.17	3.97	210	13.6*	–	–	–	–	314	24.8	23.4	1.1	2.1	350	480	22
10420	耳・足 生	0	317	75	80.8	13.0	0.6	0.16	0.33	0.02	290	4.4*	–	(0)	–	–	80	16.9	0.9	0	1.3	230	270	13
	ほたるいか																							
10348	生	0	310	74	83.0	7.8	2.3	0.58	0.83	0.10	240	5.4*	–	(0)	–	–	84	11.8	3.5	0.2	1.5	270	290	14
10349	ゆで	0	386	91	78.1	(11.7)	1.5	0.36	0.67	0.07	380	7.8*	–	(0)	–	–	104	17.7	2.9	0.4	0.9	240	240	22
10350	くん製	0	1291	305	23.0	(28.6)	3.4	1.15	0.68	0.13	930	39.9*	–	(0)	–	–	325	43.1	7.5	21.3	5.1	1500	240	55
10351	つくだ煮	0	1037	245	39.8	(17.9)	3.8	1.02	1.13	0.15	390	34.9*	–	(0)	–	–	260	27.0	6.7	22.9	3.6	1200	96	26
	やりいか																							
10352	生	25	333	79	79.7	13.1	0.5	0.18	0.25	0.01	320	5.3*	–	(0)	–	–	85	17.6	1.0	0.4	1.3	170	300	10
	加工品																							
10353	するめ	0	1290	304	20.2	(50.2)	1.7	0.60	0.80	0.09	980	22.0*	–	(0)	–	–	334	69.2	4.3	0.4	5.9	890	1100	43
10354	さきいか	0	1136	268	26.4	(34.2)	0.8	0.25	0.41	0.02	370	31.0*	–	(0)	–	–	279	45.5	3.1	17.3	7.7	2700	230	23
10355	くん製	0	856	202	43.5	(26.4)	0.7	0.24	0.39	0.01	280	22.3*	–	(0)	–	–	206	35.2	1.5	12.8	7.0	2400	240	9
10356	切りいかあめ煮	0	1312	310	22.8	(16.5)	3.1	0.71	0.69	0.79	360	53.9*	–	(0)	–	–	318	22.7	4.7	46.1	3.7	1100	210	65
10357	いかあられ	0	1225	289	26.7	(14.5)	1.0	0.28	0.40	0.17	190	55.4*	–	(0)	–	–	293	20.0	1.8	49.1	2.4	700	230	18
10358	塩辛	0	480	114	67.3	(11.0)	2.7	0.74	1.15	0.08	230	11.4*	–	(0)	–	–	117	15.2	3.4	6.5	7.6	2700	170	16
10359	味付け缶詰	0	540	127	66.9	(15.5)	0.7	0.25	0.35	0.02	420	14.6*	–	(0)	–	–	133	21.4	1.8	7.7	2.2	700	110	16
	（たこ類）																							
	いいだこ																							
10360	生	0	271	64	83.2	(10.6)	0.4	0.11	0.17	0.03	150	4.5*	–	(0)	–	–	70	14.6	0.8	0.1	1.3	250	200	20
	まだこ																							
10361	皮つき 生	15	297	70	81.1	11.4	0.3	0.09	0.07	0.03	110	5.5*	–	(0)	–	–	76	16.1	0.9	0.2	1.7	390	300	15
10471	皮なし 生	40	372	88	76.1	13.7	0.6	0.12	0.21	0.05	100	7.2*	–	–	–	–	91	19.0	1.0	0.1	2.5	700	340	15
10362	ゆで	0	387	91	76.2	(15.4)	0.2	0.06	0.10	0.02	150	6.9*	–	(0)	–	–	99	21.7	0.7	0.1	1.3	230	240	19
10472	蒸しだこ	20	317	75	80.3	12.1	0.5	0.12	0.23	0.05	130	5.5*	–	–	–	–	83	16.8	1.2	0.2	1.6	460	160	15
10473	蒸しだこ 油いため	0	473	112	72.7	16.6	1.9	0.28	0.45	0.30	190	7.0*	–	–	–	–	117	22.4	3.0	0.2	1.8	480	170	18
10474	蒸しだこ 素揚げ	0	553	131	68.6	19.3	2.7	0.30	0.48	0.45	220	7.4*	–	–	–	–	141	26.0	4.0	0.2	2.1	560	200	22
	みずだこ																							
10432	生	20	258	61	83.5	9.4	0.4	0.09	0.19	0.04	100	5.0*	–	(0)	–	–	66	13.4	0.9	0.1	1.8	430	270	19

ノ酸組成によるたんぱく質の＊→「たんぱく質」の値、脂肪酸のトリアシルグリセロール当量の＊→「脂質」の値が入っている。
可能炭水化物は「利用可能炭水化物（質量計）」の値だが、＊がついているものは「差引き法による利用可能炭水化物」の値（p.2、3 参照）。

可食部100 g当たり

リン	鉄	亜鉛	銅	マンガン	ヨウ素	セレン	クロム	モリブデン	レチノール	β-カロテン当量	レチノール活性当量	ビタミンD	ビタミンE α-トコフェロール	ビタミンK	ビタミンB1	ビタミンB2	ナイアシン当量	ビタミンB6	ビタミンB12	葉酸	パントテン酸	ビオチン	ビタミンC	アルコール	食塩相当量	重量変化率	備考
mg	mg	mg	mg	mg	µg	µg	µg	µg	µg	µg	µg	µg	mg	µg	mg	mg	mg	mg	µg	µg	mg	µg	mg	g	g	%	
350	0.4	1.9	0.30	0.11	5	46	1	4	7	2	7	0.1	5.8	24	0.07	0.06	10.0	0.24	4.0	6	0.39	7.1	1	–	0.9	95(76)	植物油（なたね油）調理による脂質の増減：表13 (p.328) 参照
210	0.1	1.6	0.31	0	8	42	Tr	–	15	(0)	15	0.4	2.4	–	0.09	0.06	5.0	0.14	5.6	4	0.32	4.4	1	–	0.6	–	
170	0.8	1.3	3.42	0.05	–	–	–	–	1500	Tr	1500	(0)	4.3	Tr	0.19	0.27	4.6	0.15	14.0	34	1.09	–	5	–	0.7	–	内臓等を含んだもの
200	1.1	1.9	2.97	0.08	–	–	–	–	1900	Tr	1900	(0)	4.5	1	0.20	0.30	(5.3)	0.09	14.0	29	0.64	–	Tr	–	0.6	46	内臓等を含んだもの 見当 1ぱい=6g
650	10.0	5.2	12.00	0.34	–	–	–	–	150	Tr	150	(0)	2.3	1	0.40	0.50	(12.0)	0.04	27.0	25	1.28	–	0	–	3.8	–	
270	2.7	3.3	6.22	0.19	–	–	–	–	690	Tr	690	(0)	1.9	1	0.09	0.21	(5.9)	0.03	17.0	10	0.64	–	0	–	3.0	–	
280	0.1	1.2	0.25	0.02	–	–	–	–	8	–	8	(0)	1.4	(0)	0.04	0.03	5.9	0.10	1.1	5	0.27	–	2	–	0.4	–	廃棄部位：内臓等
1100	0.8	5.4	0.99	0.06	–	–	–	–	22	0	22	(0)	4.4	(0)	0.10	0.10	(24.0)	0.34	12.0	11	1.57	–	0	–	2.3	–	
430	1.6	2.8	0.27	0.07	–	–	–	–	3	(0)	3	(0)	1.7	(0)	0.06	0.09	(15.0)	0.32	6.9	1	0.47	–	0	–	6.9	–	
330	0.7	2.1	0.26	0.02	–	–	–	–	Tr	(0)	(Tr)	(0)			0.10	0.15	(14.0)	0.10	5.3	2	0.17	–	(0)	–	6.1	–	
300	0.8	2.2	0.50	0.12	–	–	–	–	Tr	(0)	(Tr)	(0)			0.10	0.10	(10.0)	0.10		12	0.17	–	0	–	2.8	–	
260	0.4	1.3	0.02	0.12	–	–	–	–	Tr	(0)	(Tr)	(0)			0.07	0.10	(9.8)	0.14	3.3	6	0.31	–		–	1.8	–	
210	1.1	1.7	1.91	0.03	–	–	–	–	200	1	200	(0)	3.3	Tr	Tr	0.10	(5.5)	0.31	17.0	13	0.61	–	Tr	–	6.9	–	試料：赤作り
220	0.6	2.5	1.12	0.05	–	–	–	–	7	(0)	7	(0)	2.8	(0)	0.02	0.07	(5.2)	0.11	3.8	4	0.20	–	0	–	1.8	–	液汁を除いたもの
190	2.2	3.1	2.96	0.06	–	–	–	–	35	9	36	(0)	2.7	(0)	0.01	0.08	(5.3)	0.11	2.0	37	0.70	–	1	–	0.6	–	内臓等を含んだもの
160	0.6	1.6	0.38	0.03	6	22	0	1	1	0	1	0	0.8	0	0.03	0.08	4.1	0.08	1.3	3	0.23	8.8	1	–	1.0	–	廃棄部位：内臓等
210	0.1	1.8	0.17	0.02	6	24	0	Tr	1	0	1	0	Tr	0	0.04	0.04	6.0	0.12	1.4	4	0.15	6.1	2	–	1.2	–	廃棄部位：頭部、内臓等
120	0.2	1.8	0.43	0.04	8	28	1	1	5	0	5	(0)	1.9	(0)	0.03	0.05	(4.6)	0.07	1.2	2	0.17	5.6	Tr	–	0.6	81	内臓等を除きゆでたもの 見当 足1本=50g
160	0.1	1.8	0.28	0.03													4.2	0.07	1.5	2	0.11	6.9	1	–	1.2	–	廃棄部位：頭部
180	0.1	2.6	0.40	0.04	10	32	1	1	4	–	4	–	2.1	2	0.03	0.04	5.3	0.08	1.8	1	0.12	7.7	1	–	1.2	67	廃棄部位：頭部等 植物油（なたね油）調理による脂質の増減：表14 (p.329) 参照
210	0.1	2.9	0.41	0.04	10	35	1	1	4	–	4	–	2.5	4	0.04	0.05	6.2	0.08	1.9	1	0.16	9.1	1	–	1.4	69	廃棄部位：頭部等 植物油（なたね油）調理による脂質の増減：表13 (p.328) 参照
150	0.1	1.6	0.64	0.04	8	46	0	1	4	0	4	0.1	1.1	0	0.04	0.05	3.7	0.05	0.8	6	0.43	2.4	1	–	1.1	–	廃棄部位：頭部、内臓

備考

硝：硝酸イオン　ポ：ポリフェノール
タ：タンニン　テ：テオブロミン
カ：カフェイン
見当：概量（1個、1尾、1切れなど）とその目安重量（廃棄部分を含む重量）

穀類 / いも及びでん粉類 / 砂糖及び甘味類 / 豆類 / 種実類 / 野菜類 / 果実類 / きのこ類 / 藻類 / 魚介類 / 肉類 / 卵類 / 乳類 / 油脂類 / 菓子類 / し好飲料類 / 調味料及び香辛料類 / 調理済み流通食品類

(0)：推定値 0，　(Tr)：推定値 微量，　Tr：微量，　−：未測定　　※炭水化物成分表から算出。

魚介類

可食部 100 g 当たり

食品番号	食品名	廃棄率 (%)	エネルギー (kJ)	エネルギー (kcal)	水分 (g)	アミノ酸組成によるたんぱく質 (g)	たんぱく質 (g)	脂肪酸のトリアシルグリセロール当量 (g)	飽和脂肪酸 (g)	n-3系多価不飽和脂肪酸 (g)	n-6系多価不飽和脂肪酸 (g)	コレステロール (mg)	利用可能炭水化物 (g)	糖類※ (g)	食物繊維総量 (g)	糖アルコール (g)	有機酸 (g)	七訂エネルギー (kcal)	七訂たんぱく質 (g)	七訂脂質 (g)	七訂炭水化物 (g)	灰分 (g)	ナトリウム (mg)	カリウム (mg)	カルシウム (mg)
	〈その他〉																								
	あみ																								
10363	つくだ煮	0	975	230	35.0	(13.0)		1.1	0.30	0.46	0.06	120	41.9*	−	−	−	−	233	19.1	1.8	35.1	9.0	2700	350	496
10364	塩辛	0	264	62	63.7	(8.8)		0.6	0.18	0.21	0.04	140	5.4*	−	−	−	−	65	12.9	1.1	0.8	21.5	7800	280	460
	うに																								
10365	生うに	0	460	109	73.8	11.7		2.5	0.63	0.73	0.29	290	9.8*	−	(0)	−	−	120	16.0	4.8	3.3	2.1	220	340	12
10366	粒うに	0	726	172	51.8	(12.6)		3.5	1.40	0.49	0.39	280	22.5*	−	(0)	−	−	183	17.2	5.8	15.6	9.6	3300	280	46
10367	練りうに	0	701	166	53.1	(9.9)		2.1	0.96	0.17	0.21	250	26.8*	−	(0)	−	−	170	13.5	2.9	22.4	8.1	2800	230	38
	おきあみ																								
10368	生	0	356	84	78.5	10.2		2.1	0.70	0.65	0.05	60	6.1*	−	−	−	−	94	15.0	3.2	0.2	3.1	420	320	360
10369	ゆで	0	327	78	79.8	(9.4)		2.1	0.69	0.70	0.06	62	5.4*	−	−	−	−	86	13.8	3.0	Tr	3.4	620	200	350
	くらげ																								
10370	塩蔵　塩抜き	0	90	21	94.2	5.2*		Tr	0.03	0	0	31	(Tr)	−	(0)	−	−	22	5.2	0.1	Tr	0.5	110	1	2
	このわた→なまこ																								
	しゃこ																								
10371	ゆで	0	375	89	77.2	15.3		0.8	0.25	0.26	0.06	150	5.0*	−	(0)	−	−	98	19.2	1.7	0.2	1.7	310	230	88
	なまこ																								
10372	生	20	94	22	92.2	3.6		0.1	0.04	0.03	0.02	1	1.7*	−	(0)	−	−	23	4.6	0.3	0.5	2.4	680	54	72
10373	このわた	0	227	54	80.2	11.4*		0.7	0.10	0.24	0.10	3	(0.5)	−	(0)	−	−	64	11.4	0.7	0.5	6.1	1800	330	41
	ほや																								
10374	生	80	116	27	88.8	5.0*		0.5	0.14	0.21	0.01	33	(0.7)	−	(0)	−	−	30	5.0	0.8	0.8	4.6	1300	570	32
10375	塩辛	0	293	69	79.7	11.6*		0.6	0.16	0.25	0.03	34	4.3*	−	(0)	−	−	72	11.6	1.1	3.8	3.8	1400	79	16
	〈水産練り製品〉																								
10376	かに風味かまぼこ	0	378	89	75.6	(11.3)		0.4	0.11	0.11	0.05	17	10.2*	−	(0)	−	−	90	12.1	0.5	9.2	2.6	850	76	120
10423	黒はんぺん	0	501	119	70.4	9.5		2.0	0.68	0.41	0.08	35	15.2*	4.0	0.9	0.1	−	125	11.2	2.9	13.7	1.9	560	110	110
10377	昆布巻きかまぼこ	0	353	83	76.4	8.9*		0.3	0.20	0.05	0.01	17	11.2*	−	−	−	−	84	8.9	0.5	11.0	3.2	950	430	70
10378	す巻きかまぼこ	0	378	89	75.8	(11.2)		0.6	0.25	0.11	0.14	19	9.7*	−	(0)	−	−	90	12.0	0.8	8.7	2.7	870	85	25
10379	蒸しかまぼこ	0	394	93	74.4	11.2		0.5	0.13	0.21	0.01	15	11.0*	−	(0)	−	−	95	12.0	0.9	9.7	3.0	1000	110	25
10380	焼き抜きかまぼこ	0	434	102	72.8	(15.1)		0.8	0.38	0.16	0.03	27	8.7*	−	(0)	−	−	103	16.2	1.0	7.4	2.6	930	100	25
10381	焼き竹輪	0	453	107	70.2	12.3		0.4	0.14	0.12	0.05	21	12.1*	5.5	(0)	2.3	Tr	110	13.2	0.4	13.3	2.7	990	57	15
10382	だて巻	0	800	190	58.8	14.6*		6.3	1.78	0.23	1.03	180	18.8*	−	(0)	−	−	196	14.6	7.5	17.6	1.5	350	110	25

ミノ酸組成によるたんぱく質の＊→「たんぱく質」の値、脂肪酸のトリアシルグリセロール当量の＊→「脂質」の値が入っている。
用可能炭水化物は「利用可能炭水化物（質量計）」の値だが、＊がついているものは「差引き法による利用可能炭水化物」の値（p.2、3 参照）。

可食部100 g当たり

マグネシウム mg	リン mg	鉄 mg	亜鉛 mg	銅 mg	マンガン mg	ヨウ素 µg	セレン µg	クロム µg	モリブデン µg	レチノール µg	β-カロテン当量 µg	レチノール活性当量 µg	ビタミンD µg	ビタミンE α-トコフェロール mg	ビタミンK µg	ビタミンB1 mg	ビタミンB2 mg	ナイアシン当量 mg	ビタミンB6 mg	ビタミンB12 µg	葉酸 µg	パントテン酸 mg	ビオチン µg	ビタミンC mg	アルコール g	食塩相当量 g	重量変化率 %	備考
00	410	7.1	1.7	0.97	0.63	–	–	–	–	170	16	170	(0)	4.7	7	0.13	0.21	(4.7)	0.08	7.0	35	0.78	–	0	–	6.9	–	別名 にほんいさざあみ（標準和名）
32	270	0.5	0.8	0.70	0.13	–	–	–	–	65	0	65	(0)	2.4	7	0.07	0.07	(3.8)	0.09	2.7	22	0.61	–	0	–	19.8	–	
27	390	0.9	2.0	0.05	0.05	–	–	–	–	0	700	58	(0)	3.6	27	0.10	0.44	4.4	0.15	1.3	360	0.72	–	3	–	0.6	–	試料:むらさきうに、ばふんうに 生殖巣のみ（うに全体の場合、廃棄率:95%、廃棄部位:殻等）
63	310	1.1	1.9	0.10	0.05	–	–	–	–	Tr	1000	83	(0)	3.6	22	0.14	0.65	(4.9)	0.07	5.4	98	1.32	–	0	–	8.4	–	
41	220	1.8	1.3	0.06	0.05	–	–	–	–	Tr	300	25	(0)	4.4	15	Tr	0.30	(3.5)	0.06	4.8	87	1.22	–	0	–	7.1	–	
35	310	0.8	1.0	2.30	0.15	–	–	–	–	180	16	180	(0)	2.5	(0)	0.15	0.26	4.2	0.09	6.2	49	0.50	–	2	–	1.1	–	試料:なんきょくおきあみ、冷凍品（殻つき）
0	310	0.6	0.9	1.83	0.11	–	–	–	–	150	13	150	(0)	2.2	(0)	0.21	0.25	(3.5)	0.07	4.0	36	0.30	–	1	–	1.6	–	試料:なんきょくおきあみ 海水でゆでた後冷凍したもの
4	26	0.3	Tr	0.06	Tr	–	–	–	–	0	0	0	(0)	0	(0)	Tr	0.01	0.9	0	0.2	3	0	–	0	–	0.3	–	
0	250	0.8	3.3	3.46	0.13	–	–	–	–	180	15	180	(0)	2.8	(0)	0.26	0.13	4.8	0.06	13.0	15	0.30	–	0	–	0.8	–	ゆでしゃこ（むきみ）
60	25	0.1	0.2	0.04	0.03	78	37	2	3	0	5	Tr	0	0.4	–	0.05	0.02	0.7	0.04	2.3	4	0.71	2.6	0	–	1.7	–	廃棄部位:内臓等
35	170	4.0	1.4	0.10	0.44	–	–	–	–	60	75	66	(0)	4.0	–	23	0.20	6.5	0.13	11.0	78	2.13	–	0	–	4.6	–	内臓を塩辛にしたもの
1	55	5.7	5.3	0.19	–	–	–	–	–	Tr	0	Tr	(0)	1.2	(0)	0.01	0.13	1.3	0.02	3.8	32	0.33	–	3	–	3.3	–	試料:まぼや、あかぼや 廃棄部位:外皮及び内臓
5	75	3.0	2.5	0.10	0.08	–	–	–	–	Tr	(0)	(Tr)	(0)	1.3	(0)	0.01	0.18	2.5	0.03	5.6	13	0.07	–	(0)	–	3.6	–	
0	77	0.2	0.2	0.01	0.02					21	0	21	1.0	0.9	0	0.01	0.04	(2.5)	0.01	0.7	3	0.08	–	1	–	2.2	–	別名 かにかま 見当 1本=10g
7	150	1.0	0.6	0.07	0.05	13	30	2	2	4	0	4	4.8	0.1	Tr	Tr	0.10	4.6	0.10	4.8	3	0.25	4.2	0	–	1.4	–	
9	55	0.3	0.2	0.03	0.03	–	–	–	–	Tr	75	6	Tr	0.3	(0)	0.03	0.08	1.9	0.01	–	7	0.05	–	Tr	–	2.4	–	昆布10%を使用したもの
3	60									Tr	(0)	(Tr)	1.0	0.2	(0)	Tr	0.01	(2.8)		0.5	2	0.06	–	(0)	–	2.2	–	
4	60	0.3		0.03	0.03					Tr	(0)	(Tr)	2.0	0.2	(0)	Tr	0.01	2.8	0.01	0.3	5		–	(0)	–	2.5	–	蒸し焼きかまぼこを含む 見当 1切れ（5mm厚さ）=8g
6	60			0.02	0.05					Tr	(0)	(Tr)		0.2	(0)		0.05	0.08	(3.8)	0.02		0.1	0.04		–	(0)	–	2.4	–	
7	100	0.2	0.3	0.02	0.02	11	30	3	1	11	0	11	1.0	0.3	Tr	0.01	0.05	3.0	0.01	0.8	2	0.04	1.6	36	–	2.5	–	見当 1本（大）=70g
1	120	0.5	0.4	0.04	0.03	–	–	–	–	60	Tr	60	1.0	1.8	(0)	0.04	0.20	2.6	0.03	3.8	16	0.52	–	0	–	0.9	–	

備考欄 凡例：
硝：硝酸イオン　ポ：ポリフェノール
タ：タンニン　テ：テオブロミン
カ：カフェイン
見当：概量（1個、1尾、1切れなど）とその目安重量（廃棄部分を含む重量）

穀類 / いも及びでん粉類 / 砂糖及び甘味類 / 豆類 / 種実類 / 野菜類 / 果実類 / きのこ類 / 藻類 / 魚介類 / 肉類 / 卵類 / 乳類 / 油脂類 / 菓子類 / 嗜好飲料類 / 調味料及び香辛料類 / 調理済み流通食品類

（0）：推定値0，　（Tr）：推定値 微量，　Tr：微量，　－：未測定　　※炭水化物成分表から算出。

魚介類

可食部100g当たり

食品番号	食品名	廃棄率	エネルギー		水分	たんぱく質 アミノ酸組成によるたんぱく質	脂質 脂肪酸のトリアシルグリセロール当量	脂肪酸 飽和脂肪酸	脂肪酸 n-3系多価不飽和脂肪酸	脂肪酸 n-6系多価不飽和脂肪酸	コレステロール	炭水化物 利用可能炭水化物	炭水化物 糖類※	炭水化物 食物繊維総量	炭水化物 糖アルコール	有機酸	七訂（2015年版）のエネルギーの算出方法に基づく成分（参考）エネルギー	七訂 たんぱく質	七訂 脂質	七訂 炭水化物	灰分	ナトリウム	カリウム	カルシウム
		%	kJ	kcal	g	g	g	g	g	g	mg	g	g	g	g	g	kcal	g	g	g	g	mg	mg	mg
10383	**つみれ**	0	440	104	75.4	12.0*	2.6	0.89	0.71	0.13	40	8.2*	–	(0)	–	–	113	12.0	4.3	6.5	1.8	570	180	60
10384	**なると**	0	339	80	77.8	7.6*	0.3	0.15	0.07	0.01	17	11.7*	–	(0)	–	–	80	7.6	0.4	11.6	2.6	800	160	15
10385	**はんぺん**	0	396	93	75.7	9.9*	0.9	0.18	0.08	0.36	15	11.5*	–	(0)	–	–	94	9.9	1.0	11.4	2.0	590	160	15
10386	**さつま揚げ**	0	491	116	70.0	10.0	2.2	0.37	0.24	0.99	18	12.0*	4.0	(0)	3.3	0.1	117	11.3	2.4	12.6	2.4	800	79	20
10387	**魚肉ハム**	0	653	155	66.0	(12.0)	6.1	2.22	0.21	0.79	28	13.1*	–	(0)	–	–	158	13.4	6.7	11.1	2.8	900	110	45
10388	**魚肉ソーセージ**	0	662	158	66.1	10.3	6.5	2.53	0.10	0.81	30	14.5*	–	(0)	–	–	161	11.5	7.2	12.6	2.6	810	70	100

ミノ酸組成によるたんぱく質の*→「たんぱく質」の値、脂肪酸のトリアシルグリセロール当量の*→「脂質」の値が入っている。
用可能炭水化物は「利用可能炭水化物（質量計）」の値だが、*がついているものは「差引き法による利用可能炭水化物」の値（p.2、3参照）。

可食部100g当たり

マグネシウム	リン	鉄	亜鉛	銅	マンガン	ヨウ素	セレン	クロム	モリブデン	ビタミンA レチノール	ビタミンA β-カロテン当量	ビタミンA レチノール活性当量	ビタミンD	ビタミンE α-トコフェロール	ビタミンK	ビタミンB₁	ビタミンB₂	ナイアシン当量	ビタミンB₆	ビタミンB₁₂	葉酸	パントテン酸	ビオチン	ビタミンC	アルコール	食塩相当量	重量変化率	備考
g	mg	mg	mg	mg	mg	µg	µg	µg	µg	µg	µg	µg	µg	mg	µg	mg	mg	mg	mg	µg	µg	mg	µg	mg	g	g	%	
7	120	1.0	0.6	0.06	0.06	–	–	–	–	Tr	(0)	(Tr)	5.0	0.2	(0)	0.02	0.20	6.5	0.09	2.2	3	0.15	–	(0)	–	1.4	–	
11	110	0.5	0.2	0.01	0.02	–	–	–	–	Tr	(0)	(Tr)	Tr	0.1	(0)	Tr	0.01	2.0	Tr	0.4	1	0.04	–	(0)	–	2.0	–	
13	110	0.5	0.1	0.02	0.01	–	–	–	–	Tr	(0)	(Tr)	Tr	0.4	(0)	Tr	0.01	2.4	0.07	0.4	7	0.10	–	(0)	–	1.5	–	見当1枚（大）＝100g
6	110	0.1	0.2	0.03	0.03	18	15	3	Tr	6	0	6	0.9	0.4	2	0.01	0.03	2.9	0.02	0.9	3	0.05	1.0	0	–	2.0	–	別名 あげはん 見当1枚（小判型）＝30g
5	50	1.0	0.7	0.06	0.11	–	–	–	–	Tr	(0)	(Tr)	1.6	0.6	(0)	0.20	0.60	(7.3)	0.05	0.4	5	0.21	–	(0)	–	2.3	–	別名 フィッシュハム
1	200	1.0	0.4	0.06	0.11	–	–	–	–	Tr	(0)	(Tr)	0.9	0.2	(0)	0.20	0.60	7.0	0.02	0.3	4	0.06	–	(0)	–	2.1	–	別名 フィッシュソーセージ 見当1本＝75g

備考欄凡例:
硝：硝酸イオン　ポ：ポリフェノール
タ：タンニン　テ：テオブロミン
カ：カフェイン
見当：概量（1個、1尾、1切れなど）と その目安重量（廃棄部分を含む重量）

穀類 / いも及びでん粉類 / 砂糖及び甘味類 / 豆類 / 種実類 / 野菜類 / 果実類 / きのこ類 / 藻類 / 魚介類 / 肉類 / 卵類 / 乳類 / 油脂類 / 菓子類 / し好飲料類 / 調味料及び香辛料類 / 調理済み流通食品類

11 肉類

（0）：推定値 0，　（Tr）：推定値 微量，　Tr：微量，　－：未測定　　※炭水化物成分表から算出。

食品番号	食品名	廃棄率 %	エネルギー kJ	エネルギー kcal	水分 g	たんぱく質 アミノ酸組成による g	脂質 脂肪酸のトリアシルグリセロール当量 g	飽和脂肪酸 g	n-3系多価不飽和脂肪酸 g	n-6系多価不飽和脂肪酸 g	コレステロール mg	利用可能炭水化物 g	糖類※ g	食物繊維総量 g	糖アルコール g	有機酸 g	七訂 エネルギー kcal	七訂 たんぱく質 g	七訂 脂質 g	七訂 炭水化物 g	灰分 g	ナトリウム mg	カリウム mg	カルシウム mg

〈畜肉類〉

いのしし

| 11001 | 肉 脂身つき 生 | 0 | 1036 | 249 | 60.1 | (16.7) | 18.6 | 5.83 | 0.05 | 2.50 | 86 | 3.8* | – | (0) | – | – | 268 | 18.8 | 19.8 | 0.5 | 0.8 | 45 | 270 | |

いのぶた

| 11002 | 肉 脂身つき 生 | 0 | 1138 | 275 | 56.7 | (16.1) | 23.2 | 9.23 | 0.29 | 2.51 | 66 | (0.3) | – | (0) | – | – | 304 | 18.1 | 24.1 | 0.3 | 0.8 | 50 | 280 | |

うさぎ

| 11003 | 肉 赤肉 生 | 0 | 550 | 131 | 72.2 | 18.0 | 4.7 | 1.92 | 0.13 | 1.16 | 63 | 4.1* | – | (0) | – | – | 146 | 20.5 | 6.3 | Tr | 1.0 | 35 | 400 | |

うし

［和牛肉］

11004	かた 脂身つき 生	0	1069	258	58.8	17.7*	20.6	7.12	0.03	0.64	72	(0.3)	–	(0)	–	–	286	17.7	22.3	0.3	0.9	47	280	
11005	かた 皮下脂肪なし 生	0	993	239	60.7	18.3*	18.3	6.35	0.02	0.59	71	(0.3)	–	(0)	–	–	265	18.3	19.8	0.3	0.9	48	290	
11006	かた 赤肉 生	0	762	183	66.3	20.2*	11.2	4.01	0.01	0.43	66	(0.3)	–	(0)	–	–	201	20.2	12.2	0.3	1.0	52	320	
11007	かた 脂身 生	0	2850	692	17.8	4.0*	72.8	24.27	0.10	1.80	110	5.2*	–	(0)	–	–	751	4.0	78.0	0	0.2	19	81	
11008	かたロース 脂身つき 生	0	1573	380	47.9	(11.8)	(35.0)	(12.19)	(0.04)	(1.01)	89	4.6*	–	(0)	–	–	411	13.8	37.4	0.2	0.7	42	210	
11009	かたロース 皮下脂肪なし 生	0	1544	373	48.6	(11.9)	(34.1)	(11.88)	(0.04)	(0.99)	88	4.6*	–	(0)	–	–	403	14.0	36.5	0.2	0.7	42	210	
11010	かたロース 赤肉 生	0	1215	293	56.4	(13.9)	24.4	8.28	0.03	0.80	84	4.5*	–	(0)	–	–	316	16.5	26.1	0.2	0.9	49	240	
11011	リブロース 脂身つき 生	0	2119	514	34.5	8.4	53.4	19.81	0.07	1.32	86	(0.1)	–	(0)	–	–	573	9.7	56.5	0.1	0.4	39	150	
11249	リブロース 脂身つき ゆで	0	2223	539	29.2	11.3	54.8	20.33	0.07	1.33	92	(0.1)	–	(0)	–	–	601	12.6	58.2	0.1	0.3	20	75	
11248	リブロース 脂身つき 焼き	0	2232	541	27.7	12.9	54.3	20.33	0.06	1.27	95	(0.1)	–	(0)	–	–	597	14.6	56.8	0.2	0.6	50	200	
11012	リブロース 皮下脂肪なし 生	0	2069	502	36.1	9.4	51.5	19.18	0.06	1.27	85	(0.1)	–	(0)	–	–	556	10.3	54.4	0.2	0.5	41	160	
11013	リブロース 赤肉 生	0	1632	395	47.2	12.1	38.5	14.75	0.04	0.93	76	(0.2)	–	(0)	–	–	436	14.0	40.0	0.2	0.6	53	210	
11014	リブロース 脂身 生	0	2775	674	17.7	4.6	72.9	26.44	0.10	1.83	100	0	–	(0)	–	–	752	4.2	78.0	0	0.2	20	69	
11015	サーロイン 脂身つき 生	0	1900	460	40.0	(10.2)	(44.4)	(16.29)	(0.05)	(1.07)	86	4.9*	–	(0)	–	–	498	11.7	47.5	0.3	0.5	32	180	
11016	サーロイン 皮下脂肪なし 生	0	1742	422	43.7	11.4	(39.8)	(14.64)	(0.05)	(0.96)	83	4.6*	–	(0)	–	–	456	12.9	42.5	0.3	0.6	34	200	
11017	サーロイン 赤肉 生	0	1219	294	55.9	(14.5)	24.1	9.14	0.03	0.59	72	4.7*	–	(0)	–	–	317	17.1	25.8	0.4	0.8	42	260	
11018	ばら 脂身つき 生	0	1950	472	38.4	(9.6)	45.6	15.54	0.05	1.07	98	6.0*	–	(0)	–	–	517	11.0	50.0	0.1	0.5	44	160	
11019	もも 脂身つき 生	0	979	235	61.2	(16.2)	16.8	6.01	0.02	0.51	75	4.8*	–	(0)	–	–	259	19.2	18.7	0.5	1.0	45	320	
11020	もも 皮下脂肪なし 生	0	882	212	63.4	17.4	13.9	5.34	0.01	0.39	73	4.3*	–	(0)	–	–	233	20.2	15.5	0.6	1.0	47	330	
11251	もも 皮下脂肪なし ゆで	0	1257	302	50.1	23.1	20.9	7.89	0.03	0.66	110	5.4*	–	(0)	–	–	328	25.7	23.3	0.2	0.6	23	120	
11250	もも 皮下脂肪なし 焼き	0	1249	300	49.5	23.9	20.5	7.64	0.03	0.64	100	4.9*	–	(0)	–	–	333	27.7	22.7	0.5	1.1	50	350	
11021	もも 赤肉 生	0	736	176	67.0	(17.9)	9.7	3.53	0.01	0.38	70	4.4*	–	(0)	–	–	193	21.3	10.7	0.6	1.0	48	350	
11022	もも 脂身 生	0	2735	664	20.3	(4.1)	69.2	24.22	0.09	1.50	110	6.1*	–	(0)	–	–	728	4.4	75.4	0	0.3	24	99	
11023	そともも 脂身つき 生	0	1015	244	60.8	(15.5)	(18.2)	(6.29)	(0.02)	(0.49)	68	4.6*	–	(0)	–	–	265	17.8	20.0	0.5	0.9	46	310	

190

ミノ酸組成によるたんぱく質の*→「たんぱく質」の値、脂肪酸のトリアシルグリセロール当量の*→「脂質」の値が入っている。
用可能炭水化物は「利用可能炭水化物（質量計）」の値だが、*がついているものは「差引き法による利用可能炭水化物」の値（p.2、3参照）。

可食部100g当たり

マグネシウム	リン	鉄	亜鉛	銅	マンガン	ヨウ素	セレン	クロム	モリブデン	ビタミンA レチノール	β-カロテン当量	レチノール活性当量	ビタミンD	ビタミンE α-トコフェロール	ビタミンK	ビタミンB1	ビタミンB2	ナイアシン当量	ビタミンB6	ビタミンB12	葉酸	パントテン酸	ビオチン	ビタミンC	アルコール	食塩相当量	重量変化率	備考
mg	mg	mg	mg	mg	mg	μg	μg	μg	μg	μg	μg	μg	μg	mg	μg	mg	mg	mg	mg	μg	μg	mg	μg	mg	g	g	%	
20	170	2.5	3.2	0.12	0.01	0	11	Tr	1	4	Tr	4	0.4	0.5	1	0.24	0.29	(9.0)	0.35	1.7	1	1.02	5.0	1	–	0.1	–	別名 ぼたん肉
19	150	0.8	1.8	0.06	0.01	–	–	–	–	11	(0)	11	1.1	0.4	3	0.62	0.16	(9.9)	0.48	0.7	Tr	1.23	–	1	–	0.1	–	
27	300	1.3	1.0	0.05	0.01	–	–	–	–	3	Tr	3	0	0.5	1	0.10	0.19	12.0	0.53	5.6	7	0.74	–	1	–	0.1	–	試料:家うさぎ
19	150	0.9	4.9	0.07	0	–	–	–	–	Tr	Tr	Tr	0	0.4	7	0.08	0.21	7.3	0.32	1.5	6	1.00	–	1	–	0.1	–	試料:黒毛和種（去勢） 皮下脂肪:4.3%、筋間脂肪:11.0%
19	160	0.8	5.1	0.08	0	–	–	–	–	Tr	Tr	Tr	0	0.4	6	0.08	0.21	7.6	0.33	1.6	6	1.04	–	1	–	0.1	–	試料:黒毛和種（去勢） 筋間脂肪:11.5%
21	170	2.7	5.7	0.09	0	–	–	–	–	0	Tr	0	0	0.3	4	0.09	0.24	8.3	0.37	1.7	7	1.14	–	1	–	0.1	–	試料:黒毛和種（去勢） 皮下脂肪及び筋間脂肪を除いたもの
4	35	0.6	0.4	0.02	0	–	–	–	–	3	(0)	3	0	0.5	23	0.02	0.03	1.7	0.06	0.5	1	0.24	–	0	–	0	–	試料:黒毛和種（去勢） 皮下脂肪及び筋間脂肪
14	120	0.7	4.6	0.06	0.01	–	–	–	–	3	1	3	0	0.5	8	0.06	0.17	(5.9)	0.18	1.1	6	0.90	–	1	–	0.1	–	試料:黒毛和種（去勢） 皮下脂肪:1.8%、筋間脂肪:17.0%
14	120	0.7	4.6	0.06	0.01	–	–	–	–	3	1	3	0	0.5	8	0.06	0.17	(6.1)	0.18	1.1	6	0.91	–	1	–	0.1	–	試料:黒毛和種（去勢） 筋間脂肪:17.4%
16	140	2.4	5.6	0.07	0.01	–	–	–	–	3	Tr	3	0	0.4	7	0.07	0.21	(7.1)	0.21	1.2	7	1.07	–	1	–	0.1	–	試料:黒毛和種（去勢） 皮下脂肪及び筋間脂肪を除いたもの
0	84	1.2	2.6	0.03	0	1	8	0	1	10	3	11	0	0.6	8	0.04	0.09	4.2	0.15	1.1	3	0.35	1.1	1	–	0.1	–	試料:黒毛和種（去勢） 皮下脂肪:8.8%、筋間脂肪:34.6%
8	62	1.4	3.2	0.03	0	1	8	Tr	Tr	8	3	8	0	0.6	8	0.03	0.08	3.9	0.13	1.2	3	0.20	1.2	1	–	0.1	79	試料:黒毛和種（去勢）
3	110	1.6	3.6	0.04	0	1	11	Tr	1	7	3	7	0	0.7	9	0.05	0.12	5.6	0.19	1.7	5	0.49	1.5	1	–	0.1	78	
0	88	1.3	2.8	0.03	0	1	11	Tr	1	10	3	10	0	0.6	9	0.04	0.11	4.5	0.16	1.2	4	0.37	1.1	1	–	0.1	–	試料:黒毛和種（去勢） 筋間脂肪:37.9%
4	120	1.7	3.9	0.04	0	1	11	0	1	6	2	7	0	0.5	6	0.05	0.13	6.3	0.23	1.5	5	0.50	1.4	1	–	0.1	–	試料:黒毛和種（去勢） 皮下脂肪及び筋間脂肪を除いたもの
4	39	0.6	0.9	0.01	0	Tr	4	1	Tr	15	2	16	0	0.6	10	0.02	0.02	1.6	0.05	0.5	2	0.15	0.7	Tr	–	0.1	–	試料:黒毛和種（去勢） 皮下脂肪及び筋間脂肪
2	100	0.9	2.8	0.05	0	–	–	–	–	3	1	3	0	0.6	6	0.05	0.12	(5.8)	0.23	1.1	5	0.66	–	1	–	0.1	–	試料:黒毛和種（去勢） 皮下脂肪:11.5%、筋間脂肪:24.5%
3	110	1.0	3.1	0.05	0	–	–	–	–	3	1	3	0	0.6	6	0.05	0.13		0.26	1.1	6	0.72	–	1	–	0.1	–	試料:黒毛和種（去勢） 筋間脂肪:27.7%
8	150	2.0	4.2	0.07	0	–	–	–	–	2	Tr	2	0	0.4	7	0.07	0.17	(8.7)	0.35	1.4	8	0.93	–	1	–	0.1	–	試料:黒毛和種（去勢） 皮下脂肪及び筋間脂肪を除いたもの
0	87	1.4	3.0	0.09	0	–	–	–	–	3	Tr	3	0	0.6	16	0.04	0.11	(5.2)	0.16	1.2	2	0.74	–	1	–	0.1	–	別名 カルビ
2	160	2.5	4.0	0.07	0.01	–	–	–	–	Tr	0	Tr	0	0.3	6	0.09	0.20	(9.6)	0.34	1.2	8	1.09	–	1	–	0.1	–	試料:黒毛和種（去勢） 皮下脂肪:5.6%、筋間脂肪:6.8%
3	170	2.7	4.3	0.08	0.01	1	14	Tr	Tr	0	0	0	0	0.2	5	0.09	0.21	10.0	0.36	1.2	9	1.14	2.1	1	–	0.1	–	試料:黒毛和種（去勢） 筋間脂肪:7.2%
5	120	3.4	6.4	0.10	0	Tr	19	1	1	0	0	0	0	0.4	11	0.09	0.23	9.0	0.23	1.3	9	0.89	2.5	0	–	0.1	65	試料:黒毛和種（去勢）
5	190	3.8	6.3	0.10	0	Tr	19	1	1	0	0	0	0	0.4	10	0.09	0.24	12.0	0.35	1.9	7	1.18	2.9	1	–	0.1	66	試料:黒毛和種（去勢）
4	180	2.8	4.5	0.08	0.01	–	–	–	–	0	0	0	0	0.3	4	0.10	0.22	(11.0)	0.38	1.3	8	1.19	–	1	–	0.1	–	試料:黒毛和種（去勢） 皮下脂肪及び筋間脂肪を除いたもの
5	44	0.8	0.6	0.02	0	–	–	–	–	0	0	0	0	0.7	24	0.02	0.02	(1.7)	0.07	0.4	1	0.35	–	1	–	0.1	–	試料:黒毛和種（去勢） 皮下脂肪及び筋間脂肪
0	170	1.1	3.7	0.07	0	–	–	–	–	0	0	0	0	0.3	8	0.08	0.18	(9.4)	0.39	1.1	5	0.89	–	1	–	0.1	–	試料:黒毛和種（去勢） 皮下脂肪:6.0%、筋間脂肪:11.4%

備考凡例:
硝：硝酸イオン　ポ：ポリフェノール
タ：タンニン　テ：テオブロミン
カ：カフェイン
見当：概量（1個、1尾、1切れなど）とその目安重量（廃棄部分を含む重量）

（0）：推定値 0, （Tr）：推定値 微量, Tr：微量, －：未測定　※炭水化物成分表から算出。

肉類

可食部100 g当たり

食品番号	食品名	廃棄率 %	エネルギー kJ	エネルギー kcal	水分 g	たんぱく質（アミノ酸組成による）g	脂質（脂肪酸のトリアシルグリセロール当量）g	飽和脂肪酸 g	n-3系多価不飽和脂肪酸 g	n-6系多価不飽和脂肪酸 g	コレステロール mg	利用可能炭水化物 g	糖類 ※ g	食物繊維総量 g	糖アルコール g	有機酸 g	七訂エネルギー kcal	七訂たんぱく質 g	七訂脂質 g	七訂炭水化物 g	灰分 g	ナトリウム mg	カリウム mg	カルシウム mg
11024	そともも 皮下脂肪なし 生	0	910	219	63.3	(16.2)	(15.1)	(5.19)	(0.02)	(0.43)	66	4.5*	-	(0)	-	-	237	18.7	16.6	0.5	0.9	47	320	
11025	そともも 赤肉 生	0	666	159	69.0	(17.9)	7.8	2.63	0.01	0.28	59	4.3*	-	(0)	-	-	172	20.7	8.7	0.6	1.0	50	360	
11026	ランプ 脂身つき 生	0	1321	319	53.8	(13.2)	(27.5)	(9.71)	(0.03)	(0.73)	81	4.7*	-	(0)	-	-	347	15.1	29.9	0.4	0.8	40	260	
11027	ランプ 皮下脂肪なし 生	0	1213	293	56.3	(14.0)	(24.3)	(8.59)	(0.03)	(0.67)	78	4.6*	-	(0)	-	-	318	16.0	26.4	0.4	0.8	42	270	
11028	ランプ 赤肉 生	0	817	196	65.7	(16.6)	12.5	4.51	0.01	0.46	69	4.1*	-	(0)	-	-	211	19.2	13.6	0.5	1.0	47	320	
11029	ヒレ 赤肉 生	0	861	207	64.6	(16.6)	13.8	5.79	0.02	0.47	66	4.0*	-	(0)	-	-	223	19.1	15.0	0.3	1.0	40	340	

[乳用肥育牛肉]

食品番号	食品名	廃棄率 %	エネルギー kJ	エネルギー kcal	水分 g	たんぱく質（アミノ酸組成による）g	脂質（脂肪酸のトリアシルグリセロール当量）g	飽和脂肪酸 g	n-3系多価不飽和脂肪酸 g	n-6系多価不飽和脂肪酸 g	コレステロール mg	利用可能炭水化物 g	糖類 ※ g	食物繊維総量 g	糖アルコール g	有機酸 g	七訂エネルギー kcal	七訂たんぱく質 g	七訂脂質 g	七訂炭水化物 g	灰分 g	ナトリウム mg	カリウム mg	カルシウム mg
11030	かた 脂身つき 生	0	961	231	62.0	17.1	18.0	7.23	0.03	0.80	66	(0.3)	-	0	-	-	260	17.1	19.8	0.3	0.9	59	290	
11309	かた 脂身つき ゆで	0	1236	298	54.9	20.8*	23.8*	-	-	-	75	(0.1)	-	0	-	-	312	20.8	23.8	0.1	0.4	22	88	
11310	かた 脂身つき 焼き	0	1337	322	50.3	23.0*	25.5*	-	-	-	77	(0.1)	-	0	-	-	338	23.0	25.5	0.2	1.0	67	290	
11031	かた 皮下脂肪なし 生	0	805	193	65.9	17.9*	13.4	5.39	0.02	0.64	60	(0.2)	-	(0)	-	-	217	17.9	14.9	0.4	0.9	59	310	
11032	かた 赤肉 生	0	577	138	71.7	17.4	5.7	2.20	0.02	0.37	57	3.4*	-	(0)	-	0.6	150	20.4	6.7	0.2	1.0	69	340	
11301	かた 赤肉 ゆで	0	733	174	63.2	24.5	6.0	2.14	0.02	0.36	77	5.6*	-	(0)	-	-	189	27.9	7.1	1.0	0.7	43	220	
11302	かた 赤肉 焼き	0	737	175	63.4	23.6	6.7	2.48	0.02	0.43	71	5.2*	-	(0)	-	-	190	26.9	7.7	0.8	1.1	71	380	
11033	かた 脂身 生	0	2676	650	21.9	4.5	67.7	27.48	0.12	2.47	110	5.6*	-	(0)	-	-	709	4.5	73.3	0	0.3	21	84	
11034	かたロース 脂身つき 生	0	1222	295	56.4	(13.7)	(24.7)	(10.28)	(0.08)	(0.93)	71	4.4*	-	(0)	-	-	318	16.2	26.4	0.2	0.8	50	260	
11035	かたロース 皮下脂肪なし 生	0	1183	285	57.3	(13.9)	(23.5)	(9.78)	(0.08)	(0.89)	70	4.4*	-	(0)	-	-	308	16.5	25.2	0.2	0.9	51	270	
11036	かたロース 赤肉 生	0	818	196	65.9	(16.1)	12.7	5.10	0.06	0.53	67	4.4*	-	(0)	-	-	212	19.1	13.9	0.2	0.9	57	310	
11037	リブロース 脂身つき 生	0	1573	380	47.9	12.5	35.0	15.10	0.07	1.25	81	3.9*	-	(0)	-	-	409	14.1	37.1	0.2	0.8	40	230	
11039	リブロース 脂身つき ゆで	0	1771	428	39.1	16.8	40.0	17.08	0.08	1.44	100	(0.3)	-	0	-	-	478	17.2	43.0	0.3	0.4	26	130	
11038	リブロース 脂身つき 焼き	0	1891	457	33.4	18.9	42.3	18.21	0.08	1.60	110	(0.3)	-	0	-	-	511	19.3	45.0	0.3	0.6	53	290	
11040	リブロース 皮下脂肪なし 生	0	1454	351	50.7	(13.0)	31.4	13.60	0.06	1.14	81	4.2*	-	(0)	-	-	378	15.0	33.4	0.2	0.7	42	240	
11041	リブロース 赤肉 生	0	955	230	62.2	16.2	16.4	7.27	0.04	0.63	78	4.3*	-	(0)	-	-	248	18.8	17.8	0.3	0.9	51	300	
11042	リブロース 脂身 生	0	2893	703	15.6	3.2	76.7	32.71	0.13	2.65	89	0	-	(0)	-	-	773	3.7	80.5	0	0.2	18	72	
11043	サーロイン 脂身つき 生	0	1295	313	54.4	(14.0)	(26.7)	(11.36)	(0.05)	(0.97)	69	4.1*	-	(0)	-	-	334	16.5	27.9	0.4	0.8	48	270	
11044	サーロイン 皮下脂肪なし 生	0	1051	253	60.0	16.0	(19.3)	(8.23)	(0.03)	(0.72)	66	3.8*	-	(0)	-	-	270	18.4	20.2	0.5	0.9	53	300	
11045	サーロイン 赤肉 生	0	699	167	68.2	(18.0)	8.8	3.73	0.01	0.37	62	4.1*	-	(0)	-	-	177	21.1	9.1	0.6	1.0	60	340	
11046	ばら 脂身つき 生	0	1574	381	47.4	11.1	37.3	12.79	0.03	0.95	79	(0.2)	-	(0)	-	-	426	12.8	39.4	0.3	0.6	56	190	
11252	ばら 脂身つき 焼き	0	1865	451	38.7	13.8	41.7	14.56	0.04	1.13	88	5.0*	-	(0)	-	-	484	15.9	44.2	0.3	0.7	60	220	
11047	もも 脂身つき 生	0	817	196	65.8	(16.0)	12.6	5.11	0.02	0.54	69	4.6*	-	(0)	-	-	209	19.5	13.3	0.4	1.0	49	330	
11048	もも 皮下脂肪なし 生	0	708	169	68.2	17.1	9.2	3.68	0.02	0.43	67	4.4*	-	(0)	-	-	181	20.5	9.9	0.4	1.0	50	340	
11050	もも 皮下脂肪なし ゆで	0	983	235	56.4	25.0	12.8	5.07	0.02	0.54	94	5.0*	-	(0)	-	-	252	28.4	13.8	0.6	0.9	35	220	
11049	もも 皮下脂肪なし 焼き	0	951	227	56.9	23.4	12.0	4.84	0.02	0.45	87	6.4*	-	(0)	-	-	245	28.0	13.2	0.6	1.3	65	430	
11051	もも 赤肉 生	0	546	130	71.7	(17.9)	4.2	1.56	0.01	0.27	65	5.2*	-	(0)	-	-	140	21.9	4.9	0.4	1.1	52	360	

ミノ酸組成によるたんぱく質の*→「たんぱく質」の値、脂肪酸のトリアシルグリセロール当量の*→「脂質」の値が入っている。
用可能炭水化物は「利用可能炭水化物（質量計）」の値だが、*がついているものは「差引き法による利用可能炭水化物」の値（p.2、3参照）。

可食部100g当たり

備考欄凡例
硝：硝酸イオン　水：ポリフェノール
タ：タンニン　テ：テオブロミン
カ：カフェイン
見当：概量（1個、1尾、1切れなど）とその目安量（廃棄部分を含む重量）

マグネシウム	リン	鉄	亜鉛	銅	マンガン	ヨウ素	セレン	クロム	モリブデン	ビタミンA レチノール	β-カロテン当量	レチノール活性当量	ビタミンD	ビタミンE α-トコフェロール	ビタミンK	ビタミンB1	ビタミンB2	ナイアシン当量	ビタミンB6	ビタミンB12	葉酸	パントテン酸	ビオチン	ビタミンC	アルコール	食塩相当量	重量変化率	備考
mg	mg	mg	mg	mg	mg	μg	μg	μg	μg	μg	μg	μg	μg	mg	μg	mg	mg	mg	mg	μg	μg	mg	μg	mg	g	g	%	
21	180	1.0	3.9	0.08	0	–	–	–	–	Tr	0	Tr	0	0.2	7	0.08	0.19	(9.9)	0.41	1.1	5	0.92	–	1		0.1	–	試料:黒毛和種(去勢) 筋間脂肪:12.2%
23	200	2.4	4.3	0.09	0	–	–	–	–	0	Tr	0	0	0.2	5	0.09	0.22	(11.0)	0.46	1.2	6	1.00	–	1		0.1	–	試料:黒毛和種(去勢) 皮下脂肪及び筋間脂肪を除いたもの
17	150	1.4	3.8	0.08	0	–	–	–	–	2	0	2	0	0.5	10	0.09	0.19	(7.3)	0.33	1.2	7	1.24	–	1		0.1	–	試料:黒毛和種(去勢) 皮下脂肪:7.4%、筋間脂肪:19.8%
18	150	1.3	4.0	0.08	0	–	–	–	–	2	0	2	0	0.5	9	0.09	0.20	(7.7)	0.35	1.3	8	1.29	–	1		0.1	–	試料:黒毛和種(去勢) 筋間脂肪:21.4%
22	180	2.9	4.9	0.10	0	–	–	–	–	1	Tr	1	0	0.4	4	0.10	0.25	(9.5)	0.42	1.6	9	1.54	–	1		0.1	–	試料:黒毛和種(去勢) 皮下脂肪及び筋間脂肪を除いたもの
22	180	2.5	4.2	0.09	0.01	–	–	–	–	1	Tr	1	0	0.4	4	0.09	0.24	(8.4)	0.37	1.6	8	1.28	–	1		0.1	–	試料:黒毛和種(去勢)
18	160	2.1	4.5	0.07	0.01	Tr	14	0	1	5	0	5	0	0.4	9	0.08	0.20	6.7	0.33	2.8	6	1.00	1.7	1		0.2	–	試料:ホルスタイン種(去勢、肥育牛) 皮下脂肪:7.9%、筋間脂肪:12.2%
2	89	2.3	5.5	0.08	0	–	15	0	0	Tr	1	1	0	0.5	12	0.05	0.16	5.2	0.22	3.1	3	0.56	2.1	0		0.1	–	
20	170	2.8	5.8	0.10	0.01	–	15	0	0	0	0	0	0	0.5	13	Tr	0.01	9.9	0.05	4.0	50	0.40	2.6	0		0.1	–	
20	170	0.9	4.5	0.09	Tr	–	–	–	–	4	0	4	0	0.4	6	0.09	0.21	7.3	0.34	2.3	7	1.15	–	1		0.1	–	試料:ホルスタイン種(去勢、肥育牛) 筋間脂肪:13.1%
22	190	2.5	5.5	0.08	0.01	–	17	0	1	5	0	5	0	0.4	5	0.10	0.24	8.9	0.40	3.4	8	1.16	2.2	1		0.1	–	試料:ホルスタイン種(去勢、肥育牛) 皮下脂肪及び筋間脂肪を除いたもの
19	160	3.4	7.2	0.12	0.01	1	25	0	Tr	1	–	1	0	0.6	8	0.08	0.26	11.0	0.34	2.9	9	0.82	2.9	1		0.1	70	試料:ホルスタイン種(去勢、肥育牛) 皮下脂肪及び筋間脂肪を除いたもの
25	220	3.1	6.3	0.10	0.01	1	23	0	1	1	–	1	0	0.8	8	0.12	0.30	12.0	0.48	3.3	11	1.27	2.8	1		0.2	76	試料:ホルスタイン種(去勢、肥育牛) 皮下脂肪及び筋間脂肪を除いたもの
5	44	0.7	0.5	0.02	0	–	–	–	–	17	(0)	17	0	0.8	23	0.02	0.03	2.1	0.08	0.5	1	0.42	–	1		0.1	–	試料:ホルスタイン種(去勢、肥育牛) 皮下脂肪
6	140	0.9	4.7	0.06	0.01	–	–	–	–	7	0	7	0	0.5	8	0.06	0.17	(6.7)	0.21	1.7	7	0.84	–	1		0.1	–	試料:ホルスタイン種(去勢、肥育牛) 皮下脂肪:2.2%、筋間脂肪:16.6%
7	140	0.9	4.8	0.07	0.01	–	–	–	–	7	0	7	0	0.5	8	0.06	0.22	(6.9)	0.22	1.7	7	0.85	–	1		0.1	–	試料:ホルスタイン種(去勢、肥育牛) 筋間脂肪:16.9%
9	160	2.4	5.7	0.08	0.01	–	–	–	–	5	Tr	5	0	0.5	6	0.07	0.20	(7.9)	0.25	2.0	8	0.97	–	1		0.1	–	試料:ホルスタイン種(去勢、肥育牛) 皮下脂肪及び筋間脂肪を除いたもの
4	140	1.0	3.7	0.05	Tr	–	12	Tr	Tr	12	8	13	0	0.5	8	0.05	0.12	6.6	0.05	1.0	6	0.64	1.1	1		0.1	–	試料:ホルスタイン種(去勢、肥育牛) 皮下脂肪:7.7%、筋間脂肪:23.1%
2	96	1.2	4.9	0.04	0	Tr	13	2	Tr	13	9	14	0	0.5	8	0.04	0.11	6.9	0.17	1.0	7	0.38	1.3	0		0.1	78	試料:ホルスタイン種(去勢、肥育牛)
8	160	1.4	5.0	0.06	0.01	–	–	–	–	5	0	5	0	0.5	8	0.06	0.24	7.2	0.27	2.0	10	0.58	1.7	1		0.2	70	試料:ホルスタイン種(去勢、肥育牛)
5	130	0.9	4.0	0.05	Tr	–	11	2	Tr	12	7	12	0	0.5	9	0.05	0.13	(7.1)	0.23	1.1	6	0.67	1.1	1		0.1	–	試料:ホルスタイン種(去勢、肥育牛) 筋間脂肪:24.9%
9	160	2.1	5.2	0.06	0.01	–	14	2	Tr	5	0	5	0	0.5	6	0.07	0.20	(7.9)	0.25	2.0	8	0.81	1.1	1		0.1	–	試料:ホルスタイン種(去勢、肥育牛) 皮下脂肪及び筋間脂肪を除いたもの
4	37	0.6	0.5	0.02	0	–	–	–	–	17	15	18	0	0.8	17	0.02	0.02	1.6	0.05	0.4	1	0.26	–	1		0.1	–	試料:ホルスタイン種(去勢、肥育牛) 皮下脂肪
6	150	1.0	2.9	0.06	Tr	–	–	–	–	8	4	8	0	0.5	7	0.06	0.10	(8.4)	0.38	0.8	6	0.66	–	1		0.1	–	試料:ホルスタイン種(去勢、肥育牛) 皮下脂肪:12.7%、筋間脂肪:13.7%
7	170	0.8	3.3	0.06	Tr	–	–	–	–	7	2	7	0	0.4	6	0.06	0.11	9.5	0.43	0.8	7	0.72	–	1		0.1	–	試料:ホルスタイン種(去勢、肥育牛) 筋間脂肪:15.6%
10	190	2.1	3.8	0.07	0	–	–	–	–	5	Tr	5	0	0.3	4	0.07	0.12	(11.0)	0.50	0.9	9	0.00	–	2		0.2	–	試料:ホルスタイン種(去勢、肥育牛) 皮下脂肪及び筋間脂肪を除いたもの
2	110	1.4	2.8	0.04	0	Tr	10	1	3	13	2	13	0	0.6	11	0.05	0.21	1.9	0.21	1.9	6	0.60	1.5	1		0.2	–	別名カルビ 試料:ホルスタイン種(去勢、肥育牛)
4	120	1.8	3.6	0.05	0	1	13	1	1	12	0	12	0	0.8	12	0.06	0.14	6.9	0.26	2.1	5	0.60	1.9	Tr		0.2	81	別名カルビ 試料:ホルスタイン種(去勢、肥育牛)
2	180	1.4	4.5	0.08	0	–	–	–	–	4	0	4	0	0.4	5	0.08	0.32	(8.9)	0.32	1.2	9	1.02	–	1		0.1	–	試料:ホルスタイン種(去勢、肥育牛) 皮下脂肪:6.2%、筋間脂肪:8.0%
3	190	1.3	4.7	0.08	0.01	Tr	20	1	Tr	2	0	2	0	0.5	4	0.08	0.21	9.4	0.33	1.2	9	1.06	2.1	1		0.1	–	試料:ホルスタイン種(去勢、肥育牛) 筋間脂肪:8.5%
10	160	1.7	6.6	0.11	0.01	Tr	25	0	0	3	0	3	0	0.5	6	0.07	0.30	10.0	0.40	1.5	11	0.78	2.5	0		0.2	66	試料:ホルスタイン種(去勢、肥育牛)
8	230	1.7	6.4	0.11	0.02	1	24	Tr	1	2	0	2	0	0.4	6	0.10	0.27	13.0	0.39	1.9	12	1.08	2.5	1		0.2	71	試料:ホルスタイン種(去勢、肥育牛)
4	200	2.7	5.1	0.09	0.01	1	–	–	–	2	0	2	0	0.4	2	0.09	0.22	(10.0)	0.35	1.3	10	1.12	–	1		0.2	–	試料:ホルスタイン種(去勢、肥育牛) 皮下脂肪及び筋間脂肪を除いたもの

穀類
いも及びでん粉類
砂糖及び甘味類
豆類
種実類
野菜類
果実類
きのこ類
藻類
魚介類
肉類
卵類
乳類
油脂類
菓子類
嗜好飲料類
調味料及び香辛料類
調理済み流通食品類

（0）：推定値 0， （Tr）：推定値 微量， Tr：微量， －：未測定　　※炭水化物成分表から算出。

肉類

可食部100 g当たり

食品番号	食品名	廃棄率 %	エネルギー kJ	エネルギー kcal	水分 g	アミノ酸組成によるたんぱく質 g	たんぱく質 g	脂肪酸のトリアシルグリセロール当量 g	脂質 g	飽和脂肪酸 g	n-3系多価不飽和脂肪酸 g	n-6系多価不飽和脂肪酸 g	コレステロール mg	利用可能炭水化物 g	糖類※ g	食物繊維総量 g	糖アルコール g	有機酸 g	七訂エネルギー kcal	七訂たんぱく質 g	七訂脂質 g	七訂炭水化物 g	灰分 g	ナトリウム mg	カリウム mg	カルシウム mg
11052	もも 脂身 生	0	2446	594	30.2	(4.8)		63.8		26.54	0.11	2.14	92	(0.2)	–	(0)	–	–	626	5.1	64.1	0.2	0.4	30	140	
11053	そともも 脂身つき 生	0	915	220	64.0	(15.0)		(15.9)		(6.46)	(0.03)	(0.64)	68	4.2	–	(0)	–	–	233	18.2	16.3	0.6	0.9	55	310	
11054	そともも 皮下脂肪なし 生	0	747	179	67.8	(16.0)		(10.7)		(4.28)	(0.02)	(0.47)	66	4.5*	–	(0)	–	–	190	19.6	11.1	0.6	0.9	57	330	
11055	そともも 赤肉 生	0	551	131	72.0	(17.4)		4.6		1.71	0.01	0.28	63	5.0*	–	(0)	–	–	140	21.3	5.0	0.7	1.0	61	360	
11056	ランプ 脂身つき 生	0	971	234	62.1	(15.3)		(17.1)		(7.05)	(0.03)	(0.72)	65	4.6*	–	(0)	–	–	248	18.6	17.8	0.6	0.9	54	300	
11057	ランプ 皮下脂肪なし 生	0	845	203	64.9	(16.1)		(13.2)		(5.41)	(0.02)	(0.60)	63	4.9*	–	(0)	–	–	216	19.7	13.9	0.6	1.0	56	310	
11058	ランプ 赤肉 生	0	596	142	70.2	(17.9)		5.3		2.13	0.01	0.36	59	5.5*	–	(0)	–	–	153	22.0	6.1	0.7	1.0	60	340	
11059	ヒレ 赤肉 生	0	740	177	67.3	17.7		10.1		4.35	0.02	0.48	60	3.8*	–	(0)	–	–	195	20.8	11.2	0.4	1.3	56	380	
11253	ヒレ 赤肉 焼き	0	993	238	56.3	24.8		13.6		5.74	0.02	0.52	74	4.0*	–	(0)	–	–	259	27.2	15.2	0.4	1.3	74	440	
	[交雑牛肉]																									
11254	リブロース 脂身つき 生	0	2016	489	36.2	10.3		49.6		18.15	0.07	1.47	88	(0.2)	–	(0)	–	–	539	12.0	51.8	0.3	0.6	42	190	
11256	リブロース 脂身つき ゆで	0	2228	540	29.1	12.4		54.5		19.84	0.09	1.50	100	(0.1)	–	(0)	–	–	588	14.5	56.5	0.1	0.2	16	58	
11255	リブロース 脂身つき 焼き	0	2371	575	26.4	12.6		58.2		21.12	0.09	1.61	100	(0.2)	–	(0)	–	–	627	14.5	60.1	0.2	0.6	47	190	
11257	リブロース 皮下脂肪なし 生	0	1808	438	41.0	11.7		43.3		15.98	0.06	1.29	84	(0.3)	–	(0)	–	–	484	13.6	45.2	0.3	0.6	48	220	
11258	リブロース 赤肉 生	0	1400	338	50.5	14.5		31.0		11.75	0.04	0.94	75	(0.4)	–	(0)	–	–	376	16.7	32.3	0.4	0.7	59	270	
11259	リブロース 脂身 生	0	3121	759	10.6	2.9		83.0		29.61	0.12	2.43	110	0	–	(0)	–	–	831	3.6	86.7	0	0.2	13	39	
11260	ばら 脂身つき 生	0	1839	445	41.4	10.8		42.6		14.13	0.08	1.20	98	4.6*	–	(0)	–	–	470	12.2	44.4	0.3	0.5	59	200	
11261	もも 脂身つき 生	0	1291	312	53.9	14.6		28.0		9.63	0.04	0.92	85	(0.4)	–	(0)	–	–	343	16.4	28.9	0.4	0.8	63	270	
11262	もも 皮下脂肪なし 生	0	1037	250	59.5	16.2		20.4		6.92	0.03	0.73	76	(0.4)	–	(0)	–	–	282	18.3	21.6	0.4	0.9	68	300	
11264	もも 皮下脂肪なし ゆで	0	1374	331	49.8	22.7		26.6		8.99	0.03	0.71	98	(0.4)	–	(0)	–	–	375	25.7	28.2	0.2	0.4	29	130	
11263	もも 皮下脂肪なし 焼き	0	1298	313	49.7	21.4		25.0		8.77	0.03	0.65	93	(0.4)	–	(0)	–	–	367	25.0	27.6	0	0.8	71	320	
11265	もも 赤肉 生	0	922	222	62.7	17.1		16.9		5.73	0.02	0.62	71	(0.4)	–	(0)	–	–	248	19.3	17.5	0.5	0.9	71	320	
11266	もも 脂身 生	0	2807	682	17.6	4.6		73.7		25.62	0.11	2.14	140	(0.1)	–	(0)	–	–	734	4.8	75.8	0.1	0.2	29	81	
11267	ヒレ 赤肉 生	0	954	229	62.3	16.8		16.4		6.59	0.02	0.61	60	3.6*	–	(0)	–	–	251	19.0	18.0	0.4	0.9	56	330	
	[輸入牛肉]																									
11060	かた 脂身つき 生	0	667	160	69.4	19.0*		9.3		4.35	0.12	0.18	59	(0.1)	–	(0)	–	–	180	19.0	10.6	0.1	0.9	54	320	
11061	かた 皮下脂肪なし 生	0	580	138	71.5	19.6*		6.6		3.06	0.12	0.15	59	(0.1)	–	(0)	–	–	157	19.6	7.8	0.1	1.0	56	330	
11062	かた 赤肉 生	0	481	114	73.9	20.4*		3.6		1.59	0.08	0.12	59	(0.1)	–	(0)	–	–	130	20.4	4.6	0.1	1.0	58	340	
11063	かた 脂身 生	0	2210	537	32.0	7.1*		56.5		27.32	0.45	0.65	65	0	–	(0)	–	–	599	7.1	60.5	0	0.4	24	140	
11064	かたロース 脂身つき 生	0	918	221	63.8	(15.1)		(15.8)		(7.54)	(0.11)	(0.37)	69	4.5*	–	(0)	–	–	240	17.9	17.4	0.1	0.8	49	300	
11065	かたロース 皮下脂肪なし 生	0	909	219	64.0	(15.2)		(15.5)		(7.39)	(0.11)	(0.37)	69	4.5*	–	(0)	–	–	237	18.0	17.1	0.1	0.8	49	300	
11066	かたロース 赤肉 生	0	670	160	69.8	(16.6)		8.6		3.72	0.06	0.32	69	4.1*	–	(0)	–	–	173	19.7	9.5	0.1	0.9	54	320	
11067	リブロース 脂身つき 生	0	883	212	63.8	17.3		14.2		7.15	0.07	0.32	66	3.8*	–	(0)	–	–	231	20.1	15.4	0.1	0.8	44	330	
11269	リブロース 脂身つき ゆで	0	1276	307	50.2	23.0		21.9		11.03	0.09	0.48	94	4.4*	–	(0)	–	–	335	25.8	23.9	0.1	0.5	18	130	

ミノ酸組成によるたんぱく質の*→「たんぱく質」の値、脂肪酸のトリアシルグリセロール当量の*→「脂質」の値が入っている。
用可能炭水化物は「利用可能炭水化物(質量計)」の値だが、*がついているものは「差引き法による利用可能炭水化物」の値(p.2、3参照)。

備考凡例:
硝:硝酸イオン　ポ:ポリフェノール　タ:タンニン　テ:テオブロミン　カ:カフェイン
見当:概量(1個、1尾、1切れなど)とその目安重量(廃棄部分を含む重量)

可食部100g当たり

マグネシウム	リン	鉄	亜鉛	銅	マンガン	ヨウ素	セレン	クロム	モリブデン	ビタミンA レチノール	ビタミンA β-カロテン当量	ビタミンA レチノール活性当量	ビタミンD	ビタミンE α-トコフェロール	ビタミンK	ビタミンB1	ビタミンB2	ナイアシン当量	ビタミンB6	ビタミンB12	葉酸	パントテン酸	ビオチン	ビタミンC	アルコール	食塩相当量	重量変化率	備考
mg	mg	mg	mg	mg	mg	µg	µg	µg	µg	µg	µg	µg	µg	mg	µg	mg	mg	mg	mg	µg	µg	mg	µg	mg	g	g	%	
7	56	1.1	0.7	0.02	0.01	–	–	–	–	17	0	17	0	1.9	23	0.03	0.03	(2.4)	0.11	0.4	2	0.43	–	1		0.1	–	試料:ホルスタイン種(去勢、肥育牛) 皮下脂肪及び筋間脂肪
20	150	1.4	3.2	0.06	Tr	–	–	–	–	5	0	5	0	0.5	8	0.08	0.17	(8.1)	0.34	1.6	6	0.91	–	1		0.1	–	試料:ホルスタイン種(去勢、肥育牛) 皮下脂肪:9.9%、筋間脂肪:9.3%
21	160	1.3	3.5	0.07	Tr	–	–	–	–	4	0	4	0	0.4	6	0.09	0.19	(8.7)	0.37	1.7	6	0.96	–	1		0.1	–	筋間脂肪:10.4%
23	170	2.4	3.8	0.07	0	–	–	–	–	2	Tr	2	0	0.4	5	0.09	0.21	(9.5)	0.40	1.1	7	1.02	–	1		0.2	–	試料:ホルスタイン種(去勢、肥育牛) 皮下脂肪及び筋間脂肪を除いたもの
20	150	1.4	3.7	0.08	Tr	–	–	–	–	6	0	6	0	0.7	8	0.08	0.19	(7.5)	0.30	1.6	6	0.93	–	1		0.1	–	皮下脂肪:7.7%、筋間脂肪:12.4%
21	160	1.3	3.9	0.09	Tr	–	–	–	–	6	0	6	0	0.7	6	0.09	0.31	(8.0)	0.31	1.6	6	0.98	–	1		0.1	–	筋間脂肪:13.4%
23	180	2.7	4.4	0.10	0	–	–	–	–	3	Tr	3	0	0.4	4	0.10	0.23	(8.8)	0.34	1.9	7	1.06	–	2		0.2	–	試料:ホルスタイン種(去勢、肥育牛) 皮下脂肪及び筋間脂肪を除いたもの
23	200	2.4	3.4	0.08	0.01	1	15	0	1	3	2	3	0	0.5	6	0.12	0.26	9.2	0.43	3.0	11	0.90	2.1	1		0.2	–	試料:ホルスタイン種(去勢、肥育牛)
28	230	3.5	6.0	0.12	0.01	1	19	1	3	3	1	3	0	0.3	6	0.16	0.35	12.0	0.45	4.9	10	1.16	3.9	Tr		0.2	71	
1	99	1.2	3.0	0.03	0	1	10	1	1	3	2	3	0	0.6	7	0.10		5.4	0.21	1.1	6	0.45	1.4	1		0.1	–	皮下脂肪:15.8%、筋間脂肪:20.0%
7	56	1.3	3.7	0.03	0	Tr	11	1	Tr	0	2	Tr	0	0.6	9	0.03	0.08	4.1	0.14	1.3	3	0.25	1.6	0		0	78	
2	100	1.5	3.8	0.04	0	1	11	1	1	2	1	2	0	0.5	10	0.06	0.11		0.20	1.8	14	0.50	1.5	1		0.1	79	
3	110	1.3	3.5	0.04	0	1	11	1	1	2	1	2	0	0.5	6	0.05	0.11	6.2	0.24	1.6	6	0.50	1.5	1		0.1	–	筋間脂肪:23.7%
6	140	1.7	4.5	0.04	0	1	14	1	2	1	2	1	0	0.4	6	0.05	0.11	7.9	0.31	1.4	7	0.61	1.6	1		0.1	–	皮下脂肪及び筋間脂肪を除いたもの
2	25	0.3	0.3	0.01	0	1	2	1	Tr	4	4	5	0	0.9	11	0.01	0.02	0.9	0.02	0.7	5	0.16	0.9	Tr		0	–	皮下脂肪及び筋間脂肪
2	110	1.4	3.0	0.03	0	1	10	1	Tr	2	1	2	0	0.5	10	0.10	0.10	5.5	0.23	1.7	6	0.40	1.6	1		0.1	–	
7	140	2.1	3.9	0.06	0	1	14	1	2	2	Tr	2	0	0.3	8	0.08	0.16	7.3	0.31	2.1	12	0.62	2.0	1		0.1	–	皮下脂肪:13.5%、筋間脂肪:6.0%
9	160	2.3	4.5	0.06	0	1	16	1	1	2	Tr	2	0	0.3	8	0.08	0.16	8.2	0.32	2.2	14	0.69	2.2	1		0.1	–	筋間脂肪:7.0%
5	120	2.8	5.0	0.07	0	1	27	1	Tr	2	Tr	2	0	0.3	6	0.10	0.15	8.4	0.32	1.6	12	0.38	2.6	0		0.1	66	
1	190	2.9	5.6	0.07	0	1	23	1	1				0		6	0.09	0.19	10.0	0.40	2.1	15	0.77	2.7	1			72	
0	170	2.4	4.8	0.07	0	1	17	1	1				0		8	0.10	0.19	8.7	0.38	2.4	15	0.73	2.2	1			–	皮下脂肪及び筋間脂肪を除いたもの
4	37	0.5	0.4	0.01	0	1	3	2	1	4	4	5	0	0.4	19	0.02	0.02	1.6	0.04	0.8	3	0.17	1.1	Tr		0	–	皮下脂肪及び筋間脂肪
1	180	2.7	3.8	0.07	0	Tr	15	0	1	2		2	0			0.11	0.23	8.6	0.39	2.0	9	0.85	1.8	1		0.1	–	
0	170	1.1	5.0	0.08	Tr	–	–	–	–	7	0	7	0.3	0.6	3	0.08	0.26	6.2	0.26	2.2	5	0.89	–	1		0.1	–	皮下脂肪:5.3%、筋間脂肪:5.4%
1	180	1.0	5.3	0.09	Tr	–	–	–	–	5	0	5	0.3	0.6	3	0.08	0.23	6.4	0.27	2.3	6	0.92	–	1		0.1	–	筋間脂肪:5.7%
2	180	2.4	5.5	0.09	0	–	–	–	–	4	Tr	4			3	0.08	0.25	6.6	0.27	2.4	6	0.95	–	1			–	皮下脂肪及び筋間脂肪を除いたもの
7	65	0.9	1.1	0.03	0.01	–	–	–	–	30	(0)	30	1.2	1.2	15	0.04	0.04	2.8	0.14	0.5	3	0.36	–	1			–	皮下脂肪及び筋間脂肪
3	150	1.2	5.8	0.07	0.01	–	–	–	–	10		10			5	0.07	0.20	(7.1)	0.25	1.8	7	1.00	–	1			–	皮下脂肪:0.5%、筋間脂肪:12.1%
3	150	1.2	5.8	0.07	0.01	–	–	–	–	10		10			5	0.07	0.20	(7.2)	0.25	1.8	8	1.00	–	1			–	筋間脂肪:12.1%
0	170	2.4	6.4	0.08	0.01	–	–	–	–	7	Tr	7			5	0.07	0.23	(7.9)	0.27	2.1	8	1.11	–	2			–	皮下脂肪及び筋間脂肪を除いたもの
0	170	2.2	4.7	0.07	0.01	1	20	0	1	7	Tr	7			6	0.16	0.34	9.1	0.37	1.3	7	0.85	1.4	2		0.1	–	皮下脂肪:1.8%、筋間脂肪:8.2%
4	110	2.7	6.5	0.08	0	1	24	Tr	1	14		14	0.5	1.0	5	0.04	0.14	8.2	0.26	1.3	6	0.50	1.7	0		0	66	

穀類　でんぷん及び粉類　砂糖及び甘味類　豆類　種実類　野菜類　果実類　きのこ類　藻類　魚介類　肉類　卵類　乳類　油脂類　菓子類　飲料及び嗜好類　調味料及び香辛料類　調理済み流通食品類

（0）：推定値 0, （Tr）：推定値 微量, Tr：微量, −：未測定　　※炭水化物成分表から算出。

穀類／いも及びでん粉類／砂糖及び甘味類／豆類／種実類／野菜類／果実類／きのこ類／藻類／魚介類／**肉類**／卵類／乳類／油脂類／菓子類／し好飲料類／調味料及び香辛料類／調理済み流通食品類

肉類

可食部100g当たり

食品番号	食品名	廃棄率 %	エネルギー kJ	エネルギー kcal	水分 g	たんぱく質 アミノ酸組成による g	たんぱく質 g	脂質 トリアシルグリセロール当量 g	脂質 飽和脂肪酸 g	脂質 n-3系多価不飽和脂肪酸 g	脂質 n-6系多価不飽和脂肪酸 g	コレステロール mg	利用可能炭水化物 g	糖類※ g	食物繊維総量 g	糖アルコール g	有機酸 g	七訂 エネルギー kcal	七訂 たんぱく質 g	七訂 脂質 g	七訂 炭水化物 g	灰分 g	ナトリウム mg	カリウム mg	カルシウム mg
11268	リブロース 脂身つき 焼き	0	1275	306	49.8	21.6	21.9	11.05	0.10	0.46	89	5.7*	−	(0)	−	−	332	25.0	23.9	0.3	1.0	41	320	
11068	リブロース 皮下脂肪なし 生	0	848	203	64.5	(17.1)	13.1	6.38	0.09	0.29	66	4.3	−	(0)	−	−	223	20.3	14.4	0.4	0.9	45	330	
11069	リブロース 赤肉 生	0	681	163	68.6	(18.3)	8.2	3.80	0.05	0.27	65	3.9*	−	(0)	−	−	179	21.7	9.1	0.4	1.0	47	350	
11070	リブロース 脂身 生	0	2690	653	19.9	(4.7)	66.7	34.40	0.47	0.72	71	8.3	−	(0)	−	−	712	5.7	73.1	0.1	0.3	17	130	
11071	サーロイン 脂身つき 生	0	1135	273	57.7	(14.7)	(21.5)	(10.85)	(0.17)	(0.26)	59	5.4*	−	(0)	−	−	298	17.4	23.7	0.4	0.8	39	290	
11072	サーロイン 皮下脂肪なし 生	0	910	218	63.1	(16.1)	(14.9)	(7.42)	(0.12)	(0.19)	57	5.0*	−	(0)	−	−	238	19.1	16.5	0.4	0.9	42	320	
11073	サーロイン 赤肉 生	0	534	127	72.1	(18.5)	3.8	1.65	0.05	0.08	55	4.5	−	(0)	−	−	136	22.0	4.4	0.5	1.0	48	360	
11074	ばら 脂身つき 生	0	1396	338	51.8	14.4*	31.0	13.05	0.20	0.34	67	(0.2)	−	(0)	−	−	371	14.4	32.9	0.3	0.7	52	230	
11075	もも 脂身つき 生	0	620	148	71.4	(16.5)	7.5	3.22	0.05	0.20	61	3.6*	−	(0)	−	−	165	19.6	8.6	0.4	1.0	41	310	
11076	もも 皮下脂肪なし 生	0	558	133	73.0	17.2	5.7	2.44	0.10	0.25	59	3.1*	−	(0)	−	−	149	20.0	6.7	0.4	1.0	42	320	
11271	もも 皮下脂肪なし ゆで	0	854	204	60.0	27.1	9.2	3.93	0.14	0.42	96	3.1*	−	(0)	−	−	231	30.0	11.0	0.2	0.4	19	130	
11270	もも 皮下脂肪なし 焼き	0	858	205	60.4	24.1	11.9	5.37	0.16	0.47	89	(0.4)	−	(0)	−	−	253	28.0	14.1	0.4	1.1	41	320	
11077	もも 赤肉 生	0	493	117	74.2	(17.8)	3.6	1.48	0.03	0.19	62	3.4*	−	(0)	−	−	132	21.2	4.3	0.4	1.0	44	340	
11078	もも 脂身 生	0	2391	580	28.1	(6.0)	58.7	25.71	0.37	0.73	77	6.9*	−	(0)	−	−	633	6.3	64.4	0.2	0.4	19	120	
11079	そともも 脂身つき 生	0	820	197	65.8	(15.8)	(12.7)	(5.51)	(0.10)	(0.19)	65	4.8*	−	(0)	−	−	215	18.7	14.3	0.3	0.9	48	320	
11080	そともも 皮下脂肪なし 生	0	745	178	67.6	(16.3)	(10.5)	(4.54)	(0.09)	(0.16)	64	4.7*	−	(0)	−	−	195	19.3	11.9	0.3	0.9	49	330	
11081	そともも 赤肉 生	0	494	117	73.6	(17.8)	3.1	1.31	0.05	0.07	64	4.4*	−	(0)	−	−	127	21.2	3.9	0.3	1.0	53	360	
11082	ランプ 脂身つき 生	0	892	214	63.8	(15.6)	(14.7)	(6.47)	(0.13)	(0.24)	64	4.9*	−	(0)	−	−	234	18.4	16.4	0.4	0.9	45	310	
11083	ランプ 皮下脂肪なし 生	0	729	174	67.7	(16.6)	(9.8)	(4.34)	(0.10)	(0.18)	64	4.8*	−	(0)	−	−	190	19.7	11.1	0.5	0.9	47	330	
11084	ランプ 赤肉 生	0	475	112	73.8	(18.2)	2.4	1.10	0.06	0.10	60	4.5*	−	(0)	−	−	121	21.6	3.0	0.5	1.1	52	360	
11085	ヒレ 赤肉 生	0	519	123	73.3	(18.5)	4.2	1.99	0.08	0.14	62	2.9*	−	(0)	−	−	133	20.5	4.8	0.3	1.1	45	370	
	[子牛肉]																							
11086	リブロース 皮下脂肪なし 生	0	399	94	76.0	(17.9)	0.5	0.19	0.01	0.13	64	4.5*	−	(0)	−	−	101	21.7	0.9	0.3	1.1	67	360	
11087	ばら 皮下脂肪なし 生	0	475	113	74.5	(17.2)	2.9	1.31	0.01	0.24	71	4.4*	−	(0)	−	−	122	20.9	3.6	0	1.0	100	320	
11088	もも 皮下脂肪なし 生	0	452	107	74.8	(17.4)	2.1	0.90	0.01	0.20	71	4.6*	−	(0)	−	−	116	21.2	2.7	0.2	1.1	54	390	
	[ひき肉]																							
11089	生	0	1040	251	61.4	14.4	19.8	7.25	0.24	0.39	64	3.6*	−	(0)	−	−	272	17.1	21.1	0.3	0.8	64	260	
11272	焼き	0	1168	280	52.2	22.7	18.8	6.61	0.23	0.43	83	5.1*	−	(0)	−	−	311	25.9	21.3	0.4	1.2	92	390	
	[副生物]																							
11090	舌 生	0	1313	318	54.0	12.3	29.7	11.19	0.06	1.18	97	(0.2)	−	(0)	−	−	356	13.3	31.8	0.2	0.7	60	230	
11273	舌 焼き	0	1662	401	41.4	17.9	34.1	12.61	0.07	1.32	120	5.7*	−	(0)	−	−	435	20.2	37.1	0.2	1.0	78	320	
11091	心臓 生	0	535	128	74.8	13.7	6.2	3.11	Tr	0.32	110	4.3*	−	(0)	−	−	142	16.5	7.6	0.1	1.0	70	260	
11092	肝臓 生	0	502	119	71.5	17.4	2.1	0.93	0.07	0.57	240	7.4	−	(0)	−	−	132	19.6	3.7	3.7	1.5	55	300	
11093	じん臓 生	0	497	118	75.7	13.6	5.0	2.59	0.03	0.42	310	4.6*	−	(0)	−	−	131	16.7	6.4	0.2	1.0	80	280	

ミノ酸組成によるたんぱく質の*→「たんぱく質」の値、脂肪酸のトリアシルグリセロール当量の*→「脂質」の値が入っている。
用可能炭水化物は「利用可能炭水化物（質量計）」の値だが、*がついているものは「差引き法による利用可能炭水化物」の値（p.2、3参照）。

可食部100 g当たり

マグネシウム	リン	鉄	亜鉛	銅	マンガン	ヨウ素	セレン	クロム	モリブデン	ビタミンA レチノール	ビタミンA β-カロテン当量	ビタミンA レチノール活性当量	ビタミンD	ビタミンE α-トコフェロール	ビタミンK	ビタミンB₁	ビタミンB₂	ナイアシン当量	ビタミンB₆	ビタミンB₁₂	葉酸	パントテン酸	ビオチン	ビタミンC	アルコール	食塩相当量	重量変化率	備考
mg	mg	mg	mg	mg	mg	μg	μg	μg	μg	μg	μg	μg	μg	mg	μg	mg	mg	mg	mg	μg	μg	mg	μg	mg	g	g	%	
21	180	2.9	6.3	0.08	Tr	1	23	Tr	1	12	2	12	0.5	1.1	5	0.08	0.18	10.0	0.40	1.6	7	1.07	1.9	1	–	0.1	72	
0	170	2.2	4.8	0.07	0.01	1	21	0	1	9	1	9	0.4	0.7	4	0.08	0.16	(9.2)	0.38	1.4	7	0.87	1.4	2		0.1	–	筋間脂肪:8.3%
1	180	2.3	5.2	0.07	0.01	1	22	0	1	7	0	7	0.2	0.6	3	0.09	0.17	(9.9)	0.40	1.5	7	0.93	1.5	2		0.1	–	皮下脂肪及び筋間脂肪を除いたもの
6	53	1.1	1.1	0.02	0	Tr	4	Tr	0	28	17	29	2.2	1.6	16	0.02	0.11	(2.0)	0.11	0.3	2	0.21	0.5	1		0	–	皮下脂肪及び筋間脂肪
8	150	1.4	3.1	0.06	0	–	–	–	–	10	1	11	0.6	0.7	5	0.05	0.12	(8.4)	0.42	0.6	5	0.52	–	1		0.1	–	皮下脂肪:12.8%、筋間脂肪:15.5%
0	170	1.3	3.4	0.07	0	–	–	–	–	8	3	8	0.4	0.7	4	0.06	0.13	(9.3)	0.46	0.7	5	0.57	–	1		0.1	–	筋間脂肪:17.8%
3	190	2.2	3.9	0.08	0	–	–	–	–	4	Tr	4	0	0.4	1	0.06	0.16	(11.0)	0.54	0.8	6	0.65	–	2		0.1	–	皮下脂肪及び筋間脂肪を除いたもの
4	130	1.5	3.0	0.05	0	–	–	–	–	24	Tr	24	0	1.1	13	0.05	0.12	6.3	0.28	1.3	5	0.50	–	1		0.1	–	別名 カルビ
1	170	2.4	3.8	0.08	0.01	–	–	–	–	5	2	5	0	0.5	8	0.09	0.19	(9.0)	0.44	1.5	8	0.78	–	1		0.1	–	皮下脂肪:3.4%、筋間脂肪:4.0%
2	170	2.5	3.9	0.08	0.01	1	12	0	1	4	1	4	0	0.5	8	0.09	0.20	9.2	0.45	1.5	8	0.78	1.9	1		0.1	–	筋間脂肪:4.2%
6	130	3.5	7.5	0.10	0.01	1	19	1	Tr	8	2	8	0	0.7	5	0.18	0.35	9.7	0.35	1.2	7	0.62	2.5	Tr	–	0	58	
3	190	3.3	6.6	0.09	0.02	1	17	1	1	8	1	8	0	0.8	8	0.08	0.22	11.0	0.53	1.7	10	0.88	2.6	1		0.1	67	
3	180	2.6	4.1	0.08	0.01	–	–	–	–	3	0	3	0	0.6	3	0.08	0.21	(9.7)	0.48	1.6	8	0.82	–	1		0.1	–	皮下脂肪及び筋間脂肪を除いたもの
7	61	0.9	0.8	0.02	0.01	–	–	–	–	35	31	38	0	1.2	19	0.02	0.03	(2.2)	0.13	0.6	2	0.46	–	1		0	–	皮下脂肪及び筋間脂肪
0	170	1.1	2.9	0.08	Tr	–	–	–	–	3	0	3	0	0.3	9	0.06	0.16	(8.1)	0.37	1.3	6	0.80	–	1		0.1	–	皮下脂肪:4.5%、筋間脂肪:12.2%
0	180	1.0	3.0	0.08	Tr	–	–	–	–	7	4	7	0	0.3	5	0.06	0.17	(8.3)	0.38	1.4	6	0.82	–	1		0.1	–	筋間脂肪:12.8%
2	190	1.9	3.3	0.09	0	–	–	–	–	3	Tr	3	0	0.2	3	0.06	0.18	(9.3)	0.42	1.5	7	0.87	–	1		0.1	–	皮下脂肪及び筋間脂肪を除いたもの
0	170	1.3	3.4	0.10	Tr	–	–	–	–	10	2	11	0	0.8	5	0.09	0.24	(7.7)	0.44	1.4	7	0.91	–	1		0.1	–	皮下脂肪:9.7%、筋間脂肪:11.5%
1	190	1.1	3.7	0.11	Tr	–	–	–	–	4	Tr	4	0	0.5	3	0.06	0.26	(8.2)	0.47	1.4	7	0.96	–	1		0.1	–	筋間脂肪:12.8%
3	210	2.6	4.1	0.12	0	–	–	–	–	4	Tr	4	0	0.7	1	0.11	0.29	(9.0)	0.52	2.3	8	1.03	–	1		0.1	–	皮下脂肪及び筋間脂肪を除いたもの
4	180	2.8	2.8	0.11	0.02	–	–	–	–	4	Tr	4	0	0.7	2	0.10	0.25	(8.7)	0.39	2.0	5	1.26	–	1		0.1	–	
3	190	1.6	2.8	0.07	0	–	–	–	–	0	0	0	0	0.1	Tr	0.09	0.17	(13.0)	0.48	1.2	6	0.72	–	1		0.2	–	
9	160	1.7	3.6	0.07	0	–	–	–	–	3	Tr	3	0	0.1	3	0.09	0.18	(9.7)	0.26	1.6	3	0.84	–	1		0.1	–	
3	200	1.3	2.3	0.06	0	–	–	–	–	3	Tr	3	0	0.1	1	0.08	0.16	(13.0)	0.44	0.8	5	0.72	–	1		0.1	–	
7	100	2.4	5.2	0.06	Tr	1	11	2	1	12	11	13	0.1	0.5	9	0.08	0.19	7.5	0.25	1.6	5	0.72	1.8	1	–	0.2	–	
6	150	3.4	7.6	0.09	0.01	1	15	3	2	5	13	6	0.1	0.5	9	0.11	0.26	11.0	0.34	1.7	11	1.02	2.9	Tr		0.2	65	
5	130	2.0	2.8	0.09	0.01	1	10	2	1	9	0	9	0	0.3	5	0.10	0.23	6.4	0.14	3.8	14	0.68	1.9	1		–	–	別名 たん
2	180	2.9	4.6	0.12	0.01	1	16	0	2	3	Tr	3	0	1.2	11	0.11	0.36	9.1	0.16	5.4	14	0.99	3.1	1		0.2	71	別名 たん焼き
3	170	3.3	2.1	0.42						9	Tr	9	0	0.6	5	0.42	0.90	9.4	0.29	12.0	16	2.16	–	4		0.2	–	別名 はつ
7	330	4.0	3.8	5.30	–	4	50	Tr	94	1100	40	1100	0	0.3	1	0.22	3.00	18.0	0.89	53.0	1000	6.40	76.0	30		0.1	–	別名 レバー 試料:和牛
2	200	4.5	1.5	0.28	–	6	210	0	43	4	14	5	0	0.3	6	0.46	0.85	9.8	0.45	22.0	250	4.08	90.0	3		0.2	–	別名 まめ

備考
硝：硝酸イオン ポ：ポリフェノール
タ：タンニン テ：テオブロミン
カ：カフェイン
見当：概量（1個、1尾、1切れなど）と その目安重量（廃棄部分を含む重量）

穀類 / いも及びでん粉類 / 砂糖及び甘味類 / 豆類 / 種実類 / 野菜類 / 果実類 / きのこ類 / 藻類 / 魚介類 / 肉類 / 卵類 / 乳類 / 油脂類 / 菓子類 / し好飲料類 / 調味料及び香辛料類 / 調理済み流通食品類

（0）：推定値 0，　（Tr）：推定値 微量，　Tr：微量，　－：未測定　　※炭水化物成分表から算出。

肉類

食品番号	食品名	廃棄率	エネルギー		水分	たんぱく質 アミノ酸組成による	脂肪酸のトリアシルグリセロール当量	脂質 飽和脂肪酸	脂肪酸 n-3系多価不飽和脂肪酸	n-6系多価不飽和脂肪酸	コレステロール	炭水化物 利用可能炭水化物	糖類	食物繊維総量	糖アルコール	有機酸	七訂 エネルギー	たんぱく質	脂質	炭水化物	灰分	ナトリウム	カリウム	カルシウム
		%	kJ	kcal	g	g	g	g	g	g	mg	g	g	g	g	g	kcal	g	g	g	g	mg	mg	mg
11094	第一胃 ゆで	0	697	166	66.6	(19.2)	6.9	2.73	0.08	0.39	240	6.8*	–	(0)	–	–	182	24.5	8.4	0	0.5	51	130	1
11095	第二胃 ゆで	0	772	186	71.6	(9.7)	14.7	5.69	0.05	0.40	130	3.7*	–	(0)	–	–	200	12.4	15.7	0	0.3	39	64	
11096	第三胃 生	0	240	57	86.6	(9.2)	0.9	0.38	Tr	0.09	120	2.9*	–	(0)	–	–	62	11.7	1.3	0	0.4	50	83	1
11097	第四胃 ゆで	0	1272	308	58.5	(8.7)	28.7	12.78	0.08	0.67	190	3.7*	–	(0)	–	–	329	11.1	30.0	0	0.4	38	51	
11098	小腸 生	0	1106	268	63.3	(7.8)	24.7	11.82	0.08	0.30	210	3.5*	–	(0)	–	–	287	9.9	26.1	0	0.7	77	180	
11099	大腸 生	0	624	150	77.2	(7.3)	12.2	3.94	0.05	0.35	150	2.8*	–	(0)	–	–	162	9.3	13.0	0	0.5	61	120	
11100	直腸 生	0	444	106	80.7	(9.1)	6.4	2.13	0.01	0.20	160	3.1*	–	(0)	–	–	115	11.6	7.0	0	0.7	87	190	
11101	腱 ゆで	0	662	157	65.4	28.8	4.7	1.00	0.01	0.08	69	(Tr)	–	–	–	Tr	167	31.0	5.1	Tr	0.3	86	18	1
11102	子宮 ゆで	0	402	95	78.2	18.4*	2.4	0.99	0.01	0.13	150	0	–	(0)	–	–	106	18.4	3.0	0	0.4	79	74	
11103	尾 生	40	1814	440	40.7	11.6*	43.7	13.20	0	1.30	76	(Tr)	–	(0)	–	–	492	11.6	47.1	Tr	0.6	50	110	
11274	横隔膜 生	0	1194	288	57.0	13.1	25.9	9.95	0.06	0.91	70	(0.3)	–	(0)	–	0.4	321	14.8	27.3	0.3	0.7	48	250	
11296	横隔膜 ゆで	0	1717	414	39.6	20.2	35.0	13.24	0.08	1.20	100	4.5*	–	(0)	–	0.2	436	21.3	36.7	0.2	0.5	25	120	
11297	横隔膜 焼き	0	1661	401	39.4	19.8	35.5	13.45	0.08	1.26	100	(0.2)	–	(0)	–	0.4	441	21.1	37.2	0.3	0.5	49	270	
	[加工品]																							
11104	ローストビーフ	0	795	190	64.0	18.9	10.7	4.28	0.06	0.34	70	4.1*	1.0	(0)	0	0.7	196	21.7	11.7	0.9	1.7	310	260	
11105	コンビーフ缶詰	0	795	191	63.4	18.1	12.6	6.35	0.07	0.25	68	0.9	0.7	(0)	0	0.3	203	19.8	13.0	1.7	2.1	690	110	1
11106	味付け缶詰	0	659	156	64.3	17.4	4.1	1.83	0.05	0.11	48	12.3	12.1	(0)	0	0.3	156	19.2	4.4	9.9	2.2	720	180	
11107	ビーフジャーキー	0	1285	304	24.4	47.5	5.8	2.11	0.16	0.50	150	14.1	8.3	(0)	0	1.6	315	54.8	7.8	6.4	6.6	1900	760	1
11108	スモークタン	0	1134	273	55.9	16.0	21.0	8.97	0.14	0.69	120	4.5*	1.0	(0)	0	0.5	283	18.1	23.0	0	2.1	630	190	
	うま																							
11109	肉 赤肉 生	0	433	102	76.1	17.6	2.2	0.80	0.09	0.20	65	3.1*	–	(0)	–	–	110	20.1	2.5	0.3	1.0	50	300	1
	くじら																							
11110	肉 赤肉 生	0	425	100	74.3	19.9	0.3	0.08	0.04	0.02	38	4.5*	–	(0)	–	–	106	24.1	0.4	0.2	1.0	62	260	
11111	うねす 生	0	1361	328	49.0	18.8*	28.1	6.27	5.80	1.21	190	(0.2)	–	(0)	–	–	376	18.8	31.4	0.2	0.6	150	70	
11112	本皮 生	0	2386	577	21.0	9.7*	52.4	12.49	11.20	2.18	120	16.6*	–	(0)	–	–	689	9.7	68.8	0.2	0.3	59	44	
11113	さらしくじら	0	120	28	93.7	5.3*	0.2	0.11	0.11	0.03	16	0	–	(0)	–	–	31	5.3	0.9	0.1	0.1	1	Tr	
	しか																							
11114	あかしか 赤肉 生	0	432	102	74.6	(18.9)	0.9	0.44	0.09	0.11	69	4.5*	–	(0)	–	–	110	22.3	1.5	0.5	1.1	58	350	
11275	にほんじか 赤肉 生	0	501	119	71.4	22.0	3.0	1.41	0.12	0.30	59	(0.3)	–	(0)	–	0.5	140	23.9	4.0	0.3	1.2	55	390	
11294	にほんじか えぞしか 赤肉 生	0	528	126	71.4	20.8	4.5	2.08	0.12	0.30	59	(0.6)	–	(0)	–	0.5	147	22.6	5.2	0.6	1.2	52	350	
11295	にほんじか きゅうしゅうじか 赤肉 生	0	452	107	74.4	18.5	1.8	0.77	0.09	0.27	52	3.6*	–	(0)	–	0.5	120	22.6	2.5	0.1	1.1	51	380	
11311	にほんじか ほんしゅうじか 赤肉 生	0	382	90	77.1	17.6	0.6	0.24	0.05	0.14	60	3.0*	–	–	–	0.6	100	21.4	1.0	0.1	1.1	60	370	

ミノ酸組成によるたんぱく質の*→「たんぱく質」の値、脂肪酸のトリアシルグリセロール当量の*→「脂質」の値が入っている。
用可能炭水化物は「利用可能炭水化物（質量計）」の値だが、*がついているものは「差引き法による利用可能炭水化物」の値（p.2、3参照）。

		無機質										ビタミン																アルコール	食塩相当量	重量変化率	備考
	リン	鉄	亜鉛	銅	マンガン	ヨウ素	セレン	クロム	モリブデン	ビタミンA			ビタミンD	ビタミンE α-トコフェロール	ビタミンK	ビタミンB1	ビタミンB2	ナイアシン当量	ビタミンB6	ビタミンB12	葉酸	パントテン酸	ビオチン	ビタミンC				
										レチノール	β-カロテン当量	レチノール活性当量																
g	mg	mg	mg	mg	mg	μg	μg	μg	μg	μg	μg	μg	μg	mg	μg	mg	mg	mg	mg	μg	μg	mg	μg	mg	g	g	%	
4	82	0.7	4.2	0.08	0.03	–	–	–	–	1	(Tr)	1	Tr	0.4	6	0.04	0.14	(5.6)	0.01	2.0	3	0.49	–	2		0.1	–	別名みの、がつ
6	55	0.6	1.5	0.04	0.07	–	–	–	–	3	(Tr)	3	0.1	0.3	16	0.02	0.10	(3.0)	0.01	2.0	12	0.44	–	0		0.1	–	別名はちのす
0	80	6.8	2.6	0.08	0.07	–	–	–	–	4	(Tr)	4	0	0.4	4	0.04	0.32	(3.6)	0.02	4.6	33	0.64	–	4		0.1	–	別名せんまい
8	86	1.8	1.4	0.11	0.07	–	–	–	–	5	(Tr)	5	0.2	0.5	35	0.05	0.14	(2.4)	0.01	3.6	10	0.34	–	0		0.1	–	別名あかせんまい、ギアラ、あぼみ
0	140	1.2	1.2	0.07	0.10	–	–	–	–	2	(Tr)	2	0	0.5	9	0.07	0.23	(4.7)	0.05	21.0	15	1.21	–	15		0.2	–	別名ひも
8	77	0.8	1.3	0.05		–	–	–	–	2	(Tr)	2	0	0.5	15	0.04	0.14	(3.6)	0.01	1.3		0.66	–	0		0.2	–	別名しまちょう、てっちゃん
0	100	0.6	1.7	0.05	0.04	–	–	–	–	2	(Tr)	2	0	0.5	12	0.05	0.15	(4.2)	0.01	1.7	24	0.85	–	6		0.2	–	別名てっぽう
4	23	0.4	1.0	0.02	0.01	1	9	1	1						9	Tr	0.04	0.8	Tr	0.5	2	0.10	0.4	0		0.1	–	別名すじ
7	63	1.2	1.7	0.06	0.02	–	–	–	–	0	(Tr)	(0)		0.1		0.05	0.10	3.6	0.01	1.7	10	0.35	–	0		0.2	–	別名こぶくろ
3	85	2.0	4.3	0.08		–				20	Tr	20	0	0.3	Tr	0.06	0.17	4.5	0.26	1.8	3	1.95		1		0.1	–	別名テール　皮を除いたもの　廃棄部位:骨
6	140	3.2	3.7	0.13	0.01	1	14	0	1	4	3	4	0	0.7	4	0.14	0.35	7.1	0.18	3.8	6	1.06	2.9	1		0.1	–	別名はらみ、さがり
4	130	4.2	5.6	0.19	0.01	2	20	(0)	1	5	2	5	(0)	1.1	7	0.08	0.35	7.4	0.13	3.9	7	0.71	–	Tr		0.1	65	別名はらみ、さがり
9	170	4.1	5.3	0.19	0.02	2	19	(0)	1	7	1	7	(0)	1.1	7	0.15	0.46	8.9	0.21	6.3	9	1.29	–	0		0.1	69	別名はらみ、さがり
4	200	2.3	4.1	0.10	0.01	1	15	1	1	Tr	Tr	Tr	0.1	0.4	4	0.25	0.47	11.0	0.47	1.6	6	0.98	2.1	0		0.8	–	ビタミンC:酸化防止用として添加された食品を含む
3	120	3.5	4.1	0.11	0.04	9	10	4	1	Tr	Tr	Tr	0	0.5	5	0.02	0.14	12.0	0.04	1.3	5	0.20	1.6	0		1.8	–	
6	110	3.4	4.0	0.09	0.09	2	11	2	3	Tr	Tr	Tr	0	0.7	3	0.33	0.19	6.1	0.06	1.4	8	0.22	1.5	0		1.8	–	試料:大和煮缶詰　液汁を含んだもの（液汁36%）
4	420	6.4	8.8	0.25	0.13	5	38	11	3	5	(0)	5	0.2	2.2	8	0.13	0.45	23.0	0.85	3.5	12	1.25	4.5	1		4.8	–	ビタミンE及びビタミンC:酸化防止用として添加された食品を含む
6	150	2.6	4.2	0.12	0.02	3				18	(0)	18	0.6	0.6	16	0.08	0.27	6.9	0.13	4.7	4	1.12	4.5	1		1.6	–	ビタミンE及びビタミンC:酸化防止用として添加された食品を含む
3	170	4.3	2.8	0.11	–	0	17	0		9		9	–	0.9	2	0.10	0.24	9.9	0.02	7.1	4	1.01	1.1	1		0.1	–	別名さくら肉　皮下脂肪及び筋間脂肪を除いたもの
9	210	2.5	1.1	0.06	0.01	2	32	Tr	0	7	(0)	7	0.1	0.6	Tr	0.06	0.23	17.0	0.46	2.0	4	0.31	1.6	1		0.2	–	試料:ミンクくじら　皮下脂肪及び筋間脂肪を除いたもの
	98	0.4	3.3	0.03	Tr	–		–	–	130	(0)	130	0.8	3.1	2	0.11	0.20	5.5	0.06	2.9	3	0.29	–	6		0.4	–	試料:ミンクくじら
3	33	0.2	0.2	0.02	Tr	–		–	–	130	(0)	130	4.8		3	0.11	0.05	2.1	0.01	0.4	1	0.11	–	5		0.1	–	試料:ミンクくじら
	13	0	Tr	0.01	0	–		–	–	8	Tr	8	0.1		Tr	0	0	0.9	0	0	0	0	0	5		0.1	–	試料:ミンクくじら
6	200	3.1	3.1	0.18	0.02					3	(0)	3	Tr	0.5	4	0.21	0.35	(8.0)	0.54	0.6	1	0.81		1		0.2	–	試料:冷凍品、ニュージーランド産
7	230	3.9	2.9	0.15	0.02	1	7	0	4	1	(0)	1	0		1	0.20	0.35	12.0	0.60	1.3	4	0.76	2.2	1		0.1	–	試料:えぞしか、ほんしゅうじか・きゅうしゅうじか
6	210	3.4	2.8	0.14	0.01			7		0	5	(0)	5	0	1	0.21	0.32	13.0	0.55	1.3	4	0.75		1		0.1	–	試料:えぞしか
6	220	3.9	2.7	0.15	0.02	Tr	6	Tr	3	3	(0)	3	0		2	0.18	0.34	10.0	0.58	1.1	3	0.70		1		0.2	–	試料:きゅうしゅうじか　2020年版では「ほんしゅうじか」も含まれたが細分化され名称変更。
	210	3.3	2.3	0.17	0.01	1	4	0	Tr	2	–	2	0		1	0.17	0.30	10.2	0.48	1.7	3	0.58	1.5	1		0.2	–	試料:ほんしゅうじか

可食部100g当たり

備考
硝:硝酸イオン　ポ:ポリフェノール
タ:タンニン　テ:テオブロミン
カ:カフェイン
見当:概量（1個、1尾、1切れなど）とその目安重量（廃棄部分を含む重量）

穀類
いも及びでん粉類
砂糖及び甘味類
豆類
種実類
野菜類
果実類
きのこ類
藻類
魚介類
肉類
卵類
乳類
油脂類
菓子類
し好飲料類
調味料及び香辛料類
調理済み流通食品類

199

（0）：推定値 0，(Tr)：推定値 微量，Tr：微量，－：未測定　※炭水化物成分表から算出。

肉類

可食部100g当たり

ぶた

[大型種肉]

食品番号	食品名	廃棄率 %	エネルギー kJ	エネルギー kcal	水分 g	たんぱく質 アミノ酸組成による g	たんぱく質 g	脂肪酸のトリアシルグリセロール当量 g	飽和脂肪酸 g	n-3系多価不飽和脂肪酸 g	n-6系多価不飽和脂肪酸 g	コレステロール mg	利用可能炭水化物 g	糖類※ g	食物繊維総量 g	糖アルコール g	有機酸 g	七訂エネルギー kcal	七訂たんぱく質 g	七訂脂質 g	七訂炭水化物 g	灰分 g	ナトリウム mg	カリウム mg	カルシウム mg
11115	かた 脂身つき 生	0	836	201	65.7		18.5*	14.0	5.25	0.10	1.55	65	(0.2)	–	(0)	–	–	216	18.5	14.6	0.2	1.0	53	320	
11116	かた 皮下脂肪なし 生	0	663	158	69.8		19.7*	8.8	3.25	0.06	0.98	64	(0.2)	–	(0)	–	–	171	19.7	9.3	0.2	1.0	55	340	
11117	かた 赤肉 生	0	481	114	74.0		20.9*	3.3	1.17	0.02	0.38	64	(0.2)	–	(0)	–	–	125	20.9	3.8	0.2	1.1	58	360	
11118	かた 脂身 生	0	2727	663	22.0		5.3*	71.3	27.09	0.49	7.82	68	0	–	(0)	–	–	704	5.3	72.4	0	0.3	23	98	
11119	かたロース 脂身つき 生	0	986	237	62.6	(14.7)		18.4	7.26	0.12	1.99	69	3.4*	–	(0)	–	–	253	17.1	19.2	0.1	1.0	54	300	
11120	かたロース 皮下脂肪なし 生	0	880	212	65.1	(15.2)		15.2	6.00	0.09	1.61	69	3.5*	–	(0)	–	–	226	17.8	16.0	0.1	1.0	56	310	
11121	かたロース 赤肉 生	0	611	146	71.3	(16.7)		7.1	2.77	0.03	0.63	68	3.8*	–	(0)	–	–	157	19.7	7.8	0.1	1.1	61	340	
11122	かたロース 脂身 生	0	2650	644	23.6	(5.4)		69.1	27.57	0.50	8.09	73		–	(0)	–	–	688	5.4	70.7		0.3	21	110	
11123	ロース 脂身つき 生	0	1029	248	60.4	17.2		18.5	7.84	0.11	2.10	61	3.0*	–	(0)	–	–	263	19.3	19.2	0.2	0.9	42	310	
11125	ロース 脂身つき ゆで	0	1241	299	51.0	21.7		23.4	9.90	0.14	2.64	77	(0.3)	–	(0)	–	–	329	23.9	24.1	0.3	0.7	25	180	
11124	ロース 脂身つき 焼き	0	1288	310	49.1	23.2		22.1	9.32	0.12	2.42	76	4.4*	–	(0)	–	–	328	26.7	22.7	0.3	1.2	52	400	
11276	ロース 脂身つき とんかつ	0	1780	429	31.2	19.0		35.1	8.90	1.40	4.63	60	8.8	0.4	0.7	–	–	450	22.0	35.9	9.8	1.1	110	340	
11126	ロース 皮下脂肪なし 生	0	793	190	65.7	(18.4)		11.3	4.74	0.06	1.22	61	3.6*	–	(0)	–	–	202	21.1	11.9	0.3	1.0	45	340	
11127	ロース 赤肉 生	0	589	140	70.3	19.7		5.1	2.07	0.02	0.45	61	3.8*	–	(0)	–	–	150	22.7	5.6	0.3	1.1	48	360	
11128	ロース 脂身 生	0	2860	695	18.3	5.3		74.9	32.03	0.48	9.00	62	0	–	(0)	–	–	740	5.1	76.3	0.3	0.3	15	110	
11129	ばら 脂身つき 生	0	1511	366	49.4	12.8		34.9	14.60	0.18	3.32	70	(0.1)	–	(0)	–	–	395	14.4	35.4	0.1	0.7	50	240	
11277	ばら 脂身つき 焼き	0	1833	444	37.1	16.5		41.9	17.59	0.19	3.68	81	(0.1)	–	(0)	–	–	496	19.6	43.9	0.1	0.8	56	270	
11130	もも 脂身つき 生	0	715	171	68.1	(16.9)		9.5	3.59	0.06	1.18	67	4.6*	–	(0)	–	–	183	20.5	10.2	0.2	1.0	47	350	
11131	もも 皮下脂肪なし 生	0	579	138	71.2	18.0		5.4	2.01	0.03	0.65	66	4.3*	–	(0)	–	–	148	21.5	6.0	0.2	1.1	49	360	
11133	もも 皮下脂肪なし ゆで	0	777	185	61.8	25.2		7.1	2.68	0.04	0.82	91	4.9*	–	(0)	–	–	199	28.9	8.1	0.3	0.9	27	200	
11132	もも 皮下脂肪なし 焼き	0	781	186	60.4	26.8		6.7	2.52	0.04	0.74	88	4.6*	–	(0)	–	–	200	30.2	7.6	0.3	1.5	58	450	
11134	もも 赤肉 生	0	502	119	73.0	(18.0)		3.1	1.12	0.02	0.35	66	4.8*	–	(0)	–	–	128	22.1	3.6	0.3	1.1	50	370	
11135	もも 脂身 生	0	2517	611	25.5	(6.5)		65.0	25.07	0.41	8.43	79	0	–	(0)	–	–	664	6.5	67.6	0	0.4	22	140	
11136	そともも 脂身つき 生	0	921	221	63.5	(15.6)		15.9	5.80	0.10	1.90	69	4.0*	–	(0)	–	–	235	18.8	16.5	0.2	1.0	51	320	
11137	そともも 皮下脂肪なし 生	0	731	175	67.9	(16.6)		10.1	3.69	0.06	1.15	69	4.4*	–	(0)	–	–	187	20.2	10.7	0.2	1.0	54	340	
11138	そともも 赤肉 生	0	560	133	71.8	(17.5)		3.6	1.79	0.04	0.47	69	4.7*	–	(0)	–	–	143	21.4	4.5	0.2	1.1	57	360	
11139	そともも 脂身 生	0	2599	631	24.9	(6.6)		67.2	24.63	0.43	8.61	76	0	–	(0)	–	–	669	6.6	68.1	0	0.4	22	130	
11140	ヒレ 赤肉 生	0	498	118	73.4	18.5		3.3	1.29	0.03	0.43	59	3.7*	–	(0)	–	–	130	22.2	3.7	0.3	1.2	56	430	
11278	ヒレ 赤肉 焼き	0	851	202	53.8	33.2		4.9	2.04	0.04	0.50	100	6.1*	–	(0)	–	–	223	39.3	5.9	0.3	2.0	92	690	
11279	ヒレ 赤肉 とんかつ	0	1582	379	33.3	21.8		24.0	2.72	1.62	4.19	71	18.5*	0.5	0.9	–	–	388	25.1	25.3	14.9	1.4	140	440	

[中型種肉]

食品番号	食品名	廃棄率 %	エネルギー kJ	エネルギー kcal	水分 g	たんぱく質 アミノ酸組成による g	たんぱく質 g	脂肪酸のトリアシルグリセロール当量 g	飽和脂肪酸 g	n-3系多価不飽和脂肪酸 g	n-6系多価不飽和脂肪酸 g	コレステロール mg	利用可能炭水化物 g	糖類※ g	食物繊維総量 g	糖アルコール g	有機酸 g	七訂エネルギー kcal	七訂たんぱく質 g	七訂脂質 g	七訂炭水化物 g	灰分 g	ナトリウム mg	カリウム mg	カルシウム mg
11141	かた 脂身つき 生	0	932	224	63.6		18.3*	16.8	6.24	0.11	1.64	69	0	–	(0)	–	–	239	18.3	17.2	0	0.9	53	320	

穀類／いも及びでん粉類／砂糖及び甘味類／豆類／種実類／野菜類／果実類／きのこ類／藻類／魚介類／肉類／卵類／乳類／油脂類／菓子類／飲料類（し好飲料類）／調味料及び香辛料類／調理済み流通食品類

ミノ酸組成によるたんぱく質の＊→「たんぱく質」の値、脂肪酸のトリアシルグリセロール当量の＊→「脂質」の値が入っている。
用可能炭水化物は「利用可能炭水化物（質量計）」の値だが、＊がついているものは「差引き法による利用可能炭水化物」の値（p.2、3参照）。

可食部100g当たり

備考欄凡例：
硝：硝酸イオン　ポ：ポリフェノール
タ：タンニン　テ：テオブロミン
カ：カフェイン
見当：概量（1個、1尾、1切れなど）とその目安重量（廃棄部分を含む重量）

マグネシウム (mg)	リン (mg)	鉄 (mg)	亜鉛 (mg)	銅 (mg)	マンガン (mg)	ヨウ素 (µg)	セレン (µg)	クロム (µg)	モリブデン (µg)	ビタミンA レチノール (µg)	ビタミンA β-カロテン当量 (µg)	ビタミンA レチノール活性当量 (µg)	ビタミンD (µg)	ビタミンE α-トコフェロール (mg)	ビタミンK (µg)	ビタミンB1 (mg)	ビタミンB2 (mg)	ナイアシン当量 (mg)	ビタミンB6 (mg)	ビタミンB12 (µg)	葉酸 (µg)	パントテン酸 (mg)	ビオチン (µg)	ビタミンC (mg)	アルコール (g)	食塩相当量 (g)	重量変化率 (%)	備考
180	0.5	2.7	0.09	0.01	–	–	–	–	5	0	5	0.2	0.3	1	0.66	0.23	8.0	0.32	0.4	2	1.16	–	2			0.1	–	皮下脂肪：8.2%、筋間脂肪：7.5%
190	0.4	2.9	0.09	0.01	–	–	–	–	4	0	4	0.2	0.3	1	0.71	0.25	8.6	0.34	0.4	2	1.23	–	2			0.1	–	筋間脂肪：8.0%
200	1.1	3.1	0.10	0.01	–	–	–	–	3	Tr	3	0.1	0.3	1	0.75	0.27	9.1	0.37	0.4	2	1.29	–	2			0.1	–	皮下脂肪及び筋間脂肪を除いたもの
54	0.4	0.4	0.03	0.01	–	–	–	–	16	(0)	16	0.7	0.4	4	0.20	0.06	2.3	0.06	0.5	2	0.48	–	1			0.1	–	皮下脂肪及び筋間脂肪
160	0.6	2.7	0.09	0.01	–	–	–	–	6	0	6	0.3	0.4	2	0.63	0.23	(7.0)	0.28	0.4	2	1.18	–	2			0.1	–	皮下脂肪：5.7%、筋間脂肪：12.4%
170	0.4	2.9	0.09	0.01	–	–	–	–	6	0	6	0.2	0.4	2	0.66	0.25	(7.2)	0.30	0.4	2	1.23	–	2			0.1	–	筋間脂肪：13.1%
190	1.1	3.2	0.10	0.01	–	–	–	–	4	Tr	4	0.1	0.4	1	0.72	0.28	(8.0)	0.33	0.4	2	1.34	–	2			0.2	–	皮下脂肪及び筋間脂肪を除いたもの
56	0.4	0.6	0.03	0	–	–	–	–	16	0	16		0.4		0.23	0.05	(2.0)	0.07	0.5	2	0.48	–	1			0.1	–	皮下脂肪及び筋間脂肪
180	0.3	1.6	0.05	0.01	1	21	3	Tr	6	0	6	0.1	0.3	3	0.69	0.15	11.0	0.32	0.5	1	0.98	3.7	1			0.1	–	皮下脂肪：11.4%、筋間脂肪：7.9%
140	0.4	2.2	0.06	0.01	Tr	26	1	Tr	3	0	3	Tr	0.3	3	0.54	0.16	10.0	0.32	0.5	1	0.67	4.3	Tr			0.1	77	
250	0.4	2.2	0.07	0.01	2	29	2	1	2	0	2	0.1	0.3	3	0.90	0.21	15.0	0.35	0.5	1	1.19	5.2	1			0.1	72	
200	0.6	1.9	0.07	0.12	Tr	23	Tr	4	11	0	11	0.7	3.5	16	0.75	0.15	11.0	0.31	0.5	6	0.79	5.0	1			0.3	91(75)	調理による脂質の増減：表13 (p.328)参照
200	0.3	1.8	0.06	0.01	1	23	3	Tr	5	0	5	0.3	0.3	3	0.75	0.16	(12.0)	0.35	0.3	1	1.05	3.3	1			0.1	–	筋間脂肪：8.9%
210	0.7	1.9	0.06	0.01	1	25	2	4	4	Tr	4	0.1	0.3	2	0.80	0.18	13.0	0.38	0.3	1	1.11	3.0	1			0.1	–	皮下脂肪及び筋間脂肪を除いたもの
54	0.2	0.3	0.03	0	0	4	1	0	15	0	15	0.2	0.4	2			2.3	0.07	0.5		0.44	6.9	1			0.1	–	皮下脂肪及び筋間脂肪
130	0.6	1.8	0.04	0.01	0	13	0	Tr	11	0	11	0.5	0.5	6	0.51	0.13	7.3	0.22	0.5	2	0.64	3.7	1			0.1	–	
140	0.7	2.2	0.05	0.01	Tr	18	1	Tr	11	0	11	0.5	0.5	6	0.57	0.14	10.0	0.27	0.4	1	0.68	4.7	Tr			0.1	74	
200	0.7	2.0	0.08	0.01					4	0	4	0.4	0.5	2	0.90	0.21	(10.0)	0.31	0.3	2	0.84		1			0.1	–	皮下脂肪：6.9%、筋間脂肪：3.4%
210	0.7	2.1	0.08	0.01		23		3	4	0	4	0.3	0.5	2	0.22	0.11	11.0	0.32	0.3	1	0.87		2			0.1	–	筋間脂肪：3.7%
190	0.9	3.0	0.12	0.01		34	Tr	1	1	0	1	0.1	Tr		0.82	0.23	12.0	0.38	0.4	2	0.74	3.4	1				71	
270	1.0	3.1	0.11	0.02	Tr	31	1	1	1	0	1	0.1	Tr		1.19	0.28	16.0	0.43	0.5	1	1.07	3.8	1				71	
220	0.9	2.2	0.08	0.01					3	Tr	3	0.1	0.5	2	0.96	0.23	(11.0)	0.33	0.3	2	0.88		1				–	皮下脂肪及び筋間脂肪を除いたもの
73	0.7	0.5	0.04	0.01					13	(0)	13		0.6	6	0.34	0.05	(3.2)	0.13	0.6	1	0.49		1				–	皮下脂肪及び筋間脂肪
190	0.5	1.9	0.07	0.01					5	0	5	0.2	0.5	2	0.82	0.18	(9.6)	0.36	0.4	1	0.97		1			0.1	–	皮下脂肪：10.2%、筋間脂肪：7.4%
200	0.5	2.1	0.07	0.01					4	0	4	0.2	0.5	2	0.85	0.20	(9.6)	0.39	0.3	1	1.04		2			0.1	–	筋間脂肪：8.3%
210	0.5	2.3	0.08	0.01					3	Tr	3	0.2	0.5	2	0.90	0.21	(10.0)	0.41	0.3	1	1.10		2			0.1	–	皮下脂肪及び筋間脂肪を除いたもの
64	0.5	0.4	0.03	0					16	(0)	16	0.5	0.6	6	0.27	0.05	(2.9)	0.11	0.4	2	0.38		1			0.1	–	皮下脂肪及び筋間脂肪
230	0.9	2.2	0.07	0.01	1	21	1	1	3	0	3	0.1	0.5	3	1.32	0.25	12.0	0.54	0.5	1	0.93		1			0.1	–	
380	1.6	3.6	0.12	0.01	1	40	0	1	1	0	1	0.1	0.6	6	2.09	0.44	21.0	0.76	0.9	1	1.55	6.4	1			0.2	58	
260	1.3	2.7	0.12	0.15	Tr	30	Tr	6	3	7	3	0.3	4.1	32	1.09	0.32	13.0	0.33	0.4	6	1.16	4.6	1			0.4	97(75)	調理による脂質の増減：表13 (p.328)参照
180	0.5	3.0	0.08	0.02					5	0	5	Tr	0.3	Tr	0.70	0.22	7.9	0.30	0.3	1	0.92	–	1			0.1	–	別名 黒豚　試料：バークシャー種　皮下脂肪：9.9%、筋間脂肪：9.1%

穀類 / いも及びでん粉類 / 砂糖及び甘味類 / 豆類 / 種実類 / 野菜類 / 果実類 / きのこ類 / 藻類 / 魚介類 / 肉類 / 卵類 / 乳類 / 油脂類 / 菓子類 / し好飲料類 / 調味料及び香辛料類 / 調理済み流通食品類

11 肉類

（0）：推定値 0，（Tr）：推定値 微量，Tr：微量，－：未測定　　※炭水化物成分表から算出。

可食部100 g当たり

食品番号	食品名	廃棄率 %	エネルギー kJ	エネルギー kcal	水分 g	たんぱく質 アミノ酸組成によるたんぱく質 g	脂質 脂肪酸のトリアシルグリセロール当量 g	脂質 脂肪酸 飽和脂肪酸 g	脂質 脂肪酸 n-3系多価不飽和脂肪酸 g	脂質 脂肪酸 n-6系多価不飽和脂肪酸 g	コレステロール mg	炭水化物 利用可能炭水化物 g	炭水化物 糖類※ g	炭水化物 食物繊維総量 g	糖アルコール g	有機酸 g	七訂(2015年版)のエネルギーの算出方法に基づく成分（参考）エネルギー kcal	七訂 たんぱく質 g	七訂 脂質 g	七訂 炭水化物 g	灰分 g	ナトリウム mg	カリウム mg	カルシウム mg
11142	かた 皮下脂肪なし 生	0	719	172	68.5	19.7*	10.4	3.82	0.07	1.05	67	0	–	(0)	–	–	185	19.7	10.8	0	1.0	57	350	
11143	かた 赤肉 生	0	477	113	74.0	21.4*	3.1	1.06	0.02	0.36	66	0	–	(0)	–	–	123	21.4	3.5	0	1.1	61	380	
11144	かた 脂身 生	0	2872	698	19.1	4.9*	75.4	28.38	0.47	7.10	80	0	–	(0)	–	–	733	4.9	75.7	0	0.3	20	91	
11145	かたロース 脂身つき 生	0	1002	241	62.0	(15.2)	18.6	7.37	0.12	1.89	76	3.2*	–	(0)	–	–	256	17.7	19.3	0.1	1.0	55	310	
11146	かたロース 皮下脂肪なし 生	0	882	212	64.8	(15.8)	15.0	5.91	0.09	1.51	75	3.4*	–	(0)	–	–	226	18.5	15.7	0.1	1.0	57	330	
11147	かたロース 赤肉 生	0	588	140	71.5	(17.4)	6.1	2.32	0.03	0.58	73	3.9*	–	(0)	–	–	151	20.6	6.8	0.1	1.1	63	360	
11148	かたロース 脂身 生	0	2730	663	22.3	(5.4)	71.3	28.60	0.47	7.37	88	0	–	(0)	–	–	699	5.4	71.9	0	0.4	22	110	
11149	ロース 脂身つき 生	0	1140	275	58.0	(15.6)	22.1	8.97	0.13	2.12	62	3.5*	–	(0)	–	–	291	18.3	22.6	0.2	1.0	39	310	
11150	ロース 皮下脂肪なし 生	0	846	203	64.6	17.8	13.1	5.26	0.08	1.24	62	3.5*	–	(0)	–	–	216	20.6	13.6	0.2	1.0	43	340	
11151	ロース 赤肉 生	0	553	131	71.2	(19.3)	4.1	1.55	0.05	0.37	61	4.3*	–	(0)	–	–	141	22.9	4.6	0.1	1.1	47	380	
11152	ロース 脂身 生	0	2944	716	17.3	(4.1)	77.7	31.96	0.48	7.54	66	0	–	(0)	–	–	754	4.1	78.3	0	0.3	15	82	
11153	ばら 脂身つき 生	0	1643	398	45.8	(11.6)	39.0	15.39	0.19	3.31	70	0	–	(0)	–	–	434	13.4	40.1	0.1	0.7	43	220	
11154	もも 脂身つき 生	0	878	211	64.2	(16.1)	14.3	5.47	0.09	1.43	71	4.4*	–	(0)	–	–	225	19.5	15.1	0.2	1.0	48	330	
11155	もも 皮下脂肪なし 生	0	641	153	69.6	(17.4)	7.1	2.69	0.04	0.70	70	4.8*	–	(0)	–	–	164	21.3	7.8	0.2	1.1	51	360	
11156	もも 赤肉 生	0	559	133	71.5	(17.9)	4.7	1.74	0.03	0.46	70	4.9*	–	(0)	–	–	143	21.9	5.3	0.2	1.1	53	370	
11157	もも 脂身 生	0	2765	672	20.7	(5.2)	72.3	27.78	0.47	7.26	81	0	–	(0)	–	–	716	5.2	73.8	0	0.3	18	110	
11158	そともも 脂身つき 生	0	1047	252	60.6	(14.9)	19.6	7.05	0.12	1.83	70	4.0*	–	(0)	–	–	268	18.0	20.3	0.2	1.0	49	320	
11159	そともも 皮下脂肪なし 生	0	664	159	69.2	(17.2)	8.0	2.83	0.05	0.75	68	4.5*	–	(0)	–	–	169	21.0	8.5	0.2	1.1	55	360	
11160	そともも 赤肉 生	0	544	129	72.0	(17.9)	4.3	1.50	0.02	0.41	68	4.7*	–	(0)	–	–	138	21.9	4.8	0.2	1.1	57	380	
11161	そともも 脂身 生	0	2714	660	22.2	(4.9)	71.1	25.75	0.44	6.61	79	0	–	(0)	–	–	703	4.9	72.5	0	0.4	21	120	
11162	ヒレ 赤肉 生	0	443	105	74.2	(18.5)	1.3	0.48	0.01	0.22	65	4.7*	–	(0)	–	–	112	22.7	1.7	0.1	1.3	48	400	
	[ひき肉]																							
11163	生	0	868	209	64.8	15.9	16.1	6.24	0.10	1.52	74	(0.1)	–	(0)	–	–	236	17.7	17.2	0.1	0.9	57	290	
11280	焼き	0	1202	289	51.5	22.3	19.9	7.64	0.08	1.74	94	5.0*	–	(0)	–	–	311	25.7	21.5	0.1	1.3	80	440	
	[副生物]																							
11312	頭部 ジョウルミート 生	0	1060	256	59.8	15.1	21.5	8.26	0.09	1.49	61	(0.1)	–	–	–	0.5	271	17.4	22.3	0.1	0.9	64	290	
11313	頭部 ジョウルミート 焼き	0	1459	351	45.1	21.9	27.3	10.52	0.10	1.76	85	3.8*	–	–	–	0.7	358	25.0	28.6	0.1	1.2	85	410	
11164	舌 生	0	853	205	66.7	12.6	15.2	5.79	0.04	1.33	110	4.6*	–	(0)	–	–	221	15.9	16.3	0.1	0.9	80	220	
11165	心臓 生	0	497	118	75.7	13.4	5.0	2.10	0.03	0.95	110	4.8*	–	(0)	–	–	135	16.2	7.0	0.1	0.9	80	270	
11166	肝臓 生	0	484	114	72.0	17.3	1.9	0.78	0.15	0.60	250	7.1*	–	(0)	–	–	128	20.4	3.4	2.5	1.7	55	290	
11167	じん臓 生	0	404	96	79.0	11.4	3.3	1.30	0.11	0.88	370	5.2*	–	(0)	–	–	114	14.1	5.8	Tr	1.1	160	200	
11168	胃 ゆで	0	465	111	76.8	(13.9)	4.1	2.02	0.04	0.39	250	4.4*	–	(0)	–	–	121	17.4	5.1	0	0.7	100	150	
11169	小腸 ゆで	0	663	159	73.7	(11.2)	11.1	5.93	0.08	0.76	240	3.5*	–	(0)	–	–	171	14.0	11.9	0	0.4	13	14	
11170	大腸 ゆで	0	691	166	74.1	(9.4)	12.9	6.68	0.12	1.10	210	3.2*	–	(0)	–	–	179	11.7	13.8	0	0.4	21	27	

穀類／いも及びでん粉類／砂糖及び甘味類／豆類／種実類／野菜類／果実類／きのこ類／藻類／魚介類／肉類／卵類／乳類／油脂類／嗜好飲料類／調味料及び香辛料類／調理済み流通食品類

新 新

202

ミノ酸組成によるたんぱく質の＊→「たんぱく質」の値、脂肪酸のトリアシルグリセロール当量の＊→「脂質」の値が入っている。
用可能炭水化物は「利用可能炭水化物（質量計）」の値だが、＊がついているものは「差引き法による利用可能炭水化物」の値（p.2、3参照）。

可食部100 g当たり

マグネシウム	リン	鉄	亜鉛	銅	マンガン	ヨウ素	セレン	クロム	モリブデン	レチノール	β-カロテン当量	レチノール活性当量	ビタミンD	ビタミンE α-トコフェロール	ビタミンK	ビタミンB₁	ビタミンB₂	ナイアシン当量	ビタミンB₆	ビタミンB₁₂	葉酸	パントテン酸	ビオチン	ビタミンC	アルコール	食塩相当量	重量変化率	備考
mg	mg	mg	mg	mg	mg	μg	μg	μg	μg	μg	μg	μg	μg	mg	μg	mg	mg	mg	mg	μg	μg	mg	μg	mg	g	g	%	
22	190	0.5	3.3	0.08	0.02	–	–	–	–	3	0	3	Tr	0.3	Tr	0.75	0.24	8.5	0.33	0.3	1	0.99	–	1	–	0.1	–	別名黒豚　試料:バークシャー種　筋間脂肪:10.1%
24	210	1.2	3.6	0.09	0.02	–	–	–	–	2	Tr	2	0	0.3	0	0.82	0.27	9.2	0.36	0.3	1	1.07	–	2	–	0.2	–	別名黒豚　試料:バークシャー種　皮下脂肪及び筋間脂肪を除いたもの
5	50	0.4	0.4	0.04	0	–	–	–	–	15	(0)	15	0.2	0.4	1	0.19	0.04	2.2	0.07	0.3	1	0.28	–	1	–	0.1	–	別名黒豚　試料:バークシャー種　皮下脂肪及び筋間脂肪
20	180	0.7	3.2	0.09	0.01	–	–	–	–	4	0	4	Tr	0.3	Tr	0.70	0.24	(8.3)	0.33	0.4	1	0.98	–	1	–	0.1	–	別名黒豚　試料:バークシャー種　皮下脂肪:6.6%、筋間脂肪:12.6%
21	180	0.6	3.4	0.09	0.01	–	–	–	–	4	0	4	Tr	0.3	Tr	0.74	0.25	(8.7)	0.35	0.4	1	1.01	–	1	–	0.1	–	別名黒豚　試料:バークシャー種　筋間脂肪:13.6%
23	200	1.3	3.8	0.10	0.01	–	–	–	–	3	Tr	3	0	0.3	0	0.82	0.29	(9.6)	0.39	0.4	1	1.10	–	1	–	0.1	–	別名黒豚　試料:バークシャー種　皮下脂肪及び筋間脂肪を除いたもの
6	59	0.5	0.7	0.03	0	–	–	–	–	11	(0)	11	0.2	0.6	1	0.21	0.04	(2.7)	0.09	0.3	1	0.47	–	1	–	0.1	–	別名黒豚　試料:バークシャー種　皮下脂肪及び筋間脂肪
20	170	0.3	1.6	0.05	0.01	Tr	22	0	1	4	0	4	Tr	0.4	2	0.77	0.13	(11.0)	0.35	0.4	1	0.66	4.4	1	–	0.1	–	別名黒豚　試料:バークシャー種　皮下脂肪:13.8%、筋間脂肪:10.6%
23	190	0.2	1.8	0.05	0.01	Tr	24	0	1	5	0	5	0.3	0.3	3	0.86	0.14	12.0	0.39	0.3	1	0.71	4.0	1	–	0.1	–	別名黒豚　試料:バークシャー種　筋間脂肪:12.2%
6	210	0.6	2.0	0.05	0.01	Tr	27	0	1	3	Tr	3	Tr	0.4	3	0.96	0.15	(13.0)	0.43	0.3	1	0.77	3.6	1	–	0.1	–	別名黒豚　試料:バークシャー種　皮下脂肪及び筋間脂肪を除いたもの
5	45	0.2	0.3	0.02	0.01	0	7	0	1	14	(0)	14	0.2	0.4	1	0.09	0.04	(2.4)	0.08	1.0	1	0.31	7.1	1	–	0.1	–	別名黒豚　試料:バークシャー種　皮下脂肪及び筋間脂肪
4	120	0.6	1.6	0.04	0.01	–	–	–	–	9	Tr	9	Tr	0.4	1	0.45	0.11	(6.6)	0.23	0.3	2	0.62	–	1	–	0.1	–	別名黒豚　試料:バークシャー種
2	190	0.5	2.0	0.07	0.01	–	–	–	–	5	0	5	Tr	0.3	4	0.90	0.19	(11.0)	0.37	0.3	1	0.92	–	1	–	0.1	–	別名黒豚　試料:バークシャー種　皮下脂肪:11.1%、筋間脂肪:3.2%
4	200	0.7	2.2	0.07	0.01	–	–	–	–	4	0	4	Tr	0.3	4	0.98	0.20	(12.0)	0.40	0.3	1	0.99	–	1	–	0.1	–	別名黒豚　試料:バークシャー種　筋間脂肪:3.6%
5	210	0.9	2.3	0.09	0.01	–	–	–	–	4	Tr	4	Tr	0.3	4	1.01	0.22	(13.0)	0.42	0.3	1	1.02	–	1	–	0.1	–	別名黒豚　試料:バークシャー種　皮下脂肪及び筋間脂肪を除いたもの
6	58	0.5	0.4	0.03	0.01	–	–	–	–	13	(0)	13	0.2	0.4	1	0.23	0.04	(2.5)	0.08	0.3	1	0.30	–	1	–	0	–	別名黒豚　試料:バークシャー種　皮下脂肪及び筋間脂肪
1	170	0.6	2.2	0.08	0.02	–	–	–	–	3	0	3	Tr	0.3	Tr	0.70	0.18	(9.4)	0.34	0.3	1	0.76	–	1	–	0.1	–	別名黒豚　試料:バークシャー種　皮下脂肪:18.4%、筋間脂肪:4.5%
5	190	0.5	2.6	0.09	0.02	–	–	–	–	3	0	3	Tr	0.3	Tr	0.81	0.21	(11.0)	0.41	0.3	1	0.86	–	1	–	0.1	–	別名黒豚　試料:バークシャー種　筋間脂肪:5.5%
6	200	1.1	2.7	0.09	0.02	–	–	–	–	3	Tr	3	0	0.3	0	0.84	0.22	(11.0)	0.43	0.3	1	0.89	–	1	–	0.1	–	別名黒豚　試料:バークシャー種　皮下脂肪及び筋間脂肪を除いたもの
6	63	0.5	0.5	0.03	0	–	–	–	–	10	(0)	10	0.2	0.3	1	0.24	0.05	(3.0)	0.01	0.3	1	0.31	–	1	–	0	–	別名黒豚　試料:バークシャー種　皮下脂肪及び筋間脂肪
3	220	1.2	2.3	0.09	0.02	–	–	–	–	2	Tr	2	0	0.3	0	1.22	0.25	(10.0)	0.48	0.3	1	0.90	–	1	–	0.1	–	別名黒豚　試料:バークシャー種
0	120	1.0	2.8	0.07	0.01	1	19	2	1	4	0	4	0.4	0.5	5	0.69	0.22	8.9	0.36	0.6	2	1.22	3.3	1	–	0.1	–	
9	170	1.6	3.7	0.09	0.03	1	28	2	1	10	(0)	10	0.4	0.5	5	0.94	0.30	13.0	0.42	0.9	1	1.61	5.0	1	–	0.2	69	
7	150	0.5	1.8	0.04	Tr	0	23	2	1	12		12	0.3	0.5	5	0.64	0.13	9.8	0.32	0.3	2	0.72	4.0	1	–	0.2	–	別名 カシラニク、豚トロ
5	210	0.7	2.6	0.06	Tr	–	33	1	1	8	–	8	0.5	0.4	9	0.80	0.18	13.5	0.39	0.5	2	0.09	5.9	1	–	0.2	70	別名 カシラニク、豚トロ
5	160	2.3	2.0	0.20						7	Tr	7	2.0	0.3	Tr	0.37	0.43	7.8	0.21	2.2	4	1.49	–	3	–	0.2	–	別名 たん
7	170	3.5	1.7	0.35	–					9	Tr	9	0.7	0.4	1	0.38	0.95	9.5	0.32	2.5	5	2.70	–	4	–	0.2	–	別名 はつ
0	340	13.0	6.9	0.99		1	67	0	120	13000	Tr	13000	1.3	0.4	1	0.34	3.60	19.0	0.57	25.0	810	7.19	80.0	20	–	0.1	–	別名 レバー
4	220	3.7	2.4	0.41	–	2	240	0	72	75	Tr	75	1.7	0.2	8	0.33	1.75	9.7	0.43	15.0	130	4.36	100.0	15	–	0.4	–	別名 まめ
3	140	1.5	2.4	0.19	0.05					4	(0)	4	0.5	0.3	14	0.10	0.23	(6.4)	0.04	0.9	31	0.59	–	5	–	0.3	–	別名 がつ、ぶたみの
3	130	1.4	2.0	0.08	0.04					15	(0)	15	0.5	0.3	5	0.01	0.03	(2.9)	0	1.0	17	0.24	–	0	–	0.1	–	別名 ひも
9	93	1.6	1.8	0.12	0.03					8	(0)	8	0.5	0.5	26	0.03	0.07	(2.4)	0	1.0	25	0.27	–	0	–	0.1	–	別名 しろ、しろころ

備考欄凡例:
硝：硝酸イオン　ポ：ポリフェノール
タ：タンニン　テ：テオブロミン
カ：カフェイン
見当：概量（1個、1尾、1切れなど）とその目安重量（廃棄部分を含む重量）

穀類／でんぷん及びいも類／砂糖及び甘味類／豆類／種実類／野菜類／果実類／きのこ類／藻類／魚介類／肉類／卵類／乳類／油脂類／菓子類／し好飲料類／調味料及び香辛料類／調理済み流通食品類

（0）：推定値 0，　（Tr）：推定値 微量，　Tr：微量，　－：未測定　　※炭水化物成分表から算出。

	食品番号	食品名	廃棄率	エネルギー		水分	たんぱく質 アミノ酸組成による	脂質 脂肪酸のトリアシルグリセロール当量	脂質	脂肪酸 飽和脂肪酸	脂肪酸 n-3系多価不飽和脂肪酸	脂肪酸 n-6系多価不飽和脂肪酸	コレステロール	炭水化物 利用可能炭水化物	炭水化物 糖類※	炭水化物 食物繊維総量	糖アルコール	有機酸	七訂（2015年版）のエネルギーの算出方法に基づく成分（参考） エネルギー	七訂 たんぱく質	七訂 脂質	七訂 炭水化物	灰分	ナトリウム	カリウム	カルシウム
			%	kJ	kcal	g	g	g	g	g	g	g	mg	g	g	g	g	g	kcal	g	g	g	g	mg	mg	mg
	11171	子宮　生	0	273	64	83.8	(11.7)	0.5	0.18	0.01	0.09	170	3.3*	–	(0)	–	–	70	14.6	0.9	0	0.7	130	150	7
	11172	豚足　ゆで	40	944	227	62.7	20.1*	16.3	4.99	0.14	1.21	110	(Tr)	–	(0)	–	–	230	20.1	16.8	Tr	0.4	110	50	12
	11173	軟骨　ゆで	0	952	229	63.5	(15.1)	17.3	7.11	0.17	1.91	140	3.3*	–	(0)	–	–	231	17.8	17.9	0	0.8	120	110	100

［ハム類］

	食品番号	食品名	廃棄率	kJ	kcal	水分	たんぱく質	脂質当量	脂質	飽和	n-3	n-6	コレ	利用可能	糖類	食物繊維	糖アルコール	有機酸	エネルギー	たんぱく質	脂質	炭水化物	灰分	Na	K	Ca
	11174	骨付きハム	10	866	208	62.9	14.4	14.4	5.15	0.13	1.57	64	5.0*	0.9	(0)	–	0.4	219	16.7	16.6	0.8	3.0	970	200	
	11175	ボンレスハム	0	483	115	72.0	15.8	3.4	1.18	0.06	0.50	49	4.8*	1.1	(0)	–	0.5	118	18.7	4.0	1.8	3.5	1100	260	
	11176	ロースハム　ロースハム	0	881	211	61.1	16.0	13.5	5.35	0.06	1.50	61	6.0*	1.1	(0)	–	0.5	212	18.6	14.5	2.0	3.0	910	290	
	11303	ロースハム　ゆで	0	971	233	58.9	17.4	15.6	6.15	0.09	1.42	69	5.8*	0.9	(0)	–	–	235	19.7	16.6	1.6	2.3	730	220	
	11304	ロースハム　焼き	0	1001	240	54.6	20.6	14.5	5.67	0.09	1.45	77	6.6*	1.3	(0)	–	–	240	23.6	15.1	2.4	3.6	1100	370	
	11305	ロースハム　フライ	0	1796	432	27.8	15.4	30.6	3.84	2.22	5.31	50	23.2*	1.1	–	–	0.4	440	17.3	32.3	20.0	2.5	820	260	2
	11177	ショルダーハム	0	917	221	62.7	13.9	16.2	5.91	0.17	2.04	56	4.4*	1.0	(0)	–	0.3	231	16.1	18.2	0.6	2.4	640	290	
改	11181	生ハム　促成	0	1014	243	55.0	20.6	16.0	6.47	0.12	1.79	78	3.3	3.2	(0)	–	1.1	247	24.0	16.6	0.5	3.9	2300	470	
	11182	生ハム　長期熟成	0	1051	253	49.5	22.0	18.0	6.51	0.11	1.64	98	0.1	0	(0)	–	0.7	268	25.7	18.4	0	6.4	2200	480	1

混合プレスハム→めんよう・［ラム］

［プレスハム類］

	食品番号	食品名	廃棄率	kJ	kcal	水分	たんぱく質	脂質当量	脂質	飽和	n-3	n-6	コレ	利用可能	糖類	食物繊維	糖アルコール	有機酸	エネルギー	たんぱく質	脂質	炭水化物	灰分	Na	K	Ca
	11178	プレスハム	0	477	113	73.3	12.9	3.7	1.51	0.08	0.36	43	6.8*	2.0	(0)	–	0.5	118	15.4	4.5	3.9	2.9	930	150	
	11180	チョップドハム	0	558	132	68.0	10.1	3.6	1.14	0.07	0.71	39	14.6*	1.0	(0)	–	0.3	135	11.7	4.2	12.7	3.4	1000	290	1

［ベーコン類］

	食品番号	食品名	廃棄率	kJ	kcal	水分	たんぱく質	脂質当量	脂質	飽和	n-3	n-6	コレ	利用可能	糖類	食物繊維	糖アルコール	有機酸	エネルギー	たんぱく質	脂質	炭水化物	灰分	Na	K	Ca
改	11183	ばらベーコン　ばらベーコン	0	1014	244	58.8	13.5	17.9	6.94	0.17	1.75	60	1.9	1.7	(0)	–	0.5	249	15.4	19.4	3.2	3.2	1000	230	
新	11314	ばらベーコン　ゆで	0	966	232	57.9	20.0	14.6	5.44	0.15	1.48	82	(1.2)	–	–	–	0.2	233	21.6	15.7	1.3	0.8	280	45	
新	11315	ばらベーコン　焼き	0	1203	288	45.9	20.9	16.9	3.04	0.24	2.38	87	8.6*	–	–	–	0.7	339	24.3	24.9	4.4	4.5	1500	340	
新	11316	ばらベーコン　油いため	0	1128	271	52.3	18.7	18.1	7.01	0.17	1.80	71	(3.4)	–	–	–	0.6	271	21.6	18.9	3.7	4.0	1300	320	
	11184	ロースベーコン	0	843	202	62.5	14.6	12.8	4.92	0.19	2.01	50	6.7*	1.2	(0)	–	0.6	211	16.8	14.6	3.2	2.9	870	260	

ミノ酸組成によるたんぱく質の*→「たんぱく質」の値、脂肪酸のトリアシルグリセロール当量の*→「脂質」の値が入っている。
用可能炭水化物は「利用可能炭水化物（質量計）」の値だが、*がついているものは「差引き法による利用可能炭水化物」の値（p.2、3参照）。

				可食部100 g 当たり																								
無機質										ビタミン																		備考
マグネシウム	リン	鉄	亜鉛	銅	マンガン	ヨウ素	セレン	クロム	モリブデン	ビタミンA レチノール	β-カロテン当量	レチノール活性当量	ビタミンD	ビタミンE α-トコフェロール	ビタミンK	ビタミンB1	ビタミンB2	ナイアシン当量	ビタミンB6	ビタミンB12	葉酸	パントテン酸	ビオチン	ビタミンC	アルコール	食塩相当量	重量変化率	
mg	mg	mg	mg	mg	mg	µg	µg	µg	µg	µg	µg	µg	µg	mg	µg	mg	mg	mg	mg	µg	µg	mg	µg	mg	g	g	%	
8	100	1.9	1.3	0.11	0.01	–	–	–	–	8	(0)	8	0.2	0.2	5	0.06	0.14	(5.1)	0.01	3.8	8	0.38	–	11	–	0.3	–	別名こぶくろ
5	32	1.4	1.0	0.07	–					6	(0)	6	1.0	0.4	1	0.05	0.12	4.1	0.02	0.4	1	0.16	–	0	–	0.3	–	皮付きのもの 廃棄部位:骨
3	120	1.6	1.5	0.11	0.02					7	(0)	7	0.5	0.2	13	0.08	0.15	(2.3)	0.05	0.6	2	0.47	–	2	–	0.3	–	別名ふえがらみ
19	210	0.7	1.6	0.05	0.01	1	24	6	1	4	(0)	4	0.5	0.2	4	0.24	0.24	7.0	0.25	1.1	Tr	0.66	3.9	39	–	2.5	–	廃棄部位:皮及び骨 ビタミンC:酸化防止用として添加された食品を含む
0	340	0.7	1.6	0.07	0.01	1	19	4	1	Tr	(0)	(Tr)	0.6	0.2	2	0.90	0.28	10.0	0.24	1.3	1	0.70	2.1	49	–	2.8	–	ビタミンC:酸化防止用として添加された食品を含む
0	280	0.5	1.6	0.04	0.01	0	21	12	1	3	(0)	3	0.6	0.2	6	0.70	0.26	11.0	0.28	0.6	1	0.71	3.8	25	–	2.3	–	ビタミンC:酸化防止用として添加された食品を含む
1	250	0.5	1.8	0.04	0.01		24	11		3		3		0.5		0.64	0.12	10.0	0.28	0.6	1	0.72	4.0	19	–	1.9	86	ビタミンC:添加品を含む
4	340	0.6	1.8	0.04	0.01		30	11		3		3				0.86	0.16	15.0	0.32	0.6	1	1.03	4.2	27	–	2.8	79	ビタミンC:添加品を含む
2	240	0.6	1.3	0.07	0.19		20	8	6	1		1	0.1	0.7	2	0.52	0.14	9.0	0.20	0.3	9	0.59	3.8	15	–	2.1	132(87)	ビタミンC:添加品を含む 植物油(なたね油) 調理による脂質の増減:表13 (p.328)参照
9	270	1.0	2.0	0.09	0.02	1	17	1	1	4	(0)	4	0.3	0.2	2	0.70	0.35	10.0	0.27	1.9	2	0.92	3.9	55	–	1.6	–	ビタミンC:酸化防止用として添加された食品を含む
7	200	0.7	2.2	0.08	0.02	180	19	1	1	5	(0)	5	0.3	0.3	7	0.92	0.18	15.0	0.43	0.4	3	1.36	3.3	18	–	5.8	–	ラックスハムを含む ビタミンC:酸化防止用として添加された食品を含む ヨウ素:比較的高い値を示した要因は、一部製品において副資材として昆布エキスを用いているためと推測される
5	200	1.2	3.0	0.11	0.03	1	28	1	1	5	(0)	5	0.3	0.3	12	0.90	0.27	13.0	0.52	0.6	2	1.81	5.6	Tr	–	5.6	–	プロシュートを含む
3	260	1.2	1.5	0.09	0.03	41	21	5	3	Tr	(0)	(Tr)	0.3	0.3	3	0.55	0.18	7.0	0.14	1.8	3	0.50	2.0	43	–	2.4	–	ビタミンC:酸化防止用として添加された食品を含む
7	260	0.8	1.5	0.06	0.03	100	14	16	6	Tr	(0)	(Tr)	0.3	0.3	6	0.17	0.20	4.2	0.16	0.2	3	0.50	3.5	32	–	2.5	–	ビタミンC:酸化防止用として添加された食品を含む ヨウ素:一部の製品で用いられていた着色料の影響によるものと推測される
5	210	0.4	1.4	0.04	Tr	25	11	1	1	Tr	(0)	Tr	Tr	0.6	10	0.54	0.11	8.6	0.20	0.3	1	0.58	4.9	69	–	2.6	–	別名ベーコン ビタミンC:酸化防止用として添加された食品を含む ヨウ素:一部の製品が原材料としていた昆布エキスの影響によるものと推測される
7	120	0.6	2.2	0.05	0.01	5	15	1	1	1	–	1	0.1	0.6	11	0.25	0.07	6.7	0.13	0.3	Tr	0.27	5.9	24	–	0.7	85	別名ベーコン ビタミンC:酸化防止用として添加された食品を含む ヨウ素:上記ばらベーコンに同じ
2	300	0.6	2.1	0.06	0.01	32	16	2	1	Tr	–	Tr	0.1	0.7	13	0.79	0.16	13.0	0.29	0.3	1	0.76	6.9	87	–	3.7	65	別名ベーコン ビタミンC:酸化防止用として添加された食品を含む ヨウ素:上記ばらベーコンに同じ
3	270	0.5	2.1	0.05	0.01	33	17	1	1	1	–	1	0.1	0.6	15	0.74	0.15	11.8	0.25	0.3	1	0.75	6.4	75	–	3.3	77	別名ベーコン ビタミンC:酸化防止用として添加された食品を含む ヨウ素:上記ばらベーコンに同じ ベーコンから出る油脂でいためたものであるため、表14に記載なし
	270	0.5	1.2	0.04	0.01	2	23	1	1	4	(0)	4	0.6	0.3	6	0.59	0.19	9.1	0.22	0.9	1	0.62	2.9	50	–	2.2	–	ビタミンC:酸化防止用として添加された食品を含む

備考凡例：
硝：硝酸イオン　ポ：ポリフェノール
タ：タンニン　テ：テオブロミン
カ：カフェイン
見当：概量（1個、1尾、1切れなど）とその目安重量（廃棄部分を含む重量）

穀類 / いも及びでん粉類 / 砂糖及び甘味類 / 豆類 / 種実類 / 野菜類 / 果実類 / きのこ類 / 藻類 / 魚介類 / 肉類 / 卵類 / 乳類 / 油脂類 / 菓子類 / し好飲料類 / 調味料及び香辛料類 / 調理済み流通食品類

（O）：推定値 0,　（Tr）：推定値 微量，　Tr：微量，　−：未測定　※炭水化物成分表から算出。

肉類

食品番号	食品名	廃棄率 %	エネルギー kJ	エネルギー kcal	水分 g	たんぱく質 アミノ酸組成による g	たんぱく質 g	脂質 トリアシルグリセロール当量 g	脂肪酸 飽和脂肪酸 g	脂肪酸 n-3系多価不飽和脂肪酸 g	脂肪酸 n-6系多価不飽和脂肪酸 g	コレステロール mg	利用可能炭水化物 g	糖類※ g	食物繊維総量 g	糖アルコール g	有機酸 g	七訂 エネルギー kcal	七訂 たんぱく質 g	七訂 脂質 g	七訂 炭水化物 g	灰分 g	ナトリウム mg	カリウム mg	カルシウム mg
11185	ショルダーベーコン	0	744	178	65.4	16.2	10.4	3.85	0.10	1.11	51	4.3*	1.4	(0)	−	0.7	186	17.2	11.9	2.5	3.0	940	240	1
	[ソーセージ類]																								
11186	ウインナーソーセージ ウインナーソーセージ	0	1319	319	52.3	10.5	29.3	10.98	0.24	3.35	60	3.1	1.5	0		0.2	334	11.5	30.6	3.3	2.3	740	180	
11306	ウインナーソーセージ ゆで	0	1356	328	52.3	10.9	30.7	11.58	0.25	3.47	62	1.8	1.8	0		0.3	342	12.1	32.0	1.4	2.2	700	170	
11307	ウインナーソーセージ 焼き	0	1426	345	50.2	11.8	31.2	11.69	0.26	3.59	64	4.1*	−	0		0.3	348	13.0	31.8	2.4	2.5	810	200	
11308	ウインナーソーセージ フライ	0	1557	376	45.8	11.2	33.8	11.10	0.67	4.32	60	6.5*	−	−		0.3	382	12.8	34.9	4.2	2.3	730	180	
11187	セミドライソーセージ	0	1387	335	46.8	14.6	28.9	11.17	0.43	3.06	81	3.7	1.3	(0)		0.4	347	16.9	29.7	2.9	3.7	1200	240	3
11188	ドライソーセージ	0	1935	467	23.5	23.1	39.8	15.61	0.57	3.83	95	3.3	1.9	(0)		0.8	495	26.7	42.0	2.6	5.3	1700	430	2
11189	フランクフルトソーセージ	0	1224	295	54.0	11.0	24.2	8.78	0.24	2.82	59	8.0*	1.4	(0)		0.4	298	12.7	24.7	6.2	2.4	740	200	1
11190	ボロニアソーセージ	0	1002	242	60.9	11.0	20.5	7.70	0.22	2.16	64	3.0	1.1	(0)		0.3	251	12.5	21.0	2.9	2.7	830	180	
11191	リオナソーセージ	0	786	188	65.2	13.4	12.4	4.55	0.19	1.64	49	5.8*	0.6			0.2	192	14.9	13.1	3.7	3.1	910	200	1
11192	レバーソーセージ	0	1346	324	47.7	12.8	24.7	9.43	0.23	3.08	86	12.4*	1.6	(0)		0.2	368	14.7	33.5	1.9	2.2	650	150	1
11193	混合ソーセージ	0	961	231	58.2	10.2	16.6	6.75	0.34	1.55	39	9.7	0.7	(0)		0.3	270	11.8	22.6	4.7	2.6	850	110	1
11194	生ソーセージ	0	1111	269	58.6	12.2	24.0	8.91	0.23	2.61	66	0.6	0.3	(0)		0.3	279	14.0	24.4	0.8	2.2	680	200	
11317	ランチョンミート	0	1159	279	55.5	11.6	22.6	8.42	0.21	2.82	63	7.1*	0.8		0.2	0.4	273	14.0	23.8	0.7	2.7	920	200	
	[その他]																								
11195	焼き豚	0	696	166	64.3	16.3	7.2	2.51	0.08	0.94	46	8.4*	4.0	(0)	0.2	0.7	172	19.4	8.2	5.1	3.0	930	290	
11196	レバーペースト	0	1532	370	45.8	11.0	33.1	12.93	0.43	3.97	130	6.9*	1.4	(0)		0.1	378	12.9	34.7	3.6	2.2	880	160	2
11197	スモークレバー	0	768	182	57.6	24.9	4.5	1.86	0.26	1.39	480	10.3*	2.5	(0)		0.1	198	29.6	7.7	2.6	2.5	690	280	
11198	ゼラチン	0	1474	347	11.3	86.0	0.3*	−	−	−	2	0		(0)	−	−	344	87.6	0.3	0	0.8	260	8	1
	めんよう																								
	[マトン]																								
11199	ロース 脂身つき 生	0	800	192	68.2	17.7	13.4	6.80	0.16	0.34	65	(0.2)	−	(0)	−	−	223	19.3	15.0	0.2	0.8	62	330	
11281	ロース 脂身つき 焼き	0	1269	305	52.3	23.7	23.3	11.79	0.29	0.72	97	(0.2)	−	(0)	−	−	344	25.8	24.9	0.2	0.9	69	370	
11245	ロース 皮下脂肪なし 生	0	581	139	72.3	17.6	6.3	3.11	0.13	0.19	66	2.3*	0.1	(0)	−	0.6	163	22.2	7.4	0.9	0.9	61	350	
11200	もも 脂身つき 生	0	853	205	65.0	17.2	13.6	6.88	0.19	0.38	78	3.4*		(0)	−	−	224	18.8	15.3	0.1	0.9	37	230	
	[ラム]																								
11201	かた 脂身つき 生	0	888	214	64.8	14.9	15.3	7.62	0.19	0.41	80	4.1*		(0)	−	−	233	17.1	17.1	0.1	0.9	70	310	
11202	ロース 脂身つき 生	0	1189	287	56.5	13.6	23.2	11.73	0.32	0.55	66	5.9*		(0)	−	−	310	15.6	25.9	0.2	0.8	72	250	

ミノ酸組成によるたんぱく質の*→「たんぱく質」の値、脂肪酸のトリアシルグリセロール当量の*→「脂質」の値が入っている。
用可能炭水化物は「利用可能炭水化物（質量計）」の値だが、*がついているものは「差引き法による利用可能炭水化物」の値（p.2、3参照）。

可食部100g当たり 無機質										ビタミン															アルコール	食塩相当量	重量変化率	備考
マグネシウム	リン	鉄	亜鉛	銅	マンガン	ヨウ素	セレン	クロム	モリブデン	ビタミンA レチノール	β-カロテン当量	レチノール活性当量	ビタミンD	ビタミンE α-トコフェロール	ビタミンK	ビタミンB1	ビタミンB2	ナイアシン当量	ビタミンB6	ビタミンB12	葉酸	パントテン酸	ビオチン	ビタミンC				
mg	mg	mg	mg	mg	mg	µg	µg	µg	µg	µg	µg	µg	µg	mg	µg	mg	mg	mg	mg	µg	µg	mg	µg	mg	g	g	%	
17	290	0.8	1.6	0.07	0.02	130	28	2	4	4	(0)	4	0.4	0.2	2	0.58	0.34	7.9	0.18	1.0	4	0.74	3.4	39	–	2.4	–	ビタミンC:酸化防止用として添加された食品を含む ヨウ素:上記ばらベーコンに同じ
12	200	0.5	1.3	0.05	0.03	3	17	2	2	2	Tr	2	0.4	0.4	9	0.35	0.12	5.7	0.14	0.6	1	0.60	4.0	32	–	1.9	–	ビタミンC:添加品を含む
12	200	0.6	1.4	0.05	0.03	3	16	2	2	2		2	0.3	0.4	8	0.36	0.12	5.6	0.14	0.6	1	0.48	4.2	30	–	1.8	98	ビタミンC:添加品を含む
13	220	0.6	1.5	0.06	0.03	3	18	2	2	2		2	0.5	0.5	9	0.38	0.13	6.4	0.15	0.6	1	0.71	4.6	32	–	2.0	93	ビタミンC:添加品を含む
13	210	0.6	1.4	0.05	0.05	2	17	2	3	2	Tr	2	0.3	1.1	10	0.35	0.13	5.6	0.12	0.6	3	0.49	4.5	30	–	1.9	102(95)	ビタミンC:添加品を含む 植物油(なたね油) 調理による脂質の増減:表13(p.328)参照
17	210	2.2	2.7	0.12	0.08	1	17	2	2	8		8	0.7	0.8	12	0.26	0.23	14.0	0.20	1.3	4	0.61	4.3	14	–	2.9	–	ソフトサラミを含む ビタミンC:酸化防止用として添加された食品を含む
12	250	2.6	3.9	0.12	0.10	1	25	2	3	3		3	0.5	1.1	11	0.64	0.39	12.0	0.24	1.6	4	0.85	6.2	3	–	4.4	–	サラミを含む ビタミンC:酸化防止用として添加された食品を含む
3	170	0.9	1.8	0.08	0.05	36	15	4	4	5		5	0.4	0.4	6	0.21	0.13	4.6	0.15	0.4	2	0.61	4.3	10	–	1.9	–	ビタミンC:酸化防止用として添加された食品を含む
3	210	1.0	1.5	0.10	0.05	3	13	2	3	5		5		0.4	5	0.20	0.13	4.9	0.15	0.4	4	0.88	3.8	10	–	2.1	–	ビタミンC:酸化防止用として添加された食品を含む
6	240	1.0	1.7	0.11	0.06	9	13	1	3	5		5		0.4	4	0.33	0.14	4.9			5	0.68	3.1	43	–	2.3	–	ビタミンC:酸化防止用として添加された食品を含む
4	200	3.2	2.2	0.14	0.16	6	36	13	60	2800	(0)	2800	0.5	0.4	4	0.23	1.42	9.8	0.16	4.7	15	1.36	34.0	5	–	1.7	–	
3	190	1.3	1.4	0.10	0.12	2	17	2	4	3		3	1.2	0.4	4	0.20	0.10	3.9	0.08	1.9	9	0.42	2.5	35	–	2.2	–	ビタミンC:酸化防止用として添加された食品を含む
4	140	0.9	1.7	0.08	0.06	1	18	5	1	12		12	0.4	0.4	4	0.51	0.14	5.9	0.25	0.6	1	0.74	3.8	2	–	1.7	–	別名 フレッシュソーセージ
5	200	0.7	1.3	0.05	0.02	1	18	2	1	11		11	0.5	0.6	13	0.06	0.11	6.7	0.11	0.4	4	0.56	4.1	18	–	2.3	–	ビタミンC:酸化防止用として添加された食品を含む
10	260	0.7	1.3	0.06	0.04	6	17	2	5	Tr	Tr	Tr	0.6	0.6	4	0.85	0.20	17.0	0.20	1.2	4	0.64	3.3	20	–	2.4	–	試料:蒸し焼きしたもの ビタミンC:酸化防止用として添加された食品を含む
5	260	7.7	2.9	0.33	0.26	3	28	3	48	4300	Tr	4300			6	0.18	1.45	9.5	0.23	7.8	140	2.35	29.0	3	–	2.2	–	
4	380	20.0	8.7	0.92	0.30	4	81	1	190	17000	(0)	17000			1	0.29	5.17	26.0	0.66	24.0	310	7.28	130.0	10	–	1.8	–	
3	7	0.7	0.1	0.01	0.03	2	7	6	2	(0)		(0)	0	0	0	(0)	(0)	(0.1)	0	0	2	0.08	0.4	(0)	–	0.7	–	試料:家庭用 (100g:154mL、100mL:65g)
7	180	2.7	2.5	0.08	0.01	1	8	1	1	12		12	0.7	0.7	19	0.16	0.21	9.8	0.32	1.3	1	0.51	1.4	1	–	0.2	–	別名 ひつじ 試料:ニュージーランド及びオーストラリア産
0	220	3.6	3.9	0.11	0	1	7	1	1	14		14	0.7	1.0	22	0.16	0.26	12.0	0.37	1.5	Tr	0.66	1.9	Tr	–	0.2	67	別名 ひつじ 試料:ニュージーランド及びオーストラリア産
3	190	2.8	3.1	0.10	0.01	1	10	1	1	8		8				0.14	0.24	12.0	0.33	1.5	2	0.75		1	–	0.2	–	別名 ひつじ 試料:オーストラリア産
1	140	2.5	3.4	0.13	0.01	–	–	–	–	7	(0)	7	0.4	1.3	18	0.14	0.33	8.5	0.30	1.4	1	1.12	–	1	–	0.1	–	別名 ひつじ 試料:ニュージーランド及びオーストラリア産
3	120	2.2	5.0	0.13		–	–			8		8	0.4	0.5	23	0.13	0.26	7.5	0.12		2	0.94	–	–	–	0.2	–	別名 ひつじ 試料:ニュージーランド及びオーストラリア産
7	140	1.2	2.6	0.08	0.01	1	8	1	Tr	30	0	30	0.6	0.6	22	0.12	0.16	7.3	0.23	1.4	1	0.64	–	1	–	0.2	–	別名 ひつじ 試料:ニュージーランド及びオーストラリア産

備考欄の凡例:
硝:硝酸イオン ポ:ポリフェノール
タ:タンニン テ:テオブロミン
カ:カフェイン
見当:概量（1個、1尾、1切れなど）とその目安重量（廃棄部分を含む重量）

（0）：推定値 0，（Tr）：推定値 微量，Tr：微量，－：未測定　　※炭水化物成分表から算出。

肉類

食品番号	食品名	廃棄率 %	エネルギー kJ	エネルギー kcal	水分 g	たんぱく質 アミノ酸組成による g	脂肪酸のトリアシルグリセロール当量 g	飽和脂肪酸 g	n-3系多価不飽和脂肪酸 g	n-6系多価不飽和脂肪酸 g	コレステロール mg	利用可能炭水化物 g	糖類※ g	食物繊維総量 g	糖アルコール g	有機酸 g	七訂 エネルギー kcal	たんぱく質 g	脂質 g	炭水化物 g	灰分 g	ナトリウム mg	カリウム mg	カルシウム mg
11282	ロース 脂身つき 焼き	0	1488	358	43.5	19.0	27.2	14.26	0.45	0.73	88	9.4*	–	(0)	–	–	388	21.8	31.4	0.2	1.0	80	290	11
11246	ロース 皮下脂肪なし 生	0	539	128	72.3	18.0	4.3	2.06	0.10	0.19	67	3.7*	–	0	–	0.7	143	22.3	5.2	0	1.0	77	330	7
11203	もも 脂身つき 生	0	684	164	69.7	17.6	10.3	4.91	0.18	0.34	64	(0.3)	–	(0)	–	–	198	20.0	12.0	0.3	1.0	59	340	3
11283	もも 脂身つき 焼き	0	1111	267	53.5	25.0	18.4	9.19	0.36	0.59	99	(0.2)	–	(0)	–	–	312	28.6	20.3	0.3	1.0	64	370	
11179	混合プレスハム	0	420	100	75.8	14.4*	3.4	1.32	0.13	0.45	31	(2.7)	–	(0)	–	–	107	14.4	4.1	3.0	2.7	880	140	
	やぎ																							
11204	肉 赤肉 生	0	420	99	75.4	18.9	1.0	0.38	0.05	0.14	70	3.8*	–	(0)	–	–	107	21.9	1.5	0.2	1.0	45	310	

〈鳥肉類〉

食品番号	食品名	廃棄率 %	エネルギー kJ	エネルギー kcal	水分 g	たんぱく質 アミノ酸組成による g	脂肪酸のトリアシルグリセロール当量 g	飽和脂肪酸 g	n-3系多価不飽和脂肪酸 g	n-6系多価不飽和脂肪酸 g	コレステロール mg	利用可能炭水化物 g	糖類※ g	食物繊維総量 g	糖アルコール g	有機酸 g	七訂 エネルギー kcal	たんぱく質 g	脂質 g	炭水化物 g	灰分 g	ナトリウム mg	カリウム mg	カルシウム mg
	あいがも→かも																							
	あひる→かも																							
	うずら																							
11207	肉 皮つき 生	0	808	194	65.4	(17.8)	11.9	2.93	0.24	4.36	120	3.8*	–	(0)	–	–	208	20.5	12.9	0.1	1.1	35	280	
	がちょう																							
11239	フォアグラ ゆで	0	1938	470	39.7	(7.0)	48.5	18.31	0	0.61	650	(1.4)	–	(0)	–	–	510	8.3	49.9	1.5	0.6	44	130	
	かも																							
11208	まがも 肉 皮なし 生	0	498	118	72.1	(19.8)	2.2	0.70	0.03	0.52	86	4.7*	–	(0)	–	–	128	23.6	3.0	0.1	1.2	72	400	
11205	あいがも 肉 皮つき 生	0	1257	304	56.0	(12.4)	28.2	8.02	0.32	5.35	86	(0.1)	–	(0)	–	–	333	14.2	29.0	0.1	0.7	62	220	
11206	あひる 肉 皮つき 生	0	985	237	62.7	(13.3)	18.2	4.94	0.34	4.37	85	5.0*	–	(0)	–	–	250	14.9	19.8	0.1	0.8	67	250	
11247	あひる 肉 皮なし 生	0	398	94	77.2	17.2	1.5	0.46	0.03	0.42	88	3.0*	–	(0)	–	–	106	20.1	2.2	0.2	1.1	84	360	
11284	あひる 皮 生	0	1852	448	41.3	7.6	42.9	11.55	0.71	10.20	79	7.9*	–	(0)	–	–	462	7.3	45.8	0	0.3	42	84	
	きじ																							
11209	肉 皮なし 生	0	427	101	75.0	(19.7)	0.8	0.28	0.03	0.19	73	3.7*	–	(0)	–	–	108	23.0	1.1	0.1	0.8	38	220	
	しちめんちょう																							
11210	肉 皮なし 生	0	422	99	74.6	19.8	0.4	0.15	0.04	0.11	62	4.0*	–	(0)	–	–	106	23.5	0.7	0.1	1.1	37	190	
	すずめ																							
11211	肉 骨・皮つき 生	0	479	114	72.2	18.1*	4.6	1.84	0.20	0.81	230	(0.1)	–	(0)	–	–	132	18.1	5.9	0.1	3.7	80	160	110
	にわとり																							
	［親・主品目］																							
11212	手羽 皮つき 生	40	760	182	66.0	(20.8)	9.6	2.06	0.09	2.25	140	3.0*	–	(0)	–	–	195	23.0	10.4	0	0.8	44	120	1
11213	むね 皮つき 生	0	954	229	62.6	(15.5)	16.5	5.19	0.11	2.26	86	4.7*	–	(0)	–	–	244	19.5	17.2	0	0.7	31	190	
11214	むね 皮なし 生	0	477	113	72.8	(19.7)	1.5	0.40	0.02	0.40	73	5.1*	–	(0)	–	–	121	24.4	1.9	0	0.9	34	210	

左側欄外（縦見出し）：穀類／いも及びでん粉類／砂糖及び甘味類／豆類／種実類／野菜類／果実類／きのこ類／藻類／魚介類／**肉類**／卵類／乳類／油脂類／菓子類／し好飲料類／調味料及び香辛料類／調理済み流通食品類

アミノ酸組成によるたんぱく質の＊→「たんぱく質」の値、脂肪酸のトリアシルグリセロール当量の＊→「脂質」の値が入っている。
利用可能炭水化物は「利用可能炭水化物（質量計）」の値だが、＊がついているものは「差引き法による利用可能炭水化物」の値（p.2、3 参照）。

可食部 100 g 当たり

マグネシウム	リン	鉄	亜鉛	銅	マンガン	ヨウ素	セレン	クロム	モリブデン	ビタミンA レチノール	ビタミンA β-カロテン当量	ビタミンA レチノール活性当量	ビタミンD	ビタミンE α-トコフェロール	ビタミンK	ビタミンB_1	ビタミンB_2	ナイアシン当量	ビタミンB_6	ビタミンB_{12}	葉酸	パントテン酸	ビオチン	ビタミンC	アルコール	食塩相当量	重量変化率	備考
mg	mg	mg	mg	mg	mg	μg	μg	μg	μg	μg	μg	μg	μg	mg	μg	mg	mg	mg	mg	μg	μg	mg	μg	mg	g	g	%	
21	160	1.7	3.3	0.11	0	1	5	1	1	37	Tr	37	0	0.6	29	0.13	0.21	9.8	0.27	2.1	1	0.69	2.7	1	–	0.2	73	別名 ひつじ 試料:ニュージーランド及びオーストラリア産
23	190	1.9	2.7	0.12	0.01	1	11	0	Tr	7	–	7	0	0.1	11	0.15	0.25	13.0	0.36	1.6	1	0.77	1.8	1	–	0.2	–	別名 ひつじ 試料:ニュージーランド及びオーストラリア産 筋間脂肪:6.4%
22	200	2.0	3.1	0.10	0.01	1	9	Tr	1	9	0	9	0	0.4	15	0.18	0.27	11.0	0.29	1.8	1	0.80	2.0	1	–	0.2	–	別名 ひつじ 試料:ニュージーランド及びオーストラリア産
24	220	2.5	4.5	0.15	0	1	13	1	1	14	0	14	0	0.5	23	0.19	0.32	14.0	0.29	2.1	4	0.84	2.5	Tr	–	0.2	66	別名 ひつじ 試料:ニュージーランド及びオーストラリア産
2	210	1.1	1.7	0.06	0.04	–	–	–	–	Tr	(0)	(Tr)	0.4	0.4	6	0.10	0.18	4.2	0.09	1.2	5	0.29	–	31	–	2.2	–	マトンに、つなぎとして魚肉を混合したもの ビタミンC:添加品を含む
5	170	3.8	4.7	0.11	0.02	–	–	–	–	3	0	3	0	1.0	2	0.07	0.28	11.0	0.26	2.8	2	0.45	–	1	–	0.1	–	
7	100	2.9	0.8	0.11	0.02	–	–	–	–	45	Tr	45	0.1	0.8	53	0.12	0.50	(11.0)	0.53	0.7	11	1.85	–	Tr	–	0.1	–	
0	150	2.7	1.0	1.85	0.05	–	–	–	–	1000	(0)	1000	0.9	0.3	6	0.27	0.81	(4.4)	0.30	7.6	220	4.38	–	7	–	0.1	–	試料:調味料無添加品
7	260	4.3	1.4	0.36	0.03	–	–	–	–	15	Tr	15	3.1	Tr	14	0.40	0.69	(14.0)	0.61	3.5	3	2.17	–	1	–	0.2	–	試料:冷凍品 皮下脂肪を除いたもの
6	130	1.9	1.4	0.26	0.02	–	–	–	–	46	(0)	46	1.0	0.2	21	0.24	0.35	(6.5)	0.32	1.1	2	1.67	–	1	–	0.2	–	試料:冷凍品
7	160	1.6	1.6	0.20	0.01	7	16	Tr	2	62	0	62	0.8	0.4	41	0.30	0.26	(8.2)	0.34	2.1	10	1.20	4.0	2	–	0.1	–	皮及び皮下脂肪:40.4%
6	230	2.4	2.3	0.31	0.02	11	21	1	2	22	0	22				0.46	0.41	12.0	0.55	3.0	14	1.83	5.6	3	–	0.2	–	皮下脂肪を除いたもの
5	59	0.4	0.7	0.03	0	2	10	1	1	140	–	140	1.4	0.4	70	0.07	0.05	2.1	0.05	0.8	5	0.27	1.5	2	–	0.1	–	皮下脂肪を含んだもの
7	190	1.0	1.0	0.10	0.03	–	–	–	–	7	Tr	7	0.5	0.3	19	0.08	0.24	(14.0)	0.65	1.7	12	1.07	–	1	–	0.1	–	試料:冷凍品 皮下脂肪を除いたもの
9	140	1.1	0.8	0.05	0.02	–	–	–	–	Tr	Tr	Tr	0.1	Tr	18	0.07	0.24	12.0	0.72	0.6	10	1.51	–	2	–	0.1	–	皮下脂肪を除いたもの
2	660	8.0	2.7	0.41	0.12	–	–	–	–	15	Tr	15	0.2	0.2	4	0.28	0.80	5.8	0.59	5.0	16	4.56	–	Tr	–	0.2	–	試料:冷凍品 くちばし、内臓及び足先を除いたもの
4	100	1.2	1.7	0.05	0.01	–	–	–	–	60	Tr	60	0.1	0.1	70	0.04	0.11	(7.3)	0.20	0.7	10	1.33	–	1	–	0.1	–	廃棄部位:骨
0	120	0.3	0.7	0.05	0.01	–	–	–	–	72	Tr	72	0.1	0.1	50	0.05	0.08	(12.0)	0.35	0.3	5	0.97	–	1	–	0.1	–	皮及び皮下脂肪:32.8%
5	150	0.4	0.7	0.05	0.01	–	–	–	–	50	Tr	50	0.1	0.1	20	0.06	0.10	(13.0)	0.47	0.5	5	1.13	–	1	–	0.1	–	皮下脂肪を除いたもの

備考欄凡例
硝：硝酸イオン　ポ：ポリフェノール
タ：タンニン　テ：テオブロミン
カ：カフェイン
見当：概量（1個、1尾、1切れなど）とその目安重量（廃棄部分を含む重量）

穀類 / いも及びでん粉類 / 砂糖及び甘味類 / 豆類 / 種実類 / 野菜類 / 果実類 / きのこ類 / 藻類 / 魚介類 / 肉類 / 卵類 / 乳類 / 油脂類 / 菓子類 / 飲料類・し好飲料類 / 調味料及び香辛料類 / 調理済み流通食品類

(0)：推定値 0，　(Tr)：推定値 微量，Tr：微量，－：未測定　　※炭水化物成分表から算出。

肉類

食品番号	食品名	廃棄率 %	エネルギー kJ	エネルギー kcal	水分 g	たんぱく質 アミノ酸組成による g	脂質 トリアシルグリセロール当量 g	脂肪酸 飽和 g	脂肪酸 n-3系 多価不飽和 g	脂肪酸 n-6系 多価不飽和 g	コレステロール mg	利用可能炭水化物 g	糖類※ g	食物繊維総量 g	糖アルコール g	有機酸 g	七訂 エネルギー kcal	七訂 たんぱく質 g	七訂 脂質 g	七訂 炭水化物 g	灰分 g	ナトリウム mg	カリウム mg	カルシウム mg
11215	もも 皮つき 生	0	971	234	62.9	(17.4)	18.3	5.67	0.12	2.66	90	0	-	(0)	-	-	253	17.3	19.1	0	0.7	42	160	8
11216	もも 皮なし 生	0	539	128	72.3	(18.5)	4.2	0.99	0.04	1.09	77	4.1*	-	(0)	-	-	138	22.0	4.8	0	0.9	50	220	9
	[親・副品目]																							
11217	ささみ 生	5	452	107	73.2	(20.3)	0.8	0.23	0.01	0.21	52	4.6*	-	(0)	-	-	114	24.6	1.1	0	1.1	40	280	
	[若どり・主品目]																							
11218	手羽 皮つき 生	35	788	189	68.1	(16.5)	13.7	3.98	0.16	1.84	110	0	-	(0)	-	-	210	17.8	14.3	0	0.8	79	220	1
11285	手羽さき 皮つき 生	40	859	207	67.1	16.3	15.7	4.40	0.18	2.14	120	0	-	(0)	-	-	226	17.4	16.2	0	0.8	78	210	2
11286	手羽もと 皮つき 生	30	730	175	68.9	16.7	12.1	3.64	0.14	1.59	100	0	-	(0)	-	-	197	18.2	12.8	0	0.8	80	230	10
11219	むね 皮つき 生	0	558	133	72.6	17.3	5.5	1.53	0.11	0.92	73	3.6	-	(0)	-	-	145	21.3	5.9	0.1	1.0	42	340	
11287	むね 皮つき 焼き	0	904	215	55.1	29.2	8.4	2.33	0.18	1.50	120	5.8*	-	(0)	-	-	233	34.7	9.1	0.1	1.6	65	510	
11220	むね 皮なし 生	0	445	105	74.6	19.2	1.6	0.45	0.05	0.32	72	3.4	-	(0)	-	-	116	23.3	1.9	0.1	1.1	45	370	
11288	むね 皮なし 焼き	0	747	177	57.6	33.2	2.8	0.78	0.08	0.56	120	4.7*	-	(0)	-	-	195	38.8	3.3	0.1	1.7	73	570	
11221	もも 皮つき 生	0	790	190	68.5	17.0	13.5	4.37	0.09	1.76	89	0	-	(0)	-	-	204	16.6	14.2	0	0.9	62	290	
11223	もも 皮つき ゆで	0	902	216	62.9	(22.1)	14.2	4.43	0.09	1.81	130	0	-	(0)	-	-	236	22.0	15.2	0	0.8	47	210	
11222	もも 皮つき 焼き	0	920	220	58.4	(26.4)	12.7	4.02	0.06	1.65	130	0	-	(0)	-	-	241	26.3	13.9	0	1.2	92	390	
11289	もも 皮つき から揚げ	0	1282	307	41.2	20.5	17.2	3.26	0.70	2.97	110	17.0*	0.6	0.8	-	-	313	24.2	18.1	13.3	3.2	990	430	1
11224	もも 皮なし 生	0	477	113	76.1	16.3	4.3	1.38	0.04	0.67	87	2.3	-	(0)	-	-	127	19.0	5.0	0	1.0	69	320	
11226	もも 皮なし ゆで	0	593	141	69.1	(21.1)	4.2	1.36	0.04	0.65	120	4.6*	-	(0)	-	-	155	25.1	5.2	0	1.0	56	260	1
11225	もも 皮なし 焼き	0	612	145	68.1	(21.5)	4.5	1.41	0.04	0.71	120	4.7*	-	(0)	-	-	161	25.5	5.7	0	1.2	81	380	
11290	もも 皮なし から揚げ	0	1045	249	47.1	20.8	10.5	1.62	0.59	1.99	100	17.3*	0.9	0.9	-	-	255	25.4	11.4	12.7	3.4	1100	440	1
	[若どり・副品目]																							
11227	ささみ 生	5	414	98	75.0	19.7	0.5	0.17	0.02	0.11	66	2.8*	-	(0)	-	0.7	109	23.9	0.8	0.1	1.2	40	410	
11229	ささみ ゆで	0	515	121	69.2	25.4	0.6	0.20	0.01	0.10	77	3.1*	-	(0)	-	0.6	134	29.6	1.0	0	1.2	38	360	
11228	ささみ 焼き	0	562	132	66.4	26.9	0.8	0.28	0.02	0.16	84	3.5*	-	(0)	-	0.8	147	31.7	1.4	0	1.4	53	520	
11298	ささみ ソテー	0	786	186	57.3	30.6	4.6	0.58	0.30	0.91	100	4.7*	-	(0)	-	1.0	195	36.1	5.4	0.1	1.8	61	630	
11300	ささみ フライ	0	1030	246	52.4	22.4	12.2	1.04	0.99	2.32	71	11.1*	0.2	-	-	0.7	249	26.8	12.8	6.7	1.3	95	440	
11299	ささみ 天ぷら	0	806	192	59.3	22.2	6.9	0.65	0.55	1.32	71	9.6*	0.1	-	-	0.7	195	25.7	7.4	6.2	1.3	65	430	2
	[二次品目]																							
11230	ひき肉 生	0	712	171	70.2	14.6	11.0	3.28	0.13	1.77	80	3.4*	-	(0)	-	-	186	17.5	12.0	0	0.8	55	250	

可食部100g当たり

穀類 / いも及びでん粉類 / 砂糖及び甘味類 / 豆類 / 種実類 / 野菜類 / 果実類 / きのこ類 / 藻類 / 魚介類 / 肉類 / 卵類 / 乳類 / 油脂類 / 菓子類 / 嗜好飲料類 / 調味料及び香辛料類 / 調理済み流通食品類

ミノ酸組成によるたんぱく質の＊→「たんぱく質」の値、脂肪酸のトリアシルグリセロール当量の＊→「脂質」の値が入っている。
用可能炭水化物は「利用可能炭水化物（質量計）」の値だが、＊がついているものは「差引き法による利用可能炭水化物」の値（p.2、3参照）。

可食部100g当たり

備考欄凡例：硝：硝酸イオン　ポ：ポリフェノール　タ：タンニン　テ：テオブロミン　カ：カフェイン　見当：概量（1個、1尾、1切れなど）とその目安重量（廃棄部分を含む重量）

マグネシウム mg	リン mg	鉄 mg	亜鉛 mg	銅 mg	マンガン mg	ヨウ素 µg	セレン µg	クロム µg	モリブデン µg	レチノール µg	β-カロテン当量 µg	レチノール活性当量 µg	ビタミンD µg	ビタミンE α-トコフェロール mg	ビタミンK µg	ビタミンB1 mg	ビタミンB2 mg	ナイアシン当量 mg	ビタミンB6 mg	ビタミンB12 µg	葉酸 µg	パントテン酸 mg	ビオチン µg	ビタミンC mg	アルコール g	食塩相当量 g	重量変化率 %	備考
16	110	0.9	1.7	0.07	0.01	–	–	–	–	47	Tr	47	0.1	0.1	62	0.07	0.23	(7.6)	0.17	0.5	6	1.57	–	1	–	0.1	–	皮及び皮下脂肪：30.6%
21	150	2.1	2.3	0.09	0.01	–	–	–	–	17	Tr	17	0	0.1	38	0.10	0.31	(8.7)	0.22	0.6	7	2.15	–	1	–	0.1	–	皮下脂肪を除いたもの
21	200	0.6	2.4	0.09		–	–		–	9	Tr	9	0	0.1	18	0.09	0.12	(16.0)	0.66	0.1	7	1.68	–	Tr	–	0.1	–	廃棄部位：すじ
17	150	0.5	1.2	0.02	0	2	14	1	4	47	0	47	0	0.6	42	0.07	0.10	(9.4)	0.38	0.4	10	0.87	3.1	2	–	0.1	–	別名ブロイラー　廃棄部位：骨　手羽先：44.5%、手羽元：55.5%
16	140	0.6	1.5	0.02	0	1	14	2	4	51	0	51	0	0.6	45	0.07	0.09	8.2	0.30	0.4	8	0.84	3.0	2	–	0.2	–	別名ブロイラー　廃棄部位：骨
19	150	0.5	1.0	0.02	0	2	14	1	4	44	0	44	0.3	0.6	39	0.08	0.10	10.0	0.45	0.3	12	0.89	3.1	2	–	0.1	–	別名ブロイラー　廃棄部位：骨
27	200	0.3	0.6	0.03	0.01	0	17	1	2	18	–	18	0	0.3	23	0.09	0.10	15.0	0.57	0.2	12	1.74	2.9	3	–	0.1	–	別名ブロイラー　皮及び皮下脂肪：9.0%
30	300	0.4	1.0	0.05	0.01	0	28	1	3	27	0	27	0	0.3	23	0.12	0.17	24.0	0.60	0.2	17	2.51	5.4	3	–	0.2	62	別名ブロイラー
29	220	0.3	0.7	0.02	0.02	0	17	Tr	2	9	–	9	0	0.3	16	0.11	0.11	17.0	0.64	0.2	13	1.92	3.2	3	–	0.1	–	別名ブロイラー　皮下脂肪を除いたもの
27	340	0.5	1.1	0.04	0.01	0	29	1	3	14	0	14	0	0.3	29	0.14	0.18	27.0	0.66	0.2	18	2.58	5.3	3	–	0.2	61	別名ブロイラー　皮下脂肪を除いたもの
21	170	0.6	1.6	0.04	0.01	Tr	17	0	2	40	–	40	0	0.7	29	0.10	0.15	8.5	0.25	0.2	13	0.81	3.5	3	–	0.1	–	別名ブロイラー　皮及び皮下脂肪：21.2%
23	160	1.0	2.0	0.07	0.02	–	3	0	3	47	–	47	0	0.2	47	0.07	0.21	(9.4)	0.22	0.5	7	1.06	0.2	2	–	0.1	70	別名ブロイラー
29	230	0.9	2.5	0.05	0.01	Tr	29	0	3	25	–	25	0	0.4	34	0.14	0.24	(13.0)	0.28	0.5	8	1.20	5.6	2	–	0.1	61	別名ブロイラー
32	240	1.0	2.1	0.07	0.17	Tr	25	1	6	28	0	28	0	2.5	45	0.12	0.23	10.0	0.21	0.3	23	1.19	4.8	2	–	2.5	75(65)	別名ブロイラー　調理による脂質の増減：表13（p.328）参照
24	190	0.6	1.8	0.04	0.01	–	19	0	2	16	–	16	0	0.6	23	0.12	0.19	9.5	0.31	0.4	10	1.06	3.6	3	–	0.2	–	別名ブロイラー　皮下脂肪を除いたもの
25	190	0.8		0.05	0.01	–	–	–	–	14	–	14	0	0.3	25	0.12	0.22	(11.0)	0.36	0.4	8	0.99	–	2	–	0.2	70	別名ブロイラー　皮下脂肪を除いたもの
29	220	0.9	2.6	0.06	0.01	–	–	–	–	13	–	13	0	0.3	29	0.14	0.23	(12.0)	0.37	0.4	10	1.33	–	3	–	0.2	72	別名ブロイラー　皮下脂肪を除いたもの
24	250	1.0	2.3	0.07	0.18	Tr	25	1	7	17	–	17	0	2.2	33	0.25	0.12	12.0	0.23	0.3	22	1.11	5.6	2	–	2.7	82(70)	別名ブロイラー　皮下脂肪を除いたもの　調理による脂質の増減：表13（p.328）参照
2	240	0.3	0.6	0.03	0.01	0	22	0	4	5	Tr	5	0	0.7	12	0.09	0.11	17.0	0.62	0.2	15	2.07	2.8	3	–	0.1	–	別名ブロイラー　廃棄部位：すじ
4	240	0.3	0.8	0.03	0.01	–	–	–	–	4	Tr	4	0	0.1	8	0.09	0.13	18.0	0.63	0.2	11	1.72	–	2	–	0.1	76	別名ブロイラー　すじを除いたもの
1	310	0.4	0.4	0.02		–	–	–	–	4	Tr	4	0	0.1	11	0.11	0.16	25.0	0.59	0.2	13	2.37	–	2	–	0.1	73	別名ブロイラー　すじを除いたもの
4	340	0.4	1.0	0.03	0.01	(0)	33	(0)	6	8	–	8	(0)	1.8	26	0.10	0.18	26.0	0.65	0.2	19	2.95	5.5	4	–	0.2	64	別名ブロイラー　すじを除いたもの　植物油（なたね油）調理による脂質の増減：表14（p.329）参照
6	260	0.4	0.8	0.04	0.08	2	26	Tr	5	4	4	4	–	3.2	35	0.09	0.15	17.0	0.39	0.1	15	1.84	3.9	–	–	0.2	91(79)	別名ブロイラー　すじを除いたもの　調理による脂質の増減：表13（p.328）参照
4	250	0.4	0.8	0.03	0.06	1	22	1	4	9	–	9	0.5	2.3	25	0.16	0.17	17.0	0.51	0.3	16	1.79	3.8	3	–	0.2	92(74)	別名ブロイラー　すじを除いたもの　調理による脂質の増減：表13（p.328）参照
4	110	0.8	1.1	0.04	0.01	–	17	1	2	37	0	37	0.1	0.9	26	0.09	0.17	9.3	0.52	0.6	10	1.40	3.3	1	–	0.1		

（0）：推定値 0，　（Tr）：推定値 微量，　Tr：微量，　−：未測定　　※炭水化物成分表から算出。

肉類

可食部 100 g 当たり

食品番号	食品名	廃棄率 %	エネルギー kJ	エネルギー kcal	水分 g	たんぱく質 アミノ酸組成による g	脂質 脂肪酸のトリアシルグリセロール当量 g	脂肪酸 飽和脂肪酸 g	脂肪酸 n-3系多価不飽和脂肪酸 g	脂肪酸 n-6系多価不飽和脂肪酸 g	コレステロール mg	炭水化物 利用可能炭水化物 g	炭水化物 糖類※ g	炭水化物 食物繊維総量 g	炭水化物 糖アルコール g	有機酸 g	七訂 エネルギー kcal	七訂 たんぱく質 g	七訂 脂質 g	七訂 炭水化物 g	灰分 g	ナトリウム mg	カリウム mg	カルシウム mg
11291	ひき肉　焼き	0	981	235	57.1	23.1	13.7	4.17	0.16	2.13	120	4.8*	−	(0)	−	−	255	27.5	14.8	0	1.3	85	400	19
	[副品目]																							
11231	心臓　生	0	773	186	69.0	12.2	13.2	3.86	0.19	2.07	160	4.6*	−	(0)	−	−	207	14.5	15.5	Tr	1.0	85	240	
11232	肝臓　生	0	422	100	75.7	16.1	1.9	0.72	0.25	0.38	370	4.7*	−	(0)	−	−	111	18.9	3.1	0.6	1.7	85	330	
11233	すなぎも　生	0	365	86	79.0	15.5	1.2	0.40	0.04	0.20	200	3.5*	−	(0)	−	−	94	18.3	1.8	Tr	0.9	55	230	
11234	皮　むね　生	0	1922	466	41.5	6.8	46.7	14.85	0.28	6.03	110	4.6*	−	(0)	−	−	492	9.4	48.1	0	0.4	23	140	
11235	皮　もも　生	0	1951	474	41.6	5.3	50.3	16.30	0.29	6.25	120	0	−	(0)	−	−	513	6.6	51.6	0	0.2	23	33	
11236	なんこつ(胸肉)　生	0	228	54	85.0	12.5*	0.3	0.09	Tr	0.03	29	(0.4)	−	(0)	−	−	54	12.5	0.4	0.4	1.7	390	170	47
	[その他]																							
11237	焼き鳥缶詰	0	726	173	62.8	15.5	7.6	2.08	0.10	1.60	76	10.6	9.6	(0)	0	0.3	177	18.4	7.8	8.2	2.8	850	200	12
11292	チキンナゲット	0	982	235	53.7	13.0	12.3	3.28	0.36	1.90	45	17.1	0.6	1.2	0	0.4	245	15.5	13.7	14.9	2.3	630	260	4
11293	つくね	0	979	235	57.9	13.5	14.8	3.98	0.29	2.71	85	10.8	5.7	(1.9)	0.4		235	15.2	15.2	9.3	2.4	720	260	3
	はと																							
11238	肉　皮なし　生	0	551	131	71.5	(19.0)	4.4	1.23	0.05	1.04	160	3.8*	−	(0)	−	−	141	21.8	5.1	0.3	1.3	88	380	
	フォアグラ→がちょう																							
	ほろほろちょう																							
11240	肉　皮なし　生	0	417	98	75.2	19.4	0.7	0.21	0.02	0.24	75	3.6*	−	(0)	−	−	105	22.5	1.0	0.2	1.1	67	350	

〈その他〉

食品番号	食品名	廃棄率 %	エネルギー kJ	エネルギー kcal	水分 g	たんぱく質 g	脂質 g	飽和脂肪酸 g	n-3系 g	n-6系 g	コレステロール mg	利用可能炭水化物 g	糖類 g	食物繊維総量 g	糖アルコール g	有機酸 g	七訂 エネルギー kcal	七訂 たんぱく質 g	七訂 脂質 g	七訂 炭水化物 g	灰分 g	ナトリウム mg	カリウム mg	カルシウム mg
	いなご																							
11241	つくだ煮	0	1031	243	33.7	26.3*	0.6	0.11	0.12	0.08	77	33.1*	−	(0)	−	−	247	26.3	1.4	32.3	6.3	1900	260	2
	かえる																							
11242	肉　生	0	392	92	76.3	22.3*	0.2	0.07	0.06	0.03	43	(0.3)	−	(0)	−	−	99	22.3	0.3	0.3	0.7	33	230	
	すっぽん																							
11243	肉　生	0	729	175	69.1	16.4*	12.0	2.66	2.32	1.02	95	(0.5)	−	(0)	−	−	197	16.4	13.4	0.5	0.6	69	150	1
	はち																							
11244	はちの子缶詰	0	1008	239	44.3	16.2*	6.8	2.45	0.51	0.88	55	(27.2)	−	(0)	−	−	250	16.2	7.2	30.2	2.1	680	110	1

側見出し：穀類／いも及びでん粉類／砂糖及び甘味類／豆類／種実類／野菜類／果実類／きのこ類／藻類／魚介類／肉類／卵類／乳類／油脂類／菓子類／し好飲料類／調味料及び香辛料類／調理済み流通食品類

ミノ酸組成によるたんぱく質の＊→「たんぱく質」の値、脂肪酸のトリアシルグリセロール当量の＊→「脂質」の値が入っている。
用可能炭水化物は「利用可能炭水化物（質量計）」の値だが、＊がついているものは「差引き法による利用可能炭水化物」の値（p.2、3参照）。

可食部100g当たり

マグネシウム	リン	鉄	亜鉛	銅	マンガン	ヨウ素	セレン	クロム	モリブデン	ビタミンA レチノール	β-カロテン当量	レチノール活性当量	ビタミンD	ビタミンE α-トコフェロール	ビタミンK	ビタミンB₁	ビタミンB₂	ナイアシン当量	ビタミンB₆	ビタミンB₁₂	葉酸	パントテン酸	ビオチン	ビタミンC	アルコール	食塩相当量	重量変化率	備考
mg	mg	mg	mg	mg	mg	μg	μg	μg	μg	μg	μg	μg	μg	mg	μg	mg	mg	mg	mg	μg	μg	mg	μg	mg	g	g	%	
37	170	1.4	1.8	0.05	0.02	5	27	2	4	47	0	47	0.2	1.3	41	0.14	0.26	15.0	0.61	0.4	13	2.00	5.5	1	–	0.2	62	
15	170	5.1	2.3	0.32	–	–	–	–	–	700	Tr	700	0.4	1.0	51	0.22	1.10	9.4	0.21	1.7	43	4.41	–	5		0.2	–	別名 はつ
19	300	9.0	3.3	0.32	0.33	1	60	1	82	14000	30	14000	0.2	0.4	14	0.38	1.80	9.0	0.65	44.0	1300	10.00	230.0	20		0.2	–	別名 レバー
14	140	2.5	2.8	0.10	–	–	–	–	–	4	Tr	4	0	0.3	28	0.06	0.26	6.7	0.04	1.7	36	1.30	–	5		0.1	–	別名 砂ぎも
8	63	0.3	0.5	0.05	0.01	–	–	–	–	120	0	120	0.2	0.4	110	0.02	0.05	7.6	0.11	0.4	3	0.64	–	1		0.1	–	皮下脂肪を含んだもの
6	34	0.3	0.4	0.02	0.01	1	9	3	1	120	Tr	120	0.3	0.2	120	0.04	0.05	3.5	0.04	0.3	2	0.25	2.9	1		0.1	–	皮下脂肪を含んだもの
15	78	0.3	0.3	0.03	0.02	–	–	–	–	1	(0)	1	0	Tr	5	0.03	0.03	5.7	0.03	0.1	5	0.64	–	3		1.0	–	別名 やげん
21	75	2.9	1.6	0.08	0.07	1	15	3	4	60	(0)	60	0	0.6	21	0.01	0.18	6.6	0.09	0.4	7	0.65	3.3	(0)	–	2.2	–	液汁を含んだもの（液汁33%）
24	220	0.6	0.6	0.04	0.13	4	13	3	7	16	100	24	0.2	2.9	27	0.08	0.09	9.7	0.28	1.1	13	0.87	2.8	1		1.6	–	
25	170	1.1	1.4	0.07	0.21	38	16	4	12	38	6	38	0	0.3	47	0.11	0.18	6.7	0.16	0.4	5	0.74	5.5	0		1.8	–	
28	260	4.4	0.6	0.17	0.04	–	–	–	–	16	Tr	16	0	0.3	5	0.32	1.89	(16.0)	0.53	2.0	2	4.48	–	3		0.2		試料：冷凍品
27	230	1.1	1.2	0.10	0.02	–	–	–	–	9	0	9	0.4	0.1	32	0.16	0.20	(13.0)	0.57	0.5	2	1.13	–	3		0.2		試料：冷凍品 皮下脂肪を除いたもの
32	180	4.7	3.2	0.77	1.21	–	–	–	–	Tr	900	75	0.3	2.8	7	0.06	1.00	6.1	0.12	0.1	54	0.43	–	(0)		4.8	–	
3	140	0.4	1.2	0.05	0.01	–	–	–	–	0	(0)	(0)	0.9	0.1	1	0.04	0.13	7.8	0.22	0.9	4	0.18	–	0		0.1	–	試料：うしがえる、冷凍品
0	88	0.9	1.6	0.04	0.02	–	–	–	–	94	Tr	94	3.6	1.0	5	0.91	0.41	5.7	0.11	1.2	16	0.20	–	(0)		0.2	–	甲殻、頭部、脚、内臓、皮等を除いたもの
4	110	3.0	1.7	0.36	0.76	–	–	–	–	0	500	42	0	1.0	4	0.17	1.22	6.5	0.04	0.1	20	0.52	–	(0)		1.7		原材料：主として地ばち（くろすずめばち）の幼虫

備考欄凡例：
硝：硝酸イオン　ポ：ポリフェノール
タ：タンニン　テ：テオブロミン
カ：カフェイン
見当：概量（1個、1尾、1切れなど）とその目安重量（廃棄部分を含む重量）

穀類／いも及びでん粉類／砂糖及び甘味類／豆類／種実類／野菜類／果実類／きのこ類／藻類／魚介類／肉類／卵類／乳類／油脂類／菓子類／し好飲料類／香辛料及び調味料類／調理済み流通食品類

213

（0）：推定値 0， （Tr）：推定値 微量， Tr：微量， −：未測定　※炭水化物成分表から算出。

卵類

可食部100g当たり

食品番号	食品名	廃棄率 %	エネルギー kJ	エネルギー kcal	水分 g	アミノ酸組成によるたんぱく質 g	脂肪酸のトリアシルグリセロール当量 g	飽和脂肪酸 g	n-3系多価不飽和脂肪酸 g	n-6系多価不飽和脂肪酸 g	コレステロール mg	利用可能炭水化物 g	糖類 g	食物繊維総量 g	糖アルコール g	有機酸 g	七訂エネルギー kcal	七訂たんぱく質 g	七訂脂質 g	七訂炭水化物 g	灰分 g	ナトリウム mg	カリウム mg	カルシウム mg
あひる卵																								
12020	ピータン	45	783	188	66.7	13.7*	13.5	3.06	0.24	1.40	680	3.0*	−	(0)	−	−	214	13.7	16.5	0	3.1	780	65	90
うこっけい卵																								
12001	全卵 生	15	642	154	73.7	(10.7)	10.5	3.60	0.21	1.71	550	4.2*	(0.3)	(0)	−	−	176	12.0	13.0	0.4	0.9	140	150	53
うずら卵																								
12002	全卵 生	15	655	157	72.9	11.4	10.7	3.87	0.33	1.27	470	3.9*	(0.3)	(0)	−	−	179	12.6	13.1	0.3	1.1	130	150	60
12003	水煮缶詰	0	675	162	73.3	(9.7)	11.9	4.24	0.35	1.45	490	4.1*	−	(0)	−	−	182	11.0	14.1	0.6	1.0	210	28	47
鶏卵																								
12004	全卵 生	14	594	142	75.0	11.3	9.3	3.12	0.11	1.32	370	3.4*	0.3	0	−	−	150	12.2	10.2	0.4	1.0	140	130	46
12005	全卵 ゆで	11	559	134	76.7	11.2	9.0	3.04	0.10	1.29	380	2.1*	0.3	0	−	−	153	12.5	10.4	0.3	1.0	140	130	4
12006	全卵 ポーチドエッグ	0	605	145	74.9	(10.6)	9.7	3.21	0.18	1.68	420	3.9*	−	(0)	−	−	164	12.3	11.7	0.2	0.9	110	130	5
12021	全卵 目玉焼き	0	853	205	67.0	12.7	15.5	3.81	0.58	2.50	470	3.9*	−	0	−	−	219	14.8	17.6	0.3	1.0	180	150	6
12022	全卵 いり	0	787	190	70.0	12.1	14.6	3.47	0.57	2.38	400	2.5*	−	0	−	−	205	13.3	16.7	0.3	0.9	160	140	5
12023	全卵 素揚げ	0	1326	321	54.8	12.8	29.9	4.71	1.78	5.12	460	(0.2)	−	0	−	−	345	14.3	31.9	0.3	0.9	180	160	5
12007	全卵 水煮缶詰	0	546	131	77.5	(9.3)	9.1	2.97	0.18	1.50	400	3.0*	−	(0)	−	−	146	10.8	10.6	Tr	1.1	310	25	4
12008	全卵 加糖全卵	0	838	199	58.2	(8.4)	8.9	2.96	0.09	1.30	330	21.7*	21.6	(0)	−	−	217	9.8	10.6	20.7	0.7	100	95	4
12009	全卵 乾燥全卵	0	2258	542	4.5	(42.3)	(35.3)	(12.29)	(0.29)	(5.84)	1500	13.7*	(0.6)	(0)	−	−	608	49.1	42.0	0.2	4.2	490	560	21
12010	卵黄 生	0	1392	336	49.6	13.8	28.2	9.39	0.35	4.19	1200	6.7*	0.2	0	−	−	394	16.5	34.3	0.2	1.7	53	100	14

ミノ酸組成によるたんぱく質の*→「たんぱく質」の値、脂肪酸のトリアシルグリセロール当量の*→「脂質」の値が入っている。
用可能炭水化物は「利用可能炭水化物（質量計）」の値だが、*がついているものは「差引き法による利用可能炭水化物」の値（p.2、3参照）。

可食部100g当たり

マグネシウム	リン	鉄	亜鉛	銅	マンガン	ヨウ素	セレン	クロム	モリブデン	レチノール	β-カロテン当量	レチノール活性当量	ビタミンD	ビタミンE α-トコフェロール	ビタミンK	ビタミンB1	ビタミンB2	ナイアシン当量	ビタミンB6	ビタミンB12	葉酸	パントテン酸	ビオチン	ビタミンC	アルコール	食塩相当量	重量変化率	備考
mg	mg	mg	mg	mg	mg	µg	µg	µg	µg	µg	µg	µg	µg	mg	µg	mg	mg	mg	mg	µg	µg	mg	µg	mg	g	g	%	
6	230	3.0	1.3	0.11	0.03	34	29	Tr	5	220	22	220	6.2	1.9	26	Tr	0.27	2.4	0.01	1.1	63	0.94	16.0	(0)	–	2.0	–	廃棄部位:泥状物及び卵殻(卵殻:15%)
11	220	2.2	1.6	0.08	0.04	–	–	–	–	160	26	160	1.0	1.3	4	0.10	0.32	(2.8)	0.10	1.1	6	1.78	–	0	–	0.4	–	廃棄部位:付着卵白を含む卵殻(卵殻:13%) 卵黄:卵白=38:62
1	220	3.1	1.8	0.11	0.03	140	46	0	8	350	16	350	2.5	1.6	15	0.14	0.72	3.2	0.13	4.7	91	0.98	19.0	(0)	–	0.3	–	廃棄部位:付着卵白を含む卵殻(卵殻:12%) 卵黄:卵白=38:62
8	160	2.8	1.8	0.13	0.02	73	42	0	9	480	7	480	2.6	1.6	21	0.03	0.33	(2.7)	0.05	3.3	47	0.53	8.4	(0)	–	0.5	–	液汁を除いたもの
10	170	1.5	1.1	0.05	0.02	33	24	0	4	210	7	210	3.8	1.3	12	0.06	0.37	(3.2)	0.09	1.1	49	1.16	24.0	0	–	0.4	–	廃棄部位:卵殻(付着卵白を含む) 付着卵白を含まない卵殻:13% 卵黄:卵白=32:68 ビタミンD:ビタミンD活性代謝物を含む(ビタミンD活性代謝物を含まない場合:1.3µg) 試料:通常の鶏卵(栄養成分が増減されていないもの)
11	170	1.5	1.1	0.05	0.03	20	25	0	2	160	4	170	2.5	1.2	11	0.06	0.32	(3.3)	0.09	1.0	48	1.18	25.0	0	–	0.3	99.7	廃棄部位:卵殻 卵黄:卵白=31:69 ビタミンD:ビタミンD活性代謝物を含む(ビタミンD活性代謝物を含まない場合:0.8µg) 試料:通常の鶏卵(栄養成分が増減されていないもの)
1	200	2.2	1.5	0.09	0.03	–	–	–	–	160	21	160	0.9	1.0	13	0.06	0.40	(3.0)	0.08	1.1	46	1.45	–	(0)	–	0.3	95	
4	230	2.1	1.4	0.06	0.04	25	35	0	6	200	–	200	3.9	2.1	19	0.07	0.41	3.7	0.11	1.2	58	1.29	27.0	0	–	0.5	86	植物油(なたね油) 調理による脂質の増減 表14 (p.329)参照 ビタミンD:ビタミンD活性代謝物を含む(ビタミンD活性代謝物を含まない場合:1.7µg) 試料:通常の鶏卵(栄養成分が増減されていないもの)、栄養強化卵
3	200	1.8	1.4	0.05	0.03	22	31	0	5	180	–	180	4.7	2.4	21	0.06	0.42	3.5	0.11	1.1	48	1.16	26.0	0	–	0.4	95	別名 スクランブルエッグ 植物油(なたね油) 調理による脂質の増減 表14 (p.329)参照 ビタミンD:ビタミンD活性代謝物を含む(ビタミンD活性代謝物を含まない場合:2.0µg) 試料:通常の鶏卵(栄養成分が増減されていないもの)、栄養強化卵
3	220	2.0	1.4	0.06	0.04	23	38	0	5	200	–	200	4.5	5.7	35	0.08	0.43	3.6	0.08	1.2	54	1.09	27.0	0	–	0.5	88	植物油(なたね油) 調理による脂質の増減 表13 (p.328)参照 ビタミンD:ビタミンD活性代謝物を含む(ビタミンD活性代謝物を含まない場合:1.9µg) 試料:通常の鶏卵(栄養成分が増減されていないもの)、栄養強化卵
8	150	1.7	1.2	0.09	0.01	–	–	–	–	85	0	85	0.7	1.1	16	0.02	0.31	(2.6)	0.03	0.9	23	0.30	–	(0)	–	0.8	–	液汁を除いたもの
0	160	1.5	1.0	0.04	0.02	44	18	0	7	130	–	130			8	0.06	0.38	(2.4)		0.6	61	1.33	19.0	(0)	–	0.3	–	試料:冷凍品 しょ糖:21.4g
5	700	3.0	2.0	0.15	0.08	–	–	–	–	420	30	420	3.3	6.6	56	0.29	1.24	(12.0)	0.21	2.7	180	0.13	–	0	–	1.2	–	
1	540	4.8	3.6	0.13	0.08	110	47	0	12	690	24	690	12.0	4.5	39	0.21	0.45	3.8	0.31	3.5	150	3.60	65.0	0	–	0.1	–	ビタミンD:ビタミンD活性代謝物を含む(ビタミンD活性代謝物を含まない場合:4.5µg) 試料:通常の鶏卵(栄養成分が増減されていないもの)

備考欄凡例:
硝:硝酸イオン　ポ:ポリフェノール
タ:タンニン　テ:テオブロミン
カ:カフェイン
見当:概量（1個、1尾、1切れなど）とその目安重量（廃棄部分を含む重量）

（サイドインデックス）穀類／いも及びでん粉類／砂糖及び甘味類／豆類／種実類／野菜類／果実類／きのこ類／藻類／魚介類／肉類／卵類／乳類／油脂類／菓子類／し好飲料類／調味料及び香辛料類／調理済み流通食品類

(0)：推定値0，　(Tr)：推定値 微量，　Tr：微量，　－：未測定　　※炭水化物成分表から算出。

食品番号	食品名	廃棄率	エネルギー		水分	たんぱく質 アミノ酸組成による たんぱく質	脂質 脂肪酸のトリアシルグリセロール当量	脂肪酸 飽和脂肪酸	n-3系 多価不飽和脂肪酸	n-6系 多価不飽和脂肪酸	コレステロール	炭水化物 利用可能炭水化物	糖類※	食物繊維総量	糖アルコール	有機酸	七訂(2015年版)のエネルギーの算出方法に基づく成分(参考) エネルギー	たんぱく質	脂質	炭水化物	灰分	ナトリウム	カリウム	カルシウム
		%	kJ	kcal	g	g	g	g	g	g	mg	g	g	g	g	g	kcal	g	g	g	g	mg	mg	mg
12011	卵黄　ゆで	0	1367	330	50.3	13.5	27.6	9.18	0.33	4.13	1200	6.9*	0.2	0	–	–	391	16.1	34.1	0.2	1.7	58	87	140
12012	卵黄　加糖卵黄	0	1365	327	42.0	(9.9)	20.0	6.53	0.28	3.36	820	26.7*	21.1	(0)	–	–	346	12.1	23.9	20.7	1.3	38	80	110
12013	卵黄　乾燥卵黄	0	2645	638	3.2	(24.8)	52.9	18.41	0.43	8.74	2300	15.7*	(0.2)	(0)	–	–	724	30.3	62.9	0.2	3.4	80	190	280
12014	卵白　生	0	188	44	88.3	9.5	0	Tr	0	Tr	1	1.6*	0.4	0	–	–	46	10.1	Tr	0.5	0.7	180	140	5
12015	卵白　ゆで	0	195	46	87.9	9.9	Tr	0.01	0	0.01	2	1.5*	0.3	0	–	–	47	10.5	0.1	0.4	0.7	170	140	
12016	卵白　乾燥卵白	0	1487	350	7.1	(77.0)	0.3	0.10	Tr	0.05	25	9.8*	–	(0)	–	–	378	86.5	0.4	0.2	5.8	1300	1300	6
12017	たまご豆腐	0	318	76	(85.2)	(5.8)	(4.5)	(1.53)	(0.05)	(0.65)	(190)	(3.1)*	(0.1)	0	–	0	82	(6.5)	(5.3)	(0.9)	(1.4)	(390)	(99)	(26)
12018	たまご焼　厚焼きたまご	0	609	146	(71.9)	(9.4)	(8.1)	(2.59)	(0.13)	(1.29)	(320)	(8.9)*	(6.5)	0	–	0	152	(10.5)	(9.2)	(6.5)	(1.8)	(450)	(130)	(41)
12019	たまご焼　だし巻きたまご	0	511	123	(77.5)	(9.8)	(8.0)	(2.65)	(0.11)	(1.20)	(330)	(2.9)*	(0.2)	0	–	0	129	(11.0)	(9.2)	(0.5)	(1.8)	(470)	(130)	(42)

ピータン→あひる卵

ミノ酸組成によるたんぱく質の*→「たんぱく質」の値、脂肪酸のトリアシルグリセロール当量の*→「脂質」の値が入っている。
用可能炭水化物は「利用可能炭水化物（質量計）」の値だが、*がついているものは「差引き法による利用可能炭水化物」の値（p.2、3参照）。

可食部100 g当たり

マグネシウム	リン	鉄	亜鉛	銅	マンガン	ヨウ素	セレン	クロム	モリブデン	レチノール	β-カロテン当量	レチノール活性当量	ビタミンD	ビタミンE α-トコフェロール	ビタミンK	ビタミンB₁	ビタミンB₂	ナイアシン当量	ビタミンB₆	ビタミンB₁₂	葉酸	パントテン酸	ビオチン	ビタミンC	アルコール	食塩相当量	重量変化率	備考
mg	mg	mg	mg	mg	mg	µg	µg	µg	µg	µg	µg	µg	µg	mg	µg	mg	mg	mg	mg	µg	µg	mg	µg	mg	g	g	%	
12	530	4.7	3.3	0.14	0.07	200	36	0	13	520	41	520	7.1	3.6	37	0.16	0.43	3.7	0.29	3.1	140	2.70	54.0	0	–	0.1	–	ビタミンD:ビタミンD活性代謝物を含む（ビタミンD活性代謝物を含まない場合: 2.9µg）試料:通常の鶏卵（栄養成分が増減されていないもの）
12	400	2.0	1.2	0.05	0.05	50	34	1	19	390	31	400	2.0	3.3	16	0.42	0.82	(2.6)	0.15	1.6	99	1.85	36.0	(0)	–	0.1	–	試料:冷凍品 しょ糖:20.9g
29	1000	4.4	2.9	0.16	0.12	–	–	–	–	630	45	630	4.9	9.9	83	0.42	0.82	(6.5)	0.31	3.8	250	0.18	–	(0)	–	0.2	–	
10	11	Tr	0	0.02	0	2	15		2	0	0	0	0	0	1	0	0.35	2.9	0	Tr	0	0.13	6.7		–	0.5	–	試料:通常の鶏卵（栄養成分が増減されていないもの）
11	12	Tr	0	0.02	0	4	15		2	0	0	0	0	0	1	0.02	0.26	3.0	0	0.1	0	0.33	11.0		–	0.4	–	試料:通常の鶏卵（栄養成分が増減されていないもの）
48	110	0.1	0.2	0.14	0.01	–	–	–	–	(0)	(0)	(0)	0	0.1	2	0.03	2.09	(23.0)	0.02	0.3	43	0.04	–	(0)	–	3.3	–	
(8)	(95)	(0.8)	(0.6)	(0.03)	(0.02)	(770)	(15)	0	(1)	(83)	(2)	(83)	(0.6)	(0.6)	–	(0.04)	(0.17)	(1.6)	(0.05)	(0.7)	(25)	(0.62)	(13.0)	0	–	(1.0)	99	
1)	(150)	(1.3)	(0.9)	(0.05)	(0.03)	(540)	(22)	0	(2)	(140)	(4)	(140)	(2.1)	(1.1)	(11)	(0.06)	(0.27)	(2.1)	(0.08)	(1.0)	(40)	(0.99)	(21.0)	0	–	(1.2)	80	
1)	(160)	(1.3)	(1.0)	(0.05)	(0.03)	(450)	(23)	0	(3)	(140)	(4)	(140)	(2.2)	(1.1)	(10)	(0.06)	(0.28)	(2.2)	(0.09)	(1.0)	(42)	(1.03)	(22.0)	0	–	(1.2)	86	

備考欄凡例:
硝:硝酸イオン　ポ:ポリフェノール
タ:タンニン　テ:テオブロミン
カ:カフェイン
見当:概量（1個、1尾、1切れなど）とその目安重量（廃棄部分を含む重量）

穀類 / いも及びでん粉類 / 砂糖及び甘味類 / 豆類 / 種実類 / 野菜類 / 果実類 / きのこ類 / 藻類 / 魚介類 / 肉類 / 卵類 / 乳類 / 油脂類 / 菓子類 / し好飲料類 / 調味料及び香辛料類 / 調理済み流通食品類

(0)：推定値 0，　(Tr)：推定値 微量，　Tr：微量，　－：未測定　　※炭水化物成分表から算出。

左側見出し（タブ）：穀類／いも及びでん粉類／砂糖及び甘味類／豆類／種実類／野菜類／果実類／きのこ類／藻類／魚介類／肉類／卵類／乳類／油脂類／菓子類／し好飲料類／調味料及び香辛料類／調理済み流通食品類

乳類

可食部 100 g 当たり

〈牛乳及び乳製品〉

（液状乳類）

食品番号	食品名	廃棄率 %	エネルギー kJ	エネルギー kcal	水分 g	たんぱく質 アミノ酸組成による g	たんぱく質 g	脂質 トリアシルグリセロール当量 g	脂質 g	脂肪酸 飽和 g	脂肪酸 n-3系多価不飽和 g	脂肪酸 n-6系多価不飽和 g	コレステロール mg	利用可能炭水化物 g	糖類※ g	食物繊維総量 g	糖アルコール g	有機酸 g	七訂 エネルギー kcal	七訂 たんぱく質 g	七訂 脂質 g	七訂 炭水化物 g	灰分 g	ナトリウム mg	カリウム mg	カルシウム mg
	生乳																									
13001	ジャージー種	0	322	77	85.5	3.5	3.9	5.0	5.2	3.46	0.02	0.16	17	4.5	4.5	(0)	–	0.2	82	3.9	5.2	4.7	0.7	58	140	140
13002	ホルスタイン種	0	263	63	87.7	2.8	3.2	3.8	3.7	2.36	0.02	0.13	12	4.4	4.4	(0)	–	0.1	66	3.2	3.7	4.7	0.7	40	140	110
13003	**普通牛乳**	0	256	61	87.4	3.0	3.3	3.5	3.8	2.33	0.02	0.10	12	4.4	4.4	(0)	–	0.2	67	3.3	3.8	4.8	0.7	41	150	110
13006	**脱脂乳**	0	134	31	91.0	3.1	3.4		0.1	0.05	0	Tr	3	4.6	4.6	(0)	–	0.2	34	3.4	0.1	4.8	0.8	51	150	100
	加工乳																									
13004	濃厚	0	291	70	86.3	3.0	3.4	4.2	4.4	2.75	0.02	0.12	16	4.8	4.8	(0)	–	0.2	74	3.4	4.4	5.3	0.8	55	170	110
13005	低脂肪	0	178	42	88.8	3.4	3.8		1.0	0.67	Tr	0.03	6	4.9	4.9	(0)	–	0.2	46	3.8	1.0	5.5	0.8	60	190	130
13059	**乳児用液体ミルク**	0	278	66	87.6		1.5*		3.6*	–	–	–	11	7.1*	–	0	–	–	66	1.5	3.6	7.1	0.3	–	81	45
	乳飲料																									
13007	コーヒー	0	234	56	88.1	1.9	2.2		2.0	1.32	0.02	0.05	8	7.7	7.6	(0)	–	0.1	56	2.2	2.0	7.2	0.5	30	85	80
13008	フルーツ	0	196	46	88.3		1.2*		0.2	0.13	0	0.01	2	9.9*	–	–	–	0.1	46	1.2	0.2	9.9	0.2	20	65	40
	（粉乳類）																									
13009	**全粉乳**	0	2049	490	3.0	(22.9)	25.5		26.2	16.28	0.06	0.66	93	41.5*	(34.1)	(0)	–	1.2	500	25.5	26.2	39.3	6.0	430	1800	890
13010	**脱脂粉乳**	0	1503	354	3.8	30.6	34.0	0.7	1.0	0.44	Tr	0.03	25	55.2*	48.0	(0)	–	1.8	359	34.0	1.0	53.3	7.9	570	1800	1100
13011	**乳児用調製粉乳**	0	2135	510	2.6	10.8	12.4	26.0	26.8	11.27	0.38	4.69	63	57.9*	51.3	(0)	–		514	12.4	26.8	55.9	2.3	140	500	370
	（練乳類）																									
13012	**無糖練乳**	0	563	135	72.5	(6.2)	6.8	7.5	7.9	4.88	0.02	0.10	27	(10.8)*	(10.8)	(0)	–	–	144	6.8	7.9	11.2	1.6	140	330	270
13013	**加糖練乳**	0	1329	314	26.1	7.0	7.7	8.4	8.5	5.59	0.04	0.22	19	53.2	53.2	(0)	–	0.4	332	7.7	8.5	56.0	1.6	96	400	260
	（クリーム類）																									
	クリーム																									
13014	乳脂肪	0	1665	404	48.2	1.6	1.9	39.6	43.0	26.28	0.21	1.15	64	10.1*	2.7	0	–	0.1	427	1.9	43.0	6.5	0.4	43	76	49
13015	乳脂肪・植物性脂肪	0	1600	388	49.8	(3.9)	4.4	(40.2)	42.1	(18.32)	(0.21)	(0.96)	63	2.8*	(2.7)	(0)	–	0.1	409	4.4	42.1	3.0	0.8	140	76	47
13016	植物性脂肪	0	1455	353	55.5	1.1	1.3	37.6	39.5	26.61	0.10	1.63	21	2.5*	2.5	(0)	–	0.1	374	1.3	39.5	3.3	0.4	40	67	50
13017	ホイップクリーム　乳脂肪	0	1691	409	44.3	(1.5)	1.8	(37.5)	40.7	(24.98)	(0.19)	(1.06)	110	16.2*	(12.2)	(0)	0	0.1	425	1.8	40.7	12.9	0.4	24	72	54
13018	ホイップクリーム　乳脂肪・植物性脂肪	0	1630	394	44.0	(3.5)	4.0	(36.7)	38.4	(16.63)	(0.20)	(0.87)	57	(12.6)	12.5	(0)	0	0.1	413	4.0	38.4	12.9	0.7	130	69	47
13019	ホイップクリーム　植物性脂肪	0	1651	399	43.7	(5.5)	6.3	(35.8)	36.1	(8.30)	(0.20)	(0.68)	5	(13.8)	(13.7)	(0)	–	0.1	402	6.3	36.1	12.9	1.0	230	65	30

ミノ酸組成によるたんぱく質の*→「たんぱく質」の値、脂肪酸のトリアシルグリセロール当量の*→「脂質」の値が入っている。
用可能炭水化物は「利用可能炭水化物（質量計）」の値だが、*がついているものは「差引き法による利用可能炭水化物」の値（p.2、3参照）。

可食部100 g当たり

マグネシウム (mg)	リン (mg)	鉄 (mg)	亜鉛 (mg)	銅 (mg)	マンガン (mg)	ヨウ素 (μg)	セレン (μg)	クロム (μg)	モリブデン (μg)	ビタミンA レチノール (μg)	ビタミンA β-カロテン当量 (μg)	ビタミンA レチノール活性当量 (μg)	ビタミンD (μg)	ビタミンE α-トコフェロール (mg)	ビタミンK (μg)	ビタミンB1 (mg)	ビタミンB2 (mg)	ナイアシン当量 (mg)	ビタミンB6 (mg)	ビタミンB12 (μg)	葉酸 (μg)	パントテン酸 (mg)	ビオチン (μg)	ビタミンC (mg)	アルコール (g)	食塩相当量 (g)	重量変化率 (%)	備考
13	110	0.1	0.4	0.01	0	22	4	0	5	51	27	53	0.1	0.1	1	0.02	0.21	1.0	0.03	0.4	3	0.25	2.1	1	–	0.1	–	未殺菌のもの (100g:96.7mL、100mL:103.4g)
10	91	Tr	0.4	Tr	Tr	14	3	0	4	37	8	38	Tr	0.1	1	0.04	0.15	0.8	0.03	0.3	5	0.53	2.4	1	–	0.1	–	未殺菌のもの (100g:96.9mL、100mL:103.2g)
10	93	0.02	0.4	0.01	Tr	16	3	0	4	38	6	38	0.3	0.1	2	0.04	0.15	0.9	0.03	0.3	5	0.55	1.8	1	–	0.1	–	鉄:Trであるが、利用上の便宜のため小数第2位まで記載　ビタミンD:ビタミンD活性代謝物を含む (ビタミンD活性代謝物を含まない場合:Tr) (100g:96.9mL、100mL:103.2g)
10	97	0.1	0.4	0	0	25	3	0	3	Tr	0	Tr	Tr	Tr	0	0.04	0.14	0.9	0.04	0.6	0	0.60	3.1	2	–	0.1	–	(100g:96.6mL、100mL:103.5g)
13	100	0.1	0.4	Tr	0	24	3	0	4	34	14	35	Tr	0.1	1	0.03	0.17	0.9	0.05	0.4	0	0.52	3.5	Tr	–	0.1	–	(100g:96.5mL、100mL:103.6g)
14	90	0.1	0.4	0.01	0.01	19	3	0	4	13	3	13	Tr	Tr	Tr	0.04	0.18	1.0	0.04	0.4	Tr	0.52	2.0	1	–	0.2	–	(100g:96.4mL、100mL:103.7g)
5	29	0.6	0.4	0.04	–		2			66		66	1.1	1.9		0.08	0.11	0.9	0.05	0.6	21	0.68	2.5	31	–	0.1	–	(100g:98mL、100mL:101g)
10	55	0.2	Tr	0.01		8	1	0	2	5	Tr	5	0	0.1		0.02	0.09	0.6	Tr	0.4		0.27	1.7	1	–	0.1	–	(100g:95.0mL、100mL:105.3g)
6	36	Tr	0.1	Tr	0.01	–	–			(0)	(0)	(0)	Tr	Tr		0.01	0.06	0.3	Tr			0.15	–	Tr	–	0.1	–	(100g:95.1mL、100mL:105.1g)
2	730	0.4	2.5	0.04	0.02					170	70	180	0.2	0.6	8	0.25	1.10	(6.7)	0.13	1.6	2	3.59	–	5	–	1.1	–	(100g:222mL、100mL:45g)
0	1000	0.5	3.9	0.10	–	120	27	1	35	6	1	6	Tr	Tr	1	0.30	1.60	(9.0)	0.27	1.8	1	4.17	19.0	1	–	1.4	–	別名スキムミルク (100g:222mL、100mL:45g)
0	220	6.5	2.8	0.34	0.05	41	8	4	16	560	85	560	9.3	5.5	24	0.41	0.72	8.1	0.35	1.6	82	2.20	4.4	53	–	0.4	–	別名育児用粉ミルク　育児用栄養強化品 (100g:222mL、100mL:45g)
1	210	0.2	1.0	0.02						48	18	50	0.2	0.2	3	0.06	0.35	(1.7)	0.01	0.1	1	1.10	–	Tr	–	0.4	–	別名エバミルク (100g:78mL、100mL:128g)
5	220	0.1	0.8	0.02	0.01	35	6	0	9	120	20	120	0	0.2	0	0.08	0.37	1.9	0.02	0.7	1	1.29	3.2	2	–	0.2	–	別名コンデンスミルク (100g:78mL、100mL:128g)　しょ糖:44g
5	84	0.1	0.2	0.02	–	8	2	1	14	150	110	160	0.3	0.4	14	0.02	0.13	0.4	Tr	0.2	0	0.13	1.2	0	–	0.1	–	別名生クリーム,フレッシュクリーム (100g:95mL、100mL:105g)
4	130	0.2	0.3	0.02	0.01		2	2	8	190	110	200	0.3	0.4	8	0.01	0.07	(0.8)	Tr	Tr	2	0.09	1.0	Tr	–	0.4	–	脂質:乳脂肪由来22.5g,植物性脂肪由来19.6g
6	79	0	0.2	0.03	–	7	1	2	2			1	0	4	5	0.01	0.04	0	0	0		0.07	0.9	0	–	0.1	–	別名植物性生クリーム (100g:99mL、100mL:102g)
4	45	0.1	0.2	0.02			2	1	13	340	99	350	0.5	0.7	13	0.02	0.08	(0.4)	Tr	0.2	Tr	0.12	1.1	Tr	–	0.1	–	クリームにグラニュー糖を加えて泡だてたもの
3	120	0.1	0.3	0.02			1	2	7	170	96	180	0.3	0.4	7	0.01	0.06	(0.8)	(Tr)	0.1	3	0.08	0.9	(Tr)	–	0.3	–	クリームにグラニュー糖を加えて泡だてたもの　脂質:乳脂肪由来19.1g,植物性脂肪由来17.1g
3	190	0.2	0.4	0.02			6	1	2	1	94		0		2		0.05	(1.1)	0	0	3	0.05	0.7	0	–	0.6	–	クリームにグラニュー糖を加えて泡だてたもの

備考
硝:硝酸イオン　ポ:ポリフェノール
タ:タンニン　テ:テオブロミン
カ:カフェイン
見当:概量（1個、1尾、1切れなど）とその目安重量（廃棄部分を含む重量）

穀類／いも及び粉類／砂糖及び甘味類／豆類／種実類／野菜類／果実類／きのこ類／藻類／魚介類／肉類／卵類／乳類／油脂類／菓子類／飲料類／し好飲料類／調味料及び香辛料類／調理済み流通食品類

（0）：推定値0，　（Tr）：推定値 微量，　Tr：微量，　－：未測定　　※炭水化物成分表から算出。

乳類

食品番号	食品名	廃棄率	エネルギー		水分	たんぱく質（アミノ酸組成によるたんぱく質）	脂質（脂肪酸のトリアシルグリセロール当量）	脂質	脂肪酸 飽和脂肪酸	n-3系多価不飽和脂肪酸	n-6系多価不飽和脂肪酸	コレステロール	炭水化物 利用可能炭水化物	糖類	食物繊維総量	糖アルコール	有機酸	七訂（2015年版）のエネルギーの算出方法に基づく成分（参考） エネルギー	たんぱく質	脂質	炭水化物	灰分	ナトリウム	カリウム	カルシウム
		%	kJ	kcal	g	g	g	g	g	g	g	mg	g	g	g	g	g	kcal	g	g	g	g	mg	mg	mg
	コーヒーホワイトナー																								
13020	液状　乳脂肪	0	849	205	70.3	4.8	17.8		11.57	0.08	0.50	50	6.4*	(1.5)	(0)	－	Tr	211	5.2	18.3	5.5	0.7	150	55	3_
13021	液状　乳脂肪・植物性脂肪	0	936	227	69.2	(4.2)	(21.2)		(8.66)	(0.11)	(0.49)	27	4.6*	(1.6)	(0)	－	0.1	228	4.8	21.6	3.7	0.7	160	50	26
13022	液状　植物性脂肪	0	1005	244	68.4	(3.8)	24.6		5.70	0.14	0.47	3	(1.8)	(1.8)	(0)	－	Tr	248	4.3	24.8	1.8	0.7	160	45	2_
13023	粉末状　乳脂肪	0	2110	504	2.8	(6.5)	24.4		16.45	0.12	0.51	86	64.5	57.7	0	－	－	516	7.6	27.3	60.4	1.8	360	360	8_
13024	粉末状　植物性脂肪	0	2261	542	2.7	(1.8)	32.8		31.00	0	0	1	59.4*	14.2	0	－	0.7	560	2.1	36.2	56.4	2.6	720	220	12_
	（発酵乳・乳酸菌飲料）																								
	ヨーグルト																								
13025	全脂無糖	0	233	56	87.7	3.3	2.8		1.83	0.01	0.08	12	3.8	3.8	(0)	－	0.9	62	3.6	3.0	4.9	0.8	48	170	12_
13053	低脂肪無糖	0	168	40	89.2	3.4	0.9		0.58	Tr	0.02	5	3.9	4.0	(0)	－	0.8	45	3.7	1.0	5.2	0.8	48	180	13_
13054	無脂肪無糖	0	158	37	89.1	3.8	0.3		0.16	0	0.01	4	4.1	4.1	(0)	－	1.1	42	4.0	0.3	5.7	0.8	54	180	14_
13026	脱脂加糖	0	275	65	82.6	4.0	0.2		0.13	Tr	0.01	4	11.2	11.0	(0)	－	0.9	67	4.3	0.2	11.9	0.8	60	150	12_
13027	ドリンクタイプ　加糖	0	272	64	83.8	2.6	0.5		0.33	Tr	0.01	3	11.5*	9.9	(0)	－	1.0	65	2.9	0.5	12.2	0.6	50	130	11_
	乳酸菌飲料																								
13028	乳製品	0	273	64	82.1	0.9	Tr		0.03	0	Tr	1	15.1	15.1	(0)	－	0.6	71	1.1	0.1	16.4	0.3	18	48	4_
13029	殺菌乳製品	0	921	217	45.5	1.3	0.1		0.06	Tr	Tr	2	51.6*	－	(0)	－	1.2	217	1.5	0.1	52.6	0.3	19	60	5_
13030	非乳製品	0	166	39	89.3	0.3	0.1		0.04	Tr	0.03	1	9.2	9.1	(0)	0.2	0.2	43	0.4	0.1	10.0	0.1	10	44	1_
	（チーズ類）																								
	ナチュラルチーズ																								
13031	エダム	0	1338	321	41.0	(29.4)	22.6		15.96	0.16	0.37	65	(0)	(0)	(0)	－	－	356	28.9	25.0	1.4	3.7	780	65	66_
13032	エメンタール	0	1653	398	33.5	(27.2)	29.5		18.99	0.35	0.52	85	5.8*	(0)	(0)	－	－	429	27.3	33.6	1.6	4.0	500	110	120
13033	カテージ	0	416	99	79.0	13.2	4.1		2.73	0.02	0.10	20	2.2*	0.5	(0)	－	0.2	105	13.3	4.5	1.9	1.3	400	50	5_
13034	カマンベール	0	1208	291	51.8	17.7	22.5		14.87	0.16	0.54	87	4.2*	－	(0)	－	0.3	310	19.1	24.7	0.9	3.5	800	120	46_
13035	クリーム	0	1291	313	55.5	7.6	30.1		20.26	0.25	0.63	99	2.4	2.4	(0)	－	0.4	346	8.2	33.0	2.3	1.3	260	70	7_
13036	ゴーダ	0	1479	356	40.0	(26.3)	26.2		17.75	0.19	0.48	83	3.7*	－	(0)	－	－	380	25.8	29.0	1.4	3.8	800	75	68_
13037	チェダー	0	1618	390	35.3	23.9	32.1		20.52	0.26	0.54	100	(0.4)	(0.4)	(0)	－	1.3	423	25.7	33.8	1.4	3.7	800	85	74_
13038	パルメザン	0	1856	445	15.4	(41.1)	27.6		18.15	0.28	0.67	96	8.0*	－	(0)	－	－	475	44.0	30.8	1.9	7.9	1500	120	130
13039	ブルー	0	1351	326	45.6	(17.5)	26.1		17.17	0.13	0.67	90	5.3*	－	(0)	－	－	349	18.8	29.0	1.0	5.6	1500	120	59_
13055	マスカルポーネ	0	1130	273	62.4	4.1	25.3		16.77	0.13	0.68	83	7.2*	3.5	(0)	－	0.2	293	4.4	28.2	4.3	0.8	35	140	15
13056	モッツァレラ	0	1119	269	56.3	18.4*	19.9		－	－	－	62	4.2*	(0)	(0)	－	－	276	18.4	19.9	4.2	1.3	70	20	33_

ミノ酸組成によるたんぱく質の＊→「たんぱく質」の値、脂肪酸のトリアシルグリセロール当量の＊→「脂質」の値が入っている。
用可能炭水化物は「利用可能炭水化物（質量計）」の値だが、＊がついているものは「差引き法による利用可能炭水化物」の値（p.2、3参照）。

可食部100 g当たり

マグネシウム	リン	鉄	亜鉛	銅	マンガン	ヨウ素	セレン	クロム	モリブデン	ビタミンA レチノール	ビタミンA β-カロテン当量	ビタミンA レチノール活性当量	ビタミンD	ビタミンE α-トコフェロール	ビタミンK	ビタミンB₁	ビタミンB₂	ナイアシン当量	ビタミンB₆	ビタミンB₁₂	葉酸	パントテン酸	ビオチン	ビタミンC	アルコール	食塩相当量	重量変化率	備考
mg	mg	mg	mg	mg	mg	µg	µg	µg	µg	µg	µg	µg	µg	mg	µg	mg	mg	mg	mg	µg	µg	mg	µg	mg	g	g	%	
3	150	0.1	0.4	0.01	0.01	–	–	–	–	150	22	150	0.2	0.3	5	0.01	0.05	1.2	0.01	0.1	2	0.07	–	Tr	–	0.4	–	別名 コーヒー用ミルク、コーヒー用クリーム
3	140	0.1	0.3	0.01	0.01	–	–	–	–	75	24	77	0.1	0.1	3	0.01	0.04	(1.0)	0.01	0.1	2	0.05	–	Tr	–	0.4	–	別名 コーヒー用ミルク、コーヒー用クリーム／脂質:乳脂肪由来9.2g、植物性脂肪由来12.4g
2	130	0.1	0.3	0.01	0.01	2	2	1	1	–	25	3	0	0.8	3	–	0.03	(0.8)	0.01	0.2	2	0.03	0.3	–	–	0.4	–	別名 コーヒー用ミルク、コーヒー用クリーム
9	240	0	0.4	0.02	0.01	15	3	Tr	10	310	100	320	0.2	0.8	5	0.02	0.65	(1.6)	0.03	0.2	10	0.25	7.9	0	–	0.9	–	別名 コーヒー用ミルク、コーヒー用クリーム（100g:300mL、100mL:33g）
1	600	0.1	0.2	0.02	0.01	Tr	1	1	1	0	0	0	0	1.0	0	0.01	(0.4)	0	0	2	0	Tr	0	–	1.8	–	別名 コーヒー用ミルク、コーヒー用クリーム（100g:250mL、100mL:40g）
12	100	Tr	0.4	0.01	Tr	17	3	0	4	33	3	33	0	0.1	1	0.04	0.14	0.9	0.04	0.1	11	0.49	2.5	1	–	0.1	–	別名 プレーンヨーグルト
13	100	Tr	0.5	0.01	0	14	2	0	4	12	4	12	0	0	0	0.04	0.14	1.0	0.04	0.1	15	0.41	1.6	2	–	0.1	–	
13	110	Tr	0.4	0	0	16	3	0	4	0	0	0	0	0.1	1	0.04	0.17	1.1	0.04	0.1	16	0.35	2.1	1	–	0.1	–	
22	100	0.1	0.4	Tr	0	14	3	0	4	(0)	(0)	(0)	Tr	Tr	Tr	0.03	0.15	1.0	0.02	0.3	3	0.44	2.0	–	–	0.2	–	別名 普通ヨーグルト
11	80	0.1	Tr	Tr	0.01	10	2	0	3	1	5	1	Tr	Tr	Tr	0.01	0.12	0.8	0.03	0.1	1	0.30	1.2	Tr	–	0.1	–	
5	30	Tr	0.4	Tr	–	6	1	0	1	0	1	0	0	0.1	1	0.01	0.05	0.2	Tr	Tr	Tr	0.11	0.6	–	–	0	–	無脂乳固形分3.0%以上（100g:92.9mL、100mL:107.6g）
7	40	Tr	Tr	0.01	–	10	1	0	2	(0)	(0)	(0)	0	0.1	Tr	0.02	0.08	0.4	Tr	Tr	Tr	0.09	0.6	0	–	0	–	無脂乳固形分3.0%以上 希釈後飲用（100g:81.0mL、100mL:123.5g）
3	13	Tr	Tr	0.01	0.02	2	0	1	1	1	1	1	Tr	0	0.1	Tr	0.01	0.01	Tr	Tr	Tr	0.05	0.4	5	–	0	–	無脂乳固形分3.0%未満（100g:95.9mL、100mL:104.3g）
40	470	0.3	4.6	0.03	0.01	–	–	–	–	240	150	250	0.2	0.8	14	0.04	0.42	(6.9)	0.06	2.8	39	0.17	–	(0)	–	2.0	–	
32	720	0.3	4.3	0.76	0.01	–	–	–	–	200	180	220	0.1	1.3	8	0.02	0.48	(6.9)	0.07	1.0	10	0.72	–	(0)	–	1.3	–	クリーム入りを含む
4	130	0.1	0.5	0.03	–	9	14	0	4	35	20	37	0	0.1	2	0.02	0.15	3.2	0.03	1.0	21	0.48	2.2	(0)	–	1.0	–	
20	330	0.2	2.8	0.02	0.01	17	14	0	8	230	140	240	0.2	0.9	12	0.03	0.48	4.7	0.06	1.3	47	0.10	6.3	–	–	2.0	–	
8	85	0.1	0.7	0.01	0.01	14	–	0	10	240	170	250	0	1.2	12	0.03	0.22	2.1	0.03	0.1	11	0.42	2.2	0	–	0.7	–	
31	490	0.3	3.6	0.02	0.01	–	–	–	–	260	170	270	0.2	1.2	12	0.03	0.33	(6.2)	0.05	1.9	29	0.32	–	–	–	2.0	–	
24	500	0.3		0.07		20	12	0	7	310	210	330	0.2			0.05	0.45	5.5	0.07		32	0.43	2.7	–	–	2.0	–	
65	850	0.4	7.3	0.15		–	–	–	–	230	120	240			15	0.05	0.68	(10)		2.5	10	0.50	–	–	–	3.8	–	粉末状
19	440	0.3	2.5	0.02	0.01	–	–	–	–	270	170	280			11	0.03	0.38	(5.4)	0.15	1.1	57	1.22	–	–	–	3.8	–	
10	99	0.1	0.5	0.01	0	16	3	1	8	390	77	390	0.2	0.6	10	0.03	0.17	1.1	0.03	0.2	2	0.31	2.0	–	–	0.1	–	
11	260	0.1	2.8	0.02	0.01	–	–	–	–	280		280			6	0.01	0.19	3.1	0.04	1.6	9	0.06					–	

備考欄：
硝：硝酸イオン　ポ：ポリフェノール
タ：タンニン　テ：テオブロミン
カ：カフェイン
見当：概量（1個、1尾、1切れなど）とその目安重量（廃棄部分を含む重量）

(0)：推定値 0, (Tr)：推定値 微量, Tr：微量, −：未測定 　※炭水化物成分表から算出。

乳類

可食部 100 g 当たり

食品番号	食品名	廃棄率	エネルギー		水分	アミノ酸組成によるたんぱく質	たんぱく質	脂肪酸のトリアシルグリセロール当量	脂質	飽和脂肪酸	n-3系多価不飽和脂肪酸	n-6系多価不飽和脂肪酸	コレステロール	利用可能炭水化物	糖類※	食物繊維総量	糖アルコール	有機酸	七訂(2015年版)のエネルギーの算出方法に基づく成分(参考) エネルギー	たんぱく質	脂質	炭水化物	灰分	ナトリウム	カリウム	カルシウム
		%	kJ	kcal	g	g	g	g	g	g	g	g	mg	g	g	g	g	g	kcal	g	g	g	g	mg	mg	mg
13057	やぎ	0	1165	280	52.9	18.5		20.1		13.37	0.14	0.60	88	5.9*	0.9	(0)	–	0.5	296	20.6	21.7	2.7	2.2	480	260	130
13058	リコッタ	0	662	159	72.9	7.1*		–	11.5*	–	–	–	57	6.7*	–	(0)	–	–	162	7.1	11.5	6.7	1.7	160	210	340
13040	プロセスチーズ	0	1300	313	45.0	21.6		24.7		16.00	0.17	0.39	78	0.1	0.1	(0)	–	1.3	339	22.7	26.0	1.3	5.0	1100	60	630
13041	チーズスプレッド	0	1180	284	53.8	15.9		23.1		15.75	0.18	0.45	87	3.2*	–	(0)	–	–	305	15.9	25.7	0.6	4.0	1000	50	460
	(アイスクリーム類)																									
	アイスクリーム																									
13042	高脂肪	0	858	205	61.3	3.1		10.8		7.12	0.06	0.28	32	23.6*	17.0	0.1	–	0.2	212	3.5	12.0	22.4	0.8	80	160	130
13043	普通脂肪	0	749	178	63.9	3.5		7.7		4.64	0.05	0.30	53	23.6*	15.1	0.1	–	0.1	180	3.9	8.0	23.2	1.0	110	190	140
13044	アイスミルク	0	703	167	65.6	(3.0)		6.5		4.64	0.02	0.13	18	24.1*	–		–		167	3.4	6.4	23.9	0.7	75	140	110
	ラクトアイス																									
13045	普通脂肪	0	906	217	60.4	2.7		14.1		9.11	0.01	0.60	21	20.0	19.7	0.1	–	0.2	224	3.1	13.6	22.2	0.7	61	150	95
13046	低脂肪	0	456	108	75.2	(1.6)		2.0		1.41	0.01	0.05	4	20.8*	–	(0)	–	–	108	1.8	2.0	20.6	0.4	45	80	60
13047	ソフトクリーム	0	614	146	69.6	(3.4)		5.6		3.69	0.03	0.16	13	20.5*	–	(0)	–	–	146	3.8	5.6	20.1	0.9	65	190	130
	(その他)																									
13048	カゼイン	0	1520	358	10.6	83.4		1.4		1.02	0.01	0.03	26	2.8*	–	(0)	–	–	378	86.2	1.5	0	1.7	10	2	26
13049	シャーベット	0	541	128	69.1	0.9*		1.0		0.77	Tr	0.04	1	28.7*	–	(0)	–	–	127	0.9	1.0	28.7	0.3	13	95	22
13050	チーズホエーパウダー	0	1444	339	2.2	10.3		1.2		0.75	0.01	0.04	28	71.2	71.2	(0)	–	2.7	362	12.5	1.2	77.0	7.1	690	1800	620
	バター→油脂類																									
	〈その他〉																									
13051	人乳	0	255	61	88.0	0.8		3.6		1.32	0.09	0.52	15	(6.4)	(6.4)	(0)	–	–	65	1.1	3.5	7.2	0.2	15	48	27
13052	やぎ乳	0	240	57	88.0	(2.6)		3.2		2.19	0.03	0.07	13	(4.5)	(4.5)	(0)	–	–	63	3.1	3.6	4.5	0.8	35	220	120

ミノ酸組成によるたんぱく質の*→「たんぱく質」の値、脂肪酸のトリアシルグリセロール当量の*→「脂質」の値が入っている。
可能炭水化物は「利用可能炭水化物（質量計）」の値だが、*がついているものは「差引き法による利用可能炭水化物」の値（p.2、3参照）。

可食部100g当たり

マグネシウム	リン	鉄	亜鉛	銅	マンガン	ヨウ素	セレン	クロム	モリブデン	レチノール	β-カロテン当量	レチノール活性当量	ビタミンD	ビタミンE α-トコフェロール	ビタミンK	ビタミンB1	ビタミンB2	ナイアシン当量	ビタミンB6	ビタミンB12	葉酸	パントテン酸	ビオチン	ビタミンC	アルコール	食塩相当量	重量変化率	備考
mg	mg	mg	mg	mg	mg	µg	µg	µg	µg	µg	µg	µg	µg	mg	µg	mg	mg	mg	mg	µg	µg	mg	µg	mg	g	g	%	
20	270	0.1	0.5	0.07	0.03	-	-	-	-	290	0	290	0.3	0.4	10	0.09	0.88	6.3	0.23	0.3	100	1.16	-	-	-	1.2	-	別名 シェーブルチーズ
20	200	0.1	0.3	0.02	Tr	-	-	-	-	160	-	160	0	0.2	3	0.04	0.21	1.3	0.06	0.2	4	0.52	-	-	-	0.4	-	
19	730	0.3	3.2	0.08	0.02	18	13	2	9	240	130	250	Tr	1.1	2	0.03	0.38	5.0	0.01	3.2	27	0.14	2.0	-	-	2.8	-	見当 スライス1枚=18g
14	620	0.2	1.6	0.05	0.01	-	-	-	-	180	150	190	0.3	1.1	6	0.02	0.35	2.7	0.03	0.5	16	0.16	-	(0)	-	2.5	-	
24	110	0.1	0.5	0.01	-	13	4	0	7	100	45	100	0.1	0.2	5	0.06	0.18	0.9	0.03	0.4	Tr	0.72	2.6	Tr	-	0.2	-	乳固形分15.0%以上、乳脂肪分12.0%以上 試料:バニラアイスクリーム
13	120	0.1	0.4	0.01	0.01	17	4	Tr	6	55	30	58	0.1	0.2	3	0.06	0.20	1.0	0.02	0.2	Tr	0.50	2.7	Tr	-	0.3	-	乳固形分15.0%以上、乳脂肪分8.0% 試料:バニラアイスクリーム
14	100	0.1	0.3	Tr	0.01	-	-	-	-	21	9	22	0.1	0.1	1	0.05	0.14	(0.8)	0.02	0.2	Tr	0.43	-	-	-	0.2	-	乳固形分10.0%以上、乳脂肪分3.0%以上、植物性脂肪を含む
12	93	0.1	0.1	0.01	0.01	19	3	0	3	10	0	10	Tr	0.6	1	0.03	0.15	1.0	0.01	0.1	1	0.51	1.7	Tr	-	0.2	-	乳固形分3.0%以上、主な脂質:植物性脂肪
9	45	0.1	0.1	0.01	0.04	-	-	-	-	0	0	0	Tr	0.2	1	0.02	0.12	(0.3)	0.01	0.1	1	0.15	-	(0)	-	0.1	-	乳固形分3.0%以上、主な脂質:植物性脂肪
14	110	0.1	0.4	Tr	0.01	-	-	-	-	17	9	18	0.1	0.2	2	0.05	0.22	(0.9)	0.01	0.2	Tr	0.58	-	(0)	-	0.2	-	主な脂質:乳脂肪 コーンカップを除いたもの
3	120	0.8	2.6	0.09	0.02	7	40	1	14	Tr	(0)	(Tr)	Tr	Tr	Tr	Tr	Tr	19.0	0.01	2.3	6	0.17	2.4	(0)	-	-	-	試料:酸カゼイン
3	22	0.1	0.1	0.01	0.09	-	-	-	-	(0)	(0)	(0)	Tr	Tr	1	0.04	0.05	0.4	Tr	Tr	Tr	0.04	-	0	-	0	-	試料:乳成分入り氷菓
30	690	0.4	0.3	0.03	0.03	80	7	1	47	11	10	12	0	Tr		0.22	2.35	4.8	0.25	3.4	6	5.95	23.0	3	-	1.8	-	
3	14	0.04	0.3	0.03	Tr	*	2	0	0	45	12	46	0.3	0.4	1	0.01	0.03	0.4	Tr	Tr	Tr	0.50	0.5	5	-	0	-	試料:成熟乳 鉄:Trであるが、利用上の便宜のため小数第2位まで記載 *ヨウ素:特に母親の食事条件（特に海藻の摂取状況）に強く影響されるため、その標準値を定めることを見送った［参考値（水分補正前可食部100g当たり、データ数=5、単位µg）:20.3、71.0、77.5、84.1、233.5］ ビタミンD:ビタミンD活性代謝物を含む（ビタミンD活性代謝物を含まない場合:Tr）（100g:98.3mL、100mL:101.7g）
2	90	0.1	0.3	Tr	Tr	-	-	-	-	36	(0)	36	0	0.1	2	0.04	0.14	(0.9)	0.04	0	1	0.39	-	1	-	0.1	-	

備考欄凡例:
硝:硝酸イオン　ポ:ポリフェノール
タ:タンニン　テ:テオブロミン
カ:カフェイン
見当:概量（1個、1尾、1切れなど）とその目安重量（廃棄部分を含む重量）

（0）：推定値0，（Tr）：推定値 微量，Tr：微量，－：未測定　※炭水化物成分表から算出。

油脂類

可食部100 g当たり

食品番号	食品名	廃棄率	エネルギー		水分	たんぱく質 アミノ酸組成による	脂質 脂肪酸のトリアシルグリセロール当量	脂肪酸 飽和脂肪酸	n-3系多価不飽和脂肪酸	n-6系多価不飽和脂肪酸	コレステロール	炭水化物 利用可能炭水化物	糖類※	食物繊維総量	糖アルコール	有機酸	七訂(2015年版)のエネルギーの算出方法に基づく成分(参考) エネルギー	たんぱく質	脂質	炭水化物	灰分	ナトリウム	カリウム	カルシウム
		%	kJ	kcal	g	g	g	g	g	g	mg	g	g	g	g	g	kcal	g	g	g	g	mg	mg	mg
	（植物油脂類）																							
14023	あまに油	0	3688	897	Tr	*0	99.5	8.09	56.63	14.50	2	*0.5	-	0	-	-	921	0	100	0	0	0	0	T
14024	えごま油	0	3690	897	Tr	*0	99.5	7.64	58.31	12.29	0	*0.5	-	0	-	-	921	0	100	0	0	Tr	Tr	T
14001	オリーブ油	0	3677	894	0	*0	98.9	13.29	0.60	6.64	0	1.1	-	0	-	-	921	0	100	0	0	Tr	0	T
14002	ごま油	0	3662	890	0	*0	98.1	15.04	0.31	40.88	0	1.9	-	0	-	-	921	0	100	0	0	Tr	Tr	
14003	米ぬか油	0	3621	880	0	*0	96.1	18.80	1.15	32.11	0	*3.9	-	0	-	-	921	0	100	0	0	0	Tr	T
	サフラワー油																							
14004	ハイオレイック	0	3669	892	0	*0	98.5	7.36	0.21	13.41	0	*1.5	-	0	-	-	921	0	100	0	0	0	0	
14025	ハイリノール	0	3632	883	0	*0	96.6	9.26	0.22	69.97	0	*3.4	-	0	-	-	921	0	100	0	0	0	0	
14005	大豆油	0	3640	885	0	*0	97.0	14.87	6.10	49.67	1	*3.0	-	0	-	-	921	0	100	0	0	0	Tr	
14006	調合油	0	3644	886	0	*0	97.2	10.97	6.81	34.13	2	2.8	-	0	-	-	921	0	100	0	0	0	Tr	T
14007	とうもろこし油	0	3636	884	0	*0	96.8	13.04	0.76	50.82	0	3.2	-	0	-	-	921	0	100	0	0	0	0	T
14008	なたね油	0	3649	887	0	*0	97.5	7.06	7.52	18.59	2	2.5	-	0	-	-	921	0	100	0	0	0	Tr	T
14009	パーム油	0	3646	887	0	*0	97.3	47.08	0.19	8.97	1	*2.7	-	0	-	-	921	0	100	0	0	0	0	T
14010	パーム核油	0	3672	893	0	*0	98.6	76.34	0	2.43	1	1.4	-	0	-	-	921	0	100	0	0	0	Tr	T
	ひまわり油																							
14011	ハイリノール	0	3697	899	0	*0	99.9	10.25	0.43	57.51	0	0.1	-	0	-	-	921	0	100	0	0	0	0	
14026	ミッドオレイック	0	3668	892	0	*0	98.4	8.85	0.22	27.88	0	*1.6	-	0	-	-	921	0	100	0	0	0	0	
14027	ハイオレイック	0	3695	899	0	*0	99.7	8.74	0.23	6.57	0	*0.3	-	0	-	-	921	0	100	0	0	0	0	
14028	ぶどう油	0	3629	882	0	*0	96.5	10.93	0.45	63.10	0	*3.5	-	0	-	-	921	0	100	0	0	0	0	
14012	綿実油	0	3632	883	0	*0	96.6	21.06	0.34	53.51	0	*3.4	-	0	-	-	921	0	100	0	0	0	0	
14013	やし油	0	3655	889	0	0	97.7	83.96	0	1.53	1	*2.3	-	0	-	-	921	0	100	0	0	0	0	T
14014	落花生油	0	3628	882	0	*0	96.4	19.92	0.21	28.80	0	*3.6	-	0	-	-	921	0	100	0	0	0	0	T

ミノ酸組成によるたんぱく質の*→「たんぱく質」の値、脂肪酸のトリアシルグリセロール当量の*→「脂質」の値が入っている。
用可能炭水化物は「利用可能炭水化物（質量計）」の値だが、*がついているものは「差引き法による利用可能炭水化物」の値（p.2、3参照）。

可食部100 g当たり

マグネシウム	リン	鉄	亜鉛	銅	マンガン	ヨウ素	セレン	クロム	モリブデン	レチノール	β-カロテン当量	レチノール活性当量	ビタミンD	ビタミンE α-トコフェロール	ビタミンK	ビタミンB1	ビタミンB2	ナイアシン当量	ビタミンB6	ビタミンB12	葉酸	パントテン酸	ビオチン	ビタミンC	アルコール	食塩相当量	重量変化率	備考
mg	mg	mg	mg	mg	mg	µg	µg	µg	µg	µg	µg	µg	µg	mg	µg	mg	mg	mg	mg	µg	µg	mg	µg	mg	g	g	%	
0	0	0	0	0	0	–	–	–	–	0	11	1	(0)	0.5	11	0	0	0	–	–	–	–	–	(0)	–	0	–	試料:食用油
Tr	1	0.1	0	0	0.01	–	–	–	–	0	23	2	(0)	2.4	5	0	0	0	–	–	–	–	–	(0)	–	0	–	試料:食用油
0	0	0	0	0	0	0	0	Tr	0	0	180	15	(0)	7.4	42	0	0	0	(0)	(0)	(0)	(0)	0	(0)	–	0	–	別名オリーブオイル 試料:エキストラバージンオイル (100g:200mL、100mL:91g)
Tr	1	0.1	Tr	0.01	0	0	1	1	0	0	Tr	0	(0)	0.4	5	0	0	0.1	(0)	(0)	(0)	(0)	0	(0)	–	0	–	試料:精製油
0	Tr	0	0	0	0	0	0	1	0	0	0	0	(0)	26.0	36	0	0	0	0	0	0	0	0	0	–	0	–	別名米油 試料:精製油 (100g:109mL、100mL:92g)
0	Tr	0	0	0	0					0	0	0	(0)	27.0	10	0	0	0						(0)	–	0	–	別名べにばな油、サフラワーオイル 試料:精製油 (100g:200mL、100mL:91g)
0	Tr	0	0	0	0					0	0	0	(0)	27.0	10	0	0	0						(0)	–	0	–	別名べにばな油、サフラワーオイル 試料:精製油 (100g:200mL、100mL:91g)
0	0	0	0	0	0					0	0	0	(0)	10.0	210	0	0	0						(0)	–	0	–	試料:精製油及びサラダ油 (100g:109mL、100mL:92g)
0	Tr	0	Tr	0	0					0	0	0	(0)	13.0	170	0	0	0						(0)	–	0	–	試料:精製油及びサラダ油 配合割合:なたね油1、大豆油1 (100g:111mL、100mL:90g)
0	0	0	0	0	0	0	Tr	0	0	0	0	0	(0)	17.0	5	0	0	0						(0)	–	0	–	別名コーンオイル、コーン油 試料:精製油 (100g:109mL、100mL:92g)
0	0	0	0	0	0					0	0	0	(0)	15.0	120	0	0	0						(0)	–	0	–	別名キャノーラ油、カノーラ油 試料:低エルカ酸の精製油及びサラダ油 (100g:200mL、100mL:91g)
0	0	0	0	0	0					0	0	0	(0)	8.6	4	0	0	0						(0)	–	0	–	試料:精製油 (100g:111mL、100mL:90g)
0	Tr	0	Tr	0	0					0	0	0	(0)	0.4	Tr	0	0	0						(0)	–	0	–	試料:精製油 (100g:200mL、100mL:91g)
0	0	0	0	0	0					0	0	0	(0)	39.0	11	0	0	0						(0)	–	0	–	試料:精製油 (100g:109mL、100mL:92g)
0	0	0	0	0	0					0	0	0	(0)	39.0	11	0	0	0						(0)	–	0	–	試料:精製油
0	0	0	0	0	0					0	0	0	(0)	39.0	11	0	0	0						(0)	–	0	–	試料:精製油 (100g:109mL、100mL:91g)
0	0	0	0	0	0.02					–	6	Tr	0	28.0	190	0	0	0	(0)	(0)	(0)	(0)	0	(0)	–	0	—	別名グレープシードオイル、ぶどう種子油
0	0	0	0	0	0					0	0	0	(0)	28.0	29	0	0	0						(0)	–	0	–	試料:精製油 (100g:109mL、100mL:92g)
0	0	0	Tr	0	0					0	0	0	(0)	0.3	Tr	0	0	0						(0)	–	0	–	別名ココナッツオイル
0	Tr	0	0	0	0	–				0	0	0	0	6.0	4	0	0	0	(0)	(0)	(0)	–	(0)	(0)	–	0	–	別名ピーナッツオイル、ピーナッツ油 試料:精製油 (100g:200mL、100mL:91g)

備考凡例
硝：硝酸イオン　求：ポリフェノール
タ：タンニン　テ：テオブロミン
カ：カフェイン
見当：概量（1個、1尾、1切れなど）とその目安重量（廃棄部分を含む重量）

穀類
いも及び粉類
砂糖及び甘味類
豆類
種実類
野菜類
果実類
きのこ類
藻類
魚介類
肉類
卵類
乳類
油脂類
菓子類
飲料し好類
香辛料及び調味料類
調理済み流通食品類

（0）：推定値 0，　（Tr）：推定値 微量，　Tr：微量，　－：未測定　　※炭水化物成分表から算出。

油脂類

可食部 100 g 当たり

食品番号	食品名	廃棄率	エネルギー		水分	たんぱく質 アミノ酸組成による	脂質 脂肪酸のトリアシルグリセロール当量	脂肪酸 飽和脂肪酸	脂肪酸 n-3系多価不飽和脂肪酸	脂肪酸 n-6系多価不飽和脂肪酸	コレステロール	炭水化物 利用可能炭水化物	炭水化物 糖類※	炭水化物 食物繊維総量	炭水化物 糖アルコール	有機酸	七訂(2015年版)のエネルギーの算出方法に基づく成分(参考) エネルギー	七訂 たんぱく質	七訂 脂質	七訂 炭水化物	灰分	ナトリウム	カリウム	カルシウム
		%	kJ	kcal	g	g	g	g	g	g	mg	g	g	g	g	g	kcal	g	g	g	g	mg	mg	mg
	（動物油脂類）																							
14015	**牛脂**	0	3577	869	Tr	0.2	93.8	41.05	0.17	3.44	100	6.0*	–	0	–	–	940	0.2	99.8	0	0	1	1	T
14032	**たらのあぶら**	0	3511	853	0.1	Tr	90.6	16.40	22.64	2.30	310	9.2*	–	–	–	–	940	0.1	99.8	0	0	1	1	T
14016	**ラード**	0	3639	885	0	0*	97.0	39.29	0.46	9.35	100	3.0*	–	0	–	–	941	0	100	0	0	0	0	0
	（バター類）																							
	無発酵バター																							
14017	有塩バター	0	2880	700	16.2	0.5	74.5	50.45	0.28	1.86	210	6.8*	0.5	(0)	–	–	745	0.6	81.0	0.2	2.0	750	28	1
14018	食塩不使用バター	0	2964	720	15.8	(0.4)	77.0	52.43	0.33	1.72	220	6.2*	(0.6)	(0)	–	–	763	0.5	83.0	0.2	0.5	11	22	14
	発酵バター																							
14019	有塩バター	0	2938	713	13.6	(0.5)	74.6	50.56	0.29	1.87	230	9.9*	–	(0)	–	–	752	0.6	80.0	4.4	1.4	510	25	12
	（マーガリン類）																							
	マーガリン																							
14020	家庭用　有塩	0	2939	715	14.7	0.4	78.9	23.04	1.17	11.81	5	0.8	0.7	(0)	–	–	769	0.4	83.1	0.5	1.3	500	27	14
14033	家庭用　無塩	0	2939	715	14.7	0.4	78.9	–	–	–	5	0.8	–	(0)	–	–	752	0.4	83.1	0.5	1.3	(Tr)	27	14
14029	業務用　有塩	0	3046	740	14.8	(0.2)	80.3	39.00	0.64	8.13	5	4.2*	–	(0)	–	–	778	0.3	84.3	0.1	0.5	490	27	14
14034	業務用　無塩	0	3046	740	14.8	0.3*	80.3	–	–	–	5	4.1*	–	(0)	–	–	761	0.3	84.3	0.1	0.5	(Tr)	27	14
14021	**ファットスプレッド**	0	2383	579	30.2	0.1	64.1	20.40	1.71	18.31	4	0.6	0.5	(0)	–	–	637	0.2	69.1	1.2	420	17	14
	（その他）																							
	クリーム類→乳類																							
	ショートニング																							
14022	家庭用	0	3654	889	0.1	0*	97.8	46.23	0.99	10.57	4	2.2*	–	(0)	–	–	920	0	99.9	0	0	0	0	
14030	業務用　製菓	0	3625	881	Tr	0*	96.3	51.13	0.30	7.84	4	3.6*	–	(0)	–	–	921	0	99.9	0	0	0	0	
14031	業務用　フライ	0	3645	886	0.1	0*	97.3	41.37	0.78	12.42	4	2.7*	–	(0)	–	–	920	0	99.9	0	0	0	0	

ミノ酸組成によるたんぱく質の*→「たんぱく質」の値、脂肪酸のトリアシルグリセロール当量の*→「脂質」の値が入っている。
用可能炭水化物は「利用可能炭水化物（質量計）」の値だが、*がついているものは「差引き法による利用可能炭水化物」の値（p.2、3参照）。

可食部100g当たり

マグネシウム	リン	鉄	亜鉛	銅	マンガン	ヨウ素	セレン	クロム	モリブデン	レチノール	β-カロテン当量	レチノール活性当量	ビタミンD	α-トコフェロール	ビタミンK	ビタミンB1	ビタミンB2	ナイアシン当量	ビタミンB6	ビタミンB12	葉酸	パントテン酸	ビオチン	ビタミンC	アルコール	食塩相当量	重量変化率	備考
g	mg	mg	mg	mg	mg	µg	µg	µg	µg	µg	µg	µg	µg	mg	µg	mg	mg	mg	mg	µg	µg	mg	µg	mg	g	g	%	
0	1	0.1	Tr	Tr	–	–	–	–	–	85	0	85	0	0.6	26	0	0	Tr	–	–	–	–	–	0	–	0	–	別名ヘット 試料:いり取りしたもの
0	2	Tr	0	Tr	0	450	9	Tr	0	37000	0	37000	8.7	14.0	5	0	Tr	0.1	–	1	0	Tr	0	0	–	0	–	別名豚脂 試料:精製品 (100g:118mL、100mL:85g)
0	0	0	Tr	Tr	0	0	0	0	0	0	0	0	0.2	0.3	7	0	0	0	0	0	0	0	0	0	–	0	–	
2	15	0.1	0.1	Tr	0	2	Tr	1	3	500	190	520	0.6	1.5	17	0.01	0.03	0.1	Tr	0.1	Tr	0.06	0.4	0	–	1.9	–	
2	18	0.4	0.1	0.01	0.01	3	Tr	0	3	780	190	800	0.6	1.4	24	0	0.03	(0.1)	Tr	0.1	1	0.08	0.3	0	–	0	–	別名無塩バター
2	16	0.4	0.1	0.01	0.01	–	–	–	–	760	180	780	0.6	1.3	30	0	0.02	(0.1)	0	0.1	0			0	–	1.3	–	
2	17	Tr	0.1	Tr	Tr	2	1	0	2	0	300	25	11.0	15.0	53	0.01	0.03	0.1	0	0	Tr	Tr	0.2	0	–	1.3	–	β-カロテン:着色料として添加品含む ビタミンD:添加品含む
2	17	Tr	0.1	Tr	Tr	2	1	0	2	0	300	25	11.0	15.0	53	0.01	0.03	0.1	0	0	Tr	Tr	0.2	0	–	0	–	
2	17	Tr	0.1	Tr	Tr	2	1	0	2	0	290	24	11.0	15.0	53	0.01	0.03	(Tr)	0	0	Tr	Tr	0.2	0	–	1.3	–	β-カロテン:着色料として添加品含む ビタミンD:添加品含む
2	17	Tr	0.1	Tr	Tr	2	1	0	2	0	290	24	11.0	15.0	53	0.01	0.03	(Tr)	0	0	Tr	Tr	0.2	0	–	0	–	
2	10	Tr	Tr	Tr	Tr	1	0	Tr	1	0	380	31	1.1	16.0	71	0.02	0.02	Tr	0	0	Tr	0	0.1	0	–	1.1	–	β-カロテン:着色料として添加品含む
0	0	0	0	0	0	0	0	0	Tr	0	0	0	0.1	9.5	6	0	0	0	0	0	0	0	0	0	–	0	–	(100g:125mL、100mL:80g)
0	0	0	0	0	0	0	0	0	Tr	0	0	0	0.1	9.5	6	0	0	0	0	0	0	0	0	0	–	0	–	(100g:125mL、100mL:80g)
0	0	0	0	0	0	0	0	0	Tr	0	0	0	0.1	9.5	6	0	0	0	0	0	0	0	0	0	–	0	–	

無機質 / ビタミン

備考凡例:
硝:硝酸イオン ポ:ポリフェノール
タ:タンニン テ:テオブロミン
カ:カフェイン
見当:概量（1個、1尾、1切れなど）とその目安重量（廃棄部分を含む重量）

（0）：推定値 0，　（Tr）：推定値 微量，　Tr：微量，　−：未測定　　※炭水化物成分表から算出。

菓子類

食品番号	食品名	廃棄率 %	エネルギー kJ	エネルギー kcal	水分 g	たんぱく質 アミノ酸組成による g	脂質 脂肪酸のトリアシルグリセロール当量 g	飽和脂肪酸 g	n-3系多価不飽和脂肪酸 g	n-6系多価不飽和脂肪酸 g	コレステロール mg	利用可能炭水化物 g	糖類※ g	食物繊維総量 g	糖アルコール g	有機酸 g	七訂 エネルギー kcal	七訂 たんぱく質 g	七訂 脂質 g	七訂 炭水化物 g	灰分 g	ナトリウム mg	カリウム mg	カルシウム mg
	〈和生菓子・和半生菓子類〉																							
	甘納豆																							
15001	あずき	0	1206	283	26.2	(2.9)	(0.1)	(0.04)	(0.03)	(0.06)	0	(66.0)	(59.4)	4.8	−	−	295	3.4	0.3	69.5	0.5	45	170	1
15002	いんげんまめ	0	1226	288	25.2	(3.3)	(0.2)	(0.04)	(0.09)	(0.05)	0	(66.3)	(60.4)	5.5	−	−	299	3.8	0.5	69.9	0.7	45	170	2
15003	えんどう	0	1246	293	23.1	(3.1)	(0.2)	(0.05)	(0.02)	(0.11)	0	(68.7)	(62.0)	3.2	−	−	308	3.8	0.4	72.2	0.4	47	110	1
	今川焼																							
15005	こしあん入り	0	924	217	(45.5)	(4.1)	(0.9)	(0.27)	(0.02)	(0.26)	(29)	(47.2)	(25.2)	(1.4)			221	(4.5)	(1.1)	(48.3)	(0.5)	(57)	(64)	(29)
15145	つぶしあん入り	0	935	220	(45.5)	(4.1)	(1.2)	−	−	−	(29)	(46.9)		(1.7)			223	(4.5)	(1.4)	(48.2)	(0.5)	(71)	(95)	(23)
15146	カスタードクリーム入り	0	952	224	(45.5)	(4.3)	(2.3)	−	−	−	(62)	(45.7)		(0.9)			229	(4.7)	(2.6)	(46.7)	(0.5)	(52)	(95)	(46)
	ういろう																							
15006	白	0	770	181	(54.5)	(0.9)	(0.1)	(0.05)	(Tr)	(0.05)	0	(43.8)	(27.1)	(0.1)	0	−	182	(1.0)	(0.2)	(44.2)	(0.1)	(1)	(17)	(2)
15147	黒	0	742	174	(54.5)	(1.1)	(0.1)	−	−	−	(0)	(41.9)	−	(0.1)	(0)	−	178	(1.5)	(0.2)	(42.7)	(1.1)	(1)	(41)	(3)
	うぐいすもち																							
15007	こしあん入り	0	1005	236	(40.0)	(3.1)	(0.3)	(0.07)	(0.02)	(0.10)	0	(54.4)	(34.6)	(1.8)	0	0	241	(3.5)	(0.4)	(55.8)	(0.3)	(35)	(21)	(19)
15148	つぶしあん入り	0	1009	237	(40.0)	(2.3)	(0.3)	−	−	−	0	(55.5)	−	(1.2)	(0)	−	241	(2.7)	(0.4)	(56.8)	(0.2)	(46)	(59)	(8)
	かしわもち																							
15008	こしあん入り	0	866	203	(48.5)	(3.5)	(0.3)	(0.10)	(0.01)	(0.11)	0	(45.2)	(16.2)	(1.7)			207	(4.0)	(0.4)	(46.7)	(0.4)	(55)	(40)	(18)
15149	つぶしあん入り	0	870	204	(48.5)	(3.4)	(0.4)	−	−	−	0	(45.0)	−	(1.7)			207	(3.9)	(0.5)	(46.6)	(0.4)	(67)	(78)	(7)
15009	**カステラ**	0	1328	313	(25.6)	(6.5)	(4.3)	1.51	0.08	0.83	(160)	(61.8)	(43.3)	(0.5)		−	320	(7.1)	(5.0)	(61.8)	(0.5)	(71)	(86)	(27)
15010	**かのこ**	0	1105	260	(34.0)	(4.1)	(0.2)	(0.05)	(0.03)	(0.07)	−	(59.0)	(49.8)	(3.8)	(0)		265	(4.8)	(0.4)	(60.4)	(0.3)	(22)	(93)	(23)
15011	**かるかん**	0	965	226	(42.5)	(1.7)	(0.2)	(0.08)	(Tr)	(0.09)	0	(54.1)	(34.3)	(0.4)	0	(0.1)	230	(2.1)	(0.3)	(54.8)	(0.3)	(2)	(120)	
15012	**きび団子**	0	1273	298	(24.4)	(1.4)	(0.2)	(0.06)	(Tr)	(0.08)	0	(72.9)	(51.6)	(0.1)	0	−	303	(1.6)	(0.2)	(73.7)	(0.1)	(1)	(2)	
15013	**ぎゅうひ**	0	1078	253	(36.0)	(1.2)	(0.2)	(0.05)	(Tr)	(0.07)	0	(61.7)	(43.7)	(0.1)	0	−	257	(1.3)	(0.2)	(62.4)	(Tr)	(1)	(1)	
15014	**きりざんしょ**	0	1045	245	(38.0)	(1.8)	(0.2)	(0.03)	(0.10)	(Tr)	0	(58.5)	(33.1)	(0.2)			248	(2.1)	(0.3)	(59.3)	(0.2)	(66)	(31)	
15015	**きんぎょく糖**	0	1203	282	(28.0)	(Tr)	0	−	−	−		(71.2)	(69.1)	(0.8)	0		288	(Tr)	0	(71.9)	(Tr)	(2)	(2)	
15016	**きんつば**	0	1105	260	(34.0)	(5.3)	(0.4)	(0.12)	(0.05)	(0.19)	0	(56.1)	(37.8)	(5.5)			265	(6.0)	(0.7)	(58.6)	(0.7)	(120)	(160)	(2)
	草もち																							
15017	こしあん入り	0	956	224	(43.0)	(3.6)	(0.3)	(0.10)	(0.01)	(0.11)	0	(50.4)	(22.4)	(1.9)		−	229	(4.2)	(0.4)	(52.1)	(0.3)	(17)	(46)	(2)
15150	つぶしあん入り	0	967	227	(43.0)	(4.4)	(0.6)	−	−	−	(0)	(49.1)	−	(2.7)	(0)		230	(4.8)	(0.7)	(51.1)	(0.4)	(30)	(90)	(1)

穀類 / いも及びでん粉類 / 砂糖及び甘味類 / 豆類 / 種実類 / 野菜類 / 果実類 / きのこ類 / 藻類 / 魚介類 / 肉類 / 卵類 / 乳類 / 油脂類 / 菓子類 / し好飲料類 / 調味料及び香辛料類 / 調理済み流通食品類

ミノ酸組成によるたんぱく質の＊→「たんぱく質」の値、脂肪酸のトリアシルグリセロール当量の＊→「脂質」の値が入っている。
用可能炭水化物は「利用可能炭水化物（質量計）」の値だが、＊がついているものは「差引き法による利用可能炭水化物」の値（p.2、3 参照）。

マグネシウム	リン	鉄	亜鉛	銅	マンガン	ヨウ素	セレン	クロム	モリブデン	ビタミンA レチノール	ビタミンA β-カロテン当量	ビタミンA レチノール活性当量	ビタミンD	ビタミンE α-トコフェロール	ビタミンK	ビタミンB1	ビタミンB2	ナイアシン当量	ビタミンB6	ビタミンB12	葉酸	パントテン酸	ビオチン	ビタミンC	アルコール	食塩相当量	重量変化率	備考
g	mg	mg	mg	mg	mg	µg	µg	µg	µg	µg	µg	µg	µg	mg	µg	mg	mg	mg	mg	µg	µg	mg	µg	mg	g	g	%	
7	38	0.7	0.4	0.12	0.18	0	1	5	38	0	2	0		–	1	0.06	0.02	(0.9)	0.04	0	9	0.17	1.5	0	–	0.1	–	
9	55	0.8	0.4	0.13	0.34	0	0	0	11	0	1	0		–	1	0.09	0.03	(1.0)	0.03	0	13	0.06	1.5	0	–	0.1	–	
7	27	0.9	0.6	0.09	–	0	2	1	26	0	18	0		–	3	0.11	0.04	(0.9)	0	–	2	0.16	2.4	0	–	0.1	–	
(8)	(55)	(0.6)	(0.3)	(0.06)	(0.22)	(2)	(3)	(1)	(12)	(14)	(Tr)	(14)	(0.3)	(0.2)	(2)	(0.04)	(0.04)	(1.1)	(0.01)	(0.1)	(6)	(0.23)	(2.3)	(0)		(0.1)		別名 大判焼、小判焼、回転焼、二重焼、太鼓まんじゅう、ともえ焼、たい焼を含む／小豆こしあん入り／部分割合：皮2、あん1
(0)	(62)	(0.6)	(0.3)	(0.08)	(0.22)	(2)	(3)	(1)	(16)	(15)	(Tr)	(15)	(0.3)	(0.2)	(2)	(0.04)	(0.04)	(1.1)	(0.02)	(0.1)	(8)	(0.27)	(2.4)	(0)		(0.2)		小豆つぶしあん入り／部分割合：皮2、あん1
(7)	(88)	(0.5)	(0.4)	(0.04)	(0.15)	(10)	(6)	(1)	(5)	(51)	(3)	(51)	(0.8)	(0.4)	(3)	(0.06)	(0.08)	(1.3)	(0.04)	(0.3)	(14)	(0.50)	(5.2)	(Tr)		(0.1)		カスタードクリーム入り／部分割合：皮2、あん1
(4)	(18)	(0.2)	(0.2)	(0.04)	(0.13)	0	(1)	(1)	(13)	0	0	0	0	0	0	0.02	(Tr)	(0.5)	(0.02)	0	(2)	(0.11)	(0.2)	(0)		0		別名 外郎餅／試料：白ういろう 食塩添加品あり
(0)	(44)	(0.4)	(0.4)	(0.08)	(0.31)	(Tr)	(2)	(1)	(32)	(0)	(0)	(0)	(0)	(0)	(0)	(0.01)	(0.01)	(1.1)	(0.05)	(0)	(5)	(0.28)	(0.5)	(0)		0		別名 外郎餅
(9)	(30)	(0.9)	(0.5)	(0.09)	(0.28)	(1)	(1)	(Tr)	(25)	0	0	0	0	0	(2)	(0.01)	(0.01)	(0.8)	(Tr)	0	(3)	(0.02)	(0.1)	0		(0.1)		小豆こしあん入り／部分割合：もち10、あん8、きな粉0.05
(9)	(35)	(0.7)	(0.5)	(0.11)	(0.25)	(1)	(1)	(Tr)	(29)	(0)	0	(0)	0	(Tr)	(0)	(0.01)	(0.01)	(0.8)	(0.06)	0	(3)	(0.06)	(0.8)	0		(0.1)		小豆つぶしあん入り／部分割合：もち10、あん8、きな粉0.05
(3)	(47)	(0.9)	(0.5)	(0.11)	–	(Tr)	(1)	(1)	(36)	0	0	0	0	0	(2)	(0.03)	(0.02)	(1.2)	(0.04)	0	(4)	(0.21)	(0.9)	0		(0.1)		小豆こしあん入り／部分割合：皮3、あん2 葉を除いたもの
(5)	(58)	(0.7)	(0.6)	(0.13)	–	(Tr)	(2)	(1)	(44)	0	0	0	0	0	(2)	(0.03)	(0.02)	(1.2)	(0.06)	0	(7)	(0.31)	(0.9)	0		(0.1)		小豆つぶしあん入り／部分割合：皮3、あん2 葉を除いたもの
(7)	(85)	(0.7)	(0.6)	(0.03)	(0.10)	(8)	(15)	(Tr)	(4)	(90)	(7)	(91)	(2.3)	(2.3)	(6)	(0.05)	(0.18)	(1.9)	(0.05)	(0.4)	(22)	(0.54)	(11.0)	0		(0.2)		試料：長崎カステラ
(5)	(37)	(0.9)	(0.4)	(0.11)	(0.25)	(0)	(Tr)	(3)	(31)	0	0	0	(0)	(0.2)	(3)	(0.03)	(0.02)	(0.8)	(0.02)	0	(5)	(0.10)	(1.3)	0		0		
(3)	(32)	(0.3)	(0.3)	(0.08)	(0.17)	(Tr)	(0)		(17)	0	0	0	0	0.1	0	(0.05)	(0.01)	(0.4)	(0.04)	0	(5)	(0.29)	(0.7)	(1)		0		
(3)	(32)	(0.3)	(0.3)	(0.08)	(0.17)	(Tr)		(0)	(17)	0	0	0	0	0.1	0	(0.05)	(0.01)	(0.4)	(0.04)	0	(5)	(0.29)	(0.7)	(1)		0		
(1)	(11)	(0.3)	(0.3)	(0.05)	(0.14)	(1)	–		(14)	0	0	0	0	(Tr)	(Tr)	(0.05)	(0.02)	(0.5)	(Tr)	0	(3)	0	0	0		0		
(0)	(10)	(0.2)	(0.3)	(0.04)	(0.12)	(1)	(1)	(0)	(12)	0	0	0	0	0		(0.01)	(Tr)	(0.4)	(Tr)	0	(0)	0	0	0		0		
(3)	(32)	(0.3)	(0.3)	(0.07)	(0.25)	(1)	(1)		(26)	0	0	0	0	0	0	(0.03)	(0.01)	(0.5)	(0.03)	0	(4)	(0.24)	(0.9)	0		0		
(1)	(Tr)	(0.1)	(Tr)	(0.01)	(0.03)	0	0	0	0	0	0	0	0	0	0	0	0	(Tr)	(Tr)	0	0	0	0	0		0		
(2)	(73)	(1.4)	(0.7)	(0.19)	(0.41)	(1)	(1)		(47)	0	0	0	0	0	(8)	(0.03)	(0.03)	(1.2)	(0.03)	0	(8)	(0.22)	(1.7)	0		(0.3)		小豆つぶしあん入り／部分割合：皮1、あん9
(4)	(50)	(1.0)	(0.6)	(0.12)	(0.40)	(Tr)	(1)	(1)	(36)	0	(150)	(13)	0		(11)	(0.04)	(0.03)	(1.3)	(0.04)	0	(5)	(0.21)	(0.6)	0		(0.1)		小豆こしあん入り／部分割合：皮6、あん4
(3)	(60)	(0.9)	(0.6)	(0.14)	(0.42)	(Tr)	(2)	(1)	(43)	(0)	(210)	(18)	0	(0.2)	(15)	(0.04)	(0.05)	(1.4)	(0.05)	0	(9)	(0.30)	(0.9)	0		(0.1)		小豆つぶしあん入り／部分割合：皮6、あん4

備考欄凡例
硝：硝酸イオン　ポ：ポリフェノール
タ：タンニン　テ：テオブロミン
カ：カフェイン
見当：概量（1個、1尾、1切れなど）とその目安重量（廃棄部分を含む重量）

穀類
いも及びでん粉類
砂糖及び甘味類
豆類
種実類
野菜類
果実類
きのこ類
藻類
魚介類
肉類
卵類
乳類
油脂類
菓子類
し好飲料類
調味料及び香辛料類
調理済み流通食品類

（0）：推定値0，（Tr）：推定値 微量，Tr：微量，－：未測定　※炭水化物成分表から算出。

菓子類

可食部100 g当たり

食品番号	食品名	廃棄率 %	エネルギー kJ	エネルギー kcal	水分 g	アミノ酸組成によるたんぱく質 g	たんぱく質 g	脂肪酸のトリアシルグリセロール当量 g	飽和脂肪酸 g	n-3系多価不飽和脂肪酸 g	n-6系多価不飽和脂肪酸 g	コレステロール mg	利用可能炭水化物 g	糖類※ g	食物繊維総量 g	糖アルコール g	有機酸 g	七訂 エネルギー kcal	七訂 たんぱく質 g	七訂 脂質 g	七訂 炭水化物 g	灰分 g	ナトリウム mg	カリウム mg	カルシウム mg
	くし団子																								
15018	あん　こしあん入り	0	845	198	(50.0)	(3.3)		(0.4)	(0.12)	(0.01)	(0.13)	0	(43.9)	(10.7)	(1.2)	0	–	201	(3.8)	(0.4)	(45.4)	(0.3)	(22)	(43)	(13
15151	あん　つぶしあん入り	0	847	199	(50.0)	(3.3)		(0.4)	–	–	–	0	(43.8)	–	(1.3)	0	–	201	(3.8)	(0.5)	(45.4)	(0.3)	(24)	(68)	(6
15019	みたらし	0	827	194	(50.5)	(2.7)		(0.4)	(0.13)	(0.01)	(0.14)	0	(43.5)	(7.9)	(0.3)	0	(Tr)	197	(3.2)	(0.4)	(44.9)	(0.9)	(250)	(59)	(4
	くずきり→いも及びでん粉類・〈でん粉・でん粉製品〉・くずきり　ゆで																								
	くずもち																								
15121	関西風　くずでん粉製品	0	399	93	(77.4)	(0.1)*		(0.1)*	–	–	–	0	(22.5)	–	0	–	–	91	(0.1)	(0.1)	(22.5)	(Tr)	(1)	(1)	(
15122	関東風　小麦でん粉製品	0	400	94	(77.4)	(0.1)*		(0.1)*	–	–	–	0	(22.4)	–	0	–	–	91	(0.1)	(0.1)	(22.4)	(0.1)	(1)	(2)	(
15020	**げっぺい**	0	1471	348	(20.9)	(4.3)		(8.3)	(2.81)	(0.33)	(2.30)	(Tr)	(62.6)	(34.4)	(2.1)	0	–	357	(4.7)	(8.5)	(65.5)	(0.4)	(2)	(64)	(4
15123	**五平もち**	0	755	178	(54.7)	(2.5)		(0.5)	(0.13)	(0.03)	(0.23)	0	(40.2)*	(6.6)	(1.3)	0	–	181	(3.0)	(0.5)	(40.9)	(0.8)	(240)	(58)	(1
	桜もち																								
15022	関西風　こしあん入り	2	836	196	(50.0)	(3.0)		(0.1)	(0.05)	(0.01)	(0.05)	0	(44.7)	(25.2)	(1.7)	0	–	200	(3.5)	(0.3)	(46.0)	(0.2)	(33)	(22)	(1
15153	関西風　つぶしあん入り	2	839	197	(50.0)	(2.6)		(0.2)	–	–	–	0	(45.2)	–	(1.3)	0	–	201	(3.0)	(0.3)	(46.5)	(0.2)	(26)	(43)	(
15021	関東風　こしあん入り	2	1000	235	(40.5)	(4.0)		(0.3)	(0.08)	(0.02)	(0.15)	0	(52.6)	(31.7)	(2.6)	0	–	239	(4.5)	(0.4)	(54.2)	(0.3)	(45)	(37)	(2
15152	関東風　つぶしあん入り	2	1007	237	(40.5)	(3.8)		(0.5)	–	–	–	0	(52.7)	–	(2.5)	0	–	240	(4.6)	(0.4)	(54.4)	(0.3)	(44)	(82)	(1
	笹だんご																								
15124	こしあん入り	0	965	227	(40.5)	(3.5)		(0.4)	(0.13)	(0.01)	(0.16)	0	(50.8)	(21.0)	(1.9)	–	–	239	(4.0)	(0.5)	(54.6)	(0.4)	(18)	(88)	(1
15154	つぶしあん入り	0	970	228	(40.5)	(4.1)		(0.5)	–	–	–	0	(49.8)	–	(2.3)	0	–	240	(4.7)	(0.6)	(53.8)	(0.4)	(32)	(91)	(1
15143	**ずんだあん**	0	805	190	(52.7)	(5.4)		(3.2)				0	(34.1)		(2.5)	–	–	202	(6.3)	(3.4)	(36.6)	(1.0)	(87)	(270)	(4
15144	**ずんだもち**	0	899	212	(47.8)	(4.4)		(1.6)				0	(44.5)*		(1.3)	–	–	216	(4.9)	(1.7)	(45.1)	(0.5)	(35)	(130)	(1
	大福もち																								
15023	こしあん入り	0	950	223	(41.5)	(4.1)		(0.3)	(0.12)	(0.01)	(0.12)	0	(49.3)	(16.7)	(1.8)	0	–	235	(4.6)	(0.5)	(53.2)	(0.3)	(33)	(33)	(1
15155	つぶしあん入り	0	950	223	(41.5)	(4.2)		(0.4)	–	–	–	0	(48.6)	–	(2.7)	0	–	236	(4.7)	(0.6)	(52.8)	(0.4)	(56)	(86)	(1
15024	**タルト　（和菓子）**	0	1222	288	(30.0)	(5.4)		(2.6)	(0.87)	(0.04)	(0.46)	(91)	(60.1)	(43.3)	(1.5)	0	–	293	(5.9)	(2.6)	(60.7)	(0.4)	(38)	(64)	(2
15025	**ちまき**	0	642	150	(62.0)	(1.1)		(0.2)	(0.06)	(Tr)	(0.06)	0	(35.9)	(20.4)	(0.1)	0	–	153	(1.3)	(0.2)	(36.5)	(0.1)	(1)	(17)	(
15026	**ちゃつう**	0	1359	320	(22.5)	(5.5)		(4.1)	(0.62)	(0.03)	(1.78)	0	(63.6)	(45.1)	(3.8)	0	–	329	(6.2)	(4.3)	(66.6)	(0.6)	(5)	(63)	(1

ミノ酸組成によるたんぱく質の＊→「たんぱく質」の値、脂肪酸のトリアシルグリセロール当量の＊→「脂質」の値が入っている。
用可能炭水化物は「利用可能炭水化物（質量計）」の値だが、＊がついているものは「差引き法による利用可能炭水化物」の値（p.2、3 参照）。

可食部100 g当たり

マグネシウム	リン	鉄	亜鉛	銅	マンガン	ヨウ素	セレン	クロム	モリブデン	レチノール	β-カロテン当量	レチノール活性当量	ビタミンD	ビタミンE α-トコフェロール	ビタミンK	ビタミンB1	ビタミンB2	ナイアシン当量	ビタミンB6	ビタミンB12	葉酸	パントテン酸	ビオチン	ビタミンC	アルコール	食塩相当量	重量変化率	備考
mg	mg	mg	mg	mg	mg	µg	µg	µg	µg	µg	µg	µg	µg	mg	µg	mg	mg	mg	mg	µg	µg	mg	mg	µg	g	g	%	
3)	(50)	(0.7)	(0.5)	(0.11)	(0.40)	(Tr)	(2)	(1)	(39)	0	0	0	0	(0.1)	(1)	(0.04)	(0.02)	(1.3)	(0.05)	0	(5)	(0.27)	(0.8)	0	–	(0.1)	–	小豆こしあん入り 部分割合:団子8、あん3 くしを除いたもの
5)	(57)	(0.6)	(0.6)	(0.12)	(0.41)	(1)	(2)	(1)	(44)	0	0	0	0	(0.1)	(1)	(0.04)	(0.01)	(1.2)	(0.06)	0	(7)	(0.34)	(0.8)	0	–	(0.1)	–	部分割合:団子8、あん3 くしを除いたもの
3)	(52)	(0.4)	(0.5)	(0.09)	(0.39)	(1)	(2)	(1)	(37)	0	0	0	0	(0.1)	0	(0.04)	(0.02)	(1.3)	(0.06)	0	(7)	(0.33)	(1.1)	0	(0.1)	(0.6)	–	別名 しょうゆ団子 部分割合:団子9、たれ2 くしを除いたもの
1)	(3)	(0.5)	0	(0.01)	(0.01)	–	–	–	–	0	0	0	0	0	0	0	0	0	0	0	0	0	0	0	–	0	–	
1)	(9)	(0.2)	(Tr)	(0.01)	(0.02)	–	–	–	–	0	0	0	0	0	0	0	0	0	0	0	0	0	0	0	–	0	–	
4)	(64)	(1.1)	(0.7)	(0.18)	(0.53)	(Tr)	(1)	(1)	(36)	0	0	0	0	(0.6)	(2)	(0.05)	(0.03)	(1.5)	(0.06)	0	(8)	(0.23)	(1.1)	0	–	(0.1)	–	あん(小豆あん、くるみ、水あめ、ごま等)入り 部分割合:皮5、あん4
9)	(41)	(0.4)	(0.6)	(0.10)	(0.29)	0	(1)	0	(25)	0	0	0	0	(Tr)	(1)	(0.02)	(0.02)	(1.5)	(0.06)	0	(5)	(0.21)	(0.4)	0	–	(0.6)	–	みそだれ付き 食物繊維:AOAC.2011.25法
3)	(27)	(0.7)	(0.5)	(0.09)	(0.32)	0	0	0	(14)	0	0	0	0	0	(2)	(0.01)	(0.01)	(1.0)	(0.05)	0	(1)	(0.05)	(0.6)	0	–	(0.1)	–	別名 道明寺 小豆こしあん入り 部分割合:道明寺種皮3、あん2 廃棄部位:桜葉
7)	(25)	(0.4)	(0.6)	(0.10)	(0.33)	0	0	0	(9)	0	0	0	0	(Tr)	(1)	(0.01)	(0.01)	(1.0)	(0.02)	0	(3)	(0.10)	(0.3)	0	–	(0.1)	–	別名 道明寺 小豆つぶしあん入り 部分割合:道明寺種皮3、あん2 廃棄部位:桜葉
1)	(37)	(1.0)	(0.4)	(0.09)	(0.31)	0	(1)	(1)	(22)	0	0	0	0	(Tr)	(2)	(0.02)	(0.02)	(1.0)	(Tr)	0	(2)	(0.10)	(1.0)	0	–	(0.1)	–	小豆こしあん入り 部分割合:小麦粉皮4、あん5 廃棄部位:桜葉
1)	(41)	(0.7)	(0.3)	(0.09)	(0.26)	0	(1)	(1)	(21)	0	0	0	0	(Tr)	(2)	(0.02)	(0.02)	(0.9)	(0.02)	0	(5)	(0.20)	(0.9)	0	–	(0.1)	–	小豆つぶしあん入り 部分割合:小麦粉皮4、あん5 廃棄部位:桜葉
5)	(50)	(0.5)	(0.7)	(0.14)	(0.51)	0	(1)	0	(28)	0	(400)	(34)	–	(0.3)	(26)	(0.06)	(0.02)	(1.2)	(0.05)	0	(10)	(0.25)	(0.7)	0	–	(0.1)	–	小豆こしあん入り
7)	(61)	(0.7)	(0.8)	(0.16)	(0.57)	0	(1)	0	(33)	0	(400)	(33)	–	(0.3)	(27)	(0.05)	(0.02)	(1.3)	(0.04)	0	(10)	(0.26)	(0.8)	0	–	(0.1)	–	小豆つぶしあん入り
0)	(94)	(1.4)	(0.7)	(0.20)	(0.41)	0	0	0	0	0	(160)	(13)	0	(0.3)	(18)	(0.13)	(0.07)	(1.6)	(0.04)	0	(140)	(0.25)	0	(8)	–	(0.2)	–	別名 ずんだ
9)	(51)	(0.6)	(0.8)	(0.16)	(0.51)	0	(1)	0	(34)	0	(64)	(5)	0	(0.2)	(7)	(0.07)	(0.03)	(1.2)	(0.03)	0	(60)	(0.31)	(0.4)	(3)	–	(0.1)	–	部分割合:ずんだ4、もち6
)	(32)	(0.7)	(0.8)	(0.13)	(0.51)	0	(1)	0	(46)	0	0	0	0	(Tr)	(2)	(0.02)	(0.01)	(1.1)	(0.02)	0	(3)	(0.22)	(0.9)	0	–	(0.1)	–	小豆こしあん入り 部分割合:もち皮10、あん7
3)	(44)	(0.7)	(0.8)	(0.16)	(0.51)	0	(1)	0	(54)	0	0	0	0	(Tr)	(3)	(0.03)	(0.02)	(1.1)	(0.03)	0	(6)	(0.28)	(1.1)	0	–	(0.1)	–	小豆つぶしあん入り 部分割合:もち皮10、あん7
)	(66)	(0.9)	(0.5)	(0.07)	(0.19)	(Tr)	(7)	(Tr)	(13)	(54)	0	(54)	(1.0)	(0.4)	(4)	(0.07)	(0.11)	(1.4)	(0.03)	(0.3)	(14)	(0.39)	(6.7)	(1)	–	–	–	あん入りロールカステラ 柚子風味小豆こしあん入り 部分割合:皮2、あん1
)	(18)	(0.2)	(0.2)	(0.04)	(0.15)	0	(1)	0	(15)	0	0	0	0	(Tr)	0	(0.02)	(Tr)	(0.5)	(0.02)	0	(3)	(0.12)	(0.2)	0	–	0	–	上新粉製品
)	(79)	(1.9)	(0.9)	(0.23)	(0.50)	0	(1)	0	(33)	0	0	0	0	(Tr)	(4)	(0.08)	(0.05)	(1.8)	(0.05)	0	(8)	(0.10)	(2.1)	0	–	0	–	小豆こしあん入り 部分割合:皮1、あん9

無機質 ／ ビタミン

硝：硝酸イオン　ポ：ポリフェノール
タ：タンニン　テ：テオブロミン
カ：カフェイン
見当：概量（1個、1尾、1切れなど）と
その目安重量（廃棄部分を含む重量）

穀類
でんぷん及びいも類
砂糖及び甘味類
豆類
種実類
野菜類
果実類
きのこ類
藻類
魚介類
肉類
卵類
乳類
油脂類
菓子類
し好飲料類
調味料及び香辛料類
調理済み流通食品類

(0)：推定値 0, （Tr）：推定値 微量, Tr：微量, −：未測定　　※炭水化物成分表から算出。

食品番号	食品名	廃棄率 %	エネルギー kJ	エネルギー kcal	水分 g	たんぱく質 アミノ酸組成によるたんぱく質 g	脂質 脂肪酸のトリアシルグリセロール当量 g	脂質 脂肪酸 飽和脂肪酸 g	脂質 脂肪酸 n-3系多価不飽和脂肪酸 g	脂質 脂肪酸 n-6系多価不飽和脂肪酸 g	コレステロール mg	炭水化物 利用可能炭水化物 g	炭水化物 糖類※ g	炭水化物 食物繊維総量 g	糖アルコール g	有機酸 g	七訂 エネルギー kcal	七訂 たんぱく質 g	七訂 脂質 g	七訂 炭水化物 g	灰分 g	ナトリウム mg	カリウム mg	カルシウム mg
	どら焼																							
15156	こしあん入り	0	1197	282	(31.5)	(6.0)	(2.8)	−	−	−	(97)	(57.2)	−	(1.5)	(0)	−	288	(6.6)	(3.1)	(58.4)	(0.7)	(120)	(61)	(31
15027	つぶしあん入り	0	1242	292	(31.5)	(6.0)	(2.8)	(0.92)	(0.06)	(0.57)	(98)	(59.9)	(44.5)	(1.9)	(0)	−	289	(6.6)	(3.2)	(57.9)	(0.8)	(140)	(120)	(22
	生八つ橋																							
15157	あん入り　こしあん入り	0	1169	274	(30.5)	(3.1)	(0.3)	−	−	−	0	(64.0)	−	(1.6)	0	−	279	(3.6)	(0.3)	(65.4)	(0.2)	(2)	(35)	(17
15004	あん入り　こしあん・つぶしあん混合	0	1166	274	(30.5)	(2.9)	(0.2)	(0.08)	(0.02)	(0.09)	(0)	(64.1)	(45.8)	(2.1)	(0)	−	279	(3.0)	(0.3)	(65.5)	(0.2)	(17)	(71)	(18
15158	あん入り　つぶしあん入り	0	1170	275	(30.5)	(3.2)	(0.3)	−	−	−	(0)	(63.5)	−	(2.3)	(0)	−	279	(3.7)	(0.5)	(65.1)	(0.3)	(32)	(110)	(12
15028	**ねりきり**	0	1102	259	(34.0)	(4.6)	(0.2)	(0.04)	(0.02)	(0.06)	0	(58.2)	(42.4)	(3.6)	0	−	265	(5.3)	(0.3)	(60.1)	(0.7)	(2)	(33)	(39
	まんじゅう																							
15029	カステラまんじゅう こしあん入り	0	1241	292	(27.9)	(6.0)	(1.8)	(0.56)	(0.05)	(0.44)	(56)	(61.6)	(36.9)	(2.4)	0	−	297	(6.7)	(2.1)	(62.6)	(0.6)	(47)	(77)	(45
15159	カステラまんじゅう つぶしあん入り	0	1239	292	(27.9)	(6.2)	(2.0)	−	−	−	(57)	(60.3)	−	(3.2)	0	−	297	(6.9)	(2.3)	(62.2)	(0.7)	(83)	(160)	(33
15160	かるかんまんじゅう こしあん入り	0	961	226	(42.5)	(2.5)	(0.2)	−	−	−	(0)	(53.4)	−	(1.4)	0	−	230	(3.00)	(0.3)	(53.8)	(0.3)	(45)	(65)	(24
15161	かるかんまんじゅう つぶしあん入り	0	962	226	(42.5)	(2.6)	(0.2)	−	−	−	(0)	(53.0)	−	(1.9)	0	−	230	(3.1)	(0.4)	(53.6)	(0.4)	(78)	(140)	(12
15030	くずまんじゅう こしあん入り	0	922	216	(45.0)	(2.7)	(0.1)	(0.02)	(0.01)	(0.03)	0	(50.3)	(36.4)	(2.2)	0	−	220	(3.1)	(0.1)	(51.4)	(0.3)	(48)	(22)	(24
15162	くずまんじゅう つぶしあん入り	0	930	218	(45.0)	(1.1)	(0.1)	−	−	−	(0)	(52.9)	−	(1.3)	(0)	−	220	(1.3)	(0.1)	(53.4)	(0.3)	(60)	(75)	(1
15031	くりまんじゅう こしあん入り	0	1261	296	(24.0)	(5.8)	(1.1)	(0.35)	(0.03)	(0.29)	(30)	(64.1)	−	(3.3)	−	−	311	(6.5)	(1.4)	(68.1)	(0.4)	(25)	(62)	(3
15163	くりまんじゅう つぶしあん入り	0	1255	295	(24.0)	(6.0)	(1.2)	−	−	−	(31)	(62.6)	−	(4.7)	−	−	310	(6.7)	(1.6)	(67.0)	(0.6)	(66)	(160)	(2
15032	とうまんじゅう こしあん入り	0	1269	299	(28.0)	(6.1)	(2.7)	(0.88)	(0.06)	(0.53)	(97)	(61.8)	(42.9)	(1.7)	0	(0)	302	(6.8)	(3.1)	(61.6)	(0.4)	(25)	(57)	(33
15164	とうまんじゅう つぶしあん入り	0	1249	294	(28.0)	(6.3)	(2.9)	−	−	−	(99)	(59.5)	−	(2.3)	(0)	−	302	(6.9)	(3.2)	(61.3)	(0.5)	(60)	(140)	(2
15033	蒸しまんじゅう こしあん入り	0	1083	254	(35.0)	(4.1)	(0.3)	(0.09)	(0.03)	(0.17)	0	(57.5)	(36.0)	(2.4)	0	−	261	(4.6)	(0.5)	(59.5)	(0.4)	(60)	(48)	(3
15165	蒸しまんじゅう つぶしあん入り	0	1096	257	(35.0)	(4.2)	(0.4)	−	−	−	(0)	(57.2)	−	(3.4)	(0)	−	261	(4.7)	(0.7)	(59.1)	(0.5)	(95)	(130)	(2
15034	中華まんじゅう　あんまん こしあん入り	0	1158	273	(36.6)	(5.6)	(5.3)	(1.63)	(0.05)	(1.37)	(3)	(48.8)	−	(2.6)	−	−	280	(6.1)	(5.6)	(51.3)	(0.4)	(11)	(65)	(5
15166	中華まんじゅう　あんまん つぶしあん入り	0	1180	279	(36.6)	(5.7)	(5.7)	−	−	−	(3)	(48.8)	−	(3.3)	−	−	284	(6.2)	(6.0)	(51.3)	(0.4)	(29)	(110)	(5
15035	中華まんじゅう　肉まん	0	1025	242	(39.5)	(8.7)	(4.7)	(1.60)	(0.04)	(0.85)	(16)	(39.0)	−	(3.2)	−	−	260	(10.0)	(5.1)	(43.4)	(1.9)	(460)	(310)	(2
	もなか																							
15036	こしあん入り	0	1180	277	(29.0)	(4.3)	(0.2)	(0.06)	(0.02)	(0.07)	0	(63.2)	(44.9)	(3.1)	0	−	285	(4.9)	(0.3)	(65.5)	(0.2)	(2)	(32)	(3
15167	つぶしあん入り	0	1181	278	(29.0)	(5.6)	(0.3)	−	−	−	0	(60.1)	−	(6.1)	0	−	285	(6.4)	(0.7)	(63.3)	(0.5)	(59)	(170)	(2
15037	**ゆべし**	0	1363	321	(22.0)	(2.1)	(3.6)	(0.40)	(0.44)	(2.07)	0	(69.8)	(52.9)	(0.5)	0	(Tr)	327	(2.4)	(3.5)	(71.2)	(0.8)	(230)	(62)	(
	ようかん																							
15038	練りようかん	0	1232	289	(26.0)	(3.1)	(0.1)	(0.03)	(0.01)	(0.04)	0	(68.0)	(57.8)	(3.1)	0	−	296	(3.6)	(0.2)	(69.9)	(0.2)	(3)	(24)	(3
15039	水ようかん	0	713	168	(57.0)	(2.3)	(0.1)	(0.02)	(0.01)	(0.03)	0	(38.7)	(31.3)	(2.2)	0	−	172	(2.6)	(0.2)	(39.9)	(0.3)	(57)	(17)	(2

縦見出し（左側）：穀類　いも及びでん粉類　砂糖及び甘味類　豆類　種実類　野菜類　果実類　きのこ類　藻類　魚介類　肉類　卵類　乳類　油脂類　**菓子類**　し好飲料類　調味料及び香辛料類　調理済み流通食品類

ミノ酸組成によるたんぱく質の＊→「たんぱく質」の値、脂肪酸のトリアシルグリセロール当量の＊→「脂質」の値が入っている。
用可能炭水化物は「利用可能炭水化物（質量計）」の値だが、＊がついているものは「差引き法による利用可能炭水化物」の値（p.2、3参照）。

可食部100 g当たり

備考欄 凡例
硝：硝酸イオン　ポ：ポリフェノール
タ：タンニン　テ：テオブロミン
カ：カフェイン
見当：概量（1個、1尾、1切れなど）とその目安重量（廃棄部分を含む重量）

※ 本表は見開きの右半分であり、リンより左の無機質（ナトリウム・カリウム・カルシウム・マグネシウム等）の列は紙面左端で切れている。

リン	鉄	亜鉛	銅	マンガン	ヨウ素	セレン	クロム	モリブデン	レチノール	β-カロテン当量	レチノール活性当量	ビタミンD	α-トコフェロール	ビタミンK	ビタミンB1	ビタミンB2	ナイアシン当量	ビタミンB6	ビタミンB12	葉酸	パントテン酸	ビオチン	ビタミンC	アルコール	食塩相当量	重量変化率	備考
mg	mg	mg	mg	mg	μg	μg	μg	μg	μg	μg	μg	μg	mg	μg	mg	mg	mg	mg	μg	μg	mg	μg	mg	g	g	%	
(65)	(1.1)	(0.5)	(0.09)	(0.27)	(6)	(5)	(1)	(18)	(39)	(1)	(39)	(0.7)	(0.3)	(4)	(0.04)	(0.09)	(1.5)	(0.02)	(0.2)	(11)	(0.33)	(5.4)	(0)	–	(0.3)	–	小豆こしあん入り 部分割合：皮5、あん4
(78)	(1.1)	(0.6)	(0.12)	(0.27)	(7)	(6)	(1)	(26)	(40)	(1)	(40)	(0.7)	(0.3)	(5)	(0.04)	(0.09)	(1.6)	(0.04)	(0.2)	(15)	(0.41)	(5.6)	(0)	–	(0.4)	–	小豆つぶしあん入り 部分割合：皮5、あん4
(42)	(0.8)	(0.5)	(0.10)	(0.34)	(Tr)	(1)	(Tr)	(32)	0	0	0	0	(Tr)	(1)	(0.03)	(0.02)	(0.9)	(0.03)	0	(3)	(0.18)	(0.8)	0	–	0	–	小豆こしあん入り 部分割合：皮4、あん6
(52)	(1.0)	(0.6)	(0.13)	(0.37)	(Tr)	(1)	(Tr)	(38)	(0)	0	(0)	0	(Tr)	(1)	(0.03)	(0.03)	(1.1)	(0.03)	(0)	(5)	(0.19)	(1.1)	(0)	–	0	–	あん（小豆こしあん、小豆つぶしあん）入り 部分割合：皮4、あん6
(60)	(1.0)	(0.6)	(0.15)	(0.37)	(Tr)	(1)	(Tr)	(43)	0	0	0	0	0	(1)	(0.03)	(0.02)	(1.0)	(0.04)	0	(7)	(0.23)	(1.2)	0	–	(0.1)	–	小豆つぶしあん入り 部分割合：皮4、あん6
(46)	(1.5)	(0.6)	(0.13)	(0.39)	0	(Tr)	(1)	(33)	0	0	0	0	0	(0)	(0.01)	(0.03)	(1.0)	(0.04)	0	(1)	(0.04)	(1.3)	0	–	0	–	
(77)	(1.3)	(0.6)	(0.11)	(0.35)	(4)	(4)	(1)	(24)	(23)	(1)	(23)	(0.4)	(0.2)	(4)	(0.04)	(0.07)	(1.5)	(0.02)	(0.1)	(8)	(0.27)	(3.7)	(0)	–	(0.1)	–	小豆こしあん入り 部分割合：皮5、あん7
(96)	(1.2)	(0.6)	(0.15)	(0.35)	(4)	(4)	(1)	(35)	(24)	(1)	(24)	(0.4)	(0.2)	(5)	(0.05)	(0.07)	(1.6)	(0.04)	(0.1)	(13)	(0.36)	(4.0)	(0)	–	(0.1)	–	小豆つぶしあん入り 部分割合：皮5、あん7
(39)	(1.0)	(0.5)	(0.15)	(0.30)	(0)	(1)	(Tr)	(25)	(0)	(Tr)	(0)	0	(Tr)	(2)	(0.01)	(0.03)	(1.0)	(0.03)	0	(2)	(0.13)	(1.1)	(Tr)	–	0	–	小豆こしあん入り 部分割合：皮1、あん2
(54)	(1.0)	(0.5)	(0.15)	(0.30)	(0)	(1)	(Tr)	(35)	(0)	0	(0)	0	0	(3)	(0.03)	(0.03)	(1.0)	(0.04)	0	(6)	(0.22)	(1.2)	(Tr)	–	0	–	小豆つぶしあん入り 部分割合：皮1、あん2
(30)	(0.9)	(0.3)	(0.08)	(0.23)				(19)																–		–	別名 くずざくら 小豆こしあん入り 部分割合：皮2、あん3
(37)	(0.7)	(0.3)	(0.09)	(0.18)		(0)		(22)	(0)	0	(0)	0	(Tr)	(3)	(0.01)	(0.01)	(0.5)	(0.01)	0	(4)	(0.08)	(1.1)	0	–	0	–	小豆つぶしあん入り 部分割合：皮2、あん3
(62)	(1.2)	(0.5)	(0.11)	(0.37)	(3)	(3)	(1)	(24)	(17)	(1)	(17)	(0.3)	(0.2)	(4)	(0.03)	(0.05)	(1.4)	(0.01)	(0.1)	(6)	(0.22)	(3.0)	(0)	–	(0.1)	–	栗入り小豆こしあん入り 部分割合：皮1、あん2
(87)	(1.3)	(0.7)	(0.17)	(0.40)					(18)	(1)	(18)	(0.3)	(0.2)	(5)	(0.04)	(0.06)	(1.3)	(0.04)	(0.1)	(12)	(0.34)	(3.5)	(0)	–	(0.1)	–	栗入り小豆つぶしあん入り 部分割合：皮1、あん2
(62)	(1.2)	(0.6)	(0.14)	(0.30)	(6)	(5)	(1)	(21)	(34)	(1)	(34)	(0.6)	(0.4)		(0.03)	(0.08)	(1.4)	(0.03)	(0.1)	(10)	(0.29)	(4.8)	(0)	–	(0.1)	–	小豆こしあん入り 部分割合：皮4、あん5
(84)	(1.3)	(0.7)	(0.15)	(0.32)	(6)	(6)	(1)	(33)	(35)	(1)	(36)	(0.6)	(0.4)	(5)	(0.04)	(0.08)	(1.6)	(0.04)	(0.1)	(14)	(0.39)	(5.3)	(0)	–	(0.1)	–	小豆つぶしあん入り 部分割合：皮4、あん5
(46)	(1.0)	(0.4)	(0.10)	(0.33)	(0)	(1)		(22)	(0)	0	(0)	0	(Tr)	(3)	(0.02)	(0.03)	(1.1)	(0.01)	0	(2)	(0.12)	(1.1)	0	–	0	–	薬まんじゅう等 小豆こしあん入り 部分割合：皮1、あん2
(63)	(1.0)	(0.5)	(0.14)	(0.33)	(0)	(1)		(22)					(Tr)		(0.03)					(7)	(0.21)	(1.3)	0	–	0	–	小豆つぶしあん入り 部分割合：皮1、あん2
(57)	(1.1)	(0.6)	(0.14)	(0.36)		(7)	(1)	(20)					(0.1)		(0.08)	(0.03)	(1.7)	(0.04)	0	(9)	(0.27)	(1.4)	0	–	0	–	小豆こしあん入り 部分割合：皮10、あん7
(67)	(1.1)	(0.6)	(0.17)	(0.36)		(6)	(1)	(26)		(Tr)			(0.1)					(0.05)		(12)	(0.32)	(1.6)	0	–	(0.1)	–	小豆つぶしあん入り 部分割合：皮10、あん7
(87)	(0.8)	(1.2)	(0.12)	(0.45)	(Tr)	(12)	(1)	(9)	(2)	(20)	(3)	(0.1)	–	(9)	(0.23)	(0.10)	(3.9)	(0.16)	(0.1)	(38)	(0.80)	(1.9)	(7)	(Tr)	(1.2)	–	部分割合：皮10、肉あん4.5
(41)	(1.2)	(0.6)	(0.12)	(0.41)	0	(Tr)	(Tr)	(34)	0	0	0	0	0	(3)	(0.01)	(0.02)	(1.0)	(Tr)	0	(1)	(0.08)	(1.2)	0	–	0	–	小豆こしあん入り 部分割合：皮1、あん9
(80)	(1.6)	(0.8)	(0.23)	(0.49)		(1)	(1)	(59)	0	0	0	0	0	(3)	(0.02)	(0.03)	(1.4)	(0.03)	0	(9)	(0.23)	(1.9)	0	–	0	–	小豆つぶしあん入り 部分割合：皮1、あん9
(41)	(0.4)	(0.4)	(0.11)	(0.38)		(1)	(Tr)	(18)	0	0	0	0	(0.1)	(Tr)			(0.9)	(0.06)		(8)	(0.19)	(0.7)	0	(0.1)	(0.6)	–	試料：くるみ入り
(32)	(1.1)	(0.4)	(0.09)	(0.30)	0	0	(Tr)	(22)	0	0	0	0	0	(0)	(0.01)	(0.02)	(0.7)			(1)	(0.03)	(0.9)	0	–	(0.1)	–	
(23)	(0.8)	(0.3)	(0.06)	(0.21)				(16)						(2)	(0.01)	(0.01)	(0.5)			(1)	(0.02)	(0.7)		–	(0.1)	–	

穀類 ／ でんぷん及び粉類 ／ 砂糖及び甘味類 ／ 豆類 ／ 種実類 ／ 野菜類 ／ 果実類 ／ きのこ類 ／ 藻類 ／ 魚介類 ／ 肉類 ／ 卵類 ／ 乳類 ／ 油脂類 ／ 菓子類 ／ し好飲料類 ／ 調味料及び香辛料類 ／ 調理済み流通食品類

（0）：推定値 0，（Tr）：推定値 微量，Tr：微量，－：未測定　※炭水化物成分表から算出。

菓子類

可食部100 g当たり

食品番号	食品名	廃棄率 %	エネルギー kJ	エネルギー kcal	水分 g	たんぱく質 アミノ酸組成による たんぱく質 g	脂質 脂肪酸のトリアシルグリセロール当量 g	脂肪酸 飽和脂肪酸 g	脂肪酸 n-3系多価不飽和脂肪酸 g	脂肪酸 n-6系多価不飽和脂肪酸 g	コレステロール mg	炭水化物 利用可能炭水化物 g	炭水化物 糖類※ g	炭水化物 食物繊維総量 g	炭水化物 糖アルコール g	有機酸 g	七訂 エネルギー kcal	七訂 たんぱく質 g	七訂 脂質 g	七訂 炭水化物 g	灰分 g	ナトリウム mg	カリウム mg	カルシウム mg
15040	蒸しようかん	0	1010	237	(39.5)	(3.8)	(0.2)	(0.05)	(0.02)	(0.09)	0	(53.8)	(38.7)	(2.8)	0	－	242	(4.4)	(0.3)	(55.4)	(0.4)	(83)	(32)	(3

〈和干菓子類〉

食品番号	食品名	廃棄率 %	エネルギー kJ	エネルギー kcal	水分 g	たんぱく質 アミノ酸組成による たんぱく質 g	脂質 脂肪酸のトリアシルグリセロール当量 g	脂肪酸 飽和脂肪酸 g	脂肪酸 n-3系多価不飽和脂肪酸 g	脂肪酸 n-6系多価不飽和脂肪酸 g	コレステロール mg	炭水化物 利用可能炭水化物 g	炭水化物 糖類※ g	炭水化物 食物繊維総量 g	炭水化物 糖アルコール g	有機酸 g	七訂 エネルギー kcal	七訂 たんぱく質 g	七訂 脂質 g	七訂 炭水化物 g	灰分 g	ナトリウム mg	カリウム mg	カルシウム mg
15041	あめ玉	0	1643	385	(2.5)	* 0	* 0	－	－	－	0	(97.5)	(90.2)	0	－	－	390	0	0	(97.5)	0	(1)	(2)	(
15042	芋かりんとう	0	1957	465	(5.5)	(1.2)	(19.8)	(2.26)	(1.39)	(6.97)	(Tr)	(69.5)	(49.4)	(2.6)	0	－	476	(1.4)	(20.6)	(71.3)	(1.2)	(13)	(550)	(4
15043	おこし	0	1604	376	(5.0)	(3.2)	(0.6)	(0.16)	(0.03)	(0.20)	0	(88.5)	(43.2)	(0.4)	0	－	382	(3.8)	(0.7)	(90.2)	(0.3)	(95)	(25)	(
15044	おのろけ豆	0	1849	438	(3.0)	(10.3)	(13.8)	(2.56)	(0.03)	(4.05)	0	(65.3)	(5.4)	(2.3)	0	(0.1)	448	(11.3)	(13.6)	(70.2)	(1.9)	(390)	(270)	(1
15045	かりんとう 黒	0	1776	420	(3.5)	(6.9)	(11.1)	(1.41)	(0.74)	(4.11)	(Tr)	(72.0)	－	(1.2)	－	－	439	(7.5)	(11.6)	(76.3)	(1.1)	(7)	(300)	(6
15046	かりんとう 白	0	1789	423	(2.5)	(8.9)	(10.7)	(1.41)	(0.69)	(4.02)	(Tr)	(70.8)	－	(1.7)	－	－	444	(9.7)	(11.2)	(76.2)	(0.4)	(71)	(1
15047	ごかぼう	0	1555	367	(10.0)	(9.8)	(6.0)	(0.92)	(0.49)	(2.93)	0	(65.7)	(35.1)	(4.5)	0	－	387	(10.6)	(6.4)	(71.7)	(1.3)	(1)	(500)	(4
15048	小麦粉せんべい 磯部せんべい	0	1608	377	(4.2)	(3.9)	(0.7)	(0.17)	(0.02)	(0.37)	0	(87.9)	(50.9)	(1.3)	0	－	381	(4.3)	(0.8)	(89.3)	(1.5)	(500)	(59)	(1
15049	小麦粉せんべい かわらせんべい	0	1661	390	(4.3)	(6.5)	(2.9)	(0.92)	(0.04)	(0.67)	(90)	(83.7)	(48.5)	(1.2)	0	－	396	(7.0)	(3.2)	(84.9)	(0.6)	(57)	(54)	(1
15050	小麦粉せんべい 巻きせんべい	0	1645	386	(3.5)	(4.0)	(1.3)	(0.39)	(0.02)	(0.39)	(30)	(89.2)	(59.9)	(1.0)	0	－	391	(4.3)	(1.4)	(90.4)	(0.6)	(39)	(71)	(2
15051	小麦粉せんべい 南部せんべい ごま入り	0	1786	423	(3.3)	(10.6)	(10.8)	(1.73)	(0.06)	(4.86)	0	(66.7)	(0.5)	(4.2)	0	－	433	(11.2)	(11.1)	(72.0)	(2.4)	(430)	(170)	(24
15052	小麦粉せんべい 南部せんべい 落花生入り	0	1781	421	(3.3)	(11.0)	(9.2)	(1.74)	(0.05)	(2.98)	0	(69.9)	(5.7)	(3.5)	0	(0.1)	428	(11.7)	(9.5)	(73.9)	(1.6)	(340)	(230)	(2
15053	しおがま	0	1483	348	(10.0)	(2.2)	(0.2)	(0.08)	(Tr)	(0.05)	0	(84.2)	－	(0.6)	－	－	355	(2.6)	(0.2)	(85.5)	(3.0)	(580)	(42)	(1

中華風クッキー→〈ビスケット類〉

食品番号	食品名	廃棄率 %	エネルギー kJ	エネルギー kcal	水分 g	たんぱく質 アミノ酸組成による たんぱく質 g	脂質 脂肪酸のトリアシルグリセロール当量 g	脂肪酸 飽和脂肪酸 g	脂肪酸 n-3系多価不飽和脂肪酸 g	脂肪酸 n-6系多価不飽和脂肪酸 g	コレステロール mg	炭水化物 利用可能炭水化物 g	炭水化物 糖類※ g	炭水化物 食物繊維総量 g	炭水化物 糖アルコール g	有機酸 g	七訂 エネルギー kcal	七訂 たんぱく質 g	七訂 脂質 g	七訂 炭水化物 g	灰分 g	ナトリウム mg	カリウム mg	カルシウム mg
15056	ひなあられ 関西風	0	1634	385	(2.6)	(7.1)	(1.3)	(0.45)	(0.02)	(0.47)	(0)	(85.5)*	－	(1.3)	－	－	388	(8.0)	(1.4)	(85.8)	(2.1)	(680)	(100)	(
15055	ひなあられ 関東風	0	1612	380	(4.7)	(8.7)	(2.6)	(0.63)	(0.13)	(1.13)	(0)	(79.3)*	－	(2.5)	－	－	387	(9.6)	(2.8)	(80.7)	(2.2)	(590)	(220)	(1
15057	米菓 揚げせんべい	0	1928	458	(4.0)	(4.9)	(16.9)	(2.08)	(1.14)	(5.95)	(Tr)	(69.0)	(0.1)	(0.5)	0	－	465	(5.6)	(17.4)	(71.3)	(1.6)	(490)	(82)	(
15058	米菓 甘辛せんべい	0	1595	374	(4.5)	(5.8)	(0.8)	(0.28)	(0.01)	(0.29)	0	(83.1)	(9.2)	(0.6)	0	(0.1)	380	(6.7)	(0.9)	(86.2)	(1.6)	(460)	(120)	(
15059	米菓 あられ	0	1603	378	(4.4)	(6.7)	(0.8)	(0.28)	(0.01)	(0.29)	0	(85.0)*	(0.1)	(0.6)	(Tr)	(0.1)	380	(7.5)	(1.0)	(84.9)	(2.0)	(660)	(99)	(
15060	米菓 しょうゆせんべい	0	1566	368	(5.9)	(6.3)	(0.9)	(0.30)	(0.01)	(0.32)	0	(80.4)	－	(0.6)	0	(0.1)	375	(7.3)	(1.0)	(83.9)	(1.8)	(500)	(130)	(
15061	ボーロ 小粒	0	1663	391	(4.5)	(2.3)	(1.9)	(0.62)	(0.02)	(0.26)	(74)	(90.7)	(49.9)	0	－	－	391	(2.5)	(2.1)	(90.6)	(0.3)	(30)	(44)	(1
15062	そばボーロ	0	1692	398	(2.0)	(7.0)	(3.0)	(0.94)	(0.05)	(0.72)	(87)	(84.4)	(45.2)	(1.5)	0	0	406	(7.7)	(3.4)	(86.1)	(0.8)	(130)	(130)	(2
15063	松風	0	1612	378	(5.3)	(3.7)	(0.6)	(0.17)	(0.04)	(0.35)	0	(88.4)	(50.8)	(1.2)	0	0	381	(4.0)	(0.7)	(89.7)	(0.2)	(27)	(54)	(1
15064	みしま豆	0	1700	402	(1.6)	(11.5)	(8.2)	(1.20)	(0.68)	(4.02)	0	(68.6)	(68.4)	(6.0)	0	－	430	(12.3)	(8.6)	(75.8)	(1.7)	(1)	(680)	(6
15065	八つ橋	0	1663	390	(1.8)	(2.9)	(0.5)	(0.16)	(0.01)	(0.16)	0	(93.0)	(52.2)	(0.3)	0	－	394	(3.3)	(0.5)	(94.2)	(0.2)	(1)	(49)	(

（左端の縦ラベル：穀類／いも及びでん粉類／砂糖及び甘味類／豆類／種実類／野菜類／果実類／きのこ類／藻類／魚介類／肉類／卵類／乳類／油脂類／**菓子類**／し好飲料類／調味料及び香辛料類／調理済み流通食品類）

ミノ酸組成によるたんぱく質の*→「たんぱく質」の値、脂肪酸のトリアシルグリセロール当量の*→「脂質」の値が入っている。
用可能炭水化物は「利用可能炭水化物（質量計）」の値だが、*がついているものは「差引き法による利用可能炭水化物」の値（p.2、3参照）。

可食部100g当たり

備考凡例：硝：硝酸イオン　ポ：ポリフェノール　タ：タンニン　テ：テオブロミン　カ：カフェイン
見当：概量（1個、1尾、1切れなど）とその目安重量（廃棄部分を含む重量）

(カリウム)	リン	鉄	亜鉛	銅	マンガン	ヨウ素	セレン	クロム	モリブデン	ビタミンA レチノール	ビタミンA β-カロテン当量	ビタミンA レチノール活性当量	ビタミンD	ビタミンE α-トコフェロール	ビタミンK	ビタミンB1	ビタミンB2	ナイアシン当量	ビタミンB6	ビタミンB12	葉酸	パントテン酸	ビオチン	ビタミンC	アルコール	食塩相当量	重量変化率	備考
g	mg	mg	mg	mg	mg	µg	µg	µg	µg	µg	µg	µg	µg	mg	µg	mg	mg	mg	mg	µg	µg	mg	µg	mg	g	g	%	
3)	(37)	(1.1)	(0.4)	(0.10)	(0.32)	0	(Tr)	(1)	(24)	0	0	0	0	(Tr)	(3)	(0.02)	(0.02)	(0.9)	(Tr)	0	(1)	(0.06)	(1.1)	0	–	(0.2)	–	
0	(Tr)	(Tr)	0	(0.01)	(Tr)	0	0	0	0	0	0	0	0	0	0	0	0	0	0	0	0	0	(0.1)	0	–	0	–	食塩添加品あり
8)	(54)	(0.7)	(0.2)	(0.20)	(0.47)	(1)	(1)	(Tr)	(5)	0	(33)	(3)	0	(4.3)	(35)	(0.13)	(0.05)	(1.2)	(0.30)	0	(57)	(1.03)	(5.7)	(33)	–	0	–	別名 芋けんび
5)	(22)	(0.2)	(0.8)	(0.12)	(0.48)	0	0	0	0	0	0	0	0	(Tr)	(1)	(0.02)	(0.01)	(1.1)	(0.02)	0	(3)	(0.12)		0	–	(0.2)	–	米おこし、あわおこしを含む
0)	(180)	(1.1)	(1.6)	(0.33)	(1.14)	0	(4)	(1)	(85)	0	(2)	0	0	(2.9)	0	(0.13)	(0.05)	(9.3)	(0.21)	0	(24)	(1.09)	(28.0)	0	–	(1.0)	–	らっかせい製品
7)	(57)	(1.6)	(0.7)	(0.16)	(0.53)	(3)	(28)	(4)	(19)	0	0	0	(Tr)	(1.6)	(18)	(0.10)	(0.05)	(2.4)	(0.21)	0	(25)	(0.84)	(9.7)	0	–	0	–	
7)	(68)	(0.8)	(0.8)	(0.44)						0	0	0	(Tr)	(1.6)	(17)	(0.12)	(0.07)				(31)	(0.72)	(2.9)	0	–	0	–	
4)	(170)	(2.0)	(1.4)	(0.33)	(0.89)	–	–	–	–	0	(1)	0	0	(0.4)	(6)	(0.03)	(0.06)	(3.1)	(0.13)	0	(55)	(0.30)	(7.4)	0	–	0	–	
6)	(31)	(0.3)	(0.1)	(0.05)	(0.22)	0	(2)	(1)	(6)	0	0	0	0	(0.1)	0	(0.06)	(0.02)	(1.2)	(0.02)	0	(4)	(0.27)	(0.6)	0	–	(1.3)	–	
6)	(70)	(0.6)	(0.4)	(0.05)	(0.21)	(8)	(8)	(1)	(7)	(51)	0	(51)	(0.3)	(3)	(3)	(0.07)	(0.11)	(1.9)	(0.04)	(0.3)	(16)	(0.54)	(6.4)	0	–	0	–	
6)	(53)	(0.3)	(0.2)	(0.04)	(0.17)	(3)	(4)	(1)	(5)	(17)	0	(17)	(0.3)			(0.02)					(7)	(0.31)	(2.4)	0	–	(0.1)	–	別名 有平巻き
3)	(150)	(2.2)	(1.3)	(0.38)	(0.80)	(Tr)	(6)	(2)	(28)	0	(2)	0	0	(1)	0	(0.27)	(0.08)	(4.2)	(0.14)	0	(25)	(0.59)	(3.2)	0	–	(1.1)	–	
	(120)	(0.7)	(0.7)	(0.18)	(0.65)	(1)	(7)	(2)	(26)	0	(2)	0	0	(2.2)	0	(0.05)	(0.05)	(6.3)	(0.11)	0	(21)	(0.91)	(17.0)	0	–	(0.9)	–	
7)	(17)	(0.2)	(0.6)	(0.09)	(0.40)	0	0	0	0	(510)		(85)	–	(2.2)	(33)	(0.02)	(0.02)	(0.8)	(0.02)	0	(7)	(1.33)	(Tr)	0	–	(1.5)	–	
7)	(56)	(0.3)	(1.6)	(0.22)	(1.09)	(0)	(4)	(Tr)	(100)	(0)	(0)	(0)	(0)	0	(0)			(2.2)	(0.06)	(Tr)	(11)	(0.64)	(2.5)	(0)	–	(1.7)	–	部分割合：あられ100
	(94)	(0.8)	(1.7)	(0.28)	(1.16)	(0)	(4)	(4)	(110)	(0)		(0)		(2)		(0.06)	(0.04)	(2.7)	(0.08)	(0)	(26)	(0.61)	(4.0)	(0)	–	(1.5)	–	部分割合：あられ88、甘納豆6、いり大豆6
	(87)	(0.7)	(0.9)	(0.17)	(0.68)	(1)	(4)	(1)	(70)	(0)	(0)	(0)	(0)	(2.3)	(28)	(0.08)	(0.02)	(2.5)	(0.11)	(0)	(11)	(0.61)	(1.0)	(0)	–	(1.2)	–	
	(110)	(0.9)	(1.0)	(0.19)	(0.81)	(1)	(5)	(1)	(79)	(0)		(0)		(0)		(0.09)	(0.03)	(2.8)	(0.13)	(0)	(14)	(0.69)	(2.1)	(0)	(0.2)	(1.2)	–	別名 ざらめせんべい
	(55)	(0.3)	(1.6)	(0.21)	(1.07)	(0)	(4)	(Tr)	(98)	(0)	(0)	(0)	(0)	(0.2)		(0.06)	(0.06)	(2.2)	(0.06)	(Tr)	(11)	(0.63)	(2.5)	(0)	(0.2)	(1.7)	–	
	(120)	(1.0)	(1.1)	(0.20)	(0.88)	(1)	(5)	(1)	(86)	0	0	0	0	(0.2)	0	(0.10)	(0.04)	(3.0)	(0.14)	0	(16)	(0.75)	(2.3)	0	–	(1.3)	–	
	(54)	(0.6)	(0.2)	(0.03)	(Tr)	(7)	(5)	(3)	(1)	(42)	0	(42)	(0.8)	(0.3)	(2)	(0.01)	(0.07)	(0.6)	(0.02)	(0.2)	(10)	(0.23)	(4.8)	0	–	(0.1)	–	別名 たまごボーロ、乳ボーロ、栄養ボーロ、衛生ボーロ／乳児用としてカルシウム、ビタミン等の添加品あり
	(110)	(0.9)	(0.7)	(0.12)	(0.32)	(8)	(8)	(1)	(11)	(49)	(2)	(49)	(0.9)	(0.4)	(3)	(0.12)	(0.11)	(2.6)	(0.07)	(0.3)	(21)	(0.68)	(8.1)	0	–	(0.3)	–	
	(29)	(0.3)	(0.1)	(0.05)	(0.21)	(0)	(2)	(0)	(6)	(0)	(0)	(0)	(0)	(0.1)	(0)	(0.05)	(0.02)	(1.1)	(0.01)	(0)	(4)	(0.26)	(0.6)	(0)	–	0	–	
	(220)	(2.7)	(1.4)	(0.38)	(0.92)	(0)	(2)	(4)	(130)	(0)	(0)	(0)	(0)	(0.6)	(9)	(0.02)	(0.08)	(3.6)	(0.17)	(0)	(75)	(0.34)	(10.0)	(0)	–	0	–	糖衣のいり大豆
	(51)	(0.4)	(0.8)	(0.13)	(0.44)	(0)	(1)		(38)	(0)	(0)	(0)	(0)	(0.1)		(0.04)	(0.01)	(1.4)	(0.07)	(0)	(7)	(0.36)	(0.8)	(0)	–	0	–	

穀類 ／ いも及びでん粉類 ／ 砂糖及び甘味類 ／ 豆類 ／ 種実類 ／ 野菜類 ／ 果実類 ／ きのこ類 ／ 藻類 ／ 魚介類 ／ 肉類 ／ 卵類 ／ 乳類 ／ 油脂類 ／ 菓子類 ／ 飲料類 ／ し好飲料類 ／ 調味料及び香辛料類 ／ 調理済み流通食品類

（0）：推定値 0，　（Tr）：推定値 微量，　Tr：微量，　－：未測定　　※炭水化物成分表から算出。

菓子類

食品番号	食品名	廃棄率	エネルギー		水分	たんぱく質 アミノ酸組成によるたんぱく質	脂質 脂肪酸のトリアシルグリセロール当量	脂肪酸 飽和脂肪酸	脂肪酸 n-3系多価不飽和脂肪酸	脂肪酸 n-6系多価不飽和脂肪酸	コレステロール	炭水化物 利用可能炭水化物	炭水化物 糖類※	炭水化物 食物繊維総量	糖アルコール	有機酸	七訂（2015年版）のエネルギーの算出方法に基づく成分（参考） エネルギー	たんぱく質	脂質	炭水化物	灰分	ナトリウム	カリウム	カルシウム
		%	kJ	kcal	g	g	g	g	g	g	mg	g	g	g	g	g	kcal	g	g	g	g	mg	mg	mg
	らくがん																							
15066	らくがん	0	1636	384	(3.0)	(2.0)	(0.2)	(0.07)	(Tr)	(0.05)	0	(93.4)	(60.9)	(0.2)	0	－	389	(2.4)	(0.2)	(94.3)	(0.1)	(2)	(19)	
15067	麦らくがん	0	1685	396	(2.4)	(4.2)	(1.5)	(0.49)	(0.04)	(0.72)	0	(88.7)	(58.4)	(5.4)	0	－	397	(4.8)	(1.8)	(90.4)	(0.7)	(2)	(170)	
15068	もろこしらくがん	0	1591	374	(2.5)	(5.7)	(0.2)	(0.05)	(0.02)	(0.07)	0	(84.4)	(66.4)	(6.9)	0	－	389	(6.6)	(0.3)	(89.9)	(0.6)	(130)	(51)	

〈菓子パン類〉

食品番号	食品名	廃棄率	エネルギー		水分	たんぱく質	脂質	飽和脂肪酸	n-3系	n-6系	コレステロール	利用可能炭水化物	糖類	食物繊維総量	糖アルコール	有機酸	エネルギー	たんぱく質	脂質	炭水化物	灰分	ナトリウム	カリウム	カルシウム
15125	揚げパン	0	1543	369	27.7	7.5	17.8	3.34	0.85	3.76	3	43.8*	－	1.8	－		377	8.7	18.7	43.5	1.4	450	110	
	あんパン																							
15069	こしあん入り	0	1131	267	(35.5)	(5.8)	(3.4)	(1.57)	(0.05)	(0.46)	(18)	(52.2)*	(19.8)	(2.5)	－	－	273	(6.8)	(3.6)	(53.5)	(0.6)	(110)	(64)	
15168	つぶしあん入り	0	1126	266	(35.5)	(6.3)	3.5	－	－	－	(18)	(50.3)		(3.3)	－	(Tr)	274	(7.0)	(3.8)	(53.0)	(0.6)	(130)	(120)	
15126	薄皮タイプ　こしあん入り	0	1084	256	(37.4)	(5.7)	(3.0)	(1.35)	(0.09)	(0.48)	(17)	(50.3)	(32.6)	(2.4)	－	(Tr)	265	(6.6)	(3.5)	(51.9)	(0.4)	(42)	(45)	
15169	薄皮タイプ　つぶしあん入り	0	1095	258	(37.4)	(6.1)	(3.4)				(17)	(48.8)		(3.2)	－	(Tr)	266	(6.8)	(3.7)	(51.4)	(0.7)	(86)	(150)	
	カレーパン																							
15127	皮及び具	0	1264	302	(41.3)	(5.7)	(17.3)	(7.04)	(0.22)	(2.19)	(13)	(29.5)	(6.6)	(1.6)	0	(0.1)	321	(6.6)	(18.3)	(32.3)	(1.5)	(490)	(130)	
15128	皮のみ	0	1516	363	30.8	6.2	21.2	8.55	0.30	2.83	14	35.3	5.3	1.3	0	－	384	7.2	22.4	38.4	1.2	390	100	
15129	具のみ	0	703	168	64.5	4.5	8.7	3.69	0.04	0.75	11	16.7	8.9	2.4	0	0.3	180	5.3	9.3	18.8	2.1	710	200	
15070	**クリームパン**	0	1206	286	(35.5)	(6.7)	(6.8)	(3.16)	(0.09)	(0.87)	(98)	(48.8)*	(12.8)	(1.3)	－	(Tr)	291	(7.9)	(7.4)	(48.3)	(0.9)	(150)	(120)	
15130	**クリームパン　薄皮タイプ**	0	919	218	(52.2)	(5.2)	(6.3)	(2.87)	(0.07)	(0.76)	(140)	(34.8)*	(15.0)	(0.6)	－	(0.1)	224	(6.0)	(7.1)	(33.9)	(0.8)	(83)	(110)	
15071	**ジャムパン**	0	1205	285	(32.0)	(4.5)	(3.7)	(1.73)	(0.05)	(0.50)	(20)	(57.6)*	(27.7)	(1.6)	－	－	289	(5.3)	(3.9)	(58.1)	(0.6)	(120)	(84)	
15072	**チョココロネ**	0	1343	320	(33.5)	(4.9)	(14.6)	(6.06)	(0.18)	(1.79)	(21)	(40.9)	(10.5)	(1.1)	0	(0.1)	339	(5.8)	(15.3)	(44.4)	(0.9)	(160)	(160)	
15131	**チョコパン　薄皮タイプ**	0	1423	340	(35.0)	(4.0)	(18.5)	(7.39)	(0.22)	(2.22)	(16)	(38.2)	(12.6)	(0.8)	0	(0.1)	353	(4.7)	(19.4)	(40.0)	(0.9)	(150)	(190)	
15132	**メロンパン**	0	1475	349	20.9	6.7	10.2	4.93	0.13	1.18	37	56.2	20.7	1.7	0	－	366	8.0	10.5	59.9	0.8	210	110	
15181	**菓子パン　あんなし**	0	1246	294	(30.7)	(7.6)	(5.8)	－	－	－	(31)	(51.1)	－	(1.7)	0	(Tr)	304	(8.2)	(6.1)	(54.1)	(0.9)	(190)	(92)	

〈ケーキ・ペストリー類〉

食品番号	食品名	廃棄率	エネルギー		水分	たんぱく質	脂質	飽和脂肪酸	n-3系	n-6系	コレステロール	利用可能炭水化物	糖類	食物繊維総量	糖アルコール	有機酸	エネルギー	たんぱく質	脂質	炭水化物	灰分	ナトリウム	カリウム	カルシウム
15073	**シュークリーム**	0	887	211	(56.3)	(5.5)	(10.4)	(6.28)	(0.06)	(0.60)	(200)	(23.8)	(16.9)	(0.3)	(0)	0.1	228	(6.0)	(11.4)	(25.5)	(0.9)	(78)	(120)	
15074	**スポンジケーキ**	0	1197	283	(32.0)	(7.3)	(6.0)	1.97	0.09	1.09	(170)	(49.3)	(28.5)	(0.7)	(0)	－	307	(7.9)	(7.5)	(52.1)	(0.6)	(65)	(92)	

アミノ酸組成によるたんぱく質の*→「たんぱく質」の値、脂肪酸のトリアシルグリセロール当量の*→「脂質」の値が入っている。
用可能炭水化物は「利用可能炭水化物（質量計）」の値だが、*がついているものは「差引き法による利用可能炭水化物」の値（p.2、3参照）。

可食部100g当たり

マグネシウム	リン	鉄	亜鉛	銅	マンガン	ヨウ素	セレン	クロム	モリブデン	ビタミンA レチノール	ビタミンA β-カロテン当量	ビタミンA レチノール活性当量	ビタミンD	ビタミンE α-トコフェロール	ビタミンK	ビタミンB1	ビタミンB2	ナイアシン当量	ビタミンB6	ビタミンB12	葉酸	パントテン酸	ビオチン	ビタミンC	アルコール	食塩相当量	重量変化率	備考
mg	mg	mg	mg	mg	mg	µg	µg	µg	µg	µg	µg	µg	µg	mg	µg	mg	mg	mg	mg	µg	µg	mg	µg	mg	g	g	%	
(3)	(17)	(0.2)	(0.5)	(0.08)	(0.30)	0	0	(1)	0	0	0	0	0	0	0	(0.01)	(Tr)	(0.7)	(0.01)	0	(2)	(0.07)	(Tr)	0	–	0	–	みじん粉製品
(6)	(120)	(1.1)	(1.4)	(0.16)	(0.68)	0	0	(1)	0	0	0	0	0	(0.2)	0	(0.03)	(0.04)	(3.8)	(0.03)	0	(9)	(0.11)	(Tr)	0	–	0	–	麦こがし製品
(2)	(58)	(1.8)	(0.7)	(0.13)	(0.43)	(Tr)	(1)	(4)	(46)	0	0	0	0	(Tr)	(1)	(0.01)	(0.01)	(1.5)	0	(0)	(1)	(0.08)	(2.0)	0	–	(0.3)	–	さらしあん製品
19	86	0.6	0.7	0.09	0.29	22	13	1	11	1	3	2	0	4.3	(0)	0.18	0.13	2.7	0.05	0.1	33	0.32	4.0	0	–	1.1	–	揚げパン部分のみ
(5)	(55)	(1.0)	(0.6)	(0.10)	(0.26)	(2)	(13)	(1)	(21)	(10)	(Tr)	(10)	(0.2)	(0.4)	(2)	(0.06)	(0.07)	(1.8)	(0.03)	(0.1)	(27)	(0.35)	(3.3)	(0)	–	(0.3)	–	小豆こしあん入り 部分割合：パン10、あん7
(8)	(68)	(1.0)	(0.7)	(0.14)	(0.27)	(2)	(14)	(1)	(29)	(10)	(Tr)	(10)	(0.1)	(0.4)	(3)	(0.06)	(0.04)	(1.8)	(0.04)	(0.1)	(32)	(0.43)	(3.6)	(0)	–	(0.3)	–	小豆つぶしあん入り 部分割合：パン10、あん7
(6)	(50)	(1.3)	(0.6)	(0.12)	(0.35)	(1)	(5)	(1)	(28)	(4)	(Tr)	(4)	(0.1)	(0.1)	(3)	(0.03)	(0.03)	(1.3)	(0.01)	(Tr)	(11)	(0.16)	(2.1)	(0)	–	(0.1)	–	ミニあんパン 小豆こしあん入り 部分割合：パン22、あん78
(1)	(72)	(1.3)	(0.7)	(0.18)	(0.35)	(1)	(5)	(1)	(42)	(4)	(Tr)	(4)	(0.1)	(0.1)	(5)	(0.04)	(0.05)	(1.4)	(0.04)	(Tr)	(17)	(0.28)	(2.4)	(0)	–	(0.2)	–	ミニあんパン 小豆つぶしあん入り 部分割合：パン22、あん78
(7)	(91)	(0.7)	(0.6)	(0.07)	(0.28)	(4)	(14)	(3)	(11)	(7)	(320)	(34)	0	(2.1)	(8)	(0.11)	(0.15)	(2.2)	(0.05)	(0.1)	(17)	(0.26)	(3.3)	0	–	(1.2)	–	製品全体 部分割合：パン69、具31
6	100	0.7	0.6	0.08	0.28	3	18	2	13	9	11	10	0	2.7	9	0.11	0.18	2.4	0.04	0.1	21	0.26	3.7	0	–	1.0	–	
9	69	0.7	0.7	0.07	0.28	4	6	5	8	2	1000	87	0	0.7	5	0.11	0.07	2.0	0.07	0.1	9	0.24	2.3	0	–	1.8	–	
(5)	(110)	(0.8)	(0.9)	(0.08)	(0.15)	(14)	(20)	(1)	(13)	(66)	(4)	(66)	(1.1)	(0.8)	(4)	(0.10)	(0.24)	(2.4)	(0.4)	(0.1)	(46)	(0.82)	(8.1)	(Tr)	–	(0.4)	–	部分割合：パン5、カスタードクリーム3
(1)	(120)	(0.7)	(0.8)	(0.05)	(0.08)	(19)	(14)	(0)	(8)	(92)	(4)	(93)	(1.5)	(0.8)	(5)	(0.07)	(0.15)	(1.7)	(0.06)	(0.5)	(34)	(0.82)	(9.0)	(Tr)	–	(0.2)	–	ミニクリームパン 部分割合：パン31、カスタードクリーム69
(2)	(47)	(0.5)	(0.5)	(0.07)	(0.17)	(3)	(15)	(1)	(10)	(11)	(Tr)	(11)	(0.5)	(0.5)	(2)	(0.07)	(0.07)	(1.7)	(0.04)	(0.1)	(40)	(0.42)	(3.3)	(3)	–	(0.3)	–	部分割合：パン5、いちごジャム3
(3)	(92)	(0.6)	(0.6)	(0.09)	(0.12)	(6)	(12)	(2)	(10)	(26)		(30)	(0.4)	(0.4)	(2)	(0.07)	(0.14)	(1.8)	(0.04)	(0.2)	(25)	(0.60)	(3.2)	(Tr)	–	(0.4)	–	部分割合：パン5、チョコクリーム4 テ Tr、ホ Tr
(9)	(100)	(0.5)	(0.6)	(0.08)	(0.10)	(6)	(7)	(2)	(6)	(30)		(36)	(0.4)	(2.7)	(12)	(0.07)	(0.16)	(1.4)	(0.03)	(0.2)	(14)	(0.68)	(2.3)	(Tr)	–	(0.4)	–	ミニチョコパン 部分割合：パン31、チョコクリーム69 テ Tr、ホ 0.1g
6	84	0.6	0.6	0.09	0.28	4	15	1	12	37	31	40	0.2	1.2	3	0.09	0.10	2.4	0.05	0.1	29	0.38	3.2	0	–	0.5	–	
(5)	(67)	(0.6)	(0.7)	(0.09)	(0.18)	(4)	(24)	(1)	(15)	(17)	(1)	(17)	(0.4)	(0.7)	(1)	(0.10)	(0.11)	(2.6)	(0.05)	(0.1)	(49)	(0.61)	(5.0)	(0)	–	(0.5)	–	
(3)	(150)	(0.8)	(0.8)	(0.04)	(0.06)	(26)	(10)	(0)	(6)	(150)	(14)	(150)	(2.1)	(2.1)	(8)	(0.07)	(0.18)	(1.5)	(0.07)	(0.7)	(28)	(0.96)	(11.7)	(1)	–	(0.2)	–	エクレアを含む 部分割合：皮1、カスタードクリーム5
(3)	(94)	(0.8)	(0.6)	(0.05)	(0.14)	(15)	(12)	(0)	(6)	(120)	(9)	(120)	(1.7)	(0.7)	(6)	(0.06)	(0.18)	(2.1)	(0.05)	(0.5)	(24)	(0.68)	(11.0)	(0)	–	(0.2)	–	

備考欄凡例:
硝：硝酸イオン　ポ：ポリフェノール
タ：タンニン　テ：テオブロミン
カ：カフェイン
見当：概量（1個、1尾、1切れなど）とその目安重量（廃棄部分を含む重量）

穀類／いも及び粉類／砂糖及び甘味類／豆類／種実類／野菜類／果実類／きのこ類／藻類／魚介類／肉類／卵類／乳類／油脂類／菓子類／飲料類／し好飲料類／調味料及び香辛料類／調理済み流通食品類

（0）：推定値0，（Tr）：推定値 微量，Tr：微量，－：未測定　　※炭水化物成分表から算出。

菓子類

可食部100 g当たり

食品番号	食品名	廃棄率 %	エネルギー kJ	エネルギー kcal	水分 g	たんぱく質 アミノ酸組成によるたんぱく質 g	脂質 脂肪酸のトリアシルグリセロール当量 g	脂質 脂肪酸 飽和脂肪酸 g	脂質 脂肪酸 n-3系多価不飽和脂肪酸 g	脂質 脂肪酸 n-6系多価不飽和脂肪酸 g	コレステロール mg	炭水化物 利用可能炭水化物 g	炭水化物 糖類※ g	炭水化物 食物繊維総量 g	糖アルコール g	有機酸 g	七訂(2015年版)のエネルギーの算出方法に基づく成分(参考) エネルギー kcal	七訂 たんぱく質 g	七訂 脂質 g	七訂 炭水化物 g	灰分 g	ナトリウム mg	カリウム mg	カルシウム mg
	ショートケーキ																							
15075	果実なし	0	1338	318	(35.0)	(6.4)	(13.8)	(5.80)	(0.11)	(0.92)	(140)	(41.7)	(25.5)	(0.6)	(0)	(Tr)	334	(6.9)	(15.2)	(42.3)	(0.6)	(80)	(86)	(31
15170	いちご	0	1320	314	(35.0)	(6.3)	(13.4)	–	–	–	(140)	(41.5)	–	(0.9)	(0)	(0.2)	330	(6.9)	(14.7)	(42.7)	(0.7)	(77)	(120)	(34
15133	**タルト　（洋菓子）**	0	1035	247	(50.3)	(4.1)	(12.3)	(6.94)	(0.08)	(0.66)	(100)	(28.9)	(15.2)	(1.4)	(0)	(0.3)	262	(4.7)	(13.5)	(30.5)	(1.0)	(79)	(120)	(82
	チーズケーキ																							
15134	ベイクドチーズケーキ	0	1248	299	(46.1)	(7.9)	(19.3)	(12.11)	(0.17)	(0.77)	(160)	(23.0)	(17.9)	(0.2)	0	(0.5)	318	(8.5)	(21.2)	(23.3)	(0.9)	(180)	(86)	(53
15135	レアチーズケーキ	0	1450	349	(43.1)	(5.3)	(25.2)	(16.59)	(0.16)	(0.74)	(64)	(24.6)*	(13.5)	(0.3)	0	(0.5)	363	(5.8)	(27.5)	(22.5)	(1.0)	(210)	(93)	(98
	デニッシュペストリー																							
15182	アメリカンタイプ プレーン	0	1595	382	(31.3)	(5.7)	(25.0)	–	–	–	(41)	(31.9)	–	(2.1)	–	(Tr)	279	(6.2)	(26.3)	(35.1)	(1.1)	(300)	(92)	(2?
15076	デンマークタイプ プレーン	0	1832	440	(25.5)	(5.8)	(32.3)	(16.95)	(0.20)	(2.91)	(62)	(29.3)	–	(2.7)	–	(Tr)	415	(6.5)	(34.0)	(33.2)	(0.8)	(220)	(80)	(1?
15183	アメリカンタイプ あん入り こしあん	0	1385	330	(32.8)	(5.3)	(14.8)	–	–	–	(24)	(42.2)	–	(2.9)	–	(Tr)	271	(6.0)	(15.6)	(44.9)	(0.7)	(180)	(68)	(3?
15184	アメリカンタイプ あん入り つぶしあん	0	1356	323	(34.6)	(5.3)	(14.8)	–	–	–	(24)	(40.0)	–	(3.6)	–	(Tr)	264	(6.0)	(15.7)	(42.9)	(0.8)	(200)	(120)	(2?
15171	デンマークタイプ あん入り こしあん	0	1609	384	(25.5)	(5.8)	(20.1)	–	–	–	(39)	(42.9)	–	(3.3)	–	–	322	(6.5)	(21.3)	(46.1)	(0.6)	(130)	(65)	(2?
15172	デンマークタイプ あん入り つぶしあん	0	1619	387	(25.5)	(5.9)	(20.7)	–	–	–	(40)	(41.7)	–	(4.2)	–	–	322	(6.6)	(22.0)	(45.2)	(0.7)	(160)	(120)	(1?
15185	アメリカンタイプ あん入り カスタードクリーム	0	1273	304	(42.8)	(5.2)	(18.1)	–	–	–	(93)	(29.0)	–	(1.4)	–	(Tr)	243	(6.3)	(19.3)	(31.2)	(0.9)	(200)	(100)	(5?
15173	デンマークタイプ あん入り カスタードクリーム	0	1740	417	(25.5)	(6.6)	(27.8)	–	–	–	(130)	(33.5)	–	(2.1)	–	(Tr)	343	(7.3)	(29.6)	(36.6)	(0.9)	(180)	(120)	(5?
	ドーナッツ																							
15077	イーストドーナッツ プレーン	0	1586	379	(27.5)	(6.4)	(19.4)	(3.52)	(1.03)	(5.70)	(19)	(44.0)*	–	(1.5)	–	–	386	(7.2)	(20.2)	(43.9)	(1.2)	(310)	(110)	(4?
15174	イーストドーナッツ あん入り こしあん	0	1434	341	(27.5)	(6.1)	(12.0)	–	–	–	(12)	(50.9)*	–	(2.6)	0	(Tr)	349	(6.9)	(12.6)	(52.2)	(0.9)	(190)	(85)	(4?
15175	イーストドーナッツ あん入り つぶしあん	0	1431	341	(27.5)	(6.3)	(12.4)	–	–	–	(12)	(49.4)*	–	(3.4)	(0)	(Tr)	351	(7.0)	(13.0)	(51.5)	(1.0)	(220)	(140)	(3?
15176	イーストドーナッツ あん入り カスタードクリーム	0	1554	371	(27.5)	(7.0)	(17.7)	–	–	–	(97)	(45.3)*	–	(1.2)	–	(0.1)	379	(7.7)	(18.9)	(44.6)	(1.3)	(250)	(140)	(7?
15078	ケーキドーナッツ プレーン	0	1549	367	(20.0)	(6.6)	(11.2)	(3.70)	(0.33)	(2.35)	(90)	(58.7)	(24.2)	(1.2)	–	(Tr)	375	(7.2)	(11.7)	(60.2)	(0.9)	(160)	(120)	(4?
15177	ケーキドーナッツ あん入り こしあん	0	1495	353	(20.0)	(7.6)	(7.7)	–	–	–	(120)	(62.2)	–	(2.4)	0	–	345	(8.3)	(5.4)	(63.7)	(0.6)	(110)	(90)	(4?
15178	ケーキドーナッツ あん入り つぶしあん	0	1500	355	(20.0)	(7.8)	(8.0)	–	–	–	(120)	(61.3)	–	(3.4)	0	–	346	(8.6)	(5.7)	(63.1)	(0.7)	(130)	(150)	(3?
15179	ケーキドーナッツ あん入り カスタードクリーム	0	1581	375	(20.0)	(8.8)	(12.7)	–	–	–	(250)	(55.8)	–	(0.7)	(0)	(0.1)	369	(9.6)	(10.5)	(56.7)	(0.9)	(140)	(150)	(7?
	パイ																							
15079	パイ皮	0	1559	373	(32.0)	(4.6)	(23.3)	5.26	0.61	6.46	(1)	(34.5)	(0.2)	(1.3)	0	–	394	(5.0)	(25.4)	(36.4)	(1.2)	(390)	(50)	(
15080	アップルパイ	0	1230	294	(45.0)	(3.7)	(16.0)	(3.61)	(0.42)	(4.43)	(1)	(33.1)*	(19.1)	(1.2)	(0.1)	(0.4)	304	(4.0)	(17.5)	(32.8)	(0.8)	(180)	(54)	(
15081	ミートパイ	0	1583	381	(36.2)	(8.9)	(27.4)	(6.67)	(0.66)	(7.06)	(13)	(23.7)*	(1.5)	(1.8)	(0)	–	397	(9.7)	(29.9)	(22.2)	(2.0)	(440)	(110)	(1
15082	**バターケーキ**	0	1767	422	(20.0)	(5.3)	(23.2)	(14.73)	(0.12)	(1.07)	(160)	(47.4)	(27.3)	(0.7)	–	–	443	(5.8)	(25.3)	(48.0)	(0.9)	(240)	(74)	(2
15083	**ホットケーキ**	0	1070	253	(40.0)	(7.0)	(4.9)	(2.33)	(0.05)	(0.71)	(77)	(43.8)	(12.1)	(1.1)	0	(0.1)	260	(7.7)	(5.4)	(45.3)	(1.6)	(260)	(210)	(1

穀類　いも及びでん粉類　砂糖及び甘味類　豆類　種実類　野菜類　果実類　きのこ類　藻類　魚介類　肉類　卵類　乳類　油脂類　**菓子類**　飲料類 し好　調味料及び香辛料類　調理済み流通食品類

ミノ酸組成によるたんぱく質の*→「たんぱく質」の値、脂肪酸のトリアシルグリセロール当量の*→「脂質」の値が入っている。
用可能炭水化物は「利用可能炭水化物（質量計）」の値だが、*がついているものは「差引き法による利用可能炭水化物」の値（p.2、3参照）。

	無機質								ビタミン																	アルコール	食塩相当量	重量変化率	備考
	リン	鉄	亜鉛	銅	マンガン	ヨウ素	セレン	クロム	モリブデン	ビタミンA レチノール	β-カロテン当量	レチノール活性当量	ビタミンD	ビタミンE α-トコフェロール	ビタミンK	ビタミンB₁	ビタミンB₂	ナイアシン当量	ビタミンB₆	ビタミンB₁₂	葉酸	パントテン酸	ビオチン	ビタミンC				
g	mg	mg	mg	mg	mg	µg	µg	µg	µg	µg	µg	µg	µg	mg	µg	mg	mg	mg	mg	µg	µg	mg	µg	mg	g	g	%	

可食部100g当たり

※表は略

239

（0）：推定値 0，　(Tr)：推定値 微量，　Tr：微量，　–：未測定　　※炭水化物成分表から算出。

菓子類

可食部100 g当たり

食品番号	食品名	廃棄率 %	エネルギー kJ	エネルギー kcal	水分 g	アミノ酸組成によるたんぱく質 g	脂肪酸のトリアシルグリセロール当量 g	飽和脂肪酸 g	n-3系多価不飽和脂肪酸 g	n-6系多価不飽和脂肪酸 g	コレステロール mg	利用可能炭水化物 g	糖類※ g	食物繊維総量 g	糖アルコール g	有機酸 g	七訂エネルギー kcal	七訂たんぱく質 g	七訂脂質 g	七訂炭水化物 g	灰分 g	ナトリウム mg	カリウム mg	カルシウム mg
	ワッフル																							
15084	カスタードクリーム入り	0	1019	241	(45.9)	(6.6)	(7.0)	(3.18)	(0.08)	(0.90)	(140)	(37.0)	(15.0)	(0.8)	(0)	(0.1)	252	(7.3)	(7.9)	(38.1)	(0.9)	(63)	(160)	(95
15085	ジャム入り	0	1184	279	(33.0)	(4.5)	(3.9)	(1.75)	(0.05)	(0.55)	(53)	(55.9)	(36.4)	(1.3)		(Tr)	286	(4.9)	(4.2)	(57.3)	(0.6)	(43)	(120)	(44
	〈デザート菓子類〉																							
15086	**カスタードプリン**	0	488	116	(74.1)	(5.3)	(4.5)	2.10	0.05	0.51	(120)	(13.8)	(13.6)	0	0	(0.1)	128	(5.7)	(5.5)	(14.0)	(0.7)	(69)	(130)	(81
15136	**牛乳寒天**	0	259	61	(85.2)	(1.0)	(1.2)	(0.79)	(0.01)	(0.03)	(4)	(11.6)	(11.6)	(0.5)	0	(0.1)	65	(1.1)	(1.3)	(12.2)	(0.2)	(15)	(51)	(3
15142	**こんにゃくゼリー**	0	275	65	(83.2)	0*	(0.1)*	–	–	–	0	(15.6)*	11.3	(0.8)	(Tr)	–	66	0	(0.1)	(16.4)	0.4	(58)	(110)	(1
	ゼリー																							
15087	オレンジ	0	342	80	(77.6)	(1.9)	(0.1)	(0.02)	(0.01)	(0.02)	0	(17.8)	(17.8)	(0.2)		(1.0)	89	(2.1)	(0.1)	(19.8)	0.4	(5)	(180)	(
15088	コーヒー	0	185	43	(87.8)	(1.4)	0				0	(9.6)					48	(1.6)	0	(10.3)	0.1	(5)	(47)	(
15089	ミルク	0	432	103	(76.8)	(4.0)	(3.4)	(2.27)	(0.02)	(0.10)	(12)	(14.1)	(14.2)	0	0	(0.1)	108	(4.3)	(3.7)	(14.4)	(0.7)	(43)	(150)	(11
15090	ワイン	0	275	65	(84.1)	(1.7)	0*				0	(13.1)	13.0	0	–	(Tr)	66	(1.7)	0	(13.2)	(Tr)	(5)	(11)	(
15091	**ババロア**	0	854	204	(60.9)	(5.0)	(11.7)	(5.27)	(0.09)	(0.69)	(150)	(19.9)	(19.8)	0	0	(0.1)	218	(5.6)	(12.9)	(19.9)	(0.6)	(52)	(90)	(7
	〈ビスケット類〉																							
15092	**ウエハース**	0	1855	439	2.1	(7.0)	12.0	5.95	0.05	0.84	18	(74.5)	(37.1)	1.2	0	Tr	454	7.6	13.6	75.3	1.4	480	76	2
15141	**ウエハース　クリーム入り**	0	2068	492	(2.7)	(7.0)	(20.7)	(10.88)	(0.07)	(1.64)	(1)	(68.1)	(39.6)	(2.1)	(0)	(Tr)	489	(7.5)	(21.8)	(65.5)	(2.1)	(370)	(58)	(1
	クラッカー																							
15093	オイルスプレークラッカー	0	2016	481	2.7	(7.7)	21.1	9.03	0.18	2.57	–	64.1*	–	2.1	–	–	492	8.5	22.5	63.9	2.4	610	110	18
15094	ソーダクラッカー	0	1775	421	3.1	(9.6)	9.3	3.66	0.06	0.89	–	73.6*	–	2.1	–	–	427	10.4	9.8	74.4	2.3	730	140	5
15095	**サブレ**	0	1936	459	(3.1)	(5.7)	(16.1)	(7.27)	(0.18)	(2.09)	(54)	(71.7)	(33.4)	(1.3)	0		468	(6.1)	(16.6)	(73.5)	(0.7)	(73)	(110)	(3
15054	**中華風クッキー**	0	2151	513	(3.0)	(4.5)	(27.6)	(11.22)	(0.13)	(3.09)	(75)	(60.7)	(29.6)	(1.1)	0		533	(5.1)	(29.5)	(61.8)	(0.6)	(97)	(81)	(2
	ビスケット																							
15097	ハードビスケット	0	1780	422	2.6	6.4	8.9	3.98	0.07	1.05	10	77.8*	20.7	2.3	–		432	7.6	10.0	77.8	2.0	320	140	33
15098	ソフトビスケット	0	2149	512	3.2	(5.3)	23.9	12.42	0.18	1.38	58	(67.0)	(21.7)	1.4	0	Tr	522	5.7	27.6	62.6	0.9	220	110	2
15099	**プレッツェル**	0	1956	465	1.0	(8.6)	16.8	5.05	0.06	1.28	–	68.8*	–	2.6	–	–	480	9.9	18.6	68.2	2.3	750	160	3
15096	**リーフパイ**	0	2331	558	2.5	(5.2)	(34.7)	(16.20)	(0.37)	(4.15)	1	(53.9)	(3.7)	1.7	0		566	(5.2)	35.5	55.8	0.4	54	77	
15100	**ロシアケーキ**	0	2038	486	(4.0)	(5.4)	(22.9)	(8.95)	(0.19)	(3.24)	(1)	(63.3)	(37.2)	(1.8)	0	0	497	(5.8)	(23.4)	(65.8)	(1.0)	(200)	(140)	(4
	〈スナック類〉																							
15101	**小麦粉あられ**	0	1985	472	(2.0)	(7.0)	(18.4)	(6.43)	(0.22)	(2.34)	(1)	(66.3)	–	(2.3)	–		481	(7.6)	(19.5)	(68.8)	(2.2)	(710)	(100)	(1

ミノ酸組成によるたんぱく質の*→「たんぱく質」の値、脂肪酸のトリアシルグリセロール当量の*→「脂質」の値が入っている。
用可能炭水化物は「利用可能炭水化物（質量計）」の値だが、*がついているものは「差引き法による利用可能炭水化物」の値（p.2、3参照）。

可食部100 g当たり

マグネシウム	リン	鉄	亜鉛	銅	マンガン	ヨウ素	セレン	クロム	モリブデン	レチノール	β-カロテン当量	レチノール活性当量	ビタミンD	ビタミンE α-トコフェロール	ビタミンK	ビタミンB1	ビタミンB2	ナイアシン当量	ビタミンB6	ビタミンB12	葉酸	パントテン酸	ビオチン	ビタミンC	アルコール	食塩相当量	重量変化率	備考
mg	mg	mg	mg	mg	mg	µg	µg	µg	µg	µg	µg	µg	µg	mg	µg	mg	mg	mg	mg	µg	µg	mg	µg	mg	g	g	%	硝:硝酸イオン ポ:ポリフェノール タ:タンニン テ:テオブロミン カ:カフェイン 見当:概量（1個、1尾、1切れなど）とその目安重量（廃棄部分を含む重量）
2)	(150)	(0.8)	(0.8)	(0.05)	(0.13)	(24)	(10)	(Tr)	(7)	(110)	(7)	(110)	(1.7)	(0.8)	(6)	(0.08)	(0.19)	(1.9)	(0.07)	(0.6)	(25)	(0.96)	(10.2)	(1)	–	(0.2)	–	部分割合：皮1、カスタードクリーム1
0)	(68)	(0.4)	(0.3)	(0.04)	(0.18)	(7)	(4)	(1)	(5)	(31)	(2)	(32)	(0.5)	(0.4)	(4)	(0.05)	(0.09)	(1.2)	(0.04)	(0.2)	(22)	(0.41)	(3.5)	(6)	–	(0.1)		部分割合：皮1、いちごジャム1
9)	(110)	(0.5)	(0.6)	(0.02)	(0.01)	(20)	(9)	0	(4)	(87)	(6)	(88)	(1.4)	(0.5)	(5)	(0.04)	(0.20)	(1.5)	(0.05)	(0.5)	(18)	(0.69)	(8.4)	(1)	–	(0.2)		別名 プリン、カスタードプディング プリン部分のみ
4)	(32)	(0.1)	(0.1)	(Tr)	(0.01)	(6)	(1)	0	(4)	(13)	(2)	(13)	(0.1)	(Tr)	(1)	(0.01)	(0.05)	(0.3)	(0.01)	(0.1)	(2)	(0.19)	(0.6)	(Tr)	–	0		杏仁豆腐を含む
1)	(37)	(Tr)	(Tr)	(Tr)	(0.01)	0	(1)	0	(1)	0	0	0	0	(Tr)	0	(Tr)	(Tr)	0	(Tr)	0	0	0	0	(Tr)	–	(0.1)		
0)	(17)	(0.1)	(0.1)	(0.03)	(0.03)	(1)	(1)		(1)	(0)	(45)	(4)	(0)	(0.1)	(0)	(0.07)	(0.02)	(0.3)	(0.06)		(26)	(0.22)	(0.3)	(40)	–	0		別名 オレンジゼリー ゼラチンゼリー ゼリー部分のみ
5)	(5)	(Tr)	0	(Tr)	(0.02)	0	0		0	0	0	0	0	(Tr)	0	0	0	0	0		0	(Tr)	(1.1)		–	0		別名 コーヒーゼリー ゼラチンゼリー ゼリー部分のみ カ0.1g、タ0.2g
0)	(91)	(Tr)	(0.4)	(0.01)	0	(16)	(3)	0	(4)	(37)	(6)	(37)	(0.1)	(0.1)	(2)	(0.04)	(0.15)	(0.7)	(0.03)	(0.3)	(5)	(0.54)	(1.8)		–	(0.1)		別名 ミルクゼリー ゼラチンゼリー ゼリー部分のみ
1)	(1)	(0.1)	0	(Tr)	(0.02)		0		(Tr)	0	0	0	0	(Tr)	(Tr)	0	0	0	0		0	(0.01)	(0.2)	0	(0.9)	0		別名 ワインゼリー ゼラチンゼリー ゼリー部分のみ アルコール:0.9g
6)	(130)	(0.6)	(0.6)	(0.02)	(0.01)	(21)	(7)	(Tr)	(5)	(130)	(24)	(130)	(1.6)	(0.6)	(7)	(0.04)	(0.13)	(1.0)	(0.05)	(0.6)	(20)	(0.67)	(8.4)	(Tr)	–	(0.1)		ババロア部分のみ
9	63	0.6	0.4	0.14	0.23	–	–	–	–	16	9	17	0	1.1	4	0.03	0.08	(2.2)	0.02	Tr	6	0.24	–	0	–	1.2		乳幼児用としてカルシウム、ビタミン等添加品あり
7)	(48)	(0.5)	(0.3)	(0.11)	(0.18)	(0)	(0)		(0)	(12)	(7)	(13)	(Tr)	(1.9)	(4)	(0.02)	(0.06)	(1.6)	(0.02)	(0)	(5)	(0.18)	(0)		–	(0.9)		乳幼児用としてカルシウム、ビタミン等添加品あり
8	190	0.8	0.5	0.12	0.49	0	3	2	10	(0)	(0)	(0)	–	12.0	4	0.08	0.04	(2.5)	0.04	–	12	0.45	1.7		–	1.5		別名 スナッククラッカー
1	85	0.7	0.4	0.14	0.55	–								1.5	1	0.05	0.04	(2.9)	0.04		22	0.54			–	1.9		
3)	(84)	(0.5)	(0.3)	(0.06)	(0.23)	(5)	(6)	(1)	(7)	(30)	(1)	(30)	(Tr)	(1.7)	(3)	(0.07)	(0.07)	(1.7)	(0.03)		(12)	(0.45)	(4.1)		–	(0.2)		
6)	(63)	(0.4)	(0.3)	(0.05)	(0.19)	(4)	(5)	(1)	(6)	(27)	(1)	(27)	(0.5)	(0.4)		(0.06)	(0.06)	(1.4)	(0.02)	(0.1)	(10)	(0.37)	(3.6)		–	(0.2)		ラードを用いたもの
2	96	0.9	0.5	0.12	0.58	4	4	2	9	18	6	18	Tr	0.9	2	0.13	0.22	2.4	0.06	–	10	0.03	2.2	(0)	–	0.0		乳幼児用としてカルシウム、ビタミン等添加品あり クッキーを含む
2	66	0.5	0.4	0.08	0.33	–	–		9	130	180	150	Tr	2.2	6	0.06	0.05	(1.8)	0.04		7	0.45	2.3		–	1.9		
2	140	0.9	0.5	0.12	0.43	–	–	–		(0)	59	5	–	2.6	7	0.13	0.11	(3.1)	0.06		27	0.51			–	1.9		パルミエを含む 別名 パフ
8	42	0.4	0.2	0.06	0.30	Tr		1	8	0	0	0	–	3.5		0.02	0.02	(1.6)	0.02		6	0.37	0.8		–	0.1		
2)	(75)	(0.5)	(0.4)	(0.14)	(0.37)	(Tr)	(3)	(1)	(4)	(1)	(1)	(1)	(Tr)	(4.5)	(1)	(0.06)	(0.14)	(1.8)	(0.02)	(Tr)	(9)	(0.27)	(1.0)		–	(0.5)		部分割合：ビスケット4、マカロン2、クリーム1
1)	(55)	(0.5)	(0.3)	(0.08)	(0.39)	(Tr)	(4)	(2)	(11)	0	0	0	(Tr)	(2.0)	(1)	(0.10)	(0.03)	(1.8)	(0.03)		(8)	(0.48)	(1.1)		–	(1.8)		別名 小麦粉系スナック

穀類 / いも及びでん粉類 / 砂糖及び甘味類 / 豆類 / 種実類 / 野菜類 / 果実類 / きのこ類 / 藻類 / 魚介類 / 肉類 / 卵類 / 乳類 / 油脂類 / 菓子類 / し好飲料類 / 調味料及び香辛料類 / 調理済み流通食品類

（O）：推定値 0，　（Tr）：推定値 微量，　Tr：微量，　－：未測定　　※炭水化物成分表から算出。

菓子類

可食部 100 g 当たり

食品番号	食品名	廃棄率 %	エネルギー kJ	エネルギー kcal	水分 g	たんぱく質 アミノ酸組成による g	脂質 脂肪酸のトリアシルグリセロール当量 g	脂肪酸 飽和脂肪酸 g	脂肪酸 n-3系多価不飽和脂肪酸 g	脂肪酸 n-6系多価不飽和脂肪酸 g	コレステロール mg	炭水化物 利用可能炭水化物 g	炭水化物 糖類※ g	炭水化物 食物繊維総量 g	炭水化物 糖アルコール g	有機酸 g	七訂エネルギー kcal	七訂たんぱく質 g	七訂脂質 g	七訂炭水化物 g	灰分 g	ナトリウム mg	カリウム mg	カルシウム mg
15102	コーンスナック	0	2159	516	0.9	(4.7)	25.4	9.97	0.12	4.53	(0)	66.4*	–	1.0	–		526	5.2	27.1	65.3	1.5	470	89	50
	ポテトチップス																							
15103	ポテトチップス	0	2255	541	2.0	(4.4)	(34.2)	(3.86)	(2.40)	(12.01)	Tr	51.8*	–	4.2	–		554	4.7	35.2	54.7	3.4	400	1200	1
15104	成形ポテトチップス	0	2149	515	2.2	(6.3)	28.8	12.96	0.06	2.19	–	55.2*	–	4.8	–		540	5.8	32.0	57.3	2.7	360	900	4

〈キャンデー類〉

食品番号	食品名	廃棄率 %	kJ	kcal	水分 g	アミノ酸 g	脂肪酸トリアシル当量 g	飽和脂肪酸 g	n-3系 g	n-6系 g	コレステロール mg	利用可能炭水化物 g	糖類※ g	食物繊維総量 g	糖アルコール g	有機酸 g	エネルギー kcal	たんぱく質 g	脂質 g	炭水化物 g	灰分 g	ナトリウム mg	カリウム mg	カルシウム mg
15109	かわり玉	0	1671	392	(0.5)	0*	0*	–	–	–	0	(99.5)	(99.5)	0	–	–	385	0	0	(99.5)	0	(1)	(2)	(1
15105	キャラメル	0	1799	426	5.4	(3.4)	10.4	7.45	0.04	0.31	14	79.8*	–	0	–		433	4.0	11.7	77.9	1.0	110	180	190
15107	ゼリーキャンデー	0	1426	334	(16.0)	(Tr)	0	–	–	–	0	(83.1)	(52.2)	(0.9)	0		336	(Tr)	0	(83.9)	(0.1)	(2)	(1)	(8
15108	ゼリービーンズ	0	1527	358	(9.5)	(Tr)	0	–	–	–	0	(89.5)	(67.0)	(0.9)	0		362	(Tr)	(Tr)	(90.4)	(0.1)	(2)	(6)	(10
15110	ドロップ	0	1662	389	(2.0)	0*	0*	–	–	–	0	(98.0)	(77.1)	0	–		392	0	0	(98.0)	(Tr)	(1)	(1)	(1
15111	バタースコッチ	0	1758	414	(2.0)	(Tr)	(6.0)	(4.10)	(0.03)	(0.13)	17	(91.1)	(84.1)	0	–		423	(Tr)	(6.5)	(91.0)	0.4	(150)	(4)	(
15112	ブリットル	0	2118	506	(1.5)	(11.8)	(27.0)	(5.28)	(0.07)	(7.56)	0	(52.5)	(42.7)	(3.6)	0	(0.2)	521	(12.6)	(26.5)	(58.1)	1.4	(72)	(380)	(26
15113	マシュマロ	0	1382	324	(18.5)	(2.1)	0*	–	–	–	0	(79.3)	(61.4)	0	–		326	(2.1)	0	(79.3)	(Tr)	(7)	(1)	(1
15106	ラムネ	0	1586	373	7.0	0*	0.5*	–	–	–	(0)	92.2*	–	(0)	–		373	0	0.5	92.2	0.3	67	5	11

〈チョコレート類〉

食品番号	食品名	廃棄率 %	kJ	kcal	水分 g	アミノ酸 g	脂肪酸トリアシル当量 g	飽和脂肪酸 g	n-3系 g	n-6系 g	コレステロール mg	利用可能炭水化物 g	糖類※ g	食物繊維総量 g	糖アルコール g	有機酸 g	エネルギー kcal	たんぱく質 g	脂質 g	炭水化物 g	灰分 g	ナトリウム mg	カリウム mg	カルシウム mg
15137	アーモンドチョコレート	0	2338	562	(2.0)	(10.4)	(39.6)	(14.19)	(0.06)	(4.96)	(12)	(38.2)	(37.2)	(6.1)	0	(0.2)	583	(11.4)	(40.4)	(43.3)	2.2	(41)	(550)	(24
15114	カバーリングチョコレート	0	2047	488	(2.0)	(6.0)	(23.1)	(13.43)	(0.08)	(1.01)	(15)	(62.2)	(41.0)	(3.2)	(0)	(0.2)	504	(7.1)	(24.3)	(64.2)	1.9	(140)	(320)	(16
15186	スイートチョコレート	0	2207	530	0.6	4.2	34.6	20.98	0.07	1.07	4	45.6	43.1	7.7	–	2.8	573	5.8	37.7	52.6	1.5	9	430	6
15187	スイートチョコレート カカオ増量	0	2237	539	0.9	6.3	38.4	23.30	0.07	1.14	2	35.2*	24.8	13.1	–	0.6	581	8.9	41.3	43.3	2.6	3	900	7
15115	ホワイトチョコレート	0	2457	588	0.8	7.2*	37.8	22.87	0.13	1.19	22	(55.4)	(55.4)	0.6	–	–	588	7.2	39.5	50.9	1.6	92	340	25
15116	ミルクチョコレート	0	2298	550	0.5	(5.8)	32.8	19.88	0.09	0.99	19	(56.5)	(55.0)	3.9	–	0.3	558	6.9	34.1	55.8	1.8	64	440	24

〈果実菓子類〉

食品番号	食品名	廃棄率 %	kJ	kcal	水分 g	アミノ酸 g	脂肪酸トリアシル当量 g	飽和脂肪酸 g	n-3系 g	n-6系 g	コレステロール mg	利用可能炭水化物 g	糖類※ g	食物繊維総量 g	糖アルコール g	有機酸 g	エネルギー kcal	たんぱく質 g	脂質 g	炭水化物 g	灰分 g	ナトリウム mg	カリウム mg	カルシウム mg
15117	マロングラッセ	0	1291	303	21.0	(0.9)	(0.2)	(0.05)	(0.03)	(0.12)	(0)	(75.0)	(66.1)	–	0	–	317	1.1	0.3	77.4	0.2	28	60	
	ナタデココ→果実類・ココナッツ																							

穀類／いも及びでん粉類／砂糖及び甘味類／豆類／種実類／野菜類／果実類／きのこ類／藻類／魚介類／肉類／卵類／乳類／新／新類／菓子類／嗜好飲料類／調味料及び香辛料類／調理済み流通食品類

ミノ酸組成によるたんぱく質の＊→「たんぱく質」の値、脂肪酸のトリアシルグリセロール当量の＊→「脂質」の値が入っている。
用可能炭水化物は「利用可能炭水化物（質量計）」の値だが、＊がついているものは「差引き法による利用可能炭水化物」の値（p.2、3参照）。

可食部100 g当たり

マグネシウム (mg)	リン (mg)	鉄 (mg)	亜鉛 (mg)	銅 (mg)	マンガン (mg)	ヨウ素 (µg)	セレン (µg)	クロム (µg)	モリブデン (µg)	レチノール (µg)	β-カロテン当量 (µg)	レチノール活性当量 (µg)	ビタミンD (µg)	ビタミンE α-トコフェロール (mg)	ビタミンK (µg)	ビタミンB1 (mg)	ビタミンB2 (mg)	ナイアシン当量 (mg)	ビタミンB6 (mg)	ビタミンB12 (µg)	葉酸 (µg)	パントテン酸 (mg)	ビオチン (µg)	ビタミンC (mg)	アルコール (g)	食塩相当量 (g)	重量変化率 (%)	備考
13	70	0.4	0.3	0.05	0.08	–	–	–	–	(0)	130	11	–	3.7	–	0.02	0.05	(1.3)	0.06	–	8	0.30	–	(0)	–	1.2	–	
70	100	1.7	0.5	0.21	0.40	260	0	3	10	(0)	(0)	(0)	–	6.2	–	0.26	0.06	(5.6)	–	–	70	0.94	1.6	15	–	1.0	–	別名ポテトチップ
53	140	1.2	0.7	0.20	0.30								–	2.6	4	0.25	0.05	(5.2)	0.54	–	36	1.08	–	9	–	0.9	–	別名ポテトチップ
0	0	0	0	(0.01)	0	0	0	0	0	0	0	0	0	0	0	0	0	0	0	0	0	0	(0.1)	0	–	0	–	別名チャイナマーブル
13	100	0.3	0.4	0.03	0.06	14	3	1	6	110	15	110	3.0	0.5	3	0.09	0.18	2.0	0.02	–	5	0.58	2.7	(0)	–	0.3	–	試料：ハードタイプ
(1)	(1)	(0.1)	(Tr)	(0.01)	(0.04)	0	0	0	0	0	0	0	0	0	0	0	0	0	0	0	0	(0.01)	0	0	–	0	–	寒天ゼリー
(2)	(6)	(0.2)	(Tr)	(0.01)	(0.04)	0	0	(1)	0	0	(0)	0	0	0	0	0	0	0	0	0	0	(0.01)	(Tr)	0	–	0	–	部分割合：糖衣5、ゼリー6
0	(Tr)	(Tr)	0	0.01	(Tr)	0	0	0	0	0	0	0	0	0	0	0	0	0	0	0	0	(Tr)	0	0	–	0	–	
(Tr)	(2)	(Tr)		0.01	(Tr)			(Tr)		(61)	(15)	(62)	(0.1)	(0.1)	(2)	0	(Tr)					(0.01)	(0.1)		–	(0.4)	–	
(100)	(200)	(0.9)	(1.5)	(0.35)	(1.08)	(Tr)	(1)	0	(48)					(5.4)	0	(0.12)	(0.07)	(14.0)	(0.23)	0	(29)	(1.10)	(53.0)		–		–	いり落花生入り
0	(1)	(0.1)	0	0.01	(Tr)																	0	(Tr)	(Tr)	–		–	
2	5	0.1		0.05		0	1	0	1	Tr				(0)	(0)	(0)	0	0	0	0	Tr	0	0	2	–	0.2	–	
(50)	(320)	(2.8)	(2.3)	(0.77)	(1.14)	(12)	(4)	(15)	(7)	(41)	(28)	(43)	(0.6)	(11.0)	(4)	(0.19)	(0.64)	(4.3)	(0.10)	0	(35)	(1.18)	(4.9)	0	–	(0.1)	–	部分割合：チョコレート27、アーモンド15　テ0.1g、カ0g、ポ0.5g
(0)	(180)	(1.6)	(1.1)	(0.36)	(0.38)	(12)	(5)	(15)	(10)	(40)	(23)	(42)	(0.6)	(0.9)	(4)	(0.15)	(0.27)	(2.4)	(0.08)	(Tr)	(14)	(1.14)	(5.0)	(0)	–	(0.3)	–	別名エンローバーチョコレート　ビスケット等をチョコレートで被覆したもの　部分割合：チョコレート3、ビスケット2　テ0.1g、カTr、ポ0.4g
30	210	4.0	1.8	0.91	0.94	2	4	45	9	6	24	8	1.5	0.8	6	0.12	0.11	2.0	0.05	0.1	10	0.20	6.6	0	–	0.1	–	テ0.5g、カ0.1g、ポ1.4g　食物繊維：AOAC.2011.25法
0	320	9.3	3.2	1.74	1.85	1	7	94	18	6	29	8	1.7	1.7	7	0.15	0.11	3.1	0.06	0.1	17	0.19	10.7	0	–	0.2	–	テ0.8g、カ0.1g、ポ2.2g　食物繊維：AOAC.2011.25法
24	210	0.1	0.8	0.02	0.02	20	5	1	8	47	39	50	Tr	0.8	9	0.08	0.39	1.4	0.05	–	8	1.05	4.4	–	–	0.2	–	ポTr
24	240	2.4	1.6	0.55	0.41	19	6	24	11	63	37	66	1.0	0.7	6	0.19	0.41	(2.8)	0.11	–	18	1.56	7.6	(0)	–	0.2	–	テ0.2g、カTr、ポ0.7g
–	20	0.6	–	–	–	–	–	–	–	0	10	1	(0)	–	–	–	0.03	(0.3)	–	–	–	–	–	0	–	0.1	–	

備考凡例

硝：硝酸イオン　ポ：ポリフェノール
タ：タンニン　テ：テオブロミン
カ：カフェイン
見当：概量（1個、1尾、1切れなど）とその目安重量（廃棄部分を含む重量）

穀類 ／ いも及びでん粉類 ／ 砂糖及び甘味類 ／ 豆類 ／ 種実類 ／ 野菜類 ／ 果実類 ／ きのこ類 ／ 藻類 ／ 魚介類 ／ 肉類 ／ 卵類 ／ 乳類 ／ 油脂類 ／ 菓子類 ／ 飲料類 し好 ／ 調味料及び香辛料類 ／ 調理済み流通食品類

(0)：推定値 0，(Tr)：推定値 微量，Tr：微量，–：未測定　※炭水化物成分表から算出。

菓子類

可食部100 g当たり

食品番号	食品名	廃棄率 %	エネルギー kJ	エネルギー kcal	水分 g	アミノ酸組成によるたんぱく質 g	たんぱく質 g	トリアシルグリセロール当量 g	飽和脂肪酸 g	n-3系多価不飽和脂肪酸 g	n-6系多価不飽和脂肪酸 g	コレステロール mg	利用可能炭水化物 g	糖類※ g	食物繊維総量 g	糖アルコール g	有機酸 g	七訂エネルギー kcal	七訂たんぱく質 g	七訂脂質 g	七訂炭水化物 g	灰分 g	ナトリウム mg	カリウム mg	カルシウム mg
〈チューインガム類〉																									
15118	**板ガム**	20	1647	388	(3.1)	0*		0*	–	–	–	0	(96.9)*	–	0	–	–	388	0	0	(96.9)	(Tr)	(3)	(3)	(3)
15119	**糖衣ガム**	20	1659	390	(2.4)	0*		0*	–	–	–	0	(97.6)*	–	0	–	–	390	0	0	(97.6)	(Tr)	(2)	(4)	(1)
15120	**風船ガム**	25	1644	387	(3.3)	0*		0*	–	–	–	0	(96.7)*	–	0	–	–	387	0	0	(96.7)	(Tr)	(3)	(4)	(3)
〈その他〉																									
15138	**カスタードクリーム**	0	735	174	(61.8)	(4.4)		(6.5)	(2.90)	(0.07)	(0.73)	(180)	(24.6)	(19.9)	(0.2)	0	(0.1)	188	(5.1)	(7.6)	(24.8)	(0.7)	(34)	(120)	(93)
	黒蜜→砂糖及び甘味類・(その他)																								
	ホイップクリーム→乳類・(クリーム類)																								
	しるこ																								
15139	こしあん	0	899	211	(46.1)	(4.0)		(0.1)	(0.03)	(0.02)	(0.05)	0	(47.1)	(34.4)	(3.2)	0	–	216	(4.7)	(0.3)	(48.7)	(0.2)	(2)	(29)	(35)
15140	つぶしあん	0	760	179	(54.5)	(3.6)		(0.2)	(0.06)	(0.04)	(0.09)	0	(38.6)	(29.9)	(4.3)	0	–	183	(4.2)	(0.4)	(40.5)	(0.4)	(42)	(120)	(14)
15180	**チョコレートクリーム**	0	2007	481	(14.6)	(4.0)		(30.6)	–	–	–	(15)	(47.0)	–	(0.6)	0	–	496	(4.6)	(32.0)	(47.3)	(1.2)	(200)	(310)	(160)

ミノ酸組成によるたんぱく質の*→「たんぱく質」の値、脂肪酸のトリアシルグリセロール当量の*→「脂質」の値が入っている。
用可能炭水化物は「利用可能炭水化物（質量計）」の値だが、*がついているものは「差引き法による利用可能炭水化物」の値（p.2、3参照）。

可食部100 g当たり

	マグネシウム	リン	鉄	亜鉛	銅	マンガン	ヨウ素	セレン	クロム	モリブデン	レチノール	β-カロテン当量	レチノール活性当量	ビタミンD	ビタミンE α-トコフェロール	ビタミンK	ビタミンB₁	ビタミンB₂	ナイアシン当量	ビタミンB₆	ビタミンB₁₂	葉酸	パントテン酸	ビオチン	ビタミンC	アルコール	食塩相当量	重量変化率	備考
	mg	mg	mg	mg	mg	mg	μg	μg	μg	μg	μg	μg	μg	μg	mg	μg	mg	mg	mg	mg	μg	μg	mg	μg	mg	g	g	%	
	–	(Tr)	(0.1)	–	–	–	–	–	–	–	0	0	0	(0)	–	–	0	0	0	–	0	0	0	–	0	–	0	–	廃棄部位：ガムベース
	–	(Tr)	(0.1)	–	–	–	–	–	–	–	0	0	0	(0)	–	–	0	0	0	–	0	0	0	–	0	–	0	–	別名 粒ガム 廃棄部位：ガムベース
	–	(Tr)	(0.1)	–	–	–	–	–	–	–	0	0	0	(0)	–	–	0	0	0	–	0	0	0	–	0	–	0	–	廃棄部位：ガムベース
	(9)	(140)	(0.7)	(0.9)	(0.02)	(0.04)	(18)	(10)	0	(5)	(120)	(12)	(120)	(1.9)	(2.5)	(7)	(0.07)	(0.16)	(1.3)	(0.07)	(0.6)	(26)	(0.83)	(11.0)	(1)	–	(0.1)	–	業務用
	(4)	(40)	(1.3)	(0.5)	(0.11)	(0.35)	0	0	(Tr)	(28)	0	0	0	0	0	(3)	(0.01)	(0.02)	(0.9)	0	0	(1)	(0.03)	(1.2)	0	–	0	–	別名 御膳しるこ 具材は含まない
	(7)	(55)	(1.1)	(0.5)	(0.15)	(0.30)	0	0	(1)	(37)	0	0	0	0	(0.1)	(4)	(0.01)	(0.02)	(0.8)	(0.02)	0	(6)	(0.13)	(1.3)	–	–	(0.1)	–	別名 田舎しるこ、ぜんざい 具材は含まない
	(6)	(150)	(0.6)	(0.6)	(0.10)	(0.07)	(10)	(2)	(6)	(4)	(45)	(95)	(53)	(3.2)	(4.3)	(16)	(0.07)	(0.23)	(1.1)	(0.03)	(0.3)	(3)	(0.77)	(1.8)	(1)	–	(0.5)	–	テ Tr、ポ 0.1g

備考
硝：硝酸イオン　ポ：ポリフェノール
タ：タンニン　テ：テオブロミン
カ：カフェイン
見当：概量（1個、1尾、1切れなど）とその目安量（廃棄部分を含む重量）

穀類 / いも及びでん粉類 / 砂糖及び甘味類 / 豆類 / 種実類 / 野菜類 / 果実類 / きのこ類 / 藻類 / 魚介類 / 肉類 / 卵類 / 乳類 / 油脂類 / 菓子類 / 嗜好飲料類 / 調味料及び香辛料類 / 調理済み流通食品類

（0）：推定値 0，（Tr）：推定値 微量，Tr：微量，－：未測定　※炭水化物成分表から算出。

し好飲料類

〈アルコール飲料類〉

食品番号	食品名	廃棄率%	エネルギー kJ	エネルギー kcal	水分 g	たんぱく質 g	脂肪酸のトリアシルグリセロール当量 g	飽和脂肪酸 g	n-3系多価不飽和脂肪酸 g	n-6系多価不飽和脂肪酸 g	コレステロール mg	利用可能炭水化物 g	糖類 g	食物繊維総量 g	糖アルコール g	有機酸 g	エネルギー kcal	たんぱく質 g	脂質 g	炭水化物 g	灰分 g	ナトリウム mg	カリウム mg	カルシウム mg
	（醸造酒類）																							
	清酒																							
16001	普通酒	0	447	107	82.4	0.3	0	0	0	0	0	5.0	2.5	0		－	109	0.4	Tr	4.9	Tr	2	5	3
16002	純米酒	0	425	102	83.7	(0.3)	0	0	0	0	0	3.7	(2.3)	0		－	103	0.4	Tr	3.6	Tr	4	5	3
16003	本醸造酒	0	440	106	82.8	(0.3)	0	0	0	0	0	4.6	(2.6)	0		－	107	0.4	Tr	4.5	Tr	2	5	3
16004	吟醸酒	0	429	103	83.6	(0.2)	0	0	0	0	0	3.7	(2.4)	0		－	104	0.3	0	3.6	Tr	2	7	3
16005	純米吟醸酒	0	425	102	83.5	(0.3)	0	0	0	0	0	4.2	(2.5)	0		－	103	0.4	0	4.1	Tr	3	5	
	ビール																							
16006	淡色	0	165	39	92.8	0.2	0	0	0	0	0	3.1	0	0	－	0.1	40	0.3	0	3.1	0.1	3	34	
16007	黒	0	188	45	91.6	(0.3)	0	0	0	0	0	3.5	－	0.2	－		46	0.4	Tr	3.6	0.2	3	55	
16008	スタウト	0	260	62	88.4	(0.3)	0	0	0	0	0	4.8	－	0.3	－		64	0.5	Tr	4.9	0.3	4	65	
16009	発泡酒	0	185	44	92.0	(0.1)	0	0	0	0	0	3.6	0	0	－		45	0.1	0	3.6	0.1	1	13	
	ぶどう酒																							
16010	白	0	313	75	88.6	0.1	Tr	－	－	－	(0)	(2.2)	(2.2)	－	－	0.6	73	0.1	Tr	2.0	0.2	3	60	
16011	赤	0	282	68	88.7	0.2	Tr	－	－	－	(0)	(0.2)	(0.2)	－	－	0.5	73	0.2	Tr	1.5	0.3	2	110	
16012	ロゼ	0	296	71	87.4	0.1	0	0	0	0	0	(2.5)	(2.5)	0	－	0.6	77	0.1	Tr	4.0	Tr	4	60	1
16013	紹興酒	0	525	126	78.8	1.7	Tr	－	－	－	(0)	5.1	－	Tr	－	－	127	1.7	Tr	5.1	0.3	15	55	2
	（蒸留酒類）																							
	しょうちゅう																							
16014	連続式蒸留しょうちゅう	0	841	203	71.0	0	0	－	－	－	(0)	0	－	(0)	－	－	206	0	0	0	0	－	－	－
16015	単式蒸留しょうちゅう	0	595	144	79.5	0	0	－	－	－	(0)	0	－	(0)	－	－	146	0	0	0	0	－	－	－
16060	泡盛	0	852	206	70.6	Tr	Tr	－	－	－	－	0	－	－	－	－	209	Tr	Tr	0	0	1	1	1
16016	ウイスキー	0	969	234	66.6	0	0	－	－	－	(0)	0	－	(0)	－	－	237	0	0	0	0	2	1	
16017	ブランデー	0	969	234	66.6	0	0	－	－	－	(0)	0	－	(0)	－	－	237	0	0	0	0	4	1	
16018	ウオッカ	0	980	237	66.2	0	0	－	－	－	(0)	0	－	(0)	－	－	240	0	0	Tr	0	Tr	Tr	(0)
16019	ジン	0	1162	280	59.9	0	Tr	－	－	－	(0)	0.1	－	(0)	－	－	284	0	Tr	0.1	0	Tr	Tr	(0)
16020	ラム	0	982	237	66.1	0	Tr	－	－	－	(0)	0.1	－	(0)	－	－	240	0	Tr	0.1	0	3	Tr	

ミノ酸組成によるたんぱく質の＊→「たんぱく質」の値、脂肪酸のトリアシルグリセロール当量の＊→「脂質」の値が入っている。
用可能炭水化物は「利用可能炭水化物（質量計）」の値だが、＊がついているものは「差引き法による利用可能炭水化物」の値（p.2、3参照）。

マグネシウム	リン	鉄	亜鉛	銅	マンガン	ヨウ素	セレン	クロム	モリブデン	ビタミンA レチノール	ビタミンA β-カロテン当量	ビタミンA レチノール活性当量	ビタミンD	ビタミンE α-トコフェロール	ビタミンK	ビタミンB₁	ビタミンB₂	ナイアシン当量	ビタミンB₆	ビタミンB₁₂	葉酸	パントテン酸	ビオチン	ビタミンC	アルコール	食塩相当量	重量変化率	備考
mg	mg	mg	mg	mg	mg	µg	µg	µg	µg	µg	µg	µg	µg	mg	µg	mg	mg	mg	mg	µg	µg	mg	µg	mg	g	g	%	
																												別名 日本酒
1	7	Tr	0.1	Tr	0.16	1	0	0	1	0	0	0	0	0	0	Tr	0	Tr	0.07	0	0	0	0	0	12.3	0	–	アルコール:15.4容量% (100g:100.1mL、100mL:99.9g)
1	9	0.1	0.1	Tr	0.18	–	–	–	–	0	0	0	0	0	0	Tr	0	(Tr)	0.12	0	0	0.02	–	0	12.3	0	–	アルコール:15.4容量% (100g:100.2mL、100mL:99.8g)
1	8	Tr	0.1	Tr	0.19	–	–	–	–	0	0	0	0	0	0	Tr	0	(Tr)	0.09	0	0	0	–	0	12.3	0	–	アルコール:15.4容量% (100g:100.2mL、100mL:99.8g)
1	7	Tr	0.1	0.01	0.16	–	–	–	–	0	0	0	0	0	0	Tr	0	(Tr)	0.12	0	0	0.06	–	0	12.5	0	–	アルコール:15.7容量% (100g:100.3mL、100mL:99.7g)
1	8	Tr	0.1	0.01	0.20	–	–	–	–	0	0	0	0	0	0	Tr	0	(Tr)	0.14	0	0	0.06	–	0	12.0	0	–	アルコール:15.1容量% (100g:100.2mL、100mL:99.8g)
7	15	Tr	Tr	Tr	0.01	1	Tr	0	0	0	0	0	0	0	0	0	0.02	0.9	0.05	0.1	7	0.08	0.9	0	3.7	0	–	生ビールを含む アルコール:4.6容量% (100g:99.2mL、100mL:100.8g)
10	33	0.1	Tr	Tr	0.02	–	–	–	–	0	0	0	0	0	0	0	0.04	(1.1)	0.07	Tr	9	0.04	–	0	4.2	0	–	生ビールを含む アルコール:5.3容量% (100g:99.0mL、100mL:101.0g)
14	43	0.1	Tr	Tr	0.06	–	–	–	–	0	0	0	0	0	0	0	0.05	(1.1)	0.06	Tr	10	0.12	–	0	5.9	0	–	アルコール:7.6容量% (100g:98.1mL、100mL:101.9g)
4	8	0	Tr	Tr	0.01	–	–	–	–	0	0	0	0	0	0	0	0.01	(0.3)	0.01	0	4	0.10	–	0	4.2	0	–	アルコール:5.3容量% (100g:99.1mL、100mL:100.9g)
7	12	0.3	Tr	0.01	0.09	–	–	–	–	(0)	(0)	(0)	(0)	–	(0)	0	0	0.1	0.02	0	0	0.07	–	0	9.1	0	–	別名 白ワイン アルコール:11.4容量% (100g:100.2mL、100mL:99.8g)
9	13	0.4	Tr	0.02	0.15	Tr	0	2	1	(0)	(0)	(0)	(0)	–	(0)	0	0	0.1	0.03	0	0	0.07	1.9	0	9.3	0	–	別名 赤ワイン アルコール:11.6容量% (100g:100.4mL、100mL:99.6g)
7	10	0.4	Tr	0.02	0.10	–	–	–	–	(0)	(0)	(0)	(0)	–	(0)	0	0	0.1	0.02	0	0	0.02	–	0	8.5	0	–	別名 ロゼワイン アルコール:10.7容量% (100g:99.8mL、100mL:100.2g)
9	37	0.3	0.4	0.02	0.49	–	–	–	–	(0)	(0)	(0)	(0)	–	(0)	0	Tr	0.03	0.9	0.03	Tr	1	0.19	–	0	14.1	0	–	アルコール:17.8容量% (100g:99.4mL、100mL:100.6g)
–	–	–	–	–	–	–	–	–	–	(0)	(0)	(0)	(0)	–	(0)	0	(0)	(0)	0	0	(0)	(0)	(0)	(0)	29.3	0	–	アルコール:35.0容量% (100g:104.4mL、100mL:95.8g)
–	–	–	–	–	–	–	–	–	–	(0)	(0)	(0)	(0)	–	(0)	0	0	0	0	0	0	0	–	(0)	20.5	0	–	アルコール:25.0容量% (100g:103.1mL、100mL:97.0g)
0	0	Tr	0	Tr	Tr	–	–	–	–									0			–			–	29.3	0	–	アルコール:35.4容量% (100g:104.4mL、100mL:95.8g)
0	Tr	Tr	Tr	0.01	0	–	–	–	–									0						–	33.4	0	–	アルコール:40.0容量% (100g:105.0mL、100mL:95.2g)
0	Tr	0	Tr	0.03	0	–	–	–	–									0						–	33.4	0	–	アルコール:40.0容量% (100g:105.0mL、100mL:95.2g)
–	(0)	(0)	–	–	–	–	–	–	–									0						(0)	33.8	0	–	アルコール:40.4容量% (100g:105.3mL、100mL:95.0g)
–	(0)	(0)	–	–	–	–	–	–	–									0						(0)	40.0	0	–	アルコール:47.4容量% (100g:106.4mL、100mL:94.0g)
0	Tr	0	Tr	Tr	0	–	–	–	–									0						(0)	33.8	0	–	アルコール:40.5容量% (100g:105.2mL、100mL:95.1g)

可食部100g当たり

無機質／ビタミン

備考
硝：硝酸イオン　ポ：ポリフェノール
タ：タンニン　テ：テオブロミン
カ：カフェイン
見当：概量（1個、1尾、1切れなど）と
その目安量（廃棄部分を含む重量）

穀類／いも及びでん粉類／砂糖及び甘味類／豆類／種実類／野菜類／果実類／きのこ類／藻類／魚介類／肉類／卵類／乳類／油脂類／菓子類／し好飲料類／調味料及び香辛料類／調理済み流通食品類

（0）：推定値 0，（Tr）：推定値 微量，Tr：微量，－：未測定　※炭水化物成分表から算出。

し好飲料類

可食部100 g当たり

食品番号	食品名	廃棄率 %	エネルギー kJ	エネルギー kcal	水分 g	たんぱく質 アミノ酸組成による g	たんぱく質 g	脂質 トリアシルグリセロール当量 g	脂肪酸 飽和脂肪酸 g	脂肪酸 n-3系多価不飽和脂肪酸 g	脂肪酸 n-6系多価不飽和脂肪酸 g	コレステロール mg	炭水化物 利用可能炭水化物 g	炭水化物 糖類 g	炭水化物 食物繊維総量 g	糖アルコール g	有機酸 g	七訂 エネルギー kcal	七訂 たんぱく質 g	七訂 脂質 g	七訂 炭水化物 g	灰分 g	ナトリウム mg	カリウム mg	カルシウム mg
16021	マオタイ酒	0	1314	317	54.7	0*	0*	–	–	–		(0)	0*	–	(0)	–	–	322	0	0	0	0	Tr	Tr	2
	（混成酒類）																								
16022	梅酒	0	649	155	68.9	0.1	Tr*					–	20.7*	–				156	0.1	Tr	20.7	0.1	4	39	
16023	合成清酒	0	449	108	82.2	0.1	0*					–	5.3*	–				109	0.1	0	5.3	0.1	11	3	2
16024	白酒	0	999	236	44.7	1.9	Tr*					–	48.5*	–				235	1.9	Tr	48.1	Tr	5	14	3
	みりん																								
16025	本みりん	0	1015	241	47.0	0.2	Tr*					–	43.3*	26.6	–			241	0.3	Tr	43.2	Tr	3	7	
16026	本直し	0	748	179	68.2	(0.1)	Tr*					–	14.4*	–				181	0.1	Tr	14.4	Tr	3	2	
16027	薬味酒	0	763	181	62.6	Tr*	Tr*					–	26.8*	–				182	Tr	Tr	26.8	Tr	1	14	
16028	キュラソー	0	1333	319	43.1	Tr*	Tr*					–	26.4*	–				322	Tr	Tr	26.4	Tr	1	Tr	T
16029	スイートワイン	0	523	125	75.2	0.1	0*					–	(12.2)	(12.2)	–		0.4	133	0.1	0	13.4	0.2	5	70	5
16030	ペパーミント	0	1260	300	41.0	0	0*					–	37.6*	–				302	0	0	37.6	Tr	4	1	T
	ベルモット																								
16031	甘口タイプ	0	631	151	71.3	0.1	0*					–	16.4*	–				152	0.1	0	16.4	0.1	4	29	
16032	辛口タイプ	0	468	113	81.7	0.1	0*					–	(3.0)	(3.0)	–			117	0.1	0	3.7	0.1	4	26	
	缶チューハイ																								
16059	レモン風味	0	211	51	91.4	0*	Tr*	–	–	–		(0)	2.6*	1.8	0.1	–	0.3	52	0	Tr	2.9	Tr	10	13	

〈茶類〉

食品番号	食品名	廃棄率 %	エネルギー kJ	エネルギー kcal	水分 g	たんぱく質 アミノ酸組成による g	たんぱく質 g	脂質 トリアシルグリセロール当量 g	脂肪酸 飽和脂肪酸 g	脂肪酸 n-3系多価不飽和脂肪酸 g	脂肪酸 n-6系多価不飽和脂肪酸 g	コレステロール mg	炭水化物 利用可能炭水化物 g	炭水化物 糖類 g	炭水化物 食物繊維総量 g	糖アルコール g	有機酸 g	七訂 エネルギー kcal	七訂 たんぱく質 g	七訂 脂質 g	七訂 炭水化物 g	灰分 g	ナトリウム mg	カリウム mg	カルシウム mg
	（緑茶類）																								
	玉露																								
16033	茶	0	998	241	3.1	(22.7)	4.1*	–	–	–		(0)	6.4*	–	43.9	–	–	329	29.1	4.1	43.9	6.3	11	2800	390
16034	浸出液	0	22	5	97.8	(1.0)	(0)*	–	–	–		(0)	0.3*	–	–	–	–	5	1.3	(0)	Tr	0.5	2	340	
	抹茶																								
16035	茶	0	984	237	5.0	23.1	3.3	0.68	1.34	0.81		(0)	9.5*	1.5	38.5	–	–	324	29.6	5.3	39.5	7.4	6	2700	420
	せん茶																								
16036	茶	0	948	229	2.8	(19.1)	2.9	0.62	1.35	0.59		(0)	8.4*	–	46.5	–	–	331	24.5	4.7	47.7	5.0	3	2200	450
16037	浸出液	0	7	2	99.4	(0.2)	(0)*	–	–	–		(0)	0.3*	–	–	–	–	2	0.2	(0)	0.2	0.1	3	27	
	かまいり茶																								
16038	浸出液	0	2	1	99.7	(0.1)	(0)*	–	–	–		(0)	0.1*	–	–	–	–	0	0.1	(0)	Tr	0.1	1	29	

ミノ酸組成によるたんぱく質の*→「たんぱく質」の値、脂肪酸のトリアシルグリセロール当量の*→「脂質」の値が入っている。
用可能炭水化物は「利用可能炭水化物（質量計）」の値だが、*がついているものは「差引き法による利用可能炭水化物」の値（p.2、3参照）。

可食部100 g当たり

マグネシウム	リン	鉄	亜鉛	銅	マンガン	ヨウ素	セレン	クロム	モリブデン	レチノール	β-カロテン当量	レチノール活性当量	ビタミンD	ビタミンE α-トコフェロール	ビタミンK	ビタミンB1	ビタミンB2	ナイアシン当量	ビタミンB6	ビタミンB12	葉酸	パントテン酸	ビオチン	ビタミンC	アルコール	食塩相当量	重量変化率	備考
mg	mg	mg	mg	mg	mg	μg	μg	μg	μg	μg	μg	μg	μg	mg	μg	mg	mg	mg	mg	μg	μg	mg	μg	mg	g	g	%	
0	Tr	0.3	Tr	0.02	0.01	–	–	–	–	(0)	(0)	(0)	(0)	–	(0)	(0)	(0)	0	(0)	(0)	(0)	(0)	–	(0)	45.3	0	–	アルコール:53.0容量% (100g:107.5mL、100mL:93.0g)
2	3	Tr	Tr	0.01	0.01	0	0	1	Tr	–	–	–	–	–	0	0.01	Tr	0.01	0	0	0	0	0.1	0	10.2	0	–	アルコール:13.0容量% (100g:96.2mL、100mL:103.9g)
Tr	5	0	Tr	Tr	0	–	–	–	–	(0)	(0)	(0)	(0)	–	0	0	Tr	0.01	0	0	0	0	–	0	12.3	0	–	アルコール:15.5容量% (100g:99.7mL、100mL:100.3g)
4	14	0.1	0.3	0.08	0.27	–	–	–	–	–	–	–	–	–	–	0.02	0.01	0.4	0.02	–	1	0.10	–	1	4.9	0	–	アルコール:7.4容量% (100g:82.6mL、100mL:121.0g)
2	7	0	0	0.05	0.04	–	–	–	–	–	–	–	–	–	Tr	0	Tr	0.01	0	0	0	0	–	0	9.5	0	–	アルコール:14.0容量% (100g:85.5mL、100mL:117.0g)
2	3	0	Tr	Tr	0.06	–	–	–	–	(0)	(0)	(0)	(0)	–	0	0	0	0.1	0	0	0	0	–	0	17.3	0	–	別名 やなぎかげ アルコール:22.4容量% (100g:97.0mL、100mL:103.1g)
1	2	Tr	Tr	Tr	0.08	–	–	–	–	–	–	–	–	–	0	0	0	0.1	0	0	0	0	–	0	10.6	0	–	アルコール:14.6容量% (100g:91.5mL、100mL:109.3g)
0	0	0	Tr	0.01	0	–	–	–	–	(0)	(0)	(0)	(0)	–	0	0	0	0	0	0	0	0	–	0	30.5	0	–	試料:オレンジキュラソー アルコール:40.4容量% (100g:95.0mL、100mL:105.3g)
5	7	0.3	Tr	Tr	0.01	–	–	–	–	–	–	–	–	–	0	Tr	Tr	0.01	0	0	0	0	–	0	11.1	0	–	アルコール:14.5容量% (100g:96.4mL、100mL:103.7g)
0	0	0	Tr	Tr	0	–	–	–	–	(0)	(0)	(0)	(0)	–	0	0	0	0	0	0	0	0	–	0	21.4	0	–	アルコール:30.2容量% (100g:89.3mL、100mL:112.0g)
5	7	0.3	Tr	0.01	0.01	–	–	–	–	–	–	–	–	–	0	0	0.1	Tr	0	0	0.06	0	–	0	12.1	0	–	アルコール:16.0容量% (100g:95.5mL、100mL:104.7g)
6	8	0.3	Tr	0.01	0.01	–	–	–	–	–	–	–	–	–	0	0	0.1	Tr	0	0	0	0	–	0	14.4	0	–	アルコール:18.0容量% (100g:100.5mL、100mL:99.5g)
Tr	Tr	0	0	Tr	0	0	0	0	0	(0)	(0)	(0)	(0)	0	0	0	0	0	0	0	0	0	0	0	5.6	0	–	アルコール:7.1容量% (100g:99.9mL、100mL:100.1g)
0	410	10.0	4.3	0.84	71.00	–	–	–	–	(0)	21000	1800	(0)	16.0	4000	0.30	1.16	(14.0)	0.69	(0)	1000	4.10	–	110	–	0	–	カ 3.5g、タ 10.0g
5	30	0.2	0.3	0.02	4.60	–	–	–	–	(0)	(0)	(0)	(0)	–	Tr	0.02	0.11	(1.0)	0.07	(0)	150	0.24	–	19	–	0	–	浸出法:茶10g/60℃ 60mL、2.5分 カ 0.16g、タ 0.23g
30	350	17.0	6.3	0.60	–	–	–	–	–	(0)	29000	2400	(0)	28.0	2900	0.60	1.35	12.0	0.96	(0)	1200	3.70	–	60	–	0	–	粉末製品 (100g:182mL、100mL:55g) カ 3.2g、タ 10.0g、硝 Tr
30	290	20.0	3.2	1.30	55.00	4	3	8	1	(0)	13000	1100	(0)	65.0	1400	0.36	1.43	(11.0)	0.46	(0)	1300	3.10	52.0	260	–	0	–	カ 2.3g、タ 13.0g
2	2	0.2	Tr	0.01	0.31	0	0	0	0	(0)	(0)	(0)	(0)	–	Tr	0	0.05	(0.3)	0.01	(0)	16	0.04	0.8	6	–	0	–	浸出法:茶10g/90℃ 430mL、1分 カ 0.02g、タ 0.07g
1	1	Tr	Tr	Tr	0.37	–	–	–	–	(0)	(0)	(0)	(0)	–	0	0	0.04	(0.1)	0.01	(0)	18	–	–	4	–	0	–	浸出法:茶10g/90℃ 430mL、1分 カ 0.01g、タ 0.05g

備考欄凡例:
硝 : 硝酸イオン　ポ : ポリフェノール
タ : タンニン　テ : テオブロミン
カ : カフェイン

見当 : 概量（1個、1尾、1切れなど）と
その目安重量（廃棄部分を含む重量）

穀類
いも及び でん粉類
砂糖及び 甘味類
豆類
種実類
野菜類
果実類
きのこ類
藻類
魚介類
肉類
卵類
乳類
油脂類
菓子類
飲料類 し好
香辛料及び 調味料類
調理済み 流通食品類

（0）：推定値 0，（Tr）：推定値 微量，Tr：微量，－：未測定　　※炭水化物成分表から算出。

し好飲料類

可食部100 g当たり

食品番号	食品名	廃棄率	エネルギー		水分	たんぱく質 アミノ酸組成による	たんぱく質	脂質 脂肪酸のトリアシルグリセロール当量	脂肪酸 飽和脂肪酸	脂肪酸 n-3系多価不飽和脂肪酸	脂肪酸 n-6系多価不飽和脂肪酸	コレステロール	炭水化物 利用可能炭水化物	糖類※	食物繊維総量	糖アルコール	有機酸	七訂(2015年版)のエネルギー エネルギー	たんぱく質	脂質	炭水化物	灰分	ナトリウム	カリウム	カルシウム
		%	kJ	kcal	g	g	g	g	g	g	g	mg	g	g	g	g	g	kcal	g	g	g	g	mg	mg	mg
	番茶																								
16062	茶	0	1105	266	2.8	21.8*	5.3*	–	–	–	–	13.5*	–	38.5	–	–	343	21.8	5.3	52.0	4.9	6	1500	51(0)
16039	浸出液	0	1	0	99.8	Tr*	(0)*	–	–	–	(0)	0.1	–	–	–	–	0	Tr	(0)	0.1	0.1	2	32	5
	ほうじ茶																								
16063	茶	0	1063	257	1.8	18.4*	5*	–	–	–	–	10.1*	–	49.3	–	–	356	18.4	5.0	59.4	4.7	3	1500	500
16040	浸出液	0	1	0	99.8	Tr*	(0)*	–	–	–	(0)	Tr*	–	–	–	–	0	Tr	(0)	0.1	0.1	1	24	
	玄米茶																								
16041	浸出液	0	0	0	99.9	0*	(0)*	–	–	–	(0)	0*	–	0	–	–	0	0	0	0	0.1	2	7	
	（発酵茶類）																								
	ウーロン茶																								
16042	浸出液	0	1	0	99.8	Tr*	(0)*	–	–	–	(0)	0.1	–	–	–	–	0	Tr	(0)	0.1	0.1	1	13	
	紅茶																								
16043	茶	0	974	234	6.2	20.3*	2.5*	–	–	–	(0)	13.6*	–	38.1	–	–	311	20.3	2.5	51.7	5.4	3	2000	47(0)
16044	浸出液	0	3	1	99.7	0.1*	(0)*	–	–	–	–	0.1	–	–	–	–	1	0.1	(0)	0.1	Tr	1	8	

〈コーヒー・ココア類〉

食品番号	食品名	廃棄率	エネルギー		水分	たんぱく質 アミノ酸組成による	たんぱく質	脂質 脂肪酸のトリアシルグリセロール当量	脂肪酸 飽和脂肪酸	脂肪酸 n-3系多価不飽和脂肪酸	脂肪酸 n-6系多価不飽和脂肪酸	コレステロール	炭水化物 利用可能炭水化物	糖類※	食物繊維総量	糖アルコール	有機酸	七訂 エネルギー	たんぱく質	脂質	炭水化物	灰分	ナトリウム	カリウム	カルシウム
	コーヒー																								
16045	浸出液	0	16	4	98.6	(0.1)	(Tr)	(0.01)	(0)	(0.01)	0	0.8*	(0)	–	–	–	4	0.2	Tr	0.7	0.2	1	65	
16046	インスタントコーヒー	0	1220	287	3.8	(6.0)	0.2	0.09	Tr	0.09	0	65.3*	–	–	–	–	288	14.7	0.3	56.5	8.7	32	3600	14
16064	缶コーヒー　無糖	0	12	3	99.0	0.1*	Tr*	–	–	–	–	0.5*	–	–	–	–	2	0.1	Tr	0.5	0.2	21	68	
16047	コーヒー飲料 乳成分入り　加糖	0	161	38	90.5	0.7*	0.2	0.16	Tr	0.01	–	8.3*	–	–	–	–	38	0.7	0.2	8.2	0.3	30	60	2
	ココア																								
16048	ピュアココア	0	1603	386	4.0	13.5	20.9	12.40	0.04	0.66	1	23.5*	0.4	23.9	–	0.7	271	18.5	21.6	42.4	7.5	16	2800	14
16049	ミルクココア	0	1690	400	1.6	7.4*	6.6	3.98	0.02	0.22	–	75.1*	–	5.5	–	–	412	7.4	6.8	80.4	2.6	270	730	18

〈その他〉

食品番号	食品名	廃棄率	エネルギー		水分	たんぱく質 アミノ酸組成による	たんぱく質	脂質 脂肪酸のトリアシルグリセロール当量	脂肪酸 飽和脂肪酸	脂肪酸 n-3系多価不飽和脂肪酸	脂肪酸 n-6系多価不飽和脂肪酸	コレステロール	炭水化物 利用可能炭水化物	糖類※	食物繊維総量	糖アルコール	有機酸	七訂 エネルギー	たんぱく質	脂質	炭水化物	灰分	ナトリウム	カリウム	カルシウム
	青汁																								
16056	ケール	0	1307	312	2.3	10.8	2.8	0.55	1.29	0.52	0	46.7*	–	28.0	–	–	375	13.8	4.4	70.2	8.6	230	2300	120
16050	**甘酒**	0	322	76	79.7	(1.3)	0.1*	–	–	–	(0)	(16.9)	(3.5)	0.4	–	–	81	1.7	0.1	18.3	0.2	60	14	
16051	**昆布茶**	0	734	173	1.4	7.5	0.2*	–	–	–	0	33.4	32.4	2.8	2.3	–	95	5.2	0.2	42.0	51.3	20000	580	8
16057	**スポーツドリンク**	0	88	21	94.7	0*	Tr*	–	–	–	0	5.1*	–	Tr	–	–	21	0	Tr	5.1	0.1	31	26	

ミノ酸組成によるたんぱく質の*→「たんぱく質」の値、脂肪酸のトリアシルグリセロール当量の*→「脂質」の値が入っている。
用可能炭水化物は「利用可能炭水化物（質量計）」の値だが、*がついているものは「差引き法による利用可能炭水化物」の値（p.2、3参照）。

可食部100g当たり

マグネシウム	リン	鉄	亜鉛	銅	マンガン	ヨウ素	セレン	クロム	モリブデン	レチノール	β-カロテン当量	レチノール活性当量	ビタミンD	ビタミンE α-トコフェロール	ビタミンK	ビタミンB1	ビタミンB2	ナイアシン当量	ビタミンB6	ビタミンB12	葉酸	パントテン酸	ビオチン	ビタミンC	アルコール	食塩相当量	重量変化率	備考
mg	mg	mg	mg	mg	mg	µg	µg	µg	µg	µg	µg	µg	µg	mg	µg	mg	mg	mg	mg	µg	µg	mg	µg	mg	g	g	%	
90	310	12.5	2.2	1.09	90.12	14	2	13	2	-	-	-	-	40.8	2200	0.36	1.21	11.6	1.07	-	670	1.08	48.8	310	-	0	-	カ1.9g,タ11.3g／食物繊維：AOAC.2011.25法
1	2	0.2	Tr	0.01	0.19	-	-	-	-	(0)	(0)	(0)	(0)	-	Tr	0	0.03	0.2	0.01	(0)	-	7	0	-	3	-	0	-	浸出法：茶15g/90℃ 650mL、0.5分／カ0.01g,タ0.03g
80	280	8.7	2.0	1.31	78.79	10	3	8	3	-	-	-	-	32.2	2000	0.10	0.86	7.3	0.30	-	370	0.48	50.5	46	-	0	-	カ1.5g,タ9.3g／食物繊維：AOAC.2011.25法
Tr	1	Tr	Tr	0.01	0.26	-	-	-	-	(0)	(0)	(0)	(0)	-	0	0	0.02	0.1	Tr	(0)	-	13	0	-	Tr	-	0	-	浸出法：茶15g/90℃ 650mL、0.5分／カ0.02g,タ0.04g
1	1	Tr	Tr	0.01	0.15	-	-	-	-	(0)	(0)	(0)	(0)	-	0	0	0.01	0.1	0.01	(0)	-	3	0	-	1	-	0	-	浸出法：茶15g/90℃ 650mL、0.5分／カ0.01g,タ0.01g
1	1	Tr	Tr	Tr	0.24	0	0	0	0	(0)	(0)	(0)	(0)	-	0	0	0.03	0.1	Tr	(0)	-	2	0	0.2	0	-	0	-	浸出法：茶15g/90℃ 650mL、0.5分／カ0.02g,タ0.03g
20	320	17.0	4.0	2.10	21.00	6	8	18	2	(0)	900	75	(0)	9.8	1500	0.10	0.80	13.0	0.28	(0)	210	2.00	32.0	0	-	0	-	カ2.9g,タ11.0g
1	2	0	Tr	0.01	0.22	-	-	-	-	(0)	(0)	(0)	(0)	-	6	0	0.01	0.1	0.01	(0)	-	3	0	0.2	0	-	0	-	浸出法：茶5g/熱湯360mL、1.5分〜4分／カ0.03g,タ0.10g
6	7	Tr	Tr	0	0.03	0	0	0	0	0	0	0	0	0	0	0	0.01	(0.8)	0	0	0	0	1.7	0	-	0	-	浸出法：コーヒー粉末10g/熱湯150mL／カ0.06g,タ0.25g
10	350	3.0	0.4	0.03	1.90	8	5	2	7	0	0	0	0	0.1	Tr	0.02	0.14	(48.0)	0.01	0.1	8	0	88.0	(0)	-	0.1	-	顆粒製品／カ4.0g,タ12.0g
5	4	Tr	0	Tr	0.02	Tr	0	0	0	-	-	-	-	0	0	0	0	0.8	0	0	0	0	-	1.2	-	0.1	-	別名 缶コーヒー／試料：缶製品／カ0.1g,タ0.1g／見当1本=185g
6	19	0.1	0.1	0.01	0.02	2	Tr	0	Tr	0	(0)	(0)	0	0	0	0.01	0.04	0.4	Tr	-	0	0.11	2.5	0	-	0.1	-	別名 缶コーヒー／試料：缶製品 (100g:98mL、100mL:102g)
40	660	14.0	7.0	3.80	-	-	-	-	-	0	30	3	(0)	0.3	2	0.16	0.22	6.6	0.08	0	31	0.85	-	0	-	0	-	別名 純ココア／粉末製品 (100g:222mL、100mL:45g)／テ1.7g,カ0.2g,ポ4.1g
30	240	2.9	2.1	0.93	0.74	-	-	-	-	8	Tr	8	0	0.4	0	0.07	0.42	1.5	0.07	-	12	0.90	-	(0)	-	0.7	-	別名 インスタントココア、調整ココア／粉末製品／テ0.3g,カTr,ポ0.9g
10	270	2.9	1.8	0.17	2.75	5	9	12	130	0	10000	860	0	9.4	1500	0.31	0.80	10.0	0.75	0	820	1.31	20.0	1100	-	0.6	-	粉末製品／硝0.7g／(100g:96mL、100mL:104g)
5	21	0.1	0.3	0.05	0.17	-	-	-	-	(0)	(0)	(0)	0	Tr	0	0.01	0.03	(0.6)	0.02	-	8	0	-	(0)	-	0.2	-	
51	14	0.5	0.3	Tr	0.03	26000	2	13	1	0	31	3	0	Tr	13	0.01	0.02	0.1	Tr	0	11	0.01	0.5	6	-	51.3	-	粉末製品／(100g:198mL、100mL:51g)
3	0	Tr	0	0	0	-	-	-	-	(0)	(0)	(0)	0	0	0	0	0	0.8	0.12	0	Tr	-	Tr	0	-	0.1	-	(100g:99mL、100mL:101g)

備考欄凡例：
硝：硝酸イオン　ポ：ポリフェノール
タ：タンニン　テ：テオブロミン
カ：カフェイン
見当：概量（1個、1尾、1切れなど）とその目安量（廃棄部分を含む重量）

穀類
いも及び でん粉類
砂糖及び 甘味類
豆類
種実類
野菜類
果実類
きのこ類
藻類
魚介類
肉類
卵類
乳類
油脂類
菓子類
し好 飲料類
調味料及び 香辛料類
調理済み 流通食品類

（0）：推定値 0，　（Tr）：推定値 微量，　Tr：微量，　－：未測定　　※炭水化物成分表から算出。

食品番号	食品名	廃棄率	エネルギー		水分	たんぱく質 アミノ酸組成による	たんぱく質	脂質 脂肪酸のトリアシルグリセロール当量	脂肪酸 飽和脂肪酸	脂肪酸 n-3系多価不飽和脂肪酸	脂肪酸 n-6系多価不飽和脂肪酸	コレステロール	炭水化物 利用可能炭水化物	炭水化物 糖類※	炭水化物 食物繊維総量	炭水化物 糖アルコール	有機酸	七訂（2015年版）のエネルギーの算出方法に基づく成分（参考） エネルギー	七訂 たんぱく質	七訂 脂質	七訂 炭水化物	灰分	ナトリウム	カリウム	カルシウム
		%	kJ	kcal	g	g	g	g	g	g	g	mg	g	g	g	g	g	kcal	g	g	g	g	mg	mg	mg
	（炭酸飲料類）																								
16052	果実色飲料	0	218	51	87.2	Tr*	Tr*	–	–	–	(0)	12.8*	–	–	–	–	51	Tr	Tr	12.8	Tr	2	1	3
16053	コーラ	0	196	46	88.5	0.1*	Tr*	–	–	–	(0)	(12.0)	(12.0)	–	–	–	46	0.1	Tr	11.4	Tr	2	Tr	2
16054	サイダー	0	173	41	89.8	Tr*	Tr*	–	–	–	(0)	10.2*	(8.9)	–	–	–	41	Tr	Tr	10.2	0	4	Tr	1
16058	ビール風味炭酸飲料	0	23	5	98.6	0.1	Tr*	–	–	–	(0)	1.2*	–	–	–	–	5	0.1	Tr	1.2	Tr	3	9	2
	なぎなたこうじゅ																							
16061	浸出液	0	1	0	99.9	0*	Tr*	–	–	–		Tr*	–	–	–	–	0	0	Tr	Tr	0	Tr	7	1
	麦茶																							
16055	浸出液	0	5	1	99.7	Tr*	(0)*	–	–	–	(0)	0.3*	–	–	–	–	1	Tr	(0)	0.3	Tr	1	6	2

ミノ酸組成によるたんぱく質の*→「たんぱく質」の値、脂肪酸のトリアシルグリセロール当量の*→「脂質」の値が入っている。
用可能炭水化物は「利用可能炭水化物（質量計）」の値だが、*がついているものは「差引き法による利用可能炭水化物」の値（p.2、3参照）。

可食部100g当たり

備考凡例：
硝：硝酸イオン　ポ：ポリフェノール
タ：タンニン　テ：テオブロミン
カ：カフェイン
見当：概量（1個、1尾、1切れなど）とその目安重量（廃棄部分を含む重量）

マグネシウム	リン	鉄	亜鉛	銅	マンガン	ヨウ素	セレン	クロム	モリブデン	レチノール	β-カロテン当量	レチノール活性当量	ビタミンD	ビタミンE α-トコフェロール	ビタミンK	ビタミンB₁	ビタミンB₂	ナイアシン当量	ビタミンB₆	ビタミンB₁₂	葉酸	パントテン酸	ビオチン	ビタミンC	アルコール	食塩相当量	重量変化率	備考
mg	mg	mg	mg	mg	mg	µg	µg	µg	µg	µg	µg	µg	µg	mg	µg	mg	mg	mg	mg	µg	µg	mg	µg	mg	g	g	%	
0	Tr	Tr	0	Tr	0	1	0	0	0	(0)	0	(0)	(0)	–	–	0	0	0	–	–	–	–	0	0	–	0	–	試料：無果汁のもの（100g:98mL、100mL:102g）ビタミンC：添加品あり
1	11	Tr	Tr	Tr	0	–	–	–	–	(0)	0	(0)	(0)	–	–	0	0	Tr	–	–	–	–	–	0	–	0	–	（100g:98mL、100mL:103g）
Tr	0	Tr	0.1	0.02	0	–	–	–	–	(0)	0	(0)	(0)	–	–	0	0	0	–	–	–	–	–	0	–	0	–	（100g:98mL、100mL:103g）
1	8	0	0	0	0	–	–	–	–	(0)	0	(0)	(0)	(0)	(0)	0	0	0.1	Tr	0	1	0.02	–	8	–	0	–	別名 ノンアルコールビール（100g:99.5mL、100mL:100.5g）
Tr	1	Tr	0	Tr	0	0	0	0	–	–	–	–	–	–	–	0	0	Tr	0	–	1	0	Tr	0	–	0	–	浸出法：焙煎した茎葉及び花6g/水2000mL、加熱・沸騰後10分煮出し　タ0g
Tr	1	Tr	0.1	Tr	Tr	0	–	–	–	(0)	–	(0)	(0)	0	–	0	0	0	–	–	0	0	0.1	(0)	–	0	–	浸出法：麦茶50g/湯1500mL、沸騰後5分放置

穀類
いも及び粉類
砂糖及び甘味類
豆類
種実類
野菜類
果実類
きのこ類
藻類
魚介類
肉類
卵類
乳類
油脂類
菓子類
し好飲料類
調味料及び香辛料類
調理済み流通食品類

（0）：推定値 0， （Tr）：推定値 微量， Tr：微量， －：未測定　　※炭水化物成分表から算出。

調味料及び香辛料類

可食部100 g当たり

食品番号	食品名	廃棄率 %	エネルギー kJ	エネルギー kcal	水分 g	アミノ酸組成によるたんぱく質 g	たんぱく質 g	脂肪酸のトリアシルグリセロール当量 g	飽和脂肪酸 g	n-3系多価不飽和脂肪酸 g	n-6系多価不飽和脂肪酸 g	コレステロール mg	利用可能炭水化物 g	糖類 g	食物繊維総量 g	糖アルコール g	有機酸 g	七訂 エネルギー kcal	七訂 たんぱく質 g	七訂 脂質 g	七訂 炭水化物 g	灰分 g	ナトリウム mg	カリウム mg	カルシウム mg
	〈調味料類〉																								
	（ウスターソース類）																								
17001	**ウスターソース**	0	497	117	61.3		0.7	Tr	0.01	0	Tr	–	27.0*	23.7	0.5	0	1.5	119	1.0	0.1	27.1	9.0	3300	190	5
17002	**中濃ソース**	0	546	129	60.9		0.5	Tr	0.01	Tr	0.01	–	30.1	25.5	1.0	0	1.3	131	0.8	0.1	30.9	6.3	2300	210	6
17003	**濃厚ソース**	0	552	130	60.7		0.9*	0.1	–	–	–	–	29.8	(25.6)	1.0	0	1.3	132	0.9	0.1	30.9	6.2	2200	210	6
17085	**お好み焼きソース**	0	610	144	58.1		1.3	Tr	0.01	Tr	0.01	Tr	33.5	27.5	0.9	0	0.8	145	1.6	0.1	33.7	5.5	1900	240	3
	（辛味調味料類）																								
17004	**トウバンジャン**	0	205	49	69.7		2.0*	1.8	0.34	0.10	1.02	3	4.1*	–	4.3	–	–	60	2.0	2.3	7.9	18.1	7000	200	3
17005	**チリペッパーソース**	0	246	58	84.1		(0.5)	(0.4)	(0.07)	(Tr)	(0.26)		13.1*	–				59	0.7	0.5	12.8	1.9	630	130	1
17006	**ラー油**	0	3648	887	0.1		0.1	(97.5)	(14.58)	(0.40)	(42.75)	(0)	2.3*					919	0.1	99.8	Tr	Tr	Tr	Tr	T
	（しょうゆ類）																								
17007	**こいくちしょうゆ**	0	323	76	67.1		6.1	0*	–	–	–	(0)	8.6	1.5	(Tr)	0.1	0.9	77	7.7	0	7.9	15.1	5700	390	2
17086	**こいくちしょうゆ** 減塩	0	289	68	74.4		(6.4)	Tr*	–	–	–	(0)	10.0	(1.2)	(0)	0.1	0.7	69	8.1	Tr	9.0	8.5	3300	260	3
17008	**うすくちしょうゆ**	0	252	60	69.7		4.9	0*	–	–	–	(0)	6.1	2.5	(Tr)	–	0.5	60	5.7	0	5.8	16.8	6300	320	2
17139	**うすくちしょうゆ** 低塩	0	323	77	70.9		5.5	Tr*	–	–	–	(0)	7.8*	2.4	(Tr)	–	0.8	77	6.4	Tr	7.6	12.1	5000	330	1
17009	**たまりしょうゆ**	0	471	111	57.3		9.2	0*	–	–	–	(0)	18.5*	–	(0)	–	–	111	11.8	0	15.9	15.0	5100	810	4
17010	**さいしこみしょうゆ**	0	430	101	60.7		(7.6)	0*	–	–	–	(0)	16.7*	(1.8)	(0)	0.1	1.1	103	9.6	0	15.9	13.8	4900	530	2
17011	**しろしょうゆ**	0	365	86	63.0		(2.0)	0*	–	–	–	(0)	18.6*	(1.8)	(0)	0.1	1.0	87	2.5	0	19.2	15.3	5600	95	1
17087	**だししょうゆ**	0	167	39	(83.2)		(3.1)	0*	–	–	–	(0)	(4.5)	(0.8)	(Tr)	(0.1)	(0.4)	40	(4.0)	0	(4.1)	(7.7)	(2800)	(230)	(16
17088	**照りしょうゆ**	0	727	172	(55.0)		(1.9)	0*	–	–	–	(0)	(36.0)*	(20.4)	(Tr)	(Tr)	(0.1)	172	(2.4)	0	(35.7)	(4.2)	(1600)	(110)	(10
	（食塩類）																								
17012	**食塩**	0	0	0	0.1		0*	0*	–	–	–	(0)	0*	–	(0)	–	–	0	0	0	0	99.9	39000	100	2
17013	**並塩**	0	0	0	1.8		0*	0*	–	–	–	(0)	0*	–	(0)	–	–	0	0	0	0	98.2	38000	160	5
17146	**減塩タイプ食塩** 調味料含む	0	217	50	Tr		(0)	(0)*	–	–	–	(0)	0*	–	0	–	16.7	0	(0)	0	(16.7)	(83.2)	19000	19000	
17147	**減塩タイプ食塩** 調味料不使用	0	0	0	2.0		(0)	(0)*	–	–	–	(0)	0*	–	0	–	–	0	(0)	0		(98.0)	18000	25000	39
17014	**精製塩** 家庭用	0	0	0	Tr		0*	0*	–	–	–	(0)	0*	–	(0)	–	–	0	0	0	0	100	39000	2	
17089	**精製塩** 業務用	0	0	0	Tr		0*	0*	–	–	–	(0)	0*	–	(0)	–	–	0	0	0	0	100	39000	2	
	（食酢類）																								
17090	**黒酢**	0	230	54	85.7		1.0*	0*	–	–	–	(0)	9.0*	–	(0)	–	4.0	54	1.0	0	9.0	0.2	10	47	

ミノ酸組成によるたんぱく質の*→「たんぱく質」の値、脂肪酸のトリアシルグリセロール当量の*→「脂質」の値が入っている。
用可能炭水化物は「利用可能炭水化物（質量計）」の値だが、*がついているものは「差引き法による利用可能炭水化物」の値（p.2、3参照）。

可食部100g当たり

備考欄凡例：
硝：硝酸イオン　ポ：ポリフェノール
タ：タンニン　テ：テオブロミン
カ：カフェイン
見当：概量（1個、1尾、1切れなど）とその目安重量（廃棄部分を含む重量）

マグネシウム	リン	鉄	亜鉛	銅	マンガン	ヨウ素	セレン	クロム	モリブデン	ビタミンA レチノール	ビタミンA β-カロテン当量	ビタミンA レチノール活性当量	ビタミンD	ビタミンE α-トコフェロール	ビタミンK	ビタミンB₁	ビタミンB₂	ナイアシン当量	ビタミンB₆	ビタミンB₁₂	葉酸	パントテン酸	ビオチン	ビタミンC	アルコール	食塩相当量	重量変化率	備考
mg	mg	mg	mg	mg	mg	μg	μg	μg	μg	μg	μg	μg	μg	mg	μg	mg	mg	mg	mg	μg	μg	mg	μg	mg	g	g	%	
24	11	1.6	0.1	0.10	–	3	1	9	4	(0)	47	4	(0)	0.2	1	0.01	0.02	0.3	0.03	Tr	1	0.15	6.5	0	–	8.5	–	(100g:83.7mL、100mL:119.5g)
23	16	1.7	0.1	0.18	0.23	3	1	7	3	(0)	87	7	(0)	0.5	2	0.02	0.04	0.4	0.04	Tr	1	0.18	5.8	(0)	–	5.8	–	(100g:86mL、100mL:116g)
26	17	1.5	0.1	0.23	0.23	–	–	–	–	(0)	110	9	(0)	0.5	2	0.03	0.03	0.8	0.06	Tr	1	0.21	–	(0)	–	5.6	–	
20	28	0.9	0.2	0.10	0.13	2	2	5	6	–	200	17	(0)	0.8	1	0.03	0.03	0.8	0.06	0.1	6	0.19	4.5	3	0	4.9	–	(100g:86mL、100mL:117g)
42	49	2.3	0.3	0.13	0.28	–	–	–	–	(0)	1400	120	(0)	3.0	12	0.04	0.17	1.3	0.20	0	8	0.24	–	3	–	17.8	–	(100g:88mL、100mL:113g)
13	24	1.5	0.1	0.08	0.10	–	–	–	–	(0)	1600	130				0.03	0.08	(0.5)							–	1.6	–	タバスコソース等を含む
Tr	Tr	0.1	Tr	0.01	–	–	–	–	–	(0)	710	59	(0)	3.7	5	0	0	0.1	–	–				(0)	–	0	–	使用油配合割合：ごま油8、とうもろこし油2
65	160	1.7	0.9	0.01	1.00	1	11	3	48	0	0	0	0	0	0	0.05	0.17	1.6	0.17	0.1	33	0.48	12.0	0	2.1	14.5	–	(100g:84.7mL、100mL:118.1g)
74	170	2.1	0.9	Tr	1.17	1	10	3	84	0	0	0	(0)	0	0	0.07	0.17	(1.8)	0.17	0.1	57	0.46	11.0	0	2.1	8.3	–	(100g:89.3mL、100mL:112.0g)
50	130	1.1	0.6	0.01	0.66	1	6	4	40	0	0	0	0	0	0	0.05	0.11	1.2	0.13	0.1	31	0.37	8.4	0	2.0	16.0	–	(100g:84.7mL、100mL:118.1g)
54	130	1.0	0.5	0	0.70	Tr	4	4	26	(0)	0	0	0	0	0	0.25	0.08	1.1	0.11	Tr	36	0.34	6.0	4	2.9	12.8		食物繊維:AOAC.2011.25法 (100g:87.8mL、100mL:113.9g)
00	260	2.7	1.0	0.02	–	–	–	–	–	0	0	0	0	0	0	0.07	0.17	2.0	0.22	0.1	37	0.59	–	–	–	13.0	–	(100g:82.6mL、100mL:121.1g)
39	220	2.1	1.1	0.01	–	–	–	–	–	0	0	0	0	0	0	0.17	0.15	(1.7)	0.18	0.2	29	0.57	–	–	–	12.4	–	(100g:82.6mL、100mL:121.1g)
34	76	0.7	0.5	0.01	–	–	–	–	–	0	0	0	0	0	0	0.14	0.06	(1.2)	0.10	0.1	14	0.28	–	–	–	14.2	–	(100g:82.6mL、100mL:121.1g)
(5)	(89)	(0.9)	(0.4)	(Tr)	(0.50)	(750)	(8)	(1)	(24)	0	0	0	0	0	0	(0.03)	(0.09)	(1.2)	(0.09)	(0.2)	(17)	(0.26)	(6.2)	(0)	(1.0)	(7.3)	–	こいくちしょうゆ1:かつお昆布だし1
(0)	(51)	(0.5)	(0.2)	(0.04)	(0.31)	(Tr)	(3)	(1)	(13)	0	0	0	0	0	0	(0.01)	(0.05)	(0.5)	(0.06)	(Tr)	(9)	(0.13)	(3.4)	(0)	(2.8)	(4.0)	–	材料割合：本みりん126、こいくちしょうゆ45
18	(0)	Tr	Tr	0.01	Tr	1	1	0	0	(0)	(0)	(0)	(0)	(0)	(0)	(0)	(0)	(0)	(0)	(0)	(0)	(0)	(0)	(0)	–	99.5	–	塩事業センター及び日本塩工業会の品質規格では塩化ナトリウム99%以上 (100g:83mL、100mL:120g)
73	(0)	Tr	Tr	0.02	Tr	–	–	–	–	(0)	(0)	(0)	(0)	(0)	(0)	(0)	(0)	(0)	(0)	(0)	(0)	(0)	(0)	(0)	–	97.3	–	別名 あら塩 塩事業センター及び日本塩工業会の品質規格では塩化ナトリウム95%以上 (100g:111mL、100mL:90g)
30	(0)	0.1	Tr	0	0.02	–	0	–	–															(0)	–	49.4	–	別名 減塩 調味料（無機塩、有機酸）を含む
30	(0)	0.1	Tr	0	0.02	–	–	–	–															(0)	–	45.7	–	別名 減塩 塩化カリウムを含む
37	(0)	0	0	Tr	–	–	–	–	–															(0)	–	99.6	–	塩事業センターの品質規格では塩化ナトリウム99.5%以上 (100g:83mL、100mL:120g)
0	(0)	0	0	Tr	0	–	–	–	–															(0)	–	99.6	–	塩事業センターの品質規格では塩化ナトリウム99.5%以上 (100g:83mL、100mL:120g)
21	52	0.2	0.3	0.01	0.55	0	0	2	9	(0)	0	0	0	0	0	0.02	0.01	0.8	0.06	0.1	1	0.07	1.0	0	–	0	–	

（0）：推定値 0，　（Tr）：推定値 微量，　Tr：微量，　－：未測定　　※炭水化物成分表から算出。

調味料及び香辛料類

可食部100 g当たり

食品番号	食品名	廃棄率 %	エネルギー kJ	エネルギー kcal	水分 g	たんぱく質 アミノ酸組成による g	脂質 脂肪酸のトリアシルグリセロール当量 g	脂肪酸 飽和脂肪酸 g	脂肪酸 n-3系多価不飽和脂肪酸 g	脂肪酸 n-6系多価不飽和脂肪酸 g	コレステロール mg	炭水化物 利用可能炭水化物 g	炭水化物 糖類※ g	炭水化物 食物繊維総量 g	炭水化物 糖アルコール g	有機酸 g	七訂エネルギー kcal	七訂たんぱく質 g	七訂脂質 g	七訂炭水化物 g	灰分 g	ナトリウム mg	カリウム mg	カルシウム mg
17015	**穀物酢**	0	104	25	93.3	0.1	0*	–	–	–	(0)	2.4*	–	(0)	–	4.2	25	0.1	0	2.4	Tr	6	4	2
17016	**米酢**	0	193	46	87.9	0.2	0	–	–	–	(0)	7.4	–	(0)	–	4.4	46	0.2	0	7.4	0.1	12	16	2
	果実酢																							
17091	バルサミコ酢	0	419	99	74.2	0.5	0	–	–	–	(0)	19.4	(16.4)	(0)	–	5.6	99	0.5	0	19.4	0.4	29	140	17
17017	ぶどう酢	0	92	22	93.7	0.1	Tr	–	–	–	–	1.2	–	0	–	4.8	22	0.1	Tr	1.2	0.2	4	22	3
17018	りんご酢	0	111	26	92.6	0.1	0	–	–	–	(0)	2.4	(0.5)	0	–	4.7	26	0.1	0	2.4	0.2	18	59	4
	（だし類）																							
17130	**あごだし**	0	2	0	99.8	Tr	0	–	–	–	0	Tr*	–	Tr	–	–	1	0.1	0	0	Tr	10	19	Tr
	かつおだし																							
17019	荒節	0	8	2	99.4	0.2	Tr*	–	–	–	0	0.2*	–	–	–	–	2	0.4	Tr	0	0.1	21	29	2
17131	本枯れ節	0	9	2	99.4	0.2	0	–	–	–	0	0.3	–	–	–	–	2	0.5	0	Tr	0.1	21	32	T
	昆布だし																							
17020	水出し	0	17	4	98.5	(0.1)	Tr*	–	–	–	–	0.9	–	–	–	–	4	0.1	Tr	0.9	0.5	61	140	3
17132	煮出し	0	23	5	98.1	0.2	0	–	–	–	–	1.1*	–	0.1	–	–	6	0.1	0	1.3	0.5	73	160	5
	かつお・昆布だし																							
17021	荒節・昆布だし	0	10	2	99.2	(0.2)	Tr*	–	–	–	–	0.4	–	–	–	–	2	0.3	Tr	0.3	0.2	34	63	3
17148	本枯れ節・昆布だし	0	10	2	99.2	0.1	0	–	–	–	–	0.5	–	Tr	–	–	2	0.3	0	0.4	0.2	30	58	1
17022	**しいたけだし**	0	17	4	98.8	0.1*	0	–	–	–	–	0.9*	–	–	–	–	4	0.1	0	0.9	0.2	3	29	1
17023	**煮干しだし**	0	5	1	99.7	0.1*	0.1	–	–	–	0	0*	–	(0)	–	–	1	0.1	0.1	Tr.	0.1	38	25	1
17024	**鶏がらだし**	0	28	7	98.6	0.5	0.4	0.11	0.01	0.06	1	0.3*	–	(0)	–	–	8	0.9	0.4	Tr	0.2	40	60	1
17025	**中華だし**	0	14	3	99.0	(0.7)	0	–	–	–	–	0.1*	–	–	–	–	3	0.8	0	Tr	0.2	20	90	3
17026	**洋風だし**	0	27	6	97.8	(0.6)	0	–	–	–	–	1.0*	–	–	–	–	6	1.3	0	0.3	0.6	180	110	5
17027	**固形ブイヨン**	0	987	233	0.8	(8.2)	4.1	2.12	Tr	0.03	Tr	40.8*	–	0.3	–	–	235	7.0	4.3	42.1	45.8	17000	200	2
17092	**顆粒おでん用**	0	705	166	(0.9)	(9.9)	(0.1)	(0.02)	(0.02)	(Tr)	(7)	(31.2)*	(20.2)	(Tr)	(Tr)	(0.3)	166	(9.6)	(0.1)	(31.7)	(57.6)	(22000)	(210)	(30
17093	**顆粒中華だし**	0	892	210	1.2	10.6	1.5	0.55	0.01	0.15	7	38.7*	–	(0)	–	–	211	12.6	1.6	36.6	48.1	19000	910	8
17028	**顆粒和風だし**	0	949	223	1.6	(26.8)	0.2	0.08	0.07	0.04	23	28.6*	–	0	–	–	224	24.2	0.3	31.1	42.8	16000	180	42
	なべつゆ																							
17140	ストレート　しょうゆ味	0	87	20	(93.0)	(0.8)	0	–	–	–	–	(4.3)*	–	0	–	–	20	(1.0)	0	(4.1)	(1.9)	(700)	(53)	(4
	めんつゆ																							
17029	ストレート	0	185	44	85.4	(2.0)	0	–	–	–	–	8.9*	–	–	–	–	44	2.2	0	8.7	3.7	1300	100	8
17141	二倍濃縮	0	301	71	75.2	3.4	0	–	–	–	–	14.4	–	–	–	–	71	3.4	0	14.4	7.2	2600	160	1
17030	三倍濃縮	0	417	98	64.9	(4.1)	0	–	–	–	–	20.4*	–	–	–	–	98	4.5	0	20.0	10.6	3900	220	1

ミノ酸組成によるたんぱく質の＊→「たんぱく質」の値、脂肪酸のトリアシルグリセロール当量の＊→「脂質」の値が入っている。
用可能炭水化物は「利用可能炭水化物（質量計）」の値だが、＊がついているものは「差引き法による利用可能炭水化物」の値（p.2、3参照）。

可食部100 g当たり

備考欄凡例:
硝:硝酸イオン　朮:ポリフェノール
タ:タンニン　テ:テオブロミン
カ:カフェイン
見当:概量（1個、1尾、1切れなど）とその目安重量（廃棄部分を含む重量）

マグネシウム (mg)	リン (mg)	鉄 (mg)	亜鉛 (mg)	銅 (mg)	マンガン (mg)	ヨウ素 (µg)	セレン (µg)	クロム (µg)	モリブデン (µg)	レチノール (µg)	β-カロテン当量 (µg)	レチノール活性当量 (µg)	ビタミンD (µg)	ビタミンE α-トコフェロール (mg)	ビタミンK (µg)	B1 (mg)	B2 (mg)	ナイアシン当量 (mg)	B6 (mg)	B12 (µg)	葉酸 (µg)	パントテン酸 (mg)	ビオチン (µg)	ビタミンC (mg)	アルコール (g)	食塩相当量 (g)	重量変化率 (%)	備考
1	2	Tr	0.1	Tr	-	0	0	1	1	0	0	0	(0)	-	(0)	0.01	0.01	0.1	0.01	0.1	0	0	0.1	0	-	0	-	(100g:100mL、100mL:100g)
6	15	0.1	0.2	Tr	-	0	Tr	1	4	0	0	0	(0)	-	(0)	0.01	0.01	0.3	0.02	0.1	0	0.08	0.4	0	-	0	-	(100g:100mL、100mL:100g)
11	22	0.7	0.1	0.01	0.13	2	0	5	2	(0)	0	(0)	0	(0)	(0)	0.01	0.01	0.2	0.05	Tr	Tr	0.03	1.4	(0)	-	0	-	(100g:100mL、100mL:100g)
2	8	0.2	Tr	0.01	0.03	Tr	0	1	1	(0)	Tr	(0)	Tr	Tr	(Tr)	Tr	Tr	Tr	Tr	Tr	Tr	0.1	Tr	Tr	-	0	-	別名 ワインビネガー、ワイン酢
4	6	0.2	0.1	Tr	-	-	-	-	-	(0)	0	(0)	(Tr)	-	Tr	0	0	Tr	0.01	Tr	0	0.06	-	0	-	0	-	別名 サイダービネガー
1	8	Tr	0	0	0	1	Tr	0	0	0	0	0	-	0	0	0	0	0.2	Tr	0	0	0	0	0	-		-	液状だし / 2%のあごでとっただし
3	18	Tr	Tr	0	0	1	4	0	0				-		0	0	0.01	1.4	0.02	0	0	0.04	0.1	0	-	0.1	-	液状だし / 3%の荒節でとっただし
3	18	Tr	Tr	0.01	0	1	3	0	0				-		0	0	0.01	1.4	0.01	0	0	Tr	0	0	-	0.1	-	液状だし / 3%の本枯れ節でとっただし
4	6	Tr	Tr	Tr	0.01	5300	0	0		(0)	0	(0)	-	0	0	Tr	Tr	(0)	0	0	2	0	0.1	Tr	-	0.2	-	液状だし / 3%の真昆布でとっただし
8	4	Tr	0	0.01	0	11000									0	0	0.01	Tr	Tr	0	0	1	0.01	0	-	0.2	-	液状だし / 3%の真昆布でとっただし
4	13	Tr	Tr	Tr	Tr	1500	4	0		(Tr)	0	(Tr)	-	0	0	0.01	0.01	(0.9)	0.01	0	1	0.04	0.1	Tr	-	0.1	-	液状だし / 2%の荒節と1%の真昆布でとっただし
3	11	Tr	Tr	Tr	0	2900	2	0								0	0.8	0.01	Tr	Tr	0	1			-	0.1	-	液状だし / 2%の本枯れ節と1%の真昆布でとっただし
3	8	0.1	Tr	0.01	-	-	-								Tr	0.02	0.6	0.02	0	2	0.57						-	液状だし / 7%のしいたけでとっただし
2	7	Tr	Tr	Tr											0	0	0										-	液状だし / 3%の煮干しでとっただし
1	15	0.1	Tr	0.01	0	Tr	1	0	1	1	0	1	0	Tr	2	0.01	0.04	1.1	0.01	0.2	2	0.31	0.5	0	-	0.1	-	別名 鶏ガラスープ　試料:調理した液状だし　鶏がらからとっただし
5	40	Tr	Tr	Tr	0.01											0.15	0.03	(1.3)	0.05	0	1	0.26					-	別名 湯(たん) / 液状だし　鶏肉、豚もも肉、ねぎ、しょうがなどでとっただし
6	37	0.1	0.1	0.01	0.01											0.02	0.05	(1.1)	0.06	0	3	0.25				0.5	-	別名 スープストック、ブイヨン / 液状だし　牛もも肉、にんじん、たまねぎ、セロリーなどでとっただし
9	76	0.4	0.1	0.10	0.10	1	2	2	2	0	0	0	Tr	0.7	2	0.03	0.08	(1.1)	0.40	0.1	16	0.28	0.5	0	-	43.2	-	別名 固形コンソメ　顆粒状の製品を含む　固形だし
(3)	(130)	(0.8)	(0.4)	(0.05)	(0.33)	(2)	(26)	(3)	(15)	0	0	0	(0.2)	(Tr)	0	(0.02)	(0.11)	(2.5)	(0.07)	(0.4)	(14)	(0.20)	(4.9)	0	0	(56.4)	-	顆粒だし
3	240	0.6	0.5	0.05	0.16	31	8	8	6	2	8	3	0	0.9	-	0.06	0.56	8.5	0.29	0.3	170	1.48	5.1	0		47.6	-	粉末製品を含む　顆粒だし
20	260	1.0	0.5	0.12	0.09	5	74	-	0	0	0	0	0.8	0.1	0	0.03	0.20	(6.9)	0.06	1.4	14	0.18	3.8	0		40.6	-	別名 顆粒風味調味料　粉末製品を含む　顆粒だし　(100g:155mL、100mL:64g)
(8)	(23)	(0.2)	(0.1)	(Tr)	(0.12)	0	(2)	(Tr)	(6)	0	0	0				(0.01)	(0.02)	(0.5)	(0.02)	(Tr)	(4)	(0.06)	(1.5)	0		(1.8)	-	液状だし
5	48	0.4	0.2	0.01											0	0.01	0.04	(1.2)	0.04	0.3	17	0.18				3.3	-	液状だし
5	67	0.6	0.3	0.01											0	0.03	0.06	(1.9)	0.06	0.3	13	0.19				6.6	-	液状だし
5	85	0.8	0.4	0.01											0	0.04	0.07	(1.4)	0.07	0.3	9	0.19				9.9	-	液状だし / (100g:86mL、100mL:116g)

穀類
いも及びでん粉類
砂糖及び甘味類
豆類
種実類
野菜類
果実類
きのこ類
藻類
魚介類
肉類
卵類
乳類
油脂類
菓子類
し好飲料類
調味料及び香辛料類
調理済み流通食品類

（0）：推定値 0，　（Tr）：推定値 微量，　Tr：微量，　−：未測定　）※炭水化物成分表から算出。

調味料及び香辛料類

可食部100 g当たり

食品番号	食品名	廃棄率 %	エネルギー kJ	エネルギー kcal	水分 g	たんぱく質 アミノ酸組成によるたんぱく質 g	脂質 脂肪酸のトリアシルグリセロール当量 g	脂質 脂肪酸 飽和脂肪酸 g	脂質 脂肪酸 n-3系多価不飽和脂肪酸 g	脂質 脂肪酸 n-6系多価不飽和脂肪酸 g	コレステロール mg	炭水化物 利用可能炭水化物 g	炭水化物 糖類※ g	炭水化物 食物繊維総量 g	糖アルコール g	有機酸 g	七訂(2015年版) エネルギー kcal	七訂 たんぱく質 g	七訂 脂質 g	七訂 炭水化物 g	灰分 g	ナトリウム mg	カリウム mg	カルシウム mg
	ラーメンスープ																							
17142	濃縮 しょうゆ味 ストレートしょうゆ味	0	652	157	(57.5)	(2.7)	(11.4)	−	−	−	(12)	(10.9)*	−	(Tr)	−	−	159	(3.3)	(11.7)	(9.9)	(17.5)	(6700)	(200)	(22
17143	濃縮 みそ味 ストレートみそ味	0	782	187	(48.4)	(5.5)	(10.7)	−	−	−	(9)	(16.4)*	−	(1.6)	−	−	192	(6.4)	(11.0)	(16.8)	(17.4)	(6500)	(270)	(61
	（調味ソース類）																							
17094	**甘酢**	0	494	116	(67.2)	(0.1)*	0*	−	−	−	0	26.6*	(26.7)	0	−	(3.1)	125	(0.1)	0	(28.4)	(1.2)	(470)	(5)	(2
17095	**エビチリの素**	0	227	54	(85.8)	(0.8)	(1.3)	(0.17)	(0.09)	(0.49)	−	(9.2)*	(6.3)	(0.6)	−	(0.1)	56	(1.2)	(1.4)	(9.5)	(2.0)	(680)	(150)	(8
17031	**オイスターソース**	0	448	105	61.6	(6.1)	0.1	0.03	0.03	0.03	2	19.9*	−	0.2	−	−	107	7.7	0.3	18.3	12.1	4500	260	2
17096	**黄身酢**	0	917	219	(52.6)	(5.6)	(11.2)	(3.04)	(0.32)	(2.37)	(460)	(22.6)*	(19.3)	−	−	(1.6)	292	(6.3)	(13.1)	(20.0)	(6.4)	(2300)	(47)	(57
	魚醤油																							
17133	いかなごしょうゆ	0	272	64	63.0	9.4	0	0	0	0	0	5.8*	0	Tr	0	0.9	65	13.9	0	2.1	20.8	8300	480	
17134	いしる（いしり）	0	285	67	61.2	8.4	0	0	0	0	0	7.9*	0	0.3	0	0.4	68	12.8	0	4.2	21.8	8600	260	2
17135	しょっつる	0	121	29	69.4	4.4	0	0	0	0	0	2.4*	0	0.1	0	0.4	29	6.1	0	1.1	23.3	9600	190	
17107	ナンプラー	0	201	47	65.5	6.3	0	Tr	0	0	0	5.5*	−	(0)	−	0.4	48	9.1	0.1	2.7	22.7	9000	230	2
17097	**ごま酢**	0	889	212	(53.2)	(3.6)	(7.6)	(1.12)	(0.03)	(3.32)	−	(28.7)*	(24.0)	(1.9)	(Tr)	(1.9)	218	(4.0)	(8.0)	(29.9)	(2.6)	(670)	(110)	(18
17098	**ごまだれ**	0	1178	282	(40.7)	(6.7)	(14.2)	(2.10)	(0.05)	(6.13)	−	(27.4)*	(19.9)	(3.0)	(Tr)	(1.1)	293	(7.2)	(15.1)	(29.2)	(5.7)	(1700)	(210)	(22
17099	**三杯酢**	0	361	85	(76.2)	(0.6)	0*	−	−	−	−	(18.0)*	(12.2)	0	−	(3.0)	85	(0.9)	0	(17.8)	(2.1)	(780)	(56)	(5
17100	**二杯酢**	0	251	59	(78.7)	(2.7)	0*	−	−	−	0	(8.0)*	(0.8)	(Tr)	(Tr)	(2.8)	60	(3.5)	0	(7.6)	(6.8)	(2500)	(180)	(14
	すし酢																							
17101	ちらし・稲荷用	0	638	150	(55.5)	(0.1)	0*	−	−	−	0	(34.9)*	(30.1)	0	−	(2.9)	150	(0.1)	0	(34.9)	(6.6)	(2500)	(18)	(3
17102	にぎり用	0	299	70	(72.0)	(0.2)	0*	−	−	−	0	(14.3)*	(8.3)	0	−	(3.6)	70	(0.2)	0	(14.3)	(10.0)	(3900)	(23)	
17103	巻き寿司・箱寿司用	0	454	107	(64.1)	(0.1)	0*	−	−	−	0	(23.8)*	(18.3)	0	−	(3.2)	107	(0.1)	0	(23.8)	(8.7)	(3400)	(21)	
17104	**中華風合わせ酢**	0	643	153	(60.5)	(2.3)	(3.3)	(0.51)	(0.01)	(1.38)	−	(25.2)*	(19.5)	(Tr)	(Tr)	(2.0)	153	(3.0)	(3.4)	(24.8)	(5.8)	(2200)	(160)	(1
17105	**デミグラスソース**	0	347	82	81.5	2.9	3.0	−	−	−	−	11.0*	−	−	−	−	82	2.9	3.0	11.0	1.6	520	180	1
17106	**テンメンジャン**	0	1049	249	37.5	8.5*	7.7*	−	−	−	0	35.0*	−	3.1	−	−	256	8.5	7.7	38.1	8.2	2900	350	4
17108	**冷やし中華のたれ**	0	484	114	67.1	1.9	1.1	0.16	Tr	0.46	−	23.2*	19.5	−	−	1.1	114	2.1	1.2	23.1	5.6	2300	89	
17109	**ホワイトソース**	0	411	99	81.7	(1.2)	(6.2)	(1.97)	(0.09)	(1.37)	6	9.4*	(2.7)	0.4	−	−	99	1.8	6.2	9.2	1.1	380	62	3
17110	**ぽん酢しょうゆ**	0	207	49	(82.1)	(2.7)	(0.1)*	−	−	−	0	(7.9)*	−	(0.2)	−	−	49	(3.4)	(0.1)	(7.4)	(6.3)	(2300)	(280)	(2
17137	**ぽん酢しょうゆ　市販品**	0	250	59	77.0	3.2	0*	−	−	−	0	10.0*	6.9	(0.3)	−	1.8	61	3.7	0.1	10.8	7.6	3100	180	1
17032	**マーボー豆腐の素**	0	481	115	75.0	4.2*	6.3*	−	−	−	−	10.4*	−	−	−	−	115	4.2	6.3	10.4	4.1	1400	55	1
17111	**マリネ液**	0	278	66	(83.9)	−	0*	−	−	−	0	(10.5)*	(10.5)	0	0	(1.4)	68	(0.1)	0	(10.9)	(1.1)	(370)	(26)	(4
17033	**ミートソース**	0	404	96	78.8	3.8*	5.0*	−	−	−	−	(9.4)*	(8.4)	−	−	−	101	3.8	5.0	10.1	2.3	610	250	1

ミノ酸組成によるたんぱく質の＊→「たんぱく質」の値、脂肪酸のトリアシルグリセロール当量の＊→「脂質」の値が入っている。
用可能炭水化物は「利用可能炭水化物（質量計）」の値だが、＊がついているものは「差引き法による利用可能炭水化物」の値（p.2、3参照）。

可食部100g当たり

備考欄凡例:
硝：硝酸イオン　ポ：ポリフェノール
タ：タンニン　テ：テオブロミン
カ：カフェイン
見当：概量（1個、1尾、1切れなど）とその目安重量（廃棄部分を含む重量）

行	マグネシウム	リン	鉄	亜鉛	銅	マンガン	ヨウ素	セレン	クロム	モリブデン	レチノール	β-カロテン当量	レチノール活性当量	ビタミンD	α-トコフェロール	ビタミンK	ビタミンB$_1$	ビタミンB$_2$	ナイアシン当量	ビタミンB$_6$	ビタミンB$_{12}$	葉酸	パントテン酸	ビオチン	ビタミンC	アルコール	食塩相当量	重量変化率	備考
	mg	mg	mg	mg	mg	mg	µg	µg	µg	µg	µg	µg	µg	µg	mg	µg	mg	mg	mg	mg	µg	µg	mg	µg	mg	g	g	%	
1)		(69)	(0.6)	(0.3)	(0.03)	(0.33)	(2)	(4)	(1)	(14)	0	(Tr)	0	(Tr)	0.1	(1)	0.03	0.08	1.4	0.10	(Tr)	(20)	(0.24)	(3.7)	0	0	(17.1)	–	ペーストタイプ 濃縮割合：生めん110gに対して濃縮スープ35gを湯250mLで希釈して利用するもの
3)		(100)	(1.8)	(0.6)	(0.14)	(0.09)	(2)	(4)	(1)	(31)	0	(22)	(2)	(Tr)	0.3	(5)	0.08	0.08	2.2	0.08	(Tr)	(27)	(0.20)	(6.5)	0	0	(16.5)	–	ペーストタイプ 濃縮割合：生めん110gに対して濃縮スープ40gを湯250mLで希釈して利用するもの
1)		(1)	0	(0.1)	(Tr)	0	0	0	(1)	(1)	0	0	0	0	0	0	(0.01)	(0.01)	(0.1)	(0.01)	(0.1)	0	0	(0.1)	0	–	(1.2)	–	
0)		(45)	(0.3)	(0.1)	(0.03)	(0.22)	0	(1)	(1)	(2)	–	(150)	(13)	0	(0.6)	(3)	(0.14)	(0.02)	(1.5)	(0.10)	0	(5)	(0.28)	(0.7)	(1)	0	(1.8)	–	
3)		120	1.2	1.6	0.17	0.40	–	–	–	–	0	(Tr)	–		0.1	1	0.01	0.07	(0.8)	0.04	2.0	9	0.14	–	Tr	–	11.4	–	別名 かき油 (100g：81mL、100mL：123g)
6)		(210)	(1.8)	(1.4)	(0.05)	(0.03)	(41)	(18)	(Tr)	(5)	(260)	(9)	(270)	(4.6)	(1.7)	(15)	0.08	0.18	(1.5)	(0.12)	(1.4)	(59)	(1.38)	(25.0)	0	0	(5.7)	–	
4)		180	0.4	1.0	0.01	0	150	43	1	Tr	0	0	0	0				0.31	6.1	0.09		51	0.65	17.0		–	21.2	–	(100g：82.0mL、100mL：121.9g)
3)		180	1.5	4.5	1.45	0.05	61	140	19	3	0	0	0	0				0.25	3.1	0.16	3.9	66	0.98	32.0	0	0	21.9	–	別名 原材料がいかの場合はいしり、いわし等の場合はいしる又はよしる等 (100g：81.4mL、100mL：122.9g)
4)		70	0.2	0.2	0.01	0	29	11	11	1	0	0	0	0			0.03	0.06	1.2	0.03	1.9	5	0.31	3.0		–	24.3	–	別名 魚醤 (100g：83.1mL、100mL：120.3g)
0)		57	1.2	0.7	0.03	0.03	27	46	5	1	0	0	0	0		–	0.01	0.10	4.3	0.10	1.6	26	0.56	7.9		–	22.9	–	別名 魚醤 (100g：81.9mL、100mL：122.1g)
1)		(100)	(1.7)	(1.0)	(0.26)	(0.49)	0	(5)	(1)	(23)	0	0	0		(Tr)	(2)	0.08	0.06	(1.9)	(0.12)	(0.1)	(26)	(0.13)	(3.7)	0	(0.5)	(1.7)	–	材料割合：米酢100、上白糖18、うすくちしょうゆ18、かつお・昆布だし15
2)		(200)	(2.3)	(1.6)	(0.42)	(0.75)	(Tr)	(10)	(2)	(46)	0	(2)	(4)	(Tr)	(Tr)	(1)	0.11	0.09	(3.5)	(0.19)	(0.1)	(38)	(0.20)	(6.1)	0	(1.1)	(4.3)	–	材料割合：米酢10、こいくちしょうゆ8
5)		(10)	(0.1)	(0.1)	(Tr)	0	0	0	0	(1)	0	0	0	0	0	0	(0.01)	(0.01)	(0.1)	(0.01)	(0.01)	0	(0.05)	(0.1)	0	–	(6.5)	–	材料割合：米酢15、上白糖7、食塩1.5
7)		(12)	(0.1)	(0.2)	(Tr)	0	0	0	0	(1)	0	0	0	0	0	0	(0.02)	(0.02)	(0.3)	(0.02)	(0.1)	0	(0.07)	(0.1)	0	–	(8.6)	–	材料割合：米酢10、上白糖1、食塩1.2
6)		(11)	(0.1)	(0.1)	(Tr)	0	0	0	0	(1)	0	0	0	0	0	0	(0.01)	(0.01)	(0.3)	(0.02)	(0.1)	0	(0.06)	(0.1)	0	–	(8.6)	–	材料割合：米酢12、上白糖3、食塩1.4
8)		(69)	(0.7)	(0.4)	(0.01)	(0.47)	(Tr)	(4)	(1)	(20)	0	0	0	0	(Tr)		0.02	0.07	(1.1)	(0.08)	(0.1)	(13)	(0.22)	(4.9)	0	(0.8)	(5.5)	–	材料割合：こいくちしょうゆ45、米酢45、砂糖22.5、ごま油4、しょうが2
1	1	53	0.3	0.3	0.03	0.09	2	1	7	3							0.04	0.07	2.1	0.05	0.2	25	0.18			–	1.3	–	別名 ドミグラスソース
1	1	140	1.6	1.0	0.27	0.54	1	5	7	58	(0)	3	(0)		0.8	14	0.04	0.11	2.4	0.11	0	20	0.07	7.7	0		7.3	–	別名 中華甘みそ
3	3	29	0.3	0.2	Tr	0.18	1	1	1	11	0				0	Tr	0.22	0.03	0.03			6	0.07			–	5.8	–	別名 冷やし中華用スープ (100g：87.6mL、100mL：114.1g)
5	5	42	0.1	0.2	0.01	0.03	5	1	1	2	–	–	–	–	0.6	2	0.01	0.05	(0.5)	0.02	0	3	0.17	0.9	0	–	1.0	–	別名 ベシャメルソース
3)		(72)	(0.7)	(0.4)	(0.02)	(0.46)	(1)	(4)	(1)	(19)	0	(4)	(Tr)	0	(Tr)	(1)	0.05	0.08	(1.2)	(0.08)	(Tr)	(20)	(0.37)	(4.9)	(24)	0	(5.8)	–	別名 ぽん酢
5	5	60	0.7	0.3	0.01	0.36	*	3	2	18	0	0	0	0	Tr		0.05	0.05	0.7	0.06	Tr	17	0.17	3.1	Tr	–	7.8	–	別名 ぽん酢 *ヨウ素：市販品には、原材料として昆布を用いたものがあった。ヨウ素の成分値は、昆布の量に影響されるため、その標準値を定めることを見送った。(100g：89.4mL、100mL：111.8g)
		35	0.8	–	–						4	63	9				–	0.05	0.03	1.7						2		3.6	–	試料：レトルトパウチのストレート製品
3)		(6)	(0.2)	0	(0.01)	(0.04)	0	0	0	(Tr)							(Tr)	(0.01)	(Tr)	0		(0.04)	(Tr)	0	(2.7)	(0.9)	–		
		47	0.8	–	–						5	530	49				–	0.14	0.05	2.0						6		1.5	–	試料：缶詰及びレトルトパウチ製品 (100g：94mL、100mL：107g)

穀類
いも及びでん粉類
砂糖及び甘味類
豆類
種実類
野菜類
果実類
きのこ類
藻類
魚介類
肉類
卵類
乳類
油脂類
菓子類
嗜好飲料類
調味料及び香辛料類
調理済み流通食品類

（0）：推定値 0，（Tr）：推定値 微量，Tr：微量，－：未測定　※炭水化物成分表から算出。

調味料及び香辛料類

可食部100 g当たり

食品番号	食品名	廃棄率 %	エネルギー kJ	エネルギー kcal	水分 g	たんぱく質（アミノ酸組成による）g	たんぱく質 g	脂質（トリアシルグリセロール当量）g	飽和脂肪酸 g	n-3系多価不飽和脂肪酸 g	n-6系多価不飽和脂肪酸 g	コレステロール mg	利用可能炭水化物 g	糖類 g	食物繊維総量 g	糖アルコール g	有機酸 g	七訂エネルギー kcal	七訂たんぱく質 g	七訂脂質 g	七訂炭水化物 g	灰分 g	ナトリウム mg	カリウム mg	カルシウム mg
17144	焼きそば粉末ソース	0	1055	248	0.1	6.8		0.6	0.10	0.03	0.13	Tr	51.5*	47.9	3.3	–	2.0	282	5.6	0.7	62.4	30.1	12000	82	110
17112	焼き鳥のたれ	0	558	131	(61.4)	(2.6)		0	–	–	–	–	(29.0)*	(18.5)	(Tr)	(Tr)	(0.3)	132	(3.3)	0	(28.5)	(6.1)	(2300)	(160)	(130)
17113	焼き肉のたれ	0	696	164	(52.4)	(3.6)		(2.1)	(0.32)	(0.01)	(0.89)	(Tr)	(32.1)*	(27.2)	(0.4)	(0.2)	(0.5)	166	(4.3)	(2.2)	(32.3)	(8.8)	(3300)	(230)	(230)
17114	みたらしのたれ	0	540	127	(66.3)	(0.8)		0	–	–	–	–	(30.9)*	(24.3)	0	(Tr)	(0.1)	127	(0.9)	0	(30.8)	(1.9)	(650)	(120)	(60)
17115	ゆずこしょう	0	153	37	64.5	1.3*		0.8*				(0)	3.1*	–	6.2	–	–	49	1.3	0.8	9.3	24.1	9900	280	6
	（トマト加工品類）																								
17034	トマトピューレー	0	187	44	86.9	(1.4)		(0.1)	(0.02)	(Tr)	(0.02)	(0)	8.7*	(5.2)	1.8	–	–	41	1.9	0.1	9.9	1.2	19	490	19
17035	トマトペースト	0	399	94	71.3	(3.2)		(0.1)	(0.02)	(Tr)	(0.02)	(0)	17.9*	(13.1)	4.7	–	–	89	3.8	0.1	22.0	2.8	55	1100	46
17036	トマトケチャップ	0	441	104	66.0	1.2		0.1	0.03	0.01	0.04	(0)	(24.0)	(23.0)	1.7	–	1.2	121	1.6	0.2	27.6	3.9	1200	380	16
17037	トマトソース	0	174	41	87.1	(1.9)		(0.1)	(0.03)	(0.01)	(0.05)	(0)	7.6*	(5.3)	1.1	–	–	44	2.0	0.2	8.5	2.2	240	340	18
17038	チリソース	0	474	112	67.3	(1.7)		(0.1)	(0.02)	(0.01)	(0.02)	(0)	25.2*	–	1.9	–	–	113	1.8	0.1	26.3	2.2	1200	500	27
	（ドレッシング類）																								
	半固形状ドレッシング																								
17042	マヨネーズ　全卵型	0	2747	668	16.6	1.3		72.5	6.07	5.49	18.02	55	(2.1)	(1.9)	(0)	–	0.5	706	1.4	76.0	3.6	1.9	730	13	8
17043	マヨネーズ　卵黄型	0	2746	668	19.7	2.2		72.8	10.37	4.92	26.62	140	(0.5)	(0.4)	(0)	–	0.5	686	2.5	74.7	0.6	2.0	770	21	20
17118	マヨネーズタイプ調味料　低カロリータイプ	0	1081	262	60.9	2.6		26.4	3.04	1.77	8.00	58	2.6	2.4	(0)	–	0.6	282	2.9	28.3	3.3	3.9	1500	36	10
	分離液状ドレッシング																								
17040	フレンチドレッシング　分離液状	0	1344	325	(47.8)	0		(30.6)	(3.46)	(2.15)	(10.75)	(1)	(11.3)	(10.3)	0	0	(1.9)	340	(Tr)	(31.5)	(12.4)	(6.3)	(2500)	(2)	
17116	和風ドレッシング　分離液状	0	743	179	(69.4)	(1.6)		(14.0)	(1.68)	(0.80)	(5.10)	(1)	(9.7)*	–	(0.2)	(Tr)	(0.7)	182	(1.9)	(14.5)	(9.3)	(3.6)	(1400)	(75)	
17039	和風ドレッシングタイプ調味料　ノンオイルタイプ	0	350	83	71.8	3.1*		0.1	–	–	–	–	17.2*	–	0.2	–	–	78	3.1	0.1	16.1	7.6	2900	130	
	乳化液状ドレッシング																								
17117	ごまドレッシング	0	1650	399	(38.1)	(2.3)		(37.1)	(4.34)	(2.36)	(13.29)	(7)	(12.5)	(12.5)	(0.8)	(Tr)	(0.8)	420	(2.7)	(38.3)	(15.0)	(4.9)	(1800)	(91)	(8x)
17041	サウザンアイランドドレッシング	0	1619	392	(44.1)	(0.2)		(38.1)	(4.34)	(2.66)	(13.33)	(9)	(11.9)	(10.4)	(0.4)	0	(0.6)	407	(0.3)	(39.2)	(12.8)	(3.1)	(1200)	(32)	
17149	フレンチドレッシング　乳化液状	0	1552	376	(44.1)	(0.1)		(37.7)	–	–	–	(7)	(8.5)*	–	0	0	(1.3)	391	(0.1)	(38.8)	(9.3)	(6.5)	(2500)	(3)	
	（みそ類）																								
	米みそ																								
17044	甘みそ	0	869	206	42.6	8.7		3.0	0.49	0.30	1.55	(0)	33.3*	–	5.6	–	–	217	9.7	3.0	37.9	6.8	2400	340	8x
17045	淡色辛みそ	0	762	182	45.4	11.1		5.9	0.97	0.58	3.02	(0)	18.5*	10.2	4.9	–	–	192	12.5	6.0	21.9	14.2	4900	380	10x
17046	赤色辛みそ	0	746	178	45.7	11.3		5.4	0.88	0.54	2.66	(0)	18.9*	–	4.1	–	–	186	13.1	5.5	21.1	14.6	5100	440	13x
17120	だし入りみそ	0	700	167	49.9	(10.0)		(5.2)	(0.87)	(0.54)	(2.59)	2	17.8*	(8.4)	4.1	0	0.1	177	11.0	5.6	20.6	12.9	4700	420	6x
17145	だし入りみそ　減塩	0	689	164	52.5	9.4		4.7	0.80	0.30	2.29	1	18.2*	8.7	4.9	–	0.4	176	11.0	5.1	22.2	9.8	3800	410	6x

ミノ酸組成によるたんぱく質の＊→「たんぱく質」の値、脂肪酸のトリアシルグリセロール当量の＊→「脂質」の値が入っている。
用可能炭水化物は「利用可能炭水化物（質量計）」の値だが、＊がついているものは「差引き法による利用可能炭水化物」の値（p.2、3参照）。

			無機質								ビタミン																アルコール	食塩相当量	重量変化率	備考
											ビタミンA				ビタミンE															
マグネシウム	リン	鉄	亜鉛	銅	マンガン	ヨウ素	セレン	クロム	モリブデン	レチノール	β-カロテン当量	レチノール活性当量	ビタミンD	α-トコフェロール	ビタミンK	ビタミンB1	ビタミンB2	ナイアシン当量	ビタミンB6	ビタミンB12	葉酸	パントテン酸	ビオチン	ビタミンC					
mg	mg	mg	mg	mg	mg	µg	µg	µg	µg	µg	µg	µg	µg	mg	µg	mg	mg	mg	mg	µg	µg	mg	µg	mg	g	g	%		
10	18	0.6	0.1	0.02	0.47	4	2	7	3	0	43	4	0	0.4	7	0.01	0.01	0.3	0.03	0	4	0.08	0.8	0	–	30.6			食物繊維：AOAC.2011.25法
(27)	(71)	(0.7)	(0.4)	(0.02)	(0.46)	(1)	(5)	(1)	(20)	0	0	0	0	0	0	(0.02)	(0.07)	(0.7)	(0.10)	(Tr)	(13)	(0.20)	(5.0)	0	(0.6)	(5.8)			
(5)	(90)	(0.9)	(0.5)	(0.03)	(0.51)	(1)	(7)	(2)	(24)	0	(4)	(Tr)	(Tr)	(Tr)	0	(0.01)	(0.09)	(1.0)	(0.10)	(0.1)	(18)	(0.25)	(6.2)	(1)	0	(8.3)			
(0)	(24)	(0.2)	(0.1)	(0.01)	(0.13)	(2700)	(1)	(1)	(5)	(0)	0	0	0	0	0	(0.01)	(0.01)	(0.3)	(0.03)	(0)	(5)	(0.05)	(1.4)	0	0	(1.7)			
44	24	0.6	0.1	0.06	0.10	24	2	5	4	(0)	270	22	(0)	2.0	(0)	0.04	0.05	1.1	0.17	–	13	0.22	3.6	2	–	25.2			
27	37	0.8	0.3	0.19	0.19	0	1	2	9	0	630	52	(0)	2.7	10	0.09	0.07	(1.7)	0.20	–	29	0.47	8.9	10	–	0			別名 トマトピューレ 食塩無添加品 (100g：95mL、100mL：105g)
54	93	1.6	0.6	0.31	0.38	–	–	–	–	0	1000	85	(0)	6.2	18	0.21	0.14	(4.2)	0.38	–	42	0.95	–	15	–	0.1			食塩無添加品
18	35	0.5	0.2	0.09	0.11	1	4	4	9	0	510	43	(0)	2.1	8	0.06	0.04	1.7	0.11	Tr	13	0.30	5.2	8	–	3.1			(100g：87mL、100mL：115g)
20	42	0.9	0.2	0.16	–	–	–	–	–	(0)	480	40	(0)	2.1	8	0.06	0.08	(1.6)	0.12	Tr	3	0.24	–	(Tr)	–	0.6			(100g：103mL、100mL：97g)
23	32	0.9	0.2	0.15	0.15	–	–	–	–	(0)	500	42	(0)	2.1	5	0.07	0.07	(1.8)	0.15	–	5	0.32	–	(Tr)	–	3.0			
2	29	0.3	0.2	0.01	0.01	3	3	1	1	24	1	24	0.3	13.0	120	0.01	0.03	0.2	0.02	0.1	1	0.16	3.1	0	–	1.9			使用油：なたね油、とうもろこし油、大豆油 (100g：105mL、100mL：95g)
3	72	0.6	0.5	0.02	0.02	9	8	1	2	53	1	54	0.6	11.0	140	0.03	0.07	0.5	0.05	0.2	3	0.43	7.2	0	–	2.0			使用油：なたね油、大豆油、とうもろこし油 (100g：105mL、100mL：95g)
3	35	0.3	0.2	0.01	0.01	4	5	Tr	2	20	310	46	1.1	4.8	53	0.02	0.04	0.2	0.02	0.1	3	0.19	3.1	0	–	3.9			別名 低カロリーマヨネーズ 使用油：なたね油、大豆油、とうもろこし油 カロテン：色素として添加品あり
(Tr)	(1)	(Tr)	(Tr)	0	0	0	0	0	0	(Tr)	(Tr)	0	0	0	(4.0)	(54)	(Tr)	(Tr)	(0.1)	(Tr)	(Tr)	0	0	(Tr)	0	–	(6.3)			
(6)	(43)	(0.4)	(0.2)	(0.03)	(0.19)	0	(3)	(1)	(10)	0	(4)	(Tr)	–	(1.5)	–	(0.03)	(0.03)	(0.5)	(0.04)	(Tr)	(7)	(0.09)	(2.2)	0	(0.7)	(3.5)			オイル入り
(4)	54	0.3	0.2	0.01	–	–	–	–	–	(0)	3	Tr	–	0	1	0.02	0.03	0.8	0.04	–	6	0.11	–	(Tr)	–	7.4			別名 和風ノンオイルドレッシング
(4)	(66)	(1.0)	(0.6)	(0.12)	(0.32)	–	(4)	(1)	(15)	(4)	(4)	(4)	(0)	(4.4)	(60)	(0.04)	(0.05)	(1.0)	(0.07)	(0.2)	(16)	(0.14)	(3.3)	0	(0.3)	(4.4)			クリームタイプ
(3)	(9)	(0.1)	(0.1)	(0.02)	(0.01)	–	(1)	(Tr)	(1)	(4)	(43)	(8)	(0)	(5.2)	(72)	(Tr)	(0.01)	(0.2)	(0.02)	(Tr)	(3)	(0.05)		(2)	–	(3.0)			
(r)	(3)	(Tr)	(Tr)	(0)	0	–	(1)	(Tr)	(1)	(3)	(4)	(4)	(0)	(5.0)	(66)	(Tr)	(0.01)	(0.1)	(0.01)		(3)	(0.02)			–	(6.4)			
2	130	3.4	0.9	0.22	–	Tr	2	2	33	(0)	(0)	(0)	(0)	0.3	8	0.05	0.10	3.5	0.04	0.1	21	Tr	5.4	(0)	–	6.1			別名 西京みそ、関西白みそ等 (100g：87mL、100mL：115g)
5	170	4.0	1.1	0.39	–	1	9	2	57	(0)	(0)	(0)	(0)	0.6	11	0.03	0.10	3.9	0.11	0.1	68	Tr	12.0	(0)	–	12.4			別名 信州みそ等 (100g：87mL、100mL：115g)
0	200	4.3	1.2	0.35	–	1	8	2	72	(0)	(0)	(0)	(0)	0.5	11	0.04	0.10	3.5	0.12	Tr	42	0.23	14.0	(0)	–	13.0			(100g：87mL、100mL：115g)
1	160	1.4	1.0	0.26	0.65	26	8	2	51	(0)	(0)	(0)	(0)	0.5	11	0.35		(2.8)	0.13	0.1	37	0.24	9.9	(0)	–	11.9			(100g：87mL、100mL：115g)
5	150	1.4	1.0	0.32	0.64	29	8	2	60	(0)	(0)	(0)	(0)	0.6	14	0.10	0.26	2.6	0.13	0.1	40	0.27	8.9	(0)	–	9.7			食物繊維：AOAC.2011.25法 (100g：87mL、100mL：115g)

右欄インデックス：穀類 / いも及びでん粉類 / 砂糖及び甘味類 / 豆類 / 種実類 / 野菜類 / 果実類 / きのこ類 / 藻類 / 魚介類 / 肉類 / 卵類 / 乳類 / 油脂類 / 菓子類 / し好飲料類 / 調味料及び香辛料類 / 調理済み流通食品類

備考欄凡例：
硝：硝酸イオン　ポ：ポリフェノール
タ：タンニン　テ：テオブロミン
カ：カフェイン
見当：概量（1個、1尾、1切れなど）とその目安重量（廃棄部分を含む重量）

（0）：推定値 0，　（Tr）：推定値 微量，　Tr：微量，　－：未測定　　※炭水化物成分表から算出。

調味料及び香辛料類

可食部 100 g 当たり

食品番号	食品名	廃棄率	エネルギー		水分	たんぱく質 アミノ酸組成による	脂質 脂肪酸のトリアシルグリセロール当量	脂肪酸 飽和脂肪酸	脂肪酸 n-3系 多価不飽和脂肪酸	脂肪酸 n-6系 多価不飽和脂肪酸	コレステロール	炭水化物 利用可能炭水化物	炭水化物 糖類	炭水化物 食物繊維総量	糖アルコール	有機酸	七訂（2015年版）のエネルギーの算出方法に基づく成分（参考）エネルギー	たんぱく質	脂質	炭水化物	灰分	ナトリウム	カリウム	カルシウム
		%	kJ	kcal	g	g	g	g	g	g	mg	g	g	g	g	g	kcal	g	g	g	g	mg	mg	mg
17047	麦みそ	0	775	184	44.0	8.1	4.2	0.74	0.38	2.13	(0)	25.5*	–	6.3	–		198	9.7	4.3	30.0	12.0	4200	340	80
17048	豆みそ	0	864	207	44.9	14.8	10.2	1.62	0.99	5.30	(0)	10.7	–	6.5	–		217	17.2	10.5	14.5	12.9	4300	930	150
17119	減塩みそ	0	800	190	46.0	9.1	(5.8)	(0.98)	(0.46)	(2.92)	(0)	23.2*	11.3	4.3	–	0.2	200	11.0	5.9	25.7	11.4	4200	480	62
	即席みそ																							
17049	粉末タイプ	0	1350	321	2.4	(19.4)	7.4	1.23	0.73	3.79	(0)	40.7*	(18.1)	6.6	–		343	21.9	9.3	43.0	23.5	8100	600	85
17050	ペーストタイプ	0	513	122	61.5	(7.9)	3.1	0.50	0.22	1.53	(0)	14.3*	(7.1)	2.8	–		131	8.9	3.7	15.4	10.4	3800	310	47
17121	辛子酢みそ	0	912	216	(43.6)	(4.2)	(2.1)	(0.27)	(0.22)	(0.86)	0	(42.7)*	(23.9)	(2.7)	–	(1.0)	221	(5.0)	(2.1)	(44.6)	(3.6)	(1300)	(170)	(42)
17122	ごまみそ	0	1026	245	(42.7)	(8.6)	(9.5)	(1.43)	(0.22)	(4.29)	0	(28.5)*	(5.1)	(5.5)	–		258	(9.4)	(9.9)	(32.9)	(5.2)	(1600)	(280)	(230)
17123	酢みそ	0	892	211	(44.2)	(4.4)	(1.5)	(0.25)	(0.15)	(0.78)	–	(42.5)*	(25.1)	(2.8)	–	(1.1)	216	(4.9)	(1.5)	(44.8)	(3.4)	(1200)	(170)	(41)
17124	練りみそ	0	1131	267	(29.9)	(4.8)	(1.7)	(0.27)	(0.17)	(0.87)	–	(56.6)*	(37.0)	(3.2)	–		273	(5.5)	(1.7)	(59.1)	(3.8)	(1400)	(190)	(46)
	（ルウ類）																							
17051	カレールウ	0	1974	474	3.0	5.7	32.8	14.84	0.10	1.55	20	35.1	10.0	6.4	–	0.4	511	6.5	34.1	44.7	11.7	4200	320	90
17052	ハヤシルウ	0	2086	501	2.2	5.8*	31.9	15.62	0.06	0.82	20	46.3*	–	2.5	–		512	5.8	33.2	47.5	11.3	4200	150	30
	（その他）																							
	お茶漬けの素																							
17125	さけ	0	1060	251	(2.9)	(18.0)	(2.7)	(0.68)	(0.66)	(0.23)	(64)	(36.9)*	(20.4)	(3.5)	–	0	263	(20.2)	(3.7)	(37.1)	(35.6)	(13000)	(560)	(72)
17136	キムチの素	0	529	125	58.2	5.3	0.8	0.18	0.08	0.34	3	21.6	12.0	3.6	0.1	1.1	135	5.3	1.0	26.0	9.4	3600	350	29
17053	酒かす	0	904	215	51.1	(14.2)	1.5*	–	–	–	–	19.3*	–	5.2	–		227	14.9	1.5	23.8	0.5	5	28	4
17126	即席すまし汁	0	823	194	(2.8)	(17.0)	(0.5)	(0.16)	(0.14)	(0.16)	(16)	(28.4)*	(10.3)	(3.3)	(Tr)	(0.3)	202	(18.3)	(0.8)	(30.5)	(47.6)	(18000)	(490)	(76)
	ふりかけ																							
17127	たまご	0	1791	428	(2.5)	(20.9)	(19.7)	(4.75)	(0.28)	(6.04)	(420)	(39.2)*	(23.1)	(5.1)	–		449	(23.4)	(21.9)	(39.7)	(12.3)	(3600)	(490)	(390)
17054	みりん風調味料	0	958	225	43.6	0.1	0*	–	–	–	(0)	55.6	37.7	(0)	0	0.1	225	0.1	0	55.7	0.2	68	3	Tr
	本みりん→し好飲料類・（混成酒類）・みりん																							
17138	料理酒	0	368	88	82.4	0.2	Tr*	–	–	–	0	3.5	3.5	0	0	–	95	0.2	Tr	4.7	2.1	870	6	2

〈香辛料類〉

食品番号	食品名	廃棄率 %	kJ	kcal	水分 g	たんぱく質 g	脂質 g	飽和 g	n-3系 g	n-6系 g	コレステロール mg	利用可能炭水化物 g	糖類 g	食物繊維総量 g	糖アルコール g	有機酸 g	七訂 エネルギー kcal	たんぱく質 g	脂質 g	炭水化物 g	灰分 g	ナトリウム mg	カリウム mg	カルシウム mg
	オールスパイス																							
17055	粉	0	1543	364	9.2	5.6*	(3.7)	(1.64)	(0.05)	(1.48)	(0)	77.1*	–	–	–		374	5.6	5.6	75.2	4.4	53	1300	710
17056	オニオンパウダー	0	1541	363	5.0	(5.8)	(0.8)	(0.23)	(0.02)	(0.31)	(0)	83.0*	–	–	–		364	8.8	1.1	79.8	5.3	52	1300	140
	からし																							
17057	粉	0	1831	435	4.9	33.0*	(14.2)	(0.78)	(1.50)	(2.44)	(0)	43.8*	–	–	–		436	33.0	14.3	43.7	4.1	34	890	250
17058	練り	0	1316	314	31.7	5.9*	(14.4)	(0.80)	(1.52)	(2.47)	(0)	40.2*	–	–	–		315	5.9	14.5	40.1	7.8	2900	190	60
17059	練りマスタード	0	729	175	65.7	(4.3)	(10.5)	(0.58)	(1.11)	(1.80)	(Tr)	15.6*	(7.2)	–	–		174	4.8	10.6	13.1	3.8	1200	170	70
17060	粒入りマスタード	0	955	229	57.2	(6.9)	(15.9)	(0.88)	(1.67)	(2.72)	(Tr)	14.7*	(4.7)	–	–		229	7.6	16.0	12.7	5.3	1600	190	130

穀類 / いも及びでん粉類 / 砂糖及び甘味類 / 豆類 / 種実類 / 野菜類 / 果実類 / きのこ類 / 藻類 / 魚介類 / 肉類 / 卵類 / 乳類 / 油脂類 / 菓子類 / し好飲料類 / 調味料及び香辛料類 / 調理済み流通食品類

ミノ酸組成によるたんぱく質の*→「たんぱく質」の値、脂肪酸のトリアシルグリセロール当量の*→「脂質」の値が入っている。
用可能炭水化物は「利用可能炭水化物（質量計）」の値だが、＊がついているものは「差引き法による利用可能炭水化物」の値（p.2、3参照）。

可食部100g当たり

備考欄凡例：
硝：硝酸イオン　ポ：ポリフェノール
タ：タンニン　テ：テオブロミン
カ：カフェイン
見当：概量（1個、1尾、1切れなど）とその目安重量（廃棄部分を含む重量）

※最左列（無機質の左端）は紙面の裁ち切れにより一部の数字のみが見えている。

（切れ）	リン (mg)	鉄 (mg)	亜鉛 (mg)	銅 (mg)	マンガン (mg)	ヨウ素 (μg)	セレン (μg)	クロム (μg)	モリブデン (μg)	レチノール (μg)	β-カロテン当量 (μg)	レチノール活性当量 (μg)	ビタミンD (μg)	ビタミンE α-トコフェロール (mg)	ビタミンK (μg)	ビタミンB1 (mg)	ビタミンB2 (mg)	ナイアシン当量 (mg)	ビタミンB6 (mg)	ビタミンB12 (μg)	葉酸 (μg)	パントテン酸 (mg)	ビオチン (μg)	ビタミンC (mg)	アルコール (g)	食塩相当量 (g)	重量変化率 (%)	備考
5	120	3.0	0.9	0.31	–	16	2	2	15	(0)	(0)	(0)	(0)	0.4	9	0.04	0.10	2.9	0.10	Tr	35	0.26	8.4	(0)	–	10.7	–	別名 田舎みそ (100g:87mL、100mL:115g)
30	250	6.8	2.0	0.66	–	31	19	9	64	(0)	(0)	(0)	(0)	1.1	19	0.04	0.12	3.4	0.13	Tr	54	0.36	17.0	(0)	–	10.9	–	別名 東海豆みそ、名古屋みそ、八丁みそ (100g:87mL、100mL:115g)
1	170	1.7	1.4	0.29	0.73	1	5	5	150	(0)	0	3	0	0.6	–	0.10	0.11	2.7	0.16	0.1	75	0.27	11.0		–	10.7	–	(100g:87mL、100mL:115g)
0	300	2.8	1.8	0.44	1.19	–	–	–	–	(0)	6	Tr	0	0.7	15	0.11	2.58	(4.9)	0.12	–	65	0.75	–	(0)	–	20.6	–	別名 インスタントみそ汁
4	130	1.2	0.9	0.25	0.47	–	–	–	–	(0)	1	0	0	0.5	6	0.04	0.27	(2.1)	0.07	–	29	0.42	–	(0)	–	9.6	–	別名 インスタントみそ汁
(0)	(69)	(1.7)	(0.5)	(0.12)	(0.02)	0	(1)	(1)	(16)	(0)	0	0	0	(0.1)	(4)	(0.04)	(0.05)	(1.8)	(0.02)	(0.1)	(10)	0	(2.6)	0	–	(3.3)	–	
(4)	(170)	(3.7)	(1.5)	(0.39)	(0.40)	–	(5)	(2)	(38)	(0)	0	0	0	(0.5)	(7)	(0.10)	(0.10)	(3.3)	(0.14)	(0.1)	(36)	(0.08)	(5.7)	0	–	(4.0)	–	
(6)	(66)	(1.7)	(0.5)	(0.11)	(0.02)	–	(1)	(1)	(17)	(0)	0	0	0	(0.1)	(4)	(0.03)	(0.05)	(1.8)	(0.02)	(0.1)	(11)	0	(2.8)	0	–	(3.1)	–	
(8)	(74)	(1.9)	(0.5)	(0.13)	(0.02)	–	(1)	(1)	(19)	(0)	0	0	0	(0.1)	(4)	(0.03)	(0.06)	(2.0)	(0.03)	(0.1)	(12)	(Tr)	(3.1)	0	–	(3.4)	–	
1	110	3.5	0.5	0.13	0.58	–	10	1	14	(0)	69	6	0	2.0	–	0.09	0.06	1.0	0.07	Tr	9	0.38	4.1	(0)	–	10.6	–	食物繊維：AOAC.2011.25法
1	55	1.0	0.3	0.12	0.32	–	–	–	–	(0)	1100	95	0	2.5	–	0.14	0.06	2.0	0.08	0	9	0.29	–	0	–	10.7	–	
5	(230)	(2.1)	(0.9)	(0.14)	(0.27)	(3700)	(27)	(2)	(12)	(10)	(2100)	(180)	(8.3)	(1.5)	(100)	(0.16)	(0.29)	(9.3)	(0.25)	(5.4)	(140)	(0.93)	(4.7)	(12)	0	(33.8)	–	
1	52	1.3	0.3	0.12	0.16	1900	11	18	6	17	2100	190	0	2.9	8	0.11	0.11	1.9	0.31	0.2	8	0.20	3.7	0	–	9.3	–	
9	8	0.8	2.3	0.39	–	–	–	–	–	(0)	0	(0)	0	0	0	0.03	0.26	(5.3)	0.94	0	170	0.48	–	(0)	8.2	0	–	
1	(220)	(2.3)	(1.0)	(0.13)	(0.60)	(140)	(39)	(3)	(29)	(0)	(2300)	(200)	(0.5)	0.8	(57)	(0.13)	(0.31)	(7.5)	(0.17)	(4.7)	(170)	(0.41)	(8.3)	(25)	0	(45.7)	–	
0	(490)	(4.5)	(2.9)	(0.47)	(0.71)	(86)	(15)	(2)	(29)	(100)	(3100)	(360)	(2.2)	2.5	(220)	(0.29)	(0.48)	(8.7)	(0.31)	(6.2)	(170)	(0.47)	(6.0)	(11)	0	(9.2)	–	
1	15	0.1	Tr	Tr	0	–	–	–	–	(0)	0	(0)	0	–	0	Tr	0.02	Tr	0	–	0	Tr	0	(0)	–	0.2	–	アルコール:0.5容量% (100g:78.8mL、100mL:126.9g)
2	4	Tr	Tr	Tr	0.04	Tr	0	2	2	(0)	0	(0)	0	–	0	Tr	0	Tr	0.01	0	0	0	Tr	0	10.6	2.2	–	アルコール:13.6容量% (100g:98.4mL、100mL:101.6g)
0	110	4.7	1.2	0.53	0.72	–	–	–	–	0	34	3	(0)	–	–	0	0.05	3.8	–	(0)	(0)	–	0	–	–	0.1	–	
0	290	3.1	3.2	0.55	1.90	–	–	–	–	(0)	Tr	(0)	–	–	–	0.30	0.10	(1.4)	–	–	–	–	10	–	–	0.1	–	食塩添加品あり
0	1000	11.0	6.6	0.60	1.76	0	290	3	79	(0)	38	3	(0)	–	–	0.73	0.26	14.0	–	(0)	(0)	–	160.0	0	–	0.1	–	和がらし及び洋がらしを含む (100g:250mL、100mL:40g)
0	120	2.1	1.0	0.15	0.36	–	–	–	–	(0)	16	1	(0)	–	–	0.22	0.07	2.5	–	–	–	–	–	–	–	7.4	–	和風及び洋風を含む
0	140	1.8	0.8	0.10	0.41	–	70	4	15	(0)	54	4	(Tr)	1.2	6	0.14	0.04	(1.3)	0.10	0	14	0.27	25.0	Tr	–	3.0	–	別名 フレンチマスタード
0	260	2.4	1.4	0.16	0.62	1	87	5	17	(0)	32	3	(Tr)	1.0	5	0.32	0.05	(3.0)	0.14	0.1	16	0.28	23.0	Tr	–	4.1	–	別名 あらびきマスタード

穀類 ／ いも及びでん粉類 ／ 砂糖及び甘味類 ／ 豆類 ／ 種実類 ／ 野菜類 ／ 果実類 ／ きのこ類 ／ 藻類 ／ 魚介類 ／ 肉類 ／ 卵類 ／ 乳類 ／ 油脂類 ／ 菓子類 ／ 飲料類・し好 ／ 調味料及び香辛料類 ／ 調理済み流通食品類

（0）：推定値 0，（Tr）：推定値 微量，Tr：微量，－：未測定 ※炭水化物成分表から算出。

調味料及び香辛料類

可食部100 g当たり

食品番号	食品名	廃棄率 %	エネルギー kJ	エネルギー kcal	水分 g	アミノ酸組成によるたんぱく質 g	脂肪酸のトリアシルグリセロール当量 g	飽和脂肪酸 g	n-3系多価不飽和脂肪酸 g	n-6系多価不飽和脂肪酸 g	コレステロール mg	利用可能炭水化物 g	糖類※ g	食物繊維総量 g	糖アルコール g	有機酸 g	七訂エネルギー kcal	七訂たんぱく質 g	七訂脂質 g	七訂炭水化物 g	灰分 g	ナトリウム mg	カリウム mg	カルシウム mg
17061	カレー粉	0	1405	338	5.7	(10.2)	11.6	1.28	0.24	3.16	8	29.8*	–	36.9	–	–	415	13.0	12.2	63.3	5.8	40	1700	54
	クローブ																							
17062	粉	0	1679	398	7.5	(5.1)	(9.8)	(4.13)	(0.81)	(2.87)	(0)	72.2*	–	–	–	–	417	7.2	13.6	66.4	5.3	280	1400	64
	こしょう																							
17063	黒 粉	0	1532	362	12.7	(8.9)	5.5	(2.56)	(0.28)	(1.56)	(0)	69.2*	(0.6)	–	–	–	364	11.0	6.0	66.6	3.7	65	1300	41
17064	白 粉	0	1590	376	12.3	(7.0)	5.9	(2.73)	(0.30)	(1.66)	(0)	73.7*	(0.6)	–	–	–	378	10.1	6.4	70.1	1.1	4	60	24
17065	混合 粉	0	1561	369	12.5	(7.4)	5.7	(2.65)	(0.29)	(1.61)	(0)	72.0*	(0.6)	–	–	–	371	10.6	6.2	68.3	2.4	35	680	33
	さんしょう																							
17066	粉	0	1588	375	8.3	10.3*	6.2*	–	–	–	(0)	69.6*	–	–	–	–	375	10.3	6.2	69.6	5.6	10	1700	75
	シナモン																							
17067	粉	0	1512	356	9.4	(2.7)	(1.9)	(0.97)	(0.03)	(0.12)	(0)	82.1*	–	–	–	–	364	3.6	3.5	79.6	3.9	23	550	120
	しょうが																							
17068	粉	0	1546	365	10.6	(5.3)	4.9*	–	–	–	(0)	75.0*	(19.6)	–	–	–	365	7.8	4.9	72.5	4.2	31	1400	11
17069	おろし	0	176	41	88.2	(0.3)	0.4	(0.16)	(0.03)	(0.10)	(0)	9.0*	(1.4)	–	–	0.2	43	0.7	0.6	8.6	1.9	580	140	1
	しょうが 根茎 生→野菜類																							
	セージ																							
17070	粉	0	1593	377	9.2	6.4*	(8.8)	(5.57)	(0.97)	(0.42)	(0)	68.2*	–	–	–	–	384	6.4	10.1	66.9	7.4	120	1600	150
	タイム																							
17071	粉	0	1450	342	9.8	6.5*	(3.2)	(1.91)	(0.48)	(0.35)	(0)	71.8*	–	–	–	–	352	6.5	5.2	69.8	8.7	13	980	170
17072	チリパウダー	0	1580	374	3.8	(9.2)	8.2	(1.41)	(0.30)	(4.30)	(0)	65.9*	–	–	–	–	374	15.0	8.2	60.1	12.9	2500	3000	28
	とうがらし																							
17073	粉	0	1742	412	1.7	(9.9)	(8.3)	(1.83)	(0.37)	(4.33)	(0)	74.5*	–	–	–	–	419	16.2	9.7	66.8	5.6	4	2700	11
	とうがらし 果実 乾→野菜類																							
	ナツメグ																							
17074	粉	0	2172	520	6.3	5.7*	(30.6)	(11.31)	(0.10)	(5.12)	(0)	55.4*	–	–	–	–	559	5.7	38.5	47.5	2.0	15	430	16
	にんにく																							
17075	ガーリックパウダー 食塩無添加	0	1614	380	3.5	(17.2)	0.4	0.10	0.02	0.20	2	77.0*	1.1	–	–	–	382	19.9	0.8	73.8	2.0	18	390	10
17128	ガーリックパウダー 食塩添加	0	1623	382	3.5	(17.2)	0.8*	–	–	–	2	76.5*	(1.0)	–	–	–	382	19.9	0.8	73.8	2.0	3300	390	10
17076	おろし	0	722	170	52.1	(2.9)	0.3	(0.07)	(0.02)	(0.14)	(Tr)	39.0*	(1.2)	–	–	–	171	4.7	0.5	37.0	5.7	1800	440	2
	にんにく りん茎 生→野菜類																							
	バジル																							
17077	粉	0	1300	307	10.9	(17.3)	(2.2)	(1.17)	(0.16)	(0.11)	(0)	54.4*	–	–	–	–	307	21.1	2.2	50.6	15.2	59	3100	28
	バジル 葉 生→野菜類																							

ミノ酸組成によるたんぱく質の*→「たんぱく質」の値、脂肪酸のトリアシルグリセロール当量の*→「脂質」の値が入っている。
用可能炭水化物は「利用可能炭水化物（質量計）」の値だが、*がついているものは「差引き法による利用可能炭水化物」の値（p.2、3参照）。

可食部100 g当たり

マグネシウム	リン	鉄	亜鉛	銅	マンガン	ヨウ素	セレン	クロム	モリブデン	レチノール	β-カロテン当量	レチノール活性当量	ビタミンD	ビタミンE α-トコフェロール	ビタミンK	ビタミンB1	ビタミンB2	ナイアシン当量	ビタミンB6	ビタミンB12	葉酸	パントテン酸	ビオチン	ビタミンC	アルコール	食塩相当量	重量変化率	備考
mg	mg	mg	mg	mg	mg	µg	µg	µg	µg	µg	µg	µg	µg	mg	µg	mg	mg	mg	mg	µg	µg	mg	µg	mg	g	g	%	
20	400	29.0	2.9	0.80	4.84	5	18	21	42	0	390	32	(0)	4.4	86	0.41	0.25	(8.7)	0.59	0.1	60	2.06	28.0	2	–	0.1	–	
50	95	9.9	1.1	0.39	93.00	–	–	–	–	(0)	120	10	–	–	–	0.04	0.27	(1.5)	–	(0)	(0)	–	(0)	(0)	–	0.7	–	別名 ちょうじ
50	160	20.0	1.1	1.20	6.34	5	5	30	14	(0)	180	15	–	–	–	0.10	0.24	(2.2)	–	(0)	–	–	20.0	–	–	0.2	–	別名 ブラックペッパー
30	140	7.3	0.9	1.00	4.45	2	2	30	24	(0)	Tr	(0)	–	–	–	0.02	0.12	(1.2)	–	(0)	–	–	4.7	–	–	–	–	別名 ホワイトペッパー
20	150	14.0	1.0	1.10	–	3	2	12	17	(0)	89	7	–	–	–	0.06	0.18	(1.8)	–	(0)	0	–	15.0	1	–	0.1	–	
0	210	10.0	0.9	0.33	–	32	6	21	19	(0)	200	17	–	–	–	0.10	0.45	(4.5)	–	–	–	–	27.0	0	–	0	–	
37	50	7.1	0.9	0.49	41.00	6	3	14	3	(0)	6	1	(0)	–	–	0.08	0.14	(2.0)	–	(0)	–	(0)	1.4	Tr	–	0.1	–	別名 にっけい、にっき
00	150	14.0	1.7	0.57	28.00	1	3	6	11	(0)	16	1	–	–	–	0.04	0.17	(6.4)	1.03	(0)	–	1.29	9.6	0	–	0.1	–	別名 ジンジャー
7	14	0.3	0.1	0.04	3.58	0	1	1	1	(0)	7	1	–	–	–	0.02	0.03	(0.9)	–	–	–	–	0.3	120	–	1.5	–	試料:チューブ入り ビタミンC:添加品を含む
70	100	50.0	3.3	0.53	2.85	–	–	–	–	(0)	1400	120	–	–	–	0.09	0.55	3.8	–	(0)	–	–	–	(0)	–	0.3	–	
0	85	110.0	2.0	0.57	6.67	–	–	–	–	(0)	980	82	–	–	–	0.09	0.69	4.5	–	0	(0)	–	(0)	–	–	–	–	
0	260	29.0	2.2	1.00	1.62	–	–	–	–	(0)	9300	770	–	–	–	0.25	0.84	(8.5)	–	(0)	–	–	(0)	–	–	6.4	–	
0	340	12.0	2.0	1.20	–	3	5	17	41	(0)	8600	720	–	–	–	0.43	1.15	(13.0)	–	–	–	–	49.0	Tr	–	0	–	別名 一味唐辛子
0	210	2.5	1.3	1.20	2.68	–	–	–	–	(0)	12	1	–	–	–	0.05	0.10	1.5	–	–	–	–	(0)	–	–	0	–	別名 にくずく
0	300	6.6	2.5	0.57	1.17	1	10	2	7	(0)	0	(0)	(0)	0.4	1	0.54	0.15	(3.4)	2.32	0	30	1.00	3.5	(0)	–	0	–	
0	300	6.6	2.5	0.57	1.17	1	10	2	7	(0)	(0)	(0)	(0)	0.4	1	0.54	0.15	(3.4)	2.32	0	30	1.33	3.5	(0)	–	8.4	–	
2	100	0.7	0.5	0.09	0.16	3	4	1	6	(0)	3	Tr	(0)	–	–	0.11	0.04	(1.0)	–	–	–	–	1.0	–	–	4.6	–	試料:チューブ入り
0	330	120.0	3.9	1.99	10.00	42	18	47	200	(0)	2500	210	(0)	4.7	820	0.26	1.09	(12.0)	1.75	0	290	2.39	62.0	1	–	0.1	–	別名 めぼうき、バジリコ

備考欄凡例

硝：硝酸イオン　　ポ：ポリフェノール
タ：タンニン　　テ：テオブロミン
カ：カフェイン

見当：概量（1個、1尾、1切れなど）とその目安重量（廃棄部分を含む重量）

穀類
いも及びでん粉類
砂糖及び甘味類
豆類
種実類
野菜類
果実類
きのこ類
藻類
魚介類
肉類
卵類
乳類
油脂類
菓子類
し好飲料類
調味料及び香辛料類
調理済み流通食品類

(0)：推定値0，(Tr)：推定値 微量，Tr：微量，－：未測定　※炭水化物成分表から算出。

調味料及び香辛料類

可食部100g当たり

食品番号	食品名	廃棄率 %	エネルギー kJ	エネルギー kcal	水分 g	アミノ酸組成によるたんぱく質 g	脂肪酸のトリアシルグリセロール当量 g	飽和脂肪酸 g	n-3系多価不飽和脂肪酸 g	n-6系多価不飽和脂肪酸 g	コレステロール mg	利用可能炭水化物 g	糖類※ g	食物繊維総量 g	糖アルコール g	有機酸 g	七訂エネルギー kcal	七訂たんぱく質 g	七訂脂質 g	七訂炭水化物 g	灰分 g	ナトリウム mg	カリウム mg	カルシウム mg
	パセリ																							
17078	乾	0	1447	341	5.0	(27.7)	(2.2)	(0.55)	(0.75)	(0.51)	(0)	52.6*	(4.9)	–	–	–	341	28.7	2.2	51.6	12.5	880	3600	1300
	パセリ　葉　生→野菜類																							
	パプリカ																							
17079	粉	0	1624	385	10.0	(14.6)	(10.9)	(1.93)	(0.41)	(6.58)	(0)	57.2*	–	–	–		389	15.5	11.6	55.6	7.3	60	2700	170
	わさび																							
17080	粉　からし粉入り	0	1628	384	4.9	(9.4)	4.4*	–	–	–	(0)	76.8*	–	–	–		384	16.5	4.4	69.7	4.5	30	1200	320
17081	練り	0	1114	265	39.8	(1.9)	10.3*	–	–	–	(0)	41.2*	–	–	–		265	3.3	10.3	39.8	6.8	2400	280	62
	わさび　根茎　生→野菜類																							
	〈その他〉																							
	酵母																							
17082	パン酵母　圧搾	0	441	105	68.1	13.1	1.1	0.19	Tr	0.01	0	5.6*	(1.9)	10.3	0	–	103	16.5	1.5	12.1	1.8	39	620	1
17083	パン酵母　乾燥	0	1281	307	8.7	30.2	4.7	0.79	0.01	0.03	0	19.5*	0.1	32.6	0	–	313	37.1	6.8	43.1	4.3	120	1600	1
	天ぷら用　バッター→穀類・こむぎ・[小麦粉]																							
17084	ベーキングパウダー	0	639	150	4.5	Tr*	(0.6)	(0.22)	(0.09)	(0.27)	(0)	(35.0)	(0)	–	–	–	127	Tr	1.2	29.0	41.8	6800	3900	240

穀類／いも及びでん粉類／砂糖及び甘味類／豆類／種実類／野菜類／果実類／きのこ類／藻類／魚介類／肉類／卵類／乳類／油脂類／菓子類／し好飲料類／調味料及び香辛料類／調理済み流通食品類

ミノ酸組成によるたんぱく質の*→「たんぱく質」の値、脂肪酸のトリアシルグリセロール当量の*→「脂質」の値が入っている。
用可能炭水化物は「利用可能炭水化物（質量計）」の値だが、*がついているものは「差引き法による利用可能炭水化物」の値 (p.2、3参照)。

可食部 100 g 当たり

マグネシウム	リン	鉄	亜鉛	銅	マンガン	ヨウ素	セレン	クロム	モリブデン	ビタミンA レチノール	ビタミンA β-カロテン当量	ビタミンA レチノール活性当量	ビタミンD	ビタミンE α-トコフェロール	ビタミンK	ビタミンB₁	ビタミンB₂	ナイアシン当量	ビタミンB₆	ビタミンB₁₂	葉酸	パントテン酸	ビオチン	ビタミンC	アルコール	食塩相当量	重量変化率	備考
mg	mg	mg	mg	mg	mg	µg	µg	µg	µg	µg	µg	µg	µg	mg	µg	mg	mg	mg	mg	µg	µg	mg	µg	mg	g	g	%	
30	460	18.0	3.6	0.97	6.63	22	7	38	110	(0)	28000	2300	(0)	7.2	1300	0.89	2.02	(20.0)	1.47	0	1400	1.68	24.0	820	–	2.2	–	
20	320	21.0	10.0	1.08	1.00	17	10	33	13	(0)	6100	500	(0)	–	(0)	0.52	1.78	(14.0)	–	(0)	(0)	–	39.0	(0)	–	0.2	–	
10	340	9.3	4.4	0.45	1.11	3	4	8	4	(0)	20	2	(0)	–		0.55	0.30	(5.0)	–	–	–		24.0	(0)	–	0.1	–	試料:ホースラディシュ製品
39	85	2.0	0.8	0.11	0.23	–	–	–	–	(0)	15	1	(0)	–	–	0.11	0.07	(1.2)	–	–	–	–		0	–	6.1	–	試料:わさび及びホースラディシュ混合製品、チューブ入り
37	360	2.2	7.8	0.36	0.19	Tr	2	1	Tr	0	4	Tr	1.6	Tr	0	2.21	1.78	27.0	0.59	0	1900	2.29	99.0	0	–	0.1	–	別名 イースト
91	840	13.0	3.4	0.20	0.40	1	2	2	1	0	0	0	2.8	Tr	0	8.81	3.72	(28.0)	1.28	0	3800	5.73	310.0	1	–	0.3	–	別名 ドライイースト
1	3700	0.1	Tr	0.01	–	–	–	–	–	0	0	0	0	0	0	0	0	0	(0)	0	(0)	(0)	–	0	–	17.3	–	加熱により発生する二酸化炭素等:23.5g（100g:133mL、100mL:75g）

備考

硝:硝酸イオン　ポ:ポリフェノール
タ:タンニン　テ:テオブロミン
カ:カフェイン

見当:概量（1個、1尾、1切れなど）と
その目安重量（廃棄部分を含む重量）

穀類 / でん粉及び粉類 / 砂糖及び甘味類 / 豆類 / 種実類 / 野菜類 / 果実類 / きのこ類 / 藻類 / 魚介類 / 肉類 / 卵類 / 乳類 / 油脂類 / 菓子類 / し好飲料類 / 調味料及び香辛料類 / 調理済み流通食品類

調理済み流通食品類

（O）：推定値0，　(Tr)：推定値 微量，　Tr：微量，　−：未測定　　※炭水化物成分表から算出。

可食部100g当たり

食品番号	食品名	廃棄率 %	エネルギー kJ	エネルギー kcal	水分 g	アミノ酸組成によるたんぱく質 g	たんぱく質 g	脂肪酸のトリアシルグリセロール当量 g	飽和脂肪酸 g	n-3系多価不飽和脂肪酸 g	n-6系多価不飽和脂肪酸 g	コレステロール mg	利用可能炭水化物 g	糖類 g	食物繊維総量 g	糖アルコール g	有機酸 g	参考エネルギー kcal	参考たんぱく質 g	参考脂質 g	参考炭水化物 g	灰分 g	ナトリウム mg	カリウム mg	カルシウム mg
	（和風料理）																								
	和え物類																								
18024	青菜の白和え	0	342	81	(79.7)	(3.9)		(2.6)	−	−	−	(Tr)	(9.2)*	−	(2.4)	0	−	90	(4.2)	(3.4)	(10.5)	(2.0)	(500)	(180)	(95
18025	いんげんのごま和え	0	320	77	(81.4)	(3.0)		(3.2)	−	−	−	(5)	(7.2)*	−	(2.8)	0	−	83	(3.7)	(3.4)	(9.1)	(2.2)	(480)	(270)	(120
18026	わかめとねぎの酢みそ和え	0	358	85	(76.3)	(3.0)		(0.8)	−	−	−	(17)	(14.9)*	−	(2.5)	0	−	89	(3.8)	(0.9)	(16.3)	(2.3)	(730)	(140)	(40
	汁物類																								
18028	とん汁	0	107	26	(94.4)	(1.3)		(1.4)	−	−	−	(3)	(1.6)*	−	(0.5)	0	−	27	(1.5)	(1.5)	(2.0)	(0.7)	(220)	(63)	(10
	酢の物類																								
18027	紅白なます	0	143	34	(90.3)	(0.6)		(0.7)	−	−	−	0	(6.1)*	−	(0.9)	0	−	37	(0.6)	(0.6)	(7.2)	(0.9)	(230)	(130)	(22
	煮物類																								
18029	卯の花いり	0	350	84	(79.1)	(3.1)		(3.5)	−	−	−	(7)	(7.4)*	−	(5.1)	0	−	97	(4.4)	(4.1)	(10.7)	(1.7)	(450)	(190)	(47
18030	親子丼の具	0	424	101	(79.4)	(7.9)		(5.1)	−	−	−	(130)	(5.8)*	−	(0.4)	0	−	103	(8.4)	(5.2)	(5.6)	(1.3)	(380)	(120)	(21
18031	牛飯の具	0	505	122	(78.8)	(3.5)		(8.8)	−	−	−	(18)	(6.6)*	−	(1.0)	0	−	126	(4.1)	(9.4)	(6.4)	(1.3)	(400)	(110)	(18
18032	切り干し大根の煮物	0	199	48	(88.2)	(1.9)		(1.9)	−	−	−	0	(4.8)*	−	(2.0)	0	−	55	(2.3)	(2.5)	(5.7)	(1.3)	(370)	(76)	(46
18033	きんぴらごぼう	0	348	84	(81.6)	(3.1)		(4.3)	−	−	−	(Tr)	(6.4)*	−	(3.2)	0	−	91	(1.4)	(4.5)	(11.3)	(1.3)	(350)	(150)	(36
18034	ぜんまいのいため煮	0	334	80	(82.3)	(3.0)		(3.9)	−	−	−	(Tr)	(7.1)*	−	(2.2)	0	−	86	(3.4)	(4.2)	(8.7)	(1.4)	(420)	(67)	(47
18035	筑前煮	0	357	85	(80.4)	(4.1)		(3.3)	−	−	−	(19)	(8.8)*	−	(1.8)	0	−	90	(4.4)	(3.5)	(10.2)	(1.5)	(430)	(160)	(22
18036	肉じゃが	0	327	78	(79.6)	(3.8)		(1.1)	−	−	−	(9)	(12.5)*	−	(1.3)	0	−	81	(4.3)	(1.3)	(13.0)	(1.7)	(480)	(210)	(13
18037	ひじきのいため煮	0	314	75	(80.8)	(2.8)		(3.5)	−	−	−	(Tr)	(6.5)*	−	(3.4)	0	−	88	(3.1)	(4.0)	(9.9)	(2.2)	(560)	(180)	(10
	その他																								
18038	アジの南蛮漬け	0	456	109	(78.0)	(6.7)		(5.6)	−	−	−	(27)	(7.5)*	−	(0.9)	0	−	113	(8.1)	(6.1)	(6.2)	(1.3)	(290)	(190)	(3
18053 新	お好み焼き	0	570	136	71.8	5.2*		6.5*	−	−	−	−	12.9	2.8	2.6	−	0.1	140	5.2	6.5	15.2	1.3	310	190	3
18054 新	とりから揚げ	0	853	204	55.8	12.8		9.5	2.29	0.33	3.01		15.3	1.1	1.7	−	0.3	218	15.6	10.1	16.1	2.4	700	250	1
18023	松前漬け　しょうゆ漬	0	701	166	51.2	14.5		0.9	0.28	0.43	0.03	170	21.0*	12.3	1.6	5.1	−	179	17.0	1.4	24.7	5.7	2000	310	4
	（洋風料理）																								
	カレー類																								
18040	チキンカレー	0	545	131	(75.2)	(5.4)		(8.4)	−	−	−	(29)	(7.8)*	−	(1.2)	0	−	136	(5.6)	(8.8)	(8.4)	(1.9)	(540)	(170)	(2
18001	ビーフカレー	0	495	119	(78.5)	(2.1)		(8.6)	−	−	−	(10)	(7.9)*	−	(0.9)	−	−	123	(2.4)	(9.0)	(8.1)	(2.0)	(680)	(93)	(2
18041	ポークカレー	0	480	116	(79.2)	(2.3)		(8.2)	−	−	−	(9)	(7.7)*	−	(0.9)	0	−	119	(2.8)	(8.6)	(7.7)	(1.7)	(550)	(100)	(1
	コロッケ類																								
18043	カニクリームコロッケ	0	1063	255	(54.6)	(4.4)		(16.5)	−	−	−	(8)	(21.1)*	−	(1.0)	0	−	263	(5.1)	(17.1)	(22.0)	(1.2)	(320)	(94)	(3
18044	コーンクリームコロッケ	0	1025	245	(54.1)	(4.4)		(15.3)	−	−	−	(7)	(21.6)*	−	(1.4)	0	−	258	(5.1)	(16.0)	(23.4)	(1.3)	(330)	(150)	(4
18018	ポテトコロッケ	0	945	226	(55.5)	(4.5)		(12.1)	−	−	−	(14)	(23.2)*	−	(2.0)	0	−	236	(5.3)	(12.6)	(25.2)	(1.3)	(280)	(250)	(1

穀類　いも及びでん粉類　砂糖及び甘味類　豆類　種実類　野菜類　果実類　きのこ類　藻類　魚介類　肉類　卵類　油脂類　菓子類　し好飲料類　調味料及び香辛料類　調理済み流通食品類

ミノ酸組成によるたんぱく質の*→「たんぱく質」の値、脂肪酸のトリアシルグリセロール当量の*→「脂質」の値が入っている。
用可能炭水化物は「利用可能炭水化物（質量計）」の値だが、*がついているものは「差引き法による利用可能炭水化物」の値（p.2、3参照）。

可食部100g当たり

備考の凡例：
硝：硝酸イオン　ポ：ポリフェノール
タ：タンニン　テ：テオブロミン
カ：カフェイン
見当：概量（1個、1尾、1切れなど）とその目安重量（廃棄部分を含む重量）

マグネシウム	リン	鉄	亜鉛	銅	マンガン	ヨウ素	セレン	クロム	モリブデン	レチノール	β-カロテン当量	レチノール活性当量	ビタミンD	ビタミンE α-トコフェロール	ビタミンK	ビタミンB1	ビタミンB2	ナイアシン当量	ビタミンB6	ビタミンB12	葉酸	パントテン酸	ビオチン	ビタミンC	アルコール	食塩相当量	重量変化率	備考
mg	mg	mg	mg	mg	mg	µg	µg	µg	µg	µg	µg	µg	µg	mg	µg	mg	mg	mg	mg	µg	µg	mg	µg	mg	g	g	%	
(2)	(69)	(1.2)	(0.6)	(0.15)	(0.35)	(2)	(4)	(2)	(21)	0	(1600)	(130)	(Tr)	(0.6)	(70)	(0.06)	(0.05)	(1.2)	(0.07)	(Tr)	(32)	(0.11)	(2.9)	(3)	(0.1)	(1.3)	94	
(4)	(88)	(1.3)	(0.7)	(0.15)	(0.48)	(1)	(4)	(1)	(10)	(3)	(840)	(73)	(0.2)	(0.2)	(39)	(0.08)	(0.10)	(1.5)	(0.11)	(0.1)	(52)	(0.20)	(2.0)	(5)	(0.1)	(1.2)	95	
(0)	(56)	(0.9)	(0.4)	(0.10)	(0.06)	(120)	(4)	(1)	(8)	(1)	(120)	(11)	0	(0.3)	(24)	(0.03)	(0.04)	(1.3)	(0.06)	(0.3)	(31)	(0.10)	(2.5)	(4)	(0.1)	(1.8)	83	
(6)	(18)	(0.2)	(0.2)	(0.03)	(0.02)	0	(1)	0	(3)	0	(200)	(17)	(Tr)	(0.1)	(2)	(0.03)	(0.01)	(0.6)	(0.03)	(0.1)	(7)	(0.05)	(0.8)	(1)	0	(0.6)	94	別名 ぶた汁
(9)	(16)	(0.2)	(0.1)	(0.02)	(0.05)	(2)	(1)	0	(3)	0	(460)	(38)	0	(Tr)	(2)	(0.02)	(0.01)	(0.3)	(0.03)	0	(19)	(0.08)	(0.5)	(6)	(Tr)	(0.6)	100	
(4)	(68)	(0.8)	(0.4)	(0.07)	(0.25)	(1)	(3)	(1)	(20)	(3)	(420)	(38)	(0.1)	(0.5)	(10)	(0.06)	(0.04)	(1.2)	(0.05)	(0.1)	(13)	(0.22)	(2.9)	(1)	0	(1.1)	103	
(2)	(88)	(0.7)	(0.7)	(0.04)	(0.08)	(7)	(8)	(Tr)	(3)	(51)	(69)	(57)	(0.7)	(0.2)	(14)	(0.04)	(0.13)	(2.4)	(0.09)	(0.4)	(20)	(0.53)	(7.3)	(2)	0	(1.1)	89	
(0)	(45)	(0.6)	(0.9)	(0.03)	(0.10)	(4)	(1)	(2)	(6)	(4)			0	(0.1)		(0.02)	(0.04)		(0.1)		(9)	(0.04)	(1.3)	(2)	0	(0.9)	92	別名 牛丼の具
(3)	(39)	(0.5)	(0.3)	(0.02)	(0.18)	0	(2)	(Tr)	(5)	0	(640)	(54)	(0.1)	(0.2)	(9)	(0.01)	(0.02)	(0.9)	(0.02)	(0.1)	(7)	(0.08)	(1.2)	(Tr)	0	(0.9)	207	
(5)	(37)	(0.5)	(0.4)	(0.09)	(0.16)	0	(1)	0	(4)	0	(1000)	(86)	(0.3)	(0.1)	(10)	(0.06)	(0.07)	(Tr)	(0.07)	(Tr)	(32)	(0.14)	(1.0)	(1)	0	(0.9)	92	
(9)	(50)	(0.7)	(0.4)	(0.08)	(0.29)	0	(2)	(Tr)	(6)	0	(510)	(42)	0	(Tr)	(17)	(0.01)	(0.02)	(Tr)	(0.03)	(Tr)	(7)	(0.07)	(1.3)	(Tr)	0	(1.1)	105	
(5)	(55)	(0.5)		(0.05)	(0.21)	(1)	(0)	(1)	(6)	0	(880)	(80)	(0.1)	(0.4)	(12)	(0.02)	(0.04)	(1.7)	(0.05)	(0.1)	(16)	(0.31)	(0.9)	(4)	(Tr)	(1.1)	92	別名 とり肉と野菜の炒め煮、炒り鶏、筑前炊き、がめ煮
(4)	(44)	(0.8)	(0.9)	(0.07)	(0.14)	(3)	(1)	(5)	(1)	0	(630)	(53)	(0.1)	(0.5)	(3)	(0.05)	(0.05)	(1.6)	(0.14)	(0.1)	(14)	(0.30)	(1.4)	(9)	0	(1.2)	89	
	(45)	(0.6)	(0.3)	(0.03)	(0.23)	(750)	(3)	(2)	(7)	0	(1000)	(84)	(Tr)	(0.7)	(40)	(0.02)	(0.02)	(1.0)	(0.02)	(0.1)	(6)	(0.08)	(2.2)	(Tr)	0	(1.4)	240	
	(110)	(0.4)	(0.5)	(0.04)	(0.10)	(8)	(23)	(1)	(2)	(2)	(440)	(39)	(3.9)	0	(9)	(0.06)	(0.06)	(3.5)	(0.12)	(2.1)	(7)	(0.22)	(2.3)	(3)	0		93	
3	68	0.5	0.4	0.04	0.20	6	6	2	6	23	12	24	0.3	0.7	33	0.06	0.08	1.5	0.09	0.2	23	0.41	4.9	12	−	0.8	92	冷凍食品を調理したもの　食物繊維:AOAC.2011.25法
1	180	0.7	1.2	0.06	0.16	2	11	2	6	21	11	22	0.3	1.4	49	0.10	0.14	7.2	0.16	0.3	10	0.93	3.9	1	−	1.8	93	冷凍食品を調理したもの　食物繊維:AOAC.2011.25法
9	170	0.6	1.3	0.18	0.15	10000	33	3	3	2	100	11	1.0	0.2	7	0.06	0.04	4.5	0.08	4.5	15	0.16	5.1		−	5.2	−	液汁を除いたもの　するめ、昆布、かずのこ等を含む
(3)	(58)	(0.7)	(0.5)	(0.06)	(0.15)	(1)	(2)	(1)	(2)	(12)	(410)	(46)	(Tr)	(0.6)	(15)	(0.04)	(0.07)	(2.1)	(0.11)	(0.1)	(10)	(0.34)	(1.7)	(3)	0	(1.4)	100	
(3)	(32)	(0.7)	(0.4)	(0.04)	(0.12)	(1)	(2)	(1)	(2)	(1)	(90)	(9)	0	(0.4)	(3)	(0.02)	(0.03)	(0.8)	(0.05)	(0.2)	(4)	(0.14)	(0.9)	(1)	0	(1.7)	94	缶詰製品を含む
(1)	(32)	(0.5)	(0.3)	(0.04)	(0.10)	0	(3)	(1)	(2)	(1)	(300)	(26)	(0.1)	(0.4)	(3)	(0.07)	(0.03)	(1.2)	(0.06)	(0.1)	(5)	(0.16)	(1.3)	(2)	0	(1.4)	90	
(2)	(51)	(0.4)	(0.4)	(0.08)	(0.15)	(1)	(Tr)	0	(8)	(1)	(8)	(9)	(0.1)	(2.2)	(23)	(0.06)	(0.07)	(1.5)	(0.03)	(0.3)	(12)	(0.23)	(0.2)	(Tr)	0	(0.8)	99	
(2)	(76)	(0.4)	(0.6)	(0.06)	(0.18)	(1)	(Tr)	0	(15)	(1)	(19)	(2)	(0.1)	(1.8)	(21)	(0.06)	(0.08)	(1.6)	(0.04)	(0.1)	(27)	(0.34)	(0.2)	(Tr)	0	(1.1)	102	
(3)	(60)	(0.8)	(0.5)	(0.11)	(0.20)	(1)	(2)	(1)	(2)	(5)	(67)	(10)	(0.1)	(1.5)	(18)	(0.11)	(0.06)	(1.4)	(0.14)	(0.1)	(23)	(0.46)	(1.4)	(10)	0	(0.7)	96	フライ済みの食品を冷凍したもの

右側インデックス：穀類／いも及びでん粉類／砂糖及び甘味類／豆類／種実類／野菜類／果実類／きのこ類／藻類／魚介類／肉類／卵類／乳類／油脂類／菓子類／し好飲料類／調味料及び香辛料類／調理済み流通食品類

（0）：推定値 0，（Tr）：推定値 微量，Tr：微量，－：未測定　※炭水化物成分表から算出。

調理済み流通食品類

可食部100 g当たり

食品番号	食品名	廃棄率 %	エネルギー kJ	エネルギー kcal	水分 g	アミノ酸組成によるたんぱく質 g	脂肪酸のトリアシルグリセロール当量 g	飽和脂肪酸 g	n-3系多価不飽和脂肪酸 g	n-6系多価不飽和脂肪酸 g	コレステロール mg	利用可能炭水化物 g	糖類 g	食物繊維総量 g	糖アルコール g	有機酸 g	七訂 エネルギー kcal	七訂 たんぱく質 g	七訂 脂質 g	七訂 炭水化物 g	灰分 g	ナトリウム mg	カリウム mg	カルシウム mg
シチュー類																								
18045	チキンシチュー	0	517	124	(76.7)	(5.8)	(7.6)	–	–	–	(31)	(7.5)*	–	(1.2)	0	–	128	(6.2)	(8.0)	(7.8)	(1.2)	(280)	(160)	(38
18011	ビーフシチュー	0	636	153	(74.9)	(3.5)	(11.9)	–	–	–	(18)	(7.5)*	–	(0.7)	–	–	158	(4.1)	(12.6)	(7.1)	(1.3)	(380)	(150)	(11
素揚げ類																								
18015	ミートボール	0	829	199	(62.1)	(9.0)	(11.4)	3.23	0.29	2.05	(23)	(14.3)*	–	(1.3)	–	–	207	(10.2)	(12.5)	(13.4)	(1.8)	(460)	(240)	(22
スープ類																								
18042	かぼちゃのクリームスープ	0	304	73	(83.3)	(1.2)	(3.6)	–	–	–	(7)	(8.1)*	–	(1.3)	0	–	81	(1.5)	(3.9)	(10.1)	(1.2)	(300)	(160)	(33
18005	コーンクリームスープ コーンクリームスープ	0	261	62	(86.0)	(1.6)	(2.4)	–	–	–	(7)	(8.3)*	–	(0.6)	–	–	64	(1.7)	(2.6)	(8.5)	(1.2)	(340)	(88)	(36
18004	コーンクリームスープ 粉末タイプ	0	1790	425	2.1	8.1*	13.7*	–	–	–	–	67.4*	–	–	–	–	425	8.1	13.7	67.4	8.7	2800	470	12
ハンバーグステーキ類																								
18050	合いびきハンバーグ	0	821	197	(62.8)	(11.7)	(11.2)	–	–	–	(47)	(11.6)*	–	(1.1)	0	–	204	(13.4)	(12.2)	(10.0)	(1.6)	(340)	(280)	(28
18051	チキンハンバーグ	0	712	171	(67.0)	(10.7)	(9.6)	–	–	–	(54)	(9.9)*	–	(1.0)	–	–	176	(12.6)	(10.9)	(8.5)	(1.8)	(460)	(240)	(24
18052	豆腐ハンバーグ	0	595	142	(71.2)	(8.8)	(8.5)	–	–	–	(41)	(6.8)*	–	(1.3)	–	–	156	(9.9)	(9.2)	(8.4)	(1.4)	(250)	(200)	(6
フライ類																								
18019	いかフライ	0	953	227	(54.9)	(10.4)	(10.4)	–	–	–	(230)	(22.6)*	–	(0.9)	–	–	234	(13.3)	(11.3)	(19.7)	(0.8)	(200)	(140)	(1
18020	えびフライ	0	992	236	(50.5)	(13.2)	(11.0)	–	–	–	(120)	(20.0)*	–	(1.0)	–	–	250	(15.9)	(11.6)	(20.5)	(1.5)	(340)	(200)	(6
18055	かきフライ	0	1205	289	46.3	6.5	16.7	1.55	1.88	3.05	–	26.8*	0.8	2.3	–	0.1	300	8.9	18.0	25.5	1.3	340	170	1
18021	白身フライ	0	1242	299	50.7	9.7*	21.8*	–	–	–	–	15.9*	–	–	–	–	300	9.7	21.8	16.2	–	340	240	4
18022	メンチカツ	0	1138	273	(50.3)	(9.4)	(17.7)	–	–	–	(26)	(16.3)*	–	(1.7)	–	–	286	(10.7)	(18.7)	(18.7)	(1.5)	(350)	(240)	(2
フライ用冷凍食品																								
18008	いかフライ 冷凍	0	618	146	64.5	10.6	2.0*	–	–	–	–	21.4*	–	–	–	–	146	10.6	2.0	21.4	1.5	300	180	1
18009	えびフライ 冷凍	0	589	139	66.3	10.2*	1.9*	–	–	–	–	20.3*	–	–	–	–	139	10.2	1.9	20.3	1.3	340	95	4
18006	コロッケ クリームコロッケ 冷凍	0	668	159	67.0	4.7*	6.3*	–	–	–	–	20.9*	–	–	–	–	159	4.7	6.3	20.9	1.1	270	160	4
18007	コロッケ ポテトコロッケ 冷凍	0	662	157	63.5	3.9	3.5	0.94	0.17	1.02	2	27.4*	–	–	–	–	164	4.6	4.9	25.3	1.7	290	300	4
18010	白身フライ 冷凍	0	625	148	64.5	11.6	2.7*	–	–	–	–	19.3*	–	–	–	–	148	11.6	2.7	19.3	1.5	340	240	3
18016	メンチカツ 冷凍	0	826	196	58.3	9.9*	7.2*	–	–	–	–	23.0*	–	–	–	–	196	9.9	7.2	23.0	1.6	420	220	3
その他																								
18003	えびグラタン	0	535	128	(74.1)	(4.8)	(6.4)	–	–	–	(23)	(12.3)*	–	(0.9)	–	–	132	(5.5)	(6.9)	(12.1)	(1.5)	(380)	(140)	(9
18014	えびピラフ	0	620	146	(62.9)	(2.8)	(2.2)	–	–	–	(8)	(27.1)*	–	(1.2)	–	–	154	(3.3)	(2.3)	(29.8)	(1.6)	(560)	(63)	(1
（中国料理）																								
点心類																								
18002	ぎょうざ	0	874	209	(57.8)	(5.8)	(10.0)	3.09	0.09	1.91	(19)	(23.3)*	–	(1.5)	–	–	218	(6.9)	(11.3)	(22.3)	(1.6)	(460)	(170)	(2
18012	しゅうまい	0	801	191	(60.2)	(7.5)	(8.7)	2.86	0.09	1.30	(27)	(19.9)*	–	(1.7)	–	–	197	(9.1)	(9.2)	(19.5)	(2.0)	(520)	(260)	(2

穀類／いも及びでん粉類／砂糖及び甘味類／豆類／種実類／野菜類／果実類／きのこ類／藻類／魚介類／新類／卵類／乳類／油脂類／菓子類／飲料類／し好飲料類／調味料及び香辛料類／調理済み流通食品類

ミノ酸組成によるたんぱく質の＊→「たんぱく質」の値、脂肪酸のトリアシルグリセロール当量の＊→「脂質」の値が入っている。
用可能炭水化物は「利用可能炭水化物（質量計）」の値だが、＊がついているものは「差引き法による利用可能炭水化物」の値（p.2、3参照）。

備考欄凡例：
硝：硝酸イオン　ポ：ポリフェノール
タ：タンニン　テ：テオブロミン
カ：カフェイン
見当：概量（1個、1尾、1切れなど）とその目安重量（廃棄部分を含む重量）

可食部100 g当たり

マグネシウム (mg)	リン (mg)	鉄 (mg)	亜鉛 (mg)	銅 (mg)	マンガン (mg)	ヨウ素 (µg)	セレン (µg)	クロム (µg)	モリブデン (µg)	レチノール (µg)	β-カロテン当量 (µg)	レチノール活性当量 (µg)	ビタミンD (µg)	ビタミンE α-トコフェロール (mg)	ビタミンK (µg)	ビタミンB1 (mg)	ビタミンB2 (mg)	ナイアシン当量 (mg)	ビタミンB6 (mg)	ビタミンB12 (µg)	葉酸 (µg)	パントテン酸 (mg)	ビオチン (µg)	ビタミンC (mg)	アルコール (g)	食塩相当量 (g)	重量変化率 (%)	備考
(13)	(77)	(0.4)	(0.6)	(0.04)	(0.07)	(4)	(1)	(1)	(2)	(17)	(430)	(53)	(0.1)	(0.7)	(26)	(0.04)	(0.10)	(2.2)	(0.10)	(0.1)	(15)	(0.50)	(1.1)	(7)	0	(0.7)	91	
(9)	(45)	(0.5)	(0.8)	(0.04)	(0.06)	(1)	(3)	(1)	(1)	(6)	(620)	(58)	(0.1)	(0.7)	(17)	(0.03)	(0.06)	(1.9)	(0.10)	(0.4)	(13)	(0.26)	(1.3)	(4)	0	(1.0)	90	缶詰製品を含む
(26)	(86)	(0.8)	(0.8)	(0.10)	(0.21)	(160)	(7)	(1)	(1)	(6)	(250)	(27)	(0.1)	(1.2)	(19)	(0.15)	(0.12)	(3.9)	(0.16)	(0.2)	(24)	(0.58)	(3.4)	(1)	0	(1.2)	86	別名 肉団子
(10)	(38)	(0.2)	(0.2)	(0.03)	(0.06)	(4)	(1)	0	(1)	(19)	(1100)	(110)	(0.1)	(1.4)	(7)	(0.03)	(0.06)	(0.7)	(0.07)	(0.1)	(12)	(0.31)	(0.5)	(9)	0	(0.8)	97	別名 パンプキンクリームスープ
(7)	(42)	(0.2)	(0.2)	(0.02)	(0.03)	(5)	(1)	0	(2)	(14)	(2)	(16)	(0.1)	(0.6)	(2)	(0.02)	(0.02)	(0.6)	(0.02)	(0.1)	(6)	(0.22)	(0.9)	(1)	0	(0.9)	99	缶詰製品を含む／試料：ストレートタイプ／カルシウム：添加品あり
–	190	1.2	–	–	–	4	13	3	13	0	90	8	–	–	–	0.15	0.41	4.9	–	–	–	7.5	2	–	–	7.1	–	
(23)	(110)	(1.3)	(2.4)	(0.09)	(0.14)	(1)	(9)	(1)	(1)	(11)	(84)	(18)	(0.2)	(0.6)	(23)	(0.23)	(0.15)	(5.3)	(0.20)	(0.5)	(17)	(0.71)	(2.5)	(2)	0	(0.9)	79	
(23)	(110)	(0.7)	(0.8)	(0.07)	(0.13)	(1)	(10)	(1)	(1)	(19)	(130)	(29)	(0.1)	(0.6)	(18)	(0.09)	(0.11)	(6.2)	(0.26)	(0.2)	(18)	(0.89)	(2.9)	(2)	0	(1.2)	78	
(12)	(120)	(1.3)	(0.9)	(0.13)	(0.31)	(5)	(5)	(1)	(24)	(15)	(380)	(47)	(0.2)	(0.6)	(13)	(0.11)	(0.09)	(3.6)	(0.14)	(0.2)	(21)	(0.46)	(4.7)	(2)	0	(0.6)	78	
(12)	(150)	(0.4)	(0.9)	(0.11)	(0.15)	(5)	(24)	(1)	(2)	(8)	(1)	(8)	(0.1)	(2.1)	(16)	(0.04)	(0.03)	(3.2)	(0.04)	(0.8)	(13)	(0.25)	(4.2)	(1)	0	(0.5)	66	
(36)	(200)	(0.6)	(1.3)	(0.38)	(0.18)	(5)	(18)	(1)	(2)	(13)	(1)	(13)	(0.1)	(2.2)	(16)	(0.08)	(0.05)	(4.6)	(0.05)	(0.6)	(22)	(0.57)	(3.2)	0	0	(0.9)	94	
27	120	1.6	7.3	0.73	0.47	46	38	3	10	33	26	35	–	3.7	28	0.11	0.16	3.4	0.06	17.6	24	0.41	5.8	2	–	0.9	88	冷凍食品を調理したもの／植物油（なたね油）／食物繊維：AOAC.2011.25法
–	100	0.5	–	–	–	–	–	–	–	57	0	57	–	–	–	0.10	0.10	2.8	–	–	–	–	–	1	–	0.9	–	
(7)	(96)	(1.2)	(1.6)	(0.12)	(0.25)	(1)	(5)	(1)	(1)	(5)	(55)	(10)	(0.1)	(1.4)	(19)	(0.14)	(0.09)	(3.7)	(0.14)	(0.3)	(28)	(0.50)	(1.6)	(1)	0	(0.9)	97	
–	110	0.4	–	–	–	4	25	3	6	3	Tr	3	–	–	–	0.10	0.10	3.7	–	–	–	–	2.7	Tr	–	0.8	–	フライ前の食品を冷凍したもの
–	90	1.5	–	–	–	8	27	1	8	Tr	Tr	Tr	–	–	–	0.04	0.07	2.4	–	–	–	–	3.1	–	–	0.9	–	フライ前の食品を冷凍したもの
–	63	0.5	–	–	–	–	–	–	–	240	8	240	–	–	–	0.06	0.10	1.4	–	–	–	–	2	–	–	0.7	–	フライ前の食品を冷凍したもの
–	62	0.7	–	–	–	–	–	–	–	69	27	71	–	0.2	–	0.09	0.06	1.9	–	–	–	–	7	–	–	0.7	–	フライ前の食品を冷凍したもの
–	100	0.5	–	–	–	–	–	–	–	57	0	57	–	–	–	0.10	0.10	3.1	–	–	–	–	–	–	–	0.9	–	フライ前の食品を冷凍したもの
–	95	1.6	–	–	–	–	–	–	–	36	Tr	36	–	–	–	0.13	0.14	3.2	–	–	–	–	1	–	–	1.1	–	フライ前の食品を冷凍したもの
(7)	(110)	(0.3)	(0.6)	(0.09)	(0.14)	(6)	(9)	(1)	(6)	(32)	(440)	(69)	(0.1)	(0.6)	(23)	(0.04)	(0.11)	(1.4)	(0.04)	(0.3)	(13)	(0.38)	(1.6)	(2)	0	(1.0)	100	
(9)	(45)	(0.2)	(0.6)	(0.12)	(0.29)	(0)	(3)	(0)	(23)	(1)	(260)	(23)	(0.1)	(0.6)	(23)	(0.02)	(0.02)	(1.0)	(0.04)	(0.1)	(5)	(0.26)	(0.9)	(1)	0	(1.4)	98	食物繊維：AOAC.2011.25法
(5)	(62)	(0.6)	(0.6)	(0.07)	(0.20)	(1)	(5)	(1)	(4)	(3)	(77)	(10)	(0.1)	(0.6)	(28)	(0.14)	(0.07)	(2.6)	(0.11)	(0.1)	(22)	(0.44)	(1.8)	(4)	0	(1.2)	88	
(3)	(92)	(0.9)	(0.8)	(0.12)	(0.35)	(1)	(6)	(1)	(3)	(6)	(1)	(6)	(0.1)	(0.6)	(4)	(0.16)	(0.10)	(3.3)	(0.15)	(0.2)	(26)	(0.55)	(2.5)	(1)	0	(1.3)	87	

穀類／いも及びでん粉類／砂糖及び甘味類／豆類／種実類／野菜類／果実類／きのこ類／藻類／魚介類／肉類／卵類／乳類／油脂類／菓子類／飲料類／し好飲料類／調味料及び香辛料類／調理済み流通食品類

（0）：推定値 0, （Tr）：推定値 微量, Tr：微量, －：未測定 ※炭水化物成分表から算出。

調理済み流通食品類

食品番号	食品名	廃棄率	エネルギー		水分	たんぱく質 アミノ酸組成による	たんぱく質	脂質 脂肪酸のトリアシルグリセロール当量	脂質	脂肪酸 飽和脂肪酸	脂肪酸 n-3系多価不飽和脂肪酸	脂肪酸 n-6系多価不飽和脂肪酸	コレステロール	炭水化物 利用可能炭水化物	炭水化物 糖類※	炭水化物 食物繊維総量	炭水化物 糖アルコール	有機酸	七訂（2015年版）のエネルギーの算出方法に基づく成分（参考） エネルギー	たんぱく質	脂質	炭水化物	灰分	ナトリウム	カリウム	カルシウム
		%	kJ	kcal	g	g	g	g	g	g	g	g	mg	g	g	g	g	g	kcal	g	g	g	g	mg	mg	mg
18046	中華ちまき	0	733	174	(59.5)	(5.0)	(5.2)	–	–	–	–	–	(16)	(25.6)	–	(0.5)	0	–	184	(5.9)	(5.5)	(27.7)	(1.3)	(420)	(100)	(6
18056	春巻き	0	913	221	42.8	6.0*	19.3*	–	–	–	–	–	–	24.9	3.9	3.5	–	0.2	319	6.0	19.3	30.2	1.6	450	170	57
	菜類																									
18047	酢豚	0	321	77	(83.4)	(4.0)	(3.1)	–	–	–	–	–	(15)	(7.7)*	–	(0.8)	0	–	79	(4.6)	(3.3)	(7.6)	(0.9)	(210)	(130)	(9
18057	チャーハン	0	868	206	55.1	5.0*	5.2*	–	–	–	–	–	–	32.9	1.0	1.9	–	0.1	200	5.0	5.2	33.3	1.4	510	69	10
18048	八宝菜	0	267	64	(86.0)	(4.9)	(2.9)	–	–	–	–	–	(44)	(4.0)*	–	(0.9)	0	–	67	(5.8)	(3.2)	(3.8)	(1.2)	(320)	(150)	(26
18049	麻婆豆腐	0	434	104	(80.0)	(7.2)	(6.4)	–	–	–	–	–	(10)	(4.1)*	–	(0.7)	0	–	108	(7.8)	(6.8)	(3.8)	(1.6)	(380)	(150)	(64
	（韓国料理）																									
	和え物類																									
18039	もやしのナムル	0	291	70	(84.4)	(2.5)	(4.2)	–	–	–	–	–	0	(4.0)*	–	(2.7)	0	–	77	(3.1)	(4.5)	(5.7)	(2.0)	(510)	(160)	(91

調理済み流通食品類

ミノ酸組成によるたんぱく質の*→「たんぱく質」の値、脂肪酸のトリアシルグリセロール当量の*→「脂質」の値が入っている。
用可能炭水化物は「利用可能炭水化物（質量計）」の値だが、*がついているものは「差引き法による利用可能炭水化物」の値（p.2、3参照）。

可食部100 g当たり

	無機質									ビタミン																	重量変化率	備考
マグネシウム	リン	鉄	亜鉛	銅	マンガン	ヨウ素	セレン	クロム	モリブデン	ビタミンA レチノール	β-カロテン当量	レチノール活性当量	ビタミンD	ビタミンE α-トコフェロール	ビタミンK	ビタミンB₁	ビタミンB₂	ナイアシン当量	ビタミンB₆	ビタミンB₁₂	葉酸	パントテン酸	ビオチン	ビタミンC	アルコール	食塩相当量		
g	mg	mg	mg	mg	mg	µg	µg	µg	µg	µg	µg	µg	µg	mg	µg	mg	mg	mg	mg	µg	µg	mg	µg	mg	g	g	%	
1)	(45)	(0.3)	(0.7)	(0.07)	(0.33)	(8)	(5)	(Tr)	(28)	(6)	(56)	(10)	(0.1)	(0.4)	(8)	(0.04)	(0.05)	(2.4)	(0.10)	(0.1)	(6)	(0.48)	(1.6)	0	0	(1.1)	93	
26	73	0.7	0.4	0.08	0.31	6	4	3	21	1	90	8	0.1	2.3	22	0.07	0.03	1.8	0.07	Tr	18	0.30	3.6	1	–	1.1	98	冷凍食品を調理したもの 食物繊維：AOAC.2011.25法
0)	(52)	(0.3)	(0.5)	(0.04)	(0.15)	0	(5)	(1)	(2)	(2)	(570)	(50)	(0.1)	(0.5)	(6)	(0.17)	(0.05)	(2.2)	(0.10)	(0.1)	(9)	(0.25)	(1.6)	(4)	0	(0.5)	91	
8	56	0.3	0.7	0.09	0.30	9	4	1	26	8	69	14	0.2	0.8	8	0.04	0.04	1.2	0.04	0.1	8	0.27	2.8	1	–	1.3	95	冷凍食品を調理したもの 食物繊維：AOAC.2011.25法
4)	(77)	(0.4)	(0.6)	(0.08)	(0.16)	(3)	(7)	(1)	(1)	(13)	(440)	(49)	(0.3)	(0.6)	(25)	(0.13)	(0.06)	(2.3)	(0.08)	(0.3)	(20)	(0.28)	(1.3)	(5)	0	(0.8)	82	別名 五目うま煮
3)	(86)	(1.3)	(0.9)	(0.12)	(0.32)	(4)	(6)	(3)	(31)	(1)	(17)	(3)	(0.1)	(0.3)	(6)	(0.16)	(0.07)	(2.4)	(0.10)	(0.1)	(13)	(0.21)	(3.7)	(1)	0	(1.0)	95	食物繊維：AOAC.2011.25法
9)	(62)	(1.2)	(0.5)	(0.11)	(0.38)	0	(1)	(Tr)	(5)	0	(1700)	(140)	0	(1.1)	(160)	(0.05)	(0.07)	(0.9)	(0.08)	0	(64)	(0.24)	(1.3)	(9)	(0.1)	(1.3)	87	

備考 凡例：
硝：硝酸イオン　ポ：ポリフェノール
タ：タンニン　テ：テオブロミン
カ：カフェイン
見当：概量（1個、1尾、1切れなど）とその目安重量（廃棄部分を含む重量）

穀類
いも及びでん粉類
砂糖及び甘味類
豆類
種実類
野菜類
果実類
きのこ類
藻類
魚介類
肉類
卵類
乳類
油脂類
菓子類
し好飲料類
調味料及び香辛料類
調理済み流通食品類

減塩メニューの作成が楽になる

「JSH減塩食品リスト」
（日本高血圧学会減塩・栄養委員会）
掲載品の食品成分表

日本高血圧学会減塩・栄養委員会では、2013年から適正でおいしい減塩食品の普及を目的として、「JSH減塩食品リスト」をウェブサイトに掲載しています（2023年12月現在、25社106製品）※。本成分表では、そのうちの84品の栄養成分データを企業からご提供いただき、掲載しています。減塩献立の作成にご活用ください。

● 日本高血圧学会減塩・栄養委員会では、食品の栄養素などの必要事項が正しく記載されていることや、長く使い続けられるためのおいしさがあることなどの点を配慮して減塩率が20％以上の優良な食品を減塩食品リストに掲載しています※。

● 掲載食品の製品や販売に関する詳細は各社のホームページなどに掲載されたお問い合わせ先にお尋ねください。

● 掲載されたデータは製品改訂や終売などにより変更になることがありますので予めご了承ください。

※日本高血圧学会ウェブサイトから（2023年12月現在）。

穀類 / 豆類 / 野菜類

分類	品名・名称	企業名・商品名	量目パッケージ	食塩相当量 100gあたり g	食塩相当量 1食あたり g	日本食品標準成分表の食品	自社品	日本食品標準成分表の食品番号（掲載ページ）食品名 または 自社対照商品名	食塩相当量 100gあたり g	食塩相当量 1食あたり g	減塩率 表示値
穀類	ゆでうどん	シマダヤ 「流水麺」うどん	2人前用（420g袋）	0.1～0.3	0.2～0.7		○	～2014年2月発売品対比（切替）	0.1～0.5	0.2～1.1	非表示
	ゆでうどん	シマダヤ 「健美麺」食塩ゼロ 本うどん	1食用（200g袋）、3食用	0	0		○	～2013年9月発売品対比（切替）	0.2～0.8	0.3～1.5	無塩
	ゆでそば	シマダヤ 「健美麺」食塩ゼロ 本そば	1食用（160g袋）、3食用	0	0		○	「健美麺」糖質カット 本そば	0.1～0.3	0.1～0.5	無塩
	生タイプ即席めん	寿がきや食品 小さなおうどん お吸いもの	86gカップめん	2.3	2.0		○	だし名人関西風うどん	3.6	4.6	30%
	生タイプ即席めん	寿がきや食品 小さなおうどん 梅じそ	85gカップめん	2.3	2.0		○	だし名人関西風うどん	3.6	4.6	30%
	生タイプ即席めん	寿がきや食品 小さなおうどん わかめ	86gカップめん	2.4	2.1		○	だし名人関西風うどん	3.6	4.6	30%
	生タイプ即席めん	寿がきや食品 小さなおうどん とろろ昆布	86gカップめん	2.3	2.0		○	だし名人関西風うどん	3.6	4.6	30%
	即席中華めん	マルタイ マルタイラーメン	164g袋（2食入り）	5.1	4.2		○	～2014年8月発売品対比	6.5	5.3	非表示
	即席中華めん	マルタイ 屋台とんこつ味棒ラーメン	170g袋（2食入り）	4.7	4.0		○	～2015年3月発売品対比	7.2	6.1	非表示
豆類	凍り豆腐（調味料付き）	みすずコーポレーション 減塩ひとくちさん	83g袋	3.3	-		○	ひとくちさん	5.6	-	30%
野菜類	きゅうり漬	丸越 素材の旨みを引き出す きゅうり漬	130g袋、1kg袋	1.3	-	○		06066（60ｼﾞ）きゅうり 漬物 塩漬	2.5	-	30%
	しょうゆ漬	新進 国産野菜「パリキュー」減塩（きゅうり漬）	80g袋	2.8	-		○	食彩ぷらす 「パリキュー」（きゅうり漬）	4.1	-	30%
	ふくじん漬	新進 国産野菜 特級福神漬 減塩	90g袋	3.3	-	○		06143（70ｼﾞ）だいこん類 漬物 福神漬	5.1	-	35%
	ふくじん漬	新進 国産野菜 カレー福神漬 減塩	100g袋	3.3	-	○		06143（70ｼﾞ）だいこん類 漬物 福神漬	5.1	-	35%
	ふくじん漬	新進 国産野菜 無着色福神漬 減塩	100g袋	3.3	-	○		06143（70ｼﾞ）だいこん類 漬物 福神漬	5.1	-	35%
	ふくじん漬	新進 食彩ぷらす 特級福神漬	100g袋	3.3	-	○		06143（70ｼﾞ）だいこん類 漬物 福神漬	5.1	-	30%
	ふくじん漬	新進 食彩ぷらす カレー福神漬	100g袋	3.3	-	○		06143（70ｼﾞ）だいこん類 漬物 福神漬	5.1	-	30%
	しょうゆ漬	新進 国産野菜 つぼ漬 減塩	90g袋	3.0	-		○	～2021年8月発売品対比	4.3	-	25%
	しょうゆ漬	新進 国産野菜 からし高菜 減塩	80g袋	3.0	-		○	「食べたかな～」（からし高菜）	4.6	-	30%
	酢漬	新進 国産野菜 しば漬 減塩	80g袋	3.3	-		○	食彩ぷらす しば漬	4.8	-	30%
	のざわな漬	丸越 きざみ野沢菜	70gパック、100g袋、1kg袋	1.3	-	○		06231（84ｼﾞ）のざわな 漬物 調味漬	2.4	-	30%
	はくさい漬	丸越 ガチ盛白菜	220gパック	1.4	-	○		06235（86ｼﾞ）はくさい 漬物 塩漬	2.1	-	30%
	はくさい漬	丸越 素材の旨みを引き出す 白菜漬	180g袋、1kg袋	1.4	-	○		06235（86ｼﾞ）はくさい 漬物 塩漬	2.1	-	30%
	はくさい漬	丸越 塩分OFF 羅臼昆布白菜	100g以上の計り売り・袋詰め、630g箱	1.74	-		○	羅臼昆布白菜	2.53	-	25%
	はくさいキムチ	丸越 ごはんに合う うま味キムチ	200gパック	2.3	-		○	旨味とコクの白菜キムチ	3.25	-	25%

エネルギー	水分	たんぱく質	脂質	炭水化物	ナトリウム	カリウム	カルシウム	リン	鉄	ヨウ素	飽和脂肪酸	一価不飽和脂肪酸	多価不飽和脂肪酸	コレステロール	食物繊維総量	備考
kcal	g	g	g	g	mg	mg	mg	mg	mg	μg	g	g	g	mg	g	
114	71.4	3.1	0.3	24.7	39~129	1	-	-	-	-	-	-	-	-	-	
128	68.5	3.1	0.6	27.7	0	20	-	-	-	-	-	-	-	-	-	
153	62.4	5.9	0.9	30.1	0	55	-	-	-	-	-	-	-	-	-	
149	61.5	4.3	1.4	29.7	920	440	-	-	-	-	-	-	-	-	-	
147	62.0	4.3	1.5	29.0	920	450	-	-	-	-	-	-	-	-	-	
151	60.8	4.6	1.5	29.7	960	520	-	-	-	-	-	-	-	-	-	
145	62.1	4.2	1.2	29.3	910	510	-	-	-	-	-	-	-	-	-	
341	11.2	13.3	3.1	65.0	2005	1110	-	-	-	-	-	-	-	-	-	
357	11.0	14.4	5.4	62.8	1856	937	-	-	-	-	-	-	-	-	-	
453	4.7	34.8	19.9	33.6	1310	985	400	-	4.2	-	-	-	-	-	-	
22	92.2	1.6	0.2	3.4	510	722	-	-	-	-	-	-	-	-	-	成分値は液汁を除いたもの
42	84.3	3.5	0.4	7.6	1100	630	-	-	-	-	-	-	-	-	2.8	成分値は液汁を除いたもの
101	70.9	1.7	0.3	22.8	1300	520	-	-	-	-	-	-	-	-	2.6	成分値は液汁を除いたもの
135	61.9	2.4	0.1	31.0	1300	700	-	-	-	-	-	-	-	-	-	成分値は液汁を除いたもの
127	62.7	2.4	0.1	30.3	1300	660	-	-	-	-	-	-	-	-	2.2	成分値は液汁を除いたもの
107	68.8	2.1	0.1	24.5	1300	550	-	-	-	-	-	-	-	-	-	成分値は液汁を除いたもの
95	72.1	2.2	0.1	21.2	1300	540	-	-	-	-	-	-	-	-	-	成分値は液汁を除いたもの
89	73.5	1.7	0.1	20.3	1200	821	-	-	-	-	-	-	-	-	-	成分値は液汁を除いたもの
81	79.0	2.4	3.3	10.4	1155	1109	-	-	-	-	-	-	-	-	-	成分値は液汁を除いたもの
36	85.4	2.2	0.4	7.4	1300	610	-	-	-	-	-	-	-	-	2.8	成分値は液汁を除いたもの
36	88.2	2.3	0.4	5.7	525	914	-	-	-	-	-	-	-	-	-	成分値は液汁を除いたもの
21	92.2	1.5	0.2	3.4	531	618	-	-	-	-	-	-	-	-	-	成分値は液汁を除いたもの
21	92.2	1.5	0.2	3.4	531	618	-	-	-	-	-	-	-	-	-	成分値は液汁を除いたもの
43	86.3	2.4	0.2	8.0	686	635	-	-	-	-	-	-	-	-	-	成分値は液汁を除いたもの
64	81.9	2.7	0.6	11.9	908	277	-	-	-	-	-	-	-	-	-	

減塩食品100g あたり成分

分類		減塩食品				食塩相当量		日本食品標準成分表の食品	自社品	対照品（減塩率表示の対照品）		食塩相当量		減塩率
						100gあたり g	1食あたり g			日本食品標準成分表の食品番号（掲載ページ）食品名 または 自社対照商品名		100gあたり g	1食あたり g	表示値
	分類	品名・名称	企業名・商品名	量目パッケージ										
果実類	調味梅干		中田食品 梅ぼし田舎漬 減塩仕込み 塩分6%	1kg箱、400g箱		6.0	-		○	梅ぼし田舎漬		10.9	-	40%
	調味梅干		中田食品 おいしく減塩 うす塩味 塩分3%	110gカップ、250gカップ、60gカップ		2.9	-	○		07023（106ページ）うめ 梅干し 調味漬		7.6	-	50%
	調味梅干		中田食品 おいしく減塩 はちみつ 塩分3%	110gカップ、250gカップ、60gカップ		2.9	-	○		07023（106ページ）うめ 梅干し 調味漬		7.6	-	50%
	調味梅干		中田食品 紀州完熟南高梅 特選はちみつ梅減塩 塩分3%	1kg箱、400g箱、450gカップ		2.9	-	○		07023（106ページ）うめ 梅干し 調味漬		7.6	-	50%
	調味梅干		中田食品 おいしく減塩 しそ風味 塩分3%	110gカップ、250gカップ、60gカップ		2.9	-	○		07023（106ページ）うめ 梅干し 調味漬		7.6	-	50%
藻類	のり佃煮		ふくや 減塩明太子のり	90g瓶		3.3	-		○	明太子のり		4.5	-	25%
魚介類	魚介加工品		合食 荒ほぐし鮭（減塩）	100g瓶		2.5	-		○	荒ほぐし鮭		3.8	-	30%
	辛子めんたいこ		ふくや あじわい減塩明太子	100g箱、200g箱		3.3	-	○		10204（164ページ）すけとうだら からしめんたいこ		5.6	-	35%
	辛子めんたいこ		ふくや ふくのや 家庭用明太子 無着色中辛（減塩）	85g容器		4.0	-	○		10204（164ページ）すけとうだら からしめんたいこ		5.6	-	25%
	魚介乾製品		合食 おいしい減塩 焼き子持ちししゃも	31g袋		2.1	-		○	焼き子持ちししゃも		6.1	-	25%
	魚介乾製品		合食 おいしい減塩 さきいか	21g袋		2.6	-	○		10354（184ページ）いか類 加工品 さきいか		6.9	-	35%
	魚介乾製品		合食 おいしい減塩 くんさき	34g袋		2.9	-	○		10355（184ページ）いか類 加工品 くん製		6.1	-	35%
	魚介加工品		合食 おいしい減塩 いかの姿あげ	5枚（45g）袋		1.7	-		○	いかの姿あげ		2.6	-	30%
	魚介加工品		合食 おいしい減塩 やわらかあげさきいか	48g袋		2.4	-		○	やわらかあげさきいか		4.7	-	35%
	魚肉練り製品		一正蒲鉾 サラダスティック	75g		1.0	-	○		10376（186ページ）かに風味かまぼこ		2.2	-	50%
	魚肉練り製品		一正蒲鉾 サラダファミリー	52gパック		1.3	-	○		10376（186ページ）かに風味かまぼこ		2.2	-	30%
	魚肉練り製品		一正蒲鉾 ピュアふぶき	110gトレーパック		1.4	-	○		10376（186ページ）かに風味かまぼこ		2.2	-	30%
	蒸しかまぼこ		一正蒲鉾 塩分ひかえめ御蒲鉾（赤）	165g		1.2	-	○		10379（186ページ）蒸しかまぼこ		2.5	-	50%
	蒸しかまぼこ		一正蒲鉾 塩分ひかえめ御蒲鉾（白）	165g		1.2	-	○		10379（186ページ）蒸しかまぼこ		2.5	-	50%
	蒸しかまぼこ		一正蒲鉾 まめかま 赤	80g		1.6	-	○		10379（186ページ）蒸しかまぼこ		2.5	-	30%
	蒸しかまぼこ		一正蒲鉾 まめかま 白	80g		1.6	-	○		10379（186ページ）蒸しかまぼこ		2.5	-	30%
	焼きちくわ		一正蒲鉾 生でおいしい鯛入り太ちくわ	3本入り袋（1本約29g）		1.4	-	○		10381（186ページ）焼き竹輪		2.5	-	30%
	はんぺん		一正蒲鉾 ふんわりはんぺん	90g袋、39g袋2連		0.9	-	○		10385（188ページ）はんぺん		1.5	-	40%
	揚げかまぼこ		一正蒲鉾 一正のさつま揚	6枚入り袋（1枚約25g）		1.0	-	○		10386（188ページ）さつま揚げ		2.0	-	40%
	揚げかまぼこ		一正蒲鉾 角さつまあげ	5枚入り袋		1.3	-	○		10386（188ページ）さつま揚げ		2.0	-	30%

エネルギー	水分	たんぱく質	脂質	炭水化物	ナトリウム	カリウム	カルシウム	リン	鉄	ヨウ素	飽和脂肪酸	一価不飽和脂肪酸	多価不飽和脂肪酸	コレステロール	食物繊維総量	備考
kcal	g	g	g	g	mg	mg	mg	mg	mg	μg	g	g	g	mg	g	
78	72.1	1.3	0	19.2	2350	970	-	-	-	-	-	-	-	-	-	
105	69.4	0.8	0	25.3	1150	880	-	-	-	-	-	-	-	-	-	
104	69.4	0.7	0	25.4	1130	930	-	-	-	-	-	-	-	-	-	
104	69.4	0.7	0	25.4	1130	930	-	-	-	-	-	-	-	-	-	
103	69.8	0.6	0	25.1	1140	960	-	-	-	-	-	-	-	-	-	
165	53.7	6.4	0.6	33.4	1290	1310	-	-	-	-	-	-	-	-	-	
218	60.0	19.3	15.2	0.9	1000	930	-	-	-	-	-	-	-	-	-	
122	69.9	19.4	4.5	1.0	1300	960	-	-	-	-	-	-	-	-	-	
102	72.2	17.8	2.4	2.2	1590	699	-	-	-	-	-	-	-	-	-	
383	28.4	37.3	23.9	4.5	833	783	770	-	-	-	-	-	-	-	-	
273	28.0	49.2	1.3	16.0	1034	1265	-	-	-	-	-	-	-	-	-	
229	38.2	29.7	0.4	26.6	1146	1255	-	-	-	-	-	-	-	-	-	
482	5.7	14.5	23.0	54.3	681	421	-	-	-	-	-	-	-	-	-	
382	13.1	16.4	10.6	55.4	931	961	-	-	-	-	-	-	-	-	-	
94	74.3	8.9	0.4	13.7	401	420	520	-	-	-	-	-	-	-	-	
81	77.9	9.5	0.8	9.0	525	410	-	-	-	-	-	-	-	-	-	
83	76.9	8.5	0.6	11.0	560	420	-	-	-	-	-	-	-	-	-	
103	72.1	12.4	0.4	12.4	492	520	-	-	-	-	-	-	-	-	-	御節用
103	72.1	12.4	0.4	12.4	492	520	-	-	-	-	-	-	-	-	-	御節用
86	75.6	8.4	0.2	12.7	633	310	-	-	-	-	-	-	-	-	-	
86	75.6	8.4	0.2	12.7	633	310	-	-	-	-	-	-	-	-	-	
137	68.5	10.6	4.1	14.4	560	470	-	-	-	-	-	-	-	-	-	
82	78.3	6.9	0	13.1	351	270	-	-	-	-	-	-	-	-	-	
140	67.7	9.9	3.8	16.6	399	460	-	-	-	-	-	-	-	-	-	
158	62.4	8.6	3.3	23.5	495	290	-	-	-	-	-	-	-	-	-	

左側サイドバー: 魚介類 / 肉類 / 菓子類 / 調味料及び香辛料類

分類	品名・名称	企業名・商品名	量目パッケージ	食塩相当量（減塩食品）100g あたり g	食塩相当量（減塩食品）1食 あたり g	日本食品標準成分表の食品	自社品	日本食品標準成分表の食品番号（掲載ページ）食品名 または 自社対照商品名	食塩相当量（対照品）100g あたり g	食塩相当量（対照品）1食 あたり g	減塩率 表示値
魚介類	揚げかまぼこ	一正蒲鉾 さつま揚	6枚入り袋、5枚入り袋	1.1	-	○		10386（188ダ）さつま揚げ	2.0	-	40%
肉類	ビーフジャーキー	合食 おいしい減塩　ビーフジャーキー	17 g袋	3.3	-	○		11107（198ダ）うし　加工品　ビーフジャーキー	4.8	-	25%
菓子類	米菓	亀田製菓 減塩亀田の柿の種	164 g袋（6袋詰）、57 g袋	0.85	-		○	亀田の柿の種	1.28	-	30%
	米菓	亀田製菓 減塩ハッピーターン	83 g袋	1.00	-		○	ハッピーターン	1.46	-	30%
	米菓	三幸製菓 ぱりんこ　減塩	97 g袋（30枚）	1.30	-		○	ぱりんこ	1.75	-	25%
調味料及び香辛料類	濃厚ソース	オタフクソース お好みソース　塩分オフ	300 gチューブ	2.3	-	○		17085（254ダ）お好み焼きソース	4.9	-	50%
	こいくちしょうゆ	イチビキ 増毛醤油〈塩分ひかえめ〉	1000 mLボトル、200 mLボトル	9.0	-	○		17007（254ダ）こいくちしょうゆ	14.5	-	35%
	こいくちしょうゆ	ヤマモリ おいしさそのまま　減塩しょうゆ	200 mLボトル	8.0	-	○		17007（254ダ）こいくちしょうゆ	14.5	-	40%
	しょうゆ加工品	イチビキ 減塩だし醤油	300 mL紙パック、5 mL袋	7.5	-		○	昆布、椎茸しょうゆ	11.5	-	30%
	塩	味の素 「やさしお」	100 g瓶、180 g袋、350 g袋	46.0	-	○		17012（254ダ）食塩	99.5	-	50%
	中華だし	味の素 丸鶏がらスープ　〈塩分ひかえめ〉	40 g袋、5 gスティック5本入袋	26.7	-		○	丸鶏がらスープ	47.5	-	40%
	コンソメ	味の素 「味の素KKコンソメ」〈塩分ひかえめ〉	15個入箱、5個入箱	25.1	-		○	「味の素KKコンソメ」	47.3	-	40%
	和風だし	味の素 「お塩控えめの・ほんだし」	100 g箱、小袋20 g入箱、6 gスティック5本入袋	13.5	-		○	「ほんだし」	40.4	-	60%
	白だし	ヤマキ 減塩白だし粉末	（8 g袋×6）袋、8 g袋×300	30.9	-		○	うどんつゆの素	46.9	-	25%
	白だし	ヤマキ 割烹白だし　お塩ひかえめ	500 mLボトル	6.0	-		○	割烹白だし	9.2	-	30%
	めんつゆ	シマダヤ 「健美麺」　塩分カットめんつゆ	2人前用（260 g袋）	2.2	-		○	「チルドだからおいしい」うどんつゆ	4.1	-	40%
	めんつゆ	ヤマキ お塩ひかえめ　めんつゆ	500 mLボトル	3.8	-	○		17141（256ダ）めんつゆ　二倍濃縮	6.6	-	30%
	めんつゆ	ヤマキ 減塩だしつゆ	500 mLボトル、300 mLボトル	4.6	-	○		17030（256ダ）めんつゆ　三倍濃縮	9.9	-	50%
	粉末つゆの素	ヤマキ お塩ひかえめ　うどんつゆの素	（8 g袋×6）箱	26.0	2.1		○	うどんつゆの素	46.9	3.8	30%
	たれ（漬込用）	イチビキ 減塩鶏ちゃんのたれ　しょうゆ味	300 gボトル	5.2	-	○		17113（260ダ）焼き肉のたれ	8.3	-	30%
	たきこみごはんのもと	ヤマモリ 地鶏釜めしの素	215 g箱	3.4	-		○	彩り五目釜めしの素	5.2	-	25%
	たきこみごはんのもと	ヤマモリ 山菜五目釜めしの素	210 g箱	3.3	-		○	彩り五目釜めしの素	5.2	-	25%
	分離液状ドレッシング	ファミリーマート 減塩和風ドレッシング	25 mL袋	2.2	-	○		17116（260ダ）分離液状ドレッシング　和風ドレッシング　分離液状	3.5	-	25%
	分離液状ドレッシング	モスフードサービス 和風ドレッシング〈減塩タイプ〉	12 mL袋	3.9	-		○	〜2016年3月販売品対比（切替）	5.6	-	25%
	みそ加工品	イチビキ すぐとけるみそ　赤だし	500 gパウチ	7.1	-		○	だし入りみそ　赤だし	11.2	-	25%

減塩食品100gあたり成分

エネルギー	水分	たんぱく質	脂質	炭水化物	ナトリウム	カリウム	カルシウム	リン	鉄	ヨウ素	飽和脂肪酸	一価不飽和脂肪酸	多価不飽和脂肪酸	コレステロール	食物繊維総量	備考
kcal	g	g	g	g	mg	mg	mg	mg	mg	μg	g	g	g	mg	g	
155	63.6	8.9	3.6	21.8	415	411	-	-	-	-	-	-	-	-	-	
300	3.3	47.1	5.9	14.5	1290	2050	-	-	-	-	-	-	-	-	-	
455	-	11.6	14.1	70.4	334	344	-	-	-	-	-	-	-	-	-	
521	-	4.8	26.2	66.5	394	140	-	-	-	-	-	-	-	-	-	
485	2.0	4.9	20.4	70.5	512	310	-	-	-	-	-	-	-	-	-	
83	63.6	2.1	0	28.8	890	1400	-	35	-	-	-	-	-	-	0.5	100 g：85.8 mL、100 mL：116.6 g
65	68.1	8.3	0.1未満	8.0	3530	3750	-	-	-	-	-	-	-	-	-	100 g：85.5 mL、100 mL：117.0 g
69	66.5	8.2	0.3	8.4	3140	4530	-	-	-	-	-	-	-	-	-	100 g：84.5 mL、100 mL：118.4 g
69	69.8	6.4	0.1	10.9	2970	2980	-	-	-	-	-	-	-	-	-	100 g：86.6 mL、100 mL：115.5 g
4	0.3	0.4	0	0.7	18100	27300	-	3	-	検出せず	-	-	-	-	-	
254	0.8	13.9	1.6	46.0	10500	6270	-	178	-	検出せず	-	-	-	-	-	
266	0.8	9.4	3.6	49.1	9890	6910	29	127	-	検出せず	-	-	-	-	-	1個5.3 g
315	1.9	32.6	0.6	44.7	5300	4080	-	416	-	検出せず	-	-	-	-	-	
211	0.4	9.0	0.3	43.1	12170	7980	-	-	-	-	-	-	-	-	-	「減塩白だし粉末」「うどんつゆの素」はともに、同量・同希釈で「かけうどんのつゆ」として使用できる
38	80.5	3.1	0	6.4	2380	2160	-	-	-	-	-	-	-	-	-	100 g：90.7 mL、100 mL：110.2 g
23	91.0	1.4	0	4.4	883	498	-	-	-	-	-	-	-	-	-	100 g：95.8 mL、100 mL：104.4 g
65	78.3	2.2	0	14.0	1514	1088	-	-	-	-	-	-	-	-	-	100 g：90.7 mL、100 mL：110.3 g
97	68.8	5.0	0.1	19.0	1820	1350	-	-	-	-	-	-	-	-	-	100 g：87.6 mL、100 mL：114.1 g
236	0.9	10.0	0.3	48.3	10247	8177	-	-	-	-	-	-	-	-	-	
113	65.8	5.4	1.0	20.6	2040	1010	-	-	-	-	-	-	-	-	-	100 g：100.0 mL、100 mL：113.7 g
105	74.3	6.2	4.3	10.3	1330	606	-	-	-	-	-	-	-	-	-	
84	77.5	3.1	2.4	12.6	1300	489	-	-	-	-	-	-	-	-	-	
203	64.8	1.4	15.9	13.6	870	1090	-	-	-	-	-	-	-	-	0.9	100 g：92.2 mL、100 mL：108.5 g
164	62.4	2.1	7.3	22.4	1530	1010	6	27	0.5	-	-	-	-	0	0.2	100 g：88.5 mL、100 mL：112.8 g
168	55.6	14.2	6.8	12.6	2790	1790	-	-	-	-	-	-	-	-	-	

調味料及び香辛料類

分類	品名・名称	減塩食品			食塩相当量		対照品（減塩率表示の対照品）				食塩相当量		減塩率
		企業名・商品名	量目パッケージ		100 g あたり g	1食 あたり g	日本食品標準成分表の食品	自社品	日本食品標準成分表の食品番号（掲載ページ）食品名または自社対照商品名		100 g あたり g	1食 あたり g	表示値
調味料及び香辛料類	みそ加工品	イチビキ すぐとけるみそ 名古屋八丁赤だし	300 g パウチ		7.4	-		○	だし入りみそ 赤だし		11.2	-	25%
	みそ加工品	イチビキ すぐとけるみそ あわせ	500 g パウチ		8.0	-		○	だし入りみそ あわせ		13.0	-	25%
	みそ加工品	イチビキ 減塩献立いろいろみそ	450 g パウチ		2.4	-		○	献立いろいろみそ		4.2	-	30%
	浅漬けの素	寿がきや食品 逸品素材 浅漬けの素	(小袋9.7 g×3) 袋		30.5	-		○	うどんスープの素		45.7	-	非表示
	ふりかけ	田中食品 減塩わかめごはん	20 g 袋		27.9	-		○	わかめごはん		45.7	-	30%
	ふりかけ	田中食品 減塩赤しそ	18 g 袋		27.9	-		○	赤しそ		45.0	-	30%
	ふりかけ	田中食品 減塩鰹みりん焼	30 g 袋		8.4	-		○	鰹みりん焼		12.7	-	30%
	ふりかけ	田中食品 減塩のり.たまご	40 g 袋		8.1	-		○	のり.たまご		14.2	-	30%
	ふりかけ	田中食品 減塩旅行の友	32 g 袋		8.4	-		○	旅行の友		12.4	-	30%

エネルギー	水分	たんぱく質	脂質	炭水化物	減塩食品100gあたり成分											備考
					ナトリウム	カリウム	カルシウム	リン	鉄	ヨウ素	飽和脂肪酸	一価不飽和脂肪酸	多価不飽和脂肪酸	コレステロール	食物繊維総量	
kcal	g	g	g	g	mg	mg	mg	mg	mg	μg	g	g	g	mg	g	
168	53.8	13.3	5.4	16.6	2910	1830	-	-	-	-	-	-	-	-	-	
155	56.0	10.1	4.2	19.2	3160	1290	-	-	-	-	-	-	-	-	-	
276	31.0	4.1	2.7	58.7	956	546	-	-	-	-	-	-	-	-	-	
238	0.9	10.9	0.8	46.9	12000	4800	-	-	-	-	-	-	-	-	-	「うどんスープの素」は浅漬けの素としても利用されている
183	2.5	14.4	1.8	34.8	11000	7900	360	-	-	-	-	-	-	-	14.9	
183	1.4	8.8	2.3	36.3	11000	8900	-	-	-	-	-	-	-	-	9.1	
417	2.1	38.4	18.8	25.6	3300	2900	-	-	-	-	-	-	-	-	4.3	
408	2.3	17.5	16.7	49.2	3200	2500	-	-	-	-	-	-	-	-	4.4	
379	2.4	41.0	13.0	26.4	3320	2800	1100	-	-	-	-	-	-	-	3.9	小魚粉末をしょうゆ、砂糖等で味付けしたふりかけ

日本食品標準成分表（八訂）増補 2023 年準拠

説 明

収載にあたって

「日本食品標準成分表（八訂）増補 2023 年」第 1 章 の説明を収載した。

ただし、本書では、栄養計算に使うさいの便宜を優先 し、「表 12 調理方法の概要および重量変化率表」の「重 量変化率」の項目を「食品名」の右隣に移動した。

1 日本食品標準成分表の目的及び性格

1) 目的

国民が日常摂取する食品の成分を明らかにすることは、国民の健康の維持、増進を図る上で極めて重要であり、また、食料の安定供給を確保するための計画を策定する基礎としても必要不可欠である。

我が国においては、日本食品標準成分表（以下「食品成分表」という）は1950（昭和25）年に初めて公表されて以降、食品成分に関する基礎データを提供する役割を果たしてきた。すなわち、食品成分表は、学校給食、病院給食等の給食管理、食事制限、治療食等の栄養指導面はもとより、国民の栄養、健康への関心の高まりとともに、一般家庭における日常生活面においても広く利用されている。

また、行政面でも厚生労働省における日本人の食事摂取基準（以下「食事摂取基準」という）の策定、国民健康・栄養調査等の各種調査及び農林水産省における食料需給表の作成等の様々な重要施策の基礎資料として活用されている。さらに、高等教育の栄養学科、食品学科及び中等教育の家庭科、保健体育等の教育分野や、栄養学、食品学、家政学、生活科学、医学、農学等の研究分野においても利用されている。加えて、2020年4月に完全施行された食品表示法に基づく加工食品の栄養成分表示制度においては、表示を行う食品事業者が栄養成分を合理的に推定するための基礎データとして頻繁に利用されている。

このように食品成分表は、国民が日常摂取する食品の成分に関する基礎データとして、関係各方面での幅広い利用に供することを目的としている。

2) 性格

国民が日常摂取する食品の種類は極めて多岐にわたる。食品成分表は、我が国において常用される食品について標準的な成分値を収載するものである。

原材料的食品は、真核生物の植物界、菌界あるいは動物界に属する生物に由来し、その成分値には、動植物や菌類の品種、成育（生育）環境等種々の要因により、かなり変動のあること

が普通である。また、加工品については、原材料の配合割合、加工方法の相違等により製品の成分値に幅があり、さらに、調理食品については、調理方法により成分値に差異が生ずる。

食品成分表においては、これらの数値の変動要因を十分考慮しながら、前述の幅広い利用目的に対応できるよう、分析値、文献値等を基に標準的な成分値を定め、1食品1標準成分値を原則として収載している。

なお、標準成分値とは、国内において年間を通じて普通に摂取する場合の全国的な代表値を表すという概念に基づき求めた値である。

3) 経緯

食品成分表は、2000（平成12）年以降においては、5年おきに全面改訂を重ねてきている。食品成分表に収載する食品の成分分析や収載する成分値の追加・変更の検討は、改訂のない中間年においても継続的に実施されており、これらの検討結果が、5年おきの改訂において、収載食品に適用されてきている。

日本食品標準成分表2020年版（八訂）（以下「食品成分表2020年版」という）においては、従来、食品のエネルギーの算出基礎としてきた、エネルギー産生成分のたんぱく質、脂質及び炭水化物を、原則として、それぞれ、アミノ酸組成によるたんぱく質、脂肪酸のトリアシルグリセロール当量で表した脂質、利用可能炭水化物等の組成に基づく成分（以下「組成成分」という）に変更することとした。

この見直しの基礎となる組成成分の充実については、複数次の改訂において推進してきたものであるので、特にその点を概括するため、近年の改訂内容について以下に記述する。

2010（平成22）年12月に公表した日本食品標準成分表2010（以下「成分表2010」という）は、ヨウ素、セレン、クロム、モリブデン及びビオチンの成分値を収載して食事摂取基準との整合を図ることと、国際連合食糧農業機関（FAO）が2003年に公表した技術ワークショップ報告書[1]（以下「FAO報告書」という）が推奨する方式に基づき求めたたんぱく質量（アミノ酸組成によるたんぱく質）と脂質量（脂肪酸のトリアシルグリセロール当量で表した脂質）を付加的な情報として収載することを主な改訂内容とするものであった。

成分表2010の公表前から、科学技術・学術審議会資源調査分科会では、将来の食品成分表の改訂に向け、FAO報告書が推奨する方式に基づき、たんぱく質及び脂質と同様に、炭水化

名称	公表年	食品数	成分項目数
日本食品標準成分表	1950年（昭和25年）	538	14
改訂日本食品標準成分表	1954年（昭和29年）	695	15
三訂日本食品標準成分表	1963年（昭和38年）	878	19
四訂日本食品標準成分表	1982年（昭和57年）	1,621	19
五訂日本食品標準成分表 - 新規食品編	1997年（平成9年）	213	36
五訂日本食品標準成分表	2000年（平成12年）	1,882	36
五訂増補日本食品標準成分表	2005年（平成17年）	1,878	43
日本食品標準成分表 2010	2010年（平成22年）	1,878	50
日本食品標準成分表 2015年版（七訂）	2015年（平成27年）	2,191	52
同　追補 2016年	2016年（平成28年）	2,222	53
同　追補 2017年	2017年（平成29年）	2,236	53
同　追補 2018年	2018年（平成30年）	2,294	54
同　データ更新 2019年	2019年（令和元年）	2,375	54
日本食品標準成分表 2020年版（八訂）	2020年（令和2年）	2,478	54
日本食品標準成分表（八訂）増補 2023年	2023年（令和5年）	2,538	54

（注）食品成分表の策定に当たっては、初版から今回改訂に至るまでのそれぞれの時点において最適な分析方法を用いている。したがって、この間の技術の進歩等により、分析方法等に違いがある。また、分析に用いた試料についても、それぞれの時点において一般に入手できるものを選定しているため、同一のものではなく、品種等の違いもある。このため、食品名が同一であっても、各版の間における成分値の比較は適当ではないことがある。

物についても単糖類、二糖類及びでん粉を直接分析し、その組成を明らかにする調査を進めてきた。また、有機酸についても、直接分析し、その組成を明らかにする調査を進めてきた。

さらに、同分科会の下に食品成分委員会を設置し、

①新規の流通食品や品種改良の影響、加熱調理による成分変化等を反映した収載食品の充実

②炭水化物及び有機酸の組成に関する成分表の新規作成

③アミノ酸組成及び脂肪酸組成に関する情報の充実

等の課題に対し検討作業を重ねてきた。

この結果、2015（平成27）年12月に公表した日本食品標準成分表2015年版（七訂）（以下「食品成分表2015年版」という）では、五訂日本食品標準成分表（以下「五訂成分表」という）公表以来、15年ぶりに収載食品数を増加させるとともに、収載した食品の調理方法も天ぷら、から揚げ等にまで拡大した。また、成分表に収載されている原材料から調理加工食品の栄養成分を計算で求める方法を、事例により示した。これにより、成分表の利用者が、そう菜等の栄養成分の計算を的確に

行えるようになることが期待される。

また、食品成分表2015年版では、たんぱく質、脂質及び炭水化物の組成について、別冊として、日本食品標準成分表2015年版（七訂）アミノ酸成分表編（以下「アミノ酸成分表2015年版」という）、同脂肪酸成分表編（以下「脂肪酸成分表2015年版」という）及び同炭水化物成分表編（以下「炭水化物成分表2015年版」という）の3冊を同時に作成するとともに、本成分表には、炭水化物成分表2015年版の収載値を基に、利用可能炭水化物（単糖当量）を新規に収載した。これにより、我が国で日常摂取する食品のたんぱく質、脂質及び炭水化物の主要な3種類の一般成分について、組成成分値が利用できるようになった。

加えて、成分表データの一層の活用や、国際的な情報交換を推進するため、データを電子化し、和文・英文の両方で提供した。

なお、食品成分表は、2000（平成12）年の五訂成分表以降は、5年おきに策定されてきたが、2015（平成27）年の食品成分表2015年版の公表後においては、利用者の便宜を考え食品の成分に関する情報を速やかに公開する観点から、2016年以降、次期改訂版公表までの各年に、その時点で食品成分表への収載を決定した食品について、食品成分表2015年版に追加、あるいはそれを補完する食品成分表として、「追補」を公表するとともに、全面改訂を翌年に控えた2019年については、「2019年における日本食品標準成分表2015年版（七訂）のデータ更新」として、成分の詳細な説明を一部省略した報告を公表してきた（以下「七訂追補等」とする）。

2020（令和2）年に公表した食品成分表2020年版は、食品成分表2015年版以来5年ぶりの全面改訂版であるが、その特徴を述べると、次のとおりとなる。

①食品成分表2015年版に七訂追補等で新たに収載又は成分値を変更した食品の成分値をすべて反映するとともに、食品成分表2015年版において、他の食品からの計算等により成分値を推計していた食品の成分値について、七訂追補等での原材料となる食品の成分値の変更等を踏まえた審査を行い、全体の整合を図った。

②食品成分表2015年版以降の主要な一般成分に対する組成に基づく成分値の充実を踏まえ、これまで食品毎に修正Atwater係数等の種々のエネルギー換算係数を乗じて算出していたエネルギーについて、FAO/INFOODSが推奨する組成成分を用いる計算方法を導入して、エネルギー値の科学的推計の改善を図った。

③このほか、調理後の食品に対する栄養推計の一助とするため、調理の概要と質量変化の記録及び18群に収載する調理済み流通食品の成分値等の情報の充実を図った。

なお、たんぱく質、脂質及び炭水化物（利用可能炭水化物、糖アルコール、食物繊維、有機酸）の組成については、別冊として、日本食品標準成分表2020年版（八訂）アミノ酸成分表編（以下「アミノ酸成分表2020年版」という）、同脂肪酸成分表編（以下「脂肪酸成分表 2020年版」という）及び同炭水化物成分表編（以下「炭水化物成分表2020年版」という）の3冊を同時に作成した。

2023（令和5）年4月に食品成分表2020年版の更新版として日本食品標準成分表（八訂）増補2023年（以下「食品成分表増補2023年」という）を公表したが、その特徴を述べると、次のとおりとなる。

①食品成分表2020年版の公表以降に整理した収載食品、収載成分値を追加・更新するとともに、既収載食品において追加・更新成分値がある場合、当該成分値が構成要素となっているアミノ酸組成などの産生成分、エネルギー値などを再計算している。

②食品成分表2020年版の目的・性格、収載成分項目、エネルギー計算方法などは同一であり、変更していない。

以上の観点に従って、別冊の日本食品標準成分表（八訂）増補2023年アミノ酸成分表編（以下「アミノ酸成分表増補2023年」という）、同脂肪酸成分表編（以下「脂肪酸成分表増補2023年」という）及び同炭水化物成分表編（以下「炭水化物成分表増補2023年」という）の3冊も更新している。

② 日本食品標準成分表（八訂）増補2023年準拠

1）収載食品

(1) 食品群の分類及び配列

食品群の分類及び配列は食品成分表2015年版を踏襲し、植物性食品、きのこ類、藻類、動物性食品、加工食品の順に並べている。

なお、食品成分表2015年版の「18 調理加工食品類」を「調理済み流通食品類」に名称変更した。一般の家庭等で小規模に

表1 食品群別収載食品数

	食品群	食品数
1	穀類	208
2	いも及びでん粉類	70
3	砂糖及び甘味類	31
4	豆類	113
5	種実類	46
6	野菜類	413
7	果実類	185
8	きのこ類	56
9	藻類	58
10	魚介類	471
11	肉類	317
12	卵類	23
13	乳類	59
14	油脂類	34
15	菓子類	187
16	し好飲料類	64
17	調味料及び香辛料類	148
18	調理済み流通食品類	55
	合計	2,538

調理する食品及び原材料の大部分をその食品群の食品が占める調理済み食品は、その原材料食品が属する食品群に収載されている。

　1 穀類、2 いも及びでん粉類、3 砂糖及び甘味類、4 豆類、5 種実類、6 野菜類、7 果実類、8 きのこ類、9 藻類、10 魚介類、11 肉類、12 卵類、13 乳類、14 油脂類、15 菓子類、16 し好飲料類、17 調味料及び香辛料類、18 調理済み流通食品類

(2) 収載食品の概要

収載食品については、一部食品名及び分類の変更を行った。収載食品数は、食品成分表2015年版より347食品増加し、2,538食品となっている（**表1**）。

食品の選定、調理に当たっては、次のことを考慮している。

① 原材料的食品：生物の品種、生産条件等の各種の要因により、成分値に変動があることが知られているため、これらの変動要因に留意し選定した。

「生」、「乾」など未調理食品を収載食品の基本とし、摂取の際に調理が必要な食品の一部について、「ゆで」、「焼き」等の基本的な調理食品を収載した。また、刺身、天ぷら等の和食の伝統的な料理、から揚げ、とんかつ等の揚げ物も収載した。これらの調理の概要と、調理による質量及び成分の変化については、摂食時により近い食品の成分値の計算を容易にする観点か

ら、**表12** (p.303) 調理方法の概要および重量変化率表及び調理による成分変化率区分別一覧（p.337）等に所要の情報を抽出し整理している。

②加工食品：原材料の配合割合、加工方法により成分値に幅がみられるので、生産、消費の動向を考慮し、可能な限り代表的な食品を選定した。また、和え物、煮物等の和食の伝統的な調理をした食品について、原材料の配合割合等の参考情報とともに、料理としての成分値を収載した。漬物については、近年の食生活の変化に合わせ、一部の主要な食品について、加工済みの状態で流通するものを新たに調査し、成分値を変更した。

(3) 食品の分類、配列、食品番号及び索引番号

① 食品の分類及び配列

収載食品の分類は食品成分表2015年版と同じく大分類、中分類、小分類及び細分の四段階とした。食品の大分類は原則として生物の名称をあて、五十音順に配列した。

ただし、「いも及びでん粉類」、「魚介類」、「肉類」、「乳類」、「し好飲料類」及び「調味料及び香辛料類」は、大分類の前に副分類（〈　〉で表示）を設けて食品群を区分した。また、食品によっては、大分類の前に類区分（（　）で表示）を五十音順に設けた。

中分類（［　］で表示）及び小分類は、原則として原材料的なものから順次加工度の高いものの順に配列した。なお、原材料が複数からなる加工食品は、原則として主原材料の位置に配列した。

② 食品番号

食品番号は5桁とし、初めの2桁は食品群にあて、次の3桁を小分類又は細分にあてた。

なお、食品番号は、五訂成分表編集時に収載順に付番したものを基礎としており、その後に新たに追加された食品に対しては、食品群ごとに、下3桁の連番を付している。

なお、五訂成分表以降の収載食品の見直しに伴い、次のものが欠番となっている。

（五訂成分表以降五訂増補までの欠番）
01017、01022、01027、01029、01040 及び 07068
（成分表2010以降食品成分表2015年版までの欠番）
03016、03021、04050、07084、08011、08012、08035、09031 及び10302
（食品成分表2015年版以降食品成分表増補2023年までの欠番）
01059、01166、04107、10259、10285、17129、18013 及び 18017

〔例〕

食品番号	食品群	区分	大分類	中分類	小分類	細分
01002	穀類 01	－ －	あわ －	－ －	精白粒 002	－ －
01020	穀類 01	－ －	こむぎ －	［小麦粉］ －	強力粉 －	1等 020
10332	魚介類 10	（かに類）	がざみ －	－ －	生 332	

(参考) 収載食品の見直しに伴い欠番となったもの

食品番号	食品名	見直し時期	見直し理由
01017	小麦粉 薄力粉 学校給食用	五訂増補	全国一元的な供給制度の廃止のため
01022	小麦粉 強力粉 学校給食用	五訂増補	全国一元的な供給制度の廃止のため
01027	パン 食パン 学校給食用	五訂増補	全国一元的な供給制度の廃止のため
01029	パン コッペパン 学校給食用	五訂増補	全国一元的な供給制度の廃止のため
01040	うどん 学校給食用ゆでめん	五訂増補	全国一元的な供給制度の廃止のため
07068	ココナッツミルク	五訂増補	「ココナッツウォーター」(07157) と「ココナッツミルク」(07158) として新たに収載
03016	水あめ	2015年	酵素糖化、酸糖化に細分化
03021	異性化液糖	2015年	ぶどう糖果糖液糖、果糖ぶどう糖液糖、高果糖液糖に細分化
04050	おから旧製法	2015年	現在製造されていないため。新製法のみ、「おから」(04051) として収載
07084	タンゴール 砂じょう 生	2015年	きよみ、しらぬいひに細分化
08011	しいたけ 生	2015年	菌床、原木に細分化
08012	しいたけ ゆで	2015年	菌床、原木に細分化
08035	まつたけ 水煮缶詰	2015年	現在流通していないため
09031	ひじき ほしひじき	2015年	鉄釜製法、ステンレス釜製法に細分化
10302	トップシェル 味付け缶詰	2015年	現在流通していないこと及び中身が不明なため
01059	こむぎ ［即席めん類］中華スタイル 即席カップめん 油揚げ	2020年	しょう油味、塩味に細分化
01166	雑穀 五穀	2020年	混合物であるため
04107	やぶまめ 生	2020年	食品群を豆類から野菜類に変更し、「やぶまめ、生」(06401) として収載
10259	めばち 生	2020年	赤身、脂身に細分化
10285	あわび 生	2020年	くろあわび、まだかあわび、めがいあわびに細分化
17129	天ぷら用バッター	2020年	食品群を調味料及び香辛料類から穀類に変更し、「プレミックス粉 天ぷら用 バッター」(01171) として収載
18013	ハンバーグ 冷凍	2020年	合いびき、チキン、豆腐に細分化
18017	コロッケ クリームタイプ フライ済み 冷凍	2020年	カニクリーム、コーンクリームに細分化

(4) 食品名

原材料的食品の名称は学術名又は慣用名を採用し、加工食品の名称は一般に用いられている名称や食品規格基準等において公的に定められている名称を勘案して採用した。また、広く用いられている別名を備考欄に記載した。

2) 収載成分項目等

(1) 食品成分表2015年版からの変更点

本成分表では、エネルギーは、原則として、組成成分値にエネルギー換算係数を乗じて算出する方法に見直したことに伴い、従来のたんぱく質とアミノ酸組成によるたんぱく質、脂質と脂肪酸のトリアシルグリセロール当量で表した脂質、炭水化物と利用可能炭水化物（単糖当量）の表頭項目の配列を見直し、エネルギー計算の基礎となる成分がより左側になるよう配置するとともに、従来は炭水化物に含まれていた成分のうち、新たにエネルギー産生成分とした糖アルコール、食物繊維総量、有機酸についても表頭項目として配置した。

(2) 項目及びその配列

① 項目の配列は、廃棄率、エネルギー、水分、成分項目群「たんぱく質」に属する成分、成分項目群「脂質」に属する成分、成分項目群「炭水化物」に属する成分、有機酸、灰分、無機質、ビタミン、その他（アルコール及び食塩相当量）、備考の順とした。

② 成分項目群「たんぱく質」に属する成分は、アミノ酸組成によるたんぱく質及びたんぱく質とした。[※1]

③ 成分項目群「脂質」に属する成分は、脂肪酸のトリアシルグリセロール当量で表した脂質、コレステロール及び脂質とした。[※2]

④ 成分項目群「炭水化物」に属する成分は、利用可能炭水化物（単糖当量）、利用可能炭水化物（質量計）、差引き法による利用可能炭水化物、食物繊維総量、糖アルコール及び炭水化物とした。なお、利用可能炭水化物（単糖当量）、利用可能炭水化物（質量計）、差引き法による利用可能炭水化物から構成される成分項目群は、成分項目群「利用可能炭水化物」と呼ぶ。[※3]

⑤ 酢酸以外の有機酸は、食品成分表2015年版までは便宜的に炭水化物に含めていたが、全ての有機酸をエネルギー産生成分として扱う観点から、有機酸を独立させて配列した。

⑥ 無機質の成分項目の配列は、各成分の栄養上の関連性を配慮し、ナトリウム、カリウム、カルシウム、マグネシウム、リン、鉄、亜鉛、銅、マンガン、ヨウ素、セレン、クロム、モリブデンの順とした。

⑦ ビタミンは、脂溶性ビタミンと水溶性ビタミンに分けて配列した。脂溶性ビタミンはビタミンA、ビタミンD、ビタミンE、ビタミンKの順に、また、水溶性ビタミンはビタミンB_1、ビタミンB_2、ナイアシン、ナイアシン当量、ビタミンB_6、ビタミンB_{12}、葉酸、パントテン酸、ビオチン、ビタミンCの順にそれぞれ配列した。このうち、ビタミンAの項目はレチノール、α-及びβ-カロテン、β-クリプトキサンチン、β-カロテン当量、レチノール活性当量とした。[※4] また、ビタミンEの項目は、α-、β-、γ-及びδ-トコフェロールとした。[※5]

⑧ なお、食品成分表2015年版において本表に記載していた脂肪酸のうち飽和・不飽和脂肪酸等の成分項目に係る詳細な成分値については、脂肪酸成分表増補2023年に記載することとした。また、食物繊維の分析法別の成分値及び水溶性食物繊維、不溶性食物繊維等の成分項目については、炭水化物成分表増補2023年に記載することとした（本書資料編p.370）。

⑨ それぞれの成分の測定は、「日本食品標準成分表2020年版（八訂）分析マニュアル」（文部科学省科学技術・学術審議会資源調査分科会食品成分委員会資料〔ホームページ公表 資料〕）による方法及びこれと同等以上の性能が確認できる方法とした。

[※1～5] 本書については口絵17～21、p.2～3参照。

(3) 廃棄率及び可食部

廃棄率は、原則として、通常の食習慣において廃棄される部分を食品全体あるいは購入形態に対する質量の割合（％）で示し、廃棄部位を備考欄に記載した。可食部は、食品全体あるいは購入形態から廃棄部位を除いたものである。本食品成分表の各成分値は、可食部100g当たりの数値で示した。

(4) エネルギー

食品のエネルギー値は、原則として、FAO/INFOODSの推奨する方法[1]に準じて、可食部100g当たりのアミノ酸組成によるたんぱく質、脂肪酸のトリアシルグリセロール当量、利用可能炭水化物（単糖当量）、糖アルコール、食物繊維総量、有機酸及びアルコールの量（g）に各成分のエネルギー換算係数（**表2**）を乗じて、100gあたりのkJ（キロジュール）及

び kcal（キロカロリー）を算出し、収載値とした。

食品成分表 2015 年版までは、kcal 単位のエネルギーに換算係数 4.184 を乗じて kJ 単位のエネルギーを算出していた。しかし、FAO/INFOODS では、kJ 単位あるいは kcal 単位のエネルギーの算出は、それぞれに適用されるエネルギー換算係数を用いて行うことを推奨している[2] ことから、その方法を採用した。

成分表の利用面からみた場合、国内の食品表示においては、kcal 単位による記載が求められていること、また、栄養学関係の国際学術誌では、kJ 表記を求めるもの、kcal 表記を求めるものが一部にあるものの、両者の利用を認めているものが多いことが報告されている[3]。さらに、2016 年に改正施行された計量法（平成 4 年法律第 51 号）では、熱量の計量単位は

表2 適用したエネルギー換算係数

成分名	換算係数 (kJ/g)	換算係数 (kcal/g)	備考
アミノ酸組成による たんぱく質／たんぱく質 *1	17	4	
脂肪酸のトリアシルグリセロール当量／脂質 *1	37	9	
利用可能炭水化物 （単糖当量）	16	3.75	
差引き法による 利用可能炭水化物 *1	17	4	
食物繊維総量	8	2	成分値は AOAC. 2011.25 法、プロスキー変法又はプロスキー法による食物繊維総量を用いる。
アルコール	29	7	
糖アルコール *2			
ソルビトール	10.8	2.6	
マンニトール	6.7	1.6	
マルチトール	8.8	2.1	
還元水あめ	12.6	3.0	
その他の糖アルコール	10	2.4	
有機酸 *2			
酢酸	14.6	3.5	
乳酸	15.1	3.6	
クエン酸	10.3	2.5	
リンゴ酸	10.0	2.4	
その他の有機酸	13	3	

注：＊1 アミノ酸組成によるたんぱく質、脂肪酸のトリアシルグリセロール当量、利用可能炭水化物（単糖当量）の成分値がない食品では、それぞれたんぱく質、脂質、差引き法による利用可能炭水化物の成分値を用いてエネルギー計算を行う。利用可能炭水化物（単糖当量）の成分値がある食品でも、水分を除く一般成分等の合計値と 100 g から水分を差引いた乾物値との比が一定の範囲に入らない食品の場合（資料「エネルギーの計算方法」参照）には、利用可能炭水化物（単糖当量）に代えて、差引き法による利用可能炭水化物を用いてエネルギー計算をする。
＊2 糖アルコール、有機酸のうち、収載値が 1 g 以上の食品がある化合物で、エネルギー換算係数を定めてある化合物については、当該化合物に適用するエネルギー換算係数を用いてエネルギー計算を行う。

ジュール又はワット秒、ワット時である。しかし、2019 年に改正施行された計量単位令（平成 4 年政令第 357 号）では、人若しくは動物が摂取する物の熱量又は人若しくは動物が代謝により消費する熱量の計量のような特殊な計量の場合には計量単位カロリーの使用が認められている。これらの状況を勘案して、kJ 単位及び kcal 単位のエネルギーを併記した。

なお、アミノ酸組成によるたんぱく質とたんぱく質の収載値がある食品については、エネルギーの計算には、アミノ酸組成によるたんぱく質の収載値を用いた。脂肪酸のトリアシルグリセロール当量で表した脂質と脂質の収載値がある食品については、エネルギーの計算には、脂肪酸のトリアシルグリセロール当量で表した脂質の収載値を用いた。そして、成分項目群「利用可能炭水化物」については、成分値の確からしさを評価した結果等に基づき、エネルギーの計算には、利用可能炭水化物（単糖当量）あるいは差引き法による利用可能炭水化物のどちらかを用いた。このように、本成分表では、食品によってエネルギー計算に用いる成分項目が一定していないので留意する必要がある。

エネルギーの計算方法の詳細は、資料「エネルギーの計算方法」に示した（p.331）。

また、食品成分表 2015 年版におけるエネルギー計算法を適用した場合の食品毎のエネルギー値については、第 3 章において「2 食品成分表 2020 年版と 2015 年版の計算方法によるエネルギー値の比較及び 2015 年版で適用したエネルギー換算係数」として示した（本書では本表に収載）。

(5) 一般成分（Proximates）

一般成分とは水分、成分項目群「たんぱく質」に属する成分、成分項目群「脂質」に属する成分（ただし、コレステロールを除く）、成分項目群「炭水化物」に属する成分、有機酸及び灰分である。一般成分の測定法の概要を 表3 に示した。

①水分（Water）

水分は、食品の性状を表す最も基本的な成分の一つであり、食品の構造の維持に寄与している。人体は、その約 60 ％ を水で構成され、1 日に約 2 リットルの水を摂取し、そして排泄している。この収支バランスを保つことにより、体の細胞や組織は正常な機能を営んでいる。通常、ヒトは水分の約 2 分の 1 を食品から摂取している。

②たんぱく質（Proteins）

たんぱく質はアミノ酸の重合体であり、人体の水分を除いた質量の 2 分の 1 以上を占める。たんぱく質は、体組織、酵

素、ホルモン等の材料、栄養素運搬物質、エネルギー源等として重要である。

本成分表には、アミノ酸組成によるたんぱく質（Protein, calculated as the sum of amino acid residues）とともに、基準窒素量に窒素‐たんぱく質換算係数を乗じて計算したたんぱく質（Protein, calculated from reference nitrogen）[6]を収載した。なお、基準窒素とは、たんぱく質に由来する窒素量に近づけるために、全窒素量から、野菜類は硝酸態窒素量を、茶類は硝酸態窒素量及びカフェイン由来の窒素量を、コーヒーはカフェイン由来の窒素量を、ココア及びチョコレート類はカフェイン及びテオブロミン由来の窒素量を、それぞれ差し引いて求めたものである。したがって、硝酸態窒素、カフェイン及びテオブロミンを含まない食品では、全窒素量と基準窒素量とは同じ値になる。

なお、アミノ酸組成によるたんぱく質とたんぱく質の収載値がある食品のエネルギー計算には、アミノ酸組成によるたんぱく質の収載値を用いた。

※6　本書の本表「七訂（2015年版）のエネルギーの算出方法に基づく成分（参考）」の「たんぱく質」に同じ。

表3　一般成分の測定法の概要

成分		測定法
水分		常圧加熱乾燥法、減圧加熱乾燥法、カールフィッシャー法又は蒸留法。 ただし、アルコール又は酢酸を含む食品は、乾燥減量からアルコール分又は酢酸の質量をそれぞれ差し引いて算出。
たんぱく質	アミノ酸組成によるたんぱく質	アミノ酸成分表増補2023年の各アミノ酸量に基づき、アミノ酸の脱水縮合物の量（アミノ酸残基の総量）として算出[*1]。
	たんぱく質	改良ケルダール法、サリチル酸添加改良ケルダール法又は燃焼法（改良デュマ法）によって定量した窒素量からカフェイン、テオブロミン及び/あるいは硝酸態窒素に由来する窒素量を差し引いた基準窒素量に、「窒素‐たんぱく質換算係数」**表4**を乗じて算出。 食品とその食品において考慮した窒素含有成分は次のとおり：コーヒー、カフェイン；ココア及びチョコレート類、カフェイン及びテオブロミン；野菜類、硝酸態窒素；茶類、カフェイン及び硝酸態窒素。
脂質	脂肪酸のトリアシルグリセロール当量	脂肪酸成分表増補2023年の各脂肪酸量をトリアシルグリセロールに換算した量の総和として算出[*2]。
	コレステロール	けん化後、不けん化物を抽出分離後、水素炎イオン化検出‐ガスクロマトグラフ法。
	脂質	溶媒抽出‐重量法：ジエチルエーテルによるソックスレー抽出法、酸分解法、液‐液抽出法、クロロホルム‐メタノール混液抽出法、レーゼ・ゴットリーブ法、酸・アンモニア分解法、ヘキサン‐イソプロパノール法又はフォルチ法。
炭水化物	利用可能炭水化物（単糖当量）	炭水化物成分表増補2023年の各利用可能炭水化物量（でん粉、単糖類、二糖類、80％エタノールに可溶性のマルトデキストリン及びマルトトリオース等のオリゴ糖類）を単糖に換算した量の総和として算出[*3]。 ただし、魚介類、肉類及び卵類の原材料的食品のうち、炭水化物としてアンスロン‐硫酸法による全糖の値が収載されているものは、その値を推定値とする。
	利用可能炭水化物（質量計）	炭水化物成分表増補2023年の各利用可能炭水化物量（でん粉、単糖類、二糖類、80％エタノールに可溶性のマルトデキストリン及びマルトトリオース等のオリゴ糖類）の総和として算出。 ただし、魚介類、肉類及び卵類の原材料的食品のうち、炭水化物としてアンスロン‐硫酸法による全糖の値が収載されているものは、その値に0.9を乗じた値を推定値とする。
	差引き法による利用可能炭水化物	100gから、水分、アミノ酸組成によるたんぱく質（この収載値がない場合には、たんぱく質）、脂肪酸のトリアシルグリセロール当量として表した脂質（この収載値がない場合には、脂質）、食物繊維総量、有機酸、灰分、アルコール、硝酸イオン、ポリフェノール（タンニンを含む）、カフェイン、テオブロミン、加熱により発生する二酸化炭素等の合計（g）を差し引いて算出。
	食物繊維総量	酵素‐重量法（プロスキー変法又はプロスキー法）、又は、酵素‐重量法・液体クロマトグラフ法（AOAC.2011.25法）。
	糖アルコール	高速液体クロマトグラフ法。
	炭水化物	差引き法。100gから、水分、たんぱく質、脂質及び灰分の合計（g）を差し引く。硝酸イオン、アルコール、酢酸、ポリフェノール（タンニンを含む）、カフェイン又はテオブロミンを多く含む食品や、加熱により二酸化炭素等が多量に発生する食品ではこれらも差し引いて算出。 ただし、魚介類、肉類及び卵類のうち原材料的食品はアンスロン‐硫酸法による全糖。
有機酸		5％過塩素酸水で抽出、高速液体クロマトグラフ法、酵素法。
灰分		直接灰化法（550℃）。

注：＊1　[可食部100g当たりの各アミノ酸の量×（そのアミノ酸の分子量−18.02）/そのアミノ酸の分子量]の総量。
＊2　[可食部100g当たりの各脂肪酸の量×（その脂肪酸の分子量＋12.6826）/その脂肪酸の分子量]の総量。ただし、未同定脂肪酸は計算に含まない。12.6826は、脂肪酸をトリアシルグリセロールに換算する際の脂肪酸当たりの式量の増加量〔グリセロールの分子量×1/3−（エステル結合時に失われる）水の分子量〕。
＊3　単糖当量は、でん粉及び80％エタノール可溶性のマルトデキストリンには1.10を、マルトトリオース等のオリゴ糖類には1.07を、二糖類には1.05をそれぞれの成分値に乗じて換算し、それらと単糖類の量を合計したもの。

表4 基準窒素量からの計算に用いた窒素-たんぱく質換算係数

食品群	食品名	換算係数
1 穀類	アマランサス [4]	5.30
	えんばく	
	オートミール [5]	5.83
	おおむぎ [5]	5.83
	こむぎ	
	玄穀、全粒粉 [5]	5.83
	小麦粉 [6]、フランスパン、うどん・そうめん類、中華めん類、マカロニ・スパゲッティ類 [5]、ふ類、小麦たんぱく、ぎょうざの皮、しゅうまいの皮	5.70
	小麦はいが [4]	5.80
	こめ [5]、こめ製品（赤飯を除く）	5.95
	ライ麦 [5]	5.83
4 豆類	だいず [5]、だいず製品（豆腐竹輪を除く）	5.71
5 種実類	アーモンド [5]	5.18
	ブラジルナッツ [5]、らっかせい	5.46
	その他のナッツ類 [5]	5.30
	あさ、あまに、えごま、かぼちゃ、けし、ごま [5]、すいか、はす、ひし、ひまわり	5.30
6 野菜類	えだまめ、だいずもやし	5.71
	らっかせい（未熟豆）	5.46
10 魚介類	ふかひれ	5.55
11 肉類	ゼラチン [6]、腱（うし）、豚足、軟骨（ぶた、にわとり）	5.55
13 乳類	液状乳類 [5]、チーズを含む乳製品、その他（シャーベットを除く）	6.38
14 油脂類	バター類 [5]、マーガリン類 [6]	6.38
17 調味料及び香辛料類	しょうゆ類、みそ類	5.71
	上記以外の食品	6.25

③脂質（Lipids）

脂質は、食品中の有機溶媒に溶ける有機化合物の総称であり、中性脂肪のほかに、リン脂質、ステロイド、ワックスエステル、脂溶性ビタミン等も含んでいる。脂質は生体内ではエネルギー源、細胞構成成分等として重要な物質である。成分値は脂質の総質量で示してある。多くの食品では、脂質の大部分を中性脂肪が占める。

中性脂肪のうち、自然界に最も多く存在するのは、トリアシルグリセロールである。本表には、各脂肪酸をトリアシルグリセロールに換算して合計した脂肪酸のトリアシルグリセロール当量（Fatty acids, expressed in triacylglycerol equivalents）とともに、コレステロール及び有機溶媒可溶物を分析で求めた脂質（Lipid）[※7]を収載した。

なお、食品成分表2015年版まで、本表に収載していた脂肪酸総量、飽和脂肪酸、一価及び多価不飽和脂肪酸については、脂肪酸成分表増補2023年に収載している。[※8]

また、脂肪酸のトリアシルグリセロール当量で表した脂質と脂質の収載値がある食品のエネルギー計算には、脂肪酸のトリアシルグリセロール当量で表した脂質の収載値を用いた。

[※7] 本書の本表「七訂（2015年版）のエネルギーの算出方法に基づく成分（参考）」の「脂質」に同じ。
[※8] 本書では本表に飽和脂肪酸、n-3系多価不飽和脂肪酸、n-6系多価不飽和脂肪酸を収載。脂肪酸成分表増補2023年は電子版に収載。

④炭水化物（Carbohydrates）

炭水化物は、生体内で主にエネルギー源として利用される重要な成分である。本成分表では、エネルギーとしての利用性に応じて炭水化物を細分化し、それぞれの成分にそれぞれのエネルギー換算係数を乗じてエネルギー計算に利用することとした。このため、従来の成分項目である「炭水化物」（Carbohydrate, calculated by difference）に加え、次の各成分を収載項目とした[※9]:

a) 利用可能炭水化物（単糖当量）(Carbohydrate, available; expressed in monosaccharide equivalents)

エネルギー計算に用いるため、でん粉、ぶどう糖、果糖、ガラクトース、しょ糖、麦芽糖、乳糖、トレハロース、イソマルトース、80％エタノールに可溶性のマルトデキストリン及びマルトトリオース等のオリゴ糖類等を直接分析又は推計した利用可能炭水化物（単糖当量）を収載した。この成分値は、各成分を単純に合計した質量ではなく、でん粉及び80％エタノールに可溶性のマルトデキストリンには1.10の係数を、マルトトリオース等のオリゴ糖類には1.07の係数を、そして二糖類には1.05の係数を乗じて、単糖の質量に換算してから合計した値である。利用可能炭水化物由来のエネルギーは、原則として、この成分値（g）にエネルギー換算係数16 kJ/g（3.75 kcal/g）を乗じて算出する。本成分項目の収載値をエネルギーの計算に用いた食品では、その収載値の右に「*」を記している。しかし、水分を除く一般成分等の合計値が、乾物量に対して一定の範囲にない食品の場合には、c）で述べる差引き法による利用可能炭水化物を用いてエネルギーを計算している（資料「エネルギーの計算方法」参照）。

なお、難消化性でん粉はAOAC.2011.25法による食物繊維であるので、その収載値がある場合には、その量（g）をでん粉（g）から差し引いた値（g）をエネルギー計算に用いている。

b) 利用可能炭水化物（質量計）(Carbohydrate, available)

利用可能炭水化物（単糖当量）と同様に、でん粉、ぶどう糖、

果糖、ガラクトース、しょ糖、麦芽糖、乳糖、トレハロース、イソマルトース、80 ％エタノールに可溶性のマルトデキストリン及びマルトトリオース等のオリゴ糖類等を直接分析又は推計した値で、これらの質量の合計である。この値はでん粉、単糖類、二糖類、80 ％エタノールに可溶性のマルトデキストリン及びマルトトリオース等のオリゴ糖類の実際の摂取量となる。また、本成分表においては、この成分値を含む組成に基づく一般成分（アミノ酸組成によるたんぱく質の収載値がない場合にはたんぱく質を用いる。脂肪酸のトリアシルグリセロール当量で表した脂質の収載値がない場合には脂質を用いる。）等の合計量から水分量を差引いた値と 100 gから水分量を差引いた乾物量との比が一定の範囲に入るかどうかで成分値の確からしさを評価し、エネルギーの計算に用いる計算式の選択に利用している（資料「エネルギーの計算方法」参照）。なお、利用可能炭水化物（質量計）は、利用可能炭水化物の摂取量の算出に用いる。

c）差引き法による利用可能炭水化物（Carbohydrate, available, calculated by difference）

100 gから、水分、アミノ酸組成によるたんぱく質（この収載値がない場合には、たんぱく質）、脂肪酸のトリアシルグリセロール当量として表した脂質（この収載値がない場合には、脂質）、食物繊維総量、有機酸、灰分、アルコール、硝酸イオン、ポリフェノール（タンニンを含む）、カフェイン、テオブロミン、加熱により発生する二酸化炭素等の合計（g）を差し引いて求める。本成分項目は、利用可能炭水化物（単糖当量、質量計）の収載値がない食品及び水分を除く一般成分等の合計値が乾物量に対して一定の範囲にない食品において、利用可能炭水化物に由来するエネルギーを計算するために用いる（資料「エネルギーの計算方法」参照）。その場合のエネルギー換算係数は 17 kJ/g（4 kcal/g）である。本成分項目の収載値をエネルギーの計算に用いた食品では、その収載値の右に「*」を記している。

このように、本成分表では、エネルギーの計算に用いる成分項目群「利用可能炭水化物」の成分項目が一定していない。すなわち、エネルギーの計算には利用可能炭水化物（単糖当量）あるいは差引き法による利用可能炭水化物のいずれかを用いており、本表では、収載値の右に「*」を付けて明示してあるので留意する必要がある。

d）食物繊維総量（Dietary fiber, total）

食物繊維総量は、プロスキー変法による高分子量の「水溶性食物繊維（Soluble dietary fiber）」と「不溶性食物繊維（Insoluble dietary fiber）」を合計した「食物繊維総量（Total dietary fiber）」、プロスキー法による食物繊維総量、あるいは、AOAC.2011.25 法による「低分子量水溶性食物繊維（Water:alcohol soluble dietary fiber）」、「高分子量水溶性食物繊維（Water:alcohol insoluble dietary fiber）」及び「不溶性食物繊維」を合計した食物繊維総量である。本表では、エネルギー計算に関する成分として、食物繊維総量のみを成分項目群「炭水化物」に併記した。食物繊維総量由来のエネルギーは、この成分値（g）にエネルギー換算係数 8 kJ/g（2 kcal/g）を乗じて算出する。

なお、日本食品標準成分表 2015 年版（七訂）追補 2018 年以降、低分子量水溶性食物繊維も測定できる AOAC.2011.25 法による成分値を収載しているが、従来の「プロスキー変法」や「プロスキー法」による成分値及び AOAC.2011.25 法による成分値、更に、水溶性食物繊維、不溶性食物繊維等の食物繊維総量の内訳については、炭水化物成分表増補 2023 年別表 1 に収載している。炭水化物成分表増補 2023 年の別表 1 に AOAC.2011.25 法による収載値とプロスキー変法（あるいはプロスキー法）による収載値がある食品の場合には、本表には AOAC.2011.25 法によるものを収載した。

また、一部の食品は遊離のアラビノースを含む。アラビノースは五炭糖なので、利用可能炭水化物にあげられている六炭糖とは、ヒトにおける利用性が異なると考えられる。文献によると腸管壁から吸収されず、ヒトに静注した場合には、ほとんど利用されないとされる。小腸で消化／吸収されないと、大腸に常在する菌叢によって分解利用されることになるので、食物繊維の挙動と同じと考えられる。従って、アラビノースのエネルギー換算係数は、食物繊維と同じ、8 kJ/g（2 kcal/g）とした。なお、アラビノースは食物繊維の定義からは外れ、利用可能炭水化物とも考えられないことから、その扱いについては今後検討する必要がある。

e）糖アルコール（Polyols）

成分項目群「炭水化物」に、エネルギー産生成分として糖アルコールを収載した。糖アルコールについては、食品成分表 2015 年版の炭水化物に含まれる成分であるが、利用可能炭水化物との関係ではその外数となる。FAO/INFOODSやコーデックス食品委員会では、糖アルコールは Polyol（s）と呼び、Sugar alcohol（s）とは呼ばない。しかし、食品成分委員会では、化学用語としてのポリオール（多価アルコール）が「糖アルコール」以外の化合物を含む名称であり、ポリオールを糖アルコールの意味に用いることは不適切であると考え

表5 食物繊維の測定法の詳細

成分	試料調製法	測定法
食物繊維	脂質含量が5％以上のものは脱脂処理	AOAC.2011.25法（酵素-重量法、液体クロマトグラフ法） ・不溶性（難消化性でん粉を含む）、高分子量水溶性、低分子量水溶性及び総量。
		プロスキー変法（酵素-重量法） ・不溶性（難消化性でん粉の一部を含まない）、（高分子量）水溶性及び総量。
		プロスキー変法（酵素-重量法） 藻類等の一部では、不溶性と高分子量水溶性を分別せず一括定量。

られることを主な根拠として、「ポリオール」を用いずに、「糖アルコール」を用いることとした。この判断により、炭水化物成分表の日本語表記では「糖アルコール」を用い、英語表記では「Polyol」を用いている。

　糖アルコールのうち、ソルビトール、マンニトール、マルチトール及び還元水あめについては、米国Federal Register/Vol. 79, No. 41/Monday, March 3, 2014/Proposed Rules記載のkcal/g単位のエネルギー換算係数を採用し、それに4.184を乗ずることにより、kJ/g単位のエネルギー換算係数に換算した。その他の糖アルコールについては、FAO/INFOODSが推奨するエネルギー換算係数を採用した。糖アルコール由来のエネルギーは、それぞれ成分値（g）にそれぞれのエネルギー換算係数を乗じて算出したエネルギーの合計である。

f）炭水化物（Carbohydrate, calculated by difference）

　炭水化物は、従来同様いわゆる「差引き法による炭水化物」、すなわち、水分、たんぱく質、脂質、灰分等の合計（g）を100gから差し引いた値で示した。ただし、魚介類、肉類及び卵類のうち原材料的食品については、一般的に、炭水化物が微量であり、差引き法で求めることが適当でないことから、原則として全糖の分析値に基づいた成分値とした。なお、炭水化物の算出にあたっては、従来と同様、硝酸イオン、アルコール、酢酸、ポリフェノール（タンニンを含む）、カフェイン及びテオブロミンを比較的多く含む食品や、加熱により二酸化炭素等が多量に発生する食品については、これらの含量も差し引いて成分値を求めている。

※9　本書については口絵17～20、p.2～3参照。

⑤有機酸（Organic Acids）

　食品成分表2015年版では、有機酸のうち酢酸についてのみ、エネルギー産生成分と位置づけていたが、本成分表では、既知の有機酸をエネルギー産生成分とすることとした。従来は、酢酸以外の有機酸は、差引き法による炭水化物に含まれていたが、この整理に伴い、本成分表では、炭水化物とは別に、有機酸を収載することとした。なお、この有機酸には、従来の酢酸の成分値も含まれる。

　有機酸のうち、酢酸、乳酸、クエン酸及びリンゴ酸については、Merrill and Watt（1955）[6]記載のkcal/g単位のエネルギー換算係数を採用し、それに4.184を乗ずることにより、kJ/g単位のエネルギー換算係数に換算した。その他の有機酸については、FAO/INFOODSが推奨するエネルギー換算係数を採用した。有機酸由来のエネルギーは、それぞれ成分値（g）にそれぞれのエネルギー換算係数を乗じて算出したエネルギーの合計である。

⑥灰分（Ash）

　灰分は、一定条件下で灰化して得られる残分であり、食品中の無機質の総量を反映していると考えられている。また、水分とともにエネルギー産生に関与しない一般成分として、各成分値の分析の確からしさを検証する際の指標のひとつとなる。

（6）無機質（Minerals）

　収載した無機質は、全てヒトにおいて必須性が認められたものであり、ナトリウム、カリウム、カルシウム、マグネシウム、リン、鉄、亜鉛、銅、マンガン、ヨウ素、セレン、クロム及びモリブデンを収載した。このうち成人の一日の摂取量が概ね100mg以上となる無機質は、ナトリウム、カリウム、カルシウム、マグネシウム及びリン、100mgに満たない無機質は、鉄、亜鉛、銅、マンガン、ヨウ素、セレン、クロム及びモリブデンである。無機質の測定法の概要を表6に示した。

①ナトリウム（Sodium）

　ナトリウムは、細胞外液の浸透圧維持、糖の吸収、神経や筋肉細胞の活動等に関与するとともに、骨の構成要素として骨格の維持に貢献している。一般に、欠乏により疲労感、低血圧等が起こることが、過剰により浮腫（むくみ）、高血圧等が起こることがそれぞれ知られている。なお、腎機能低下により摂取の制限が必要となる場合がある。

②カリウム（Potassium）

　カリウムは、細胞内の浸透圧維持、細胞の活性維持等を担っている。食塩の過剰摂取や老化によりカリウムが失われ、細胞の活性が低下することが知られている。必要以上に摂取したカリウムは、通常迅速に排泄されるが、腎機能低下により、

カリウム排泄能力が低下すると、摂取の制限が必要になる。

③カルシウム（Calcium）

カルシウムは、骨の主要構成要素の一つであり、ほとんどが骨歯牙組織に存在している。細胞内には微量しか存在しないが、細胞の多くの働きや活性化に必須の成分である。また、カルシウムは、血液の凝固に関与しており、血漿中の濃度は一定に保たれている。成長期にカルシウムが不足すると成長が抑制され、成長後不足すると骨がもろくなる。

④マグネシウム（Magnesium）

マグネシウムは、骨の弾性維持、細胞のカリウム濃度調節、細胞核の形態維持に関与するとともに、細胞がエネルギーを蓄積、消費するときに必須の成分である。多くの生活習慣病やアルコール中毒の際に細胞内マグネシウムの低下がみられ、腎機能が低下すると高マグネシウム血症となる場合がある。

⑤リン（Phosphorus）

リンは、カルシウムとともに骨の主要構成要素であり、リン脂質の構成成分としても重要である。また、高エネルギーリン酸化合物として生体のエネルギー代謝にも深く関わっている。腎機能低下により摂取の制限が必要となる場合がある。

⑥鉄（Iron）

鉄は、酸素と二酸化炭素を運搬するヘモグロビンの構成成分として赤血球に偏在している。また、筋肉中のミオグロビン及び細胞のシトクロムの構成要素としても重要である。鉄の不足は貧血や組織の活性低下を起こし、鉄剤の過剰投与により組織に鉄が沈着すること（血色素症、ヘモシデリン沈着症）もある。

⑦亜鉛（Zinc）

亜鉛は、核酸やたんぱく質の合成に関与する酵素をはじめ、多くの酵素の構成成分として、また、血糖調節ホルモンであるインスリンの構成成分等として重要である。欠乏により小児では成長障害、皮膚炎が起こるが、成人でも皮膚、粘膜、血球、肝臓等の再生不良や味覚、嗅覚障害が起こるとともに、免疫たんぱくの合成能が低下する。

⑧銅（Copper）

銅は、アドレナリン等のカテコールアミン代謝酵素の構成要素として重要である。遺伝的に欠乏を起こすメンケス病、過剰障害を起こすウイルソン病が知られている。

⑨マンガン（Manganese）

マンガンは、ピルビン酸カルボキシラーゼ等の構成要素としても重要である。また、マグネシウムが関与する様々な酵素の反応にマンガンも作用する。マンガンは植物には多く存在するが、ヒトや動物に存在する量はわずかである。

⑩ヨウ素（Iodine）

ヨウ素は、甲状腺ホルモンの構成要素である。欠乏すると甲状腺刺激ホルモンの分泌が亢進し、甲状腺腫を起こす。

⑪セレン（Selenium）

セレンは、グルタチオンペルオキシダーゼ、ヨードチロニン脱ヨウ素酵素の構成要素である。土壌中のセレン濃度が極めて低い地域ではセレン欠乏が主因と考えられる症状がみられ、心筋障害（克山病）が起こることが知られている。

⑫クロム（Chromium）

クロムは、糖代謝、コレステロール代謝、結合組織代謝、たんぱく質代謝に関与している。長期間にわたり完全静脈栄養（中心静脈栄養ともいう）を行った場合に欠乏症がみられ、耐糖能低下、体重減少、末梢神経障害等が起こることが知られている。

表6 無機質の測定法

成分	試料調製法	測定法
ナトリウム	希酸抽出法又は乾式灰化法	原子吸光光度法又は誘導結合プラズマ発光分析法
カリウム	希酸抽出法又は乾式灰化法	原子吸光光度法又は誘導結合プラズマ発光分析法
カルシウム	乾式灰化法	原子吸光光度法、誘導結合プラズマ発光分析法又は過マンガン酸カリウム容量法
マグネシウム	乾式灰化法	原子吸光光度法又は誘導結合プラズマ発光分析法
リン	乾式灰化法又は湿式分解法	誘導結合プラズマ発光分析法、バナドモリブデン酸吸光光度法又はモリブデンブルー吸光光度法
鉄	乾式灰化法	原子吸光光度法、誘導結合プラズマ発光分析法又は1.10-フェナントロリン吸光光度法
亜鉛	乾式灰化法	原子吸光光度法、キレート抽出-原子吸光光度法又は誘導結合プラズマ発光分析法
銅	乾式灰化法	原子吸光光度法、キレート抽出-原子吸光光度法又は誘導結合プラズマ発光分析法
マンガン	乾式灰化法	原子吸光光度法、キレート抽出-原子吸光光度法又は誘導結合プラズマ発光分析法
ヨウ素	アルカリ抽出法又はアルカリ灰化法（魚類、≧20 µg/100 g）	誘導結合プラズマ質量分析法、アルカリ灰化-誘導結合プラズマ質量分析法又は滴定法
セレン、クロム、モリブデン	マイクロ波による酸分解法	誘導結合プラズマ質量分析法ほか

・日本食品標準成分表2020年版（八訂）および増補2023年の表6を基に、「日本食品標準成分表2020年版（八訂）分析マニュアル」の内容を反映し一部修正した。

⑬モリブデン（Molybdenum）

モリブデンは、酸化還元酵素の補助因子として働く。長期間にわたり完全静脈栄養を施行した場合に欠乏症がみられ、頻脈、多呼吸、夜盲症等が起こることが知られている。

（7）ビタミン（Vitamins）

脂溶性ビタミンとして、ビタミンA（レチノール、α-及びβ-カロテン、β-クリプトキサンチン、β-カロテン当量及びレチノール活性当量）、ビタミンD、ビタミンE（α-、β-、γ-及びδ-トコフェロール）及びビタミンK、水溶性ビタミンとして、ビタミンB$_1$、ビタミンB$_2$、ナイアシン、ナイアシン当量、ビタミンB$_6$、ビタミンB$_{12}$、葉酸、パントテン酸、ビオチン及びビタミンCを収載した。ビタミンの測定法の概要を **表7** に示した。

①ビタミンA（Vitamin A）

ビタミンAは、レチノール、カロテン及びレチノール活性当量で表示した。[10]

a）レチノール（Retinol）

レチノールは主として動物性食品に含まれる。生理作用は、視覚の正常化、成長及び生殖作用、感染予防等である。欠乏により生殖不能、免疫力の低下、夜盲症、眼球乾燥症、成長停止等が起こることが、過剰により頭痛、吐き気、骨や皮膚の変化等が起こることがそれぞれ知られている。成分値は、異性体の分離を行わず全トランスレチノール相当量を求め、レチノールとして記載した。

b）α-カロテン、β-カロテン及びβ-クリプトキサンチン（α-Carotene、β-Carotene and β-Cryptoxanthin）

α-及びβ-カロテン並びにβ-クリプトキサンチンは、レチノールと同様の活性を有するプロビタミンAである。プロビタミンAは生体内でビタミンAに転換される物質の総称であり、カロテノイド色素群に属する。プロビタミンAは主として植物性食品に含まれる。なお、これらの成分は、プロビタミンAとしての作用の他に、抗酸化作用、抗発癌作用及び免疫賦活作用が知られている。

本成分表においては原則として、β-カロテンとともに、α-カロテン及びβ-クリプトキサンチンを測定し、次項目の式に従ってβ-カロテン当量を求めた。なお、五訂成分表においては、これをカロテンと記載していたが、五訂増補日本食品標準成分表（以下「五訂増補成分表」という）から、そのままβ-カロテン当量と表示するとともに、五訂成分表では収載していなかったα-及びβ-カロテン並びにβ-

クリプトキサンチンの各成分値についても収載している。

なお、一部の食品では四訂成分表の成分値を用いたものがあり、これらについては、α-及びβ-カロテン並びにβ-クリプトキサンチンを分別定量していないことから、これらの成分項目の成分値は収載していない。

c）β-カロテン当量（β-Carotene equivalents）

β-カロテン当量は、次式に従って算出した。

β-カロテン当量（μg）
$$= β\text{-カロテン}(μg) + \frac{1}{2}α\text{-カロテン}(μg) + \frac{1}{2}β\text{-クリプトキサンチン}(μg)$$

d）レチノール活性当量（Retinol activity equivalents：RAE）

レチノール活性当量の算出は、次式に基づいている[7]。

レチノール活性当量（μgRAE）
$$= レチノール（μg) + \frac{1}{12}β\text{-カロテン当量}(μg)$$

なお、β-カロテン当量及びレチノール活性当量は、各成分の分析値の四捨五入前の数値から算出した。したがって、本成分表の収載値から算出した値と一致しない場合がある。

②ビタミンD（Vitamin D）

ビタミンD（カルシフェロール）は、カルシウムの吸収・利用、骨の石灰化等に関与し、きのこ類に含まれるビタミンD$_2$（エルゴカルシフェロール）と動物性食品に含まれるD$_3$（コレカルシフェロール）がある。両者の分子量はほぼ等しく、またヒトに対してほぼ同等の生理活性を示すとされているが、ビタミンD$_3$の方がビタミンD$_2$より生理活性は大きいとの報告もある。ビタミンDの欠乏により、小児のくる病、成人の骨軟化症等が起こることが知られている。なお、プロビタミンD$_2$（エルゴステロール）とプロビタミンD$_3$（7-デヒドロコレステロール）は、紫外線照射によりビタミンDに変換されるが、小腸での変換は行われない。

③ビタミンE（Vitamin E）

ビタミンEは、脂質の過酸化の阻止、細胞壁及び生体膜の機能維持に関与している。欠乏により、神経機能低下、筋無力症、不妊等が起こることが知られている。

食品に含まれるビタミンEは、主としてα-、β-、γ-及びδ-トコフェロール（α、β、γ and δ Tocopherol）の4種である。五訂成分表においては、項目名をそれまで用いていたビタミンE効力に代えてビタミンEとし、α-トコフェロール当量（mg）で示していたが、五訂増補成分表からビタミンEとしてトコフェロールの成分値を示すこととし、α-、β-、γ-及びδ-トコフェロールを収載している[8]。[11]

※10〜11　本書については口絵20〜21、p.3参照。

表7 ビタミンの測定法

成分	試料調製法	測定法
レチノール	けん化後、不けん化物を抽出分離、精製	ODS系カラムと水-メタノール混液による紫外部吸収検出-高速液体クロマトグラフ法
α-カロテン、β-カロテン、β-クリプトキサンチン	ヘキサン-アセトン-エタノール-トルエン混液抽出後、けん化、抽出	ODS系カラムとアセトニトリル-メタノール-テトラヒドロフラン-酢酸混液による可視部吸収検出-高速液体クロマトグラフ法
チアミン（ビタミンB_1）	酸性水溶液で加熱抽出	ODS系カラムとメタノール-0.01 mol/Lリン酸二水素ナトリウム-0.15 mol/L過塩素酸ナトリウム混液による分離とポストカラムでのフェリシアン化カリウムとの反応による蛍光検出-高速液体クロマトグラフ法
リボフラビン（ビタミンB_2）	酸性水溶液で加熱抽出	ODS系カラムとメタノール-酢酸緩衝液による蛍光検出-高速液体クロマトグラフ法
アスコルビン酸（ビタミンC）	メタリン酸溶液でホモジナイズ抽出、酸化型とした後、オサゾン生成	順相型カラムと酢酸-n-ヘキサン-酢酸エチル混液による可視部吸光検出-高速液体クロマトグラフ法
カルシフェロール（ビタミンD）	けん化後、不けん化物を抽出分離	順相型カラムと2-プロパノール-n-ヘキサン混液による分取高速液体クロマトグラフ法の後、逆相型カラムとアセトニトリル-水混液による紫外部吸収検出-高速液体クロマトグラフ法
トコフェロール（ビタミンE）	けん化後、不けん化物を抽出分離	順相型カラムと酢酸-2-プロパノール-n-ヘキサン混液による蛍光検出-高速液体クロマトグラフ法
フィロキノン類、メナキノン類（ビタミンK）	アセトン又はヘキサン抽出後、精製	還元カラム-ODS系カラムとメタノール又はエタノール-メタノール混液による蛍光検出-高速液体クロマトグラフ法
ナイアシン	酸性水溶液で加圧加熱抽出	_Lactobacillus plantarum_ ATCC8014による微生物学的定量法
ビタミンB_6	酸性水溶液で加圧加熱抽出	_Saccharomyces cerevisiae_ ATCC9080による微生物学的定量法
ビタミンB_{12}	緩衝液及びシアン化カリウム溶液で加熱抽出	_Lactobacillus delbrueckii subsp.lactis_ ATCC7830による微生物学的定量法
葉酸	緩衝液で加圧加熱抽出後、プロテアーゼ処理、コンジュガーゼ処理	_Lactobacillus rhamnosus_ ATCC7469による微生物学的定量法
パントテン酸	緩衝液で加圧加熱抽出後、アルカリホスファターゼ、ハト肝臓アミダーゼ処理	_Lactobacillus plantarum_ ATCC8014による微生物学的定量法
ビオチン	酸性水溶液で加圧加熱抽出	_Lactobacillus plantarum_ ATCC8014による微生物学的定量法

④ビタミンK（Vitamin K）

ビタミンKには、K_1（フィロキノン）とK_2（メナキノン類）があり、両者の生理活性はほぼ同等である。ビタミンKは、血液凝固促進、骨の形成等に関与している。欠乏により、新生児頭蓋内出血症等が起こることが知られている。成分値は、原則としてビタミンK_1とK_2（メナキノン-4）の合計で示した。ただし、糸引き納豆（食品番号04046）、挽きわり納豆（同04047）、五斗納豆（同04048）、寺納豆（同04049）、金山寺みそ（同04061）及びひしおみそ（同04062）ではメナキノン-7を多量に含むため、メナキノン-7含量に444.7/649.0を乗じ、メナキノン-4換算値とした後、ビタミンK含量に合算した。

⑤ビタミンB_1（Thiamin）

ビタミンB_1（チアミン）は、各種酵素の補酵素として糖質及び分岐鎖アミノ酸の代謝に不可欠である。欠乏により、倦怠感、食欲不振、浮腫等を伴う脚気、ウエルニッケ脳症、コルサコフ症候群等が起こることが知られている。成分値は、チアミン塩酸塩相当量で示した。

⑥ビタミンB_2（Riboflavin）

ビタミンB_2（リボフラビン）は、フラビン酵素の補酵素の構成成分として、ほとんどの栄養素の代謝に関わっている。欠乏により、口内炎、眼球炎、脂漏性皮膚炎、成長障害等が起こることが知られている。

⑦ナイアシン（Niacin）

ナイアシンは、体内で同じ作用を持つニコチン酸、ニコチン酸アミド等の総称であり、酸化還元酵素の補酵素の構成成分として重要である。生体中に最も多量に存在するビタミンである。欠乏により、皮膚炎、下痢、精神神経障害を伴うペラグラ、成長障害等が起こることが知られている。成分値は、ニコチン酸相当量で示した（本書では省略）。

⑧ナイアシン当量（Niacin equivalents）

ナイアシンは、食品からの摂取以外に、生体内でトリプトファンから一部生合成され、トリプトファンの活性はナイアシンの1/60とされている。このことを表す成分値として、ナイアシン当量を設け、次式により算出している。

ナイアシン当量（mgNE）＝ナイアシン（mg）＋$\frac{1}{60}$トリプトファン（mg）

なお、トリプトファン量が未知の場合のナイアシン当量の算出は、たんぱく質の1%をトリプトファンとみなす次式による。

ナイアシン当量（mgNE）＝ナイアシン（mg）＋たんぱく質（g）

$\times 1000 \times \frac{1}{100} \times \frac{1}{60}$（mg）

⑨ビタミンB₆（Vitamin B₆）

ビタミンB₆は、ピリドキシン、ピリドキサール、ピリドキサミン等、同様の作用を持つ10種以上の化合物の総称で、アミノトランスフェラーゼ、デカルボキシラーゼ等の補酵素として、アミノ酸、脂質の代謝、神経伝達物質の生成等に関与する。欠乏により、皮膚炎、動脈硬化性血管障害、食欲不振等が起こることが知られている。成分値は、ピリドキシン相当量で示した。

⑩ビタミンB₁₂（Vitamin B₁₂）

ビタミンB₁₂は、シアノコバラミン、メチルコバラミン、アデノシルコバラミン、ヒドロキソコバラミン等、同様の作用を持つ化合物の総称である。その生理作用は、アミノ酸、奇数鎖脂肪酸、核酸等の代謝に関与する酵素の補酵素として重要であるほか、神経機能の正常化及びヘモグロビン合成にも関与する。欠乏により、悪性貧血、神経障害等が起こることが知られている。成分値は、シアノコバラミン相当量で示した。

⑪葉酸（Folate）

葉酸は補酵素として、プリンヌクレオチドの生合成、ピリジンヌクレオチドの代謝に関与し、また、アミノ酸、たんぱく質の代謝においてビタミンB₁₂とともにメチオニンの生成、セリン－グリシン転換系等にも関与している。特に細胞の分化の盛んな胎児にとっては重要な栄養成分である。欠乏により、巨赤芽球性貧血、舌炎、二分脊柱を含む精神神経異常等が起こることが知られている。

⑫パントテン酸（Pantothenic acid）

パントテン酸は、補酵素であるコエンザイムA及びアシルキャリアータンパク質の構成成分であり、糖、脂肪酸の代謝における酵素反応に広く関与している。欠乏により、皮膚炎、副腎障害、末梢神経障害、抗体産生障害、成長阻害等が起こることが知られている。

⑬ビオチン（Biotin）

ビオチンはカルボキシラーゼの補酵素として、炭素固定反応や炭素転移反応に関与している。長期間にわたり生卵白を

多量に摂取した場合に欠乏症がみられ、脱毛や発疹等の皮膚障害、舌炎、結膜炎、食欲不振、筋緊張低下等が起こる。

⑭ビタミンC（Ascorbic acid）

ビタミンCは、生体内の各種の物質代謝、特に酸化還元反応に関与するとともに、コラーゲンの生成と保持作用を有する。さらに、チロシン代謝と関連したカテコールアミンの生成や脂質代謝にも密接に関与している。欠乏により壊血病等が起こることが知られている。食品中のビタミンCは、L-アスコルビン酸（還元型）とL-デヒドロアスコルビン酸（酸化型）として存在する。その効力値については、科学技術庁資源調査会からの問合せに対する日本ビタミン学会ビタミンC研究委員会の見解（昭和51年2月）に基づき同等とみなされるので、成分値は両者の合計で示した。

（8）食塩相当量（Salt equivalents）

食塩相当量は、ナトリウム量に2.54＊を乗じて算出した値を示した。ナトリウム量には食塩に由来するもののほか、原材料となる生物に含まれるナトリウムイオン、グルタミン酸ナトリウム、アスコルビン酸ナトリウム、リン酸ナトリウム、炭酸水素ナトリウム等に由来するナトリウムも含まれる。

注：＊　ナトリウム量に乗じる2.54は、食塩（NaCl）を構成するナトリウム（Na）の原子量（22.989770）と塩素（Cl）の原子量（35.453）から算出したものである。

NaClの式量／Naの原子量＝（22.989770 ＋ 35.453）／22.989770
　　　　　　　　　　　　　＝ 2.54…

（9）アルコール（Alcohol）

アルコールは、従来と同様、エネルギー産生成分と位置付けている。し好飲料及び調味料に含まれるエチルアルコールの量を収載した。

| 表8 | アルコールの測定法 | |

成分	試料調製法	測定法
アルコール		浮標法、水素炎イオン化検出－ガスクロマトグラフ法又は振動式密度計

（10）備考欄

食品の内容と各成分値等に関連の深い重要な事項について、次の内容をこの欄に記載した。

①食品の別名、性状、廃棄部位、あるいは加工食品の材料名、主原材料の配合割合、添加物等。

②硝酸イオン、カフェイン、ポリフェノール、タンニン、テオブロミン、しょ糖、調理油（Nitrate ion、Caffeine、

表9 備考欄収載の成分の測定法

成分	試料調製法	測定法
硝酸イオン	水で加温抽出	高速液体クロマトグラフ法又はイオンクロマトグラフ法
カフェイン	有機溶媒抽出	逆相型カラムと水 - メタノール -1 mol/L 過塩素酸又は 0.1 mol/L リン酸水素ナトリウム緩衝液 - アセトニトリルによる紫外部吸収検出 - 高速液体クロマトグラフ法
ポリフェノール	脱脂後、50 % メタノール抽出	フォーリン・チオカルト法又はプルシアンブルー法
タンニン	熱水抽出	酒石酸鉄吸光光度法又はフォーリン・デニス法
テオブロミン	石油エーテル抽出	逆相型カラムと水 - メタノール -1 mol/L 過塩素酸による紫外部吸収検出 - 高速液体クロマトグラフ法

Polyphenol、Tannin、Theobromine、Sugar、Cooking oil) 等の含量。これらの成分の測定法の概要を 表9 に示した。なお、備考欄に記載されているしょ糖は文献値である。

(11) 成分識別子 (Component identifier)

各成分項目には成分識別子を付けた（本書では省略）。成分識別子には、原則として、FAO/INFOODS の Tagname を用いた。成分識別子の末尾に「-」が付いたものについての説明は次のとおりである。

たんぱく質 (PROT-)：基準窒素量に窒素 - たんぱく質換算係数を乗じて求める。Tagname では、全窒素量に窒素 - たんぱく質換算係数を乗じた成分項目を PROCNT と呼ぶ。

脂質 (FAT-)：Tagname では、分析法が不明な、あるいは種々の分析法を用いた脂質をさす。脂質は、それぞれの食品に適した 11 種類の分析法を用いて測定している。

炭水化物 (CHOCDF-)：100 g から水分、たんぱく質、脂質、灰分、アルコール、硝酸イオン、酢酸、カフェイン、ポリフェノール、タンニン、テオブロミン及び加熱により発生する二酸化炭素等の合計 (g) を差し引いて求める。Tagname では、100 g から水分、たんぱく質、脂質、灰分及びアルコールの合計量 (g) を差し引いた成分項目を CHOCDF と呼ぶ。

差引き法による利用可能炭水化物 (CHOAVLDF-)：100 g から、水分、アミノ酸組成によるたんぱく質（この収載値がない場合には、たんぱく質）、脂肪酸のトリアシルグリセロール当量として表した脂質（この収載値がない場合には、脂質）、食物繊維総量、有機酸、灰分、アルコール、硝酸イオン、ポリフェノール（タンニンを含む）、カフェイン、テオブロミン、加熱により発生する二酸化炭素等の合計 (g) を差し引いて求める。Tagname では、100 g から水分、たんぱく質、脂質、

灰分、アルコール及び食物繊維の合計量 (g) を差し引いた成分項目（CHOCDF から食物繊維を差し引いた成分項目）を CHOAVLDF と呼ぶ。

食物繊維総量 (FIB-)：Tagname では、分析法が不明な、あるいは種々の分析法を用いた食物繊維をさす。食物繊維総量は、AOAC.2011.25 法、プロスキー変法あるいはプロスキー法で測定している。

3) 数値の表示方法

成分値の表示は、すべて可食部 100 g 当たりの値とし、数値の表示方法は、以下による（ 表10 及び 表11 参照）。

廃棄率の単位は質量 % とし、10 未満は整数、10 以上は 5 の倍数で表示した。

エネルギーの単位は kJ 及び kcal とし、整数で表示した。

一般成分の水分、アミノ酸組成によるたんぱく質、たんぱく質、脂肪酸のトリアシルグリセロール当量で表した脂質、脂質、利用可能炭水化物（単糖当量）、利用可能炭水化物（質量計）、差引き法による利用可能炭水化物、食物繊維総量、糖アルコール、炭水化物、有機酸及び灰分の単位は g とし、小数第 1 位まで表示した。

無機質については、ナトリウム、カリウム、カルシウム、マグネシウム及びリンの単位は mg として、整数で表示した。鉄及び亜鉛の単位は mg とし、小数第 1 位まで、銅及びマンガンの単位は mg とし、小数第 2 位までそれぞれ表示した。ヨウ素、セレン、クロム及びモリブデンの単位は μg とし、整数でそれぞれ表示した。

ビタミン A の単位は μg として、整数で表示した。ビタミン D の単位は μg とし、小数第 1 位まで（注：五訂成分表では整数）表示した。ビタミン E の単位は mg として小数第 1 位まで表示した。ビタミン K の単位は μg として整数で表示した。ビタミン B_1、B_2、B_6 及びパントテン酸の単位は mg として小数第 2 位まで、ナイアシン、ナイアシン当量の単位は mg として小数第 1 位まで、ビタミン C の単位は mg として整数でそれぞれ表示した。ビタミン B_{12} 及びビオチンの単位は μg として小数第 1 位まで、葉酸の単位は μg として整数でそれぞれ表示した。

アルコール及び食塩相当量の単位は g として小数第 1 位まで表示した。

備考欄に記載した成分は、原則として単位は g とし、小数第 1 位まで表示した。

表10　数値の表示方法（一般成分）

項目	単位	最小表示の位	数値の丸め方等
廃棄率	%	1の位	10未満は小数第1位を四捨五入。10以上は元の数値を2倍し、10の単位に四捨五入で丸め、その結果を2で除する。
エネルギー	kJ / kcal	1の位	小数第1位を四捨五入。
水分	g	小数第1位	小数第2位を四捨五入。
たんぱく質			
アミノ酸組成によるたんぱく質			
たんぱく質			
脂質			
トリアシルグリセロール当量			
脂質			
炭水化物			
利用可能炭水化物（単糖当量）			
利用可能炭水化物（質量計）			
差引き法による利用可能炭水化物			
食物繊維総量			
糖アルコール			
炭水化物			
有機酸			
灰分			

表11　数値の表示方法（無機質、ビタミン等）

	項目	単位	最小表示の位	数値の丸め方等
無機質	ナトリウム	mg	1の位	整数表示では、大きい位から3桁目を四捨五入して有効数字2桁。ただし、10未満は小数第1位を四捨五入。小数表示では、最小表示の位の一つ下の位を四捨五入。
	カリウム			
	カルシウム			
	マグネシウム			
	リン			
	鉄	mg	小数第1位	
	亜鉛			
	銅	mg	小数第2位	
	マンガン			
	ヨウ素	μg	1の位	
	セレン			
	クロム			
	モリブデン			
ビタミン	ビタミンA　レチノール	μg	1の位	整数表示では、大きい位から3桁目を四捨五入して有効数字2桁。ただし、10未満は小数第1位を四捨五入。小数表示では、最小表示の位の一つ下の位を四捨五入。
	α-カロテン			
	β-カロテン			
	β-クリプトキサンチン			
	β-カロテン当量			
	レチノール活性当量			
	ビタミンD	μg	小数第1位	
	ビタミンE　α-トコフェロール	mg	小数第1位	
	β-トコフェロール			
	γ-トコフェロール			
	δ-トコフェロール			
	ビタミンK	μg	1の位	
	ビタミンB₁	mg	小数第2位	
	ビタミンB₂			
	ナイアシン	mg	小数第1位	
	ナイアシン当量			
	ビタミンB₆	mg	小数第2位	
	ビタミンB₁₂	μg	小数第1位	
	葉酸	μg	1の位	
	パントテン酸	mg	小数第2位	
	ビオチン	μg	小数第1位	
	ビタミンC	mg	1の位	
アルコール		g	小数第1位	小数第2位を四捨五入。
食塩相当量		g	小数第1位	小数第2位を四捨五入。
備考欄		g	小数第1位	小数第2位を四捨五入。

数値の丸め方は、最小表示桁の一つ下の桁を四捨五入したが、整数で表示するもの（エネルギーを除く）については、原則として大きい位から3桁目を四捨五入して有効数字2桁で示した。

各成分において、「-」は未測定であること、「0」は食品成分表の最小記載量の1/10（ヨウ素、セレン、クロム、モリブデン及びビオチンにあっては3/10。以下同じ）未満又は検出されなかったこと、「Tr（微量、トレース）」は最小記載量の1/10以上含まれているが5/10未満であることをそれぞれ示す。ただし、食塩相当量の0は算出値が最小記載量（0.1 g）の5/10未満であることを示す。

また、文献等により含まれていないと推定される成分については測定をしていない場合が多い。しかし、何らかの数値を示して欲しいとの要望も強いことから、推定値として「(0)」と表示した。同様に微量に含まれていると推定されるものについては「(Tr)」と記載した。

「アミノ酸組成によるたんぱく質」、「脂肪酸のトリアシルグリセロール当量」及び「利用可能炭水化物（単糖当量）」については、原則としてアミノ酸成分表増補2023年、脂肪酸成分

表増補2023年又は炭水化物成分表増補2023年の収載値に基づき個別の組成成分値から算出したが、計算食品においては、原材料食品の「アミノ酸組成によるたんぱく質」、「脂肪酸のトリアシルグリセロール当量」及び「利用可能炭水化物（単糖当量）」から算出したものもある。さらに、これらの組成を諸外国の食品成分表の収載値から借用した場合や原材料配合割合（レシピ）等を基に計算した場合には、（ ）を付けて数値を示した。

なお、無機質、ビタミン等においては、類似食品の収載値から類推や計算により求めた成分について、（ ）を付けて数値を示した。

4)「質量 (mass)」と「重量 (weight)」

国際単位系 (SI) では、単位記号にgを用いる基本量は質量であり、重量は、力 (force) と同じ性質の量を示し、質量と重力加速度の積を意味する。このため、各分野において、「重量」を質量の意味で用いている場合には、「重量」を「質量」に置き換えることが進んでいる。食品成分表2015年版では、「重量」から「質量」への変更は、利用者にとってはなじみが薄い用語への変更であったため、「重量」を使用したが、教育面での普及もあり、「質量」を使用することとした。

なお、調理前後の質量の増減は、調理による質量の変化であるが、食品成分表2015年版と同様に「重量変化率」とした。

5) 食品の調理条件

食品の調理条件は、一般的な調理（小規模調理）を想定して、基本的な条件を定めた。調理に用いる器具はガラス製等とし、調理器具から食品への無機質の影響がないように配慮した。

本成分表の加熱調理は、水煮、ゆで、炊き、蒸し、電子レンジ調理、焼き、油いため、ソテー、素揚げ、天ぷら、フライ及びグラッセ等を収載した。

また、非加熱調理は、水さらし、水戻し、塩漬及びぬかみそ漬等とした。通常、食品の調理は調味料を添加して行うものであるが、使用する調味料の種類や量を定め難かったため、マカロニ・スパゲッティのゆで、にんじんのグラッセ、塩漬及びぬかみそ漬を除き調味料の添加を行わなかった。

ゆでは、調理の下ごしらえとして行い、ゆで汁は廃棄する。和食の料理では伝統的に、それぞれの野菜に応じゆでた後の処理を行っている。その処理も含めて食品成分表ではゆでとした。各野菜のゆで及び各調理の調理過程の詳細は、表12 調理方法の概要および重量変化率表に示した。例えば、未熟豆野菜及び果菜はゆでた後に湯切りを行い、葉茎野菜では、ゆでて湯切りをした後に水冷し、手搾りを行っている。

また、塩漬、ぬかみそ漬は、全て水洗いを行った食品であり、葉茎野菜はさらに手搾りしている。このように、食品名に示した調理名から調理過程の詳細が分かりにくい食品は、表12 に加え、備考欄にも調理過程を記載した。

水煮は、煮汁に調味料を加え、煮汁も料理の一部とする調理であるが、本成分表における分析にあたっては、煮汁に調味料を加えず、煮汁は廃棄している。

6) 調理に関する計算式

①重量変化率

食品の調理に際しては、水さらしや加熱により食品中の成分が溶出や変化し、一方、調理に用いる水や油の吸着により食品の質量が増減するため、(c1) により重量変化率を求めた。

$$\text{重量変化率}(\%) = \frac{\text{調理後の同一試料の質量}}{\text{調理前の試料の質量}} \times 100 \quad \text{(c1)}$$

②調理による成分変化率と調理した食品の可食部100 g当たりの成分値

本成分表の調理した食品の成分値は、調理前の食品の成分値との整合性を考慮し、原則として次式により調理による成分変化率 (c2) を求めて、これを用いて以下により調理前の成分値から算出した (c3)。

調理による成分変化率(%)

= 調理した食品の可食部100 g当たりの成分値×重量変化率（%）
÷調理前の食品の可食部100 g当たりの成分値 ……………… (c2)

調理した食品の可食部100 g当たりの成分値

= 調理前の食品の可食部100 g当たりの成分値
×調理による成分変化率（%）÷重量変化率（%）………… (c3)

③調理した食品全質量に対する成分量(g)

実際に摂取した成分量に近似させるため、栄養価計算では、本成分表の調理した食品の成分値（可食部100 g当たり）と、調理前の食品の可食部質量を用い、(c4) により調理した食品全質量に対する成分量が算出できる。

調理した食品全質量に対する成分量(g)

= 調理した食品の成分値（g/100 g EP）

$$\times \frac{\text{調理前の可食部質量(g)}}{100 \text{ (g)}} \times \frac{\text{重量変化率(\%)}}{100} \quad \text{(c4)}$$

④購入量

本成分表の廃棄率と、調理前の食品の可食部質量から、廃棄部を含めた原材料質量（購入量）が算出できる (c5)。

$$\text{廃棄部を含めた原材料質量(g)} = \frac{\text{調理前の可食部質量(g)} \times 100}{100 - \text{廃棄率（\%）}} \quad \text{(c5)}$$

表12 調理方法の概要および重量変化率表

食品成分表2020の調理した食品について、調理方法、調理過程、調理形態、調理に用いた水等および調理による重量変化率（％）を本表に示した。本表の留意点は下記の通りである。

・調理形態や調理に用いた水の量等については、分析に用いた試料の形態等によって異同がある場合があり、これらを必ずしも網羅的に記載したものではない。
・炊飯器を使用して米を炊く場合、炊飯器により加水量が異なる。
・ゆでの加水量は使用する鍋により異なる。加熱終了まで試料がかぶる程度の水量を保つ。
・くずきり等のでん粉製品や、凍り豆腐等は、製品に記載の加水量を用いる。
・「調理に用いた水、植物油、食塩等の量及び用いた衣の素材等」は、調理に用いた食品質量に対する比で示した。
・重量変化率は調理前の食品を基準とした調理後の質量％を示した。
・天ぷら、フライなど油と衣を使った調理の重量変化率については、「調理前の食品と揚げる前の衣の質量」を基準とした調理後の質量％を（ ）で示した。衣の質量等については 表13 に示した。
・「調理前食品番号」及び「調理前食品名」の欄には、食品群別留意点の記載から成分変化率の対としたと判断できるものを記した。成分変化率を一部の成分のみに用いた場合も含む。
・18群調理済み流通食品類の重量変化率は、調理後の栄養価計算質量÷調理前の栄養価計算質量×100により算出した推計値である。
　*日本食品標準成分表2015年版（七訂）追補2017年で新たに収載したヨウ素、セレン、クロム、モリブデン及びビオチンの成分値の分析の場合。
　**日本食品標準成分表2010で新たに収載したヨウ素、セレン、クロム、モリブデン及びビオチンの成分値の分析の場合。
　***収載値の一部又は全部を計算又は文献値から算出したもの。
　****収載値の一部又は全部が推計値であるもの。

食品番号	食品名	重量変化率（％）	調理法	調理過程			調理形態	調理に用いた水、植物油、食塩等の量及び用いた衣の素材等
				下ごしらえ廃棄部位	重量変化に関する工程	調理後廃棄部位		
1 穀類								
	おおむぎ							
	押麦							
01170	めし	280	炊き	-	洗米（5回かくはん）×3回→炊飯（IHジャー炊飯器）→蒸気がおさまるまで冷却	-	そのまま	洗米：5倍 炊き：1.2倍
	大麦めん							
01009	ゆで	260	ゆで	-	ゆで→湯切り→水洗い→水切り	-	そのまま	10倍
	こむぎ							
	[小麦粉]							
	プレミックス粉							
01172	天ぷら用、バッター、揚げ	85	揚げ	-	揚げ→油切り		そのまま	植物油：等倍（天ぷら粉）
	[パン類]							
	食パン							
01174	焼き	92	焼き	-	焼き（電気ロースター）	-	そのまま	-
	[うどん・そうめん類]							
	うどん							
01039	ゆで	180	ゆで	-	ゆで→湯切り	-	そのまま	10倍
	干しうどん							
01042	ゆで	240	ゆで	-	ゆで→湯切り	-	そのまま	10倍
	そうめん・ひやむぎ							
01044	ゆで	270	ゆで	-	ゆで→湯切り→水冷→水切り	-	そのまま	10倍
	手延そうめん・手延ひやむぎ							
01046	ゆで	290	ゆで	-	ゆで→湯切り→水冷→水切り	-	そのまま	10倍
	[中華めん類]							
	中華めん							
01048	ゆで	190	ゆで	-	ゆで→湯切り	-	そのまま	10倍
	干し中華めん							
01051	ゆで	250	ゆで	-	ゆで→湯切り	-	そのまま	10倍
	沖縄そば							
01053	ゆで	170	ゆで	-	ゆで→湯切り	-	そのまま	10倍
	干し沖縄そば							
01055	ゆで	230	ゆで	-	ゆで→湯切り	-	そのまま	10倍

食品番号	食品名	重量変化率（％）	調理法	調理過程 下ごしらえ廃棄部位	調理過程 重量変化に関する工程	調理過程 調理後廃棄部位	調理形態	調理に用いた水、植物油、食塩等の量及び用いた衣の素材等
	[マカロニ・スパゲッティ類]							
	マカロニ・スパゲッティ							
01064	ゆで	220	ゆで	-	ゆで→湯切り	-	そのまま	20倍（1.5％食塩水）
01173	ソテー	100	ソテー	-	ゆで→湯切り→ソテー	-	そのまま	植物油：5％（ゆで重量に対して）
	[その他]							
	春巻きの皮							
01180	揚げ	115	揚げ	-	油揚げ→油切り	-	春巻きの形に整える	植物油：4倍
	こめ							
	[水稲めし]							
01085	玄米	210	炊き	-	洗米（5回かくはん）×3回→炊飯（IHジャー炊飯器）→冷却	-	そのまま	1.8倍
01086	半つき米	210	炊き	-	洗米（5回かくはん）×3回→炊飯（IHジャー炊飯器）→冷却	-	そのまま	1.5倍
01087	七分つき米	210	炊き	-	洗米（5回かくはん）×3回→炊飯（IHジャー炊飯器）→冷却	-	そのまま	1.5倍
01088	精白米、うるち米	210	炊き	-	洗米（5回かくはん）×3回→炊飯（IHジャー炊飯器）→冷却	-	そのまま	洗米：5倍 炊き：1.4倍
01154	精白米、もち米	180	炊き	-	洗米（5回かくはん）×3回→炊飯（IHジャー炊飯器）→冷却	-	そのまま	洗米：5倍 炊き：1.0倍
01168	精白米、インディカ米	200	炊き	-	洗米（5回かくはん）×1回→炊飯（IHジャー炊飯器）→冷却	-	そのまま	洗米：5倍 炊き：1.0倍
01089	はいが精米	210	炊き	-	洗米（5回かくはん）×3回→炊飯（IHジャー炊飯器）→冷却	-	そのまま	1.5倍
01155	発芽玄米	210	炊き	-	洗米（5回かくはん）×3回→炊飯（IHジャー炊飯器）→冷却	-	そのまま	1.4倍
01183	赤米	232	炊き	-	洗米（5回かくはん）×3回→炊飯（IHジャー炊飯器）→冷却	-	そのまま	洗米：5倍 炊き：2倍
01184	黒米	231	炊き	-	洗米（5回かくはん）×3回→炊飯（IHジャー炊飯器）→冷却	-	そのまま	洗米：5倍 炊き：2倍
	[水稲全かゆ]							
01090	玄米 ***	500	-	-	-	-	-	-
01091	半つき米 ***	500	-	-	-	-	-	-
01092	七分つき米 ***	500	-	-	-	-	-	-
01093	精白米 ***	500	炊き	-	洗米（5回かくはん）×3回→炊飯（IHジャー炊飯器）→冷却	-	そのまま	洗米：5倍 炊き：7倍
	[水稲五分かゆ]							
01094	玄米 ***	1000	-	-	-	-	-	-
01095	半つき米 ***	1000	-	-	-	-	-	-
01096	七分つき米 ***	1000	-	-	-	-	-	-
01097	精白米 ***	1000	炊き	-	洗米（5回かくはん）×3回→炊飯（IHジャー炊飯器）→冷却	-	そのまま	洗米：5倍 炊き：10倍
	[水稲おもゆ]							
01098	玄米 ***	-	-	-	-	-	-	-
01099	半つき米 ***	-	-	-	-	-	-	-
01100	七分つき米 ***	-	-	-	-	-	-	-
01101	精白米 ***	-	炊き	-	洗米（5回かくはん）×3回→炊飯（IHジャー炊飯器）→漉したスープ→室温に冷却（得られたおもゆ：米と加水量の40％）	-	そのまま	洗米：5倍 炊き：12倍
	[陸稲めし]							
01106	玄米 ****	210	-	-	-	-	-	-
01107	半つき米 ****	210	-	-	-	-	-	-
01108	七分つき米 ****	210	-	-	-	-	-	-
01109	精白米 ****	210	炊き	-		-	そのまま	
	そば							
	そば							

食品番号	食品名	重量変化率（%）	調理法	下ごしらえ廃棄部位	重量変化に関する工程	調理後廃棄部位	調理形態	調理に用いた水、植物油、食塩等の量及び用いた衣の素材等
01128	ゆで	190	ゆで	-	ゆで→湯切り→水冷→水切り	-	そのまま	10倍
	干しそば							
01130	ゆで	260	ゆで	-	ゆで→湯切り→水冷→水切り	-	そのまま	10倍

2 いも及びでん粉類

〈いも類〉

アメリカほどいも

食品番号	食品名	重量変化率（%）	調理法	下ごしらえ廃棄部位	重量変化に関する工程	調理後廃棄部位	調理形態	調理に用いた水、植物油、食塩等の量及び用いた衣の素材等
02069	塊根、ゆで	98	ゆで	-	ゆで→湯切り	表皮、剥皮の際に表皮に付着する表層、両端	そのまま	2倍
	きくいも							
02041	塊根、水煮	92	水煮	皮、表層	水煮→湯切り	-	厚さ1cm	2倍
	こんにゃく							
	凍みこんにゃく							
02044	ゆで	430	ゆで	-	浸漬→水洗い・水切り→ゆで→搾り	-	そのまま	水戻し：50倍　ゆで：3倍（水戻し後の凍みこんにゃくに対し）
	（さつまいも類）							
	さつまいも							
02046	塊根、皮つき、蒸し	99	蒸し	-	蒸し	両端	2分割（100g程度）	-
02047	塊根、皮つき、天ぷら	98（83）	天ぷら	両端	油揚げ→油切り	-	1cm輪切り	植物油：5倍　衣（天ぷら粉）
02007	塊根、皮なし、蒸し	98	蒸し	-	蒸し	表皮、両端	2分割（100g程度）	-
	むらさきいも							
02049	塊根、皮なし、蒸し	99	蒸し	-	蒸し	表皮、両端	2分割（100g程度）	-
	（さといも類）							
	さといも							
02011	球茎、水煮	95	水煮	表層	水煮→湯切り	-	厚さ1cm半月切り	2倍
	セレベス							
02051	球茎、水煮	100	水煮	表層	水煮→湯切り	-	一口大	2倍
	たけのこいも							
02053	球茎、水煮	100	水煮	表層	水煮→湯切り	-	一口大	2倍
	みずいも							
02014	球茎、水煮	97	水煮	表層、両端	水煮→湯切り	-	一口大	2倍
	やつがしら							
02016	球茎、水煮	110	水煮	表層	水煮→湯切り	-	一口大	2倍
	じゃがいも							
02064	塊茎、皮つき、電子レンジ調理	00	電子レンジ調理	芽	電子レンジ調理	-	そのまま	-
02065	塊茎、皮つき、フライドポテト（生を揚げたもの）	71	素揚げ	芽	油揚げ→油切り→油揚げ→油切り	-	くしがた（1.5cm×1.5cm×5.0cm）	2倍
02019	塊茎、皮なし、水煮	97	水煮	表層	水煮→湯切り	-	2分割（75g程度）	2倍
02018	塊茎、皮なし、蒸し	93	蒸し	-	蒸し	表皮	そのまま	-
02066	塊茎、皮なし、電子レンジ調理	93	電子レンジ調理	-	電子レンジ調理	表皮	そのまま	-
02067	塊茎、皮なし、フライドポテト（生を揚げたもの）	71	素揚げ	表層	油揚げ→油切り→油揚げ→油切り	-	くしがた（1.5cm×1.5cm×5.0cm）	2倍
02020	塊茎、皮なし、フライドポテト（市販冷凍食品を揚げたもの）	52	油揚げ	-	油揚げ	-	細切り	-

食品番号	食品名	重量変化率（％）	調理法	調理過程 下ごしらえ廃棄部位	調理過程 重量変化に関する工程	調理過程 調理後廃棄部位	調理形態	調理に用いた水、植物油、食塩等の量及び用いた衣の素材等
	ヤーコン							
02055	塊根、水煮	94	水煮	表層、両端	水煮→湯切り	－	一口大	2倍
	（やまのいも類）							
	ながいも							
	ながいも							
02024	塊根、水煮	81	水煮	表層、ひげ根、切り口	水煮→湯切り	－	厚さ3～5cm 半月切り	2倍
〈でん粉・でん粉製品〉								
	（でん粉製品）							
	くずきり							
02037	ゆで	250	ゆで	－	ゆで→湯切り→水冷→水切り		そのまま	10～15倍
	タピオカパール							
02057	ゆで	410	ゆで	－	ゆで→湯切り→水冷→水切り		そのまま	15倍
	でん粉めん							
02060	乾、ゆで	440	ゆで	－	ゆで→湯切り→水冷→水切り		そのまま	10倍
	はるさめ							
	緑豆はるさめ							
02061	ゆで	440	ゆで	－	ゆで→湯切り→水冷→水切り		そのまま	15倍
	普通はるさめ							
02062	ゆで	410	ゆで	－	ゆで→湯切り→水冷→水切り		そのまま	15倍
4 豆類								
	あずき							
04002	全粒、ゆで	230	ゆで	－	浸漬（12～16時間）→ゆで→湯切り	－	そのまま	浸漬：3倍 ゆで：2倍（浸漬後の豆に対し）
	いんげんまめ							
04008	全粒、ゆで	220	ゆで	－	浸漬（12～16時間）→ゆで→湯切り	－	そのまま	浸漬：3倍 ゆで：2倍（浸漬後の豆に対し）
	えんどう							
04013	全粒、青えんどう、ゆで	220	ゆで	－	浸漬（12～16時間）→ゆで→湯切り	－	そのまま	浸漬：3倍 ゆで：2倍（浸漬後の豆に対し）
04075	全粒、赤えんどう、ゆで	220	ゆで	－	浸漬（12～16時間）→ゆで→湯切り	－	そのまま	浸漬：3倍 ゆで：2倍（浸漬後の豆に対し）
	ささげ							
04018	全粒、ゆで	230	ゆで	－	浸漬（12～16時間）→ゆで→湯切り	－	そのまま	浸漬：3倍 ゆで：2倍（浸漬後の豆に対し）
	だいず							
	［全粒・全粒製品］							
	全粒							
04105	国産、青大豆、ゆで	217	ゆで	－	浸漬（16時間）→ゆで→湯切り	－	そのまま	浸漬：3倍 ゆで：2倍（浸漬後の豆に対し）
04024	国産、黄大豆、ゆで	220	ゆで	－	浸漬（12～16時間）→ゆで→湯切り	－	そのまま	浸漬：3倍 ゆで：2倍（浸漬後の豆に対し）
04106	国産、黒大豆、ゆで	223	ゆで	－	浸漬（16時間）→ゆで→湯切り	－	そのまま	浸漬：3倍 ゆで：2倍（浸漬後の豆に対し）
	［豆腐・油揚げ類］							
	油揚げ							
04084	油抜き、生	140	油抜き	－	油抜き→手搾り	－	そのまま	10倍

食品番号	食品名	重量変化率（%）	調理法	調理過程 下ごしらえ廃棄部位	調理過程 重量変化に関する工程	調理過程 調理後廃棄部位	調理形態	調理に用いた水、植物油、食塩等の量及び用いた衣の素材等
04086	油抜き、ゆで	210	ゆで	-	油抜き→手搾り→切る→ゆで→湯切り	-	そのまま	油抜き：10倍 ゆで：5倍
04085	油抜き、焼き	99	焼き	-	油抜き→手搾り→焼き（電気ロースター）	-	そのまま	10倍
	凍り豆腐							
04087	水煮	430	水煮	-	浸漬（40～50℃）→手搾り→水煮→湯切り	-	そのまま	浸漬：5倍 水煮：3倍（浸漬後の凍り豆腐に対し）
	[その他]							
	湯葉							
04091	干し、湯戻し	320	湯戻し	-	沸騰水かけ→水切り（ペーパータオル）	-	そのまま	10倍
	つるあずき							
04092	全粒、ゆで	210	ゆで	-	浸漬（12～16時間）→ゆで→湯切り	-	そのまま	浸漬：3倍 ゆで：2倍（浸漬後の豆に対し）
	ひよこまめ							
04066	全粒、ゆで	220	ゆで	-	浸漬（12～16時間）→ゆで→湯切り	-	そのまま	浸漬：3倍 ゆで：2倍（浸漬後の豆に対し）
	べにばないんげん							
04069	全粒、ゆで	260	ゆで	-	浸漬（12～16時間）→ゆで→湯切り	-	そのまま	浸漬：3倍 ゆで：2倍（浸漬後の豆に対し）
	らいまめ							
04093	全粒、ゆで	210	ゆで	-	浸漬（12～16時間）→ゆで→湯切り	-	そのまま	浸漬：3倍 ゆで：2倍（浸漬後の豆に対し）
	りょくとう							
04072	全粒、ゆで	240	ゆで	-	浸漬（12～16時間）→ゆで→湯切り	-	そのまま	浸漬：3倍 ゆで：2倍（浸漬後の豆に対し）
	レンズまめ							
04094	全粒、ゆで	200	ゆで	-	ゆで→湯切り	-	そのまま	6倍
5 種実類								
	アーモンド							
05040	いり、無塩	96	焼き	-	焼き（電気オーブン）	-	そのまま	-
	ぎんなん							
05009	ゆで	99	ゆで	殻、薄皮	ゆで→湯切り	-	そのまま	6倍
	（くり類）							
	日本ぐり							
05011	ゆで	97	ゆで	-	ゆで→湯切り	殻、渋皮	そのまま	2～4倍
	はす							
05043	成熟、ゆで	230	ゆで	-	浸漬（12～16時間）→ゆで→湯切り	幼芽	そのまま	浸漬：3倍 ゆで：2倍（浸漬後の豆に対し）
	（ひし類）							
	とうびし							
05048	ゆで	89	ゆで	-	浸漬（16時間）→ゆで→湯切り	皮	そのまま	浸漬：3倍 ゆで：5倍（浸漬後の実に対し）
6 野菜類								
	アーティチョーク							
06002	花らい、ゆで	110	ゆで	-	ゆで→湯切り	花床の基部、総包の一部	そのまま	2.5倍
	あさつき							
06004	葉、ゆで	96	ゆで	-	ゆで→湯切り	-	そのまま	5倍

食品番号	食品名	重量変化率（%）	調理法	調理過程 下ごしらえ廃棄部位	調理過程 重量変化に関する工程	調理過程 調理後廃棄部位	調理形態	調理に用いた水、植物油、食塩等の量及び用いた衣の素材等
	あしたば							
06006	茎葉、ゆで	100	ゆで	基部	ゆで→湯切り→水さらし→水切り→手搾り	-	そのまま	3倍
	アスパラガス							
06008	若茎、ゆで	96	ゆで	株元	ゆで→湯切り	-	2分割	5倍
06327	若茎、油いため	90	油いため	株元	油いため	-	長さ3cm	植物油：5%
	いんげんまめ							
	さやいんげん							
06011	若ざや、ゆで	94	ゆで	すじ、両端	ゆで→湯切り	-	そのまま	5倍
	（うど類）							
	うど							
06013	茎、水さらし	100	水さらし	株元、葉、表皮	水さらし→短冊切り→水さらし→水切り	-	長さ5cm 厚さ2〜3mm 短冊切り	12倍
	えだまめ							
06016	ゆで	96	ゆで	-	ゆで→湯切り	さや	そのまま	5倍
	（えんどう類）							
	トウミョウ							
06330	芽ばえ、ゆで	65	ゆで	根部	ゆで→水冷→手搾り	-	そのまま	8〜10倍
06331	芽ばえ、油いため	72	油いため	根部	油いため	-	長さ3cm	植物油：5%
	さやえんどう							
06021	若ざや、ゆで	98	ゆで	すじ、両端	ゆで→湯切り	-	そのまま	5倍
	グリンピース							
06024	ゆで	88	ゆで	さや	ゆで→湯切り	-	そのまま	5倍
06374	冷凍、ゆで	92	ゆで	-	ゆで→湯切り	-	そのまま	5倍
06375	冷凍、油いため	94	油いため	-	ゆで→湯切り→油いため	-	そのまま	ゆで：5倍 植物油：5%
	おおさかしろな							
06028	葉、ゆで	81	ゆで	-	ゆで→湯切り→水冷→手搾り	株元	そのまま	5倍
06029	塩漬	59	塩漬け	-	塩漬け→水洗い→手搾り	株元	そのまま	食塩4%
	おかひじき							
06031	茎葉、ゆで	93	ゆで	茎基部	ゆで→湯切り	-	そのまま	6倍
	オクラ							
06033	果実、ゆで	97	ゆで	-	ゆで→湯切り	へた	そのまま	5倍
	かぶ							
06035	葉、ゆで	93	ゆで	-	ゆで→湯切り→水冷→水切り→手搾り	葉柄基部	葉全体	2倍
06037	根、皮つき、ゆで	87	ゆで	根端、葉柄基部	ゆで→湯切り	-	2分割（75g程度）	2倍
06039	根、皮なし、ゆで	89	ゆで	根端、葉柄基部、皮	ゆで→湯切り	-	2分割（40g程度）	同量
	漬物							
	塩漬							
06040	葉	82	塩漬け	-	塩漬け→水洗い→水切り→手搾り	葉柄基部	葉全体	食塩4%
06041	根、皮つき	80	塩漬け	-	塩漬け→水洗い→水切り→手搾り	-	2分割（60g程度）	食塩4%
06042	根、皮なし	70	塩漬け	-	塩漬け→水洗い→水切り→手搾り	-	2分割（60g程度）	食塩4%
	ぬかみそ漬							
06043	葉	74	ぬかみそ漬け	-	ぬかみそ漬け→水洗い→水切り→手搾り	葉柄基部	葉全体	いりぬか35% 食塩10%
06044	根、皮つき	77	ぬかみそ漬け	-	ぬかみそ漬け→水洗い→水切り	-	2分割（60g程度）	いりぬか35% 食塩10%
06045	根、皮なし	71	ぬかみそ漬け	-	ぬかみそ漬け→水洗い→水切り	-	2分割（60g程度）	いりぬか35% 食塩10%

食品番号	食品名	重量変化率（％）	調理法	調理過程			調理後廃棄部位	調理形態	調理に用いた水、植物油、食塩等の量及び用いた衣の素材等
				下ごしらえ廃棄部位	重量変化に関する工程				
	（かぼちゃ類）								
	日本かぼちゃ								
06047	果実、ゆで	94	ゆで	わた、種子、両端	ゆで→湯切り		-	40 g 程度に分割	2倍
	西洋かぼちゃ								
06049	果実、ゆで	98	ゆで	わた、種子、両端	ゆで→湯切り		-	40 g 程度に分割	2倍
06332	果実、焼き	79	焼き	わた、種子、両端	焼き		-	長さ5 cm 厚さ1 cm 櫛形	-
	からしな								
06053	塩漬	76	塩漬け	株元	塩漬け→水洗い→手搾り		-	そのまま	食塩4％
	カリフラワー								
06055	花序、ゆで	99	ゆで	茎葉	ゆで→湯切り		-	2分割（380 g 程度）	5倍
	かんぴょう								
06057	ゆで	530	ゆで	-	ゆで→湯切り		-	そのまま	15倍
	きく								
06059	花びら、ゆで	96	ゆで	花床	ゆで→湯切り→水冷→手搾り		-	そのまま	25倍
	（キャベツ類）								
	キャベツ								
06062	結球葉、ゆで	89	ゆで	しん	ゆで→湯切り		-	200 g 程度に分割	5倍
06333	結球葉、油いため	80	油いため	しん	油いため		-	長さ3 cm 幅0.5 cm 粗い千切り	植物油：5％
	きゅうり								
	漬物								
06066	塩漬	85	塩漬け	-	塩漬け→水洗い→水切り		両端	そのまま	食塩3～4％
06068	ぬかみそ漬	83	ぬかみそ漬け	-	ぬかみそ漬け→水洗い→水切り		両端	そのまま	いりぬか37％ 食塩11％
	キンサイ								
06076	茎葉、ゆで	84	ゆで	株元	ゆで→水冷→水切り		-	そのまま	5倍
	くわい								
06079	塊茎、ゆで	97	ゆで	皮、芽	ゆで→湯切り		-	そのまま	2倍
	コールラビ								
06082	球茎、ゆで	86	ゆで	根元、葉柄基部	ゆで→湯切り		-	40 g 程度に分割	3倍
	ごぼう								
06085	根、ゆで	91	ゆで	表皮、葉柄基部、先端	ゆで→湯切り		-	長さ5 cm、4分割	2倍
	こまつな								
06087	葉、ゆで	88	ゆで	-	ゆで→湯切り→水冷→水切り→手搾り		株元	そのまま	5倍
	さんとうさい								
06090	葉、ゆで	75	ゆで	根	ゆで→湯切り→手搾り		株元	そのまま	5倍
06091	塩漬	63	塩漬け	-	塩漬け→水洗い→手搾り		株元	そのまま	食塩4％
	ししとう								
06094	果実、油いため	99	油いため	へた	油いため		-	2分割（2 g 程度）	植物油：5％
	じゅうろくささげ								
06098	若ざや、ゆで	96	ゆで	へた	ゆで→湯切り		-	長さ10 cm	5倍
	しゅんぎく								
06100	葉、ゆで	79	ゆで	-	ゆで→湯切り→水冷→水切り→手搾り		-	そのまま	5倍
	しょうが								
06365	根茎、皮なし、生、おろし	24	おろし	皮	おろし→濡れ布で手搾り		おろし汁	そのまま	-

食品番号	食品名	重量変化率（％）	調理法	調理過程 下ごしらえ廃棄部位	調理過程 重量変化に関する工程	調理過程 調理後廃棄部位	調理形態	調理に用いた水、植物油、食塩等の量及び用いた衣の素材等
06366	根茎、皮なし、生、おろし汁	76	おろし	皮	おろし→濡れ布で手搾り	おろし	そのまま	-
	しろうり							
	漬物							
06107	塩漬	76	塩漬け	-	塩漬け→水洗い→手搾り	両端	2分割（150ｇ程度）	食塩3～4％
	ずいき							
06110	生ずいき、ゆで	60	ゆで	株元、表皮	水さらし→ゆで→湯切り→水冷→手搾り	-	長さ1cm	5倍
06112	干しずいき、ゆで	760	ゆで		浸漬→水切り→手搾り→ゆで→湯切り→水洗い→水切り→手搾り		長さ1cm	50倍
	せり							
06118	茎葉、ゆで	92	ゆで	根	ゆで→湯切り→水冷→手搾り	株元	そのまま	5倍
	ぜんまい							
	生ぜんまい							
06121	若芽、ゆで	100	ゆで	株元、裸葉	ゆで→湯切り→水さらし→水切り		そのまま	5倍
	干しぜんまい							
06123	干し若芽、ゆで	630	ゆで	-	浸漬（12～13時間）→水切り→ゆで→湯切り		そのまま	浸漬：15倍 ゆで：25倍
	そらまめ							
06125	未熟豆、ゆで	100	ゆで		ゆで→湯切り	種皮	そのまま	5倍
	タアサイ							
06127	葉、ゆで	90	ゆで	-	ゆで→湯切り→水冷→水切り→手搾り	株元	そのまま	5倍
	（だいこん類）							
	だいこん							
06131	葉、ゆで	79	ゆで	葉柄基部	ゆで→湯切り→水冷→手搾り	-	そのまま	5倍
06133	根、皮つき、ゆで	86	ゆで	根端、葉柄基部	ゆで→湯切り	-	厚さ3cm 半月切り	2倍
06135	根、皮なし、ゆで	86	ゆで	根端、葉柄基部、皮	ゆで→湯切り	-	厚さ3cm 半月切り	2倍
06367	根、皮なし、生、おろし	18	おろし	皮	おろし→濡れ布で手搾り（得られたおろしの割合：18％）	おろし汁	そのまま	-
06368	根、皮なし、生、おろし汁	82	おろし	皮	おろし→濡れ布で手搾り（得られたおろし汁の割合：82％）	おろし	そのまま	-
06369	根、皮なし、生、おろし水洗い	20	おろし	皮	おろし→濡れ布に包み水洗い→手搾り	おろし汁	そのまま	-
	切干しだいこん							
06334	ゆで	560	ゆで	-	水洗い→浸漬（20℃で15分）→手搾り→ゆで→手搾り	-	長さ3cm	5倍
06335	油いため	350	油いため		水洗い→浸漬（20℃で15分）→手搾り→油いため		長さ3cm	浸漬：20倍 植物油：5％（水戻し後質量に対し）
	漬物							
06137	ぬかみそ漬	73	ぬかみそ漬け	-	ぬかみそ漬け→水洗い→水切り	-	縦半分、4分割（125ｇ程度）	いりぬか40％ 食塩12％
	（たいさい類）							
	たいさい							
06146	塩漬	68	塩漬け		塩漬け→水洗い→手搾り	-	そのまま	食塩4％
	たけのこ							
06150	若茎、ゆで	90	ゆで	竹皮、基部	ゆで→湯切り	-	縦2分割（400ｇ程度）	5倍
06152	めんま、塩蔵、塩抜き	140	ゆで		塩抜き（水洗い→水切り）→ゆで→湯切り→水洗い		そのまま	10倍
	（たまねぎ類）							
	たまねぎ							
06154	りん茎、水さらし	100	水さらし	皮(保護葉)、底盤部、頭部	水さらし→水ふき	-	薄切り	12倍
06155	りん茎、ゆで	89	ゆで	皮(保護葉)、底盤部、頭部	ゆで→湯切り		20ｇ程度に分割	2倍

食品番号	食品名	重量変化率（%）	調理法	調理過程 下ごしらえ廃棄部位	調理過程 重量変化に関する工程	調理過程 調理後廃棄部位	調理形態	調理に用いた水、植物油、食塩等の量及び用いた衣の素材等
06336	りん茎、油いため	70	油いため	皮（保護葉）、底盤部、頭部	油いため	-	縦2分割 薄切り	植物油：5％
06389	りん茎、油いため（あめ色たまねぎ）	31	油いため	皮（保護葉）、底盤部、頭部	油いため	-	縦2分割 薄切り	植物油：5％
たらのめ								
06158	若芽、ゆで	96	ゆで	木質部、りん片	ゆで→湯切り→手搾り	-	そのまま	5倍
ちぢみゆきな								
06377	葉、ゆで	75	ゆで	-	ゆで→湯切り→水冷→手搾り	株元	そのまま	5倍
チンゲンサイ								
06161	葉、ゆで	71	ゆで	-	ゆで→湯切り→水冷→手搾り	しん	2分割	5倍
06338	葉、油いため	87	油いため	-	ゆで→湯切り→油いため		長さ3cmの薄切り	5倍熱湯 植物油：5％
つくし								
06163	胞子茎、ゆで	86	ゆで	基部、はかま	ゆで→湯切り→水冷→水切り	-	そのまま	2倍
つるむらさき								
06166	茎葉、ゆで	73	ゆで	-	ゆで→湯切り→水冷→手搾り	-	そのまま	5倍
つわぶき								
06168	葉柄、ゆで	99	ゆで	-	ゆで→湯切り→水さらし→水切り	-	長さ6〜7cm	5倍
とうがらし								
06170	葉・果実、油いため	91	油いため	硬い茎、へた	油いため		2分割（2g程度）	植物油：5％
とうがん								
06174	果実、ゆで	91	ゆで	果皮、わた、へた	ゆで→湯切り		80g程度に分割	3倍
（とうもろこし類）								
スイートコーン								
未熟種子								
06176	ゆで	110	ゆで	包葉、めしべ	ゆで→湯切り	穂軸	そのまま	2倍
06339	電子レンジ調理	88	電子レンジ調理	包葉、めしべ、手元部分の穂軸	電子レンジ調理（600Wで5分）	穂軸	そのまま	-
06378	カーネル、冷凍、ゆで	97	ゆで	-	ゆで→湯切り	-	そのまま	5倍
06379	カーネル、冷凍、油いため	98	油いため	-	ゆで→湯切り→油いため	-	そのまま	ゆで：5倍 植物油：5%
ながさきはくさい								
06190	葉、ゆで	78	ゆで	-	ゆで→湯切り→手搾り	株元	4分割	3.5倍
（なす類）								
なす								
果実								
06192	ゆで	100	ゆで	へた	ゆで→湯切り	-	2分割	5倍
06342	油いため	76	油いため	へた、先端	油いため	-	幅3cm 輪切り	植物油：5％
06343	天ぷら	110 (79)	天ぷら	へた	油揚げ→油切り		長さ10cm 幅3cm 厚さ1cm	植物油：6倍 衣（天ぷら粉）
べいなす								
06194	果実、素揚げ	93	油揚げ	へた、果皮	油揚げ		2分割（250g程度）	植物油：5倍
漬物								
06195	塩漬	82	塩漬け	-	塩漬け→水洗い→水切り	-	そのまま	食塩4％
06196	ぬかみそ漬	84	ぬかみそ漬け	-	ぬかみそ漬け→水洗い→水切り	-	そのまま	いりぬか40％ 食塩12％
（なばな類）								
和種なばな								
06202	花らい・茎、ゆで	98	ゆで		ゆで→湯切り→水冷→水切り→手搾り	-	そのまま	5倍

| 食品番号 | 食品名 | 重量変化率（%） | 調理法 | 調理過程 | | | 調理形態 | 調理に用いた水、植物油、食塩等の量及び用いた衣の素材等 |
				下ごしらえ廃棄部位	重量変化に関する工程	調理後廃棄部位		
	洋種なばな							
06204	茎葉、ゆで	96	ゆで	-	ゆで→湯切り→水冷→水切り→手搾り	-	そのまま	5倍
	にがうり							
06206	果実、油いため	91	油いため	両端、わた、種子	油いため	-	縦半分、厚さ5mm	植物油：5%
	（にら類）							
	にら							
06208	葉、ゆで	63	ゆで	株元	ゆで→湯切り→水冷→手搾り	-	そのまま	5倍
06344	葉、油いため	83	油いため	株元	油いため	-	長さ3cm	植物油：5%
	（にんじん類）							
	にんじん							
06213	根、皮つき、ゆで	90	ゆで	根端、葉柄基部	ゆで→湯切り	-	長さ5cm 2分割、又は4分割	2倍
06215	根、皮なし、ゆで	87	ゆで	根端、葉柄基部、皮	ゆで→湯切り	-	長さ5cm 2分割、又は4分割	2倍
06345	根、皮なし、油いため	69	油いため	根端、葉柄基部、皮	油いため	-	長さ3cm 幅2mm 厚さ2mm	植物油：5%
06346	根、皮なし、素揚げ	72	素揚げ	根端、葉柄基部、皮	油揚げ→油切り	-	長さ4cm 幅1cm 厚さ1cm	植物油：5倍
06348	グラッセ	86	甘煮	根端、葉柄基部、皮	調味液煮（グラッセ）	-	長さ4cm 幅1cm 厚さ1cm	バター10% 砂糖2% 食塩0.7%
06380	冷凍、ゆで	90	ゆで	-	ゆで→湯切り	-	そのまま	5倍
06381	冷凍、油いため	87	油いため	-	ゆで→湯切り→油いため	-	そのまま	ゆで：5倍 植物油：5%
	きんとき							
06219	根、皮つき、ゆで	88	ゆで	根端、葉柄基部	ゆで→湯切り	-	長さ5cm 2分割、又は4分割	2倍
06221	根、皮なし、ゆで	88	ゆで	根端、葉柄基部、皮	ゆで→湯切り	-	長さ5cm 2分割、又は4分割	2倍
	（にんにく類）							
	にんにく							
06349	りん茎、油いため	83	油いため	りん皮、頭部	油いため	-	縦2分割 1mm薄切り	植物油：5%
	茎にんにく							
06225	花茎、ゆで	99	ゆで	-	ゆで→湯切り→水冷→水切り	-	そのまま	5倍
	（ねぎ類）							
	根深ねぎ							
06350	葉、軟白、ゆで	100	ゆで	株元、緑部分	ゆで→湯切り	-	長さ3cm 厚さ5mm 斜め切り	5倍
06351	葉、軟白、油いため	94	油いため	緑部分	油いため	-	長さ3cm 厚さ5mm 斜め切り	植物油：5%
	葉ねぎ							
06352	葉、油いため	84	油いため	株元	油いため	-	厚さ1mm 斜め切り	植物油：5%
	はくさい							
06234	結球葉、ゆで	72	ゆで	-	ゆで→湯切り→水冷→手搾り	株元	8分割（200g程度）	3倍
	漬物							
06235	塩漬	73	塩漬け	-	塩漬け→水洗い→手搾り	株元	4分割（400g程度）	食塩4%
	はやとうり							
06242	果実、白色種、塩漬	89	塩漬け	-	塩漬け→水洗い→水ふき	-	4分割（75g程度）	食塩4%
	ビーツ							
06244	根、ゆで	94	ゆで	根端、葉柄基部	ゆで→湯切り	皮	2分割（100g程度）	2.5倍

| 食品番号 | 食品名 | 重量変化率（%） | 調理法 | 調理過程 | | | 調理形態 | 調理に用いた水、植物油、食塩等の量及び用いた衣の素材等 |
				下ごしらえ廃棄部位	重量変化に関する工程	調理後廃棄部位		
	（ピーマン類）							
	青ピーマン							
06246	果実、油いため	96	油いため	へた、しん、種子	油いため	-	8分割（4 g程度）	植物油：5 %
	赤ピーマン							
06248	果実、油いため	96	油いため	へた、しん、種子	油いため	-	縦半分、8分割（6 g程度）	植物油：5 %
	オレンジピーマン							
06394	果実、油いため	85	油いため	へた、しん、種子	油いため	-	縦2分割後、乱切り（2～3cm程度）	植物油：5 %
	黄ピーマン							
06250	果実、油いため	96	油いため	へた、しん、種子	油いため	-	縦半分、8分割（6 g程度）	植物油：5 %
	（ふき類）							
	ふき							
06257	葉柄、ゆで	98	ゆで	葉、葉柄基部	ゆで→湯切り→水さらし→水切り	表皮	長さ約20 cm	5倍
	ふきのとう							
06259	花序、ゆで	140	ゆで	花茎	ゆで→湯切り	-	そのまま	5倍
	ふだんそう							
06262	葉、ゆで	77	ゆで	-	ゆで→湯切り→水冷→手搾り	-	そのまま	5倍
	ブロッコリー							
06264	花序、ゆで	111	ゆで	茎葉	ゆで→湯切り	-	小房に分ける	5倍
06395	花序、電子レンジ調理	91	電子レンジ調理	茎葉	電子レンジ調理	-	小房に分ける	-
06396	花序、焼き	55	焼き	茎葉	焼き（ロースター）	-	小房に分ける	-
06397	花序、油いため	76	油いため	茎葉	油いため	-	小房に分ける	植物油：5 %
	へちま							
06266	果実、ゆで	54	ゆで	両端、皮	ゆで→湯切り	-	厚さ1 cm半月切り	5倍
	ほうれんそう							
06268	葉、通年平均、ゆで	70	ゆで	-	ゆで→湯切り→水冷→手搾り	株元	そのまま	5倍
06357	葉、夏採り、ゆで	70	ゆで	-	ゆで→湯切り→水冷→手搾り	株元	そのまま	5倍
06358	葉、冬採り、ゆで	70	ゆで	-	ゆで→湯切り→水冷→手搾り	株元	そのまま	5倍
06359	葉、通年平均、油いため	58	油いため	株元	ゆで→水冷→手搾り→油いため	-	長さ3 cm	5倍
06372	葉、冷凍、ゆで	66	ゆで	-	ゆで→湯切り→水冷→手搾り	-	市販品の形態（カットほうれんそう）	5倍
06373	葉、冷凍、油いため	80	油いため	-	油いため	-	市販品の形態（カットほうれんそう）	植物油：5 %
	みずな							
06073	葉、ゆで	83	ゆで	株元	ゆで→湯切り→水冷→手搾り	-	200 g程度	3倍
06074	塩漬	85	塩漬け	-	塩漬け→水洗い→手搾り	株元	10 g程度に分割	食塩4 %
	（みつば類）							
	切りみつば							
06275	葉、ゆで	81	ゆで	-	ゆで→湯切り→水冷→手搾り	-	そのまま	5倍
	根みつば							
06277	葉、ゆで	82	ゆで	根、株元	ゆで→湯切り→水冷→手搾り	-	そのまま	5倍
	糸みつば							
06279	葉、ゆで	72	ゆで	株元	ゆで→湯切り→水冷→手搾り	-	そのまま	5倍
	めキャベツ							
06284	結球葉、ゆで	100	ゆで	-	ゆで→湯切り	-	そのまま	5倍
	（もやし類）							
	だいずもやし							

313

| 食品番号 | 食品名 | 重量変化率（%） | 調理法 | 調理過程 | | | 調理後廃棄部位 | 調理形態 | 調理に用いた水、植物油、食塩等の量及び用いた衣の素材等 |
				下ごしらえ廃棄部位	重量変化に関する工程				
06288	ゆで	85	ゆで	種皮	ゆで→水冷→水切り		-	そのまま	5倍
06412	油いため	92	油いため	種皮	油いため		-	そのまま	植物油：5%
	ブラックマッペもやし								
06290	ゆで	83	ゆで	種皮	ゆで→水冷→水切り		-	そのまま	5倍
06398	油いため	93	油いため	種皮	油いため		-	そのまま	植物油：5%
	りょくとうもやし								
06292	ゆで	84	ゆで	種皮	ゆで→水冷→水切り		-	そのまま	5倍
06413	油いため	89	油いため	種皮	油いため		-	そのまま	植物油：5%
	モロヘイヤ								
06294	茎葉、ゆで	150	ゆで	-	ゆで→湯切り→水冷→手搾り		-	そのまま	5倍
	ゆりね								
06297	りん茎、ゆで	96	ゆで	根、根盤部	ゆで→湯切り		-	小片	2倍
	ようさい								
06299	茎葉、ゆで	91	ゆで	-	ゆで→湯切り→水冷→手搾り		-	そのまま	5倍
	よもぎ								
06302	葉、ゆで	89	ゆで	-	ゆで→湯切り→水冷→手搾り		-	そのまま	5倍
	らっかせい								
06304	未熟豆、ゆで	97	ゆで	-	ゆで→湯切り		さや	そのまま	2倍
	リーキ								
06309	りん茎葉、ゆで	98	ゆで	株元、緑葉部	ゆで→湯切り		-	縦半分、長さ5cm	5倍
	ルバーブ								
06311	葉柄、ゆで	78	ゆで	表皮、両端	ゆで→湯切り		-	厚さ1.5cm輪切り	5倍
	れんこん								
06318	根茎、ゆで	91	ゆで	節部、皮	ゆで→湯切り		-	厚さ1cm輪切り	2倍
	わけぎ								
06321	葉、ゆで	91	ゆで	株元	ゆで→湯切り		-	そのまま	2倍
	わらび								
06325	生わらび、ゆで	110	ゆで	基部	ゆで→湯切り→水さらし→水切り		-	そのまま	5倍
7 果実類									
	パインアップル								
07177	焼き	72	焼き	はく皮、果しん部	焼き		-	縦に4分割厚さ1cm	-
	りんご								
07180	皮つき、焼き	67	焼き	果しん部	焼き		-	厚さ3cm	-
8 きのこ類									
	えのきたけ								
08002	ゆで	86	ゆで	基部	ゆで→湯切り		-	1束を8分割	2倍
08037	油いため	90	油いため	基部	油いため		-	長さ3cm	植物油：5%
	（きくらげ類）								
	あらげきくらげ								
08005	ゆで	490	ゆで	-	水戻し（30分）→水洗い・水切り→ゆで→湯切り		-	そのまま	水戻し：80倍ゆで：水戻し後質量の同量
08038	油いため	290	油いため	基部	水戻し（30分）→水切り→油いため		-	そのまま	水戻し：80倍植物油：5%（水戻し後質量に対して）
	きくらげ								

食品番号	食品名	重量変化率（%）	調理法	調理過程 下ごしらえ廃棄部位	調理過程 重量変化に関する工程	調理過程 調理後廃棄部位	調理形態	調理に用いた水、植物油、食塩等の量及び用いた衣の素材等
08007	ゆで	1000	ゆで	-	水戻し→水洗い・水切り→ゆで→湯切り	-	そのまま	水戻し：80倍 ゆで：水戻し後質量の同量
	しろきくらげ							
08009	ゆで	1500	ゆで	-	水戻し→水洗い・水切り→ゆで→湯切り	-	そのまま	水戻し：100倍 ゆで：水戻し後質量の10倍
	しいたけ							
	生しいたけ							
08040	菌床栽培、ゆで	110	ゆで	柄	ゆで→湯切り→水冷→水切り	-	そのまま（直径5cm以上の場合は2分割）	3倍
08041	菌床栽培、油いため	92	油いため	柄	油いため	-	そのまま（直径5cm以上の場合は2分割）	植物油：5%
08057	菌床栽培、天ぷら	150 (90)	天ぷら	柄	油揚げ→油切り	-	そのまま（直径6cm以上の場合はそぎ切りし、2分割）	植物油：等倍 衣（天ぷら粉）
08043	原木栽培、ゆで	110	ゆで	柄	ゆで→湯切り→水冷→水切り	-	そのまま（直径5cm以上の場合は2分割）	3倍
08044	原木栽培、油いため	84	油いため	柄	油いため	-	そのまま（直径5cm以上の場合は2分割）	植物油：5%
	乾しいたけ							
08014	ゆで	570	ゆで	柄	水戻し→ゆで→湯切り	-	そのまま	水戻し：10〜20倍 ゆで：水戻し後質量の同量
	（しめじ類）							
	はたけしめじ							
08045	ゆで	77	ゆで	基部	ゆで→湯切り	-	小房分け	3倍
	ぶなしめじ							
08017	ゆで	88	ゆで	基部	ゆで→湯切り	-	小房分け	3倍
08046	油いため	90	油いため	基部	油いため	-	小房分け	植物油：5%
08055	素揚げ	63	素揚げ	基部	油揚げ→油切り	-	小房分け	植物油：2倍
08056	天ぷら	191 (83)	天ぷら	基部	油揚げ→油切り	-	小房分け	植物油：等倍 衣（天ぷら粉）
	ほんしめじ							
08047	ゆで	69	ゆで	基部	ゆで→湯切り	-	小房分け	3倍
	なめこ							
08021	株採り、ゆで	100	ゆで	基部	ゆで→湯切り	-	小房分け	3〜5倍
	（ひらたけ類）							
	エリンギ							
08048	ゆで	76	ゆで	基部	ゆで→湯切り→水冷→水切り	-	長さ3cm 幅1cm 厚さ3mm	3倍
08049	焼き	65	焼き	基部	焼き	-	長さ3cm 幅1cm 厚さ3mm	-
08050	油いため	89	油いため	基部	油いため	-	長さ3cm 幅1cm 厚さ3mm	植物油：5%
	ひらたけ							
08027	ゆで	94	ゆで	基部	ゆで→湯切り	-	小房分け	3倍〜5倍
	まいたけ							
08029	ゆで	86	ゆで	基部	ゆで→湯切り	-	小房分け	2倍
08051	油いため	73	油いため	基部	油いため	-	小房分け	植物油：5%

食品番号	食品名	重量変化率 (%)	調理法	下ごしらえ廃棄部位	重量変化に関する工程	調理後廃棄部位	調理形態	調理に用いた水、植物油、食塩等の量及び用いた衣の素材等
	マッシュルーム							
08032	ゆで	69	ゆで	基部	ゆで→湯切り	-	そのまま	3倍
08052	油いため	79	油いため	基部	油いため	-	厚さ2mm薄切り	植物油：5%

9 藻類

食品番号	食品名	重量変化率 (%)	調理法	下ごしらえ廃棄部位	重量変化に関する工程	調理後廃棄部位	調理形態	調理に用いた水、植物油、食塩等の量及び用いた衣の素材等
	おごのり							
09010	塩蔵、塩抜き	-	水戻し	-	浸漬→水洗い→水切り	-	そのまま	10倍
	（こんぶ類）							
	まこんぶ							
09056	素干し、水煮	350	水煮		水煮→湯切り		長さ3cm幅3cm	10倍
	すいぜんじのり							
09024	素干し、水戻し	-	水戻し	-	浸漬（一昼夜）→水切り	-	そのまま	30倍
	てんぐさ							
09028	寒天	-	水煮、凝固	-	水戻し→水切り→水煮→こす→凝固	-	そのまま	160倍
	とさかのり							
	赤とさか							
09029	塩蔵、塩抜き	-	塩抜き	-	水洗い→水切り	-	そのまま	-
	青とさか							
09030	塩蔵、塩抜き	-	塩抜き	-	水洗い→水切り	-	そのまま	-
	ひじき							
	ほしひじき							
09051	ステンレス釜、ゆで	990	ゆで		浸漬（30分）→水洗い→手搾り→ゆで→水切り		そのまま（長いものは3cm程度に切る）	浸漬：20倍ゆで：10倍
09052	ステンレス釜、油いため	870	油いため		浸漬（30分）→水洗い→手搾り→ゆで→水切り→油いため		そのまま（長いものは3cm程度に切る）	浸漬：20倍ゆで：10倍植物油：5%
09054	鉄釜、ゆで	990	ゆで		浸漬（30分）→水洗い→手搾り→ゆで→水切り		そのまま（長いものは3cm程度に切る）	浸漬：20倍ゆで：10倍
09055	鉄釜、油いため	870	油いため		浸漬（30分）→水洗い→手搾り→ゆで→水切り→油いため		そのまま（長いものは3cm程度に切る）	浸漬：20倍ゆで：10倍植物油：5%
	むかでのり							
09036	塩蔵、塩抜き	-	塩抜き	-	浸漬（10分）→水洗い→水切り	-	そのまま	10倍
	（もずく類）							
	おきなわもずく							
09037	塩蔵、塩抜き	-	塩抜き	-	浸漬（10分）→水洗い→水切り	-	そのまま	10倍
	もずく							
09038	塩蔵、塩抜き	-	塩抜き	-	水洗い→水切り	-	そのまま	10倍
	わかめ							
	乾燥わかめ							
09041	素干し、水戻し	590	水戻し	-	浸漬（8分）→水切り	-	そのまま	100倍
09060	素干し、水戻し、水煮	1061	水煮	-	水煮→湯切り	-	そのまま	水戻し：100倍水煮：水戻し後質量の2倍
09043	灰干し、水戻し	-	水戻し	-	水洗い→水戻し	-	そのまま	-
09058	カットわかめ、水煮（沸騰水で短時間加熱したもの）	1173	水煮	-	水煮→湯切り	-	そのまま	100倍
	湯通し塩蔵わかめ							
09057	塩抜き、ゆで	250	ゆで		ゆで→湯切り		そのまま	塩抜き：20倍ゆで：3倍（塩抜き後に対し）
	くきわかめ							
09046	湯通し塩蔵、塩抜き	-	塩抜き	-	浸漬（5分）→水洗い→水切り	-	そのまま	10倍

| 食品番号 | 食品名 | 重量変化率（％） | 調理法 | 調理過程 | | | 調理形態 | 調理に用いた水、植物油、食塩等の量及び用いた衣の素材等 |
				下ごしらえ廃棄部位	重量変化に関する工程	調理後廃棄部位		
10 魚介類								
〈魚類〉								
（あじ類）								
まあじ								
10004	皮つき、水煮	87	水煮	内臓等	水煮→湯切り	頭部、骨、ひれ等	全体	2倍
10005	皮つき、焼き	72	焼き	内臓等	焼き（電気ロースター）	頭部、骨、ひれ等	全体	-
10390	皮つき、フライ	116 (94)	フライ	-	油揚げ→油切り	-	三枚おろし	植物油：5倍衣（小麦粉、卵液、パン粉）
10007	開き干し、焼き	80	焼き	-	焼き（電気ロースター）	頭部、骨、ひれ等	全体	-
10392	小型、骨付き、から揚げ	79 (76)	素揚げ	内臓等	油揚げ→油切り	-	全体	植物油：5倍
まるあじ								
10394	焼き	72	焼き	内臓等	焼き（電気ロースター）	頭部、骨、ひれ等	全体	-
にしまあじ								
10009	水煮	90	水煮	内臓等	水煮→湯切り	頭部、骨、ひれ等	全体	2倍
10010	焼き	78	焼き	内臓等	焼き（電気ロースター）	頭部、骨、ひれ等	全体	-
10458	開き干し、焼き	74	焼き	-	焼き（電気ロースター）	頭部、骨、ひれ等	全体	-
むろあじ								
10012	焼き	73	焼き	内臓等	焼き（電気ロースター）	頭部、骨、ひれ等	全体	-
あなご								
10016	蒸し	87	蒸し	-	蒸し	-	切り身	-
あまだい								
10019	水煮	80	水煮	-	水煮→湯切り	-	切り身	3倍
10020	焼き	74	焼き	-	焼き（電気ロースター）	-	切り身	-
あゆ								
10022	天然、焼き	67	焼き	-	焼き（電気ロースター）	頭部、内臓、骨、ひれ等	全魚体	-
10024	天然、内臓、焼き	73	焼き	-	焼き（電気ロースター）	内臓以外全て	全魚体	-
10026	養殖、焼き	71	焼き	-	焼き（電気ロースター）	頭部、内臓、骨、ひれ等	全魚体	-
10028	養殖、内臓、焼き	76	焼き	-	焼き（電気ロースター）	内臓以外全て	全魚体	-
（いわし類）								
まいわし								
10048	水煮	81	水煮	頭部、内臓等	水煮→湯切り	骨、ひれ等	全体	2倍
10040	焼き	75	焼き	内臓等	焼き（電気ロースター）	頭部、骨、ひれ等	全体	-
10395	フライ	118 (92)	フライ	-	油揚げ→油切り	-	三枚おろし	植物油：5倍衣（小麦粉、卵液、パン粉）
めざし								
10054	焼き	75	焼き	-	焼き（電気ロースター）	頭部、ひれ等	全魚体	-
かじか								
10081	水煮	83	水煮	-	水煮→湯切り	-	全魚体	1.5倍
（かじき類）								
めかじき								
10398	焼き	65	焼き	-	焼き（電気ロースター）	-	切り身	-

食品番号	食品名	重量変化率（％）	調理法	調理過程 下ごしらえ廃棄部位	調理過程 重量変化に関する工程	調理過程 調理後廃棄部位	調理形態	調理に用いた水、植物油、食塩等の量及び用いた衣の素材等
	かます							
10099	焼き	78	焼き	内臓等	焼き（電気ロースター）	頭部、骨、ひれ等	全体	-
	（かれい類）							
	まがれい							
10101	水煮	91	水煮	内臓等 *-	水煮→湯切り	頭部、骨、ひれ等 *-	全体 *切り身	1.5倍
10102	焼き	81	焼き	内臓等 *-	焼き（電気ロースター）	頭部、骨、ひれ等 *-	全体 *切り身	-
	まこがれい							
10399	焼き	61	焼き	内臓等	焼き（電気ロースター）	頭部、骨、ひれ等	全体	-
	子持ちがれい							
10105	水煮	83	水煮	頭部、内臓等	水煮→湯切り	骨	全体	1.3倍
	きす							
10400	天ぷら	105 (79)	天ぷら	鱗、内臓等	油揚げ→油切り	尾	背開き	植物油：5倍 衣（天ぷら粉）
	ぎんだら							
10401	水煮	81	水煮	-	水煮→湯切り	骨等	切り身	2倍
	ぐち							
10118	焼き	77	焼き	内臓等	焼き（電気ロースター）	頭部、骨、ひれ等	全体	-
	こい							
10120	養殖、水煮	90	水煮	頭部、尾、内臓等	水煮→湯切り	骨、ひれ等	輪切り	3倍
	（さけ・ます類）							
	からふとます							
10127	焼き	76	焼き	-	焼き（電気ロースター）	-	切り身	-
	ぎんざけ							
10131	養殖、焼き	78	焼き	-	焼き（電気ロースター）	-	切り身	-
	さくらます							
10133	焼き	71	焼き	-	焼き（電気ロースター）	-	切り身	-
	しろさけ							
10135	水煮	83	水煮	-	水煮→湯切り	-	切り身	3倍
10136	焼き	75	焼き	-	焼き（電気ロースター）	-	切り身	-
10138	新巻き、焼き	79	焼き	-	焼き（電気ロースター）	-	切り身	-
	たいせいようさけ							
10433	養殖、皮つき、水煮	86	水煮	-	水煮→湯切り	小骨	切り身	2倍
10434	養殖、皮つき、蒸し	84	蒸し	-	蒸し	小骨	切り身	-
10435	養殖、皮つき、電子レンジ調理	91	電子レンジ調理	-	電子レンジ調理	小骨	切り身	-
10145	養殖、皮つき、焼き	78	焼き	-	焼き（電気ロースター）	小骨	切り身	-
10436	養殖、皮つき、ソテー	79	ソテー	-	ソテー	小骨	切り身	植物油：5％
10437	養殖、皮つき、天ぷら	102 (84)	天ぷら	-	油揚げ→油切り	小骨	切り身	植物油：等倍 衣（天ぷら粉）
10439	養殖、皮なし、水煮	77	水煮	-	水煮→湯切り	小骨、皮	切り身	2倍
10440	養殖、皮なし、蒸し	78	蒸し	-	蒸し	小骨、皮	切り身	-
10441	養殖、皮なし、電子レンジ調理	83	電子レンジ調理	-	電子レンジ調理	小骨、皮	切り身	-
10442	養殖、皮なし、焼き	75	焼き	-	焼き（電気ロースター）	小骨、皮	切り身	-
10443	養殖、皮なし、ソテー	68	ソテー	-	ソテー	小骨、皮	切り身	植物油：5％
10444	養殖、皮なし、天ぷら	96 (78)	天ぷら	-	油揚げ→油切り	小骨、皮	切り身	植物油：等倍 衣（天ぷら粉）

食品番号	食品名	重量変化率（%）	調理法	調理過程 下ごしらえ廃棄部位	調理過程 重量変化に関する工程	調理過程 調理後廃棄部位	調理形態	調理に用いた水、植物油、食塩等の量及び用いた衣の素材等
	にじます							
10147	海面養殖、皮つき、焼き	74	焼き	-	焼き（電気ロースター）	-	切り身	-
	べにざけ							
10150	焼き	78	焼き	-	焼き（電気ロースター）		切り身	
	ますのすけ							
10153	焼き	73	焼き	-	焼き（電気ロースター）	-	切り身	
	（さば類）							
	まさば							
10155	水煮	84	水煮	-	水煮→湯切り	-	切り身	3倍
10156	焼き	77	焼き	-	焼き（電気ロースター）	-	切り身	
10403	フライ	112 (96)	フライ	-	油揚げ→油切り		切り身	植物油：5倍 衣（小麦粉、卵液、パン粉）
	ごまさば							
10405	水煮	88	水煮	-	水煮→湯切り	-	切り身	3倍
10406	焼き	73	焼き	-	焼き（電気ロースター）	-	切り身	
	たいせいようさば							
10159	水煮	90	水煮	-	水煮→湯切り	-	切り身	3倍
10160	焼き	77	焼き	-	焼き（電気ロースター）	-	切り身	
	さわら							
10172	焼き	79	焼き	-	焼き（電気ロースター）	-	切り身	
	さんま							
10174	皮つき、焼き	78	焼き	- ** 内臓等	焼き（電気ロースター）	頭部、内臓、骨、ひれ等 ** 頭部、骨、ひれ等	全魚体	-
	（ししゃも類）							
	ししゃも							
10181	生干し、焼き	81	焼き	-	焼き（電気ロースター）	頭部、尾	全魚体	
	からふとししゃも							
10183	生干し、焼き	81	焼き	-	焼き（電気ロースター）	-	全魚体	
	（たい類）							
	まだい							
10194	養殖、皮つき、水煮	85	水煮	頭部、内臓等	水煮→湯切り	骨、ひれ等	輪切り	3.3倍
10195	養殖、皮つき、焼き	82	焼き	内臓等	焼き（電気ロースター）	頭部、骨、ひれ等	輪切り	-
	（たら類）							
	すけとうだら							
10409	フライ	105 (89)	フライ	-	油揚げ	骨等	切り身	植物油：5倍 衣（小麦粉、卵液、パン粉）
	たらこ							
10203	焼き	86	焼き	-	焼き（電気ロースター）	-	そのまま	-
	まだら							
10206	焼き	65	焼き	-	焼き（電気ロースター）	-	切り身	-
	どじょう							
10214	水煮	90	水煮	-	水煮→湯切り	-	全魚体	2倍
	ふな							
10239	水煮	83	水煮	内臓等	水煮→湯切り	頭部、骨、ひれ等	全体	2倍

食品番号	食品名	重量変化率（％）	調理法	調理過程 下ごしらえ廃棄部位	調理過程 重量変化に関する工程	調理過程 調理後廃棄部位	調理形態	調理に用いた水、植物油、食塩等の量及び用いた衣の素材等
	ぶり							
	成魚							
10242	焼き	82	焼き	-	焼き（電気ロースター）	-	切り身	-
	ほっけ							
	開き干し							
10412	焼き	89	焼き	-	焼き（電気ロースター）	頭部、骨、ひれ等	開き干し	-
	（まぐろ類）							
	くろまぐろ							
10451	養殖、赤身、水煮	87	水煮	-	水煮→湯切り	-	切り身	3倍
10452	養殖、赤身、蒸し	84	蒸し	-	蒸し	-	切り身	-
10453	養殖、赤身、電子レンジ調理	78	電子レンジ調理	-	電子レンジ調理	-	切り身	-
10454	養殖、赤身、焼き	82	焼き	-	焼き（電気ロースター）	-	切り身	-
10455	養殖、赤身、ソテー	86	ソテー	-	ソテー	-	切り身	植物油：5％
10456	養殖、赤身、天ぷら	97 (83)	天ぷら	-	油揚げ→油切り	-	切り身	植物油：3倍 衣（天ぷら粉）
10460	養殖、脂身、水煮	83	水煮	-	水煮→湯切り	-	切り身	3倍
10461	養殖、脂身、蒸し	85	蒸し	-	蒸し	-	切り身	-
10462	養殖、脂身、電子レンジ調理	78	電子レンジ調理	-	電子レンジ調理	-	切り身	-
10463	養殖、脂身、焼き	81	焼き	-	焼き（電気ロースター）	-	切り身	-
10464	養殖、脂身、ソテー	75	ソテー	-	ソテー	-	切り身	植物油：5％
10465	養殖、脂身、天ぷら	94 (80)	天ぷら	-	油揚げ→油切り	-	切り身	植物油：3倍 衣（天ぷら粉）
	むつ							
10269	水煮	77	水煮	-	水煮→湯切り	-	切り身	2倍
	〈貝類〉							
	あさり							
10466	蒸し	98	蒸し	-	蒸し	-	むき身	-
	かき							
10293	養殖、水煮	64	水煮	-	水煮→湯切り	-	むき身	2倍
10430	養殖、フライ	119 (84)	フライ	-	油揚げ→油切り	-	むき身	植物油：2倍 衣（天ぷら粉、パン粉）
	さざえ							
10296	焼き	88	焼き	-	焼き（電気ロースター）	貝殻、内臓	全体	-
	しじみ							
10413	水煮	78	水煮	-	水煮→湯切り	貝殻	全体	2倍
	（はまぐり類）							
	はまぐり							
10307	水煮	64	水煮	-	水煮→湯切り	貝殻	全体	2倍
10308	焼き	65	焼き	-	焼き（電気ロースター）	貝殻	全体	-
	ほたてがい							
10312	水煮	82	水煮	-	水煮→湯切り	貝殻	全体	2.5倍
	貝柱							
10414	焼き	66	焼き	-	焼き（電気ロースター）	貝殻、内臓	全体	-
	〈えび・かに類〉							
	（えび類）							
	くるまえび							
10322	養殖、ゆで	95	ゆで	-	ゆで→湯切り	頭部、殻、内臓、尾部等	全体	2倍

食品番号	食品名	重量変化率（%）	調理法	調理過程 下ごしらえ廃棄部位	調理過程 重量変化に関する工程	調理過程 調理後廃棄部位	調理形態	調理に用いた水、植物油、食塩等の量及び用いた衣の素材等
10323	養殖、焼き	73	焼き	-	焼き（電気ロースター）	頭部、殻、内臓、尾部等	全体	-
	バナメイエビ							
10416	養殖、天ぷら	102 (77)	天ぷら	殻、背腸等	油揚げ→油切り	尾	全体	植物油：5倍 衣（天ぷら粉）
	アルゼンチンあかえび							
10468	ゆで	79	ゆで	-	ゆで→湯切り	頭部、殻、内臓、尾部等	全体	2倍
10469	焼き	84	焼き	-	焼き（電気ロースター）	頭部、殻、内臓、尾部等	全体	-
	（かに類）							
	毛がに							
10334	ゆで	82	ゆで	-	ゆで→湯切り	殻、内臓等	全体	2倍
	ずわいがに							
10336	ゆで	74	ゆで	-	ゆで→湯切り	殻、内臓等	全体	2倍
	たらばがに							
10339	ゆで	74	ゆで	-	ゆで→湯切り	殻、内臓等	全体	2倍～7倍
〈いか・たこ類〉								
	（いか類）							
	するめいか							
10346	水煮	76	水煮	内臓等	水煮→切り	-	胴と足	3倍
10347	焼き	70	焼き	内臓等	焼き（電気ロースター）	-	胴と足	-
10419	胴、皮なし、天ぷら	119 (93)	天ぷら	胴体以外	油揚げ→油切り	-	胴体部分 長さ3cm 幅3cm	植物油：5倍 衣（天ぷら粉）
10470	胴、皮なし、フライ	95 (76)	フライ	胴体以外	フライ→油切り	-	胴体部分 長さ3cm 幅3cm	植物油：2倍 衣（天ぷら粉、パン粉）
	ほたるいか							
10349	ゆで	46	ゆで	-	ゆで→湯切り	-	全体	2.5倍
	（たこ類）							
	まだこ							
10362	ゆで	81	ゆで	内臓等	ゆで→湯切り	-	全体	2倍
	まだこ　蒸しだこ							
10473	油いため	67	油いため	頭部等	油いため	-	足 0.5cm 輪切り	植物油：5%
10474	素揚げ	69	素揚げ	頭部等	油揚げ→油切り	-	"足 1.5cm 輪切り"	植物油：等倍

11 肉類

〈畜肉類〉

食品番号	食品名	重量変化率（%）	調理法	調理過程 下ごしらえ廃棄部位	調理過程 重量変化に関する工程	調理過程 調理後廃棄部位	調理形態	調理に用いた水、植物油、食塩等の量及び用いた衣の素材等
	うし							
	[和牛肉]							
	リブロース							
11249	脂身つき、ゆで	79	ゆで	-	ゆで→湯切り	-	厚さ0.2cm 薄切り	10倍
11248	脂身つき、焼き	78	焼き	-	焼き（電気ロースター）	-	厚さ0.2cm 薄切り	-
	もも							
11251	皮下脂肪なし、ゆで	65	ゆで	-	ゆで→湯切り	-	厚さ0.2cm 薄切り	10倍
11250	皮下脂肪なし、焼き	66	焼き	-	焼き（電気ロースター）	-	厚さ0.2cm 薄切り	-
	[乳用肥育牛肉]							
	かた							
11301	赤肉、ゆで	70	ゆで	-	ゆで→湯切り	-	厚さ0.2cm 薄切り	10倍

食品番号	食品名	重量変化率（％）	調理法	下ごしらえ廃棄部位	重量変化に関する工程	調理後廃棄部位	調理形態	調理に用いた水、植物油、食塩等の量及び用いた衣の素材等
11302	赤肉、焼き	76	焼き	-	焼き（電気ロースター）	-	厚さ 0.2 cm 薄切り	10倍
	リブロース							
11039	脂身つき、ゆで	78	ゆで	-	ゆで→湯切り	-	厚さ 0.2 cm 薄切り	10倍
11038	脂身つき、焼き	70	焼き	-	焼き（電気ロースター）	-	厚さ 0.2 cm 薄切り	-
	ばら							
11252	脂身つき、焼き	81	焼き	-	焼き（電気ロースター）	-	厚さ 0.2 cm 薄切り	-
	もも							
11050	皮下脂肪なし、ゆで	66	ゆで	-	ゆで→湯切り	-	厚さ 0.2 cm 薄切り	10倍
11049	皮下脂肪なし、焼き	71	焼き	-	焼き（電気ロースター）	-	厚さ 0.2 cm 薄切り	-
	ヒレ							
11253	赤肉、焼き	71	焼き	-	焼き（電気ロースター）	-	厚さ 0.2 cm 薄切り	-
	［交雑牛肉］							
	リブロース							
11256	脂身つき、ゆで	78	ゆで	-	ゆで→湯切り	-	厚さ 0.2 cm 薄切り	10倍
11255	脂身つき、焼き	79	焼き	-	焼き（電気ロースター）	-	厚さ 0.2 cm 薄切り	-
	もも							
11264	皮下脂肪なし、ゆで	66	ゆで	-	ゆで→湯切り	-	厚さ 0.2 cm 薄切り	10倍
11263	皮下脂肪なし、焼き	72	焼き	-	焼き（電気ロースター）	-	厚さ 0.2 cm 薄切り	-
	［輸入牛肉］							
	リブロース							
11269	脂身つき、ゆで	66	ゆで	-	ゆで→湯切り	-	厚さ 0.2 cm 薄切り	10倍
11268	脂身つき、焼き	72	焼き	-	焼き（電気ロースター）	-	厚さ 0.2 cm 薄切り	-
	もも							
11271	皮下脂肪なし、ゆで	58	ゆで	-	ゆで→湯切り	-	厚さ 0.2 cm 薄切り	10倍
11270	皮下脂肪なし、焼き	67	焼き	-	焼き（電気ロースター）	-	厚さ 0.2 cm 薄切り	-
	［ひき肉］							
11272	焼き	65	焼き		焼き（テフロン〈フッ素樹脂〉加工したフライパン）		そのまま	
	［副生物］							
	横隔膜							
11296	ゆで	65	ゆで	-	ゆで→湯切り	-	切り身	5倍
11297	焼き	69	焼き	-	焼き（電気ロースター）	-	切り身	-
	舌							
11273	焼き	71	焼き	-	焼き（電気ロースター）	-	厚さ 1 cm	-
	ぶた							
	［大型種肉］							
	ロース							
11125	脂身つき、ゆで	77	ゆで	-	ゆで→湯切り	-	厚さ 0.2 cm 薄切り	10倍
11124	脂身つき、焼き	72	焼き	-	焼き（電気ロースター）	-	厚さ 0.2 cm 薄切り	-
11276	脂身つき、とんかつ	91 (75)	とんかつ	-	油揚げ→油切り	-	厚さ 1 cm（100 g 程度）	植物油：5倍 衣（天ぷら粉、パン粉）
	ばら							

食品番号	食品名	重量変化率（%）	調理法	調理過程 下ごしらえ廃棄部位	調理過程 重量変化に関する工程	調理過程 調理後廃棄部位	調理形態	調理に用いた水、植物油、食塩等の量及び用いた衣の素材等
11277	脂身つき、焼き	74	焼き	-	焼き（電気ロースター）	-	厚さ 0.2 cm 薄切り	-
	もも							
11132	皮下脂肪なし、焼き	71	焼き	-	焼き（電気ロースター）	-	厚さ 0.2 cm 薄切り	-
11133	皮下脂肪なし、ゆで	71	ゆで	-	ゆで→湯切り	-	厚さ 0.2 cm 薄切り	10 倍
	ヒレ							
11278	赤肉、焼き	58	焼き	-	焼き（電気ロースター）	-	厚さ 0.2 cm 薄切り	-
11279	赤肉、とんかつ	97 (75)	とんかつ	-	油揚げ→油切り	-	厚さ 1 cm （100 g 程度）	植物油：5 倍 衣（天ぷら粉、パン粉）
	［ひき肉］							
11280	焼き	69	焼き		焼き（テフロン〈フッ素樹脂〉加工したフライパン）	-	そのまま	
	［副生物］							
	ジョウルミート							
11313	焼き	70	焼き	-	焼き（電気ロースター）	-	厚さ 0.5 cm	
	［ハム類］							
	ロースハム							
11303	ゆで	86	ゆで	-	ゆで→湯切り	-	そのまま	20 倍
11304	焼き	79	焼き	-	焼き（電気ロースター）	-	そのまま	-
11305	フライ	132 (87)	フライ	-	フライ→油切り	-	そのまま	植物油：15 倍 衣（天ぷら粉、パン粉）
	［ベーコン類］							
	ばらベーコン							
11314	ゆで	65	ゆで	-	ゆで→湯切り	-	厚さ 0.2 cm 長さ 3cm 幅 3cm	10 倍
11315	焼き	65	焼き	-	焼き（電気ロースター）	-	厚さ 0.2 cm 長さ 3cm 幅 3cm	-
11316	油いため	77	油いため	-	油いため		厚さ 0.2 cm 長さ 3cm 幅 3cm"	
	［ソーセージ類］							
	ウインナーソーセージ							
11306	ゆで	98	ゆで	-	ゆで→湯切り	-	そのまま	15 倍
11307	焼き	93	焼き	-	焼き（電気ロースター）	-	そのまま	
11308	フライ	102 (95)	フライ	-	フライ→油切り	-	そのまま	植物油：7 倍 衣（天ぷら粉、パン粉）
	めんよう							
	［マトン］							
	ロース							
11281	脂身つき、焼き	67	焼き	-	焼き（電気ロースター）	-	厚さ 0.2 cm 薄切り	-
	［ラム］							
	ロース							
11282	脂身つき、焼き	73	焼き	-	焼き（電気ロースター）	-	厚さ 0.2 cm 薄切り	-
	もも							
11283	脂身つき、焼き	66	焼き	-	焼き（電気ロースター）	-	厚さ 0.2 cm 薄切り	-
〈鳥肉類〉								
	にわとり							
	［若鶏肉］							
	むね							

食品番号	食品名	重量変化率 (%)	調理法	下ごしらえ廃棄部位	重量変化に関する工程	調理後廃棄部位	調理形態	調理に用いた水、植物油、食塩等の量及び用いた衣の素材等
11287	皮つき、焼き	62	焼き	-	焼き（電気ロースター）	-	長さ3cm 幅3cm 厚さ1cm	-
11288	皮なし、焼き	61	焼き	-	焼き（電気ロースター）	-	長さ3cm 幅3cm 厚さ1cm	-
	もも							
11223	皮つき、ゆで	70	ゆで	-	ゆで→湯切り	-	4分割（70g程度）	10倍
11222	皮つき、焼き	61	焼き	-	焼き（電気ロースター）	-	4分割（70g程度）	-
11289	皮つき、から揚げ	75 (65)	から揚げ	-	油揚げ→油切り	-	厚さ2cm（25g程度）	植物油：5倍 衣（から揚げ粉）
11226	皮なし、ゆで	70	ゆで	-	ゆで→湯切り	-	4分割（70g程度）	10倍
11225	皮なし、焼き	72	焼き	-	焼き（電気ロースター）	-	4分割（70g程度）	-
11290	皮なし、から揚げ	82 (70)	から揚げ	-	油揚げ→油切り	-	厚さ2cm（25g程度）	植物油：5倍 衣（から揚げ粉）
	ささ身							
11229	ゆで	76	ゆで	すじ	ゆで→湯切り	-	縦に2分割、そぎ切り（25～45g）	5倍
11228	焼き	73	焼き	すじ	焼き（電気ロースター）	-	縦に2分割、そぎ切り（25～45g）	-
11298	ソテー	64	ソテー	すじ	ソテー	-	縦に2分割、そぎ切り（25～45g）	植物油：5%
11299	天ぷら	92 (74)	天ぷら	すじ	油揚げ→油切り	-	縦に2分割、そぎ切り（25～45g）	植物油：2倍 衣（天ぷら粉）
11300	フライ	91 (79)	フライ	すじ	フライ→油切り	-	縦に2分割、そぎ切り（25～45g）	植物油：2倍 衣（天ぷら粉、パン粉）
	[ひき肉]							
11291	焼き	62	焼き	-	焼き（テフロン〈フッ素樹脂〉加工したフライパン）	-	そのまま	-

12 卵類

食品番号	食品名	重量変化率 (%)	調理法	下ごしらえ廃棄部位	重量変化に関する工程	調理後廃棄部位	調理形態	調理に用いた水、植物油、食塩等の量及び用いた衣の素材等
	鶏卵							
	全卵							
12005	ゆで	99.7	ゆで	-	ゆで→湯切り→水冷→水切り	殻	そのまま	2.5倍
12006	ポーチドエッグ	95	ゆで	殻	ゆで→湯切り	-	そのまま	18倍（食酢5%）
12021	目玉焼き	86	焼き	殻	焼き（ガラス鍋）	-	割卵	植物油：5%
12022	いり	95	油いため	殻	油いため	-	割卵をかくはん	植物油：5%
12023	素揚げ	88	揚げ	殻	油揚げ→油切り	-	割卵	植物油：20倍
12017	たまご豆腐	99	蒸し	-	蒸し	-	卵豆腐型（14cm×11cm×4.7cm）	-
	たまご焼							
12018	厚焼きたまご	80	焼き	-	焼き	-	-	-
12019	だし巻きたまご	86	焼き	-	焼き	-	-	-

17 調味料及び香辛料類

〈調味料類〉

食品番号	食品名	重量変化率 (%)	調理法	下ごしらえ廃棄部位	重量変化に関する工程	調理後廃棄部位	調理形態	調理に用いた水、植物油、食塩等の量及び用いた衣の素材等
	（だし類）							
17130	あごだし	-	抽出	-	だしをとる（得られただし：95%）	-	頭とはらわたをとり除いたもの	水に対して2%
17019	かつおだし、荒節	-	抽出	-	だしをとる（得られただし：86%）	-	そのまま	水に対して3%
17131	かつおだし、本枯れ節	-	抽出	-	だしをとる（得られただし：86%）	-	そのまま	水に対して3%
17020	昆布だし、水出し	-	抽出	-	だしをとる（得られただし：88%）	-	そのまま	水に対して3%
17132	昆布だし、煮出し	-	抽出	-	だしをとる（得られただし：35%）	-	そのまま	水に対して3%

食品番号	食品名	重量変化率（%）	調理法	下ごしらえ廃棄部位	重量変化に関する工程	調理後廃棄部位	調理形態	調理に用いた水、植物油、食塩等の量及び用いた衣の素材等
					調理過程			
17021	かつお・昆布だし	-	抽出	-	だしをとる（昆布だしとかつおだしを当量混合した）	-	そのまま	水に対して3 %
17022	しいたけだし	-	抽出	-	だしをとる（得られただし：70 %）	-	そのまま	15 倍
17023	煮干しだし	-	抽出	-	だしをとる（得られただし：90 %）	-	頭とはらわたをとり除いたもの	水に対して3 %
17024	鳥がらだし	-	抽出	-	だしをとる（得られただし：66 %）	-	熱湯をかけて内臓と脂肪をとり除いたもの	2 倍
17025	中華だし	-	抽出	-	だしをとる（得られただし：50 %）（材料：脂肪を除いた骨付き鶏肉200 g、豚もも肉200 g、ねぎ30 g、しょうが7 g、清酒20 g）	-	薄切り	材料に対して4.4 倍
17026	洋風だし	-	抽出	-	だしをとる（得られただし：50 %）（材料：牛もも肉350 g、にんじん200 g、たまねぎ200 g、セロリ200 g、塩5 g）	-	薄切り	材料に対して2.1 倍

18 調理済み流通食品類

和風料理

和え物類

食品番号	食品名	重量変化率（%）	調理法	下ごしらえ廃棄部位	重量変化に関する工程	調理後廃棄部位	調理形態	調理に用いた水、植物油、食塩等の量及び用いた衣の素材等
18024	青菜の白和え	94	-	-	下ごしらえ→和え衣で和える（主な材料：木綿豆腐、ほうれんそう、にんじん、砂糖、こんにゃく、つきこんにゃく等）	-	-	-
18025	いんげんのごま和え	95	-	-	下ごしらえ→和え衣で和える（主な材料:さやいんげん、こいくちしょうゆ、しょうゆ、すりごま、白ごま、いりごま、にんじん、砂糖等）	-	-	-
18026	わかめとねぎの酢みそ和え	83	-	-	下ごしらえ→和え衣で和える（主な材料：長ねぎ、ねぎ、わかめ（生）、砂糖、みそ、こんにゃく等）	-	-	-

酢の物類

食品番号	食品名	重量変化率（%）	調理法	下ごしらえ廃棄部位	重量変化に関する工程	調理後廃棄部位	調理形態	調理に用いた水、植物油、食塩等の量及び用いた衣の素材等
18027	紅白なます	100	-	-	下ごしらえ→和える（主な材料：大根、穀物酢、酢、にんじん、砂糖、油揚げ）	-	-	-

汁物類

食品番号	食品名	重量変化率（%）	調理法	下ごしらえ廃棄部位	重量変化に関する工程	調理後廃棄部位	調理形態	調理に用いた水、植物油、食塩等の量及び用いた衣の素材等
18028	豚汁	94	-	-	下ごしらえ→煮込む（主な材料：煮干しだし、だいこん、みそ、さといも、にんじん等）	-	-	-

煮物類

食品番号	食品名	重量変化率（%）	調理法	下ごしらえ廃棄部位	重量変化に関する工程	調理後廃棄部位	調理形態	調理に用いた水、植物油、食塩等の量及び用いた衣の素材等
18029	卯の花いり	103	-	-	下ごしらえ→いり煮（主な材料:おから、かつおだし、こんにゃく、つきこんにゃく、にんじん、砂糖等）	-	-	-
18030	親子丼の具	89	-	-	下ごしらえ→煮る（主な材料：卵、とり肉（もも）、たまねぎ、かつおだし、本みりん、みりん等）	-	-	-
18031	牛飯の具	92	-	-	下ごしらえ→煮る（主な材料:牛肉、たまねぎ、こんにゃく、つきこんにゃく、かつおだし、こいくちしょうゆ、しょうゆ等）	-	-	-
18032	切り干し大根の煮物	207	-	-	下ごしらえ→煮る（主な材料：切干しだいこん（乾）、にんじん、かつおだし、油揚げ、こいくちしょうゆ等）	-	-	-
18033	きんぴらごぼう	92	-	-	下ごしらえ→炒め煮（主な材料：ごぼう、ささがきごぼう、にんじん、こいくちしょうゆ、しょうゆ、だし汁、サラダ油、油等）	-	-	-
18034	ぜんまいのいため煮	105	-	-	下ごしらえ→炒め煮（主な材料:ぜんまい（水煮）、にんじん、こいくちしょうゆ、しょうゆ、厚揚げ、油揚げ等）	-	-	-
18035	筑前煮	92	-	-	下ごしらえ→煮る（主な材料：とり肉（もも）、ごぼう、こんにゃく、にんじん、れんこん等）	-	-	-
18036	肉じゃが	89	-	-	下ごしらえ→煮る（主な材料：じゃがいも、ポテト、たまねぎ、肉、にんじん、こいくちしょうゆ、しょうゆ等）	-	-	-

食品番号	食品名	重量変化率（％）	調理法	調理過程		調理後廃棄部位	調理形態	調理に用いた水、植物油、食塩等の量及び用いた衣の素材等
				下ごしらえ廃棄部位	重量変化に関する工程			
18037	ひじきのいため煮	240	-	-	下ごしらえ→煮る （主な材料：にんじん、ひじき（乾）、油揚げ、うす揚げ、こいくちしょうゆ、しょうゆ、かつおだし等）	-	-	-
	その他							
18038	アジの南蛮漬け	93	-	-	下ごしらえ→から揚げ→調味漬け （主な食材：あじ（開き、三枚おろし）、たまねぎ、酢、にんじん、その他等）	-	-	-
18053	お好み焼き	92	-	-	電子レンジ調理（冷凍品） （主な食材：キャベツ、小麦粉、豚肉、やまいも、卵、油等）	-	-	-
18054	とりから揚げ	93	-	-	電子レンジ調理（冷凍品） （主な食材：とり肉（もも）、油、小麦粉、しょうゆ等）	-	-	-
	洋風料理							
	カレー類							
18040	チキンカレー	89	-	-	下ごしらえ→煮込む （主な材料：とり肉（もも）、たまねぎ、トマトジュース、にんじん、カレーフレーク等）	-	-	-
18001	ビーフカレー	94	-	-	下ごしらえ→煮込む （主な材料：カレールウ、たまねぎ、牛肉（ばら）、ラード、にんじん等）	-	-	-
18041	ポークカレー	90	-	-	下ごしらえ→煮込む （主な材料：豚肉（小間）、カレーフレーク、たまねぎ、じゃがいも、にんじん等）	-	-	-
	コロッケ類							
18043	かにクリームコロッケ	99	-	-	下ごしらえ→成形→衣付け→油揚げ （主な材料：パン粉、油、小麦粉、かに（ゆで）、たまねぎ等）	-	-	-
18044	コーンクリームコロッケ	102	-	-	下ごしらえ→成形→衣付け→油揚げ （主な材料：とうもろこし、パン粉、油、小麦粉、たまねぎ、牛乳等）	-	-	-
18018	ポテトコロッケ	96	-	-	下ごしらえ→成形→衣付け→油揚げ （主な材料：じゃがいも、パン粉、たまねぎ、油、豚肉（ひき肉）等）	-	-	-
	シチュー類							
18045	チキンシチュー	91	-	-	下ごしらえ→煮込む （主な材料：とり肉（もも）、ホワイトソース、たまねぎ、牛乳、じゃがいも等）	-	-	-
18011	ビーフシチュー	90	-	-	下ごしらえ→煮込む （主な材料：牛肉（バラ、肩ロース）、たまねぎ、じゃがいも、にんじん、デミグラスソース等）	-	-	-
	素揚げ類							
18015	ミートボール	86	-	-	下ごしらえ→成形→油揚げ （主な材料：とり肉（ひき肉）、たまねぎ、豚肉（ひき肉）、パン粉、だし汁等）	-	-	-
	スープ類							
18042	かぼちゃのクリームスープ	97	-	-	下ごしらえ→煮込む （主な材料：かぼちゃペースト、牛乳、たまねぎ、ホワイトシチュー、バター等）	-	-	-
18005	コーンクリームスープ	99	-	-	下ごしらえ→煮込む （主な材料：牛乳、クリームコーン、スイートコーン、たまねぎ、コーンクリームスープの素等）	-	-	-
	ハンバーグステーキ類							
18050	合いびきハンバーグ	79	-	-	下ごしらえ→成形→焼き （主な材料：牛肉（ひき肉）、豚肉（ひき肉）、たまねぎ、パン粉、とり肉（ひき肉）等）	-	-	-
18051	チキンハンバーグ	78	-	-	下ごしらえ→成形→焼き （主な材料：とり肉（ひき肉）、たまねぎ、とり肉（むね）、パン粉、ラード等）	-	-	-
18052	豆腐ハンバーグ	78	-	-	下ごしらえ→成形→焼き （主な材料：押し豆腐、たまねぎ、とり肉（ささみ）、卵、パン粉等）	-	-	-

| 食品番号 | 食品名 | 重量変化率（%） | 調理法 | 調理過程 | | | 調理後廃棄部位 | 調理形態 | 調理に用いた水、植物油、食塩等の量及び用いた衣の素材等 |
				下ごしらえ廃棄部位	重量変化に関する工程				
フライ類									
18019	いかフライ	66	-	-	下ごしらえ→衣付け→油揚げ（主な材料：いか、パン粉、油、小麦粉、卵等）		-	-	-
18020	えびフライ	94	-	-	下ごしらえ→衣付け→油揚げ（主な材料：えび、パン粉、油、小麦粉、卵等）		-	-	-
18055	かきフライ	88	-	-	電子レンジ調理（冷凍品）（主な材料：かき、パン粉、油、小麦粉、卵等）		-	-	-
18022	メンチカツ	97	-	-	下ごしらえ→衣付け→油揚げ（主な材料：パン粉、牛肉（ひき肉）、たまねぎ、油、豚肉（ひき肉）等）		-	-	-
その他									
18003	えびグラタン	100	-	-	下ごしらえ→焼き（オーブン）（主な材料：牛乳、マカロニ（ゆで）、たまねぎ、えび、ほうれんそう等）		-	-	-
18014	えびピラフ	98	-	-	下ごしらえ→炒め（主な材料：米、たまねぎ、えび、にんじん、ピーマン等）		-	-	-
中国料理									
点心類									
18002	ぎょうざ	88	-	-	下ごしらえ→焼き（主な材料：キャベツ、小麦粉、豚肉（ひき肉）、とり肉（ひき肉）、ラード等）		-	-	-
18012	しゅうまい	87	-	-	下ごしらえ→蒸し（主な材料：たまねぎ、豚肉（ひき肉）、とり肉（ひき肉）、小麦粉、植物性たんぱく等）		-	-	-
18046	中華ちまき	93	-	-	下ごしらえ→蒸し（主な材料：もち米、とり肉（ひき肉）、しいたけ、しょうゆ、砂糖等）		-	-	-
18056	春巻き	98	-	-	電子レンジ調理（冷凍品）（主な材料：キャベツ、たけのこ（水煮）、にんじん、しいたけ、豚肉、春巻きの皮、油、しょうゆ等）		-	-	-
菜類									
18047	酢豚	91	-	-	下ごしらえ→油揚げ→油いため（主な材料：豚肉、たまねぎ、にんじん、たけのこ（水煮）、ピーマン等）		-	-	-
18057	チャーハン	95	-	-	電子レンジ調理（冷凍品）（主な材料：米、たまご、焼き豚、ねぎ等）		-	-	-
18048	八宝菜	82	-	-	下ごしらえ→炒め煮（主な材料：白菜、豚肉、むきえび、たけのこ（ゆで、水煮）、中華だし（スープ）等）		-	-	-
18049	麻婆豆腐	95	-	-	下ごしらえ→炒め煮（主な材料：木綿豆腐、豚肉（ひき肉）、こいくちしょうゆ、しょうゆ、たまねぎ、長ねぎ、ねぎ等）		-	-	-
韓国料理									
和え物類									
18039	もやしのナムル	87	-	-	下ごしらえ→ゆで→湯切り→水冷→手搾り→和える（主な材料：大豆もやし、もやし、こまつな、ほうれんそう、こいくちしょうゆ、しょうゆ、きゅうり、にんじん等）		-	-	-

7）揚げ物といため物の脂質量

揚げ物（素揚げ、天ぷら及びフライ）については、生の素材100gに対して使われた衣等の質量、調理による脂質量の増減等を **表13** に示した。揚げ油の種類、バッターの水分比等は当該食品の調査時の実測値によった。またいため物（油いため、ソテー）について、生の素材100gに対して使われた油の量、調理による脂質の増減等は **表14** に示した。

8）調理による成分変化

調理による成分変化については、本成分表に収載したデータを用いて作成した「調理による成分変化率区分別一覧」を第3章3（本書ではp.337）に示した。本表により、食品群別／調理方法区分別等の各成分の調理に伴う残存の程度や油調理等の場合の油関連成分の増加の程度がわかる。

表13　揚げ物における衣の割合及び脂質量の増減

生の材料100gから出来上がった揚げ物についての材料、衣量及び吸油量を示す。

調理の種類	食品番号	食品名	調理後の食品の質量（g）	調理前の食品の質量（g） 主材料の食品	主材料の食品と衣	衣に含まれる食品 粉（種類）	パン粉	卵液	調理後の脂質量の増減（g）[*1] 主材料（100g）から A	衣付きの主材料から（100g＋衣質量）B	調理後100gに対する脂質量の増減（g）[*2] 衣付きの主材料から（100g＋衣質量）C
素揚げ	01172	プレミックス粉 天ぷら用 バッター 揚げ	85	100	-	-	-	-	39.9	-	-
	01180	春巻きの皮 揚げ	115	100	-	-	-	-	33.8	-	-
	02067	じゃがいも 塊茎 皮なしフライドポテト（生を揚げたもの）	71	100	-	-	-	-	4.0	-	-
	02065	じゃがいも 塊茎 皮つきフライドポテト（生を揚げたもの）	71	100	-	-	-	-	3.9	-	-
	08055	ぶなしめじ 素揚げ	63	100	-	-	-	-	8.4	-	-
	10474	まだこ 蒸しだこ 素揚げ	59	100	-	-	-	-	1.2	-	-
	12023	鶏卵 全卵 素揚げ	88	100	-	-	-	-	17.0	-	-
天ぷら	02047	さつまいも 塊根 皮つき天ぷら	98	100	118.6	6.1	（天ぷら粉）	-	6.2	6.2	6.3
	06343	なす 果実 天ぷら	109	100	138.5	11.1	（天ぷら粉）	-	15.2	15.1	13.8
	08057	生しいたけ 菌床栽培 天ぷら	150	100	167.7	26.4	（天ぷら粉）	-	20.8	20.4	13.6
	08056	ぶなしめじ 天ぷら	191	100	229.1	50.4	（天ぷら粉）	-	32.3	31.6	16.5
	10400	きす 天ぷら	105	100	133.7	13.3	（天ぷら粉）	-	15.8	15.6	14.8
	10437	たいせいようさけ 養殖皮つき 天ぷら	102	100	120.6	8.0	（天ぷら粉）	-	4.0	3.9	3.8
	10444	たいせいようさけ 養殖皮なし 天ぷら	96	100	122.7	8.9	（天ぷら粉）	-	0.7	0.6	0.7
	10456	くろまぐろ 養殖 赤身天ぷら	97	100	117.4	7.7	（天ぷら粉）	-	4.7	4.6	4.7
	10465	くろまぐろ 養殖 脂身天ぷら	94	100	116.7	6.5	（天ぷら粉）	-	-5.2	-5.3	-5.7
	10416	バナメイえび 養殖 天ぷら	102	100	131.6	12.7	（天ぷら粉）	-	9.9	9.7	9.5
	10419	するめいか 胴 皮なし天ぷら	119	100	127.4	10.8	（天ぷら粉）	-	12.2	12.0	10.1
	11299	にわとり 若どり ささみ 天ぷら	92	100	123.6	9.2	（天ぷら粉）	-	6.0	5.9	6.4
フライ	10390	まあじ 皮つき フライ	116	100	122.8	4.0	（小麦粉）	9.5	7.5	16.6	15.1	13.0
	10395	まいわし フライ	118	100	127.8	4.6	（小麦粉）	12.0	8.7	26.5	24.7	21.0
	10403	まさば フライ	112	100	116.9	3.5	（小麦粉）	6.7	5.7	11.3	10.2	9.1
	10409	すけとうだら フライ	124	100	117.9	3.2	（小麦粉）	7.2	7.8	13.8	12.4	10.0
	10430	かき 養殖 フライ	119	100	141.2	11.9	（天ぷら粉）	10.7	-	10.9	10.1	8.5
	10470	するめいか 胴 皮なしフライ	95	100	124.7	3.6	（天ぷら粉）	12.7	-	21.7	20.8	21.8
	11305	ロースハム フライ	132	100	152.1	9.6	（天ぷら粉）	20.1	-	28.3	26.8	20.3
	11308	ウインナーソーセージ フライ	102	100	107.7	1.7	（天ぷら粉）	2.1	-	5.1	4.9	4.8
	11300	にわとり 若どり ささみフライ	91	100	115.0	3.1	（天ぷら粉）	4.5	-	10.9	10.6	11.6
とんかつ	11276	ぶた ロース 脂身つきとんかつ	91	100	121.6	3.7	（天ぷら粉）	9.3	-	13.4	12.8	14.0
	11279	ぶた ヒレ 赤肉 とんかつ	97	100	130.0	5.7	（天ぷら粉）	10.9	-	20.9	20.1	20.7
から揚げ	10392	まあじ 小型 骨付き から揚げ	79	100	103.9	3.5	（小麦粉）	-	-	9.7	9.6	12.2
	11289	にわとり 若どり もも皮つき から揚げ	75	100	114.2	14.3	（から揚げ粉）	-	-	-0.7	-0.9	-1.2
	11290	にわとり 若どり もも皮なし から揚げ	81	100	115.4	15.6	（から揚げ粉）	-	-	4.3	4.1	5.1

*1：揚げ物料理などの脂質量の増減は、調理前の主材料食品100gに対する揚げ油の吸油量（g）である。栄養価計算では下記のように活用できる。
・栄養価計算では、下記のように揚げ物の吸油量を計算できる（計算結果を加算する）。
①生の材料からの計算：材料（生の質量）×A／100＝吸油量（g）　②衣付きからの計算：材料（生、衣中の粉の質量）×B／100＝吸油量（g）
・食事調査では、右記のように揚げ物の吸油量を計算できる。　揚げ物（質量）×調理後100g中の植物油量（吸油量）／100
*2：衣からの脂質量は考慮していない。

表14　いため物における脂質量の増減

生の材料 100 g から出来上がったいため物についての材料及び吸油量を示す。

調理	食品番号	食品名	調理後の質量 (g)	調理前の質量 (g)			脂質量の増減 *		調理後100gに対する脂質量の増減 (g)
				主材料の食品	使用した油	材料と使用した油	生 (100g)からA	油込み調理前からB	生 (100g)からC
油いため	06327	アスパラガス 若茎 油いため	90	100	5.0	105	3.3	-1.7	3.6
	06331	トウミョウ 芽ばえ 油いため	72	100	5.0	105	3.9	-1.1	5.4
	06375	グリンピース 冷凍 油いため	94	100	5.0	105	3.7	-1.3	3.9
	06333	キャベツ 結球葉 油いため	80	100	5.0	105	4.6	-0.4	5.8
	06335	切干しだいこん 油いため	345	100	5.0	105	20.0	15.0	5.8
	06336	たまねぎ りん茎 油いため	70	100	5.0	105	4.0	-1.0	5.8
	06389	たまねぎ りん茎 油いため（あめ色たまねぎ）	31	100	5.0	105	2.0	-3.0	6.4
	06338	チンゲンサイ 葉 油いため	87	100	5.0	105	2.7	-2.3	3.1
	06170	とうがらし 葉・果実 油いため	91	100	5.0	105	4.4	-0.6	4.8
	06379	スイートコーン 未熟種子 カーネル 冷凍 油いため	98	100	5.0	105	4.3	-0.7	4.5
	06342	なす 果実 油いため	76	100	5.0	105	4.3	-0.7	5.6
	06206	にがうり 果実 油いため	91	100	5.0	105	2.9	-2.1	3.2
	06344	にら 葉 油いため	83	100	5.0	105	4.5	-0.5	5.4
	06345	にんじん 根 皮なし 油いため	69	100	5.0	105	4.3	-0.7	6.2
	06381	にんじん 根 冷凍 油いため	87	100	5.0	105	3.3	-1.7	3.8
	06349	にんにく りん茎 油いため	83	100	5.0	105	4.0	-1.0	4.8
	06351	根深ねぎ 葉 軟白 油いため	94	100	5.0	105	4.0	-1.0	4.3
	06352	葉ねぎ 葉 油いため	84	100	5.0	105	4.1	-0.9	4.9
	06246	青ピーマン 果実 油いため	96	100	5.0	105	3.9	-1.1	4.1
	06248	赤ピーマン 果実 油いため	96	100	5.0	105	3.9	-1.1	4.1
	06394	オレンジピーマン 果実 油いため	85	100	5.0	105	4.1	-0.9	4.8
	06250	黄ピーマン 果実 油いため	96	100	5.0	105	3.9	-1.1	4.1
	06397	ブロッコリー 花序 油いため	76	100	5.0	105	4.2	-0.8	5.5
	06359	ほうれんそう 葉 通年平均 油いため	58	100	5.0	105	4.3	-0.7	7.4
	06373	ほうれんそう 葉 冷凍 油いため	80	100	5.0	105	3.3	-1.7	4.1
	06412	だいずもやし 油いため	92	100	5.0	105	2.7	-2.3	2.9
	06398	ブラックマッペもやし 油いため	93	100	5.0	105	0.8	-4.2	0.9
	06413	りょくとうもやし 油いため	89	100	5.0	105	2.4	-2.6	2.7
	06384	ミックスベジタブル 冷凍 油いため	93	100	5.0	105	3.8	-1.2	4.1
	08037	えのきたけ 油いため	90	100	5.0	105	3.3	-1.7	3.7
	08038	あらげきくらげ 油いため	285	100	5.0	105	14.1	9.1	5.0
	08041	しいたけ 生しいたけ 菌床栽培油いため	92	100	5.0	105	3.4	-1.6	3.7
	08044	しいたけ 生しいたけ 原木栽培油いため	84	100	5.0	105	4.2	-0.8	5.0
	08046	ぶなしめじ 油いため	90	100	5.0	105	4.4	-0.6	4.9
	08050	エリンギ 油いため	89	100	5.0	105	2.8	-2.1	3.3
	08051	まいたけ 油いため	73	100	5.0	105	2.8	-2.2	3.8
	08052	マッシュルーム 油いため	79	100	5.0	105	3.3	-1.7	4.1
	09052	ひじき ほしひじき ステンレス釜 油いため	870	100	5.0	105	37.3	32.3	4.3
	09055	ひじき ほしひじき 鉄釜 油いため	870	100	5.0	105	37.3	32.3	4.3
	10473	まだこ 蒸しだこ 油いため	67	100	5.0	105	0.8	-4.2	1.2
	12021	鶏卵 全卵 目玉焼き	86	100	5.0	105	4.5	-0.5	5.2
	12022	鶏卵 全卵 いり	95	100	5.0	105	4.9	-0.1	5.2
ソテー	10436	たいせいようさけ 養殖 皮つきソテー	79	100	5.0	105	-0.4	-5.4	-0.4
	10443	たいせいようさけ 養殖 皮なしソテー	68	100	5.0	105	-2.8	-7.8	-4.0
	10455	くろまぐろ 養殖 赤身 ソテー	86	100	5.0	105	1.2	-3.8	1.4
	10464	くろまぐろ 養殖 脂身 ソテー	75	100	5.0	105	-8.0	-13.0	-10.6
	11298	にわとり 若どり ささみ ソテー	64	100	5.0	105	2.7	-2.3	4.2

＊：油いためやソテーの脂質量の増減は、調理前の主材料食品 100 g に対するいため油の吸油量（付着量を含む）（g）である。
・栄養価計算では、下記のように吸油量を計算できる（計算結果を加算する）。
　①生の材料からの計算：材料（生の質量）× A /100 ＝吸油量 (g)　②材料と油からの計算：材料（生の材料といため油の質量）× B /100 ＝吸油量 (g)
・食事調査では、下記のように揚げ物の吸油量を計算できる。
　いため料理（質量）×調理後 100g 中の植物油量（吸油量）/100

9) 栄養価計算方法

成分表に収載されている原材料から調理加工食品や料理等の栄養成分を計算で求める方法は、食品成分表2015年版第3章の「3 そう菜」（本書2020年版でのp.314）で示している。

10) 水道水

食品の分析の際に調理に用いた水は、原則として無機質の影響を排除するためにイオン交換水を用いた。一方、実際には、水道水を用いて料理する場合が多い。

そこで、第3章に「4 水道水中の無機質」（本書ではp.349）として、全国の浄水場別のデータを地域別（北海道、東北、関東、中部、近畿、中国、四国、九州、沖縄）及び水源別（表流水、ダム・湖沼水、地下水、受水・湧水等）に集計し、無機質量（ナトリウム、カルシウム、マグネシウム、鉄、亜鉛、銅、マンガン、セレン：中央値、最大値、最小値）を示したので、参照されたい。水道水の無機質量は浄水場別に異なっていることから、より詳細なデータが必要な場合は、水道水を供給している水道事業体に問い合わせ、データを入手されたい。

なお、水道水は無機質の給源でもある。炊飯での加水あるいは汁ものの加水等に含まれる無機質の量は、用いた水道水の質量と収載値から計算できる。

参考文献

1) Food and Agriculture Organization of the United Nations：Food energy - methods of analysis and conversion factors. Report of a technical workshop. FAO Food and Nutrition paper 77, P. 3-6 (2003)

2) Food and Agriculture Organization / INFOODS, Guidelines for Converting Units, Denominators and Expressions, Version 1.0 P.16-36 (2012)

3) 三井隆弘・重松公司：栄養学および関連分野の国際学術誌におけるエネルギー単位の現状．日本家政学会誌, Vol. 63, No. 3, P.147-150 (2012)

4) FAO：Amino acid content of foods and biological data on proteins. Nutritional Studies. No. 24 (1970)

5) FAO/WHO：Energy and protein requirements. Report of a Joint FAO/WHO Ad Hoc Expert Committee. WHO Technical Report Series, No. 522；FAO Nutrition Meetings Report Series. No. 52 (1973)

6) Merrill, A.L. and Watt, B.K.：Energy value of foods...basis and derivation. Agricultural Research Service, United States Department of Agriculture. Agriculture Handbook. No. 74 (1955), slightly revised (1973)

7) National Academy of Sciences, Institute of Medicine. Dietary reference intakes：Vitamin A, vitamin K, arsenic, boron, chromium, copper, iodine, iron, manganese, molybdenum, nickel, silicon, vanadium, and zinc. National Academy Press (2001)

8) National Academy of Sciences, Institute of Medicine. Dietary reference intakes：Vitamin C, vitamin E, selenium, and carotenoids. National Academy Press (2000)

エネルギーの計算方法

1. 概要

エネルギー計算に利用する成分項目は、原則として、FAO報告書（FAO, 2003）が推奨する分析方法による成分項目、すなわちアミノ酸組成によるたんぱく質、脂肪酸のトリアシルグリセロール当量で表した脂質、利用可能炭水化物（単糖当量）及び食物繊維[1]総量並びに糖アルコール、有機酸及びアルコールとする。推奨する分析方法による成分項目の収載値がない食品については、許容しうる分析方法による成分項目、すなわちたんぱく質、脂質及び差引き法による利用可能炭水化物を利用する。

各成分項目に適用するエネルギー換算係数は、原則として、FAO/INFOODSの指針（FAO/INFOODS, 2012）が勧める換算係数を利用する。ただし、可食部100 g当たり1 g以上含まれることがある一部の糖アルコール及び有機酸については、別に定めた換算係数（第1章 表2 ：本書ではp.291 参照）を利用する。

また、FAO/INFOODSの指針（FAO/INFOODS, 2012）が勧める方法を採用して、エネルギー（kJ）及びエネルギー（kcal）は、それぞれの成分に対するkJ/g単位及びkcal/g単位のエネルギー換算係数を用いて、個別に計算する。

2. 計算の原則

FAO報告書（FAO, 2003）が推奨あるいは許容する分析方法による成分項目（アミノ酸組成によるたんぱく質あるいはたんぱく質、脂肪酸のトリアシルグリセロール当量で表した脂質あるいは脂質、利用可能炭水化物〈質量計〉、食物繊維総量）及びその他の成分（水分、糖アルコール、有機酸、アルコール、灰分、硝酸イオン、ポリフェノール、カフェイン、テオブロミン及び加熱により発生する二酸化炭素等）の合計量について、その合計値から水分を除いた量と100から水分を差引いた乾物量との比を計算する。

この計算の際、アミノ酸組成によるたんぱく質とたんぱく質の収載値がある場合には、アミノ酸組成によるたんぱく質を用いる。また、脂肪酸のトリアシルグリセロール当量で表した脂質と脂質の収載値がある場合には、脂肪酸のトリアシルグリセロール当量で表した脂質を用いる。そして、利用可能炭水化物（質量計）の収載値がない場合には、比を計算することなく、

後述する評価コード（G あるいはNG）をNGとする。

次に、その比が、Horwitz式（WHO and FAO, 2018）を用いて計算する評価基準（適用範囲[2]/乾物）の範囲内、すなわち最小値以上かつ最大値以下である（評価コード：G）か、範囲外、すなわち最小値未満あるいは最大値超である（評価コード：NG）かによって、エネルギー計算に利用する計算式が異なるので、それを明示するため、後述する評価コードを付けて、場合分けをする。

エネルギー産生成分の収載値を用いてエネルギーを計算する際、成分項目群「たんぱく質」及び「脂質」について、FAO報告書（FAO, 2003）が推奨する分析方法による収載値（アミノ酸組成によるたんぱく質、脂肪酸のトリアシルグリセロール当量で表した脂質）と当該報告書が許容する分析方法による収載値（たんぱく質、脂質）とがある場合には、推奨する分析方法によるものを利用する。成分項目群「利用可能炭水化物」の成分については、その比が評価基準（適用範囲 / 乾物）の範囲内である食品（評価コード：G）では、FAO報告書（FAO, 2003）が推奨する分析方法による利用可能炭水化物（単糖当量）を利用する。一方、その比が評価基準（適用範囲 / 乾物）の範囲外である食品（評価コード：NG）については，当該報告書が許容する差引き法による利用可能炭水化物を利用する。

適用するエネルギー換算係数は、原則として、FAO/INFOODSが勧める最新の換算係数（FAO/INFOODS, 2012）を利用する。ただし、可食部100 g当たり1 g以上含まれることがある糖アルコール（ソルビトール、マンニトール、マルチトール及び還元水あめ）及び有機酸（酢酸、乳酸、クエン酸及びリンゴ酸）については、別に定めた換算係数を利用する（第1章 表2 ：本書ではp.291 参照）。

---

1 食物繊維は、コーデックス食品委員会（Codex Alimentarius Commission、CAC）の最新の定義（CAC,2009）に従う。分析法は、AOAC.2011.25 法及びそれと同等の成分値が得られる方法による（CAC, 2017）。AOAC.2011.25 法による食物繊維の収載値がない食品については、プロスキー法あるいはプロスキー変法による値を用いる。

2 Horwitz式を用いて計算する適用範囲
Horwitz 式は、
$PRSD_R$ (%) = 100 × S_R/c = $2C^{-0.1505}$
ここで、$PRSD_R$ は予測された相対標準偏差、S_R は予測された標準偏差、c は対象成分の濃度、C は濃度比（質量分率）。
Horwitz 式をS_Rについて、変形して、
S_R = (c × $2C^{-0.1505}$) /100
適用範囲：c±3×S_R

3. 評価コードを決定する手順

1) 各食品について、一般成分等の合計量(g)を求める

一般成分等の合計量（g）= 水分＋アミノ酸組成によるたんぱく質[*]＋脂肪酸のトリアシルグリセロール当量[**]＋利用可能炭

水化物（質量計）＋食物繊維＋糖アルコール＋有機酸＋アルコール＋灰分＋硝酸イオン＋ポリフェノール＋カフェイン＋テオブロミン＋加熱により発生する二酸化炭素等

* 「アミノ酸組成によるたんぱく質」の収載値がない場合には、「たんぱく質」の収載値を用いる。
** 「脂肪酸のトリアシルグリセロール当量」の収載値がない場合には、「脂質」の収載値を用いる。

　2）各食品について、100 g から水分（g）を減じた乾物量（D, g）と一般成分等の合計量（g）から水分（g）を減じた量（E, g）の比（E/D）を評価基準（適用範囲／乾物）と比較して、評価コード（G あるいは NG）を付ける
評価コード
乾物量に対する水分を除く一般成分等の合計量の比（E/D）が評価基準内、すなわち評価基準の最小値以上かつ最大値以下である：G
乾物量に対する水分を除く一般成分等の合計量の比（E/D）が評価基準外、すなわち評価基準の最小値未満あるいは最大値超である：NG

4. エネルギー計算に利用する計算式

　1）評価コードが G の場合：
エネルギー（kJ）＝アミノ酸組成によるたんぱく質*（g）× 17 kJ/g ＋脂肪酸のトリアシルグリセロール当量**（g）× 37 kJ/g ＋利用可能炭水化物（単糖当量）***（g）× 16 kJ/g ＋食物繊維（g）× 8 kJ/g ＋ソルビトール（g）× 10.8 kJ/g ＋マンニトール（g）× 6.7 kJ/g ＋マルチトール（g）× 8.8 kJ/g ＋還元水あめ（g）× 12.6 kJ/g ＋その他の糖アルコール× 10 kJ/g ＋酢酸（g）× 14.6 kJ/g ＋乳酸（g）× 15.1 kJ/g ＋クエン酸（g）× 10.3 kJ/g ＋リンゴ酸（g）× 10.0 kJ/g ＋その他の有機酸（g）× 13 kJ/g ＋アルコール（g）× 29 kJ/g

エネルギー（kcal）＝アミノ酸組成によるたんぱく質*（g）× 4 kcal/g ＋脂肪酸のトリアシルグリセロール当量**（g）× 9 kcal/g ＋利用可能炭水化物（単糖当量）***（g）× 3.75 kcal/g ＋食物繊維（g）× 2 kcal/g ＋ソルビトール（g）× 2.6 kcal/g ＋マンニトール（g）× 1.6 kcal/g ＋マルチトール（g）× 2.1 kcal/g ＋還元水あめ（g）× 3.0 kcal/g ＋その他の糖アルコール× 2.4 kcal/g ＋酢酸（g）× 3.5 kcal/g ＋乳酸（g）× 3.6 kcal/g ＋クエン酸（g）× 2.5 kcal/g ＋リンゴ酸（g）× 2.4 kcal/g ＋その他の有機酸（g）× 3 kcal/g ＋アルコール（g）× 7 kcal/g

* 「アミノ酸組成によるたんぱく質」の収載値がない場合には、「たんぱく質」の収載値を用いる。
** 「脂肪酸のトリアシルグリセロール当量」の収載値がない場合には、「脂質」の収載値を用いる。

*** 「利用可能炭水化物（単糖当量）」の収載値がない場合には「差引き法による利用可能炭水化物」の収載値を用いる。
その場合、エネルギー換算係数は 17 kJ/g あるいは 4 kcal/g を用いる。

　2）評価コードが NG の場合：
エネルギー（kJ）＝アミノ酸組成によるたんぱく質†（g）× 17 kJ/g ＋脂肪酸のトリアシルグリセロール当量‡（g）× 37 kJ/g ＋差引き法による利用可能炭水化物（g）× 17 kJ/g ＋食物繊維（g）× 8 kJ/g ＋ソルビトール（g）× 10.8 kJ/g ＋マンニトール（g）× 6.7 kJ/g ＋マルチトール（g）× 8.8 kJ/g ＋還元水あめ（g）× 12.6 kJ/g ＋その他の糖アルコール× 10 kJ/g ＋酢酸（g）× 14.6 kJ/g ＋乳酸（g）× 15.1 kJ/g ＋クエン酸（g）× 10.3 kJ/g ＋リンゴ酸（g）× 10.0 kJ/g ＋その他の有機酸（g）× 13 kJ/g ＋アルコール（g）× 29 kJ/g

エネルギー（kcal）＝アミノ酸組成によるたんぱく質†（g）× 4 kcal/g ＋脂肪酸のトリアシルグリセロール当量‡（g）× 9 kcal/g ＋差引き法による利用可能炭水化物（g）× 4 kcal/g ＋食物繊維（g）× 2 kcal/g ＋ソルビトール（g）× 2.6 kcal/g ＋マンニトール（g）× 1.6 kcal/g ＋マルチトール（g）× 2.1 kcal/g ＋還元水あめ（g）× 3.0 kcal/g ＋その他の糖アルコール× 2.4 kcal/g ＋酢酸（g）× 3.5 kcal/g ＋乳酸（g）× 3.6 kcal/g ＋クエン酸（g）× 2.5 kcal/g ＋リンゴ酸（g）× 2.4 kcal/g ＋その他の有機酸（g）× 3 kcal/g ＋アルコール（g）× 7 kcal/g

† 「アミノ酸組成によるたんぱく質」の収載値がない場合には「たんぱく質」の収載値を用いる。
‡ 「脂肪酸のトリアシルグリセロール当量」の収載値がない場合には「脂質」の収載値を用いる。

5. 留意点

1）エネルギーの計算に関係する収載値の確からしさ

　FAO/INFOODS の指針（FAO/INFOODS, 2012）では、一般成分等の合計値の範囲について、97 - 103 g の範囲にあることを推奨しており、95 - 105 g の範囲である場合も許容しうるとしている。この指針を採用してエネルギーの計算をすると、水分の多い食品では、エネルギー産生成分の収載値の合計が小さくても、許容する範囲に入り、エネルギーが不適切に小さくなることが判明した。このため、本成分表では、「2. 計算の原則」で述べたように、水分を除く一般成分等の合計量と 100 から水分を差引いた乾物量との比を用いて、収載値の確からしさを評価することとした。これは、水分はエネルギー産生成分ではないので、それを 100 g から差引いた乾物量を基準として比較することがより適切であると判断したことによる。

　FAO 報告書（FAO, 2003）が推奨する分析方法による収載

値（アミノ酸組成によるたんぱく質、脂肪酸のトリアシルグリセロール当量で表した脂質）と許容する分析方法による収載値（たんぱく質、脂質）とを比較すると、多くの食品において、推奨する分析方法による収載値が小さいことが分かる。この差は、成分項目群「たんぱく質」では、アミン類、たんぱく質構成アミノ酸ではないテアニン、シトルリン等の遊離アミノ酸、キチンのような窒素を含む炭水化物等の含窒素化合物に由来し、成分項目群「脂質」では、イソプレノイド、ワックスを構成する高級アルコール等の脂溶性化合物に由来する可能性が高い。また、さまざまな未測定の成分は成分表に収載していないことも、一般成分等の合計量が 100 g 未満になる可能性が高くなる要因となっている。このため、成分表における収載値の確からしさを保証するため、本成分表では、差引き法による利用可能炭水化物を収載している。

　一般に、差引き法による利用可能炭水化物の収載値と利用可能炭水化物（質量計）の収載値との差（= CHOAVLDF- - CHOAVL）が正で、絶対値が大きい食品の場合には、その食品に、本成分表には収載していない成分が存在する可能性が高いことを示している。一方、その差が負で、絶対値が大きい食品の場合には、その食品の成分の収載値が全体として大きめの値であることを示している。Horwitz 式を用いて一般成分等の合計値の確からしさをみると、その合計値が 100 ± 6 g の食品の収載値は確からしいと判断できるので、差引き法による利用可能炭水化物の収載値と利用可能炭水化物（質量計）の収載値の差の絶対値が 6 g 以内であれば、その食品の収載値は信用できるものと考えられる。一方、本成分表にはその差の絶対値が 6 g 超のものがあるので、それらの食品の収載値は速やかに見直すことになる。なお、これらの絶対値の差が 6 g 超の食品のエネルギーの計算には、差引き法による利用可能炭水化物を用いているので、エネルギーの収載値は確からしいと考えられる。

2) 差引き法による利用可能炭水化物の量が負になる食品の取扱い:

　負の数値をアミノ酸組成によるたんぱく質及びたんぱく質の量に加え、アミノ酸組成によるたんぱく質及びたんぱく質の量を減ずる。

　ただし、アミノ酸組成によるたんぱく質及びたんぱく質の成分値が小さい等の理由で、負の数値をアミノ酸組成によるたんぱく質及びたんぱく質の量に加えることが適当ではないと判断される場合には、成分値の多少や類似食品の成分値等を勘案して、脂肪酸のトリアシルグリセロール当量及び脂質、水分あるいは灰分に加え、脂肪酸のトリアシルグリセロール当量及び脂質、水分あるいは灰分の量を減じる。

　「日本食品標準成分表（八訂）増補 2023 年」（文部科学省）で新たに収載された食品の「七訂（2015 年版）のエネルギーの算出方法に基づく成分（参考）」の「エネルギー」は、「日本食品標準成分表（八訂）増補 2023 年」第 3 章資料「食品成分表 2020 年版と 2015 年版の計算方法によるエネルギー値の比較及び 2015 年版で適用したエネルギー換算係数」を参考にして作成された「栄養 Pro オリジナル 日本食品標準成分表（八訂）増補 2023 年 新規収載食品（60 食品）増補 2023 年版と 2015 年版の計算方法によるエネルギー値の比較及び 2015 年版で使用したエネルギー換算係数」に基づく。

https://cloud.eiyopro.jp/manual/manual_appended1.pdf

引用文献

CAC（2009）: Codex Alimentarius Commission ALINORM 09/32/26, JOINT FAO/WHO FOOD STANDARDS PROGRAMME, CODEX ALIMENTARIUS COMMISSION, Thirty second Session, Rome, Italy, 29 June - 4 July 2009, REPORT OF THE 30th SESSION OF THE CODEX COMMITTEE ON NUTRITION AND FOODS FOR SPECIAL DIETARY USES, Cape Town, South Africa, 3–7 November 2008.

CAC（2017）: Codex Alimentarius Commission, Agenda item 6, MAS/38 CRD3, JOINT FAO/WHO FOOD STANDARDS PROGRAMME CODEX COMMITTEE ON METHODS OF ANALYSIS AND SAMPLING, 38th Session Budapest Hungary, 8–12 May 2017, GENERAL STANDARD ON RECOMMENDED METHODS OF ANALYSIS AND SAMPLING (CODEX STAN 234-1999).

FAO（2003）: Food energy – methods of analysis and conversion factors, FAO FOOD AND NUTRITION PAPER 77, Report of a technical workshop Rome, 3– 6 December 2002, FOOD AND AGRICULTURE ORGANIZATION OF THE UNITED NATIONS, Rome.

FAO/INFOODS（2012）: FAO/INFOODS Guidelines for Checking Food Composition Data prior to the Publication of a User Table/Database-Version 1.0. FAO, Rome.

WHO and FAO（2019）: CODEX ALIMENTARIUS COMMISSION PROCEDURAL MANUAL Twenty-Seventh edition. 79-81.

日本食品標準成分表
準拠

資　料

収載にあたって

「日本食品標準成分表（八訂）増補 2023 年」の資料は、次のように構成されている。

1　食品群別留意点
2　食品成分表 2020 年版と 2015 年版の計算方法によるエネルギー値の比較及び 2015 年版で適用したエネルギー換算係数
3　調理による成分変化率区分別一覧
4　水道水中の無機質

　本書では、上記3と4、さらには「日本食品標準成分表 2015 年版（七訂）」の別表「調理後の食品と同一試料の『生』等の成分値（参考値）」、「日本食品標準成分表 2015 年版（七訂）追補 2018 年」の資料「5 mL 成分表、15 mL 成分表及び 100 mL 成分表」の質量部分を収載した。1と2については文部科学省の下記サイトで確認できる（2のエネルギー値については本書の本表に収載した）。

https://www.mext.go.jp/a_menu/syokuhinseibun/mext_00001.html
日本食品標準成分表（八訂）増補 2023 年
文部科学省 科学技術・学術審議会 資源調査分科会 報告

調理による
成分変化率区分別一覧

　「調理による成分変化率区分別一覧」を次ページの表に示した。調理による成分変化率は、調理前の食品（調理前食品）に含まれているエネルギー及び栄養素が、調理後食品にどれだけ残存もしくは増加しているかを、調理前食品の含有量に対する割合（%）で示したものである。

　本表の作成にあたっては、まず、2019 年までに追加・改訂された食品成分表 2015 年版に収載されている調理後食品及び調理による成分変化率に関する検証調査[5] において調理前後の分析を実施した食品について、文献[1][4] の手法に基づき「調理による成分変化率」を算出した（下記の式参照）。さらに、文献[2]〜[5] の手法に基づき、成分変化率を食品の種類や食品群の調理方法等で区分した。各区分について、中央値（%）及び食品数を示した。

　本表により、食品群別の調理方法区分別等の各成分の調理後の残存あるいは増加の程度がわかる。

調理による成分変化率（%）
　　＝調理後食品の可食部 100 g 当たりの成分値×重量変化率
　　　　÷調理前食品の可食部 100 g 当たりの成分値

　調理による成分変化率が 100 %超となった成分については、100 %超となる理由が説明できる場合にはそのままの数値を用い、説明ができない場合には 100 %とした。

　以下の場合は、変化率の計算ができない、あるいは計算結果の真度（正確さ）に問題があると考えられるため、成分変化率を「-」で示した。
①　成分表の調理前又は調理後あるいは両者の収載値が「-」である場合
②　成分表の調理前の収載値が「0」の場合
③　成分表の調理前又は調理後あるいは両者の収載値が「Tr」の場合
　なお、アミノ酸によるたんぱく質、トリアシルグリセロール当量、脂肪酸及び単糖当量は、調理後食品の成分計算方法が異なることから収載しなかった。

参考文献
1）渡邊智子・鈴木亜夕帆・熊谷昌士・見目明継・竹内昌昭・西牟田守・萩原清和：五訂成分表収載食品の調理による成分変化率表. 栄養学雑誌. vol.61, No. 4, p.251-262（2003）
2）渡邊智子・鈴木亜夕帆・熊谷昌士・見目明継・竹内昌昭・西牟田守・萩原清和：植物性食品に含まれる栄養素の調理による変化率の算定と適用. 栄養学雑誌. vol.62, No.3, p.171-182（2004）
3）渡邊智子・鈴木亜夕帆・山口美穂子・熊谷昌士・見目明継・竹内昌昭・萩原清和：動物性食品に含まれる栄養素の調理による変化率の算定と適用. 日本調理科学会誌. vol.38, No.1 p.6-20（2005）
4）渡邊智子・鈴木亜夕帆：日本食品標準成分表 2010 収載食品の調理変化率の算定と適用―ミネラル―. 日本食生活雑誌. vol.26, No.2, p.59-69（2015）
5）財団法人日本食品分析センター：令和元年度日本食品標準成分表における調理による成分変化率の検証調査 成果報告書. p. 8-16（2020）

区分	調理	食品	値	水分	たんぱく質	脂質	コレステロール	炭水化物	食物繊維総量	灰分	(参考)エネルギー※	ナトリウム	カリウム	カルシウム	マグネシウム
1 穀類	ゆで	めし	中央値(%)	850	87	76	-	99	98	78	98	62	69	86	72
			食品数	13	9	12	0	2	2	11	8	6	11	4	11
		乾めん	中央値(%)	1300	97	81	0	94	84	29	95	16	13	95	74
			食品数	7	6	5	0	6	2	7	6	7	7	3	7
		生めん	中央値(%)	400	96	100	0	100	0	48	92	36	40	95	95
			食品数	4	3	3	0	4	0	4	3	3	4	2	3
	焼き*1			79	-	100	-	100	-	-	100	100	99	-	-
	揚げ		中央値(%)	22	-	-	-	100	-	98	-	96	99	100	-
			食品数	2	0	0	0	1	0	1	0	1	1	1	0
2 いも及びでん粉類	ゆで	でん粉製品	中央値(%)	2800	36	77	-	95	-	73	95	38	25	59	63
			食品数	5	2	3	0	3	0	5	3	4	5	3	5
	蒸し	いも	中央値(%)	98	99	70	-	98	100	94	99	96	97	99	97
			食品数	4	3	2	0	3	1	2	4	3	2	2	3
	水煮*2		中央値(%)	98	95	91	-	95	97	83	95	81	81	92	85
			食品数	11	11	8	0	9	3	10	9	4	11	6	9
	電子レンジ調理		中央値(%)	92	99	81	-	-	-	90	-	53	97	95	98
			食品数	2	1	1	0	0	0	2	0	2	1	1	1
	フライドポテト		中央値(%)	57	-	-	-	-	-	77	-	61	98	98	-
			食品数	2	0	0	0	0	0	2	0	2	2	2	0
4 豆類	ゆで	豆	中央値(%)	1000	96	96	-	92	90	70	93	23	64	95	72
			食品数	15	14	7	0	14	6	15	14	7	15	14	13
		油揚げ*1		390	-	86	-	-	97	-	92	16	29	97	84
	焼き	油揚げ*1		99	-	92	99	-	94	-	96	88	85	-	99
	油抜き	油揚げ*1		190	-	92	-	16	95	-	95	80	81	-	100
	水煮	凍り豆腐*1		4800	91	91	-	-	94	-	92	-	41	99	92
	湯戻し	湯葉*1		3300	99	-	-	-	4	83	97	43	53	99	87
5 種実類	ゆで	生鮮	中央値(%)	96	93	83	-	91	-	81	93	90	80	97	87
			食品数	3	2	2	0	2	0	3	2	2	2	3	2
		乾燥*1		1400	92	77	-	90	-	54	90	45	42	89	76
	いり	アーモンド*1		96	92	93	-	-	-	92	95	0	93	-	-
6 野菜類 葉茎菜類	水さらし*1			101	75	0	-	79	-	75	78	100	91	86	89
	ゆで(水絞りあり)		中央値(%)	80	85	84	63	85	90	60	86	59	49	79	70
			食品数	33	28	25	1	27	24	33	28	31	33	26	30
	ゆで(水絞りなし)		中央値(%)	99	83	83	96	85	94	74	85	76	75	83	80
			食品数	19	16	13	1	15	11	17	15	17	19	17	16
	電子レンジ調理*1			90	97	-	-	97	-	95	98	-	100	99	100
	焼き*1			50	99	-	-	69	-	95	84	-	97	98	100
	油いため		中央値(%)	75	96	-	83	92	98	98	-	46	99	96	96
			食品数	10	5	0	1	6	5	7	0	5	7	7	6

無機質									ビタミン															
リン	鉄	亜鉛	銅	マンガン	ヨウ素	セレン	クロム	モリブデン	レチノール	β-カロテン	レチノール当量	ビタミンD	α-トコフェロール	ビタミンK	ビタミンB1	ビタミンB2	ナイアシン	ナイアシン当量	ビタミンB6	ビタミンB12	葉酸	パントテン酸	ビオチン	ビタミンC
80	46	91	95	92	0	75	50	91	-	57	56	-	54	-	59	70	68	80	60	-	70	79	70	-
11	10	9	10	10	2	3	5	3	0	3	3	0	12	0	12	10	11	10	12	0	12	10	8	0
82	90	69	78	78	-	-	-	58	-	-	-	-	55	-	58	74	53	81	29	-	58	81	83	-
7	5	5	3	7	0	0	0	1	0	0	0	0	6	0	6	4	7	7	7	0	7	6	1	0
89	97	95	94	98	9	98	90	84	0	0	0	0	95	0	95	95	63	98	60	-	80	86	95	0
4	1	4	3	4	3	3	2	3	0	0	0	0	3	0	4	4	4	4	4	0	4	4	3	0
-	99	99	-	-	96	-	-	-	-	-	-	-	98	-	95	94	-	-	93	-	93	99	88	46
-	100	98	90	-	46	80	-	-	-	27	27	-	> 10e4	-	69	77	-	-	82	69	99	96		
0	1	1	1	0	2	1	0	0	0	2	2	0	0	0	1	1	0	0	1	1	1	1	0	0
82	82	0	0	44	0	0	77	0	-	-	-	-	-	-	-	-	-	36	-	-	-	-	-	-
4	3	4	4	5	1	1	2	2	0	0	0	0	0	0	0	0	0	2	0	0	0	0	0	0
98	98	99	97	88	79	-	23	98	-	100	100	-	99	0	89	94	79	82	98	-	99	96	99	80
3	2	1	3	3	3	0	3	3	0	2	1	0	1	1	2	3	2	2	3	0	1	2	3	4
82	93	94	81	82	38	10	0	84	-	87	89	-	86	0	81	80	76	84	76	-	85	76	86	62
10	8	7	8	7	6	5	5	7	0	3	5	0	4	1	9	9	9	9	10	0	9	8	7	10
92	89	99	100	100	93	93	41	87	-	74	74	-	60	-	88	56	84	87	92	-	76	76	90	60
1	2	1	1	1	1	1	2	2	0	1	1	0	1	-	2	1	1	1	2	0	2	2	1	2
-	85	-	-	93	-	47	5	84	-	-	-	-	2100	-	78	54	-	-	81	-	90	68	-	41
0	1	0	0	2	0	2	1	2	0	0	0	0	0	0	2	2	0	0	2	0	2	2	0	2
81	77	79	77	95	0	78	38	51	-	95	95	-	0	96	71	66	55	82	48	-	43	49	80	15
14	13	11	13	7	5	9	7	9	0	3	3	0	6	9	14	12	14	14	14	0	15	14	11	6
-	-	-	67	-	0	-	-	48	-	-	-	-	80	84	32	37	0	-	28	-	39	63		
-	-	-	-	-	74	100	-	94	-	-	-	-	89	97	74	93	71	-	77	-	77	56	94	
-	-	-	98	-	76	-	-	95	-	-	-	-	99	97	84	95	72	-	83	-	91	84	93	
94	96	-	70	-	92	-	-	22	-	85	79	-	76	90	0	-	0	92	0	-	0	89	62	
91	-	-	56	-	16	95	-	16	-	-	-	-	96	90	45	24	25	88	27	-	26	67	90	
81	79	83	80	68	48	89	-	44	-	86	97	-	71	-	78	83	87	86	56	-	83	90	60	76
3	2	2	2	3	2	1	0	2	0	2	2	0	2	1	3	2	3	2	3	0	3	3	3	3
65	89	17	62	82	-	-	-	-	-	-	-	-	97	0	42	53	38	66	46	-	42	29	-	0
94	-	-	-	-	-	-	-	-	-	-	-	-	-	0	55	94	86	92	74	-	94	51	-	-
92	50	100	80	75	-	-	-	-	-	-	-	-	50	100	50	-	100	95	75	-	100	67	-	75
72	61	64	75	77	23	70	35	56	-	90	90	-	86	94	42	41	38	60	42	-	49	49	77	36
29	31	29	29	27	4	4	4	4	0	24	22	0	22	19	30	31	31	31	30	0	33	31	4	31
83	82	88	89	80	-	71	-	53	-	90	86	-	96	87	77	70	74	76	61	-	80	76	63	64
17	17	17	15	14	0	2	2	2	0	13	13	0	15	10	18	19	17	16	18	0	18	16	2	18
-	99	-	99	100	-	94	-	-	-	-	-	-	-	97	96	100	-	-	-	-	67	84	99	90
100	98	97	93	99	-	92	82	100	-	-	-	-	-	-	87	-	95	97	-	-	-	76	94	58
99	96	94	90	92	0	96	89	70	-	89	91	-	160	90	88	97	95	96	88	-	95	88	99	75
7	7	8	7	8	1	1	1	1	0	5	5	0	0	1	6	6	6	6	6	0	5	7	1	9

				水分	たんぱく質	脂質	コレステロール	炭水化物	食物繊維総量	灰分	(参考) エネルギー※	ナトリウム	カリウム	カルシウム	マグネシウム
6 野菜類	りん茎類	水さらし *1	-	103	61	-	0	72	-	49	72	-	58	-	77
		ゆで	中央値 (%)	92	71	89	0	73	-	64	73	-	62	92	68
			食品数	2	2	2	1	2	0	2	2	0	2	1	1
		油いため	中央値 (%)	40	96	-	23	99	-	96	-	-	96	90	91
			食品数	2	1	0	1	1	0	2	0	0	1	2	2
	根菜類	おろし	中央値 (%)	19	28	28	-	35	73	19	34	29	15	50	41
			食品数	3	3	3	0	3	3	3	3	3	3	3	3
		おろし汁	中央値 (%)	81	50	43	0	47	8	61	47	38	66	32	62
			食品数	2	2	2	0	2	2	2	1	2	2	2	2
		ゆで	中央値 (%)	90	86	90	-	88	97	76	87	68	80	95	80
			食品数	16	15	11	-	14	4	16	14	12	16	11	11
		油いため	中央値 (%)	72	96	-	-	99	90	95	-	94	90	94	96
			食品数	2	2	0	0	2	1	1	0	2	1	2	2
		素揚げ *1	-	64	91	-	-	-	32	100	-	81	99	97	97
	果菜類	ゆで	中央値 (%)	97	95	94	94	91	93	82	93	94	82	95	92
			食品数	17	10	14	3	9	5	15	9	10	13	5	14
		電子レンジ *1	-	84	-	-	-	-	100	-	-	0	-	85	-
		焼き *1	-	71	-	96	-	-	-	96	-	0	-	100	100
		油いため	中央値 (%)	89	96	-	9	93	96	96	-	93	97	96	97
			食品数	10	5	0	1	2	5	7	0	7	3	8	8
		素揚げ *1	-	75	85	-	-	-	70	93	-	93	93	93	93
	発芽野菜類	ゆで	中央値 (%)	84	64	55	85	78	91	56	73	51	28	89	70
			食品数	4	4	4	1	4	3	4	4	4	4	3	4
		油いため	中央値 (%)	77	96	-	-	97	97	98	-	-	95	77	89
			食品数	2	2	0	0	1	1	2	0	0	1	1	1
	山菜類	ゆで / 生鮮	中央値 (%)	100	76	91	-	77	87	42	77	96	28	99	60
			食品数	4	4	2	0	4	4	4	4	3	4	2	4
	乾燥野菜	ゆで (水絞り) / 乾燥野菜 *1	-	6800	73	-	-	61	94	23	62	50	5	84	41
		ゆで (水絞り) / 切削後乾燥野菜	中央値 (%)	6300	58	0	-	41	93	25	40	11	12	72	49
			食品数	3	3	3	0	3	3	3	3	1	3	3	3
		油いため (水絞り) / 乾燥野菜 *1	-	3500	54	-	-	37	91	17	-	13	11	63	49
7 果実類		焼き	中央値 (%)	64	-	-	-	91	94	-	91	-	92	95	96
			食品数	2	0	0	0	1	2	0	1	0	2	1	2
8 きのこ類		ゆで / 生鮮	中央値 (%)	86	89	60	-	89	93	67	91	66	65	82	74
			食品数	11	11	8	0	9	2	11	9	9	11	8	11
		ゆで / 乾燥	中央値 (%)	5500	85	75	-	73	91	68	78	-	59	81	67
			食品数	4	3	4	0	1	1	4	1	0	4	1	1
		焼き / 生鮮 *1	-	62	99	90	-	99	-	86	98	-	94	62	94

無機質									ビタミン															
リン	鉄	亜鉛	銅	マンガン	ヨウ素	セレン	クロム	モリブデン	レチノール	β-カロテン	レチノール当量	ビタミンD	α-トコフェロール	ビタミンK	ビタミンB$_1$	ビタミンB$_2$	ナイアシン	ナイアシン当量	ビタミンB$_6$	ビタミンB$_{12}$	葉酸	パントテン酸	ビオチン	ビタミンC
64	68	64	87	67	-	-	-	-	-	78	94	-	24	93	84	86	88	75	65	-	75	81	-	68
71	60	57	97	72	0	0	-	73	-	69	83	-	0	82	74	77	78	79	70	-	73	77	76	61
1	1	1	1	1	1	1	0	1	0	1	1	0	1	1	1	1	1	1	1	0	2	1	1	1
97	76	100	91	89	-	25	40	-	-	93	93	-	2400	22	83	92	90	99	100	-	84	-	-	43
1	2	1	1	2	0	1	1	3	0	1	0	0	0	1	1	2	1	1	1	0	2	0	0	2
20	23	48	16	29	7	7	25	17	-	75	-	-	74	38	19	25	15	18	14	-	12	9	23	12
3	3	3	3	3	2	3	1	3	0	1	0	0	1	2	3	3	3	3	3	0	3	3	3	3
67	30	86	51	36	74	12	23	65	-	81	-	-	61	0	54	41	62	58	61	-	56	33	68	55
2	2	1	2	2	1	2	1	2	0	1	0	0	1	1	2	2	2	2	2	0	2	2	2	2
90	89	89	84	79	54	86	14	86	-	92	90	-	91	88	75	83	74	77	76	-	82	75	79	65
14	13	13	15	8	3	3	2	3	0	8	7	0	9	9	15	14	15	15	15	-	14	13	3	15
93	100	98	-	96	-	-	60	96	-	-	-	-	210	84	91	95	90	90	93	-	96	94	94	49
1	1	1	0	1	0	0	1	1	0	0	0	0	0	1	1	1	1	1	2	1	1	1	1	2
98	93	95	84	99	-	-	0	0	-	35	34	-	240	-	-	91	88	89	-	-	88	-	95	75
91	95	89	84	94	0	99	58	74	-	91	93	-	93	80	82	83	80	83	77	-	88	85	90	67
13	12	15	16	13	1	1	2	2	0	10	10	0	14	9	14	13	14	14	16	1	17	17	2	16
-	96	98	92	89	-	-	-	-	-	92	-	-	-	0	92	100	94	96	86	-	90	-	-	64
-	96	100	90	-	-	-	-	-	-	-	-	-	-	0	98	-	-	-	79	-	-	98	-	82
99	98	96	96	99	67	94	91	96	-	98	97	-	105	96	96	96	96	96	98	-	99	99	91	79
5	3	8	8	5	4	3	5	4	0	6	2	0	3	5	8	7	7	7	5	1	7	6	3	8
93	93	93	-	93	-	-	-	-	-	41	47	-	780	-	-	93	93	91	78	-	59	93	-	31
64	78	60	59	84	-	-	-	-	-	85	66	-	84	79	39	38	25	48	36	-	53	44	-	19
4	4	4	4	4	0	0	0	0	0	1	1	0	1	4	4	4	4	4	4	0	4	4	0	4
96	93	94	93	92	-	97	0	94	-	-	-	-	1100	-	94	90	99	98	82	-	-	-	89	57
2	2	2	2	1	-	1	1	1	0	0	0	0	0	0	2	2	1	2	2	0	0	0	1	2
65	72	82	65	67	-	-	-	-	-	84	88	-	82	96	25	54	50	56	24	-	39	30	-	24
4	4	4	4	4	0	0	0	0	0	3	4	0	4	4	4	4	4	4	4	0	4	4	0	4
50	33	41	74	38	-	-	-	-	-	14	11	-	90	-	0	15	0	17	0	-	6	0	-	3
25	59	54	69	61	-	-	-	-	-	48	48	-	0	0	9	8	10	20	0	-	25	20	-	3
3	3	3	3	0	0	0	0	0	0	2	2	0	1	2	2	3	3	3	3	0	3	3	0	1
28	73	56	82	65	-	-	-	-	-	-	-	-	>100	-	24	33	15	24	18	-	19	20	-	3
93	87	96	90	92	-	-	-	93	-	91	92	-	-	-	90	-	98	94	90	-	83	65	87	77
1	2	1	1	2	0	0	0	2	0	2	2	0	0	0	2	0	1	1	1	0	2	1	2	2
81	69	90	69	79	9	64	-	61	-	-	-	87	0	-	58	55	61	63	56	-	37	64	79	0
11	11	8	10	10	2	2	3	4	0	0	0	2	1	0	11	11	11	11	11	3	10	9	4	1
56	68	95	97	79	0	57	32	60	-	-	-	72	-	-	26	78	18	55	81	-	23	0	48	-
4	3	3	1	4	3	3	2	3	0	0	0	2	0	0	4	3	4	4	4	2	3	4	3	0
98	95	96	96	-	-	-	-	-	-	-	-	-	-	-	93	97	97	82	-	-	53	93	-	-

				水分	たんぱく質	脂質		炭水化物		灰分	(参考)エネルギー※	ナトリウム	カリウム	カルシウム	マグネシウム
						脂質	コレステロール	炭水化物	食物繊維総量						
8 きのこ類	油いため	生鮮	中央値 (%)	83	98	-	0	93	98	94	-	-	98	88	97
			食品数	7	5	0	1	2	3	6	0	0	4	4	5
		乾燥 *1		1400	94	-	-	-	-	71	-	67	60	-	96
	素揚げ	生鮮 *1		49	93	-	-	-	-	86	-	63	96	69	92
9 藻類	水戻し *1			4200	87	-	-	84	-	31	86	26	30	98	70
	ゆで		中央値 (%)	>10e4	70	-	0	59	70	34	65	28	25	91	58
			食品数	3	3	0	2	2	2	3	2	3	3	3	3
	水煮		中央値 (%)	6700	35	39	-	63	-	50	64	44	46	90	85
			食品数	2	2	2	0	1	0	2	1	2	2	1	2
	油いため		中央値 (%)	>10e4	74	-	0	62	75	38	-	30	27	93	60
			食品数	2	2	0	2	2	2	2	0	2	2	2	2
10 魚介類	ゆで	えび	中央値 (%)	75	86	78	-	79	-	70	85	63	60	-	-
			食品数	2	1	2	0	2	0	1	1	1	1	0	0
		かに	中央値 (%)	73	95	82	92	78	-	83	88	67	61	89	92
			食品数	3	3	1	1	2	0	3	3	3	3	3	3
		いか *1		43	69	38	73	92	-	28	57	41	38	72	38
		たこ *1		76	-	81	81	81	-	62	-	67	67	96	77
	水煮	生鮮魚	中央値 (%)	80	95	90	94	83	-	83	94	79	79	108	86
			食品数	20	19	15	10	19	0	19	17	17	19	20	17
		貝	中央値 (%)	64	92	-	-	94	-	53	96	46	67	73	67
			食品数	4	1	0	0	2	0	3	1	4	4	4	4
		いか	中央値 (%)	75	93	73	94	71	-	84	95	82	77	97	86
			食品数	2	1	2	1	2	0	2	2	2	2	1	2
	蒸し	生鮮魚	中央値 (%)	79	93	77	92	57	-	84	83	83	77	88	87
			食品数	4	4	2	3	3	0	4	2	4	4	4	4
	電子レンジ調理	生鮮魚	中央値 (%)	80	96	85	91	82	-	88	92	91	87	89	92
			食品数	3	2	3	3	2	0	2	3	2	3	3	3
	焼き	生鮮魚	中央値 (%)	67	96	86	91	78	-	93	94	94	94	119	91
			食品数	33	28	24	11	25	0	24	28	22	30	33	27
		塩蔵魚	中央値 (%)	77	96	78	-	81	-	95	86	96	88	91	96
			食品数	4	4	2	0	3	0	4	2	2	4	4	3
		魚類内臓	中央値 (%)	64	-	57	87	97	-	65	73	-	-	210	62
			食品数	2	0	2	2	1	0	1	2	0	0	2	1
		魚卵 *1		77	-	-	-	-	-	98	-	-	97	97	99
		貝	中央値 (%)	58	95	74	99	94	-	78	94	73	85	70	81
			食品数	3	2	2	1	2	0	2	2	2	3	1	2
		えび *1		71	79	49	86	73	-	73	78	77	68	98	78
		いか *1		63	93	89	99	74	-	86	93	-	82	92	87

無機質									ビタミン															
リン	鉄	亜鉛	銅	マンガン	ヨウ素	セレン	クロム	モリブデン	レチノール	β-カロテン	レチノール当量	ビタミンD	α-トコフェロール	ビタミンK	ビタミンB_1	ビタミンB_2	ナイアシン	ナイアシン当量	ビタミンB_6	ビタミンB_{12}	葉酸	パントテン酸	ビオチン	ビタミンC
98	92	95	95	98	-	-	-	-	-	-	-	94	>10e4	-	93	95	96	96	81	-	57	94	-	-
5	4	4	6	5	0	0	0	0	0	0	0	3		0	3	5	6	6	7	2	7	5	0	0
48	-	95	97	81	-	-	-	-	-	-	-	84		-	0	74	25	63	64	-	67	26	-	-
86	-	94	82	96	0	76	-	-	-	-	-	56	>10e4	-	82	97	72	76	77	11	65	92	82	-
79	-	66	-	-	-	-	-	-	-	92	91	-	-	-	76	57	17	36	-	30	62	64	-	66
25	44	79	83	70	21	56	51	42	-	75	75	-	81	68	43	0	0	40	0	-	13	0	39	
3	2	3	2	3	3	3	2	3	0	3	3	0	3	2	2	3	3	3	1	0	3	3	3	0
66	73	96	87	92	57	75	49	17	-	88	88	-	79		31	15	21	32	11	64	39	20	63	7
2	1	1	2	2	2	2	2	2	0	2	2	0	2	0	2	2	2	2	2	1	2	2	1	1
29	43	79	86	83	26	22	58	56	-	78	78	-	220	64	52	3	0	39	-	-	21	0	45	
2	2	2	2	2	2	2	2	2	0	2	2	0	0	2	2	2	1	2	0	0	2	2	2	0
-	-	-	-	-	-	-	-	-	-	96	-	-	-	-	78	79	-	-	63	100	70	92	-	95
0	0	0	0	0	0	0	0	0	0	1	0	0	0	0	1	1	0	0	1	1	2	1	0	1
64	74	94	75	74	-	-	-	-	78	85	82	-	92	-	73	70	63	87	67	-	53	80	81	74
3	2	3	2	3	0	0	0	0	2	1	3	0	1	0	2	3	3	3	3	0	3	3	1	3
54	63	67	40	74	-	-	-	-	58	-	58	-	48	-	48	51	41	53	28	46	39	27	-	1
61	27	91							81	-	81	-	81	0	81	45	70	88	81	75	41	57		81
88	92	90	87	83	88	91	0	0	90	41	90	77	77	85	80	79	76	83	74	78	72	77	91	16
20	13	14	10	15	9	7	3	2	17	4	17	14	13	6	16	20	20	20	19	15	17	19	8	18
91	90	94	88	71	68	85	79	87	-	-	-	-	97	-	66	75	85	90	52	67	74	65	99	59
2	1	3	1	2	1	1	1	1	0	0	0	1	0	0	3	2	4	2	4	3	3	4	1	4
85	-	90	-	-		78	39	38	93	-	93	0	92		53	97	92	92	81	81	78	92	84	34
1	0	1	0	0	0	1	1	1	1	0	1	1	1	0	1	1	1	1	1	1	1	1	1	1
82	97	77	87	93	96	97	-	-	97	-	97	79	74	87	84	83	76	82	89	95	58	75	98	73
4	4	4	3	3	1	1	0	0	3	0	3	3	2	3	4	4	4	4	4	3	3	4	3	4
90	98	68	85	97	97	93	-	-	90	-	90	72	71	94	90	77	92	94	71	-	71	73	95	76
3	1	3	1	2	1	1	0	0	1	0	1	3	3	2	1	1	3	3	2	0	3	3	3	3
97	90	89	89	78	90	98	45	-	81	61	81	76	86	72	79	84	86	89	66	78	88	90	94	71
33	18	18	26	18	8	5	4	0	22	3	22	23	19	5	28	25	29	31	33	21	26	26	4	28
100	91	96	92	87	-	96	89	-	61	80	62	80	-	81	96	95	43	87	81	94	79	80	-	81
4	4	2	4	2	0	1	1	0	3	1	3	4	0	2	1	4	3	4	4	3	3	4	0	3
160	-	99	88	-	-	-	-	-	86	75	86	70	-	-	-	-	-	-	78	61	82	74	-	56
2	0	1	2	0	0	0	0	0	1	2	1	2	0	0	0	0	0	0	1	2	2	2	0	2
-	-	-	-	-	-	-	-	-	-	-	-	82	98	86	93	-	99	99	93	-	83	86	-	55
90	99	94	95	-	-	-	-	-	87	34	86	-	94	62	88	93	84	92	90	76	66	82	-	66
3	2	3	1	0	0	0	0	0	2	1	1	0	1	2	1	2	2	2	2	3	2	1	0	2
78	-	83	-	73	-	-	-	-	-	79	73	-	-	-	73	61	69	74	49	88	48	70	-	730
86	-	89	-	87	-	78	28	51	-	-	-	-	0	85	-	88	-	-	98	86	78	92	91	91	51

				水分	たんぱく質	脂質	コレステロール	炭水化物	食物繊維総量	灰分	(参考) エネルギー※	ナトリウム	カリウム	カルシウム	マグネシウム
10 魚介類	ソテー	生鮮魚	中央値 (%)	69	97	91	86	49	-	94	88	89	93	89	97
			食品数	3	3	2	3	2	0	3	2	2	3	3	3
11 肉類	ゆで	うし	中央値 (%)	59	87	86	92	29	-	36	91	30	27	65	51
			食品数	10	9	9	10	8	0	10	10	10	10	10	10
		ぶた	中央値 (%)	64	95	96	97	46	-	58	95	42	40	92	67
			食品数	3	3	3	2	1	0	3	3	2	3	2	2
		にわとり	中央値 (%)	66	94	74	93	27	-	67	83	56	60	98	78
			食品数	4	4	4	2	2	0	4	4	3	4	1	3
		うし [副生物] *1	-	45	93	87	94	41	-	44	88	34	31	70	55
		ぶた [ハム類] *1	-	83	91	99	98	69	-	68	94	69	66	86	89
		ぶた [ソーセージ類] *1	-	98	-	-	-	43	-	92	-	93	91	94	-
	焼き	うし	中央値 (%)	58	95	91	91	65	-	82	93	88	79	85	86
			食品数	12	8	10	12	8	0	11	9	11	11	11	11
		ぶた	中央値 (%)	55	100	90	90	83	-	96	91	87	93	89	94
			食品数	5	3	5	3	2	0	5	4	4	5	2	4
		めんよう	中央値 (%)	51	96	88	98	57	-	75	91	74	74	82	80
			食品数	3	2	1	2	3	0	3	1	3	3	3	3
		にわとり	中央値 (%)	58	97	80	94	76	-	92	91	96	93	91	95
			食品数	6	3	4	4	4	0	6	4	5	5	5	5
		うし [ひき肉] *1	-	56	99	66	86	73	-	98	75	93	97	93	97
		うし [副生物]	中央値 (%)	51	99	88	86	68	-	88	90	81	85	91	80
			食品数	2	1	2	1	2	0	2	2	2	2	2	1
		ぶた [ハム類] *1	-	71	-	83	-	94	-	96	89	95	100	89	96
		ぶた [ひき肉] *1	-	55	-	86	88	99	-	-	91	95	-	84	99
		にわとり [ひき肉] *1	-	51	97	77	92	-	-	100	85	96	97	-	95
		ぶた [ソーセージ類] *1	-	89	-	96	99	68	-	100	96	-	-	93	-
	ソテー	にわとり *1	-	49	97	-	100	92	-	97	-	96	98	85	89
12 卵類	ゆで　全卵		中央値 (%)	99	98	97	-	88	-	100	-	97	98	-	-
			食品数	2	1	1	0	2	0	1	-	2	2	0	-
	ポーチドエッグ *1		-	92	94	-	-	51	-	87	-	65	65	-	93
	目玉焼き *1		-	75	-	-	-	71	-	87	-	96	87	-	-
	いり *1		-	86	-	-	-	85	-	85	-	92	90	-	-
	素揚げ *1		-	63	-	-	-	62	-	82	-	98	96	99	-

本資料の成分変化率は、本項に示す方法によって2019年までに公表した調理前後の成分値及び個別の追加分析データに基づき作成した。エネルギーの値は七訂の方法に基づき算出されている。
油いため、素揚げ、ソテー等の成分変化率は、他の調理と同様に素材の成分値からの変化率とした。油に由来する成分としてα-トコフェロールが増加する場合はそのまま収載した。
成分変化率が100倍（10000 ％）を超える場合は、「>10e4」と表記した。
*1 調べた食品が1種類であることに留意する
*2 アメリカほどいもゆでを水煮に加えた

無機質									ビタミン															
リン	鉄	亜鉛	銅	マンガン	ヨウ素	セレン	クロム	モリブデン	レチノール	β-カロテン	レチノール当量	ビタミンD	α-トコフェロール	ビタミンK	ビタミンB₁	ビタミンB₂	ナイアシン	ナイアシン当量	ビタミンB₆	ビタミンB₁₂	葉酸	パントテン酸	ビオチン	ビタミンC
96	95	55	82	94	92	95	-	-	94	-	94	66	112	-	91	82	94	96	71	77	68	82	92	74
3	3	3	1	3	2	3	0	0	1	0	1	3	0	0	2	1	3	3	3	2	3	3	2	3
48	83	94	83	0	55	88	52	49	12	69	14	78	90	85	46	62	44	66	56	74	58	46	86	0
10	10	8	10	7	10	7	7	10	8	7	8	3	7	5	10	10	10	10	10	10	10	10	10	10
62	91	-	92	74	8	95	77	71	31	-	31	74	2	77	61	78	57	74	81	95	74	56	90	39
2	1	0	1	2	1	1	1	2	2	0	2	2	2	2	2	2	2	2	2	1	2	2	2	2
68	91	91	92	75	4	13	-	2	59	-	60	16	20	65	68	91	68	79	78	73	52	65	3	46
3	3	3	2	2	1	1	0	1	4	0	3	2	3	2	3	3	3	3	3	3	3	3	3	3
58	85	97	94	56	-	92	0	64	74	48	73	-	90	82	36	64	43	46	48	66	82	43	-	24
76	92	95	97	-	0	96	78	79	81	-	81	-	90	70	79	81	71	80	84	-	93	87	89	66
98	-	-	92	99	92	94	95	98	-	65	-	90	89	82	99	97	91	96	96	94	-	78	-	91
85	94	96	87	53	83	87	57	73	51	73	50	70	112	83	89	91	85	79	82	79	80	-	91	46
11	7	5	8	6	7	7	4	9	11	9	11	3	7	4	11	11	7	7	12	6	6	11	6	12
94	96	97	94	72	42	97	36	92	31	-	31	72	44	84	91	90	91	94	86	-	49	87	94	56
4	3	2	3	3	1	3	2	4	4	0	4	4	4	4	4	2	4	4	4	2	4	4	1	4
81	86	95	97	0	77	59	91	77	91	-	91	33	95	97	69	83	71	83	78	77	53	78	87	38
3	2	2	1	3	3	3	3	3	3	0	3	2	3	3	3	3	3	3	3	2	2	3	3	3
95	97	96	90	45	38	100	76	98	75	-	62	74	21	72	82	82	90	93	70	67	89	98	-	67
5	4	3	2	4	2	1	2	2	6	0	5	4	3	3	5	2	4	4	5	5	5	5	1	5
99	95	96	-	-	-	93	91	82	26	78	30	58	95	62	85	87	97	99	88	68	95	92	-	33
91	87	97	98	93	89	91	0	83	69	87	70	-	95	88	74	91	91	96	80	100	87	84	-	55
2	1	1	1	1	1	1	1	1	2	2	2	0	2	2	2	1	2	2	2	1	2	1	0	2
95	90	91	-	-	-	-	77	79	82	-	82	0	87	89	55	98	-	-	89	-	85	-	88	85
100	-	91	95	-	44	98	87	92	79	-	79	74	76	69	94	93	-	81	95	37	91	-	-	49
97	-	99	96	-	-	100	-	-	79	-	79	72	87	97	95	93	97	97	73	89	83	89	-	66
99	-	-	-	-	-	97	93	-	95	62	94	94	100	92	99	99	-	97	95	96	-	-	-	92
91	88	96	76	89	-	97	-	-	-	-	-	-	150	-	74	-	97	-	68	65	80	91	-	-
-	-	-	-	87	93	-	-	-	87	-	87	86	99	90	100	93	92	-	-	-	-	96	97	-
0	0	0	0	1	1	0	0	0	2	0	1	1	1	1	1	1	1	0	0	0	0	0	1	0
-	-	-	-	81	-	-	-	-	74	-	73	16	19	89	82	98	-	90	81	94	-	-	-	-
-	-	100	-	90	-	-	0	0	83	-	83	64	36	-	93	91	-	98	100	-	-	-	93	-
-	-	-	-	87	-	93	0	-	82	-	81	85	45	-	90	-	88	99	98	-	-	100	-	-
-	-	-	-	94	-	-	0	97	85	-	84	76	99	-	96	97	81	96	79	-	-	95	93	-

別表 調理後の食品と同一試料の「生」等の成分値(参考値) 「日本食品標準成分表2015年版(七訂)」から

下記の調理後の食品の分析においては、本表に収載されている「生」等とは別の試料を用いている。このため、「成分表2015(七訂)」では、参考値として、これらの食品と同一試料の「生」等の分析値が示されていた。「成分表(八訂)」では増補2023年含めて示されていないが、参考にされたい。なお、サンマについては、追補2017年時にセットでデータ更新されたので外した。

別表 可食部100g当たり参考値

食品番号	食品名	エネルギー kcal	エネルギー kJ	水分 g	たんぱく質 g	アミノ酸組成によるたんぱく質 g	脂質 g	トリアシルグリセロール当量 g	脂肪酸 飽和 g	脂肪酸 一価不飽和 g	脂肪酸 多価不飽和 g	コレステロール mg	炭水化物 g	利用可能炭水化物(単糖当量) g	食物繊維 水溶性 g	食物繊維 不溶性 g	食物繊維 総量 g	灰分 g	ナトリウム mg	カリウム mg	カルシウム mg	マグネシウム mg	リン mg	鉄 mg	亜鉛 mg	銅 mg	マンガン mg
いも及びでん粉類																										
	さつまいも																										
02045	塊根 皮つき 生	140	586	64.6	0.9	0.7	0.5	0.1	0.06	Tr	0.05	(0)	33.1	31.0	0.9	1.8	2.8	0.9	23	380	40	24	46	0.5	0.2	0.13	0.37
参考値	塊根 皮むき 生	145	608	63.0	1.0	0.8	0.2	—	0.03	Tr	0.03	(0)	35.0	33.3	0.9	1.5	2.4	0.8	22	370	23	23	46	0.4	0.2	0.13	0.33
野菜類																										
	なす																										
06343	果実 天ぷら	180	754	71.9	1.6	(1.1)	14.0	13.1	0.97	8.13	3.39	1	12.0	10.4	0.7	1.3	1.9	0.5	21	200	31	14	41	0.2	0.2	0.07	0.16
参考値	果実 生	20	82	94.0	0.8	—	0.2	—	—	—	—	1	4.5	—	0.4	1.4	1.8	0.5	0	220	15	15	29	0.2	0.1	0.08	0.12
	にんじん																										
06347	根 皮 生	31	131	90.4	0.7	—	0.2	—	—	—	—	(0)	7.3	—	1.3	2.5	3.8	1.5	16	630	45	20	43	0.3	0.2	0.08	0.13
参考値	根 皮むき 生	42	174	88.6	0.6	—	0.2	—	—	—	—	(0)	10.1	—	1.3	1.5	2.8	0.6	40	230	23	10	25	0.2	0.1	0.03	0.14
魚介類																										
	(あじ類)																										
	まあじ																										
10389	皮なし 刺身	123	514	75.6	19.7	16.1	4.1	3.0	0.97	0.90	1.01	56	0.2	—	(0)	(0)	(0)	1.2	110	360	12	31	220	0.9	0.6	0.09	0.01
参考値	皮つき 生	133	556	74.2	19.9	16.5	5.1	3.8	1.24	1.15	1.25	65	0.2	—	(0)	(0)	(0)	1.3	110	360	40	30	230	0.9	1.0	0.10	Tr
	(さけ・ます類)																										
	にじます																										
10402	海面養殖 皮なし 刺身	189	791	67.5	20.5	17.4	10.8	10.1	1.65	4.67	3.31	52	0.2	—	(0)	(0)	(0)	1.2	50	420	8	29	250	0.3	0.4	0.04	0.01
参考値	海面養殖 皮つき 生	200	835	66.1	21.1	18.1	11.7	10.7	1.73	4.97	3.52	59	0.2	—	(0)	(0)	(0)	1.2	55	400	15	28	240	0.3	0.5	0.04	0.01
	(たい類)																										
	まだい																										
10408	養殖 皮なし 刺身	146	610	71.9	21.2	17.9	5.9	4.8	1.29	1.78	1.52	60	0.2	—	(0)	(0)	(0)	1.2	43	490	7	31	260	0.2	0.4	0.02	0
参考値	養殖 皮つき 生	155	647	71.2	21.2	18.3	6.9	5.8	1.55	2.14	1.81	68	0.2	—	(0)	(0)	(0)	1.3	46	470	16	32	250	0.2	0.6	0.02	0
	ひらめ																										
10410	養殖 皮なし 刺身	113	472	76.0	21.2	17.1	2.5	1.9	0.49	0.57	0.72	53	0.1	—	(0)	(0)	(0)	1.2	41	470	8	31	230	0.1	0.3	0.02	0.01
参考値	養殖 皮つき 生	125	523	74.1	21.2	17.9	3.7	3.1	0.80	0.96	1.18	61	0.1	—	(0)	(0)	(0)	1.3	42	440	48	31	240	0.1	0.6	0.02	0.09
	ぶり																										
	はまち																										
10411	養殖 皮なし 刺身	203	849	66.4	21.0	17.2	12.0	9.9	2.81	4.11	2.57	78	0.3	—	(0)	(0)	(0)	1.1	36	390	5	29	220	1.1	0.6	0.10	0.01
参考値	養殖 皮つき 生	209	875	65.7	21.3	17.9	12.6	9.8	2.90	4.26	2.23	80	0.3	—	(0)	(0)	(0)	1.2	37	380	34	28	230	1.1	1.1	0.10	0.02
肉類																										
〈畜肉類〉																										
	ぶた																										
	[大型種肉]																										
	ロース																										
11276	脂身つき とんかつ	450	1883	31.2	22.0	18.6	35.9	35.1	8.90	18.60	6.03	60	9.8	9.6	0.1	0.6	0.7	1.1	110	340	14	27	200	0.6	1.9	0.07	0.12
参考値	脂身つき 生	282	1178	59.7	18.6	16.1	21.5	20.6	8.81	9.07	1.81	59	0.2	—	(0)	(0)	(0)	0.9	46	310	3	20	170	0.5	1.6	0.04	0

(0)：推定値0，　(Tr)：推定値 微量，　Tr：微量，　-：未測定

												可食部100g当たり													
												ビタミン												食塩相当量	廃棄率
ヨウ素	セレン	クロム	モリブデン	A レチノール	A カロテン α	A カロテン β	β-クリプトキサンチン	β-カロテン当量	レチノール活性当量	D	E トコフェロール α	E β	E γ	E δ	K	B₁	B₂	ナイアシン	B₆	B₁₂	葉酸	パントテン酸	ビオチン	C		備考
µg	µg	µg	µg	µg	µg	µg	µg	µg	µg	µg	mg	mg	mg	mg	µg	mg	mg	mg	mg	µg	µg	mg	µg	mg	g	%
1	0	0	5	(0)	0	40	0	40	3	(0)	1.0	0	Tr	0	(0)	0.10	0.02	0.6	0.20	(0)	49	0.48	4.8	25	0.1	2	
Tr	0	0	5	(0)	0	44	0	44	4	(0)	1.2	0	Tr	0	(0)	0.11	0.02	0.6	0.21	(0)	52	0.48	4.5	26	0.1	15	
−	−	−	7	−	Tr	110	3	110	9	−	2.6	0	5.5	0.1	22	0.05	0.07	0.6	0.04	0	28	0.16	2.3	2	0.1	0	▶硝酸イオン：Tr
−	−	−	7	(0)	0	60	2	61	5	(0)	0.2	(0)	(0)	(0)	5	0.05	0.03	0.5	0.04	(0)	12	0.16	2.3	5	0	9	▶硝酸イオン：Tr
1	0	1	1	(0)	3800	6700	0	8600	720	(0)	0.5	0	0	0	12	0.05	0.05	1.1	0.12	(0)	46	0.31	6.4	4	0	0	▶硝酸イオン：0g
1	0	0	Tr	(0)	4200	7700	0	9800	820	(0)	0.5	0	0	0	7	0.04	0.03	0.5	0.09	(0)	19	0.12	2.9	3	0.1	0	▶硝酸イオン：Tr
20	42	0	(0)	7	(0)	(0)	(0)	(0)	7	7.9	0.9	0	0	0	(Tr)	0.14	0.20	6.4	0.41	9.8	9	0.53	4.7	Tr	0.3	0	
20	45	0	(0)	9	(0)	(0)	(0)	(0)	9	8.7	1.1	0	0	0	(Tr)	0.14	0.21	6.5	0.39	9.2	9	0.59	4.5	Tr	0	55	
3	21	0	(0)	27	(0)	(0)	(0)	(0)	27	7.0	3.8	0	0.9	0	−	0.21	0.12	6.7	0.59	3.8	9	1.74	5.5	3	0.1	0	
3	20	0	(0)	27	(0)	(0)	(0)	(0)	27	8.2	4.2	0	1	0	−	0.20	0.12	6.9	0.51	3.4	11	1.63	5.0	3	0	35	
9	32	Tr	−	10	(0)	(0)	(0)	(0)	10	4.5	2.6	0	0	0	−	0.31	0.08	7.2	0.56	1.8	4	1.40	9.0	3	0.1	0	
9	34	1	−	12	(0)	(0)	(0)	(0)	12	4.8	2.9	0	0	0	−	0.29	0.09	6.7	0.53	1.9	5	1.34	8.7	3	0	70	
11	41	0	(0)	9	(0)	(0)	(0)	(0)	9	2.3	1.6	0	0	0	−	0.22	0.07	6.7	0.48	1.1	12	0.86	8.4	10	0.1	0	
14	42	Tr	(0)	13	(0)	(0)	(0)	(0)	13	1.9	2.1	0	0	0	−	0.23	0.34	6.3	0.43	1.5	14	1.01	9.5	10	0	45	
14	35	0	(0)	41	(0)	(0)	(0)	(0)	41	4.4	5.5	0	0	0	−	0.17	0.23	7.9	0.53	6.6	9	0.99	6.4	3	0	0	
20	35	1	(0)	40	(0)	(0)	(0)	(0)	40	4.6	5.2	0	0	0	−	0.16	0.25	7.8	0.50	7.1	10	0.94	6.6	2	0	0	
Tr	23	Tr	4	11	(0)	6	0	6	11	0.7	3.5	0	7.5	0.2	16	0.75	0.15	7.0	0.31	0.5	6	0.79	5.0	1	0.3	0	
0	18	0	1	14	(0)	0	−	(0)	14	0.8	0.4	0	0.1	0	5	0.87	0.12	6.8	0.44	0.5	2	0.79	4.4	1	0	0	

水道水中の無機質

　水は人の生命維持並びに健康維持に不可欠である。健康な人では、体内の総水分量は一定に保たれている。成人が1日に摂取する量は、気温、湿度、活動強度等により変動するものの飲料水として約1.2 L、食品中の水分として約1 L、栄養素の代謝で生じる水（代謝水）が約0.3 Lである[1]。

　我が国の飲料水は、水道法で水質が定められている水道水が主に利用されている。水道水は微量の無機質を含み、その量は地域及び原水により相違がある[2]。そのため、食品成分表の調理した食品では、水道水に含まれる無機質量に相違の影響を調理後の食品の成分値から排除するためイオン交換水を用いて調理している。

　そこで、日常摂取する水に含まれる無機質の組成を明らかにし、それを栄養計算に加えれば、より正確な無機質の摂取量を把握できる。

　ここでは、平成29年度水道統計水質編[3]に基づき、水道水中の無機質量について、浄水場別のデータを収集し、地域別及び原水別に区分し、中央値、最大値及び最小値を求めた。代表値として中央値を用いたのは、各浄水場の各無機質の量が正規分布ではなく、高い値を示す浄水場の数が少ない非対称な分布をしていると推定されたためである。成分表に収載されている無機質について、水道水100 g当たりの値を、地方区分別と原水別の 表 に示した。

参考文献
1) 社団法人日本栄養・食糧学会編：栄養・食糧学データハンドブック、同文書院（2006）
2) Ayuho Suzuki, Tomoko Watanabe: The mineral content of tap water in Japan. Abstract book, 12th Asian Congress of Nutrition. p.198（2015）
3) 公益社団法人日本水道協会：平成29年度水道統計水質編
4) 水質基準に関する省令の規定に基づき厚生労働大臣が定める方法（平成15年7月22日厚生労働省告示第261号、最終改正平成27年3月12日厚生労働省告示第56号）

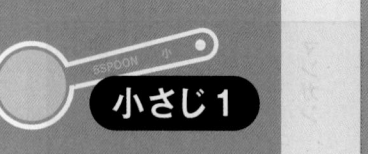

5 mL 質量表

小さじ1

容量当たりの質量

分類	食品番号	食品名	g/5mL
穀類		**こむぎ [小麦粉]**	
	01015	薄力粉 1等	2.8
	01016	薄力粉 2等	2.8
	01018	中力粉 1等	2.8
	01019	中力粉 2等	2.8
	01020	強力粉 1等	2.8
	01021	強力粉 2等	2.8
	01023	強力粉 全粒粉	2.8
	01146	プレミックス粉 お好み焼き用	2.8
	01024	プレミックス粉 ホットケーキ用	2.8
	01147	プレミックス粉 から揚げ用	2.8
	01025	プレミックス粉 天ぷら用	2.8
		こむぎ [その他]	
	01077	パン粉 生	0.8
	01079	パン粉 乾燥	1.0
		こめ [水稲穀粒]	
	01080	玄米	4.2
	01081	半つき米	4.2
	01082	七分つき米	4.2
	01083	精白米 うるち米	4.2
	01151	精白米 もち米	4.2
	01152	精白米 インディカ米	4.2
	01084	はいが精米	4.2
	01153	発芽玄米	4.2
		こめ [うるち米製品]	
	01114	上新粉	3.3
	01158	米粉	3.0
		こめ [もち米製品]	
	01121	道明寺粉	4.0
いも及びでん粉類		**〈でん粉・でん粉製品〉(でん粉類)**	
	02034	じゃがいもでん粉	3.3
	02035	とうもろこしでん粉	2.5
砂糖及び甘味類		**(砂糖類)**	
	03003	車糖 上白糖	3.3
	03004	車糖 三温糖	3.1
	03005	ざらめ糖 グラニュー糖	4.5

分類	食品番号	食品名	g/5mL
砂糖及び甘味類	03006	ざらめ糖 白ざら糖	5.0
	03011	加工糖 粉糖	1.9
		(でん粉糖類)	
	03024	水あめ 酵素糖化	7.0
	03025	水あめ 酸糖化	7.0
		(その他)	
	03029	黒蜜	6.9
	03022	はちみつ	7.0
	03023	メープルシロップ	6.6
豆類	04001	あずき 全粒、乾	4.1
	04003	あずき ゆで小豆缶詰	6.2
	04007	いんげんまめ 全粒、乾	3.9
	04012	えんどう 全粒、青えんどう、乾	3.7
	04074	えんどう 全粒、赤えんどう、乾	3.7
		だいず [全粒・全粒製品]	
	04023	全粒 国産、黄大豆、乾	3.2
	04077	全粒 国産、黒大豆、乾	3.2
	04025	全粒 米国産、黄大豆、乾	3.2
	04026	全粒 中国産、黄大豆、乾	3.2
	04027	全粒 ブラジル産、黄大豆、乾	3.2
	04029	きな粉 全粒大豆、黄大豆	1.7
	04082	きな粉 全粒大豆、青大豆	1.7
	04030	きな粉 脱皮大豆、黄大豆	1.7
	04096	きな粉 脱皮大豆、青大豆	1.7
	04073	レンズまめ 全粒、乾	4.0
種実類	05018	ごま いり	3.3
	05042	ごま ねり	5.3
野菜類		**(トマト類)**	
	06185	缶詰 トマトジュース、食塩添加	5.2
	06340	缶詰 トマトジュース、食塩無添加	5.2
	06186	缶詰 ミックスジュース、食塩添加	5.2
	06341	缶詰 ミックスジュース、食塩無添加	5.2
		(にんじん類)	
	06217	にんじん ジュース、缶詰	5.2
果実類	07010	あんず ジャム 高糖度	6.3
	07011	あんず ジャム 低糖度	6.3
	07013	いちご ジャム 高糖度	6.3
	07014	いちご ジャム 低糖度	6.3
		(かんきつ類)	
	07030	うんしゅうみかん 果実飲料 ストレートジュース	5.1
	07031	うんしゅうみかん 果実飲料 濃縮還元ジュース	5.2
		オレンジ	
	07042	バレンシア 果実飲料 ストレートジュース	5.1
	07043	バレンシア 果実飲料 濃縮還元ジュース	5.2
	07046	バレンシア マーマレード 高糖度	6.8

分類	食品番号	食品名	g/5mL
果実類	07047	バレンシア マーマレード 低糖度	6.8
	07063	グレープフルーツ 果実飲料 ストレートジュース	5.1
	07064	グレープフルーツ 果実飲料 濃縮還元ジュース	5.2
	07157	ココナッツ ココナッツウォーター	5.1
	07158	ココナッツ ココナッツミルク	4.9
	07098	パインアップル 果実飲料 ストレートジュース	5.1
	07099	パインアップル 果実飲料 濃縮還元ジュース	5.2
	07118	ぶどう 果実飲料 ストレートジュース	5.1
	07119	ぶどう 果実飲料 濃縮還元ジュース	5.2
	07123	ぶどう ジャム	6.3
	07125	ブルーベリー ジャム	6.3
		(もも類)	
	07137	もも 30%果汁入り飲料 (ネクター)	5.1
	07149	りんご 果実飲料 ストレートジュース	5.1
	07150	りんご 果実飲料 濃縮還元ジュース	5.2
	07154	りんご ジャム	6.3
肉類		**〈畜肉類〉**	
		ぶた [その他]	
	11198	ゼラチン	3.3
乳類		**〈牛乳及び乳製品〉(液状乳類)**	
	13001	生乳 ジャージー種	5.2
	13002	生乳 ホルスタイン種	5.2
	13003	普通牛乳	5.2
	13006	脱脂乳	5.2
	13004	加工乳 濃厚	5.2
	13005	加工乳 低脂肪	5.2
	13007	乳飲料 コーヒー	5.3
	13008	乳飲料 フルーツ	5.3
		(粉乳類)	
	13009	全粉乳	2.3
	13010	脱脂粉乳	2.3
	13011	乳児用調製粉乳	2.3
		(練乳類)	
	13012	無糖練乳	6.4
	13013	加糖練乳	6.4
		(クリーム類)	
	13014	クリーム 乳脂肪	5.3
	13016	クリーム 植物性脂肪	4.9
	13023	コーヒーホワイトナー 粉末状、乳脂肪	1.7
	13024	コーヒーホワイトナー 粉末状、植物性脂肪	2.0
		(発酵乳・乳酸菌飲料)	
	13027	ヨーグルト ドリンクタイプ、加糖	5.4
	13028	乳酸菌飲料 乳製品	5.4
	13029	乳酸菌飲料 殺菌乳製品	6.2
	13030	乳酸菌飲料 非乳製品	5.2

分類	食品番号	食品名	g/5mL
乳類		〈その他〉	
	13051	人乳	5.1
油脂類		（植物油脂類）	
	14001	オリーブ油	4.6
	14002	ごま油	4.6
	14003	米ぬか油	4.6
	14004	サフラワー油　ハイオレイック	4.6
	14025	サフラワー油　ハイリノール	4.6
	14005	大豆油	4.6
	14006	調合油	4.5
	14007	とうもろこし油	4.6
	14008	なたね油	4.6
	14009	パーム油	4.5
	14010	パーム核油	4.5
	14011	ひまわり油　ハイリノール	4.6
	14027	ひまわり油　ハイオレイック	4.6
	14028	ぶどう油	4.6
	14012	綿実油	4.6
	14013	やし油	4.6
	14014	落花生油	4.6
		（動物脂類）	
	14016	ラード	4.3
		（その他）	
	14022	ショートニング　家庭用	4.0
し好飲料類		〈アルコール飲料類〉　（醸造酒類）	
	16001	清酒　普通酒	5.0
	16002	清酒　純米酒	5.0
	16003	清酒　本醸造酒	5.0
	16004	清酒　吟醸酒	5.0
	16005	清酒　純米吟醸酒	5.0
	16006	ビール　淡色	5.0
	16007	ビール　黒	5.1
	16008	ビール　スタウト	5.1
	16009	発泡酒	5.0
	16010	ぶどう酒　白	5.0
	16011	ぶどう酒　赤	5.0
	16012	ぶどう酒　ロゼ	5.0
	16013	紹興酒	5.0
		（蒸留酒類）	
	16014	しょうちゅう　連続式蒸留しょうちゅう	4.8
	16015	しょうちゅう　単式蒸留しょうちゅう	4.9
	16016	ウイスキー	4.8
	16017	ブランデー	4.8
	16018	ウオッカ	4.8
	16019	ジン	4.7

分類	食品番号	食品名	g/5mL
し好飲料類	16020	ラム	4.8
	16021	マオタイ酒	4.7
		（混成酒類）	
	16022	梅酒	5.2
	16059	缶チューハイ　レモン風味	5.0
	16023	合成清酒	5.0
	16024	白酒	6.1
	16025	みりん　本みりん	5.9
	16026	みりん　本直し	5.2
	16027	薬味酒	5.5
	16028	キュラソー	5.3
	16029	スイートワイン	5.2
	16030	ペパーミント	5.6
	16031	ベルモット　甘口タイプ	5.2
	16032	ベルモット　辛口タイプ	5.0
		〈茶類〉　（緑茶類）	
	16035	抹茶	2.8
		〈コーヒー・ココア類〉	
	16047	コーヒー　コーヒー飲料、乳成分入り、加糖	5.1
	16048	ココア　ピュアココア	2.3
		〈その他〉	
	16050	甘酒	5.2
	16051	昆布茶	2.5
	16057	スポーツドリンク	5.0
		（炭酸飲料類）	
	16052	果実色飲料	5.1
	16053	コーラ	5.1
	16054	サイダー	5.1
	16058	ビール風味炭酸飲料	5.0
調味料及び香辛料類		〈調味料類〉　（ウスターソース類）	
	17001	ウスターソース	6.0
	17002	中濃ソース	5.8
	17085	お好み焼きソース	5.8
		（辛味調味料類）	
	17004	トウバンジャン	5.7
		（しょうゆ類）	
	17007	こいくちしょうゆ	5.9
	17086	こいくちしょうゆ　減塩	5.6
	17008	うすくちしょうゆ	5.9
	17139	うすくちしょうゆ　低塩	5.7
	17009	たまりしょうゆ	6.1
	17010	さいしこみしょうゆ	6.1
	17011	しろしょうゆ	6.1
		（食塩類）	
	17012	食塩	6.0

分類	食品番号	食品名	g/5mL
調味料及び香辛料類	17013	並塩	4.5
	17014	精製塩　家庭用	6.0
	17089	精製塩　業務用	6.0
		（食酢類）	
	17015	穀物酢	5.0
	17016	米酢	5.0
	17017	果実酢　ぶどう酢	5.0
	17018	果実酢　りんご酢	5.0
		（だし類）	
	17028	顆粒和風だし	3.2
	17030	めんつゆ　三倍濃厚	5.8
		（調味ソース類）	
	17031	オイスターソース	6.2
	17133	魚醤油　いかなごしょうゆ	6.1
	17134	魚醤油　いしる（いしり）	6.1
	17135	魚醤油　しょっつる	6.0
	17107	魚醤油　ナンプラー	6.1
	17108	冷やし中華のたれ	5.7
	17137	ぽん酢しょうゆ　市販品	5.6
	17033	ミートソース	5.3
		（トマト加工品類）	
	17034	トマトピューレー	5.3
	17036	トマトケチャップ	5.8
	17037	トマトソース	4.8
		（ドレッシング類）	
	17039	和風ドレッシングタイプ調味料	5.0
	17040	フレンチドレッシング	5.7
	17117	ごまドレッシング	5.3
	17041	サウザンアイランドドレッシング	5.2
	17042	マヨネーズ　全卵型	4.8
	17043	マヨネーズ　卵黄型	4.8
		（みそ類）	
	17044	米みそ　甘みそ	5.8
	17045	米みそ　淡色辛みそ	5.8
	17046	米みそ　赤色辛みそ	5.8
	17047	麦みそ	5.8
	17040	豆みそ	5.8
	17119	減塩みそ	5.8
		（その他）	
	17054	みりん風調味料	6.3
	17138	料理酒	5.1
		〈香辛料類〉	
	17061	カレー粉	2.0
		〈その他〉	
	17084	ベーキングパウダー	3.8

353

15mL 質量表

大さじ1

容量当たりの質量

分類	食品番号	食品名	g/15mL
穀類		こむぎ　[小麦粉]	
	01015	薄力粉　1等	8.3
	01016	薄力粉　2等	8.3
	01018	中力粉　1等	8.3
	01019	中力粉　2等	8.3
	01020	強力粉　1等	8.3
	01021	強力粉　2等	8.3
	01023	強力粉　全粒粉	8.3
	01146	プレミックス粉　お好み焼き用	8.3
	01024	プレミックス粉　ホットケーキ用	8.3
	01147	プレミックス粉　から揚げ用	8.3
	01025	プレミックス粉　天ぷら用	8.3
		こむぎ　[その他]	
	01077	パン粉　生	2.4
	01079	パン粉　乾燥	3.0
		こめ　[水稲穀粒]	
	01080	玄米	12.5
	01081	半つき米	12.5
	01082	七分つき米	12.5
	01083	精白米　うるち米	12.5
	01151	精白米　もち米	12.5
	01152	精白米　インディカ米	12.5
	01084	はいが精米	12.5
	01153	発芽玄米	12.5
		こめ　[うるち米製品]	
	01114	上新粉	9.8
	01158	米粉	8.9
		こめ　[もち米製品]	
	01121	道明寺粉	12.0
でんぷん類及び		〈でん粉・でん粉製品〉（でん粉類）	
	02034	じゃがいもでん粉	9.8
	02035	とうもろこしでん粉	7.5
砂糖及び甘味類		（砂糖類）	
	03003	車糖　上白糖	9.8
	03004	車糖　三温糖	9.4
	03005	ざらめ糖　グラニュー糖	13.5

分類	食品番号	食品名	g/15mL
砂糖及び甘味類	03006	ざらめ糖　白ざら糖	15.0
	03011	加工糖　粉糖	5.8
		（でん粉糖類）	
	03024	水あめ　酵素糖化	21.0
	03025	水あめ　酸糖化	21.0
		（その他）	
	03029	黒蜜	20.6
	03022	はちみつ	21.0
	03023	メープルシロップ	19.8
豆類	04001	あずき　全粒、乾	12.3
	04003	あずき　ゆで小豆缶詰	18.6
	04007	いんげんまめ　全粒、乾	11.6
	04012	えんどう　全粒、青えんどう、乾	11.0
	04074	えんどう　全粒、赤えんどう、乾	11.0
		だいず　[全粒・全粒製品]	
	04023	全粒　国産、黄大豆、乾	9.7
	04077	全粒　国産、黒大豆、乾	9.7
	04025	全粒　米国産、黄大豆、乾	9.7
	04026	全粒　中国産、黄大豆、乾	9.7
	04027	全粒　ブラジル産、黄大豆、乾	9.7
	04029	きな粉　全粒大豆、黄大豆	5.1
	04082	きな粉　全粒大豆、青大豆	5.1
	04030	きな粉　脱皮大豆、黄大豆	5.1
	04096	きな粉　脱皮大豆、青大豆	5.1
	04073	レンズまめ　全粒、乾	11.9
種実類	05018	ごま　いり	9.8
	05042	ごま　ねり	15.8
野菜類		（トマト類）	
	06185	缶詰　トマトジュース、食塩添加	15.5
	06340	缶詰　トマトジュース、食塩無添加	15.5
	06186	缶詰　ミックスジュース、食塩添加	15.5
	06341	缶詰　ミックスジュース、食塩無添加	15.5
		（にんじん類）	
	06217	にんじん　ジュース、缶詰	15.5
果実類	07010	あんず　ジャム　高糖度	18.8
	07011	あんず　ジャム　低糖度	18.8
	07013	いちご　ジャム　高糖度	18.8
	07014	いちご　ジャム　低糖度	18.8
		（かんきつ類）	
	07030	うんしゅうみかん　果実飲料　ストレートジュース	15.4
	07031	うんしゅうみかん　果実飲料　濃縮還元ジュース	15.5
		オレンジ	
	07042	バレンシア　果実飲料　ストレートジュース	15.4
	07043	バレンシア　果実飲料　濃縮還元ジュース	15.5
	07046	バレンシア　マーマレード　高糖度	20.3

分類	食品番号	食品名	g/15mL
果実類	07047	バレンシア　マーマレード　低糖度	20.3
	07063	グレープフルーツ　果実飲料　ストレートジュース	15.4
	07064	グレープフルーツ　果実飲料　濃縮還元ジュース	15.5
	07157	ココナッツ　ココナッツウォーター	15.2
	07158	ココナッツ　ココナッツミルク	14.6
	07098	パインアップル　果実飲料　ストレートジュース	15.4
	07099	パインアップル　果実飲料　濃縮還元ジュース	15.5
	07118	ぶどう　果実飲料　ストレートジュース	15.4
	07119	ぶどう　果実飲料　濃縮還元ジュース	15.5
	07123	ぶどう　ジャム	18.8
	07125	ブルーベリー　ジャム	18.8
		（もも類）	
	07137	もも　30％果汁入り飲料（ネクター）	15.4
	07149	りんご　果実飲料　ストレートジュース	15.4
	07150	りんご　果実飲料　濃縮還元ジュース	15.5
	07154	りんご　ジャム	18.8
肉類		〈畜肉類〉	
		ぶた　[その他]	
	11198	ゼラチン	9.8
乳類		〈牛乳及び乳製品〉（液状乳類）	
	13001	生乳　ジャージー種	15.5
	13002	生乳　ホルスタイン種	15.5
	13003	普通牛乳	15.5
	13006	脱脂乳	15.5
	13004	加工乳　濃厚	15.5
	13005	加工乳　低脂肪	15.6
	13007	乳飲料　コーヒー	15.8
	13008	乳飲料　フルーツ	15.8
		（粉乳類）	
	13009	全粉乳	6.8
	13010	脱脂粉乳	6.8
	13011	乳児用調製粉乳	6.8
		（練乳類）	
	13012	無糖練乳	19.3
	13013	加糖練乳	19.3
		（クリーム類）	
	13014	クリーム　乳脂肪	15.8
	13016	クリーム　植物性脂肪	14.8
	13023	コーヒーホワイトナー　粉末状、乳脂肪	5.0
	13024	コーヒーホワイトナー　粉末状、植物性脂肪	6.0
		（発酵乳・乳酸菌飲料）	
	13027	ヨーグルト　ドリンクタイプ、加糖	16.2
	13028	乳酸菌飲料　乳製品	16.1
	13029	乳酸菌飲料　殺菌乳製品	18.5
	13030	乳酸菌飲料　非乳製品	15.6

分類	食品番号	食品名	g/15mL
乳類		〈その他〉	
	13051	人乳	15.3
油脂類		（植物油脂類）	
	14001	オリーブ油	13.7
	14002	ごま油	13.8
	14003	米ぬか油	13.8
	14004	サフラワー油　ハイオレイック	13.7
	14025	サフラワー油　ハイリノール	13.8
	14005	大豆油	13.8
	14006	調合油	13.5
	14007	とうもろこし油	13.8
	14008	なたね油	13.7
	14009	パーム油	13.5
	14010	パーム核油	13.6
	14011	ひまわり油　ハイリノール	13.8
	14027	ひまわり油　ハイオレイック	13.7
	14028	ぶどう油	13.8
	14012	綿実油	13.8
	14013	やし油	13.7
	14014	落花生油	13.7
		（動物脂類）	
	14016	ラード	12.8
		（その他）	
	14022	ショートニング　家庭用	12.0
し好飲料類		〈アルコール飲料類〉　（醸造酒類）	
	16001	清酒　普通酒	15.0
	16002	清酒　純米酒	15.0
	16003	清酒　本醸造酒	15.0
	16004	清酒　吟醸酒	15.0
	16005	清酒　純米吟醸酒	15.0
	16006	ビール　淡色	15.1
	16007	ビール　黒	15.2
	16008	ビール　スタウト	15.3
	16009	発泡酒	15.1
	16010	ぶどう酒　白	15.0
	16011	ぶどう酒　赤	14.9
	16012	ぶどう酒　ロゼ	15.0
	16013	紹興酒	15.1
		（蒸留酒類）	
	16014	しょうちゅう　連続式蒸留しょうちゅう	14.4
	16015	しょうちゅう　単式蒸留しょうちゅう	14.6
	16016	ウイスキー	14.3
	16017	ブランデー	14.3
	16018	ウオッカ	14.3
	16019	ジン	14.1

分類	食品番号	食品名	g/15mL
し好飲料類	16020	ラム	14.3
	16021	マオタイ酒	14.0
		（混成酒類）	
	16022	梅酒	15.6
	16059	缶チューハイ　レモン風味	15.0
	16023	合成清酒	15.0
	16024	白酒	18.2
	16025	みりん　本みりん	17.6
	16026	みりん　本直し	15.5
	16027	薬味酒	16.4
	16028	キュラソー	15.8
	16029	スイートワイン	15.6
	16030	ペパーミント	16.8
	16031	ベルモット　甘口タイプ	15.7
	16032	ベルモット　辛口タイプ	14.9
		〈茶類〉　（緑茶類）	
	16035	抹茶	8.3
		〈コーヒー・ココア類〉	
	16047	コーヒー　コーヒー飲料、乳成分入り、加糖	15.3
	16048	ココア　ピュアココア	6.8
		〈その他〉	
	16050	甘酒	15.6
	16051	昆布茶	7.6
	16057	スポーツドリンク	15.1
		（炭酸飲料類）	
	16052	果実色飲料	15.4
	16053	コーラ	15.4
	16054	サイダー	15.4
	16058	ビール風味炭酸飲料	15.1
調味料及び香辛料類		〈調味料類〉　（ウスターソース類）	
	17001	ウスターソース	17.9
	17002	中濃ソース	17.4
	17085	お好み焼きソース	17.5
		（辛味調味料類）	
	17004	トウバンジャン	17.0
		（しょうゆ類）	
	17007	こいくちしょうゆ	17.7
	17086	こいくちしょうゆ　減塩	16.8
	17008	うすくちしょうゆ	17.7
	17139	うすくちしょうゆ　低塩	17.1
	17009	たまりしょうゆ	18.2
	17010	さいしこみしょうゆ	18.2
	17011	しろしょうゆ	18.2
		（食塩類）	
	17012	食塩	18.0

分類	食品番号	食品名	g/15mL
調味料及び香辛料類	17013	並塩	13.5
	17014	精製塩　家庭用	18.0
	17089	精製塩　業務用	18.0
		（食酢類）	
	17015	穀物酢	15.0
	17016	米酢	15.0
	17017	果実酢　ぶどう酢	15.0
	17018	果実酢　りんご酢	15.0
		（だし類）	
	17028	顆粒和風だし	9.7
	17030	めんつゆ　三倍濃厚	17.4
		（調味ソース類）	
	17031	オイスターソース	18.5
	17133	魚醤油　いかなごしょうゆ	18.3
	17134	魚醤油　いしる（いしり）	18.4
	17135	魚醤油　しょっつる	18.0
	17107	魚醤油　ナンプラー	18.3
	17108	冷やし中華のたれ	17.1
	17137	ぽん酢しょうゆ　市販品	16.8
	17033	ミートソース	16.0
		（トマト加工品類）	
	17034	トマトピューレー	15.8
	17036	トマトケチャップ	17.3
	17037	トマトソース	14.5
		（ドレッシング類）	
	17039	和風ドレッシングタイプ調味料	15.0
	17040	フレンチドレッシング	17.0
	17117	ごまドレッシング	15.8
	17041	サウザンアイランドドレッシング	15.5
	17042	マヨネーズ　全卵型	14.3
	17043	マヨネーズ　卵黄型	14.3
		（みそ類）	
	17044	米みそ　甘みそ	17.3
	17045	米みそ　淡色辛みそ	17.3
	17046	米みそ　赤色辛みそ	17.3
	17047	麦みそ	17.3
	17048	豆みそ	17.3
	17119	減塩みそ	17.3
		（その他）	
	17054	みりん風調味料	19.0
	17138	料理酒	15.2
		〈香辛料類〉	
	17061	カレー粉	6.0
		〈その他〉	
	17084	ベーキングパウダー	11.3

100mL 質量表

½カップ

容量当たりの質量

分類	食品番号	食品名	g/100mL
穀類		**こむぎ [小麦粉]**	
	01015	薄力粉 1等	55.0
	01016	薄力粉 2等	55.0
	01018	中力粉 1等	55.0
	01019	中力粉 2等	55.0
	01020	強力粉 1等	55.0
	01021	強力粉 2等	55.0
	01023	強力粉 全粒粉	55.0
	01146	プレミックス粉 お好み焼き用	55.0
	01024	プレミックス粉 ホットケーキ用	55.0
	01147	プレミックス粉 から揚げ用	55.0
	01025	プレミックス粉 天ぷら用	55.0
		こむぎ [その他]	
	01077	パン粉 生	16.1
	01079	パン粉 乾燥	20.1
		こめ [水稲穀粒]	
	01080	玄米	83.3
	01081	半つき米	83.3
	01082	七分つき米	83.3
	01083	精白米 うるち米	83.3
	01151	精白米 もち米	83.3
	01152	精白米 インディカ米	83.3
	01084	はいが精米	83.3
	01153	発芽玄米	83.3
		こめ [うるち米製品]	
	01114	上新粉	65.0
	01158	米粉	59.1
		こめ [もち米製品]	
	01121	道明寺粉	80.0
でんぷん及び類		**〈でん粉・でん粉製品〉（でん粉類）**	
	02034	じゃがいもでん粉	65.0
	02035	とうもろこしでん粉	50.0
砂糖及び甘味類		**（砂糖類）**	
	03003	車糖 上白糖	65.0
	03004	車糖 三温糖	62.9
	03005	ざらめ糖 グラニュー糖	90.0

分類	食品番号	食品名	g/100mL
砂糖及び甘味類	03006	ざらめ糖 白ざら糖	100.0
	03011	加工糖 粉糖	38.9
		（でん粉糖類）	
	03024	水あめ 酵素糖化	140.0
	03025	水あめ 酸糖化	140.0
		（その他）	
	03029	黒蜜	137.6
	03022	はちみつ	140.0
	03023	メープルシロップ	132.3
豆類	04001	あずき 全粒、乾	82.3
	04003	あずき ゆで小豆缶詰	124.1
	04007	いんげんまめ 全粒、乾	77.1
	04012	えんどう 全粒、青えんどう、乾	73.7
	04074	えんどう 全粒、赤えんどう、乾	73.7
		だいず [全粒・全粒製品]	
	04023	全粒 国産、黄大豆、乾	64.4
	04077	全粒 国産、黒大豆、乾	64.4
	04025	全粒 米国産、黄大豆、乾	64.4
	04026	全粒 中国産、黄大豆、乾	64.4
	04027	全粒 ブラジル産、黄大豆、乾	64.4
	04029	きな粉 全粒大豆、黄大豆	34.2
	04082	きな粉 全粒大豆、青大豆	34.2
	04030	きな粉 脱皮大豆、黄大豆	34.2
	04096	きな粉 脱皮大豆、青大豆	34.2
	04073	レンズまめ 全粒、乾	79.6
種実類	05018	ごま いり	65.0
	05042	ごま ねり	105.0
野菜類		**（トマト類）**	
	06185	缶詰 トマトジュース、食塩添加	103.0
	06340	缶詰 トマトジュース、食塩無添加	103.0
	06186	缶詰 ミックスジュース、食塩添加	103.0
	06341	缶詰 ミックスジュース、食塩無添加	103.0
		（にんじん類）	
	06217	にんじん ジュース、缶詰	103.0
果実類	07010	あんず ジャム 高糖度	125.0
	07011	あんず ジャム 低糖度	125.0
	07013	いちご ジャム 高糖度	125.0
	07014	いちご ジャム 低糖度	125.0
		（かんきつ類）	
	07030	うんしゅうみかん 果実飲料 ストレートジュース	102.9
	07031	うんしゅうみかん 果実飲料 濃縮還元ジュース	103.1
		オレンジ	
	07042	バレンシア 果実飲料 ストレートジュース	102.9
	07043	バレンシア 果実飲料 濃縮還元ジュース	103.1
	07046	バレンシア マーマレード 高糖度	135.0

分類	食品番号	食品名	g/100mL
果実類	07047	バレンシア マーマレード 低糖度	135.0
	07063	グレープフルーツ 果実飲料 ストレートジュース	102.9
	07064	グレープフルーツ 果実飲料 濃縮還元ジュース	103.1
	07157	ココナッツ ココナッツウォーター	101.6
	07158	ココナッツ ココナッツミルク	97.6
	07098	パインアップル 果実飲料 ストレートジュース	102.9
	07099	パインアップル 果実飲料 濃縮還元ジュース	103.1
	07118	ぶどう 果実飲料 ストレートジュース	102.9
	07119	ぶどう 果実飲料 濃縮還元ジュース	103.1
	07123	ぶどう ジャム	125.0
	07125	ブルーベリー ジャム	125.0
		（もも類）	
	07137	もも 30% 果汁入り飲料 (ネクター)	102.7
	07149	りんご 果実飲料 ストレートジュース	102.9
	07150	りんご 果実飲料 濃縮還元ジュース	103.1
	07154	りんご ジャム	125.0
肉類		**〈畜肉類〉**	
		ぶた [その他]	
	11198	ゼラチン	65.0
乳類		**〈牛乳及び乳製品〉（液状乳類）**	
	13001	生乳 ジャージー種	103.4
	13002	生乳 ホルスタイン種	103.2
	13003	普通牛乳	103.2
	13006	脱脂乳	103.5
	13004	加工乳 濃厚	103.6
	13005	加工乳 低脂肪	103.7
	13007	乳飲料 コーヒー	105.3
	13008	乳飲料 フルーツ	105.1
		（粉乳類）	
	13009	全粉乳	45.0
	13010	脱脂粉乳	45.0
	13011	乳児用調製粉乳	45.0
		（練乳類）	
	13012	無糖練乳	128.4
	13013	加糖練乳	128.4
		（クリーム類）	
	13014	クリーム 乳脂肪	105.0
	13016	クリーム 植物性脂肪	98.5
	13023	コーヒーホワイトナー 粉末状、乳脂肪	33.3
	13024	コーヒーホワイトナー 粉末状、植物性脂肪	40.0
		（発酵乳・乳酸菌飲料）	
	13027	ヨーグルト ドリンクタイプ、加糖	107.9
	13028	乳酸菌飲料 乳製品	107.6
	13029	乳酸菌飲料 殺菌乳製品	123.5
	13030	乳酸菌飲料 非乳製品	104.3

分類	食品番号	食品名	g/100mL
乳類		〈その他〉	
	13051	人乳	101.7
油脂類		（植物油脂類）	
	14001	オリーブ油	91.0
	14002	ごま油	91.8
	14003	米ぬか油	91.8
	14004	サフラワー油　ハイオレイック	91.3
	14025	サフラワー油　ハイリノール	92.2
	14005	大豆油	91.9
	14006	調合油	90.0
	14007	とうもろこし油	91.8
	14008	なたね油	91.3
	14009	パーム油	90.1
	14010	パーム核油	90.7
	14011	ひまわり油　ハイリノール	91.8
	14027	ひまわり油　ハイオレイック	91.2
	14028	ぶどう油	92.1
	14012	綿実油	91.9
	14013	やし油	91.3
	14014	落花生油	91.3
		（動物脂類）	
	14016	ラード	85.0
		（その他）	
	14022	ショートニング　家庭用	80.0
し好飲料類		〈アルコール飲料類〉　（醸造酒類）	
	16001	清酒　普通酒	99.9
	16002	清酒　純米酒	99.8
	16003	清酒　本醸造酒	99.8
	16004	清酒　吟醸酒	99.7
	16005	清酒　純米吟醸酒	99.8
	16006	ビール　淡色	100.8
	16007	ビール　黒	101.0
	16008	ビール　スタウト	101.9
	16009	発泡酒	100.9
	16010	ぶどう酒　白	99.8
	16011	ぶどう酒　赤	99.6
	16012	ぶどう酒　ロゼ	100.2
	16013	紹興酒	100.6
		（蒸留酒類）	
	16014	しょうちゅう　連続式蒸留しょうちゅう	95.8
	16015	しょうちゅう　単式蒸留しょうちゅう	97.0
	16016	ウイスキー	95.2
	16017	ブランデー	95.2
	16018	ウオッカ	95.0
	16019	ジン	94.0

分類	食品番号	食品名	g/100mL
し好飲料類	16020	ラム	95.1
	16021	マオタイ酒	93.0
		（混成酒類）	
	16022	梅酒	103.9
	16059	缶チューハイ　レモン風味	100.1
	16023	合成清酒	100.3
	16024	白酒	121.0
	16025	みりん　本みりん	117.0
	16026	みりん　本直し	103.1
	16027	薬味酒	109.3
	16028	キュラソー	105.3
	16029	スイートワイン	103.7
	16030	ペパーミント	112.0
	16031	ベルモット　甘口タイプ	104.7
	16032	ベルモット　辛口タイプ	99.5
		〈茶類〉　（緑茶類）	
	16035	抹茶	55.0
		〈コーヒー・ココア類〉	
	16047	コーヒー　コーヒー飲料、乳成分入り、加糖	102.0
	16048	ココア　ピュアココア	45.0
		〈その他〉	
	16050	甘酒	104.1
	16051	昆布茶	50.6
	16057	スポーツドリンク	100.9
		（炭酸飲料類）	
	16052	果実色飲料	102.5
	16053	コーラ	102.5
	16054	サイダー	102.5
	16058	ビール風味炭酸飲料	100.5
調味料及び香辛料類		〈調味料類〉　（ウスターソース類）	
	17001	ウスターソース	119.5
	17002	中濃ソース	116.0
	17085	お好み焼きソース	116.7
		（辛味調味料類）	
	17004	トウバンジャン	113.1
		（しょうゆ類）	
	17007	こいくちしょうゆ	118.1
	17086	こいくちしょうゆ　減塩	112.0
	17008	うすくちしょうゆ	118.1
	17139	うすくちしょうゆ　低塩	113.9
	17009	たまりしょうゆ	121.1
	17010	さいしこみしょうゆ	121.1
	17011	しろしょうゆ	121.1
		（食塩類）	
	17012	食塩	120.0

分類	食品番号	食品名	g/100mL
調味料及び香辛料類	17013	並塩	90.0
	17014	精製塩　家庭用	120.0
	17089	精製塩　業務用	120.0
		（食酢類）	
	17015	穀物酢	100.0
	17016	米酢	100.0
	17017	果実酢　ぶどう酢	100.0
	17018	果実酢　りんご酢	100.0
		（だし類）	
	17028	顆粒和風だし	64.4
	17030	めんつゆ　三倍濃厚	116.0
		（調味ソース類）	
	17031	オイスターソース	123.4
	17133	魚醤油　いかなごしょうゆ	121.9
	17134	魚醤油　いしる（いしり）	122.9
	17135	魚醤油　しょっつる	120.3
	17107	魚醤油　ナンプラー	122.1
	17108	冷やし中華のたれ	114.1
	17137	ぽん酢しょうゆ　市販品	111.8
	17033	ミートソース	106.5
		（トマト加工品類）	
	17034	トマトピューレー	105.0
	17036	トマトケチャップ	115.0
	17037	トマトソース	96.9
		（ドレッシング類）	
	17039	和風ドレッシングタイプ調味料	100.0
	17040	フレンチドレッシング	113.3
	17117	ごまドレッシング	105.5
	17041	サウザンアイランドドレッシング	103.2
	17042	マヨネーズ　全卵型	95.0
	17043	マヨネーズ　卵黄型	95.0
		（みそ類）	
	17044	米みそ　甘みそ	115.0
	17045	米みそ　淡色辛みそ	115.0
	17046	米みそ　赤色辛みそ	115.0
	17047	麦みそ	115.0
	17048	豆みそ	115.0
	17119	減塩みそ	115.0
		（その他）	
	17054	みりん風調味料	126.9
	17138	料理酒	101.6
		〈香辛料類〉	
	17061	カレー粉	40.0
		〈その他〉	
	17084	ベーキングパウダー	75.0

食品名索引

食品名	食品番号	ページ
カップ焼きそば →（即席めん類）中華スタイル即席カップめん 　油揚げ　焼きそば	01060, 01202	10
カップラーメン →（即席めん類）中華スタイル即席カップめん	01061, 01191~01195, 01200, 01201, 01203	10
カテージチーズ	13033	220
かどいわし→にしん	10218~10224	166
果糖	03020	30
加糖全卵	12008	214
果糖ぶどう糖液糖	03027	32
加糖卵黄	12012	216
加糖練乳	13013	218
かにかま→かに風味かまぼこ	10376	186
カニクリームコロッケ	18043	268
かに風味かまぼこ	10376	186
かに類	10332~10341	182
かのこ	15010	228
カノーラ油→なたね油	14008	224
カバーリングチョコレート	15114	242
かぶ	06034~06045	54, 56
かぶかんらん→コールラビ	06081, 06082	60, 62
かぶら→かぶ	06034~06045	54, 56
かぶれな→なばな類	06201~06204	80
カペリン→からふとししゃも	10182, 10183	162
かぼす	07052	108
かぼちゃ（種実）	05006	44
かぼちゃのクリームスープ	18042	270
かぼちゃ類	06046~06051, 06332	56
釜揚げしらす	10445	144
かまいり茶	16038	248
かます	10098, 10099	150
かまぼこ	10376~10380	186
釜焼きふ	01066	12
カマンベールチーズ	13034	220
がめ煮→筑前煮	18035	268
かも	11205, 11206, 11208, 11247, 11284	208
かもうり→とうがん	06173, 06174	74
かもな→すぐきな	06113, 06114	66
かや	05007	44
かやきせんべい	01178	12
から揚げ（にわとり）	11289, 11290, 18054	210, 268
から揚げ（まあじ）	10392	140
から揚げ用（プレミックス粉）	01147	6
がらごち→まごち	10122	154
からし	17057~17060	262
辛子酢みそ	17121	262
からしな	06052, 06053	58
からしめんたいこ（すけとうだら）	10204	164
からすみ（ぼら）	10250	170
からふとししゃも	10182, 10183	162
からふとます	10126~10129	154
辛味調味料類	17004~17006	254
ガリ→しょうが　漬物　甘酢漬	06105	64
カリフラワー	06054, 06055	58
顆粒おでん用	17092	256
顆粒コンソメ→固形ブイヨン	17027	256
顆粒中華だし	17093	256
顆粒風味調味料→顆粒和風だし	17028	256
顆粒和風だし	17028	256
かりん	07053	106
かりんとう	15045, 15046	234
かるかん	15011	228

食品名	食品番号	ページ
かるかんまんじゅう	15160, 15161	232
ガルバンゾー→ひよこまめ	04065~04067	40
カルビ→うし　ばら	11018, 11046, 11074, 11252	190, 192, 196
かれい類	10100~10106, 10399	150, 152
カレー粉	17061	264
カレーパン	15127~15129	236
カレー類（調理済み流通食品類）	18001, 18040, 18041	268
カレールウ	17051	262
かわちばんかん	07162	108
かわな→せり	06117, 06118	66
かわのり	09011	134
かわはぎ	10107	152
かわやつめ→やつめうなぎ	10273, 10274	174
かわらせんべい	15049	234
かわり玉	15109	242
がんぎえい→えい	10073	146
かんきつ類	07018 ほか	106~113
還元麦芽糖	03031	30
還元水あめ	03032	30
缶コーヒー	16047, 16064	250
関西白みそ→甘みそ	17044	260
寒晒し粉（かんざらし） →こめ（もち米製品）白玉粉	01120	18
かんしょ（甘藷）→さつまいも類	02006~02009, 02045~02049	22
かんしょ（甘藷）でん粉→さつまいもでん粉	02033	26
観世ふ→釜焼きふ	01066	12
乾燥いも→さつまいも　蒸し切干	02009	22
乾燥食用ぎく→きく　菊のり	06060	58
乾燥全卵	12009	214
乾燥マッシュポテト	02021	26
乾燥卵黄	12013	216
乾燥卵白	12016	216
乾燥わかめ	09040~09043, 09060	138
かんたけ→ひらたけ	08026	130
缶チューハイ　レモン風味	16059	248
がん漬（かに類　加工品）	10341	182
缶詰（あさり）	10283, 10284	176
缶詰（あずき）	04003	34
缶詰（アスパラガス）	06009	50
缶詰（あわび）	10288	176
缶詰（あんず）	07009	104
缶詰（アンチョビ）	10397	146
缶詰（いか）	10359	184
缶詰（いちじく）	07017	106
缶詰（いわし）	10060~10064, 10397	146
缶詰（うし）	11106	198
缶詰（うずら卵）	12003	214
缶詰（うんしゅうみかん）	07035, 07036	108
缶詰（エスカルゴ）	10291	176
缶詰（かき）	10294	176
缶詰（かつお）	10096, 10097	150
缶詰（からふとます）	10129	154
缶詰（グリンピース）	06026	54
缶詰（グレープフルーツ）	07067	110
缶詰（鶏卵）	12007	214
缶詰（さくらんぼ）	07072	114
缶詰（さば）	10164~10166	160
缶詰（さるぼう）	10318	176
缶詰（さんま）	10177, 10178	160
缶詰（しろさけ）	10143	156
缶詰（スイートコーン）	06179, 06180	76

食品名	食品番号	ページ
だいこん（おろし）	06367~06369	70
だいこん（根）	06132~06135, 06367~06369	68, 70
だいこん（葉）	06130, 06131	68
だいこん類	06128~06143, 06334, 06335, 06367~06369, 06388	68, 70
たいさい	06145, 06146	70
たいさい類	06144~06146	70
だいしょ→だいじょ	02027	26
だいじょ	02027	26
大正えび	10327	180
ダイシンサイ→ザーサイ	06088	62
だいず	04104 ほか	36~40
大豆油	14005	224
大豆たんぱく	04055~04058, 04090	40
大豆はいが	04083	36
だいずもやし	06287, 06288, 06412	94
たいせいようさけ	10144, 10145, 10433~10444	156, 158
たいせいようさば	10158~10160	158, 160
だいだい	07083	110
大福もち	15023, 15155	230
タイム	17071	264
田芋→みずいも	02013, 02014	24
たい焼→今川焼	15005, 15145, 15146	228
たいらがい	10298	176
たいらぎ（標準和名）→たいらがい	10298	176
たい類	10189~10195, 10408	162, 164
たかきび→もろこし	01140, 01141	20
たかさご	10196	164
たかな	06147, 06148	70
たかのつめ→とうがらし（野菜）	06172	74
たかべ	10197	164
たくあん漬	06138, 06139	70
たけあずき→つるあずき	04064, 04092	40
たけのこ	06149~06152	70
たけのこいも	02052, 02053	24
たこ類	10360~10362, 10432, 10471~10474	184
だし入りみそ	17120, 17145	260
だししょうゆ	17087	254
だし巻きたまご	12019	216
だし類	17019~17030, 17092, 17093, 17130~17132, 17140~17143, 17148	256, 258
たたみいわし	10057	146
たちうお	10198	164
たちちしゃ, たちレタス→コスレタス	06316	100
田作り（かたくちいわし）	10046	144
脱脂乳	13006	218
脱脂粉乳	13010	218
だて巻	10382	186
たにし	10299	176
タバスコソース→チリペッパーソース	17005	254
タピオカ→キャッサバでん粉	02028	26
タピオカパール	02038, 02057	28
卵（あひる）	12020	214
卵（うこっけい）	12001	214
卵（うずら）	12002, 12003	214
卵（鶏卵）	12004 ほか	214, 216
たまご豆腐	12017	216
たまごボーロ→ボーロ　小粒	15061	234

食品名	食品番号	ページ
たまご焼	12018, 12019	216
玉こんにゃく→板こんにゃく	02003, 02004	22
たまちしゃ→レタス	06312, 06361	98
たまな→キャベツ	06061, 06062, 06333, 06403, 06404	58
たまねぎ	06153~06156, 06336, 06389	72
たまみ→はまふえふき	10230	166
たまりしょうゆ	17009	254
たもぎたけ	08019	128
たもきのこ→たもぎたけ	08019	128
たら→まだら	10205~10209	164
たらこ（すけとうだら）	10202~10204	164
たらのあぶら	14032	226
たらのめ	06157, 06158	72
たらばがに	10338~10340	182
たら類	10199~10210, 10409, 10448	164
タルト（洋菓子）	15133	238
タルト（和菓子）	15024	230
達磨柑（だるまかん）→さんぼうかん	07074	110
たん（うし）→うし　舌	11090, 11273	196
たん（ぶた）→ぶた　舌	11164	202
湯（たん）　液状だし→中華だし	17025	256
炭酸飲料類	16052~16054, 16058	252
淡色ビール	16006	246
タンゼロ→セミノール	07085	110
丹波いも→やまといも	02025	26

ち

食品名	食品番号	ページ
チアシード	05046	46
チーズケーキ	15134, 15135	238
チーズスプレッド	13041	222
チーズホエーパウダー	13050	222
チーズ類	13031~13041, 13055~13058	220, 222
チェダーチーズ	13037	220
チェリートマト→赤色ミニトマト	06183	76
チェリモヤ	07086	116
ちか	10211	164
ちかだい→ナイルティラピア	10212	166
チキンカレー	18040	268
チキンシチュー	18045	270
チキンナゲット	11292	212
チキンハンバーグ	18051	270
筑前炊き→筑前煮	18035	268
筑前煮	18035	268
ちくわぶ	01069	12
チコリ	06159	72
ちだい	10191	162
乳ボーロ　ボーロ　小粒	15001	234
ちぢみゆきな	06376, 06377	72
チックピー→ひよこまめ	04065~04067	40
ちぬ→くろだい	10190	162
ちまき	15025	230
チャーハン	18057	272
チャイナマーブル→〈キャンデー類〉かわり玉	15109	242
ちゃつう	15026	230
茶でんぶ→たら類　加工品　でんぶ	10210	164
チューインガム類	15118~15120	244
中華甘みそ→テンメンジャン	17106	258
中華だし	17025, 17093	256

食品名	食品番号	ページ
ノルウェーさば→たいせいようさば	10158~10160	158, 160
ノンアルコールビール→ビール風味炭酸飲料	16058	252
ノンオイルドレッシング　→和風ドレッシングタイプ調味料　ノンオイルタイプ	17039	260

は

食品名	食品番号	ページ
ハードシュガー→ざらめ糖　グラニュー糖	03005	30
ハードビスケット	15097	240
パーム核油	14010	224
パーム油	14009	224
ばい	10304	178
ばい→つぶ	10300	178
パイ	15079~15081	238
ばいがい→ばい	10304	178
パイ皮	15079	238
パイゲンサイ→パクチョイ	06237	86
パイナップル→パインアップル	07097~07103, 07177	118
パインアップル	07097~07103, 07177	118
パウンドケーキ→バターケーキ	15082	238
ばかいか→あかいか	10342	182
ばかがい	10305	178
葉がらし→からしな	06052, 06053	58
はぎな→よめな	06300	96
葉キャベツ→ケール	06080	60
はくさい	06233~06236	84, 86
パクチー→コリアンダー	06385	62
パクチョイ	06237	86
薄力粉	01015, 01016	4
はげ→かわはぎ	10107	152
はごろもかんらん→ケール	06080	60
はじかみ，葉しょうが	06102	64
バジリコ（香辛料）→バジル	17077	264
バジリコ（野菜）→バジル	06238	86
バジル（香辛料）	17077	264
バジル（野菜）	06238	86
はす（種実）	05023, 05024, 05043	46
ハスカップ	07104	118
パスタ→マカロニ・スパゲッティ類	01063, 01064, 01149, 01173	10
はぜ	10225~10227	166
パセリ（香辛料）	17078	266
パセリ（野菜）	06239	86
バターケーキ	15082	238
バタースコッチ	15111	242
バターピーナッツ	05036	48
バタービーン→らいまめ	04070, 04093	42
バター類	14017~14019	226
葉だいこん	06129	68
はたけしめじ	08015, 08045	128
はたはた	10228, 10229	166
葉たまねぎ	06337	72
はたんきょう→にほんすもも	07080	116
はち　はちの子缶詰	11244	212
ばち，ばちまぐろ→めばち	10425, 10426	172
はちじょうそう→あしたば	06005, 06006	50
はちのす→うし　第二胃	11095	198
はちみつ	03022, 03033	32
はつ（うし）→うし　心臓	11091	196
はつ（にわとり）→にわとり　心臓	11231	212
はつ（ぶた）→ぶた　心臓	11165	202
発芽玄米	01153, 01155	14

食品名	食品番号	ページ
はつかだいこん	06240	86
初がつお　→かつお　春獲り	10086	148
発酵乳	13025~13027, 13053, 13054	220
発酵バター	14019	226
はっさく	07105	112
パッションフルーツ	07106	118
はったい粉→おおむぎ　麦こがし	01010	4
八丁みそ→豆みそ	17048	262
八宝菜	18048	272
発泡酒	16009	246
はと	11238	212
葉とうがらし→とうがらし（野菜）	06169, 06170	74
はとむぎ	01138	20
はなだい→ちだい	10191	162
はなっこりー	06392	86
バナナ	07107, 07108	118
花にら	06209	80
はなまめ→べにばないんげん	04068, 04069	40
花みょうが→みょうが，みょうがたけ	06280, 06281	94
バナメイえび	10415, 10416	180
はなやさい→カリフラワー	06054, 06055	58
バニラアイスクリーム→アイスクリーム	13042, 13043	222
葉にんじん	06211	80
葉ねぎ	06227, 06352	84
パパイア	07109, 07110	118
パパイヤ→パパイア	07109, 07110	118
ばばがれい→子持ちがれい	10104, 10105	152
ババロア	15091	240
パフ→リーフパイ	15096	240
パプリカ（香辛料）	17079	266
パプリカ（野菜）　→赤ピーマン，オレンジピーマン，黄ピーマン	06247~06250, 06393, 06394	88
はまぐり	10306~10309	178
はまち（ぶり）	10243, 10411	168
はまぢしゃ→つるな	06164	74
浜納豆→寺納豆	04049	40
はまふえふき	10230	166
ハム類・プレスハム類	11174~11178, 11180~11182, 11303~11305	204
はも	10231	168
はや→おいかわ	10075	148
ハヤシルウ	17052	262
早漬たくあん→たくあん漬　塩押しだいこん漬	06138	70
はやとうり	06241, 06242, 06353	86
バラクータ→みなみくろたち	10232	172
ばらベーコン	11183, 11314~11316	204
はらみ→うし　横隔膜	11274, 11296, 11297	198
バルサミコ酢	17091	256
はるさめ	02039, 02040, 02061, 02062	20
春巻き	18056	272
春巻きの皮	01179, 01180	12
はるみ	07167	112
パルミエ→リーフパイ	15096	240
パルメザンチーズ	13038	220
ばれいしょ（馬鈴薯）→じゃがいも	02017~02021, 02063~02067	24, 26
ばれいしょ（馬鈴薯）でん粉→じゃがいもでん粉	02034	28
バレンシア	07041~07047	108
バレンシアオレンジ→オレンジ　バレンシア	07041~07047	108
パン粉	01077~01079	12

食品名	食品番号	ページ
パン酵母	17082, 17083	266
ばんざくろ，ばんじろう→グァバ	07057~07059, 07169	112, 114
バンズ	01213	6
番茶	16039, 16062	250
万能ねぎ→こねぎ	06228	84
ハンバーグステーキ類	18050~18052	270
パンプキンクリームスープ →かぼちゃのクリームスープ	18042	270
はんぺん	10385	188
パン類	01026, 01028, 01030~01037, 01148, 01174~01176, 01205~01210, 01213	6, 8

ひ

食品名	食品番号	ページ
ピータン	12020	214
ビーツ	06243, 06244	86
ビート，ビートルート→ビーツ	06243, 06244	86
ピーナッツ（種実）→らっかせい（種実）	05034~05037, 05044, 05045	48
ピーナッツ（野菜）→らっかせい（未熟豆）	06303, 06304	96, 98
ピーナッツオイル，ピーナッツ油→落花生油	14014	224
ピーナッツバター	05037	48
ビーフカレー	18001	268
ビーフシチュー	18011	270
ビーフジャーキー	11107	198
ビーフン	01115	18
ピーマン類	06245~06251, 06393, 06394	86, 88
ビール	16006~16008	246
ビール風味炭酸飲料	16058	252
ひえ	01139	20
挽きぐるみ→そば粉　全層粉	01122	18
挽きわり納豆	04047	38
ピザ生地	01076	12
ピザクラスト→ピザ生地	01076	12
ひさごな→タアサイ	06126, 06127	68
ひし	05025	46
ひしおみそ	04062	40
ひじき	09050~09055	136
ひじきのいため煮	18037	268
ひしこ→かたくちいわし	10044~10046	144
ひし類	05025, 05047, 05048	46
ビスケット	15097, 15098	240
ビスケット類	15054, 15092~15100, 15141	240
ピスタチオ	05026	46
日高こんぶ→みついしこんぶ	09018	136
ピタヤ→ドラゴンフルーツ	07111	116
ひつじ →めんよう	11179, 11199~11203, 11245, 11246, 11281~11283	206, 208
ひとえぐさ	09032, 09033	138
ヒトビロ→ぎょうじゃにんにく	06071	60
ひなあられ	15055, 15056	234
ひねしょうが→しょうが	06103, 06365, 06366	64
ひのな	06252, 06253	88
ひまわり（種実）	05027	46
ひまわり油	14011, 14026, 14027	224
ひめえぞぼら→つぶ	10300	178
姫かんらん→めキャベツ	06283, 06284	94
姫キャベツ→めキャベツ	06283, 06284	94
ひめたにし→たにし	10299	176

食品名	食品番号	ページ
ヒメポン→しらぬひ	07165	110
ピメント→オールスパイス	17055	262
ひも（うし）→うし　小腸	11098	198
ひも（ぶた）→ぶた　小腸	11169	202
ひもかわ→うどん	01038, 01039	8
冷やし中華のたれ，冷やし中華用スープ	17108	258
ひやむぎ	01043~01046	8
ピュアココア	16048	250
ひゅうがなつ	07112, 07113	112
氷糖→加工糖　氷砂糖	03009	30
氷糖みつ	03014	30
ひよこまめ	04065~04067	40
ひらぐき，ひらぐきな→ひろしまな	06254, 06255	88
ひらそうだ→そうだがつお	10088	150
ひらたけ	08026, 08027	130
ひらたけ類	08024~08027, 08048~08050	130
ひらまさ	10233	168
ひらまめ→レンズまめ	04073, 04094	42
ひらみレモン→シークヮーサー	07075, 07076	110
ひらめ	10234, 10235, 10410	168
ひろしまな	06254, 06255	88
びわ	07114, 07115	118, 120
びんちょう，びんながまぐろ→びんなが	10255	172
びんなが	10255	172

ふ

食品名	食品番号	ページ
ファットスプレッド	14021	226
フィッシュソーセージ→魚肉ソーセージ	10388	188
フィッシュハム→魚肉ハム	10387	188
ブイヨン　液状だし→洋風だし	17026	256
フィルバート→ヘーゼルナッツ	05029	46
風船ガム	15120	244
ふえがらみ→ぶた　軟骨	11173	204
フォアグラ	11239	208
ふか→あぶらつのざめ	10167	160
ふか→よしきりざめ	10168	160
ふかひれ	10169	160
ふき	06256, 06257	88, 90
ふきのとう	06258, 06259	90
ふき豆	04022	36
ふき類	06256~06259	88, 90
福神漬	06143	70
福原オレンジ	07161	108
ふぐ類	10236, 10237	168
ふじまめ	06260	90
ぶた（大型種肉）	11115~11140, 11276~11279	200
ぶた（中型種肉）	11141~11162	200, 202
ぶた（ひき肉）	11163, 11280	202
ぶた（副生物）	11164~11173, 11312, 11313	202, 204
ぶた汁→とん汁	18028	268
ぶたみの→ぶた　胃	11168	202
ふだんそう	06261, 06262	90
プチトマト→赤色ミニトマト	06183	76
普通牛乳	13003	218
普通酒（清酒）	16001	246
普通はるさめ	02040, 02062	28
普通ヨーグルト→ヨーグルト　脱脂加糖	13026	220
プディング→カスタードプリン	15086	240

食品名	食品番号	ページ
ほしひじき	09050~09055	136
干しぶどう	07117	120
干しやつめ	10274	174
干しわらび	06326	100
細寒天→角寒天	09027	136
ほそめこんぶ	09016	134
ほたてがい	10311~10315, 10414	178
ほたるいか	10348~10351	184
ぼたん肉→いのしし	11001	190
ほっきがい	10316	178
ほっけ	10246~10248, 10412	170
ほっこくあかえび（標準和名）→あまえび	10319	180
ホットケーキ	15083	238
ホットケーキ用（プレミックス粉）	01024	6
ポップコーン	01136	20
ポテトコロッケ	18007, 18018	268, 270
ポテトチップス	15103, 15104	242
骨付きハム	11174	204
ポピーシード→けし	05015	44
ほや	10374, 10375	186
ぼら	10249, 10250	170
堀川ごぼう	06405	62
ボロニアソーセージ	11190	206
ポロねぎ→リーキ	06308, 06309	98
ほろほろちょう	11240	212
ホワイトアスパラガス →アスパラガス　水煮缶詰	06009	50
ホワイトサポテ	07128	120
ホワイトソース	17109	258
ホワイトチョコレート	15115	242
ホワイトペッパー→こしょう　白	17064	264
ほんがつお→かつお	10086, 10087	148, 150
本枯れ節（かつおだし）	17131	256
ぽんかん	07129	112
ほんごち→まごち	10122	154
ほんしめじ	08018, 08047	128
ほんしゅうじか	11311	198
盆しょうが→葉しょうが	06102	64
本醸造酒	16003	246
ぽん酢しょうゆ	17110, 17137	258
ぽんたん→ぶんたん	07126, 07127	112
本直し（みりん）	16026	248
ほんまぐろ→くろまぐろ	10253, 10254, 10450~10456, 10459~10465	170, 172
本みりん	16025	248
ほんもろこ	10251	170
ボンレスハム	11175	204

ま

食品名	食品番号	ページ
マーガリン類	14020, 14021, 14029, 14033, 14034	226
まあじ	10003~10007, 10389~10392	140
麻婆豆腐	18049	272
マーボー豆腐の素	17032	258
マーマレード	07046, 07047	108
まいたけ	08028~08030, 08051	130
マイロ→もろこし	01140, 01141	20
まいわし	10047~10052, 10059, 10395	144, 146
マオタイ酒	16021	248

食品名	食品番号	ページ
マカダミアナッツ	05031	48
まがつお →かつお	10086, 10087	148, 150
まがも→かも	11208	208
まがれい	10100~10102	150
マカロニ	01063, 01064, 01173	10
巻きせんべい	15050	234
まくさ→てんぐさ	09025~09028, 09049	136
まぐろ→くろまぐろ	10253, 10254, 10450~10456, 10459~10465	170, 172
まぐろ類	10252~10258, 10260~10264, 10425, 10426, 10450~10456, 10459~10465	170, 172
まくわうり	07130, 07173	120
まこがれい	10103, 10399	150
まごち	10122	154
まこも	06271	92
まこもたけ→まこも	06271	92
まこんぶ	09017, 09056	134, 136
まさば	10154~10156, 10403	158
マジェランあいなめ	10265	172
マシュマロ	15113	242
ます→さくらます	10132, 10133	156
マスカルポーネチーズ	13055	220
マスタード→からし	17059, 17060	262
ますのすけ	10152, 10153	158
マゼランあいなめ→マジェランあいなめ	10265	172
まだい	10192~10195, 10408	162, 164
まだかあわび	10428	176
まだこ	10361, 10362 10471~10474	184
まだら	10205~10209	164
まつ（種実）	05032, 05033	48
松風	15063	234
マッシュポテト→乾燥マッシュポテト	02021	26
マッシュルーム	08031~08033, 08052, 08059	130, 132
まつたけ	08034	132
抹茶	16035	248
まつばがに→ずわいがに	10335~10337	182
松前漬け　しょうゆ漬	18023	268
まつも	09035	138
マドレーヌ→バターケーキ	15082	238
マトン	11199, 11200, 11245, 11281	206
まながつお	10266	172
まふぐ	10237	168
まぼや→ほや	10374, 10375	186
まめ（うし）→うし　じん臓	11093	196
まめ（ぶた）→ぶた　じん臓	11167	202
豆きんとん（いんげんまめ）	04011	34
まめじ →めじまぐろ	10258	172
豆みそ	17048	262
マヨネーズ	17042, 17043	260
マヨネーズタイプ調味料　低カロリータイプ	17118	260
マリネ液	17111	258
まるあじ	10393, 10394	140
まるすぐり→グーズベリー	07060	116
まるそうだ→そうだがつお	10088	150
まるたにし→たにし	10299	176
マルチトール→還元麦芽糖	03031	30
マルメロ	07131	120
マロングラッセ	15117	242

食品名	食品番号	ページ
万願寺とうがらし	06406	64
マンゴー	07132, 07179	120
マンゴスチン	07133	120
まんじゅう	15029~15035, 15159~15166	232
まんびき→しいら	10179	160

み

食品名	食品番号	ページ
ミートソース	17033	258
ミートパイ	15081	238
ミートボール	18015	270
みえんどう→グリンピース（野菜）	06023~06026, 06374, 06375	52, 54
身欠きにしん	10219	166
みかん→うんしゅうみかん	07026~07036	106, 108
みしま豆	15064	234
水あめ	03024, 03025	30
みずいも	02013, 02014	24
みずかけな	06272, 06273	92
みずがらし→クレソン	06077	60
みずだこ	10432	184
みずな	06072~06074	92
水ようかん	15039	232
みそ類	17044~17050, 17119~17124, 17145	260, 262
みたらしのたれ	17114	260
みついしこんぶ	09018	136
ミックスジュース（トマト類）	06186, 06341	76, 78
ミックスベジタブル（冷凍）	06382~06384	100, 102
みつばあけび→あけび	07001, 07002	104
みつば類	06274~06279	92, 94
みなみおおすみやき→みなみくろたち	10232	172
みなみくろたち	10232	172
みなみだら	10267	172
みなみまぐろ	10256, 10257	172
ミニキャロット	06222	82
ミニコーン→ヤングコーン	06181	76
ミニパプリカ→トマピー	06251	88
みの→うし　第一胃	11094	198
みぶな	06360	94
みょうが	06280	94
みょうがたけ	06281	94
みょうがの子→みょうが，みょうがたけ	06280, 06281	94
みりん	16025, 16026	248
みりん風調味料	17054	262
みりん干し（いわし類）	10058, 10059	146
みりん干し（さんま）	10176	160
みるがい	10317	178
みるくい（標準和名）→みるがい	10317	178
ミルクココア	16049	250
ミルクゼリー	15089	240
ミルクチョコレート	15116	242
みるな→おかひじき	06030, 06031	54
ミンククジラ→くじら	11110~11113	198

む

食品名	食品番号	ページ
ムール貝→いがい	10289	176
無塩バター→無発酵バター　食塩不使用バター	14018	226
むかご	06282	94
むかでのり	09036	138
麦こがし	01010	4

食品名	食品番号	ページ
むきそば→そば米	01126	18
麦茶	16055	252
麦みそ	17047	262
麦らくがん	15067	236
蒸しかまぼこ	10379	186
むしがれい（生干しひと塩品）→干しかれい	10106	152
蒸し大豆	04081	36
蒸しだこ	10472~10474	184
蒸し中華めん	01049, 01188	8
蒸しまんじゅう	15033, 15165	232
蒸しようかん	15040	234
むつ	10268, 10269	174
無糖練乳	13012	218
無発酵バター	14017, 14018	226
むらさきいか→あかいか	10342	182
むらさきいも	02048, 02049	22
紫キャベツ→レッドキャベツ	06064	60
紫たまねぎ→赤たまねぎ	06156	72
むろあじ	10011~10014	140, 142

め

食品名	食品番号	ページ
メープルシロップ	03023	32
めか→めかじき	10085, 10398	148
めがいあわび	10429	176
めかじき	10085, 10398	148
めかぶ→めかぶわかめ	09047	138
めかぶわかめ	09047	138
めキャベツ	06283, 06284	94
めごち	10123	154
めざし（いわし類）	10053, 10054	144
めじな	10270	174
めじまぐろ	10258	172
めたで	06285	94
目玉焼き	12021	214
めねぎ	06411	84
めばち	10425, 10426	172
めばちまぐろ→めばち	10425, 10426	172
めばる	10271	174
めふん	10142	156
めぼうき→バジル（香辛料）	17077	264
メルルーサ	10272	174
メロ→マジェランあいなめ	10265	172
メロン	07134, 07135, 07174	122
メロンパン	15132	236
綿実油	14012	224
メンチカツ	18016, 18022	270
めんつゆ	17029, 17030, 17141	256
めんま	06152	70
めんよう	11179, 11199~11203, 11245, 11246, 11281, 11282	206, 208

も

食品名	食品番号	ページ
もがい→さるぼう	10318	176
もずく	09038	138
もずく類	09037, 09038	138
もち	01117	18
もちぐさ→よもぎ	06301, 06302	96
もち米（こめ　水稲穀粒）	01151	12
モッツァレラチーズ	13056	220
戻りがつお→かつお　秋獲り	10087	150

食品名	食品番号	ページ
り		
リーキ	06308, 06309	98
リーフセロリ→キンサイ	06075, 06076	60
リーフパイ	15096	240
リーフレタス	06314	100
リオナソーセージ	11191	206
リコッタチーズ	13058	222
りしりこんぶ	09019	136
りゅうがん	07147	122
料理ぎく→きく　花びら	06058, 06059	58
料理酒	17138	262
緑茶類	16033~16041, 16062, 16063	248, 250
りょくとう	04071, 04072	42
緑豆はるさめ	02039, 02061	28
りょくとうもやし	06291, 06292, 06413	96
りんご	07148~07154, 07176, 07180	122, 124
りんご酢	17018	256
る		
ルウ類	17051, 17052	262
ルコラ→ルッコラ	06319	98
ルッコラ	06319	98
ルバーブ	06310, 06311	98
れ		
レアチーズケーキ	15135	238
れいし→ライチー	07144	122
冷めん	01150	12
レーズン→干しぶどう	07117	120
レタス	06312, 06361	98
レタス類	06312~06316, 06361, 06362	98, 100
レッドオニオン→赤たまねぎ	06156	72
レッドカーランツ→赤すぐり	07186	116
レッドキャベツ	06064	60
レッドチコリ→トレビス	06187	78
レッドビート→ビーツ	06243, 06244	86
レッドピタヤ→ドラゴンフルーツ	07111	116
レッドラズベリー→ラズベリー	07146	122
レバー（うし）→うし　肝臓	11092	196
レバー（にわとり）→にわとり　肝臓	11232	212
レバー（ぶた）→ぶた　肝臓	11166	202
レバーソーセージ	11192	206
レバーペースト	11196	206
レモン	07155, 07156	112
れんこだい→きだい	10189	162
れんこん	06317, 06318, 06371	100
レンズまめ	04073, 04094	42
練乳類	13012, 13013	218
ろ		
ローストビーフ	11104	198
ロースハム	11176, 11303~11305	204
ロースベーコン	11184	204
ロールパン	01034	6
ろくじょう豆腐	04088	38
ロケット, ロケットサラダ→ルッコラ	06319	98

食品名	食品番号	ページ
ロシアケーキ	15100	240
ロゼワイン	16012	246
ロメインレタス→コスレタス	06316	100
わ		
ワイン→ぶどう酒	16010~16012	246
ワイン酢→ぶどう酢	17017	256
ワインゼリー	15090	240
ワインビネガー→ぶどう酢	17017	256
わかさぎ	10276~10278	174
わかめ	09039~09047, 09057~09060	138
わかめとねぎの酢みそ和え	18026	268
わけぎ	06320, 06321	100
わさび（香辛料）	17080, 17081	266
わさび（野菜）	06322, 06323	100
わさびだいこん→ホースラディシュ	06270	92
わさび漬	06323	100
和三盆糖	03002	30
和種なばな	06201, 06202	80
わたりがに→がざみ	10332	182
ワッフル	15084, 15085	240
和風だし（顆粒）→顆粒和風だし	17028	256
和風ドレッシング	17116	260
和風ドレッシングタイプ調味料　ノンオイルタイプ	17039	260
和風ノンオイルドレッシング →和風ドレッシングタイプ調味料　ノンオイルタイプ	17039	260
わらび	06324~06326	100

された食品数が一度に2倍近く増えています。このころは日本の急速な経済成長が一段落した時代で、新たに市場に登場したさまざまな食品への対応だったと見てよいかもしれません。第2期が2000年からのおよそ5年間です。本表の収載食品数の増加とともに、別表として一部の食品だけが収載されていた脂肪酸の収載食品項目数が急に増えたことがわかります。図4は本表に収載された栄養素の成分項目数の年次推移です。半世紀のあいだほとんど増えなかった成分項目数がこの時期に一気に2倍以上に増えています。ほぼ時期を同じくして栄養所要量が食事摂取基準に代わるなど、私たちが拠りどころとするガイドラインや資料の刷新が図られた時期だったわけです。そして、第3期が2015年から現在（2020年版）までの5年間です。本表の収載食品数のさらなる増加とともに、別表（脂肪酸、アミノ酸、炭水化物の各成分表）が一気に充実しました。さらに、2020年版（八訂）からはエネルギーの算出方法が変わるなど、大きな改訂がなされました。

現在栄養学を学んでいる学生さんは、今の形の食品成分表が昔からあったわけではなく、先人の努力によって、このすばらしい食品成分表ができあがってきたことを知っていただけたらうれしいです。また、お仕事で食品成分表を使ってくださっている方は、ご自分が大学などで学んだ食品成分表と現在の食品成分表のちがい（成長ぶり）をご確認いただければ幸いです。

もしも食品成分表が世の中になかったら……

われわれのからだは、食べ物を食べてそれを栄養として利用して生きています。からだの側からいえば、食べ物の種類や量が問題なのではなく、栄養素の種類とその量が問題なのです。一方、私たちが食べているのは食べ物（食品や料理）であって栄養素ではありません。そのあいだをつないでくれるのが食品成分表です。たくさんの食品の栄養成分を自国で分析し、日本のように立派な食品成分表を自前で作れる国は、世界でもそれほどたくさんはありません。小さな数字のずれや問題点よりも、この国に食品成分表が存在することに感謝し、食品成分表をもっと広く、もっと深く活用していただきたいと思います。

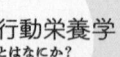

図4　日本食品標準成分表の本表に収載された成分項目数の年次推移

成分項目数：14（1950年代）、19（2000年ごろ）、43、54、54（2023年）。年次：1950〜2023。

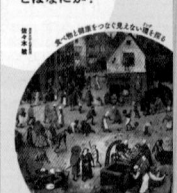

関連話題

佐々木敏さんによる食品成分表の歴史と活用に関する『栄養と料理』（女子栄養大学出版部）の連載記事を紹介いたします。おもに七訂から八訂で大きな変更のあった点についての解説です。

・2021年3月号。食品のカロリーが減った!?食品成分（エネルギー）測定の歴史と世界の流れ。117〜121ページ。
・2021年6月号。糖質が載っていない!?『食品成分表』の複雑さを考える（利用可能炭水化物）。117〜121ページ。
・2021年7月号。新しい「食品成分表」のエネルギー値をどう使うか　給食管理の現場で想定されるジレンマ。117〜121ページ。
・2021年8月号。脂肪酸とアミノ酸の時代が来た!?「食品成分表」改訂の舞台裏（脂質とたんぱく質）。117〜121ページ。
・2021年12月号。玄米より精白米のほうが多い!?「食品成分表」の食物繊維の使い方を考える。117〜121ページ。

本書の紹介サイトで上記記事（PDF）がご覧いただけます。
https://eiyo21.com/book/9784789510240/

＊本稿は、『食品成分表2013』「もしも食品成分表が世の中になかったら……」（佐々木敏）を加筆修正したものです。

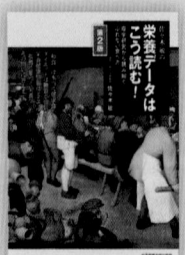
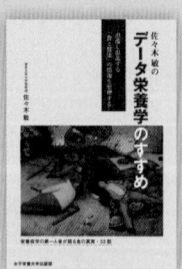

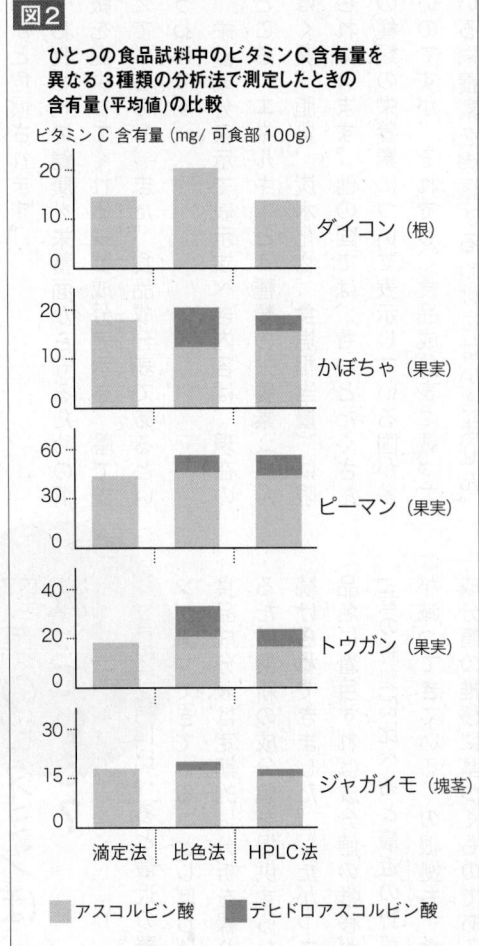

図2

ひとつの食品試料中のビタミンC含有量を異なる3種類の分析法で測定したときの含有量（平均値）の比較

ビタミンC含有量（mg/可食部100g）

ダイコン（根）／かぼちゃ（果実）／ピーマン（果実）／トウガン（果実）／ジャガイモ（塊茎）

滴定法　比色法　HPLC法

アスコルビン酸　デヒドロアスコルビン酸

野菜の種類によってちがったそうです 図2 ＊3

話はさらに複雑になります。ビタミンCは化学的にはアスコルビン酸という物質です。でも、アスコルビン酸が酸化されるとできるデヒドロアスコルビン酸という物質も、体内でアスコルビン酸に変わって、ビタミンCとして働きます。したがって、栄養学的にはこの2種類の物質をビタミンCと考えるべきでしょう。ところが、改訂と三訂では、アスコルビン酸の含有量だけが食品成分表に収載されていました。デヒドロアスコルビン酸も併せて収載されるようになったのは、三訂補以後のことです。ただし、野菜のなかに含まれるビタミンCのほとんどはアスコルビン酸であり、デヒドロアスコルビン酸は比較的少ないので、デヒドロアスコルビン酸を含めるか否かが食品成分表の含有量のちがいに与える影響は、それほど大きくはないようです。このことから、測定法の変化や収載対象とした物質の推移による影響を考慮せずに、食品成分表に載っている値を単純に比べてビタミンが減ったの、増えたのと議論するのはあまり意味のないことがわかります。これは他の栄養素にも共通します。ビタミンCは加熱に弱い栄養素ですから、野菜のビタミンCが減っている可能性を心配するよりも、調理のときの加熱時間をどのように短くするかを工夫するほうが意味があるだろうとぼくは思います。

食品成分表の歴史（概略）

人が必要とする栄養素の数（種類）や量（摂取すべき量）は生理学や生化学の観点から見れば時代が変わってもそれほど変わるものではありません。しかし、学問としての栄養学や食品学は進みます。また、私たちが予防したり治療したりしなければならない病気の種類も、そしてその方法も、時代とともに変わります。さらには、食品や健康への私たちの興味や心配も変わります。食品成分表はこれら世の中のニーズに対応して収載する食品項目と成分を少しずつ増やしてきました。

図3と図4は現在の形の食品標準成分表がわが国にできた1950年からの食品項目数と成分項目数の推移を示すグラフです。これを見ると、食品成分表が大きく成長した時期が3つあったことがわかります。なお、日本食品標準成分表は本表と別表から構成されていて、本表はいわゆる私たちが日本食品成分表と呼んでいるもの、別表は本表に収載しきれない栄養素を、脂肪酸、アミノ酸、炭水化物（糖）に分けて収載した表です。

第1期が1980年代初め、本表に収載

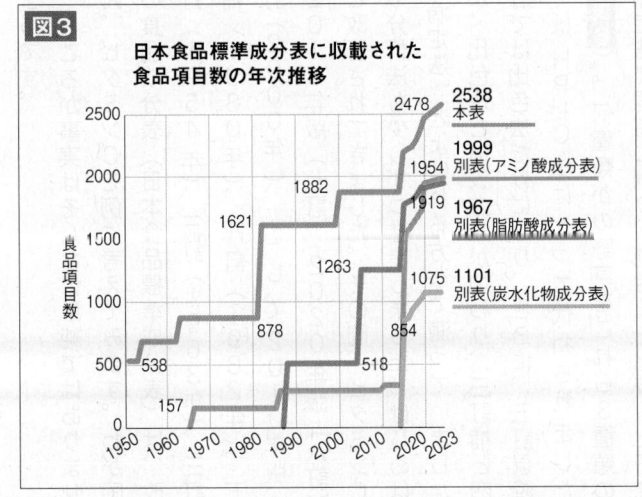

図3

日本食品標準成分表に収載された食品項目数の年次推移

食品項目数

2538 本表
2478
1999 別表（アミノ酸成分表）
1954
1882
1919 別表（脂肪酸成分表）
1621
1263
1101 別表（炭水化物成分表）
1075
878
854
538
518
157

1950　1960　1970　1980　1990　2000　2010　2020　2023

値を求めるのには、おもに次の2つの方法があります。

①できあがった加工食品（商品）を化学分析して、各栄養素の含有量を得る。

②加工食品（商品）の原材料の種類と量をみて、食品成分表を使って、できあがる加工食品（商品）に含まれるはずの各栄養素量を計算する。なお、この場合には水分の変化量を考慮する。

①の方法では食品成分表は使いませんが、②の方法では、結果は食品成分表の数値に依存します。食品成分表の精度が高ければ、栄養成分表示の数値の信頼度も上がり、逆に、食品成分表の精度が低ければ、栄養成分表示の数値の信頼度も下がってしまいます。また、充分な種類の原材料について、食品成分表が成分値を収載してくれなければ、類似の別の食品で代用せざるをえず、これも誤差が混入する原因になります。地方特有の食材を使った地場商品などではかなり深刻な問題ではないかと危惧されます。

われわれの健康を栄養面から守るための情報を提供してくれる栄養成分表示を、陰で支えているのも、また、食品成分表であるというわけです。

栄養成分表示で表示すべき内容は、現在のところ、エネルギーと4種類の栄養素（たんぱく質、脂質、炭水化物、食塩相当量）に限られています。他の国では、もっとたくさんの種類の栄養素について表示している国が多いのですが、それでも、食品成分表に載っている栄養素を網羅するわけにはいきません。

栄養成分表示の対象外の栄養素については、食品成分表を使って計算しなくてはなりません。この点からも、食品成分表はわれわれの健康維持に不可欠といえるでしょう。

現在すでにほとんどの先進国で加工食品への栄養成分表示が義務化されています。一方、日本の栄養成分表示は長らく任意で、義務化されたのが2015年4月です。この義務化は5年間の移行期間を経て、2020年4月から完全実施されています。

栄養成分表示を行うには、栄養成分表示をしたい食品の成分を分析するなどして成分量を知り、その情報を包装紙や箱の一部に印刷しなければなりません。お金も労力も必要です。これは企業が負担することになっていますが、その費用は価格に転嫁されざるを得ないでしょう。賢い消費者として、この機会に栄養成分表示についてもう一度おさらいをして、最大限に活用したいものです。

野菜のビタミンは減っている？

「昔の野菜に比べると最近の野菜はビタミンが減っている」

「昔の野菜に比べると最近の野菜はビタミンが減っている」としばしば耳にします。食品成分表は定期的に分析を繰り返し、できるだけ最新の成分値を提供するための努力を続けられてきました。したがって、特定の食品名に着目すれば成分値の推移がわかります。「昔の野菜に比べると最近の野菜はビタミンが減ってきている」の根拠も、食品成分表の成分値の推移に基づくものであることが多いようです。

ところが事実はそんなに単純ではありません。ビタミンCを例に考えてみます。わが国の食品成分表（日本食品標準成分表）は、改訂（1954年）、三訂（1963年）、三訂補（1980年）、四訂（1982年）、五訂（2000年）、そして2010年版、2015年版（七訂）、2020年版（八訂）と改訂されてきました。その間、ビタミンCの分析法も少しずつ進歩しました。はじめは「滴定法」とよばれる方法が、比色法という方法が加わり、三訂補と四訂では比色法だけになり、さらに、五訂以降ではHPLC法にとって代わられました（表6）＊3。何種類かの野菜をこれら3種類の測定法で同時に測り、測定値を比較した研究があります。その研究によると、新しい測定法ほど高い値が得られたといった一定の関係はなく、測定法と測定値とのあいだの関係は、

表6

日本食品標準成分表における
ビタミンCの収載値と分析法の推移

版	年	収載値	分析法
改訂	1954	AsA	滴定法
三訂	1963	AsA	滴定法＋比色法
三訂補	1980	AsA+DAsA	比色法
四訂	1982	AsA+DAsA	比色法
五訂以降	2000	AsA+DAsA	HPLC法

注）AsA：アスコルビン酸、DAsA：デヒドロアスコルビン酸。
ビタミンCに関しては、五訂以降は変更はない。

参考文献 ＊3 小島彩子他「日本食品標準成分表の改訂に伴う野菜中のビタミンC収載値の変動に対する分析法の影響」『栄養学雑誌』2010、68（2）、p.141-145

食品成分表と目の前の食品とのちがい

「自分が食べたもの（食べようとしているもの）に含まれる栄養素の量と、食品成分表に載っている値ははたして同じだろうか」と思ったことはありませんか？　たとえば、サンマの脂の乗り方は季節や獲れた場所によってちがいます。厳密にいえば、サンマごとにちがいます。ラーメンだって商品やお店によって少しずつちがいます。みそラーメンと塩ラーメンととんこつラーメンでもちがいます。でも、食品成分表にそこまで載ってはいません。

さらには、ひとつの食品でも部位によって微妙にちがいます。たとえば、1個のりんごでも皮に近い部分と芯に近い部分ではわずかに味がちがうように、栄養成分もわずかにちがうはずです。でも、食品成分表に「りんごの芯に近い部分」の成分値はありません。

では、食品成分表は使えないのでしょうか？

「あまり小さなことは気にしないほうがよい」と思います。食品成分表に載っているりんごの成分値が、今ぼくが食べようとしているりんごと少しくらいちがっても、りんごの栄養成分をまったく知らない人に比べたら、はるかに正確に、栄養素量がどのくらい摂れるかを知っているからです。

私たちが日々食べている栄養素をおよその量（数値）にして見せてくれる（可視化してく

れる）ところに食品成分表の利用価値があります。

栄養成分表示と食品成分表

食品の栄養素量を知るもうひとつの方法に、加工食品の箱や袋などに記載されている栄養成分表示があります。ぼくがおやつに「ピーナッツ入り柿の種」の小袋入りを2袋食べたとします。その栄養成分表示によると、2袋分の栄養成分量は表5のとおりでした。そして、食品成分表を使って栄養価計算をしてみました。エネルギー、脂質では表示値と計算値のちがいは3％程度に留まっていましたが、たんぱく質、炭水化物では10％程度、ナトリウムでは33％もずれていました。

どちらを信用すべきなのでしょうか？

食品成分表示には「あられ」と「柿の種」がなかったので、栄養価計算には「あられ」を用いました。「あられ」と「柿の種」では形だけでなく、しょうゆや砂糖の使い方も微妙にちがうでしょう。さらに、この「柿の種」の原材料を見ると、「でん粉」「米（国産）」の順になっており、「でん粉」は小麦なのか、じゃがいもなのかといったことはわかりませんでした。一方、この「柿の種」ではピーナッツと書いてあり、「バターピーナッツ」は食品成分表にありますのでそれを使えましたが、どの植物油脂が使われているのか、味付けの食塩の使用量は、など疑問

がたくさんありました。

この例から次のことがわかります。

栄養成分表示はその加工食品についての成分値ですから、本当の値に近いだろうと推定した成分値よりは、食品成分表を使ってぼくが推想像できます。特に、食品加工の途中で加えられる調味料にその多くが由来すると考えられるナトリウム（食塩）は、成分値と計算値に大きなちがいがでやすいと考えられ、栄養成分表示の大切さがわかります。

ところで、栄養成分表示を行うために成分

表5						
ピーナッツ入り柿の種にみる栄養成分表示値と食品成分表からの計算値のちがい						
	栄養成分表示の表示値	食品成分表からの計算			表示値と計算値のちがい（比）	
食品名食品番号	ピーナッツ入り柿の種	あられ※1 15059	バターピーナッツ 05036	合計※2	（％）※3	
重量（g）	60	40	20	60	－	
エネルギー（kcal）	280	151	122	273	-3	
たんぱく質（g）	6.7	2.7	4.5	7.2	8	
脂質（g）	11.0	0.3	10.4	10.7	-3	
炭水化物（g）	39.5	34.0	1.7	35.7	-10	
ナトリウム（mg）	217	264	24	288	33	
食塩相当量（g）	0.5	0.7	0.1	0.7	48	

注）※1 食品成分表に収載されている食品のなかから、もっとも近いと考えられる食品を選択した。
※2 あられとバターピーナッツの重量比を考慮して計算した値の合計値。
※3 （食品成分表からの計算値 − 栄養成分表示の表示値）÷（栄養成分表示の表示値）×100。

表3

50～64歳男性における食事摂取基準とある50歳代男性が16日間に摂取したエネルギー・栄養素量との比較（エネルギーと一部の栄養素のみ）

	単位 1日当たり	食事摂取基準（2020年版） 指標の種類※1	摂取量	摂取量 1日当たり	判定結果
エネルギー	kcal	推定エネルギー必要量	2600	2451	※2
たんぱく質	g	推奨量	65	89.7	適切
脂質	%エネルギー	目標量	20～30	24.0	適切
飽和脂肪酸	%エネルギー	目標量	7以下	6.3	適切
炭水化物	%エネルギー	目標量	50～65	45.9	やや少ない
食物繊維	g	目標量	21以上	13.6	少ない
ビタミンB$_1$	mg	推奨量	1.3	1.0	やや少ない
ビタミンB$_2$	mg	推奨量	1.5	1.4	ほぼ適切
葉酸	μg	推奨量	240	342	適切
ビタミンC	mg	推奨量	100	107	適切
ナトリウム（食塩相当量）	g	目標量	7.5未満	13.0	多すぎる
カリウム	mg	目標量	3000以上	2751	やや少ない
カルシウム	mg	推奨量	750	484	少ない
鉄	mg	推奨量	7.5	8.7	適切
亜鉛	mg	推奨量	11	10.0	適切

※1 推定エネルギー必要量は示された値付近、推奨量は示された値付近またはそれ以上、目標量は示された範囲を摂取していることが望ましいと考えられている。
※2 エネルギーの過不足は食事アセスメントではなく、体重の変化と体格指数（BMI）を用いることがすすめられている。

並べられて、これだけ食べなくてはいけないといわれても困ります。ごはんを何gとか、牛乳をコップに1杯だったらわかりますが、たんぱく質を1日当たりに60gといわれてもわかりません。

では、どのように使えばよいのでしょうか？

ある50歳代の男性が、ある日に食べたものを**表4**のようにまとめてみました。この表の右のほうにあるのがそれぞれの食品につけられた食品番号で、食品成分表で使われている

ものです。この食品番号を使って、摂取したすべての食品について栄養素ごとに、

それぞれの食品摂取量（g）×その食品の栄養素の含有量（mgなど／100g食品）÷100

という計算をして、合計すると、エネルギーや各種栄養素の摂取量がわかります。これが栄養価計算です。

でも、毎日同じものを食べているわけではありませんから、この日だけの食事をいくら細かく調べても意味はありません。そこで、この人の食べ方を16日間にわたって細かく見せていただき、栄養価計算をして、その結果を**表3**の「摂取量1日当たり」の欄にまとめました。**表3**の左右の数字を見比べれば、食習慣の善し悪しが科学的にわかるというしくみです。

結果としては、食物繊維とカルシウムが特に不足ぎみであり、食塩を摂りすぎていることがわかります。

食事摂取基準は、摂取すべき栄養素とその量をかなり細かく示してくれています。でも、それが実際に役立つのは、食べているものを調べ、食品成分表を使って栄養素に直したときです。栄養価計算ができなければ、つまり、もしも食品成分表がなかったら、食事摂取基準は絵に描いた餅にすぎません。食事摂取基準があったとしても、食品成分表がなければ、

私たちは自分の食習慣が健康的なのかどうかを判断できず、病気になりやすいのかどうかを判断できず、食習慣からの病気の予防も治療もできないわけです。

今この文章を読んでくださっているあなた

自身は、どの栄養素が不足ぎみであり、どの栄養素を摂りすぎているか、科学的に調べたことはあるでしょうか。これは、健康管理の基本中の基本です。世の中に流されている「○○が足りない」といった情報に、過度に流されないためにも、ご自分の日常の栄養素摂取量をおよそ知っておくことはたいせつです。

でも、実際にはかなりたいへんな作業です。手元に食品成分表さえあればよいといった簡単なものではなく、食品学や食事アセスメントに関する専門的な知識も必要です。自分ひとりで調べるのはけっこう骨の折れる作業ですので、管理栄養士の補助を受けて行っていただくことをお勧めします。

表4

ある50歳代の男性がある日、1日間に食べた料理と食品名、その重量（一部を抜粋）

	料理名	食品名	食品番号	重量（g）
朝食	ご飯（白米）	こめ［水稲めし］精白米、うるち米	01088	150
	とろろ（卵なし）	＜いも類＞（やまのいも類）ながいも、ながいも、塊根、生	02023	72
		＜魚類＞（かつお類）加工品、削り節	10092	1
		＜調味料類＞（しょうゆ類）こいくちしょうゆ	17008	2
	みそ汁（豆腐または油揚げ入り）	＜調味料類＞（だし類）かつお・昆布だし、荒節・昆布だし	17021	200
		だいず［豆腐・油揚げ類］木綿豆腐	04032	40
		なめこ、株採り、生	08020	23
		（ねぎ類）葉ねぎ、葉、生	06227	4
		＜調味料類＞（みそ類）米みそ、淡色辛みそ	17045	14
	玄米茶	＜茶類＞（緑茶類）玄米茶、浸出液	16041	170
	つけ野菜付き目玉焼き	鶏卵、全卵、生	12004	50
		（キャベツ類）キャベツ、結球葉、生	06061	23
		ブロッコリー、花序、ゆで	06264	18
		（植物油脂類）調合油	14006	4
	（水）	（水）		40
昼食	ご飯（白米）	こめ［水稲めし］精白米、うるち米	01088	193
	梅干し塩漬	うめ、梅干し、塩漬	07022	4
	塩さばの焼きもの	＜魚類＞（さば類）加工品、塩さば	10161	31

（以下省略）

すると、1000kcalのエネルギーに対して0.18mgとなりました（表2）※2。これを図1に照らすと、脚気が起こる可能性があることが知られている摂取量」はかろうじて超えていましたが、「この程度以上なら脚気が起こらないことが知られている摂取量」には達していませんでした。つまり、その後の食料供給状態の変化と被災された方々の健康状態を注意深く見守るとともに、ビタミンB₁を含む食品をもっと供給するための努力が必要だ、ということを示しています。

ビタミンB₁だけでなく、もっと早期に不足が表面化する恐れのあったたんぱく質を中心に、「どれくらい必要なのか？」、「いま供給できる食料でまかなえるのか？」など、たくさんの資料が収集され、大急ぎで試算が行われました。被災地では小雪が舞っていました。人間らしい温かい食事を出したいという想いはだれにもありましたが、その前に、「食品衛生上の問題や栄養欠乏、栄養のアンバランスで犠牲者を出してはならない！」、栄養学者や食料援助や食事管理の担当者・栄養士は食品成分表を駆使してさまざまな計算と提言を行い、それに基づいて食料支援の対策が立てられました。もしも、あのとき食品成分表がなかったら……、と考えると今でも怖くなります。

図1　ビタミンB₁摂取量（エネルギー1000kcalあたりのmg）と脚気の発生や推奨量との関連

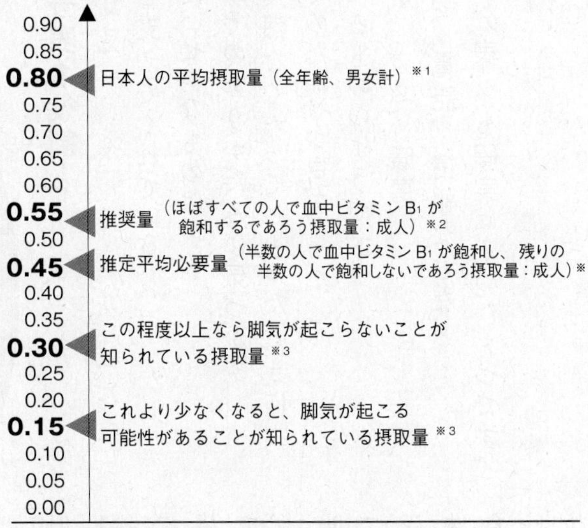

- 0.80　日本人の平均摂取量（全年齢、男女計）※1
- 0.55　推奨量（ほぼすべての人で血中ビタミンB₁が飽和するであろう摂取量：成人）※2
- 0.45　推定平均必要量（半数の人で血中ビタミンB₁が飽和し、残りの半数の人で飽和しないであろう摂取量：成人）※2
- 0.30　この程度以上なら脚気が起こらないことが知られている摂取量※3
- 0.15　これより少なくなると、脚気が起こる可能性があることが知られている摂取量※3

※1　平成22年国民健康・栄養調査結果の概要（https://www.mhlw.go.jp/stf/houdou/2r98520000020qbb.html）から。
※2　「日本人の食事摂取基準（2010年版）」に基づく。
※3　Bates CJ. 木村美恵子（訳）。チアミン。最新栄養学［第8版］、Bowman BA, Russell RM 編。2001; ILSI Press 日本語版、建帛社、2002; 189-95.

食事摂取基準と食品成分表

人は食べ物を食べなければ生きていけません。でも、なんでもよいわけではありません。おいしければそれでよいわけでもありません。もちろんあります。エネルギーもたくさんの種類の栄養素も過不足なく摂取しなくてはなりません。たんぱく質、脂質、炭水化物、ビタミンB₁、ビタミンB₂……、ナトリウム、カリウム、カルシウム、……。どれくらい食べるべきかが量的にわかっていて、その量が決められている栄養素は33種類もあります。

これをまとめたガイドラインが食事摂取基準で、2020年4月から使われているものが「日本人の食事摂取基準（2020年版）」です。例として、エネルギーといくつかの栄養素について50歳代の男性について抜き出したのが表3の「食事摂取基準」の欄です。でも、こんなふうに数字ばかりたくさ

提供された食料（1人分）		推定提供重量(g)※1	ビタミンB₁(mg)		エネルギー(kcal)	
			100gあたり※2	提供量あたり	100gあたり※2	提供量あたり
2011年3月18日						
パックごはん	1個	200	0.02	0.04	168	336
ピラフ	1個	250	0.05	0.13	161	403
ロールケーキ	3本	900	0.03	0.27	298	2682
2011年3月19日						
おにぎり	1個	130	0.02	0.03	168	218
から揚げ弁当	1個					
ごはん	1人前	200	0.02	0.04	168	336
鶏から揚げ（計算は鶏もも肉皮なしで代用）	1個	80	0.10	0.08	138	110
おにぎり	6個	780	0.02	0.16	168	1310
菓子パン（計算はジャムパンで代用）	14個	1400	0.07	0.98	297	4158
2011年3月20日						
おにぎり	1個	130	0.02	0.03	168	218
菓子パン（計算はジャムパンで代用）	5個	500	0.07	0.35	297	1485
おにぎり	3個	390	0.02	0.08	168	655
3日間合計				2.17		11912

表2　被災地のある介護施設で2011年3月18日から20日にかけて提供された食料に含まれていたビタミンB₁とエネルギーの量

注）この資料は、加藤すみ子氏にご提供いただきました。本稿のために一部修正してあります。
※1　管理栄養士と筆者による推定。
※2　「日本食品標準成分表2010」に基づく。

もしも食品成分表が世の中になかったら……

食品成分表の役割とその使い方

私たちにたいせつなものは本当にたいせつです。

ふだんはそのありがたみに気づかず、ある日突然なくなってしまったときに、初めてそのたいせつさが身に染みるもののようです。

水、電気、ガス、暖房、交通機関、電話、情報などなど……。

「食品成分表」も確実にそのひとつです。

佐々木 敏
さきき さとし

東京大学名誉教授。医学博士。京都大学工学部卒業、大阪大学医学部卒業。月刊『栄養と料理』(女子栄養大学出版部)に「佐々木敏がズバリ読む栄養データ」を連載中。同連載をまとめた書籍『行動栄養学とはなにか?』『佐々木敏の栄養データはこう読む! 第2版』『佐々木敏のデータ栄養学のすすめ』も好評発売中。

脚気の歴史と大震災の舞台裏

お米を主食とする日本人は、歴史上、たくさんの命を脚気で失ってきました。日清戦争での脚気による死者は戦死者をはるかに上回っており、日露戦争でも戦死者の半数以上に当たる命を、脚気で失ったとする記録も残っています **表1**)。

脚気はビタミンB_1の欠乏症です。ビタミンB_1はお米にも含まれていますが、精白すると大きく減ってしまいます。食品成分表をご覧いただければわかりますが、ビタミンB_1は肉類や魚介類を中心にさまざまな食品に広く含まれています。ですから、主な食品に広く含まれています。計算してみました。

食品成分表を使ってビタミンB_1の供給量を計算してみました。

それまでの研究成果を参考にして、ビタミンB_1摂取量と脚気発生確率との関係を考えると、**図1** のようになるようです。

そこで、ぼくは震災発生から1週間後の3日間に支給された食べ物のリストを被災されたある福祉施設からいただき、食品成分表を使ってビタミンB_1の供給量を計算してみました。

日本人が摂取すべき栄養素量についての指針である「日本人の食事摂取基準」(当時は2010年版)やそれまでの研究成果を参考にして、ビタミンB_1摂取量と脚気発生確率との関係を考えると、**図1** のようになるようです。

そのとき心配されたのが脚気の再来でした。そのとき心配されたのが脚気の再来でした。最善を尽くしたといってよいと思います。ば、最善を尽くしたといってよいと思います。生といったさまざまな課題を総合的に考えれいとの批判もありましたが、輸送や保存、衛パンが主でした。人間的な食事とはいいがたネルギー(カロリー)があるおにぎりと菓子は、輸送も保存も容易で、衛生的で充分にエ

地震発生直後被災した方々に提供されたの震災は起こりました。

忘れていた2011年3月11日、東日本大脚気に悩まされた歴史の記憶などすっかり偏った食事が問題でした。精白米だけを大量に食べる菜や副菜もそれなりに食べていれば起こるはずのない病気で、精白米だけを大量に食べる

表1

日清戦争と日露戦争における戦死者数と脚気による死亡者数の比較

	戦死者	脚気による死亡
日清戦争 (1894〜95年)	1270人	3811人
日露戦争 (1904〜05年)	4万6423人	2万7468人

注)資料によって数字はやや異なる。

参考文献 ＊1 山下政三『鷗外 森林太郎と脚気紛争』日本評論社、2008
＊2 佐々木敏「災害とビタミンB_1 東日本大震災で脚気の再来はありえたか?」『佐々木敏のデータ栄養学のすすめ』p.115-123

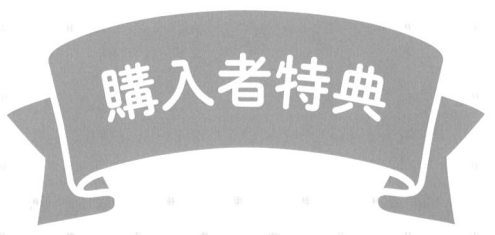

購入者特典

Web 付録
「日本食品標準成分表(八訂)増補2023年」準拠

八訂 食品成分表 2024
栄養計算ソフト

食品写真搭載＆どこでも使えるWebアプリ

ここから、袋とじをゆっくりはがしてください。
利用方法とご利用に必要なシリアルナンバーが入っています。

『八訂食品成分表2024』
特別付録

標準計量カップ・スプーンによる重量表 (g) 実測値

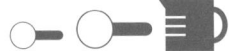

食品名	小さじ (5mL)	大さじ (15mL)	カップ (200mL)
水・酒・酢	5	15	200
あら塩 (並塩)	5	15	180
食塩・精製塩	6	18	240
しょうゆ (濃い口・うす口)	6	18	230
みそ (淡色辛みそ)	6	18	230
みそ (赤色辛みそ)	6	18	230
みりん	6	18	230
砂糖 (上白糖)	3	9	130
グラニュー糖	4	12	180
はちみつ	7	21	280
メープルシロップ	7	21	280
ジャム	7	21	250
油・バター	4	12	180
ラード	4	12	170
ショートニング	4	12	160
生クリーム	5	15	200
マヨネーズ	4	12	190
ドレッシング	5	15	—
牛乳 (普通牛乳)	5	15	210
ヨーグルト	5	15	210
脱脂粉乳	2	6	90
粉チーズ	2	6	90
トマトピュレ	6	18	230
トマトケチャップ	6	18	240
ウスターソース	6	18	240
中濃ソース	7	21	250
わさび (練り)	5	15	—
からし (練り)	5	15	—
粒マスタード	5	15	—
カレー粉	2	6	—

●あら塩 (並塩) ミニスプーン (1mL)＝1.0g
●食塩・精製塩 ミニスプーン (1mL)＝1.2g
●しょうゆ ミニスプーン (1mL)＝1.2g

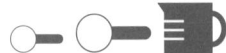

食品名	小さじ (5mL)	大さじ (15mL)	カップ (200mL)
豆板醤・甜麺醤	7	21	—
コチュジャン	7	21	—
オイスターソース	6	18	—
ナンプラー	6	18	—
めんつゆ (ストレート)	6	18	230
めんつゆ (3倍希釈)	7	21	240
ポン酢しょうゆ	6	18	—
焼き肉のたれ	6	18	—
顆粒だしのもと (和洋中)	3	9	—
小麦粉 (薄力粉・強力粉)	3	9	110
小麦粉 (全粒粉)	3	9	100
米粉	3	9	100
かたくり粉	3	9	130
上新粉	3	9	130
コーンスターチ	2	6	100
ベーキングパウダー	4	12	—
重曹	4	12	—
パン粉・生パン粉	1	3	40
すりごま	2	6	—
いりごま	2	6	—
練りごま	6	18	—
粉ゼラチン	3	9	—
煎茶・番茶・紅茶 (茶葉)	2	6	—
抹茶	2	6	—
レギュラーコーヒー	2	6	—
ココア (純ココア)	2	6	—
米 (胚芽精米・精白米・玄米)	—	—	170
米 (もち米)	—	—	175
米 (無洗米)	—	—	180

●胚芽精米・精白米・玄米1合 (180mL)＝150g
●もち米1合 (180mL)＝155g
●無洗米1合 (180mL)＝160g

2017年1月改訂

・女子栄養大学で実測の上、キリのよい数字に丸めた目安量です。正確な栄養計算にあたっては5mL重量表、15mL重量表、100mL重量表を参照するか、成分表備考欄に記載の比重から算出してください。

八訂 食品成分表 2024
本表編

2024年2月20日 初版第1刷発行

監修 香川明夫
発行者 香川明夫
発行所 女子栄養大学出版部
〒170-8481 東京都豊島区駒込 3-24-3
電話 03(3918)5411 (販売) 03(3918)5301 (編集)
ホームページ https://eiyo21.com/
印刷所 TOPPAN 株式会社

本書の本表の食品成分値は、文部科学省科学技術・学術審議会資源調査分科会報告「日本食品標準成分表 (八訂) 増補 2023年」によるものです。審議会報告の内容に関してのお問合せ先は下記のとおりです。
文部科学省科学技術・学術審議会資源調査分科会事務局
(文部科学省科学技術・学術政策局政策課資源室)
E-mail kagseis@mext.go.jp

食品成分表
2024
本 表 編

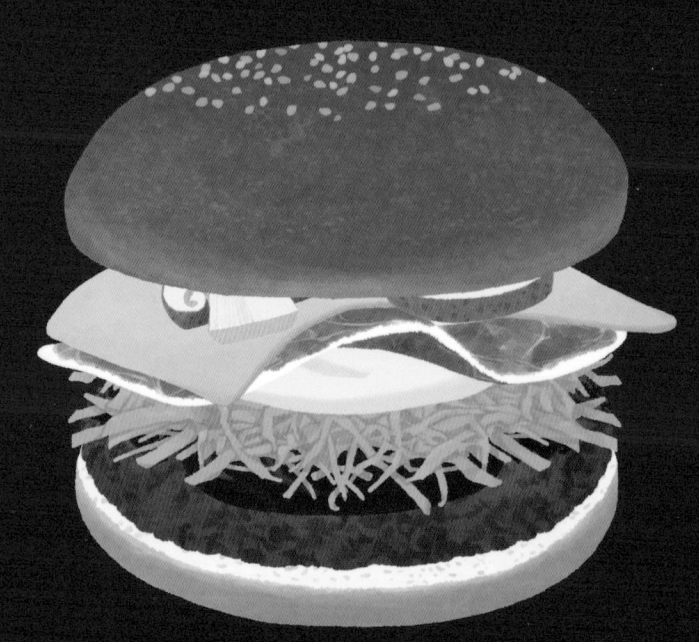

女子栄養大学出版部

食品成分表 2024
資料編

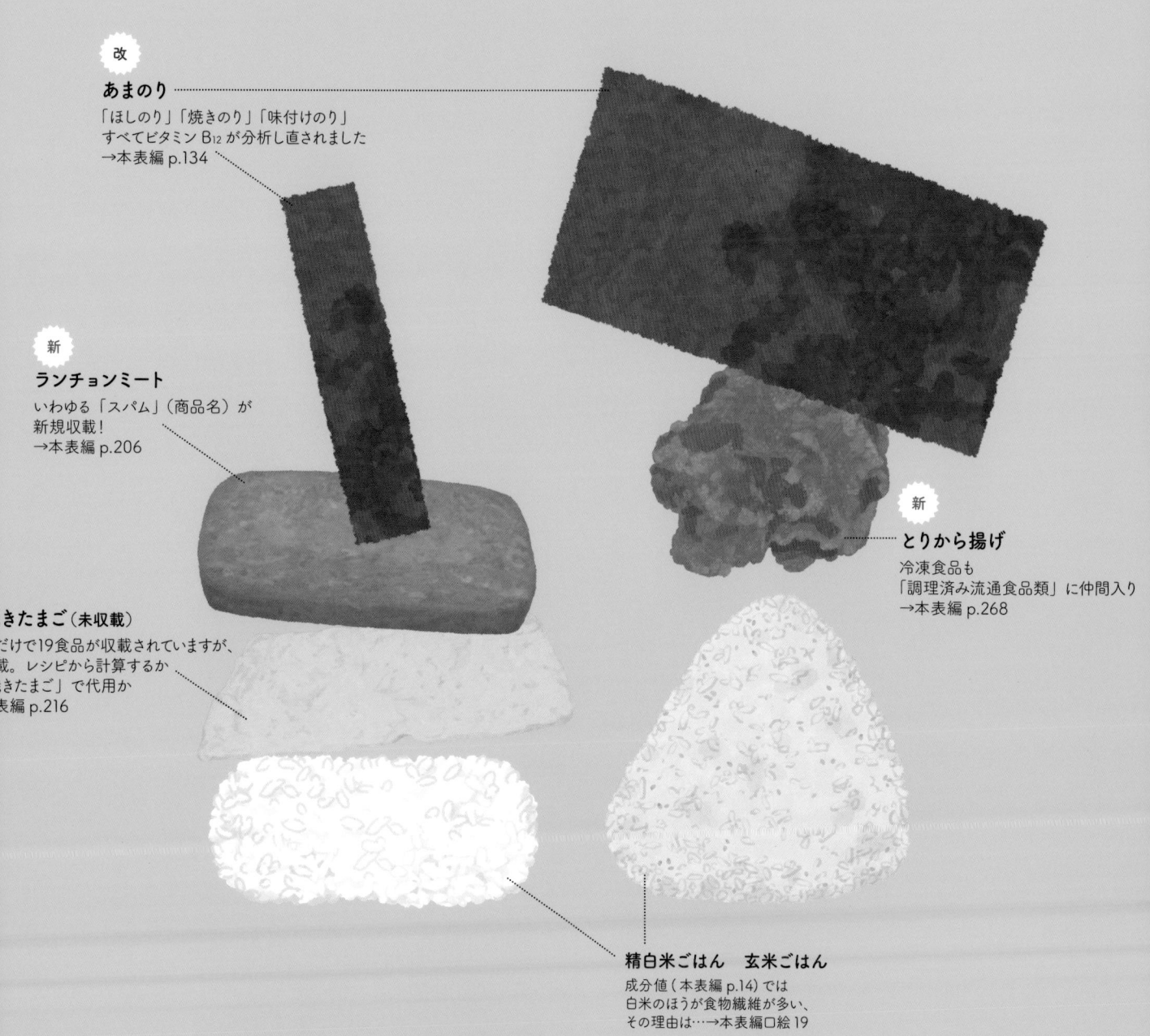

改
あまのり
「ほしのり」「焼きのり」「味付けのり」
すべてビタミン B₁₂ が分析し直されました
→本表編 p.134

新
ランチョンミート
いわゆる「スパム」(商品名)が
新規収載!
→本表編 p.206

新
とりから揚げ
冷凍食品も
「調理済み流通食品類」に仲間入り
→本表編 p.268

きたまご(未収載)
だけで19食品が収載されていますが、
載。レシピから計算するか
きたまご」で代用か
表編 p.216

精白米ごはん　玄米ごはん
成分値(本表編 p.14)では
白米のほうが食物繊維が多い、
その理由は…→本表編口絵 19

女子栄養大学出版部

公衆栄養活動の歴史

1941	(S16)	厚生科学研究所国民栄養部「日本人の栄養要求量標準」を発表
1945	(S20)	栄養士規則公布→栄養士資格が免許制となる
		連合軍司令部（GHQ）による東京都住民の栄養調査（国民栄養調査の開始）実施
1946	(S21)	厚生省（現・厚生労働省）に栄養課が新設
1947	(S22)	栄養士法公布→栄養士免許制度法制化
1948	(S23)	医療法施行規則　100床以上の病院の栄養士配置を指定
1952	(S27)	栄養改善法制定→国民栄養調査の実施、栄養指導員制等の行政に関わる規定等がなされる
1954	(S29)	学校給食法制定→国の補助により学校給食が実施
1962	(S37)	栄養士法、栄養改善法の一部改正→管理栄養士が登録制となる
1974	(S49)	学校給食法の一部改正→学校栄養職員（栄養士）の配置
1978	(S53)	第一次国民健康づくり対策発足
1985	(S60)	栄養士法の一部改正→管理栄養士国家試験制度の制定により管理栄養士の登録資格として国家試験の合格が義務づけられる
		栄養改善法の一部改正→都道府県知事の制定する集団給食施設への管理栄養士必置規定の制度化
		健康づくりのための食生活指針を策定（厚生省）
1988	(S63)	第二次国民健康づくり対策（アクティブ80ヘルスプラン）を策定（厚生省）→一次予防に重点
1994	(H6)	保健所法が地域保健法に改正→栄養相談・指導は市町村を第一線機関として、1997年4月1日より実施
		健康づくりのための休養指針を策定（厚生省）
2000	(H12)	栄養士法の一部改正→管理栄養士制度登録制を免許制とする
		健康日本21の策定（厚生省→2000年から10年計画で進めるための総合計画）
		新しい食生活指針の策定（厚生省、農林水産省、文部省〈現・文部科学省〉の3省合同）
2001	(H13)	健やか親子21実施
2002	(H14)	健康増進法公布に伴い栄養改善法廃止（H15施行）
		「国民栄養調査」（～H14）が国民健康・栄養調査（H15～）となる
2005	(H17)	学校教育法の一部改正→栄養教諭制度の施行
		食育基本法施行→食育に関する施策を総合的かつ計画的に推進
		食事バランスガイド策定（厚生労働省、農林水産省）
		第六次改定日本人の栄養所要量の改定→日本人の食事摂取基準［2005年版］策定
2006	(H18)	健康づくりのための運動基準2006策定（厚生労働省）／妊産婦のための食生活指針策定
		食育推進基本計画策定（農林水産省）→以後5年ごとに作成
2008	(H20)	特定健康診査・特定保健指導開始
2010	(H22)	日本人の食事摂取基準［2010年版］実施
2011	(H23)	Smart Life Project（スマートライフプロジェクト）開始
2013	(H25)	健康づくりのための身体活動基準2013策定（厚生労働省）
		食品表示法の制定／健康日本21（第2次）実施
2015	(H27)	日本人の食事摂取基準［2015年版］実施
		食品表示法の施行（消費者庁）／健やか親子21（第2次）実施
2018	(H30)	「健康な食事・食環境」認証制度（スマートミール）実施
2019	(H31·R1)	授乳・離乳の支援ガイド改定
2020	(R2)	日本人の食事摂取基準［2020年版］実施
2021	(R3)	妊産婦のための食生活指針改定→妊娠前からはじめる妊産婦のための食生活指針
2022	(R4)	国民健康・栄養調査が2年の中止期間を経て再開（R2、R3は新型コロナウイルス感染症の影響により中止）

八訂

食品成分表
2024
資料編

・食生活と健康の向上に役立つ最新情報
・アミノ酸成分表
・脂肪酸成分表
・炭水化物成分表

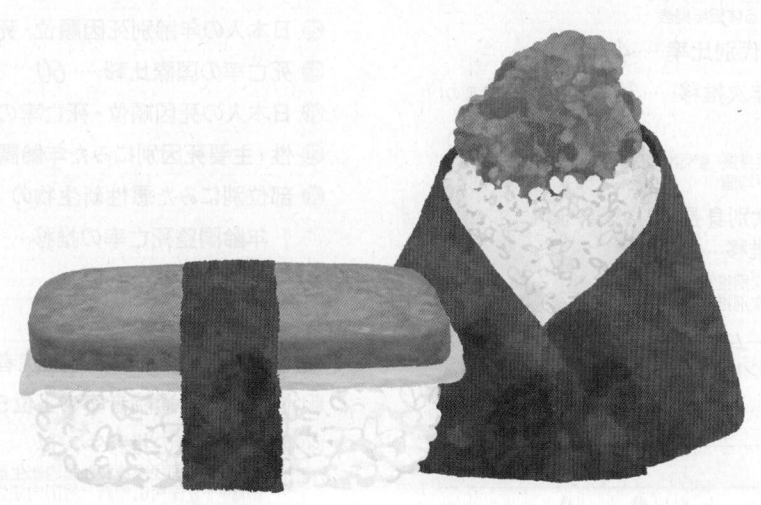

女子栄養大学出版部

八訂

食品成分表2024 資料編

食生活と健康の向上に役立つ最新情報

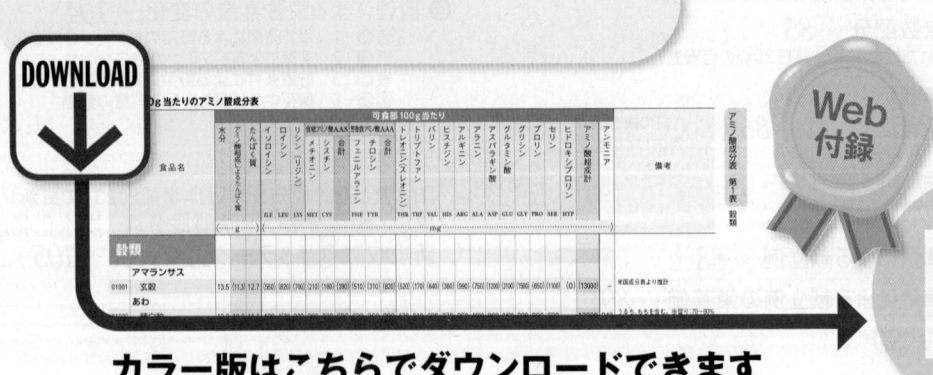

DOWNLOAD

Web
付録

カラー版はこちらでダウンロードできます
https://eiyo21.com/seibunhyo10240/

●ブックデザイン／横田洋子　●表紙・扉イラスト／深尾竜騎　●編集協力／ビーケイシー　●DTP／ビードット、明昌堂

食生活と健康の
向上に役立つ
最新情報

編集部注

食生活や健康に関する法律、諸制度、統計資料をはじめ、
食品・調理に関する基礎的な知識やデータなど、栄養・
健康指導に必要と思われる情報を集めた。統計資料に関
してはできるだけ最新のものを反映している。

『日本人の食事摂取基準』のここに注目！

佐々木 敏

ささき　さとし
東京大学名誉教授

「日本人の食事摂取基準（2020年版）策定検討会」の
報告書は厚生労働省から公表され、
2020年4月から2025年3月まで運用される。
基準策定において中心的な役割を担った佐々木敏さんに、
食事摂取基準の意義や2020年版の
注目ポイントについて解説していただいた。

人は食事をとり食品を摂取しています。しかし、人の体が必要としているのはエネルギーと栄養素です。たとえば、マグネシウムは必須栄養素であり、性別・年齢・体格が決まれば、摂取すべきマグネシウムの量はほぼ決まります。そして、マグネシウムを野菜からとろうとパンからとろうと体は関知しません。どちらからとってもよいのです。それどころか、どちらからとったかを体は知りません。この理由のために、摂取すべき食品（たとえば野菜）の量を定めることはできません。野菜に含まれている栄養素を別の食品からとってもよいからです。食品と栄養素のこの関係は、たとえば、食べ物は「栄養素を体の中に運ぶトラック」に、栄養素は「荷台の荷物」に当たります。

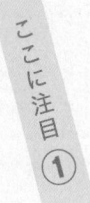

ここに注目 ①

数値よりも解説の量と深さがすごい。

食事摂取基準とは？

人が摂取すべきエネルギーと主要栄養素（35種類）の量を示したのが食事摂取基準です。日本では厚生労働省から5年ごとに発表されています。2020年4月から5年間使うものが『日本人の食事摂取基準（2020年版）』です（以下、2020年版と呼びます）。

摂取すべき量（数値）が示されているので、勢い、「数値」に目が行きがちですが、なぜその数値になったのか、その数値はどのように使えばよいのかについて科学的かつていねいに解説されていて、全体で494ページもあります。読むだけで5年くらいかかりそうです（笑）。

解説が深い。
読めば数値の使い方に
みがきがかかる。

「数値を遵守すべきもの」ではない

　食事摂取基準から数値だけを抜き書きした「解説（?）」を見たことがあります。これは包丁の特長や注意点を知らずに包丁を使うようなものです。「包丁で人を刺してはいけません」……。あたりまえのことですが、「数値」だけだと、このようなあたりまえの使用規則さえ忘れられてしまうおそれがあります。

　たとえば、成人男性のたんぱく質の推奨量は65歳未満では1日あたり65gなのに65歳以上では60gです。なぜでしょうか?　また、給食管理や食事指導ではなにに注意すればよいでしょうか?　なぜの答えは「値の丸めによって生じた偶然の可能性が高い」で、注意は「5gの違いにこだわる必要性は低い」です。なぜなら、これらの年齢区分における推定平均必要量は同じ"50g"で、かつ、総論の「値の丸め処理に関する基本的規則」によれば、50前後の数値は「1の桁の数字が0か5になるように、四捨五入と同じ要領で丸めを行う」とあるからです。

　また、生活習慣病の発症予防のための指標として、「目標量」が定められています。たとえば、2020年版ではナトリウム（食塩相当量）の目標量は成人男性で1日あたり7.5g未満、成人女性で6.5g未満です。「こんなに味がうすい給食、うちの病院の患者さんは食べてくれない。でも、規則だからしかたがない」と考えますか?　その前に読むべき文章があります。目標量は「現在の日本人が当面の目標とすべき摂取量」と定義されています。「目標」は「目じるし。目的を達成するために設けた、めあて。」と辞書にあります*1。逆にいえば、今すぐにその値にしなくてもよいことを示しています。たいせつなのは、その数値が「めあて」であることを知っていて、そこに向かってなんらかの具体的な努力をすることです。「病院や福祉施設の給食は食事摂取基準に示されている値を守るように指導される」と聞いたことがあります。この指導はまちがっています。その一方で、どうすれば目標量に近づけるかを考えないで、ただ食事摂取基準に書かれている数値で給食を作ったり指導をしたりしている管理栄養士がいたらそれはちょっと残念です。

＊1『広辞苑（第七版）』、岩波書店。

用語が深い。
世界と科学を見据えて
注意深く選ばれている。

専門用語と一般用語

　エネルギーは「カロリー」とも呼ばれます。ところが、食事摂取基準は「エネルギー」だけを使っています。「日本食品標準成分表」も同じです。カロリーはエネルギーの単位だからです。身長とセンチメートルの関係と同じです。日本とアメリカを含むいくつかの国では栄養の専門家や専門職もエネルギーのことをカロリーと呼ぶことがあります。誤りではありませんが、これは国際標準ではないようです。

　「三大栄養素」という言葉もよく聞きます。たんぱく質、脂質、炭水化物の総称です。しかし、食事摂取基準は「エネルギー産生栄養素」を使っています。そして、このバランスを「エネルギー産生栄養素バランス」と呼び、その数値を定めています。なぜでしょうか?　学術的と実践的、それぞれの観点から次の理由によるようです。

　世界共通の栄養学用語（英語です）に三大栄養素という用語は存在せず、エネルギー産生栄養素（energy-providing nutrients）とマクロ栄養素（macronutrients）のいずれかが使われているから。これが学術的な観点からの理由です。アルコール（正しくはエタノール）もエネルギーを産生するから、どの栄養素からどの割合でエネルギーを摂取すべきかを示すためにはアルコールも含めなくてはならない。これが実践的な観点からの理由です。もちろんアルコールは摂取しなくてよい物質ですし、むしろ、過剰摂取による害に気をつけるべきです。しかし、実際に摂取している人がいますから無視するわけにはいきません。ちなみに、三大栄養素は日本で作られた言葉のようです。

　そういえば、食事摂取基準では「塩分」という言葉も見かけません。それどころか、「塩分という表現は、食塩又は食塩相当量のみを意味しているわけではない。そのため、塩分という呼び方には注意を要する。」という注意書きがあります。塩分＝食塩　ではなく、塩分⊃食塩　です（「A⊃B」は「AはBを含む」という意味）。

　世界はますます国際化し、科学技術は進歩しています。世の中は便利になると同時に複雑になり、専門職の活躍の場がさまざまな分野で広がっています。栄養の世界も例外ではありません。

世界の食事摂取基準は「照らし合わせて見る」である。

膨大な(1816もの)研究論文に基づいている。だから信頼できる。

リファレンス(照らし合わせて見る)

　国際化の時代には国家間のハーモナイゼーションや標準化が求められます。食事摂取基準は国や地域ごとに作られています。ですから、食事摂取基準にもハーモナイゼーションや標準化が求められます。食事摂取基準は英語では Dietary Reference Intakes(略称はDRIs)と呼ばれています。Dietary は「食事の」、Intakes は「摂取」ですから日本語と同じです。Reference(リファレンス)だけがあまりなじみのない単語です。英和辞典によると「参照」とあり、「参照」を国語辞典で引くと、「照らし合わせて見ること。」とありました[*2]。日本は「基準」、英語は「照らし合わせて見る」、少しニュアンスが違います。「基準」からは「守るべき」といった、やや強い印象を受けます。一方、「照らし合わせて見る」は、「何と何」を合わせる(比べる)のだろうと考えさせる言葉です。なぜでしょうか?

　答えは食事摂取基準の使い方がまとめられている「活用」のページにあります(図1)。この図では、左側が「食事調査によって得られる摂取量」、右側が「食事摂取基準で示されている値」となっていて、「比較」と大きく書かれています。日本の食事摂取基準は「基準」と書いてありますが、中身は「Reference(照らし合わせて見る)」であって、世界とのハーモナイゼーションが図られていることがわかります。そういえば、国民の平均的な体格(体位)も、かつては「基準体位」でしたが現在は「参照体位」です。

　「食事調査によって得られる摂取量」の摂取量は、当然、「栄養素の摂取量」です(食品ではありません)。しかし、食事調査によって直接に得られるのは「食品の摂取量」です。これを「栄養素の摂取量」に変えるのが「食品成分表」です。すなわち、図1 の左側(左手)には「食品成分表」が、右側(右手)には「食事摂取基準」が握られているわけです。食事摂取基準を活用する専門職(特に管理栄養士と栄養士)は「食品成分表(日本食品標準成分表)」と「食事摂取基準」を使いこなして、世界レベルのお仕事をしていただきたいと願います。

*2『新英和大辞典(第六版)』、研究社。『広辞苑(第七版)』、岩波書店。

EBN(科学的根拠に基づく栄養学または栄養業務)

　平成の30年間、世界の医療を大きく変えた流れはEBM(evidence-based medicine:科学的根拠に基づく医療)でしょう(文献1)。あえて簡単にいえば、「観察された事実」に基づいて医療行為を行なうとする考え方です。「観察された事実」とは、①偶然の余地が入らないように複数の結果に基づくこと、②誤った結果を導かないように科学的に正しい研究方法を用いて得られた結果に基づくこと、の2点を基本とします。この考え方を栄養学に応用したのがEBN(evidence-based nutrition:科学的根拠に基づく栄養学または栄養業務)です。

　食事摂取基準はEBNの実践例として、毎回、数万に上る研究論文が検索され、利用対象に挙げられています。2020年版では1816もの研究論文が直接に使われました。図2 は食事摂取基準(ならびにその前身である栄養所要量)の策定で使われた研究論文数の推移です。この膨大な作業をしてくださった専門家チーム(ワーキンググループと呼ばれています)に感謝です。

図1
食事摂取基準を用いた食事摂取状況のアセスメントの概要

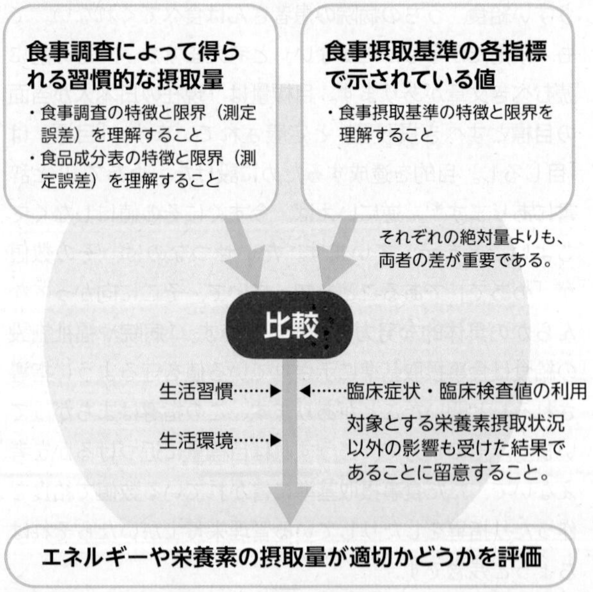

食事調査によって得られる習慣的な摂取量	食事摂取基準の各指標で示されている値
・食事調査の特徴と限界(測定誤差)を理解すること ・食品成分表の特徴と限界(測定誤差)を理解すること	・食事摂取基準の特徴と限界を理解すること

それぞれの絶対量よりも、両者の差が重要である。

比較

生活習慣‥‥‥▶　◀‥‥‥臨床症状・臨床検査値の利用

生活環境‥‥‥▶　対象とする栄養素摂取状況以外の影響も受けた結果であることに留意すること。

エネルギーや栄養素の摂取量が適切かどうかを評価

出典　日本人の食事摂取基準(2020年版)　総論　図7

食事摂取基準は現場の栄養士と研究者の共同作業で作られている。

食事摂取基準は天からは降ってこない

　食事摂取基準がたくさんの研究成果（研究論文）を基にして作られるということは、逆にいえば、研究成果（研究論文）がなければ作れないという意味になります。その一例が2015年版における小児の飽和脂肪酸の目標量です。複数の理由が挙げられていますが、その中に「日本人小児における飽和脂肪酸の摂取量が明らかでないので目標量を設定できない」とありました。

　これを受けて2つの全国調査が行なわれました。保育園園児と小中学校学童・生徒の食事調査です（文献2、3）。この2つの調査結果が研究論文として国際誌で発表され、2020年版はこの研究論文を用いて3～17歳の飽和脂肪酸の目標量を決めました。この調査を行なったのは、保育所の管理栄養士と小中学校の栄養教諭であり、その調査を設計し、結果を研究論文としてまとめたのは栄養疫学の専門家でした。かれらの共同作業のおかげで目標量を定めることができたのです。

　食事摂取基準は天から降ってくるものではありません。飽和脂肪酸の目標量の数値を見たら、これを作り出した管理栄養士と栄養教諭の存在を思い出していただけたら幸いです。

図2
「日本人の食事摂取基準」または「日本人の栄養所要量」で使われた（引用された）論文数の推移

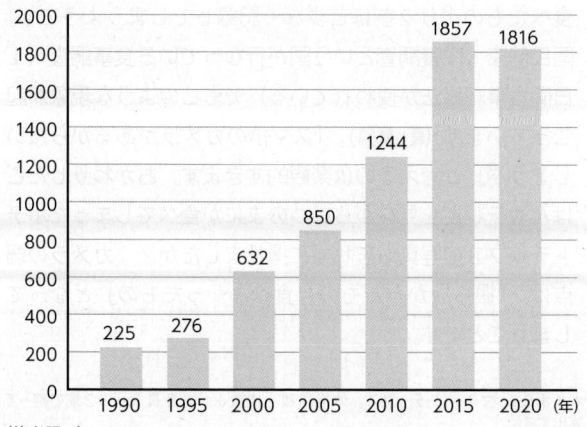

（筆者調べ）

EBMとEBNは「論より証拠」という思想である。

「徹底したEBN」によるガイドラインである

【問題】です。健康な成人はエネルギーをどのくらい（何キロカロリー）摂取していると思いますか？　「1日あたり」で答えてください。

　体格の違いがあるので「体重1kgあたり」で考えましょう。体重はほぼ一定の（最近大きな体重の増減はない）人たちとしましょう。成人といっても幅が広いので、ここでは20歳から70歳くらいとしましょう。エネルギー摂取量は日々少しずつ変わるので2週間くらいの平均値と考えてください。個人差があるので、ある一定人数（数十人から百人くらい）の平均値としましょう。それでもピタリと一つのエネルギー摂取量にはならないと思いますので、多くの集団の平均値が収まる範囲（幅）を考えてください。では、次の選択肢の中から選んでください。

（1）　20～30 kcal
（2）　25～35 kcal
（3）　30～40 kcal
（4）　35～45 kcal

いかがでしょうか？

　正解は 図3 のとおり、（3）です。この図はエネルギー摂取量ではなく、エネルギー消費量を測っていますが、体重が変わっていないので、「消費量＝摂取量」と読み替えられます。

図3
健康者集団における年齢別に見たエネルギー消費量（集団代表値）

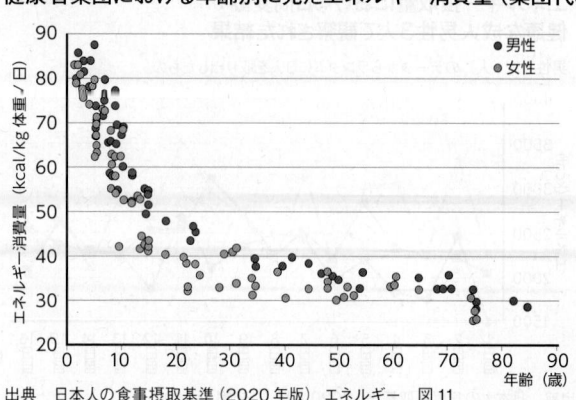

出典　日本人の食事摂取基準（2020年版）エネルギー　図11

9

では問2です。

【問題】 糖尿病（2型糖尿病）の患者さんはエネルギーをどのくらい（何キロカロリー）摂取していると思いますか？

現在受けている治療法はさまざまです。そして、最近大きく体重が変わっていない患者さんとしましょう。これ以外は先ほどの問いと同じとします。では、先ほどの選択肢の中から選んでください。

いかがでしょうか？

正解は **図4** のとおり、やはり、（3）です。

この問いは医療や栄養学の知識が少しあるとむしろまちがえやすいようです。なぜならば、肥満が糖尿病の発症リスクとなることや、私たちのおもなエネルギー摂取源である炭水化物が血糖値を上げることを知っているために、すでに治療を受けている患者さんは健康な人（食事指導を受けていない人）よりもエネルギー摂取量は少ないはずだと考える傾向があるためです。

EBNは「論より証拠」という思想です。あれこれ考えるよりも、しっかりと現実を見つめ、それに基づいて栄養業務を行なおうとする動きです。

図4
**二重標識水法による糖尿病患者の
体重当たりの総エネルギー消費量**
×と□は集団代表値、●と●は個人の値で日本人のデータ。

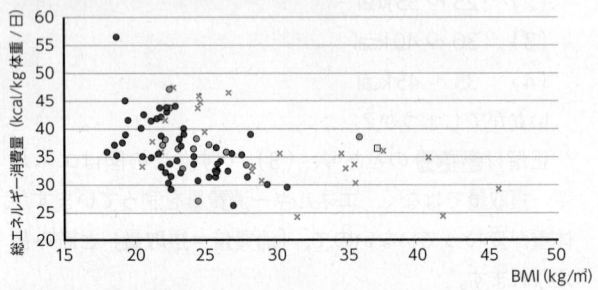

出典　日本人の食事摂取基準（2020年版）　エネルギー　図15

図5
**エネルギー摂取量における日間変動：
健康な成人男性3人で観察された結果**

男性（121人）のデータからランダムに3人を取り出したもの。

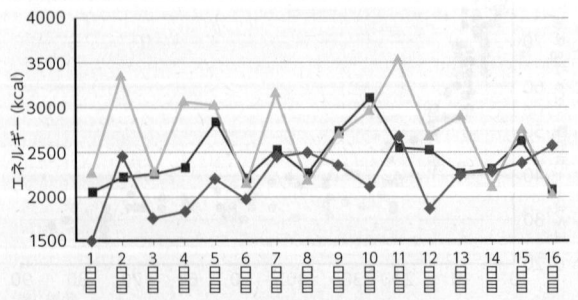

出典　日本人の食事摂取基準（2020年版）　総論　図10

日間変動と過小申告は重要、重大、大問題。

エネルギー摂取量は測れるか？

EBMとEBNの真髄は「観察された事実」に基づくことです。それでは、「エネルギー摂取量の過不足」はどのように観察する（測る）のでしょうか？「食事調査をして何キロカロリー食べているかを調べる」は誤りで、「成人はBMI[*3]と体重の変化を測り、乳児と小児は成長曲線に照らす」が正解です。なぜでしょうか？「観察された事実」の中に、「誤った結果を導かないように科学的に正しい研究方法を用いて得られた結果に基づくこと」があるからです。

私たちのエネルギー摂取量は日々揺れています。日間変動と呼びます。**図5** はその一例です。平均して500kcalくらい揺れているように見えます。従来、日本で広く使われてきた食事調査法は食事記録法といって、1日間または3日間くらいの食事を食べた人（本人）が記録する（日記をつける）方法でした。記録の中身は食品名とその重量です。いくらていねいに食事記録をつけても、残念ながら1日だけではその人の習慣的なエネルギー摂取量はわかりません（注：食事摂取基準で示されている数値は、すべて「習慣的な摂取量」です）。3日間でもむずかしいでしょう。7日間でも……。さらに、栄養素摂取量の日間変動はエネルギー摂取量の日間変動よりもさらに大きいことも紹介されています（**図6**）。これは、食事記録法で個人の習慣的な栄養素摂取量を知るのは現実的でないという事実を示しています。

もう一つ。食事記録法は負担の大きな調査法です。そのうえに、私たちは食べ物を無意識に食べてしまうこともあります。これらのために、たとえば成人の場合、実際に食べたものより2割ほど少なく記録してしまうようです。国民健康・栄養調査という国が行なっている食事調査（1日間食事記録法が使われている）でもこのような現象が起こっています（**図7**）。「スマホのカメラがあるからだいじょうぶ」と考えるのは楽観的すぎます。おかわりしたごはんやテレビを見ながらいつのまにか食べてしまったポテトチップスの写真も忘れずに撮りましたか？　カメラの弱点は、「撮らなかったもの＝食べなかったもの」となってしまうことです。

＊3 ボディ・マス・インデックス。体格指数。体重（kg）を身長（m）の2乗で割って算出する。

推定エネルギー必要量は参考に留める。

体重の変化はエネルギー収支の結果

それに比べると体重測定は長期間のエネルギー収支の結果を示し、かつ、測定誤差がかなり小さく、ほぼどこでも測れますし、測り方も比較的に簡単です。そして、体重の変化はエネルギー収支の結果です。これらより、エネルギー摂取量の過不足は、エネルギー摂取量ではなく、体重の変化を測り、体重の変化で判断することが勧められています。しかし、太ったままややせたままではやはり良くありません。そこで、18歳以上に対して、「目標とするBMIの範囲」が定められています *4。

しかし、給食計画は体格の数値だけでは足りず、エネルギー必要量の数値が必要です。そのために、性・年齢区分、身体活動レベル別に、推定エネルギー必要量が示されています。注意していただきたいのは、この表題が、「参考表　推定エネルギー必要量」となっていることです。「この表はあくまでも参考資料として使ってくださいね」という意図が込められているのです。

＊4　かつてBMIは22が良いとされていましたが、現在では、22を含み、範囲として示されています。なお、その範囲は年齢区分によって違いますので、ご注意ください。

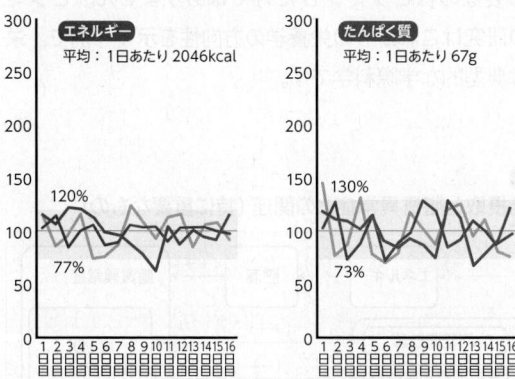
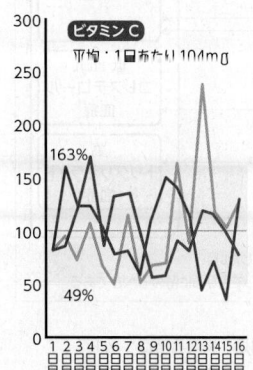
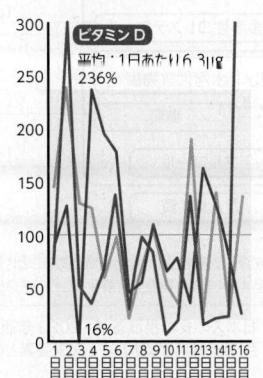

エネルギー
平均：1日あたり2046kcal
120%
77%

たんぱく質
平均：1日あたり67g
130%
73%

ビタミンC
平均：1日あたり104mg
163%
49%

ビタミンD
平均：1日あたり6.3μg
236%
16%

指標の意味と目的は栄養素ごとに違う。

東日本大震災に学ぶ

2011年3月11日、東日本大震災の記憶は永久に薄れることはありません。そして、そこで得た教訓を私たちは未来に活かさなくてはなりません。道路は寸断され、衛生管理もままならない中、支援食料の中心は菓子パンやおにぎりに偏らざるを得ず、エネルギー源の中心は炭水化物でした。すると、ビタミンB_1の不足が心配になります。欠乏すれば脚気です。平時であれば私たちはビタミンB_1をじゅうぶんに摂取しています。すなわち推奨量かそれを上まわる量を習慣的に摂取できています（注：推奨量はほとんどの人で不足が起こらない習慣的な摂取量です）。

そこで問題です。

【問題】大震災発生のおよそ1か月後、避難所に避難されている人たちの習慣的なビタミンB_1摂取量が食事摂取基準で定められている推奨量を下まわっていて、推定平均必要量くらいであることがわかったとします [注：推定平均必要量は半数の人で不足が起こらない（半数の人で不足が起こる）摂取量です]。どうすべきでしょうか？　適切な答えを次（p.12）から1つ選んでください。

図6

栄養素摂取量における日間変動：
健康な成人女性3人においてエネルギー、たんぱく質、ビタミンC、ビタミンD摂取量で観察された結果

網がけ部分（及びその数値）は正規分布を仮定した場合に95%のデータが存在する区間。
女性（121人）のデータからランダムに3人を取り出したもの。
出典　日本人の食事摂取基準（2020年版）総論　図11

図7

平成28年国民健康・栄養調査（案分法による1日間食事記録法）によって得られた平均エネルギー摂取量と推定エネルギー必要量（身体活動レベルⅡ）の過小・過大申告率（男・女）

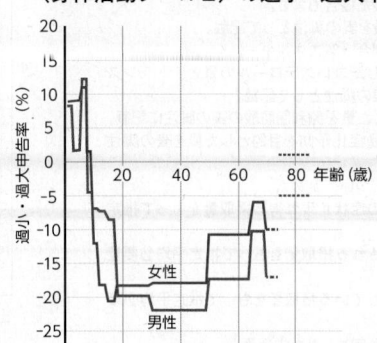

過小・過大申告率（%）
女性
男性

（注）国民健康・栄養調査によって得られた平均エネルギー摂取量も推定エネルギー必要量も高齢者では年齢の上限が示されていない。そのため点線で示した。
（著者注1）過小・過大申告率は、性・年齢区分ごとに、平均エネルギー摂取量を分子、推定エネルギー必要量（身体活動レベルⅡ）を分母として計算してある。
（著者注2）幼児と小児の曲線は、計算に使われた対象者数が成人に比べて少なく、そのために信頼度が低いのではないかと考えられる。
出典　日本人の食事摂取基準（2020年版）総論　図8　の一部（右図）

11

（1）ビタミンB₁が入ったサプリメントや強化食品の利用を検討する。

（2）もうしばらくこのままでよい。

正解は（2）です。サプリメントや強化食品の利用を考える必要は当面ありません。ビタミンB₁の必要量はビタミンB₁が血液中で飽和するために必要な摂取量として決められています。そして、ビタミンB₁の欠乏症（脚気）が発生する摂取量はこれよりもはるかに少ない量です。つまり、避難所に避難されている人たちの中に血中のビタミンB₁が飽和していない人がいた可能性はありますが、それをもって脚気が迫っていると判断してはなりません。ずっとこのままではいけないかもしれませんが、非常時においてこの状況を改善させる緊急性は低いと判断されます。

一方、欠乏症が起こりうる摂取量で必要量が決められている栄養素もあります。たとえば、ナイアシンやビタミンB₁₂です。これらの栄養素の摂取量が推定平均必要量より低ければ急いで摂取量を増やさなくてはなりません。このように、「推奨量」や「推定平均必要量」の使い方は栄養素によって大きく異なります。数値だけを覚えて数値だけを守るのは困りものです。包丁の例と同じです。そこで、2020年版では、「推奨量」と「推定平均必要量」がどのように決められたのかを示す情報が添えられました（図8の脚注aからx）。東日本大震災のとき、（1）と答えた栄養士がいなかったことを祈ります。

図8

「日本人の食事摂取基準（2020年版）　総論
表4　基準を策定した栄養素と指標（1歳以上）」の一部

「推奨量」と「推定平均必要量」がどのように決められたのかが脚注のa、b、c、xで示されている。

基	マンガン	―	―	―	―
	ヨウ素	○a	○a	―	○
	セレン	○a	○a	○	○
	クロム	―	―	○	○
	モリブデン	○b	○b	―	―

1 一部の年齢区分についてだけ設定した場合も含む。
2 フレイル予防を図る上での留意事項を表の脚注として記載。
3 総エネルギー摂取量に占めるべき割合（%エネルギー）。
4 脂質異常症の重症化予防を目的としたコレステロールの量と、トランス脂肪酸の摂取に関する参考情報を表の脚注として記載。
5 脂質異常症の重症化予防を目的とした量を飽和脂肪酸の表の脚注に記載。
6 高血圧及び慢性腎臓病（CKD）の重症化予防を目的とした量を表の脚注として記載。
7 通常の食品以外の食品からの摂取について定めた。
a 集団内の半数の者に不足又は欠乏の症状が現れ得る摂取量をもって推定平均必要量とした栄養素。
b 集団内の半数の者で体内量が維持される摂取量をもって推定平均必要量とした栄養素。
c 集団内の半数の者で体内量が飽和している摂取量をもって推定平均必要量とした栄養素。
x 上記以外の方法で推定平均必要量が定められた栄養素。

栄養学は典型的な学際科学である。

体内でも作られる栄養素：ビタミンD

脂溶性ビタミンの一種、ビタミンDは紫外線によって皮下で合成されます。体が使うビタミンDは食べ物から摂取したビタミンDと皮下で合成されたビタミンDの合計です。したがって、ビタミンDの必要量（摂取したい量）は紫外線によって皮下で合成されるビタミンDの量に左右されます。皮下で合成されるビタミンDの量がわからない状態ではビタミンDの必要量（摂取するべき量）はわかりません。つまり、栄養学は食べているものを考えたり、測ったりしているだけでは足りないのです。

ところが、これまで、紫外線量を測っている研究者は摂取量をあまり測らず、摂取量を測っている研究者は紫外線量をあまり測ってきませんでした。2020年版のビタミンDの項は、ビタミンDの必要量を知り、ビタミンDを適切に摂取するために、食事摂取量の研究と紫外線曝露の研究を統合させることの重要性を指摘しています。

このように、今まで別の分野だと思われていた学問が融合して作られる学問分野を学際科学と呼びます。学際科学が必要なのはビタミンDだけではありません。ビタミンDの研究はこれからの栄養学の方向性を示す一例で、栄養学は典型的な学際科学です。

図9

栄養素摂取と脂質異常症との関連（特に重要なもの）

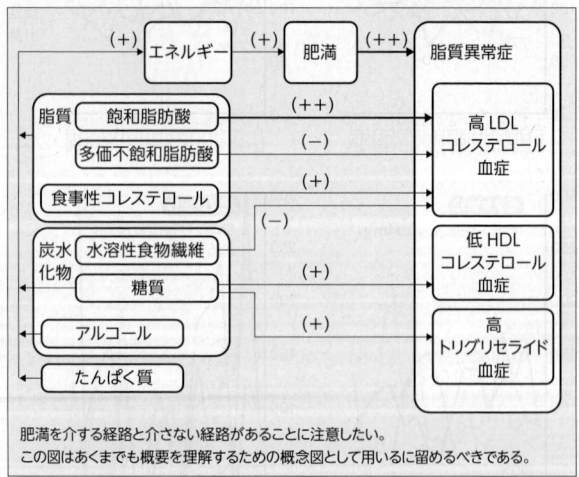

肥満を介する経路と介さない経路があることに注意したい。
この図はあくまでも概要を理解するための概念図として用いるに留めるべきである。

出典　日本人の食事摂取基準（2020年版）
生活習慣病とエネルギー・栄養素との関連　脂質異常症　図1

食事摂取基準は
臨床栄養業務も含んでいる。

臨床栄養業務への拡大

昔（といってもわずか18年前まで）、食事摂取基準は健康な人だけを対象にしてきました。健康な人の健康を守り（健康の保持）、より健康にして（健康の増進）、病気になるのを防ぐ（一次予防）が三大目的でした。それが2010年には「特定の生活習慣病のリスクを有する者も含む」となり、2015年版で、「治療を目的とする場合も食事摂取基準の基本的な考え方を理解すること」としたうえで、重症化予防という用語が使われ、この部分の説明が参考資料として添えられました。重症化予防とは、病気にかかっているが軽症である人を重症にさせないことですから、これは治療の一部です。また、重症化予防と区別するために、一次予防は発症予防と呼び改められました。

そして、2020年版で、重症化予防についての記述（生活習慣病とエネルギー・栄養素との関連）が（資料ではなく）章になりました。つまり、食事摂取基準は臨床栄養業務もその対象に含め、病院などで治療に当たる専門職（管理栄養士）が参照すべきガイドラインとしての機能も併せ持つに至ったわけです。

初めての試みでもあり、対象疾患は少なく、高血圧、脂質異常症、糖尿病、慢性腎臓病に限られていますが、栄養素摂取とそれぞれの疾患との関連と信頼度の高さ（エビデンスの高さ）が線の太さと±の数で示されています。たとえば、図9 は脂質異常症の図です。このように、対象者の拡大と対象とする栄養業務の拡大という形で平成から令和にバトンが渡された意義はとても大きいと考えられます。

まとめ

令和の時代の食事摂取基準

この数年は、新型コロナウイルスのパンデミックに社会が翻弄されました。これは食事摂取基準としても想定外のできごとでした。しかし、食事摂取基準は目標量だけでなく推定平均必要量から書かれています。これは、生活習慣病という現在の主要疾患に特化せず、栄養の基本原則から書かれていることを示しています。新型コロナウイルスの流行によって人間が必要とするエネルギーや栄養素の基本が変わるわけではありません。目の前の栄養問題に科学的かつ柔軟に対処していくためにも、その基本が書かれている食事摂取基準を最大限に活用していただきたいと改めてお願い申し上げます。

文献
1 Sackett DL, et al. Evidence based medicine: what it is and what it isn't. BMJ 1996;312(7023): 71-2.
2 Murakami K, et al. Adequacy of usual intake of Japanese children aged 3-5 years: A nationwide study. Nutrients 2018; 10: 1150.
3 Asakura K, et al. SFA intake among Japanese schoolchildren: current status and possible intervention to prevent excess intake. Public Health Nutr 2017; 20: 3247-56.

2025年には食事摂取基準もまた改定されます

高度化・複雑化する「日本食品標準成分表」と「日本人の食事摂取基準」は管理栄養士と栄養士への期待の表われです。

「日本食品標準成分表」は、七訂から八訂へと大きく進化しました。しかし、この改訂は改訂作業の終わり（完成）ではなく、栄養学の進歩の一側面に過ぎないと理解すべきでしょう。実際に、2023年に公表された「日本食品標準成分表（八訂）2023年」でもこの作業は地道に続けられています。

「日本人の食事摂取基準」も、2020年版から2025年版へと、もうすぐ改められます。健康は万人の願いであり、食がその基本を支えていることに異論をはさむ人はだれもいないでしょう。そして、その願い、そのニーズはつねに高いものになり続けます。また、解決・改善すべき健康課題は時代ごとに移り変わり、複雑化・多様化しています。

食品標準成分表も食事摂取基準も、この変化する健康課題と高度化する健康ニーズに応えるべくがんばっています。その結果、2つとも改訂（または改定）のたびに複雑で難解なものにならざるをえません。これは、憂うべきことではなく、喜ぶべきことです。世の中がいかに栄養に期待しているかの表われだと考えられるからです。栄養のことを最も正しくかつ最も深く理解している専門職は管理栄養士と栄養士です。またはそのはずです。

ですから、管理栄養士と栄養士は、複雑化・高度化する日本食品標準成分表と食事摂取基準を駆使して、複雑化・高度化する健康ニーズに応えていただけたらと願います。

1.
国民健康づくり

2.
日本人の身体状況

3.
日本人の栄養

4.
子どもの栄養

5.
人口統計

6.
国民医療と福祉

7.
食品と栄養

8.
食品の安全

9.
調理

1. 国民健康づくり

❶－「日本人の食事摂取基準（2020年版）」について

「日本人の食事摂取基準」は、健康な個人及び集団を対象として、国民の健康の保持・増進、生活習慣病予防のために参照するエネルギー及び栄養素の摂取量の基準を示すものである。平成16年度まで5年間使用した「第六次改定日本人の栄養所要量―食事摂取基準―」において導入された食事摂取基準の考え方に基づいた策定方針を踏襲し、徹底させたもので、平成21年より消費者庁及び消費者委員会設置法の施行に伴い新設した健康増進法第30条の2に規定された（現在、第16条の2）。

「日本人の食事摂取基準」は、社会状況の変化を反映しながら5年ごとに改定がなされてきた。2020年版は、誰もがより長く元気に活躍できる社会を目指し、高齢者のフレイル予防のほか、若いうちからの生活習慣病予防に対応したものとなっている。主な改定のポイントについては、本ページ左下にまとめた。

本書では、厚生労働省より公表された「日本人の食事摂取基準（2015年版）の概要」を2020年版の内容に更新したもの及び「日本人の食事摂取基準（2020年版）」を抜粋して掲載する。

日本人の食事摂取基準は、健康増進法（平成14年法律第103号）第16条の2の規定に基づき、国民の健康の保持・増進を図る上で摂取することが望ましいエネルギー及び栄養素の量の基準を厚生労働大臣が定めるもので、5年ごとに改定を行っている。

【主な改定のポイント】

活力ある健康長寿社会の実現に向けて

・きめ細かな栄養施策を推進する観点から、50歳以上について、より細かな年齢区分による摂取基準を設定。

・高齢者のフレイル予防の観点から、総エネルギー量に占めるべきたんぱく質由来エネルギー量の割合（％エネルギー）について、65歳以上の目標量の下限を13％エネルギーから15％エネルギーに引き上げ。

・若いうちからの生活習慣病予防を推進するため、以下の対応を実施。

　-飽和脂肪酸、カリウムについて、小児の目標量を新たに設定。

　-ナトリウム（食塩相当量）について、成人の目標量を0.5g/日引き下げるとともに、高血圧及び慢性腎臓病（CKD）の重症化予防を目的とした量として、新たに6g/日未満と設定。

　-コレステロールについて、脂質異常症の重症化予防を目的とした量として、新たに200mg/日未満に留めることが望ましいことを記載。

EBPM（Evidence Based Policy Making：根拠に基づく政策立案）の更なる推進に向けて

・食事摂取基準を利用する専門職等の理解の一助となるよう、目標量のエビデンスレベルを対象栄養素ごとに新たに設定。

日本人の食事摂取基準（2020年版）の概要
1．策定方針

日本人の食事摂取基準は、健康な個人及び集団を対象として、国民の健康の保持・増進、生活習慣病の予防のために参照するエネルギー及び栄養素の摂取量の基準を示すものである。

日本人の食事摂取基準（2020年版）策定の方向性を図1に示した。平成25年度に開始した健康日本21（第二次）では、高齢化の進展や糖尿病等有病者数の増加等を踏まえ、主要な生活習慣病の発症予防と重症化予防の徹底を図るとともに、社会生活を営むために必要な機能の維持及び向上を図ること等が基本的方向として掲げられている。こうしたことから、2020年版については、栄養に関連した身体・代謝機能の低下の回避の観点から、健康の保持・増進、生活習慣病の発症予防及び重症化予防に加え、高齢者の低栄養予防やフレイル予防も視野に入れて策定を行うこととした。このため、関連する各種疾患ガイドラインとも調和を図っていくこととした。なお、フレイル（Frailty）の用語については、2015年版では「フレイルティ」を用いたが、平成26年5月の日本老年医学会の提唱を踏まえ、2020年版においては「フレイル」を用いることとした。

また、科学的根拠に基づく策定を行うことを基本とし、現時点で根拠は十分ではないが重要な課題については、今後、実践や研究を推進していくことで根拠の集積を図る必要があることから、研究課題の整理も行うこととした。

さらに、本文読後の理解を助けるものとして、総論及び各論（エネルギー・栄養素）については、分野ごとに概要を示した。

2．使用期間

使用期間は、令和2（2020）年度から令和6（2024）年度の5年間である。

図1　日本人の食事摂取基準（2020年版）策定の方向性

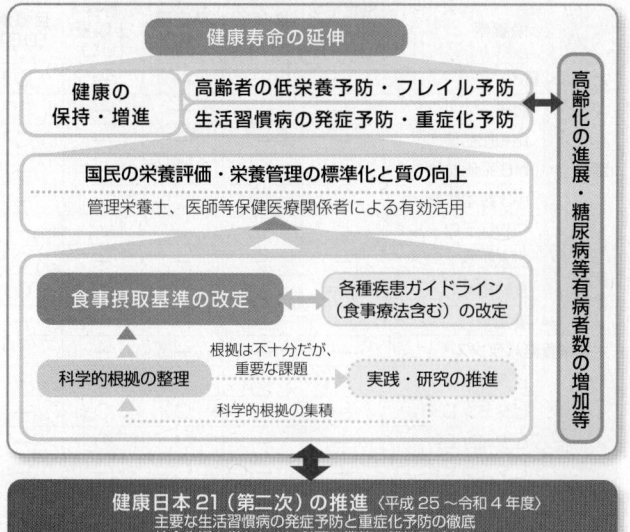

3．策定の基本的事項
1）指標
●エネルギーの指標
　エネルギーについては、エネルギー摂取の過不足の回避を目的とする指標を設定する。

●栄養素の指標
　栄養素の指標は、三つの目的からなる五つの指標で構成する（図2）。

　摂取不足の回避を目的として、「推定平均必要量（estimated average requirement：EAR）を設定する。推定平均必要量は、半数の者が必要量を満たす量である。推定平均必要量を補助する目的で「推奨量」（recommended dietary allowance：RDA）を設定する。推奨量は、ほとんどの者が充足している量である。

　十分な科学的根拠が得られず、推定平均必要量と推奨量が設定できない場合は、「目安量」（adequate intake：AI）を設定する。一定の栄養状態を維持するのに十分な量であり、目安量以上を摂取している場合は不足のリスクはほとんどない。

図2　栄養素の指標の目的と種類

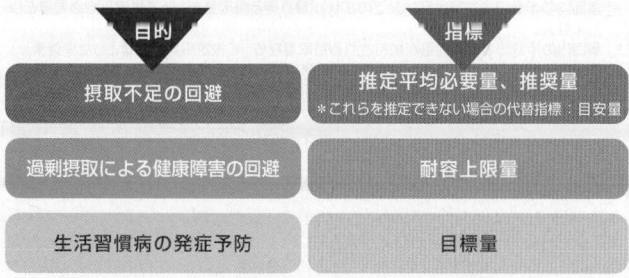

※ 十分な科学的根拠がある栄養素については、上記の指標とは別に、生活習慣病の重症化予防及びフレイル予防を目的とした量を設定

　過剰摂取による健康障害の回避を目的として、「耐容上限量」（tolerable upper intake level：UL）を設定する。十分な科学的根拠が得られない栄養素については設定しない。

　生活習慣病の発症予防を目的として食事摂取基準を設定する必要のある栄養素が存在する。しかしながら、そのための研究の数及び質はまだ十分ではない。そこで、これらの栄養素に関して、「生活習慣病の発症予防のために現在の日本人が当面の目標とすべき摂取量」として「目標量」（tentative dietary goal for preventing life-style related diseases：DG）を設定する。なお、生活習慣病の重症化予防及びフレイル予防を目的として摂取量の基準を設定できる栄養素については、発症予防を目的とした量（目標量）とは区別して示す。

2）レビューの方法
・エネルギー及び栄養素についての基本的なレビューにおいては、「日本人の食事摂取基準（2015年版）」の策定において課題となっていた部分について特に重点的にレビューを行った。併せて、高齢者、乳児等の対象特性についてのレビューを行った。
・エネルギー及び栄養素と生活習慣病の発症予防・重症化予防との関係についてのレビューは、高血圧、脂質異常、高血糖及び腎機能低下に関するリサーチクエスチョンの定式化を行うため、可能な限り PICO 形式を用いてレビューした。このほか栄養素摂取量との数量的関連が多数の研究によって明らかにされ、その予防が日本人にとって重要であると考えられている疾患に限ってレビューの対象とした。

3）年齢区分
　乳児については、前回と同様に、「出生後6か月未満（0～5か月）」と「6か月以上1歳未満（6～11か月）」の二つに区分することとし、特に成長に合わせてより詳細な年齢区分設定が必要と考えられる場合には、「出生後6か月未満（0～5か月）」及び「6か月以上9か月未満（6～8か月）」、「9か月以上1歳未満（9～11か月）」の三つの区分とする。

　1～17歳を小児、18歳以上を成人とする。なお、高齢者については、65～74歳、75歳以上の二つの区分とする。

年齢
0～5（月）*
6～11（月）*
1～2（歳）
3～5（歳）
6～7（歳）
8～9（歳）
10～11（歳）
12～14（歳）
15～17（歳）
18～29（歳）
30～49（歳）
50～64（歳）
65～74（歳）
75以上（歳）

*エネルギー及びたんぱく質については、「0～5か月」「6～8か月」「9～11か月」の三つの区分で表した。

15

1. 国民健康づくり
2. 日本人の身体状況
3. 日本人の栄養
4. 子どもの栄養
5. 人口統計
6. 国民医療と福祉
7. 食品と栄養
8. 食品の安全
9. 調理

4）参照体位

食事摂取基準の策定において参照する体位（身長・体重）は、性及び年齢区分に応じ、日本人として平均的な体位を持った者を想定し、健全な発育及び健康の保持・増進、生活習慣病の予防を考える上での参照値として提示し、これを参照体位（参照身長、参照体重）[1] と呼ぶ。

性別	男性		女性 [2]	
年齢等	参照身長 （cm）	参照体重 （kg）	参照身長 （cm）	参照体重 （kg）
0〜5（月）	61.5	6.3	60.1	5.9
6〜11（月）	71.6	8.8	70.2	8.1
6〜8（月）	69.8	8.4	68.3	7.8
9〜11（月）	73.2	9.1	71.9	8.4
1〜2（歳）	85.8	11.5	84.6	11.0
3〜5（歳）	103.6	16.5	103.2	16.1
6〜7（歳）	119.5	22.2	118.3	21.9
8〜9（歳）	130.4	28.0	130.4	27.4
10〜11（歳）	142.0	35.6	144.0	36.3
12〜14（歳）	160.5	49.0	155.1	47.5
15〜17（歳）	170.1	59.7	157.7	51.9
18〜29（歳）	171.0	64.5	158.0	50.3
30〜49（歳）	171.0	68.1	158.0	53.0
50〜64（歳）	169.0	68.0	155.8	53.8
65〜74（歳）	165.2	65.0	152.0	52.1
75以上（歳）	160.8	59.6	148.0	48.8

[1] 0〜17歳は、日本小児内分泌学会・日本成長学会合同標準値委員会による小児の体格評価に用いる身長、体重の標準値を基に、年齢区分に応じて、当該月齢及び年齢区分の中央時点における中央値を引用した。ただし、公表数値が年齢区分と合致しない場合は、同様の方法で算出した値を用いた。18歳以上は、平成28年国民健康・栄養調査における当該の性及び年齢区分における身長・体重の中央値を用いた。

[2] 妊婦、授乳婦を除く。

4．活用に関する基本的事項

・健康な個人又は集団を対象として、健康の保持・増進、生活習慣病の発症予防及び重症化予防のための食事改善に、食事摂取基準を活用する場合は、ＰＤＣＡサイクルに基づく活用を基本とし、各プロセスの実際について分かりやすく図で示した（図3）。特に活用においては、食事摂取状況のアセスメントに基づき評価を行うこととし、活用上の留意点についての詳細を示した。

図3　食事摂取基準の活用とＰＤＣＡサイクル

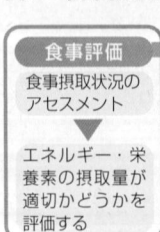

食事評価
食事摂取状況のアセスメント
▼
エネルギー・栄養素の摂取量が適切かどうかを評価する

Plan（計画）
食事評価に基づき、エネルギー・栄養素摂取量の目指すべき値を決定し、計画を立案する

Do（実施）
計画を実施する

Check（検証）
エネルギー・栄養素摂取量が計画どおりの値になっているか、その値が妥当か、評価、検証する

Act（改善）
検証結果に基づき、計画を改善する

食事評価

基準を策定した栄養素と指標[1] （1歳以上）

栄養素		推定平均 必要量 （EAR）	推奨量 （RDA）	目安量 （AI）	耐容 上限量 （UL）	目標量 （DG）
たんぱく質[2]		○b	○b	—	—	○[3]
脂質	脂質	—	—	—	—	○[3]
	飽和脂肪酸[4]	—	—	—	—	○[3]
	n-6系脂肪酸	—	—	○	—	—
	n-3系脂肪酸	—	—	○	—	—
	コレステロール[5]	—	—	—	—	—
炭水化物	炭水化物	—	—	—	—	○[3]
	食物繊維	—	—	—	—	○
	糖類	—	—	—	—	—
主要栄養素バランス[2]		—	—	—	—	○[3]
ビタミン（脂溶性）	ビタミンA	○a	○a	—	○	—
	ビタミンD[2]	—	—	○	○	—
	ビタミンE	—	—	○	○	—
	ビタミンK	—	—	○	—	—
ビタミン（水溶性）	ビタミンB1	○c	○c	—	—	—
	ビタミンB2	○c	○c	—	—	—
	ナイアシン	○a	○a	—	○	—
	ビタミンB6	○b	○b	—	○	—
	ビタミンB12	○a	○a	—	—	—
	葉酸	○a	○a	—	○[7]	—
	パントテン酸	—	—	○	—	—
	ビオチン	—	—	○	—	—
	ビタミンC	○x	○x	—	—	—
ミネラル（多量）	ナトリウム[6]	○a	—	—	—	○
	カリウム	—	—	○	—	○
	カルシウム	○b	○b	—	○	—
	マグネシウム	○b	○b	—	○[7]	—
	リン	—	—	○	○	—
ミネラル（微量）	鉄	○x	○x	—	○	—
	亜鉛	○b	○b	—	○	—
	銅	○b	○b	—	○	—
	マンガン	—	—	○	○	—
	ヨウ素	○a	○a	—	○	—
	セレン	○a	○a	—	○	—
	クロム	—	—	○	○	—
	モリブデン	○b	○b	—	○	—

[1] 一部の年齢区分についてだけ設定した場合も含む。

[2] フレイル予防を図る上での留意事項を表の脚注として記載。

[3] 総エネルギー摂取量に占めるべき割合（％エネルギー）。

[4] 脂質異常症の重症化予防を目的としたコレステロールの量と、トランス脂肪酸の摂取に関する参考情報を表の脚注として記載。

[5] 脂質異常症の重症化予防を目的とした量を飽和脂肪酸の表の脚注に記載。

[6] 高血圧及び慢性腎臓病（CKD）の重症化予防を目的とした量を表の脚注として記載。

[7] 通常の食品以外の食品からの摂取について定めた。

[a] 集団内の半数の者に不足又は欠乏の症状が現れ得る摂取量をもって推定平均必要量とした栄養素。

[b] 集団内の半数の者で体内量が維持される摂取量をもって推定平均必要量とした栄養素。

[c] 集団内の半数の者で体内量が飽和している摂取量をもって推定平均必要量とした栄養素。

[x] 上記以外の方法で推定平均必要量が定められた栄養素。

1. 国民健康づくり

2. 日本人の身体状況

3. 日本人の栄養

4. 子どもの栄養

5. 人口統計

6. 国民医療と福祉

7. 食品と栄養

8. 食品の安全

9. 調理

5．策定した食事摂取基準

エネルギー

・エネルギーの摂取量及び消費量のバランス（エネルギー出納バランス）の維持を示す指標として、体格（BMI：body mass index）を用いた。このため、成人における観察疫学研究において報告された総死亡率が最も低かった BMI の範囲、日本人の BMI の実態などを総合的に検証し、目標とする BMI の範囲を提示した。なお、BMI は、健康の保持・増進、生活習慣病の発症予防、さらには、加齢によるフレイルを回避するための要素の一つとして扱うことに留めるべきである。

・また、エネルギー必要量を推定するためには、体重が一定の条件下で、その摂取量を推定する方法とその消費量を推定する方法の二つに大別される（図4）。今回、参考表として示した推定エネルギー必要量は、エネルギー消費量から接近する方法の一つとして算出された値となる。これに対してエネルギー出納の結果は、体重の変化や BMI として現れることを考えると、体重の変化や BMI を把握すれば、エネルギー出納の概要を知ることができる。しかしながら、体重の変化も BMI もエネルギー出納の結果を示すものの一つであり、エネルギー必要量を示すものではないことに留意すべきである。

図4 エネルギー必要量を推定するための測定法と体重変化、体格（BMI）、推定エネルギー必要量との関連

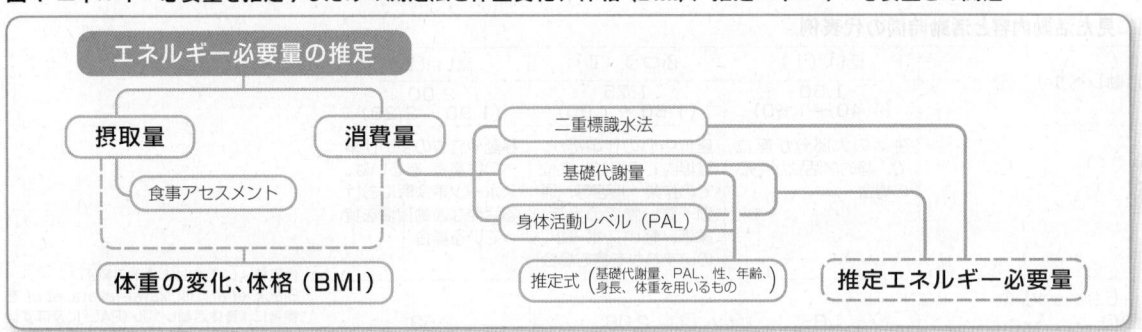

目標とするBMIの範囲（18 歳以上）[1,2]

年齢	目標とする BMI（kg／m²）
18 ～ 49（歳）	18.5 ～ 24.9
50 ～ 64（歳）	20.0 ～ 24.9
65 ～ 74（歳）[3]	21.5 ～ 24.9
75 以上（歳）[3]	21.5 ～ 24.9

[1] 男女共通。あくまでも参考として使用すべきである。
[2] 観察疫学研究において報告された総死亡率が最も低かった BMI を基に、疾患別の発症率と BMI の関連、死因と BMI との関連、喫煙や疾患の合併による BMI や死亡リスクへの影響、日本人の BMI の実態に配慮し、総合的に判断し目標とする範囲を設定。
[3] 高齢者では、フレイルの予防及び生活習慣病の発症予防の両者に配慮する必要があることも踏まえ、当面目標とする BMI の範囲を 21.5 ～ 24.9 kg/m² とした。

参考表　推定エネルギー必要量（kcal／日）

性別	男性			女性		
身体活動レベル[1]	Ⅰ	Ⅱ	Ⅲ	Ⅰ	Ⅱ	Ⅲ
0 ～ 5（月）	―	550	―	―	500	―
6 ～ 8（月）	―	650	―	―	600	―
9 ～ 11（月）	―	700	―	―	650	―
1 ～ 2（歳）	―	950	―	―	900	―
3 ～ 5（歳）	―	1,300	―	―	1,250	―
6 ～ 7（歳）	1,350	1,550	1,750	1,250	1,450	1,650
8 ～ 9（歳）	1,600	1,850	2,100	1,500	1,700	1,900
10 ～ 11（歳）	1,950	2,250	2,500	1,850	2,100	2,350
12 ～ 14（歳）	2,300	2,600	2,900	2,150	2,400	2,700
15 ～ 17（歳）	2,500	2,800	3,150	2,050	2,300	2,550
18 ～ 29（歳）	2,300	2,650	3,050	1,700	2,000	2,300
30 ～ 49（歳）	2,300	2,700	3,050	1,750	2,050	2,350
50 ～ 64（歳）	2,200	2,600	2,950	1,650	1,950	2,250
65 ～ 74（歳）	2,050	2,400	2,750	1,550	1,850	2,100
75 以上（歳）[2]	1,800	2,100	―	1,400	1,650	―
妊婦（付加量）[3] 初期				＋ 50	＋ 50	＋ 50
中期				＋ 250	＋ 250	＋ 250
後期				＋ 450	＋ 450	＋ 450
授乳婦（付加量）				＋ 350	＋ 350	＋ 350

[1] 身体活動レベルは、低い、ふつう、高いの三つのレベルとして、それぞれⅠ、Ⅱ、Ⅲで示した。
[2] レベルⅡは自立している者、レベルⅠは自宅にいてほとんど外出しない者に相当する。レベルⅠは高齢者施設で自立に近い状態で過ごしている者にも適用できる値である。
[3] 妊婦個々の体格や妊娠中の体重増加量及び胎児の発育状況の評価を行うことが必要である。

注1：活用に当たっては、食事摂取状況のアセスメント、体重及び BMI の把握を行い、エネルギーの過不足は、体重の変化又は BMI を用いて評価すること。
注2：身体活動レベルⅠの場合、少ないエネルギー消費量に見合った少ないエネルギー摂取量を維持することになるため、健康の保持・増進の観点からは、身体活動量を増加させる必要がある。

1. 国民健康づくり
2. 日本人の身体状況
3. 日本人の栄養
4. 子どもの栄養
5. 人口統計
6. 国民医療と福祉
7. 食品と栄養
8. 食品の安全
9. 調理

参照体重における基礎代謝量

性別	男性			女性		
年齢	基礎代謝基準値 （kcal/kg体重/日）	参照体重 （kg）	基礎代謝量 （kcal/日）	基礎代謝基準値 （kcal/kg体重/日）	参照体重 （kg）	基礎代謝量 （kcal/日）
1〜2（歳）	61.0	11.5	700	59.7	11.0	660
3〜5（歳）	54.8	16.5	900	52.2	16.1	840
6〜7（歳）	44.3	22.2	980	41.9	21.9	920
8〜9（歳）	40.8	28.0	1,140	38.3	27.4	1,050
10〜11（歳）	37.4	35.6	1,330	34.8	36.3	1,260
12〜14（歳）	31.0	49.0	1,520	29.6	47.5	1,410
15〜17（歳）	27.0	59.7	1,610	25.3	51.9	1,310
18〜29（歳）	23.7	64.5	1,530	22.1	50.3	1,110
30〜49（歳）	22.5	68.1	1,530	21.9	53.0	1,160
50〜64（歳）	21.8	68.0	1,480	20.7	53.8	1,110
65〜74（歳）	21.6	65.0	1,400	20.7	52.1	1,080
75以上（歳）	21.5	59.6	1,280	20.7	48.8	1,010

身体活動レベル別に見た活動内容と活動時間の代表例

身体活動レベル[1]	低い（Ⅰ） 1.50 （1.40〜1.60）	ふつう（Ⅱ） 1.75 （1.60〜1.90）	高い（Ⅲ） 2.00 （1.90〜2.20）
日常生活の内容[2]	生活の大部分が座位で、静的な活動が中心の場合	座位中心の仕事だが、職場内での移動や立位での作業・接客等、通勤・買い物での歩行、家事、軽いスポーツ、のいずれかを含む場合	移動や立位の多い仕事への従事者、あるいは、スポーツ等余暇における活発な運動習慣を持っている場合
中程度の強度（3.0〜5.9メッツ）の身体活動の1日当たりの合計時間（時間/日）[3]	1.65	2.06	2.53
仕事での1日当たりの合計歩行時間（時間/日）[3]	0.25	0.54	1.00

[1] 代表値。（ ）内はおよその範囲。
[2] Black, et al.、Ishikawa-Takata, et al. を参考に、身体活動レベル（PAL）に及ぼす仕事時間中の労作の影響が大きいことを考慮して作成。
[3] Ishikawa-Takata, et al. による。
編集部注）生活活動のメッツ表についてはP38でもご紹介しています。

たんぱく質

たんぱく質の食事摂取基準（推定平均必要量、推奨量、目安量：g/日、目標量：%エネルギー）

性別	男性				女性			
年齢等	推定平均必要量	推奨量	目安量	目標量[1]	推定平均必要量	推奨量	目安量	目標量[1]
0〜5（月）	—	—	10	—	—	—	10	—
6〜8（月）	—	—	15	—	—	—	15	—
9〜11（月）	—	—	25	—	—	—	25	—
1〜2（歳）	15	20	—	13〜20	15	20	—	13〜20
3〜5（歳）	20	25	—	13〜20	20	25	—	13〜20
6〜7（歳）	25	30	—	13〜20	25	30	—	13〜20
8〜9（歳）	30	40	—	13〜20	30	40	—	13〜20
10〜11（歳）	40	45	—	13〜20	40	50	—	13〜20
12〜14（歳）	50	60	—	13〜20	45	55	—	13〜20
15〜17（歳）	50	65	—	13〜20	45	55	—	13〜20
18〜29（歳）	50	65	—	13〜20	40	50	—	13〜20
30〜49（歳）	50	65	—	13〜20	40	50	—	13〜20
50〜64（歳）	50	65	—	14〜20	40	50	—	14〜20
65〜74（歳）[2]	50	60	—	15〜20	40	50	—	15〜20
75以上（歳）[2]	50	60	—	15〜20	40	50	—	15〜20
妊婦（付加量）初期					+0	+0	—	—[3]
中期					+5	+5	—	—[3]
後期					+20	+25	—	—[4]
授乳婦（付加量）					+15	+20	—	—[4]

[1] 範囲に関しては、おおむねの値を示したものであり、弾力的に運用すること。
[2] 65歳以上の高齢者について、フレイル予防を目的とした量を定めることは難しいが、身長・体重が参照体位に比べて小さい者や、特に75歳以上であって加齢に伴い身体活動量が大きく低下した者など、必要エネルギー摂取量が低い者では、下限が推奨量を下回る場合があり得る。この場合でも、下限は推奨量以上とすることが望ましい。
[3] 妊婦（初期・中期）の目標量は、13〜20%エネルギーとした。
[4] 妊婦（後期）及び授乳婦の目標量は、15〜20%エネルギーとした。

脂質

脂質の食事摂取基準 (%エネルギー)

性別	男性		女性	
年齢等	目安量	目標量 [1]	目安量	目標量 [1]
0〜 5 (月)	50	—	50	—
6〜11 (月)	40	—	40	—
1〜 2 (歳)	—	20〜30	—	20〜30
3〜 5 (歳)	—	20〜30	—	20〜30
6〜 7 (歳)	—	20〜30	—	20〜30
8〜 9 (歳)	—	20〜30	—	20〜30
10〜11 (歳)	—	20〜30	—	20〜30
12〜14 (歳)	—	20〜30	—	20〜30
15〜17 (歳)	—	20〜30	—	20〜30
18〜29 (歳)	—	20〜30	—	20〜30
30〜49 (歳)	—	20〜30	—	20〜30
50〜64 (歳)	—	20〜30	—	20〜30
65〜74 (歳)	—	20〜30	—	20〜30
75 以上 (歳)	—	20〜30	—	20〜30
妊婦			—	20〜30
授乳婦			—	20〜30

[1] 範囲に関しては、おおむねの値を示したものである。

n-6 系脂肪酸、n-3 系脂肪酸の食事摂取基準

	n-6 系脂肪酸 (g/ 日)		n-3 系脂肪酸 (g/ 日)	
性別	男性	女性	男性	女性
年齢等	目安量	目安量	目安量	目安量
0〜 5 (月)	4	4	0.9	0.9
6〜11 (月)	4	4	0.8	0.8
1〜 2 (歳)	4	4	0.7	0.8
3〜 5 (歳)	6	6	1.1	1.0
6〜 7 (歳)	8	7	1.5	1.3
8〜 9 (歳)	8	7	1.5	1.3
10〜11 (歳)	10	8	1.6	1.6
12〜14 (歳)	11	9	1.9	1.6
15〜17 (歳)	13	9	2.1	1.6
18〜29 (歳)	11	8	2.0	1.6
30〜49 (歳)	10	8	2.0	1.6
50〜64 (歳)	10	8	2.2	1.9
65〜74 (歳)	9	8	2.2	2.0
75 以上 (歳)	8	7	2.1	1.8
妊婦		9		1.6
授乳婦		10		1.8

飽和脂肪酸の食事摂取基準 (%エネルギー) [1,2]

性別	男性	女性
年齢等	目標量	目標量
0〜 5 (月)	—	—
6〜11 (月)	—	—
1〜 2 (歳)	—	—
3〜 5 (歳)	10 以下	10 以下
6〜 7 (歳)	10 以下	10 以下
8〜 9 (歳)	10 以下	10 以下
10〜11 (歳)	10 以下	10 以下
12〜14 (歳)	10 以下	10 以下
15〜17 (歳)	8 以下	8 以下
18〜29 (歳)	7 以下	7 以下
30〜49 (歳)	7 以下	7 以下
50〜64 (歳)	7 以下	7 以下
65〜74 (歳)	7 以下	7 以下
75 以上 (歳)	7 以下	7 以下
妊婦		7 以下
授乳婦		7 以下

[1] 飽和脂肪酸と同じく、脂質異常症及び循環器疾患に関与する栄養素としてコレステロールがある。コレステロールに目標量は設定しないが、これは許容される摂取量に上限が存在しないことを保証するものではない。また、脂質異常症の重症化予防の目的からは、200 mg/ 日未満に留めることが望ましい。

[2] 飽和脂肪酸と同じく、冠動脈疾患に関与する栄養素としてトランス脂肪酸がある。日本人の大多数は、トランス脂肪酸に関する世界保健機関 (WHO) の目標 (1% エネルギー未満) を下回っており、トランス脂肪酸の摂取による健康への影響は、飽和脂肪酸の摂取によるものと比べて小さいと考えられる。ただし、脂質に偏った食事をしている者では、留意する必要がある。トランス脂肪酸は人体にとって不可欠な栄養素ではなく、健康の保持・増進を図る上で積極的な摂取は勧められないことから、その摂取量は 1% エネルギー未満に留めることが望ましく、1% エネルギー未満でもできるだけ低く留めることが望ましい。

炭水化物

炭水化物の食事摂取基準 (%エネルギー)

性別	男性	女性
年齢等	目標量 [1,2]	目標量 [1,2]
0〜 5 (月)	—	—
6〜11 (月)	—	—
1〜 2 (歳)	50〜65	50〜65
3〜 5 (歳)	50〜65	50〜65
6〜 7 (歳)	50〜65	50〜65
8〜 9 (歳)	50〜65	50〜65
10〜11 (歳)	50〜65	50〜65
12〜14 (歳)	50〜65	50〜65
15〜17 (歳)	50〜65	50〜65
18〜29 (歳)	50〜65	50〜65
30〜49 (歳)	50〜65	50〜65
50〜64 (歳)	50〜65	50〜65
65〜74 (歳)	50〜65	50〜65
75 以上 (歳)	50〜65	50〜65
妊婦		50〜65
授乳婦		50〜65

[1] 範囲に関しては、おおむねの値を示したものである。
[2] アルコールを含む。ただし、アルコールの摂取を勧めるものではない。

1. 国民健康づくり
2. 日本人の身体状況
3. 日本人の栄養
4. 子どもの栄養
5. 人口統計
6. 国民医療と福祉
7. 食品と栄養
8. 食品の安全
9. 調理

1. 国民健康づくり
2. 日本人の身体状況
3. 日本人の栄養
4. 子どもの栄養
5. 人口統計
6. 国民医療と福祉
7. 食品と栄養
8. 食品の安全
9. 調理

エネルギー産生栄養素バランス

食物繊維の食事摂取基準 (g/日)

性別	男性	女性
年齢等	目標量	目標量
0～5（月）	—	—
6～11（月）	—	—
1～2（歳）	—	—
3～5（歳）	8以上	8以上
6～7（歳）	10以上	10以上
8～9（歳）	11以上	11以上
10～11（歳）	13以上	13以上
12～14（歳）	17以上	17以上
15～17（歳）	19以上	18以上
18～29（歳）	21以上	18以上
30～49（歳）	21以上	18以上
50～64（歳）	21以上	18以上
65～74（歳）	20以上	17以上
75以上（歳）	20以上	17以上
妊婦		18以上
授乳婦		18以上

エネルギー産生栄養素バランス (%エネルギー)

性別	男性				女性			
	目標量[1,2]				目標量[1,2]			
年齢等	たんぱく質[3]	脂質[4]		炭水化物[5,6]	たんぱく質[3]	脂質[4]		炭水化物[5,6]
		脂質	飽和脂肪酸			脂質	飽和脂肪酸	
0～11（月）	—	—	—	—	—	—	—	—
1～2（歳）	13～20	20～30	—	50～65	13～20	20～30	—	50～65
3～5（歳）	13～20	20～30	10以下	50～65	13～20	20～30	10以下	50～65
6～7（歳）	13～20	20～30	10以下	50～65	13～20	20～30	10以下	50～65
8～9（歳）	13～20	20～30	10以下	50～65	13～20	20～30	10以下	50～65
10～11（歳）	13～20	20～30	10以下	50～65	13～20	20～30	10以下	50～65
12～14（歳）	13～20	20～30	10以下	50～65	13～20	20～30	10以下	50～65
15～17（歳）	13～20	20～30	8以下	50～65	13～20	20～30	8以下	50～65
18～29（歳）	13～20	20～30	7以下	50～65	13～20	20～30	7以下	50～65
30～49（歳）	13～20	20～30	7以下	50～65	13～20	20～30	7以下	50～65
50～64（歳）	14～20	20～30	7以下	50～65	14～20	20～30	7以下	50～65
65～74（歳）	15～20	20～30	7以下	50～65	15～20	20～30	7以下	50～65
75以上（歳）	15～20	20～30	7以下	50～65	15～20	20～30	7以下	50～65
妊婦　初期					13～20	20～30	7以下	50～65
中期					13～20			
後期					15～20			
授乳婦					15～20			

[1] 必要なエネルギー量を確保した上でのバランスとすること。
[2] 範囲に関しては、おおむねの値を示したものであり、弾力的に運用すること。
[3] 65歳以上の高齢者について、フレイル予防を目的とした量を定めることは難しいが、身長・体重が参照体位に比べて小さい者や、特に75歳以上であって加齢に伴い身体活動量が大きく低下した者など、必要エネルギー摂取量が低い者では、下限が推奨量を下回る場合があり得る。この場合でも、下限は推奨量以上とすることが望ましい。
[4] 脂質については、その構成成分である飽和脂肪酸など、質への配慮を十分に行う必要がある。
[5] アルコールを含む。ただし、アルコールの摂取を勧めるものではない。
[6] 食物繊維の目標量を十分に注意すること。

脂溶性ビタミン

ビタミンAの食事摂取基準 (μgRAE/日)[1]

性別	男性				女性			
年齢等	推定平均必要量[2]	推奨量[2]	目安量[3]	耐容上限量[3]	推定平均必要量[2]	推奨量[2]	目安量[3]	耐容上限量[3]
0～5（月）	—	—	300	600	—	—	300	600
6～11（月）	—	—	400	600	—	—	400	600
1～2（歳）	300	400	—	600	250	350	—	600
3～5（歳）	350	450	—	700	350	500	—	850
6～7（歳）	300	400	—	950	300	400	—	1,200
8～9（歳）	350	500	—	1,200	350	500	—	1,500
10～11（歳）	450	600	—	1,500	400	600	—	1,900
12～14（歳）	550	800	—	2,100	500	700	—	2,500
15～17（歳）	650	900	—	2,500	500	650	—	2,800
18～29（歳）	600	850	—	2,700	450	650	—	2,700
30～49（歳）	650	900	—	2,700	500	700	—	2,700
50～64（歳）	650	900	—	2,700	500	700	—	2,700
65～74（歳）	600	850	—	2,700	500	700	—	2,700
75以上（歳）	550	800	—	2,700	450	650	—	2,700
妊婦（付加量）初期					＋0	＋0	—	—
中期					＋0	＋0	—	—
後期					＋60	＋80	—	—
授乳婦（付加量）					＋300	＋450	—	—

[1] レチノール活性当量（μgRAE）
＝レチノール（μg）＋β-カロテン（μg）×1/12＋α-カロテン（μg）×1/24＋β-クリプトキサンチン（μg）×1/24＋その他のプロビタミンAカロテノイド（μg）×1/24
[2] プロビタミンAカロテノイドを含む。
[3] プロビタミンAカロテノイドを含まない。

1. 国民健康づくり

2. 日本人の身体状況

3. 日本人の栄養

4. 子どもの栄養

5. 人口統計

6. 国民医療と福祉

7. 食品と栄養

8. 食品の安全

9. 調理

ビタミン D、ビタミン E、ビタミン K の食事摂取基準

性別	ビタミン D（μg/ 日）[1]				ビタミン E（mg/ 日）[2]				ビタミン K（μg/ 日）	
	男性		女性		男性		女性		男性	女性
年齢等	目安量	耐容上限量	目安量	耐容上限量	目安量	耐容上限量	目安量	耐容上限量	目安量	目安量
0〜5 （月）	5.0	25	5.0	25	3.0	—	3.0	—	4	4
6〜11 （月）	5.0	25	5.0	25	4.0	—	4.0	—	7	7
1〜2 （歳）	3.0	20	3.5	20	3.0	150	3.0	150	50	60
3〜5 （歳）	3.5	30	4.0	30	4.0	200	4.0	200	60	70
6〜7 （歳）	4.5	30	5.0	30	5.0	300	5.0	300	80	90
8〜9 （歳）	5.0	40	6.0	40	5.0	350	5.0	350	90	110
10〜11 （歳）	6.5	60	8.0	60	5.5	450	5.5	450	110	140
12〜14 （歳）	8.0	80	9.5	80	6.5	650	6.0	600	140	170
15〜17 （歳）	9.0	90	8.5	90	7.0	750	5.5	650	160	150
18〜29 （歳）	8.5	100	8.5	100	6.0	850	5.0	650	150	150
30〜49 （歳）	8.5	100	8.5	100	6.0	900	5.5	700	150	150
50〜64 （歳）	8.5	100	8.5	100	7.0	850	6.0	700	150	150
65〜74 （歳）	8.5	100	8.5	100	7.0	850	6.5	650	150	150
75 以上 （歳）	8.5	100	8.5	100	6.5	750	6.5	650	150	150
妊婦			8.5	—			6.5	—		150
授乳婦			8.5	—			7.0	—		150

[1] 日照により皮膚でビタミン D が産生されることを踏まえ、フレイル予防を図る者はもとより、全年齢区分を通じて、日常生活において可能な範囲内での適度な日光浴を心掛けるとともに、ビタミン D の摂取については、日照時間を考慮に入れることが重要である。
[2] α-トコフェロールについて算定した。α-トコフェロール以外のビタミン E は含んでいない。

水溶性ビタミン

ビタミン B₁、ビタミン B₂ の食事摂取基準

性別	ビタミン B_1（mg/ 日）[1,2]						ビタミン B_2（mg/ 日）[3]					
	男性			女性			男性			女性		
年齢等	推定平均必要量	推奨量	目安量	推定平均必要量	推奨量	目安量	推定平均必要量	推奨量	目安量	推定平均必要量	推奨量	目安量
0〜5 （月）	—	—	0.1	—	—	0.1	—	—	0.3	—	—	0.3
6〜11 （月）	—	—	0.2	—	—	0.2	—	—	0.4	—	—	0.4
1〜2 （歳）	0.4	0.5	—	0.4	0.5	—	0.5	0.6	—	0.5	0.5	—
3〜5 （歳）	0.6	0.7	—	0.6	0.7	—	0.7	0.8	—	0.6	0.8	—
6〜7 （歳）	0.7	0.8	—	0.7	0.8	—	0.8	0.9	—	0.7	0.9	—
8〜9 （歳）	0.8	1.0	—	0.8	0.9	—	0.9	1.1	—	0.9	1.0	—
10〜11 （歳）	1.0	1.2	—	0.9	1.1	—	1.1	1.4	—	1.0	1.3	—
12〜14 （歳）	1.2	1.4	—	1.1	1.3	—	1.3	1.6	—	1.2	1.4	—
15〜17 （歳）	1.3	1.5	—	1.0	1.2	—	1.4	1.7	—	1.2	1.4	—
18〜29 （歳）	1.2	1.4	—	0.9	1.1	—	1.3	1.6	—	1.0	1.2	—
30〜49 （歳）	1.2	1.4	—	0.9	1.1	—	1.3	1.6	—	1.0	1.2	—
50〜64 （歳）	1.1	1.3	—	0.9	1.1	—	1.2	1.5	—	1.0	1.2	—
65〜74 （歳）	1.1	1.3	—	0.9	1.1	—	1.2	1.5	—	1.0	1.2	—
75 以上 （歳）	1.0	1.2	—	0.8	0.9	—	1.1	1.3	—	0.9	1.0	—
妊婦 （付加量）				+ 0.2	+ 0.2	—				+ 0.2	+ 0.3	—
授乳婦 （付加量）				+ 0.2	+ 0.2	—				+ 0.5	+ 0.6	—

[1] チアミン塩化物塩酸塩（分子量 =337.3）の重量として示した。
[2] 身体活動レベルⅡの推定エネルギー必要量を用いて算定した。
　特記事項：推定平均必要量は、ビタミン B₁ の欠乏症である脚気を予防するに足る最小必要量からではなく、尿中にビタミン B₁ の排泄量が増大し始める摂取量（体内飽和量）から算定。
[3] 身体活動レベルⅡの推定エネルギー必要量を用いて算定した。
　特記事項：推定平均必要量は、ビタミン B₂ の欠乏症である口唇炎、口角炎、舌炎などの皮膚炎を予防するに足る最小必要量からではなく、尿中にビタミン B₂ の排泄量が増大し始める摂取量（体内飽和量）から算定。

1. 国民健康づくり
2. 日本人の身体状況
3. 日本人の栄養
4. 子どもの栄養
5. 人口統計
6. 国民医療と福祉
7. 食品と栄養
8. 食品の安全
9. 調理

ナイアシン、ビタミン B6 の食事摂取基準

| 性別 | ナイアシン（mgNE/日）[1,2] | | | | | | | | ビタミン B6（mg/日）[5] | | | | | | | |
| | 男性 | | | | 女性 | | | | 男性 | | | | 女性 | | | |
年齢等	推定平均必要量	推奨量	目安量	耐容上限量[3]	推定平均必要量	推奨量	目安量	耐容上限量[3]	推定平均必要量	推奨量	目安量	耐容上限量[6]	推定平均必要量	推奨量	目安量	耐容上限量[6]
0〜5（月）[4]	—	—	2	—	—	—	2	—	—	—	0.2	—	—	—	0.2	—
6〜11（月）	—	—	3	—	—	—	3	—	—	—	0.3	—	—	—	0.3	—
1〜2（歳）	5	6	—	60(15)	4	5	—	60(15)	0.4	0.5	—	10	0.4	0.5	—	10
3〜5（歳）	6	8	—	80(20)	6	7	—	80(20)	0.5	0.6	—	15	0.5	0.6	—	15
6〜7（歳）	7	9	—	100(30)	7	8	—	100(30)	0.7	0.8	—	20	0.6	0.7	—	20
8〜9（歳）	9	11	—	150(35)	8	10	—	150(35)	0.8	0.9	—	25	0.8	0.9	—	25
10〜11（歳）	11	13	—	200(45)	10	10	—	150(45)	1.0	1.1	—	30	1.0	1.1	—	30
12〜14（歳）	12	15	—	250(60)	12	14	—	250(60)	1.2	1.4	—	40	1.0	1.3	—	40
15〜17（歳）	14	17	—	300(70)	11	13	—	250(65)	1.2	1.5	—	50	1.0	1.3	—	45
18〜29（歳）	13	15	—	300(80)	9	11	—	250(65)	1.1	1.4	—	55	1.0	1.1	—	45
30〜49（歳）	13	15	—	350(85)	10	12	—	250(65)	1.1	1.4	—	60	1.0	1.1	—	45
50〜64（歳）	12	14	—	350(85)	9	11	—	250(65)	1.1	1.4	—	55	1.0	1.1	—	45
65〜74（歳）	12	14	—	300(80)	9	11	—	250(65)	1.1	1.4	—	50	1.0	1.1	—	40
75以上（歳）	11	13	—	300(75)	9	10	—	250(60)	1.1	1.4	—	50	1.0	1.1	—	40
妊婦（付加量）					+0	+0	—	—					+0.2	+0.2	—	—
授乳婦（付加量）					+3	+3	—	—					+0.3	+0.3	—	—

[1] ナイアシン当量（NE）=ナイアシン+ 1/60 トリプトファンで示した。
[2] 身体活動レベルⅡの推定エネルギー必要量を用いて算定した。
[3] ニコチンアミドの重量（mg/日）、（ ）内はニコチン酸の重量（mg/日）。
[4] ナイアシンについて、単位は mg/日。
[5] たんぱく質の推奨量を用いて算定した（妊婦・授乳婦の付加量は除く）。
[6] ピリドキシン（分子量＝169.2）の重量として示した。

ビタミン B12、葉酸の食事摂取基準

| 性別 | ビタミン B12（μg/日）[1] | | | | | | 葉酸（μg/日）[2] | | | | | | | |
| | 男性 | | | 女性 | | | 男性 | | | | 女性 | | | |
年齢等	推定平均必要量	推奨量	目安量	推定平均必要量	推奨量	目安量	推定平均必要量	推奨量	目安量	耐容上限量[3]	推定平均必要量	推奨量	目安量	耐容上限量[3]
0〜5（月）	—	—	0.4	—	—	0.4	—	—	40	—	—	—	40	—
6〜11（月）	—	—	0.5	—	—	0.5	—	—	60	—	—	—	60	—
1〜2（歳）	0.8	0.9	—	0.8	0.9	—	80	90	—	200	90	90	—	200
3〜5（歳）	0.9	1.1	—	0.9	1.1	—	90	110	—	300	90	110	—	300
6〜7（歳）	1.1	1.3	—	1.1	1.3	—	110	140	—	400	110	140	—	400
8〜9（歳）	1.3	1.6	—	1.3	1.6	—	130	160	—	500	130	160	—	500
10〜11（歳）	1.6	1.9	—	1.6	1.9	—	160	190	—	700	160	190	—	700
12〜14（歳）	2.0	2.4	—	2.0	2.4	—	200	240	—	900	200	240	—	900
15〜17（歳）	2.0	2.4	—	2.0	2.4	—	220	240	—	900	200	240	—	900
18〜29（歳）	2.0	2.4	—	2.0	2.4	—	200	240	—	900	200	240	—	900
30〜49（歳）	2.0	2.4	—	2.0	2.4	—	200	240	—	1,000	200	240	—	1,000
50〜64（歳）	2.0	2.4	—	2.0	2.4	—	200	240	—	1,000	200	240	—	1,000
65〜74（歳）	2.0	2.4	—	2.0	2.4	—	200	240	—	900	200	240	—	900
75以上（歳）	2.0	2.4	—	2.0	2.4	—	200	240	—	900	200	240	—	900
妊婦（付加量）				+0.3	+0.4	—					+200[4,5]	+240[4,5]	—	—
授乳婦（付加量）				+0.7	+0.8	—					+80	+100	—	—

[1] シアノコバラミン（分子量＝1,355.37）の重量として示した。
[2] プテロイルモノグルタミン酸（分子量＝441.40）の重量として示した。
[3] 通常の食品以外の食品に含まれる葉酸（狭義の葉酸）に適用する。
[4] 妊娠を計画している女性、妊娠の可能性がある女性及び妊娠初期の妊婦は、胎児の神経管閉鎖障害のリスク低減のために、通常の食品以外の食品に含まれる葉酸（狭義の葉酸）を 400 μg/日摂取することが望まれる。
[5] 付加量は、中期及び後期にのみ設定した。

パントテン酸、ビオチン、ビタミン C の食事摂取基準

性別	パントテン酸（mg/ 日）		ビオチン（μg/ 日）		ビタミン C（mg/ 日）¹					
	男性	女性	男性	女性	男性			女性		
年齢等	目安量	目安量	目安量	目安量	推定平均必要量	推奨量	目安量	推定平均必要量	推奨量	目安量
0～5（月）	4	4	4	4	—	—	40	—	—	40
6～11（月）	5	5	5	5	—	—	40	—	—	40
1～2（歳）	3	4	20	20	35	40	—	35	40	—
3～5（歳）	4	4	20	20	40	50	—	40	50	—
6～7（歳）	5	5	30	30	50	60	—	50	60	—
8～9（歳）	6	5	30	30	60	70	—	60	70	—
10～11（歳）	6	6	40	40	70	85	—	70	85	—
12～14（歳）	7	6	50	50	85	100	—	85	100	—
15～17（歳）	7	6	50	50	85	100	—	85	100	—
18～29（歳）	5	5	50	50	85	100	—	85	100	—
30～49（歳）	5	5	50	50	85	100	—	85	100	—
50～64（歳）	6	5	50	50	85	100	—	85	100	—
65～74（歳）	6	5	50	50	80	100	—	80	100	—
75 以上（歳）	6	5	50	50	80	100	—	80	100	—
妊婦		5		50				＋10²	＋10²	—
授乳婦		6		50				＋40²	＋45²	—

¹ L-アスコルビン酸（分子量＝176.12）の重量で示した。
　特記事項：推定平均必要量は、ビタミン C の欠乏症である壊血病を予防するに足る最小量からではなく、心臓血管系の疾病予防効果及び抗酸化作用の観点から算定。
² 付加量。

多量ミネラル

ナトリウム、カリウムの食事摂取基準

性別	ナトリウム（mg/ 日）[（　）は食塩相当量（g/ 日）]¹						カリウム（mg/ 日）			
	男性			女性			男性		女性	
年齢等	推定平均必要量	目安量	目標量	推定平均必要量	目安量	目標量	目安量	目標量	目安量	目標量
0～5（月）	—	100（0.3）	—	—	100（0.3）	—	400	—	400	—
6～11（月）	—	600（1.5）	—	—	600（1.5）	—	700	—	700	—
1～2（歳）	—	—	（3.0 未満）	—	—	（3.0 未満）	900	—	900	—
3～5（歳）	—	—	（3.5 未満）	—	—	（3.5 未満）	1,000	1,400 以上	1,000	1,400 以上
6～7（歳）	—	—	（4.5 未満）	—	—	（4.5 未満）	1,300	1,800 以上	1,200	1,800 以上
8～9（歳）	—	—	（5.0 未満）	—	—	（5.0 未満）	1,500	2,000 以上	1,500	2,000 以上
10～11（歳）	—	—	（6.0 未満）	—	—	（6.0 未満）	1,800	2,200 以上	1,800	2,000 以上
12～14（歳）	—	—	（7.0 未満）	—	—	（6.5 未満）	2,300	2,400 以上	1,900	2,400 以上
15～17（歳）	—	—	（7.5 未満）	—	—	（6.5 未満）	2,700	3,000 以上	2,000	2,600 以上
18～29（歳）	600（1.5）	—	（7.5 未満）	600（1.5）	—	（6.5 未満）	2,500	3,000 以上	2,000	2,600 以上
30～49（歳）	600（1.5）	—	（7.5 未満）	600（1.5）	—	（6.5 未満）	2,500	3,000 以上	2,000	2,600 以上
50～64（歳）	600（1.5）	—	（7.5 未満）	600（1.5）	—	（6.5 未満）	2,500	3,000 以上	2,000	2,600 以上
65～74（歳）	600（1.5）	—	（7.5 未満）	600（1.5）	—	（6.5 未満）	2,500	3,000 以上	2,000	2,600 以上
75 以上（歳）	600（1.5）	—	（7.5 未満）	600（1.5）	—	（6.5 未満）	2,500	3,000 以上	2,000	2,600 以上
妊婦				600（1.5）	—	（6.5 未満）			2,000	2,600 以上
授乳婦				600（1.5）	—	（6.5 未満）			2,200	2,600 以上

¹ 高血圧及び慢性腎臓病（CKD）の重症化予防のための食塩相当量の量は、男女とも 6.0 g/ 日未満とした。

1. 国民健康づくり

2. 日本人の身体状況

3. 日本人の栄養

4. 子どもの栄養

5. 人口統計

6. 国民医療と福祉

7. 食品と栄養

8. 食品の安全

9. 調理

カルシウム、マグネシウムの食事摂取基準

| 性別 | カルシウム（mg/日） | | | | | | | | マグネシウム（mg/日） | | | | | | | |
| | 男性 | | | | 女性 | | | | 男性 | | | | 女性 | | | |
年齢等	推定平均必要量	推奨量	目安量	耐容上限量	推定平均必要量	推奨量	目安量	耐容上限量	推定平均必要量	推奨量	目安量	耐容上限量[1]	推定平均必要量	推奨量	目安量	耐容上限量[1]
0～5（月）	—	—	200	—	—	—	200	—	—	—	20	—	—	—	20	—
6～11（月）	—	—	250	—	—	—	250	—	—	—	60	—	—	—	60	—
1～2（歳）	350	450	—	—	350	400	—	—	60	70	—	—	60	70	—	—
3～5（歳）	500	600	—	—	450	550	—	—	80	100	—	—	80	100	—	—
6～7（歳）	500	600	—	—	450	550	—	—	110	130	—	—	110	130	—	—
8～9（歳）	550	650	—	—	600	750	—	—	140	170	—	—	140	160	—	—
10～11（歳）	600	700	—	—	600	750	—	—	180	210	—	—	180	220	—	—
12～14（歳）	850	1,000	—	—	700	800	—	—	250	290	—	—	240	290	—	—
15～17（歳）	650	800	—	—	550	650	—	—	300	360	—	—	260	310	—	—
18～29（歳）	650	800	—	2,500	550	650	—	2,500	280	340	—	—	230	270	—	—
30～49（歳）	600	750	—	2,500	550	650	—	2,500	310	370	—	—	240	290	—	—
50～64（歳）	600	750	—	2,500	550	650	—	2,500	310	370	—	—	240	290	—	—
65～74（歳）	600	750	—	2,500	550	650	—	2,500	290	350	—	—	230	280	—	—
75以上（歳）	600	700	—	2,500	500	600	—	2,500	270	320	—	—	220	260	—	—
妊婦（付加量）					＋0	＋0	—	—					＋30	＋40	—	—
授乳婦（付加量）					＋0	＋0	—	—					＋0	＋0	—	—

[1] 通常の食品以外からの摂取量の耐容上限量は、成人の場合 350mg/日、小児では 5mg/kg 体重 / 日とした。それ以外の通常の食品からの摂取の場合、耐容上限量は設定しない。

リンの食事摂取基準 (mg/日)

| 性別 | 男性 | | 女性 | |
年齢等	目安量	耐容上限量	目安量	耐容上限量
0～5（月）	120	—	120	—
6～11（月）	260	—	260	—
1～2（歳）	500	—	500	—
3～5（歳）	700	—	700	—
6～7（歳）	900	—	800	—
8～9（歳）	1,000	—	1,000	—
10～11（歳）	1,100	—	1,000	—
12～14（歳）	1,200	—	1,000	—
15～17（歳）	1,200	—	900	
18～29（歳）	1,000	3,000	800	3,000
30～49（歳）	1,000	3,000	800	3,000
50～64（歳）	1,000	3,000	800	3,000
65～74（歳）	1,000	3,000	800	3,000
75以上（歳）	1,000	3,000	800	3,000
妊婦			800	—
授乳婦			800	—

微量ミネラル

鉄の食事摂取基準 (mg/日)

性別	男性				女性					
年齢等	推定平均必要量	推奨量	目安量	耐容上限量	月経なし		月経あり		目安量	耐容上限量
					推定平均必要量	推奨量	推定平均必要量	推奨量		
0～5（月）	—	—	0.5	—	—	—	—	—	0.5	—
6～11（月）	3.5	5.0	—	—	3.5	4.5	—	—	—	—
1～2（歳）	3.0	4.5	—	25	3.0	4.5	—	—	—	20
3～5（歳）	4.0	5.5	—	25	4.0	5.5	—	—	—	25
6～7（歳）	5.0	5.5	—	30	4.5	5.5	—	—	—	30
8～9（歳）	6.0	7.0	—	35	6.0	7.5	—	—	—	35
10～11（歳）	7.0	8.5	—	35	7.0	8.5	10.0	12.0	—	35
12～14（歳）	8.0	10.0	—	40	7.0	8.5	10.0	12.0	—	40
15～17（歳）	8.0	10.0	—	50	5.5	7.0	8.5	10.5	—	40
18～29（歳）	6.5	7.5	—	50	5.5	6.5	8.5	10.5	—	40
30～49（歳）	6.5	7.5	—	50	5.5	6.5	9.0	10.5	—	40
50～64（歳）	6.5	7.5	—	50	5.5	6.5	9.0	11.0	—	40
65～74（歳）	6.0	7.5	—	50	5.0	6.0	—	—	—	40
75以上（歳）	6.0	7.0	—	50	5.0	6.0	—	—	—	40
妊婦（付加量）初期					+2.0	+2.5	—	—	—	—
中期・後期					+8.0	+9.5	—	—	—	—
授乳婦（付加量）					+2.0	+2.5	—	—	—	—

亜鉛、銅の食事摂取基準

性別	亜鉛（mg/日）								銅（mg/日）							
	男性				女性				男性				女性			
年齢等	推定平均必要量	推奨量	目安量	耐容上限量	推定平均必要量	推奨量	目安量	耐容上限量	推定平均必要量	推奨量	目安量	耐容上限量	推定平均必要量	推奨量	目安量	耐容上限量
0～5（月）	—	—	2	—	—	—	2	—	—	—	0.3	—	—	—	0.3	—
6～11（月）	—	—	3	—	—	—	3	—	—	—	0.3	—	—	—	0.3	—
1～2（歳）	3	3	—	—	2	3	—	—	0.3	0.3	—	—	0.2	0.3	—	—
3～5（歳）	3	4	—	—	3	3	—	—	0.3	0.4	—	—	0.3	0.3	—	—
6～7（歳）	4	5	—	—	3	4	—	—	0.4	0.4	—	—	0.4	0.4	—	—
8～9（歳）	5	6	—	—	4	5	—	—	0.4	0.5	—	—	0.4	0.5	—	—
10～11（歳）	6	7	—	—	5	6	—	—	0.5	0.6	—	—	0.5	0.6	—	—
12～14（歳）	9	10	—	—	7	8	—	—	0.7	0.8	—	—	0.6	0.8	—	—
15～17（歳）	10	12	—	—	7	8	—	—	0.8	0.9	—	—	0.6	0.7	—	—
18～29（歳）	9	11	—	40	7	8	—	35	0.7	0.9	—	7	0.6	0.7	—	7
30～49（歳）	9	11	—	45	7	8	—	35	0.7	0.9	—	7	0.6	0.7	—	7
50～64（歳）	9	11	—	45	7	8	—	35	0.7	0.9	—	7	0.6	0.7	—	7
65～74（歳）	9	11	—	40	7	8	—	35	0.7	0.9	—	7	0.6	0.7	—	7
75以上（歳）	9	10	—	40	6	8	—	30	0.7	0.8	—	7	0.6	0.7	—	7
妊婦（付加量）					+1	+2	—	—					+0.1	+0.1	—	—
授乳婦（付加量）					+3	+4	—	—					+0.5	+0.6	—	—

1. 国民健康づくり
2. 日本人の身体状況
3. 日本人の栄養
4. 子どもの栄養
5. 人口統計
6. 国民医療と福祉
7. 食品と栄養
8. 食品の安全
9. 調理

1. 国民健康づくり
2. 日本人の身体状況
3. 日本人の栄養
4. 子どもの栄養
5. 人口統計
6. 国民医療と福祉
7. 食品と栄養
8. 食品の安全
9. 調理

マンガン、ヨウ素の食事摂取基準

性別	マンガン（mg/日）				ヨウ素（µg/日）							
	男性		女性		男性				女性			
年齢等	目安量	耐容上限量	目安量	耐容上限量	推定平均必要量	推奨量	目安量	耐容上限量	推定平均必要量	推奨量	目安量	耐容上限量
0〜5（月）	0.01	—	0.01	—	—	—	100	250	—	—	100	250
6〜11（月）	0.5	—	0.5	—	—	—	130	250	—	—	130	250
1〜2（歳）	1.5	—	1.5	—	35	50	—	300	35	50	—	300
3〜5（歳）	1.5	—	1.5	—	45	60	—	400	45	60	—	400
6〜7（歳）	2.0	—	2.0	—	55	75	—	550	55	75	—	550
8〜9（歳）	2.5	—	2.5	—	65	90	—	700	65	90	—	700
10〜11（歳）	3.0	—	3.0	—	80	110	—	900	80	110	—	900
12〜14（歳）	4.0	—	4.0	—	95	140	—	2,000	95	140	—	2,000
15〜17（歳）	4.5	—	3.5	—	100	140	—	3,000	100	140	—	3,000
18〜29（歳）	4.0	11	3.5	11	95	130	—	3,000	95	130	—	3,000
30〜49（歳）	4.0	11	3.5	11	95	130	—	3,000	95	130	—	3,000
50〜64（歳）	4.0	11	3.5	11	95	130	—	3,000	95	130	—	3,000
65〜74（歳）	4.0	11	3.5	11	95	130	—	3,000	95	130	—	3,000
75以上（歳）	4.0	11	3.5	11	95	130	—	3,000	95	130	—	3,000
妊婦			3.5	—					+75[2]	+110[2]	—	—[1]
授乳婦			3.5	—					+100[2]	+140[2]	—	—[1]

[1] 妊婦及び授乳婦の耐容上限量は、2,000µg/日とした。
[2] 付加量。

セレン、クロム、モリブデンの食事摂取基準

性別	セレン（µg/日）								クロム（µg/日）				モリブデン（µg/日）							
	男性				女性				男性		女性		男性				女性			
年齢等	推定平均必要量	推奨量	目安量	耐容上限量	推定平均必要量	推奨量	目安量	耐容上限量	目安量	耐容上限量	目安量	耐容上限量	推定平均必要量	推奨量	目安量	耐容上限量	推定平均必要量	推奨量	目安量	耐容上限量
0〜5（月）	—	—	15	—	—	—	15	—	0.8	—	0.8	—	—	—	2	—	—	—	2	—
6〜11（月）	—	—	15	—	—	—	15	—	1.0	—	1.0	—	—	—	5	—	—	—	5	—
1〜2（歳）	10	10	—	100	10	10	—	100	—	—	—	—	10	10	—	—	10	10	—	—
3〜5（歳）	10	15	—	100	10	10	—	100	—	—	—	—	10	10	—	—	10	10	—	—
6〜7（歳）	15	15	—	150	15	15	—	150	—	—	—	—	10	15	—	—	10	15	—	—
8〜9（歳）	15	20	—	200	15	20	—	200	—	—	—	—	15	20	—	—	15	15	—	—
10〜11（歳）	20	25	—	250	20	25	—	250	—	—	—	—	15	20	—	—	15	20	—	—
12〜14（歳）	25	30	—	350	25	30	—	300	—	—	—	—	20	25	—	—	20	25	—	—
15〜17（歳）	30	35	—	400	20	25	—	350	—	—	—	—	25	30	—	—	20	25	—	—
18〜29（歳）	25	30	—	450	20	25	—	350	10	500	10	500	20	30	—	600	20	25	—	500
30〜49（歳）	25	30	—	450	20	25	—	350	10	500	10	500	20	30	—	600	20	25	—	500
50〜64（歳）	25	30	—	450	20	25	—	350	10	500	10	500	20	30	—	600	20	25	—	500
65〜74（歳）	25	30	—	450	20	25	—	350	10	500	10	500	20	30	—	600	20	25	—	500
75以上（歳）	25	30	—	400	20	25	—	350	10	500	10	500	20	25	—	600	20	25	—	500
妊婦					+5[1]	+5[1]	—	—			10	—					+0[1]	+0[1]	—	—
授乳婦					+15[1]	+20[1]	—	—			10	—					+3[1]	+3[1]	—	—

[1] 付加量。

❷ - 21世紀における第三次国民健康づくり運動 [健康日本21（第三次）]

全ての国民が健やかで心豊かに生活できる活力ある社会とするために、平成12年に生活習慣病やその原因となる生活習慣の改善等に関する課題について目標等を選定し、国民が主体的に取り組める新たな国民健康づくり運動として「21世紀における国民健康づくり運動（健康日本21）」が策定された。

健康日本21は、壮年期死亡の減少、健康寿命の延伸及び生活の質の向上を実現することを目的とし、平成22年度を目途とした具体的な目標を提示すること等により、国民が一体となった健康づくり運動を総合的かつ効果的に推進し、国民各層

の自由な意思決定に基づく健康づくりに関する意識の向上及び取組を促そうとするものである。平成25年度からは、健康増進法に基づく方針である国民の健康の増進の総合的な推進を図るための基本的な方針を定め、「21世紀における第二次国民健康づくり運動（健康日本21（第二次））」を開始し、令和5年度までを計画期間として、取組を推進してきた。その最終評価等を踏まえ、令和6年度からの国民健康づくり運動である「21世紀における第三次国民健康づくり運動（健康日本21（第三次））」を推進するための基本方針が、令和5年5月に公表された。

○令和5年厚生労働省告示第二百七号
国民の健康の増進の総合的な推進を図るための基本的な方針

国民誰もが、より長く元気に暮らしていくための基盤として、健康の重要性はより高まってきており、平時から個人の心身の健康を保つため、健康づくりの取組を更に強化していくことが求められる。

我が国では、基本的な法制度の整備や仕組みの構築、地方公共団体、保険者、企業、教育機関、民間団体等の多様な主体による取組に加え、データヘルス・ICTの利活用、社会環境整備、ナッジやインセンティブ等の新しい要素を取り入れた取組等の諸活動の成果により、健康寿命（健康上の問題で日常生活が制限されることなく生活できる期間をいう。以下同じ。）は着実に延伸してきた。

一方で、平成25年度から令和5年度までの「二十一世紀における第二次国民健康づくり運動（健康日本21（第二次））」（以下「健康日本21（第二次）」という。）においては、主に一次予防（生活習慣を改善して健康を増進し、生活習慣病（NCDs（非感染性疾患をいう。以下同じ。））の発症を予防することをいう。）に関連する指標が悪化している、一部の性・年齢階級について悪化している指標が存在する等の課題が指摘され、また、健康増進に関連するデータの見える化・活用や国及び地方公共団体におけるPDCAサイクルの推進が不十分であること等の課題が指摘されている。

また、少子化・高齢化による総人口・生産年齢人口の減少、独居世帯の増加、女性の社会進出、労働移動の円滑化、仕事と育児・介護との両立、多様な働き方の広まり、高齢者の就労拡大等による社会の多様化、あらゆる分野におけるデジタルトランスフォーメーション（DX）の加速、次なる新興感染症も見据えた新しい生活様式への対応の進展等の社会変化が予想されている。

これらを踏まえ、この方針は、全ての国民が健やかで心豊かに生活できる持続可能な社会の実現に向け、誰一人取り残さない健康づくりの展開（Inclusion）とより実効性をもつ取組の推進（Implementation）を通じて、国民の健康の増進の総合的な推進を図るための基本的な事項を示し、令和6年度から令和17年度までの「二十一世紀における第三次国民健康づくり運動（健康日本21（第三次））」を推進するものである。

第一　国民の健康の増進の推進に関する基本的な方向
一　健康寿命の延伸と健康格差の縮小

全ての国民が健やかで心豊かに生活できる持続可能な社会の実現のため、個人の行動と健康状態の改善に加え、個人を取り巻く社会環境の整備やその質の向上を通じて、健康寿命の延伸及び健康格差（地域や社会経済状況の違いによる集団間の健康状態の差をいう。以下同じ。）の縮小を実現する。その際、個人の行動と健康状態の改善とそ

れらを促す社会環境の質の向上との関係性を念頭に取組を進める。なお、個人の行動と健康状態の改善のみが健康寿命の延伸・健康格差の縮小につながるわけではなく、社会環境の質の向上自体も健康寿命の延伸・健康格差の縮小のための重要な要素であることに留意が必要である。

二　個人の行動と健康状態の改善

国民の健康増進を推進するに当たっては、栄養・食生活、身体活動・運動、休養・睡眠、飲酒、喫煙及び歯・口腔の健康に関する生活習慣の改善（リスクファクターの低減）に加え、これらの生活習慣の定着等による生活習慣病（NCDs）の発症予防及び合併症の発症や症状の進展等の重症化予防に関し、引き続き取組を進める。

一方で、生活習慣病（NCDs）に罹患せずとも、日常生活に支障を来す状態となることもある。ロコモティブシンドローム（運動器症候群をいう。以下同じ。）、やせ、メンタル面の不調等は生活習慣病（NCDs）が原因となる場合もあるが、そうでない場合も含めてこれらを予防することが重要である。また、既にがん等の疾患を抱えている人も含め、「誰一人取り残さない」健康づくりの観点から、生活習慣病（NCDs）の発症予防及び重症化予防だけではない健康づくりが重要である。これらを踏まえ、生活機能の維持・向上の観点も踏まえた取組を推進する。

三　社会環境の質の向上

健康日本21（第二次）の期間中の動向も踏まえ、関係省庁とも連携しつつ、取組を進める。

就労、ボランティア、通いの場等の居場所づくりや社会参加の取組に加え、各人がより緩やかな関係性も含んだつながりを持つことができる環境整備や、こころの健康を守るための環境整備を行うことで、社会とのつながり・こころの健康の維持及び向上を図る。

健康な食環境や身体活動・運動を促す環境をはじめとする自然に健康になれる環境づくりの取組を実施し、健康に関心の薄い者を含む幅広い対象に向けた健康づくりを推進する。

誰もがアクセスできる健康増進のための基盤の整備として、保健・医療・福祉等へのアクセスの確保に加え、PHR（パーソナル・ヘルス・レコード）をはじめとする自らの健康情報を入手できるインフラの整備、科学的根拠に基づく健康に関する情報を入手・活用できる基盤の構築や、周知啓発の取組を行うとともに、多様な主体が健康づくりに取り組むよう促す。

四　ライフコースアプローチを踏まえた健康づくり

社会がより多様化することや、人生100年時代が本格的に到来す

27

1.
国民健康づくり

2.
日本人の身体状況

3.
日本人の栄養

4.
子どもの栄養

5.
人口統計

6.
国民医療と福祉

7.
食品と栄養

8.
食品の安全

9.
調理

ることを踏まえれば、一から三までに掲げる各要素を様々なライフステージ（乳幼児期、青壮年期、高齢期等の人の生涯における各段階をいう。以下同じ。）において享受できることがより重要であり、各ライフステージに特有の健康づくりについて、引き続き取組を進める。

加えて、現在の健康状態は、これまでの自らの生活習慣や社会環境等の影響を受ける可能性や、次世代の健康にも影響を及ぼす可能性があるものである。これらを踏まえ、ライフコースアプローチ（胎児期から高齢期に至るまでの人の生涯を経時的に捉えた健康づくりをいう。以下同じ。）について、健康づくりに関連する計画等とも連携しつつ、取組を進める。

第二　国民の健康の増進の目標に関する事項
一　目標の設定と評価

国は、全国的な目標を設定し、広く国民や関係者に対してその目標を周知するとともに、継続的に指標の推移等の調査及び分析を行い、その結果に関する情報を国民や関係者に還元することにより、関係者をはじめ広く国民一般の意識の向上を図り、及び自主的な取組を支援するものとする。

国が具体的な目標を設定するに当たっては、健康に関する科学的根拠に基づくこととし、実態の把握が継続的に可能なものとする。

また、具体的な目標は、計画期間における諸活動の達成状況の評価を目的として設定すべきであり、かつ、評価を行う時点で実際に到達したかどうか確認できるものが望ましいことから、具体的な目標については、計画開始後のおおむね9年間（令和14年度まで）を目途として設定することとする。

計画開始後6年（令和11年度）を目途に全ての目標について中間評価を行うとともに、計画開始後10年（令和15年度）を目途に最終評価を行うことにより、目標を達成するための諸活動の成果を適切に評価し、その後の健康増進の取組に反映する。中間評価及び最終評価の際に用いる比較値（以下「ベースライン値」という。）については、令和6年度までの最新値とする。

中間評価や最終評価等の事後的な実態把握のため、具体的な目標の設定に当たっては、公的統計等をデータソースとする。

二　目標設定の考え方
1　健康寿命の延伸と健康格差の縮小

健康寿命については、学術的に概念や算定方法が一定程度確立していること、令和22年までの健康寿命の延伸目標が定められていること、国民の認知度が高いこと等を踏まえ、健康日本21（第二次）から引き続き健康寿命の延伸を実現されるべき最終的な目標とする。また、社会環境の質の向上等を通じて、各生活習慣等についての格差を縮小することで、健康寿命の地域格差の縮小も目指す。具体的な目標は、別表第一のとおり設定する。

2　個人の行動と健康状態の改善
（一）生活習慣の改善

栄養・食生活、身体活動・運動、休養・睡眠、飲酒、喫煙及び歯・口腔の健康に関する目標は、それぞれ次の考え方に基づき、別表第二のとおり設定する。

栄養・食生活は、生活習慣病（NCDs）の予防のほか、生活機能の維持・向上の観点からも重要である。目標は、適正体重の維持に加え、適切な食事として、バランスの良い食事を摂っている者の増加、野菜摂取量の増加、果物摂取量の改善及び食塩摂取量の減少について設定する。

身体活動・運動は、生活習慣病（NCDs）の予防のほか、生活機能の維持・向上の観点からも重要である。目標は、次世代を含む

運動習慣の定着及び身体活動量の増加について設定する。

休養・睡眠については、これらを日常生活に適切に取り入れることが、心身の健康の観点から重要である。目標は、十分な睡眠による休養の確保、睡眠時間の確保及び労働時間の縮減について設定する。

飲酒は、生活習慣病（NCDs）をはじめとする様々な健康障害のリスク要因となり得るのみならず、事故等の社会的な問題の要因となり得る。目標は、生活習慣病（NCDs）のリスクを高める量を飲酒している者の減少及び20歳未満の者の飲酒の防止について設定する。

喫煙は、がん、循環器病、糖尿病、COPD（慢性閉塞性肺疾患をいう。以下同じ。）等の予防可能な危険因子であり、喫煙による健康被害を回避することが重要である。目標は、20歳以上の者の喫煙の減少、20歳未満の者の喫煙及び妊娠中の喫煙の防止について設定する。

歯・口腔の健康については、これが社会生活の質の向上に寄与すること等の観点から、歯科疾患の予防や口腔機能の獲得・維持・向上等の歯・口腔の健康づくりが重要である。目標は、歯周病予防、よく噛んで食べることができる者の増加及び歯科検診の受診者の増加について設定する。

（二）生活習慣病（NCDs）の発症予防・重症化予防

高齢化に伴い生活習慣病（NCDs）の有病者数の増加が見込まれており、その対策は国民の健康寿命の延伸を図る上で引き続き重要な課題である。このため、生活習慣の改善等により多くが予防可能であるがん、循環器病、糖尿病及びCOPDに関する目標を別表第二のとおり設定する。なお、国際的には、これら4つの疾患は重要なNCDsとして捉えられ、予防及び管理のための包括的な対策を講ずることが重視されている。

がんは、我が国の主要な死因であり、禁煙等の生活習慣の改善を通じた予防等に取り組むことで、罹患率・死亡率の減少を目標とする。加えて、早期発見を促すために、がん検診の受診率の向上を目標とする。

循環器病は、我が国の主要な死因であり、脳血管疾患及び心疾患の発症の危険因子となる高血圧の改善、脂質高値の減少、これらの疾患による死亡率の減少等を目標とする。

糖尿病は、患者数が多く、重大な合併症を引き起こすおそれがあり、発症予防や重症化予防が重要である。このため、有病者の増加の抑制、血糖値の適正な管理、治療中断者の減少及び合併症の減少を目標とする。

また、循環器病及び糖尿病の発症予防・重症化予防のため、メタボリックシンドローム、特定健康診査及び特定保健指導に関する目標を設定する。

COPDは、喫煙が最大の発症要因であるため、禁煙による予防が効果的であるとともに、早期発見が重要である。予防・早期発見を通じ、死亡率の減少を目標とする。

（三）生活機能の維持・向上

健康寿命の延伸を実現するには、生活習慣病（NCDs）の予防とともに、心身の健康を維持し、生活機能を可能な限り向上させることが重要である。身体の健康に関連し、ロコモティブシンドロームの予防や骨粗鬆症検診についての目標を、こころの健康に関連し、うつや不安の軽減に関する目標を設定する。

これらの具体的な目標は、別表第二のとおり設定する。

3　社会環境の質の向上

以下に示す各目標の達成を通じて、個人の行動と健康状態の改善を促し、健康寿命の延伸を図る。具体的な目標は、別表第三のとおり設

1. 国民健康づくり
2. 日本人の身体状況
3. 日本人の栄養
4. 子どもの栄養
5. 人口統計
6. 国民医療と福祉
7. 食品と栄養
8. 食品の安全
9. 調理

定する。

（一）社会とのつながり・こころの健康の維持及び向上

社会とのつながりについては、ソーシャルキャピタルの醸成が健康に影響するとされている。このため、地域の人々とのつながりや様々な社会参加を促すことを目標として設定する。

また、関連する栄養・食生活分野の目標として、地域等で共食している者の増加を設定する。

加えて、こころの健康について、地域や職域等様々な場面で課題の解決につながる環境整備を行うことが重要である。このため、メンタルヘルス対策に取り組む事業場や心のサポーターに関する目標を設定する。

（二）自然に健康になれる環境づくり

自然に健康になれる環境づくりとして、栄養・食生活、身体活動・運動、喫煙をはじめとする分野で取組が進められており、これらの取組の推進に関する目標を設定する。具体的には、「健康的で持続可能な食環境づくりのための戦略的イニシアチブ」、「居心地が良く歩きたくなる」まちなかづくり等による身体活動・運動に取り組みやすい環境整備及び受動喫煙環境に関する目標について設定する。

（三）誰もがアクセスできる健康増進のための基盤の整備

誰もがアクセスできる健康増進のための基盤の整備には、地方公共団体だけでなく、企業、民間団体等様々な主体が自発的に健康づくりに取り組むことが重要である。このため、地方公共団体、企業、民間団体等が参画するプラットフォームや健康経営に関する目標を設定する。また、栄養・食生活分野での取組として、特定給食施設（特定かつ多数の者に対して継続的に食事を供給する施設をいう。以下同じ。）に関する目標を設定する。加えて、各事業場において必要な産業保健サービスを提供している事業場に関する目標を設定する。

4 ライフコースアプローチを踏まえた健康づくり

ライフステージに特有の健康づくりやライフコースアプローチの取組を進める必要がある。特にこども、高齢者及び女性に関する目標を設定する。

幼少期からの生活習慣や健康状態は、成長してからの健康状態にも大きく影響を与えるため、こどもの健康を支える取組を進める必要がある。こども自身に加え、妊婦の健康増進を図ることが重要である。こうした観点から、こどもの頃からの運動習慣の獲得、適正体重のこどもの増加並びに20歳未満の者の飲酒及び喫煙に関する目標を設定する。

高齢期に至るまで健康を保持するためには、高齢者の健康を支えるだけでなく、若年期からの取組が重要である。こうした観点から、適正体重の高齢者の増加、ロコモティブシンドロームの予防及び社会参加の促進に関する目標を設定する。

女性については、ライフステージごとに女性ホルモンが劇的に変化するという特性等を踏まえ、人生の各段階における健康課題の解決を図ることが重要である。このため、女性に多いやせ、骨粗鬆症等の健康課題、男性とは異なる傾向にある女性の飲酒及び妊婦に関する目標を設定する。

これらの具体的な目標は、別表第四のとおり設定する。

第三 都道府県健康増進計画及び市町村健康増進計画の策定に関する基本的な事項

一 健康増進計画の目標の設定と分析・評価等（省略）

二 都道府県の役割と都道府県健康増進計画（省略）

三 市町村の役割と市町村健康増進計画（省略）

第四 国民健康・栄養調査その他の健康の増進に関する調査及び研究に関する基本的な事項

一 調査及び研究の活用（省略）

二 研究の推進（省略）

第五 健康増進事業実施者間における連携及び協力に関する基本的な事項（省略）

第六 食生活、運動、休養、飲酒、喫煙、歯の健康の保持その他の生活習慣に関する正しい知識の普及に関する事項

一 基本的な考え方（省略）

二 健康増進普及月間等（省略）

第七 その他国民の健康の増進の推進に関する重要事項

一 多様な主体による連携及び協力（省略）

二 関係する行政分野との連携（省略）

三 具体的な方策の策定（省略）

四 デジタル技術の活用（省略）

五 人材の育成（省略）

六 その他考慮すべき事項（省略）

別表第一
健康寿命の延伸と健康格差の縮小の実現に関する目標

目標	指標	目標値
① 健康寿命の延伸	日常生活に制限のない期間の平均	平均寿命の増加分を上回る健康寿命の増加（令和14年度）
② 健康格差の縮小	日常生活に制限のない期間の平均の下位4分の1の都道府県の平均	日常生活に制限のない期間の平均の上位4分の1の都道府県の平均の増加分を上回る下位4分の1の都道府県の平均の増加（令和14年度）

別表第二
個人の行動と健康状態の改善に関する目標
1 生活習慣の改善
(1) 栄養・食生活

目標	指標	目標値
① 適正体重を維持している者の増加（肥満、若年女性のやせ、低栄養傾向の高齢者の減少）	BMI18.5以上25未満（65歳以上はBMI20を超え25未満）の者の割合（年齢調整値）	66%（令和14年度）
② 児童・生徒における肥満傾向児の減少	児童・生徒における肥満傾向児の割合	令和5年度から開始する第2次成育医療等の提供に関する施策の総合的な推進に関する基本的な方針（以下「第2次成育医療等基本方針」という。）に合わせて設定
③ バランスの良い食事を摂っている者の増加	主食・主菜・副菜を組み合わせた食事が1日2回以上の日がほぼ毎日の者の割合	50%（令和14年度）
④ 野菜摂取量の増加	野菜摂取量の平均値	350g（令和14年度）
⑤ 果物摂取量の改善	果物摂取量の平均値	200g（令和14年度）
⑥ 食塩摂取量の減少	食塩摂取量の平均値	7g（令和14年度）

1. 国民健康づくり
2. 日本人の身体状況
3. 日本人の栄養
4. 子どもの栄養
5. 人口統計
6. 国民医療と福祉
7. 食品と栄養
8. 食品の安全
9. 調理

(2) 身体活動・運動

目標	指標	目標値
① 日常生活における歩数の増加	1日の歩数の平均値（年齢調整値）	7,100歩（令和14年度）
② 運動習慣者の増加	運動習慣者の割合（年齢調整値）	40%（令和14年度）
③ 運動やスポーツを習慣的に行っていないこどもの減少	1週間の総運動時間（体育授業を除く。）が60分未満の児童の割合	第2次成育医療等基本方針に合わせて設定

(3) 休養・睡眠

目標	指標	目標値
① 睡眠で休養がとれている者の増加	睡眠で休養がとれている者の割合（年齢調整値）	80%（令和14年度）
② 睡眠時間が十分に確保できている者の増加	睡眠時間が6～9時間（60歳以上については、6～8時間）の者の割合（年齢調整値）	60%（令和14年度）
③ 週労働時間60時間以上の雇用者の減少	週労働時間40時間以上の雇用者のうち、週労働時間60時間以上の雇用者の割合	5%（令和7年）

(4) 飲酒

目標	指標	目標値
① 生活習慣病（NCDs）のリスクを高める量を飲酒している者の減少	1日当たりの純アルコール摂取量が男性40g以上、女性20g以上の者の割合	10%（令和14年度）
② 20歳未満の者の飲酒をなくす	中学生・高校生の飲酒者の割合	0%（令和14年度）

(5) 喫煙

目標	指標	目標値
① 喫煙率の減少（喫煙をやめたい者がやめる）	20歳以上の者の喫煙率	12%（令和14年度）
② 20歳未満の者の喫煙をなくす	中学生・高校生の喫煙者の割合	0%（令和14年度）
③ 妊娠中の喫煙をなくす	妊婦の喫煙率	第2次成育医療等基本方針に合わせて設定

(6) 歯・口腔の健康

目標	指標	目標値
① 歯周病を有する者の減少	40歳以上における歯周炎を有する者の割合（年齢調整値）	40%（令和14年度）
② よく噛んで食べることができる者の増加	50歳以上における咀嚼良好者の割合（年齢調整値）	80%（令和14年度）
③ 歯科検診の受診者の増加	過去1年間に歯科検診を受診した者の割合	95%（令和14年度）

2 生活習慣病（NCDs）の発症予防・重症化予防
(1) がん

目標	指標	目標値
① がんの年齢調整罹患率の減少	がんの年齢調整罹患率（人口10万人当たり）	減少（令和10年度）
② がんの年齢調整死亡率の減少	がんの年齢調整死亡率（人口10万人当たり）	減少（令和10年度）
③ がん検診の受診率の向上	がん検診の受診率	60%（令和10年度）

(2) 循環器病

目標	指標	目標値
① 脳血管疾患・心疾患の年齢調整死亡率の減少	脳血管疾患・心疾患の年齢調整死亡率（人口10万人当たり）	減少（令和10年度）
② 高血圧の改善	収縮期血圧の平均値（40歳以上、内服加療中の者を含む。）（年齢調整値）	ベースライン値から5mmHgの低下（令和14年度）
③ 脂質（LDLコレステロール）高値の者の減少	LDLコレステロール160mg/dl以上の者の割合（40歳以上、内服加療中の者を含む。）（年齢調整値）	ベースライン値から25%の減少（令和14年度）
④ メタボリックシンドロームの該当者及び予備群の減少	メタボリックシンドロームの該当者及び予備群の人数（年齢調整値）	令和6年度から開始する第4期医療費適正化計画（以下「第4期医療費適正化計画」という。）に合わせて設定
⑤ 特定健康診査の実施率の向上	特定健康診査の実施率	第4期医療費適正化計画に合わせて設定
⑥ 特定保健指導の実施率の向上	特定保健指導の実施率	第4期医療費適正化計画に合わせて設定

(3) 糖尿病

目標	指標	目標値
① 糖尿病の合併症（糖尿病腎症）の減少	糖尿病腎症の年間新規透析導入患者数	12,000人（令和14年度）
② 治療継続者の増加	治療継続者の割合	75%（令和14年度）
③ 血糖コントロール不良者の減少	HbA1c8.0%以上の者の割合	1.0%（令和14年度）
④ 糖尿病有病者の増加の抑制	糖尿病有病者数（糖尿病が強く疑われる者）の推計値	1,350万人（令和14年度）
⑤ メタボリックシンドロームの該当者及び予備群の減少（再掲）	メタボリックシンドロームの該当者及び予備群の人数（年齢調整値）	第4期医療費適正化計画に合わせて設定
⑥ 特定健康診査の実施率の向上（再掲）	特定健康診査の実施率	第4期医療費適正化計画に合わせて設定
⑦ 特定保健指導の実施率の向上（再掲）	特定保健指導の実施率	第4期医療費適正化計画に合わせて設定

(4) COPD

目標	指標	目標値
COPDの死亡率の減少	COPDの死亡率（人口10万人当たり）	10.0（令和14年度）

3 生活機能の維持・向上

目標	指標	目標値
① ロコモティブシンドロームの減少	足腰に痛みのある高齢者の人数（人口千人当たり）（65歳以上）	210人（令和14年度）
② 骨粗鬆症検診受診率の向上	骨粗鬆症検診受診率	15%（令和14年度）
③ 心理的苦痛を感じている者の減少	K6（こころの状態を評価する指標）の合計得点が10点以上の者の割合	9.4%（令和14年度）

1. 国民健康づくり
2. 日本人の身体状況
3. 日本人の栄養
4. 子どもの栄養
5. 人口統計
6. 国民医療と福祉
7. 食品と栄養
8 食品の安全
9 調理

別表第三
社会環境の質の向上に関する目標
1　社会とのつながり・こころの健康の維持及び向上

目標	指標	目標値
① 地域の人々との つながりが強いと 思う者の増加	地域の人々とのつながり が強いと思う者の割合	45% （令和14年度）
② 社会活動を行って いる者の増加	いずれかの社会活動 （就労・就学を含む。）を 行っている者の割合	ベースライン値 から5%の増加 （令和14年度）
③ 地域等で共食して いる者の増加	地域等で共食している 者の割合	30% （令和14年度）
④ メンタルヘルス対策に 取り組む事業場の増加	メンタルヘルス対策に 取り組む事業場の割合	80% （令和9年度）
⑤ 心のサポーター数の増 加	心のサポーター数	100万人 （令和15年度）

2　自然に健康になれる環境づくり

目標	指標	目標値
① 「健康的で持続可能な 食環境づくりのための 戦略的イニシアチブ」 の推進	「健康的で持続可能な食環 境づくりのための戦略的 イニシアチブ」に登録さ れている都道府県数	47都道府県 （令和14年度）
② 「居心地が良く歩きた くなる」まちなかづく りに取り組む市町村数 の増加	滞在快適性等向上区域（ま ちなかウォーカブル区域） を設定している市町村数	100市町村 （令和7年度）
③ 望まない受動喫煙の 機会を有する者の 減少	望まない受動喫煙（家庭・ 職場・飲食店）の機会を 有する者の割合	望まない受動喫煙 のない社会の実現 （令和14年度）

3　誰もがアクセスできる健康増進のための基盤の整備

目標	指標	目標値
① スマート・ライフ・ プロジェクト活動企 業・団体の増加	スマート・ライフ・プロジェ クトへ参画し活動している 企業・団体数	1,500団体 （令和14年度）
② 健康経営の推進	保険者とともに健康経営に 取り組む企業数	10万社 （令和7年度）
③ 利用者に応じた 食事提供をしている 特定給食施設の増加	管理栄養士・栄養士を配置 している施設（病院、介護 老人保健施設、介護医療院 を除く。）の割合	75% （令和14年度）
④ 必要な産業保健サー ビスを提供している 事業場の増加	各事業場において必要な産 業保健サービスを提供して いる事業場の割合	80% （令和9年度）

別表第四
ライフコースアプローチを踏まえた健康づくりに関する目標
(1) こども

目標	指標	目標値
① 運動やスポーツを 習慣的に行っていないこ どもの減少（再掲）	1週間の総運動時間 （体育授業を除く。）が 60分未満の児童の割合	第2次成育医療等 基本方針に 合わせて設定
② 児童・生徒における 肥満傾向児の減少 （再掲）	児童・生徒における 肥満傾向児の割合	第2次成育医療等 基本方針に 合わせて設定
③ 20歳未満の者の 飲酒をなくす（再掲）	中学生・高校生の 飲酒者の割合	0% （令和14年度）
④ 20歳未満の者の喫煙を なくす（再掲）	中学生・高校生の 喫煙者の割合	0% （令和14年度）

(2) 高齢者

目標	指標	目標値
① 低栄養傾向の高齢者の 減少（適正体重を維持 している者の増加の一 部を再掲）	BMI20以下の 高齢者（65歳以上）の 割合	13% （令和14年度）
② ロコモティブシンド ロームの減少（再掲）	足腰に痛みのある高齢者 の人数（人口千人当たり） （65歳以上）	210人 （令和14年度）
③ 社会活動を行っている 高齢者の増加（社会活 動を行っている者の増 加の一部を再掲）	いずれかの社会活動（就 労・就学を含む。）を行っ ている高齢者（65歳以 上）の割合	ベースライン値 から10%の増加 （令和14年度）

(3) 女性

目標	指標	目標値
① 若年女性のやせの減少 （適正体重を維持している 者の増加の一部を再掲）	BMI18.5未満の20 歳～30歳代女性の 割合	15% （令和14年度）
② 骨粗鬆症検診受診率の 向上（再掲）	骨粗鬆症検診受診率	15% （令和14年度）
③ 生活習慣病（NCDs）のリ スクを高める量を飲酒して いる女性の減少（生活習慣 病（NCDs）のリスクを高 める量を飲酒している者の 減少の一部を再掲）	1日当たりの純アル コール摂取量が20 g以上の女性の割合	6.4% （令和14年度）
④ 妊娠中の喫煙をなくす （再掲）	妊婦の喫煙率	第2次成育医療等 基本方針に 合わせて設定

1.
国民健康づくり

2.
日本人の身体状況

3.
日本人の栄養

4.
子どもの栄養

5.
人口統計

6.
国民医療と福祉

7.
食品と栄養

8.
食品の安全

9.
調理

❸ － 健康増進法

　国民の健康づくりや疾病予防を積極的に推進するために、平成12年「健康日本21」が実施され、平成13年11月29日に「医療制度改革大綱」が策定された。本大綱の中で「健康寿命の延伸・生活の質の向上を実現するため、健康づくりや疾病予防を積極的に推進する。そのため、早急に法的基盤を含め環境整備を進める」との指摘がなされた。これを受けて、医療制度改革の一環として、平成14年3月1日、第154回通常国会に「健康増進法」案を提出し、6月21日に衆議院、7月26日に参議院で可決され、成立に至り、8月2日公布された。「健康増進法」は、全九章で構成されており、第一章総則には目的とならんで、国民の責務、国及び地方公共団体の責務、健康増進事業実施者の責務が掲げられている。平成15年4月30日には、第七条第1項の規定に基づき、「国民の健康の増進の総合的な推進を図るための基本的な方針」が公表された。また、平成30年7月25日には、「健康増進法の一部を改正する法律」が公布され、令和2年4月1日より全面施行された。なお、本法律改正に伴う政省令等の整備については、今後、順次行うこととされている。

公布：平成14年8月2日法律第103号
施行：平成15年5月1日
最終改正：令和4年6月22日法律第77号

第一章　総則（第一条～第六条）
第二章　基本方針等（第七条～第九条）
第三章　国民健康・栄養調査等（第十条～第十六条の二）
第四章　保健指導等（第十七条～第十九条の五）
第五章　特定給食施設（第二十条～第二十四条）
第六章　受動喫煙防止
　第一節　総則（第二十五条～第二十八条）
　第二節　受動喫煙を防止するための措置（第二十九条～第四十二条）
第七章　特別用途表示等（第四十三条～第六十七条）
第八章　雑則（第六十八条・第六十九条）
第九章　罰則（第七十条～第七十八条）
附則

第一章　総則

（目的）
第一条　この法律は、我が国における急速な高齢化の進展及び疾病構造の変化に伴い、国民の健康の増進の重要性が著しく増大していることにかんがみ、国民の健康の増進の総合的な推進に関し基本的な事項を定めるとともに、国民の栄養の改善その他の国民の健康の増進を図るための措置を講じ、もって国民保健の向上を図ることを目的とする。

（国民の責務）
第二条　国民は、健康な生活習慣の重要性に対する関心と理解を深め、生涯にわたって、自らの健康状態を自覚するとともに、健康の増進に努めなければならない。

（国及び地方公共団体の責務）
第三条　国及び地方公共団体は、教育活動及び広報活動を通じた健康の増進に関する正しい知識の普及、健康の増進に関する情報の収集、整理、分析及び提供並びに研究の推進並びに健康の増進に係る人材の養成及び資質の向上を図るとともに、健康増進事業実施者その他の関係者に対し、必要な技術的援助を与えることに努めなければならない。

（健康増進事業実施者の責務）
第四条　健康増進事業実施者は、健康教育、健康相談その他国民の健康の増進のために必要な事業（以下「健康増進事業」という。）を積極的に推進するよう努めなければならない。

（関係者の協力）
第五条　国、都道府県、市町村（特別区を含む。以下同じ。）、健康増進事業実施者、医療機関その他の関係者は、国民の健康の増進の総合的な推進を図るため、相互に連携を図りながら協力するよう努めなければならない。

（定義）
第六条　この法律において「健康増進事業実施者」とは、次に掲げる者をいう。
　一　健康保険法（大正十一年法律第七十号）の規定により健康増進事業を行う全国健康保険協会、健康保険組合又は健康保険組合連合会
　二　船員保険法（昭和十四年法律第七十三号）の規定により健康増進事業を行う全国健康保険協会
　三　国民健康保険法（昭和三十三年法律第百九十二号）の規定により健康増進事業を行う市町村、国民健康保険組合又は国民健康保険団体連合会
　四　国家公務員共済組合法（昭和三十三年法律第百二十八号）の規定により健康増進事業を行う国家公務員共済組合又は国家公務員共済組合連合会
　五　地方公務員等共済組合法（昭和三十七年法律第百五十二号）の規定により健康増進事業を行う地方公務員共済組合又は全国市町村職員共済組合連合会
　六　私立学校教職員共済法（昭和二十八年法律第二百四十五号）の規定により健康増進事業を行う日本私立学校振興・共済事業団
　七　学校保健安全法（昭和三十三年法律第五十六号）の規定により健康増進事業を行う者
　八　母子保健法（昭和四十年法律第百四十一号）の規定により健康増進事業を行う市町村
　九　労働安全衛生法（昭和四十七年法律第五十七号）の規定により健康増進事業を行う事業者
　十　高齢者の医療の確保に関する法律（昭和五十七年法律第八十号）の規定により健康増進事業を行う全国健康保険協会、健康保険組合、市町村、国民健康保険組合、共済組合、日本私立学校振興・共済事業団又は後期高齢者医療広域連合
　十一　介護保険法（平成九年法律第百二十三号）の規定により健康増進事業を行う市町村
　十二　この法律の規定により健康増進事業を行う市町村
　十三　その他健康増進事業を行う者であって、政令で定めるもの

（基本方針）

第七条　厚生労働大臣は、国民の健康の増進の総合的な推進を図るための基本的な方針（以下「基本方針」という。）を定めるものとする。

2　基本方針は、次に掲げる事項について定めるものとする。

一　国民の健康の増進の推進に関する基本的な方向

二　国民の健康の増進の目標に関する事項

三　次条第一項の都道府県健康増進計画及び同条第二項の市町村健康増進計画の策定に関する基本的な事項

四　第十条第一項の国民健康・栄養調査その他の健康の増進に関する調査及び研究に関する基本的な事項

五　健康増進事業実施者間における連携及び協力に関する基本的な事項

六　食生活、運動、休養、飲酒、喫煙、歯の健康の保持その他の生活習慣に関する正しい知識の普及に関する事項

七　その他国民の健康の増進の推進に関する重要事項

3　厚生労働大臣は、基本方針を定め、又はこれを変更しようとするときは、あらかじめ、関係行政機関の長に協議するものとする。

4　厚生労働大臣は、基本方針を定め、又はこれを変更したときは、遅滞なく、これを公表するものとする。

（都道府県健康増進計画等）

第八条　都道府県は、基本方針を勘案して、当該都道府県の住民の健康の増進の推進に関する施策についての基本的な計画（以下「都道府県健康増進計画」という。）を定めるものとする。

2　市町村は、基本方針及び都道府県健康増進計画を勘案して、当該市町村の住民の健康の増進の推進に関する施策についての計画（以下「市町村健康増進計画」という。）を定めるよう努めるものとする。

3　国は、都道府県健康増進計画又は市町村健康増進計画に基づいて住民の健康増進のために必要な事業を行う都道府県又は市町村に対し、予算の範囲内において、当該事業に要する費用の一部を補助することができる。

（健康診査の実施等に関する指針）

第九条　厚生労働大臣は、生涯にわたる国民の健康の増進に向けた自主的な努力を促進するため、健康診査の実施及びその結果の通知、健康手帳（自らの健康管理のために必要な事項を記載する手帳をいう。）の交付その他の措置に関し、健康増進事業実施者に対する健康診査の実施等に関する指針（以下「健康診査等指針」という。）を定めるものとする。

2　厚生労働大臣は、健康診査等指針を定め、又はこれを変更しようとするときは、あらかじめ、内閣総理大臣、総務大臣、財務大臣及び文部科学大臣に協議するものとする。

3　厚生労働大臣は、健康診査等指針を定め、又はこれを変更したときは、遅滞なく、これを公表するものとする。

（以下省略）

健康増進法の一部を改正する法律（平成 30 年法律第 78 号）

（改正の趣旨）

望まない受動喫煙の防止を図るため、多数の者が利用する施設等の区分に応じ、当該施設等の一定の場所を除き喫煙を禁止するとともに、当該施設等の管理について権原を有する者が講ずべき措置等について定める。

【基本的考え方 第1】「望まない受動喫煙」をなくす

受動喫煙が他人に与える健康影響と、喫煙者が一定程度いる現状を踏まえ、屋内において、受動喫煙にさらされることを望まない者がそのような状況に置かれることのないようにすることを基本に、「望まない受動喫煙」をなくす。

【基本的考え方 第2】受動喫煙による健康影響が大きい子ども、患者等に特に配慮

子どもなど20歳未満の者、患者等は受動喫煙による健康影響が大きいことを考慮し、こうした方々が主たる利用者となる施設や、屋外について、受動喫煙対策を一層徹底する。

【基本的考え方 第3】施設の類型・場所ごとに対策を実施

「望まない受動喫煙」をなくすという観点から、施設の類型・場所ごとに、主たる利用者の違いや、受動喫煙が他人に与える健康影響の程度に応じ、禁煙措置や喫煙場所の特定を行うとともに、掲示の義務付けなどの対策を講ずる。

その際、既存の飲食店のうち経営規模が小さい事業者が運営するものについては、事業継続に配慮し、必要な措置を講ずる。

出所　厚生労働省ホームページ

1. 国民健康づくり

2. 日本人の身体状況

3. 日本人の栄養

4. 子どもの栄養

5. 人口統計

6. 国民医療と福祉

7. 食品と栄養

8. 食品の安全

9. 調理

1. 国民健康づくり

2. 日本人の身体状況

3. 日本人の栄養

4. 子どもの栄養

5. 人口統計

6. 国民医療と福祉

7. 食品と栄養

8. 食品の安全

9. 調理

❹ − 食育基本法

国民の心身の健康の確保を目指し、平成16年から審議されていた「食育基本法」が、平成17年6月10日、参議院本会議で可決・成立し、17日交付された。本法律が制定された背景には、わが国の食生活の乱れ（栄養の偏り、不規則な食事、肥満や生活習慣病の増加、過度の痩身志向、食環境の変化など）、とりわけ子どもたちの食生活の乱れが顕著であり、将来の生活習慣病を予防することが視野にある。すなわち、少子高齢社会のわが国では、健康で長寿をまっとうすることが医療費の節減にもつながることである。

「食育基本法」は、前文と全四章ならびに附則で構成され、第一章第一条に、その目的がうたわれている。本法律により、平成17年4月からスタートした栄養教諭制度とあわせ、子どもたちをはじめとする国民全体に対しての「食育」の方向性が示されたことになる。

「食育基本法」にもとづいて策定された「食育推進基本計画」は、平成18年度から平成22年度までの食育の推進の成果と課題をふまえ、平成23年3月、「第2次食育推進基本計画」が作成された。その後5年ごとに作成され、令和3年度からは、「第4次食育推進基本計画」が運用されている（詳しくは、農林水産省ホームページの消費・安全局に掲載）。

公布：平成17年6月17日法律第63号
施行：平成17年7月15日
最終改正：平成27年9月11日法律第66号

目次

二十一世紀における我が国の発展のためには、子どもたちが健全な心と身体を培い、未来や国際社会に向かって羽ばたくことができるようにするとともに、すべての国民が心身の健康を確保し、生涯にわたって生き生きと暮らすことができるようにすることが大切である。

子どもたちが豊かな人間性をはぐくみ、生きる力を身に付けていくためには、何よりも「食」が重要である。今、改めて、食育を、生きる上での基本であって、知育、徳育及び体育の基礎となるべきものと位置付けるとともに、様々な経験を通じて「食」に関する知識と「食」を選択する力を習得し、健全な食生活を実践することができる人間を育てる食育を推進することが求められている。もとより、食育はあらゆる世代の国民に必要なものであるが、子どもたちに対する食育は、心身の成長及び人格の形成に大きな影響を及ぼし、生涯にわたって健全な心と身体を培い豊かな人間性をはぐくんでいく基礎となるものである。

一方、社会経済情勢がめまぐるしく変化し、日々忙しい生活を送る中で、人々は、毎日の「食」の大切さを忘れがちである。国民の食生活においては、栄養の偏り、不規則な食事、肥満や生活習慣病の増加、過度の痩身志向などの問題に加え、新たな「食」の安全上の問題や、「食」の海外への依存の問題が生じており、「食」に関する情報が社会に氾濫する中で、人々は、食生活の改善の面からも、「食」の安全の確保の面からも、自ら「食」のあり方を学ぶことが求められている。また、豊かな緑と水に恵まれた自然の下で先人からはぐくまれてきた、地域の多様性と豊かな味覚や文化の香りあふれる日本の「食」が失われる危機にある。

こうした「食」をめぐる環境の変化の中で、国民の「食」に関する考え方を育て、健全な食生活を実現することが求められるとともに、都市と農山漁村の共生・対流を進め、「食」に関する消費者と生産者との信頼関係を構築して、地域社会の活性化、豊かな食文化の継承及び発展、環境と調和のとれた食料の生産及び消費の推進並びに食料自給率の向上に寄与することが期待されている。

国民一人一人が「食」について改めて意識を高め、自然の恩恵や「食」に関わる人々の様々な活動への感謝の念や理解を深めつつ、「食」に関して信頼できる情報に基づく適切な判断を行う能力を身に付けることによって、心身の健康を増進する健全な食生活を実践するために、今こそ、家庭、学校、保育所、地域等を中心に、国民運動として、食育の推進に取り組んでいくことが、我々に課せられている課題である。さらに、食育の推進に関する我が国の取組が、海外との交流等を通じて食育に関し

て国際的に貢献することにつながることも期待される。

ここに、食育について、基本理念を明らかにしてその方向性を示し、国、地方公共団体及び国民の食育の推進に関する取組を総合的かつ計画的に推進するため、この法律を制定する。

第一章　総則
（目的）
第一条　この法律は、近年における国民の食生活をめぐる環境の変化に伴い、国民が生涯にわたって健全な心身を培い、豊かな人間性をはぐくむための食育を推進することが緊要な課題となっていることにかんがみ、食育に関し、基本理念を定め、及び国、地方公共団体等の責務を明らかにするとともに、食育に関する施策の基本となる事項を定めることにより、食育に関する施策を総合的かつ計画的に推進し、もって現在及び将来にわたる健康で文化的な国民の生活と豊かで活力ある社会の実現に寄与することを目的とする。

（国民の心身の健康の増進と豊かな人間形成）
第二条　食育は、食に関する適切な判断力を養い、生涯にわたって健全な食生活を実現することにより、国民の心身の健康の増進と豊かな人間形成に資することを旨として、行われなければならない。

（食に関する感謝の念と理解）
第三条　食育の推進に当たっては、国民の食生活が、自然の恩恵の上に成り立っており、また、食に関わる人々の様々な活動に支えられていることについて、感謝の念や理解が深まるよう配慮されなければならない。

（食育推進運動の展開）
第四条　食育を推進するための活動は、国民、民間団体等の自発的意思を尊重し、地域の特性に配慮し、地域住民その他の社会を構成する多様な主体の参加と協力を得るものとするとともに、その連携を図りつつ、あまねく全国において展開されなければならない。

（子どもの食育における保護者、教育関係者等の役割）
第五条　食育は、父母その他の保護者にあっては、家庭が食育において重要な役割を有していることを認識するとともに、子どもの教育、保育等を行う者にあっては、教育、保育等における食育の重要性を十分自覚し、積極的に子どもの食育の推進に関する活動に取り組むこととなるよう、行われなければならない。

（食に関する体験活動と食育推進活動の実践）
第六条　食育は、広く国民が家庭、学校、保育所、地域その他のあらゆる機会とあらゆる場所を利用して、食料の生産から消費等に至るまでの食に関する様々な体験活動を行うとともに、自ら食育の推進のための活動を実践することにより、食に関する理解を深めることを旨として、行われなければならない。

（伝統的な食文化、環境と調和した生産等への配意及び農山漁村の活性化と食料自給率の向上への貢献）
第七条　食育は、我が国の伝統のある優れた食文化、地域の特性を生かした食生活、環境と調和のとれた食料の生産とその消費等に配意し、我が国の食料の需要及び供給の状況についての国民の理解を深めるとともに、食料の生産者と消費者との交流等を図ることにより、農山漁村の活性化と我が国の食料自給率の向上に資するよう、推進されなければならない。

（食品の安全性の確保等における食育の役割）
第八条　食育は、食品の安全性が確保され安心して消費できることが健全な食生活の基礎であることにかんがみ、食品の安全性をはじめとする食に関する幅広い情報の提供及びこれについての意見交換が、食に関する知識と理解を深め、国民の適切な食生活の実践に資することを旨として、国際的な連携を図りつつ積極的に行われなければならない。

（国の責務）
第九条　国は、第二条から前条までに定める食育に関する基本理念（以下「基本理念」という。）にのっとり、食育の推進に関する施策を総合的かつ計画的に策定し、及び実施する責務を有する。

（地方公共団体の責務）
第十条　地方公共団体は、基本理念にのっとり、食育の推進に関し、国との連携を図りつつ、その地方公共団体の区域の特性を生かした自主的な施策を策定し、及び実施する責務を有する。

（教育関係者等及び農林漁業者等の責務）
第十一条　教育並びに保育、介護その他の社会福祉、医療及び保健（以下「教育等」という。）に関する職務に従事する者並びに教育等に関する関係機関及び関係団体（以下「教育関係者等」という。）は、食に関する関心及び理解の増進に果たすべき重要な役割にかんがみ、基本理念にのっとり、あらゆる機会とあらゆる場所を利用して、積極的に食育を推進するよう努めるとともに、他の者の行う食育の推進に関する活動に協力するよう努めるものとする。
2　農林漁業者及び農林漁業に関する団体（以下「農林漁業者等」という。）は、農林漁業に関する体験活動等が食に関する国民の関心及び理解を増進する上で重要な意義を有することにかんがみ、基本理念にのっとり、農林漁業に関する多様な体験の機会を積極的に提供し、自然の恩恵と食に関わる人々の活動の重要性について、国民の理解が深まるよう努めるとともに、教育関係者等と相互に連携して食育の推進に関する活動を行うよう努めるものとする。

（食品関連事業者等の責務）
第十二条　食品の製造、加工、流通、販売又は食事の提供を行う事業者及びその組織する団体（以下「食品関連事業者等」という。）は、基本理念にのっとり、その事業活動に関し、自主的かつ積極的に食育の推進に自ら努めるとともに、国又は地方公共団体が実施する食育の推進に関する施策その他の食育の推進に関する活動に協力するよう努めるものとする。

（国民の責務）
第十三条　国民は、家庭、学校、保育所、地域その他の社会のあらゆる分野において、基本理念にのっとり、生涯にわたり健全な食生活の実現に自ら努めるとともに、食育の推進に寄与するよう努めるものとする。

（法制上の措置等）
第十四条　政府は、食育の推進に関する施策を実施するため必要な法制上又は財政上の措置その他の措置を講じなければならない。

（年次報告）
第十五条　政府は、毎年、国会に、政府が食育の推進に関して講じた施策に関する報告書を提出しなければならない。

第二章　食育推進基本計画等
（食育推進基本計画）
第十六条　食育推進会議は、食育の推進に関する施策の総合的かつ計画的な推進を図るため、食育推進基本計画を作成するものとする。
2　食育推進基本計画は、次に掲げる事項について定めるものとする。
　一　食育の推進に関する施策についての基本的な方針
　二　食育の推進の目標に関する事項
　三　国民等の行う自発的な食育推進活動等の総合的な促進に関する事項
　四　前三号に掲げるもののほか、食育の推進に関する施策を総合的かつ計画的に推進するために必要な事項
3　食育推進会議は、第一項の規定により食育推進基本計画を作成したときは、速やかにこれを農林水産大臣に報告し、及び関係行政機関の長に通知するとともに、その要旨を公表しなければならない。
4　前項の規定は、食育推進基本計画の変更について準用する。

（都道府県食育推進計画）
第十七条　都道府県は、食育推進基本計画を基本として、当該都道府県の区域内における食育の推進に関する施策についての計画（以下「都道府県食育推進計画」という。）を作成するよう努めなければならない。
2　都道府県（都道府県食育推進会議が置かれている都道府県にあっては、都道府県食育推進会議）は、都道府県食育推進計画を作成し、又は変更したときは、速やかに、その要旨を公表しなければならない。

（市町村食育推進計画）
第十八条　市町村は、食育推進基本計画（都道府県食育推進計画が作成されているときは、食育推進基本計画及び都道府県食育推進計画）を基本として、当該市町村の区域内における食育の推進に関する施策についての計画（以下「市町村食育推進計画」という。）を作成するよう努めなければならない。
2　市町村（市町村食育推進会議が置かれている市町村にあっては、市町村食育推進会議）は、市町村食育推進計画を作成し、又は変更したときは、速やかに、その要旨を公表しなければならない。

第三章　基本的施策
（家庭における食育の推進）
第十九条　国及び地方公共団体は、父母その他の保護者及び子どもの食に対する関心及び理解を深め、健全な食習慣の確立に資するよう、親子で参加する料理教室その他の食事についての望ましい習慣を学びながら食を楽しむ機会の提供、健康美に関する知識の啓発その他の適切な栄養管理に関する知識の普及及び情報の提供、妊産婦に対する栄養指導又は乳幼児をはじめとする子どもを対象とする発達段階に応じた栄養指導その他の家庭における食育の推進を支援するために必要な施策を講ずるものとする。

（学校、保育所等における食育の推進）
第二十条　国及び地方公共団体は、学校、保育所等において魅力ある食育の推進に関する活動を効果的に促進することにより子どもの健全な食生活の実現及び健全な心身の成長が図られるよう、学校、保育所等における食育の推進のための指針の作成に関する支援、食育の指導にふさわしい教職員の設置及び指導的立場にある者の食育の推進において果たすべき役割についての意識の啓発その他の食育に関する指導体制の整備、学校、保育所等又は地域の特色を生かした学校給食等の実施、教育の一環として行われる農場等における実習、食品の調理、食品廃棄物の再生利用等様々な体験活動を通じた子どもの食に関する理解の促進、過度の痩身又は肥満の心身の健康に及ぼす影響等についての知識の啓発その他必要な施策を講ずるものとする。

（地域における食生活の改善のための取組の推進）
第二十一条　国及び地方公共団体は、地域において、栄養、食習慣、食料の消費等に関する食生活の改善を推進し、生活習慣病を予防して健康を増進するため、健全な食生活に関する指針の策定及び普及啓発、地域における食育の推進に関する専門的知識を有する者の養成及び資質の向上並びにその活用、保健所、市町村保健センター、医療機関等における

1. 国民健康づくり
2. 日本人の身体状況
3. 日本人の栄養
4. 子どもの栄養
5. 人口統計
6. 国民医療と福祉
7. 食品と栄養
8. 食品の安全
9. 調理

1. 国民健康づくり

2. 日本人の身体状況

3. 日本人の栄養

4. 子どもの栄養

5. 人口統計

6. 国民医療と福祉

7. 食品と栄養

8. 食品の安全

9. 調理

食育に関する普及及び啓発活動の推進、医学教育等における食育に関する指導の充実、食品関連事業者等が行う食育の推進のための活動への支援等必要な施策を講ずるものとする。

（食育推進運動の展開）
第二十二条　国及び地方公共団体は、国民、教育関係者等、農林漁業者等、食品関連事業者等その他の事業者若しくはその組織する団体又は消費生活の安定及び向上等のための活動を行う民間の団体が自発的に行う食育の推進に関する活動が、地域の特性を生かしつつ、相互に緊密な連携協力を図りながらあまねく全国において展開されるようにするとともに、関係者相互間の情報及び意見の交換が促進されるよう、食育の推進に関する普及啓発を図るための行事の実施、重点的かつ効果的に食育の推進に関する活動を推進するための期間の指定その他必要な施策を講ずるものとする。
2　国及び地方公共団体は、食育の推進に当たっては、食生活の改善のための活動その他の食育の推進に関する活動に携わるボランティアが果たしている役割の重要性にかんがみ、これらのボランティアとの連携協力を図りながら、その活動の充実が図られるよう必要な施策を講ずるものとする。

（生産者と消費者との交流の促進、環境と調和のとれた農林漁業の活性化等）
第二十三条　国及び地方公共団体は、生産者と消費者との間の交流の促進等により、生産者と消費者との信頼関係を構築し、食品の安全性の確保、食料資源の有効な利用の促進及び国民の食に対する理解と関心の増進を図るとともに、環境と調和のとれた農林漁業の活性化に資するため、農林水産物の生産、食品の製造、流通等における体験活動の促進、農林水産物の生産された地域内の学校給食等における利用その他のその地域内における消費の促進、創意工夫を生かした食品廃棄物の発生の抑制及び再生利用等必要な施策を講ずるものとする。

（食文化の継承のための活動への支援等）
第二十四条　国及び地方公共団体は、伝統的な行事や作法と結びついた食文化、地域の特色ある食文化等我が国の伝統のある優れた食文化の継承を推進するため、これらに関する啓発及び知識の普及その他の必要な施策を講ずるものとする。

（食品の安全性、栄養その他の食生活に関する調査、研究、情報の提供及び国際交流の推進）
第二十五条　国及び地方公共団体は、すべての世代の国民の適切な食生活の選択に資するよう、国民の食生活に関し、食品の安全性、栄養、食習慣、食料の生産、流通及び消費並びに食品廃棄物の発生及びその再生利用の状況等について調査及び研究を行うとともに、必要な各種の情報の収集、整理及び提供、データベースの整備その他食に関する正確な情報を迅速に提供するために必要な施策を講ずるものとする。
2　国及び地方公共団体は、食育の推進に資するため、海外における食品の安全性、栄養、食習慣等の食生活に関する情報の収集、食育に関する研究者等の国際的交流、食育の推進に関する活動についての情報交換その他国際交流の推進のために必要な施策を講ずるものとする。

第四章　食育推進会議等
（食育推進会議の設置及び所掌事務）
第二十六条　農林水産省に、食育推進会議を置く。
2　食育推進会議は、次に掲げる事務をつかさどる。
　一　食育推進基本計画を作成し、及びその実施を推進すること。
　二　前号に掲げるもののほか、食育の推進に関する重要事項について審議し、及び食育の推進に関する施策の実施を推進すること。

（組織）
第二十七条　食育推進会議は、会長及び委員二十五人以内をもって組織する。

（会長）
第二十八条　会長は、農林水産大臣をもって充てる。
2　会長は、会務を総理する。
3　会長に事故があるときは、あらかじめその指名する委員がその職務を代理する。

（委員）
第二十九条　委員は、次に掲げる者をもって充てる。
　一　農林水産大臣以外の国務大臣のうちから、農林水産大臣の申出により、内閣総理大臣が指定する者
　二　食育に関して十分な知識と経験を有する者のうちから、農林水産大臣が任命する者
2　前項第二号の委員は、非常勤とする。

（委員の任期）
第三十条　前条第一項第二号の委員の任期は、二年とする。ただし、補欠の委員の任期は、前任者の残任期間とする。
2　前条第一項第二号の委員は、再任されることができる。

（政令への委任）
第三十一条　この章に定めるもののほか、食育推進会議の組織及び運営に関し必要な事項は、政令で定める。

（都道府県食育推進会議）
第三十二条　都道府県は、その都道府県の区域における食育の推進に関して、都道府県食育推進計画の作成及びその実施の推進のため、条例で定めるところにより、都道府県食育推進会議を置くことができる。
2　都道府県食育推進会議の組織及び運営に関し必要な事項は、都道府県の条例で定める。

（市町村食育推進会議）
第三十三条　市町村は、その市町村の区域における食育の推進に関して、市町村食育推進計画の作成及びその実施の推進のため、条例で定めるところにより、市町村食育推進会議を置くことができる。
2　市町村食育推進会議の組織及び運営に関し必要な事項は、市町村の条例で定める。

附則抄
（施行期日）
第一条　この法律は、公布の日から起算して一月を超えない範囲内において政令で定める日から施行する。

附　則　（平成二一年六月五日法律第四九号）　抄
（施行期日）
第一条　この法律は、消費者庁及び消費者委員会設置法（平成二十一年法律第四十八号）の施行の日から施行する。

附　則　（平成二七年九月一一日法律第六六号）　抄
（施行期日）
第一条　この法律は、平成二十八年四月一日から施行する。ただし次の各号に掲げる規定は、当該各号に定める日から施行する。
　一　附則第七条の規定　公布の日
（食育基本法の一部改正に伴う経過措置）
第四条　この法律の施行の際現に第二十五条の規定による改正前の食育基本法第二十六条第一項の規定により置かれている食育推進会議は、第二十五条の規定による改正後の食育基本法第二十六条第一項の規定により置かれる食育推進会議となり、同一性をもって存続するものとする。
（政令への委任）
第七条　附則第二条から前条までに定めるもののほか、この法律の施行に関し必要な経過措置は、政令で定める。

❺ − 健康づくりのための身体活動・運動ガイドについて

身体活動・運動分野における国民の健康づくりのための取組は、平成元年に「健康づくりのための運動所要量」、平成5年度に「健康づくりのための運動指針」が策定され、平成18年には「健康づくりのための運動基準2006」及び「健康づくりのための運動指針2006（エクササイズガイド2006）」が策定された。平成25年には、健康日本21（第二次）の開始に伴い、「健康づくりのための身体活動基準2013」（以下「身体活動基準2013」という）及び「健康づくりのための身体活動指針（ア

クティブガイド）」（以下「アクティブガイド」という）が策定され、身体活動・運動に関する普及啓発等が取り組まれ、10年が経過した。

厚生労働省では、新たな科学的知見の蓄積、及び、健康日本21（第二次）の最終評価を踏まえ、健康日本21（第三次）における身体活動・運動分野の取組推進のための検討を行い、「健康づくりのための身体活動・運動ガイド2023」（案）が令和5年11月に公表された。

健康づくりのための身体活動・運動ガイド2023（案）
（要約・抜粋）

1．はじめに
（1）健康づくりにおける身体活動・運動の意義

「身体活動」とは、安静にしている状態よりも多くのエネルギーを消費する骨格筋の収縮を伴う全ての活動を指し、「運動」とは、身体活動のうち、スポーツやフィットネスなどの健康・体力の維持・増進を目的として計画的・定期的に実施されるものを指す。身体活動・運動の量が多い者は、少ない者と比較して循環器病、2型糖尿病、がん、ロコモティブシンドローム、うつ病、認知症等の発症・罹患リスクが低いことが報告されている。

令和2年にWHOが公表した身体活動・座位行動のガイドラインでは、身体活動を実施することによって、循環器病、2型糖尿病、がんが予防され、うつや不安の症状が軽減されるとともに、思考力、学習力、総合的な幸福感を高められるとされている。また、身体活動により、妊婦及び産後の女性、慢性疾患や障害のある人を含む全ての人が健康効果を得られるとされており、身体活動・運動は全ての国民が取り組むべき重要課題であるとされている。

WHOは全世界における死亡に対する危険因子として、高血圧、喫煙、高血糖に次いで、身体活動・運動の不足を第4位に位置付けている。我が国では、身体活動・運動の不足は、喫煙、高血圧に次いで、非感染性疾患による死亡に対する3番目の危険因子であることが示唆されている。こうしたことから、身体活動・運動の意義と重要性が広く国民に認知・実践されることは、超高齢社会を迎える我が国の健康寿命の延伸に有意義であると考えられる。

（2）身体活動基準改訂の主旨

我が国における身体活動・運動分野のガイドラインについては、平成元年に「健康づくりのための運動所要量」が策定されたのが始まりであり、次いで平成5年度に「健康づくりのための運動指針」が策定された。その後、平成18年に「健康づくりのための運動基準2006」及び「健康づくりのための運動指針2006（エクササイズガイド2006）」が策定された。平成25年には、健康日本21（第二次）の開始に伴い、「健康づくりのための身体活動基準2013」（以下「身体活動基準2013」という。）及び「健康づくりのための身体活動指針（アクティブガイド）」（以下「アクティブガイド」という。）が策定され、これらの基準等を活用して、「健康日本21（第二次）」における身体活動・運動分野の取組が進められてきたところである。

「身体活動基準2013」の策定から10年が経過し、身体活動・運動に関する新たな科学的知見が蓄積されてきている。一方で、「健康日本21（第二次）最終評価」において、「日常生活における歩数」、「運動習慣者の割合」のいずれの指標についても、横ばいから減少傾向であった。こうした状況を踏まえ、身体活動・運動分野の取組をさらに推進するため、最新の科学的知見に基づき「健康づくりのための身体活動基準2013」を見直し、「健康づくりのための身体活動・運動ガイド2023」を策定した。

今回の検討のとりまとめは、「歩行またはそれと同等以上の強度の身体活動を1日60分以上行うことを推奨する」などの定量的な推奨事項

だけでなく、「個人差等を踏まえ、強度や量を調整し、可能なものから取り組む」といった定性的な推奨事項を含むものであるとともに、「基準」という表現が全ての国民が等しく取り組むべき事項であるという誤解を与える可能性等を考慮し、とりまとめの名称については、「ガイド」に変更した。また、本ガイドにおいては、対象者別（成人、こども、高齢者）の身体活動・運動の推奨事項及び、身体活動・運動に係る参考情報についてまとめるとともに、ツールとしての使いやすさ等も考慮した構成とした。

（3）身体活動・運動の概念について

本ガイドで推奨している身体活動・運動の定義は、以下のとおり。

身体活動：安静にしている状態よりも多くのエネルギーを消費する、骨格筋の収縮を伴う全ての活動

生活活動：身体活動の一部で、日常生活における家事・労働・通勤・通学などに伴う活動

運動：身体活動の一部で、スポーツやフィットネスなどの、健康・体力の維持・増進を目的として計画的・定期的に実施する活動

座位行動：座ったり寝転んだりして過ごすこと（例えば、デスクワークや、テレビやスマートフォンを見ること、車や電車・バス移動で座っているなどの行動）※学術的には、「座位、半臥位（はんがい）及び臥位の状態で行われるエネルギー消費が1.5メッツ※1以下のすべての覚醒行動」と定義されている。

※1メッツとは、身体活動の強度を表し、安静座位時を1メッツとし、その何倍のエネルギーを消費するかという指標。身体活動・運動の強度の一覧については、表❺-1、表❺-2を参照。身体活動によるエネルギー消費量（kcal）は、メッツ×時間（h）×体重（kg）で推定することが可能である。例：体重50kgの人が、30分の歩行（3メッツ）を行った場合のエネルギー消費量は、3（メッツ）×0.5（h）×50（kg）＝75kcalと推定できる。

2．「健康日本21（第三次）」の目標と本ガイドの活用方策について
（1）「健康日本21（第三次）」における身体活動・運動分野の目標

厚生労働省は、令和5年5月に、令和6年度から開始する国民健康づくり運動である「21世紀における第三次国民健康づくり運動（健康日本21（第三次））」を公表した。

「健康日本21（第三次）」においては、身体活動・運動分野に関連する目標として、「日常生活における歩数の増加」「運動習慣者の割合の増加」「運動やスポーツを習慣的に行っていないこどもの減少」「「居心地が良く歩きたくなる」まちなかづくりに取り組む市町村数の増加」について、目標値を定めている（p.30）。

（2）本ガイドの活用方策

国民健康づくり運動を推進する上では、様々な関係者の参画が重要である。本ガイドは、科学的知見に基づき、身体活動・運動分野の取組を推進するため、運動指導者（健康運動指導士、保健師、管理栄養士、医師等）、政策立案者（健康増進部門、まちづくり部門等）、職場管理者、その他身体活動を支援する関係者等に向けて策定したものである。

「健康日本21（第三次）」では、「より実効性をもつ取組の推進

1. 国民健康づくり
2. 日本人の身体状況
3. 日本人の栄養
4. 子どもの栄養
5. 人口統計
6. 国民医療と福祉
7. 食品と栄養
8. 食品の安全
9. 調理

1. 国民健康づくり

2. 日本人の身体状況

3. 日本人の栄養

4. 子どもの栄養

5. 人口統計

6. 国民医療と福祉

7. 食品と栄養

8. 食品の安全

9. 調理

（Implementation）」に重点を置くこととしており、国は目標達成に向けて自治体等の取組に資するよう、具体的な方策（アクションプラン）を示すこととしている。今後、本ガイドの内容について、国民等に向けた効果的な周知方法の検討等を進める必要がある。

その際、産業構造の変化、機械化・自動化の進展、移動手段の変化、新興感染症の拡大に伴う在宅勤務の増加等による生活様式の変化等、国民の身体活動量が減少しやすい社会環境にあることについての配慮が必要である。その上で、スマートフォンやウェアラブル端末の普及に伴い、ＰＨＲ（パーソナル・ヘルス・レコード）等のＩＣＴを活用したサービスの拡大など、自身の健康情報を入手・活用できる環境の整備が急速に進んでいる。こうしたデジタル技術を活用しつつ、自身の身体活動・運動の状況の「見える化」等により、さらなる身体活動・運動分野の取組を進めていくことが重要である。

3．身体活動・運動に関する推奨事項
本ガイドの推奨事項の概要について

「健康日本21（第三次）」においては、ライフステージ（幼児期、青壮年期、高齢期等の人の生涯における各段階をいう。）やライフコース（胎児期～高齢期に至るまでの人の生涯を経時的に捉えた健康づくりをいう。）を踏まえた健康づくりに重点が置かれている。本ガイドでは、ライフステージ毎（成人、こども、高齢者）に身体活動・運動に関する推奨事項をまとめるとともに、身体活動・運動を取り組むに当たっての参考情報をテーマ毎にまとめている。

また、身体活動・運動に関する取組を進める上では、座りすぎを避け、今よりも少しでも多く身体を動かすことが基本である。本ガイドでは、新たに座位行動という概念が取り入れられているが、立位困難な者においても、じっとしている時間が長くなりすぎないように少しでも身体を動かすことを推奨する。

本ガイドで示している推奨事項は、科学的根拠となる多くの学術論文や日本人の現状値等を考慮して設定したものであるが、実際に取り組むに当たっては、個人差（健康状態、体力レベルや身体機能等）を踏まえ、強度や量を調整し、可能なものから取り組むことが必要である。

図❺　身体活動・運動の推奨事項一覧

全体の方向性 個人差等を踏まえ、強度や量を調整し、可能なものから取り組む 今よりも少しでも多く身体を動かす			
	身体活動		座位行動
高齢者	歩行又はそれと同等以上の（3メッツ以上の強度の）身体活動を1日40分以上（1日約6,000歩以上）（=週15メッツ・時以上）	運動 有酸素運動・筋力トレーニング・バランス運動・柔軟運動など多要素な運動を週3日以上 【筋力トレーニング※1を週2～3日】	座りっぱなしの時間が長くなりすぎないように注意する 【立位困難な人も、じっとしている時間が長くなりすぎないように少しでも身体を動かす】
成人	歩行又はそれと同等以上の（3メッツ以上の強度の）身体活動を1日60分以上（1日約8,000歩以上）（=週23メッツ・時以上）	運動 息が弾み汗をかく程度以上の（3メッツ以上の強度の）運動を週60分以上（=週4メッツ・時以上） 【筋力トレーニングを週2～3日】	
こども （※身体を動かす時間が少ないこどもが対象）	（参考） ・中強度以上（3メッツ以上）の身体活動（主に有酸素性身体活動）を1日60分以上行う ・高強度の有酸素性身体活動や筋肉・骨を強化する身体活動を週3日以上行う ・身体を動かす時間の長短にかかわらず、座りっぱなしの時間を減らす。特に余暇のスクリーンタイム※2を減らす		

※1 負荷をかけて筋力を向上させるための運動。筋トレマシンやダンベルなどを使用するウエイトトレーニングだけでなく、自重で行う腕立て伏せやスクワットなどの運動も含まれる。
※2 テレビやDVDを観ることや、テレビゲーム、スマートフォンの利用など、スクリーンの前で過ごす時間のこと。

RECOMMENDATION 1　成人版（案）　推奨事項

● 個人差等を踏まえ、強度や量を調整し、可能なものから取り組む。今よりも少しでも多く身体を動かす。
● 強度が3メッツ以上の身体活動を週23メッツ・時以上行うことを推奨する。具体的には、歩行またはそれと同等以上の強度の身体活動を1日60分以上行うことを推奨する（1日約8,000歩以上に相当）。
● 強度が3メッツ以上の運動を週4メッツ・時以上行うことを推奨する。具体的には、息が弾み汗をかく程度の運動を週60分以上行うことを推奨する。
● 筋力トレーニングを週2～3日行うことを推奨する（週4メッツ・時の運動に含めてもよい）。
● 座位行動（座りっぱなし）の時間が長くなりすぎないように注意する（立位困難な人も、じっとしている時間が長くなりすぎないよう、少しでも身体を動かす）。

RECOMMENDATION 2　こども版（案）　推奨事項

● 身体を動かす時間が少ないこどもには、何らかの身体活動を少しでも行うことを推奨する。
● WHO「身体活動および座位行動に関するガイドライン（2020年）」では、次のようなことが推奨されている。
　・こどもは、中強度以上（3メッツ以上）の身体活動（主に有酸素性身体活動）を1日60分以上行う。
　・高強度の有酸素性身体活動や筋肉・骨を強化する身体活動を週3日以上行う。
　・座りっぱなしの時間、特にスクリーンタイム（テレビ視聴やゲーム、スマートフォンの利用など）を減らす。
● 激しすぎる運動やオーバーユース（使いすぎ）に注意する。

RECOMMENDATION 3　高齢者版（案）　推奨事項

● 個人差等を踏まえ、強度や量を調整し、可能なものから取り組む。今よりも少しでも多く身体を動かす。
● 強度が3メッツ以上の身体活動を15メッツ・時/週以上行うことを推奨する。具体的には、歩行またはそれと同等以上の強度の身体活動を1日40分以上行うことを推奨する（1日約6,000歩以上に相当）。
　✓上記の強度、推奨値に満たなくとも、少しでも身体活動を行うことを推奨する。
　✓体力のある高齢者では成人同等（23メッツ・時/週）の身体活動を行うことで、さらなる健康効果が期待できる。
● 筋力・バランス・柔軟性など多要素な運動を週3日以上行うことを推奨する。
● 筋力トレーニングを週2～3日行うことを推奨する（多要素な運動に含めてもよい）。
● 特に身体機能が低下している高齢者については、安全に配慮し、転倒等に注意する。
● 座位行動（座りっぱなし）の時間が長くなりすぎないように注意する（立位困難な人も、じっとしている時間が長くなりすぎないよう、少しでも身体を動かす）。

4．身体活動・運動に関する参考情報
（1）筋力トレーニングについて（省略）
（2）働く人が職場で活動的に過ごすためのポイント（省略）
（3）慢性疾患（高血圧、2型糖尿病、脂質異常症、変形性膝関節症）を有する人の身体活動のポイント（省略）
（4）身体活動・運動を安全に行うためのポイント（省略）
（5）身体活動による疾患等の発症予防・改善のメカニズム（省略）
（6）全身持久力（最大酸素摂取量）について（省略）
（7）身体活動支援環境について（省略）
（8）身体活動とエネルギー・栄養素等について（省略）

1. 国民健康づくり
2. 日本人の身体状況
3. 日本人の栄養
4. 子どもの栄養
5. 人口統計
6. 国民医療と福祉
7. 食品と栄養
8. 食品の安全
9. 調理

表❺-1　生活活動のメッツ表

メッツ	3メッツ以上の生活活動の例
3.0	普通歩行（平地、67m/分、犬を連れて）、電動アシスト付き自転車に乗る、家財道具の片付け、台所の手伝い、大工仕事、梱包、ギター演奏（立位）
3.3	カーペット掃き、フロア掃き、掃除機、身体の動きを伴うスポーツ観戦
3.5	歩行（平地、75～85m/分、ほどほどの速さ、散歩など）、楽に自転車に乗る（8.9km/時）、階段を下りる、軽い荷物運び、車の荷物の積み下ろし、荷づくり、モップがけ、床磨き、風呂掃除、庭の草むしり、車椅子を押す、スクーター（原付）・オートバイの運転
4.0	自転車に乗る（≒16km/時未満、通勤）、階段を上る（ゆっくり）、動物と遊ぶ（歩く/走る、中強度）、高齢者や障害者の介護（身支度、風呂、ベッドの乗り降り）、屋根の雪下ろし
4.3	やや速歩（平地、やや速めに＝93m/分）、苗木の植栽、農作業（家畜に餌を与える）
4.5	耕作、家の修繕
5.0	かなり速歩（平地、速く＝107m/分）、動物と遊ぶ（歩く/走る、活発に）
5.5	シャベルで土や泥をすくう
5.8	こどもと遊ぶ（歩く/走る、活発に）、家具・家財道具の移動・運搬
6.0	スコップで雪かきをする
7.8	農作業（干し草をまとめる、納屋の掃除）
8.0	運搬（重い荷物）
8.3	荷物を上の階へ運ぶ
8.8	階段を上る（速く）

メッツ	3メッツ未満の生活活動の例
1.8	立位（会話、電話、読書）、皿洗い
2.0	ゆっくりした歩行（平地、非常に遅い＝53m/分未満、散歩または家の中）、料理や食材の準備（立位、座位）、洗濯、こどもを抱えながら立つ、洗車・ワックスがけ
2.2	こどもと遊ぶ（座位、軽度）
2.3	ガーデニング（コンテナを使用する）、動物の世話、ピアノの演奏
2.5	植物への水やり、こどもの世話、仕立て作業
2.8	ゆっくりした歩行（平地、遅い＝53m/分）、こども・動物と遊ぶ（立位、軽度）

5　おわりに

　本ガイドは、令和5年時点の科学的知見に基づき作成したものである。今回は、妊産婦や障害を有する人などを対象とした身体活動・運動については、我が国における科学的知見が現時点では不十分と思われること等の理由から、推奨事項を示すには至らなかった。また、座位行動を中断（ブレイク）することの健康影響については、更なる科学的知見の蓄積が必要である。筋力トレーニングについては、今回新たに追加した推奨事項であるが、週2～3日という頻度を推奨するにとどめており、今後は、個人差を踏まえた健康づくりのための筋力トレーニングの種類や強度についても科学的知見を蓄積する必要がある。本ガイドは、「健康日本21（第三次）」の中間評価、最終評価、その他科学的知見の蓄積等を踏まえて、定期的な見直しや情報の追加を行うことが望ましい。

出所　厚生労働省ホームページ

表❺-2　運動のメッツ表

メッツ	3メッツ以上の運動の例
3.0	ボウリング、バレーボール、社交ダンス（ワルツ、サンバ、タンゴ）、ピラティス、太極拳
3.5	自転車エルゴメーター（30～50ワット）、体操（家で、軽・中等度）、ゴルフ（手引きカートを使って）
3.8	ほどほどの強度で行う筋トレ（腕立て伏せ・腹筋運動）
4.0	卓球、パワーヨガ、ラジオ体操第1
4.3	やや速歩（平地、やや速めに＝93m/分）、ゴルフ（クラブを担いで運ぶ）
4.5	テニス（ダブルス）、水中歩行（中等度）、ラジオ体操第2
4.8	水泳（ゆっくりとした背泳）
5.0	かなり速歩（平地、速く＝107m/分）、野球、ソフトボール、サーフィン、バレエ（モダン、ジャズ）、筋トレ（スクワット）
5.3	水泳（ゆっくりとした平泳ぎ）、スキー、アクアビクス
5.5	バドミントン
6.0	ゆっくりとしたジョギング、ウェイトトレーニング（高強度、パワーリフティング、ボディビル）、バスケットボール、水泳（のんびり泳ぐ）
6.5	山を登る（0～4.1kgの荷物を持って）
6.8	自転車エルゴメーター（90～100ワット）
7.0	ジョギング、サッカー、スキー、スケート、ハンドボール
7.3	エアロビクス、テニス（シングルス）、山を登る（約4.5～9.0kgの荷物を持って）
8.0	サイクリング（約20km/時）、激しい強度で行う筋トレ（腕立て伏せ・腹筋運動）
8.3	ランニング（134m/分）、水泳（クロール、ふつうの速さ、46m/分未満）、ラグビー
9.0	ランニング（139m/分）
9.8	ランニング（161m/分）
10.0	水泳（クロール、速い、69m/分）
10.3	武道・武術（柔道、柔術、空手、キックボクシング、テコンドー）
11.0	ランニング（188m/分）、自転車エルゴメーター（161～200ワット）

メッツ	3メッツ未満の運動の例
2.3	ストレッチング
2.5	ヨガ、ビリヤード
2.8	座って行うラジオ体操、楽な強度で行う筋トレ（腹筋運動）

国立健康・栄養研究所改訂版「身体活動のメッツ（METs）表」より改変
https://www.nibiohn.go.jp/eiken/programs/2011mets.pdf

1. 国民健康づくり
2. 日本人の身体状況
3. 日本人の栄養
4. 子どもの栄養
5. 人口統計
6. 国民医療と福祉
7. 食品と栄養
8. 食品の安全
9. 調理

❻ –「健康な食事・食環境」認証制度とは？

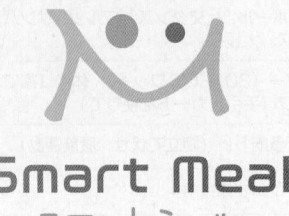

Smart Meal
スマートミール

2018 年、健康な食環境整備をめざした「健康な食事・食環境」認証制度が始まった。その基準を制度のサイトから抜粋。
応募要項、Q&A、科学的根拠等の詳細は Web サイト (https://smartmeal.jp) に掲載。

●「健康な食事・食環境」認証制度の概要

外食・中食・事業所給食で、「スマートミール®（略称スマミル）」を、継続的に、健康的な空間（栄養情報の提供や受動喫煙防止に取り組んでいる環境）で、提供している店舗や事業所を認証する制度です。この事業でいう、健康な食事とは健康に資する可能性のある栄養バランスのとれた食事をいいます。

つまり主食、主菜、副菜のそろう食事のことです。複数の学会等からなる認証審査委員会が認証を行います。認証を受けた施設は、「健康な食事・食環境」のマークを使ってメニューやPOP 等で「スマートミール®（略称スマミル）」を提供している店舗であることをアピールできます。

●「健康な食事・食環境」の推進とは？

本事業は、「健康寿命の延伸」の実現のため、外食や中食でも健康に資する食事の選択がしやすい環境を整え、同時に適切な食事を選択するための情報提供の体制整備を行うことを目的としています。医療費が 40 兆円をこえる現在、健康寿命の延伸は、保健医療の分野を超え、経済政策の面からも社会の喫緊の課題であり、現在、日本人の食料消費（最終飲食費）の約 7割は加工品と外食です。このことから、外食や中食でも健康に資する食事選択ができる商品を増やし、適切な情報提供を積極的に整える必要があります。

本事業の背景には、平成 27 年 9 月に厚生労働省から、日本人の長寿をささえる「健康な食事」の普及に関する健康局長通知が示されたことがあります（厚生労働省：日本人の長寿を支える「健康な食事」の普及について）。この通知では、生活習慣病予防や健康増進の観点から、栄養バランスのとれた食事の

普及がさまざまな食事の提供場面で一層の工夫や広がりをもって展開されることを目指し、「生活習慣病予防その他の健康増進を目的として提供する食事の目安」が示されました。そして、地方自治体や関係団体には、それぞれの地域や対象特性に合わせて、この目安等を活用・展開し、「健康な食事・食環境」について国民や社会の理解を求める活動を展開してほしいと協力が求められました。

そこで、日本栄養改善学会と日本給食経営管理学会が中心になり、栄養バランスのとれた食事がとりやすい食環境整備の推進を行うことをめざして本事業をスタートさせました。そして、本事業に賛同をいただいた生活習慣病関連学会や「健康経営」推進団体とともに、「健康な食事・食環境」コンソーシアム（2023 年 5 月 30 日より一般社団法人）を立ち上げ、「健康な食事・食環境」認証制度を行っています。

（一社）健康な食事・食環境コンソーシアム認証審査委員会参加団体 （2023 年 8 月現在）
特定非営利活動法人 栄養改善学会 The Japanese Society of Nutrition and Dietetics
一般社団法人 がん予防学会 Japanese Association for Cancer Prevention
一般社団法人 給食経営管理学会 Japanese Society of Nutrition and Foodservice Management
一般社団法人 健康教育学会 Japanese Society of Health Education and Promotion
特定非営利活動法人 健康経営研究会 Workshop for the Management of Health on Company and Employee
特定非営利活動法人 高血圧学会 Japan Society of Hypertension
一般社団法人 公衆衛生学会 The Japanese Society of Public Health
一般社団法人 腎臓学会 Japanese Society of Nephrology
一般社団法人 糖尿病学会 The Japan Diabetes Society
一般社団法人 動脈硬化学会 Japan Atherosclerosis Society
一般社団法人 肥満学会 Japan Society for the Study of Obesity
公益社団法人 補綴歯科学会 Japan Prosthodontic Society

「健康な食事・食環境」認証基準

必須項目を満たす場合 ……………………………………………………………… ★
必須項目に加え、オプション項目が 5 項目以上つく場合 ………… ★★
必須項目に加え、オプション項目が 10 項目以上つく場合 ……… ★★★ のつく店舗として認証

カテゴリー		No	外食	中食	給食	項目
必須項目	スマートミールの基準	1	○	○	○	スマートミール（基準に合った食事）を提供している
		2	○	○	○	スマートミールの情報を提供している
	スマートミールのプロモーション	3	○	○	○	スマートミールに「おすすめ」と表示するなど、選択時にプロモーションされていることがわかる
		4	○	○	○	スマートミールの選択に必要な栄養情報等を、店内、カタログ、注文サイト等メニュー選択時にわかるよう提供している
	「健康な食事・食環境」の運営体制	5	○	○	○	スマートミールを説明できる人が店内にいる（中食の場合、問合せ窓口がある）
		6	○	○	○	管理栄養士・栄養士がスマートミールの作成・確認に関与している
		7	○	—	○	店内禁煙である
オプション項目	スマートミールの展開	8	○	○	○	スマートミールの主食として、週3日以上、精製度の低い穀類を提供している
		9	○	○	○	スマートミールの主食として、精製度の低い穀類を提供していることがメニュー選択時にわかる
		10	○	○	○	スマートミールの主食量を、選択または調整できることがメニュー選択時にわかる
		11	○	○	○	スマートミールの主菜の主材料として、週3日以上、魚を提供している
		12	○	○	○	スマートミールの主菜の主材料として、週3日以上、大豆・大豆製品を提供している
		13	○	○	○	スマートミールに、栄養成分表示（エネルギー、たんぱく質、脂質、炭水化物、食塩相当量）を示している
		14	○	○	○	スマートミールの栄養成分表示に、飽和脂肪酸の量を示している
		15	○	○	○	スマートミールが1日2種以上ある
		16	○	○	○	スマートミールを選択するためのインセンティブがある
		26※	○	○	○	スマートミールの食塩相当量は、1食「ちゃんと」は 2.5 g 未満、「しっかり」は 3.0g 未満である
	「健康な食事・食環境」の推進	17	○	○	○	メニューに漬物や汁物をつけないことができ、メニュー選択時にわかるように表示している
		18	○	○	—	ソースやマヨネーズなどの調味料を別添えで提供している
		19	○	○	○	野菜 70g 以上のメニューを提供している（サラダバーを含む）
		20	○	○	○	牛乳　乳製品を提供している
		21	○	○	○	果物を提供している（シロップづけを除く）
		22	○	○	○	減塩の調味料を提供している
		23	○	—	○	卓上に調味料を置いていない
		24	○	○	○	食環境改善のための会議等を定期的に開催している
		25	—	—	○	従業員に対し、事業所（会社）から食費の補助がある

※第4回応募から追加された項目です。

1. 国民健康づくり
2. 日本人の身体状況
3. 日本人の栄養
4. 子どもの栄養
5. 人口統計
6. 国民医療と福祉
7. 食品と栄養
8. 食品の安全
9. 調理

●「スマートミール　Smart　Meal」の基準

スマートミール®（略称スマミル）とは、健康に資する要素を含む栄養バランスのとれた食事の通称です。

スマートミールの基準は、厚生労働省の「生活習慣病予防その他の健康増進を目的として提供する食事の目安」（平成27年9月）を基本としています。その他、食事摂取基準や健康な食事に関する研究結果（エビデンス）を参考にしています。

1	エネルギー量は、1食当たり450〜650 kcal 未満（通称「ちゃんと」）と、620〜850 kcal（通称「しっかり」）の2段階とする。※ただし、日本食品標準成分表2020年版（八訂）で、栄養計算を行う際の「しっかり」のエネルギー量の基準は、620kcal〜850kcalになります。
2	料理の組み合わせの目安は、①「主食＋主菜＋副菜」パターン　②「主食＋副食（主菜、副菜）」パターンの2パターンを基本とする。
3	PFCバランスが、食事摂取基準2020年版に示された、18歳〜49歳以上のエネルギー産生栄養素バランス（PFC%E；たんぱく質13〜20%E、脂質20〜30%E、炭水化物50〜65%E）の範囲に入ることとする。
4	野菜等（野菜・きのこ・海藻・いも）の重量は、140g以上とする。
5	食塩相当量は、「ちゃんと」3.0g未満、「しっかり」3.5g未満とする。
6	牛乳・乳製品、果物は、基準を設定しないが、適宜取り入れることが望ましい。
7	特定の保健の用途に資することを目的とした食品や素材を使用しないこと。

なお、上記6について、これらの食材をスマートミールの一部として用いた場合には、スマートミールの基準の総エネルギーやPFCバランス、食塩相当量に納める必要があります。オプション項目20及び21 牛乳・乳製品、果物の提供に関する項目は、スマートミール以外での提供に関する項目です。詳細は、ホームページでご確認ください。

スマートミールだけで、健康になったり、生活習慣病が予防できるわけではありません。健康づくりには、スマートミールのような、栄養バランスのとれた食事を継続的に食べ、積極的に身体を動かし、禁煙、節酒を心がけるなど、適正な生活習慣が重要です。また、現在治療を受けておられる方は、主治医にご相談の上、スマートミールをご利用ください。

● 1食あたりの提供エネルギー量（2段階）による分類

①「主食＋主菜＋副菜」パターン

項目	「ちゃんと」　450〜650kcal 未満	「しっかり」　650〜850kcal（八訂の場合、620〜850kcal）
主食	●飯、めん類、パン（参考：飯の場合は、1食当たり150〜180gが目安）	●飯、めん類、パン（参考：飯の場合は、1食当たり170〜220gが目安）
主菜	●魚、肉、卵、大豆製品：（目安）60〜120g	●魚、肉、卵、大豆製品：（目安）90〜150g
副菜1（付合せ等）副菜2（小鉢、汁）	●野菜、きのこ、いも、海藻：140g以上	●野菜、きのこ、いも、海藻：140g以上
食塩	●食塩相当量：3.0g未満	●食塩相当量：3.5g未満

注）副菜は、副菜1を主菜の付合わせ等とし副菜2を独立した小鉢とする方法、或いは副菜1と副菜2を合わせて1つの大きな副菜とする方法など、メニューにより自由に工夫をしてよい。

②「主食＋副食（主菜、副菜）」パターン

項目	「ちゃんと」　450〜650kcal 未満	「しっかり」　650〜850kcal（八訂の場合、620〜850kcal）
主食	●飯、めん類、パン（参考：飯の場合は、1食当たり150〜180gが目安）	●飯、めん類、パン（参考：飯の場合は、1食当たり170〜220gが目安）
副食（主菜、副菜（汁））	●魚、肉、卵、大豆製品：（目安）70〜130g●野菜、きのこ、いも、海藻：140g以上	●魚、肉、卵、大豆製品：（目安）100〜160g●野菜、きのこ、いも、海藻：140g以上
食塩	●食塩相当量：3.0g未満	●食塩相当量：3.5g未満

42

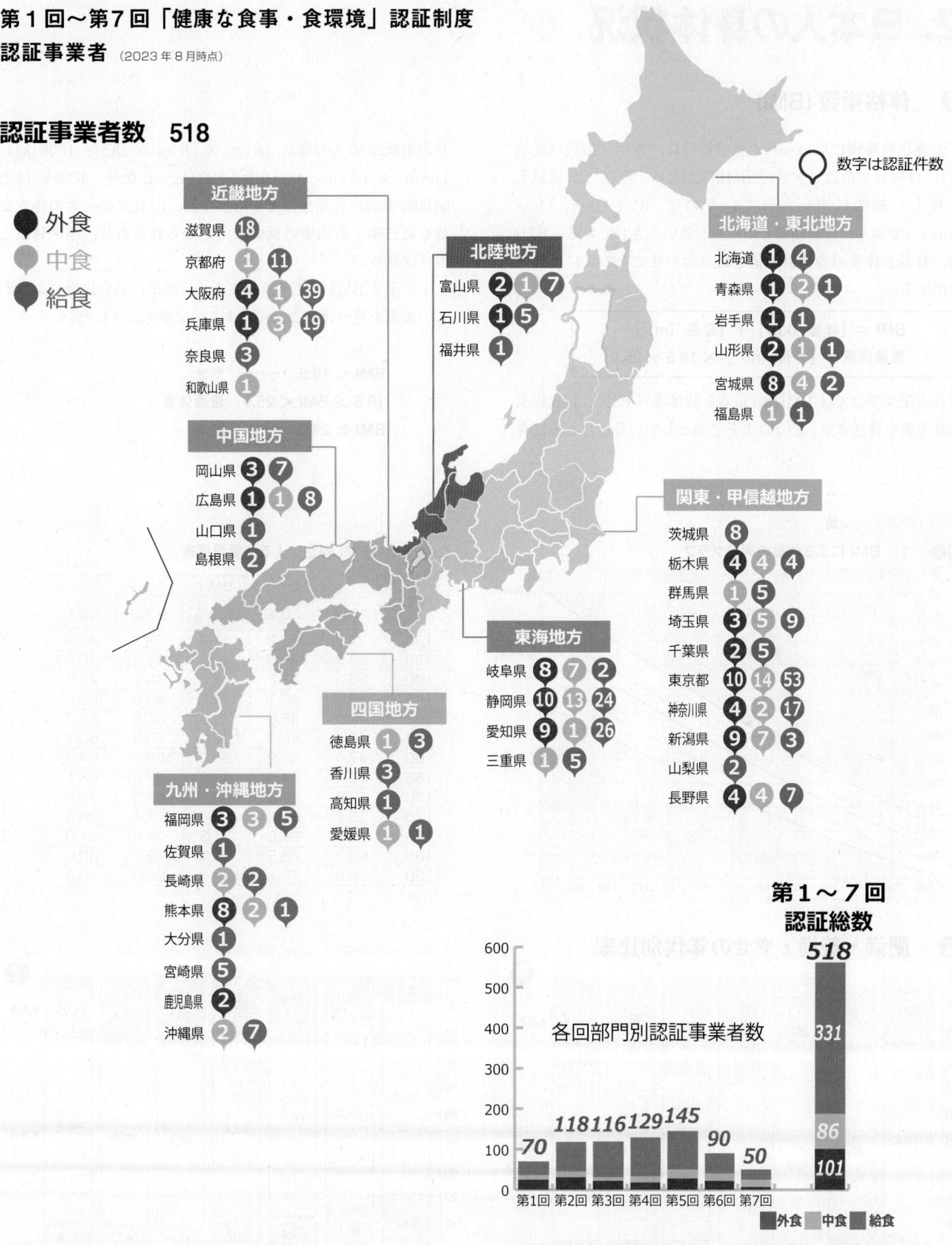

第1回〜第7回「健康な食事・食環境」認証制度
認証事業者 (2023年8月時点)

認証事業者数　518

凡例
- 外食
- 中食
- 給食

数字は認証件数

近畿地方
県	外食	中食	給食
滋賀県			18
京都府	1	11	
大阪府	4	1	39
兵庫県	1	3	19
奈良県			3
和歌山県			1

北陸地方
県	外食	中食	給食
富山県	2	1	7
石川県	1		5
福井県	1		

中国地方
県	外食	中食	給食
岡山県	3		7
広島県	1	1	8
山口県	1		
島根県			2

北海道・東北地方
県	外食	中食	給食
北海道	1		4
青森県	1	2	1
岩手県	1		1
山形県	2	1	1
宮城県	8	4	2
福島県	1		1

関東・甲信越地方
都県	外食	中食	給食
茨城県			8
栃木県	4	4	4
群馬県	1		5
埼玉県	3	5	9
千葉県	2		5
東京都	10	14	53
神奈川県	4	2	17
新潟県	9	7	3
山梨県	2		
長野県	4	4	7

東海地方
県	外食	中食	給食
岐阜県	8	7	2
静岡県	10	13	24
愛知県	9	1	26
三重県	1		5

四国地方
県	外食	中食	給食
徳島県	1		3
香川県			3
高知県			1
愛媛県	1		1

九州・沖縄地方
県	外食	中食	給食
福岡県	3	3	5
佐賀県	1		
長崎県	2		2
熊本県	8	2	1
大分県	1		
宮崎県			5
鹿児島県			2
沖縄県	2		7

第1〜7回 認証総数 518

各回部門別認証事業者数

回	総数
第1回	70
第2回	118
第3回	116
第4回	129
第5回	145
第6回	90
第7回	50
第1〜7回	518（外食101、中食86、給食331）

凡例：外食　中食　給食

＊認証後に失効、更新をしなかった等があるため、事業者総数は、第1回から第7回の認証事業者数の合計数にはなりません。

1. 国民健康づくり
2. 日本人の身体状況
3. 日本人の栄養
4. 子どもの栄養
5. 人口統計
6. 国民医療と福祉
7. 食品と栄養
8. 食品の安全
9. 調理

1. 国民健康づくり
2. 日本人の身体状況
3. 日本人の栄養
4. 子どもの栄養
5. 人口統計
6. 国民医療と福祉
7. 食品と栄養
8. 食品の安全
9. 調理

2. 日本人の身体状況

❼ － 体格指数（BMI）

栄養状態評価に用いられる体格指数は、カウプ指数（乳幼児）、ローレル指数（学童）、BMI 等がある。現在、18 歳以上で最も一般的に用いられているのは、BMI（Body Mass Index）であり、体脂肪量との相関が強いとされている。BMI は、身長と体重の身体計測値を組み合わせて次の式によって算出する。

$$\text{BMI} = [\text{体重（kg）}] \div [\text{身長（m）}^2]$$
$$\text{普通体重} = [\text{身長（m）}^2] \times 18.5 \sim 25.0$$

日本肥満学会では BMI18.5 未満を低体重（やせ）、18.5 以上 25.0 未満を普通体重、25.0 以上を肥満としている。たとえば身長が 160cm の人の場合、1.6（m）× 1.6（m）× 18.5 ＝ 47.36（kg）、1.6（m）× 1.6（m）× 25.0 ＝ 64.00（kg）となり、47.36kg 以上 64.00kg 未満が普通体重となる。なお、BMI22 のときの体重が最も死亡率・有病率の低いことが知られており、標準体重とも呼ばれる。

下に示す BMI のグラフや表から、簡単に自分自身にふさわしい体重を見つけることができるので参考にされたい。

BMI ＜ 18.5 ……… やせ
18.5 ≦ BMI ＜ 25.0　普通体重
BMI ≧ 25.0 ……… 肥満

図❼－1　BMI による体重の判定グラフ

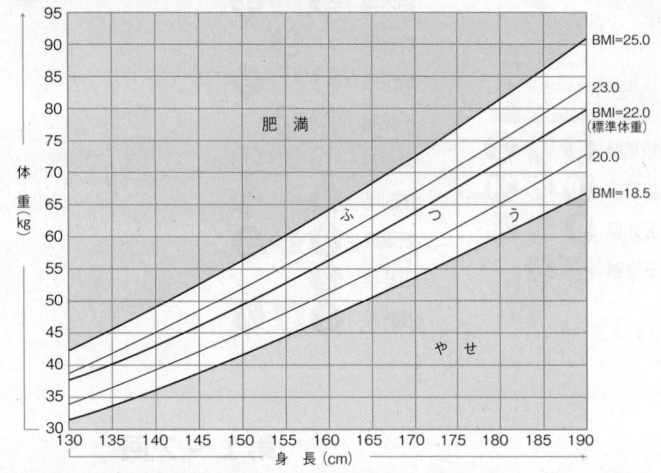

表❼－1　BMI 判定による体重早見表

（単位：kg）

身長	BMI				
	18.5	20.0	22.0（標準体重）	23.0	25.0
130	31.3	33.8	37.2	38.9	42.3
135	33.7	36.5	40.1	41.9	45.6
140	36.3	39.2	43.1	45.1	49.0
145	38.9	42.1	46.3	48.4	52.6
150	41.6	45.0	49.5	51.8	56.3
155	44.4	48.1	52.9	55.3	60.1
160	47.4	51.2	56.3	58.9	64.0
165	50.4	54.5	59.9	62.6	68.1
170	53.5	57.8	63.6	66.5	72.3
175	56.7	61.3	67.4	70.4	76.6
180	59.9	64.8	71.3	74.5	81.0
185	63.3	68.5	75.3	78.7	85.6
190	66.8	72.2	79.4	83.0	90.3

❽ － 肥満・普通・やせの年代別比率

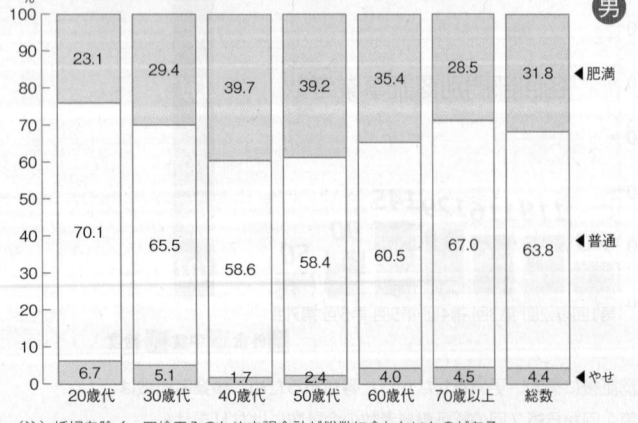

（注）妊婦を除く。四捨五入のため内訳合計が総数に合わないものがある。
出所　厚生労働省ホームページ　資料　厚生労働省「令和元年国民健康・栄養調査報告」より作図（令和 2 年・3 年「国民健康・栄養調査」は新型コロナウイルス感染症の影響により調査中止）

❾ － BMI 平均値の年代別年次推移

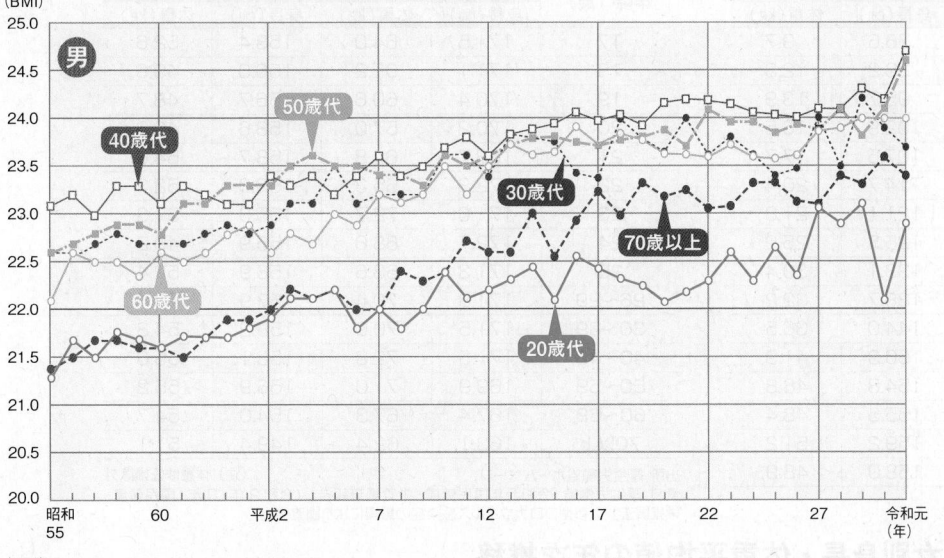

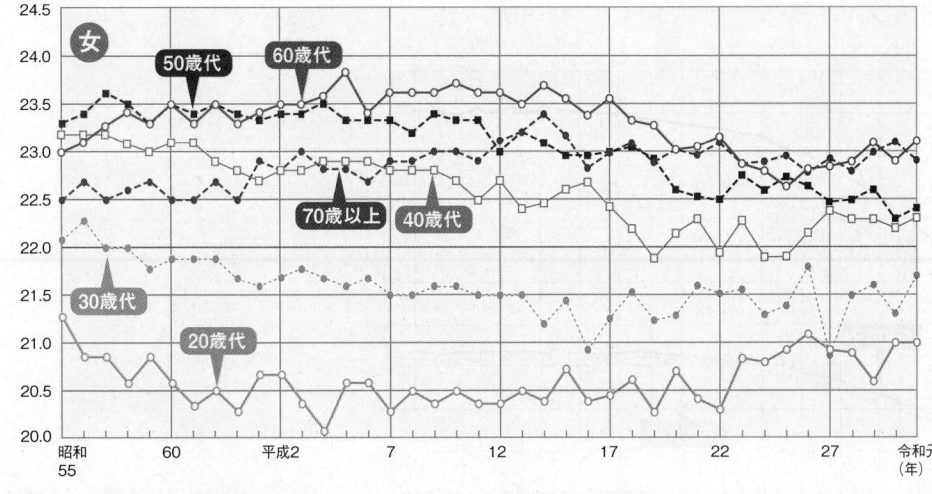

出所　厚生労働省ホームページ
資料　厚生労働省「令和元年国民健康・栄養調
　　　査報告」より作図。平成15年までは、
　　　厚生労働省「国民栄養調査」「国民健康・
　　　栄養調査」による
　　　（令和2年・3年「国民健康・栄養調査」
　　　は新型コロナウイルス感染症の影響によ
　　　り調査中止）

❿ － 日本人の体位

表❿－1　参照体位(参照身長、参照体重)¹

年齢	男性		女性 ²	
	参照身長 （cm）	参照体重 （kg）	参照身長 （cm）	参照体重 （kg）
0～5（月）	61.5	6.3	60.1	5.9
6～11（月）	71.6	8.8	70.2	8.1
⌈ 6～8（月）	69.8	8.4	68.3	7.8
⌊ 9～11（月）	73.2	9.1	71.9	8.4
1～2（歳）	85.8	11.5	84.6	11.0
3～5（歳）	103.6	16.5	103.2	16.1
6～7（歳）	119.5	22.2	118.3	21.9
8～9（歳）	130.4	28.0	130.4	27.4
10～11（歳）	142.0	35.6	144.0	36.3
12～14（歳）	160.5	49.0	155.1	47.5
15～17（歳）	170.1	59.7	157.7	51.9
18～29（歳）	171.0	64.5	158.0	50.3
30～49（歳）	171.0	68.1	158.0	53.0
50～64（歳）	169.0	68.0	155.8	53.8
65～74（歳）	165.2	65.0	152.0	52.1
75以上（歳）	160.8	59.6	148.0	48.8

1　0～17歳は、日本小児内分泌学会・日本成長学会合同
　標準値委員会による小児の体格評価に用いる身長、体
　重の標準体重を基に、年齢区分に応じて、当該年齢及
　び年齢階級の中央時点における中央値を引用した。た
　だし、公表数値が年齢区分と合致しない場合は、同様
　の方法で算出した値を用いた。18歳以上は、平成28
　年国民健康・栄養調査における当該の性及び年齢階級
　における身長・体重の中央値を用いた。
2　妊婦、授乳婦を除く。
資料　厚生労働省「日本人の食事摂取基準(2020年版)」

1. 国民健康づくり
2. 日本人の身体状況
3. 日本人の栄養
4. 子どもの栄養
5. 人口統計
6. 国民医療と福祉
7. 食品と栄養
8. 食品の安全
9. 調理

1. 国民健康づくり
2. 日本人の身体状況
3. 日本人の栄養
4. 子どもの栄養
5. 人口統計
6. 国民医療と福祉
7. 食品と栄養
8. 食品の安全
9. 調理

表⑩-2　身長・体重の平均値

年齢（歳）	男性 身長（cm）	男性 体重（kg）	女性 身長（cm）	女性 体重（kg）	年齢（歳）	男性 身長（cm）	男性 体重（kg）	女性 身長（cm）	女性 体重（kg）
1	79.6	10.3	76.6	9.7	17	171.5	64.0	158.4	52.6
2	89.0	12.2	88.2	12.3	18	171.1	61.2	156.0	49.6
3	95.6	13.8	95.7	13.9	19	170.4	60.6	156.7	48.7
4	103.7	16.4	102.9	16.5	20	170.2	57.0	158.6	49.0
5	110.5	18.2	107.5	17.7	21	168.7	64.8	158.7	54.6
6	114.9	20.6	114.7	20.4	22	172.3	65.3	159.0	52.3
7	122.7	24.7	121.1	21.8	23	171.6	72.7	155.9	51.3
8	126.3	25.8	125.5	25.9	24	172.7	68.6	155.9	49.2
9	132.5	30.1	133.1	30.4	25	171.3	63.6	156.9	52.4
10	138.1	33.9	138.7	32.2	26〜29	171.8	70.4	157.9	53.4
11	147.2	41.3	144.0	36.5	30〜39	171.5	70.0	158.2	54.3
12	148.0	41.3	150.9	41.9	40〜49	171.5	72.8	158.1	55.6
13	156.5	44.7	154.8	48.8	50〜59	169.9	71.0	156.9	55.2
14	166.8	56.1	155.5	48.4	60〜69	167.4	67.3	154.0	54.7
15	169.3	59.2	159.2	51.2	70以上	163.1	62.4	149.4	51.1
16	168.9	60.8	158.0	48.9					

出所　厚生労働省ホームページ　　　　　　　　　　　　　　（注）体重は妊婦除外
資料　厚生労働省「令和元年国民健康・栄養調査報告」（令和2年・3年「国民健康・栄養調査」は新型コロナウイルス感染症の影響により調査中止）

⑪- 6歳および14歳の男女別身長・体重平均値の年次推移

図⑪-1　平均身長の年次別推移

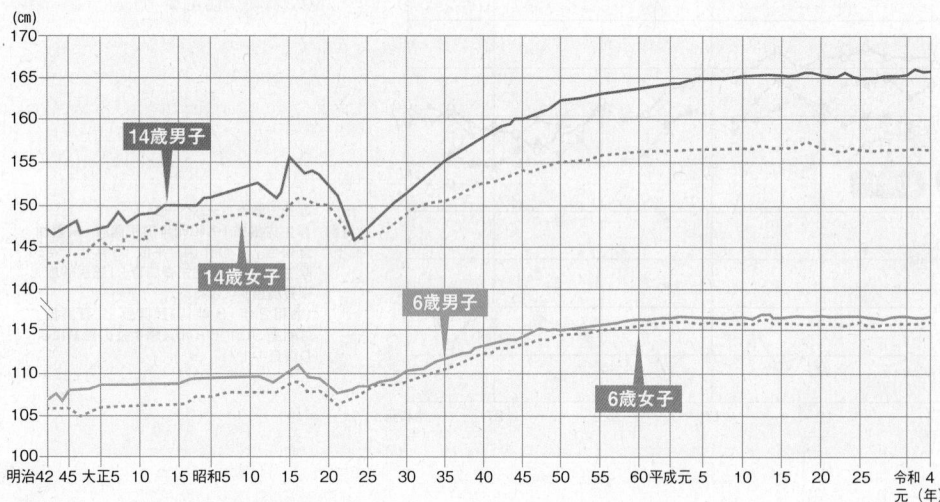

図⑪-2　平均体重の年次別推移

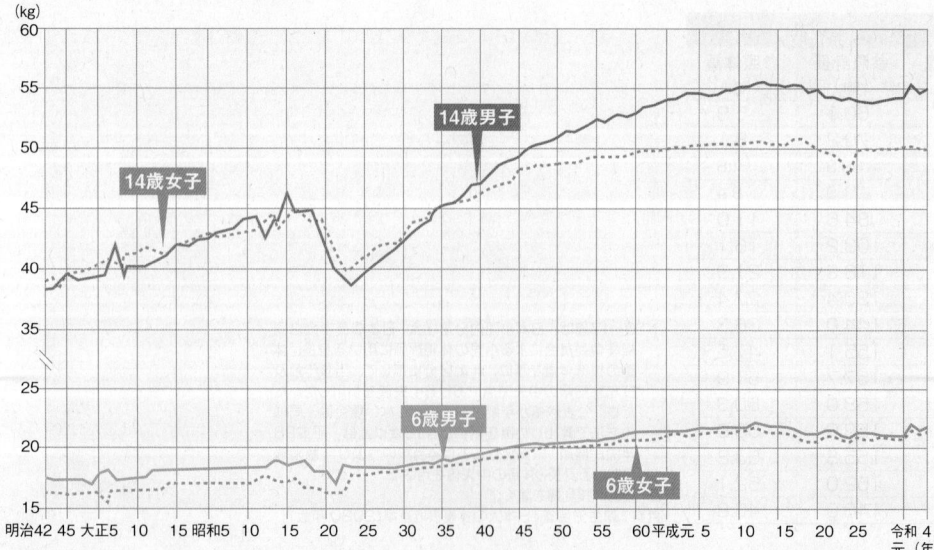

出所　文部科学省ホームページ
資料　文部科学省「令和4年度学校保健統計調査」より作図

46

⑫ – メタボリックシンドローム

耐糖能異常、脂質代謝異常、高血圧を合併し、動脈硬化が発症しやすい状態にある代謝異常症候群。

糖尿病、高脂血症、高血圧など、日本で生活習慣病と呼ばれる疾患は、個々人に別々に発症するよりも、たがいに重なりあい、肥満に伴って発症することが多い。これらの一連の症候群をメタボリックシンドローム（metabolic syndrome、内臓脂肪症候群）と呼んでいる。

2005年4月、日本内科学会でメタボリックシンドロームの日本独自の診断基準が発表された。すなわち、内臓脂肪蓄積を必須項目とし、高血糖、血清脂質異常、高血圧の3項目のうち、2つ以上を有する場合をメタボリックシンドロームと診断する。

●診断基準

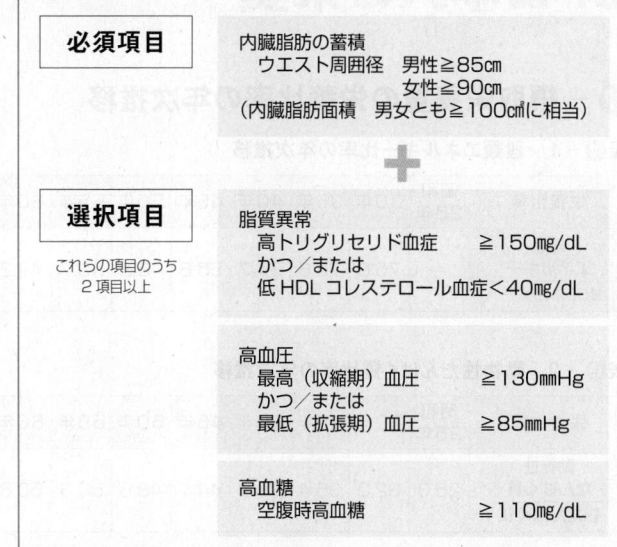

必須項目	内臓脂肪の蓄積 　ウエスト周囲径　男性≧85cm 　　　　　　　　　女性≧90cm 　（内臓脂肪面積　男女とも≧100㎠に相当）
＋	
選択項目 これらの項目のうち 2項目以上	脂質異常 　高トリグリセリド血症　　≧150mg/dL 　かつ／または 　低HDLコレステロール血症＜40mg/dL
	高血圧 　最高（収縮期）血圧　　　≧130mmHg 　かつ／または 　最低（拡張期）血圧　　　≧85mmHg
	高血糖 　空腹時高血糖　　　　　　≧110mg/dL

（注）1）CTスキャンなどで内臓脂肪量測定を行うことが望ましい。
　　　2）腹囲は立ったまま、軽く息をはいた状態でへそまわりを測定する。脂肪蓄積が著明で臍が下方に偏位している場合は、肋骨下縁と前上腸骨棘の中点の高さで測定する。
　　　3）高TG血症、低HDLコレステロール血症、高血圧、糖尿病に対する薬剤治療を受けている場合は、それぞれの項目に含める。
　　　資料　厚生労働省ホームページ

図⑫－1　メタボリックシンドロームの状況 (20歳以上)

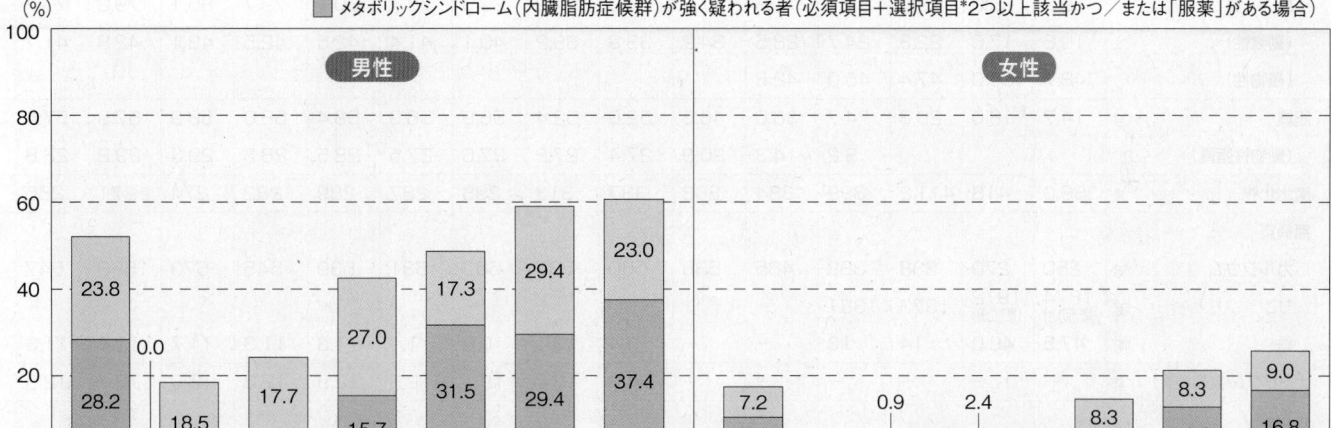

■ メタボリックシンドローム（内臓脂肪症候群）の予備群と考えられる者（必須項目＋選択項目*1つ該当かつ／または「服薬」がある場合）
■ メタボリックシンドローム（内臓脂肪症候群）が強く疑われる者（必須項目＋選択項目*2つ以上該当かつ／または「服薬」がある場合）

（注）1）「国民健康・栄養調査」の血液検査では、空腹時採血が困難であるため、メタボリックシンドロームの診断基準項目である空腹時血糖値および中性脂肪値により判断することは不可能である。したがって、本資料では次の3項目を選択項目とする。
　　　血中脂質：HDLコレステロール値40mg/dL未満
　　　血圧：収縮期血圧値130mmHg以上／拡張期血圧値85mmHg以上
　　　血糖：ヘモグロビンA1C値6.0％以上
　　　2）妊婦除外
出所　厚生労働省ホームページ
資料　厚生労働省「令和元年国民健康・栄養調査報告」より作図（令和2年・3年「国民健康・栄養調査」は新型コロナウイルス感染症の影響により調査中止）

1. 国民健康づくり
2. 日本人の身体状況
3. 日本人の栄養
4. 子どもの栄養
5. 人口統計
6. 国民医療と福祉
7. 食品と栄養
8. 食品の安全
9. 調理

1. 国民健康づくり

2. 日本人の身体状況

3. 日本人の栄養

4. 子どもの栄養

5. 人口統計

6. 国民医療と福祉

7. 食品と栄養

8. 食品の安全

9. 調理

3. 日本人の栄養

⑬ − 摂取栄養量の栄養比率の年次推移

表⑬−1 穀類エネルギー比率の年次推移

(単位：%)

栄養比率	昭和25年	30年	35年	40年	45年	50年	55年	60年	平成2年	7年	12年	17年	22年	24年	26年	28年	29年	30年	令和元年
穀類エネルギー / 総エネルギー	—	75.0	70.6	64.7	55.6	49.8	48.7	47.2	45.5	40.7	41.4	42.7	43.0	42.1	42.2	40.9	40.4	40.0	39.5

表⑬−2 動物性たんぱく質比率の年次推移

(単位：%)

栄養比率	昭和25年	30年	35年	40年	45年	50年	55年	60年	平成2年	7年	12年	17年	22年	24年	26年	28年	29年	30年	令和元年
動物性たんぱく質 / 総たんぱく質	25.0	32.0	35.4	39.9	44.1	48.6	50.3	50.8	52.6	54.5	53.6	52.1	51.7	51.8	51.8	52.8	52.7	53.5	54.3

⑭ − 栄養素等摂取量の年次推移 (1人1日当たり)

栄養素		1946 昭和21	1950 25	1955 30	1960 35	1965 40	1970 45	1975 50	1980 55	1985 60	1990 平成2	1992 4	1994 6	1996 8	1998 10	2000 12
エネルギー	kcal	1903	2098	2104	2096	2184	2210	2188	2084	2088	2026	2058	2023	2002	1979	1948
たんぱく質	g															
総　量		59.2	68.0	69.7	69.7	71.3	77.6	80.0	77.9	79.0	78.7	80.1	79.7	80.1	79.2	77.7
(動物性)		10.5	17.6	22.3	24.7	28.5	34.2	38.9	39.2	40.1	41.4	42.5	42.5	43.1	42.8	41.7
(植物性)		48.7	50.0	47.4	45.0	42.8										
脂質	g	14.7	18.0	20.3	24.7	36.0	46.5	52.0	52.4	56.9	56.9	58.4	58.0	58.9	57.9	57.4
(動物性脂質)					9.2	14.3	20.9	27.4	27.2	27.6	27.5	28.5	28.5	29.3	29.2	28.8
炭水化物	g	386.0	418	411.2	399	384	368	337	313	298	287	289	282	274	271	266
無機質																
カルシウム	mg	250	270	338	389	465	536	550	535	553	531	539	545	573	568	547
リン	mg	1874 (都市のみ)	1912 (都市のみ)	1373	1331	—	—	—	—	—	—	—	—	—	—	—
鉄	mg	47.5	46.0	14	13	—	—	13.4	13.1	10.8	11.1	11.3	11.3	11.7	11.4	11.3
ナトリウム(食塩換算)	g	—	—	—	—	—	—	14.0	13.0	12.1	12.5	12.9	12.8	13.0	12.7	12.3
ビタミン																
A	IU	4641	2459	1536	1180	1324	1536	1602	1576	2188	2567	2649	2602	2836	2701	2654
	μgRE															
B₁	mg	1.81	1.52	1.16	1.05	0.97	1.13	1.11	1.16	1.34	1.23	1.25	1.21	1.21	1.16	1.17
B₂	mg	0.68	0.72	0.67	0.72	0.83	1.00	0.96	1.01	1.25	1.33	1.36	1.35	1.43	1.42	1.40
C	mg	187	107	76	75	78	96	117	107	128	120	122	117	131	125	128

(注) 1) 平成12年までの栄養量は調理による損耗を考慮していない。平成13年からは、調理を加味した数値となっている。
2) 栄養量個々の数値は、昭和29年3月食品成分表の改訂が行われたので、昭和30年度の成績からその影響が現れ、とりわけ鉄の数値が激減しているのはそのためである。
3) 昭和21、22年は「食品栄養価要覧」、23〜29年は「日本食品成分表」、30〜38年は「改訂日本食品標準成分表」、39〜49年は「三訂日本食品標準成分表」による。なお、50年〜平成12年は「四訂日本食品標準成分表」により算定し直した値である。平成13〜17年は「五訂日本食品標準成分表」、18年は「五訂増補日本食品標準成分表」による。
4) ビタミンAについては昭和25年と（ ）内の数値はカロテンの効力をビタミンAの⅓としない数値である。また、平成13年よりビタミンA効力に代え、レチノール当量表示となった（数値の単位はμgRE）。
5) 平成15〜23年より強化食品、補助食品からの栄養素摂取量の調査を行ったが、カルシウム、鉄、ビタミンB₁・B₂、Cの値は、「通常の食品」の数値を引用している。
出所 厚生労働省ホームページ 資料 厚生労働省「令和元年国民健康・栄養調査報告」（令和2年・3年「国民健康・栄養調査」は新型コロナウイルス感染症の影響により調査中止）

1. 国民健康づくり
2. 日本人の身体状況
3. 日本人の栄養
4. 子どもの栄養
5. 人口統計
6. 国民医療と福祉
7. 食品と栄養
8. 食品の安全
9. 調理

「令和４年国民健康・栄養調査結果」は、令和６年３月までに報告書が公表予定。

表⑬-3　エネルギーの栄養素別構成比　(単位：%)

栄養比率	昭和25年	30年	35年	40年	45年	50年	55年	60年	平成2年	7年	12年	17年	22年	24年	26年	28年	30年	令和元年
たんぱく質エネルギー／総エネルギー	13.0	13.3	13.3	13.1	14.0	14.6	14.9	15.1	15.5	16.0	15.9	15.0	14.6	14.2	14.5	14.7	14.8	15.0
脂肪エネルギー／総エネルギー	7.7	8.7	10.6	14.8	18.9	22.3	23.6	24.5	25.3	26.4	26.5	25.3	25.9	25.4	26.3	27.4	28.3	28.6
炭水化物エネルギー／総エネルギー	79.3	78.0	76.1	72.1	67.1	63.1	61.5	60.4	59.2	57.6	57.5	59.7	59.4	60.3	59.0	57.8	56.8	56.3

出所　厚生労働省ホームページ
資料　厚生労働省「令和元年国民健康・栄養調査報告」（令和２年・３年「国民健康・栄養調査」は新型コロナウイルス感染症の影響により調査中止）。
　　　平成20年以降のたんぱく質エネルギー比率は、資料より算出。

2002 14	2003 15	2004 16	2005 17	2006 18	2007 19	2008 20	2009 21	2010 22	2011 23	2012 24	2013 25	2014 26	2015 27	2016 28	2017 29	2018 30	2019 令和元
1930	1920	1902	1904	1891	1898	1867	1861	1849	1840	1874	1873	1863	1889	1865	1897	1900	1903
72.2	71.5	70.8	71.1	69.8	69.8	68.1	67.8	67.3	67.0	68.0	68.9	67.7	69.1	68.5	69.4	70.4	71.4
39.0	38.3	38.0	38.3	37.5	38.0	36.1	36.3	36.0	36.4	36.4	37.2	36.3	37.3	37.4	37.8	38.9	40.1
54.4	54.0	54.1	53.9	54.1	55.1	52.1	53.6	53.7	54.0	55.0	55.0	55.0	57.0	57.2	59.0	60.4	61.3
27.2	27.1	26.8	27.3	27.3	27.7	25.9	27.0	27.1	27.4	28.0	28.1	27.7	28.7	29.1	30.0	31.8	32.4
271.2	269.9	266.1	267.4	264.4	264.1	264.6	260.2	257.6	255.1	259.8	258.6	256.8	257.8	252.8	255.4	251.2	248.3
546	536	532	539	534	524	505	505	503	507	499	504	497	517	502	514	505	505
1040	1022	1013	1018	1004	1000	974	970	960	954	970	978	962	990	976	988	992	1007
8.1	8.1	7.8	8.0	7.9	7.8	7.7	7.6	7.4	7.3	7.4	7.4	7.4	7.6	7.4	7.5	7.5	7.6
11.4	11.2	10.7	11.0	10.8	10.6	10.5	10.3	10.2	10.1	10.0	9.8	9.7	9.7	9.6	9.5	9.7	9.7
939	922	879	604	596	615	597	536	529	532	527	516	514	534	524	519	518	534
0.87	0.85	0.86	0.87	0.87	0.87	0.83	0.83	0.83	0.82	0.88	0.85	0.83	0.86	0.86	0.87	0.90	0.95
1.21	1.18	1.17	1.18	1.18	1.17	1.14	1.14	1.13	1.14	1.17	1.13	1.12	1.17	1.15	1.18	1.16	1.18
101	100	99	106	98	96	100	100	90	94	96	94	94	98	89	94	95	94

1. 国民健康づくり
2. 日本人の身体状況
3. 日本人の栄養
4. 子どもの栄養
5. 人口統計
6. 国民医療と福祉
7. 食品と栄養
8. 食品の安全
9. 調理

⑮ － 食品群別摂取量の年次推移 （1人1日当たり　単位：g）

食品群別		1946 昭和21	1950 25	1955 30	1960 35	1965 40	1970 45
穀類	米	241.1	338.7	346.6	358.4	349.8	306.1
	小麦	157.3	68.7	68.3	65.1	60.4	64.8
	その他の穀類		69.4	60.0	28.2	8.0	3.3
種実類		0.3	0.9	0.4	0.5	0.5	1.9
芋類	さつま芋・加工品	277.9	76.3	33.7	17.1	41.9	2.6
	じゃが芋・加工品		34.5	33.6	27.3		22.3
	その他の芋類・加工品		16.5	13.5	20.1		12.8
砂糖類		0.5	7.2	15.8	12.3	17.9	19.7
菓子類					20.4	31.6	36.7
油脂類		1.7	2.6	4.4	6.1	10.2	15.6
豆類	大豆	37.2	2.5	2.1	1.5	64.3	66.9
	みそ		30.1	28.8	26.0		
	大豆製品		14.7	29.4	37.3		
	その他の豆類・加工品		6.4	7.0	6.4	5.3	4.3
動物性食品	魚介類	45.3	61.0	77.2	76.9	76.3	87.4
	鳥獣肉類	5.7	8.4	12.0	18.7	29.5	42.5
	卵類	1.3	5.6	11.5	18.9	35.2	41.2
	乳および乳製品	3.1	6.8	14.2	32.9	57.4	78.8
野菜・果物類	緑黄色野菜	153.8	75.6	61.3	39.0	49.0	50.2
	その他の野菜	203.2	119.5	129.2	123.6	170.4	119.1
	乾物・漬物		46.9	55.7	51.5		
	果物	21.9	41.5	44.3	79.6	58.8	81.0
海藻類		4.2	3.0	4.3	4.7	6.1	6.9
補助栄養素・特定保健用食品		－	－	－	－	－	－

（注）1）その他の穀類は、昭和21年、25年、30年、35年、40年の数値は「大麦・雑穀」として発表されたもの。
　　　2）その他の芋類・加工品は、昭和30年まで芋類加工品の数値を含まない。
資料　厚生省「国民栄養調査」より抜粋

食品群別		
総量		
穀類	総量	
	米・加工品	
	小麦・加工品	
	その他の穀類・加工品	
いも類	総量	
	さつまいも・加工品	
	じゃがいも・加工品	
	その他のいも・加工品	
砂糖・甘味料類		
豆類	総量	
	大豆・加工品	
	その他の豆・加工品	
種実類		
野菜類	緑黄色野菜	
	その他の野菜	
果実類		
きのこ類		
藻類		
動物性食品	総量	
	魚介類	
	肉類	
	卵類	
	乳類	
油脂類		
菓子類		
嗜好調味飲料	嗜好飲料類	
	調味料・香辛料類	
補助栄養素・特定保健用食品		
その他		

1975 昭和50	1980 55	1985 60	1990 平成2	1995 7	2000 12	2005 17	2010 22	2012 24	2014 26	2015 27	2016 28	2017 29	2018 30	2019 令和元
1,411.6	1,351.9	1,345.6	1,331.4	1,449.2	1,379.6	2,080.7	1,994.5	2,018.3	1,996.8	2,205.8	1,999.5	2,038.0	1,994.0	1,979.9
340.0	319.1	308.9	285.2	264.0	256.8	452.0	439.7	439.7	435.9	430.7	422.1	421.8	415.1	410.7
248.3	225.8	216.1	197.9	167.9	160.4	343.9	332.0	329.1	325.0	318.3	310.8	308.0	308.5	301.4
90.2	91.8	91.3	84.8	93.7	94.3	99.3	100.1	102.4	101.6	102.6	100.7	103.6	97.3	99.4
1.5	1.5	1.5	2.6	2.5	2.1	8.8	7.6	8.1	9.0	9.8	10.6	10.2	9.2	9.9
60.9	63.4	63.2	65.3	68.9	64.7	59.1	53.3	54.3	52.9	50.9	53.8	52.7	51.0	50.2
11.0	10.4	10.7	10.3	10.8	9.3	7.2	7.2	7.4	6.9	6.6	7.4	8.0	6.9	6.3
22.1	23.2	25.6	28.2	30.3	30.5	28.5	25.9	26.4	24.9	25.1	26.2	25.1	24.8	23.0
27.8	29.8	26.9	26.7	27.8	24.9	23.5	20.3	20.6	21.2	19.3	20.2	19.6	19.3	20.9
14.6	12.0	11.2	10.6	9.9	9.3	7.0	6.7	6.5	6.3	6.6	6.5	6.8	6.4	6.3
70.0	65.4	66.6	68.5	70.0	70.2	59.3	55.3	57.9	59.4	60.3	58.6	62.8	62.9	60.6
67.2	63.2	64.3	66.2	68.0	68.4	57.7	53.9	56.6	58.2	58.6	57.2	61.6	61.4	59.2
2.8	2.2	2.3	2.3	2.0	1.9	1.5	1.3	1.3	1.2	1.7	1.4	1.2	1.4	1.4
1.5	1.3	1.4	1.4	2.1	1.9	1.9	2.1	2.1	2.0	2.3	2.5	2.6	2.4	2.5
48.2	51.0	73.9	77.2	94.0	95.9	94.4	87.9	86.8	88.2	94.4	84.5	83.9	82.9	81.8
189.9	192.3	178.1	162.8	184.4	180.1	185.3	180.0	187.8	192.2	187.6	181.5	192.2	186.3	188.0
193.5	155.2	140.6	124.8	133.0	117.4	125.7	101.7	107.0	105.2	107.6	98.9	105.0	96.7	96.4
8.6	8.1	9.7	10.3	11.8	14.1	16.2	16.8	16.1	15.8	15.7	16.0	16.1	16.0	16.9
4.9	5.1	5.6	6.1	5.3	5.5	14.3	11.0	9.9	9.6	10.0	10.9	9.9	8.5	9.9
303.3	313.3	320.0	340.0	366.8	338.7	324.7	308.2	319.7	315.3	329.0	329.7	336.1	339.5	338.7
94.0	92.5	90.0	95.3	96.9	92.0	84.0	72.5	70.0	69.4	69.0	65.6	64.4	65.1	64.1
64.2	67.9	71.7	71.2	82.3	78.2	80.2	82.5	88.9	89.1	91.0	95.5	98.5	104.5	103.0
41.5	37.7	40.3	42.3	42.1	39.7	34.2	34.8	33.9	34.8	35.5	35.6	37.6	41.1	40.4
103.6	115.2	116.7	130.1	144.5	127.6	125.1	117.3	125.8	121.0	132.2	131.8	135.7	128.8	131.2
15.8	16.9	17.7	17.6	17.3	16.4	10.4	10.1	10.4	10.5	10.8	10.9	11.3	11.0	11.2
29.0	25.0	22.8	20.3	26.8	22.2	25.3	25.1	26.7	26.4	26.7	26.3	26.8	26.1	25.7
}119.7	109.7	113.4	137.4	190.2	182.3	601.6	598.5	603.9	597.9	788.7	605.1	623.4	628.6	618.5
						92.8	87.0	90.6	80.3	85.7	93.3	86.5	60.7	62.5
–	–	–	–	–	–	11.8	12.3	–	–	–	–	–	–	–
11.7	14.0	13.7	14.3	17.6	19.4	–	–	–	–	–	–	–	–	–

（注）　1）平成13年より分類が変更された。特に「ジャム」は「砂糖類」から「果実類」に、「味噌」は「豆類」から「調味料・香辛料類」に、「マヨネーズ」は「油脂類」から「調味料・香辛料類」に分類された。「動物性食品」の「総量」には「バター」「動物性油脂」が含まれるため、内訳合計としては一致しない。また、平成13年より調理を加味した数量となり、「米・加工品」の米は「めし」・「かゆ」など、「その他の穀類・加工品」の「干しそば」は「ゆでそば」など、藻類」の「乾燥わかめ」は「水戻しわかめ」など、「嗜好飲料類」の「茶葉」は「茶浸出液」などで算出している。「その他のいも・加工品」には、「でんぷん・加工品」が含まれ、「その他の野菜」には、「野菜ジュース」「漬け物」が含まれる。

　2）平成15年から23年までは補助栄養素（顆粒、錠剤、カプセル、ドリンク状の製品〔薬剤も含む〕）及び特定保健用食品からの摂取量の調査を行った。

　3）平成24年、28年は抽出率等を考慮した全国補正値である。

　4）平成30年以降の数値は、厚生労働省「国民健康・栄養調査」第5表の1　食品群別摂取量の数値を抜粋。動物性食品（総量）は、魚介類、肉類、卵類、乳類の数値を合算して求めた。

出所　厚生労働省ホームページ　資料　厚生労働省「令和元年国民健康・栄養調査報告」（令和2年・3年「国民健康・栄養調査」は新型コロナウイルス感染症の影響により調査中止）

1. 国民健康づくり
2. 日本人の身体状況
3. 日本人の栄養
4. 子どもの栄養
5. 人口統計
6. 国民医療と福祉
7. 食品と栄養
8. 食品の安全
9. 調理

⓰ － 日本人の栄養所要量、食事摂取基準の沿革

健康な個人または集団を対象として、国民の健康の維持・増進、生活習慣病、エネルギー・栄養素欠乏症の予防及び過剰摂取による健康障害の予防を目的とし、エネルギー及び各栄養素の摂取量を示す現在の「日本人の食事摂取基準」は、健康増進や栄養改善施策等の基本となるものであり、栄養指導、給食計画等の基準として幅広く利用されている。

日本人に対する栄養基準づくりは、1945（昭和20）年ごろまではおもに栄養研究所において進められてきたが、戦争の長期化に伴う食糧難の影響で、その他の政府関係組織も国民の栄養基準を作成し発表していた。第二次世界大戦終了後に策定作業が一本化されて厚生省（現厚生労働省）の所轄事項と

なり、1969（昭和44）年に初回の「日本人の栄養所要量」が策定された。その後、「日本人の栄養所要量」は6回にわたる改定を経て、現在の「日本人の食事摂取基準」となり今日に至っている。

以下に示す「日本人平均1人1日当たり栄養所要量」は、国民全体の栄養改善計画及び国民の栄養状態の評価等を行うための資料とするものであって、個人が実際に摂取すべき栄養量の指標となるものではない。1999（平成11）年発表の「第六次改定日本人の栄養所要量」以降は、数値の発表はない。

表⓰－1　日本人平均1人1日当たり栄養所要量の推移 （①は「所要摂取量」、②～⑤は「栄養基準量」として示された）

栄養量 / 年		1947 (①)	1954 (②)	1960 (③)	1963 (④)	1970 (⑤)	1975 (⑥)	1979 (⑦)	1984 (⑧)	1989 (⑨)	1994 (⑩)
エネルギー	(kcal)	2,150	2,180	2,200	2,300	2,150	2,100	2,000	2,000	2,000	2,000
たんぱく質	(g)	75	73	71	75	70	70	65	65	65	65
脂質	(g)	25	30	—	38	48	—	—	—	—	—
カルシウム	①～⑤(mg) ⑥～⑩(g)	1,000	1,000	600	660	610	0.7	0.7	0.6	0.6	0.6
鉄	(mg)	10	10	10	—	11	11	11	11	11	11
ビタミンA	(IU)	3,000	3,700	1,900	1,900	2,000	1,800	1,800	1,800	1,800	1,800
ビタミンB$_1$	(mg)	1.0	1.2	1.2	1.2	1.0	0.9	0.8	0.8	0.8	0.8
ビタミンB$_2$	(mg)	1.0	1.2	1.2	1.2	1.1	1.1	1.1	1.1	1.1	1.1
ナイアシン	(mg)	—	12	12	—	16	14	13	13	13	14
ビタミンC	(mg)	45	60	63	63	50	50	50	50	50	50
ビタミンD	(IU)	—	400	400	—	—	200	150	150	150	150
食塩	(g)	15	13	13	—	14	—	—	—	—	—

① 1947（昭和22）年：国民食糧及び栄養対策審議会（内閣）「日本人1人1日当り所要摂取量」として発表。

② 1954（昭和29）年：総理府資源調査会
昭和24年策定の熱量及びたんぱく質摂取基準量、昭和27年策定の微量栄養素基準量及び昭和25年国勢調査による人口に基づいて策定された「日本人1人1日当り栄養基準量」。

③ 1960（昭和35）年：栄養審議会（厚生省）
昭和30年の国勢調査による人口に基づいて答申された「日本人1人1日当り栄養基準量」。

④ 1963（昭和38）年：栄養審議会（厚生省）
昭和36年4月答申の「将来の日本人体位について」に基づいて答申された「昭和45年を目途とした栄養基準量（1人1日当り）」。

⑤ 1970（昭和45）年：栄養審議会（厚生省）
「昭和44年改定　日本人の栄養所要量」を基礎として答申された「昭和50年を目途とした栄養基準量（国民1人1日平均）」。（「昭和44年改定　日本人の栄養所要量」は、昭和45年の日本人の推計体位をもとにされている。）

⑥ 1975（昭和50）年：栄養審議会（厚生省）
「昭和50年改定　日本人の栄養所要量」において示された「日本人平均1人1日当たり栄養所要量（昭和55年推計）」。

⑦ 1979（昭和54）年：公衆衛生審議会栄養部会（厚生省）
「昭和54年改定　日本人の栄養所要量」において示された「日本人平均1人1日当たり栄養所要量（昭和60年推計）」。

⑧ 1984（昭和59）年：公衆衛生審議会栄養部会（厚生省）
「第三次改定　日本人の栄養所要量」において示された「日本人平均1人1日当たりの栄養所要量（昭和65年推計）」。

⑨ 1989（平成元）年：公衆衛生審議会栄養部会（厚生省）
「第四次改定　日本人の栄養所要量」において示された「日本人平均1人1日当たりの栄養所要量（平成7年推計）」。

⑩ 1994（平成6）年：公衆衛生審議会健康増進栄養部会（厚生省）
「第五次改定　日本人の栄養所要量」において示された「日本人平均1人1日当たりの栄養所要量（平成12年推計）」。

（⑥～⑩は、「日本人の栄養所要量」とその年度における推計人口から、その年における日本人全体の栄養所要量を算出し、総推計人口で除したものである。）

資料　厚生労働省「日本人の栄養所要量」

4. 子どもの栄養

❶ – 学校給食実施基準の一部改正について

文部科学省初等中等教育局長公示
令和3年2月12日 2文科初第1684号

学校給食法第8条第1項に基づき、児童または生徒1人1回当たりの学校給食摂取基準を改正する学校給食実施基準（平成21年文部科学省告示第61号）の一部改正について、令和3年2月12日に告示され、令和3年4月1日から施行された。

学校給食における摂取基準については厚生労働省が定める「日本人の食事摂取基準（2020年版）」を参考とし、その考え方を踏まえるとともに、厚生労働科学研究費補助金により行われた「食事摂取基準を用いた食生活改善に資するエビデンスの構築に関する研究」（以下、「食事状況調査」）の調査結果より算出した、小学3年生、5年生及び中学2年生が昼食である学校給食において摂取することが期待される栄養量（以下、「昼食必要摂取量」）等を勘案し、児童生徒の健康の増進及び食育の推進を図るために望ましい栄養量を算出したものである。

学校給食摂取基準についての基本的な考え方は次のとおりである。

①エネルギー　学校給食摂取基準の推定エネルギー必要量の算定に当たっては、文部科学省が毎年度実施する学校保健統計調査の平均身長から求めた標準体重と食事摂取基準で用いている身体活動レベルのレベルⅡ（ふつう）により算出した1日の必要量の3分の1を基準値とした。

②たんぱく質　食事摂取基準の目標量を用いることとし、学校給食による摂取エネルギー全体の13%～20%を基準値とした。

③脂質　食事摂取基準の目標量を用いることとし、学校給食による摂取エネルギー全体の20%～30%を基準値とした。

④ナトリウム（食塩相当量）　昼食必要摂取量で摂ることが許容される値の四分位範囲の最高値を用いても献立作成上味付けが困難となることから、食事摂取基準の目標量の3分の1未満を基準値とした。

⑤カルシウム　昼食必要摂取量の中央値は、食事摂取基準の推奨量の50%を超えているが、献立作成の実情に鑑み、四分位範囲内で、食事摂取基準の推奨量の50%を基準値とした。

⑥マグネシウム　昼食必要摂取量の中央値は、小学生は食事摂取基準の推奨量の3分の1以下であるが、中学生は約40%である。このため、小学生以下については、食事摂取基準の推奨量の3分の1程度を、中学生以上については40%を基準値とした。

⑦鉄　昼食必要摂取量の中央値は、小学生は食事摂取基準の推奨量の約40%であるが、中学生は40%を超えている。献立作成の実情に鑑み、四分位範囲内で、食事摂取基準の推奨量の40%を基準値とした。

⑧亜鉛　昼食必要摂取量の中央値は、食事摂取基準の推奨量の3分の1以下であるが、望ましい献立としての栄養バランスの観点から、食事摂取基準の推奨量の3分の1を学校給食において配慮すべき値とした。

⑨ビタミンA　昼食必要摂取量の中央値は、食事摂取基準の推奨量の40%を超えているが、献立作成の実情に鑑み、四分位範囲内で、食事摂取基準の推奨量の40%を基準値とした。

⑩ビタミンB₁　昼食必要摂取量の中央値は、食事摂取基準の推奨量の約40%であり、食事摂取基準の推奨量の40%を基準値とした。

⑪ビタミンB₂　昼食必要摂取量の中央値は、食事摂取基準の推奨量の約40%であり、食事摂取基準の推奨量の40%を基準値とした。

⑫ビタミンC　昼食必要摂取量の中央値は、食事摂取基準の推奨量の3分の1以下であるが、望ましい献立としての栄養バランスの観点から、四分位範囲内で、食事摂取基準の推奨量の3分の1を基準値とした。

⑬食物繊維　昼食必要摂取量の中央値は、小学3年生は食事摂取基準の目標量の約40%、小学5年生は約3分の1であるが、中学2年生は40%を超えている。献立作成の実情に鑑み、四分位範囲内で、食事摂取基準の目標量の40%以上を基準値とした。

食品構成については、学校給食摂取基準を踏まえ、多様な食品を適切に組み合わせて、児童生徒が各栄養素をバランス良く摂取しつつ、様々な食に触れることができるようにすること。また、これらを活用した食に関する指導や食事内容の充実を図ること。なお、多様な食品とは、食品群であれば、例えば、穀類、野菜類、豆類、果実類、きのこ類、藻類、魚介類、肉類、卵類及び乳類などであり、また、食品名であれば、例えば穀類については、精白米、食パン、コッペパン、うどん、中華めんなどである。

また、各地域の実情や家庭における食生活の実態把握の上、日本型食生活の実践、我が国の伝統的な食文化の継承について十分配慮すること。

さらに、食事状況調査の結果によれば、学校給食のない日はカルシウム不足が顕著であり、カルシウム摂取に効果的である牛乳等についての使用に配慮すること。なお、家庭の食事においてカルシウムの摂取が不足している地域にあっては、積極的に牛乳、調理用牛乳、乳製品、小魚等についての使用に配慮すること。

1. 国民健康づくり
2. 日本人の身体状況
3. 日本人の栄養
4. 子どもの栄養
5. 人口統計
6. 国民医療と福祉
7. 食品と栄養
8. 食品の安全
9. 調理

⓲ – 幼児、児童、生徒1人1回当たりの学校給食摂取基準

区分	基準値						
	児童 (6～7歳) の場合①	児童 (8～9歳) の場合②	児童 (10～11歳) の場合③	生徒 (12～14歳) の場合④	夜間課程を置く 高等学校生徒⑤	特別支援学校の 幼稚部幼児⑥	特別支援学校の 高等部生徒⑦
エネルギー　　　　(kcal)	530	650	780	830	860	490	860
たんぱく質　　　　(%)	学校給食による摂取エネルギー全体の13～20%						
脂質　　　　　　　(%)	学校給食による摂取エネルギー全体の20～30%						
ナトリウム(食塩相当量)(g)	1.5未満	2未満	2未満	2.5未満	2.5未満	1.5未満	2.5未満
カルシウム　　　　(mg)	290	350	360	450	360	290	360
マグネシウム　　　(mg)	40	50	70	120	130	30	130
鉄　　　　　　　　(mg)	2	3	3.5	4.5	4	2	4
ビタミンA　　(μgRAE)	160	200	240	300	310	190	310
ビタミンB₁　　　　(mg)	0.3	0.4	0.5	0.5	0.5	0.3	0.5
ビタミンB₂　　　　(mg)	0.4	0.4	0.5	0.6	0.6	0.3	0.6
ビタミンC　　　　(mg)	20	25	30	35	35	15	35
食物繊維　　　　　(g)	4以上	4.5以上	5以上	7以上	7.5以上	3以上	7.5以上

(注) 1) 表に掲げるもののほか、次に掲げるものについてもそれぞれ示した摂取について配慮すること。
　　　　亜鉛…①2 mg、②2 mg、③2 mg、④3 mg、⑤3 mg、⑥1 mg、⑦3 mg
　　2) この摂取基準は、全国的な平均値を示したものであるから、適用に当たっては、個々の健康及び生活活動等の実態並びに地域の実情等に十分配慮し、弾力的に運用すること。
　　3) 献立の作成に当たっては、多様な食品を適切に組み合わせるよう配慮すること。
出所　文部科学省ホームページ

54

❶⁹ − 児童福祉施設の食事計画

令和2年3月31日 子母発0331第1号
各都道府県・各指定都市・各中核市民生主管部（局）長あて
厚生労働省雇用均等・児童家庭局母子保健課長通知

1 児童福祉施設における「食事摂取基準」を活用した食事計画の基本的考え方

(1)「食事摂取基準」は、エネルギーについて、成人においては「ボディ・マス・インデックス（BMI）」、参考として「推定エネルギー必要量」、栄養素については「推定平均必要量」「推奨量」「目安量」「耐容上限量」「目標量」といった複数の設定指標により構成されていることから、各栄養素及び指標の特徴を十分理解して活用すること。

(2)「食事摂取基準」は、健康な個人及び集団を対象とし、国民の健康の保持・増進、生活習慣病の予防を目的とし、エネルギー及び各栄養素の摂取量の基準を示すものである。よって、児童福祉施設において、障害や疾患を有するなど身体状況や生活状況等が個人によって著しく異なる場合には、一律の適用が困難であることから、個々人の発育・発達状況、栄養状態、生活状況等に基づいた食事計画を立てること。

(3) 子どもの健康状態及び栄養状態の特徴に応じて、必要な栄養素について考慮すること。子どもの健康状態及び栄養状態に特に問題がないと判断される場合であっても、基本的にエネルギー、たんぱく質、脂質、ビタミンA、ビタミンB₁、ビタミンB₂、ビタミンC、カルシウム、鉄、ナトリウム（食塩）、カリウム及び食物繊維について考慮するのが望ましい。

(4) 食事計画を目的として「食事摂取基準」を活用する場合には、集団特性を把握し、それに見合った食事計画を決定した上で、献立の作成及び品質管理を行った食事の提供を行い、一定期間ごとに摂取量調査や対象者特性の再調査を行い、得られた情報等を活かして食事計画の見直しに努めること。その際、管理栄養士等による適切な活用を図ること。

2 児童福祉施設における「食事摂取基準」を活用した食事計画の策定に当たっての留意点

(1) 子どもの性、年齢、発育・発達状況、栄養状態、生活状況等を把握・評価し、提供することが適当なエネルギー及び栄養素の量（以下「給与栄養量」という。）の目標を設定するよう努めること。なお、給与栄養量の目標は、子どもの発育・発達状況、栄養状態等の状況を踏まえ、定期的に見直すように努めること。

(2) エネルギー摂取量の計画に当たっては、参考として示される推定エネルギー必要量を用いても差し支えないが、健全な発育・発達を促すために必要なエネルギー量を摂取することが基本となることから、定期的に身長及び体重を計測し、成長曲線に照らし合わせるなど、個々人の成長の程度を観察し、評価すること。

(3) たんぱく質、脂質、炭水化物の総エネルギーに占める割合（エネルギー産生栄養素バランス）については、三大栄養素が適正な割合によって構成されることが求められることから、たんぱく質については13%〜20%、脂質については20%〜30%、炭水化物については50% 65%の範囲を目安とすること。

(4) 1日のうち特定の食事（例えば昼食）を提供する場合は、対象となる子どもの生活状況や栄養摂取状況を把握、評価した上で、1日全体の食事に占める特定の食事から摂取することが適当とされる給与栄養量の割合を勘案し、その目標を設定するよう努めること。

(5) 給与栄養量が確保できるように、献立作成を行うこと。

(6) 献立作成に当たっては、季節感や地域性等を考慮し、品質が良く、幅広い種類の食品を取り入れるように努めること。また、子どもの咀嚼（そしゃく）や嚥下（えんげ）機能、食具使用の発達状況等を観察し、その発達を促すことができるよう、食品の種類や調理方法に配慮するとともに、子どもの食に関する嗜好や体験が広がりかつ深まるよう、多様な食品や料理の組み合わせにも配慮すること。また、特に、小規模グループケアやグループホーム化を実施している児童養護施設や乳児院においては留意すること。

3 児童福祉施設における食事計画の実施上の留意点

(1) 子どもの健全な発育・発達を目指し、子どもの身体活動等を含めた生活状況や、子どもの栄養状態、摂食量、残食量等の把握により、給与栄養量の目標の達成度を評価し、その後の食事計画の改善に努めること。

(2) 献立作成、調理、盛りつけ・配膳、喫食等各場面を通して関係する職員が多岐にわたることから、定期的に施設長を含む関係職員による情報の共有を図り、食事の計画・評価を行うこと。

(3) 日々提供される食事が子どもの心身の健全育成にとって重要であることに鑑み、施設や子どもの特性に応じて、将来を見据えた食を通じた自立支援にもつながる「食育」の実践に努めること。

(4) 食事の提供に係る業務が衛生的かつ安全に行われるよう、食事の提供に関係する職員の健康診断及び定期検便、食品の衛生的取扱い並びに消毒等保健衛生に万全を期し、食中毒や感染症の発生防止に努めること。

❷⁰ − 栄養教諭制度の概要

健康増進法の成立、食育基本法の成立など、国民への食の教育を推進する時代の要請に応える施策の一つとして、平成17（2005）年4月1日、栄養教諭制度がスタートした。

栄養教諭の職務は、大きく二つに分けられる。1）食に関する指導と、2）学校給食の管理である。前者については、①肥満、偏食、食物アレルギー等の児童生徒に対する個別指導を行う、②学級活動、教科、学校行事等の時間に、学級担任等と連携して、集団的な食に関する指導を行う、③他の教職員や家庭・地域と連携した食に関する指導を推進するための連絡・調整を行うことがあげられている。後者については、従来の学校栄養職員が主に担ってきた栄養管理、衛生管理、検食、物資管理等があげられる。

栄養教諭は、栄養教諭普通免許状（専修、一種、二種）を有するものとされる。一般には、大学における所要単位の修得により免許状を取得するが、現職の学校栄養職員については、一定の在職経験と都道府県教育委員会が実施する講習等において所定の単位を修得することにより、免許状を取得できるよう法律上特別の措置が講じられている。

栄養教諭の配置については、すべての義務教育諸学校において学校給食を実施しているわけではないことや、地方分権の趣旨等から、地方公共団体や設置者の判断によることとされ、義務的なものとはされていない。公立小中学校の栄養教諭は、県費負担教職員であることから、都道府県教育委員会の判断により配置されることとなる。

本制度創設の本来の意義に照らし、すべての子どもたちが食の大切さについて、専門職である栄養教諭を通して、教育を受ける機会を得ることが望ましいところである。

参考資料 文部科学省ホームページ「栄養教諭制度の概要」

1. 国民健康づくり
2. 日本人の身体状況
3. 日本人の栄養
4. 子どもの栄養
5. 人口統計
6. 国民医療と福祉
7. 食品と栄養
8. 食品の安全
9. 調理

㉑ – 日本における年齢3区分にみた人口の推移

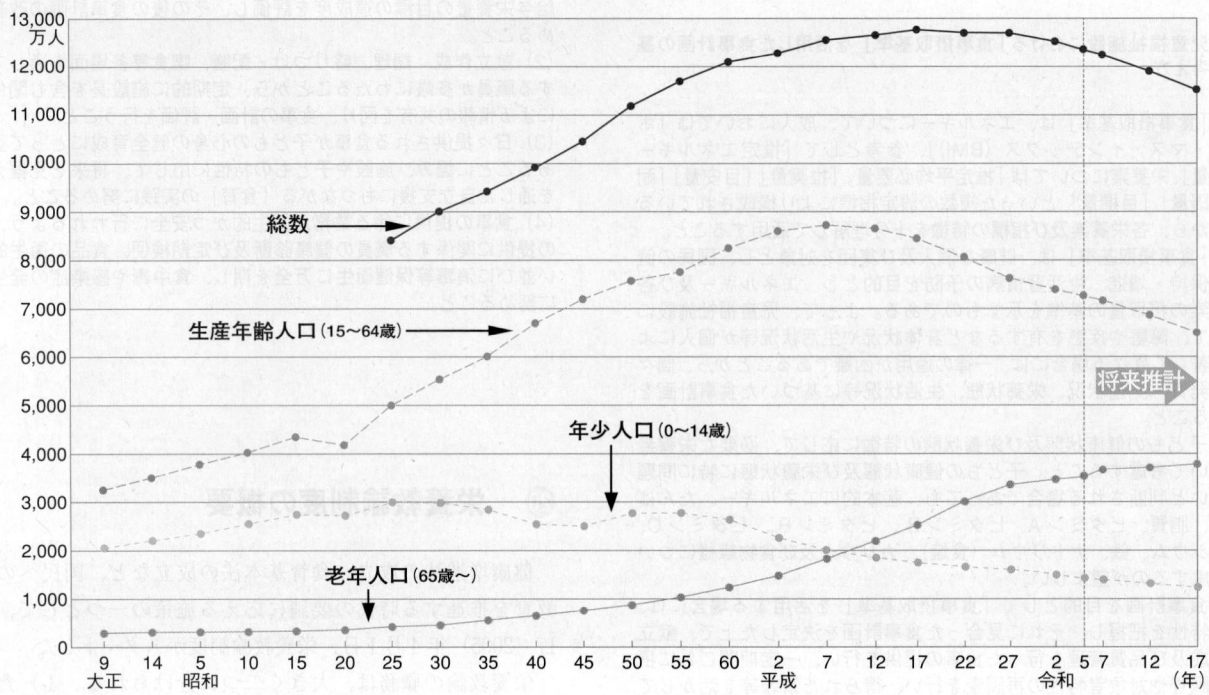

出所　総務省統計局『日本の統計2023』より作図
資料　総務省統計局「国勢調査結果」「我が国の推計人口」「人口推計」
　　　国立社会保障・人口問題研究所「日本の将来推計人口（平成29年推計）」

㉒ – 日本における出生数の年次推移

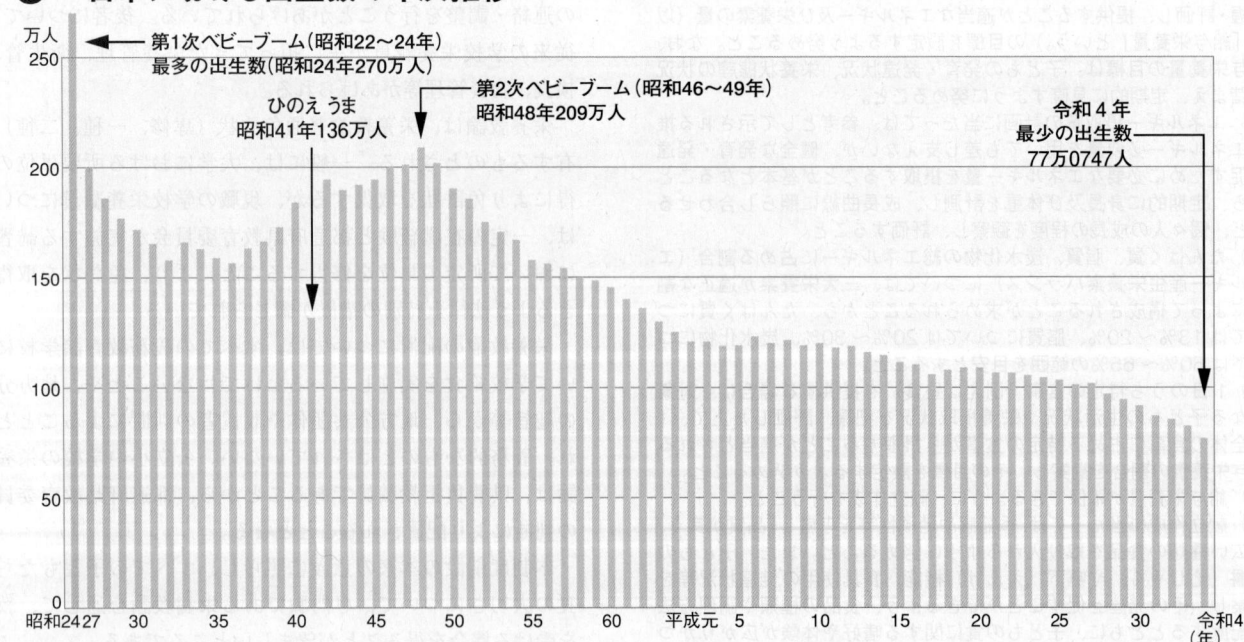

資料　厚生労働省「令和4年（2022）人口動態統計」

1. 国民健康づくり
2. 日本人の身体状況
3. 日本人の栄養
4. 子どもの栄養
5. 人口統計
6. 国民医療と福祉
7. 食品と栄養
8. 食品の安全
9. 調理

㉓ – 各国の年齢別人口構成

図㉓ – 1　人口ピラミッド (年齢階級別割合, 2020)

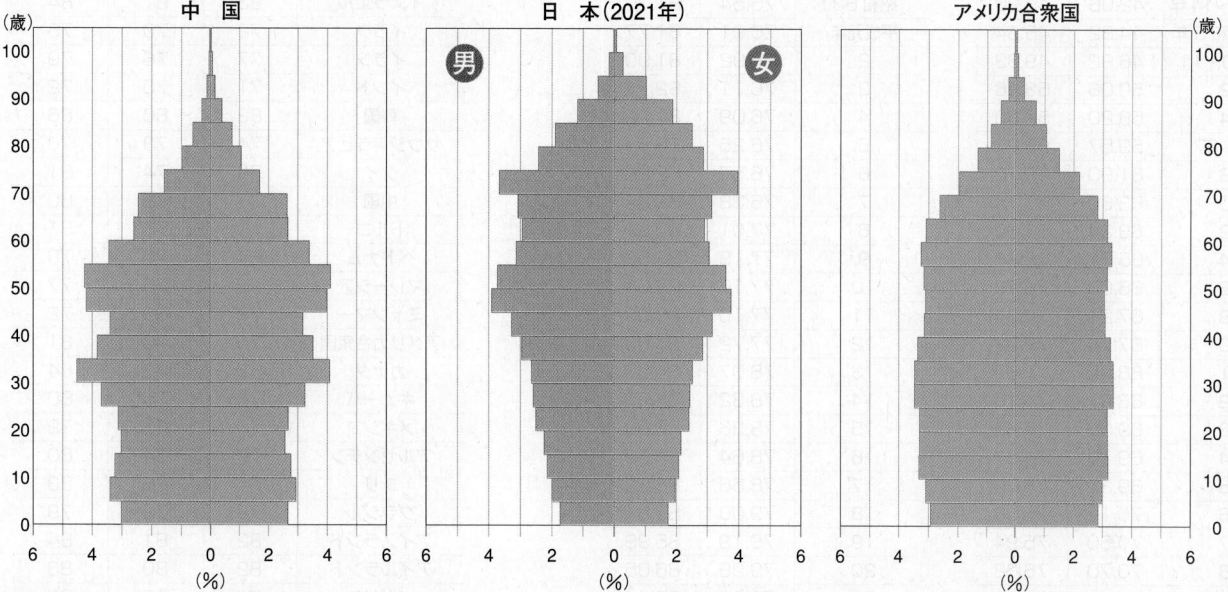

表㉓ – 1　年齢5歳階級別人口 (2020)

(単位：1,000人)

年齢	アメリカ合衆国		スウェーデン		オーストラリア		中国		フィリピン	
	男	女	男	女	男	女	男	女	男	女
総数	166,504	169,438	5,219	5,150	12,738	12,932	727,994	696,936	56,948	55,243
0〜4	9,984	9,544	308	291	800	756	43,090	37,909	6,128	5,711
5〜9	10,555	10,072	321	303	831	788	48,569	41,872	5,981	5,568
10〜14	11,284	10,749	318	300	813	771	46,088	39,318	5,864	5,462
15〜19	11,223	10,742	300	277	764	726	42,808	36,576	5,501	5,170
20〜24	11,167	10,740	309	275	881	839	44,183	38,262	5,205	4,977
25〜29	11,780	11,427	376	355	977	954	52,403	46,643	4,811	4,665
30〜34	11,714	11,438	374	356	956	977	63,819	58,612	4,268	4,102
35〜39	11,331	11,099	337	319	913	926	53,757	50,621	3,814	3,632
40〜44	10,575	10,516	323	310	810	818	47,616	45,475	3,453	3,296
45〜49	10,417	10,417	339	329	825	847	59,213	57,384	3,007	2,892
50〜54	10,613	10,689	342	332	766	801	59,974	59,264	2,593	2,549
55〜59	10,896	11,291	319	312	757	787	48,457	48,856	2,112	2,163
60〜64	10,312	10,868	285	283	691	728	36,523	38,122	1,642	1,767
65〜	24,654	29,847	968	1,109	1,954	2,213	81,494	98,023	2,569	3,290

出所　総務省統計局『世界の統計2023』

1. 国民健康づくり
2. 日本人の身体状況
3. 日本人の栄養
4. 子どもの栄養
5. 人口統計
6. 国民医療と福祉
7. 食品と栄養
8. 食品の安全
9. 調理

㉔ － 日本人の平均寿命と健康寿命の推移

表㉔－1　日本人の平均寿命の推移

(単位：歳)

年次	男	女	年次	男	女
大正10〜14年	42.06	43.20	昭和63	75.54	81.30
15〜昭和5年	44.82	46.54	平成元年	75.91	81.77
昭和10・11	46.92	49.63	2	75.92	81.90
22	50.06	53.96	3	76.11	82.11
24	56.20	59.80	4	76.09	81.22
25〜27	59.57	62.97	5	76.25	82.51
28	61.90	65.70	6	76.57	82.98
30	63.60	67.75	7	76.38	82.85
32	63.24	67.60	8	77.01	83.59
34	65.21	69.88	9	77.19	83.82
36	66.03	70.79	10	77.16	84.01
38	67.21	72.34	11	77.10	83.99
40	67.74	72.92	12	77.72	84.60
41	68.35	73.61	13	78.07	84.93
42	68.91	74.15	14	78.32	85.23
43	69.05	74.30	15	78.36	85.33
44	69.18	74.67	16	78.64	85.59
45	69.31	74.66	17	78.56	85.52
46	70.17	75.58	18	79.00	85.81
47	70.50	75.94	19	79.19	85.99
48	70.70	76.02	20	79.29	86.05
49	71.16	76.31	21	79.59	86.44
50	71.73	76.89	22	79.55	86.30
51	72.15	77.35	23	79.44	85.90
52	72.69	77.95	24	79.94	86.41
53	72.97	78.33	25	80.21	86.61
54	73.46	78.89	26	80.50	86.83
55	73.35	78.76	27	80.75	86.99
56	73.79	79.13	28	80.98	87.14
57	74.22	79.66	29	81.09	87.26
58	74.20	79.78	30	81.25	87.32
59	74.54	80.18	令和元年	81.41	87.45
60	74.78	80.48	2	81.56	87.71
61	75.23	80.93	3	81.47	87.57
62	75.61	81.39	4	81.05	87.09

(注) 1) 令和2年以前は完全生命表による。
　　　2) 昭和45年以前は、沖縄県を除く値である。
資料　厚生労働省「令和4年簡易生命表」「完全生命表」

㉕ － 諸外国の平均寿命

(2019, 単位：歳)

国名	平均	男	女
イスラエル	83	81	84
イラク	72	70	75
イラン	77	76	79
インド	71	70	72
韓国	83	80	86
サウジアラビア	74	73	76
タイ	78	74	81
中国	77	75	80
トルコ	79	76	81
ベトナム	74	70	78
マレーシア	75	73	77
ミャンマー	69	66	72
アメリカ合衆国	79	76	81
カナダ	82	80	84
キューバ	78	75	80
メキシコ	76	73	79
アルゼンチン	77	74	80
チリ	81	78	83
ブラジル	76	72	79
アイスランド	82	81	84
アイルランド	82	80	83
イギリス	81	80	83
イタリア	83	81	85
オランダ	82	80	83
スイス	83	82	85
スウェーデン	82	81	84
ノルウェー	83	81	84
フランス	82	80	85
ロシア	73	68	78
エジプト	72	70	74
南アフリカ	65	62	68
オーストラリア	83	81	85
ニュージーランド	82	80	84

出所　総務省統計局『世界の統計 2023』
資料　WHO, *Global Health Observatory*

図㉔－1　平均寿命と健康寿命の推移

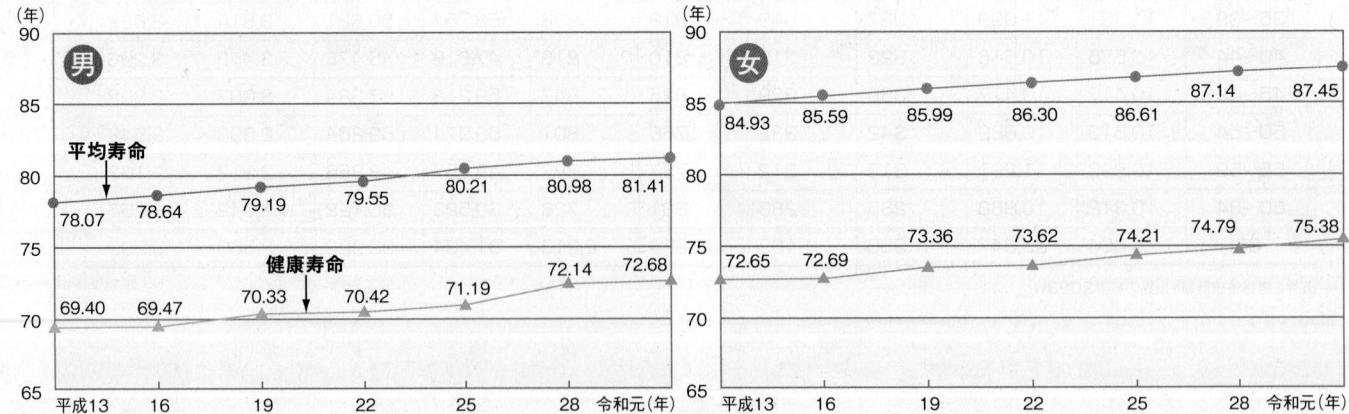

出所　厚生労働省『令和4年版　厚生労働白書』　資料　平均寿命については、2010年につき厚生労働省政策統括官(統計・情報政策、労使関係担当)「完全生命表」、他の年につき同「簡易生命表」、健康寿命については、同「簡易生命表」、同「人口動態統計」、同国民生活基礎調査」、総務省統計局「人口推計」より厚生労働省健康局健康課において作成。
(注) 日常生活に制限のない期間(介護を受けたり病気で寝たきりになったりせず、健康な日常生活を送ることが可能な期間)が「健康寿命」、0歳の平均余命が「平均寿命」である。

㉖ − 日本人の年齢別死因順位・死亡率 (人口10万対)

年齢	第1位		第2位		第3位		第4位		第5位	
	死因	死亡率	死因	死亡率	死因	死亡率	死因	死亡率	死因	死亡率
総数	悪性新生物	316.1	心疾患	190.8	老衰	147.1	脳血管疾患	88.1	肺炎	60.6
0歳	先天奇形等	62.9	呼吸障害等	25.9	不慮の事故	7.4	妊娠期間に関連する障害	5.4	乳幼児突然死症候群	5.1
1～4	先天奇形等	3.3	不慮の事故	1.7	悪性新生物	1.4	心疾患	0.7	肺炎	0.5
5～9	悪性新生物	1.8	先天奇形等	0.6	不慮の事故	0.6	その他の新生物	0.3	心疾患	0.2
10～14	自殺	2.3	悪性新生物	1.6	不慮の事故	0.6	先天奇形等	0.5	心疾患	0.4
15～19	自殺	12.2	不慮の事故	3.6	悪性新生物	2.3	心疾患	0.8	先天奇形等	0.5
20～24	自殺	21.3	不慮の事故	4.5	悪性新生物	2.5	心疾患	1.3	脳血管疾患	0.5
25～29	自殺	19.4	悪性新生物	4.1	不慮の事故	3.5	心疾患	2.0	脳血管疾患	0.6
30～34	自殺	18.3	悪性新生物	7.9	心疾患	3.5	不慮の事故	3.4	脳血管疾患	1.7
35～39	自殺	19.5	悪性新生物	14.1	心疾患	5.5	不慮の事故	3.8	脳血管疾患	3.3
40～44	悪性新生物	25.4	自殺	20.5	心疾患	9.6	脳血管疾患	7.7	肝疾患	5.1
45～49	悪性新生物	47.1	自殺	21.4	心疾患	18.0	脳血管疾患	12.8	肝疾患	8.8
50～54	悪性新生物	82.4	心疾患	30.5	自殺	23.3	脳血管疾患	19.8	肝疾患	13.2
55～59	悪性新生物	140.9	心疾患	47.4	脳血管疾患	26.0	自殺	22.8	肝疾患	18.4
60～64	悪性新生物	242.2	心疾患	74.8	脳血管疾患	38.6	肝疾患	22.3	自殺	20.2
65～69	悪性新生物	404.3	心疾患	112.7	脳血管疾患	58.2	不慮の事故	26.2	肝疾患	26.2
70～74	悪性新生物	635.1	心疾患	189.9	脳血管疾患	99.3	肺炎	44.7	不慮の事故	42.4
75～79	悪性新生物	877.3	心疾患	312.9	脳血管疾患	171.0	肺炎	95.9	不慮の事故	71.4
80～84	悪性新生物	1,218.6	心疾患	612.8	脳血管疾患	311.4	老衰	255.9	肺炎	219.7
85～89	悪性新生物	1,669.4	心疾患	1,276.6	老衰	911.5	脳血管疾患	594.9	肺炎	471.8
90～94	老衰	2,931.5	心疾患	2,566.5	悪性新生物	2,025.8	脳血管疾患	1,022.0	肺炎	914.3
95～99	老衰	8,273.2	心疾患	4,870.0	悪性新生物	2,274.8	脳血管疾患	1,690.5	肺炎	1,597.3
100～	老衰	20,929.9	心疾患	6,811.5	脳血管疾患	2,283.9	肺炎	2,128.7	悪性新生物	1,957.5

資料　厚生労働省「令和4年（2022）人口動態統計」
(注)　1)〔1〕乳児（0歳）の死因については乳児死因順位に用いる分類項目を使用している。
　　　　〔2〕死因名は次のように略称した。
　　　　　　心疾患→心疾患（高血圧性を除く）
　　　　　　先天奇形等→先天奇形、変形及び染色体異常
　　　　　　呼吸障害等→周産期に特異的な呼吸障害及び心血管障害
　　　　　　出血性障害等→胎児及び新生児の出血性障害及び血液障害
　　　　2) 総数には年齢不詳を含む。
　　　　3) 0歳の死亡率は出生10万に対する率である。

1. 国民健康づくり
2. 日本人の身体状況
3. 日本人の栄養
4. 子どもの栄養
5. 人口統計
6. 国民医療と福祉
7. 食品と栄養
8. 食品の安全
9. 調理

27 − 死亡率の国際比較 (人口10万対)

国	死因	総数	悪性新生物	心疾患(高血圧性を除く)	脳血管疾患	肺炎	不慮の事故	自殺	その他
日本 2019	男	1 175.0	366.0	163.1	86.0	88.2	37.2	22.7	411.8
	女	1 060.5	245.7	172.4	86.2	66.8	26.4	9.1	453.9
アメリカ 2017	男	898.7	196.8	133.2	38.5	14.8	67.7	22.9	424.8
	女	832.9	172.1	92.5	51.3	15.4	36.1	6.3	459.1
韓国 2017	男	603.4	191.1	30.7	42.7	39.4	31.7	34.9	232.9
	女	511.4	116.9	25.0	46.1	36.3	15.1	13.8	258.3
シンガポール 2016	男	532.2	161.7	111.0	31.4	96.9	11.2	11.0	109.1
	女	428.5	124.5	68.7	32.3	93.6	3.9	6.2	99.2
フランス 2016	男	923.2	292.7	61.8	41.3	19.2	45.2	20.6	442.4
	女	872.3	207.5	39.4	55.0	21.1	37.0	6.0	506.4
ドイツ 2017	男	1 124.8	302.6	169.0	58.4	23.9	34.0	17.2	519.7
	女	1 134.5	249.8	135.9	75.6	23.6	28.5	5.4	615.8
イタリア 2016	男	1 010.5	322.8	118.4	76.2	17.9	33.9	10.3	431.0
	女	1 026.7	240.9	102.5	110.6	17.8	26.3	2.7	525.9
オランダ 2017	男	857.3	289.6	58.8	44.5	18.9	29.2	15.4	401.0
	女	901.1	236.6	38.9	63.1	22.6	31.5	7.1	501.3
ロシア 2013	男	1 436.2	231.3	458.7	180.2	39.1	163.5	35.8	327.8
	女	1 190.6	175.2	423.8	247.6	16.0	43.5	6.5	278.1
スウェーデン 2017	男	890.1	235.9	129.1	50.5	17.8	37.8	16.7	402.3
	女	941.0	220.5	93.0	63.6	18.8	25.8	6.9	512.4
イギリス 2016	男	909.2	274.4	125.1	49.7	41.6	31.9	11.4	375.1
	女	917.4	235.5	77.7	65.6	48.9	20.9	3.3	465.5

(注) 死因簡単分類の「悪性新生物〈腫瘍〉」、「心疾患(高血圧性を除く)」及び「不慮の事故」では、使用しているコードの範囲が日本のみ異なっている。
資料 WHO Mortality Database
日本 政策統括官(統計・情報政策、政策評価担当)「令和元年人口動態統計」(シンガポール、ロシアは「平成29年人口動態統計」)

1. 国民健康づくり
2. 日本人の身体状況
3. 日本人の栄養
4. 子どもの栄養
5. 人口統計
6. 国民医療と福祉
7. 食品と栄養
8. 食品の安全
9. 調理

㉘－ 日本人の死因順位・死亡率の推移 (人口10万対、年次別)

年次	死因死亡率	第1位 死因	死亡率	第2位 死因	死亡率	第3位 死因	死亡率	第4位 死因	死亡率	第5位 死因	死亡率
1899	明32	肺炎及び気管支炎	206.1	脳血管疾患	170.5	全結核	155.7	胃腸炎	149.7	老衰	127.2
1920	大9	肺炎及び気管支炎	408.0	胃腸炎	254.2	全結核	223.7	インフルエンザ	193.7	脳血管疾患	157.6
25	14	肺炎及び気管支炎	275.6	胃腸炎	238.2	全結核	194.1	脳血管疾患	161.2	老衰	117.3
30	昭5	胃腸炎	221.4	肺炎及び気管支炎	200.1	全結核	185.6	脳血管疾患	162.8	老衰	118.8
35	10	全結核	190.8	肺炎及び気管支炎	186.7	胃腸炎	173.2	脳血管疾患	165.4	老衰	114.0
40	15	全結核	212.9	肺炎及び気管支炎	185.8	脳血管疾患	177.7	胃腸炎	159.2	老衰	124.5
50	25	全結核	146.4	脳血管疾患	127.1	肺炎及び気管支炎	93.2	胃腸炎	82.4	悪性新生物	77.4
55	30	脳血管疾患	136.1	悪性新生物	87.1	老衰	67.1	心疾患	60.9	全結核	52.3
60	35	脳血管疾患	160.7	悪性新生物	100.4	心疾患	73.2	老衰	58.0	肺炎及び気管支炎	49.3
65	40	脳血管疾患	175.8	悪性新生物	108.4	心疾患	77.0	老衰	50.0	不慮の事故	40.9
70	45	脳血管疾患	175.8	悪性新生物	116.3	心疾患	86.7	不慮の事故	42.5	老衰	38.1
75	50	脳血管疾患	156.7	悪性新生物	122.6	心疾患	89.2	肺炎及び気管支炎	33.7	不慮の事故	30.3
80	55	脳血管疾患	139.5	悪性新生物	139.1	心疾患	106.2	肺炎及び気管支炎	33.7	老衰	27.6
85	60	悪性新生物	156.1	心疾患	117.3	脳血管疾患	112.2	肺炎及び気管支炎	42.7	不慮の事故	24.6
89	昭64平元	悪性新生物	173.6	心疾患	128.1	脳血管疾患	98.5	肺炎及び気管支炎	52.7	不慮の事故	25.4
90	2	悪性新生物	177.2	心疾患	134.8	脳血管疾患	99.4	肺炎及び気管支炎	60.7	不慮の事故	26.2
92	4	悪性新生物	187.8	心疾患	142.2	脳血管疾患	95.6	肺炎及び気管支炎	65.0	不慮の事故	28.1
94	6	悪性新生物	196.4	心疾患	128.6	脳血管疾患	96.9	肺炎及び気管支炎	72.4	不慮の事故	29.1
96	8	悪性新生物	217.5	脳血管疾患	112.6	心疾患	110.8	肺炎	56.9	不慮の事故	31.4
98	10	悪性新生物	226.7	心疾患	114.3	脳血管疾患	110.0	肺炎	63.8	不慮の事故	31.1
2000	12	悪性新生物	235.2	心疾患	116.8	脳血管疾患	105.5	肺炎	69.2	不慮の事故	31.4
02	14	悪性新生物	241.7	心疾患	121.0	脳血管疾患	103.4	肺炎	69.4	不慮の事故	30.7
04	16	悪性新生物	253.9	心疾患	126.5	脳血管疾患	102.3	肺炎	75.7	不慮の事故	30.3
06	18	悪性新生物	261.0	心疾患	137.2	脳血管疾患	101.7	肺炎	85.0	不慮の事故	30.3
08	20	悪性新生物	272.3	心疾患	144.4	脳血管疾患	100.9	肺炎	91.6	不慮の事故	30.3
10	22	悪性新生物	279.7	心疾患	149.8	脳血管疾患	97.7	肺炎	94.1	老衰	35.9
11	23	悪性新生物	283.2	心疾患	154.5	肺炎	98.9	脳血管疾患	98.2	不慮の事故	47.1
12	24	悪性新生物	286.6	心疾患	157.9	肺炎	98.4	脳血管疾患	96.5	老衰	48.2
13	25	悪性新生物	290.3	心疾患	156.5	肺炎	97.8	脳血管疾患	94.1	老衰	55.5
14	26	悪性新生物	293.5	心疾患	157.0	肺炎	95.4	脳血管疾患	91.1	老衰	60.1
15	27	悪性新生物	295.5	心疾患	156.5	肺炎	96.5	脳血管疾患	89.4	老衰	67.7
16	28	悪性新生物	298.4	心疾患	158.4	肺炎	95.5	脳血管疾患	87.5	老衰	74.3
17	29	悪性新生物	299.5	心疾患	164.4	脳血管疾患	88.2	老衰	81.4	肺炎	77.7
18	30	悪性新生物	300.7	心疾患	167.6	老衰	88.2	脳血管疾患	87.1	肺炎	76.2
19	令元	悪性新生物	304.2	心疾患	167.9	老衰	98.5	脳血管疾患	86.1	肺炎	77.2
20	2	悪性新生物	306.6	心疾患	166.6	老衰	107.3	脳血管疾患	83.5	肺炎	63.6
21	3	悪性新生物	310.7	心疾患	174.9	老衰	123.8	脳血管疾患	85.2	肺炎	59.6
22	4	悪性新生物	316.1	心疾患	190.9	老衰	147.1	脳血管疾患	88.1	肺炎	60.7

(注) 昭和22〜47年は沖縄を含まない。昭和24年以前は25年以後と大きく死因分類が変わっている。 資料 厚生労働省「令和4年 (2022) 人口動態統計」
平成7年以降の「心疾患」は、「心疾患 (高血圧性を除く)」である。

1. 国民健康づくり
2. 日本人の身体状況
3. 日本人の栄養
4. 子どもの栄養
5. 人口統計
6. 国民医療と福祉
7. 食品と栄養
8. 食品の安全
9. 調理

㉙ － 性・主要死因別にみた年齢調整死亡率の推移 (人口10万対)

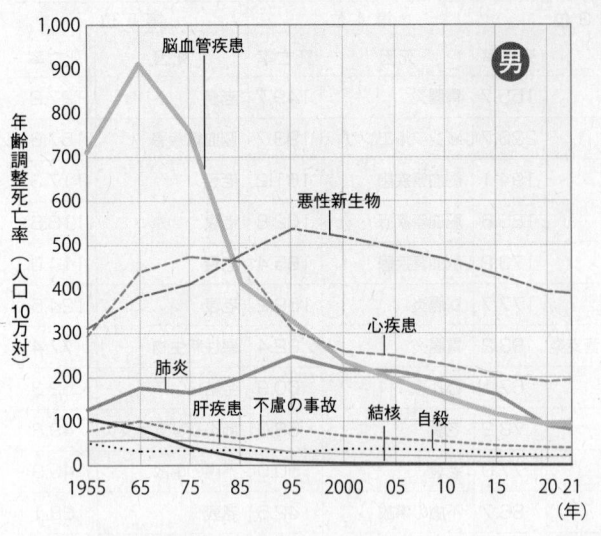
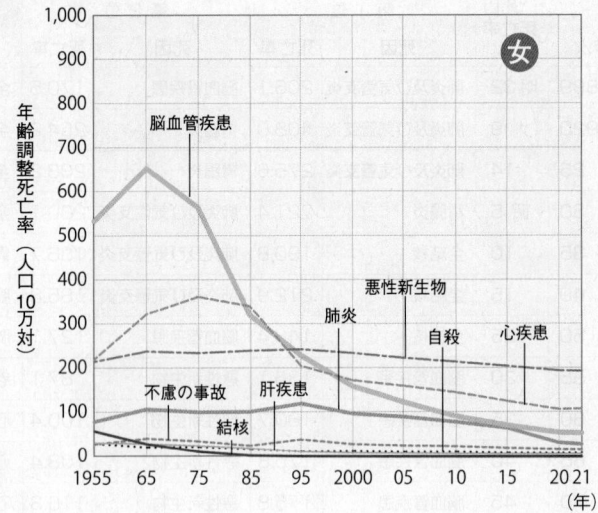

(注) 年齢調整死亡率の基準人口は、平成27年モデル人口である。また、死因分類はICD-10 (2013年版) 準拠 (2017年適用) による。なお、1994年まではICD9による。
資料　厚生労働省「令和3年人口動態統計」

㉚ － 部位別にみた悪性新生物の年齢調整死亡率の推移 (人口10万対)

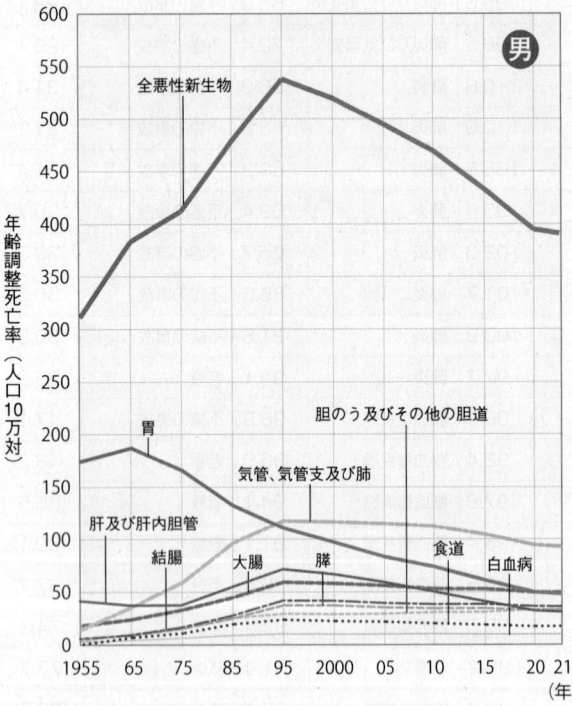
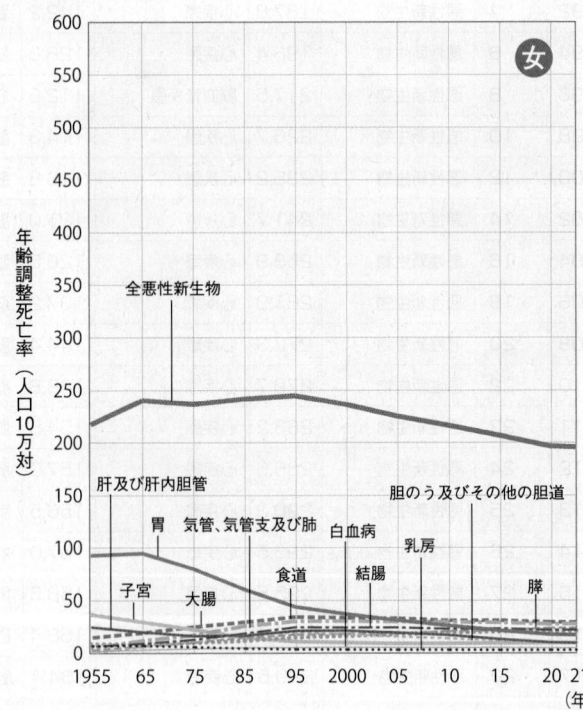

(注) 大腸は、結腸と直腸S状結腸移行部及び直腸を示す。ただし、1965年までは直腸肛門部を含む。
　　　年齢調整死亡率の基準人口は、平成27年モデル人口である。
資料　厚生労働省「令和3年人口動態統計」

6. 国民医療と福祉

1. 国民健康づくり
2. 日本人の身体状況
3. 日本人の栄養
4. 子どもの栄養
5. 人口統計
6. 国民医療と福祉
7. 食品と栄養
8. 食品の安全
9. 調理

㉛ − 性・年齢階級別にみた通院者率 (人口千対)

年齢階級	2022（令和 4）年			2019（令和元）年		
	総数	男	女	総数	男	女
総数	417.3	401.9	431.6	404.0	388.1	418.8
9 歳以下	131.3	144.4	117.6	150.4	162.0	138.0
10 ～ 19	138.0	141.3	134.7	140.1	147.1	132.7
20 ～ 29	153.5	128.3	178.6	157.1	131.1	182.9
30 ～ 39	211.3	187.4	235.1	216.7	188.6	244.0
40 ～ 49	280.2	265.1	295.0	287.2	270.8	303.2
50 ～ 59	418.8	408.5	428.5	427.5	417.6	437.0
60 ～ 69	589.8	596.8	583.1	586.3	593.9	579.1
70 ～ 79	708.1	710.4	706.1	706.0	707.9	704.3
80 歳以上	727.6	740.0	719.2	730.3	737.1	725.9
（再掲）						
65 歳以上	696.4	700.8	692.7	689.6	692.8	686.9
75 歳以上	729.2	739.2	721.9	730.5	735.7	726.8

（注）1）通院者には入院者は含まないが、分母となる世帯人員数には入院者を含む。
　　　2）「総数」には、年齢不詳を含む。
出所　厚生労働省ホームページ
資料　厚生労働省「2022（令和4）年国民生活基礎調査の概況」

㉜ − 性別にみた通院者率の上位 5 傷病 (人口千対)

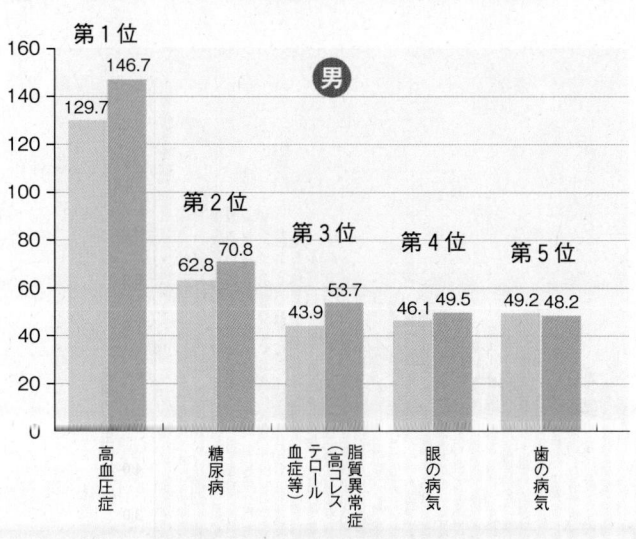

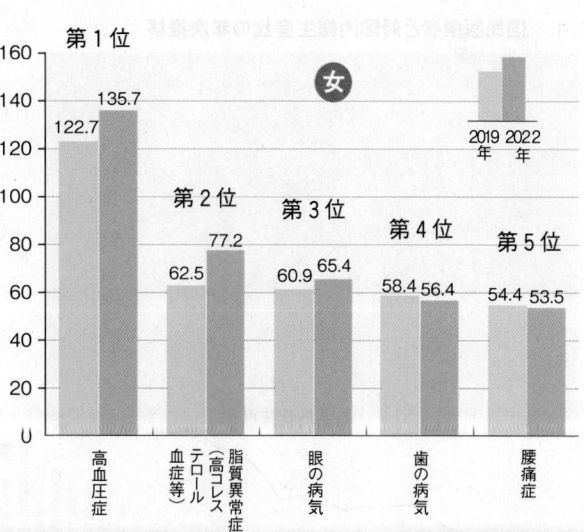

（注）1）通院者には入院者は含まないが、分母となる世帯人員数には入院者を含む。
出所　厚生労働省ホームページ
資料　厚生労働省「2022（令和4）年国民生活基礎調査の概況」（2020年国民生活基礎調査は中止）

1. 国民健康づくり

2. 日本人の身体状況

3. 日本人の栄養

4. 子どもの栄養

5. 人口統計

6. 国民医療と福祉

7. 食品と栄養

8. 食品の安全

9. 調理

㉝ – 国民医療費の推移 （これまで国民所得との推移を示してきたが、公表資料に示されなかったため、今回は国内総生産との推移を示した）

表㉝-1　国民医療費と国内総生産の年次推移

年次	国民医療費		人口一人当たり国民医療費		国内総生産		国民医療費の国内総生産に対する割合（%）
	（億円）	対前年度増減率（%）	（千円）	対前年度増減率（%）	（億円）	対前年度増減率（%）	
昭和29年度	2 152	…	2.4	…	…	…	…
30	2 388	11.0	2.7	12.5	85 979	…	2.78
40	11 224	19.5	11.4	17.5	337 653	11.1	3.32
50	64 779	20.4	57.9	19.1	1 523 616	10.0	4.25
60	160 159	6.1	132.3	5.4	3 303 968	7.2	4.85
平成元年度	197 290	5.2	160.1	4.8	4 158 852	7.3	4.74
2	206 074	4.5	166.7	4.1	4 516 830	8.6	4.56
4	234 784	7.6	188.7	7.2	4 832 556	2.0	4.86
6	257 908	5.9	206.3	5.6	5 119 588	6.1	5.04
8	284 542	5.6	226.1	5.3	5 386 586	2.5	5.28
10	295 823	2.3	233.9	2.1	5 345 641	△1.5	5.53
12	301 418	△1.8	237.5	△2.0	5 376 142	1.4	5.61
14	309 507	△0.5	242.9	△0.6	5 234 659	△0.7	5.91
16	321 111	1.8	251.5	1.8	5 296 379	0.6	6.06
18	331 276	△0.0	259.3	△0.0	5 372 579	0.6	6.17
20	348 084	2.0	272.6	2.0	5 161 749	△4.1	6.74
22	374 202	3.9	292.2	3.5	5 048 737	1.5	7.41
24	392 117	1.6	307.5	1.9	4 994 206	△0.1	7.85
26	408 071	1.9	321.1	2.0	5 234 228	2.1	7.80
28	421 381	△0.5	332.0	△0.4	5 448 299	0.8	7.73
30	433 949	0.8	343.2	1.0	5 565 705	0.2	7.80
令和元年度	443 895	2.3	351.8	2.5	5 568 363	0.0	7.97
2	429 665	△3.2	340.6	△3.2	5 375 615	△3.5	7.99
3	450 359	4.8	358.8	5.3	5 505 304	2.4	8.18

（注）　1）平成12年4月から介護保険制度が開始されたことに伴い、従来国民医療費の対象となっていた費用のうち、介護保険の費用に移行したものがあるが、これらは平成12年度以降、国民医療費に含まれていない。　　2）国内総生産は、内閣府「国民経済計算」による。

出所　厚生労働省ホームページ　資料　厚生労働省「令和3（2021）年度国民医療費の概況」

図㉝-1　国民医療費と対国内総生産比の年次推移

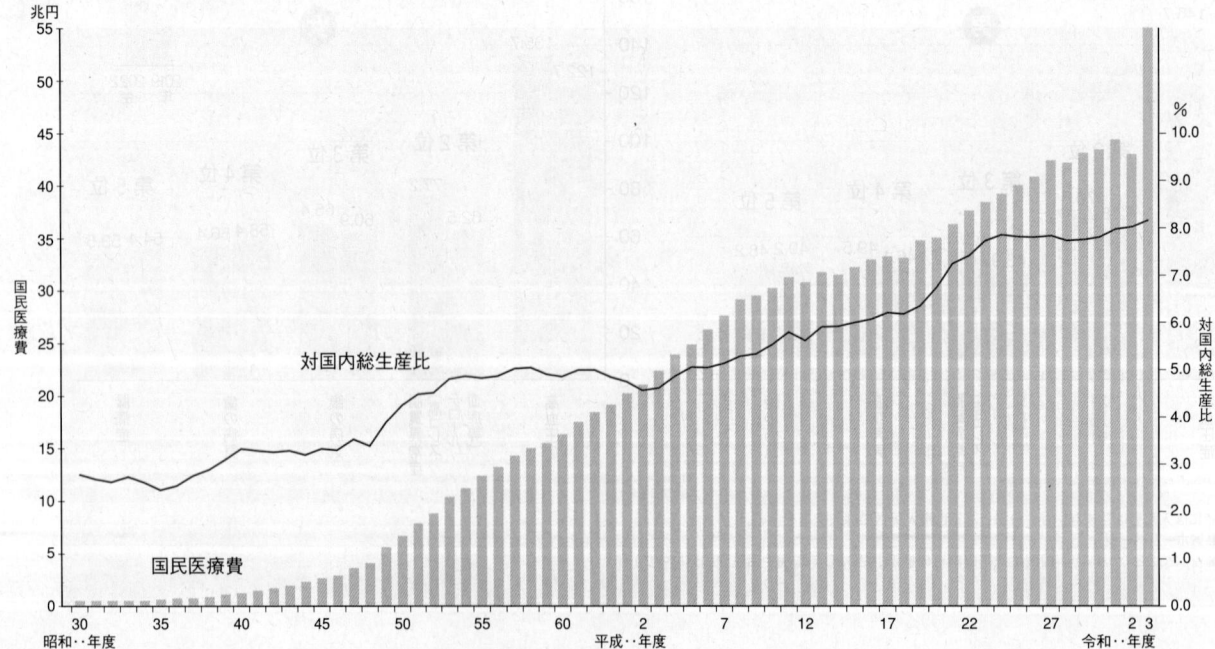

出所　厚生労働省ホームページ　資料　厚生労働省「令和3（2021）年度国民医療費の概況」

㉞ – 診療種類別にみる国民医療費／上位5傷病別一般診療医療費構成割合

表㉞ – 1　診療種類別国民医療費

診療種類	令和3年度		令和2年度		対前年度	
	国民医療費 （億円）	構成割合 （%）	国民医療費 （億円）	構成割合 （%）	増減額 （億円）	増減率 （%）
総数	450 359	100.0	429 665	100.0	20 694	4.8
医科診療医療費	324 025	71.9	307 813	71.6	16 212	5.3
入院医療費	168 551	37.4	163 353	38.0	5 198	3.2
病院	164 849	36.6	159 646	37.2	5 203	3.3
一般診療所	3 702	0.8	3 707	0.9	△　　5	△ 0.1
入院外医療費	155 474	34.5	144 460	33.6	11 014	7.6
病院	67 815	15.1	63 069	14.7	4 746	7.5
一般診療所	87 659	19.5	81 391	18.9	6 268	7.7
歯科診療医療費	31 479	7.0	30 022	7.0	1 457	4.9
薬局調剤医療費	78 794	17.5	76 480	17.8	2 314	3.0
入院時食事・生活医療費	7 407	1.6	7 494	1.7	△　 87	△ 1.2
訪問看護医療費	3 929	0.9	3 254	0.8	675	20.7
療養費等	4 725	1.0	4 602	1.1	123	2.7

出所　厚生労働省ホームページ
資料　厚生労働省「令和3（2021）年度国民医療費の概況」

図㉞ – 1　診療種類別国民医療費構成割合

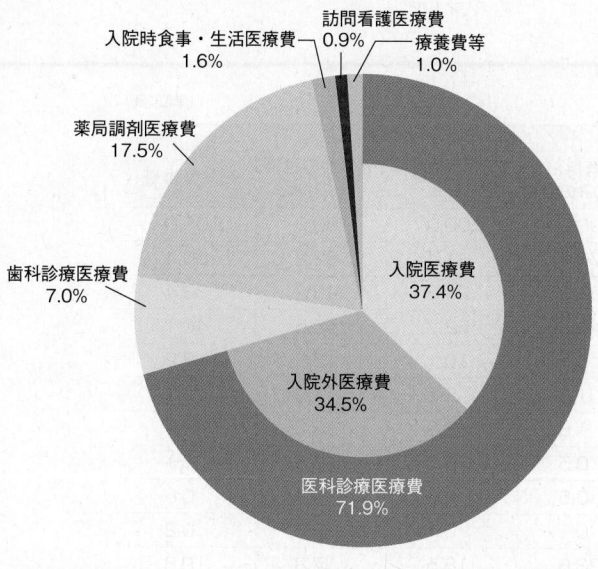

山所　厚生労働省小 ムページ
資料　厚生労働省「令和3（2021）年度国民医療費の概況」

図㉞ – 2　上位5傷病別一般診療医療費構成割合

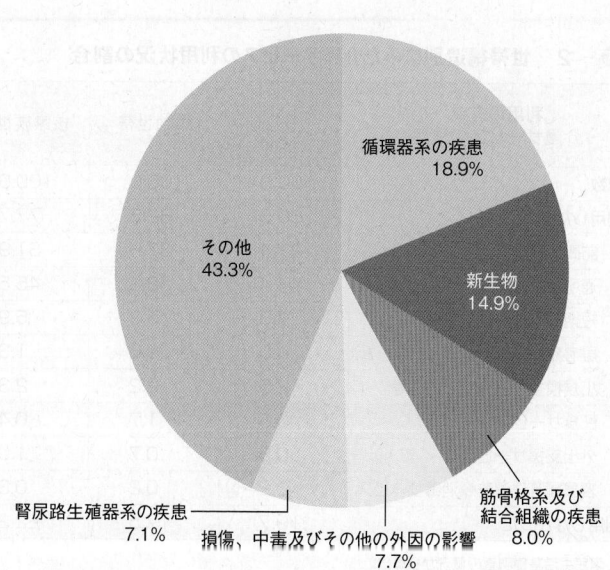

（注）1）傷病分類は、「ICD-10（2013年版）に準拠した分類」による。
　　　2）「その他」とは、上位5傷病以外の傷病である。

出所　厚生労働省ホームページ
資料　厚生労働省「令和3（2021）年度国民医療費の概況」

1. 国民健康づくり
2. 日本人の身体状況
3. 日本人の栄養
4. 子どもの栄養
5. 人口統計
6. 国民医療と福祉
7. 食品と栄養
8. 食品の安全
9. 調理

㉟ － 介護の状況

表㉟－1　年齢階級別にみた同居している主な介護者と要介護者等の構成割合

(単位：%)

同居している主な 介護者の年齢階級	要介護者等						
	総数	40～64歳	65～69	70～79	80～89	90歳以上	(再掲)65歳以上
総数	[100.0]	[3.0]	[4.3]	[23.4]	[45.1]	[24.3]	[97.0]
	100.0	100.0	100.0	100.0	100.0	100.0	100.0
40歳未満	1.5	7.3	6.8	1.4	0.7	1.4	1.3
40～49歳	5.3	12.2	1.3	8.0	5.0	3.1	5.1
50～59	17.2	41.0	0.8	5.9	26.0	11.5	16.4
60～69	29.1	33.4	62.0	15.3	19.1	54.4	28.9
70～79	28.5	4.6	27.8	60.8	18.7	18.8	29.3
80歳以上	18.4	1.5	1.2	8.7	30.4	10.7	18.9

(注)「総数」には、主な介護者の年齢不詳を含む。
出所　厚生労働省ホームページ
資料　厚生労働省「2022（令和4）年国民生活基礎調査の概況」

図㉟－1　同居の主な介護者の性別構成割合

同居の主な介護者

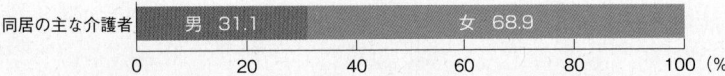

男 31.1　　女 68.9

0　　20　　40　　60　　80　　100（%）

出所　厚生労働省ホームページ
資料　厚生労働省「2022（令和4）年国民生活基礎調査の概況」

表㉟－2　世帯構造別にみた介護サービスの利用状況の割合

(単位：%)

利用の有無 介護サービスの種類	総数	単独世帯	核家族世帯	(再掲) 夫婦のみの世帯	三世代世帯	その他の世帯	(再掲) 高齢者世帯
総数	100.0	100.0	100.0	100.0	100.0	100.0	100.0
利用した	80.3	82.5	77.7	76.4	81.4	82.2	80.4
訪問系サービス	31.4	37.6	31.9	31.3	24.8	23.2	33.4
通所系サービス	44.4	33.3	45.5	43.5	52.7	55.5	40.1
短期入所サービス	7.3	5.3	5.9	6.1	10.1	12.6	6.9
居宅系サービス（グループホーム）	4.0	9.6	1.3	1.5	2.5	1.9	5.2
小規模多機能型サービス等	2.5	2.2	2.3	1.6	2.3	3.3	2.1
配食サービス	0.8	1.7	0.4	0.5	0.3	0.3	1.1
外出支援サービス	0.8	0.7	1.0	0.5	0.9	0.4	0.6
寝具類等洗濯乾燥消毒サービス	0.2	0.2	0.3	0.1	0.1	0.2	0.2
利用しなかった	19.7	17.5	22.2	23.6	18.5	17.8	19.6

(注)国民生活基礎調査の概況から算出。
出所　厚生労働省ホームページ
資料　厚生労働省「2022（令和4）年国民生活基礎調査の概況」

1. 国民健康づくり
2. 日本人の身体状況
3. 日本人の栄養
4. 子どもの栄養
5. 人口統計
6. 国民医療と福祉
7. 食品と栄養
8. 食品の安全
9. 調理

1. 国民健康づくり

2. 日本人の身体状況

3. 日本人の栄養

4. 子どもの栄養

5. 人口統計

6. 国民医療と福祉

7. 食品と栄養

8. 食品の安全

9. 調理

❸ − 入院時食事療養

「入院時食事療養費に係る食事療養及び入院時生活療養費に係る生活療養の実施上の留意事項について」の一部改正について

保医発 0305 第 14 号
令和 2 年 3 月 5 日

（略）

1　一般的事項

（1）　食事は医療の一環として提供されるべきものであり、それぞれ患者の病状に応じて必要とする栄養量が与えられ、食事の質の向上と患者サービスの改善をめざして行われるべきものである。

また、生活療養の温度、照明及び給水に関する療養環境は医療の一環として形成されるべきものであり、それぞれの患者の病状に応じて適切に行われるべきものである。

（2）　食事の提供に関する業務は保険医療機関自らが行うことが望ましいが、保険医療機関の管理者が業務遂行上必要な注意を果たし得るような体制と契約内容により、食事療養の質が確保される場合には、保険医療機関の最終的責任の下で第三者に委託することができる。なお、業務の委託にあたっては、医療法（昭和 23 年法律第 205 号）及び医療法施行規則（昭和 23 年厚生省令第 50 号）の規定によること。食事提供業務の第三者への一部委託については「医療法の一部を改正する法律の一部の施行について」（平成 5 年 2 月 15 日健政発第 98 号厚生省健康政策局長通知）の第 3 及び「病院診療所等の業務委託について」（平成 5 年 2 月 15 日指第 14 号厚生省健康政策局指導課長通知）に基づき行うこと。

（3）　患者への食事提供については病棟関連部門と食事療養部門との連絡が十分とられていることが必要である。

（4）　入院患者の栄養補給量は、本来、性、年齢、体位、身体活動レベル、病状等によって個々に適正量が算定されるべき性質のものである。従って、一般食を提供している患者の栄養補給量についても、患者個々に算定された医師の食事箋による栄養補給量又は栄養管理計画に基づく栄養補給量を用いることを原則とするが、これらによらない場合には、次により算定するものとする。なお、医師の食事箋とは、医師の署名又は記名・押印がされたものを原則とするが、オーダリングシステム等により、医師本人の指示によるものであることが確認できるものについても認めるものとする。

ア　一般食患者の推定エネルギー必要量及び栄養素（脂質、たんぱく質、ビタミン A、ビタミン B$_1$、ビタミン B$_2$、ビタミン C、カルシウム、鉄、ナトリウム（食塩）及び食物繊維）の食事摂取基準については、健康増進法（平成 14 年法律第 103 号）第 16 条の 2 に基づき定められた食事摂取基準の数値を適切に用いるものとすること。

なお、患者の体位、病状、身体活動レベル等を考慮すること。
また、推定エネルギー必要量は治療方針にそって身体活動レベルや体重の増減等を考慮して適宜増減することが望ましいこと。

イ　アに示した食事摂取基準についてはあくまでも献立作成の目安であるが、食事の提供に際しては、病状、身体活動レベル、アレルギー等個々の患者の特性について十分考慮すること。

（5）　調理方法、味付け、盛り付け、配膳等について患者の嗜好を配慮した食事が提供されており、嗜好品以外の飲食物の摂取（補食）は原則として認められないこと。

なお、果物類、菓子類等病状に影響しない程度の嗜好品を適当量摂取することは差し支えないこと。

（6）　当該保険医療機関における療養の実態、当該地域における日常の生活サイクル、患者の希望等を総合的に勘案し、適切な時刻に食事提供が行われていること。

（7）　適切な温度の食事が提供されていること。

（8）　食事療養に伴う衛生は、医療法及び医療法施行規則の基準並びに食品衛生法（昭和 22 年法律第 233 号）に定める基準以上のものであること。

なお、食事の提供に使用する食器等の消毒も適正に行われていること。

（9）　食事療養の内容については、当該保険医療機関の医師を含む会議において検討が加えられていること。

（10）　入院時食事療養及び入院時生活療養の食事の提供たる療養は 1 食単位で評価するものであることから、食事提供数は、入院患者ごとに実際に提供された食数を記録していること。

（11）　患者から食事療養標準負担額又は生活療養標準負担額（入院時生活療養の食事の提供たる療養に係るものに限る。以下同じ。）を超える費用を徴収する場合は、あらかじめ食事の内容及び特別の料金が患者に説明され、患者の同意を得て行っていること。

（12）　実際に患者に食事を提供した場合に 1 食単位で、1 日につき 3 食を限度として算定するものであること。

（13）　1 日の必要量を数回に分けて提供した場合は、提供された回数に相当する食数として算定して差し支えないこと（ただし、食事時間外に提供されたおやつを除き、1 日に 3 食を限度とする。）

2　入院時食事療養又は入院時生活療養

（1）　入院時食事療養（Ⅰ）又は入院時生活療養（Ⅰ）の届出を行っている保険医療機関においては、下記の点に留意する。

①　医師、管理栄養士又は栄養士による検食が毎食行われ、その所見が検食簿に記入されている。

②　普通食（常食）患者年齢構成表及び給与栄養目標量については、必要に応じて見直しを行っていること。

③　食事の提供に当たっては、喫食調査等を踏まえて、また必要に応じて食事箋、献立表、患者入退院簿及び食料品消費日計表等の食事療養関係帳簿を使用して食事の質の向上に努めること。

④　患者の病状等により、特別食を必要とする患者については、医師の発行する食事箋に基づき、適切な特別食が提供されていること。

⑤　適時の食事の提供に関しては、実際に病棟で患者に夕食が配膳される時間が、原則として午後 6 時以降とする。ただし、当該保険医療機関の施設構造上、厨房から病棟への配膳に時間を要する場合には、午後 6 時を中心として各病棟で若干のばらつきを生じることはやむを得ない。この場合においても、最初に病棟において患者に夕食が配膳される時間は午後 5 時 30 分より後である必要がある。

⑥　保温食器等を用いた適温の食事の提供については、中央配膳に限らず、病棟において盛り付けを行っている場合であっても差し支えない。

⑦　医師の指示の下、医療の一環として、患者に十分な栄養指導を行うこと。

1. 国民健康づくり

2. 日本人の身体状況

3. 日本人の栄養

4. 子どもの栄養

5. 人口統計

6. 国民医療と福祉

7. 食品と栄養

8. 食品の安全

9. 調理

（2）　「流動食のみを経管栄養法により提供したとき」とは、当該食事療養又は当該食事の提供たる療養として食事の大半を経管栄養法による流動食（市販されているものに限る。以下この項において同じ。）により提供した場合を指すものであり、栄養管理が概ね経管栄養法による流動食によって行われている患者に対し、流動食とは別に又は流動食と混合して、少量の食品又は飲料を提供した場合（経口摂取か経管栄養の別を問わない。）を含むものである。

3　特別食加算

（1）　特別食加算は、入院時食事療養（Ⅰ）又は入院時生活療養（Ⅰ）の届出を行った保険医療機関において、患者の病状等に対応して医師の発行する食事箋に基づき、「入院時食事療養及び入院時生活療養の食事の提供たる療養の基準等」（平成6年厚生省告示第238号）の第2号に示された特別食が提供された場合に、1食単位で1日3食を限度として算定する。ただし、流動食（市販されているものに限る。）のみを経管栄養法により提供したときは、算定しない。なお、当該加算を行う場合は、特別食の献立表が作成されている必要がある。

（2）　加算の対象となる特別食は、疾病治療の直接手段として、医師の発行する食事箋に基づいて提供される患者の年齢、病状等に対応した栄養量及び内容を有する治療食、無菌食及び特別な場合の検査食をいうものであり、治療乳を除く乳児の人工栄養のための調乳、離乳食、幼児食等並びに治療食のうちで単なる流動食及び軟食は除かれる。

（3）　治療食とは、腎臓食、肝臓食、糖尿食、胃潰瘍食、貧血食、膵臓食、脂質異常症食、痛風食、てんかん食、フェニールケトン尿症食、楓糖尿症食、ホモシスチン尿症食、ガラクトース血症食及び治療乳をいうが、胃潰瘍食については流動食を除くものである。また治療乳とは、いわゆる乳児栄養障害（離乳を終らない者の栄養障害）に対する直接調製する治療乳をいい、治療乳既製品（プレミルク等）を用いる場合及び添加含水炭素の選定使用等は含まない。

　　　ここでは努めて一般的な名称を用いたが、各医療機関での呼称が異なっていてもその実質内容が告示したものと同等である場合は加算の対象となる。ただし、混乱を避けるため、できる限り告示の名称を用いることが望ましい。

（4）　心臓疾患、妊娠高血圧症候群等に対して減塩食療法を行う場合は、腎臓食に準じて取り扱うことができるものである。なお、高血圧症に対して減塩食療法を行う場合は、このような取扱いは認められない。

（5）　腎臓食に準じて取り扱うことができる心臓疾患等の減塩食については、食塩相当量が総量（1日量）6g未満の減塩食をいう。ただし、妊娠高血圧症候群の減塩食の場合は、日本高血圧学会、日本妊娠高血圧学会等の基準に準じていること。

（6）　肝臓食とは、肝庇護食、肝炎食、肝硬変食、閉鎖性黄疸食（胆石症及び胆嚢炎による閉鎖性黄疸の場合も含む。）等をいう。

（7）　十二指腸潰瘍の場合も胃潰瘍食として取り扱って差し支えない。手術前後に与える高カロリー食は加算の対象としないが、侵襲の大きな消化管手術の術後において胃潰瘍食に準ずる食事を提供する場合は、特別食の加算が認められる。また、クローン病、潰瘍性大腸炎等により腸管の機能が低下している患者に対する低残渣食については、特別食として取り扱って差し支えない。

（8）　高度肥満症（肥満度が＋70%以上又はBMIが35以上）に対して食事療法を行う場合は、脂質異常症食に準じて取り扱うことができる。

（9）　特別な場合の検査食とは、潜血食をいう。

（10）　大腸X線検査・大腸内視鏡検査のために特に残渣の少ない調理済食品を使用した場合は、「特別な場合の検査食」として取り扱って差し支えない。ただし、外来患者に提供した場合は、保険給付の対象外である。

（11）　てんかん食とは、難治性てんかん（外傷性のものを含む。）の患者に対し、グルコースに代わりケトン体を熱源源として供給することを目的に炭水化物量の制限及び脂質量の増加が厳格に行われた治療食をいう。ただし、グルコーストランスポーター1欠損症又はミトコンドリア脳筋症の患者に対し、治療食として当該食事を提供した場合は、「てんかん食」として取り扱って差し支えない。

（12）　特別食として提供される脂質異常症食の対象となる患者は、空腹時定常状態におけるLDL－コレステロール値が140mg/dL以上である者又はHDL－コレステロール値が40mg/dL未満である者若しくは中性脂肪値が150mg/dL以上である者である。

（13）　特別食として提供される貧血食の対象となる患者は、血中ヘモグロビン濃度が10g/dL以下であり、その原因が鉄分の欠乏に由来する患者である。

（14）　特別食として提供される無菌食の対象となる患者は、無菌治療室管理加算を算定している患者である。

（15）　経管栄養であっても、特別食加算の対象となる食事として提供される場合は、当該特別食に準じて算定することができる。

（16）　薬物療法や食事療法等により、血液検査等の数値が改善された場合でも、医師が疾病治療の直接手段として特別食に係る食事箋の発行の必要性を認めなくなるまで算定することができる。

4　食堂加算

（1）　食堂加算は、入院時食事療養（Ⅰ）又は入院時生活療養（Ⅰ）の届出を行っている保険医療機関であって、（2）の要件を満たす食堂を備えている病棟又は診療所に入院している患者（療養病棟に入院している患者を除く。）について、食事の提供が行われた時に1日につき、病棟又は診療所単位で算定する。

（2）　他の病棟に入院する患者との共用、談話室等との兼用は差し支えない。ただし、当該加算の算定に該当する食堂の床面積は、内法で当該食堂を利用する病棟又は診療所に係る病床1床当たり0.5平方メートル以上とする。

（3）　診療所療養病床療養環境加算1、精神療養病棟入院料等の食堂の設置が要件の一つとなっている点数を算定している場合は、食堂加算をあわせて算定することはできない。

（4）　食堂加算を算定する病棟を有する保険医療機関は、当該病棟に入院している患者のうち、食堂における食事が可能な患者については、食堂において食事を提供するように努めること。

5　鼻腔栄養との関係

（1）　患者が経口摂取不能のために鼻腔栄養を行った場合は下記のとおり算定する。

　　ア　薬価基準に収載されている高カロリー薬を経鼻経管的に投与した場合は、診療報酬の算定方法（平成20年厚生労働省告示第59号）医科診療報酬点数表区分番号「J120」鼻腔栄養の手技料及び薬剤料を算定し、食事療養に係る費用又は生活療養の食事の提供たる療養に係る費用及び投薬料は別に算定しない。

イ 薬価基準に収載されていない流動食を提供した場合は、区分番号「J120」鼻腔栄養の手技料及び食事療養に係る費用又は生活療養の食事の提供たる療養に係る費用を算定する。

　　イの場合において、流動食（市販されているものを除く。）が特別食の算定要件を満たしているときは特別食の加算を算定して差し支えない。薬価基準に収載されている高カロリー薬及び薬価基準に収載されていない流動食を併せて投与及び提供した場合は、ア又はイのいずれかのみにより算定する。

（2）　食道癌を手術した後、胃瘻より流動食を点滴注入した場合は、鼻腔栄養に準じて取り扱う。

6　特別料金の支払を受けることによる食事の提供

　入院患者に提供される食事に関して多様なニーズがあることに対応して、患者から特別の料金の支払を受ける特別メニューの食事（以下「特別メニューの食事」という。）を別に用意し、提供した場合は、下記の要件を満たした場合に妥当な範囲内の患者の負担は差し支えない。

（1）　特別メニューの食事の提供に際しては、患者への十分な情報提供を行い、患者の自由な選択と同意に基づいて行われる必要があり、患者の意に反して特別メニューの食事が提供されることのないようにしなければならないものであり、患者の同意がない場合は食事療養標準負担額及び生活療養標準負担額の支払を受けることによる食事（以下「標準食」という。）を提供しなければならない。また、あらかじめ提示した金額以上に患者から徴収してはならない。なお、同意書による同意の確認を行う場合の様式は、各医療機関で定めたもので差し支えない。

（2）　患者の選択に資するために、各病棟内等の見やすい場所に特別メニューの食事のメニュー及び料金を掲示するとともに、文書を交付し、わかりやすく説明するなど、患者が自己の選択に基づき特定の日にあらかじめ特別のメニューの食事を選択できるようにする。

（3）　特別メニューの食事は、通常の入院時食事療養又は入院時生活療養の食事の提供たる療養の費用では提供が困難な高価な材料を使用し特別な調理を行う場合や標準食の材料と同程度の価格であるが、異なる材料を用いるため別途費用が掛かる場合などであって、その内容が入院時食事療養又は入院時生活療養の食事の提供たる療養の費用の額を超える特別の料金の支払を受けるのにふさわしいものでなければならない。また、特別メニューの食事を提供する場合は、当該患者の療養上支障がないことについて、当該患者の診療を担う保険医の確認を得る必要がある。なお、複数メニューの選択については、あらかじめ決められた基本となるメニューと患者の選択により代替可能なメニューのうち、患者が後者を選択した場合に限り、基本メニュー以外のメニューを準備するためにかかる追加的な費用として、1食あたり17円を標準として社会的に妥当な額の支払を受けることができること。この場合においても、入院時食事療養又は入院時生活療養の食事の提供たる療養に当たる部分については、入院時食事療養費及び入院時生活療養費が支給されること。

（4）　当該保険医療機関は、特別メニューの食事を提供することにより、それ以外の食事の内容及び質を損なうことがないように配慮する。

（5）　栄養補給量については、当該保険医療機関においては、患者ごとに栄養記録を作成し、医師との連携の下に管理栄養士又は栄養士により個別的な医学的・栄養学的管理が行われることが望ましい。また、食堂の設置、食器への配慮等食事の提供を行う環境の整備についてもあわせて配慮がなされていることが望ましい。

（6）　特別メニューの食事の提供を行っている保険医療機関は、毎年7月1日現在で、その内容及び料金などを入院時食事療養及び入院時生活療養に関する報告とあわせて地方厚生（支）局長に報告する。

7　掲示

　特別のメニューの食事を提供している保険医療機関は、各々次に掲げる事項を病棟内等の患者に見えやすい場所に掲示するものとする。

（1）　当該保険医療機関においては毎日、又は予め定められた日に、予め患者に提示したメニューから、患者の自己負担により特別メニューの食事を患者の希望により選択できること。

（2）　特別メニューの食事の内容及び特別料金
　　具体的には、例えば1週間分の食事のメニューの一覧表（複数メニューを含む特別のメニューの食事については、基本メニューと区分して、特別料金を示したもの等）。あわせて、文書等を交付しわかりやすく説明すること。

8　その他

（1）　一般病床と療養病床を有する保険医療機関において、一般病床から療養病床に転床した日は、療養病棟入院基本料等を算定し、生活療養を受けることとなることから、転床前の食事も含め、全ての食事について入院時生活療養費（食事の提供たる療養に係るもの）が支給され、食事の提供たる療養に係る生活療養標準負担額（患者負担額）を徴収する。一方、療養病床から一般病床に転床した日は、転床前の食事も含め、全ての食事について入院時食事療養費が支給され、食事療養標準負担額（患者負担額）を徴収する。

（2）　医療療養病床と介護療養病床を有する保険医療機関において、介護療養病床から医療療養病床へ転床し生活療養を受ける場合においては、転床した日の転床後の食事は、医療保険における入院時生活療養費（食事の提供たる療養に係るもの）が支給され、食事の提供たる療養に係る生活療養標準負担額（患者負担額）を徴収する。一方、医療療養病床から介護療養病床へ転床した場合には、転床した日の転床前の食事は、医療保険における入院時生活療養費（食事の提供たる療養に係るもの）が支給され、食事の提供たる療養に係る生活療養標準負担額（患者負担額）を徴収する。

（3）　転床した場合の入院時生活療養に係る生活療養（温度、照明及び給水に関する適切な療養環境の提供たる療養に係るもの）の支給は次のとおりとする。
　ア　一般病床から療養病床へ転床した日は、療養病棟入院基本料等を算定することとなることから、入院時生活療養に係る生活療養（温度、照明及び給水に関する適切な療養環境の提供たる療養に係るもの）が支給され、温度、照明及び給水に関する適切な療養環境の提供たる療養に係る生活療養標準負担額（患者負担額）を徴収する。
　イ　療養病床から一般病床へ転床した日は、一般病棟入院基本料等を算定することとなることから、入院時生活療養に係る生活療養（温度、照明及び給水に関する適切な療養環境の提供たる療養に係るもの）は支給されず、温度、照明及び給水に関する適切な療養環境の提供たる療養に係る生活療養標準負担額（患者負担額）は徴収しない。
　ウ　医療療養病床から介護療養病床へ転床した日又は介護療養病床から医療療養病床へ転床した日は、療養病棟入院基本料等を算定することとなることから、入院時生活療養に係る生活療養（温度、照明及び給水に関する適切な療養環境の提供たる療養に係るもの）が支給され、温度、照明及び給水に関する適切な療養環境の提供たる療養に係る生活療養標準負担額（患者負担額）を徴収する。

1. 国民健康づくり
2. 日本人の身体状況
3. 日本人の栄養
4. 子どもの栄養
5. 人口統計
6. 国民医療と福祉
7. 食品と栄養
0. 食品の安全
9. 調理

1. 国民健康づくり

2. 日本人の身体状況

3. 日本人の栄養

4. 子どもの栄養

5. 人口統計

6. 国民医療と福祉

7. 食品と栄養

8. 食品の安全

9. 調理

7. 食品と栄養

❸❼ — 食用油脂と構成脂肪酸

●脂肪酸の種類と分類

食用油脂の大部分は、トリアシルグリセロール（中性脂肪）と呼ばれる成分である。トリアシルグリセロールとは、グリセロールに脂肪酸が3分子結びついたものである。脂肪酸分子は、1本の炭素骨格の端にカルボキシ基（-COOH）が1個ついた単純な構造をしている。体内ではエネルギー源としての働きを持ち、そのエネルギー価は1g当たり9kcalと炭水化物やたんぱく質に比べて、2倍以上も高い。

表（❸❼-1）に示したように、脂肪酸は炭素鎖の長さ及び性質によって、短鎖、中鎖、長鎖脂肪酸に分類される。また、脂肪酸は、二重結合の数によって飽和、一価不飽和、多価不飽和脂肪酸に、さらに多価不飽和脂肪酸は二重結合の位置によっても n-6系（ω6系）、n-3系（ω3系）に分類される。このように、脂肪酸は炭素鎖の長さや二重結合の数、位置などによって、多数の種類が存在する。「日本食品標準成分表2020年版（八訂）脂肪酸成分表編」では、47種類もの脂肪酸について分析を行っている。1つの種類の油脂は、平均20種類の脂肪酸から構成されており、油脂ごとに構成脂肪酸の特徴が異なる。

●必須脂肪酸とその欠乏

ラットに脂肪欠乏食を数週間与えると、成長抑制、皮膚症状が現れる。1930年、バー夫妻は食事に含まれるリノール酸、α-リノレン酸、アラキドン酸がこれらの症状を改善するのに有効であることを突き止めた。これにより、必須脂肪酸の概念が提唱されるようになった。

n-6系のリノール酸と n-3系の α-リノレン酸は、植物では合成されるが動物では合成されない。これら必須脂肪酸を食物から体内に取り込むと、体内酵素の働きによって炭素数の延長、二重結合の付加が繰り返され、次々と異なった脂肪酸に代謝される。生成された脂肪酸はヒトの細胞を構築する成分として、生理活性物質として、さらには酵素などのたんぱく質合成の調節成分として働く。それにより、各組織における脂肪合成・分解、血小板凝集、血圧調節等、多岐にわたって生体機能を維持する。必須脂肪酸からつくられる物質は、このように様々な役割を担う。そのため、必須脂肪酸欠乏は全身症状として現れる。

●主な食用油脂と健康との関わり

牛や豚などの動物性食品に多く含まれる飽和脂肪酸の摂取量が極端に多いと、血清コレステロールは増加することが示されている。それに対して、植物油に含まれるリノール酸などの不飽和脂肪酸は血清コレステロールを低下させる作用を持つ。

魚油は、IPA（イコサペンタエン酸、EPA：エイコサペンタエン酸とも呼ばれる）やDHA（ドコサヘキサエン酸）等の n-3系脂肪酸を含んでいる。IPAやDHAには、血圧や血清中性脂肪低下作用、虚血性心疾患や脳梗塞予防効果などが確認されている。

（川端輝江／女子栄養大学教授）

表❸❼-1　脂肪酸の分類

脂肪酸の分類					脂肪酸名	炭素数	二重結合数	融点（℃）	食品
鎖長による分類	短鎖脂肪酸（炭素数6以下）	飽和度による分類	飽和脂肪酸（S）（二重結合なし）		酪酸	4	0	-5.5	乳製品、バター
					ヘキサン酸（カプロン酸）	6	0	1.5	乳製品、バター
	中鎖脂肪酸（炭素数6〜12）				オクタン酸（カプリル酸）	8	0	16.5	乳製品、バター
					デカン酸（カプリン酸）	10	0	31.4	乳製品、バター
	長鎖脂肪酸（炭素数12以上）				ラウリン酸	12	0	43.5	パーム油
					ミリスチン酸	14	0	53.8および57.5〜58	肉、魚
					パルミチン酸	16	0	63.0	肉、魚
					ステアリン酸	18	0	70.1	肉、魚
					アラキジン酸	20	0	77.5	
					ベヘン酸	22	0	83.0	
					リグノセリン酸	24	0	84.2	
			一価不飽和脂肪酸（M）（二重結合1個）		ミリストレイン酸	14	1	-4.5	肉、魚
					パルミトレイン酸	16	1	-0.5〜0.5	肉、魚、植物油
					オレイン酸	18	1	14	
					ドコセン酸（エルカ酸）	22	1		
			多価不飽和脂肪酸（P）（二重結合2個以上）	n-6系列	リノール酸*	18	2	-9	植物油
					γ-リノレン酸	18	3	-11	
					アラキドン酸*	20	4		卵、肉、魚
				n-3系列	α-リノレン酸*	18	3	-11	植物油
					IPA（イコサペンタエン酸）	20	5		魚
					DPA（ドコサペンタエン酸）	22	5		魚
					DHA（ドコサヘキサエン酸）	22	6		魚

*必須脂肪酸

❸❽ – 特徴的な脂肪酸を多く含む食品

（可食部 100 g あたり）

16：0 パルミチン酸	g
パーム油	41.0
ショートニング・家庭用	31.0
食塩不使用バター	24.0
牛脂	23.0
ラード	23.0
有塩バター	22.0
発酵バター	22.0
ぶた［中型種肉］ロース脂身・生	20.0
うし［乳用肥育牛肉］リブロース脂身・生	19.0
うし［交雑牛肉］リブロース脂身・生	18.0
ぶた［大型種肉］ロース脂身・生	18.0
ぶた［中型種肉］かた脂身・生	18.0
ぶた［中型種肉］かたロース脂身・生	18.0
ぶた［中型種肉］もも脂身・生	18.0
綿実油	18.0
うし［輸入牛肉］リブロース脂身・生	17.0
ぶた［中型種肉］そともも脂身・生	17.0
うし［和牛肉］かた脂身・生	16.0
うし［和牛肉］リブロース脂身・生	16.0
うし［和牛肉］もも脂身・生	16.0
うし［乳用肥育牛肉］かた脂身・生	16.0
ぶた［大型種肉］かた脂身・生	16.0

18：1計 オレイン酸	g
ひまわり油・ハイオレイック	80.0
オリーブ油	73.0
サフラワー油・ハイオレイック	73.0
なたね油	58.0
ひまわり油・ミッドオレイック	57.0
ヘーゼルナッツ・フライ・味付け	54.0
マカダミアナッツ・いり・味付け	42.0
落花生油	42.0
うし［交雑牛肉］リブロース脂身・生	41.0
牛脂	41.0
調合油	40.0
ラード	40.0
ソフトタイプマーガリン・家庭用	39.0
米ぬか油	39.0
ショートニング・業務用・フライ	38.0
うし［和牛肉］リブロース脂身・生	37.0
ペカン・フライ・味付け	37.0
うし［交雑牛肉］もも脂身・生	37.0
ごま油	37.0
うし［和牛肉］かた脂身・生	36.0
パーム油	36.0
ショートニング・家庭用	35.0

18：2n-6 リノール酸	g
サフラワー油・ハイリノール	70.0
ぶどう油	63.0
ひまわり油・ハイリノール	58.0
綿実油	54.0
とうもろこし油	51.0
大豆油	50.0
くるみ・いり	41.0
ごま油	41.0
調合油	34.0
米ぬか油	32.0
まつ・いり	31.0
ブラジルナッツ・フライ・味付け	29.0
落花生油	29.0
ひまわり・フライ・味付け	28.0
マヨネーズ・卵黄型	27.0
すいか・いり・味付け	25.0
ペカン・フライ・味付け	23.0
ごま・乾	23.0
なたね油	19.0
マヨネーズ・全卵型	18.0
ファットスプレッド	18.0
凍り豆腐・乾	16.0

18：3n-3 α - リノレン酸	g
えごま油	58.0
あまに油	57.0
あまに・いり	24.0
えごま・乾	24.0
くるみ・いり	9.0
なたね油	7.5
調合油	6.8
大豆油	6.1
マヨネーズ・全卵型	5.5
マヨネーズ・卵黄型	4.9
凍り豆腐・乾	2.5
油揚げ	2.3
湯葉・干し・乾	2.2
きな粉 全粒大豆・黄大豆	2.0
マヨネーズタイプ調味料・低カロリータイプ	1.8
ファットスプレッド	1.7
全粒・黒大豆・国産・乾	1.6
かつお缶詰・油漬フレーク	1.6
あゆ・天然・内臓・生	1.5
まぐろ缶詰・油漬フレーク・ライト	1.3
抹茶	1.3
青汁ケール	1.3

20：5n-3 イコサペンタエン酸	g
くじら・本皮・生	4.3
あんこう・きも・生	3.0
やつめうなぎ・干しやつめ	2.2
すじこ	2.1
たいせいようさば・生	1.8
あゆ・養殖・内臓・焼き	1.8
いわし缶詰・かば焼	1.8
たいせいようさば・水煮	1.6
あゆ・養殖・内臓・生	1.6
イクラ	1.6
みなみまぐろ・脂身・生	1.6
さば・開き干し	1.5
やつめうなぎ・生	1.5
さんま・皮なし・生	1.4
まいわし・生干し	1.4
にしん・開き干し	1.4
くろまぐろ・脂身・生	1.4
加工品・しめさば	1.3
きちじ・生	1.3
あまのり・干しのり	1.2
あまのり・焼きのり	1.2
いわし缶詰・水煮	1.2

22：6n-3 ドコサヘキサエン酸	g
あんこう・きも・生	5.1
みなみまぐろ・脂身・生	4.0
くじら・本皮・生	3.4
くろまぐろ・脂身・生	3.2
やつめうなぎ・干しやつめ	2.8
さば・開き干し	2.7
たいせいようさば・生	2.6
すじこ	2.4
加工品・しめさば	2.3
たいせいようさば・水煮	2.3
さんま・皮つき・生	2.2
さんま・皮なし・生	2.1
あゆ・養殖・内臓・生	2.0
イクラ	2.0
ぼら・からすみ	1.9
さんま缶詰・味付け	1.7
にしん・かずのこ・乾	1.7
ぶり・成魚・生	1.7
きちじ・生	1.5
さんま・開き干し	1.5
やつめうなぎ・生	1.5
めざし・生	1.4

資料 「日本食品標準成分表 2020 年版（八訂）脂肪酸成分表編」

1. 国民健康づくり
2. 日本人の身体状況
3. 日本人の栄養
4. 子どもの栄養
5. 人口統計
6. 国民医療と福祉
7. 食品と栄養
0. 食品の安全
9. 調理

㊉ − ビタミンの種類とその特徴

		名称	化学的性質	おもな生理作用	欠乏症	備考	おもに含まれる食品
水溶性ビタミン	ビタミンB群 *1	B₁ （チアミン）	水に溶けやすい。酸性で比較的安定。アルカリ（重曹など）を加えると分解。	糖代謝と分岐鎖アミノ酸代謝に関与。	脚気 ウェルニッケ・コルサコフ症候群	チアミナーゼ（B₁分解酵素）が生の二枚貝、甲殻類、淡水魚、ワラビなどのシダ植物などに含まれる。この酵素は加熱により効力を失うため、含有する食品を十分に加熱することでB₁の損失を防止できる。 脂質はB₁節約作用がある。 体内の貯蔵量が少なく、代謝回転が速いため欠乏を起こしやすい。 補酵素型はThDP。	豚肉、豆類、種実類、精製されていない穀類など。 ・豚ヒレ肉　・タラコ ・ウナギ　・ボンレスハム ・大豆（乾）　・玄米ごはん ・ひらたけ
		B₂ （リボフラビン）	水に少し溶ける。酸や熱にはやや安定。アルカリには不安定で分解されやすい。 光により分解。	エネルギー代謝に関与。酸化還元反応を触媒。動物の発育促進。	成長障害 口内炎 口角炎 脂漏性皮膚炎	B₂は成長因子として発見され、ビタミンGともいわれていた。 補酵素型はFMN、FAD。	肝臓（レバー）、魚、牛乳・乳製品、卵などの動物性食品、きのこや納豆など。 ・豚レバー　・うずらの卵 ・ウナギ ・カレイ ・糸引き納豆 ・アーモンド（乾）
		ナイアシン （ニコチン酸＋ニコチンアミド）	水に溶けやすい。熱、空気、光に安定。酸、アルカリにも安定。	ATP産生、脂肪酸合成、ステロイドホルモン合成に関与。酸化還元反応を触媒。	ペラグラ（皮膚炎、下痢、精神神経症状）	肝臓において、必須アミノ酸の一つであるトリプトファン60mgから1mgの割合でナイアシンが生合成される。 補酵素型はNAD、NADP。	肉や魚などの動物性食品に多い。 ・カツオ　・マグロ類 ・タラコ　・レバー（牛、豚） ・鶏ささ身　・ひらたけ ・落花生
		B₆ （ピリドキシン、ピリドキサール、ピリドキサミン）	酸性や熱に安定。光に不安定。	アミノ酸代謝、グリコーゲン分解に関与。	皮膚炎 口角炎 舌炎 うつ症状 痙攣発作	血漿PLP濃度は体内組織のB₆貯蔵量を反映し、たんぱく質摂取量あたりのB₆量と相関する。ピリドキシンの大量摂取は、感覚性ニューロパチーを引き起こす可能性がある。 補酵素型はPLP、PMP。	肉や魚のほか、種実類、野菜などにも多く含まれる。 ・マグロ（赤身）　・サンマ ・シロサケ　・鶏ささ身 ・レバー（牛、鶏） ・くるみ ・赤ピーマン
		B₁₂ （コバラミン）	熱に安定。弱酸性で最も安定。強アルカリ性や強酸性では徐々に分解。 光により分解。	奇数鎖脂肪酸代謝、アミノ酸代謝、核酸代謝、葉酸代謝に関与。	巨赤芽球性貧血 末梢神経障害	吸収には胃液の内因子が必要であり、胃全摘出等で胃液が出なくなると、欠乏症になるおそれがある。 供給源が動物性食品であるため、菜食主義者では不足に注意が必要。 コバルトを含み、結晶は赤色をしている。補酵素型はMeCb1、AdoCb1	魚介類、肉、乳類など動物性食品に含まれる。 ・アサリ　・シジミ ・サンマ ・ワカサギ ・レバー（牛、豚、鶏） ・牛乳
		葉酸 （プテロイルモノグルタミン酸）	光に不安定。	アミノ酸代謝、核酸代謝に関与。赤血球の成熟。	巨赤芽球性貧血 神経障害 先天性神経管欠損症（無脳症、二分脊椎、髄膜瘤など） 高ホモシステイン血症	妊娠初期に母体の葉酸栄養状態を良好に保つことで、胎児の神経管閉塞障害、口唇・口蓋裂、先天性心疾患の発症リスク低減が期待される。厚生労働省は特に妊娠を希望している女性に対し、プロテイルモノグルタミン酸として400μg/日の摂取を推奨。 プロテイルモノグルタミン酸には多量摂取による健康被害（神経症状の発現・悪化）がある。 高ホモシステイン血症は血管系疾患の発症リスクを高めることが報告されている。	肝臓（レバー）や緑の葉野菜、あまのりに多い。 ・レバー（牛、豚、鶏） ・菜の花 ・モロヘイヤ ・ブロッコリー ・ほうれん草 ・アスパラガス ・枝豆 ・焼きのり
		パントテン酸	酸、熱、アルカリに不安定。	糖代謝、脂肪酸代謝に関与。	ヒトの欠乏症はまれ。 成長障害 副腎機能低下 頭痛	パントテン酸の語源はギリシャ語の「どこにでもある酸」という意味。 細胞内ではおもに補酵素A、4'-ホスホパンテテインとして存在。	動物性食品にも植物性食品にも多く含まれる。特に鶏肉やきのこなど。 ・レバー（牛、豚、鶏） ・鶏ささ身　・子持ちガレイ ・納豆　・ひらたけ ・カリフラワー　・アボカド

＊1　ビタミンB群とは、ビタミンC以外の水溶性ビタミンのこと。

1. 国民健康づくり
2. 日本人の身体状況
3. 日本人の栄養
4. 子どもの栄養
5. 人口統計
6. 国民医療と福祉
7. 食品と栄養
8. 食品の安全
9. 調理

1. 国民健康づくり

2. 日本人の身体状況

3. 日本人の栄養

4. 子どもの栄養

5. 人口統計

6. 国民医療と福祉

7. 食品と栄養

8. 食品の安全

9. 調理

名称		化学的性質	おもな生理作用	欠乏症	備考	おもに含まれる食品
水溶性ビタミン / ビタミンB群	ビオチン	水によく溶ける。酸、アルカリ、光に比較的安定。	糖代謝、糖新生に関与。	ヒトの欠乏症はまれ。皮膚炎 舌炎 代謝性アシドーシス	卵白に含まれるアビジンはビオチンと結合して吸収を妨げる。抗炎症物質生成によるアレルギー症状の緩和作用がある。薬理量摂取による高血圧改善などが期待されている。ビオチン欠乏は、免疫不全症、Ⅰ型およびⅡ型糖尿病の発症リスクを高める可能性がある。	肝臓（レバー）、種実類、豆類、卵（鶏卵）など。 ・レバー（牛、豚、鶏） ・落花生 ・アーモンド ・大豆（乾）・卵黄 ・マガレイ ・まいたけ ・アサリ
	C（アスコルビン酸）	還元型は水に溶けやすい。熱、空気、アルカリに不安定。pH4以下の酸性条件下では比較的安定。銅イオンや鉄イオンの共存により酸化が促進。	コラーゲン合成、骨形成、鉄吸収、生体異物代謝、抗酸化作用に関与。	壊血病（疲労倦怠、出血）	還元型（アスコルビン酸）と酸化型（デヒドロアスコルビン酸）がある。きゅうり、にんじんなどにはアスコルビン酸酸化酵素が多い。大根とにんじんの「もみじおろし」の場合、1時間くらいまではCの酸化はあるが、分解は10％程度。喫煙者や受動喫煙者では、非喫煙者に比べてCの必要性が高い。	野菜、じゃが芋、果物など。 ・赤ピーマン ・ブロッコリー ・菜の花 ・カリフラワー ・じゃが芋 ・甘柿 ・キウイフルーツ ・いちご ・アセロラジュース
脂溶性ビタミン	A（レチノール、レチナール、レチノイン酸）	光、熱、空気、金属イオンに不安定。酸化を受けやすいが、ビタミンEやその他の抗酸化剤との共存で安定性が向上。	視覚作用、上皮組織（皮膚・粘膜）の保持、細胞増殖・分化の制御、生殖作用、免疫作用に関与。	夜盲症 角膜乾燥症 皮膚や粘膜上皮の角質化	一部のカロテノイドはプロビタミンとして、生体内で必要に応じてAに転換される。β-カロテンは、プロビタミンのうち最もA活性が高い。一般にリコペンなどのカロテノイドは抗酸化作用、免疫賦活作用を有し、一部のがんの発症を抑制することが報告されている。サプリメント、レバーの大量摂取により過剰症を引き起こす場合がある。	レチノールは肝臓（レバー）、β-カロテンは緑黄色野菜に多い。 ・レバー（牛、豚、鶏） ・アンコウの肝 ・ギンダラ ・ホタルイカ ・モロヘイヤ ・にんじん ・かぼちゃ ・ほうれん草 ・豆苗
	D（エルゴカルシフェロール：D₂、コレカルシフェロール：D₃）	光、空気に不安定。	カルシウムとリンの吸収・代謝、骨形成の促進に関与。	クル病（乳幼児、小児） 骨軟化症（成人）	D₂供給源は、酵母やきのこ類。D₃供給源は、動物性食品。紫外線（UV-B）を受けてプロビタミンD₃を皮膚で産生する。過剰症として高カルシウム血症、腎障害、軟組織の石灰化などが知られている。	おもに魚に含まれる。 ・サケ類（シロサケ、ベニザケ、ギンザケ） ・マイワシ ・サンマ ・ウナギ ・ちりめんじゃこ ・アンコウの肝 ・きくらげ
	E（トコフェロール、トコトリエノール）	光、空気に不安定。	抗酸化作用、細胞内情報伝達の調節、生体膜の安定化に関与。	ヒトの欠乏はまれ。溶血性貧血（未熟児）運動失調症（遺伝性疾患）	Eには同族体として、4種のトコフェロールと4種のトコトリエノールがあり、メチル基の数でα、β、γ、δに区別する。同族体のうち、肝臓はα-トコフェロールを優先的にとり込み、代謝する。	おもに種実類、魚卵、植物油など。 ・アーモンド（乾） ・落花生（乾） ・スジコ（イクラ）・タラコ ・ひまわり油 ・ウナギ ・モロヘイヤ ・西洋かぼちゃ
	K（K₁：フィロキノン、K₂：メナキノン）	空気と熱には安定。アルカリや光に不安定。	血液凝固因子の活性化、骨形成の調節、動脈の石灰化抑制作用に関与。	新生児の出血性疾患（消化管出血、頭蓋内出血）血液凝固時間の延長	K₁供給源は、植物性食品（特に、緑色野菜）。K₂供給源は、納豆。腸内細菌の合成したK₂を吸収利用できる。抗血栓薬のワーファリン*2 服用時は、納豆、クロレラ、青汁が禁忌となる。	納豆や葉野菜に多い。 ・納豆 ・モロヘイヤ ・あしたば ・つるむらさき ・ほうれん草 ・豆苗 ・抹茶 ・わかめ

*2 ワーファリン＝血栓を防ぐための薬

（日笠志津／女子栄養大学准教授）

1. 国民健康づくり

2. 日本人の身体状況

3. 日本人の栄養

4. 子どもの栄養

5. 人口統計

6. 国民医療と福祉

7. 食品と栄養

8. 食品の安全

9. 調理

⑩ − 無機質の種類とその特徴

名称	人体内の所在	生理作用	欠乏症状	おもに含まれる食品
カルシウム（Ca）	体重の1〜2％を占める。99％はリン酸塩・炭酸塩・フッ化物として骨・歯の成分となっている。残りは血液、組織液、骨や歯以外の組織中に主としてカルシウムイオンとして存在している。血液中のカルシウム濃度は、8.5〜10.4mg/dLに維持されている。	骨・歯などの硬組織の形成筋肉の収縮と拡張神経細胞の情報伝達免疫反応の調節	骨軟化症、骨粗鬆症、高血圧、動脈硬化などを招く場合がある。	牛乳・乳製品、小魚、大豆・大豆製品のほか、緑黄色野菜や乾物にも多く含まれる。・牛乳　・プロセスチーズ・ヨーグルト・丸干しイワシ・シシャモ・小松菜・モロヘイヤ　・水菜・切り干し大根　・ひじき
リン（P）	約85％はリン酸塩として骨や歯の成分となっている。約14％がリン酸エステルとして軟組織や細胞膜に存在する。リン酸は細胞内液の主要な陰イオンとして存在している。	骨・歯などの硬組織を形成リン脂質、核酸、リンたんぱく質などを形成ATPの形成	通常の食事で欠乏することはまれ。二次性欠乏症として骨軟化症、くる病など。	おもに動物性食品に含まれる。・プロセスチーズ・キンメダイ・ウナギ・シシャモ・レバー（豚、牛、鶏）・ボンレスハム
鉄（Fe）2価鉄、3価鉄が存在する。	約70％がヘモグロビン、ミオグロビン、酵素といった機能鉄として存在する。機能鉄の大部分はヘモグロビン鉄として利用されている。残りはフェリチン、ヘモジデリンとして、肝臓、脾臓、骨髄などに存在する。	ヘモグロビンや各種酵素を形成	鉄欠乏性貧血（さじ状爪、異食症）、運動機能や認知機能等の低下	レバー、赤身の肉や魚、貝類、緑黄色野菜などに多く含まれる。・レバー（豚、鶏）・牛ヒレ肉　・カツオ・シジミ　・小松菜・菜の花（花蕾）・がんもどき　・納豆
ナトリウム（Na）	大部分は細胞外液中にナトリウムイオンとして存在する。細胞内液中の存在量はわずかである。胆汁、膵液、腸液などの構成材料としても存在する。	細胞外液量の維持浸透圧調節酸・塩基平衡神経の刺激伝達膜輸送	通常の食事で欠乏することはまれ。下痢や嘔吐により急速に引き起こされる低ナトリウム血症で錯乱、昏睡、痙攣など。減少がゆっくりである場合は、吐き気、筋肉痛、食欲不振など。	調味料や加工食品に多く含まれる。・食塩　・みそ・しょうゆ・固形コンソメ・イカの塩辛　・タラコ・佃煮　・漬け物
カリウム（K）	大部分は細胞内液中にカリウムイオンとして存在する。細胞外液中の存在量はわずかである。	浸透圧調節酸・塩基平衡神経の刺激伝達酵素の活性化膜輸送抗高血圧作用	通常の食事で欠乏することはまれ。下痢や嘔吐、利尿降圧剤の長期間使用などによる低カリウム血症で筋力減退、無気力、食欲不振、吐き気など。	幅広く食品に含まれるが、野菜、芋、果物などに多い。・ほうれん草・枝豆・小松菜　・バナナ・キウイフルーツ・里芋・納豆　・サワラ・メカジキ　・カツオ
ヨウ素（I）	70〜80％は甲状腺ホルモン（チロキシン）として存在する。	甲状腺ホルモンの構成元素（生殖、成長、発育などの生理的プロセスを制御、エネルギー代謝の亢進）	甲状腺腫妊娠中のヨウ素欠乏は死産、流産、胎児の先天異常や先天性甲状腺機能低下症を引き起こす可能性がある。	海藻、魚介類に多く含まれる。・ひじき　・わかめ・焼きのり　・マダラ・アワビ　・昆布だし
マグネシウム（Mg）	骨に50〜60％、残りは筋肉や脳、神経組織などに存在する。血清中には1.8〜2.3mg／dLで維持され、多くはマグネシウムイオンとして存在する。	骨・歯などの硬組織の形成酵素の補因子神経の興奮筋肉収縮	低マグネシウム血症による、悪心、嘔吐、食欲不振、筋肉の痙攣など。	さまざまな食品に含まれる。種実類、葉野菜、未精製の穀類に特に多く含まれる。・アーモンド・落花生・ほうれん草・つるむらさき・玄米ごはん・大豆（乾）

1. 国民健康づくり

2. 日本人の身体状況

3. 日本人の栄養

4. 子どもの栄養

5. 人口統計

6. 国民医療と福祉

7. 食品と栄養

8. 食品の安全

9. 調理

名称	人体内の所在	生理作用	欠乏症状	おもに含まれる食品
マンガン（Mn）	約25%は骨に存在する。残りは生体内組織や臓器にほぼ均等に分布する。	酵素の構成元素 骨代謝、糖代謝、脂質代謝 抗酸化ストレス作用などに関与	通常の食事で欠乏することはまれ。 実験動物では、成長障害、骨格異常、妊娠障害など。	野菜、穀類、大豆などの植物性食品に多い。 ・モロヘイヤ　・せり ・玄米ごはん　・そば ・大豆（乾）・油揚げ ・松の実 ・干し柿
銅（Cu）	約65%は筋肉や骨、約10%は肝臓に分布する。	酵素の構成元素 エネルギー産生 鉄代謝（造血作用、貯蔵鉄増員作用） 骨代謝 細胞外マトリックスの成熟 神経伝達物質の産生 抗酸化ストレス作用などに関与	銅貧血（鉄投与の無反応）、白血球の減少、脊髄神経系の異常、発達期の骨形成障害など。先天的な銅代謝異常としてメンケス病がある。	イカ、タコ、レバーなどに特に多い。 ・イイダコ ・シャコ ・ホタルイカ ・レバー（牛、豚） ・種実類 ・きな粉
コバルト（Co）＊	ビタミンB$_{12}$の構成元素であり、肝臓ほか、ほとんどの組織に存在する。	骨髄の造血機能	貧血（ウシ・ヒツジ：食欲不振、体重減少、小細胞高色素性貧血など）	肝臓、魚介類、乳製品、もやし、納豆などに多い。
塩素（Cl）＊	塩素イオンとして細胞外液中に存在する。 胃液中の塩酸に含まれる。	浸透圧調節 酸塩基平衡 胃液の塩酸の構成元素	低塩素性アルカローシス 胃液の酸度低下に伴う食欲不振・消化不良	おもに食塩から供給される。
亜鉛（Zn）	おもに骨格筋、骨、皮膚、肝臓、腎臓などに分布している。	酵素の構成元素 酵素の活性化 細胞分化、たんぱく質合成、免疫機能、骨代謝の調節 解毒作用 抗酸化ストレス作用などに関与	皮膚炎 味覚障害 成長遅延 免疫機能障害 創傷治癒遅延	動物性食品に多く含まれる。 ・カキ　・ホタテガイ ・ホヤ　・イイダコ ・豚レバー ・牛もも肉（赤身部分） ・ラム肩肉　・卵（卵黄） ・油揚げ
セレン（Se）	グルタチオンペルオキシダーゼなど、含セレンたんぱく質として存在する。	酵素の構成元素 甲状腺ホルモン代謝 抗酸化ストレス作用などに関与	克山（ケシャン）病 カシン・ベック病	魚介類に多く含まれる。 ・マガレイ　・カツオ ・アマダイ　・マサバ ・ズワイガニ ・アンコウの肝　・タラコ
クロム（Cr）	肝臓、腎臓などに存在する。 インスリンの作用を増強するクロモデュリンと呼ばれる物質には4つの三価クロムイオンが結合している。	糖代謝（インスリン作用を増強） コレステロール代謝	耐糖能異常 体重減少	幅広く食品に含まれる。 ・青のり　・刻みこんぶ ・がんもどき　・サザエ ・じゃが芋 ・ミルクチョコレート ・黒砂糖
硫黄（S）＊	おもに含硫アミノ酸としてたんぱく質中に含まれる。	含硫アミノ酸、補酵素、ビタミンB$_1$、ビオチン、グルタチオンなどの構成元素	通常の食事で欠乏することはない。	魚介類、肉類、鶏卵などの動物性食品に多く含まれる。
フッ素（F）＊	95%が骨、歯に存在する。	骨・歯などの硬組織の形成	ムシ歯発生リスクの上昇	魚介類や緑茶（葉）に多く含まれる。
モリブデン（Mo）	肝臓、腎臓などに存在する。	酵素の構成元素 硫酸・亜硫酸代謝、アミノ酸代謝、尿酸代謝に関与	通常の食事で欠乏することはまれ。	食品中に含まれるのは微量だが、豆類や穀類に比較的多く含まれる。 ・大豆　・緑豆 ・糸引き納豆 ・枝豆 ・オートミール

＊「日本人の食事摂取基準（2020年版）」で定められている無機質（13種）以外の元素

（日笠志津／女子栄養大学准教授）

1. 国民健康づくり
2. 日本人の身体状況
3. 日本人の栄養
4. 子どもの栄養
5. 人口統計
6. 国民医療と福祉
7. 食品と栄養
8. 食品の安全
9. 調理

㊶ − 食品のプリン体

プリン体とは、アデニンやグアニンを中心としたプリン（化学式$C_5N_4H_4$、分子量120.1の複素環化合物）を部分構造として持つ代謝産物の総称であり、DNA、RNAなどの核酸、ATPなどのヌクレオチド、アデノシンなどのヌクレオシド、そしてプリン塩基として広く生物中に存在する。

食事から摂取するプリン体は、尿酸を作り出す原因物質の一つである。尿酸は毎日体内で合成され、不要分は体外に排泄される。通常、体重65kgの成人男性で体内には1200mgの尿酸が蓄えられており、1日に尿から400〜600mg、便から300mgが排泄される。しかし、尿酸が過剰に合成されたり、尿酸の排泄が減ったりしてしまうと、体内の尿酸量が1200mgを超えると

同時に血液中の尿酸値が上昇し、高尿酸血症となる。この高尿酸血症が痛風の発症につながっている。

したがって、日本痛風・尿酸核酸学会の「高尿酸血症・痛風の治療ガイドライン」では、食事療法の一つとして、1日のプリン体摂取量を400mg以下に制限することを推奨している。定食のように主食（飯類）、主菜（おかず）、副菜（サラダや煮物）に分かれた、肉、魚、野菜、海藻等、いろいろな食材を使ったバランスのよい食事を1日3食とると、その中に含まれるプリン体は400mg程度である。参考値として、食品のプリン体含有量を表（㊶-1）に示す。

（金子希代子／帝京平成大学教授）

表㊶-1　食品のプリン体含有量

（食品100 g当たり・アルコール類100mL 当たり）

	食品名	プリン体 mg	尿酸換算値 mg
穀類	玄米	37.4	43.7
	白米	25.9	30.3
	胚芽米	34.5	40.3
	大麦	44.3	52.1
	そば粉	75.9	89.1
	小麦粉・薄力粉	15.7	18.5
	小麦粉・中力粉	25.8	30.3
	小麦粉・強力粉	25.8	30.3
	唐揚げ粉	68.7	81.8
豆類	乾燥大豆	172.5	201.7
	乾燥小豆	77.6	90.8
	豆腐（冷奴）	31.1	36.5
	豆腐・湯豆腐（3分）	21.9	26.0
	豆乳	22.0	25.8
	おから	48.6	56.6
	味噌・赤味噌	63.5	75.6
	味噌・白味噌	48.8	57.8
	醤油	45.2	54.3
	納豆	113.9	132.8
	枝豆	47.9	56.1
	そら豆	35.5	41.5
	グリンピース・缶詰	18.8	21.9
卵・乳類	鶏卵	0.0	0.0
	うずら卵	0.0	0.0
	牛乳	0.0	0.0
	チーズ	5.7	6.7

	食品名	プリン体 mg	尿酸換算値 mg
野菜	ほうれん草（葉）	51.4	61.0
	ほうれん草（芽）	171.8	202.1
	カリフラワー	57.2	67.2
	ブロッコリー	70.0	81.8
	もやし	35.0	41.2
	豆もやし	57.3	67.4
	ブロッコリースプラウト	129.6	153.0
	貝割れ大根	73.2	86.6
	オクラ	39.5	46.3
	小松菜（葉）	10.6	12.3
	小松菜（芽）	39.0	45.1
	アスパラガス（上部）	55.3	64.7
	アスパラガス（下部）	10.2	12.0
	たけのこ（上部）	63.3	74.0
	たけのこ（下部）	30.8	36.1
	長ねぎ	41.4	48.0
	ピーマン	2.4	2.7
	なす	50.7	58.7
	ズッキーニ	13.1	15.3
	ゴーヤ（にがうり）	9.9	11.6
	パセリ	288.9	341.3
	かぼちゃ	56.6	66.3
	ミョウガ	7.8	9.2
	大葉（シソ葉）	41.4	49.0
	にんにく	17.0	20.1
	生姜	2.3	2.5
きのこ	舞茸	98.5	116.7
	干ししいたけ	379.5	448.8
	なめこ	28.5	33.6
	えのきたけ	49.4	58.8
	つくりたけ	49.5	58.8
	ひらたけ	142.3	168.1
	ブナシメジ	20.8	24.6
	ブナピー	30.8	36.2
	エリンギ	13.4	15.7
	生しいたけ	20.8	24.4

	食品名	プリン体 mg	尿酸換算値 mg
海藻類	わかめ（乾燥品）	262.4	306.5
	もずく（乾燥品）	15.4	18.0
	ひじき（乾燥品）	132.8	154.9
	昆布（乾燥品）	46.4	54.5
豚肉	肩	81.4	99.2
	肩ロース	95.1	116.0
	ばら	75.8	92.5
	ヒレ	119.7	146.2
	ロース	90.9	110.9
	ランプ	113.0	137.8
	レバー	284.8	331.2
	舌	104.0	126.1
	心臓	119.2	144.6
	腎臓	195.0	232.0
	クビ	70.5	85.7
	肩ばら	90.8	111.0
	肩スネ	107.6	131.1
牛肉	肩ロース	90.2	109.3
	リブロース	74.2	89.1
	ヒレ	98.4	119.4
	もも	110.8	134.5
	レバー	219.8	255.5
	舌	90.4	109.3
	心臓	185.0	223.6
	腎臓	174.2	203.4
	第一胃	83.9	99.2
	クビ	100.6	121.0
	ミスジ	104.0	126.1
	肩ばら	77.4	92.5
	ブリスケ	79.2	95.8
	スネ	106.4	127.8

（注）尿酸換算値とは、食品中に含まれるプリン体がすべて体内で尿酸に代謝されたときに生じる尿酸の量（理論値）を表す。

食品名		プリン体 mg	尿酸換算値 mg
鶏肉	手羽	137.5	168.1
	ささみ	153.9	188.3
	もも	122.9	149.6
	皮	119.7	142.9
	レバー	312.2	363.1
	砂ぎも	142.9	169.8
その他の肉	マトン	96.2	117.7
	ラム	93.5	114.3
	くじら（赤肉）	111.3	136.2
	くじら（尾肉）	87.6	107.6
食肉加工品	ボンレスハム	74.2	90.8
	プレスハム	64.4	79.0
	生ハム	138.3	168.2
	ウインナーソーセージ	45.5	55.5
	フランクフルトソーセージ	49.8	60.5
	ベーコン	61.8	75.6
	サラミ	120.4	146.2
	コンビーフ	47.0	57.2
	レバーペースト	80.0	94.1
魚介類	カツオ	211.4	258.9
	マグロ	157.4	193.3
	イサキ	149.3	183.2
	イサキ（白子）	305.5	351.1
	サワラ	139.3	171.5
	キス	143.9	176.5
	トビウオ	154.6	188.3
	ニジマス	180.9	216.8
	アカカマス	147.9	179.9
	マダイ	128.9	158.0
	ヒラメ	133.4	163.1
	ニシン	139.6	169.8
	マアジ	165.3	198.4
	アイナメ	129.1	158.0
	マサバ	122.1	149.6
	アカアマダイ	119.4	146.2
	ブリ	120.8	147.9
	サケ	119.3	146.2
	アユ	133.1	161.4
	スズキ	119.5	146.2
	メバル	124.2	151.3
	マイワシ	210.4	247.1
	サンマ	154.9	184.9
	コイ	103.2	126.1
	マガレイ	113.0	136.2
	ドジョウ	136.0	161.4
	ワカサギ	94.8	114.3

食品名		プリン体 mg	尿酸換算値 mg
魚介類	ウナギ	92.1	110.9
	ハタハタ	98.5	117.7
	アンコウ	70.0	84.2
	アンコウ（きも）・生	104.3	121.8
	アンコウ（きも）・酒蒸し	399.2	468.2
	タラコ	120.7	141.2
	明太子	159.3	186.0
	スジコ	15.7	18.5
	数の子	21.9	25.2
	ウニ	137.3	160.7
	イクラ	3.7	4.4
	スルメイカ	186.8	223.6
	ヤリイカ	160.5	190.0
	イカ（わた）	59.6	68.8
	タコ	137.3	159.7
	タコ（わた）	79.8	93.1
	車エビ	195.3	235.3
	大正エビ	273.2	321.1
	芝エビ	144.2	176.5
	ボタンエビ	53.4	64.0
	ボタンエビ（卵）	162.5	194.9
	オキアミ	225.7	267.3
	ズワイガニ	136.4	161.4
	タラバガニ	99.6	119.4
	カニみそ	152.2	175.4
	アサリ	145.5	171.5
	カキ	184.5	213.5
	ハマグリ	104.5	122.7
	ホタテ貝	76.5	94.2
	キャビア	94.7	111.1
	とびこ	67.8	81.8
	とびこ（醤油漬け）	91.5	107.1
干物	マイワシ	305.7	358.1
	マアジ	245.8	289.1
	サンマ	208.8	245.4
	かつお節	493.3	600.1
	煮干し	746.1	879.2
缶詰	ツナ	116.9	142.9
	サーモン	132.9	159.7
魚肉加工品	つみれ	67.6	80.7
	焼きちくわ	47.7	57.2
	笹かまぼこ	47.8	57.2
	板かまぼこ	26.4	31.0
	なると巻き	32.4	38.7
	魚肉ソーセージ	22.6	26.9
	さつま揚げ	21.4	25.2

食品名		プリン体 mg	尿酸換算値 mg
調味料・その他	みりん	1.2	1.4
	ナンプラー（魚醤）	93.1	113.6
	オイスターソース	134.4	161.8
	はちみつ	0.9	1.1
	だしの素	684.8	843.3
	米ぬか	100.2	116.9
	お吸いもの（粉末）	233.4	274.4
アルコール類	ビール	3.3〜9.8	3.7〜11.2
	地ビール	4.6〜16.7	5.2〜19.3
	発泡酒	1.1〜3.9	1.3〜4.4
	発泡酒（プリン体カット）	0.0〜0.2	0.0〜0.2
	低アルコールビール	2.8〜13.0	3.3〜15.0
	ウイスキー	0.1	0.1
	ブランデー	0.4	0.4
	焼酎（25%）	0.0	0.0
	日本酒	1.2〜1.5	1.4〜1.9
	ワイン（白）	1.6	1.8
その他	ピーナッツ	49.1	57.1
	柿の種	14.1	16.2
	さきいか	94.4	114.2
	アーモンド	31.4	37.0
	豚骨ラーメン（スープ）	32.7	39.0
	豚骨ラーメン（麺）	21.6	25.0
	カップ麺（豚骨）	82.0	96.7
	カップ麺（醤油）	51.7	61.2
	コンソメスープ（粉）	179.8	211.3
	ポタージュスープ（粉）	37.6	45.5
	青汁粉末（ケール）	40.2	46.4
	青汁粉末（大麦若葉）	88.5	102.5
健康食品	DNA/RNA	21493.6	25640.8
	ビール酵母	2995.7	3561.5
	ビール酵母製品	1206.2	1426.4
	クロレラ	3182.7	3747.3
	ローヤルゼリー	403.4	494.3
	スピルリナ	1076.8	1268.5
	核酸ジュース	8.3	9.6
	大豆イソフラボン	6.9	7.9
	グルコサミン	11.8	14.4
	コラーゲン	2.9	3.4

資料　日本痛風・尿酸核酸学会「高尿酸血症・痛風の治療ガイドライン」第3版（2019年）の付録より抜粋、一部改編。
Kiyoko Kaneko, Yasuo Aoyagi, Katsunori Inazawa, Tomoko Fukuuchi, Noriko Yamaoka. Total purine and purine base content of common foodstuffs for facilitating nutritional therapy for gout and hyperuricemia. Biological and Pharmaceutical Bulletin 37(5):709-721, 2014.
金子希代子「食品中のプリン体」『痛風予防のA・B・C』pp.76〜94, 薬事日報社, 2008

右端縦見出し：
1. 国民健康づくり
2. 日本人の身体状況
3. 日本人の栄養
4. 子どもの栄養
5. 人口統計
6. 国民医療と福祉
7. 食品と栄養
8. 食品の安全
9. 調理

⑫ − 緑黄色野菜について

　緑黄色野菜とは、原則として可食部 100g 当たり β−カロテン当量が 600μg 以上のものとし、ただし、β−カロテン当量が 600μg 未満であっても、トマトやピーマンなど一部の野菜については、摂取量および摂取する頻度などを勘案の上設定しているものである。

　下記の表は、上記の緑黄色野菜の考え方を適用し、「日本食品標準成分表 2020 年版（八訂）」の内容を踏まえて整理したものである。

表⑫−1　緑黄色野菜

あさつき	しそ（葉、実）	なずな	ひのな
あしたば	じゅうろくささげ	（なばな類）	ひろしまな
アスパラガス	しゅんぎく	和種なばな	ふだんそう
いんげんまめ（さやいんげん）	すいぜんじな	洋種なばな	ブロッコリー（花序、芽ばえ）
うるい	すぐきな（葉）	（にら類）	ほうれんそう
エンダイブ	せり	にら	みずかけな
（えんどう類）	タアサイ	花にら	（みつば類）
トウミョウ（茎葉、芽ばえ）	（だいこん類）	（にんじん類）	切りみつば
さやえんどう	かいわれだいこん	葉にんじん	根みつば
おおさかしろな	葉だいこん	にんじん	糸みつば
おかひじき	だいこん（葉）	きんとき	めキャベツ
オクラ	（たいさい類）	ミニキャロット	めたで
かぶ（葉）	つまみな	茎にんにく	モロヘイヤ
（かぼちゃ類）	たいさい	（ねぎ類）	ようさい
日本かぼちゃ	たかな	葉ねぎ	よめな
西洋かぼちゃ	たらのめ	こねぎ	よもぎ
からしな	ちぢみゆきな	のざわな	（レタス類）
ぎょうじゃにんにく	チンゲンサイ	のびる	サラダな
みずな	つくし	パクチョイ	リーフレタス
キンサイ	つるな	バジル	サニーレタス
クレソン	つるむらさき	パセリ	レタス（水耕栽培）
ケール	とうがらし（葉、果実）	はなっこりー	サンチュ
こごみ	（トマト類）	（ピーマン類）	ルッコラ
こまつな	トマト	オレンジピーマン	わけぎ
コリアンダー	ミニトマト	青ピーマン	（たまねぎ類）
さんとうさい	とんぶり	赤ピーマン	葉たまねぎ
ししとう	ながさきはくさい	トマピー	みぶな

（注）食品群別順
資料　健健発 0804 第 1 号　令和 3 年 8 月 4 日「日本食品標準成分表 2020 年版（八訂）の取扱いについて」別表

78

1. 国民健康づくり
2. 日本人の身体状況
3. 日本人の栄養
4. 子どもの栄養
5. 人口統計
6. 国民医療と福祉
7. 食品と栄養
8. 食品の安全
9. 調理

❹❸ – 胚芽精米

●胚芽を残して搗精した白米

胚芽精米は、米種子の胚芽を残すように、特別な精米機で精白した米。普通の精白米に比べて微量栄養素や生理機能成分を豊富に含み、また、玄米に比べて食べやすく消化されやすい。栄養価を損なわずに白米の持つおいしさを追求したお米といえる。品位基準は胚芽80%以上を残すこととなっている（逆に普通精白米は胚芽20%以上を残してはいけない）。胚芽精米の栄養価値を高めるために、とがずに炊飯できるよう「無洗化処理」をして付着糠を除去し、また、保存性をよくするために、冬眠密着包装（袋内を炭酸ガス置換）も行われる。

●胚芽米の歩み

昭和2年、脚気病が国民病といわれていた時代に、東京帝国大学の島薗順次郎教授が発案して公開したのが、胚芽米の最初である。戦前から、島薗教授の弟子である女子栄養大学創設者香川綾らが胚芽米の普及に努めていたが、戦後しばらくは注目されなかった。ところが、昭和40年代後半に食生活が豊かになるとともに脚気病が再発生するようになり、香川綾ら多くの人たちが協力して胚芽米を復活させた。精米機も改良され、精白米に近い白度を持ち、また胚芽の保有率の高い米として、昭和52年、自主流通米「胚芽精米」として認可。最近では、胚芽が脱落しやすく、胚芽精米加工が難しかったコシヒカリでも、精白米と見劣りしない白度のおいしい胚芽精米がつくれるようになった。注意深く搗精した胚芽精米では、適温で水に浸しておくと発芽することがある。

●胚芽精米の製法および保存法

（1）製法・・・胚芽精米専用精米機および研磨機を使用して、冷却しながら搗精する。玄米を厳選し、ふんわりと搗精し、仕上げに研磨機で米肌に付着している小さな糠をふきとる。最後に精選機で爽雑物を除き、ただちに搗精工場で袋詰めにする。

（2）保存法・・・おいしく食べられる期間は、冬は購入後1か月くらい。夏は半月で食べるくらいの量を購入し、開封してからは必ず袋の口をしばって閉じ、冷蔵庫の野菜室に保管したい。冬眠密着包装ではより長期の保存が可能である。

（3）栄養の比較・・・玄米中のビタミンB$_1$は右図（❹❸-1）の割合で分布している。胚芽部位には各種の栄養素が濃縮パックされている。胚芽精米とは一粒ずつの米に「総合ビタミン剤」をくっつけたようなものとみることができる。ミネラル類では、比較的他の食品から摂りにくいマンガンが多く、ビタミン類では、ビタミンB群とEが、精白米に比べてかなり豊富である。グラフ（❹❸-2）は、精白米を100とした場合の「胚芽精米の栄養成分」である。また、ミネラル、ビタミン含量は、玄米と精白米の中間である。

●おいしい炊き方

胚芽精米は充分に除糠してあるので、洗米の必要はない（不淘洗米）。水加減は、多めにする（精白米を洗米して炊く場合よりも約2割多め）。胚芽精米は吸水に時間がかかるので1～

2時間浸水したほうがよい。炊飯時間はやや長めに。炊き始めてからでき上がりまで40～50分かけることが望ましい。電気炊飯器の場合は、スイッチが切れてから5分後にまたスイッチを入れて加熱時間を長びかせる。保温ジャーに入れておくと精白米よりも褐変が早く進む。保存する場合は冷凍か冷蔵にして、電子レンジ等で再加熱するとよい。

●胚芽米と胚芽精米

胚芽保有率80%以上を充たしていないものは「胚芽精米」を呼称できない。一般に「胚芽米」と称して売られているものは、この基準に達していないものが多く、期待どおりビタミンが補給されない恐れがあるから注意が必要である。

胚芽の保有率を認証する精米事業者の団体に「21胚芽精米推進協議会」（名誉会長：香川明夫／女子栄養大学学長）がある。
〒103-0001 東京都中央区日本橋小伝馬町15-15　食糧会館
一般社団法人日本精米工業会内
TEL:03(4334)2190　FAX:03(3249)1835

（五明紀春／女子栄養大学名誉教授）

図❹❸-1　米粒全体に占める部位別ビタミンB$_1$量の相対比

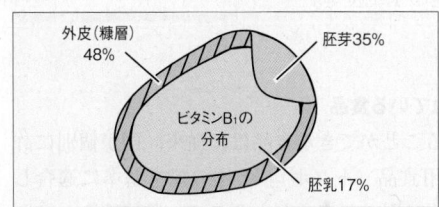

図❹❸-2　精白米を100とした場合の「胚芽精米の栄養成分」

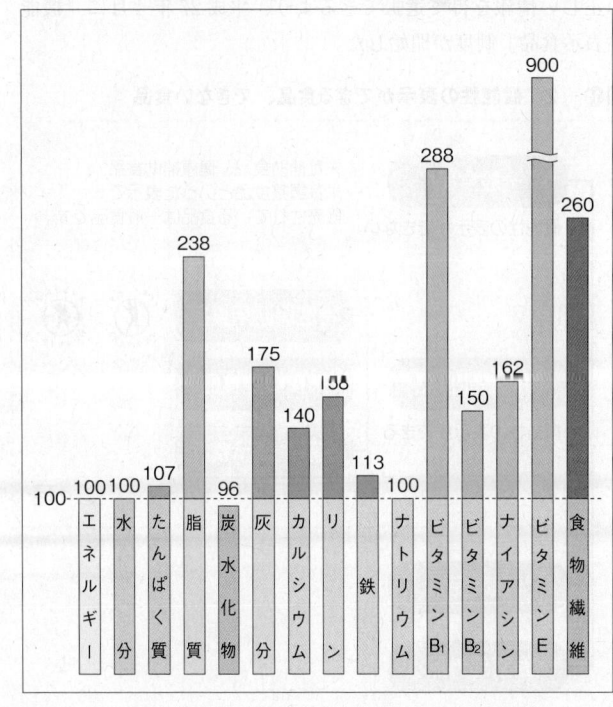

1. 国民健康づくり
2. 日本人の身体状況
3. 日本人の栄養
4. 子どもの栄養
5. 人口統計
6. 国民医療と福祉
7. 食品と栄養
8. 食品の安全
9. 調理

㊹ − 健康や栄養に関する表示の制度について

●食品表示法による栄養成分表示とは

食品表示法第4条第1項に基づき、消費者が食品を安全に摂取し、自主的かつ合理的に食品を選択するために必要とされる販売の用に供する食品に関する表示の基準を定めた食品表示基準の中の1つである。食品表示基準の中に、食品に栄養成分を表示するときのルールを定めている。

栄養成分表示で表示すべき項目の順序および単位、ならびに食品の単位は以下に従う（図㊹−1）。

【表示項目と単位】

①熱量（kcal）、②たんぱく質（g）、③脂質（g）、④炭水化物（g）、⑤食塩相当量（g）（ただしナトリウム塩を添加していない食品のみ、ナトリウムの量を併記することができる。その場合、mg とする）

【表示する食品単位】

加工食品等に表示する場合の食品ごとの単位が決められており、以下の単位ごとの栄養成分値を日本語で表示する。

100g もしくは 100mL または 1 食分、1 包装、その他の 1 単位等。

図㊹−1 栄養成分表示の例

栄養成分表示 1袋（□g）当たり	
熱量	□kcal
たんぱく質	□g
脂質	□g
炭水化物	□g
食塩相当量	□g

●機能性が表示されている食品

機能性を表示することができる食品は、従来、国が個別に許可した「特定保健用食品（トクホ）」と国の規格基準に適合した「栄養機能食品」に限られていた。そこで、機能性をわかりやすく表示した商品の選択肢を増やし、消費者がそうした商品の正しい情報を得て選択できるよう、平成27年4月に「機能性表示食品」制度が開始した。

図㊹−2 機能性の表示ができる食品、できない食品

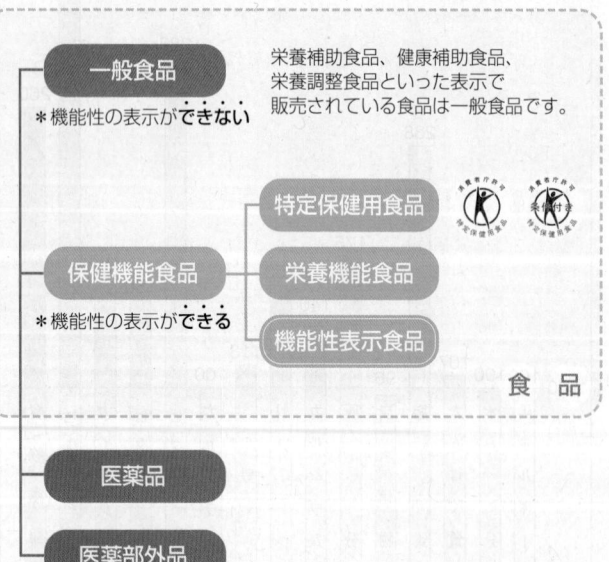

表㊹−1 特定保健用食品の表示例

表示できる保健の用途（例）	食品の種類（例）	関与成分（例）
お腹の調子を整えます。お通じの気になる方に適しています。	粉末清涼飲料 乳酸菌飲料	各種オリゴ糖、ラクチュロース、ビフィズス菌、各種乳酸菌、食物繊維（難消化性デキストリン等）等
糖の吸収を穏やかにします。食後の血糖値が気になる方に適しています。	粉末清涼飲料 茶系飲料	難消化性デキストリン、小麦アルブミン、グァバ葉ポリフェノール、L-アラビノース等
血圧が高めの方に適しています。	錠菓 清涼飲料水	ラクトトリペプチド、カゼインドデカペプチド、杜仲葉配糖体（ゲニポシド酸）、サーデンペプチド等
体脂肪が気になる方に適しています。食後の血中中性脂肪の上昇を抑えます。	食用調製油 コーヒー飲料	グロビン蛋白分解物、コーヒー豆マンノオリゴ糖、茶カテキン等

【特定保健用食品（トクホ）】

健康の維持増進に役立つことが科学的根拠に基づいて認められ、「コレステロールの吸収を抑える」などの表示が許可されている食品。表示されている効果や安全性については国が審査を行い、食品ごとに消費者庁長官が許可している（表㊹-1、図㊹-3 特定保健用食品の表示例）。

【栄養機能食品】

1日に必要な栄養成分（ビタミン、ミネラルなど）が不足しがちな場合、その補給・補完のために利用できる食品。すでに科学的根拠が確認された栄養成分を一定の基準量を含む食品であれば、特に届出などをしなくても、国が定めた表現によって機能性を表示することができる（図㊹-4 栄養機能食品の表示例）。

【機能性表示食品】

事業者の責任において、科学的根拠に基づいた機能性を表示した食品。販売前に安全性および機能性の根拠に関する情報などが消費者庁長官へ届け出られたもの。ただし、特定保健用食品とは異なり、消費者庁長官の個別の審査を受けたものではない（図㊹-5 機能性表示食品の表示例）。

図㊹−3 特定保健用食品の表示例

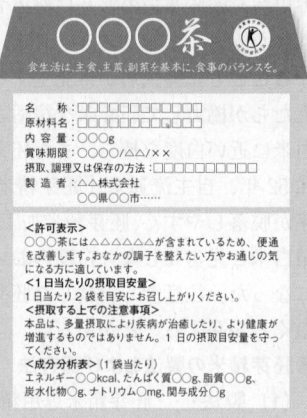

図㊹−4 栄養機能食品の表示例

商品名：○○○○
栄養機能食品（カルシウム・鉄）
・カルシウムは、骨や歯の形成に必要な栄養素です。
・鉄は、赤血球を作るのに必要な栄養素です。
●1日当たりの摂取目安量：1日当たり○個を目安にお召し上がりください。
●1日当たりの摂取目安量の栄養素等表示基準値に占める割合：カルシウム○％ 鉄○％
●栄養成分量及び熱量：1個当たり
エネルギー○kcal たんぱく質○g 脂質○g
糖質○g 食物繊維○g カルシウム○g 鉄○g
●調理又は保存の方法：直射日光・高温多湿をさけて保存してください。
●本品は、多量摂取により疾病が治癒したり、より健康が増進するものではありません。1日の摂取量を守ってください。
●本品は、特定保健用食品と異なり、消費者庁長官による個別審査を受けたものではありません。
●食生活は、主食、主菜、副菜を基本に食事のバランスを。

図㊹−5 機能性表示食品の表示例

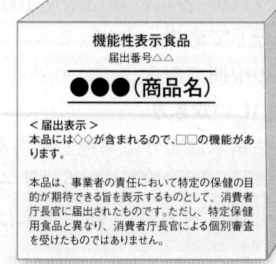

（三浦理代／女子栄養大学名誉教授）

㊺ － 食品群の種類とその特徴

　食品群とは、日常使用する食品について、主として食品中に含まれる栄養素の似ているものを集めていくつかのグループに分けたものである。日常の献立作成や食品選択のさいに、この食品群をじょうずに組み合わせることによって、栄養バランスのよい食事をととのえることができる。健全な食生活をすることを目的に考案されたものであり、おもに次の食品群が活用されている。

●栄養三色運動

　昭和27年に広島県庁の岡田正美技師が提唱し、栄養改善普及会の近藤とし子氏が普及に努めた食品群である。栄養素の働きの特徴から、食品を色別（赤、黄、緑）の3つに分け、子どもから高齢者まで誰にでもわかりやすくしたのが特徴である。

表㊺－1　栄養三色運動

赤	血や肉になる	魚介、肉類、まめ・豆製品、たまご、牛乳・乳製品
黄	働く力になる	穀物、いも、油脂類、砂糖類
緑	体の調子をととのえる	緑黄色野菜、その他の野菜、海藻、果物

資料　（一社）栄養改善普及会

●3つの食品のグループ

　「小学校学習指導要領」に基づき、「食品の栄養的な特徴を知り、食品を組み合わせてとる必要があることがわかる」を目指した食品群。小学校高学年の教科書に掲載されている。

表㊺－2　3つの食品のグループ

主にエネルギーのもとになる食品	炭水化物	米・パン・めん類・いも類・砂糖など
	脂質	油・バター・マヨネーズなど
主に体をつくるもとになる食品	たんぱく質	魚・肉・卵・豆・豆製品など
	無機質など	牛乳・乳製品・小魚・海藻など
主に体の調子を整えるもとになる食品	ビタミン・無機質	野菜・果物・きのこなど

（注）　のりやわかめなどの海藻は、「主に体の調子を整えるもとになる食品」に分類することもある。
資料　「小学校 わたしたちの家庭科5・6」開隆堂出版、「新編 新しい家庭5・6」東京書籍

●6つの食品群

　栄養教育の教材として、厚生省保健医療局（現厚生労働省）から示された食品群である。栄養成分が類似している食品を6つに分類し、それらを組み合わせて食べることで、栄養バランスがとれるようにくふうされている。中学校技術・家庭科用

文部科学省検定済教科書では「6つの食品群」が取り入れられている。

表㊺－3　6つの食品群

1群	主に体の組織をつくる	たんぱく質脂質無機質ビタミンB₁	魚・肉・卵・豆・豆製品
2群		カルシウムたんぱく質ビタミンB₂鉄	牛乳・乳製品・小魚・海藻
3群	主に体の調子を整える	カロテンビタミンCカルシウム鉄食物繊維	緑黄色野菜
4群		ビタミンCカルシウム食物繊維	その他の野菜・果物
5群	主にエネルギーになる	炭水化物たんぱく質ビタミンB₁ビタミンC食物繊維	穀類・いも類・砂糖
6群		脂質	油脂

資料　「新編 新しい技術・家庭 家庭分野」東京書籍（掲載内容を表に改変）

●4つの食品群

　女子栄養大学の創立者・香川綾により考案された食品群である。高校の家庭科教科書に採用され、栄養教育に用いられている。この食品群では日本人の食生活に普遍的に不足している栄養素を補充して完全な食事とするために、牛乳と卵を第1群においている。さらに、「どれだけ食べるか」がわかるように1日に必要な食品の分量が示されている。

表㊺－4　4つの食品群
1日20点（1600kcal）の基本パターン

♠[3] 第1群	栄養を完全にする	たんぱく質脂質ビタミンAビタミンB₂カルシウム	乳・乳製品…2点[1]卵…………1点
♥ 第2群	肉や血を作る	たんぱく質脂質カルシウムビタミンAビタミンB₁ビタミンB₂	魚介・肉……2点豆・豆製品…1点
♣ 第3群	体の調子をよくする	ビタミンAカロテンビタミンCミネラル食物繊維	野菜[2]………1点芋…………1点果物………1点
♦ 第4群	力や体温となる	炭水化物たんぱく質脂質	穀類………9点油脂……1.5点砂糖……0.5点

（注）　1）　1点＝80kcal
　　　2）　緑黄色野菜・淡色野菜・きのこ類・海藻類を含む。
　　　3）　各食品群のトランプマーク
　　　　第1群―完全な栄養のそろった食品の意味で切り札の♠（スペード）
　　　　第2群―生命・活力のもとになる食品の意味で♥（ハート）
　　　　第3群―植物の意味で♣（クラブ）
　　　　第4群―大切なエネルギー源で余分は非常時用に蓄える財産の意味で♦（ダイヤ）

1. 国民健康づくり
2. 日本人の身体状況
3. 日本人の栄養
4. 子どもの栄養
5. 人口統計
6. 国民医療と福祉
7. 食品と栄養
8. 食品の安全
9. 調理

1. 国民健康づくり
2. 日本人の身体状況
3. 日本人の栄養
4. 子どもの栄養
5. 人口統計
6. 国民医療と福祉
7. 食品と栄養
8. 食品の安全
9. 調理

㊻ − バランスのよい食事法──四群点数法

女子栄養大学では、バランスのよい食事法である四群点数法を推奨している。本学の創立者・香川綾は、1930年（昭和5）、東京帝国大学の島薗順次郎教授研究グループのもと、食品中のビタミン B_1 含有量や調理による影響、胚芽米の搗精法、炊き方などの実践的な研究を行った。この研究が基礎となり、香川綾は栄養バランスをとる食事法として「主食は胚芽米、魚一、豆一、野菜四」（"一"は100g）を提唱し、副食（主菜・副菜）を十分食べることで、主食を減らし、食事全体の栄養バランスを整え、当時蔓延していた脚気の予防だけでなく、全身の栄養状態を改善できることを訴えた。これが「四群点数法」の原型である。

1956年（昭和31）には4つの食品群（表㊺-3）がまとめられた。その後、日本は高度経済成長期に入り、食生活は欧米化し、それに伴い、肥満、糖尿病、高血圧などの生活習慣病が増加し、「栄養学」に対しても、健康の維持・増進だけでなく、生活習慣病の予防・治療が求められることとなる。このような背景のもと、1970年（昭和45）頃に、エネルギー摂取量を自由にコントロールできる「四群点数法」が確立された。

● 4つの食品群の基本的な考え方

人に必要な栄養素は、エネルギーとして働くエネルギー産生栄養素と、体を作ったり代謝を調節したりする栄養素に大別することができる（図㊻-1）。エネルギー産生栄養素にはおもに炭水化物と脂質が、エネルギー産生栄養素以外の栄養素にはミネラル、ビタミンが含まれる。たんぱく質は両方の役割をもつ。食物繊維、機能性成分は非栄養素であるが、人体に必要な成分である。4つの食品群のうち、第1群、第2群、第3群からはおもにたんぱく質、ミネラル、ビタミンを、第4群からはエネルギーを摂取することができる。

● 四群点数法の法則

四群点数法には2つの法則がある。

【第1の法則】食品に含まれるエネルギー80kcalを1点としてカウントする。

四群点数法では、1点当たりの重量を1点実用値という。これは、全卵1個55g、アジ中1尾70g、バナナ1本85gなど、1回に摂取する量が80kcal相当のものが多いことから決められた。例えば食パンの1点実用値は30gなので6枚切り1枚（60g）は2点、ごはんの1点実用値は50gなので茶碗1杯（150g）は3点とカウントする。

1日にエネルギーを1600kcal摂取する場合、点数に換算すると20点となる。

【第2の法則】第1群から第3群までを「3・3・3（サン・サン・サン）」とする。

例えば1日の摂取エネルギー量が20点の場合、第1群を3点（乳・乳製品2点、卵1点）、第2群を3点（魚介・肉2点、豆・豆製品1点）、第3群を3点（野菜1点、芋1点、果物1点）必ず摂取することにより、1日に必要なたんぱく質、ビタミン、ミネラル、食物繊維を摂取することができる。第4群は、1日の合計点数から「3・3・3」の9点を差し引いた11点（穀類9点、油脂1.5点、砂糖0.5点）を摂取する。ただしエネルギー摂取量は、同じ性、年齢の人であっても体の大きさや運動量などの違いから個人によって大きく異なる。そこで、毎日体重を測定し、その変動によって点数を調整する（体重が増えてきたら点数を減らし、体重が減ってきたら点数を増やすとよい）。

四群点数法では、1日摂取エネルギー1600kcal（20点）を基本として、4つの食品群の点数を3・3・3・11と配点して考える。第1群～第3群を3点ずつとることによって、日本人の食事摂取基準（2020年版）18～49歳の身体活動レベルⅠ～Ⅱ

図㊻-1　5つの栄養素とその働き

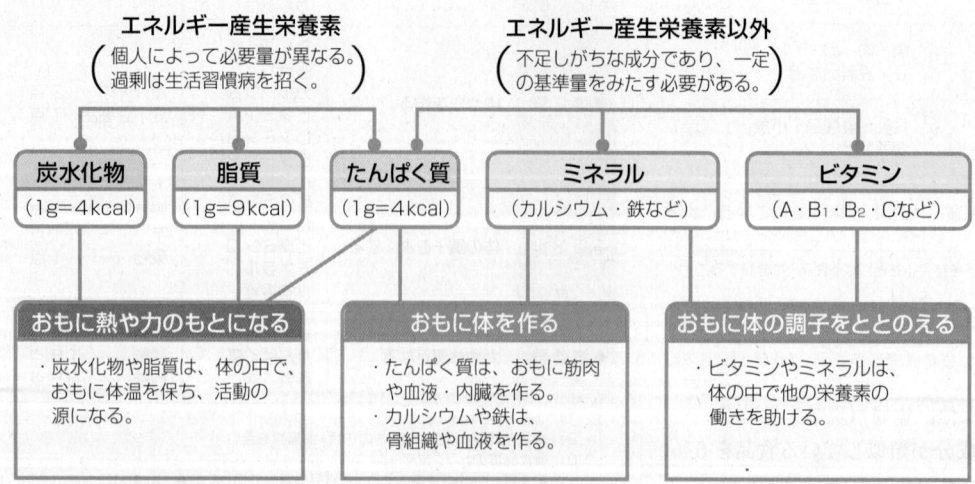

の女性が必要とする栄養素をほぼ充たすことが検証されている。

　各食品群はさらにいくつかの食品グループに分けられる。例えば第1群は乳・乳製品のグループと卵のグループである。これらのグループをバランスよく配点すると、さらに栄養バランスを容易に整えることができる（**表㊻-1**）。

表㊻-1 食品グループのとりかたの基本

▲第**1**群	乳・乳製品2点（250g）＋卵1点 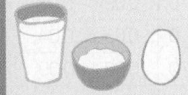	いずれも良質たんぱく質やビタミンB₂を多く含む。乳・乳製品にはカルシウムが多く、卵にはコレステロールが多い。そこで、カルシウムを充たすために乳・乳製品は2点、卵は1日1点が基本である。
♥第**2**群	魚1点（50g）＋肉1点（50g）＋豆・豆製品1点（80g） 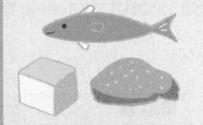	いずれも良質たんぱく質の給源。肉には血中コレステロールを上げる飽和脂肪酸が多く、魚にはEPA、DHAなど血栓予防効果の高い脂肪酸が多い。豆・豆製品にはリノール酸など血中コレステロールを下げる脂肪酸が多い。そこで、魚、肉、豆・豆製品はいずれに偏ることなく、3回の食事にうまく分けてとるのが基本である。
♣第**3**群	野菜1点（350g、うち1/3以上は緑黄色野菜）＋芋1点（100g）＋果物1点（150g） 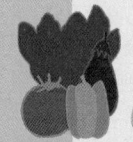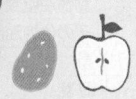	いずれもビタミン、ミネラル、食物繊維を含む。緑黄色野菜にはβ-カロテンが多く、果物にはビタミンCや体によいさまざまな色素が多い。また、野菜の摂取量には海藻やきのこを含めて考えるが、これらには食物繊維、カルシウム、鉄などが多い。そこで、野菜、芋、果物はいずれに偏ることなくまんべんなくとるのが基本である。
◆第**4**群	穀類9点＋油脂1.5点（植物油大さじ1強）＋砂糖0.5点（大さじ1強） 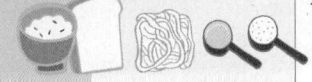	いずれも炭水化物や脂質を多く含み、エネルギー源となる。穀類は炭水化物が多いだけでなく、たんぱく質、ビタミンB₁、亜鉛や銅などの微量ミネラルも豊富である。第4群では穀類を中心にとることが重要である。

● 四群点数法のエビデンス

　例えば20点（1600kcal）分の食品を食べたときに、それぞれの栄養素をどの程度摂取できるのだろうか。そこで、各食品群の点数配分に従い、標準的な食品群別摂取量を算出し栄養価計算を行う（**表㊼-1**）。この算定の基礎となる食品の内訳は、**表㊼-2**のとおりである。この割合は、女子栄養大学 生涯学習センター 社会通信教育「栄養と料理」一般講座受講生の食事記録データをもとに作成した比率である。

　表㊼-1で得られた栄養価計算結果と、日本人の食事摂取基準（2020年版）における18〜29歳女性・身体活動レベルⅠ（推定エネルギー必要量1700kcal）とを比較すると、鉄とビタミンD※以外の栄養素が摂取の範囲内に収まることを確認している。四群点数法の基本となる1日20点のエネルギー点数配分を示したものが**図㊽-1**である。

　女子栄養大学附属の栄養クリニックでは、単純性肥満の成人男女を対象に四群点数法を用いた3か月のダイエットコースを、1968年（昭和43）以来4,000名以上について実施している。その結果、肥満、メタボリックシンドローム、糖尿病予防に有効なことが実証されている。また、25年以上前にコースを受けた人たちの追跡調査でも、国民栄養調査（当時）成績と比較して、きわめて健康に過ごしていることがわかっている。

※鉄とビタミンDは、四群点数法で推奨する食品群別摂取量を用いた献立においても、とりにくい栄養素である。これらの栄養素が豊富に含まれる食品を積極的にとることがすすめられる。

● 四群点数法の活用

　四群点数法を献立作成や食事評価に広く活用するために、年齢別・性別・身体活動レベル別に食品構成（**表㊾**）と点数構成（**表㊿**）を示した。これは、日本人の食事摂取基準（2020年版）の参考表・推定エネルギー必要量の93〜97％を摂取エネルギー量の目安とし、食品群ごとに必要な摂取量を示したものである。

　これらの食品構成または点数構成を目安に、対象者別の献立を作成することができる。献立作成にあたっては、同じ点数・同じ食品グループの中で食品の入れ替えが可能である。一例として、1日20点の基本の点数配分により作成した献立が**表51**である。また、この献立例で摂取できる主要な栄養を算出し、日本人の食事摂取基準（2020年版）18〜29歳女性・身体活動レベルⅠ（推定エネルギー必要量1700kcal）の必要な栄養素量とを比較したものが、**表52**である。

1. 国民健康づくり
2. 日本人の身体状況
3. 日本人の栄養
4. 子どもの栄養
5. 人口統計
6. 国民医療と福祉
7. 食品と栄養
8. 食品の安全
9. 調理

表❹ – 1　食品群別摂取量の目安

		重量	エネルギー	アミノ酸組成によるたんぱく質*	脂肪酸のトリアシルグリセロール当量*	利用可能炭水化物*	食物繊維総量	ナトリウム	カリウム	カルシウム	鉄	亜鉛	レチノール活性当量	D	B₁	B₂	葉酸	C
		g	kcal	g	g	g	g	mg	mg	mg	mg	mg	µg	µg	mg	mg	µg	mg
第1群	乳・乳製品	250	166	10.0	8.4	11.9	0	216	405	348	0.1	1.3	91	0.3	0.10	0.41	16	2
第1群	卵	55	78	6.2	5.1	1.9	0	79	71	25	0.8	0.6	116	2.1	0.03	0.20	27	0
第2群	魚介	50	70	8.3	2.9	2.7	0	162	158	28	0.5	0.5	18	5.3	0.06	0.09	7	1
第2群	肉	50	98	8.2	6.6	1.4	0	83	153	3	0.4	1.0	32	0.1	0.21	0.09	5	3
第2群	豆・豆製品	80	84	6.7	4.8	2.5	1.9	13	209	74	1.5	0.7	0	0	0.07	0.10	30	0
第3群	緑黄色野菜	120	32	1.5	0.2	4.5	2.9	15	436	54	1.1	0.4	296	0	0.10	0.12	106	45
第3群	淡色野菜	230	62	2.6	0.3	9.5	5.7	313	603	83	1.2	0.7	39	0.3	0.12	0.12	109	34
第3群	芋	100	70	1.2	0	12.5	6.4	4	430	15	0.5	0.2	0	0	0.09	0.03	24	23
第3群	果物	150	89	0.7	0.4	19.3	2.0	1	313	16	0.3	0.2	26	0	0.06	0.04	33	39
第4群	穀類	230	711	15.4	4.8	145.4	5.2	477	286	30	1.9	2.6	1	0	0.32	0.09	41	0
第4群	油脂	15	105	0.2	11.3	0.7	0.1	83	6	6	0.1	0	10	0	0	0	1	0
第4群	砂糖	10	34	0	0	8.7	0	0	4	1	0	0	0	0	0	0	0	0
	合計	1340	1599	60.9	44.8	220.8	24.1	1446	3074	683	8.4	8.3	628	8.2	1.17	1.29	400	146

・表❹–2に示した食品の内訳をもとに20点（1600kcal）を摂取した場合、表❹–1のとおり主要な栄養素を摂取することができる。計算には「日本食品標準成分表2020年版（八訂）」を用いた。各項目の合計の多少の相違は端数処理によるものである。
・＊の項目はそれぞれ「アミノ酸組成によるたんぱく質」、「脂肪酸のトリアシルグリセロール当量」、「利用可能炭水化物」の値を掲載。詳細は本表編p.2～3を参照。
・20点（1600kcal）は、「18～29歳女性・身体活動レベルI」の推定エネルギー必要量（1700kcal）の約94％、「30～49歳女性・身体活動レベルI」の推定エネルギー必要量（1750kcal）の約91％に相当。

表❹ – 2　食品群別摂取量算定の基礎となる食品の内訳

第1群

		割合(%)
乳・乳製品	普通牛乳	40
	ヨーグルト	34
	加工乳低脂肪	19
	チーズ	4
	その他の乳・乳製品	3
	計	100
卵	卵	99
	卵加工	1
	計	100

第2群

		割合(%)
魚介・肉	魚介*	50
	肉**	50
	計	100
*魚介の内訳	鮮魚魚介	77
	魚	60
	貝・その他の魚介	17
	加工魚介	23
	塩干・缶詰他	15
	練り製品・魚卵	8
	計	100
**肉の内訳	豚肉（副生物含む）	39
	鶏肉（副生物含む）	35
	牛肉（副生物含む）	12
	加工肉	14
	計	100
豆・豆製品	豆腐・油揚げ類	63
	納豆類	16
	その他の大豆加工品	20
	その他の豆・豆製品	1
	計	100

第3群

		割合(%)
緑黄色野菜	トマト	28
	にんじん	16
	ほうれん草	13
	その他	43
	計	100
淡色野菜	淡色野菜	80
	玉ねぎ	16
	キャベツ	14
	大根	9
	きゅうり	9
	レタス	6
	白菜	5
	その他	21
	きのこ類	9
	海藻類	3
	加工野菜（漬物・缶詰・乾燥）	8
	計	100
芋	じゃが芋	59
	さつま芋	19
	里芋	8
	山の芋	7
	芋加工品	7
	計	100
果物	柑橘類	22
	りんご	22
	バナナ	20
	キウイフルーツ	9
	いちご	5
	すいか	4
	その他	18
	計	100

第4群

		割合(%)
穀類	米・米製品	56
	パン類	21
	めん類	20
	その他	3
	計	100
油脂	植物油脂類	55
	ドレッシング類	28
	動物油脂類（バター等）	14
	その他の油脂類	3
	計	100
砂糖	砂糖	61
	ジャム類	21
	その他の砂糖・甘味料類	18
	計	100

・女子栄養大学 生涯学習センター 社会通信教育「栄養と料理」一般講座受講生の食事記録データをもとに作成。
・食事記録データの対象集団（約1500名）は、おもに関東・中部・関西圏在住、女性、年齢20～60歳代（平均年齢44歳）、身体活動レベルI～II（平均身体活動レベル1.70）。対象集団が異なる場合、食品の内訳も変わる。

1. 国民健康づくり

2. 日本人の身体状況

3. 日本人の栄養

4. 子どもの栄養

5. 人口統計

6. 国民医療と福祉

7. 食品と栄養

8. 食品の安全

9. 調理

㊽ − 4つの食品群別点数配分──1日にこれだけ食べよう（1日20点の目安量）

　摂取点数を1日20点（1600kcal）とした場合の基本的な配点を図㊽−1に示した。図のように各食品群の点数を配分すると、バランスのよい献立になるように設定されている。

　日本人の食事摂取基準（2020年版）では、18〜29歳女性・身体活動レベルⅠの推定エネルギー必要量が1700kcalとされており、これは、四群点数法の基本となる20点に比較的近い対象者となる。つまり1日20点は、活動量の少ない成人女性でもかならずとるべき量である。

　身体活動レベルの高い人や成人男性など、エネルギー必要量が高く、総点数の多い人の場合には、各食品群の点数をさらに増やすことが可能である。例えば、第4群の穀類を増やしたり、第2群の肉や魚を増やしたりして調節するが、この調節の目安となるのが、表㊾の点数配分である。

図㊽−1　1日にこれだけ食べよう（1日20点の目安量）

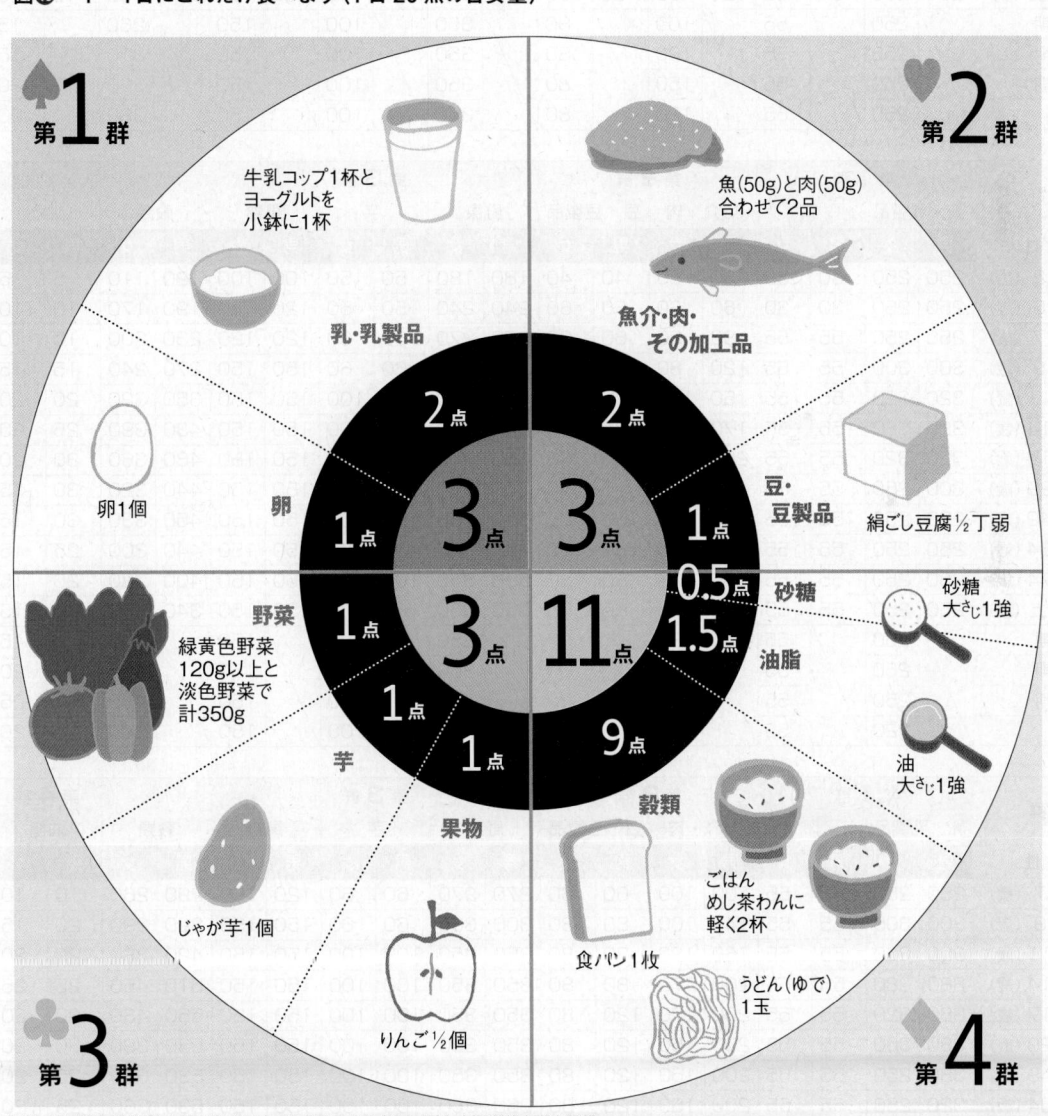

出所　香川明夫監修『なにをどれだけ食べたらいいの？（第5版）』女子栄養大学出版部

⓭ − 4つの食品群の年齢別・性別・身体活動レベル別食品構成 (参考表)

(1人1日当たりの重量＝g)

身体活動レベル Ⅰ（低い）

食品群 年齢／性	第1群 乳・乳製品 男	女	卵 男	女	第2群 魚介・肉 男	女	豆・豆製品 男	女	第3群 野菜 男	女	芋 男	女	果物 男	女	第4群 穀類 男	女	油脂 男	女	砂糖 男	女
6～7（歳）	250	250	30	30	80	80	60	60	270	270	50	50	120	120	200	170	10	10	5	5
8～9（歳）	300	300	55	55	100	80	70	70	300	300	60	60	150	150	230	200	10	10	10	10
10～11（歳）	320	320	55	55	100	100	80	80	300	300	100	100	150	150	300	270	15	15	10	10
12～14（歳）	380	380	55	55	150	120	80	80	350	350	100	100	150	150	360	310	20	20	10	10
15～17（歳）	320	320	55	55	150	120	80	80	350	350	100	100	150	150	420	300	25	20	10	10
18～29（歳）	300	250	55	55	180	100	80	80	350	350	100	100	150	150	370	240	20	15	10	10
30～49（歳）	250	250	55	55	150	100	80	80	350	350	100	100	150	150	370	250	20	15	10	10
50～64（歳）	250	250	55	55	150	100	80	80	350	350	100	100	150	150	360	230	20	15	10	10
65～74（歳）	250	250	55	55	120	100	80	80	350	350	100	100	150	150	340	200	15	15	10	10
75以上（歳）	250	200	55	55	120	80	80	80	350	350	100	100	150	150	270	190	15	10	10	5
妊婦初期		250		55		100		80		350		100		150		260		15		10
妊婦中期		250		55		120		80		350		100		150		310		15		10
妊婦後期		250		55		150		80		350		100		150		360		20		10
授乳婦		250		55		120		80		350		100		150		330		20		10

身体活動レベル Ⅱ（ふつう）

食品群 年齢／性	第1群 乳・乳製品 男	女	卵 男	女	第2群 魚介・肉 男	女	豆・豆製品 男	女	第3群 野菜 男	女	芋 男	女	果物 男	女	第4群 穀類 男	女	油脂 男	女	砂糖 男	女
1～2（歳）	250	250	30	30	50	50	40	40	180	180	50	50	100	100	120	110	5	5	3	3
3～5（歳）	250	250	30	30	60	60	60	60	240	240	50	50	120	120	190	170	10	10	5	5
6～7（歳）	250	250	55	55	80	80	60	60	270	270	60	60	120	120	230	200	10	10	10	10
8～9（歳）	300	300	55	55	120	80	80	80	300	300	60	60	150	150	270	240	15	15	10	10
10～11（歳）	320	320	55	55	150	100	80	80	350	350	100	100	150	150	350	320	20	20	10	10
12～14（歳）	380	380	55	55	170	120	80	80	350	350	100	100	150	150	430	390	25	20	10	10
15～17（歳）	320	320	55	55	200	120	80	80	350	350	100	100	150	150	480	380	30	20	10	10
18～29（歳）	300	250	55	55	180	120	80	80	350	350	100	100	150	150	440	320	30	15	10	10
30～49（歳）	250	250	55	55	180	120	80	80	350	350	100	100	150	150	450	330	30	15	10	10
50～64（歳）	250	250	55	55	180	120	80	80	350	350	100	100	150	150	440	300	25	15	10	10
65～74（歳）	250	250	55	55	170	120	80	80	350	350	100	100	150	150	400	280	20	15	10	10
75以上（歳）	250	250	55	55	150	100	80	80	350	350	100	100	150	150	340	230	15	15	10	10
妊婦初期		250		55		120		80		350		100		150		340		15		10
妊婦中期		250		55		150		80		350		100		150		360		20		10
妊婦後期		250		55		180		80		350		100		150		420		25		10
授乳婦		320		55		180		80		350		100		150		380		20		10

身体活動レベル Ⅲ（高い）

食品群 年齢／性	第1群 乳・乳製品 男	女	卵 男	女	第2群 魚介・肉 男	女	豆・豆製品 男	女	第3群 野菜 男	女	芋 男	女	果物 男	女	第4群 穀類 男	女	油脂 男	女	砂糖 男	女
6～7（歳）	250	250	55	55	100	100	60	60	270	270	60	60	120	120	290	260	10	10	10	10
8～9（歳）	300	300	55	55	140	100	80	80	300	300	60	60	150	150	320	290	20	15	10	10
10～11（歳）	320	320	55	55	160	130	80	80	350	350	100	100	150	150	420	380	20	20	10	10
12～14（歳）	380	380	55	55	200	170	80	80	350	350	100	100	150	150	510	450	25	25	10	10
15～17（歳）	380	320	55	55	200	170	120	80	350	350	100	100	150	150	550	430	30	20	10	10
18～29（歳）	380	300	55	55	200	150	120	80	350	350	100	100	150	150	530	390	30	20	10	10
30～49（歳）	380	250	55	55	200	150	120	80	350	350	100	100	150	150	530	390	30	20	10	10
50～64（歳）	320	250	55	55	200	150	120	80	350	350	100	100	150	150	530	360	25	20	10	10
65～74（歳）	320	250	55	55	200	130	80	80	350	350	100	100	150	150	480	340	25	15	10	10
授乳婦		320		55		170		80		350		100		150		470		25		10

（注） 1）野菜はきのこ、海藻を含む。また、野菜の1/3以上は緑黄色野菜でとることとする。
2）エネルギー量は、「日本人の食事摂取基準（2020年版）」の参考表・推定エネルギー必要量の93～97％の割合で構成してある。各人の必要に応じて適宜調整すること。
3）食品構成は「日本食品標準成分表2020年版（八訂）」で計算。

（香川明夫監修）

1. 国民健康づくり
2. 日本人の身体状況
3. 日本人の栄養
4. 子どもの栄養
5. 人口統計
6. 国民医療と福祉
7. 食品と栄養
8. 食品の安全
9. 調理

❺⓪ − 4つの食品群の年齢別・性別・身体活動レベル別点数構成 (参考表)

(1人1日当たりの点数　1点=80kcal)

身体活動レベルⅠ（低い）

食品群	乳・乳製品 男	乳・乳製品 女	卵 男	卵 女	魚介・肉 男	魚介・肉 女	豆・豆製品 男	豆・豆製品 女	野菜 男	野菜 女	芋 男	芋 女	果物 男	果物 女	穀類 男	穀類 女	油脂 男	油脂 女	砂糖 男	砂糖 女	合計 男	合計 女
6〜7（歳）	2.0	2.0	0.5	0.5	1.5	1.5	1.0	1.0	1.0	1.0	0.5	0.5	1.0	1.0	7.5	6.5	1.0	1.0	0.2	0.2	16.2	15.2
8〜9（歳）	2.5	2.5	1.0	1.0	2.0	1.5	1.0	1.0	1.0	1.0	0.5	0.5	1.0	1.0	9.0	7.5	1.0	1.0	0.5	0.5	19.5	17.5
10〜11（歳）	2.5	2.5	1.0	1.0	2.0	1.0	1.0	1.0	1.0	1.0	1.0	1.0	1.0	1.0	11.5	10.5	1.5	1.5	0.5	0.5	23.0	22.0
12〜14（歳）	3.0	3.0	1.0	1.0	3.0	2.5	1.0	1.0	1.0	1.0	1.0	1.0	1.0	1.0	14.0	12.0	2.0	2.0	0.5	0.5	27.5	25.0
15〜17（歳）	2.5	2.5	1.0	1.0	3.0	2.5	1.0	1.0	1.0	1.0	1.0	1.0	1.0	1.0	16.0	11.5	2.5	2.0	0.5	0.5	29.5	24.0
18〜29（歳）	2.5	2.0	1.0	1.0	3.5	2.0	1.0	1.0	1.0	1.0	1.0	1.0	1.0	1.0	14.5	9.5	2.0	1.5	0.5	0.5	28.0	20.5
30〜49（歳）	2.0	2.0	1.0	1.0	3.0	2.0	1.0	1.0	1.0	1.0	1.0	1.0	1.0	1.0	14.5	10.0	2.0	1.5	0.5	0.5	27.0	21.0
50〜64（歳）	2.0	2.0	1.0	1.0	3.0	2.0	1.0	1.0	1.0	1.0	1.0	1.0	1.0	1.0	14.0	9.0	2.0	1.5	0.5	0.5	26.5	20.0
65〜74（歳）	2.0	2.0	1.0	1.0	2.5	2.0	1.0	1.0	1.0	1.0	1.0	1.0	1.0	1.0	13.0	8.0	1.5	1.5	0.5	0.5	24.5	18.5
75以上（歳）	2.0	1.5	1.0	1.0	2.5	1.5	1.0	1.0	1.0	1.0	1.0	1.0	1.0	1.0	10.5	7.5	1.5	1.0	0.5	0.2	22.0	16.7
妊婦初期		2.0		1.0		2.0		1.0		1.0				1.0		10.0		1.5		0.5		21.0
妊婦中期		2.0		1.0		2.5		1.0		1.0		1.0		1.0		12.0		1.5		0.5		23.5
妊婦後期		2.0		1.0		3.0		1.0		1.0		1.0		1.0		14.0		2.0		0.5		26.5
授乳婦		2.0		1.0		2.5		1.0		1.0		1.0		1.0		12.5		2.0		0.5		24.5

身体活動レベルⅡ（ふつう）

食品群	乳・乳製品 男	乳・乳製品 女	卵 男	卵 女	魚介・肉 男	魚介・肉 女	豆・豆製品 男	豆・豆製品 女	野菜 男	野菜 女	芋 男	芋 女	果物 男	果物 女	穀類 男	穀類 女	油脂 男	油脂 女	砂糖 男	砂糖 女	合計 男	合計 女
1〜2（歳）	2.0	2.0	0.5	0.5	1.0	1.0	0.5	0.5	0.5	0.5	0.5	0.5	0.5	0.5	5.0	4.5	0.5	0.5	0.1	0.1	11.1	10.6
3〜5（歳）	2.0	2.0	0.5	0.5	1.0	1.0	1.0	1.0	1.0	1.0	0.5	0.5	1.0	1.0	7.0	6.5	1.0	1.0	0.2	0.2	15.2	14.7
6〜7（歳）	2.0	2.0	1.0	1.0	1.5	1.5	1.0	1.0	1.0	1.0	0.5	0.5	1.0	1.0	9.0	7.5	1.0	1.0	0.5	0.5	18.5	17.0
8〜9（歳）	2.5	2.5	1.0	1.0	2.5	1.5	1.0	1.0	1.0	1.0	0.5	0.5	1.0	1.0	10.5	9.5	1.5	1.5	0.5	0.5	22.0	20.0
10〜11（歳）	2.5	2.5	1.0	1.0	3.0	2.0	1.0	1.0	1.0	1.0	1.0	1.0	1.0	1.0	13.5	12.5	2.0	2.0	0.5	0.5	26.5	24.5
12〜14（歳）	3.0	3.0	1.0	1.0	3.5	2.5	1.0	1.0	1.0	1.0	1.0	1.0	1.0	1.0	16.5	15.5	2.5	2.0	0.5	0.5	31.0	28.5
15〜17（歳）	2.5	2.5	1.0	1.0	4.0	2.5	1.0	1.0	1.0	1.0	1.0	1.0	1.0	1.0	18.5	15.0	3.0	2.0	0.5	0.5	33.5	27.5
18〜29（歳）	2.5	2.5	1.0	1.0	3.5	2.5	1.0	1.0	1.0	1.0	1.0	1.0	1.0	1.0	17.0	12.5	3.0	1.5	0.5	0.5	31.5	24.0
30〜49（歳）	2.5	2.0	1.0	1.0	3.5	2.5	1.0	1.0	1.0	1.0	1.0	1.0	1.0	1.0	17.5	13.0	3.0	1.5	0.5	0.5	31.5	24.5
50〜64（歳）	2.0	2.0	1.0	1.0	3.5	2.5	1.0	1.0	1.0	1.0	1.0	1.0	1.0	1.0	17.0	12.0	2.5	1.5	0.5	0.5	30.5	23.5
65〜74（歳）	2.0	2.0	1.0	1.0	3.5	2.5	1.0	1.0	1.0	1.0	1.0	1.0	1.0	1.0	15.5	11.0	2.0	1.5	0.5	0.5	28.5	22.5
75以上（歳）	2.0	2.0	1.0	1.0	3.0	2.0	1.0	1.0	1.0	1.0	1.0	1.0	1.0	1.0	13.5	9.0	1.5	1.5	0.5	0.5	25.5	20.0
妊婦初期		2.0		1.0		2.5		1.0		1.0				1.0		13.0		1.5		0.5		24.5
妊婦中期		2.0		1.0		3.0		1.0		1.0		1.0		1.0		14.0		2.0		0.5		26.5
妊婦後期		2.0		1.0		3.5		1.0		1.0		1.0		1.0		16.0		2.0		0.5		29.5
授乳婦		2.5		1.0		3.5		1.0		1.0		1.0		1.0		15.0		2.0		0.5		28.5

身体活動レベルⅢ（高い）

食品群	乳・乳製品 男	乳・乳製品 女	卵 男	卵 女	魚介・肉 男	魚介・肉 女	豆・豆製品 男	豆・豆製品 女	野菜 男	野菜 女	芋 男	芋 女	果物 男	果物 女	穀類 男	穀類 女	油脂 男	油脂 女	砂糖 男	砂糖 女	合計 男	合計 女
6〜7（歳）	2.0	2.0	1.0	1.0	2.0	2.0	1.0	1.0	1.0	1.0	0.5	0.5	1.0	1.0	11.0	10.0	1.0	1.0	0.5	0.5	21.0	20.0
8〜9（歳）	2.5	2.5	1.0	1.0	3.0	2.0	1.0	1.0	1.0	1.0	0.5	0.5	1.0	1.0	12.5	11.0	2.0	2.0	0.5	0.5	25.0	22.0
10〜11（歳）	2.5	2.5	1.0	1.0	3.0	2.5	1.0	1.0	1.0	1.0	1.0	1.0	1.0	1.0	16.0	15.0	2.0	2.0	0.5	0.5	30.0	27.5
12〜14（歳）	3.0	3.0	1.0	1.0	4.0	3.5	1.0	1.0	1.0	1.0	1.0	1.0	1.0	1.0	19.5	17.5	2.5	2.0	0.5	0.5	34.5	32.0
15〜17（歳）	3.0	3.0	1.0	1.0	4.0	3.5	1.0	1.0	1.0	1.0	1.0	1.0	1.0	1.0	21.0	16.5	3.0	2.0	0.5	0.5	37.0	30.0
18〜29（歳）	3.0	2.5	1.0	1.0	4.0	3.0	1.5	1.0	1.0	1.0	1.0	1.0	1.0	1.0	20.5	15.5	3.0	2.0	0.5	0.5	36.5	28.5
30〜49（歳）	3.0	2.5	1.0	1.0	4.0	3.0	1.5	1.0	1.0	1.0	1.0	1.0	1.0	1.0	20.5	15.5	3.0	1.5	0.5	0.5	36.5	28.0
50〜64（歳）	2.5	2.0	1.0	1.0	4.0	3.0	1.5	1.0	1.0	1.0	1.0	1.0	1.0	1.0	20.5	14.0	2.5	2.0	0.5	0.5	35.5	26.5
65〜74（歳）	2.5	2.0	1.0	1.0	4.0	2.5	1.0	1.0	1.0	1.0	1.0	1.0	1.0	1.0	19.0	13.5	2.5	1.5	0.5	0.5	33.5	25.0
授乳婦		2.5		1.0		3.5		1.0		1.0		1.0		1.0		18.0		2.5		0.5		32.0

（香川明夫監修）

(注) 1) 野菜はきのこ、海藻を含む。また、野菜の1/3以上は緑黄色野菜でとることとする。
2) エネルギー量は、「日本人の食事摂取基準（2020年版）」の参考表・推定エネルギー必要量の93〜97%の割合で構成してある。各人の必要に応じて適宜調整すること。
3) 食品構成は「日本食品標準成分表2020年版（八訂）」で計算。

(51)－4つの食品群標準量による献立例

	A 献立・料理名	B 材料・食品名	重量 (g)	C 食品群別摂取量（点数） 第1群 乳・乳製品	第1群 卵	第2群 魚介・肉	第2群 豆・豆製品	第3群 緑黄色野菜	第3群 淡色野菜	第3群 芋	第3群 果物	第4群 穀類	第4群 油脂	第4群 砂糖	第4群 菓子・種実	第4群 飲料	第4群 調味料
朝食	ベーグル	ベーグル	90									3.0					
		有塩バター	5										0.4				
	スクランブルエッグ	鶏卵・全卵・生	55		1.0												
		食塩	0.1														0.0
		こしょう・白・粉	0.02														0.0
		調合油	2										0.2				
	野菜サラダ	レタス・土耕栽培・結球葉・生	20						20g								
		ブロッコリー・花序・生	20					20g									
		スイートコーン・缶詰・ホールカーネルスタイル	20						20g								
		じゃがいも・皮なし・生	30							0.2							
		和風ドレッシングタイプ調味料	4														0.0
	フルーツ	りんご・皮なし・生	75								0.5						
	カフェオレ	普通牛乳	200	1.5													
		インスタントコーヒー	2													0.1	
		朝食計		1.5	1.0	0.0	0.0	20g	40g	0.2	0.5	3.0	0.6	0.0	0.0	0.1	0.0
昼食	ごはん	水稲めし・はいが精米	150									3.0					
	マグロステーキ	まぐろ類・きはだ・生	80			1.0											
		こいくちしょうゆ	4														0.0
		しょうが・根茎・生	1.5						1.5g								
		車糖・上白糖	1.5											0.1			
		みりん・本みりん	1.5														0.1
		レモン・果汁・生	1.5								0.0						
		調合油	3										0.3				
		キャベツ・結球葉・生	30						30g								
		トマト・赤色ミニトマト・果実・生	10					10g									
	ごまあえ	ほうれんそう・葉・通年平均・生	80					80g									
		ごま・いり	1.5												0.1		
		こいくちしょうゆ	4														0.0
		車糖・上白糖	2											0.1			
	みそ汁	たまねぎ・りん茎・生	20						20g								
		しめじ類・ぶなしめじ・生	15						15g								
		乾燥わかめ・素干し・水戻し	10						10g								
		油揚げ・生	5				0.2										
		米みそ・淡色辛みそ（信州みそ）	10														0.2
		煮干しだし	150														0.0
	お茶	ほうじ茶・浸出液	150													0.0	
		昼食計		0.0	0.0	1.0	0.2	90g	76.5g	0.0	0.0	3.0	0.3	0.2	0.1	0.0	0.3
間食	バナナヨーグルト	バナナ・生	50								0.6						
		ヨーグルト・全脂無糖（プレーンヨーグルト）	65	0.5													
		間食計		0.5	0.0	0.0	0.0	0g	0g	0.0	0.6	0.0	0.0	0.0	0.0	0.0	0.0
夕食	ごはん	水稲めし・はいが精米	150									3.0					
	豚肉とじゃが芋の煮物	ぶた・大型種肉・もも・皮下脂なし・生	50			0.9											
		生揚げ	40				0.7										
		じゃがいも・皮なし・生	110							0.8							
		たまねぎ・りん茎・生	30						30g								
		にんじん・根・皮なし・生	15					15g									
		いんげんまめ・さやいんげん・若ざや・生	5					5g									
		しょうが・根茎・生	2						2g								
		こいくちしょうゆ	8														0.1
		車糖・上白糖	4											0.2			
		みりん・本みりん	1														0.0
	梅肉あえ	オクラ・果実・ゆで	20					20g									
		だいこん・根・皮なし・生	50						50g								
		うめ・梅干し・塩漬	3						3g								
		こいくちしょうゆ	1														0.0
	お茶	せん茶・浸出液	150													0.0	
		夕食計		0.0	0.0	0.9	0.7	40g	85g	0.8	0.0	3.0	0.0	0.2	0.0	0.0	0.1
	D 1日			2.0	1.0	1.9	0.9	0.4 (150 g)	0.6 (201.5 g)	1.0	1.1	9.0	0.9	0.4	0.1	0.1	0.4
				3.0		2.8		3.1				10.9					

注）緑黄色および淡色野菜は便宜的に 350g 以上を 1 点として扱う。したがって野菜の欄は重量を記入し合計値を点数化する。

表(51)は１日 20 点の基本の点数配分により作成した献立例である。以下の順に記入する。

A：できるだけ主食・主菜・副菜を基本とした献立とする。

B：各料理の材料と１人分の正味重量を記入する。

C：各群の欄にそれぞれの重量を点数化して記入する。

D：合計点数を記入し、**表(50)**の点数構成と比較する。この標準点数を満たすように、A および B を調整する。

1. 国民健康づくり
2. 日本人の身体状況
3. 日本人の栄養
4. 子どもの栄養
5. 人口統計
6. 国民医療と福祉
7. 食品と栄養
8. 食品の安全
9. 調理

㊹ − 4つの食品群標準量による献立例の栄養価

献立・料理名	材料・食品名	重量 g	エネルギー kcal	アミノ酸組成によるたんぱく質 g	脂肪酸のトリアシルグリセロール当量 g	利用可能炭水化物 g	食物繊維総量 g	ナトリウム mg	カリウム mg	カルシウム mg	鉄 mg	亜鉛 mg	レチノール活性当量 μg	D μg	B1 mg	B2 mg	葉酸 μg	C mg
ベーグル／ベーグル	ベーグル	90	243	7.4	1.7	48.2	2.3	414	87	22	1.2	0.6	0	0	0.17	0.07	42	0
	有塩バター	5	35	0	3.7	0.3	0	38	1	1	0	0	26	0	0	0	0	0
スクランブルエッグ	鶏卵	55	78	6.2	5.1	1.9	0	77	72	25	0.8	0.6	116	2.1	0.03	0.20	27	0
	食塩	0.1	0	0	0	0	0	39	0	0	0	0	0	0	0	0	0	0
	こしょう	0.02	0	0	0	0	0	0	0	0	0	0	0	0	0	0	0	0
	調合油	2	18	0	1.9	0.1	0	0	0	0	0	0	0	0	0	0	0	0
野菜サラダ	レタス	20	2	0.1	0	0.3	0.2	1	40	4	0.1	0	4	0	0.01	0.01	15	1
	ブロッコリー	20	7	0.8	0.1	0.5	1.0	1	92	10	0.3	0.2	15	0	0.03	0.05	44	28
	スイートコーン	20	16	0.4	0.1	2.9	0.7	42	26	0	0.1	0.1	1	0	0.01	0.01	6	0
	じゃがいも	30	18	0.4	0	2.6	2.7	0	123	1	0.1	0.1	0	0	0.03	0.01	6	8
	和風ドレッシング	4	3	0.1	0	0.7	0	116	5	1	0	0	0	0	0	0	0	0
フルーツ	りんご	75	40	0.1	0	9.2	1.1	0	90	2	0.1	0	1	0	0.02	0	2	3
カフェオレ	普通牛乳	200	122	6.0	7.0	8.8	0	82	300	220	0	0.8	76	0.6	0.08	0.30	10	2
	インスタントコーヒー	2	6	0.1	0	1.3	0	1	72	3	0.1	0	0	0	0	0	0	0
朝食計			588	21.6	19.6	76.8	8.0	810	908	288	2.8	2.4	239	2.7	0.38	0.65	150	42
ごはん	めし（はいが精米）	150	239	4.1	0.9	51.8	1.2	2	77	8	0.3	1.1	0	0	0.12	0.02	9	0
マグロステーキ	きはだまぐろ	80	82	16.5	0.5	2.7	0	34	360	4	1.6	0.4	2	4.8	0.12	0.07	4	0
	こいくちしょうゆ	4	3	0.2	0	0.3	0	228	16	1	0.1	0	0	0	0	0.01	1	0
	しょうが	1.5	0	0	0	0.1	0	0	4	0	0	0	0	0	0	0	0	0
	上白糖	1.5	6	0	0	1.5	0	0	0	0	0	0	0	0	0	0	0	0
	みりん	1.5	4	0	0	0.6	0	0	0	0	0	0	0	0	0	0	0	0
	レモン果汁	1.5	0	0	0	0	0	0	2	0	0	0	0	0	0	0	0	1
	調合油	3	27	0	2.9	0.1	0	0	0	0	0	0	0	0	0	0	0	0
	キャベツ	30	6	0.3	0	1.1	0.5	2	60	13	0.1	0.1	1	0	0.01	0.01	23	12
	ミニトマト	10	3	0.1	0	0.6	0.1	0	29	1	0	0	8	0	0.01	0.01	4	3
ごまあえ	ほうれんそう	80	14	1.4	0.2	0.2	2.2	13	552	39	1.6	0.6	280	0	0.09	0.16	168	28
	すりごま	1.5	9	0.3	0.8	0.1	0.2	0	6	18	0.1	0.1	0	0	0.01	0	2	0
	こいくちしょうゆ	4	3	0.2	0	0.3	0	228	16	1	0.1	0	0	0	0	0.01	1	0
	上白糖	2	8	0	0	2.0	0	0	0	0	0	0	0	0	0	0	0	0
みそ汁	たまねぎ	20	7	0.1	0	1.4	0.3	0	30	3	0.1	0	0	0	0.01	0	3	1
	しめじ	15	3	0.3	0	0.2	0.5	0	56	0	0.1	0.1	0	0.1	0.02	0.03	4	0
	わかめ（戻し）	10	2	0.2	0	0.1	0.6	29	26	13	0.1	0	10	0	0.01	0.01	5	0
	油揚げ	5	19	1.2	1.6	0	0.1	0	4	16	0.2	0.1	0	0	0	0	1	0
	信州みそ	10	18	1.1	0.6	1.9	0.5	490	38	10	0.4	0.1	0	0	0	0.01	7	0
	煮干しだし	150	2	0.2	0.2	0	0	57	38	5	0	0	0	0	0.02	0	2	0
お茶	ほうじ茶	150	0	0	0	0	0	2	36	3	0	0	0	0	0	0.03	20	0
昼食計			455	26.1	7.7	65.0	6.2	1085	1350	135	4.8	2.6	301	4.9	0.42	0.37	254	45
バナナヨーグルト	バナナ	50	47	0.4	0.1	10.6	0.6	0	180	3	0.2	0.1	3	0	0.03	0.02	13	8
	プレーンヨーグルト	65	36	2.1	1.8	2.5	0	31	111	78	0	0.3	21	0	0.03	0.09	7	1
間食計			83	2.5	1.9	13.1	0.6	31	291	81	0.2	0.4	24	0	0.06	0.11	20	9
ごはん	めし（はいが精米）	150	239	4.1	0.9	51.8	1.2	2	77	8	0.3	1.1	0	0	0.12	0.02	9	0
豚肉とじゃが芋の煮物	豚もも肉	50	69	9.0	2.7	2.2	0	25	180	2	0.4	1.1	2	0.1	0.47	0.11	1	1
	生揚げ	40	57	4.1	4.3	0.4	0.3	1	48	96	1.0	0.4	0	0	0.03	0.01	9	0
	じゃがいも	110	65	1.4	0	9.4	9.8	1	451	4	0.4	0.2	0	0	0.10	0.03	22	31
	たまねぎ	30	10	0.2	0	2.1	0.5	1	45	5	0.1	0.1	0	0	0.01	0	5	2
	にんじん	15	5	0.1	0	0.9	0.4	5	41	4	0	0	104	0	0.01	0.01	3	1
	さやいんげん	5	1	0.1	0	0.2	0.1	0	13	2	0	0	2	0	0	0.01	3	0
	しょうが	2	1	0	0	0.4	0	0	5	0	0	0	0	0	0	0	0	0
	こいくちしょうゆ	8	6	0.5	0	0.7	0	456	31	2	0.1	0.1	0	0	0	0.01	2	0
	上白糖	4	16	0	0	4.0	0	0	0	0	0	0	0	0	0	0	0	0
	みりん	1	2	0	0	0.4	0	0	0	0	0	0	0	0	0	0	0	0
梅肉あえ	オクラ	20	6	0.3	0	0.6	1.0	1	56	18	0.1	0.1	12	0	0.02	0.02	22	1
	だいこん	50	8	0.2	0	1.4	0.7	9	115	12	0.1	0.1	0	0	0.01	0.01	17	6
	梅干し	3	1	0	0	0	0.1	216	7	1	0	0	0	0	0	0	0	0
	こいくちしょうゆ	1	1	0.1	0	0.1	0	57	4	0	0	0	0	0	0	0	0	0
お茶	せん茶	150	3	0.3	0	0	0	5	41	5	0.3	0	0	0	0	0.08	24	9
夕食計			490	20.4	7.9	74.8	14.1	779	1114	159	2.8	3.2	120	0.1	0.77	0.31	118	51
合計値		1616		70.6 (17.5%)	37.1 (20.7%)	229.7 (61.9%)	28.9	2705 (食塩6.9g)	3663	663	10.6	8.6	684	6.8	1.49	1.44	542	147
食事摂取基準（18〜29歳女性・身体活動レベルⅠ）		1700		13〜20%	20〜30%	50〜65%	18以上	食塩6.5g未満	2600以上	650	10.5	8	650	8.5	1.1	1.2	240	100

(53) − 四群点数法Q＆A

Q1 調味料や香辛料などは点数計算をしなくてもよい？

A1 しょうゆ、みそ、ソース、トマトケチャップ、酢、酒、風味調味料、こしょうなど、１回あたりの使用量が少ない場合は点数計算をする必要はない。

ただ、ジャム（１点30ｇ）やはちみつ（１点24ｇ）は点数を計算し、砂糖としてカウントする。また、マヨネーズ（１点12ｇ）、フレンチドレッシング（１点24ｇ）は油脂として点数をカウントする。

Q2 「砂糖0.5点」には、甘い菓子や嗜好飲料などの糖分も含まれる？

A2 原則として、菓子や嗜好飲料から摂取する砂糖は点数にカウントしなくてはならない。しかし、手作りなら砂糖の量を把握することはできるが、市販品の場合、含まれる砂糖の量を知るのはむずかしいことである。

この場合、菓子や嗜好飲料から摂取するエネルギーを計算し、１日に摂取するエネルギー（点数）におさまるように摂取量を調整するとよい。

ただ、菓子や嗜好飲料だけで１日分の砂糖（0.5点）を摂取するおそれもあるので、それらをとった日は調理に使う砂糖は減らすようにする。また、甘い菓子や嗜好飲料は毎日とらないようにする（せめて１日おきにする）などのくふうを。

Q3 天ぷらやフライなどの揚げ物の油は、どのぐらいと見積もればよい？

A3 揚げ物にどのくらい油が吸収されたかは、食材の種類や切り方、衣のつけ方によっても大きくかわるため、わかりにくい。

衣をつける前の食材の正味重量に対して、どのくらい油が吸収されたかを示す目安に「吸油率」がある。おおよそ、素揚げの吸油率は２～15％、から揚げは６～13％、天ぷらは12～25％、フライは６～20％である（103ページ参照）。90ｇのエビをフライにする場合、吸油率を10％で計算すると、90×0.1＝９ｇ（約１点）となる。

吸油率はあくまでも目安で、衣が多くついているものや、食材が細かく切れていて表面積が大きくなっているものほど、吸油率は高くなる。

Q4 レトルト食品やコンビニ弁当などは第何群？

A4 カレーやミートソース、シチュー、ハンバーグ、ギョーザといったレトルト食品、缶詰め、冷凍食品は、手作りのものに比べると肉や野菜が少なかったり、どのくらいの量が入っているかが不明だったりする。そこで、レトルト食品や缶詰め、冷凍食品は、ミネラルやビタミンの供給源としてよりも、エネルギー源としての役割がおもと考え、四群点数法では第４群に分類する。

市販のお弁当やお総菜など、使われている食品がはっきりしている場合は、それぞれの群に分けて計算することができる。しかし、これらも油を使った料理が多く、野菜も不足しがちに。市販のお弁当やお総菜の利用は１日１食にとどめ、過剰な分や不足分は家庭料理で調整するようにする。

Q5 食事摂取基準の食塩相当量をクリアするのがたいへん。どうしたらよい？

A5 「食事摂取基準2020年版」では、高血圧予防の観点から、食塩相当量の摂取目標量は18歳以上の男性で１日あたり7.5ｇ未満、女性は6.5ｇ未満となった。これは、日本をはじめ各国のガイドラインを考慮したり、ＷＨＯが推奨する値と平成28年度国民健康・栄養調査における摂取量から実施可能性を考慮したりして設定された。

ただ、これはあくまでも目標量であり、なるべくこの数値に近づけるよう、外食をする日の朝食は食塩の摂取量を控えるなど、１日３食の中で調整をしたり、または２～３日で調整したりする。好みの問題もあるが、一般的に、和食よりも、油脂を多く利用する洋食のほうがうす味ですむ。また、酢めしや市販の菓子などの食材にも、意外と食塩が含まれている。このように、調理法や食材によって特徴があるので、和風献立をうす味にしたり、和洋折衷の食卓にしたりなどするとよい。88ページの献立例も参考にされたい。

なお、高血圧や腎臓病などの持病がある場合は、かかりつけの病院の医師や管理栄養士の指導に従うようにする。

分類をまちがえやすい食材

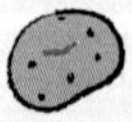

つみれ：第２群
イワシやアジなどの魚をすりつぶして作る水産練り製品。

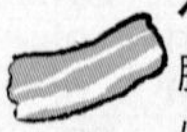

ベーコン：第２群
脂は多いが、肉加工品なので第２群に分類する。

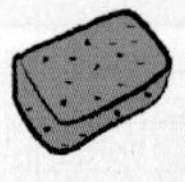

こんにゃく：第３群
芋の加工品。低エネルギーで食物繊維を含む。

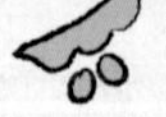

枝豆：第３群
大豆の未熟種子で、野菜と同様にビタミンやミネラルを豊富に含む。

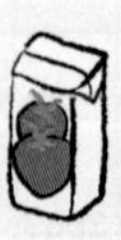

100％トマトジュース：第３群
野菜の加工品で、第３群になる。ちなみに、りんごやオレンジなどの果実飲料は第４群である。

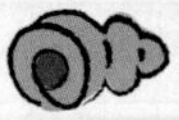

菓子パン：第４群
炭水化物が多く、エネルギー源となる食品。

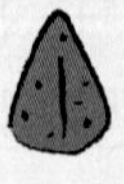

みそ：第４群
大豆が原料だが、塩分が多いので調味料に分類する。

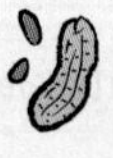

ピーナッツ：第４群
ピーナッツなどの種実は脂質が多いので、第４群に分類する。

8. 食品の安全

❺ - 食品の表示

食品の表示は、消費者が食品を購入する際に食品の内容を正しく理解し、選択し、適正に使用するための重要な情報源である。

2015（平成27）年4月「食品表示法」が施行され、従来、食品衛生法、JAS法（農林物資の規格化等に関する法律）、健康増進法でそれぞれの目的に則って規定されていた表示を統合し、食品表示に関する包括的・一元的な制度が創設され、消費者にとってわかりやすい表示制度がスタートした。なお、新基準での表示には経過措置期間が設定されていたが、加工食品や添加物については2020（令和2）年4月1日から完全施行された。※1

※1 新たな表示制度の変更点は、全ての一般用加工食品等に、原則、栄養成分表示の義務づけ、および、個別の原材料や添加物に、原則、アレルゲン表示が必要となったことである。

●食品表示法の目的

食品に関する表示が、食品を摂取する際の安全性の確保及び自主的かつ合理的な食品の選択の機会の確保に関し、重要な役割を果たしていることに鑑み、販売（不特定または多数の者に対する販売以外の譲渡を含む）の用に供する食品に関する表示について、基準の策定その他の必要な事項を定めることにより、その適正を確保し、もって一般消費者の利益の増進を図るとともに、食品衛生法、健康増進法及びJAS法による措置と相まって、国民の健康の保護及び増進、食品の生産及び流通の円滑化、消費者の需要に即した食品の生産の振興に寄与することを目的とする。

●食品表示基準

食品表示法において、食品表示基準は消費者が食品を安全に摂取し、自主的かつ合理的に選択するために、「名称」、「アレルゲン」、「保存の方法」、「消費・賞味期限」、「原材料」、「添加物」、「栄養成分の量及び熱量」、「原産地」、その他、食品関連事業者等が食品の販売をする際に表示すべき事項、その事項を表示する際に食品関連事業者等が遵守すべき事項について、内閣総理大臣は食品表示基準を策定することと決められている。

●表示すべき事項について

（1）名称

食品の素性・内容を明らかにする情報。

（2）アレルゲン

アレルギー物質を含む食品による健康被害が起こらないよう、アレルギー物質の表示は人により摂取可能か否かの判断において必要不可欠である。現在、アレルギー物質を含む食品として、卵、乳、小麦、そば、落花生（ピーナッツ）、えび、カニを使用した加工食品には表示が義務づけられている。

さらに、アーモンド、あわび、いか、いくら、オレンジ、キウイフルーツ、牛肉、くるみ※2、さけ、さば、大豆、鶏肉、豚肉、バナナ、まつたけ、もも、やまいも、りんご、ゼラチン、カシューナッツ、ごまの21種については表示することを推奨されている。※2 令和7年4月1日より義務表示へ移行。

（3）保存方法

期限表示に示されている期限まで食品の品質を保つための条件であり、安全性の確保および消費者の選択の指標になる。

（4）消費期限・賞味期限

消費期限は、開封せず定められた方法で保存することにより、安全性が確保されることを示す期限。賞味期限は、前者と同様の方法で保存した場合に品質が変わらずおいしく食べられる期限。

（5）原材料

食品の組成・品質を示す表示であり、消費者の商品選択の指標となる。

（6）添加物

加工食品の原材料として使用され、消費者が食品の内容を正しく理解するうえで重要な情報となる。なお、表示の際にはその他の原材料とはスラッシュ、改行、別欄等で区別し、表記されている。

（7）栄養成分の量及び熱量

健康に関する国民の関心が高まる状況において、栄養成分の量および熱量の情報は健康増進に寄与すると共に消費者の商品選択の指標になる。表示の際は、必ず「栄養成分表示」と記載。食品の単位は100g、100mL、1食分、1包装、その他1単位のいずれかを表示する。なお、熱量および栄養成分の表示の順は、熱量、たんぱく質、脂質、炭水化物、ナトリウム（食塩相当量に換算したもの）であり、必ずその5つを表示する。

（8）原料原産地表示

消費者の商品選択に資する目的で、国内で製造または加工されたすべての加工食品（輸入品は除く）に「原材料表示」が義務化されている。対象原材料は、原則として製品に占める重量割合が上位1位の原材料となっている。表示に際し、国産品は「国産」である旨、輸入品は「原産国名」を表示する。生鮮食品についても、「原産地」表示をすることが義務化されている。

・表示の詳細は消費者庁ホームページ、東京都福祉保健局「食品衛生の窓」等参照

（平井昭彦／女子栄養大学短期大学部教授）

●加工食品マーク（例）

特別用途食品マーク
健康増進法により、妊産婦用の粉乳、乳児用調製粉乳、病者用食品、高齢者用等の特別な用途に適することを示す。マーク下部の区分欄には、乳児用食品、幼児用食品、妊産婦食品、病者用食品等、区分を記載する。

一般JASマーク
品質についてのJAS規格（一般JAS規格）を満たす食品や林産物等につける。

飲用乳の公正マーク
全国飲用牛乳公正取引協議会が定めた適正表示基準に合った牛乳等につける。不当表示防止法等に準拠。

冷凍食品の認定証マーク
㈳日本冷凍食品協会が定めた「冷凍食品認定制度」に適合した工場で製造され、認定基準に適合した冷凍食品につけられる。

1. 国民健康づくり
2. 日本人の身体状況
3. 日本人の栄養
4. 子どもの栄養
5. 人口統計
6. 国民医療と福祉
7. 食品と栄養
8. 食品の安全
9. 調理

⑤⑤ – おもな食品添加物 _(使用基準)

左側ナビゲーション（縦書き）：
1. 国民健康づくり
2. 日本人の身体状況
3. 日本人の栄養
4. 子どもの栄養
5. 人口統計
6. 国民医療と福祉
7. 食品と栄養
8. 食品の安全
9. 調理

種別	食品名	目的	おもな物質名
飲料類	清涼飲料水	保存料	・安息香酸、安息香酸ナトリウム、パラオキシ安息香酸イソブチル、パラオキシ安息香酸イソプロピル、パラオキシ安息香酸エチル、パラオキシ安息香酸ブチル、パラオキシ安息香酸プロピル
		甘味料	・アセスルファムカリウム、サッカリンナトリウム、スクラロース
	缶・瓶詰清涼飲料水	酸化防止剤	・エチレンジアミン四酢酸カルシウムニナトリウム、エチレンジアミン四酢酸二ナトリウム
	天然果汁	漂白剤	・亜硫酸ナトリウム、次亜硫酸ナトリウム、二酸化硫黄、ピロ亜硫酸カリウム、ピロ亜硫酸ナトリウム
		品質改良剤	・L-システイン塩酸塩
	乳酸菌飲料 乳飲料	甘味料	・サッカリンナトリウム、サッカリンカルシウム、アセスルファムカリウム、スクラロース
	はっ酵乳（乳酸菌飲料の原料に供するはっ酵乳を除く）	甘味料	・サッカリンナトリウム、サッカリンカルシウム
	乳酸菌飲料（殺菌したものを除く）／はっ酵乳（乳酸菌飲料の原料に供するものに限る）	保存料	・ソルビン酸、ソルビン酸カリウム、ソルビン酸カルシウム
清酒飲料	清酒	発酵調整剤	・硝酸カリウム、硝酸ナトリウム
		甘味料	・スクラロース
野菜・果実・その加工品	グレープフルーツ レモン オレンジ類	防かび剤	・ジフェニル（貯蔵または運搬の用に供する容器の中に入れる紙片に浸潤させて使用する場合に限る）
	かんきつ類	防かび剤	・アゾキシストロビン（みかんを除く）、イマザリル（みかんを除く）、オルトフェニルフェノール、オルトフェニルフェノールナトリウム、チアベンダゾール、ピリメタニル（みかんを除く）、フルジオキソニル（みかんを除く）（貯蔵または運搬の用に供する容器の中に入れる紙片に浸潤させて使用する場合に限る）
	オリーブ	色調調整剤	・グルコン酸第一鉄
	果実・果菜の表皮	皮膜剤	・オレイン酸ナトリウム、モルホリン脂肪酸塩、酢酸ビニル樹脂
		保存料	・パラオキシ安息香酸イソブチル、パラオキシ安息香酸イソプロピル、パラオキシ安息香酸エチル、パラオキシ安息香酸ブチル、パラオキシ安息香酸プロピル
	果実・野菜	殺菌料	・亜塩素酸水（きのこを除く）、過酢酸製剤
	乾燥果実	漂白剤	・亜硫酸ナトリウム、次亜硫酸ナトリウム、二酸化硫黄、ピロ亜硫酸カリウム、ピロ亜硫酸ナトリウム
	あん類	保存料	・ソルビン酸、ソルビン酸カリウム、ソルビン酸カルシウム
		甘味料	・アセスルファムカリウム、サッカリンナトリウム、サッカリンカルシウム
魚介類製品	魚介加工品（魚肉練り製品、つくだ煮、漬物、缶詰又は瓶詰を除く）	甘味料	・サッカリンナトリウム、サッカリンカルシウム
	魚介乾製品（いかくん製品及びたこくん製品を除く）	保存料	・ソルビン酸、ソルビン酸カリウム、ソルビン酸カルシウム

種別	食品名	目的	
魚介類製品	魚介乾製品 魚介塩蔵品 魚介冷凍品（生食用冷凍鮮魚介類及び生食用冷凍かきを除く）	酸化防止剤	
	魚肉ねり製品（魚肉すり身を除く）	着色料	
		保存料	
	魚肉ねり製品（かまぼこに限る）	着色料	
	魚肉ソーセージ 魚肉ハム	発色剤	
	魚肉ソーセージ	保水乳化安定剤	
	つくだ煮	保存料	
		甘味料	
	いかくん製品	品質保持剤	
	いくら すじこ たらこ	発色剤	
食肉製品類	食肉、食肉製品、鯨肉製品、これらを塩蔵、乾燥、その他の方法により保存したもの	殺菌料	
	鶏、牛、豚の食肉	殺菌料	
	食肉・食鳥肉	殺菌料	
	食肉・食肉製品	殺菌料	
	食肉製品 鯨肉ベーコン	発色剤	
	食肉製品 鯨肉製品	保存料	
	鯨冷凍品（生食用冷凍鯨肉を除く）	酸化防止剤	
油脂類	油脂 バター	酸化防止剤	
	マーガリン	保存料	
	バター チーズ マーガリン	保存料	
	チーズ	発酵調整剤	
		保存料	
穀類	穀類	防虫剤	
	小麦粉	小麦粉処理剤	
菓子類	パン 洋菓子	保存料	
	菓子	甘味料	

おもな物質名
・ジブチルヒドロキシトルエン（BHT）、ブチルヒドロキシアニソール（BHA）
・銅クロロフィリンナトリウム、銅クロロフィル
・ソルビン酸、ソルビン酸カリウム、ソルビン酸カルシウム
・カンタキサンテン
・亜硝酸ナトリウム
・コンドロイチン硫酸ナトリウム
・ソルビン酸、ソルビン酸カリウム、ソルビン酸カルシウム
・サッカリンナトリウム、サッカリンカルシウム
・プロピレングリコール
・亜硝酸ナトリウム
・亜塩素酸水
・過酢酸製剤
・次亜臭素酸水
・亜塩素酸ナトリウム
・亜硝酸ナトリウム、硝酸カリウム、硝酸ナトリウム
・ソルビン酸、ソルビン酸カリウム、ソルビン酸カルシウム ・ナイシン（鯨肉製品を除く）
・ジブチルヒドロキシトルエン（BHT）、ブチルヒドロキシアニソール（BHA）
・グアヤク脂、ジブチルヒドロキシトルエン（BHT）、ブチルヒドロキシアニソール（BHA）、没食子酸プロピル、クエン酸イソプロピル
・安息香酸、安息香酸ナトリウム、ソルビン酸、ソルビン酸カリウム、ソルビン酸カルシウム
・デヒドロ酢酸ナトリウム
・硝酸カリウム、硝酸ナトリウム
・ソルビン酸、プロピオン酸 ・ナイシン（プロセスチーズを除く）
・ピペロニルブトキシド
・過硫酸アンモニウム、希釈過酸化ベンゾイル、二酸化塩素
・プロピオン酸、プロピオン酸カルシウム、プロピオン酸ナトリウム
・アセスルファムカリウム、サッカリンナトリウム、サッカリンカルシウム、スクラロース

種別	食品名	目的	おもな物質名
菓子類	生菓子	甘味料	・アセスルファムカリウム、スクラロース
	パン	品質改良剤	・L-システイン塩酸塩 ・エリソルビン酸、エリソルビン酸ナトリウム ・臭素酸カリウム（小麦粉を原料として使用するものに限る）
	パン	離型剤	・流動パラフィン（パン生地を自動分割機で分割する際及び焙焼する際の離型を目的とする場合に限る）
	糖蜜 水あめ	漂白剤	・亜硫酸ナトリウム、次亜硫酸ナトリウム、二酸化硫黄、ピロ亜硫酸カリウム、ピロ亜硫酸ナトリウム
	アイスクリーム類	甘味料	・アセスルファムカリウム、サッカリンナトリウム、サッカリンカルシウム
		乳化剤	・ポリソルベート 20・60・65・80
	チューインガム	チューインガム軟化剤	・プロピレングリコール
		品質改良剤	・D-マンニトール
		ガムベース	・エステルガム、タルク、酢酸ビニル樹脂、ポリイソブチレン、ポリブテン、リン酸三カルシウム、リン酸一水素カルシウム
		甘味料	・アセスルファムカリウム、スクラロース、サッカリン
		着色料	・銅クロロフィリンナトリウム、銅クロロフィル
		酸化防止剤	・ジブチルヒドロキシトルエン（BHT）
漬物	こうじ漬 酢漬 たくあん漬 かす漬 みそ漬 しょう油漬	甘味料	・アセスルファムカリウム、サッカリンナトリウム、サッカリンカルシウム
	こうじ漬 酢漬 かす漬 みそ漬 しょう油漬 塩漬	保存料	・ソルビン酸カリウム、ソルビン酸カルシウム
調味料	しょう油	保存料	・安息香酸、安息香酸ナトリウム、パラオキシ安息香酸イソブチル、パラオキシ安息香酸イソプロピル、パラオキシ安息香酸エチル、パラオキシ安息香酸ブチル、パラオキシ安息香酸プロピル
		甘味料	・グリチルリチン酸二ナトリウム、サッカリンナトリウム、サッカリンカルシウム
	みそ	保存料	・ソルビン酸カリウム、ソルビン酸カルシウム、ナイシン
		甘味料	・グリチルリチン酸二ナトリウム、サッカリンナトリウム、サッカリンカルシウム
	酢	保存料	・パラオキシ安息香酸イソブチル、パラオキシ安息香酸イソプロピル、パラオキシ安息香酸エチル、パラオキシ安息香酸ブチル、パラオキシ安息香酸プロピル
		甘味料	・サッカリンナトリウム、サッカリンカルシウム
	食塩	固結防止剤	・フェロシアン化物（フェロシアン化カリウム、フェロシアン化カルシウム、フェロシアン化ナトリウム）
	マヨネーズ ドレッシング	保存料	・ナイシン
		保水乳化安定剤	・コンドロイチン硫酸ナトリウム
		乳化剤	・ポリソルベート 20・60・65・80
	ジャム	保存料	・ソルビン酸、ソルビン酸カリウム、ソルビン酸カルシウム
		甘味料	・アセスルファムカリウム、スクラロース

（注）小麦粉の小麦粉処理剤の過硫酸アンモニウムなど、バター、チーズ、マーガリンの保存料デヒドロ酢酸ナトリウムのように実際には使用されていない添加物もかなりある。

資料　「食品・食品添加物等規格基準（抄）」

❺❻ – おもな食中毒事件 （事件当たり患者数500人以上・平成19～令和4年）

年	発生月日	発生場所	患者数	原因食品	病因物質	原因施設
平成19	1月26日	鳥取県	864	かみかみ和え（推定）	ウイルス―ノロウイルス	学校―給食施設―共同調理場
	3月 7日	福島県	558	弁当	細菌―ウェルシュ菌	仕出屋
	7月31日	広島県	524	不明（受刑者給食）	細菌―ウェルシュ菌	その他
	9月 8日	宮城県	620	いかの塩辛	細菌―腸炎ビブリオ	製造所
	9月19日	静岡県	1,148	不明（仕出し弁当）	細菌―サルモネラ属菌	仕出屋
20	1月 8日	広島県	749	不明（弁当）	ウイルス―ノロウイルス	仕出屋
21	2月 8日	岩手県	636	朝食バイキングの食事	ウイルス―ノロウイルス	旅館
	2月19日	福岡県	645	不明（給食）	細菌―ウェルシュ菌	その他
22	1月21日	岡山県	1,197	不明	ウイルス―ノロウイルス	仕出屋
	8月21日	香川県	654	不明（仕出し弁当）	細菌―サルモネラ属菌	仕出屋
23	2月 9日	北海道	1,522	ブロッコリーサラダ	細菌―サルモネラ属菌	学校―給食施設―共同調理場
	12月13日	大阪府	1,037	不明（給食）	細菌―ウェルシュ菌	その他
24	12月10日	広島県	2,035	不明（12/10、11、12に製造された弁当）	ウイルス―ノロウイルス	仕出屋
	12月11日	山梨県	1,442	12/11、12に調理提供された弁当	ウイルス―ノロウイルス	仕出屋
25	4月 3日	愛知県	526	不明（4月3日の昼食弁当）	ウイルス―ノロウイルス	仕出屋
	9月12日	北海道	516	当該施設で調理提供された食事	細菌―その他の病原大腸菌	その他
26	1月15日	浜松市	1,271	1月13日に製造された食パン	ウイルス―ノロウイルス	製造所
	5月 1日	京都市	900	キーマカレー	細菌―ウェルシュ菌	飲食店
	7月20日	長野県	741	鳥そぼろ（三色丼弁当）	細菌―ぶどう球菌	仕出屋
	7月27日	静岡市	510	冷やしキュウリ	細菌―腸管出血性大腸菌（VT産生）	販売店
27	3月 3日	愛知県	576	不明（3/2～3/4の昼食弁当）	ウイルス―ノロウイルス	仕出屋
	12月 7日	愛知県	1,267	不明（12/7の弁当）	細菌―サルモネラ属菌	仕出屋
28	4月28日	東京都	609	鶏ささみ寿司	細菌―カンピロバクター・ジェジュニ／コリ	飲食店
	11月11日	京都府	579	不明(11/11～11/15に旅館施設が提供した食事)	ウイルス―ノロウイルス	旅館
29	1月26日	和歌山県	763	磯和え（学校給食）	ノロウイルス	学校―給食施設―共同調理場
	2月16日	東京都	1,084	きざみのり	ノロウイルス	学校―給食施設―共同調理場
30	6月28日	京都市	621	不明（当該施設で調理し、提供された食事）	細菌―ウェルシュ菌	事業場―給食施設―事業所等
	12月11日	広島市	550	不明（12月10日～12日に製造された給食弁当）	ウイルス―ノロウイルス	仕出屋
令和2	6月26日	埼玉県	2,958	海藻サラダ	病原大腸菌O7H4	飲食店
	8月28日	東京都	2,548	不明（仕出し弁当）	毒素原性大腸菌O25(LT産生)	仕出屋
	12月21日	山形県	559	不明（当該施設が調製した弁当）（推定）	ノロウイルスGⅡ	仕出屋
3	4月30日	岡山県	2,545	不明（4月26日～29日に提供の給食弁当）	ウイルス―ノロウイルス	仕出屋
	6月16日	富山県	1,896	牛乳	細菌―その他の病原大腸菌	製造所

資料　厚生労働省「食中毒発生事例」「令和4年食中毒発生状況」　※令和元年、4年は、患者数500人以上の食中毒の発生なし。

1. 国民健康づくり
2. 日本人の身体状況
3. 日本人の栄養
4. 子どもの栄養
5. 人口統計
6. 国民医療と福祉
7. 食品と栄養
8. 食品の安全
9. 調理

57 − 食中毒の種類とその特徴

種類			原因微生物	おもな原因食品・感染源	潜伏期間	症状	備考
微生物性食中毒	細菌型	感染型[1]	サルモネラ属菌	保菌者および保菌動物（家畜、鶏、ねずみ、犬など）の糞便、下水や河川水、食肉（特に鶏肉）およびその加工品、鶏卵、複合調理食品	12〜24時間 平均18時間	発熱（38〜40℃）、全身倦怠、頭痛、食欲不振、腹痛、下痢、嘔吐	2〜3日で回復するが、症状消失後も排菌あり
			カンピロバクター	鶏肉、飲料水	2〜7日 （平均2〜3日）	腹痛、下痢、まれに嘔吐、発熱	近年、多発傾向。回復後期、まれにギランバレー症候群発症
			エルシニア	畜肉食品、保菌獣から飲食物を介して感染	2〜3日 ときに10日	腹痛、発熱、頭痛を伴って集団発生することがある	65℃以上の加熱で容易に死滅する。0〜5℃でも増殖可
			リステリア	生ハム、ナチュラルチーズ、サラミ等非加熱食肉製品など	1日〜数週間 （平均3週間）	軽症は倦怠感、インフルエンザ様症、重症は流産、髄膜炎、敗血症	重症の場合、致命率が高い
			下痢型セレウス菌	シチューなどの肉、スープ	8〜16時間	下痢、腹痛	芽胞は100℃ 30分でも死滅しない
			腸炎ビブリオ	海産魚介類、折詰弁当、漬物など	6〜18時間 平均12時間	激しい腹痛、下痢、嘔吐、発熱（38℃前後）	2日内外で治癒
			腸管出血性大腸菌	家畜、特にウシ 汚染を受けた食品、保菌者、水	1〜14日 （平均4〜8日）	激しい腹痛、下痢、血尿。重症の場合は鮮血便、溶血性尿毒症症候群	75℃ 1分の加熱で死滅
			ウェルシュ菌	食品、魚介類の加熱調理済み食品 大量調理された加熱済み食品	8〜20時間 平均12時間	腹痛、下痢、まれに嘔吐、発熱	耐熱性芽胞菌である。1〜2日で症状回復
		毒素型[2]	黄色ぶどう球菌	穀類およびその加工品、複合調理食品、菓子類、魚介類	30分〜6時間 平均3時間	頭痛、下痢、吐き気、嘔吐、腹痛、通常無発熱	24〜48時間で回復、経過良好。人および動物の化膿巣、自然界（空気、水など）に存在
			ボツリヌス菌	いずし、ハム、ソーセージ、缶詰など	12〜36時間	視力低下、口渇、腹部膨満感、四肢運動マヒ、呼吸マヒ	芽胞は耐熱性で調理程度の加熱では死滅しないが、毒素は熱に弱い
			嘔吐型セレウス菌	チャーハン、ピラフなどの米飯	30分〜5時間 平均3時間	吐き気、嘔吐	芽胞は100℃ 30分加熱でも死滅しない。黄色ぶどう球菌の症状と類似
	ウイルス性		ノロウイルス	生ガキ、保菌者、汚染物	24〜48時間	嘔吐、激しい下痢	酸、消毒用アルコールで不活化されにくく、85〜90℃ 90秒以上の加熱推奨。手洗いの徹底。症状消失後もウイルス排出

(注) 1) 感染型＝細菌が食品とともに摂取され、その細菌が組織や細胞に侵入して発病、あるいは腸管内で増殖または芽胞を形成するときに産生する毒素によって発病するもの
　　 2) 毒素型＝あらかじめ食品中で産生された毒素を経口摂取して発病するもの

種類		原因物質	中毒原因	潜伏期間	症状	備考
自然毒による食中毒	動物性	フグ	フグの内臓（卵巣、肝臓など）、皮に存在するテトロドトキシン	20分〜3時間	知覚マヒ、運動マヒ、発声不能、嚥下困難、呼吸困難、チアノーゼ	致死率が高い
		麻痺性貝毒	イ貝、ホタテ貝、アカザラ貝などに蓄積（サキシトキシン、ゴニオトキシン）	5〜30分	知覚・運動マヒ、ときに呼吸困難	エサとなるプランクトンの毒化
		下痢性貝毒	麻痺性貝毒と同じ。有毒成分（ディノフィシストキシン、オカダ酸）	30分〜4時間	下痢、吐き気、腹痛	1〜3日で回復。原因は麻痺性貝毒と同じ
		毒カマス、バラフエダイなど	シガテラ毒魚と総称される毒化した魚に存在する各種の毒（シガトキシン、シガテリン、マイトトキシン）	30分〜3時間	口唇マヒ、顔面マヒ、言語障害、歩行困難、ドライアイスセンセーション	1〜2日で回復（重症の場合数か月かかることもある）
	植物性	毒きのこ	つきよたけ、いっぽんしめじ、にがくりたけ、かきしめじ、てんぐたけなどに含まれるファロトキシン、アマトキシン、イボテン酸など	2〜10時間	胃腸障害、コレラ様症状、神経系障害、脳症状、脳症溶血性障害	毒性の強いものと弱いものとがある
		ハシリドコロ	含有されるヒヨスチアミン、スコポラミンなどのアルカロイド	30分〜数時間	めまい、脱力感、酩酊状態、嘔吐、目の異常	フキノトウの新芽などの山菜と間違えての食中毒が多い
		じゃが芋	じゃが芋の芽などに含まれるソラニン、チャコニン	30分〜3時間	腹痛、胃腸障害、虚脱、めまい、ねむけ	新芽の出ているところ、皮の緑色部を除く、未熟なものを避ける
		トリカブト	全草にアルカロイドのアコニチンを含む特に根に多く含有する	30分〜2時間	口腔内の灼熱感、四肢マヒ、散瞳、嚥下困難、虚脱状態	致死率が高い
		スイセン	葉をニラと、鱗形をノビルと誤認。リコリン、ガランタミン、タゼチンなどのアルカロイド類	30分	嘔吐、胃腸炎、下痢、頭痛など	全草が有毒
化学物質による食中毒		合成洗剤	過去の事件例：焼肉用の油やタレと誤認	10〜50分	のどの痛み、吐き気、発熱、嘔吐、腹痛	洗剤・消毒剤などはラベルをはり、決められた場所に置く
		逆性石けん	過去の事件例：日本酒と誤認	数分	嘔吐、のどの痛み	
アレルギー様食中毒		ヒスタミン	マグロ、サバ、イワシ、カツオなどが持つヒスチジンがモルガン菌等のヒスタミン生成菌によりヒスタミンに分解される	5分〜5時間	顔面紅潮、じんましん、酩酊感、頭痛、悪寒、発熱	抗ヒスタミン剤によって軽快、治療ができる

❺❽ － 食中毒の発生状況

表❺❽ － 1　原因食品別食中毒発生状況

原因食品	2020年（令和2年） 事件数（件）	患者数（人）	死者数（人）	2021年（令和3年） 事件数（件）	患者数（人）	死者数（人）	2022年（令和4年） 事件数（件）	患者数（人）	死者数（人）
総数	887	14,613	3	717	11,080	2	962	6,856	5
魚介類	299	711	1	223	335	－	384	745	1
貝類	16	50	－	2	8	－	5	52	－
ふぐ	20	26	1	13	19	－	10	11	1
その他	263	635	－	208	308	－	369	682	－
魚介類加工品	13	69	－	2	24	－	4	4	－
魚肉練り製品	－	－	－	－	－	－	－	－	－
その他	13	69	－	2	24	－	4	4	－
肉類及びその加工品	28	682	－	31	158	－	29	227	1
卵類及びその加工品	2	107	－	－	－	－	2	113	－
乳類及びその加工品	－	－	－	1	1,896	－	－	－	－
穀類及びその加工品	－	－	－	1	29	－	2	27	－
野菜及びその加工品	43	161	1	29	212	2	35	225	3
豆類	－	－	－	－	－	－	－	－	－
きのこ類	27	71	1	12	42	－	9	27	－
その他	16	90	－	17	170	2	26	198	3
菓子類	2	63	－	5	106	－	－	－	－
複合調理食品	45	4,403	－	41	1,039	－	50	2,060	－
その他	284	8,089	1	202	6,773	－	209	3,131	－
食品特定	13	39	1	11	116	－	15	444	－
食事特定	271	8,050	－	191	6,657	－	194	2,687	－
不明	171	328	－	182	508	－	247	324	－

表❺❽ － 2　病因物質別食中毒発生状況

病因物質	2020年（令和2年） 事件数（件）	患者数（人）	死者数（人）	2021年（令和3年） 事件数（件）	患者数（人）	死者数（人）	2022年（令和4年） 事件数（件）	患者数（人）	死者数（人）
総数	887	14,613	3	717	11,080	2	962	6,856	5
細菌	273	9,632	－	230	5,638	1	258	3,545	1
サルモネラ属菌	33	861	－	8	318	1	22	698	－
ぶどう球菌	21	260	－	18	285	－	15	231	－
ボツリヌス菌	－	－	－	1	4	－	1	1	－
腸炎ビブリオ	1	3	－	－	－	－	－	－	－
腸管出血性大腸菌（VT産生）	5	30	－	9	42	－	8	78	1
その他の病原大腸菌	6	6,284	－	5	2,258	－	2	200	－
ウェルシュ菌	23	1,288	－	30	1,916	－	22	1,467	－
セレウス菌	1	4	－	5	51	－	3	48	－
エルシニア・エンテロコリチカ	－	－	－	－	－	－	－	－	－
カンピロバクター・ジェジュニ/コリ	182	901	－	154	764	－	185	822	－
ナグビブリオ	－	－	－	－	－	－	－	－	－
コレラ菌	－	－	－	－	－	－	－	－	－
赤痢菌	－	－	－	－	－	－	－	－	－
チフス菌	－	－	－	－	－	－	－	－	－
パラチフスA菌	－	－	－	－	－	－	－	－	－
その他の細菌	1	1	－	－	－	－	－	－	－
ウイルス	101	3,701	－	72	4,733	－	63	2,175	－
ノロウイルス	99	3,660	－	72	4,733	－	63	2,175	－
その他のウイルス	2	41	－	－	－	－	－	－	－
寄生虫	395	484	－	348	368	－	577	669	－
クドア	9	88	－	4	14	－	11	91	－
サルコシスティス	－	－	－	－	－	－	－	－	－
アニサキス	386	396	－	344	354	－	566	578	－
その他の寄生虫	－	－	－	－	－	－	－	－	－
化学物質	16	234	－	9	98	－	2	148	－
自然毒	84	192	3	45	88	1	50	172	4
植物性自然毒	49	127	2	27	62	1	34	151	3
動物性自然毒	35	65	1	18	26	－	16	21	1
その他	3	19	－	1	5	－	3	45	－
不明	15	351	－	12	150	－	9	102	－

表❸-3　原因施設別食中毒発生状況 (令和4年)

施設全体			事件数 (件)	患者数 (人)	死者数 (人)
総数			962	6,856	5
家庭			130	183	2
事業場			25	949	－
	給食施設	事業所等	2	66	－
		保育所	7	211	－
		老人ホーム	12	622	－
	寄宿舎		1	23	－
	その他		3	27	－
学校			13	393	－
	給食施設	単独調理場　幼稚園	1	21	－
		単独調理場　小学校	0	0	－
		単独調理場　中学校	0	0	－
		単独調理場　その他	2	56	－
		共同調理場	1	143	－
		その他	2	57	－
	寄宿舎		3	51	－
	その他		4	65	－
病院			2	43	－
	給食施設		2	43	－
	寄宿舎		0	0	－
	その他		0	0	－
旅館			8	245	－
飲食店			380	3,106	1
販売店			87	154	1
製造所			3	12	－
仕出屋			20	1,323	－
採取場所			0	0	－
その他			5	79	－
不明			289	369	1

※国外、国内外不明の事例は除く。

表❸-4　月別食中毒発生状況 (令和4年)

月	事件数 (件)	患者数 (人)	死者数 (人)
1月	59	1,106	－
2月	51	282	－
3月	80	454	－
4月	75	451	2
5月	88	795	－
6月	128	694	－
7月	95	659	－
8月	61	311	1
9月	72	496	2
10月	120	602	－
11月	77	455	－
12月	56	551	－
合計	962	6,856	5

図❸-1　年次別食中毒発生状況

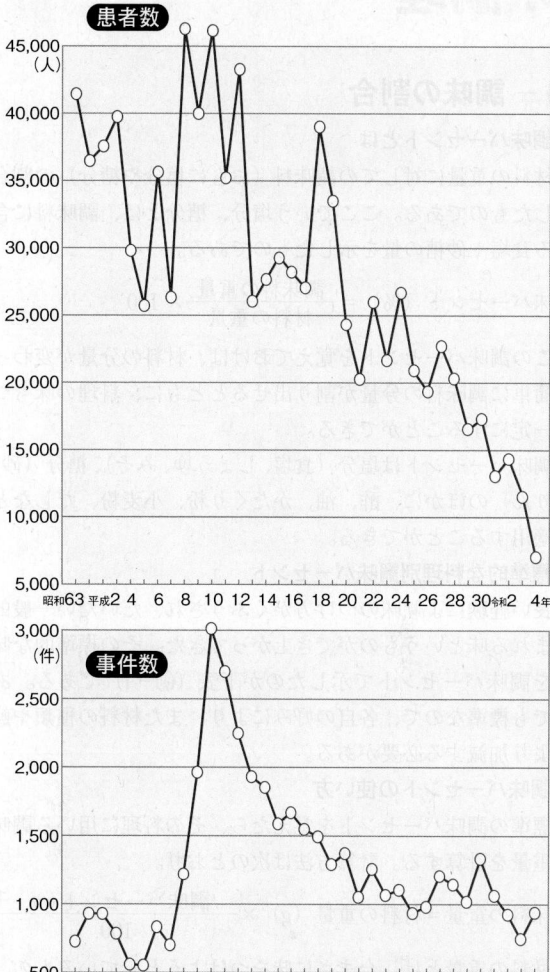

資料　表❸-1～4、図❸-1　厚生労働省「食中毒発生状況」

図❸-2　ノロウイルス食中毒の月別患者数

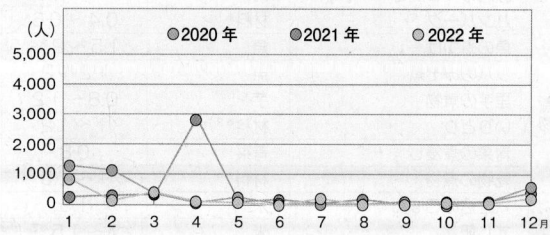

出所　厚生労働省「ノロウイルスに関するQ＆A」より作成

1. 国民健康づくり
2. 日本人の身体状況
3. 日本人の栄養
4. 子どもの栄養
5. 人口統計
6. 国民医療と福祉
7. 食品と栄養
8. 食品の安全
9. 調理

9. 調理

❺❾ − 調味の割合

●調味パーセントとは

材料の重量に対しての調味料（おもに塩分や糖分）の割合を表したものである。ここでいう塩分、糖分とは、調味料に含まれる食塩や砂糖の量を示したものである。

$$調味パーセント（\%）= \frac{調味料の重量}{材料の重量} \times 100$$

この調味パーセントを覚えておけば、材料の分量が変わっても簡単に調味料の分量が割り出せるとともに、料理の味もつねに一定にすることができる。

調味パーセントは塩分（食塩、しょうゆ、みそ）、糖分（砂糖、みりん）のほかに、酢、油、かたくり粉、小麦粉、だしなどにも適用することができる。

●標準的な料理別調味パーセント

長い経験により味のつけ方がくふうされ、だいたい一般的に好まれる味というものができ上がってきた。その標準的な味つけを調味パーセントで示したのが下表（❺❾-1）である。あくまでも標準なので、各自の好みにより、また材料の種類や鮮度により加減する必要がある。

●調味パーセントの使い方

標準の調味パーセントを覚えたら、その料理に用いる調味料の重量を計算する。計算方法は次のとおり。

$$調味料の重量 = 材料の重量（g）\times \frac{調味パーセント（\%）}{100}$$

材料の重量とは、今まさに味をつけようとしているもの、つまり、なべやボールに入る状態の材料重量のことで、ほとんどが正味重量（魚などは骨つきの場合もある）である。なので、野菜などは皮をむいたもの、乾物はもどしたものについて考える。煮物などに加えるだし（スープ）は、でき上がりにはほとんどなくなるので、だしの分量は対象外である。

なお、汁物や汁けの多い煮物、たとえばおでんなどの場合には、だしの分量に対して、またチャーハンならばごはんの分量に対して調味パーセントを計算する。

●調味料の量り方

調味パーセントは材料の重量に対して計算するので、調味料も重量で表される。ある程度の重量ならばはかりで量ればよいが、重量が少ない場合はかえって不便である。実際には容量の計量カップ・スプーンが使用されることが多く、しかも便利である（計量カップ・スプーンによる重量表は外表紙に掲載）。

●塩分の換算

料理の塩味は食塩だけでなく、しょうゆやみそを用いることが多い。調味パーセントの塩分は食塩の量で示したものであり、みそは甘みそ（6〜8%）、辛みそ（10〜13%）、しょうゆは15%の塩分を含んでいる。しょうゆやみそを使ってその材料に必要な塩味をつけるには塩分の換算が必要となる。

しょうゆの塩分は約15%（100g中に14.5gの食塩を含む）なので、"塩分パーセント"をしょうゆの量に換算するには6〜7倍する。みその場合は種類によって違うが、10%塩分の辛みそは10倍に、13%塩分の辛みそは8倍にする。つまり食塩

表❺❾ − 1　糖分・塩分の調味パーセント

料理名		調味対象	調味パーセント 塩分	調味パーセント 糖分	メモ
汁物	スープ	だし	0.2〜0.5		だしの味が濃い場合は、塩分をうすくできる
	みそ汁	だし	0.6〜0.8		
	すまし汁	だし	0.5〜0.7		
	けんちん汁	だし	0.6〜0.7		
焼き物	魚の塩焼き	魚（一尾魚）	1〜3		鮮度、魚の種類による
		魚（切り身魚）	0.5〜1		
	魚のムニエル	魚	0.5〜1		
	豚肉のくわ焼き	肉	1〜1.5	2〜3	
	ハンバーグ	材料※1	0.4〜0.6		※1 全材料に対して
煮物	魚の煮つけ	魚	1.5〜2※2	2〜7※2	※2 鮮度、魚の種類による
	サバのみそ煮	魚	1.2〜2	6〜8	
	里芋の煮物	芋	0.8〜1.2	4〜6	
	いりどり	材料※3	1〜1.2	4〜6	※3 全材料に対して
	青菜の煮浸し	青菜	0.8	1	
	乾物の煮物	材料※4	1〜1.5	4〜15	※4 もどした材料に対して
ごはん	炊き込みごはん	米	1.5		
	すし飯	米	1〜1.5※5	2〜5	酢12%、※5 飯に対して0.6〜0.8%
	チャーハン	飯	0.5〜0.8		油5〜8%
その他	お浸し	材料※6	0.8〜1		※6 ゆでる前の材料に対して
	野菜のいため物	材料※7	0.5〜1	0.5	油5〜10%、※7 全材料に対して
	茶わん蒸し	卵液	0.3〜0.6		
	野菜の即席漬け	材料	1.5〜2		

女子栄養大学調理学研究室・調理科学研究室　編

1gとしょうゆ6〜7g、辛みそ8〜10gは同じ塩分になる。

●糖分の換算

一般に糖分（甘味）といえば砂糖で、調味パーセントの糖分は砂糖の量で示してあるので、みりんを使うときも塩分と同様に換算が必要となる。みりん（本みりん）の糖質（主たる糖分はぶどう糖）は約43%であるが、みりんに含まれる糖質は砂糖（主たる糖分は蔗糖）に比べると甘味が8割程度と弱いので、糖分をみりんに置き換える場合は3倍にする。反対に、みりんによる糖分を砂糖に換算するときは約⅓にする。

●容量比

調味パーセントのほか容量比を用いると、そばつゆ、てんつゆ、卵と液体の希釈割合などに便利である。

表⑤-2　計量カップ・スプーンによる調味料の重量および塩分・糖分換算表

	種類	小さじ（5mL）	大さじ（15mL）	カップ（200mL）
重量＝塩分・糖分	あら塩（並塩）	5g＝塩分5g	15g＝塩分15g	180g＝塩分180g
	食塩	6g＝塩分6g	18g＝塩分18g	240g＝塩分240g
	精製塩	6g＝塩分6g	18g＝塩分18g	240g＝塩分240g
	上白糖	3g＝糖分3g	9g＝糖分9g	130g＝糖分130g
	ざらめ糖	5g＝糖分5g	15g＝糖分15g	200g＝糖分200g
	グラニュー糖	4g＝糖分4g	12g＝糖分12g	180g＝糖分180g
重量より換算した塩分・糖分	濃い口しょうゆ（塩分15%）	6g→塩分1g*1	18g→塩分3g*1	230g→塩分35g*1
	うす口しょうゆ（塩分16%）	6g→塩分1g*2	18g→塩分3g*2	230g→塩分35g*2
	減塩しょうゆ（塩分8%）	6g→塩分0.5g	18g→塩分1.4g	230g→塩分18g
	淡色辛みそ（塩分12%）	6g→塩分0.7g	18g→塩分2.2g	230g→塩分28g
	西京白みそ（塩分6%）	6g→塩分0.4g	18g→塩分1.1g	230g→塩分14g
	ウスターソース（塩分8%）	6g→塩分0.5g	18g→塩分1.4g	240g→塩分19g
	トマトケチャップ（塩分3%）	6g→塩分0.2g	18g→塩分0.5g	240g→塩分7g
	マヨネーズ（塩分2%）	4g→塩分0.1g	12g→塩分0.2g	190g→塩分4g
	有塩バター（塩分2%）	4g→塩分0.1g	12g→塩分0.2g	180g→塩分4g
	みりん*3	6g→糖分2g	18g→糖分6g	230g→糖分76g

*1 実際に使いやすい重量。成分値から算出すると、小さじ1の塩分は0.9g（約1g）、大さじ1は2.7g（約3g）、1カップは34.5g。
*2 実際に使いやすい重量。成分値から算出すると、小さじ1の塩分は0.96g（約1g）、大さじ1は2.88g（約3g）、1カップは36.8g。
*3 上記、糖分の換算を参照。

表⑤-3　汁（2人分）

	だし	食塩	しょうゆ
すまし汁	1½㌍	小さじ⅙強	小さじ½

	だし	みそ
みそ汁	1½㌍	淡色辛みそ大さじ1強（20g）または西京白みそ大さじ2¼（40g）

（注）1）すまし汁0.6%塩分、みそ汁0.8%塩分として計算。具の多い場合、だしは少なめに、調味は濃いめにする。
　　　2）淡色辛みそは塩分12%、西京白みそは塩分6%を含むものとして計算。

表⑤-4　つけつゆ・かけつゆの必要量

種類		汁の1人分目安分量（mL）	1人分の塩分量（g）	2人分のだし		2人分のしょうゆ		2人分のみりん	
				容量	容量比	容量	容量比	容量	容量比
つけつゆ	うすい	120	3.0	1㌍	7	大さじ2	1	大さじ1	0.5
	濃い	80	3.0	⅗㌍	4	大さじ2	1	大さじ2	1
かけそば・うどん		260	2.5	2½㌍	20	大さじ1⅔	1	大さじ1弱	0.5
煮込みうどん		310	2.5	3㌍	24	大さじ1⅔	1	小さじ1	0.2
てんつゆ		70	2.0	½㌍	5	大さじ1⅓	1	大さじ1⅓	1
親子丼（めし200g）		200（具と調味液）	1.5	大さじ4	4	大さじ1	1	大さじ1	1

（注）1）つけつゆは、そば・冷や麦・そうめんなど。
　　　2）ゆでめんは1人分200gとする。
　　　3）大根おろしの量によっては、てんつゆの塩分を増やしてよい。
　　　4）みりんは煮切り、7割に煮つめる。

1. 国民健康づくり
2. 日本人の身体状況
3. 日本人の栄養
4. 子どもの栄養
5. 人口統計
6. 国民医療と福祉
7. 食品と栄養
8. 食品の安全
9. 調理

表�59 – 5　すしめしの合わせ酢の割合 (食塩は精製塩で計算)

種類	米1カップに対する容量（さじ）と重量［（）内］			調味%*1		
	酢	砂糖	食塩	酢	砂糖	食塩
魚ずし	大1⅔ (25g)	小⅔ (2g)〜小1⅔ (5g)	小⅓ (2g)	15%	1%〜3%	1.2%
巻きずし	大1⅓ (20g)〜大1⅔ (25g)	小1⅓ (4g)〜小2 (6g)	小⅓ (2g)	12%〜15%	2.5%〜3.5%*2	1.2%
いなりずし	大1⅓ (20g)〜大1⅔ (25g)	小1⅓ (4g)〜大1 (9g)	小⅓ (2g)	12%〜15%	2.5%〜5.5%*2	1.2%
ちらしずし	大1⅓ (20g)〜大1⅔ (25g)	小1⅓ (4g)〜大1 (9g)	小⅓ (2g)	12%〜15%	2.5%〜5.5%*2	1.2%

(注) 1) 米1カップ [200mL] ＝170g、米1カップ炊き上がり重量2倍。
　　 2) 米は、だし昆布を入れ、水加減をして浸水し、普通に炊く。炊きたての熱いごはんに合わせ酢をかけ、広げて急激に冷ます。
　　 3) にぎりずし、巻きずしの場合の水加減は、米の10%容量増しにする。ちらしずしの場合、水加減は米と同容量。
　　 4) 酢は米酢が好ましい。かんきつ類の搾り汁を混ぜると、よりさわやかな風味に仕上がる。
　　 *1 米の重量に対して。　*2 少数第1位は利便性を考慮して0.05で丸めた。

表�59 – 6　炊き込みごはん (食塩は精製塩で計算)

種類	米（カップ）*1	塩分（g）	食塩（さじ）	しょうゆ（さじ）	酒（さじ）	砂糖（さじ）	その他	具	備考	ごはん＋具の塩分（%）
くりごはん	1	2	小⅙	小1	大			くり3個（正味50%）、青みにぎんなん　計50g	普通米にもち米を⅓ぐらい混ぜてもよい	0.49
きのこごはん	1	2	小⅙	小1	大½		炊く水分はだしを使う	きのこ30〜40g、青みにゆず　計30g	しめじ、生しいたけ、まつたけなど	0.52
炊きおこわ	1	1.5	小¼					ささげ20〜30g(加熱後45〜70g)、くりの甘露煮を加えてもよい　計60g	ささげはゆでて加える。米は、もち米：うるち米＝1:1〜2	0.39
カキごはん（アサリごはん）	1	2		大⅔	大⅔		カキやアサリは酒蒸しにして、蒸し汁とともに炊く	カキ小〜中粒のもの70〜80g　計70g	青みにせり、ゆずなど、アサリの場合は、ねぎ、青のりなど	0.47
茶めし	1	2	小⅓		大½		ほうじ茶15〜20g　こぶ5cm		ほうじ茶の浸出液に、米をつけておく	0.56
	1	2		大⅔						
チキンライス	1	2.1 *2			大½		ブイヨン1ダ、バター（油）10〜15g、トマトケチャップ30g、こしょう少量	玉ねぎ40g（⅓個）、にんじん20g(3cm)、鶏肉50g、グリーンピース10g　計120g	水加減はケチャップの分を減らす	0.44
中国風五目菜飯	1	2	小⅙	小1	大½	小⅔	油大さじ⅔（8g）	豚赤身50g、干ししいたけ1枚、竹の子20g、小松菜50g　計130g	具を油でいため、しょうゆの½量で調味し、米に加えて炊く	0.41
五目とりめし	1	2	小⅙	小1	大½	小⅔	油小さじ1（4g）	鶏肉30〜40g、にんじん20g、しいたけ1枚、しらたき30g、ごぼう15g、油揚げ⅓枚、グリーンピース少量　計115g	具を油でいため、砂糖、しょうゆの½量（0.5%塩分）*3で調味し、だし½カップで煮る。煮汁を米に加えて炊き、煮た具はでき上がりに加える	0.42

(注) 1) 水加減は米と同量〜20%増にする。
　　 2) 調味料の液量の多い場合は、米をつけてある水の量から引く。
　　 *1 米1カップ [200mL] ＝170g、米1カップ炊き上がり重量、米が2.1倍、おこわが1.9倍。
　　 *2 ブイヨン、バター、トマトケチャップの塩分。
　　 *3 具の量が100g以上になるときは、具に対して0.5%の塩分で下煮する。

表(59) － 7　サラダのソース（でき上がり目安量 200mL　食塩は精製塩で計算）

種類	酢	サラダ油	食塩	こしょう	その他	備考
マヨネーズソース	大さじ 1（15mL）	¾カップ（150mL）	小さじ¼（1.5g）	少量	卵黄 1 個 (20g)	サラダ用として
ドレッシング	大さじ 4（60mL）	½カップ強～¾カップ（120 ～ 150mL）	小さじ⅔（4g）	少量		おもに新鮮な生野菜のサラダ
	1：2～2.5					
和風ドレッシング	大さじ 4（60mL）	½カップ強～¾カップ（120 ～ 150mL）		少量	しょうゆ 大 1⅓（20mL）	サラダ用として

応用①タルタルソース……マヨネーズ 150 ～ 200mL に固ゆで卵1個、玉ねぎ 20g、ピクルス 15g、パセリのみじん切り少量と、あればエストラゴン、ケッパー(香辛料)少量を加える。フライ、ムニエルや前菜に用いる。

②ラビゴットソース……ドレッシング 200mL に玉ねぎ 20 ～ 50g、完熟トマト 50 ～ 100g、パセリ少量のみじん切りを加える。揚げた魚、蒸した魚や肉に用いる。

(注) サラダに用いるマヨネーズやドレッシングの分量は、材料の 15 ～ 20%。

表(59) － 8　合わせ酢（材料 200g に対して　食塩は精製塩で計算）

種類	酢		塩分			糖分			だし（さじ）	その他	用途
	（%）	（さじ）	（%）	食塩（さじ）	しょうゆ（さじ）	（%）	砂糖（さじ）	みりん（さじ）			
二杯酢	6～8	大 1 弱～大 1 強	1		小 2				小 2～大 1		魚介類
三杯酢	6～8	大 1 弱～大 1 強	1	小¼	小½	2～6	小 1～大½		大½～⅔		ほとんどの酢の物に用いる甘味のうすいもの
甘酢	6～8	大 1 弱～大 1 強	0.8～1	小¼～⅓	2～3 滴	7	大 1 強				甘味が濃いので、野菜、タコ、イカなどに向く
梅肉酢				梅干しの塩分により適量		1～5	小⅔～大 1⅓	小 1*	小 1～2	梅干し大 1 個（裏ごしして 15g）	ハモ、貝類、うど、ゆり根、れんこん
黄身酢	10	大 1⅓	0.5～0.8	小⅙～¼		1.5～3	小½～大½	小 1	大 1	卵黄 1 個	ハモ、貝類、白身魚、エビ、鶏肉、きのこ類

応用①吉野酢……三杯酢に水溶きかたくり粉を加え、火にかけ、とろみをつける。
②みぞれ酢……三杯酢に、大根またはきゅうりをおろし、水けを絞って加える。
③わさび酢……二杯酢または三杯酢に、おろしわさびを加える。
④ポン酢……二杯酢、三杯酢の酢にゆず、だいだいなど柑橘類の果汁を使う。

*みりんを加える場合、砂糖を小さじ ⅔（2g）分減らす。

表(59) － 9　あえ物のころも（材料 250g に対して　食塩は精製塩で計算）

種類	衣の分量	塩分			糖分		だし（さじ）	備考	用途
		（%）	食塩（さじ）	しょうゆ（さじ）	（%）	砂糖（さじ）			
白あえ	絞った木綿豆腐 120g(材料の50%､元の豆腐150g)、あたりごま大さじ 1	衣の 1	ミニ½強 0.7g	小½	衣の 2	小 1 弱		酢小 2 を加えると白酢あえとなる	下煮したにんじん、こんにゃく、いんげん、さつま芋などに
ごまあえ	白または黒ごま大さじ 2～3(材料の 8～10%)	材料の 1		小 2 ½	材料の 3～5	小 2 ½～4	(大½～ 1)	ピーナッツを使ってもよい 酢小 2 を加えるとごま酢あえに	青菜をゆでてあえる、白菜、キャベツ、きゅうりなど
酢みそ	大さじ 1～2	材料の 0.9	赤みそなら大 1*1 白みそなら大 2*2		材料の 4	大 1 強	大 2	好みで、からしを加える	貝、マグロ、わけぎ、わかめなど
中国風涼拌のかけつゆ	材料に対して酢 3~7.5%（大さじ 1/3 ～ 1）、ごま油 0.6%(小さじ 1)	材料の 1		小 2 ½	材料の 0.2	小⅙		好みで溶きからし、ラー油、みじん切りのねぎ･しょうが･にんにくなどを加える	ハム、きゅうり、もやし、春菊など

*1　赤色辛みそは塩分 13%。
*2　西京白みそは塩分 6%。

⓪ － 調理の基本

表⓪ － 1　ごはん・おかゆの水加減 (ごはんは炊飯器、かゆはなべで炊いた場合の数値)

種類	米（カップ）	加水量（カップ）	でき上がり容量（カップ）	でき上がり容量 倍率	でき上がり重量（g）	でき上がり重量 倍率	炊き上がり100g あたりエネルギー（kcal）
精白米のごはん	1	1 ¹⁄₁₀	3 ¼	3.25	357 ～ 374	2.1 ～ 2.2	156
胚芽精米のごはん	1	1 ¹⁄₁₀	3 ¼	3.25	357 ～ 374	2.1 ～ 2.2	159
20%がゆ（全がゆ）	1	5	4	4	850	5	65
15%がゆ（七分がゆ）	1	7	5 ⅗	5.6	1190	7	49*
10%がゆ（五分がゆ）	1	10	8	8	1700	10	33
5%がゆ（三分がゆ）	1	20	10	10	3400	20	17*
おもゆ	1	12	－	－	164	－	19

(注)　1) 米 1 カップ [200mL] ＝ 170g に対して、炊飯器で炊く場合。炊きあがりめし 1 カップ [200mL] ＝ 110g として。
　　　2) 精白米は洗って、分量の水を加える。浸水時間は 30 分以上。
　　　3) 胚芽精米は水洗いしない。浸水時間は 40 分以上。
　　　4) 加水量は洗米による吸水量も含む。
　　　5) かゆは火にかけて沸騰させたのち、弱火で約 1 時間炊く。
　　　6) おもゆは、でき上がったものをガーゼでこす。
　　　7) 炊き上がり 100g 当たりエネルギー (kcal) は、日本食品標準成分表 2020 年版 (八訂) の数値。ただし、＊は八訂に表記がないので計算値。

表⓪ － 2　ソース (でき上がり 200mL)

種類	バター・油（g）	小麦粉（g）	液体（g）	液体（g） フォン（ブイヨン）	加える食塩の量（g）	こしょう	備考
ホワイトソース（ソース・ベシャメル）	10	12	牛乳 300	100	1	少量	肉、魚、野菜にかける
褐色ソース（ブラウンソース）	10	12		350	1	少量	にんじんの薄切り 10g、玉ねぎの薄切り 15g、香草（ロリエ、タイム、パセリの軸）をよく炒め、加える。ハンバーグ・カツレツなどに使う
トマトソース	オリーブ油 10		トマト水煮缶 800		1	少量	にんにく 1 かけ、玉ねぎ 50g をみじん切りにしていため、トマト水煮缶詰を加えて煮込む

(注) 1) ホワイトソースの液体を全部牛乳にしてもよい。でき上がったものをさらに煮つめて、クリームコロッケに用いる。
　　　2) ブイヨン中の塩分を 0.3%とする。

表⓪ － 3　卵の希釈加減

種類	卵（g）	だし（mL）	だしの割合（%）	備考	卵と液体の容量比
厚焼き卵	50	15	卵の 30	（卵＋だし）の塩分 0.5% 糖分 0 ～ 10%	
卵豆腐	50	50 ～ 70	卵の 100 ～ 150	（卵＋だし）の塩分 0.5%	卵：だし＝ 1：1 ～ 1.5
茶わん蒸し	50	150 ～ 200	卵の 300 ～ 400	（卵＋だし）の塩分 0.5%	卵：だし＝ 1：3 ～ 4
カスタードプディング	50	牛乳 150	卵の約 300	砂糖 25g（卵＋牛乳の 12.5%）	卵：牛乳＝ 1：3

1. 国民健康づくり
2. 日本人の身体状況
3. 日本人の栄養
4. 子どもの栄養
5. 人口統計
6. 国民医療と福祉
7. 食品と栄養
8. 食品の安全
9. 調理

表⑩－4　揚げ物のころもの必要量と温度

種類	材料（g）	薄力粉	卵	水	備考	温度（℃）
てんぷら	500	1～1½½強 （100～110g） 材料の20～25%	卵1個＋水 1½（200mL） 粉の170～200%		野菜はやや濃いめ、魚は比較的うすめにする	野菜160～170 魚　175～180
ベニエ（フリッター）	200	40g 材料の20%	卵黄1個 サラダ油 小さじ1 卵白1個分	20～30mL	ボウルに小麦粉、卵黄、水、サラダ油を合わせてよく混ぜ、しばらくおく。揚げる前に卵白を固く泡立て、さっくりと混ぜ合わせる	165～170
高麗（中国風）ガオリー	250	小麦粉大さじ1½（12g） かたくり粉大さじ½（4g） 材料の6%	卵白 2個分		揚げるまぎわに卵白を泡立てて、小麦粉、かたくり粉を加えて、さっと混ぜる	170

表⑩－5　いため物の油の量

種類	材料に対する油の量（%）
和風いため煮	3～5
ムニエル	4～8
チャーハン	5～6
野菜ソテー	3～5
中国風いため物	5～10
カニたま	13～15
中国風いり卵（炒蛋）	13～25

（注）和風いため煮はきんぴら、いりどりなど。
　　　フッ素樹脂加工のフライパンを使う場合は、下限の量を使う。

表⑩－6　揚げ物の吸油率

種類	材料に対する油の量（%）
素揚げ	2～15
から揚げ	6～13
てんぷら	12～25
フリッター・フライ	6～20
アーモンド揚げ・クラッカー揚げ・はるさめ揚げ	33～35

資料　『調理のためのベーシックデータ』（女子栄養大学出版部）

表⑩－7　かんてんとゼラチンの必要量

種類	でき上がり（g）	原材料	でき上がりに対して（%）	液体（カップ）	糖分（でき上がりに対して）砂糖（%）	その他
みつ豆	400	角かんてん1本（8g） 粉かんてん1½袋（4g）	角2、粉1	水2½		
淡雪かん			角1、粉0.5	水2	50～60	卵白2個分
水ようかん	500	角かんてん½本 （3.5～4g） あるいは 粉かんてん½袋 （2～2.5g）	角0.8、粉0.4	水2～2½	30～40	生あん125～150g（でき上がりの25～30%）またはさらしあん50g　食塩0.4g（でき上がりの0.08%）、桜の葉
牛乳のかんてん寄せ（杏仁豆腐など）			角0.8、粉0.4	水1½ 牛乳1	10	アーモンドエッセンス少量　シロップ（水2½、砂糖100g）にレモン汁（½個分）を加え、上から注ぐ
ゼリー				水（果汁）1	15～20	果汁の種類によって砂糖を加減する
ブラマンジェ	200～250	粉ゼラチン1袋（5g）	2～3	牛乳1	15～20	生クリーム¼½、アーモンドエッセンス
ババロア				牛乳1	15～20	卵黄1～1½個　生クリーム¼½、バニラエッセンス

（注）1）角（棒）かんてんは水に30分ぐらいつけてから用いる。粉かんてんの場合は必要水量に5分つけてから加熱。
　　　2）粉ゼラチンは、3倍容量ぐらいの水でしめらせて5分おく。
　　　3）夏の場合や急ぐ場合は、ゼラチンを多めに用いる。
　　　4）凝固温度は、かんてん28～35℃、ゼラチン5～10℃。

（松田康子／女子栄養大学教授）

1. 国民健康づくり
2. 日本人の身体状況
3. 日本人の栄養
4. 子どもの栄養
5. 人口統計
6. 国民医療と福祉
7. 食品と栄養
8. 食品の安全
9. 調理

⓺⓵ − 調理による栄養素量の変化

表⓺⓵ − 1　ゆで時間による野菜のビタミンCの変化

試料	測定項目	生	100℃、5秒	100℃、1分	60℃、1分
貝割れ菜	水分（%）	94.0 ± 0.0	93.5 ± 0.1	94.9 ± 0.3	93.9 ± 0.1
	ビタミンC（mg/100g）	43.8 ± 0.7	42.7 ± 0.8（97.5%）	26.1 ± 0.9（59.6%）	43.0 ± 2.2（98.2%）
	固形分換算（mg/100g）	7.3	6.6（90.4%）	5.1（69.9%）	7.0（95.9%）
きゅうり	水分（%）	95.7 ± 0.7	95.3 ± 0.1	95.3 ± 0.1	95.7 ± 0.1
	ビタミンC（mg/100g）	14.5 ± 0.1	14.4 ± 1.1（99.3%）	12.5 ± 1.0（86.2%）	12.7 ± 1.2（87.6%）
	固形分換算（mg/100g）	3.4	3.1（91.2%）	2.7（79.4%）	3.0（88.2%）
レタス	水分（%）	96.7 ± 0.1	96.5 ± 0.1	96.7 ± 0.1	96.7 ± 0.1
	ビタミンC（mg/100g）	4.0 ± 0.2	3.8 ± 0.1（95.0%）	3.0 ± 0.1（75.0%）	3.8 ± 0.1（95.0%）
	固形分換算（mg/100g）	1.2	1.1（91.7%）	0.9（75.0%）	1.1（91.7%）
キャベツ	水分（%）	93.7 ± 0.1	93.8 ± 0.0	93.9 ± 0.1	94.1 ± 0.1
	ビタミンC（mg/100g）	25.2 ± 0.0	23.2 ± 0.1（92.1%）	21.3 ± 0.1（84.5%）	23.6 ± 0.1（93.7%）
	固形分換算（mg/100g）	4.0	3.7（92.5%）	3.5（87.5%）	4.0（100%）

（注）（%）は残存率。野菜はすべて切断していない。

表⓺⓵ − 2　調理によるビタミンの損失

じゃが芋を丸ごと40分蒸したときのビタミンの残存率（%）	B₁ = 96　B₂ = 96　C = 74
ほうれん草を3分間ゆでたときの残存率（%）	カロテン= 90　B₁ = 70 B₂ = 80　C = 48
ほうれん草のゆで時間とビタミンC残存率（%）［生（0分）= 100%として］	1分= 74　2分= 61 3分= 48　5分= 40
生で5分間水にさらしたときのビタミンC残存率（%）	かぶの葉（1枚ずつはがして）= 100 レタス1枚= 100 ほうれん草= 80 白菜1枚= 80 せん切りにんじん= 70

表⓺⓵ − 3　貯蔵条件による野菜のビタミンCの変化

種類	購入時の含有量 mg/100g	貯蔵条件	含有量 mg/100g	残存率 %
ほうれん草（35mg/100g）	80	25℃の室温で翌日	64	80
		10℃の冷蔵庫で翌日	72	90
		同上条件で5日後	56	70
		0℃の冷蔵庫で翌日	77	96
		同上条件で5日後	67	84
大豆もやし（5mg/100g）	13	水づけしたもので翌日	9	69
		同上条件で2日後	6	46
		ポリ袋に入れて0℃の冷蔵庫で翌日	12	92
		同上条件で5日後	10	77
青ピーマン（76mg/100g）	60	30℃の室温で3日後	55	92
		10℃の冷蔵庫で3日後	55	92
		同上条件で5日後	48	80
		0℃の冷蔵庫で3日後	60	100
		同上条件で5日後	58	97
さやいんげん（8mg/100g）	21	30℃の室温で翌日	17	81
		7℃の冷蔵庫で翌日	20	95
じゃが芋*（35mg/100g）	32	室温で5か月後	23	72
		5℃で5か月後	26	81
二十日大根（12mg/100g）	32	水洗いして0℃で3日後	27	84
		同上条件で7日後	26	81
		泥つき0℃で3日後	32	100
		同上条件で7日後	30	94
トマト（15mg/100g）	22	30℃の室温で3日後	18	82
		5℃の冷蔵庫で3日後	21	95

（注）（　）の数値は「日本食品標準成分表2010」による含有量。
＊男爵

図⓺⓵ − 1　保存中のビタミンC含有量の変動

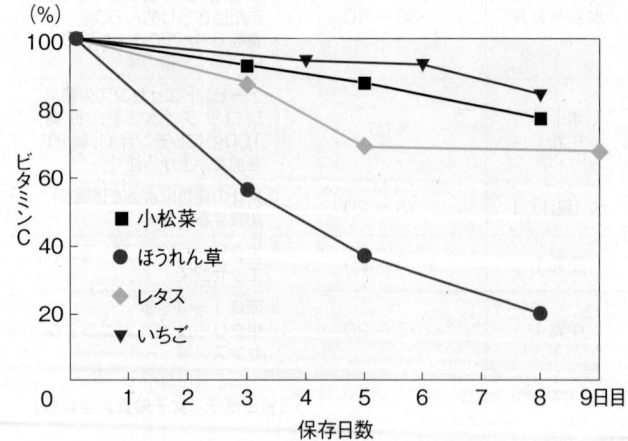

（注）家庭用冷蔵庫の野菜室、温度5～6℃、湿度90～97%で保存した場合。野菜は店頭で購入したものを使用。

（吉田企世子／女子栄養大学名誉教授）

新 改 アミノ酸成分表、脂肪酸成分表、炭水化物成分表の
新規収載食品&データ更新食品

2023年12月20日時点で公表済みのもの

アミノ酸成分表、脂肪酸成分表、炭水化物成分表についての
日本食品標準成分表（八訂）増補2023年は、以下でカラー版がご覧いただけます。
購読者特典の専用ページURL（https://eiyo21.com/seibunhyo10240/）からもアクセスできます。

アミノ酸成分表
可食部100g当たりのアミノ酸成分表

脂肪酸成分表
可食部100g当たりの脂肪酸成分表

炭水化物成分表 本表
可食部100g当たりの炭水化物成分表（利用可能炭水化物及び糖アルコール）

炭水化物成分表 別表1
可食部100g当たりの食物繊維成分表

炭水化物成分表 別表2
可食部100g当たりの有機酸成分表

今回新しく追加された食品・変更があった食品は以下になります。
新…新規収載食品、改…データが更新された食品

食品番号	食品名	アミノ酸成分表 第1表	脂肪酸成分表 第1表	炭水化物成分表 本表	別表1	別表2
01028	こむぎ ［パン類］ コッペパン	改	改	改	改	改
01213	こむぎ ［パン類］ バンズ	新	新	新	新	
01079	こむぎ ［その他］ パン粉 乾燥	改	改	改	改	
01214	こめ ［うるち米製品］ 水稲全かゆ レトルト 玄米	新	新	新	新	
01215	こめ ［うるち米製品］ 水稲全かゆ レトルト 精白米	新	新	新	新	
02008	〈いも類〉 （さつまいも類） さつまいも 塊根 皮なし 焼き				改	改
02009	〈いも類〉 （さつまいも類） さつまいも 蒸し切干				改	改
02012	〈いも類〉 （さといも類） さといも 球茎 冷凍				改	改
03033	（その他） はちみつ 国産品			新		新
04111	あずき あん つぶし生あん	新	新	新	新	新
04112	えんどう うぐいすあん	新	新	新	新	新
04039	だいず ［豆腐・油揚げ類］ 生揚げ				改	
04113	だいず ［豆腐・油揚げ類］ 絹生揚げ	新	新	新	新	新
04046	だいず ［納豆類］ 糸引き納豆				改	
04114	だいず ［納豆類］ 塩納豆	新	新	新	新	新
04115	だいず ［納豆類］ 干し納豆	新	新	新	新	新
04052	だいず ［その他］ 豆乳 豆乳		改		改	新
04053	だいず ［その他］ 豆乳 調製豆乳				改	新
04054	だいず ［その他］ 豆乳 豆乳飲料・麦芽コーヒー				改	新
05027	ひまわり フライ 味付け	改		改	改	新
06402	アイスプラント 生	新	新	新	新	新
06011	いんげんまめ さやいんげん 若ざや ゆで				改	
06033	オクラ 果実 ゆで				改	
06047	（かぼちゃ類） 日本かぼちゃ 果実 ゆで				改	
06061	（キャベツ類） キャベツ 結球葉 生	改	改	改	改	改
06403	（キャベツ類） キャベツ 結球葉 カット 常法洗浄	新	新	新	新	新
06404	（キャベツ類） キャベツ 結球葉 カット 次亜塩素酸洗浄	新	新	新	新	新

食品番号	食品名	アミノ酸成分表 第1表	脂肪酸成分表 第1表	炭水化物成分表 本表	別表1	別表2
06405	（ごぼう類）　堀川ごぼう　根　生				新	
06406	万願寺とうがらし　果実　生				新	
06214	（にんじん類）　にんじん　根　皮なし　生	改	改	改	改	改
06407	（にんじん類）　にんじん　根　皮なし　カット　常法洗浄	新	新	新	新	新
06408	（にんじん類）　にんじん　根　皮なし　カット　次亜塩素酸洗浄	新	新	新	新	新
06409	（にんじん類）　島にんじん　根　皮なし　生				新	
06410	（ねぎ類）　九条ねぎ　葉　生				新	
06411	（ねぎ類）　めねぎ　葉　生				新	
06372	ほうれんそう　葉　冷凍　ゆで				改	
06287	（もやし類）　だいずもやし　生	改	改			
06412	（もやし類）　だいずもやし　油いため	新	新			
06291	（もやし類）　りょくとうもやし　生	改	改			
06413	（もやし類）　りょくとうもやし　油いため	新	新			
07186	（すぐり類）　赤すぐり　冷凍	新	新		新	新
07187	ぶどう　皮つき　シャインマスカット　生	新	新	新	新	新
08059	マッシュルーム　ブラウン種　生	新	新	新	新	
09005	あまのり　味付けのり		改			
09006	あらめ　蒸し干し	改	改			
09007	いわのり　素干し	改	改			
09040	わかめ　乾燥わかめ　素干し	改	改		改	
09041	わかめ　乾燥わかめ　素干し　水戻し	改	改		改	
09060	わかめ　乾燥わかめ　素干し　水戻し　水煮	新	新		新	
10457	〈魚類〉　（あじ類）　にしまあじ　開き干し　生	新	新			
10458	〈魚類〉　（あじ類）　にしまあじ　開き干し　焼き	新	新			
10459	〈魚類〉　（まぐろ類）　くろまぐろ　養殖　脂身　生	新	新			
10460	〈魚類〉　（まぐろ類）　くろまぐろ　養殖　脂身　水煮	新	新			
10461	〈魚類〉　（まぐろ類）　くろまぐろ　養殖　脂身　蒸し	新	新			
10462	〈魚類〉　（まぐろ類）　くろまぐろ　養殖　脂身　電子レンジ調理	新	新			
10463	〈魚類〉　（まぐろ類）　くろまぐろ　養殖　脂身　焼き	新	新			
10464	〈魚類〉　（まぐろ類）　くろまぐろ　養殖　脂身　ソテー	新	新			
10465	〈魚類〉　（まぐろ類）　くろまぐろ　養殖　脂身　天ぷら	新	新			
10281	〈貝類〉　あさり　生	改	改			
10466	〈貝類〉　あさり　蒸し	新	新			
10467	〈えび・かに類〉　（えび類）　アルゼンチンあかえび　生	新	新			
10468	〈えび・かに類〉　（えび類）　アルゼンチンあかえび　ゆで	新	新			
10469	〈えび・かに類〉　（えび類）　アルゼンチンあかえび　焼き	新	新			
10470	〈いか・たこ類〉　（いか類）　するめいか　胴　皮なし　フライ		新			
10361	〈いか・たこ類〉　（たこ類）　まだこ　皮つき　生	改	改			
10471	〈いか・たこ類〉　（たこ類）　まだこ　皮なし　生		新			
10472	〈いか・たこ類〉　（たこ類）　まだこ　蒸しだこ		新			
10473	〈いか・たこ類〉　（たこ類）　まだこ　蒸しだこ　油いため		新			
10474	〈いか・たこ類〉　（たこ類）　まだこ　蒸しだこ　素揚げ		新			
10381	〈水産練り製品〉　焼き竹輪	改	改	新		新
10386	〈水産練り製品〉　さつま揚げ	新	改	新		新
11101	〈畜肉類〉　うし　[副生物]　腱　ゆで	新	改			新
11311	〈畜肉類〉　しか　にほんじか　ほんしゅうじか　赤肉　生	新	新			新
11312	〈畜肉類〉　ぶた　[副生物]　頭部　ジョウルミート　生	新	新			新
11313	〈畜肉類〉　ぶた　[副生物]　頭部　ジョウルミート　焼き	新	新			新
11183	〈畜肉類〉　ぶた　[ベーコン類]　ばらベーコン　ばらベーコン	改	改	改		改
11314	〈畜肉類〉　ぶた　[ベーコン類]　ばらベーコン　ゆで	新	新			新
11315	〈畜肉類〉　ぶた　[ベーコン類]　ばらベーコン　焼き	新	新			新
11316	〈畜肉類〉　ぶた　[ベーコン類]　ばらベーコン　油いため	新	新			新
11317	〈畜肉類〉　ぶた　[ソーセージ類]　ランチョンミート	新	新	新		新
15186	〈チョコレート類〉　スイートチョコレート	新	新	新	新	新
15187	〈チョコレート類〉　スイートチョコレート　カカオ増量	新	新	新	新	新
16062	〈茶類〉　（緑茶類）　番茶　茶				新	
16063	〈茶類〉　（緑茶類）　ほうじ茶　茶				新	
18053	和風料理　その他　お好み焼き			新	新	新
18054	和風料理　その他　とりから揚げ	新	新	新	新	新
18055	洋風料理　フライ類　かきフライ	新	新	新	新	新
18056	中国料理　点心類　春巻き			新	新	新
18057	中国料理　菜類　チャーハン			新	新	新

増補 2023 のカラー版が
下記よりダウンロードできます！

Web
付録

https://eiyo21.com/
seibunhyo10240/
pdf/amino_2024.pdf

日本食品標準成分表 2020 年版（八訂）
アミノ酸成分表編

収載にあたって

「日本食品標準成分表 2020 年版（八訂）アミノ酸成分表編」は、次の 4 つの表が収載されている。

第 1 表　可食部 100 g 当たりのアミノ酸成分表
第 2 表　基準窒素 1 g 当たりのアミノ酸成分表
第 3 表　アミノ酸組成によるたんぱく質 1g 当たりの
　　　　　アミノ酸成分表（ウェブサイトでのみ公開）
第 4 表　（基準窒素による）たんぱく質 1 g 当たりの
　　　　　アミノ酸成分表（ウェブサイトでのみ公開）

本書では、第 1 表を収載した。付録のカラー版成分表も同様に、「日本食品標準成分表（八訂）増補 2023 アミノ酸成分表編」の第 1 表を収載した。

本表編の記号

（　）：推計値
Tr：微量
—：未測定

日本食品標準成分表2020年版（八訂）
アミノ酸成分表編の説明

（文部科学省科学技術・学術審議会資源調査分科会報告を一部改変）

1 アミノ酸成分表の目的及び性格

1) 目的

　たんぱく質はアミノ酸の重合体であり、体組織や酵素、ホルモン等の材料となるほか、栄養素及びエネルギー源としても不可欠な物質である。たんぱく質の栄養価は主に構成アミノ酸の種類と量（組成）によって決まるため、その摂取に当たっては、アミノ酸の総摂取量（たんぱく質摂取量）のほか、不可欠アミノ酸推定平均必要量を摂取することやアミノ酸組成のバランスが重要となる。また、日本食品標準成分表2020年版（八訂）（以下「食品成分表2020年版」という）では、アミノ酸組成から算出したたんぱく質である「アミノ酸組成によるたんぱく質」をたんぱく質に由来するエネルギーを計算するための成分と位置づけ、食品のエネルギーを算定する際は、原則として、この収載値を用いることとした。

　このため、食品のたんぱく質の質的評価及びエネルギー計算に活用する基礎資料としてアミノ酸成分表を作成し、国民が日常摂取する食品のたんぱく質含有量とともに、アミノ酸組成を取りまとめた。

　このようにアミノ酸成分表は、食品成分表2020年版のエネルギー計算の根拠とするとともに、国民の健康の維持増進、食料政策の検討や、研究・教育分野等に活用できる基礎資料として、関係方面での幅広い利用に供することを目的としている。

2) 性格

　アミノ酸成分表は、我が国において常用される重要な食品について、たんぱく質の構成要素となる21種類（分析項目としては19種類）のアミノ酸の標準的な成分値（組成）を収載している。

　アミノ酸の成分値は、原材料である動植物や菌類の種類、品種、生育環境、加工方法等の諸種の要因により変動することが知られている。アミノ酸成分表の収載値は、アミノ酸成分値の変動要因を十分考慮しながら、日常、市場で入手し得る試料の分析値を基に、年間を通して普通に摂取する場合の全国的な平均値と考えられる成分値を決定し、1食品1標準成分値を原則として収載している。

3) 経緯

　アミノ酸成分表は、文部科学省科学技術・学術審議会資源調査分科会の前身である科学技術庁資源調査会が、1966（昭和41）年に日本食品アミノ酸組成表として初めて策定し、公表した。その後、食生活の多様化、分析技術の向上等を背景に、四訂日本食品標準成分表のフォローアップの一環として抜本的な改正が行われ、1986（昭和61）年に改訂日本食品アミノ酸組成表（以下「改訂アミノ酸組成表」という）として公表した。

　2010（平成22）年12月に、文部科学省科学技術・学術審議会資源調査分科会は、日本食品標準成分表2010の策定に合わせて、日本食品標準成分表準拠アミノ酸成分表2010（以下「アミノ酸成分表2010」という）を取りまとめ公表した。

　さらに、同資源調査分科会は、食品成分委員会を設置し、近年の食生活の変化等を考慮しつつアミノ酸組成に関する情報の充実に努めてきた。その成果として、2015（平成27）年12月の日本食品標準成分表2015年版（七訂）（以下「食品成分表2015年版」という）の改訂に合わせて、日本食品標準成分表2015年版（七訂）アミノ酸成分表編（以下「アミノ酸成分表2015年版」という）を取りまとめた。

　食品成分表2015年版の公表後においては、利用者の便宜を考え、食品の成分に関する情報を速やかに公開する観点から、

2 本成分表の概要

本成分表には、食品成分表 2020 年版の収載食品のうち、直接分析により、あるいは原材料配合割合や文献等からの推計によりアミノ酸組成の成分値を決定した 1,954＊食品を対象として、可食部 100 g 当たりの成分値を示す第 1 表、及び、基準窒素 1 g 当たりの成分値を示す第 2 表を作成し収載した。

さらに、第 1 表と同じデータに基づき、アミノ酸組成によるたんぱく質 1 g 当たりの成分値（第 3 表）及び（基準窒素による）たんぱく質 1 g 当たりの成分値（第 4 表）を作成し、本成分表に収載の 2 表を加えた 4 つの表を文部科学省のウェブサイトで公表している。

本成分表の収載食品数は、アミノ酸成分表 2015 年版から 396 食品増加し、1,954＊食品となった。なお、本成分表では、食品の配列、成分項目、作表の形式等の様式の変更はなく、アミノ酸成分表 2015 年版を踏襲したものとなっている。

食品中のアミノ酸は、食品の可食部を分析試料として秤取り、加水分解等の処理をした後、アミノ酸分析計等で測定し、可食部 100 g 当たりの遊離態のアミノ酸含量として、同一試料について測定した基準窒素によるたんぱく質の含量と共に報告される。本成分表に利用したアミノ酸の分析値は、加水分解時間を変えて試料のアミノ酸分析をした調査[1] により求めた、加水分解に伴う各アミノ酸の量の変化を基にした補正係数を用いて補正した。また、各年度に報告された基準窒素によるたんぱく質量が、収載しているたんぱく質量と異なる場合には、両たんぱく質量の比を用いて、各アミノ酸について得られた分析値を補正して収載値とした。根拠となる各アミノ酸の値が、文献からの引用値（文献値）、他の成分表から引用した数値（借用値）等である場合には、利用できる情報を活用し、計算等により、各アミノ酸量が収載している基準窒素によるたんぱく質量に見合うものとなるよう調整した上で、「可食部 100 g 当たりのアミノ酸成分」（第 1 表）を決定した。

第 2 表の「基準窒素 1 g 当たりのアミノ酸成分表」は、第 1 表の成分値を、食品成分表 2020 年版に収載したたんぱく質量を求める際に利用した基準窒素量で除して作成した。

第 3 表の「アミノ酸組成によるたんぱく質 1 g 当たりのアミノ酸成分表」は、第 1 表の成分値を、各アミノ酸量に基づくアミノ酸の脱水縮合物（アミノ酸残基）の総量として算出したアミノ酸組成によるたんぱく質量で除して作成した。

表1 アミノ酸成分表の沿革

名称	公表年	食品数（累計）
日本食品アミノ酸組成表	1966 年（昭和 41 年）	157
改訂日本食品アミノ酸組成表	1986 年（昭和 61 年）	295
日本食品標準成分表準拠 アミノ酸成分表 2010	2010 年（平成 22 年）	337
日本食品標準成分表 2015 年版（七訂）アミノ酸成分表編	2015 年（平成 27 年）	1,558
日本食品標準成分表 2015 年版（七訂）追補 2016 年アミノ酸成分表編	2016 年（平成 28 年）	1,586
日本食品標準成分表 2015 年版（七訂）追補 2017 年アミノ酸成分表編	2017 年（平成 29 年）	1,627
日本食品標準成分表 2015 年版（七訂）追補 2018 年アミノ酸成分表編	2018 年（平成 30 年）	1,678
2019 年における日本食品標準成分表 2015 年版（七訂）のデータ更新（アミノ酸成分表編）	2019 年（令和 元年）	1,713
日本食品標準成分表 2020 年版（八訂）アミノ酸成分表編	2020 年（令和 2 年）	1,954＊

近年 5 年おきに策定してきた次期改訂版公表までの各年に、その時点で食品成分表への収載を決定した食品について、食品成分表 2015 年版を追補する食品成分表として公表することとし、2016（平成 28）年から 2019（令和元）年の間の各年において、日本食品標準成分表 2015 年版（七訂）追補 2016 年、同追補 2017 年、同追補 2018 年及び 2019 年における日本食品標準成分表 2015 年版（七訂）のデータ更新（以下「2015 年版（七訂）追補等」）を策定・公表してきた。たんぱく質等の組成についても、それぞれ日本食品標準成分表 2015 年版（七訂）追補 2016 年アミノ酸成分表編、同追補 2017 年アミノ酸成分表編、同追補 2018 年アミノ酸成分表編及び 2019 年における日本食品標準成分表 2015 年版（七訂）のデータ更新（以下「アミノ酸成分表追補等」）として、同様にアミノ酸成分表の一部改訂を毎年公表している。

今回公表することとした日本食品標準成分表 2020 年版（八訂）アミノ酸成分表編（以下「本成分表」）は、「アミノ酸成分表 2015 年版」以来のアミノ酸組成に係る成分表の全面改訂であり、2016（平成 28）年以降のアミノ酸成分表追補等による、新規分析値の利用を中心とした改訂、及び、最近の文献等からの推計の結果を網羅するものである。

これまでのアミノ酸成分表の策定経過について、表1 に示した。

第4表の「(基準窒素による)たんぱく質1g当たりのアミノ酸成分表」は、第1表の成分値を、基準窒素量に窒素—たんぱく質換算係数を乗じて算出したたんぱく質量で除して作成した。(基準窒素による)たんぱく質は、食品成分表2020年版及び本成分表収載の「たんぱく質」と同じものである。各表の名称は下記のとおりである。

第1表　可食部100g当たりのアミノ酸成分表
第2表　基準窒素1g当たりのアミノ酸成分表
第3表　アミノ酸組成によるたんぱく質1g当たりの
　　　　アミノ酸成分表（ウェブサイトで公開）
第4表　(基準窒素による)たんぱく質1g当たりの
　　　　アミノ酸成分表（ウェブサイトで公開）

※注—本書では、第1表のみ収載（第2～4表は省略）。

1) 収載食品

(1) 食品群の分類及び配列

食品群の分類及び配列は、食品成分表2020年版に従い、次のとおりである。

　1穀類、2いも及びでん粉類、3砂糖及び甘味類、4豆類、5種実類、6野菜類、7果実類、8きのこ類、9藻類、10魚介類、11肉類、12卵類、13乳類、14油脂類、15菓子類、16し好飲料類、17調味料及び香辛料類、18調理済み流通食品類

(2) 収載食品の概要

収載食品は、改訂アミノ酸組成表及びアミノ酸成分表2010策定時において、

① たんぱく質供給食品として、たんぱく質含量の多い食品及び摂取量の多い食品を中心として対象とする
② 原材料的食品については、消費形態に近いものを対象とする
③ 加工食品については、日常よく摂取されるものの中から、アミノ酸組成に変化をもたらすような加工がされているものを対象とする
との考え方に基づき選定され、現在もこの考えが踏襲されている。

また、本成分表の策定に際しては、食品成分表2020年版との整合性を確保しつつ、アミノ酸成分表追補等による新規分析食品の増加、及び、アミノ酸成分表2015年版での推計を基礎として、本成分表において、類似食品からの類推や海外の食品

表2　食品群別収載食品数

	食品群	食品数（第1表）	増加数
1	穀類	178	39
2	いも及びでん粉類	39	7
3	砂糖及び甘味類	2	1
4	豆類	101	20
5	種実類	47	9
6	野菜類	342	78
7	果実類	124	22
8	きのこ類	49	6
9	藻類	42	6
10	魚介類	427	107
11	肉類	274	41
12	卵類	19	3
13	乳類	53	2
14	油脂類	7	2
15	菓子類	124	2
16	し好飲料類	24	16
17	調味料及び香辛料類	98*	35*
18	調理済み流通食品類	4	0
	合計	1,954*	396*

成分表等からの借用等の推計の根拠についての確認及び追加を行うなど、利用者の便宜を図る観点からの見直しを行った。具体的には、

① 我が国で広く消費されている主な食品について、アミノ酸成分表2015年版に未収載であった食品及び新たに食品成分表2020年版に収載された食品から選定した。
② 「生」の分析値があるものについては、それに基づき「ゆで」、「焼き」等の可食部100g当たりの成分値を類推した。
③ 未分析の食品のうち、上記③で類推ができない食品で、海外の食品成分表等に類似食品があるものについては、このデータを借用し、成分値を推計した。
④ 未分析の食品のうち、原材料の配合割合とアミノ酸の成分値が既知の加工品については、それらを用いて成分値を計算した。

②、③及び④の方法で求めた推計値は、調理によるアミノ酸組成の変化や日本と海外の食品の違い等を考慮していないものであることから、（ ）を付けて収載し、備考欄に推計値である旨を記載した。

②及び③の方法では、参照する食品の基準窒素1g当たり（海外のデータベースの場合は窒素1g当たり）の各アミノ酸量に、対象食品の基準窒素量を乗じて推計値を求めた[2][3]。②又は③の推計で参照元となった食品は、備考欄に示した。

④の方法では、対象食品の原材料の可食部 100 g 当たりの各アミノ酸量に、原材料配合割合を乗じて加算し、当該原材料の可食部 100 g 当たりのたんぱく質量に原材料配合割合を乗じて加算したもので除した上で、対象食品の可食部 100 g 中のたんぱく質量を乗じて推計値を求めた。原材料配合割合は、食品成分表 2020 年版第 3 章に記載の割合を用いた。この結果、本成分表では、アミノ酸成分表 2015 年版収載食品数 1,558 食品から、推計食品を中心に新たに 396*食品を追加したことにより収載した食品数は 1,954*食品（第 1 表）である。食品群別収載食品は 表2 に示すとおりである。

（3）食品の名称、分類、配列、食品番号及び索引番号

食品の名称、分類、配列及び食品番号については、食品成分表 2020 年版に準じ、同じ名称、食品番号、索引番号等を用いた。各成分表において収載成分が未調査のものは除いていること等により、収載食品数が異なることから、本成分表には収載されない食品番号がある。

※注─本書では、索引番号は省略。

（4）収載食品の留意点

各食品群及び各食品の詳細な説明については、食品成分表 2020 年版第 3 章食品群別留意点を参照されたい。

※注─本書では、第 3 章は省略。

2）収載成分項目等

（1）項目及びその配列

項目の配列は、次のとおりとした。

第 1 表：水分、アミノ酸組成によるたんぱく質、たんぱく質、各アミノ酸、アミノ酸合計、アンモニア

第 2 表：各アミノ酸、アミノ酸合計、アンモニア、アミノ酸組成によるたんぱく質に対する窒素─たんぱく質換算係数

第 3 表、第 4 表：各アミノ酸、アミノ酸合計、アンモニア

※注─本書では、第 2〜4 表は省略。

（2）アミノ酸

① アミノ酸は、18 種類（魚介類、肉類と調味料及び香辛料類は 19 種類）を収載した。その内訳は、体内で合成されないか又は十分に合成されない不可欠アミノ酸（必須アミノ酸）として、イソロイシン、ロイシン、リシン（リジン）、含硫アミノ酸（メチオニン、シスチン）、芳香族アミノ酸

（フェニルアラニン、チロシン）、トレオニン（スレオニン）、トリプトファン、バリン、ヒスチジン、その他のアミノ酸としてアルギニン、アラニン、アスパラギン酸、グルタミン酸、グリシン、プロリン、セリンである。このほか、魚介類等についてはヒドロキシプロリンを収載した。

各アミノ酸の成分値は、脱水縮合時のアミノ酸残基の質量ではなく、アミノ酸としての質量を収載している。このため、各アミノ酸の成分値からアミノ酸組成によるたんぱく質量を算出する際は、縮合脱水の差分を考慮する必要がある。

アスパラギン及びグルタミンは、アミノ酸分析の前処理におけるたんぱく質の加水分解で、それぞれアスパラギン酸、グルタミン酸に変化し、測定の際には、たんぱく質中のアスパラギンとアスパラギン酸あるいはグルタミンとグルタミン酸は区別できないので、それぞれアスパラギン酸及びグルタミン酸に含めた。また、シスチンの成分値は、システインとシスチン（2 分子のシステインが結合したもの）の合計で、1/2 シスチン量として表した。たんぱく質を構成するアミノ酸と遊離のアミノ酸は区別していない。

表3 **収載したアミノ酸及び分子量**

和名	英名	記号	分子量
イソロイシン	Isoleucine	Ile	131.17
ロイシン	Leucine	Leu	131.17
リシン（リジン）	Lysine	Lys	146.19
メチオニン	Methionine	Met	149.21
シスチン	Cystine	Cys-Cys	240.30
1/2 シスチン	Half-cystine		120.15
フェニルアラニン	Phenylalanine	Phe	165.19
チロシン	Tyrosine	Tyr	181.19
トレオニン（スレオニン）	Threonine	Thr	119.12
トリプトファン	Tryptophan	Trp	204.23
バリン	Valine	Val	117.15
ヒスチジン	Histidine	His	155.16
アルギニン	Arginine	Arg	174.20
アラニン	Alanine	Ala	89.09
アスパラギン酸	Aspartic acid	Asp	133.10
グルタミン酸	Glutamic acid	Glu	147.13
グリシン	Glycine	Gly	75.07
プロリン	Proline	Pro	115.13
セリン	Serine	Ser	105.09
ヒドロキシプロリン	Hydroxyproline	Hyp	131.13

（参考）

含硫アミノ酸	sulfur-containing amino acids	SAA	−
芳香族アミノ酸	aromatic amino acids	AAA	−

収載した各アミノ酸の和名、英名、記号及び分子量は、**表3**のとおりである。

② アミノ酸の配列は、はじめに不可欠アミノ酸、次に可欠アミノ酸（非必須アミノ酸）とし、それぞれ原則として英名によるアルファベット順とした。なお、メチオニンとフェニルアラニンは、栄養的にはその一部をそれぞれシスチンとチロシンで置き替えることができるので、メチオニンの次にシスチン、フェニルアラニンの次にチロシンとした。

ヒスチジンは、大人は体内で合成できるが、子どもは合成できないので、不可欠アミノ酸であるが、他の不可欠アミノ酸とは少し異なることから、バリンの次に配列した。

また、アルギニンは、動物の種類によっては不可欠アミノ酸であったり、不可欠アミノ酸に準ずるものであったりするので、他の可欠アミノ酸と対照できるよう、不可欠アミノ酸と可欠アミノ酸の間に配列した。

さらに、メチオニン及びシスチンを含硫アミノ酸として、フェニルアラニン及びチロシンを芳香族アミノ酸として、それぞれ小計欄を設けるとともに、各アミノ酸の合計を「アミノ酸合計」として示した。

③ 各アミノ酸の測定方法の概要は**表4**のとおりである。

測定したアミノ酸量は、参考文献1）の方法を用いて、次の補正係数を乗じて補正した（概略は参考に記した）：
イソロイシン、1.03；ロイシン、1.01；リシン（リジン）、1.01；メチオニン、1.01；シスチン、1.01；フェニルアラニン、1.01；チロシン、1.04；トレオニン（スレオニン）、1.08；トリプトファン、1.01；バリン、1.03；ヒスチジン、1.01；アルギニン、1.02；アラニン、1.01；アスパラギン酸、1.01；グルタミン酸、1.01；グリシン、1.01；プロリン、1.02；セリン、1.13；ヒドロキシプロリン、1.06。

（3）水分及びたんぱく質（基準窒素によるたんぱく質）

利用者の便宜を図る観点から、水分及びたんぱく質について食品成分表 2020 年版の収載値を収載した。

なお、本成分表収載の食品に係る食品成分表 2020 年版の測定方法の概要は、**表5**のとおりである。

（4）アミノ酸組成によるたんぱく質

アミノ酸組成によるたんぱく質は、アミノ酸組成に基づいて、アミノ酸の脱水縮合物の量、すなわちアミノ酸残基の総量として求めた値である。

アミノ酸組成によるたんぱく質（g）
= Σ｛可食部 100 g 中の各アミノ酸量（g）×
（そのアミノ酸の分子量－18.02）/ そのアミノ酸の分子量｝

（5）アミノ酸組成によるたんぱく質に対する 窒素換算係数

アミノ酸組成によるたんぱく質に対する窒素換算係数は、基準窒素 1 g 当たりの個々のアミノ酸残基の総量として求めた値である。

個々の食品のたんぱく質量を求める場合は、その食品の基準窒素量に当該窒素換算係数を乗ずることにより、従来の方法に従い基準窒素量に従来の窒素—たんぱく質換算係数を乗じたたんぱく質量よりも、より正確なたんぱく質量を求めることができる。

表4 アミノ酸の測定法

対象アミノ酸	項目	概要
一般のアミノ酸(注1) ヒドロキシプロリン アンモニア	定量法	カラムクロマトグラフ法（アミノ酸自動分析計使用）
	加水分解条件	6 mol/L 塩酸（0.04 % 2-メルカプトエタノール含有） 110℃、24 時間
シスチン メチオニン	定量法	カラムクロマトグラフ法（アミノ酸自動分析計使用）
	加水分解条件	過ギ酸酸化後 6 mol/L 塩酸 130 〜 140℃、20 時間
メチオニン(注2)	定量法	カラムクロマトグラフ法（アミノ酸自動分析計使用）
	加水分解条件	6 mol/L 塩酸（0.1 % 2-メルカプトエタノール含有） 窒素を吹き込みながら 130 〜 140℃、20 時間
トリプトファン	定量法	高速液体クロマトグラフ法
	加水分解条件	水酸化バリウム（チオジエチレングリコール含有） 110℃、12 時間

（注1）イソロイシン、ロイシン、リシン（リジン）、フェニルアラニン、チロシン、トレオニン（スレオニン）、バリン、ヒスチジン、アルギニン、アラニン、アスパラギン酸、グルタミン酸、グリシン、プロリン、セリン
（注2）シスチン及びメチオニンの測定法では、メチオニンが妨害ピークの影響で分離できない場合に用いる。

表5 水分及びたんぱく質の測定法

成分	測定法
水分	常圧加熱乾燥法又は減圧加熱乾燥法。ただし、アルコール又は酢酸を含む食品は、乾燥減量からアルコール分又は酢酸の重量をそれぞれ差し引いて算出。
たんぱく質	改良ケルダール法又は燃焼法（改良デュマ法）によって定量した窒素量に、「窒素—たんぱく質換算係数」を乗じて算出。 野菜類はサリチル酸添加改良ケルダール法で硝酸態窒素を含む全窒素量を定量し、別に定量した硝酸態窒素を差し引いてから算出。 ※茶葉中のカフェイン、カカオ中のテオブロミン等の含窒素化合物についても、別途、当該化合物を定量し、基準窒素を求める際の計算に用いている。

（6）アンモニア

アンモニアは、食品中に少量含まれているものを除き、その大部分がたんぱく質の加水分解の過程で生じるものであり、グルタミンやアスパラギンに含まれるアミド基由来のものが主体であると考えられることから、アミド態のアミノ酸量の推定に有益な情報として、この値を収載した。

このアンモニア量をこれらのアミノ酸のアミド態窒素としてたんぱく質量に算入することも検討したが、現時点では、アミド基に由来するものの割合についての十分な情報がないこと及びアミド態とみなしてもたんぱく質の計算値はほぼ同一であることから、アンモニアの量を別欄に示して参考として供することとした。

なお、グルタミン酸、アスパラギン酸として定量されるアミノ酸がすべてアミド態と仮定して、そのためのアンモニアを差し引いてもなおアンモニアが残る場合、その量を備考欄に「剰余アンモニア」として示した。

この「剰余アンモニア」は、非たんぱく態の含窒素化合物に由来するものと考えられる。また、特に野菜類においては、硝酸態窒素の一部がアミノ酸の定量操作の過程でアンモニアに変換されることが認められたので、硝酸態窒素に由来するものが多いと考えられる。

（7）備考欄

既に述べたもののほか、食品の別名、試料、性状、廃棄部位等を記載した。

（8）成分識別子（Component identifier）

各成分項目には成分識別子を付けた。成分識別子には、原則として、FAO/INFOODS の Tagname を用いた。Tagname にはない成分識別子は次のとおりである。

第1表

ATT：アミノ酸組成計。

AMMON-E：剰余アンモニア。

PROT-：たんぱく質。基準窒素量に窒素―たんぱく質換算係数を乗じて求める。

第2表

AMMONN：基準窒素1g当たりのアンモニア。

XNA：アミノ酸組成によるたんぱく質に対する窒素―たんぱく質換算係数。

第3表

-PA：アミノ酸組成によるたんぱく質1g当たりの各アミノ酸及びアンモニアは、各アミノ酸及びアンモニアのTagname の語尾に「PA」を付けた。

第4表

AMMONP：（基準窒素による）たんぱく質1g当たりのアンモニア。

※注―本書では、成分識別子は一部省略。

3）数値の表示方法

数値の表示方法は、以下による（**表6** 参照）。

水分、アミノ酸組成によるたんぱく質及びたんぱく質の単位はgとし、小数第1位まで表示した。

各アミノ酸、アミノ酸合計及びアンモニアの単位はmgとし、整数表示（ただし、10未満は小数第1位まで表示）とした。数値の丸め方は、最小表示桁の一つ下の桁を四捨五入したが、整数で表示するものについては、大きい位から3桁目を四捨五入して有効数字2桁で示した。

推計値は（ ）を付けて収載した（推計値については、「2 1）(2) 収載食品の概要」を参照）。

4）食品の調理条件

食品の調理条件は、食品成分表2020年版と同様、一般調理（小規模調理）を想定し基本的な調理条件を定めた。

調理過程の詳細、各食品の調理条件の概要については、食品成分表2020年版第1章 **表12** を参照されたい。

表6 数値の表示方法

項目	単位	最小表示の位	数値の丸め方
水分			
アミノ酸組成によるたんぱく質	g	小数第1位	小数第2位を四捨五入
たんぱく質			
各アミノ酸			整数表示では、大きい位から3桁目を四捨五入して有効数字2桁。
アミノ酸合計	mg	整数表示 （ただし10未満は小数第1位）	小数第1位表示では、小数第2位を四捨五入
アンモニア			

参考文献

1) 日本食品分析センター：平成 29 年度文部科学省 委託調査報告書 日本食品標準成分表におけるアミノ酸組成分析法に関する新しい解析法の妥当性検証調査 成果報告書（2018）
2) FAO/WHO：Energy and protein requirements, Report of a Joint FAO/WHO AdHoc Expert Committee.WHO Technical Report Series. No. 522, FAO Nutrition Meetings Report Series, No.52（1973）
3) FAO：Amino acid content of foods and biological data on proteins. Nutritional Studies, No. 24（1970）
4) FAO/WHO/UNU. Protein and amino acid requirements in human nutrition. Technical Report Series 935, WHO, Geneva.（2007）.

可食部100g当たりのアミノ酸成分表

穀類

食品番号	食品名	水分	アミノ酸組成によるたんぱく質	たんぱく質	イソロイシン ILE	ロイシン LEU	リシン（リジン） LYS	メチオニン MET	シスチン CYS	含硫アミノ酸AAS 合計	フェニルアラニン PHE	チロシン TYR	芳香族アミノ酸AAA 合計	トレオニン(スレオニン) THR	トリプトファン TRP	バリン VAL	ヒスチジン HIS	アルギニン ARG	アラニン ALA	アスパラギン酸 ASP	グルタミン酸 GLU	グリシン GLY	プロリン PRO	セリン SER	ヒドロキシプロリン HYP	アミノ酸組成計	アンモニア	備考
		(……g……)			(……………………………………………………………………………………… mg …………………………………………………………………………………………)																							
	アマランサス																											
01001	玄穀	13.5	(11.3)	12.7	(550)	(820)	(700)	(210)	(180)	(390)	(510)	(310)	(820)	(520)	(170)	(640)	(360)	(990)	(750)	(1200)	(2100)	(1500)	(650)	(1100)	(0)	(13000)	–	米国成分表より推計
	あわ																											
01002	精白粒	13.3	10.2	11.2	480	1500	220	380	220	600	630	360	990	470	210	600	270	360	1000	800	2400	300	990	630	–	12000	340	うるち、もちを含む。歩留り:70〜80%
01003	あわもち	48.0	(4.5)	5.1	(210)	(600)	(130)	(160)	(110)	(260)	(280)	(170)	(460)	(190)	(88)	(280)	(130)	(250)	(410)	(410)	(1000)	(170)	(380)	(260)	–	(5300)	–	原材料配合割合:もちあわ50、もち米50。01002あわ、01151もち米から推計
	えんばく																											
01004	オートミール	10.0	12.2	13.7	590	1100	620	270	500	770	760	490	1300	500	200	800	350	910	670	1200	3000	750	810	700	–	14000	380	別名:オート、オーツ
	おおむぎ																											
01005	七分つき押麦	14.0	(9.7)	10.9	(410)	(830)	(390)	(190)	(300)	(490)	(610)	(370)	(980)	(430)	(160)	(580)	(250)	(510)	(430)	(640)	(2800)	(440)	(1400)	(540)	–	(11000)	(340)	歩留り:玄皮麦60〜65%、玄裸麦65〜70%。01006押麦から推計
01006	押麦　乾	12.7	5.9	6.7	250	500	240	120	180	300	370	230	600	260	97	350	160	310	260	390	1700	270	820	330	–	6900	210	歩留り:玄皮麦45〜55%、玄裸麦55〜65%
01170	押麦　めし	68.6	2.0	2.2	86	170	81	40	55	95	130	81	210	89	33	120	55	110	88	130	590	91	280	110	–	2300	70	乾35g相当量を含む
01007	米粒麦	14.0	(6.2)	7.0	(270)	(530)	(250)	(120)	(200)	(320)	(390)	(240)	(630)	(280)	(100)	(370)	(170)	(330)	(270)	(410)	(1800)	(290)	(870)	(350)	–	(7200)	(220)	別名:切断麦。白麦を含む。歩留り:玄皮麦40〜50%、玄裸麦50〜60%。01006押麦から推計
01008	大麦めん　乾	14.0	(11.7)	12.9	(480)	(950)	(360)	(230)	(340)	(570)	(690)	(420)	(1100)	(440)	(170)	(560)	(310)	(560)	(450)	(620)	(4100)	(510)	(1600)	(690)	–	(14000)	(480)	原材料配合割合:大麦粉50、小麦粉50。01006押麦、01019小麦粉/中力粉/2等から推計
01009	大麦めん　ゆで	70.0	(4.4)	4.8	(180)	(350)	(130)	(84)	(130)	(210)	(260)	(160)	(410)	(160)	(62)	(230)	(120)	(210)	(170)	(240)	(1500)	(190)	(590)	(260)	–	(5000)	(180)	原材料配合割合:大麦粉50、小麦粉50。01006押麦、01019小麦粉/中力粉/2等から推計
01010	麦こがし	3.5	(11.1)	12.5	(480)	(950)	(450)	(230)	(340)	(560)	(700)	(410)	(1100)	(490)	(180)	(660)	(300)	(580)	(490)	(730)	(3200)	(510)	(1500)	(620)	–	(13000)	(390)	別名:こうせん、はったい粉。01006押麦から推計
	キヌア																											
01167	玄穀	12.2	9.7	13.4	480	810	720	260	210	470	510	380	880	500	170	590	380	1100	550	1100	1800	690	470	610	–	11000	210	
	きび																											
01011	精白粒	13.8	10.0	11.3	470	1400	160	260	200	560	640	430	1100	380	150	570	260	350	1200	680	2500	250	810	790	–	12000	340	うるち、もちを含む。歩留り:70〜80%
	こむぎ																											
	［玄穀］																											
01012	国産　普通	12.5	9.5	10.8	390	760	320	160	270	430	530	330	860	360	160	510	290	550	410	570	3300	460	1100	590	–	11000	380	
	［小麦粉］																											
01015	薄力粉　1等	14.0	7.7	8.3	320	610	190	160	240	400	450	270	720	260	110	380	200	320	260	370	3100	310	1100	470	–	9000	350	
01016	薄力粉　2等	14.0	8.3	9.3	340	650	220	160	240	400	480	280	760	280	110	410	220	370	290	420	3300	350	1100	490	–	9700	400	
01018	中力粉　1等	14.0	8.3	9.0	340	650	190	160	240	400	470	290	760	280	110	340	210	340	270	380	3300	350	1100	500	–	9600	390	
01019	中力粉　2等	14.0	8.9	9.7	360	700	220	170	250	420	500	310	810	300	110	430	230	400	310	410	3500	380	1200	550	–	10000	400	
01020	強力粉　1等	14.5	11.0	11.8	440	850	240	170	300	470	600	390	990	350	140	500	280	400	350	440	4400	480	1600	640	–	13000	540	
01021	強力粉　2等	14.5	11.9	12.6	480	920	260	220	310	530	690	410	1100	390	150	560	300	480	380	520	4800	480	1700	730	–	14000	570	
01023	強力粉　全粒粉	14.5	(11.7)	12.0	(430)	(770)	(350)	(220)	(270)	(490)	(600)	(360)	(960)	(360)	(170)	(550)	(360)	(630)	(470)	(700)	(4200)	(550)	(2000)	(600)	(0)	(14000)	–	米国成分表より推計
01146	プレミックス粉　お好み焼き用	9.8	9.0	10.1	360	680	230	140	210	350	450	300	750	300	110	420	240	390	300	440	3800	360	1100	400	–	10000	370	
01024	プレミックス粉　ホットケーキ用	11.1	(7.1)	7.8	(320)	(610)	(260)	(160)	(200)	(360)	(410)	(270)	(680)	(270)	(100)	(390)	(220)	(350)	(280)	(430)	(2500)	(320)	(880)	(460)	(0)	(8300)	(270)	原材料配合割合から推計
01147	プレミックス粉　から揚げ用	8.3	10.2	10.2	340	650	180	160	290	450	430	260	690	300	92	390	220	340	350	600	4400	330	800	470	–	11000	310	
01025	プレミックス粉　天ぷら用	12.4	8.2	8.8	350	660	210	160	240	400	480	270	750	280	110	420	220	350	280	420	3200	320	1100	480	–	9500	360	
01171	プレミックス粉　天ぷら用　バッター	65.5	(3.0)	3.3	(130)	(240)	(78)	(57)	(88)	(140)	(170)	(98)	(270)	(95)	(39)	(150)	(80)	(130)	(120)	(150)	(1200)	(120)	(400)	(160)	–	(3400)	–	天ぷら粉39、水61。01025プレミックス粉/天ぷら用から推計
01172	プレミックス粉　天ぷら用　バッター　揚げ	10.2	(3.9)	4.3	(170)	(320)	(120)	(75)	(120)	(190)	(240)	(130)	(360)	(120)	(51)	(200)	(110)	(170)	(140)	(220)	(1500)	(160)	(520)	(210)	–	(4500)	–	別名:揚げ玉、天かす。01025プレミックス粉/天ぷら用から推計
	［パン類］																											
01026	角形食パン　食パン	39.2	7.4	8.9	310	590	170	120	190	310	440	270	710	240	90	360	200	290	250	340	3400	310	1000	400	–	8500	340	
01174	角形食パン　焼き	33.6	8.3	9.7	350	670	180	130	210	340	490	300	800	280	100	400	220	320	270	370	3400	330	1200	460	–	9600	390	

アミノ酸成分表　第1表　穀類

食品番号	食品名	水分	アミノ酸組成によるたんぱく質	たんぱく質	イソロイシン ILE	ロイシン LEU	リシン(リジン) LYS	メチオニン MET	シスチン CYS	含硫アミノ酸AAS 合計	フェニルアラニン PHE	チロシン TYR	芳香族アミノ酸AAA 合計	トレオニン(スレオニン) THR	トリプトファン TRP	バリン VAL	ヒスチジン HIS	アルギニン ARG	アラニン ALA	アスパラギン酸 ASP	グルタミン酸 GLU	グリシン GLY	プロリン PRO	セリン SER	ヒドロキシプロリン HYP	アミノ酸組成計	アンモニア	備考
01175	角形食パン　耳を除いたもの	44.2	6.9	8.2	300	550	170	110	180	290	400	260	670	240	85	330	180	280	220	310	2700	270	970	420	–	8000	320	※耳の割合：45%。耳以外の割合：55%
01028	コッペパン	37.0	7.3	8.5	310	580	170	120	180	300	430	260	690	260	90	360	200	290	260	360	2900	310	990	450	–	8500	330	
01030	乾パン	5.5	(8.7)	9.5	(370)	(700)	(240)	(170)	(240)	(410)	(510)	(310)	(810)	(300)	(120)	(440)	(230)	(360)	(300)	(440)	(3400)	(350)	(1200)	(520)	–	(10000)	(400)	原材料配合割合から推計
01031	フランスパン	30.0	8.6	9.4	360	680	180	140	230	370	500	310	810	290	110	410	220	340	290	390	3400	360	1200	520	–	10000	390	
01032	ライ麦パン	35.0	6.7	8.4	280	520	210	110	180	290	380	230	620	290	83	370	190	330	330	480	2200	340	850	320	–	7800	270	主原料配合：ライ麦粉50%
01033	ぶどうパン	35.7	(7.4)	8.2	(300)	(580)	(210)	(140)	(190)	(330)	(420)	(250)	(670)	(250)	(96)	(360)	(190)	(290)	(260)	(590)	(2800)	(290)	(990)	(430)	–	(8600)	(330)	原材料配合割合から推計
01034	ロールパン	30.7	8.5	10.1	370	690	210	150	220	360	540	310	810	300	110	430	230	340	400	430	3300	350	1100	520	–	9900	370	原材料配合割合から推計
01035	クロワッサン　リッチタイプ	20.0	(7.3)	7.9	(300)	(570)	(190)	(140)	(190)	(330)	(430)	(250)	(680)	(250)	(93)	(360)	(190)	(350)	(350)	(350)	(2900)	(290)	(1000)	(430)	–	(8400)	(340)	原材料配合割合から推計
01036	イングリッシュマフィン	46.0	(7.4)	8.1	(310)	(610)	(190)	(140)	(200)	(340)	(440)	(250)	(690)	(250)	(96)	(360)	(190)	(300)	(310)	(400)	(3200)	(310)	(1000)	(430)	–	(8600)	(350)	原材料配合割合から推計
01037	ナン	37.2	(9.3)	10.3	(390)	(750)	(260)	(190)	(270)	(460)	(580)	(340)	(870)	(320)	(130)	(470)	(240)	(400)	(330)	(470)	(3500)	(380)	(1200)	(580)	–	(11000)	(410)	原材料配合割合から推計
01148	ベーグル	32.3	8.2	9.6	350	650	170	130	210	340	480	290	780	280	100	400	220	330	320	380	3300	340	1100	490	–	9600	380	
	[うどん・そうめん類]																											
01038	うどん　生	33.5	5.2	6.1	220	410	120	83	140	220	300	170	480	170	65	250	130	210	170	240	2100	210	720	320	–	6000	240	きしめん、ひもかわを含む
01039	うどん　ゆで	75.0	2.3	2.6	94	180	51	40	53	93	130	82	210	73	27	110	57	93	72	99	910	92	310	140	–	2600	100	きしめん、ひもかわを含む
01186	うどん　半生うどん	23.8	(6.6)	7.8	(280)	(530)	(150)	(110)	(170)	(280)	(390)	(220)	(610)	(220)	(83)	(320)	(170)	(270)	(210)	(300)	(2700)	(270)	(920)	(400)	–	(7700)	(310)	01038うどん/生から推計
01041	干しうどん　乾	13.5	8.0	8.5	320	630	180	130	210	340	460	280	730	270	99	380	200	320	250	370	3200	330	1100	500	–	9300	380	
01042	干しうどん　ゆで	70.0	(2.9)	3.1	(120)	(230)	(66)	(48)	(75)	(120)	(170)	(100)	(270)	(99)	(36)	(140)	(74)	(120)	(92)	(130)	(1200)	(120)	(400)	(180)	–	(3400)	–	01041干しうどん/乾から推計
01043	そうめん・ひやむぎ　乾	12.5	8.8	9.5	370	700	190	150	230	370	510	320	830	290	110	430	230	360	280	360	3600	350	1200	520	–	10000	410	
01044	そうめん・ひやむぎ　ゆで	70.0	3.3	3.5	140	270	72	60	73	130	190	130	320	110	41	160	87	140	110	130	1300	130	460	190	–	3900	160	
01045	手延そうめん・手延ひやむぎ　乾	14.0	8.6	9.3	350	690	200	120	220	350	490	300	800	290	110	410	220	360	290	400	3400	360	1200	540	–	10000	410	
01046	手延そうめん・手延ひやむぎ　ゆで	70.0	(3.2)	3.5	(130)	(260)	(75)	(50)	(83)	(130)	(190)	(110)	(300)	(110)	(41)	(150)	(83)	(140)	(110)	(150)	(1300)	(140)	(440)	(200)	–	(3800)	–	01045手延べそうめん/乾から推計
	[中華めん類]																											
01047	中華めん　生	33.0	8.5	8.6	350	670	190	140	190	340	500	330	830	280	100	420	220	350	290	450	3400	340	1200	510	–	9800	390	
01048	中華めん　ゆで	65.0	(4.8)	4.9	(200)	(380)	(110)	(81)	(110)	(190)	(290)	(190)	(470)	(160)	(58)	(240)	(120)	(200)	(160)	(230)	(1900)	(200)	(660)	(290)	–	(5600)	(220)	01047中華めん/生から推計
01187	半生中華めん	23.7	(9.8)	9.9	(410)	(770)	(230)	(160)	(220)	(390)	(580)	(380)	(960)	(320)	(120)	(480)	(250)	(400)	(330)	(460)	(3900)	(390)	(1300)	(580)	–	(11000)	(450)	01047中華めん/生から推計
01049	蒸し中華めん　蒸し中華めん	57.4	4.7	4.9	200	380	110	97	130	230	270	160	430	150	65	230	130	190	160	210	1800	200	670	280	–	5500	210	
01188	蒸し中華めん　ソテー	50.4	(5.1)	5.2	(220)	(400)	(110)	(140)	(250)	(290)	(170)	(460)	(170)	(70)	(250)	(140)	(200)	(180)	(230)	(2000)	(210)	(720)	(300)	–	(5900)	(230)	01049蒸し中華めんから推計
01050	干し中華めん　乾	14.7	(11.5)	11.7	(480)	(910)	(260)	(190)	(260)	(460)	(700)	(450)	(1100)	(380)	(140)	(570)	(300)	(470)	(390)	(550)	(4600)	(460)	(1600)	(690)	–	(13000)	(530)	01047中華めん/生から推計
01051	干し中華めん　ゆで	66.8	(4.8)	4.9	(200)	(380)	(110)	(80)	(110)	(190)	(280)	(190)	(470)	(160)	(57)	(240)	(120)	(200)	(160)	(230)	(1900)	(190)	(660)	(290)	–	(5600)	(220)	01047中華めん/生から推計
01052	沖縄そば　生	32.3	(9.1)	9.2	(380)	(720)	(210)	(150)	(210)	(360)	(540)	(350)	(890)	(300)	(110)	(450)	(230)	(370)	(310)	(430)	(3600)	(370)	(1200)	(540)	–	(11000)	(420)	別名：沖縄めん。01047中華めん/生から推計
01053	沖縄そば　ゆで	65.5	(5.1)	5.2	(210)	(410)	(120)	(86)	(120)	(200)	(300)	(200)	(500)	(170)	(61)	(250)	(130)	(210)	(170)	(240)	(2000)	(210)	(700)	(310)	–	(6000)	(240)	別名：沖縄めん。01047中華めん/生から推計
01054	干し沖縄そば　乾	13.7	(11.9)	12.0	(490)	(930)	(280)	(200)	(270)	(470)	(700)	(460)	(1200)	(390)	(140)	(590)	(300)	(480)	(560)	(560)	(4700)	(480)	(1600)	(710)	–	(14000)	(550)	別名：沖縄めん。01047中華めん/生から推計
01055	干し沖縄そば　ゆで	65.0	(5.1)	5.2	(210)	(410)	(120)	(86)	(120)	(200)	(300)	(200)	(500)	(170)	(61)	(250)	(130)	(210)	(170)	(240)	(2000)	(210)	(700)	(310)	–	(6000)	(240)	別名：沖縄めん。01047中華めん/生から推計
	[即席めん類]																											
01056	即席中華めん　油揚げ味付け	2.0	9.0	10.1	330	620	170	130	200	330	450	270	710	270	92	400	210	330	290	410	4300	350	1100	470	–	10000	350	別名：インスタントラーメン。添付調味料等を含む
01189	即席中華めん　油揚げ　ゆで（添付調味料等を含まないもの）	59.8	3.5	3.9	140	280	76	0	83	83	200	130	330	110	44	170	90	150	130	190	1400	140	480	220	–	4000	160	添付調味料等を含まない
01144	即席中華めん　油揚げ　乾（添付調味料等を含まないもの）	3.7	8.2	8.9	340	640	210	220	350	470	280	750	260	100	390	210	330	320	370	4000	330	1100	500	–	9500	370	調理前のもの、添付調味料等を除く
01190	即席中華めん　非油揚げ　ゆで（添付調味料等を含まないもの）	63.9	3.3	3.4	140	260	71	57	68	130	190	120	310	110	42	170	90	130	110	160	1300	130	430	210	–	3800	150	添付調味料等を含まない
01145	即席中華めん　非油揚げ　乾（添付調味料等を含まないもの）	10.7	7.9	8.5	330	600	160	150	320	440	280	730	260	98	380	210	320	300	350	3200	320	1100	460	–	9100	370	調理前のもの、添付調味料等を除く
01193	中華スタイル即席カップめん　油揚げ　塩味　乾（添付調味料等を含むもの）	5.3	9.5	10.9	360	680	300	150	200	340	460	300	760	320	100	420	230	440	410	530	4100	510	1100	530	–	11000	340	調理前のもの、添付調味料等を含む
01201	中華スタイル即席カップめん　油揚げ　塩味　調理後全体（添付調味料等を含むもの）	79.8	(2.1)	2.5	(82)	(150)	(68)	(33)	(44)	(77)	(100)	(67)	(170)	(71)	(23)	(95)	(52)	(99)	(92)	(120)	(930)	(120)	(230)	(120)	–	(2500)	(76)	添付調味料を含む。01193中華スタイル即席カップめん、油揚げ、塩味、乾より推計。01201油揚げ/塩味/乾（添付調味料等を含むもの）から推計
01194	中華スタイル即席カップめん　油揚げ　塩味　調理後めん（スープを残したもの）	62.0	3.3	3.8	130	250	69	53	67	120	180	110	290	110	38	150	83	130	120	140	1400	150	430	200	–	3900	150	添付調味料等を含む
01191	中華スタイル即席カップめん　油揚げ　しょうゆ味　乾（添付調味料等を含むもの）	9.7	8.3	10.0	320	600	240	130	170	310	420	260	680	270	93	370	200	370	320	450	3600	390	940	460	–	9600	310	調理前のもの、添付調味料等を含む

可食部100g当たりのアミノ酸成分表

食品番号	食品名	水分	アミノ酸組成によるたんぱく質	たんぱく質	イソロイシン ILE	ロイシン LEU	リシン(リジン) LYS	含硫アミノ酸AAS メチオニン MET	シスチン CYS	合計	芳香族アミノ酸AAA フェニルアラニン PHE	チロシン TYR	合計	トレオニン(スレオニン) THR	トリプトファン TRP	バリン VAL	ヒスチジン HIS	アルギニン ARG	アラニン ALA	アスパラギン酸 ASP	グルタミン酸 GLU	グリシン GLY	プロリン PRO	セリン SER	ヒドロキシプロリン HYP	アミノ酸組成計	アンモニア	備考
		(……… g ………)			(……………………………………………………………………… mg …………………………………………………………………………)																							
01200	中華スタイル即席カップめん 油揚げ しょうゆ味 調理後全体(添付調味料を含むもの)	80.8	(2.0)	2.3	(75)	(140)	(58)	(31)	(41)	(72)	(98)	(62)	(160)	(64)	(22)	(88)	(46)	(87)	(75)	(110)	(850)	(91)	(220)	(110)	–	(2300)	(74)	添付調味料を含む。01191中華スタイル即席カップめん、油揚げ、しょうゆ味、乾より推計。01191中華スタイル即席/油揚げ/しょうゆ味/乾(添付調味料等を含むもの)から推計
01192	中華スタイル即席カップめん 油揚げ しょうゆ味 乾(添付調味料等を含むもの)	69.1	2.6	3.0	100	190	56	41	50	91	140	91	230	81	31	120	64	110	86	110	1100	110	330	150	–	3000	110	添付調味料等を含む
01060	中華スタイル即席カップめん 油揚げ 焼きそば 乾(添付調味料等を含む)	11.1	6.9	8.2	280	530	170	100	160	270	380	220	600	220	79	330	190	290	250	340	2900	300	880	400	–	8000	300	別名:カップ焼きそば。調理前のもの、添付調味料等を含む
01202	中華スタイル即席カップめん 油揚げ 焼きそば 調理後全体(添付調味料等を含むもの)	53.6	(4.2)	5.0	(170)	(320)	(100)	(63)	(100)	(160)	(230)	(130)	(360)	(140)	(48)	(200)	(110)	(180)	(150)	(210)	(1800)	(180)	(540)	(250)	–	(4900)	(180)	添付調味料等を含む。01060中華スタイル即席カップめん、油揚げ、焼きそば、乾より推計。01060中華スタイル即席/油揚げ/焼きそば/乾(添付調味料等を含むもの)から推計
01061	中華スタイル即席カップめん 非油揚げ 乾(添付調味料を含むもの)	15.2	7.7	9.2	290	550	250	130	140	260	380	230	610	260	80	350	200	370	360	450	3200	460	840	420	–	9000	280	別名:カップラーメン。調理前のもの、添付調味料等を含む
01203	中華スタイル即席カップめん 非油揚げ 調理後全体(添付調味料を含むもの)	83.5	(2.1)	2.5	(78)	(150)	(67)	(34)	(38)	(70)	(100)	(61)	(160)	(69)	(21)	(94)	(54)	(99)	(96)	(120)	(850)	(120)	(230)	(110)	–	(2400)	(74)	添付調味料等を含む。01061中華スタイル即席カップめん、非油揚げ、乾より推計。01061非油揚げ/乾(添付調味料等を含むもの)から推計
01195	中華スタイル即席カップめん 非油揚げ 調理後のめん(スープを残したもの)	68.8	2.9	3.4	110	220	70	47	51	98	160	100	260	94	34	130	76	120	110	140	1200	130	360	170	–	3300	130	添付調味料等を含む
01062	和風スタイル即席カップめん 油揚げ 乾(添付調味料を含むもの)	6.2	9.6	10.9	400	730	340	140	190	330	540	320	620	330	110	450	230	460	370	640	3900	420	980	540	–	11000	340	別名:カップうどん。添付調味料等を含む
01204	和風スタイル即席カップめん 油揚げ 調理後全体(添付調味料を含むもの)	80.5	(1.9)	2.2	(79)	(140)	(68)	(27)	(37)	(64)	(100)	(64)	(160)	(66)	(22)	(89)	(52)	(91)	(73)	(130)	(780)	(82)	(190)	(110)	–	(2200)	(67)	添付調味料等を含む。01062和風スタイル即席カップめん、油揚げ、乾より推計。01062油揚げ/乾(添付調味料等を含むもの)から推計
01196	和風スタイル即席カップめん 油揚げ 調理後のめん(スープを残したもの)	64.4	2.4	2.7	94	180	55	40	49	89	130	84	220	77	28	110	66	97	78	100	1000	98	300	140	–	2800	110	添付調味料等を含む
	[マカロニ・スパゲッティ類]																											
01063	マカロニ・スパゲッティ 乾	11.3	12.0	12.9	510	1000	260	220	310	530	700	390	1100	410	150	620	360	520	410	600	4700	450	1600	750	–	14000	580	
01064	マカロニ・スパゲッティ ゆで	60.0	5.3	5.8	230	450	120	100	130	230	310	190	490	180	64	270	150	220	180	250	2100	190	730	330	–	6200	240	1.5%食塩水でゆでた場合
01173	マカロニ・スパゲッティ ソテー	57.0	5.1	5.5	220	430	110	95	130	230	310	170	470	170	65	260	150	210	170	260	2000	190	670	320	–	5900	240	原材料配合割合:マカロニ・スパゲッティゆで95、なたね油5
01149	生パスタ 生	42.0	7.5	7.8	310	620	200	130	170	300	440	270	710	260	93	380	210	320	270	390	3200	290	980	480	–	8600	330	デュラム小麦100%以外のものも含む
	[ふ類]																											
01065	生ふ	60.0	(11.7)	12.7	(510)	(960)	(220)	(230)	(370)	(600)	(700)	(410)	(1100)	(350)	(150)	(550)	(300)	(450)	(380)	(490)	(4700)	(470)	(1700)	(600)	–	(14000)	–	01066観世ふから推計
01066	焼きふ 釜焼きふ	11.3	26.8	28.5	1200	2200	500	510	840	1400	1600	970	2600	860	330	1300	690	1000	860	1100	11000	1100	3900	1500	–	31000	1200	平釜焼きふ(小町、切りふ、おつゆふ等)及び型釜焼きふ(花ふ等)
01067	焼きふ 板ふ	12.5	(23.6)	25.6	(1000)	(1900)	(450)	(460)	(750)	(1200)	(1400)	(830)	(2200)	(710)	(300)	(1100)	(610)	(900)	(770)	(980)	(9600)	(940)	(3400)	(1200)	–	(27000)	–	01066観世ふから推計
01068	焼きふ 車ふ	11.4	(27.8)	30.2	(1200)	(2300)	(530)	(540)	(880)	(1400)	(1700)	(980)	(2700)	(840)	(350)	(1300)	(720)	(1100)	(900)	(1200)	(11000)	(1100)	(4100)	(1400)	–	(32000)	–	01066観世ふから推計
	[その他]																											
01070	小麦はいが	3.6	26.5	32.0	1100	2100	2200	590	470	1100	1300	850	2200	1300	350	1700	860	2800	2100	2900	5000	2000	1600	1500	–	31000	630	試料:焙焼品
01071	小麦たんぱく 粉末状	6.5	71.2	72.0	3100	5400	1400	1300	1600	2900	4100	2600	6700	2200	790	3400	1800	2800	2100	2800	29000	2700	12000	3200	–	83000	3200	
01072	小麦たんぱく 粒状	76.0	(19.4)	20.0	(820)	(1500)	(390)	(350)	(440)	(790)	(1100)	(690)	(1800)	(590)	(220)	(910)	(490)	(750)	(580)	(760)	(8000)	(750)	(3200)	(990)	–	(22000)	–	試料:冷凍品。01071小麦たんぱく/粉末状から推計
01073	小麦たんぱく ペースト状	66.0	(24.2)	25.0	(1000)	(1900)	(480)	(440)	(550)	(990)	(1400)	(860)	(2300)	(700)	(270)	(1100)	(610)	(940)	(720)	(950)	(10000)	(940)	(4000)	(1200)	–	(28000)	–	試料:冷凍品。01071小麦たんぱく/粉末状から推計
01074	ぎょうざの皮 生	32.0	(8.4)	9.3	(340)	(660)	(190)	(160)	(240)	(400)	(490)	(280)	(780)	(260)	(110)	(400)	(220)	(340)	(260)	(350)	(3400)	(320)	(1200)	(450)	–	(9800)	–	01018中力粉/1等、01020強力粉/1等から推計
01075	しゅうまいの皮 生	31.1	(7.5)	8.3	(300)	(590)	(170)	(140)	(210)	(360)	(440)	(250)	(690)	(230)	(98)	(360)	(200)	(300)	(240)	(310)	(3100)	(310)	(1100)	(400)	–	(8700)	–	01018中力粉/1等、01020強力粉/1等から推計
01069	ちくわぶ	60.4	(6.5)	7.1	(290)	(530)	(120)	(130)	(210)	(340)	(390)	(230)	(620)	(190)	(82)	(310)	(170)	(250)	(210)	(270)	(2600)	(260)	(950)	(330)	–	(7600)	–	01066観世ふから推計
01077	パン粉 生	35.0	(9.1)	11.0	(380)	(740)	(210)	(150)	(160)	(310)	(540)	(330)	(880)	(310)	(110)	(440)	(240)	(340)	(310)	(420)	(3700)	(360)	(1300)	(500)	–	(11000)	(420)	01026食パンから推計
01078	パン粉 半生	26.0	(10.4)	12.5	(430)	(840)	(240)	(170)	(190)	(360)	(620)	(380)	(1000)	(340)	(130)	(500)	(270)	(400)	(350)	(480)	(4200)	(430)	(1400)	(570)	–	(12000)	(480)	01026食パンから推計
01079	パン粉 乾燥	13.5	(12.1)	14.6	(500)	(980)	(280)	(190)	(220)	(410)	(720)	(440)	(1200)	(400)	(150)	(580)	(320)	(470)	(410)	(560)	(4900)	(500)	(1700)	(660)	–	(14000)	(560)	01026食パンから推計
01150	冷めん 生	36.4	3.4	3.9	140	270	87	53	85	140	200	120	320	110	45	170	88	160	110	170	1200	140	450	200	–	3900	150	
	こめ																											
	[水稲穀粒]																											
01080	玄米	14.9	6.0	6.8	280	560	270	160	160	320	360	320	680	270	100	420	190	600	390	660	1200	340	330	390	–	7000	160	うるち米
01081	半つき米	14.9	(5.6)	6.5	(260)	(530)	(250)	(150)	(150)	(310)	(340)	(300)	(640)	(250)	(93)	(400)	(180)	(550)	(370)	(620)	(1100)	(310)	(310)	(330)	–	(6500)	–	うるち米。歩留り:95～96%。01080穀粒/玄米、01083穀粒/精白米から推計
01082	七分つき米	14.9	(5.4)	6.3	(250)	(520)	(230)	(150)	(140)	(300)	(330)	(290)	(620)	(240)	(89)	(390)	(170)	(500)	(350)	(590)	(1100)	(300)	(310)	(320)	–	(6200)	–	うるち米。歩留り:92～94%。01080穀粒/玄米、01083穀粒/精白米から推計
01083	精白米 うるち米	14.9	5.3	6.1	250	490	210	140	150	290	330	240	570	220	85	360	170	510	340	580	1100	290	290	350	–	6100	140	うるち米。歩留り:90～91%
01151	精白米 もち米	14.9	5.8	6.4	270	530	230	160	160	320	350	250	600	250	92	400	170	570	360	610	1200	300	310	370	–	6700	150	歩留り:90～91%
01152	精白米 インディカ米	13.7	6.4	7.4	300	600	270	210	180	400	390	390	780	290	110	440	190	590	410	660	1300	330	360	410	–	7400	170	うるち米。歩留り:90～91%

可食部100g当たりのアミノ酸成分表

食品番号	食品名	水分	アミノ酸組成によるたんぱく質	たんぱく質	イソロイシン ILE	ロイシン LEU	リシン(リジン) LYS	メチオニン MET	シスチン CYS	含硫アミノ酸 AAS 合計	フェニルアラニン PHE	チロシン TYR	芳香族アミノ酸 AAA 合計	トレオニン(スレオニン) THR	トリプトファン TRP	バリン VAL	ヒスチジン HIS	アルギニン ARG	アラニン ALA	アスパラギン酸 ASP	グルタミン酸 GLU	グリシン GLY	プロリン PRO	セリン SER	ヒドロキシプロリン HYP	アミノ酸組成計	アンモニア	備考
		(……… g ………)			(………………………………………………………………………………………………… mg …………………………………………………………………………………………………)																								
01153	発芽玄米	14.9	5.5	6.5	260	510	250	160	160	320	330	290	620	250	94	380	180	550	360	590	1100	310	310	360	–	6400	140	うるち米
	[水稲めし]																											
01085	玄米	60.0	2.4	2.8	110	230	110	67	59	130	140	130	270	110	42	170	78	240	160	260	470	140	130	160	–	2800	63	うるち米。玄米47g相当量を含む
01086	半つき米	60.0	(2.2)	2.7	(100)	(210)	(99)	(65)	(57)	(120)	(140)	(110)	(250)	(94)	(39)	(150)	(70)	(220)	(150)	(240)	(450)	(130)	(120)	(130)	–	(2600)	–	うるち米。半つき米47g相当量を含む。01080穀粒/玄米、01083穀粒/精白米から推計
01087	七分つき米	60.0	(2.1)	2.6	(96)	(200)	(92)	(63)	(55)	(120)	(130)	(100)	(230)	(90)	(37)	(140)	(66)	(210)	(140)	(230)	(430)	(120)	(120)	(130)	–	(2500)	–	うるち米。七分つき米47g相当量を含む。01080穀粒/玄米、01083穀粒/精白米から推計
01168	精白米　インディカ米	54.0	3.2	3.8	150	300	130	110	92	200	200	180	370	140	56	220	91	290	200	330	650	160	180	200	–	3700	85	精白米51g相当量を含む
01088	精白米　うるち米	60.0	2.0	2.5	93	190	84	61	54	120	130	100	230	91	35	140	61	200	130	220	410	110	120	140	–	2400	54	精白米47g相当量を含む
01154	精白米　もち米	52.1	3.1	3.5	150	300	120	92	76	170	190	170	360	130	53	220	93	300	190	330	640	160	160	200	–	3600	85	精白米55g相当量を含む
01155	発芽玄米	60.0	2.7	3.0	120	250	120	77	65	140	160	150	310	120	44	180	88	260	170	280	510	150	150	170	–	3100	71	うるち米。発芽玄米47g相当量を含む
	[水稲全かゆ]																											
01090	玄米	83.0	(1.0)	1.2	(47)	(95)	(48)	(28)	(25)	(53)	(61)	(52)	(110)	(43)	(18)	(70)	(33)	(100)	(68)	(110)	(200)	(58)	(55)	(59)	–	(1200)	–	うるち米。5倍かゆ。玄米20g相当量を含む。01085めし/玄米から推計
01091	半つき米	83.0	(0.9)	1.1	(41)	(86)	(40)	(26)	(23)	(50)	(56)	(44)	(100)	(38)	(16)	(61)	(29)	(89)	(64)	(100)	(180)	(51)	(50)	(55)	–	(1000)	–	うるち米。5倍かゆ。半つき米20g相当量を含む。01085めし/玄米、01088めし/精白米から推計
01092	七分つき米	83.0	(0.9)	1.1	(41)	(86)	(39)	(26)	(23)	(50)	(56)	(43)	(99)	(38)	(16)	(60)	(28)	(88)	(59)	(98)	(180)	(50)	(50)	(55)	–	(1000)	–	うるち米。5倍かゆ。七分つき米20g相当量を含む。01085めし/玄米、01088めし/精白米から推計
01093	精白米	83.0	(0.9)	1.1	(40)	(85)	(37)	(27)	(23)	(50)	(55)	(42)	(97)	(37)	(27)	(58)	(27)	(81)	(57)	(96)	(180)	(49)	(50)	(55)	–	(1000)	–	うるち米。5倍かゆ。精白米20g相当量を含む。01088めし/精白米から推計
	[水稲五分かゆ]																											
01094	玄米	91.5	(0.5)	0.6	(23)	(48)	(24)	(14)	(12)	(27)	(31)	(26)	(56)	(22)	(8.9)	(35)	(17)	(50)	(34)	(56)	(100)	(29)	(28)	(30)	–	(590)	–	うるち米。10倍かゆ。玄米10g相当量を含む。01085めし/玄米から推計
01095	半つき米	91.5	(0.5)	0.6	(23)	(47)	(22)	(14)	(13)	(27)	(30)	(25)	(55)	(21)	(8.6)	(33)	(16)	(49)	(33)	(54)	(99)	(28)	(27)	(30)	–	(570)	–	うるち米。10倍かゆ。半つき米10g相当量を含む。01085めし/玄米、01088めし/精白米から推計
01096	七分つき米	91.5	(0.5)	0.6	(22)	(47)	(21)	(14)	(13)	(27)	(30)	(24)	(54)	(21)	(8.5)	(33)	(15)	(48)	(32)	(54)	(99)	(27)	(27)	(30)	–	(570)	–	うるち米。10倍かゆ。七分つき米10g相当量を含む。01085めし/玄米、01088めし/精白米から推計
01097	精白米	91.5	(0.4)	0.5	(18)	(39)	(17)	(12)	(11)	(23)	(25)	(19)	(44)	(17)	(6.9)	(26)	(12)	(39)	(26)	(44)	(82)	(22)	(23)	(25)	–	(460)	–	うるち米。10倍かゆ。精白米10g相当量を含む。01088めし/精白米から推計
	[水稲おもゆ]																											
01098	玄米	95.0	(0.3)	0.4	(16)	(32)	(16)	(9.5)	(8.3)	(18)	(20)	(17)	(38)	(14)	(5.9)	(23)	(11)	(34)	(23)	(37)	(67)	(19)	(18)	(20)	–	(390)	–	うるち米。弱火で加熱、ガーゼでこしたもの。玄米6g相当量を含む。01085めし/玄米から推計
01099	半つき米	95.0	(0.2)	0.3	(11)	(24)	(11)	(7.2)	(6.3)	(14)	(15)	(13)	(27)	(10)	(4.3)	(17)	(7.8)	(24)	(16)	(27)	(50)	(14)	(14)	(15)	–	(290)	–	うるち米。弱火で加熱、ガーゼでこしたもの。半つき米6g相当量を含む。01085めし/玄米、01088めし/精白米から推計
01100	七分つき米	95.0	(0.2)	0.3	(11)	(23)	(11)	(7.2)	(6.3)	(14)	(15)	(12)	(27)	(10)	(4.3)	(16)	(7.6)	(24)	(16)	(27)	(50)	(14)	(14)	(15)	–	(280)	–	うるち米。弱火で加熱、ガーゼでこしたもの。七分つき米6g相当量を含む。01085めし/玄米、01088めし/精白米から推計
01101	精白米	95.0	(0.2)	0.3	(11)	(23)	(10)	(7.3)	(6.4)	(14)	(15)	(12)	(26)	(10)	(4.2)	(16)	(7.3)	(23)	(16)	(26)	(49)	(13)	(14)	(15)	–	(280)	–	うるち米。弱火で加熱、ガーゼでこしたもの。精白米6g相当量を含む。01088めし/精白米から推計
	[陸稲穀粒]																											
01102	玄米	14.9	(8.7)	10.1	(400)	(820)	(400)	(240)	(240)	(470)	(530)	(450)	(980)	(370)	(150)	(600)	(280)	(870)	(570)	(960)	(1700)	(490)	(480)	(500)	–	(10000)	–	うるち、もちを含む。01080穀粒/玄米から推計
01103	半つき米	14.9	(8.1)	9.6	(380)	(780)	(360)	(230)	(220)	(450)	(500)	(400)	(900)	(340)	(140)	(560)	(260)	(800)	(540)	(900)	(1700)	(450)	(450)	(480)	–	(9400)	–	うるち、もちを含む。歩留り:95〜96%。01080穀粒/玄米、01083穀粒/精白米から推計
01104	七分つき米	14.9	(8.0)	9.5	(370)	(770)	(350)	(220)	(220)	(440)	(500)	(380)	(880)	(340)	(130)	(550)	(260)	(780)	(530)	(890)	(1700)	(450)	(450)	(480)	–	(9300)	–	うるち、もちを含む。歩留り:93〜94%。01080穀粒/玄米、01083穀粒/精白米から推計
01105	精白米	14.9	(7.8)	9.3	(360)	(750)	(330)	(220)	(210)	(430)	(490)	(350)	(840)	(330)	(130)	(530)	(250)	(750)	(510)	(860)	(1600)	(430)	(440)	(470)	–	(9000)	–	うるち、もちを含む。歩留り:90〜92%。01083穀粒/精白米から推計
	[陸稲めし]																											
01106	玄米	60.0	(3.5)	4.1	(160)	(330)	(160)	(97)	(85)	(180)	(210)	(180)	(390)	(150)	(61)	(240)	(110)	(340)	(230)	(380)	(690)	(200)	(190)	(200)	–	(4000)	–	うるち、もちを含む。玄米47g相当量を含む。01085めし/玄米から推計

可食部100g当たり

食品番号	食品名	水分	アミノ酸組成によるたんぱく質	たんぱく質	イソロイシン ILE	ロイシン LEU	リシン(リジン) LYS	含硫アミノ酸AAS メチオニン MET	シスチン CYS	合計	芳香族アミノ酸AAA フェニルアラニン PHE	チロシン TYR	合計	トレオニン(スレオニン) THR	トリプトファン TRP	バリン VAL	ヒスチジン HIS	アルギニン ARG	アラニン ALA	アスパラギン酸 ASP	グルタミン酸 GLU	グリシン GLY	プロリン PRO	セリン SER	ヒドロキシプロリン HYP	アミノ酸組成計	アンモニア	備考
		(……… g ………)			(……………………………………………………………… mg …………………………………………………………………)																							
01107	半つき米	60.0	(3.1)	3.8	(140)	(300)	(140)	(91)	(80)	(170)	(190)	(160)	(350)	(130)	(55)	(210)	(99)	(310)	(210)	(340)	(630)	(180)	(170)	(190)	–	(3600)	–	うるち、もちを含む。半つき米47g相当量を含む。01085めし/玄米、01088めし/精白米から推計
01108	七分つき米	60.0	(2.9)	3.6	(130)	(280)	(130)	(87)	(76)	(160)	(170)	(140)	(320)	(120)	(51)	(200)	(91)	(290)	(190)	(320)	(590)	(160)	(160)	(180)	–	(3400)	–	うるち、もちを含む。七分つき米47g相当量を含む。01085めし/玄米、01088めし/精白米から推計
01109	精白米	60.0	(2.8)	3.5	(130)	(270)	(120)	(85)	(75)	(160)	(170)	(130)	(300)	(120)	(48)	(190)	(85)	(270)	(180)	(310)	(570)	(160)	(160)	(180)	–	(3200)	–	うるち、もちを含む。精白米47g相当量を含む。01088めし/精白米から推計
	[うるち米製品]																											
01110	アルファ化米　一般用	7.9	5.0	6.0	240	480	200	160	140	290	310	280	590	220	83	360	150	490	320	540	1000	270	280	330	–	5900	130	
01156	アルファ化米　学校給食用強化品	7.9	(5.0)	6.0	(240)	(480)	(200)	(160)	(140)	(290)	(310)	(280)	(590)	(220)	(83)	(360)	(150)	(490)	(320)	(540)	(1000)	(270)	(280)	(330)	–	(5900)	(130)	01110アルファ化米/一般用から推計
01111	おにぎり	57.0	2.4	2.7	110	230	100	65	56	120	150	110	280	100	40	170	73	240	150	260	480	130	130	160	–	2800	63	塩むすび(のり、具材なし)。食塩0.5gを含む
01112	焼きおにぎり	56.0	(2.7)	3.1	(130)	(260)	(110)	(74)	(64)	(140)	(170)	(150)	(310)	(110)	(45)	(190)	(83)	(270)	(170)	(290)	(540)	(150)	(150)	(160)	–	(3100)	–	こいくちしょうゆ6.5gを含む。01111おにぎりから推計
01113	きりたんぽ	50.0	(2.8)	3.2	(130)	(240)	(120)	(77)	(66)	(140)	(160)	(140)	(300)	(110)	(47)	(190)	(86)	(280)	(170)	(300)	(570)	(160)	(160)	(170)	–	(3200)	–	01111おにぎりから推計
01114	上新粉	14.0	5.4	6.2	260	520	220	160	150	310	330	270	600	230	85	360	160	520	340	580	1100	290	280	350	–	6300	160	
01157	玄米粉	4.6	5.4	7.1	270	560	140	160	57	220	360	160	520	220	96	420	190	430	400	520	1200	340	320	290	–	6300	170	焙煎あり
01158	米粉	11.1	5.1	6.0	240	490	200	140	140	280	320	260	590	220	81	360	150	480	320	550	1000	270	260	330	–	6000	140	
01159	米粉パン　小麦グルテン不使用のもの	41.2	2.8	3.4	140	260	120	72	74	150	170	140	330	130	47	200	85	260	180	300	560	150	150	180	–	3200	75	試料:小麦アレルギー対応食品(米粉100%)
01160	米粉めん	37.0	3.2	3.6	150	300	130	90	82	180	180	140	330	140	54	220	97	260	180	340	640	170	180	210	–	3700	87	試料:小麦アレルギー対応食品(米粉100%)
01115	ビーフン	11.1	5.8	7.0	280	550	250	190	170	370	360	310	670	270	110	410	170	520	380	620	1100	310	340	380	–	6800	160	
01169	ライスペーパー	13.2	0.4	0.5	18	34	19	9.7	13	23	22	18	40	16	6.5	30	13	39	20	71	20	21	24	–	430	15	別名:生春巻きの皮。剰余アンモニア:1.4mg
01116	米こうじ	33.0	4.6	5.8	220	430	200	140	110	250	270	260	530	210	81	320	130	410	320	500	900	250	260	310	–	5400	130	
	[もち米製品]																											
01117	もち	44.5	3.6	4.0	170	340	140	120	95	210	220	220	440	160	60	250	110	360	230	380	740	190	200	240	–	4200	100	
01118	赤飯	53.0	(3.6)	4.3	(180)	(350)	(200)	(94)	(81)	(180)	(240)	(180)	(420)	(150)	(58)	(240)	(120)	(420)	(220)	(420)	(740)	(190)	(190)	(210)	–	(4200)	–	別名:おこわ、こわめし。原材料配合割合:もち米100、ささげ10。01151もちごめ、04017ささげから推計
01119	あくまき	69.5	(2.0)	2.3	(96)	(200)	(80)	(61)	(50)	(110)	(130)	(110)	(240)	(83)	(35)	(140)	(61)	(200)	(130)	(220)	(410)	(110)	(110)	(120)	–	(2300)	–	01154めし/もち米から推計
01120	白玉粉	12.5	5.5	6.3	270	540	220	160	120	310	350	290	640	240	86	390	170	540	350	590	1200	290	300	360	–	6400	160	別名:寒晒し粉(かんざらし)
01121	道明寺粉	11.6	(6.1)	7.1	(290)	(600)	(240)	(180)	(170)	(350)	(390)	(310)	(700)	(250)	(96)	(430)	(190)	(590)	(390)	(660)	(1300)	(320)	(330)	(360)	–	(7100)	–	01120白玉粉から推計
	[その他]																											
01161	米ぬか	10.3	10.9	13.4	470	920	700	250	330	580	590	400	990	550	120	840	420	810	590	1300	1900	740	610	680	–	13000	230	
	そば																											
01122	そば粉　全層粉	13.5	10.2	12.0	450	800	710	230	310	540	560	310	860	500	190	630	320	1200	500	1200	2200	710	490	660	–	12000	230	表層粉の一部を除いたもの。別名:挽きぐるみ
01123	そば粉　内層粉	14.0	(5.1)	6.0	(220)	(400)	(350)	(120)	(150)	(270)	(280)	(150)	(430)	(250)	(97)	(310)	(160)	(590)	(250)	(590)	(1100)	(350)	(250)	(330)	–	(5900)	(110)	別名:さらしな粉、ごぜん粉。01122そば粉/全層粉から推計
01124	そば粉　中層粉	13.5	(8.7)	10.2	(380)	(680)	(600)	(200)	(260)	(460)	(470)	(260)	(730)	(420)	(160)	(530)	(270)	(980)	(430)	(1000)	(1900)	(600)	(420)	(560)	–	(10000)	(190)	01122そば粉/全層粉から推計
01125	そば粉　表層粉	13.0	(12.8)	15.0	(560)	(1000)	(890)	(290)	(380)	(680)	(690)	(390)	(1100)	(620)	(240)	(780)	(400)	(1400)	(630)	(1500)	(2800)	(880)	(610)	(830)	–	(15000)	(290)	01122そば粉/全層粉から推計
01126	そば米	12.8	(8.0)	9.6	(350)	(630)	(560)	(190)	(240)	(430)	(440)	(240)	(680)	(370)	(150)	(490)	(250)	(940)	(400)	(930)	(1800)	(560)	(390)	(470)	–	(9300)	–	別名:そばごめ、むきそば。01122そば粉/全層粉から推計
01127	そば　生	33.0	8.2	9.8	350	640	310	140	210	350	470	260	730	310	120	420	250	530	310	540	2800	410	910	520	–	9500	320	別名:そば切り。小麦製品を原材料に含む
01128	そば　ゆで	68.0	(3.9)	4.8	(150)	(310)	(150)	(69)	(100)	(170)	(230)	(130)	(350)	(150)	(58)	(200)	(120)	(250)	(150)	(250)	(1400)	(200)	(450)	(220)	–	(4500)	–	別名:そば切り。01127そば/生から推計
01197	そば　半生そば	23.0	(8.7)	10.5	(370)	(680)	(340)	(150)	(220)	(380)	(500)	(280)	(780)	(330)	(130)	(450)	(270)	(580)	(330)	(580)	(3000)	(440)	(970)	(550)	–	(10000)	(340)	01127そば/生から推計
01129	干しそば　乾	14.0	11.7	14.0	490	920	400	190	310	510	670	600	1300	450	190	600	320	720	450	740	4100	590	1300	720	–	14000	470	原材料配合割合:小麦粉65、そば粉35
01130	干しそば　ゆで	72.0	(3.9)	4.8	(160)	(310)	(130)	(66)	(100)	(170)	(230)	(170)	(400)	(150)	(59)	(200)	(100)	(230)	(150)	(250)	(1400)	(200)	(450)	(220)	–	(4500)	–	01129干しそば/乾から推計
	とうもろこし																											
01131	玄穀　黄色種	14.5	(7.4)	8.6	(310)	(1100)	(240)	(180)	(160)	(340)	(420)	(350)	(770)	(320)	(61)	(440)	(260)	(430)	(640)	(600)	(1600)	(350)	(750)	(410)	(0)	(8600)	–	別名:とうきび。米国成分表より推計
01162	玄穀　白色種	14.5	(7.4)	8.6	(310)	(1100)	(240)	(180)	(160)	(340)	(420)	(350)	(770)	(320)	(61)	(440)	(260)	(430)	(640)	(600)	(1600)	(350)	(750)	(410)	(0)	(8600)	–	別名:とうきび。米国成分表より推計
01132	コーンミール　黄色種	14.0	(7.0)	8.3	(280)	(1200)	(120)	(190)	(190)	(370)	(430)	(320)	(650)	(290)	(44)	(390)	(200)	(650)	(540)	(540)	(1700)	(250)	(870)	(400)	(0)	(8100)	–	別名:とうきび。歩留り:75～80%。米国成分表より推計
01163	コーンミール　白色種	14.0	(7.0)	8.3	(280)	(1200)	(120)	(190)	(190)	(370)	(430)	(320)	(650)	(290)	(44)	(390)	(200)	(650)	(540)	(540)	(1700)	(250)	(870)	(400)	(0)	(8100)	–	別名:とうきび。歩留り:75～80%。米国成分表より推計

アミノ酸成分表　第1表　穀類・いも及びでん粉類

食品番号	食品名	水分	アミノ酸組成によるたんぱく質	たんぱく質	イソロイシン ILE	ロイシン LEU	リシン(リジン) LYS	メチオニン MET	シスチン CYS	含硫アミノ酸AAS 合計	フェニルアラニン PHE	チロシン TYR	芳香族アミノ酸AAA 合計	トレオニン(スレオニン) THR	トリプトファン TRP	バリン VAL	ヒスチジン HIS	アルギニン ARG	アラニン ALA	アスパラギン酸 ASP	グルタミン酸 GLU	グリシン GLY	プロリン PRO	セリン SER	ヒドロキシプロリン HYP	アミノ酸組成計	アンモニア	備考
		(……… g ………)			(…………………………………………………………………………… mg …………………………………………………………………………)																							
01133	コーングリッツ　黄色種	14.0	7.6	8.2	330	1300	150	210	210	410	460	330	790	290	44	400	250	240	680	490	1900	250	1000	400	–	8900	270	別名:とうきび。歩留り:44～55%
01164	コーングリッツ　白色種	14.0	(7.6)	8.2	(330)	(1300)	(150)	(210)	(210)	(410)	(460)	(330)	(790)	(290)	(44)	(400)	(250)	(240)	(680)	(490)	(1900)	(250)	(1000)	(400)	–	(8900)	(270)	別名:とうきび。歩留り:44～55%。01133コーングリッツ/黄色種から推計
01134	コーンフラワー　黄色種	14.0	(5.7)	6.6	(240)	(810)	(190)	(140)	(120)	(260)	(330)	(270)	(590)	(250)	(37)	(330)	(200)	(330)	(490)	(460)	(1200)	(270)	(580)	(310)	(0)	(6600)	–	別名:とうきび。歩留り:4～12%。米国成分表より推計
01165	コーンフラワー　白色種	14.0	(5.7)	6.6	(240)	(810)	(190)	(140)	(120)	(260)	(330)	(270)	(590)	(250)	(37)	(330)	(200)	(330)	(490)	(460)	(1200)	(270)	(580)	(310)	(0)	(6600)	–	別名:とうきび。歩留り:4～12%。米国成分表より推計
01135	ジャイアントコーン　フライ　味付け	4.3	(5.2)	5.7	(220)	(880)	(100)	(140)	(140)	(290)	(290)	(250)	(540)	(180)	(30)	(270)	(170)	(160)	(470)	(330)	(1300)	(170)	(690)	(250)		(6000)	–	別名:とうきび。01133コーングリッツ/黄色種から推計
01136	ポップコーン	4.0	(8.7)	10.2	(370)	(1300)	(290)	(170)	(180)	(400)	(500)	(410)	(920)	(380)	(71)	(520)	(310)	(510)	(760)	(710)	(1900)	(420)	(890)	(490)	(0)	(10000)	–	別名:とうきび。米国成分表より推計
01137	コーンフレーク	4.5	6.8	7.8	300	1300	68	150	150	300	420	300	720	260	41	370	220	130	620	430	1700	230	930	380	–	7900	240	別名:とうきび
	はとむぎ																											
01138	精白粒	13.0	12.5	13.3	550	1900	220	350	240	590	710	520	1200	400	70	750	300	510	1400	870	3500	320	1300	670	–	15000	400	歩留り:42～45%
	ひえ																											
01139	精白粒	12.9	8.4	9.4	460	1000	130	240	150	380	670	360	1000	340	110	550	210	280	930	570	2200	210	700	530	–	9700	300	歩留り:55～60%
	もろこし																											
01140	玄穀	12.0	(9.0)	10.3	(420)	(1400)	(220)	(160)	(120)	(290)	(530)	(310)	(840)	(340)	(120)	(540)	(240)	(340)	(1000)	(720)	(2400)	(340)	(830)	(450)	(0)	(10000)	–	別名:こうりゃん、ソルガム、たかきび、マイロ。米国成分表より推計
01141	精白粒	12.5	(8.0)	9.5	(350)	(1200)	(190)	(160)	(190)	(350)	(470)	(250)	(750)	(350)	(120)	(440)	(190)	(370)	(850)	(630)	(2000)	(350)	(730)	(460)	(0)	(9300)	–	別名:こうりゃん、ソルガム、たかきび、マイロ。歩留り:70～80%。米国成分表より推計
	ライむぎ																											
01142	全粒粉	12.5	10.8	12.7	440	830	500	220	320	540	600	340	950	480	150	640	320	680	570	970	3000	590	1100	650	–	13000	370	別名:黒麦(くろむぎ)
01143	ライ麦粉	13.5	7.8	8.5	320	580	350	160	220	380	420	270	650	330	110	440	230	440	390	670	2300	400	1100	430	–	9100	280	別名:黒麦(くろむぎ)。歩留り:65～75%

いも及びでん粉類

〈いも類〉

食品番号	食品名	水分	アミノ酸組成によるたんぱく質	たんぱく質	ILE	LEU	LYS	MET	CYS	AAS	PHE	TYR	AAA	THR	TRP	VAL	HIS	ARG	ALA	ASP	GLU	GLY	PRO	SER	HYP	アミノ酸組成計	アンモニア	備考
	アメリカほどいも																											
02068	塊根　生	56.5	3.5	5.9	190	350	240	48	61	110	240	140	380	230	88	270	150	160	180	590	410	190	260	300	–	4100	220	別名:アピオス。廃棄部位:表層及び両端。剰余アンモニア99mg
02069	塊根　ゆで	57.1	3.7	6.0	210	360	250	48	66	110	240	150	390	240	92	280	160	170	190	600	460	200	280	310	–	4300	240	別名:アピオス。廃棄部位:表皮、剥皮の際に表皮に付着する表層及び両端。剰余アンモニア:110mg
	(さつまいも類)																											
	さつまいも																											
02045	塊根　皮つき　生	64.6	0.8	0.9	38	58	46	14	14	28	55	31	86	57	14	55	18	37	48	180	100	40	35	59	–	890	19	別名:かんしょ(甘藷)。廃棄部位:両端
02046	塊根　皮つき　蒸し	64.2	0.7	0.9	34	52	41	15	15	30	51	27	79	52	12	49	18	34	42	170	110	37	32	55	–	850	19	別名:かんしょ(甘藷)。廃棄部位:両端
02047	塊根　皮つき　天ぷら	52.4	1.2	1.4	56	92	54	25	30	54	80	42	120	70	19	74	30	54	58	200	280	56	95	83	–	1400	38	別名:かんしょ(甘藷)
02006	塊根　皮なし　生	65.6	1.0	1.2	52	77	61	20	19	38	75	41	120	79	17	74	25	50	65	230	140	45	46	81	–	1200	24	別名:かんしょ(甘藷)。廃棄部位:表層及び両端(表皮の割合:2%)
02007	塊根　皮なし　蒸し	65.6	1.0	1.2	48	75	60	20	21	41	71	39	110	77	16	68	25	47	60	240	160	42	45	79	–	1200	25	別名:かんしょ(甘藷)。廃棄部位:表層及び両端
02008	塊根　皮なし　焼き	58.1	1.2	1.4	61	92	66	28	23	50	87	52	140	89	18	86	34	59	81	240	180	60	53	87	–	1400	28	別名:かんしょ(甘藷)、石焼き芋。廃棄部位:表層
02009	蒸し切干	22.2	2.7	3.1	130	200	140	53	49	100	190	95	290	180	48	190	72	130	230	580	380	130	110	230	–	3100	63	別名:かんしょ(甘藷)、乾燥いも、干しいも
	むらさきいも																											
02048	塊根　皮なし　生	66.0	0.9	1.2	48	73	61	21	16	36	64	36	97	64	16	69	24	54	70	220	140	40	39	70	–	1000	22	別名:かんしょ(甘藷)。廃棄部位:表層及び両端
02049	塊根　皮なし　蒸し	66.2	1.0	1.2	49	74	58	23	21	44	66	43	110	67	17	69	25	48	60	220	140	50	44	76	–	1200	22	別名:かんしょ(甘藷)。廃棄部位:表層及び両端
	(さといも類)																											
	さといも																											
02010	球茎　生	84.1	1.2	1.5	46	110	67	17	44	61	78	79	160	64	31	74	28	96	63	210	140	66	56	100	–	1400	30	廃棄部位:表層
02011	球茎　水煮	84.0	1.3	1.5	51	120	73	19	45	64	84	85	170	70	34	81	30	100	68	230	160	73	61	110	–	1500	31	
02012	球茎　冷凍	80.9	1.8	2.2	67	160	99	25	64	89	120	120	240	98	50	110	40	160	100	300	210	100	83	150	–	2100	45	

食品番号	食品名	水分	アミノ酸組成によるたんぱく質	たんぱく質	イソロイシン ILE	ロイシン LEU	リシン（リジン） LYS	メチオニン MET	シスチン CYS	含硫アミノ酸AAS 合計	フェニルアラニン PHE	チロシン TYR	芳香族アミノ酸AAA 合計	トレオニン（スレオニン） THR	トリプトファン TRP	バリン VAL	ヒスチジン HIS	アルギニン ARG	アラニン ALA	アスパラギン酸 ASP	グルタミン酸 GLU	グリシン GLY	プロリン PRO	セリン SER	ヒドロキシプロリン HYP	アミノ酸組成計	アンモニア	備考
		(……… g ………)			(………………………………………………………………………………… mg …………………………………………………………………………………)																							
	セレベス																											
02050	球茎　生	76.4	1.7	2.2	71	170	96	28	51	78	110	93	210	91	42	110	47	160	92	330	210	100	83	140	–	2000	48	別名：あかめいも。廃棄部位：表層
02051	球茎　水煮	77.5	1.7	2.1	70	170	95	28	53	80	110	91	200	90	41	110	50	150	94	310	200	100	85	130	–	2000	43	別名：あかめいも
	たけのこいも																											
02052	球茎　生	73.4	1.3	1.7	53	120	72	20	38	58	87	63	150	68	28	82	34	110	76	280	190	76	64	110	–	1600	41	別名：京いも。廃棄部位：表層
02053	球茎　水煮	75.4	1.3	1.6	49	110	69	21	36	57	82	59	140	64	25	76	35	110	77	260	170	71	64	99	–	1500	37	別名：京いも
	みずいも																											
02013	球茎　生	70.5	0.5	0.7	20	40	31	8.6	14	23	27	21	48	25	9.9	29	15	36	32	83	73	30	26	42	–	560	14	別名：田芋。廃棄部位：表層及び両端
02014	球茎　水煮	72.0	0.5	0.7	22	45	34	9.3	16	26	30	24	54	27	11	33	16	42	35	92	77	33	30	45	–	620	13	別名：田芋
	やつがしら																											
02015	球茎　生	74.5	2.5	3.0	110	240	140	39	68	110	150	120	270	140	54	160	65	220	140	430	310	150	120	200	–	2900	54	廃棄部位：表層
02016	球茎　水煮	75.6	2.3	2.7	96	220	130	35	66	100	130	120	250	130	51	150	59	210	130	390	290	140	110	180	–	2600	47	
	じゃがいも																											
02063	塊茎　皮つき　生	81.1	1.4	1.8	59	92	94	23	22	47	67	46	110	66	18	91	30	84	52	360	290	52	59	70	–	1600	64	別名：ばれいしょ（馬鈴薯）。廃棄部位：損傷部及び芽
02064	塊茎　皮つき　電子レンジ調理	77.6	1.6	2.1	67	100	110	30	25	55	74	53	130	75	22	100	34	96	58	430	380	58	64	79	–	1900	76	別名：ばれいしょ（馬鈴薯）。損傷部及び芽を除いたもの
02065	塊茎　皮つき　フライドポテト（生を揚げたもの）	65.2	2.1	2.7	85	140	130	35	35	69	96	82	180	97	26	130	46	120	75	550	510	77	69	100	–	2400	97	別名：ばれいしょ（馬鈴薯）。損傷部及び芽を除いたもの
02017	塊茎　皮なし　生	79.8	1.3	1.8	56	87	95	22	22	48	64	45	110	64	20	87	31	80	50	350	300	49	58	68	–	1500	64	別名：ばれいしょ（馬鈴薯）。廃棄部位：表層
02019	塊茎　皮なし　水煮	80.6	1.4	1.7	57	93	95	23	22	46	66	47	110	66	20	87	31	81	50	330	300	49	59	68	–	1600	58	別名：ばれいしょ（馬鈴薯）。表層を除いたもの
02018	塊茎　皮なし　蒸し	78.8	1.5	1.9	63	97	100	24	25	55	73	63	140	71	22	96	33	89	53	390	340	54	69	74	–	1700	67	別名：ばれいしょ（馬鈴薯）。廃棄部位：表皮
02066	塊茎　皮なし　電子レンジ調理	78.0	1.5	1.9	62	96	96	22	25	47	72	54	120	69	20	90	34	90	54	410	360	54	59	74	–	1700	71	別名：ばれいしょ（馬鈴薯）。廃棄部位：表皮
02067	塊茎　皮なし　フライドポテト（生を揚げたもの）	64.2	2.1	2.7	84	130	130	35	34	69	92	81	180	95	25	130	46	130	73	540	530	76	65	100	–	2400	99	別名：ばれいしょ（馬鈴薯）。表層を除いたもの
02020	塊茎　皮なし　フライドポテト（市販冷凍食品を揚げたもの）	52.9	(2.3)	2.9	(97)	(160)	(160)	(44)	(39)	(82)	(110)	(110)	(220)	(110)	(33)	(150)	(52)	(150)	(85)	(560)	(520)	(88)	(100)	(120)	–	(2700)	(97)	別名：ばれいしょ（馬鈴薯）。02019じゃがいも／水煮から推計
02021	乾燥マッシュポテト	7.5	5.3	6.6	240	420	390	92	98	190	280	230	520	280	85	350	140	320	240	1200	980	210	290	300	–	6100	180	別名：ばれいしょ（馬鈴薯）
	（やまのいも類）																											
	ながいも																											
02022	いちょういも　塊根　生	71.1	3.1	4.5	140	230	170	57	41	98	200	120	320	100	64	180	85	620	140	440	470	130	140	220	–	3600	130	別名：やまいも、手いも。廃棄部位：表層。剰余アンモニア：16mg
02023	ながいも　塊根　生	82.6	1.5	2.2	57	83	68	21	17	38	73	43	120	65	28	73	37	200	100	390	390	59	47	180	–	1700	80	別名：やまいも。廃棄部位：表層、ひげ根及び切り口。剰余アンモニア：15mg
02024	ながいも　塊根　水煮	84.2	1.4	2.0	57	85	69	21	19	40	75	45	120	67	74	76	36	200	98	390	390	56	49	150	–	1600	66	別名：やまいも。剰余アンモニア：1.2mg
02025	やまといも　塊根　生	66.7	2.9	4.5	130	230	170	56	40	96	180	120	310	120	62	170	84	590	130	400	420	130	120	200	–	3300	140	別名：やまいも、伊勢いも、丹波いもを含む。廃棄部位：表層及びひげ根。剰余アンモニア：44mg
	じねんじょ																											
02026	塊根　生	68.8	1.8	2.8	88	150	120	34	29	61	110	75	190	83	41	110	54	260	93	280	280	87	84	140	–	2100	95	別名：やまいも。廃棄部位：表層及びひげ根。剰余アンモニア：28mg
	だいじょ																											
02027	塊根　生	71.2	1.8	2.6	85	150	99	33	22	55	120	74	190	88	36	100	55	240	93	260	290	79	92	150	–	2100	86	別名：やまいも、だいしょ。廃棄部位：表層。剰余アンモニア：19mg
	（でん粉・でん粉製品）																											
	（でん粉製品）																											
02056	ごま豆腐	84.8	(1.5)	1.5	(66)	(120)	(47)	(55)	(36)	(91)	(80)	(62)	(140)	(69)	(28)	(85)	(48)	(220)	(82)	(140)	(340)	(87)	(64)	(88)	–	(1700)	(34)	原材料配合割合から推計
	砂糖及び甘味類																											
	（砂糖類）																											
03001	黒砂糖	4.4	0.7	1.7	14	21	6.6	4.0	12	16	13	9.2	22	21	4.6	28	4.3	6.2	53	440	110	28	17	25	–	820	95	別名：黒糖。剰余アンモニア：26mg
	（その他）																											
03022	はちみつ	17.6	(0.2)	0.3	(7.4)	(9.3)	(7.4)	(0.9)	(2.8)	(3.7)	(10)	(7.4)	(18)	(3.7)	(3.7)	(8.4)	(0.9)	(4.6)	(5.6)	(25)	(17)	(6.5)	(84)	(5.6)	(0)	(210)	–	米国成分表より推計

アミノ酸成分表　第1表　豆類

豆類

食品番号	食品名	水分	アミノ酸組成によるたんぱく質	たんぱく質	イソロイシン ILE	ロイシン LEU	リシン(リジン) LYS	メチオニン MET	シスチン CYS	含硫アミノ酸AAS 合計	フェニルアラニン PHE	チロシン TYR	芳香族アミノ酸AAA 合計	トレオニン(スレオニン) THR	トリプトファン TRP	バリン VAL	ヒスチジン HIS	アルギニン ARG	アラニン ALA	アスパラギン酸 ASP	グルタミン酸 GLU	グリシン GLY	プロリン PRO	セリン SER	ヒドロキシプロリン HYP	アミノ酸組成計	アンモニア	備考
	あずき																											
04001	全粒　乾	14.2	17.8	20.8	920	1700	1600	310	280	600	1200	610	1800	830	240	1100	700	1400	880	2500	3500	810	900	1200	–	21000	390	
04002	全粒　ゆで	63.9	7.4	8.6	380	700	670	130	110	240	520	260	780	340	100	470	290	580	370	1000	1500	340	380	510	–	8600	160	
04003	ゆで小豆缶詰	45.3	3.6	4.4	180	350	320	66	43	110	250	120	380	170	46	230	140	280	180	490	710	170	190	250	–	4200	75	液汁を含む
04004	あん　こし生あん	62.0	8.5	9.8	450	850	740	150	100	250	620	290	910	380	120	530	320	650	410	1200	1600	360	450	610	–	9800	170	
04005	あん　さらしあん（乾燥あん）	7.8	20.2	23.5	1200	2100	1700	350	370	720	1500	760	2200	960	260	1400	780	1400	1000	2800	3500	930	1100	1500	–	24000	440	
04101	あん　こし練りあん（並あん）	35.0	(4.9)	5.6	(260)	(490)	(420)	(86)	(57)	(140)	(350)	(170)	(520)	(220)	(60)	(300)	(190)	(370)	(230)	(670)	(940)	(210)	(260)	(350)	–	(5600)	(98)	加糖あん。配合割合:こし生あん100、上白糖70、水あめ7。04004こし生あんから推計
04102	あん　こし練りあん（中割りあん）	33.2	(4.4)	5.1	(230)	(440)	(390)	(78)	(52)	(130)	(320)	(150)	(470)	(200)	(55)	(280)	(170)	(340)	(210)	(600)	(860)	(190)	(230)	(320)	–	(5100)	(89)	加糖あん。配合割合:こし生あん100、上白糖85、水あめ7。04004こし生あんから推計
04103	あん　こし練りあん（もなかあん）	25.7	(4.4)	5.1	(230)	(440)	(380)	(78)	(52)	(130)	(320)	(150)	(470)	(200)	(54)	(280)	(170)	(340)	(210)	(600)	(860)	(190)	(230)	(320)	–	(5100)	(88)	加糖あん。配合割合:こし生あん100、上白糖100、水あめ7。04004こし生あんから推計
04006	あん　つぶし練りあん	39.3	4.9	5.6	250	470	420	90	58	150	340	160	500	230	59	300	190	370	240	670	950	220	260	350	–	5600	110	別名:小倉あん。加糖あん
	いんげんまめ																											
04007	全粒　乾	15.3	17.7	22.1	1000	1700	1400	280	290	570	1200	660	1900	950	250	1200	670	1400	880	2500	3200	840	800	1300	–	21000	410	金時類、白金時類、手亡類、鶉類、大福、虎豆を含む
04008	全粒　ゆで	63.6	(7.3)	9.3	(430)	(730)	(610)	(120)	(120)	(240)	(500)	(270)	(770)	(370)	(100)	(490)	(280)	(560)	(370)	(1000)	(1300)	(350)	(330)	(480)	–	(8500)	–	金時類、白金時類、手亡類、鶉類、大福、虎豆を含む。04007いんげんまめ/乾から推計
04009	うずら豆	41.4	6.1	6.7	340	610	500	80	59	140	440	190	640	350	82	410	230	400	310	880	1100	300	280	510	–	7100	130	試料(原材料):金時類。煮豆
04010	こし生あん	62.3	(7.4)	9.4	(430)	(730)	(610)	(120)	(120)	(240)	(510)	(270)	(780)	(370)	(100)	(490)	(280)	(560)	(370)	(1000)	(1300)	(360)	(330)	(490)	–	(8500)	–	04007いんげんまめ/乾から推計
04011	豆きんとん	37.8	(3.8)	4.9	(220)	(380)	(320)	(62)	(64)	(130)	(260)	(140)	(410)	(190)	(54)	(250)	(150)	(300)	(190)	(550)	(700)	(190)	(170)	(250)	–	(4500)	–	04007いんげんまめ/乾から推計
	えんどう																											
04012	全粒　青えんどう　乾	13.4	17.8	21.7	880	1500	1600	210	340	550	1000	660	1700	890	200	1000	550	1800	940	2500	3600	950	890	1100	–	21000	360	
04013	全粒　青えんどう　ゆで	63.8	(7.4)	9.2	(360)	(630)	(660)	(89)	(140)	(230)	(420)	(270)	(690)	(350)	(84)	(420)	(230)	(750)	(390)	(1000)	(1500)	(400)	(370)	(430)	–	(8500)	–	04012青えんどう/乾から推計
04074	全粒　赤えんどう　乾	13.4	(17.8)	21.7	(880)	(1500)	(1600)	(210)	(340)	(550)	(1000)	(660)	(1700)	(890)	(200)	(1000)	(550)	(1800)	(940)	(2500)	(3600)	(950)	(890)	(1100)	–	(21000)	(360)	04012青えんどう/乾から推計
04075	全粒　赤えんどう　ゆで	63.8	(7.4)	9.2	(360)	(630)	(660)	(89)	(140)	(230)	(420)	(270)	(690)	(350)	(84)	(420)	(230)	(750)	(390)	(1000)	(1500)	(400)	(370)	(430)	–	(8500)	–	04012青えんどう/乾から推計
04014	グリンピース（揚げ豆）	5.6	(16.6)	20.8	(810)	(1400)	(1500)	(200)	(320)	(520)	(1000)	(610)	(1600)	(790)	(190)	(950)	(530)	(1700)	(890)	(2300)	(3400)	(900)	(840)	(970)	–	(19000)	–	04012青えんどう/乾から推計
04015	塩豆	6.3	(18.6)	23.3	(910)	(1600)	(1700)	(230)	(360)	(590)	(1100)	(680)	(1800)	(890)	(210)	(1100)	(590)	(1900)	(1000)	(2600)	(3800)	(1000)	(940)	(1100)	–	(22000)	–	04012青えんどう/乾から推計
04016	うぐいす豆	39.7	(4.5)	5.6	(220)	(380)	(400)	(54)	(87)	(140)	(260)	(160)	(420)	(210)	(51)	(260)	(140)	(450)	(240)	(630)	(910)	(240)	(230)	(260)	–	(5200)	–	煮豆。04012青えんどう/乾から推計
	ささげ																											
04017	全粒　乾	15.5	19.6	23.9	1100	1900	1600	380	360	740	1300	740	2100	940	280	1200	780	1500	1200	2600	3800	1000	1100	1200	–	23000	490	
04018	全粒　ゆで	63.9	(8.2)	10.2	(440)	(770)	(680)	(160)	(150)	(310)	(570)	(300)	(870)	(370)	(120)	(520)	(330)	(640)	(430)	(1100)	(1600)	(440)	(440)	(460)	–	(9500)	–	04017ささげ/乾から推計
	そらまめ																											
04019	全粒　乾	13.3	20.5	26.0	1000	1800	1600	180	310	500	1100	770	1800	990	220	1200	680	2400	1000	2800	4100	1100	1100	1400	–	24000	480	
04020	フライビーンズ	4.0	(19.0)	24.7	(940)	(1700)	(1500)	(170)	(290)	(470)	(990)	(700)	(1700)	(870)	(210)	(1100)	(640)	(2300)	(980)	(2600)	(3900)	(1000)	(1000)	(1100)	–	(22000)	–	別名:いかり豆。種皮付き。04019そらまめ/乾から推計
04021	おたふく豆	37.2	(6.1)	7.9	(300)	(550)	(490)	(55)	(94)	(150)	(320)	(230)	(540)	(280)	(67)	(350)	(200)	(730)	(310)	(830)	(1200)	(320)	(320)	(370)	–	(7100)	–	煮豆。04019そらまめ/乾から推計
04022	ふき豆	34.5	(7.4)	9.6	(360)	(670)	(600)	(67)	(110)	(180)	(390)	(270)	(660)	(340)	(81)	(420)	(250)	(890)	(380)	(1000)	(1500)	(390)	(390)	(450)	–	(8600)	–	煮豆。04019そらまめ/乾から推計
	だいず																											
	［全粒・全粒製品］																											
04104	全粒　青大豆　国産　乾	12.5	31.4	33.5	1200	2800	2300	500	600	1100	1900	1300	3200	1500			990	2800	1600	4200	6700	1600	1900	2100	–	36000	720	
04105	全粒で　青大豆　国産　ゆ	65.5	13.8	15.0	560	1300	1000	220	230	440	830	590	1400	690	220	800	460	1200	690	1800	2900	690	850	940	–	16000	310	
04023	全粒　黄大豆　国産　乾	12.4	32.9	33.8	1700	2900	2400	520	590	1100	2000	1300	3300	1500			1000	2900	1800	4500	7000	1600	2000	2200	–	38000	760	
04024	全粒で　黄大豆　国産　ゆ	65.4	14.1	14.8	760	1300	1100	210	220	430	860	590	1500	700	210	800	430	1200	690	1900	3000	690	870	940	–	16000	330	

可食部100g当たりのアミノ酸成分表

食品番号	食品名	水分	アミノ酸組成によるたんぱく質	たんぱく質	イソロイシン ILE	ロイシン LEU	リシン(リジン) LYS	メチオニン MET	シスチン CYS	含硫アミノ酸AAS 合計	フェニルアラニン PHE	チロシン TYR	芳香族アミノ酸AAA 合計	トレオニン(スレオニン) THR	トリプトファン TRP	バリン VAL	ヒスチジン HIS	アルギニン ARG	アラニン ALA	アスパラギン酸 ASP	グルタミン酸 GLU	グリシン GLY	プロリン PRO	セリン SER	ヒドロキシプロリン HYP	アミノ酸組成計	アンモニア	備考
		(·····g·····)			(·—————————————————————————————————— mg —————————————————————————————————·)																							
04025	全粒 黄大豆 米国産 乾	11.7	31.0	33.0	1600	2700	2300	500	580	1100	1800	1300	3100	1500	490	1700	1000	2600	1600	4200	6600	1500	1900	2100	–	36000	690	
04026	全粒 黄大豆 中国産 乾	12.5	31.2	32.8	1600	2700	2300	490	570	1100	1800	1200	3000	1500	470	1700	1000	2700	1500	4200	6700	1500	1900	2100	–	36000	700	
04027	全粒 黄大豆 ブラジル産 乾	8.3	(30.9)	33.6	(1600)	(2700)	(2300)	(500)	(590)	(1100)	(1800)	(1200)	(3100)	(1500)	(500)	(1700)	(1000)	(2600)	(1600)	(4200)	(6700)	(1600)	(1900)	(1900)	–	(36000)	–	04025米国産/乾から推計
04077	全粒 黒大豆 国産 乾	12.7	31.5	33.9	1200	2800	2400	490	490	990	1900	1300	3100	1500	490	1700	1000	2900	1600	4300	6800	1600	2100	2100	–	37000	730	
04106	全粒 黒大豆 国産 ゆで	65.1	(13.8)	14.7	560	1200	1000	220	230	440	830	590	1400	690	210	770	440	1200	690	1800	2900	680	850	950	–	16000	320	
04080	いり大豆 青大豆	2.7	35.6	37.7	1900	3200	2300	560	670	1200	2100	1400	3500	1800	540	2100	1200	3100	1800	4800	7500	1700	2200	2300	–	41000	820	
04078	いり大豆 黄大豆	2.5	35.0	37.5	1900	3100	2300	550	630	1200	2100	1400	3500	1700	560	1900	1100	3000	1700	4800	7400	1700	2200	2300	–	41000	810	
04079	いり大豆 黒大豆	2.4	33.6	36.4	1800	3000	2100	530	540	1100	2000	1400	3400	1600	530	1900	1100	3400	1700	4700	7300	1700	2100	2300	–	39000	780	
04028	水煮缶詰 黄大豆	71.7	12.5	12.9	670	1100	880	190	210	410	750	550	1300	630	190	710	390	1000	610	1700	2600	610	760	860	–	14000	290	液汁を除いたもの
04081	蒸し大豆 黄大豆	57.4	(15.8)	16.6	(850)	(1400)	(1100)	(240)	(250)	(490)	(970)	(670)	(1600)	(790)	(240)	(900)	(480)	(1400)	(770)	(2200)	(3400)	(770)	(980)	(1100)	–	(18000)	(370)	試料:レトルト製品。04024国産/黄大豆/ゆでから推計
04082	きな粉 青大豆 全粒大豆	5.9	34.9	37.0	1900	3100	2500	570	650	1200	2100	1400	3500	1700	530	2100	1100	3100	1700	4700	7400	1700	2100	2300	–	41000	820	
04096	きな粉 青大豆 脱皮大豆	5.2	34.6	36.6	1900	3100	2500	590	650	1200	2100	1400	3500	1700	520	2100	1100	2900	1700	4600	7300	1700	2100	2300	–	40000	800	別名:青大豆きな粉、うぐいす色きな粉あるいはうぐいすきな粉
04029	きな粉 黄大豆 全粒大豆	4.0	34.3	36.7	1900	3100	2500	550	570	1100	2000	1400	3500	1700	520	2000	1100	2900	1700	4700	7400	1700	2100	2200	–	40000	810	
04030	きな粉 黄大豆 脱皮大豆	2.6	34.6	37.5	1900	3200	2500	550	570	1100	2000	1400	3500	1800	550	2100	1100	2900	1700	4700	7400	1700	2100	2200	–	40000	840	
04031	ぶどう豆	36.0	13.5	14.1	740	1200	950	210	210	410	830	520	1400	690	200	790	430	1100	700	1800	2800	740	830	910	–	16000	300	煮豆
	[豆腐・油揚げ類]																											
04032	木綿豆腐	85.9	6.7	7.0	350	600	480	98	100	200	400	310	710	320	100	360	200	620	320	910	1400	320	410	450	–	7800	150	凝固剤の種類は問わないもの
04097	木綿豆腐(凝固剤:塩化マグネシウム)	85.9	6.7	7.0	350	600	480	98	100	200	400	310	710	320	100	360	200	620	320	910	1400	320	410	450	–	7800	150	
04098	木綿豆腐(凝固剤:硫酸カルシウム)	85.9	6.7	7.0	350	600	480	98	100	200	400	310	710	320	100	360	200	620	320	910	1400	320	410	450	–	7800	150	
04033	絹ごし豆腐	88.5	5.3	5.3	280	470	380	77	92	170	320	240	560	260	82	290	160	470	260	720	1100	250	320	340	–	6200	120	凝固剤の種類は問わないもの
04099	絹ごし豆腐(凝固剤:塩化マグネシウム)	88.5	5.3	5.3	280	470	380	77	92	170	320	240	560	260	82	290	160	470	260	720	1100	250	320	340	–	6200	120	
04100	絹ごし豆腐(凝固剤:硫酸カルシウム)	88.5	5.3	5.3	280	470	380	77	92	170	320	240	560	260	82	290	160	470	260	720	1100	250	320	340	–	6200	120	
04034	ソフト豆腐	88.9	5.0	5.1	260	440	360	75	90	160	300	230	530	240	79	280	160	440	240	680	1100	240	300	320	–	5900	120	
04035	充てん豆腐	88.6	5.1	5.0	270	450	360	71	80	150	300	230	530	240	76	300	160	460	240	690	1100	240	310	330	–	5900	120	
04036	沖縄豆腐	81.8	(8.8)	9.1	(460)	(780)	(630)	(130)	(130)	(260)	(530)	(400)	(930)	(420)	(140)	(470)	(260)	(780)	(420)	(1200)	(1900)	(420)	(540)	(590)	–	(10000)	(190)	別名:島豆腐。04032木綿豆腐から推計
04037	ゆし豆腐	90.0	(4.1)	4.3	(220)	(370)	(300)	(61)	(63)	(120)	(250)	(190)	(440)	(200)	(64)	(370)	(200)	(560)	(200)	(560)	(890)	(200)	(260)	(280)	–	(4800)	(92)	04032木綿豆腐から推計
04038	焼き豆腐	84.8	7.8	7.8	420	700	560	120	140	240	450	360	810	370	120	430	240	690	370	970	1700	370	480	510	–	9100	180	
04039	生揚げ	75.9	10.3	10.7	550	920	730	150	160	310	630	460	1100	500	160	580	310	910	500	1300	2200	490	640	680	–	12000	230	別名:厚揚げ
04040	油揚げ 生	39.9	23.0	23.4	1200	2100	1600	300	310	610	1400	1200	2500	1100	360	1300	690	2000	1100	3100	4900	1100	1400	1500	–	27000	530	
04084	油揚げ 油抜き 生	56.9	17.9	18.2	980	1600	1200	240	230	480	1100	830	2000	840	280	1000	530	1600	860	2400	3800	850	1100	1200	–	21000	410	
04086	油揚げ 油抜き ゆで	72.6	12.3	12.4	670	1100	830	170	160	330	760	580	1300	580	190	700	370	1100	590	1700	2600	580	770	820	–	14000	290	
04085	油揚げ 油抜き 焼き	40.2	24.6	24.9	1400	2100	1600	340	300	620	1500	1100	2600	1200	380	1400	740	2100	1200	3300	5100	1200	1500	1600	–	29000	580	
04095	油揚げ 甘煮	54.9	10.4	11.2	590	990	670	120	130	250	650	410	1000	500	150	620	330	830	530	1400	2200	510	650	700	–	12000	240	
04041	がんもどき	63.5	15.2	15.3	820	1400	1000	200	200	410	940	670	1600	710	230	840	460	1300	730	2000	3300	810	930	990	–	18000	370	
04042	凍り豆腐 乾	7.2	49.7	50.5	2700	4500	3500	660	600	1300	3100	2300	5400	2400	750	3000	1300	4400	2400	6900	11000	2200	3100	3000	–	58000	1100	別名:高野豆腐。試料:炭酸水素ナトリウム処理製品
04087	凍り豆腐 水煮	79.6	10.8	10.7	600	1000	740	150	130	270	690	510	1200	520	160	630	320	940	520	1500	2200	480	660	720	–	12000	250	別名:高野豆腐。湯戻し後、煮たもの
04043	豆腐よう	60.6	(9.0)	9.5	(460)	(810)	(650)	(130)	(140)	(270)	(550)	(400)	(950)	(400)	(140)	(480)	(270)	(810)	(430)	(1200)	(2000)	(430)	(560)	(550)	–	(10000)	(200)	NILSアミノ酸成分表より推計
04044	豆腐竹輪 蒸し	71.6	(13.6)	14.9	(770)	(1300)	(1300)	(260)	(210)	(580)	(720)	(590)	(1300)	(670)	(190)	(820)	(450)	(1100)	(850)	(2100)	(2600)	(760)	(700)	(710)	–	(16000)	(0)	原材料配合割合:豆腐2、すり身1。NILSアミノ酸成分表より推計
04045	豆腐竹輪 焼き	68.8	(14.4)	16.1	(820)	(1300)	(1400)	(390)	(220)	(610)	(770)	(630)	(1400)	(710)	(200)	(870)	(470)	(1200)	(900)	(1800)	(2800)	(800)	(740)	(760)	–	(17000)	(0)	原材料配合割合:豆腐2、すり身1。NILSアミノ酸成分表より推計
04088	ろくじょう豆腐	26.5	(33.5)	34.7	(1700)	(3000)	(2400)	(490)	(510)	(1000)	(2000)	(1500)	(3500)	(1600)	(520)	(1800)	(1000)	(3100)	(1600)	(4500)	(7200)	(1600)	(2100)	(2200)	–	(39000)	(740)	04032木綿豆腐から推計
	[納豆類]																											
04046	糸引き納豆	59.5	14.5	16.5	790	1300	1100	260	320	580	880	710	1600	670	250	850	490	950	690	1900	3300	690	920	820	–	17000	450	
04047	挽きわり納豆	60.9	15.1	16.6	810	1400	1100	250	280	530	970	670	1600	710	250	890	500	970	710	1900	3600	710	930	830	–	18000	530	

アミノ酸成分表 第1表 豆類・種実類

可食部100g当たり

食品番号	食品名	水分	アミノ酸組成によるたんぱく質	たんぱく質	イソロイシン ILE	ロイシン LEU	リシン(リジン) LYS	メチオニン MET	シスチン CYS	含硫アミノ酸 合計 AAS	フェニルアラニン PHE	チロシン TYR	芳香族アミノ酸 合計 AAA	トレオニン(スレオニン) THR	トリプトファン TRP	バリン VAL	ヒスチジン HIS	アルギニン ARG	アラニン ALA	アスパラギン酸 ASP	グルタミン酸 GLU	グリシン GLY	プロリン PRO	セリン SER	ヒドロキシプロリン HYP	アミノ酸組成計	アンモニア	備考
	[その他]																											
04051	おから 生	75.5	5.4	6.1	280	490	410	97	110	200	330	210	540	290	83	330	190	410	290	710	1100	310	340	380	–	6300	120	
04089	おから 乾燥	7.1	(20.2)	23.1	(1000)	(1900)	(1500)	(360)	(400)	(760)	(1200)	(760)	(2000)	(1000)	(310)	(1200)	(700)	(1500)	(1100)	(2700)	(4000)	(1200)	(1300)	(1300)	–	(23000)	–	04051おから/生から推計
04052	豆乳 豆乳	90.8	3.4	3.6	170	290	250	53	60	110	200	160	350	160	53	180	100	310	170	460	740	160	260	230	–	4000	78	
04053	豆乳 調製豆乳	87.9	3.1	3.2	160	270	230	43	53	96	180	140	320	150	47	170	95	280	170	430	700	160	190	200	–	3600	74	
04054	豆乳 豆乳飲料・麦芽コーヒー	87.4	2.1	2.2	110	180	150	28	35	63	120	92	210	96	32	120	64	170	100	280	460	100	130	130	–	2400	53	
04055	大豆たんぱく 粒状大豆たんぱく	7.8	(44.1)	46.3	2300	4000	3200	(650)	(640)	1300	2700	(1900)	4600	(2000)	(680)	2300	1400	3900	2100	6000	9800	2100	2700	2700	–	(51000)	–	04057分離大豆たんぱくから推計
04056	大豆たんぱく 濃縮大豆たんぱく	6.8	(55.4)	58.2	2900	5100	4000	(820)	(800)	1600	3300	2400	5800	2500	(850)	2900	1700	4900	2600	7500	12000	2600	3400	3400	–	(64000)	–	04057分離大豆たんぱくから推計
04057	大豆たんぱく 分離大豆たんぱく 塩分無調整タイプ	5.9	77.1	79.1	4000	7000	5500	1100	1100	2200	4600	3500	8000	3700	1200	4100	2400	6900	3600	10000	17000	3600	4700	5100	–	89000	1800	
04090	大豆たんぱく 分離大豆たんぱく 塩分調整タイプ	5.9	(77.1)	79.1	(4000)	(7000)	(5500)	(1100)	(1100)	(2200)	(4600)	(3500)	(8000)	(3700)	(1200)	(4100)	(2400)	(6900)	(3600)	(10000)	(17000)	(3600)	(4700)	(5100)	–	(89000)	(1800)	04057分離大豆たんぱくから推計
04058	大豆たんぱく 繊維状大豆たんぱく	5.8	(56.5)	59.3	(2900)	(5200)	(4100)	(830)	(820)	(1700)	(3400)	(2500)	(5900)	(2500)	(870)	(3000)	(1700)	(5000)	(2700)	(7700)	(13000)	(2700)	(3500)	(3400)	–	(65000)	–	04057分離大豆たんぱくから推計
04059	湯葉 生	59.1	21.4	21.8	1200	1900	1500	320	320	640	1300	970	2300	1300	310	1200	640	1900	1100	2900	4600	1000	1800	1400	–	25000	500	
04060	湯葉 干し 乾	6.9	49.7	50.4	2700	4400	3500	720	760	1500	3100	2200	5300	2400	720	2800	1500	4300	2400	6800	11000	2400	3000	3300	–	58000	1100	
04091	湯葉 干し 湯戻し	72.8	15.3	15.7	830	1400	1100	220	230	450	960	700	1700	740	210	850	450	1400	740	2100	3200	720	940	1100	–	18000	340	
04061	金山寺みそ	34.3	(5.8)	6.9	(520)	(520)	(330)	(96)	(72)	(170)	(340)	(250)	(590)	(320)	(52)	(350)	(190)	(320)	(320)	(760)	(1500)	(360)	(360)	(340)	–	(6700)	(140)	NILSアミノ酸成分表より推計
04062	ひしおみそ	46.3	(5.4)	6.5	(310)	(490)	(310)	(91)	(68)	(160)	(320)	(230)	(550)	(250)	(49)	(330)	(180)	(300)	(300)	(720)	(1400)	(340)	(340)	(320)	–	(6300)	(130)	NILSアミノ酸成分表より推計
04063	テンペ	57.8	(11.9)	15.8	(690)	(1100)	(710)	(140)	(150)	(290)	(700)	(500)	(1200)	(620)	(150)	(720)	(360)	(970)	(750)	(1800)	(2600)	(590)	(800)	(790)	(0)	(14000)	–	丸大豆製品。米国成分表より推計
	つるあずき																											
04064	全粒 乾	12.0	(17.8)	20.8	(920)	(1700)	(1600)	(310)	(280)	(590)	(1200)	(610)	(1800)	(830)	(240)	(1100)	(700)	(1400)	(880)	(2500)	(3500)	(930)	(890)	(1200)	–	(21000)	(390)	別名:たけあずき。04001あずき/乾から推計
04092	全粒 ゆで	60.5	(8.4)	9.7	(430)	(790)	(750)	(150)	(120)	(270)	(580)	(300)	(880)	(390)	(110)	(530)	(330)	(650)	(410)	(1100)	(1600)	(430)	(430)	(580)	–	(9700)	(180)	別名:たけあずき。04002あずき/ゆでから推計
	ひよこまめ																											
04065	全粒 乾	10.4	(16.7)	20.0	(860)	(1400)	(1300)	(260)	(270)	(540)	(1100)	(500)	(1600)	(750)	(200)	(850)	(550)	(1900)	(860)	(2400)	(3500)	(840)	(830)	(1000)	(0)	(19000)	–	別名:チックピー、ガルバンゾー。米国成分表より推計
04066	全粒 ゆで	59.6	(7.9)	9.5	(410)	(680)	(640)	(120)	(130)	(250)	(510)	(240)	(750)	(350)	(91)	(400)	(260)	(900)	(410)	(1100)	(1700)	(400)	(390)	(480)	(0)	(9200)	–	別名:チックピー、ガルバンゾー。米国成分表より推計
04067	全粒 フライ 味付け	4.6	(15.7)	18.8	(810)	(1300)	(1300)	(250)	(260)	(500)	(1000)	(470)	(1500)	(700)	(180)	(790)	(520)	(1800)	(800)	(2200)	(3300)	(720)	(780)	(950)	(0)	(18000)	–	別名:チックピー、ガルバンゾー。米国成分表より推計
	べにばないんげん																											
04068	全粒 乾	15.4	(13.8)	17.2	(810)	(1400)	(1100)	(220)	(230)	(440)	(930)	(520)	(1400)	(740)	(190)	(930)	(530)	(1100)	(680)	(1900)	(2500)	(660)	(620)	(1000)	–	(16000)	(320)	別名:はなまめ。04007いんげんまめ/乾から推計
04069	全粒 ゆで	69.7	(5.0)	6.2	(290)	(490)	(410)	(79)	(81)	(160)	(340)	(190)	(520)	(270)	(69)	(330)	(190)	(390)	(250)	(700)	(890)	(240)	(220)	(360)	–	(5800)	(120)	別名:はなまめ。04007いんげんまめ/乾から推計
	らいまめ																											
04070	全粒 乾	11.7	(18.8)	21.9	(1100)	(1800)	(1400)	(240)	(240)	(490)	(1400)	(800)	(2200)	(990)	(230)	(1200)	(550)	(1300)	(930)	(3100)	(3000)	(890)	(910)	(1600)	–	(22000)	–	別名:ライマビーン、バタービーン。豪州成分表より推計
04093	全粒 ゆで	62.3	(8.3)	9.6	(480)	(810)	(620)	(110)	(110)	(210)	(620)	(350)	(970)	(430)	(100)	(540)	(240)	(590)	(410)	(1400)	(1300)	(400)	(400)	(700)	–	(9600)	–	別名:ライマビーン、バタービーン。豪州成分表より推計
	りょくとう																											
04071	全粒 乾	10.8	20.7	25.1	1100	2000	1700	340	180	520	1500	690	2200	870	250	1300	730	1700	1100	2900	4300	930	1000	1400	–	24000	480	別名:やえなり
04072	全粒 ゆで	66.0	(8.2)	10.2	(420)	(790)	(690)	(140)	(72)	(210)	(610)	(270)	(880)	(330)	(100)	(520)	(290)	(670)	(420)	(1200)	(1700)	(370)	(410)	(510)	–	(9500)	–	別名:やえなり。04071りょくとう/乾から推計
	レンズまめ																											
04073	全粒 乾	12.0	(19.7)	23.2	(1100)	(1800)	(1700)	(210)	(260)	(460)	(1200)	(740)	(2000)	(1000)	(170)	(1300)	(630)	(1000)	(1000)	(2700)	(3900)	(990)	(850)	(1300)	–	(23000)	–	別名:ひらまめ。豪州成分表より推計
04094	全粒 ゆで	57.9	(9.5)	11.2	(540)	(860)	(810)	(110)	(110)	(220)	(580)	(360)	(950)	(500)	(81)	(620)	(300)	(980)	(490)	(1300)	(1900)	(480)	(410)	(640)	–	(11000)	–	別名:ひらまめ。豪州成分表より推計
	種実類																											
	アーモンド																											
05001	乾	4.7	18.7	19.6	870	1500	660	190	320	510	1000	630	1700	650	210	1000	560	2200	920	2300	5500	1400	940	900	–	22000	620	
05002	フライ 味付け	1.8	21.1	21.3	910	1600	590	180	310	480	1300	670	1900	740	210	1100	620	2500	1100	2600	6500	1600	1000	1100	–	24000	750	
05040	いり 無塩	1.8	(19.0)	20.3	(870)	(1500)	(670)	(190)	(330)	(520)	(1100)	(630)	(1700)	(630)	(220)	(1000)	(580)	(2300)	(940)	(2300)	(5600)	(1400)	(960)	(830)	–	(22000)	–	05001アーモンド/乾から推計
	あさ																											
05003	乾	4.6	25.7	29.9	1200	2100	1100	730	510	1200	1400	950	2400	1200	350	1600	880	3700	1300	3200	5300	1400	1300	1700	–	30000	630	

(…… g ……)　(…… mg ……)

可食部100g当たりのアミノ酸成分表

食品番号	食品名	水分	アミノ酸組成によるたんぱく質	たんぱく質	イソロイシン ILE	ロイシン LEU	リシン（リジン） LYS	含硫アミノ酸AAS メチオニン MET	シスチン CYS	合計	芳香族アミノ酸AAA フェニルアラニン PHE	チロシン TYR	合計	トレオニン(スレオニン) THR	トリプトファン TRP	バリン VAL	ヒスチジン HIS	アルギニン ARG	アラニン ALA	アスパラギン酸 ASP	グルタミン酸 GLU	グリシン GLY	プロリン PRO	セリン SER	ヒドロキシプロリン HYP	アミノ酸組成計	アンモニア	備考
	あまに																											
05041	いり	0.8	20.3	21.8	1100	1500	660	450	280	730	1200	590	1800	990	410	1300	580	2300	1200	2400	5000	1500	930	1300	-	24000	610	
	えごま																											
05004	乾	5.6	16.9	17.7	730	1300	810	520	370	890	1000	700	1700	760	240	990	580	1300	880	930	1700	3800	960	690	1100	-	20000	380	別名:あぶらえ
	カシューナッツ																											
05005	フライ 味付け	3.2	19.3	19.8	960	1700	1100	420	500	920	1000	710	1800	830	370	1300	540	2400	890	2000	4600	970	880	1200	-	22000	440	
	かぼちゃ																											
05006	いり 味付け	4.5	(25.3)	26.5	(1100)	(2100)	(1100)	(530)	(290)	(820)	(1500)	(960)	(2500)	(880)	(510)	(1400)	(680)	(4700)	(1300)	(2600)	(5400)	(1600)	(1200)	(1500)	(0)	(29000)	-	廃棄部位:種皮。米国成分表より推計
	ぎんなん																											
05008	生	57.4	4.2	4.7	190	340	190	110	83	190	170	140	320	260	79	270	97	620	260	530	840	230	230	290	-	4900	88	廃棄部位:殻及び薄皮
05009	ゆで	56.9	(4.0)	4.6	(180)	(330)	(180)	(100)	(81)	(180)	(170)	(140)	(300)	(230)	(77)	(260)	(94)	(590)	(250)	(520)	(810)	(220)	(220)	(250)	-	(4700)	-	薄皮を除いたもの。05008ぎんなん/生から推計
	（くり類）																											
	日本ぐり																											
05010	生	58.8	2.4	2.8	98	160	150	35	44	79	110	68	180	110	36	130	68	210	180	660	400	120	100	120	-	2800	90	廃棄部位:殻(鬼皮)及び渋皮(包丁むき)
05011	ゆで	58.4	(2.9)	3.5	(120)	(200)	(180)	(43)	(55)	(98)	(140)	(81)	(220)	(130)	(45)	(160)	(84)	(260)	(220)	(820)	(490)	(150)	(120)	(130)	-	(3400)	-	廃棄部位:殻(鬼皮)及び渋皮。05010日本ぐり/生から推計
05012	甘露煮	40.8	(1.5)	1.8	(61)	(100)	(93)	(22)	(28)	(50)	(70)	(42)	(110)	(65)	(23)	(81)	(43)	(140)	(110)	(420)	(250)	(78)	(63)	(68)	-	(1800)	-	液汁を除いたもの。05010日本ぐり/生から推計
	中国ぐり																											
05013	甘ぐり	44.4	(4.3)	4.9	(180)	(300)	(270)	(120)	(130)	(250)	(220)	(150)	(370)	(190)	(57)	(260)	(140)	(500)	(230)	(990)	(630)	(210)	(190)	(210)	-	(5000)	-	別名:あまぐり。廃棄部位:殻(鬼皮)及び渋皮。米国成分表より推計
	くるみ																											
05014	いり	3.1	13.4	14.6	640	1100	420	260	280	540	690	530	1200	550	210	780	380	2300	640	1600	3000	730	590	840	-	15000	290	
	けし																											
05015	乾	3.0	(20.2)	19.3	(880)	(1400)	(1000)	(540)	(320)	(860)	(810)	(780)	(1600)	(740)	(240)	(1200)	(510)	(2100)	(900)	(2500)	(4600)	(1900)	(3000)	(1000)	-	(24000)	-	別名:ポピーシード。米国成分表より推計
	ココナッツ																											
05016	ココナッツパウダー	2.5	(5.6)	6.1	(240)	(430)	(300)	(120)	(130)	(250)	(290)	(170)	(460)	(280)	(55)	(370)	(150)	(980)	(320)	(560)	(1300)	(290)	(230)	(350)	-	(6500)	-	豪州成分表より推計
	ごま																											
05017	乾	4.7	19.3	19.8	850	1500	620	690	490	1200	1000	780	1800	890	360	1000	620	2900	1100	1900	4400	1100	850	1100	-	22000	470	試料:洗いごま
05018	いり	1.6	19.6	20.3	880	1500	570	680	440	1100	1100	750	1800	890	350	1100	630	2900	1100	1900	4600	1200	850	1100	-	23000	490	
05019	むき	4.1	19.0	19.3	840	1500	600	700	460	1200	1100	790	1800	870	350	1100	620	2900	1100	1900	4600	1200	820	1100	-	22000	430	
05042	ねり	0.5	(18.3)	19.0	(820)	(1500)	(530)	(640)	(420)	(1100)	(990)	(700)	(1700)	(830)	(320)	(1100)	(590)	(2700)	(1000)	(1800)	(4300)	(1100)	(790)	(1100)	-	(21000)	(460)	05018いりごまから推計
	しい																											
05020	生	37.3	(2.6)	3.2	(150)	(250)	(200)	(54)	(57)	(110)	(140)	(97)	(240)	(120)	(39)	(180)	(88)	(250)	(180)	(330)	(510)	(150)	(130)	(140)	(0)	(3100)	-	別名:こじい。廃棄部位:殻及び渋皮。米国成分表より推計
	すいか																											
05021	いり 味付け	5.9	(28.7)	29.6	(1400)	(2200)	(930)	(870)	(460)	(1300)	(2100)	(1100)	(3200)	(1200)	(410)	(1600)	(810)	(5100)	(1600)	(2900)	(6000)	(1700)	(1300)	(1600)	(0)	(33000)	-	廃棄部位:種皮。米国成分表より推計
	チアシード																											
05046	乾	6.5	18.0	19.4	790	1400	1000	640	470	1100	1100	710	1800	830	290	1000	620	2200	1000	1800	3800	1000	800	1300	-	21000	410	
	とち																											
05022	蒸し	58.0	(1.5)	1.7	(67)	(100)	(100)	(40)	(54)	(94)	(71)	(47)	(120)	(60)	(19)	(95)	(47)	(120)	(110)	(290)	(220)	(88)	(89)	(85)	-	(1700)	(0)	試料:あく抜き冷凍品。NILSアミノ酸成分表より推計
	はす																											
05023	未熟 生	77.5	(5.8)	5.9	(290)	(470)	(380)	(100)	(77)	(180)	(290)	(140)	(440)	(290)	(84)	(380)	(160)	(480)	(340)	(720)	(1400)	(320)	(490)	(360)	(0)	(6700)	-	廃棄部位:殻及び薄皮。米国成分表より推計
05024	成熟 乾	11.2	(18.0)	18.3	(910)	(1400)	(1200)	(320)	(240)	(560)	(910)	(450)	(1400)	(890)	(260)	(1200)	(510)	(1500)	(1100)	(2200)	(4200)	(1500)	(1500)	(1100)	-	(21000)	-	殻、薄皮及び幼芽を除いたもの。米国成分表より推計
05043	成熟 ゆで	66.1	(7.2)	7.3	(360)	(570)	(470)	(120)	(95)	(220)	(360)	(180)	(540)	(350)	(100)	(470)	(200)	(600)	(420)	(890)	(1700)	(610)	(390)	(440)	-	(8300)	-	幼芽を除いたもの。米国成分表より推計
	（ひし類）																											
	ひし																											
05025	生	51.8	(5.5)	5.8	(220)	(460)	(300)	(150)	(120)	(270)	(280)	(200)	(480)	(240)	(110)	(330)	(190)	(730)	(260)	(630)	(1200)	(350)	(220)	(380)	-	(6400)	(110)	廃棄部位:果皮。05074とうびし/生から推計

アミノ酸成分表　第1表　種実類・野菜類

食品番号	食品名	水分	アミノ酸組成によるたんぱく質	たんぱく質	イソロイシン ILE	ロイシン LEU	リシン(リジン) LYS	メチオニン MET	シスチン CYS	合計 AAS	フェニルアラニン PHE	チロシン TYR	合計 AAA	トレオニン(スレオニン) THR	トリプトファン TRP	バリン VAL	ヒスチジン HIS	アルギニン ARG	アラニン ALA	アスパラギン酸 ASP	グルタミン酸 GLU	グリシン GLY	プロリン PRO	セリン SER	ヒドロキシプロリン HYP	アミノ酸組成計	アンモニア	備考
	とうびし																											
05047	生	64.3	2.6	2.7	100	220	140	71	54	120	130	91	220	110	52	150	90	340	120	290	540	160	100	180	–	3000	51	廃棄部位:皮
05048	ゆで	65.5	2.5	2.7	100	210	140	69	54	120	130	90	220	110	51	150	88	340	120	290	530	160	100	170	–	2900	50	廃棄部位:皮
	ピスタチオ																											
05026	いり　味付け	2.2	16.2	17.4	850	1400	980	280	350	630	940	530	1500	650	270	1200	470	1800	790	1700	3900	840	790	1100	–	19000	420	廃棄部位:殻
	ひまわり																											
05027	フライ　味付け	2.6	(18.7)	20.1	(990)	(1400)	(780)	(540)	(420)	(950)	(1100)	(580)	(1700)	(790)	(310)	(1200)	(600)	(2000)	(930)	(2100)	(4700)	(1200)	(1100)	(900)	–	(22000)	–	05038ひまわり/乾から推計
05038	乾	3.7	18.5	19.5	990	1400	760	530	410	940	1100	590	1600	830	310	1200	590	2000	910	2100	4600	1200	1000	990	–	21000	530	
	ブラジルナッツ																											
05028	フライ　味付け	2.8	(14.1)	14.9	(540)	(1200)	(510)	(1200)	(320)	(1500)	(660)	(430)	(1100)	(380)	(140)	(790)	(430)	(2200)	(630)	(1400)	(3300)	(760)	(730)	(700)	(0)	(16000)	–	米国成分表より推計
	ヘーゼルナッツ																											
05029	フライ　味付け	1.0	(11.0)	13.6	(490)	(920)	(350)	(190)	(250)	(440)	(580)	(370)	(950)	(400)	(190)	(630)	(340)	(1700)	(580)	(1400)	(2700)	(580)	(480)	(540)	–	(13000)	–	別名:ヘイゼルナッツ、西洋はしばみ、フィルバート。薄皮を除いたもの。05039ヘーゼルナッツ/いりから推計
05039	いり	4.7	10.5	12.7	470	870	330	180	240	420	550	360	900	400	180	610	320	1700	550	1300	2600	550	460	570	–	12000	270	
	ペカン																											
05030	フライ　味付け	1.9	(8.0)	9.6	(350)	(630)	(300)	(190)	(160)	(350)	(450)	(230)	(670)	(320)	(97)	(430)	(270)	(1200)	(420)	(970)	(1900)	(470)	(380)	(380)	(0)	(9300)	–	米国成分表より推計
	マカダミアナッツ																											
05031	いり　味付け	1.3	7.7	8.3	290	540	340	150	270	420	280	430	710	290	97	380	210	1200	350	860	2000	430	420	400	–	8900	190	
	まつ																											
05032	生	2.5	(14.5)	15.8	(640)	(1200)	(610)	(420)	(410)	(830)	(600)	(640)	(1200)	(500)	(160)	(800)	(410)	(2700)	(740)	(1500)	(3100)	(740)	(790)	(860)	–	(17000)	–	05033まつ/いりから推計
05033	いり	1.9	13.7	14.6	610	1100	570	390	380	770	560	620	1200	500	150	760	380	2500	690	1400	2900	690	740	900	–	16000	240	
	らっかせい																											
05034	大粒種　乾	6.0	24.0	25.2	970	1800	1000	290	380	680	1500	1100	2600	850	280	1200	700	3300	1100	3400	5600	1600	1200	1600	–	28000	580	別名:なんきんまめ、ピーナッツ
05035	大粒種　いり	1.7	23.6	25.0	950	1800	920	280	340	630	1500	1000	2500	850	270	1200	700	3200	1100	3400	5500	1600	1300	1600	–	27000	570	別名:なんきんまめ、ピーナッツ
05044	小粒種　乾	6.0	(24.2)	25.4	(970)	(1800)	(1000)	(300)	(380)	(680)	(1500)	(1100)	(2600)	(850)	(280)	(1200)	(700)	(3300)	(1100)	(3500)	(5600)	(1600)	(1200)	(1600)	–	(28000)	(580)	別名:なんきんまめ、ピーナッツ。05034大粒種/乾から推計
05045	小粒種　いり	2.1	(25.0)	26.5	(1000)	(1900)	(970)	(300)	(360)	(660)	(1500)	(1100)	(2700)	(900)	(280)	(1300)	(740)	(3300)	(1200)	(3600)	(5800)	(1700)	(1300)	(1600)	–	(29000)	(610)	別名:なんきんまめ、ピーナッツ。05035大粒種/いりから推計
05036	バターピーナッツ	2.4	22.6	23.3	930	1800	910	290	360	650	1400	970	2400	800	250	1200	680	3200	1100	3300	5300	1600	1200	1600	–	26000	550	
05037	ピーナッツバター	1.2	19.7	20.6	810	1500	740	230	290	530	1200	830	2100	690	210	1000	600	2700	920	2800	4700	1300	1000	1300	–	23000	490	
	野菜類																											
	アーティチョーク																											
06001	花らい　生	85.1	(1.9)	2.3	(98)	(180)	(130)	(36)	(21)	(57)	(120)	(77)	(200)	(100)	(40)	(130)	(48)	(120)	(130)	(330)	(280)	(110)	(120)	(100)	–	(2200)	(87)	別名:ちょうせんあざみ。廃棄部位:花床の基部及び総苞の一部。NILSアミノ酸成分表より推計
06002	花らい　ゆで	85.9	(1.7)	2.1	(89)	(160)	(120)	(33)	(19)	(52)	(110)	(70)	(180)	(91)	(37)	(120)	(44)	(110)	(120)	(300)	(260)	(100)	(110)	(91)	–	(2000)	(79)	別名:ちょうせんあざみ。廃棄部位:花床の基部及び総苞の一部。NILSアミノ酸成分表より推計
	あさつき																											
06003	葉　生	89.0	(2.9)	4.2	(150)	(270)	(240)	(59)	(49)	(110)	(170)	(140)	(310)	(160)	(62)	(190)	(80)	(190)	(230)	(350)	(540)	(170)	(150)	(190)	–	(3400)	–	06227葉ねぎ/生から推計
06004	葉　ゆで	87.3	(2.9)	4.2	(150)	(270)	(240)	(59)	(49)	(110)	(170)	(130)	(310)	(160)	(62)	(190)	(80)	(190)	(230)	(350)	(540)	(170)	(150)	(190)	–	(3400)	–	06227葉ねぎ/生から推計
	あしたば																											
06005	茎葉　生	88.6	(2.4)	3.3	(130)	(230)	(200)	(47)	(16)	(63)	(160)	(91)	(250)	(140)	(50)	(190)	(68)	(140)	(220)	(330)	(280)	(160)	(240)	(150)	–	(2800)	(0)	別名:あしたぐさ、はちじょうそう。廃棄部位:基部。NILSアミノ酸成分表より推計
06006	茎葉　ゆで	89.5	(2.1)	2.9	(120)	(200)	(180)	(41)	(14)	(55)	(140)	(80)	(220)	(120)	(44)	(170)	(60)	(120)	(190)	(290)	(240)	(140)	(210)	(130)	–	(2500)	(0)	別名:あしたぐさ、はちじょうそう。基部を除いたもの。ゆでた後水冷し、手搾りしたもの。NILSアミノ酸成分表より推計

可食部100g当たりのアミノ酸成分表

食品番号	食品名	水分	アミノ酸組成によるたんぱく質	たんぱく質	イソロイシン ILE	ロイシン LEU	リシン(リジン) LYS	メチオニン MET	シスチン CYS	含硫アミノ酸AAS 合計	フェニルアラニン PHE	チロシン TYR	芳香族アミノ酸AAA 合計	トレオニン(スレオニン) THR	トリプトファン TRP	バリン VAL	ヒスチジン HIS	アルギニン ARG	アラニン ALA	アスパラギン酸 ASP	グルタミン酸 GLU	グリシン GLY	プロリン PRO	セリン SER	ヒドロキシプロリン HYP	アミノ酸組成計	アンモニア	備考
		(……g……)			(………………………………………………………………………… mg …………………………………………………………………………)																							
	アスパラガス																											
06007	若茎　生	92.6	1.8	2.6	76	130	130	31	29	60	74	61	140	88	26	110	45	120	110	440	340	97	90	130	–	2100	81	試料：グリーンアスパラガス。廃棄部位：株元
06008	若茎　ゆで	92.0	(1.8)	2.6	(74)	(130)	(120)	(31)	(29)	(60)	(74)	(59)	(130)	(82)	(26)	(110)	(44)	(120)	(110)	(430)	(340)	(96)	(88)	(120)	–	(2100)	–	試料：グリーンアスパラガス。株元を除いたもの。06007アスパラガス/生から推計
06327	若茎　油いため	88.3	(2.0)	2.9	(81)	(140)	(140)	(34)	(32)	(66)	(81)	(65)	(90)	(90)	(28)	(120)	(49)	(130)	(120)	(480)	(380)	(110)	(98)	(130)	–	(2300)	–	試料：グリーンアスパラガス。株元を除いたもの。06007アスパラガス/生から推計
06009	水煮缶詰	91.9	(1.6)	2.4	(68)	(120)	(110)	(29)	(26)	(55)	(68)	(54)	(120)	(75)	(24)	(97)	(41)	(110)	(100)	(400)	(310)	(88)	(82)	(120)	–	(1900)	–	試料：ホワイトアスパラガス。液汁を除いたもの。06007アスパラガス/生から推計
	いんげんまめ																											
06010	さやいんげん　若ざや　生	92.2	1.3	1.8	55	89	80	23	15	38	65	43	110	76	18	79	41	64	85	320	200	52	52	120	–	1500	69	別名：さいとう(菜豆)、さんどまめ。廃棄部位：すじ及び両端。剰余アンモニア：5.1mg
06011	さやいんげん　若ざや　ゆで	91.7	(1.2)	1.8	(54)	(88)	(79)	(23)	(15)	(37)	(65)	(41)	(110)	(70)	(18)	(77)	(41)	(63)	(84)	(310)	(200)	(52)	(51)	(110)	–	(1400)	–	別名：さいとう(菜豆)、さんどまめ。すじ及び両端を除いたもの。06010さやいんげん/生から推計
	(うど類)																											
	うど																											
06012	茎　生	94.4	0.8	0.8	(33)	(48)	(43)	(7.3)	(6.6)	(14)	(30)	(25)	(55)	(35)	(11)	(49)	(20)	(28)	(38)	(190)	(220)	(30)	(30)	(41)	–	(880)	(89)	軟白栽培品。廃棄部位：株元、葉及び表皮。NILSアミノ酸成分表より推計
06013	茎　水さらし	95.7	(0.6)	0.6	(25)	(36)	(32)	(5.5)	(5.0)	(10)	(23)	(19)	(41)	(27)	(8.6)	(37)	(15)	(21)	(28)	(140)	(160)	(22)	(22)	(31)	–	(660)	(67)	軟白栽培品。株元、葉及び表皮を除いたもの。NILSアミノ酸成分表より推計
	やまうど																											
06014	茎　生	93.9	(1.0)	1.1	(45)	(66)	(59)	(10)	(9.1)	(19)	(41)	(34)	(76)	(49)	(16)	(67)	(27)	(38)	(52)	(260)	(300)	(41)	(41)	(57)	–	(1200)	(120)	廃棄部位：株元、葉及び表皮。NILSアミノ酸成分表より推計
	うるい																											
06363	葉　生	92.8	1.5	1.9	74	130	110	31	26	56	78	63	140	85	28	98	41	100	110	190	270	110	74	100	–	1700	45	別名：ウリッパ、アマナ、ギンボ等。廃棄部位：株元
	えだまめ																											
06015	生	71.7	10.3	11.7	540	900	740	160	180	340	610	400	1000	490	160	570	340	860	530	1500	2100	510	630	690	–	12000	280	廃棄部位：さや
06016	ゆで	72.1	(9.8)	11.5	(510)	(870)	(720)	(160)	(170)	(330)	(590)	(380)	(980)	(450)	(150)	(540)	(330)	(830)	(520)	(1500)	(2000)	(500)	(600)	(600)	–	(11000)	–	廃棄部位：さや。06015えだまめ/生から推計
06017	冷凍	67.1	(11.1)	13.0	(580)	(990)	(820)	(180)	(190)	(370)	(670)	(430)	(1100)	(510)	(170)	(610)	(370)	(940)	(590)	(1700)	(2400)	(560)	(680)	(680)	–	(13000)	–	廃棄部位：さや。06015えだまめ/生から推計
	エンダイブ																											
06018	葉　生	94.6	(0.9)	1.2	(69)	(94)	(60)	(13)	(9.6)	(23)	(51)	(38)	(89)	(48)	(4.8)	(60)	(22)	(60)	(60)	(120)	(160)	(56)	(57)	(47)	(0)	(1000)	–	別名：きくちしゃ、にがちしゃ、シコレ。廃棄部位：株元。米国成分表より推計
	(えんどう類)																											
	トウミョウ																											
06019	茎葉　生	90.9	(2.2)	3.8	(100)	(150)	(160)	(30)	(26)	(56)	(95)	(66)	(160)	(130)	(31)	(150)	(52)	(120)	(190)	(580)	(260)	(100)	(85)	(230)	–	(2600)	(140)	NILSアミノ酸成分表より推計
06329	芽ばえ　生	92.2	(2.2)	3.8	(100)	(150)	(160)	(30)	(26)	(56)	(95)	(66)	(160)	(130)	(31)	(150)	(52)	(120)	(190)	(580)	(260)	(100)	(85)	(230)	–	(2600)	(140)	06019トウミョウ/茎葉から推計
06330	芽ばえ　ゆで	91.7	(2.1)	3.6	(99)	(140)	(150)	(29)	(25)	(54)	(91)	(64)	(150)	(130)	(30)	(140)	(50)	(120)	(180)	(560)	(250)	(99)	(81)	(220)	–	(2500)	(140)	ゆでた後水冷し、手搾りしたもの。06019トウミョウ/茎葉から推計
06331	芽ばえ　油いため	84.3	(2.9)	5.0	(140)	(190)	(210)	(40)	(33)	(73)	(120)	(87)	(210)	(170)	(41)	(200)	(69)	(160)	(250)	(770)	(350)	(130)	(110)	(300)	–	(3400)	(190)	06019トウミョウ/茎葉から推計
	さやえんどう																											
06020	若ざや　生	88.6	1.8	3.1	84	120	130	25	21	46	77	54	130	110	26	120	43	100	160	480	220	84	69	190	–	2100	120	別名：きぬさやえんどう。廃棄部位：すじ及び両端。剰余アンモニア：30mg
06021	若ざや　ゆで	89.1	(1.8)	3.2	(85)	(120)	(120)	(25)	(21)	(47)	(77)	(54)	(130)	(100)	(25)	(120)	(44)	(100)	(160)	(480)	(220)	(86)	(70)	(170)	–	(2100)	–	別名：きぬさやえんどう。すじ及び両端を除いたもの。06020さやえんどう/生から推計
	スナップえんどう																											
06022	若ざや　生	86.6	(1.6)	2.9	(77)	(110)	(120)	(23)	(19)	(42)	(72)	(49)	(120)	(93)	(24)	(110)	(40)	(93)	(150)	(440)	(200)	(78)	(64)	(160)	–	(1900)	–	別名：スナックえんどう。廃棄部位：すじ及び両端。06020さやえんどう/生から推計
	グリンピース																											
06023	生	76.5	5.0	6.9	260	460	450	57	71	130	320	180	500	270	57	300	140	660	270	630	880	250	240	340	–	5800	110	別名：みえんどう。さやを除いたもの
06024	ゆで	72.2	(5.9)	8.3	(300)	(540)	(530)	(68)	(85)	(150)	(380)	(210)	(590)	(300)	(68)	(350)	(170)	(780)	(320)	(750)	(1000)	(290)	(290)	(360)	–	(6900)	–	別名：みえんどう。さやを除いたもの。06023グリーンピース/生から推計
06025	冷凍	75.7	4.5	5.8	230	400	390	55	58	110	250	160	420	250	52	270	120	570	290	550	860	210	200	280	–	5200	98	別名：みえんどう

アミノ酸成分表　第1表　野菜類

食品番号	食品名	水分	アミノ酸組成によるたんぱく質	たんぱく質	イソロイシン ILE	ロイシン LEU	リシン（リジン）LYS	メチオニン MET	シスチン CYS	含硫アミノ酸 合計 AAS	フェニルアラニン PHE	チロシン TYR	芳香族アミノ酸 合計 AAA	トレオニン(スレオニン) THR	トリプトファン TRP	バリン VAL	ヒスチジン HIS	アルギニン ARG	アラニン ALA	アスパラギン酸 ASP	グルタミン酸 GLU	グリシン GLY	プロリン PRO	セリン SER	ヒドロキシプロリン HYP	アミノ酸組成計	アンモニア	備考
		(⋯ g ⋯)			(⋯⋯⋯⋯⋯⋯⋯⋯⋯⋯⋯⋯⋯⋯⋯⋯⋯ mg ⋯⋯⋯⋯⋯⋯⋯⋯⋯⋯⋯⋯⋯⋯⋯⋯⋯⋯⋯)																							
06374	冷凍　ゆで	74.6	4.8	6.2	260	430	420	61	62	120	280	180	460	260	57	300	140	600	290	600	900	230	220	310	–	5600	110	別名:みえんどう
06375	冷凍　油いため	70.1	4.8	6.3	250	430	420	61	65	130	270	180	450	270	55	300	130	610	310	590	920	230	220	300	–	5600	110	別名:みえんどう
06026	水煮缶詰	74.9	(2.6)	3.6	(130)	(240)	(230)	(29)	(37)	(66)	(160)	(90)	(250)	(130)	(29)	(150)	(75)	(340)	(140)	(330)	(450)	(130)	(120)	(160)	–	(3000)	–	別名:みえんどう。液汁を除いたもの。06023グリーンピース/生から推計
	おおさかしろな																											
06027	葉　生	94.9	(1.1)	1.4	(45)	(76)	(76)	(17)	(17)	(34)	(45)	(37)	(82)	(53)	(15)	(64)	(29)	(69)	(86)	(120)	(310)	(56)	(46)	(57)	–	(1200)	–	廃棄部位:株元。06233はくさい/生から推計
06028	葉　ゆで	94.0	(1.2)	1.6	(51)	(87)	(87)	(20)	(19)	(39)	(52)	(42)	(94)	(60)	(17)	(73)	(33)	(79)	(94)	(140)	(360)	(64)	(53)	(65)	–	(1400)	–	廃棄部位:株元。ゆでた後水冷し、手搾りしたもの。06233はくさい/生から推計
06029	塩漬	91.0	(1.0)	1.3	(42)	(70)	(71)	(16)	(16)	(32)	(42)	(34)	(76)	(49)	(14)	(59)	(27)	(64)	(64)	(110)	(290)	(52)	(43)	(53)	–	(1100)	–	廃棄部位:株元。水洗いし、手搾りしたもの。06233はくさい/生から推計
	オクラ																											
06032	果実　生	90.2	1.5	2.1	61	99	90	27	20	47	69	49	120	70	26	80	40	130	91	330	340	66	62	88	–	1700	71	廃棄部位:へた
06033	果実　ゆで	89.4	(1.5)	2.1	(59)	(98)	(89)	(27)	(20)	(47)	(68)	(47)	(120)	(65)	(26)	(78)	(40)	(120)	(90)	(320)	(340)	(66)	(61)	(78)	–	(1700)	–	廃棄部位:へた。06032オクラ/生から推計
	かぶ																											
06034	葉　生	92.3	(2.0)	2.3	(100)	(180)	(140)	(29)	(19)	(48)	(130)	(80)	(210)	(110)	(50)	(140)	(57)	(150)	(130)	(270)	(370)	(120)	(110)	(110)	–	(2300)	–	別名:かぶら、すずな。廃棄部位:葉柄基部。06086こまつな/生から推計
06035	葉　ゆで	92.2	(2.0)	2.3	(100)	(180)	(140)	(29)	(19)	(48)	(130)	(80)	(210)	(110)	(50)	(140)	(57)	(150)	(130)	(270)	(370)	(120)	(110)	(110)	–	(2300)	–	別名:かぶら、すずな。廃棄部位:葉柄基部。ゆでた後水冷し、手搾りしたもの。06086こまつな/生から推計
06036	根　皮つき　生	93.9	0.6	0.7	27	45	50	9.4	11	20	28	23	51	35	9.5	40	18	30	39	73	120	33	32	37	–	660	38	別名:かぶら、すずな。廃棄部位:根端及び葉柄基部。剰余アンモニア:14mg
06037	根　皮つき　ゆで	93.8	(0.6)	0.7	(27)	(45)	(49)	(9.3)	(11)	(20)	(28)	(22)	(50)	(34)	(9.4)	(39)	(18)	(30)	(38)	(73)	(120)	(33)	(32)	(33)	–	(650)	–	別名:かぶら、すずな。根端及び葉柄基部を除いたもの。06036かぶ/皮付き/生から推計
06038	根　皮なし　生	93.9	0.5	0.6	24	40	43	8.7	9.4	18	24	20	45	31	7.7	36	16	27	34	64	110	29	29	32	–	580	36	別名:かぶら、すずな。廃棄部位:根端、葉柄基部及び皮。剰余アンモニア:15mg
06039	根　皮なし　ゆで	93.7	(0.5)	0.6	(24)	(39)	(42)	(8.6)	(9.3)	(18)	(24)	(20)	(44)	(29)	(7.7)	(35)	(15)	(26)	(33)	(63)	(110)	(29)	(28)	(28)	–	(570)	–	別名:かぶら、すずな。根端、葉柄基部及び皮を除いたもの。06038かぶ/皮むき/生から推計
06040	漬物　塩漬　葉	87.9	(2.0)	2.3	(100)	(180)	(140)	(29)	(19)	(48)	(130)	(80)	(210)	(110)	(50)	(140)	(57)	(150)	(130)	(270)	(370)	(120)	(110)	(110)	–	(2300)	–	別名:かぶら、すずな。廃棄部位:葉柄基部。水洗いし、手搾りしたもの。06086こまつな/生から推計
06041	漬物　塩漬　根　皮つき	90.5	(0.8)	1.0	(39)	(65)	(70)	(14)	(15)	(30)	(40)	(33)	(73)	(48)	(13)	(58)	(26)	(44)	(56)	(110)	(180)	(48)	(47)	(47)	–	(950)	–	別名:かぶら、すずな。水洗いし、手搾りしたもの。06036かぶ/皮付き/生から推計
06042	漬物　塩漬　根　皮なし	89.4	(0.7)	0.8	(32)	(52)	(56)	(11)	(12)	(24)	(32)	(26)	(58)	(38)	(10)	(46)	(21)	(34)	(44)	(84)	(140)	(39)	(37)	(37)	–	(760)	–	別名:かぶら、すずな。水洗いし、手搾りしたもの。06038かぶ/皮むき/生から推計
	（かぼちゃ類）																											
	日本かぼちゃ																											
06046	果実　生	86.7	1.1	1.6	54	84	81	22	19	42	58	47	110	48	21	71	32	57	130	210	180	63	61	82	–	1300	39	別名:とうなす、ぼうぶら、なんきん。廃棄部位:わた、種子及び両端
06047	果実　ゆで	84.0	(1.3)	1.9	(63)	(99)	(95)	(26)	(23)	(49)	(68)	(54)	(120)	(53)	(24)	(82)	(38)	(67)	(150)	(240)	(220)	(74)	(71)	(87)	–	(1500)	–	別名:とうなす、ぼうぶら、なんきん。わた、種子及び両端を除いたもの。06046日本かぼちゃ/生から推計
	西洋かぼちゃ																											
06048	果実　生	76.2	1.2	1.9	55	96	92	24	24	49	81	43	120	56	22	69	37	120	81	130	250	69	58	76	–	1400	33	別名:くりかぼちゃ。廃棄部位:わた、種子及び両端
06049	果実　ゆで	75.7	(1.0)	1.6	(45)	(80)	(77)	(20)	(20)	(41)	(68)	(35)	(100)	(44)	(18)	(57)	(31)	(96)	(68)	(110)	(210)	(57)	(48)	(57)	–	(1100)	–	別名:くりかぼちゃ。わた、種子及び両端を除いたもの。06048西洋かぼちゃ/生から推計
06332	果実　焼き	68.2	(1.5)	2.5	(70)	(120)	(120)	(32)	(32)	(64)	(110)	(54)	(160)	(69)	(28)	(89)	(49)	(150)	(110)	(170)	(330)	(89)	(76)	(89)	–	(1800)	–	別名:くりかぼちゃ。わた、種子及び両端を除いたもの。06048西洋かぼちゃ/生から推計
06050	果実　冷凍	78.1	(1.3)	2.2	(61)	(110)	(110)	(28)	(28)	(56)	(93)	(48)	(140)	(60)	(25)	(78)	(43)	(130)	(93)	(150)	(290)	(78)	(65)	(78)	–	(1600)	–	別名:くりかぼちゃ。06048西洋かぼちゃ/生から推計
	そうめんかぼちゃ																											
06051	果実　生	92.4	(0.5)	0.7	(26)	(37)	(24)	(7.7)	(5.5)	(14)	(26)	(22)	(48)	(20)	(9.8)	(28)	(12)	(36)	(27)	(70)	(110)	(24)	(23)	(26)	(0)	(540)	–	別名:ぺぽかぼちゃ、きんしうり、そうめんうり、いとかぼちゃ。廃棄部位:わた、種子、皮及び両端。米国成分表より推計

可食部100g当たり

食品番号	食品名	水分	アミノ酸組成によるたんぱく質	たんぱく質	イソロイシン ILE	ロイシン LEU	リシン（リジン） LYS	メチオニン MET	シスチン CYS	含硫アミノ酸AAS 合計	フェニルアラニン PHE	チロシン TYR	芳香族アミノ酸AAA 合計	トレオニン（スレオニン） THR	トリプトファン TRP	バリン VAL	ヒスチジン HIS	アルギニン ARG	アラニン ALA	アスパラギン酸 ASP	グルタミン酸 GLU	グリシン GLY	プロリン PRO	セリン SER	ヒドロキシプロリン HYP	アミノ酸組成計	アンモニア	備考
		(……… g ………)			(……………………………………………………………………………………………… mg ……)																							
	からしな																											
06052	葉　生	90.3	2.8	3.3	130	240	210	57	38	95	160	110	270	170	60	190	77	210	200	330	520	160	160	180	–	3200	140	別名:葉がらし、菜がらし。株元を除いたもの。剰余アンモニア:40mg
06053	塩漬	84.5	(3.3)	4.0	(160)	(290)	(260)	(68)	(46)	(110)	(190)	(130)	(320)	(190)	(72)	(220)	(93)	(240)	(240)	(390)	(620)	(190)	(180)	(190)	–	(3800)	–	別名:葉がらし、菜がらし。株元を除いたもの。水洗いし、手搾りしたもの。06052からしな/生から推計
	カリフラワー																											
06054	花序　生	90.8	2.1	3.0	110	180	190	47	37	84	120	85	200	130	36	160	60	130	190	250	360	120	110	160	–	2500	66	別名:はなやさい。廃棄部位:茎葉
06055	花序　ゆで	91.5	(1.9)	2.7	(98)	(160)	(170)	(42)	(33)	(75)	(100)	(74)	(180)	(110)	(32)	(140)	(53)	(110)	(170)	(230)	(330)	(110)	(99)	(130)	–	(2200)	–	別名:はなやさい。茎葉を除いたもの。06054カリフラワー/生から推計
	かんぴょう																											
06056	乾	19.8	4.4	6.3	220	310	270	59	82	140	240	130	380	200	32	270	120	330	410	480	1200	250	200	310	–	5100	220	剰余アンモニア:17mg
06057	ゆで	91.6	(0.5)	0.7	(25)	(35)	(30)	(6.6)	(9.2)	(16)	(28)	(15)	(42)	(22)	(3.6)	(30)	(14)	(37)	(46)	(55)	(140)	(28)	(22)	(31)	–	(570)	–	06056かんぴょう/乾から推計
06364	甘煮	57.6	2.0	2.3	100	150	120	27	21	48	93	32	120	90	8.1	120	48	89	110	200	730	90	120	120	–	2300	55	
	きく																											
06058	花びら　生	91.5	(1.2)	1.4	(61)	(110)	(80)	(22)	(13)	(35)	(76)	(48)	(120)	(68)	(25)	(81)	(37)	(73)	(77)	(200)	(170)	(68)	(75)	(71)	–	(1300)	(53)	別名:食用ぎく、料理ぎく。廃棄部位:花床。NILSアミノ酸成分表より推計
06059	花びら　ゆで	92.9	(0.8)	1.0	(44)	(76)	(57)	(16)	(9.0)	(25)	(54)	(34)	(88)	(49)	(18)	(58)	(21)	(52)	(55)	(140)	(120)	(48)	(54)	(51)	–	(960)	(38)	別名:食用ぎく、料理ぎく。花床を除いたもの。ゆでた後水冷し、手搾りしたもの。NILSアミノ酸成分表より推計
06060	菊のり	9.5	(9.5)	11.6	(510)	(890)	(660)	(180)	(100)	(290)	(630)	(400)	(1000)	(560)	(200)	(670)	(240)	(600)	(640)	(1700)	(1400)	(560)	(620)	(590)	–	(11000)	(440)	別名:乾燥食用ぎく。NILSアミノ酸成分表より推計
	（キャベツ類）																											
	キャベツ																											
06061	結球葉　生	92.7	0.9	1.3	34	52	52	13	14	28	34	26	59	44	11	49	30	69	63	120	350	38	40	54	–	1100	66	別名:かんらん、たまな。廃棄部位:しん。剰余アンモニア:9.9mg
06062	結球葉　ゆで	93.9	(0.6)	0.9	(23)	(36)	(36)	(9.2)	(9.7)	(19)	(22)	(17)	(40)	(28)	(7.6)	(33)	(20)	(47)	(43)	(84)	(240)	(26)	(27)	(33)	–	(740)	–	別名:かんらん、たまな。しんを除いたもの。06061キャベツ/生から推計
06333	結球葉　油いため	85.7	(1.1)	1.6	(39)	(62)	(62)	(16)	(17)	(33)	(39)	(30)	(69)	(49)	(13)	(57)	(36)	(82)	(75)	(150)	(420)	(45)	(48)	(58)	–	(1300)	–	別名:かんらん、たまな。しんを除いたもの。06061キャベツ/生から推計
	グリーンボール																											
06063	結球葉　生	93.4	(1.0)	1.4	(35)	(55)	(56)	(14)	(15)	(29)	(35)	(27)	(62)	(44)	(12)	(52)	(32)	(73)	(67)	(130)	(370)	(40)	(43)	(57)	–	(1200)	–	廃棄部位:しん。06061キャベツ/生から推計
	レッドキャベツ																											
06064	結球葉　生	90.4	(1.3)	2.0	(48)	(64)	(69)	(20)	(17)	(36)	(50)	(31)	(81)	(55)	(17)	(57)	(34)	(120)	(67)	(94)	(460)	(48)	(76)	(83)	(0)	(1500)	–	別名:赤キャベツ、紫キャベツ。廃棄部位:しん。米国成分表より推計
	きゅうり																											
06065	果実　生	95.4	0.7	1.0	29	47	39	11	8.1	20	31	24	55	27	11	35	16	43	37	60	250	37	26	47	–	770	36	廃棄部位:両端
06066	漬物　塩漬	92.1	(0.7)	1.0	(28)	(46)	(39)	(11)	(8.0)	(19)	(30)	(24)	(54)	(25)	(11)	(34)	(16)	(42)	(36)	(59)	(240)	(36)	(25)	(42)	–	(760)	–	廃棄部位:両端。水洗いし、水切りしたもの。06065きゅうり/生から推計
06069	漬物　ピクルス　スイート型	80.0	(0.2)	0.3	(11)	(13)	(16)	(5.2)	(5.2)	(10)	(11)	(5.2)	(16)	(11)	(5.2)	(16)	(11)	(5.2)	(13)	(22)	(87)	(13)	(5.2)	(16)	–	(270)	–	酢漬けしたもの。米国成分表より推計
06070	漬物　ピクルス　サワー型	93.4	(1.0)	1.4	(42)	(59)	(59)	(14)	(8.5)	(21)	(38)	(25)	(64)	(38)	(13)	(47)	(21)	(89)	(47)	(85)	(400)	(51)	(34)	(42)	(0)	(1100)	–	乳酸発酵したもの。米国成分表より推計
	ぎょうじゃにんにく																											
06071	葉　生	88.8	(2.4)	3.5	(130)	(220)	(210)	(49)	(41)	(90)	(140)	(110)	(260)	(130)	(52)	(160)	(66)	(160)	(190)	(290)	(450)	(140)	(130)	(130)	–	(2800)	–	別名:アイヌねぎ、ヒトビロ、やまびる。廃棄部位:底盤部及び萌芽葉。06227葉ねぎ/生から推計
	キンサイ																											
06075	茎葉　生	93.5	(0.9)	1.1	(38)	(56)	(50)	(8.5)	(7.7)	(16)	(35)	(28)	(63)	(39)	(13)	(56)	(23)	(32)	(44)	(220)	(260)	(35)	(35)	(43)	–	(1000)	–	別名:中国セロリ、スープセロリ、リーフセロリ。廃棄部位:株元。06119セロリ/生から推計
06076	茎葉　ゆで	93.6	(0.9)	1.1	(38)	(56)	(50)	(8.5)	(7.7)	(16)	(35)	(28)	(63)	(39)	(13)	(56)	(23)	(32)	(44)	(220)	(260)	(35)	(35)	(43)	–	(1000)	–	別名:中国セロリ、スープセロリ、リーフセロリ。株元を除いたもの。06119セロリ/生から推計
	クレソン																											
06077	茎葉　生	94.1	(1.5)	2.1	(85)	(150)	(120)	(18)	(6.4)	(25)	(100)	(58)	(160)	(120)	(27)	(130)	(37)	(140)	(130)	(170)	(170)	(100)	(88)	(55)	(0)	(1700)	–	別名:オランダがらし、オランダみずがらし。廃棄部位:株元。米国成分表より推計
	ケール																											
06080	葉　生	90.2	(1.6)	2.1	(130)	(150)	(130)	(21)	(28)	(48)	(110)	(74)	(180)	(94)	(25)	(110)	(44)	(120)	(110)	(190)	(240)	(100)	(120)	(88)	(0)	(1900)	–	別名:葉キャベツ、はごろもかんらん。廃棄部位:葉柄基部。米国成分表より推計

可食部100g当たりのアミノ酸成分表

食品番号	食品名	水分	アミノ酸組成によるたんぱく質	たんぱく質	イソロイシン ILE	ロイシン LEU	リシン(リジン) LYS	メチオニン MET	シスチン CYS	含硫アミノ酸AAS 合計	フェニルアラニン PHE	チロシン TYR	芳香族アミノ酸AAA 合計	トレオニン(スレオニン) THR	トリプトファン TRP	バリン VAL	ヒスチジン HIS	アルギニン ARG	アラニン ALA	アスパラギン酸 ASP	グルタミン酸 GLU	グリシン GLY	プロリン PRO	セリン SER	ヒドロキシプロリン HYP	アミノ酸組成計	アンモニア	備考
		(……… g ………)			(………………………………………………………………………………… mg …………………………………………………………………………………)																							
	コールラビ																											
06081	球茎 生	93.2	(0.6)	1.0	(16)	(23)	(23)	(5.1)	(7.8)	(13)	(13)	(9.5)	(22)	(19)	(8.9)	(28)	(8.9)	(32)	(35)	(54)	(280)	(18)	(45)	(24)	–	(650)	–	別名:球茎かんらん、かぶかんらん。廃棄部位:根元及び葉柄基部。豪州成分表より推計
06082	球茎 ゆで	93.1	(0.6)	1.0	(16)	(23)	(23)	(5.1)	(7.8)	(13)	(13)	(9.5)	(22)	(19)	(8.9)	(28)	(8.9)	(32)	(35)	(54)	(280)	(18)	(45)	(24)	–	(650)	–	別名:球茎かんらん、かぶかんらん。根元及び葉柄基部を除いたもの。豪州成分表より推計
	こごみ																											
06083	若芽 生	90.7	(2.2)	3.0	(100)	(180)	(140)	(40)	(26)	(66)	(170)	(81)	(250)	(120)	(38)	(140)	(57)	(130)	(130)	(210)	(680)	(110)	(92)	(130)	–	(2600)	(99)	別名:くさそてつ、こごめ。06324生わらび/生から推計
	ごぼう																											
06084	根 生	81.7	1.1	1.8	41	50	63	9.4	12	22	36	26	62	47	13	47	29	320	35	200	80	33	160	43	–	1300	48	廃棄部位:皮、葉柄基部及び先端。剰余アンモニア:13mg
06085	根 ゆで	83.9	(0.9)	1.5	(33)	(42)	(52)	(7.7)	(10)	(18)	(30)	(21)	(51)	(32)	(10)	(38)	(24)	(260)	(29)	(170)	(66)	(27)	(130)	(32)	–	(1000)	–	皮、葉柄基部及び先端を除いたもの。06084ごぼう/生から推計
	こまつな																											
06086	葉 生	94.1	1.3	1.5	67	120	94	19	12	31	85	55	140	77	33	96	38	100	88	180	240	78	73	79	–	1500	100	廃棄部位:株元。剰余アンモニア:50mg
06087	葉 ゆで	94.0	(1.4)	1.6	(70)	(120)	(100)	(20)	(13)	(33)	(90)	(56)	(150)	(76)	(33)	(110)	(40)	(110)	(93)	(190)	(260)	(83)	(76)	(75)	–	(1600)	–	廃棄部位:株元。ゆで後水冷し、手搾りしたもの。06086こまつな/生から推計
	ザーサイ																											
06088	漬物	77.6	(2.0)	2.5	(98)	(180)	(160)	(43)	(29)	(71)	(120)	(82)	(200)	(110)	(45)	(140)	(58)	(150)	(150)	(250)	(390)	(120)	(120)	(120)	–	(2400)	–	別名:ダイシンサイ。06052からしな/生から推計
	さんとうさい																											
06089	葉 生	94.7	(0.8)	1.0	(32)	(54)	(54)	(12)	(12)	(24)	(37)	(22)	(59)	(38)	(10)	(45)	(20)	(49)	(62)	(88)	(220)	(40)	(33)	(41)	–	(880)	–	別名:さんとうな、べが菜。廃棄部位:根及び株元。06233はくさい/生から推計
06090	葉 ゆで	94.3	(1.1)	1.4	(45)	(76)	(76)	(17)	(17)	(34)	(45)	(37)	(82)	(53)	(15)	(64)	(29)	(69)	(86)	(120)	(310)	(56)	(46)	(57)	–	(1200)	–	別名:さんとうな、べが菜。根を除いたもの。ゆでた後水冷し、手搾りしたもの。廃棄部位:株元。06233はくさい/生から推計
06091	塩漬	90.3	(1.1)	1.5	(48)	(81)	(82)	(18)	(18)	(36)	(49)	(39)	(88)	(57)	(16)	(68)	(31)	(74)	(93)	(130)	(340)	(60)	(50)	(61)	–	(1300)	–	別名:さんとうな。廃棄部位:株元。水洗いし、手搾りしたもの。06233はくさい/生から推計
	しかくまめ																											
06092	若ざや 生	92.8	(2.0)	2.4	(120)	(200)	(170)	(29)	(44)	(73)	(120)	(120)	(230)	(95)	(62)	(120)	(64)	(150)	(84)	(260)	(320)	(92)	(160)	(100)	(0)	(2300)	–	廃棄部位:さやの両端。米国成分表より推計
	ししとう																											
06093	果実 生	91.4	1.3	1.9	60	93	100	21	33	54	66	57	120	69	22	83	37	80	69	230	280	67	56	91	–	1500	56	別名:ししとうがらし。廃棄部位:へた
06094	果実 油いため	88.3	(1.3)	1.9	(59)	(92)	(100)	(21)	(33)	(55)	(66)	(55)	(120)	(64)	(21)	(80)	(37)	(78)	(68)	(230)	(270)	(67)	(55)	(90)	–	(1500)	–	別名:ししとうがらし。へたを除いたもの。06093ししとう/生から推計
	しそ																											
06095	葉 生	86.7	3.1	3.9	170	340	220	69	45	110	220	140	360	190	84	230	92	210	230	410	430	210	180	190	–	3700	74	別名:大葉。試料:青じそ
06096	実 生	85.7	(2.7)	3.4	(150)	(300)	(190)	(60)	(39)	(99)	(190)	(130)	(320)	(170)	(73)	(200)	(80)	(180)	(200)	(360)	(370)	(190)	(160)	(160)	–	(3200)	(64)	試料:青じそ。NILSアミノ酸成分表より推計
	じゅうろくささげ																											
06097	若ざや 生	91.9	(1.8)	2.5	(77)	(120)	(110)	(32)	(20)	(52)	(91)	(60)	(150)	(110)	(26)	(110)	(57)	(89)	(130)	(440)	(270)	(72)	(72)	(72)	–	(2000)	(95)	別名:長ささげ、三尺ささげ。廃棄部位:へた。06010さやいんげん/生から推計
06098	若ざや ゆで	90.2	(2.0)	2.8	(86)	(140)	(120)	(36)	(23)	(59)	(100)	(67)	(170)	(120)	(29)	(120)	(64)	(100)	(130)	(490)	(310)	(81)	(81)	(180)	–	(2300)	(110)	別名:長ささげ、三尺ささげ。へたを除いたもの。06010さやいんげん/生から推計
	しゅんぎく																											
06099	葉 生	91.8	1.9	2.3	100	180	130	36	21	57	120	79	200	110	40	130	49	120	130	330	280	110	120	120	–	2200	87	別名:きくな。廃棄部位:基部。剰余アンモニア:13mg
06100	葉 ゆで	91.1	(2.2)	2.7	(110)	(200)	(150)	(42)	(24)	(66)	(140)	(89)	(230)	(120)	(47)	(150)	(56)	(140)	(150)	(380)	(320)	(130)	(140)	(120)	–	(2500)	–	別名:きくな。ゆでた後水冷し、手搾りしたもの。06099しゅんぎく/生から推計
	(しょうが類)																											
	葉しょうが																											
06102	根茎 生	96.3	(0.4)	0.5	(16)	(24)	(12)	(5.4)	(5.9)	(11)	(16)	(15)	(31)	(23)	(7.2)	(22)	(9.8)	(31)	(23)	(120)	(59)	(19)	(14)	(40)	–	(470)	–	別名:盆しょうが、はじかみ。廃棄部位:葉及び茎。06103しょうが/根茎/生から推計

可食部100g当たりのアミノ酸成分表

食品番号	食品名	水分	アミノ酸組成によるたんぱく質	たんぱく質	イソロイシン ILE	ロイシン LEU	リシン（リジン） LYS	メチオニン MET	シスチン CYS	含硫アミノ酸AAS 合計	フェニルアラニン PHE	チロシン TYR	芳香族アミノ酸AAA 合計	トレオニン（スレオニン） THR	トリプトファン TRP	バリン VAL	ヒスチジン HIS	アルギニン ARG	アラニン ALA	アスパラギン酸 ASP	グルタミン酸 GLU	グリシン GLY	プロリン PRO	セリン SER	ヒドロキシプロリン HYP	アミノ酸組成計	アンモニア	備考
		(……g……)			(……………………………………………………………………………… mg …………………………………………………………………………………)																							
	しょうが																											
06103	根茎 皮なし 生	91.4	0.7	0.9	29	43	22	9.9	11	21	28	29	57	44	13	41	18	56	42	230	110	34	25	82	–	860	39	別名:ひねしょうが。廃棄部位:皮
06365	根茎 皮なし 生 おろし	81.6	(0.5)	0.7	(21)	(31)	(16)	(7.1)	(7.7)	(15)	(21)	(21)	(41)	(32)	(9.5)	(29)	(13)	(40)	(30)	(160)	(77)	(25)	(18)	(59)	–	(620)	(28)	別名:ひねしょうが。06103しょうが/根茎/生から推計
06366	根茎 皮なし 生 おろし汁	95.1	(0.4)	0.4	(14)	(20)	(10)	(4.7)	(5.1)	(9.8)	(14)	(14)	(27)	(16)	(6.3)	(19)	(8.5)	(27)	(20)	(110)	(51)	(16)	(12)	(39)	–	(410)	(19)	別名:ひねしょうが。06103しょうが/根茎/生から推計
06104	漬物 酢漬	89.2	(0.3)	0.3	(10)	(15)	(7.7)	(3.5)	(3.8)	(7.3)	(10)	(9.9)	(20)	(15)	(4.7)	(14)	(6.3)	(20)	(15)	(81)	(38)	(12)	(8.8)	(26)	–	(300)	–	別名:紅しょうが。原材料:ひねしょうが。液汁を除いたもの。06103しょうが/根茎/生から推計
06105	漬物 甘酢漬	86.0	(0.2)	0.2	(6.0)	(8.9)	(4.5)	(2.1)	(2.2)	(4.3)	(5.9)	(5.8)	(12)	(8.7)	(2.8)	(8.3)	(3.7)	(12)	(8.7)	(47)	(22)	(7.1)	(5.2)	(15)	–	(180)	–	別名:ガリ。原材料:新しょうが。液汁を除いたもの。06103しょうが/根茎/生から推計
	新しょうが																											
06386	根茎 生	96.0	(0.2)	0.3	(8.1)	(12)	(6.0)	(2.7)	(3.0)	(5.7)	(7.9)	(7.9)	(16)	(12)	(3.7)	(11)	(4.9)	(16)	(12)	(63)	(30)	(9.4)	(7.0)	(23)	–	(240)	(11)	06103しょうが/根茎/生から推計
	しろうり																											
06106	果実 生	95.3	(0.6)	0.9	(26)	(42)	(35)	(10)	(7.2)	(17)	(27)	(21)	(48)	(23)	(9.8)	(31)	(14)	(38)	(33)	(53)	(220)	(33)	(23)	(38)	–	(680)	–	別名:あさうり、つけうり。廃棄部位:わた及び両端。06065きゅうり/生から推計
06107	漬物 塩漬	92.8	(0.7)	1.0	(28)	(46)	(39)	(11)	(8.0)	(19)	(30)	(24)	(54)	(25)	(11)	(34)	(16)	(42)	(36)	(59)	(240)	(36)	(25)	(42)	–	(760)	–	別名:あさうり、つけうり。廃棄部位:両端。水洗いし、手搾りしたもの。06065きゅうり/生から推計
	ずいき																											
06109	生ずいき 生	94.5	(0.2)	0.5	(26)	(39)	(25)	(7.9)	(6.4)	(14)	(20)	(18)	(37)	(17)	(4.8)	(26)	(11)	(22)	(0)	(0)	(0)	(0)	(0)	(0)	–	(220)	–	廃棄部位:株元及び表皮。米国成分表より推計
06110	生ずいき ゆで	96.1	(0.2)	0.4	(21)	(31)	(20)	(6.3)	(5.1)	(11)	(16)	(14)	(30)	(13)	(3.9)	(21)	(9.2)	(18)	(0)	(0)	(0)	(0)	(0)	(0)	–	(180)	–	株元及び表皮を除いたもの。ゆでた後水冷し、手搾りしたもの。米国成分表より推計
06111	干しずいき 乾	9.9	(2.6)	6.6	(340)	(520)	(330)	(100)	(85)	(190)	(260)	(240)	(490)	(220)	(64)	(340)	(150)	(290)	(0)	(0)	(0)	(0)	(0)	(0)	–	(2900)	–	別名:いもがら。米国成分表より推計
06112	干しずいき ゆで	95.5	(0.2)	0.5	(26)	(39)	(25)	(7.9)	(6.4)	(14)	(20)	(18)	(37)	(17)	(4.8)	(26)	(11)	(22)	(0)	(0)	(0)	(0)	(0)	(0)	–	(220)	–	別名:いもがら。ゆでた後水冷し、手搾りしたもの。米国成分表より推計
	すぐきな																											
06113	葉 生	90.5	(1.7)	1.9	(99)	(170)	(120)	(43)	(22)	(65)	(73)	(73)	(190)	(100)	(33)	(130)	(46)	(120)	(130)	(200)	(260)	(110)	(90)	(77)	(0)	(2000)	–	別名:かもな。廃棄部位:葉柄基部。米国成分表より推計
06114	根 生	93.7	(0.5)	0.6	(23)	(39)	(42)	(8.0)	(9.4)	(17)	(24)	(19)	(43)	(28)	(8.1)	(34)	(15)	(26)	(33)	(62)	(110)	(28)	(27)	(28)	–	(560)	–	別名:かもな。廃棄部位:根端及び葉柄基部。06036かぶ/付き/生から推計
06115	すぐき漬	87.4	(2.1)	2.6	(99)	(170)	(180)	(35)	(41)	(75)	(100)	(82)	(190)	(120)	(35)	(150)	(67)	(110)	(140)	(270)	(450)	(120)	(120)	(120)	(0)	(2400)	–	水洗いし、手搾りしたもの。06036かぶ/皮付き/生から推計
	ズッキーニ																											
06116	果実 生	94.9	(0.9)	1.3	(42)	(62)	(59)	(16)	(13)	(29)	(38)	(29)	(66)	(40)	(14)	(53)	(23)	(58)	(51)	(190)	(220)	(38)	(32)	(82)	–	(1100)	–	別名:つるなしかぼちゃ。廃棄部位:両端。豪州成分表より推計
	せり																											
06117	茎葉 生	93.4	(1.9)	2.0	(80)	(120)	(110)	(18)	(16)	(34)	(74)	(60)	(130)	(82)	(28)	(120)	(49)	(68)	(93)	(460)	(540)	(74)	(73)	(92)	–	(2200)	–	別名:かわな。廃棄部位:根及び株元。06119セロリ/生から推計
06118	茎葉 ゆで	93.6	(1.9)	2.1	(84)	(130)	(110)	(19)	(17)	(36)	(78)	(63)	(140)	(86)	(30)	(130)	(51)	(71)	(98)	(490)	(560)	(78)	(77)	(96)	–	(2300)	–	別名:かわな。根を除いたもの。廃棄部位:株元。ゆでた後水冷し、手搾りしたもの。06119セロリ/生から推計
	セロリ																											
06119	葉柄 生	94.7	0.4	0.4	16	23	21	3.5	3.2	6.7	14	12	26	17	5.5	24	9.4	13	18	90	100	14	14	20	–	420	43	別名:セロリー、セルリー、オランダみつば。廃棄部位:株元、葉身及び表皮。剰余アンモニア:19mg
	ぜんまい																											
06120	生ぜんまい 若芽 生	90.9	(1.3)	1.7	(56)	(100)	(79)	(22)	(15)	(37)	(94)	(46)	(140)	(67)	(22)	(80)	(32)	(75)	(74)	(120)	(380)	(63)	(52)	(76)	–	(1500)	(56)	廃棄部位:株元及び裸葉。06324生わらび/生から推計
06121	生ぜんまい 若芽 ゆで	94.2	(0.8)	1.1	(37)	(66)	(51)	(15)	(9.7)	(24)	(61)	(30)	(90)	(43)	(14)	(51)	(21)	(49)	(48)	(78)	(250)	(40)	(34)	(49)	–	(940)	(36)	株元及び裸葉を除いたもの。ゆでた後水冷し、水切りしたもの。06324生わらび/生から推計
06122	干しぜんまい 干し若芽 乾	8.5	(10.8)	14.6	(480)	(870)	(680)	(190)	(130)	(320)	(800)	(390)	(1200)	(570)	(180)	(680)	(280)	(650)	(640)	(1000)	(3300)	(540)	(450)	(650)	–	(13000)	(480)	06324生わらび/生から推計
06123	干しぜんまい 干し若芽 ゆで	91.2	(1.3)	1.7	(56)	(100)	(79)	(22)	(15)	(37)	(94)	(46)	(140)	(67)	(22)	(80)	(32)	(75)	(74)	(120)	(380)	(63)	(52)	(76)	–	(1500)	–	06324生わらび/生から推計
	そらまめ																											
06124	未熟豆 生	72.3	8.3	10.9	400	720	660	74	120	190	490	300	790	370	83	460	270	1000	460	1100	1700	400	410	530	–	9600	220	廃棄部位:種皮
06125	未熟豆 ゆで	71.3	(7.8)	10.5	(370)	(690)	(630)	(71)	(110)	(180)	(470)	(280)	(750)	(330)	(79)	(430)	(260)	(990)	(440)	(1100)	(1600)	(380)	(390)	(460)	–	(9100)	–	廃棄部位:種皮。06124そらまめ/未熟豆/生から推計

アミノ酸成分表　第1表　野菜類

食品番号	食品名	水分	アミノ酸組成によるたんぱく質	たんぱく質	イソロイシン ILE	ロイシン LEU	リシン（リジン）LYS	メチオニン MET	シスチン CYS	含硫アミノ酸 合計 AAS	フェニルアラニン PHE	チロシン TYR	芳香族アミノ酸 合計 AAA	トレオニン（スレオニン）THR	トリプトファン TRP	バリン VAL	ヒスチジン HIS	アルギニン ARG	アラニン ALA	アスパラギン酸 ASP	グルタミン酸 GLU	グリシン GLY	プロリン PRO	セリン SER	ヒドロキシプロリン HYP	アミノ酸組成計	アンモニア	備考
		(···· g ····)			(··· mg ···)																							
	タアサイ																											
06126	葉　生	94.3	(1.1)	1.3	(57)	(99)	(81)	(16)	(11)	(27)	(73)	(45)	(120)	(62)	(28)	(81)	(32)	(87)	(76)	(150)	(210)	(67)	(62)	(61)	–	(1300)	–	別名：ひさごな、ゆきな、タァサイ、ターサイ、ターツァイ、きさらぎな。廃棄部位：株元。06086こまつな/生から推計
06127	葉　ゆで	95.0	(0.9)	1.1	(48)	(84)	(68)	(14)	(9.0)	(23)	(62)	(38)	(100)	(52)	(24)	(69)	(27)	(73)	(64)	(130)	(180)	(57)	(52)	(51)	–	(1100)	–	別名：ひさごな、ゆきな、タァサイ、ターサイ、ターツァイ、きさらぎな。廃棄部位：株元。ゆでた後水冷し、手搾りしたもの。06086こまつな/生から推計
	（だいこん類）																											
	かいわれだいこん																											
06128	芽ばえ　生	93.4	(1.8)	2.1	(94)	(170)	(140)	(35)	(25)	(59)	(120)	(81)	(200)	(110)	(44)	(130)	(53)	(120)	(130)	(220)	(300)	(110)	(100)	(100)	–	(2100)	–	別名：かいわれ。茎基部約1cmを除去したもの。06130だいこん/葉/生から推計
	葉だいこん																											
06129	葉　生	92.6	(1.7)	2.0	(89)	(160)	(130)	(33)	(23)	(57)	(120)	(77)	(190)	(100)	(42)	(120)	(51)	(110)	(130)	(210)	(280)	(110)	(97)	(97)	–	(2000)	–	試料：水耕栽培品。廃棄部位：株元及び根。06130だいこん/葉/生から推計
	だいこん																											
06130	葉　生	90.6	1.9	2.2	100	180	140	37	26	63	130	88	220	120	47	140	56	130	140	230	320	120	110	120	–	2200	88	廃棄部位：葉柄基部。剰余アンモニア：22mg
06131	葉　ゆで	91.3	(1.9)	2.2	(98)	(180)	(140)	(36)	(26)	(62)	(120)	(85)	(210)	(110)	(47)	(140)	(56)	(140)	(140)	(230)	(310)	(120)	(110)	(110)	–	(2200)	–	葉柄基部を除いたもの。ゆでた後水冷し、手搾りしたもの。06130だいこん/葉/生から推計
06132	根　皮つき　生	94.6	0.4	0.5	18	23	24	5.4	6.3	12	16	12	28	21	4.9	27	11	22	22	44	150	16	17	20	–	460	38	廃棄部位：根端及び葉柄基部。剰余アンモニア：15mg
06133	根　皮つき　ゆで	94.4	(0.3)	0.4	(14)	(18)	(19)	(4.3)	(5.0)	(9.3)	(12)	(9.4)	(22)	(15)	(3.9)	(21)	(8.7)	(17)	(17)	(35)	(120)	(15)	(13)	(14)	–	(360)	–	根端及び葉柄基部を除いたもの。06132だいこん/皮付き/生から推計
06134	根　皮なし　生	94.6	0.3	0.4	13	17	18	4.2	5.9	9.4	11	8.7	20	15	3.8	20	8.0	16	17	34	120	14	16	15	–	350	30	廃棄部位：根端、葉柄基部及び皮。剰余アンモニア：12mg
06367	根　皮なし　生　おろし	90.5	(0.5)	0.6	(21)	(26)	(27)	(6.5)	(8.1)	(15)	(18)	(14)	(31)	(24)	(5.9)	(31)	(12)	(25)	(26)	(52)	(190)	(21)	(19)	(23)	–	(550)	(47)	06134だいこん/皮むき/生から推計
06368	根　皮なし　生　おろし汁	96.5	(0.2)	0.3	(10)	(13)	(14)	(3.2)	(4.1)	(7.3)	(8.8)	(6.8)	(16)	(12)	(2.9)	(16)	(6.2)	(13)	(12)	(26)	(94)	(11)	(9.5)	(11)	–	(270)	(24)	06134だいこん/皮むき/生から推計
06369	根　皮なし　生　おろし水洗い	91.4	(0.4)	0.6	(19)	(25)	(25)	(5.8)	(7.3)	(13)	(16)	(12)	(28)	(22)	(5.3)	(28)	(11)	(23)	(24)	(47)	(170)	(19)	(17)	(20)	–	(490)	(42)	06134だいこん/皮むき/生から推計
06135	根　皮なし　ゆで	94.8	(0.4)	0.5	(16)	(21)	(22)	(5.2)	(6.5)	(12)	(14)	(10)	(24)	(18)	(4.7)	(24)	(9.9)	(20)	(21)	(42)	(150)	(17)	(15)	(16)	–	(430)	–	根端、葉柄基部及び皮を除いたもの。06134だいこん/皮むき/生から推計
06136	切干しだいこん　乾	8.4	(7.3)	9.7	(310)	(400)	(430)	(100)	(130)	(230)	(270)	(200)	(480)	(350)	(120)	(480)	(190)	(390)	(410)	(810)	(2900)	(330)	(290)	(310)	–	(8400)	–	06134だいこん/皮むき/生から推計
06334	切干しだいこん　ゆで	94.6	(0.7)	0.9	(28)	(37)	(39)	(9.1)	(11)	(21)	(25)	(19)	(43)	(32)	(8.3)	(44)	(18)	(35)	(37)	(74)	(270)	(30)	(27)	(29)	–	(770)	–	水もどし後、ゆでた後湯切りしたもの。06134だいこん/皮むき/生から推計
06335	切干しだいこん　油いため	84.5	(1.1)	1.5	(49)	(63)	(66)	(16)	(20)	(36)	(42)	(32)	(74)	(54)	(14)	(75)	(30)	(60)	(63)	(130)	(450)	(51)	(45)	(49)	–	(1300)	–	水もどし後、油いため。06134だいこん/皮むき/生から推計
	漬物																											
06388	いぶりがっこ	73.8	(0.8)	1.1	(35)	(44)	(47)	(11)	(14)	(24)	(30)	(23)	(53)	(41)	(10)	(54)	(21)	(43)	(45)	(89)	(320)	(36)	(32)	(59)	–	(940)	(80)	06134だいこん/皮むき/生から推計
06137	ぬかみそ漬	87.1	(1.0)	1.3	(43)	(54)	(58)	(14)	(17)	(31)	(34)	(28)	(65)	(50)	(12)	(66)	(22)	(53)	(55)	(110)	(390)	(45)	(40)	(48)	–	(1100)	(99)	根、皮つき。水洗いし、水切りしたもの。06134だいこん/皮むき/生から推計
06138	たくあん漬　塩押しだいこん漬	85.0	(0.5)	0.6	(21)	(26)	(27)	(6.5)	(8.1)	(15)	(18)	(14)	(31)	(24)	(5.9)	(31)	(12)	(25)	(26)	(52)	(190)	(21)	(19)	(23)	–	(550)	(47)	別名：新漬たくあん、早漬たくあん。06134だいこん/皮むき/生から推計
06139	たくあん漬　干しだいこん漬	88.8	(1.4)	1.9	(63)	(79)	(84)	(20)	(25)	(45)	(54)	(41)	(95)	(73)	(18)	(96)	(38)	(77)	(80)	(160)	(580)	(65)	(58)	(69)	–	(1700)	(140)	別名：本たくあん。06134だいこん/皮むき/生から推計
06141	べったら漬	83.1	(0.4)	0.4	(12)	(15)	(16)	(3.9)	(4.8)	(8.7)	(10)	(8.1)	(19)	(14)	(3.5)	(19)	(5.3)	(15)	(16)	(38)	(130)	(13)	(11)	(14)	–	(330)	(28)	06134だいこん/皮むき/生から推計
	（たいさい類）																											
	つまみな																											
06144	葉　生	92.3	(1.7)	1.9	(85)	(150)	(120)	(24)	(16)	(40)	(110)	(69)	(180)	(97)	(42)	(120)	(48)	(130)	(110)	(220)	(310)	(99)	(92)	(100)	–	(1900)	(130)	試料：若採りせっぱくたいさい（雪白体菜）。06086こまつな/生から推計
	たいさい																											
06145	葉　生	93.7	(0.8)	0.9	(40)	(69)	(57)	(11)	(7.4)	(19)	(51)	(33)	(84)	(46)	(20)	(58)	(23)	(61)	(53)	(100)	(150)	(47)	(44)	(48)	–	(920)	(61)	別名：しゃくしな。06086こまつな/生から推計
06146	塩漬	90.9	(1.4)	1.6	(72)	(120)	(100)	(20)	(13)	(33)	(91)	(58)	(150)	(82)	(35)	(100)	(40)	(110)	(94)	(190)	(260)	(83)	(78)	(85)	–	(1600)	(110)	別名：しゃくしな。水洗いし、手搾りしたもの。06086こまつな/生から推計
	たかな																											
06147	葉　生	92.7	(1.5)	1.8	(71)	(130)	(120)	(31)	(21)	(51)	(87)	(59)	(150)	(87)	(32)	(100)	(42)	(120)	(100)	(180)	(280)	(87)	(83)	(88)	–	(1700)	–	廃棄部位：株元。06052からしな/生から推計
06148	たかな漬	87.2	(1.5)	1.9	(73)	(140)	(120)	(32)	(24)	(53)	(91)	(61)	(150)	(97)	(43)	(110)	(47)	(120)	(100)	(180)	(290)	(90)	(86)	(91)	–	(1800)	–	06052からしな/生から推計
	たけのこ																											
06149	若茎　生	90.8	2.5	3.6	89	160	150	40	42	82	100	180	280	110	31	140	63	130	170	670	300	110	260	190	–	2900	110	廃棄部位：竹皮及び基部
06150	若茎　ゆで	89.9	(2.4)	3.5	(84)	(150)	(150)	(38)	(41)	(79)	(97)	(170)	(270)	(100)	(30)	(130)	(61)	(120)	(160)	(650)	(290)	(110)	(250)	(160)	–	(2800)	–	竹皮及び基部を除いたもの。06149たけのこ/生から推計

食品番号	食品名	水分	アミノ酸組成によるたんぱく質	たんぱく質	イソロイシン ILE	ロイシン LEU	リシン(リジン) LYS	メチオニン MET	シスチン CYS	含硫アミノ酸AAS 合計	フェニルアラニン PHE	チロシン TYR	芳香族アミノ酸AAA 合計	トレオニン(スレオニン) THR	トリプトファン TRP	バリン VAL	ヒスチジン HIS	アルギニン ARG	アラニン ALA	アスパラギン酸 ASP	グルタミン酸 GLU	グリシン GLY	プロリン PRO	セリン SER	ヒドロキシプロリン HYP	アミノ酸組成計	アンモニア	備考
06151	水煮缶詰	92.8	(1.9)	2.7	(64)	(120)	(110)	(30)	(31)	(61)	(75)	(130)	(210)	(79)	(23)	(99)	(47)	(94)	(120)	(500)	(220)	(81)	(190)	(130)	–	(2200)	–	液汁を除いたもの。06149たけのこ/生から推計
06152	めんま 塩蔵 塩抜き	93.9	(0.7)	1.0	(24)	(43)	(43)	(11)	(12)	(23)	(28)	(49)	(77)	(29)	(8.5)	(37)	(17)	(35)	(46)	(180)	(83)	(30)	(72)	(47)	–	(800)	–	別名:しなちく。06149たけのこ/生から推計
	(たまねぎ類)																											
	たまねぎ																											
06153	りん茎 生	90.1	0.7	1.0	14	25	43	7.8	9.2	17	24	22	46	19	11	17	16	130	16	70	250	26	17	30	–	750	30	廃棄部位:皮(保護葉)、底盤部及び頭部
06154	りん茎 水さらし	93.0	(0.4)	0.6	(8.4)	(15)	(26)	(4.7)	(5.6)	(10)	(15)	(13)	(28)	(11)	(6.7)	(11)	(9.5)	(80)	(9.7)	(43)	(150)	(16)	(10)	(18)	–	(460)	(18)	皮(保護葉)、底盤部及び頭部を除いたもの。06153たまねぎ/生から推計
06155	りん茎 ゆで	91.5	(0.5)	0.8	(11)	(20)	(35)	(6.3)	(7.4)	(14)	(19)	(18)	(37)	(15)	(8.9)	(14)	(13)	(110)	(13)	(57)	(200)	(21)	(14)	(24)	–	(610)	(24)	皮(保護葉)、底盤部及び頭部を除いたもの。06153たまねぎ/生から推計
06336	りん茎 油いため	80.1	(0.9)	1.4	(19)	(34)	(59)	(11)	(13)	(23)	(33)	(30)	(63)	(26)	(15)	(24)	(22)	(97)	(22)	(36)	(23)	(41)				–	(1000)	(41)	皮(保護葉)、底盤部及び頭部を除いたもの。06153たまねぎ/生から推計
06389	りん茎 油いため (あめ色たまねぎ)	54.7	(2.1)	3.2	(44)	(80)	(140)	(25)	(30)	(55)	(78)	(70)	(150)	(61)	(35)	(56)	(51)	(430)	(52)	(230)	(810)	(85)	(54)	(97)	–	(2400)	(96)	皮(保護葉)、底盤部及び頭部を除いたもの。06153たまねぎ/生から推計
	赤たまねぎ																											
06156	りん茎 生	89.6	(0.6)	0.9	(13)	(23)	(39)	(7.1)	(8.4)	(15)	(22)	(20)	(42)	(17)	(10)	(16)	(14)	(120)	(15)	(64)	(230)	(24)	(15)	(27)	–	(680)	(27)	別名:レッドオニオン、紫たまねぎ。廃棄部位:皮(保護葉)、底盤部及び頭部。06153たまねぎ/生から推計
	葉たまねぎ																											
06337	りん茎及び葉 生	89.5	(1.2)	1.8	(24)	(44)	(76)	(14)	(16)	(30)	(43)	(38)	(81)	(33)	(19)	(31)	(28)	(230)	(28)	(120)	(440)	(46)	(30)	(53)	–	(1300)	(53)	廃棄部位:底盤部。06153たまねぎ/生から推計
	チコリ																											
06159	若芽 生	94.7	(0.8)	1.0	(39)	(62)	(53)	(13)	(8.6)	(22)	(38)	(30)	(67)	(46)	(12)	(41)	(19)	(48)	(48)	(130)	(180)	(40)	(39)	(44)	–	(900)	–	別名:きくにがな、アンディーブ、チコリー。廃棄部位:株元及びしん。06312レタス/生から推計
	ちぢみゆきな																											
06376	葉 生	88.1	(3.2)	3.6	(160)	(280)	(230)	(45)	(30)	(75)	(200)	(130)	(330)	(180)	(79)	(91)	(240)	(210)	(430)	(580)	(190)	(170)	(190)	–	(3700)	(240)	廃棄部位:株元。06086こまつな/生から推計
06377	葉 ゆで	89.1	(3.3)	3.8	(170)	(290)	(240)	(47)	(31)	(78)	(210)	(140)	(350)	(190)	(83)	(240)	(95)	(260)	(220)	(440)	(640)	(200)	(180)	(200)	–	(3800)	(250)	廃棄部位:株元。ゆでた後水冷し、手搾りしたもの。06086こまつな/生から推計
	チンゲンサイ																											
06160	葉 生	96.0	0.7	0.6	34	56	47	7.0	4.7	12	39	26	65	40	16	46	19	48	52	84	170	38	35	39	–	800	76	廃棄部位:しん。剰余アンモニア:46mg
06161	葉 ゆで	95.3	(1.0)	0.9	(49)	(83)	(70)	(10)	(6.9)	(17)	(58)	(38)	(95)	(55)	(24)	(72)	(28)	(70)	(77)	(130)	(250)	(56)	(52)	(52)	–	(1200)	–	廃棄部位:しん。ゆでた後水冷し、手搾りしたもの。06160チンゲンサイ/生から推計
06338	葉 油いため	92.6	(0.8)	0.8	(41)	(69)	(58)	(8.6)	(5.8)	(14)	(48)	(31)	(80)	(46)	(20)	(56)	(23)	(59)	(64)	(100)	(210)	(47)	(43)	(43)	–	(970)	–	しんを除いたもの。06160チンゲンサイ/生から推計
	つるむらさき																											
06165	茎葉 生	95.1	(0.5)	0.7	(27)	(45)	(35)	(11)	(9.2)	(20)	(33)	(23)	(56)	(27)	(13)	(34)	(16)	(47)	(31)	(68)	(100)	(29)	(27)	(32)	–	(610)	(23)	06267ほうれんそう/生から推計
06166	茎葉 ゆで	94.5	(0.7)	0.9	(34)	(58)	(45)	(14)	(12)	(26)	(42)	(33)	(75)	(38)	(17)	(21)	(56)	(40)	(88)	(130)	(38)	(34)	(41)	–	(790)	(30)	ゆでた後水冷し、手搾りしたもの。06267ほうれんそう/生から推計
	とうがらし																											
06169	葉・果実 生	86.7	(2.5)	3.4	(110)	(190)	(190)	(43)	(66)	(110)	(120)	(100)	(220)	(140)	(41)	(160)	(67)	(140)	(150)	(450)	(510)	(150)	(110)	(170)	–	(2900)	–	別名:なんばん、葉とうがらし。試料:辛味種。廃棄部位:硬い茎及びへた。重量比:葉6、実4。06245青ピーマン/生から推計
06170	葉・果実 油いため	79.5	(2.9)	4.0	(130)	(230)	(230)	(51)	(77)	(130)	(140)	(120)	(260)	(160)	(48)	(180)	(79)	(160)	(170)	(520)	(600)	(170)	(130)	(210)	–	(3400)	–	別名:なんばん、葉とうがらし。試料:辛味種。硬い茎及びへたを除いたもの。06245青ピーマン/生から推計
06171	果実 生	75.0	(2.9)	3.9	(130)	(220)	(220)	(50)	(75)	(120)	(120)	(140)	(260)	(160)	(47)	(180)	(77)	(160)	(170)	(510)	(580)	(170)	(130)	(200)	–	(3300)	–	別名:なんばん。試料:辛味種。廃棄部位:へた。06245青ピーマン/生から推計
06172	果実 乾	8.8	(10.8)	14.7	(490)	(830)	(840)	(190)	(280)	(470)	(530)	(440)	(970)	(610)	(180)	(670)	(290)	(600)	(640)	(1900)	(2200)	(630)	(490)	(750)	–	(13000)	–	別名:なんばん、赤とうがらし、たかのつめ。試料:辛味種。へたを除いたもの。06245青ピーマン/生から推計
	とうがん																											
06173	果実 生	95.2	(0.3)	0.5	(14)	(23)	(20)	(5.7)	(4.0)	(9.7)	(15)	(12)	(27)	(13)	(5.4)	(17)	(7.8)	(21)	(18)	(30)	(120)	(18)	(13)	(21)	–	(380)	–	別名:かもうり。廃棄部位:果皮、わた及びへた。06065きゅうり/生から推計
06174	果実 ゆで	95.3	(0.4)	0.6	(17)	(28)	(23)	(6.8)	(4.8)	(12)	(18)	(14)	(32)	(16)	(6.5)	(21)	(9.4)	(25)	(22)	(36)	(150)	(22)	(15)	(25)	–	(450)	–	別名:かもうり。果皮、わた及びへたを除いたもの。06065きゅうり/生から推計

食品番号	食品名	水分	アミノ酸組成によるたんぱく質	たんぱく質	イソロイシン ILE	ロイシン LEU	リシン（リジン） LYS	含硫アミノ酸 メチオニン MET	シスチン CYS	合計 AAS	芳香族アミノ酸 フェニルアラニン PHE	チロシン TYR	合計 AAA	トレオニン(スレオニン) THR	トリプトファン TRP	バリン VAL	ヒスチジン HIS	アルギニン ARG	アラニン ALA	アスパラギン酸 ASP	グルタミン酸 GLU	グリシン GLY	プロリン PRO	セリン SER	ヒドロキシプロリン HYP	アミノ酸組成計	アンモニア	備考
		（……g……）			（……………………………………………………………… mg …………………………………………………………………………）																							
	（とうもろこし類）																											
	スイートコーン																											
06175	未熟種子　生	77.1	2.7	3.6	110	320	160	78	64	140	140	120	260	140	31	170	83	150	270	310	480	140	270	190	–	3200	73	廃棄部位:包葉、めしべ及び穂軸
06176	未熟種子　ゆで	75.4	(2.6)	3.5	(110)	(310)	(150)	(75)	(61)	(140)	(140)	(110)	(250)	(130)	(30)	(160)	(80)	(140)	(260)	(300)	(460)	(140)	(260)	(160)	–	(3000)		包葉及びめしべを除いたもの。廃棄部位:穂軸。06175スイートコーン/生から推計
06339	未熟種子　電子レンジ調理	73.5	(3.1)	4.2	(130)	(370)	(180)	(90)	(74)	(160)	(170)	(130)	(300)	(150)	(36)	(190)	(96)	(170)	(310)	(360)	(550)	(170)	(310)	(190)	–	(3700)		廃棄部位:穂軸。06175スイートコーン/生から推計
06177	未熟種子　穂軸つき　冷凍	75.6	(3.1)	3.5	(140)	(380)	(150)	(73)	(29)	(100)	(160)	(130)	(300)	(140)	(25)	(200)	(96)	(140)	(320)	(260)	(690)	(140)	(320)	(170)	(0)	(3600)		廃棄部位:穂軸。米国成分表より推計
06178	未熟種子　カーネル　冷凍	75.5	2.4	2.9	99	320	98	66	57	120	130	110	240	110	24	150	80	110	260	180	520	100	240	150	–	2800	67	穂軸を除いた実(尖帽を除いた種子)のみ
06378	未熟種子　カーネル　冷凍　ゆで	76.5	2.4	2.8	100	320	100	66	57	120	130	120	250	110	23	150	81	110	260	180	520	110	250	150	–	2800	67	穂軸を除いた実(尖帽を除いた種子)のみ
06379	未熟種子　カーネル　冷凍　油いため	71.8	2.4	2.9	100	320	100	66	55	120	130	110	240	110	24	150	78	110	260	180	520	110	250	150	–	2800	66	穂軸を除いた実(尖帽を除いた種子)のみ
06179	缶詰　クリームスタイル	78.2	(1.5)	1.7	(68)	(180)	(72)	(35)	(14)	(49)	(79)	(64)	(140)	(68)	(12)	(98)	(47)	(69)	(130)	(340)	(66)	(150)	(81)	(0)	(1700)		米国成分表より推計
06180	缶詰　ホールカーネルスタイル	78.4	(2.2)	2.3	(72)	(290)	(220)	(53)	(35)	(88)	(88)	(100)	(190)	(69)	(21)	(110)	(62)	(95)	(190)	(450)	(83)	(290)	(130)	(0)	(2500)		液汁を除いたもの。米国成分表より推計
	ヤングコーン																											
06181	幼雌穂　生	90.9	(1.7)	2.3	(70)	(200)	(99)	(49)	(40)	(89)	(84)	(72)	(160)	(82)	(20)	(100)	(52)	(91)	(170)	(190)	(300)	(90)	(170)	(120)	–	(2000)		別名:ベビーコーン、ミニコーン。穂軸基部を除いたもの。06175スイートコーン/生から推計
	（トマト類）																											
	赤色トマト																											
06182	果実　生	94.0	0.5	0.7	16	25	26	6.4	9.0	15	18	15	33	19	5.1	18	12	20	19	72	240	18	17	25	–	580	22	廃棄部位:へた
	赤色ミニトマト																											
06183	果実　生	91.0	(0.8)	1.1	(24)	(39)	(40)	(9.9)	(14)	(24)	(28)	(22)	(51)	(27)	(7.9)	(27)	(19)	(30)	(30)	(110)	(380)	(29)	(26)	(34)	–	(900)		別名:プチトマト、チェリートマト。廃棄部位:へた。06182トマト/生から推計
	黄色トマト																											
06391	果実　生	94.7	(0.8)	1.1	(24)	(39)	(40)	(9.9)	(14)	(24)	(28)	(23)	(51)	(29)	(7.9)	(27)	(19)	(31)	(30)	(110)	(380)	(29)	(26)	(38)	–	(910)	(35)	06182トマト/生から推計
06370	**ドライトマト**	9.5	9.3	14.2	250	390	300	90	150	240	350	200	550	320	76	280	180	320	550	2000	4500	300	240	320	–	11000	390	
	加工品																											
06184	ホール　食塩無添加	93.3	(0.9)	0.9	(25)	(31)	(32)	(9.1)	(9.1)	(18)	(31)	(21)	(51)	(48)	(9.1)	(18)	(17)	(26)	(36)	(170)	(510)	(22)	(17)	(27)	(0)	(1100)		別名:トマト水煮缶詰。液汁を除いたもの。米国成分表より推計
06185	トマトジュース　食塩添加	94.1	(0.7)	0.7	(19)	(24)	(25)	(7.1)	(7.1)	(14)	(24)	(16)	(40)	(37)	(7.1)	(14)	(14)	(21)	(28)	(140)	(400)	(17)	(13)	(21)	(0)	(830)		果汁100%。米国成分表より推計
06340	トマトジュース　食塩無添加	94.1	(0.7)	0.7	(19)	(24)	(25)	(7.1)	(7.1)	(14)	(24)	(16)	(40)	(37)	(7.1)	(14)	(14)	(21)	(28)	(140)	(400)	(17)	(13)	(21)	(0)	(830)		果汁100%。06185トマトジュース/食塩添加から推計
06186	ミックスジュース　食塩添加	94.2	(0.5)	0.6	(12)	(17)	(19)	(3.9)	(6.5)	(10)	(18)	(9.0)	(27)	(19)	(4.5)	(12)	(9.7)	(14)	(19)	(92)	(290)	(13)	(10)	(17)	–	(590)		原材料:トマト、にんじん、セロリ等。米国成分表より推計
06341	ミックスジュース　食塩無添加	94.2	(0.5)	0.6	(12)	(17)	(19)	(3.9)	(6.5)	(10)	(18)	(9.0)	(27)	(19)	(4.5)	(12)	(9.7)	(14)	(19)	(92)	(290)	(13)	(10)	(17)	–	(590)		原材料:トマト、にんじん、セロリ等。06185トマトジュース/食塩添加から推計
	トレビス																											
06187	葉　生	94.1	(0.9)	1.1	(43)	(68)	(59)	(15)	(9.4)	(24)	(42)	(32)	(74)	(50)	(13)	(52)	(21)	(53)	(53)	(150)	(200)	(44)	(43)	(48)	–	(990)		別名:トレビッツ、あかめチコリ、レッドチコリ。廃棄部位:しん。06312レタス/生から推計
	ながさきはくさい																											
06189	葉　生	93.9	(1.0)	1.3	(42)	(70)	(71)	(16)	(16)	(32)	(42)	(34)	(76)	(49)	(14)	(59)	(27)	(64)	(80)	(110)	(290)	(52)	(43)	(53)	–	(1100)		別名:とうな、とうじんな、ちりめんはくさい。廃棄部位:株元。06233はくさい/生から推計
06190	葉　ゆで	93.2	(1.7)	2.2	(70)	(120)	(120)	(27)	(26)	(53)	(71)	(57)	(130)	(83)	(23)	(100)	(45)	(110)	(140)	(190)	(490)	(88)	(73)	(90)	–	(1900)		別名:とうな、とうじんな、ちりめんはくさい。廃棄部位:株元。ゆでた後水冷し、手搾りしたもの。06233はくさい/生から推計
	（なす類）																											
	なす																											
06191	果実　生	93.2	0.7	1.1	34	53	56	11	11	22	38	26	65	37	11	46	24	59	38	140	150	34	35	40	–	850	38	廃棄部位:へた。剰余アンモニア:1.8mg
06192	果実　ゆで	94.0	(0.7)	1.0	(30)	(47)	(50)	(10)	(10)	(20)	(34)	(23)	(57)	(31)	(10)	(40)	(22)	(52)	(34)	(130)	(140)	(30)	(32)	(32)	–	(760)		へたを除いたもの。06191なす/生から推計
06342	果実　油いため	85.8	(1.0)	1.5	(44)	(71)	(75)	(15)	(15)	(30)	(51)	(35)	(86)	(46)	(15)	(60)	(32)	(78)	(51)	(190)	(210)	(45)	(47)	(48)	–	(1100)		へたを除いたもの。06191なす/生から推計

可食部100g当たりのアミノ酸成分表

食品番号	食品名	水分	アミノ酸組成によるたんぱく質	たんぱく質	イソロイシン ILE	ロイシン LEU	リシン(リジン) LYS	メチオニン MET	シスチン CYS	含硫アミノ酸AAS 合計	フェニルアラニン PHE	チロシン TYR	芳香族アミノ酸AAA 合計	トレオニン(スレオニン) THR	トリプトファン TRP	バリン VAL	ヒスチジン HIS	アルギニン ARG	アラニン ALA	アスパラギン酸 ASP	グルタミン酸 GLU	グリシン GLY	プロリン PRO	セリン SER	ヒドロキシプロリン HYP	アミノ酸組成計	アンモニア	備考
		(……g……)			(……………………………………………………………… mg ………………………………………………………………)																							
06343	果実　天ぷら	71.9	(1.1)	1.6	(48)	(77)	(82)	(16)	(16)	(33)	(56)	(38)	(93)	(50)	(17)	(65)	(35)	(85)	(55)	(210)	(230)	(49)	(51)	(53)	–	(1200)	–	へたを除いたもの。06191なす/生から推計
	べいなす																											
06193	果実　生	93.0	(0.9)	1.1	(51)	(72)	(53)	(12)	(6.7)	(19)	(48)	(30)	(79)	(42)	(10)	(54)	(30)	(64)	(57)	(180)	(210)	(46)	(48)	(47)	(0)	(1100)	–	別名:洋なす。廃棄部位:へた及び果皮。米国成分表より推計
06194	果実　素揚げ	74.8	(0.8)	1.0	(46)	(65)	(48)	(11)	(6.1)	(17)	(44)	(28)	(71)	(38)	(9.2)	(54)	(23)	(58)	(52)	(170)	(190)	(42)	(44)	(43)	–	(970)	–	別名:洋なす。廃棄部位:へた及び果皮。米国成分表より推計
	漬物																											
06195	塩漬	90.4	(0.9)	1.4	(42)	(66)	(71)	(14)	(14)	(28)	(48)	(32)	(80)	(43)	(14)	(56)	(30)	(73)	(48)	(180)	(190)	(43)	(44)	(45)	–	(1100)	–	水洗いし、水切りしたもの。06191なす/生から推計
	(なばな類)																											
	和種なばな																											
06201	花らい・茎　生	88.4	(3.6)	4.4	(180)	(320)	(280)	(77)	(51)	(130)	(210)	(140)	(350)	(210)	(77)	(250)	(99)	(270)	(260)	(430)	(690)	(210)	(200)	(210)	–	(4200)	–	別名:なのはな、しんつみな、かぶれな。06052からしな/生から推計
06202	花らい・茎　ゆで	90.2	(3.8)	4.7	(190)	(340)	(300)	(83)	(54)	(140)	(230)	(150)	(380)	(230)	(83)	(260)	(110)	(290)	(280)	(460)	(740)	(230)	(220)	(230)	–	(4400)	–	別名:なのはな、しんつみな、かぶれな。ゆでた後水冷し、手搾りしたもの。06052からしな/生から推計
	洋種なばな																											
06203	茎葉　生	88.3	(3.3)	4.1	(160)	(300)	(260)	(72)	(47)	(120)	(200)	(130)	(320)	(200)	(72)	(230)	(92)	(250)	(240)	(400)	(640)	(200)	(190)	(200)	–	(3900)	–	別名:なのはな、しんつみな、かぶれな。06052からしな/生から推計
06204	茎葉　ゆで	90.0	(2.9)	3.6	(140)	(260)	(230)	(63)	(41)	(100)	(170)	(120)	(290)	(170)	(63)	(200)	(81)	(220)	(210)	(350)	(560)	(170)	(170)	(170)	–	(3400)	–	別名:なのはな、しんつみな、かぶれな。ゆでた後水冷し、手搾りしたもの。06052からしな/生から推計
	にがうり																											
06205	果実　生	94.4	0.7	1.0	34	55	61	12	10	22	39	34	77	38	14	45	26	84	38	75	100	33	34	44	–	780	22	別名:つるれいし、ゴーヤ。廃棄部位:両端、わた及び種子。剰余アンモニア:1.0mg
06206	果実　油いため	90.3	(0.8)	1.2	(39)	(65)	(72)	(14)	(12)	(26)	(46)	(45)	(90)	(43)	(16)	(53)	(31)	(99)	(45)	(89)	(120)	(39)	(40)	(46)	–	(920)	–	別名:つるれいし、ゴーヤ。両端、わた及び種子を除いたもの。06205にがうり/生から推計
	(にら類)																											
	にら																											
06207	葉　生	92.6	1.3	1.7	64	110	93	25	17	42	77	56	130	78	31	82	31	77	100	160	250	74	65	86	–	1500	82	廃棄部位:株元。剰余アンモニア:33mg
06208	葉　ゆで	89.8	(1.9)	2.6	(95)	(170)	(140)	(38)	(26)	(64)	(120)	(82)	(200)	(110)	(48)	(120)	(47)	(120)	(150)	(240)	(370)	(110)	(98)	(120)	–	(2200)	–	株元を除いたもの。ゆでた後水冷し、手搾りしたもの。06207にら/生から推計
06344	葉　油いため	85.8	(1.4)	1.9	(68)	(120)	(100)	(28)	(19)	(46)	(84)	(59)	(140)	(80)	(34)	(88)	(34)	(84)	(110)	(170)	(270)	(81)	(71)	(84)	–	(1600)	–	株元を除いたもの。06207にら/生から推計
	花にら																											
06209	花茎・花らい　生	91.4	(1.4)	1.9	(69)	(120)	(100)	(24)	(19)	(47)	(85)	(60)	(140)	(81)	(35)	(90)	(34)	(85)	(110)	(170)	(270)	(82)	(71)	(85)	–	(1600)	–	廃棄部位:花茎基部。06207にら/生から推計
	黄にら																											
06210	葉　生	94.0	(1.5)	2.1	(77)	(130)	(110)	(31)	(21)	(52)	(94)	(66)	(160)	(90)	(38)	(99)	(38)	(94)	(120)	(200)	(300)	(90)	(79)	(94)	–	(1800)	–	06207にら/生から推計
	(にんじん類)																											
	にんじん																											
06212	根　皮つき　生	89.1	0.5	0.7	24	36	36	9.4	7.6	17	24	17	41	29	8.6	34	13	34	54	89	120	24	23	34	–	620	23	廃棄部位:根端及び葉柄基部
06213	根　皮つき　ゆで	90.2	(0.4)	0.6	(20)	(29)	(29)	(7.6)	(6.2)	(14)	(20)	(13)	(33)	(22)	(7.0)	(27)	(11)	(27)	(44)	(73)	(100)	(20)	(19)	(25)	–	(500)	–	根端及び葉柄基部を除いたもの。06212にんじん/皮つき/生から推計
06214	根　皮なし　生	89.7	0.6	0.8	26	39	38	9.1	9.1	19	26	18	44	30	8.9	37	14	37	57	99	140	25	24	37	–	670	27	廃棄部位:根端、葉柄基部及び皮
06215	根　皮なし　ゆで	90.0	(0.5)	0.7	(24)	(36)	(34)	(9.1)	(8.6)	(18)	(24)	(17)	(41)	(27)	(8.4)	(33)	(13)	(34)	(54)	(93)	(130)	(24)	(23)	(34)	–	(620)	–	根端、葉柄基部及び皮を除いたもの。06214にんじん/皮むき/生から推計
06345	根　皮なし　油いため	79.1	(0.8)	1.1	(35)	(53)	(51)	(13)	(12)	(26)	(36)	(24)	(60)	(40)	(12)	(49)	(19)	(52)	(80)	(140)	(190)	(35)	(34)	(44)	–	(920)	–	根端、葉柄基部及び皮を除いたもの。06214にんじん/皮むき/生から推計
06346	根　皮なし　素揚げ	80.6	0.6	1.0	(32)	(47)	(46)	(12)	(11)	(24)	(32)	(22)	(54)	(36)	(11)	(44)	(17)	(47)	(72)	(120)	(170)	(32)	(30)	(39)	–	(830)	–	別名:フライドキャロット。根端、葉柄基部及び皮を除いたもの。06214にんじん/皮むき/生から推計
06347	根　皮　生	90.4	(0.5)	0.7	(23)	(34)	(34)	(8.9)	(7.2)	(16)	(23)	(16)	(39)	(27)	(8.1)	(33)	(13)	(32)	(51)	(84)	(120)	(23)	(22)	(32)	–	(590)	(22)	06212にんじん/皮つき/生から推計
06216	根　冷凍	90.2	0.5	0.7	23	34	34	10	9	19	24	19	43	29	7	34	13	32	62	120	200	25	24	37	–	760	31	
06380	根　冷凍　ゆで	91.7	0.6	0.7	28	42	39	10	9.1	19	25	20	46	29	8.7	35	15	47	50	93	160	26	23	35	–	690	24	
06381	根　冷凍　油いため	85.2	0.7	0.9	30	45	42	11	9.4	21	33	22	50	33	9.4	41	17	55	66	120	200	29	27	42	–	850	33	
06348	グラッセ	83.8	(0.5)	0.7	(21)	(32)	(31)	(8.2)	(7.7)	(16)	(22)	(15)	(37)	(24)	(7.6)	(30)	(12)	(31)	(48)	(82)	(120)	(21)	(20)	(26)	–	(560)	–	06214にんじん/皮むき/生から推計

可食部100g 当たりのアミノ酸成分表

食品番号	食品名	水分	アミノ酸組成によるたんぱく質	たんぱく質	イソロイシン ILE	ロイシン LEU	リシン（リジン）LYS	メチオニン MET	シスチン CYS	含硫アミノ酸 合計 AAS	フェニルアラニン PHE	チロシン TYR	芳香族アミノ酸 合計 AAA	トレオニン(スレオニン) THR	トリプトファン TRP	バリン VAL	ヒスチジン HIS	アルギニン ARG	アラニン ALA	アスパラギン酸 ASP	グルタミン酸 GLU	グリシン GLY	プロリン PRO	セリン SER	ヒドロキシプロリン HYP	アミノ酸組成計	アンモニア	備考
		(……… g ………)			(……………………………………………………………………………… mg ……………………………………………………………………………)																							
06217	ジュース 缶詰	92.0	(0.4)	0.6	(20)	(29)	(28)	(7.5)	(7.1)	(15)	(20)	(14)	(34)	(22)	(7.0)	(28)	(11)	(29)	(45)	(77)	(110)	(20)	(19)	(24)	–	(510)	–	06214にんじん/皮むき/生から推計
	きんとき																											
06218	根 皮つき 生	87.3	(1.3)	1.8	(60)	(90)	(88)	(23)	(19)	(42)	(60)	(41)	(100)	(67)	(21)	(84)	(33)	(83)	(130)	(220)	(310)	(60)	(58)	(75)	–	(1500)	–	別名:きょうにんじん。廃棄部位:根端及び葉柄基部。06212にんじん/皮つき/生から推計
06219	根 皮つき ゆで	87.7	(1.4)	1.9	(63)	(95)	(93)	(25)	(20)	(44)	(63)	(42)	(110)	(71)	(22)	(88)	(35)	(88)	(140)	(230)	(330)	(64)	(61)	(79)	–	(1600)	–	別名:きょうにんじん。根端及び葉柄基部を除いたもの。06212にんじん/皮つき/生から推計
06220	根 皮なし 生	87.1	(1.3)	1.8	(59)	(88)	(85)	(23)	(21)	(44)	(60)	(41)	(100)	(67)	(21)	(83)	(32)	(87)	(130)	(230)	(320)	(56)	(56)	(73)	–	(1500)	–	別名:きょうにんじん。廃棄部位:根端、葉柄基部及び皮。06214にんじん/皮むき/生から推計
06221	根 皮なし ゆで	87.1	(1.4)	1.9	(62)	(90)	(90)	(24)	(23)	(46)	(63)	(43)	(110)	(70)	(22)	(87)	(34)	(92)	(140)	(240)	(340)	(62)	(59)	(77)	–	(1600)	–	別名:きょうにんじん。根端、葉柄基部及び皮を除いたもの。06214にんじん/皮むき/生から推計
	ミニキャロット																											
06222	根 生	90.9	(0.5)	0.7	(23)	(35)	(34)	(9.1)	(7.3)	(16)	(23)	(16)	(39)	(26)	(8.3)	(32)	(13)	(32)	(52)	(86)	(120)	(24)	(22)	(29)	–	(590)	–	廃棄部位:根端及び葉柄基部。06212にんじん/皮つき/生から推計
	(にんにく類)																											
	にんにく																											
06223	りん茎 生	63.9	4.0	6.4	120	220	240	63	70	130	160	130	290	150	69	190	87	1100	140	430	1000	160	100	200	–	4600	160	廃棄部位:茎、りん皮及び根盤部
06349	りん茎 油いため	53.7	(5.0)	8.2	(140)	(280)	(310)	(80)	(89)	(170)	(200)	(160)	(370)	(180)	(88)	(240)	(110)	(1300)	(180)	(540)	(1300)	(200)	(130)	(220)	–	(5800)	–	茎、りん皮及び根盤部を除いたもの。06223にんにく/生から推計
	茎にんにく																											
06224	花茎 生	86.7	(1.4)	1.9	(69)	(120)	(100)	(28)	(19)	(47)	(69)	(60)	(130)	(81)	(34)	(85)	(30)	(76)	(110)	(160)	(270)	(82)	(71)	(85)	–	(1600)	–	別名:にんにくの芽。06207にら/生から推計
06225	花茎 ゆで	86.9	(1.2)	1.7	(62)	(110)	(92)	(25)	(17)	(42)	(76)	(54)	(130)	(73)	(31)	(80)	(30)	(76)	(100)	(160)	(240)	(73)	(64)	(76)	–	(1400)	–	別名:にんにくの芽。ゆでた後水冷し、水切りしたもの。06207にら/生から推計
	(ねぎ類)																											
	根深ねぎ																											
06226	葉 軟白 生	89.6	1.0	1.4	37	63	65	16	17	33	40	39	79	44	13	50	21	52	91	140	280	43	38	80	–	1100	68	別名:長ねぎ。廃棄部位:株元及び緑葉部。剰余アンモニア:19mg
06350	葉 軟白 ゆで	91.4	(0.8)	1.3	(32)	(56)	(58)	(14)	(15)	(29)	(35)	(34)	(69)	(37)	(12)	(44)	(19)	(45)	(81)	(120)	(250)	(38)	(33)	(64)	–	(990)	–	別名:長ねぎ。株元及び緑葉部を除いたもの。06226根深ねぎ/生から推計
06351	葉 軟白 油いため	83.9	(1.1)	1.6	(40)	(70)	(72)	(18)	(18)	(36)	(44)	(42)	(86)	(46)	(15)	(55)	(24)	(57)	(100)	(150)	(310)	(47)	(42)	(80)	–	(1200)	–	別名:長ねぎ。株元及び緑葉部を除いたもの。06226根深ねぎ/生から推計
	葉ねぎ																											
06227	葉 生	90.5	1.3	1.9	71	120	110	27	22	49	78	62	140	78	28	86	36	86	100	160	250	78	70	95	–	1600	61	別名:青ねぎ。廃棄部位:株元。剰余アンモニア:12mg
06352	葉 油いため	83.9	(1.5)	2.1	(77)	(130)	(120)	(30)	(25)	(54)	(87)	(67)	(150)	(81)	(31)	(94)	(40)	(94)	(110)	(180)	(270)	(86)	(77)	(94)	–	(1700)	–	別名:青ねぎ。株元を除いたもの。06227葉ねぎ/生から推計
	こねぎ																											
06228	葉 生	91.3	(1.4)	2.0	(73)	(120)	(120)	(28)	(23)	(52)	(81)	(63)	(150)	(77)	(30)	(89)	(38)	(89)	(110)	(170)	(260)	(82)	(74)	(90)	–	(1600)	–	万能ねぎ等を含む。廃棄部位:株元。06227葉ねぎ/生から推計
	のざわな																											
06229	葉 生	94.0	(0.8)	0.9	(39)	(69)	(56)	(11)	(7.4)	(19)	(51)	(31)	(82)	(43)	(20)	(56)	(22)	(60)	(52)	(86)	(140)	(46)	(43)	(42)	–	(900)	–	廃棄部位:株元。06086こまつな/生から推計
06230	漬物 塩漬	91.8	(1.0)	1.2	(48)	(89)	(75)	(15)	(9.8)	(25)	(64)	(39)	(110)	(57)	(26)	(75)	(30)	(80)	(70)	(120)	(190)	(62)	(56)	(56)	–	(1200)	–	廃棄部位:株元。水洗いし、手搾りしたもの。06086こまつな/生から推計
	はくさい																											
06233	結球葉 生	95.2	0.6	0.8	26	44	44	9.9	9.7	20	26	22	48	33	8.4	37	17	40	50	71	180	32	27	37	–	720	50	廃棄部位:株元。剰余アンモニア:20mg
06234	結球葉 ゆで	95.4	(0.7)	0.9	(29)	(49)	(49)	(11)	(11)	(22)	(29)	(24)	(53)	(34)	(9.3)	(41)	(18)	(45)	(54)	(79)	(200)	(36)	(30)	(37)	–	(790)	–	廃棄部位:株元。ゆでた後水冷し、手搾りしたもの。06233はくさい/生から推計
06235	漬物 塩漬	92.1	(1.1)	1.5	(48)	(81)	(81)	(18)	(18)	(36)	(54)	(39)	(87)	(56)	(15)	(68)	(30)	(74)	(52)	(150)	(330)	(60)	(49)	(61)	–	(1300)	–	廃棄部位:株元。液汁を除いたもの。06233はくさい/生から推計
	バジル																											
06238	葉 生	91.5	(1.2)	2.0	(66)	(120)	(70)	(23)	(18)	(41)	(83)	(49)	(130)	(66)	(25)	(81)	(32)	(74)	(84)	(190)	(180)	(77)	(66)	(63)	(0)	(1400)	–	別名:バジリコ、スイートバジル。廃棄部位:茎及び穂。米国成分表より推計
	パセリ																											
06239	葉 生	84.7	3.2	4.0	180	330	240	72	44	130	230	150	380	200	88	230	95	200	210	410	460	200	200	200	–	3700	87	別名:オランダぜり。廃棄部位:茎
	はつかだいこん																											
06240	根 生	95.3	0.7	0.8	30	42	45	7.8	10	18	29	24	53	37	11	52	20	46	37	92	260	32	29	41	–	850	100	別名:ラディッシュ。試料:赤色球形種。廃棄部位:根端、葉及び葉柄基部。剰余アンモニア:59mg

可食部100g当たりのアミノ酸成分表

食品番号	食品名	水分	アミノ酸組成によるたんぱく質	たんぱく質	イソロイシン ILE	ロイシン LEU	リシン(リジン) LYS	メチオニン MET	シスチン CYS	含硫アミノ酸 合計 AAS	フェニルアラニン PHE	チロシン TYR	芳香族アミノ酸 合計 AAA	トレオニン THR	トリプトファン TRP	バリン VAL	ヒスチジン HIS	アルギニン ARG	アラニン ALA	アスパラギン酸 ASP	グルタミン酸 GLU	グリシン GLY	プロリン PRO	セリン SER	ヒドロキシプロリン HYP	アミノ酸組成計	アンモニア	備考
		(······· g ·······)												(······························· mg ···)														
	はやとうり																											
06241	果実 白色種 生	94.0	(0.4)	0.6	(23)	(36)	(28)	(6.0)	(7.2)	(13)	(26)	(22)	(48)	(16)	(4.8)	(25)	(11)	(31)	(22)	(50)	(44)	(17)	(17)	(23)	–	(410)	–	別名:せんなりうり。廃棄部位:種子。豪州成分表より推計
06242	果実 白色種 塩漬	91.0	(0.4)	0.6	(23)	(36)	(28)	(6.0)	(7.2)	(13)	(26)	(22)	(48)	(16)	(4.8)	(25)	(11)	(31)	(22)	(50)	(44)	(17)	(17)	(23)	–	(410)	–	別名:せんなりうり。水洗いし、水切りしたもの。豪州成分表より推計
	ビーツ																											
06243	根 生	87.6	(1.0)	1.6	(48)	(68)	(58)	(18)	(19)	(37)	(46)	(38)	(83)	(47)	(19)	(56)	(21)	(42)	(60)	(120)	(430)	(31)	(42)	(59)	(0)	(1200)	–	別名:ビート、ビートルート、レッドビート、テーブルビート、かえんさい。廃棄部位:根端、皮及び葉柄基部。米国成分表より推計
06244	根 ゆで	86.9	(1.0)	1.5	(45)	(63)	(54)	(17)	(18)	(34)	(43)	(35)	(78)	(44)	(18)	(52)	(20)	(39)	(56)	(110)	(400)	(29)	(39)	(55)	(0)	(1100)	–	別名:ビート、ビートルート、レッドビート、テーブルビート、かえんさい。根端及び葉柄基部を除いたもの。廃棄部位:皮。米国成分表より推計
	(ピーマン類)																											
	青ピーマン																											
06245	果実 生	93.4	0.7	0.9	31	51	52	12	18	29	33	28	61	40	11	42	18	37	40	120	140	39	31	52	–	790	25	廃棄部位:へた、しん及び種子
06246	果実 油いため	89.0	(0.7)	0.9	(30)	(51)	(51)	(11)	(17)	(29)	(32)	(27)	(59)	(37)	(11)	(41)	(18)	(36)	(39)	(120)	(130)	(38)	(30)	(46)	–	(770)	–	へた、しん及び種子を除いたもの。06245青ピーマン/生から推計
	赤ピーマン																											
06247	果実 生	91.1	(0.8)	1.0	(21)	(36)	(36)	(6.1)	(19)	(25)	(51)	(9.1)	(60)	(40)	(12)	(31)	(31)	(36)	(26)	(290)	(210)	(28)	(24)	(51)	–	(950)	–	別名:パプリカ。廃棄部位:へた、しん及び種子。米国成分表より推計
06248	果実 油いため	86.6	(0.8)	1.0	(21)	(36)	(36)	(6.1)	(19)	(25)	(51)	(9.1)	(60)	(40)	(12)	(31)	(31)	(36)	(26)	(290)	(210)	(28)	(24)	(51)	–	(950)	–	別名:パプリカ。へた、しん及び種子を除いたもの。米国成分表より推計
	オレンジピーマン																											
06393	果実 生	94.2	0.7	0.9	37	37	39	7.6	17	24	25	19	44	44	7.7	34	16	32	33	220	150	27	24	62	–	830	37	別名:パプリカ。廃棄部位:へた、しん及び種子
06394	果実 油いため	85.8	(0.8)	1.1	(43)	(42)	(45)	(8.7)	(19)	(28)	(29)	(22)	(50)	(50)	(8.8)	(38)	(18)	(36)	(38)	(250)	(170)	(31)	(28)	(70)	–	(950)	(42)	別名:パプリカ。へた、しん及び種子を除いたもの。06393オレンジピーマン/生から推計
	黄ピーマン																											
06249	果実 生	92.0	(0.6)	0.8	(26)	(42)	(35)	(9.6)	(15)	(25)	(25)	(17)	(42)	(30)	(10)	(34)	(17)	(33)	(33)	(110)	(110)	(35)	(32)	(44)	–	(650)	–	別名:パプリカ、キングベル。廃棄部位:へた、しん及び種子。米国成分表より推計
06250	果実 油いため	87.6	(0.6)	0.8	(26)	(42)	(35)	(9.6)	(15)	(25)	(25)	(17)	(42)	(30)	(10)	(34)	(17)	(33)	(33)	(110)	(110)	(35)	(32)	(44)	–	(650)	–	別名:パプリカ、キングベル。へた、しん及び種子を除いたもの。米国成分表より推計
	トマピー																											
06251	果実 生	90.9	(0.8)	1.0	(21)	(36)	(36)	(6.1)	(19)	(25)	(51)	(9.1)	(60)	(40)	(12)	(31)	(17)	(36)	(26)	(290)	(210)	(28)	(24)	(51)	(0)	(950)	–	別名:ミニパプリカ。廃棄部位:へた、しん及び種子。米国成分表より推計
	ひのな																											
06252	根・茎葉 生	92.5	(0.8)	1.0	(38)	(64)	(70)	(13)	(16)	(29)	(40)	(32)	(71)	(46)	(13)	(56)	(26)	(43)	(54)	(100)	(170)	(47)	(45)	(47)	–	(930)	–	別名:えびな。廃棄部位:根端。06036かぶ/皮付き/生から推計
06253	根・茎葉 甘酢漬	76.4	(1.1)	1.4	(53)	(90)	(98)	(19)	(22)	(41)	(56)	(44)	(100)	(65)	(19)	(78)	(36)	(60)	(76)	(150)	(240)	(65)	(64)	(66)	–	(1300)	–	別名:えびな。06036かぶ/皮付き/生から推計
	ひろしまな																											
06254	葉 生	92.7	(1.1)	1.5	(48)	(81)	(82)	(18)	(19)	(37)	(49)	(39)	(88)	(57)	(16)	(68)	(31)	(74)	(93)	(130)	(340)	(60)	(50)	(61)	–	(1300)	–	別名:ひらぐきな、ひらぐき。廃棄部位:株元。06233はくさい/生から推計
06255	塩漬	92.7	(0.9)	1.2	(38)	(65)	(65)	(15)	(14)	(29)	(39)	(31)	(70)	(45)	(12)	(55)	(25)	(59)	(74)	(110)	(270)	(48)	(40)	(49)	–	(1100)	–	別名:ひらぐきな、ひらぐき。廃棄部位:株元。06233はくさい/生から推計
	ブロッコリー																											
06263	花序 生	86.2	3.8	5.4	170	270	280	76	57	130	180	120	300	190	59	240	130	330	270	490	910	170	190	250	–	4400	150	廃棄部位:茎葉
06264	花序 ゆで	89.9	(2.6)	3.9	(120)	(190)	(200)	(54)	(41)	(94)	(130)	(85)	(210)	(130)	(42)	(170)	(90)	(230)	(190)	(350)	(640)	(120)	(130)	(160)	–	(3100)	–	茎葉を除いたもの。06263ブロッコリー/花序/生から推計
06395	花序 電子レンジ調理	85.3	(4.0)	5.7	(180)	(280)	(300)	(61)	(79)	(140)	(190)	(130)	(320)	(200)	(62)	(250)	(130)	(320)	(280)	(520)	(960)	(180)	(200)	(270)	–	(4600)	(160)	茎葉を除いたもの。06263ブロッコリー/生から推計
06396	花序 焼き	78.5	(6.9)	9.9	(300)	(490)	(510)	(140)	(100)	(240)	(330)	(230)	(560)	(350)	(110)	(440)	(230)	(600)	(490)	(900)	(1700)	(300)	(340)	(460)	–	(8000)	(270)	茎葉を除いたもの。06263ブロッコリー/生から推計
06397	花序 油いため	79.2	(4.8)	6.9	(210)	(340)	(360)	(97)	(73)	(170)	(230)	(160)	(390)	(250)	(75)	(310)	(160)	(420)	(340)	(630)	(1200)	(220)	(240)	(320)	–	(5600)	(190)	茎葉を除いたもの。06263ブロッコリー/生から推計
06354	芽ばえ 生	94.3	(1.3)	1.9	(58)	(92)	(97)	(26)	(20)	(46)	(63)	(42)	(110)	(67)	(20)	(84)	(44)	(110)	(92)	(170)	(310)	(60)	(64)	(87)	–	(1500)	(51)	別名:ブロッコリースプラウト。06263ブロッコリー/生から推計
	へちま																											
06265	果実 生	94.9	(0.5)	0.8	(27)	(39)	(33)	(7.3)	(10)	(18)	(30)	(16)	(47)	(24)	(4.0)	(33)	(16)	(41)	(51)	(60)	(150)	(31)	(24)	(34)	–	(630)	–	別名:いとうり、ナーベーラー、ナビャーラ、ナベーラ、ナベナ。廃棄部位:両端及び皮。06056かんぴょう/乾から推計

アミノ酸成分表　第1表　野菜類

食品番号	食品名	水分	アミノ酸組成によるたんぱく質	たんぱく質	イソロイシン ILE	ロイシン LEU	リシン(リジン) LYS	メチオニン MET	シスチン CYS	含硫アミノ酸 合計 AAS	フェニルアラニン PHE	チロシン TYR	芳香族アミノ酸 合計 AAA	トレオニン(スレオニン) THR	トリプトファン TRP	バリン VAL	ヒスチジン HIS	アルギニン ARG	アラニン ALA	アスパラギン酸 ASP	グルタミン酸 GLU	グリシン GLY	プロリン PRO	セリン SER	ヒドロキシプロリン HYP	アミノ酸組成計	アンモニア	備考
06266	果実 ゆで	94.2	(1.1)	1.6	(54)	(77)	(67)	(15)	(20)	(35)	(61)	(32)	(93)	(48)	(7.9)	(65)	(31)	(81)	(100)	(120)	(300)	(62)	(48)	(69)	–	(1300)	–	別名：いとうり、ナーベーラー、ナビャーラ、ナベーラ、ナーベナ。両端及び皮を除いたもの。06056かんぴょう/乾から推計
	ほうれんそう																											
06267	葉 通年平均 生	92.4	1.7	2.2	83	140	110	35	29	64	100	80	180	93	41	110	51	140	98	220	320	92	84	99	–	1900	74	廃棄部位：株元。剰余アンモニア:8.8mg
06268	葉 通年平均 ゆで	91.5	2.1	2.6	100	190	150	48	37	85	130	110	240	120	52	140	62	160	120	250	370	120	110	120	–	2400	67	廃棄部位：株元。ゆでた後水冷し、手搾りしたもの
06359	葉 通年平均 油いため	82.0	(3.0)	3.8	(150)	(280)	(210)	(70)	(54)	(120)	(190)	(160)	(340)	(160)	(76)	(200)	(90)	(230)	(170)	(370)	(540)	(180)	(160)	(160)	–	(3500)	–	株元を除いたもの。06268ほうれんそう/ゆでから推計
06355	葉 夏採り 生	92.4	(1.7)	2.2	(83)	(140)	(110)	(35)	(29)	(64)	(100)	(80)	(180)	(93)	(41)	(110)	(51)	(140)	(98)	(220)	(320)	(92)	(84)	(99)	–	(1900)	(74)	廃棄部位：株元。06267ほうれんそう/生から推計
06357	葉 夏採り ゆで	91.5	(2.1)	2.6	(100)	(190)	(150)	(48)	(37)	(85)	(130)	(110)	(240)	(120)	(52)	(140)	(62)	(160)	(120)	(250)	(370)	(120)	(110)	(120)	–	(2400)	(67)	廃棄部位：株元。ゆでた後水冷し、手搾りしたもの。06268ほうれんそう/ゆでから推計
06356	葉 冬採り 生	92.4	(1.7)	2.2	(83)	(140)	(110)	(35)	(29)	(64)	(100)	(80)	(180)	(93)	(41)	(110)	(51)	(140)	(98)	(220)	(320)	(92)	(84)	(99)	–	(1900)	(74)	廃棄部位：株元。06267ほうれんそう/生から推計
06358	葉 冬採り ゆで	91.5	(2.1)	2.6	(100)	(190)	(150)	(48)	(37)	(85)	(130)	(110)	(240)	(120)	(52)	(140)	(62)	(160)	(120)	(250)	(370)	(120)	(110)	(120)	–	(2400)	(67)	廃棄部位：株元。ゆでた後水冷し、手搾りしたもの。06268ほうれんそう/ゆでから推計
06269	葉 冷凍	92.2	2.4	2.9	120	230	180	56	43	99	150	130	280	140	56	160	73	170	160	280	380	160	130	140	–	2800	58	
06372	葉 冷凍 ゆで	90.6	2.8	3.7	150	290	220	72	58	130	180	160	330	180	73	200	87	200	170	320	370	190	160	170	–	3300	47	ゆでた後水冷し、手搾りしたもの
06373	葉 冷凍 油いため	84.6	3.0	4.0	150	300	230	76	56	130	190	160	350	180	74	200	91	220	200	350	470	200	170	180	–	3500	74	
	ホースラディシュ																											
06270	根茎 生	77.3	(2.5)	3.1	(110)	(140)	(150)	(34)	(39)	(73)	(97)	(76)	(170)	(130)	(30)	(170)	(68)	(140)	(130)	(270)	(930)	(110)	(110)	(120)	–	(2900)	(240)	別名：わさびだいこん、せいようわさび。廃棄部位：皮。06132だいこん/皮つき/生から推計
	まこも																											
06271	茎 生	93.5	(0.9)	1.3	(32)	(56)	(56)	(14)	(15)	(30)	(36)	(67)	(100)	(41)	(11)	(49)	(23)	(46)	(61)	(240)	(110)	(40)	(95)	(69)	–	(1100)	(38)	別名：まこもたけ。廃棄部位：葉鞘及び基部。06149たけのこ/生から推計
	みずかけな																											
06272	葉 生	91.1	(2.5)	2.9	(130)	(220)	(180)	(36)	(24)	(60)	(160)	(100)	(260)	(140)	(63)	(180)	(72)	(190)	(170)	(340)	(460)	(150)	(140)	(140)	–	(2900)	–	別名：とうな(薹菜)。06086こまつな/生から推計
06273	塩漬	85.6	(4.2)	4.9	(210)	(370)	(300)	(61)	(40)	(100)	(280)	(170)	(450)	(230)	(110)	(310)	(120)	(330)	(290)	(570)	(780)	(250)	(230)	(230)	–	(4900)	–	別名：とうな(薹菜)。水洗いし、手搾りしたもの。06086こまつな/生から推計
	みずな																											
06072	葉 生	91.4	(1.9)	2.2	(96)	(170)	(140)	(27)	(18)	(45)	(120)	(77)	(200)	(100)	(48)	(140)	(55)	(130)	(130)	(260)	(350)	(110)	(100)	(100)	–	(2200)	–	別名：きょうな、せんすじきょうな。廃棄部位：株元。06086こまつな/生から推計
06073	葉 ゆで	91.8	(1.7)	2.0	(87)	(150)	(120)	(25)	(16)	(41)	(110)	(70)	(180)	(95)	(44)	(120)	(50)	(130)	(130)	(230)	(320)	(100)	(95)	(94)	–	(2000)	–	別名：きょうな、せんすじきょうな。株元を除いたもの。ゆでた後水冷し、手搾りしたもの。06086こまつな/生から推計
06074	塩漬	88.2	(1.7)	2.0	(87)	(150)	(120)	(25)	(16)	(41)	(110)	(70)	(180)	(95)	(44)	(120)	(50)	(130)	(130)	(230)	(320)	(100)	(95)	(94)	–	(2000)	–	別名：きょうな、せんすじきょうな。廃棄部位：株元。水洗いし、手搾りしたもの。06086こまつな/生から推計
	(みつば類)																											
	切りみつば																											
06274	葉 生	93.8	(0.9)	1.0	(40)	(60)	(53)	(9.0)	(8.2)	(17)	(37)	(30)	(67)	(41)	(14)	(60)	(24)	(34)	(47)	(230)	(270)	(37)	(37)	(46)	–	(1100)	–	軟白栽培品。06119セロリ/生から推計
06275	葉 ゆで	95.2	(0.8)	0.9	(36)	(54)	(48)	(8.1)	(7.4)	(15)	(33)	(27)	(60)	(37)	(13)	(54)	(22)	(30)	(42)	(210)	(240)	(33)	(33)	(41)	–	(970)	–	軟白栽培品。ゆでた後水冷し、手搾りしたもの。06119セロリ/生から推計
	根みつば																											
06276	葉 生	92.7	(1.8)	1.9	(76)	(110)	(100)	(17)	(16)	(33)	(71)	(60)	(130)	(78)	(27)	(110)	(46)	(64)	(88)	(440)	(510)	(70)	(70)	(87)	–	(2000)	–	軟白栽培品。廃棄部位：根及び株元。06119セロリ/生から推計
06277	葉 ゆで	92.9	(2.1)	2.3	(92)	(140)	(120)	(21)	(19)	(40)	(86)	(69)	(150)	(94)	(33)	(140)	(56)	(78)	(110)	(530)	(620)	(85)	(84)	(110)	–	(2500)	–	軟白栽培品。根及び株元を除いたもの。ゆでた後水冷し、手搾りしたもの。06119セロリ/生から推計
	糸みつば																											
06278	葉 生	94.6	(0.8)	0.9	(36)	(54)	(48)	(8.1)	(7.4)	(15)	(33)	(27)	(60)	(37)	(13)	(54)	(22)	(30)	(42)	(210)	(240)	(33)	(33)	(41)	–	(970)	–	別名：あおみつば。廃棄部位：株元。06119セロリ/生から推計
06279	葉 ゆで	93.7	(1.0)	1.1	(44)	(66)	(59)	(9.9)	(9.0)	(19)	(41)	(33)	(74)	(45)	(16)	(66)	(27)	(37)	(51)	(250)	(290)	(41)	(40)	(50)	–	(1200)	–	別名：あおみつば。株元を除いたもの。ゆでた後水冷し、手搾りしたもの。06119セロリ/生から推計
	みぶな																											
06360	葉 生	93.9	(0.9)	1.1	(46)	(81)	(66)	(13)	(8.7)	(22)	(60)	(37)	(97)	(50)	(23)	(66)	(26)	(71)	(62)	(120)	(170)	(55)	(50)	(50)	–	(1100)	–	別名：きょうな。廃棄部位：根。06086こまつな/生から推計

食品番号	食品名	水分	アミノ酸組成によるたんぱく質	たんぱく質	イソロイシン ILE	ロイシン LEU	リシン(リジン) LYS	メチオニン MET	シスチン CYS	含硫アミノ酸 AAS 合計	フェニルアラニン PHE	チロシン TYR	芳香族アミノ酸 AAA 合計	トレオニン(スレオニン) THR	トリプトファン TRP	バリン VAL	ヒスチジン HIS	アルギニン ARG	アラニン ALA	アスパラギン酸 ASP	グルタミン酸 GLU	グリシン GLY	プロリン PRO	セリン SER	ヒドロキシプロリン HYP	アミノ酸組成計	アンモニア	備考
		(······ g ······)			(·· mg ··)																							
	(みょうが類)																											
	みょうが																											
06280	花穂　生	95.6	(0.7)	0.9	(28)	(42)	(22)	(9.8)	(11)	(20)	(28)	(28)	(56)	(41)	(13)	(40)	(18)	(55)	(41)	(220)	(110)	(34)	(25)	(73)	–	(840)	–	別名：花みょうが、みょうがの子。廃棄部位：花茎。06103しょうが/根茎/生から推計
	みょうがたけ																											
06281	茎葉　生	97.1	(0.3)	0.4	(13)	(19)	(9.6)	(4.3)	(4.7)	(9.0)	(13)	(12)	(25)	(18)	(5.8)	(18)	(7.8)	(24)	(18)	(100)	(47)	(15)	(11)	(32)	–	(370)	–	別名：花みょうが、みょうがの子。06103しょうが/根茎/生から推計
	むかご																											
06282	肉芽　生	75.1	(1.8)	2.9	(71)	(110)	(86)	(30)	(28)	(58)	(88)	(46)	(130)	(78)	(30)	(100)	(50)	(220)	(150)	(210)	(460)	(77)	(59)	(210)	–	(2100)	–	廃棄部位：皮。06103しょうが/根茎/生から推計
	めキャベツ																											
06283	結球葉　生	83.2	(3.9)	5.7	(140)	(220)	(200)	(42)	(53)	(95)	(120)	(86)	(210)	(150)	(54)	(210)	(83)	(380)	(260)	(380)	(1100)	(150)	(840)	(190)	–	(4600)	–	別名：こもちかんらん、姫かんらん、姫キャベツ。豪州成分表より推計
06284	結球葉　ゆで	83.8	(3.6)	5.3	(130)	(200)	(180)	(38)	(48)	(86)	(110)	(78)	(180)	(140)	(49)	(200)	(77)	(350)	(240)	(350)	(970)	(130)	(770)	(170)	–	(4200)	–	別名：こもちかんらん、姫かんらん、姫キャベツ。豪州成分表より推計
	(もやし類)																											
	だいずもやし																											
06287	生	92.0	2.9	3.7	150	210	160	38	43	81	180	100	280	140	48	190	83	210	150	210	890	340	110	130	–	3400	150	廃棄部位：種皮及び損傷部
06288	ゆで	93.0	(2.2)	2.9	(110)	(170)	(120)	(29)	(33)	(63)	(140)	(75)	(220)	(140)	(38)	(140)	(80)	(160)	(110)	(690)	(260)	(87)	(100)	(130)	–	(2600)	–	種皮及び損傷部を除いたもの。ゆでた後水冷し、水切りしたもの。06287だいずもやし/生から推計
	ブラックマッペもやし																											
06289	生	94.7	1.4	2.2	83	94	63	19	11	30	100	49	150	64	23	110	60	92	65	490	94	35	44	79	–	1600	90	廃棄部位：種皮及び損傷部。剰余アンモニア：16mg
06290	ゆで	95.8	(0.8)	1.3	(47)	(54)	(37)	(11)	(6.0)	(17)	(60)	(28)	(88)	(35)	(13)	(64)	(35)	(53)	(38)	(290)	(55)	(20)	(26)	(41)	–	(910)	–	種皮及び損傷部を除いたもの。ゆでた後水冷し、水切りしたもの。06289ブラックマッペもやし/生から推計
06398	油いため	90.6	(1.4)	2.3	(87)	(98)	(66)	(20)	(11)	(31)	(110)	(52)	(160)	(67)	(24)	(120)	(63)	(97)	(68)	(510)	(99)	(37)	(47)	(83)	–	(1700)	(94)	06289ブラックマッペもやし/生から推計
	りょくとうもやし																											
06291	生	95.4	1.2	1.7	66	72	81	13	6.6	19	86	38	120	46	17	87	51	120	30	460	66	24	32	51	–	1400	75	廃棄部位：種皮及び損傷部。剰余アンモニア：8.0mg
06292	ゆで	95.9	(1.1)	1.6	(60)	(67)	(75)	(12)	(6.2)	(18)	(80)	(34)	(110)	(40)	(16)	(80)	(47)	(110)	(28)	(430)	(62)	(22)	(30)	(43)	–	(1200)	–	種皮及び損傷部を除いたもの。ゆでた後水冷し、水切りしたもの。06291りょくとうもやし/生から推計
	モロヘイヤ																											
06293	茎葉　生	86.1	(3.6)	4.8	(230)	(400)	(230)	(67)	(41)	(110)	(220)	(150)	(370)	(170)	(31)	(260)	(110)	(260)	(260)	(590)	(510)	(220)	(250)	(190)	(0)	(4200)	–	米国成分表より推計
06294	茎葉　ゆで	91.3	(2.2)	3.0	(140)	(250)	(140)	(42)	(26)	(68)	(140)	(95)	(230)	(110)	(19)	(160)	(71)	(160)	(170)	(370)	(330)	(140)	(160)	(120)	–	(2600)	–	ゆでた後水冷し、手搾りしたもの。米国成分表より推計
	ゆりね																											
06296	りん茎　生	66.5	(2.4)	3.8	(69)	(130)	(140)	(38)	(42)	(79)	(97)	(77)	(170)	(88)	(41)	(110)	(52)	(630)	(85)	(250)	(610)	(96)	(60)	(170)	–	(2700)	(95)	廃棄部位：根、根盤部及び損傷部。06223にんにく/りん茎/生から推計
06297	りん茎　ゆで	66.5	(2.1)	3.4	(62)	(120)	(130)	(34)	(37)	(71)	(87)	(69)	(160)	(79)	(37)	(100)	(47)	(560)	(76)	(230)	(540)	(86)	(54)	(110)	–	(2500)	(85)	根、根盤部及び損傷部を除いたもの。06223にんにく/りん茎/生から推計
	ようさい																											
06298	茎葉　生	93.0	(1.7)	2.2	(72)	(120)	(120)	(27)	(27)	(54)	(72)	(60)	(130)	(90)	(23)	(100)	(46)	(110)	(140)	(200)	(500)	(89)	(75)	(100)	–	(2000)	(140)	別名：あさがおな、えんさい、くうしんさい。06233はくさい/生から推計
06299	茎葉　ゆで	92.4	(1.7)	2.2	(72)	(120)	(120)	(27)	(27)	(54)	(72)	(60)	(130)	(90)	(23)	(100)	(46)	(110)	(140)	(200)	(500)	(89)	(75)	(100)	–	(2000)	(140)	別名：あさがおな、えんさい、くうしんさい。ゆでた後水冷し、手搾りしたもの。06233はくさい/生から推計
	よめな																											
06300	葉　生	84.6	(2.7)	3.4	(140)	(260)	(190)	(53)	(30)	(83)	(180)	(110)	(290)	(150)	(59)	(190)	(71)	(170)	(180)	(480)	(380)	(160)	(180)	(150)	–	(3200)	–	若葉。別名：おはぎ、うはぎ、はぎな。06099しゅんぎく/生から推計
	よもぎ																											
06301	葉　生	83.6	(4.2)	5.2	(220)	(390)	(290)	(81)	(46)	(130)	(280)	(170)	(450)	(230)	(91)	(290)	(110)	(270)	(280)	(730)	(620)	(250)	(270)	(230)	–	(4900)	–	別名：もちぐさ、よもぎな。06099しゅんぎく/生から推計
06302	葉　ゆで	85.9	(3.9)	4.8	(200)	(360)	(270)	(75)	(43)	(120)	(260)	(160)	(420)	(220)	(84)	(270)	(100)	(250)	(260)	(680)	(570)	(230)	(250)	(220)	–	(4500)	–	別名：もちぐさ、よもぎな。ゆでた後水冷し、手搾りしたもの。06099しゅんぎく/生から推計
	らっかせい																											
06303	未熟豆　生	50.1	(11.2)	12.0	(450)	(860)	(470)	(140)	(180)	(320)	(710)	(510)	(1200)	(370)	(130)	(560)	(330)	(1500)	(520)	(1600)	(2200)	(750)	(580)	(650)	–	(13000)	–	別名：なんきんまめ、ピーナッツ。廃棄部位：さや。05034らっかせい/乾から推計

可食部100g当たりのアミノ酸成分表

食品番号	食品名	水分	アミノ酸組成によるたんぱく質	たんぱく質	イソロイシン ILE	ロイシン LEU	リシン(リジン) LYS	メチオニン MET	シスチン CYS	含硫アミノ酸AAS 合計	フェニルアラニン PHE	チロシン TYR	芳香族アミノ酸AAA 合計	トレオニン(スレオニン) THR	トリプトファン TRP	バリン VAL	ヒスチジン HIS	アルギニン ARG	アラニン ALA	アスパラギン酸 ASP	グルタミン酸 GLU	グリシン GLY	プロリン PRO	セリン SER	ヒドロキシプロリン HYP	アミノ酸組成計	アンモニア	備考
			(……g……)		(……………………………………………………………………………… mg …………………………………………………………………………………)																							
06304	未熟豆 ゆで	51.3	(11.1)	11.9	(440)	(860)	(470)	(140)	(180)	(320)	(700)	(500)	(1200)	(370)	(130)	(560)	(330)	(1500)	(510)	(1600)	(2600)	(750)	(570)	(650)	–	(13000)	–	別名:なんきんまめ、ピーナッツ。廃棄部位:さや。05034らっかせい/乾から推計
	(らっきょう類)																											
	らっきょう																											
06305	りん茎 生	68.3	0.9	1.4	29	47	74	13	12	25	43	27	70	30	16	37	26	150	37	70	310	29	32	43	–	1000	46	別名:おおにら、さとにら。廃棄部位:根、膜状りん片及び両端。剰余アンモニア:1.8mg
06306	甘酢漬	67.5	(0.3)	0.4	(8.7)	(14)	(23)	(4.0)	(3.7)	(7.7)	(13)	(8.1)	(21)	(8.7)	(5.0)	(11)	(7.9)	(46)	(11)	(21)	(94)	(8.8)	(9.7)	(12)	–	(310)	–	別名:おおにら、さとにら。液汁を除いたもの。06305らっきょう/生から推計
	エシャレット																											
06307	りん茎 生	79.1	(1.4)	2.3	(47)	(76)	(120)	(21)	(20)	(41)	(70)	(43)	(110)	(46)	(27)	(59)	(42)	(240)	(61)	(110)	(500)	(47)	(52)	(62)	–	(1700)	–	別名:エシャ、エシャらっきょう。土寄せ軟白若採りのらっきょう。廃棄部位:株元及び緑葉部。06305らっきょう/生から推計
	リーキ																											
06308	りん茎葉 生	90.8	(1.2)	1.6	(56)	(94)	(88)	(19)	(24)	(43)	(53)	(38)	(91)	(61)	(13)	(74)	(23)	(70)	(80)	(170)	(310)	(62)	(51)	(74)	–	(1400)	–	別名:西洋ねぎ、ポロねぎ。廃棄部位:株元及び緑葉部。豪州成分表より推計
06309	りん茎葉 ゆで	91.3	(1.0)	1.3	(46)	(77)	(72)	(15)	(20)	(35)	(43)	(31)	(74)	(50)	(11)	(60)	(19)	(57)	(65)	(140)	(250)	(51)	(41)	(60)	–	(1100)	–	別名:西洋ねぎ、ポロねぎ。株元及び緑葉部を除いたもの。豪州成分表より推計
	(レタス類)																											
	レタス																											
06312	土耕栽培 結球葉 生	95.9	0.5	0.6	24	37	32	8.0	5.2	13	23	18	41	30	7.4	29	12	30	29	81	110	24	24	30	–	550	28	別名:たまちしゃ。廃棄部位:株元。剰余アンモニア:4.9mg
06361	水耕栽培 結球葉 生	95.3	(0.6)	0.8	(30)	(48)	(42)	(10)	(6.7)	(17)	(29)	(23)	(53)	(36)	(9.6)	(37)	(15)	(37)	(37)	(100)	(140)	(31)	(30)	(34)	–	(700)	–	別名:たまちしゃ。廃棄部位:株元。06312レタス/生から推計
	サラダな																											
06313	葉 生	94.9	0.8	1.0	44	74	56	17	9.7	26	47	32	80	50	17	53	21	55	54	130	170	47	45	51	–	970	56	廃棄部位:株元。剰余アンモニア:20m
	リーフレタス																											
06314	葉 生	94.0	(1.0)	1.4	(86)	(81)	(86)	(16)	(16)	(33)	(57)	(33)	(90)	(61)	(9.3)	(72)	(23)	(73)	(58)	(150)	(190)	(59)	(49)	(40)	(0)	(1200)	–	別名:ちりめんちしゃ、あおちりめんちしゃ。廃棄部位:株元。米国成分表より推計
	サニーレタス																											
06315	葉 生	94.1	(0.7)	1.2	(34)	(63)	(41)	(14)	(8.1)	(23)	(60)	(26)	(87)	(43)	(20)	(43)	(17)	(37)	(46)	(130)	(140)	(43)	(34)	(40)	(0)	(840)	–	別名:あかちりめんちしゃ。廃棄部位:株元。米国成分表より推計
	サンチュ																											
06362	葉 生	94.5	(1.0)	1.2	(53)	(92)	(69)	(20)	(20)	(41)	(59)	(39)	(97)	(57)	(21)	(65)	(26)	(67)	(67)	(150)	(210)	(57)	(55)	(56)	–	(1200)	–	別名:かきちしゃ。株元を除いたもの。06313サラダ菜/生から推計
	コスレタス																											
06316	葉 生	94.5	(0.8)	1.2	(44)	(74)	(62)	(15)	(5.9)	(20)	(63)	(24)	(88)	(42)	(9.8)	(54)	(20)	(53)	(55)	(140)	(170)	(48)	(44)	(49)	(0)	(970)	–	別名:ロメインレタス、たちちしゃ、たちレタス。廃棄部位:株元。米国成分表より推計
	れんこん																											
06317	根茎 生	81.5	1.3	1.9	33	51	50	18	24	42	48	34	82	50	17	45	32	120	34	690	160	33	37	64	–	1500	94	廃棄部位:節部及び皮
06318	根茎 ゆで	81.9	(0.9)	1.3	(22)	(34)	(34)	(12)	(16)	(28)	(33)	(22)	(55)	(32)	(11)	(30)	(21)	(80)	(23)	(470)	(110)	(22)	(25)	(38)	–	(1000)	–	節部及び皮を除いたもの。06317れんこん/生から推計
06371	甘酢れんこん	80.8	0.5	0.6	23	42	39	12	19	31	39	24	63	31	13	31	21	26	28	53	96	26	32	44	–	600	9.0	
	わけぎ																											
06320	葉 生	90.3	(1.1)	1.6	(59)	(100)	(92)	(23)	(19)	(41)	(66)	(51)	(120)	(61)	(24)	(71)	(30)	(71)	(86)	(130)	(210)	(66)	(59)	(72)	–	(1300)	–	廃棄部位:株元。06227葉ねぎ/生から推計
06321	葉 ゆで	90.4	(1.3)	1.9	(70)	(120)	(110)	(27)	(22)	(49)	(78)	(60)	(140)	(73)	(28)	(85)	(36)	(85)	(100)	(160)	(250)	(78)	(70)	(85)	–	(1500)	–	株元を除いたもの。06227葉ねぎ/生から推計
	わらび																											
06324	生わらび 生	92.7	1.8	2.4	80	140	110	32	21	53	130	65	200	94	30	110	46	110	100	170	540	88	74	110	–	2100	79	廃棄部位:基部
06325	生わらび ゆで	95.2	(1.1)	1.5	(48)	(89)	(69)	(20)	(13)	(33)	(82)	(39)	(120)	(55)	(19)	(68)	(28)	(65)	(65)	(100)	(340)	(55)	(45)	(59)	–	(1300)	–	基部を除いたもの。ゆでた後水冷し、水切りしたもの。06324生わらび/生から推計
06326	干しわらび 乾	10.4	(14.5)	20.0	(640)	(1200)	(920)	(260)	(170)	(430)	(1100)	(520)	(1600)	(730)	(250)	(910)	(380)	(870)	(870)	(1400)	(4500)	(730)	(600)	(790)	–	(17000)	–	06324生わらび/生から推計

可食部100g当たりのアミノ酸成分表

食品番号	食品名	水分	アミノ酸組成によるたんぱく質	たんぱく質	イソロイシン ILE	ロイシン LEU	リシン(リジン) LYS	含硫アミノ酸AAS メチオニン MET	シスチン CYS	合計	芳香族アミノ酸AAA フェニルアラニン PHE	チロシン TYR	合計	トレオニン(スレオニン) THR	トリプトファン TRP	バリン VAL	ヒスチジン HIS	アルギニン ARG	アラニン ALA	アスパラギン酸 ASP	グルタミン酸 GLU	グリシン GLY	プロリン PRO	セリン SER	ヒドロキシプロリン HYP	アミノ酸組成計	アンモニア	備考
		(……g……)			(…………………………………………………………… mg ……………………………………………………………)																							
果実類																												
	アテモヤ																											
07005	生	77.7	(1.1)	1.8	(48)	(72)	(48)	(24)	(11)	(36)	(48)	(36)	(84)	(60)	(36)	(72)	(24)	(36)	(72)	(120)	(230)	(60)	(180)	(72)	(0)	(1200)	–	廃棄部位:果皮及び種子。米国成分表より推計
	アボカド																											
07006	生	71.3	1.6	2.1	83	140	120	38	38	76	85	63	150	91	29	110	52	91	99	220	240	99	97	120	–	1800	41	別名:アボガド。廃棄部位:果皮及び種子
	あんず																											
07007	生	89.8	(0.8)	1.0	(29)	(55)	(69)	(4.3)	(2.1)	(6.4)	(37)	(21)	(58)	(34)	(11)	(34)	(19)	(32)	(49)	(220)	(110)	(29)	(72)	(59)	(0)	(890)	–	別名:アプリコット。廃棄部位:核及び果柄。米国成分表より推計
07008	乾	16.8	(6.7)	9.2	(210)	(320)	(280)	(83)	(75)	(160)	(190)	(150)	(340)	(230)	(88)	(260)	(140)	(200)	(340)	(3600)	(630)	(190)	(520)	(280)	–	(7800)	–	別名:アプリコット。廃棄部位:果皮及び核を除いたもの。豪州成分表より推計
07009	缶詰	79.8	(0.4)	0.5	(15)	(29)	(35)	(2.8)	(1.9)	(4.7)	(21)	(11)	(32)	(18)	(8.5)	(18)	(8.5)	(20)	(25)	(120)	(51)	(15)	(30)	(29)	–	(450)	–	別名:アプリコット。試料:ヘビーシロップ漬。液汁を含んだもの(液汁40%)。米国成分表より推計
07010	ジャム 高糖度	34.5	(0.2)	0.3	(9.1)	(18)	(21)	(1.7)	(1.1)	(2.8)	(12)	(6.8)	(19)	(11)	(5.1)	(14)	(12)	(15)		(69)	(31)	(9.1)	(18)	(18)	–	(270)	–	別名:アプリコット。米国成分表より推計
07011	ジャム 低糖度	48.8	(0.3)	0.4	(12)	(23)	(28)	(2.3)	(1.5)	(3.8)	(17)	(9.1)	(26)	(14)	(6.8)	(16)			(29)	(92)	(41)	(20)	(24)	(23)	–	(360)	–	別名:アプリコット。米国成分表より推計
	いちご																											
07012	生	90.0	0.7	0.9	25	42	34	12	16		24	14	38	29	8.3	32	15	34	43	190	150	30	24	35	–	760	32	別名:オランダイチゴ。廃棄部位:へた及び果梗
07013	ジャム 高糖度	36.0	(0.3)	0.4	(11)	(19)	(15)	(5.1)	(6.9)	(12)	(11)	(5.8)	(17)	(12)	(3.7)	(14)	(6.7)	(14)	(19)	(84)	(67)	(13)	(11)	(14)	–	(330)	–	別名:オランダイチゴ。07012いちご/生から推計
07014	ジャム 低糖度	50.7	(0.4)	0.5	(14)	(23)	(18)	(6.4)	(8.6)	(15)	(13)	(7.3)	(21)	(14)	(4.6)	(17)	(8.4)	(19)	(24)	(100)	(83)	(17)	(13)	(17)	–	(410)	–	別名:オランダイチゴ。07012いちご/生から推計
07160	乾	15.4	(0.4)	0.4	(14)	(23)	(18)	(6.4)	(8.6)	(15)	(13)	(7.3)	(21)	(14)	(4.6)	(17)	(8.4)	(19)	(24)	(100)	(83)	(17)	(13)	(17)	–	(410)	–	ドライフルーツ。07012いちご/生から推計
	いちじく																											
07015	生	84.6	0.4	0.6	17	26	23	5.1	9.1	14	14	7.3	21	19	5.4	23	8.8	14	32	140	52	19	34	29	–	480	21	廃棄部位:果皮及び果柄
07016	乾	18.0	(2.0)	3.0	(84)	(130)	(120)	(25)	(45)	(71)	(69)	(35)	(100)	(87)	(27)	(110)	(44)	(69)	(160)	(700)	(260)	(94)	(170)	(130)	–	(2400)	–	07015いちじく/生から推計
07017	缶詰	79.7	(0.3)	0.5	(14)	(21)	(19)	(4.2)	(7.5)	(12)	(11)	(5.8)	(17)	(14)	(4.4)	(19)	(7.2)	(11)	(27)	(120)	(43)	(15)	(28)	(22)	–	(390)	–	試料:ヘビーシロップ漬。液汁を含んだもの(液汁40%)。07015いちじく/生から推計
	うめ																											
07019	生	90.4	0.4	0.7	14	21	21	4.1	4.2	8.3	12	9.6	22	15	4.4	18	11	11	18	240		14	18	24	–	500	31	未熟果(青梅)。廃棄部位:核
07020	梅漬 塩漬	72.3	(0.4)	0.7	(14)	(21)	(20)	(4.1)	(4.3)	(8.2)	(12)	(9.2)	(21)	(14)	(4.3)	(18)	(11)	(11)	(18)	(240)	(34)	(14)	(18)	(21)	–	(490)	–	廃棄部位:核。07019うめ/生から推計
07022	梅干し 塩漬	72.2	(0.5)	0.9	(17)	(26)	(25)	(5.1)	(5.2)	(10)	(15)	(11)	(26)	(17)		(22)	(14)	(14)	(22)	(300)	(43)	(17)	(22)	(26)	–	(600)	–	廃棄部位:核。07019うめ/生から推計
	オリーブ																											
07037	塩漬 グリーンオリーブ	75.6	(0.7)	1.0	(37)	(60)	(38)	(14)	(0)	(14)	(35)	(27)	(62)	(31)	(0)	(45)	(27)	(80)	(51)	(110)	(110)	(58)	(48)	(37)	(0)	(810)	–	緑果の塩漬。試料:びん詰。液汁を除いたもの。廃棄部位:種子。米国成分表より推計
07038	塩漬 ブラックオリーブ	81.6	(0.6)	0.8	(30)	(48)	(30)	(11)	(0)	(11)	(28)	(22)	(50)	(25)	(0)	(36)	(22)	(64)	(41)	(88)	(89)	(47)	(38)	(30)	(0)	(650)	–	別名:ライブオリーブ。熟果の塩漬。試料:びん詰。液汁を除いたもの。廃棄部位:種子。米国成分表より推計
07039	塩漬 スタッフドオリーブ	75.4	(0.6)	0.8	(30)	(48)	(30)	(11)	(0)	(11)	(28)	(22)	(50)	(25)	(0)	(36)	(22)	(64)	(41)	(88)	(89)	(47)	(38)	(30)	(0)	(650)	–	緑果にピメントを詰めた塩漬。試料:びん詰。液汁を除いたもの。米国成分表より推計
	かき																											
07049	甘がき 生	83.1	0.3	0.4	17	26	23	5.8	9.9	16	17	7.6	24	20	6.8	19	8.4	17	18	36	41	18	18	17	–	320	8.6	廃棄部位:果皮、種子及びへた
07050	渋抜きがき 生	82.2	(0.3)	0.5	(21)	(32)	(28)	(7.2)	(12)	(19)	(21)	(9.1)	(30)	(25)	(8.4)	(23)	(10)	(21)	(23)	(44)	(51)	(22)	(23)	(18)	–	(400)	–	廃棄部位:果皮、種子及びへた。07049甘がき/生から推計
07051	干しがき	24.0	(1.0)	1.5	(62)	(95)	(85)	(22)	(37)	(58)	(62)	(27)	(89)	(69)		(70)	(31)	(61)	(69)	(130)	(150)	(66)	(68)	(55)	–	(1200)	–	つるしがきを含む。廃棄部位:種子及びへた。07049甘がき/生から推計
	(かんきつ類)																											
	いよかん																											
07018	砂じょう 生	86.7	(0.5)	0.9	(16)	(28)	(31)	(5.5)	(10)	(16)	(16)	(9.9)	(26)	(17)	(4.8)	(21)	(11)	(59)	(29)	(120)	(53)	(19)	(110)	(33)	–	(600)	–	別名:いよ。廃棄部位:果皮、じょうのう膜及び種子。07040ネーブル/生から推計
	うんしゅうみかん																											
07026	じょうのう 早生 生	87.2	(0.3)	0.5	(10)	(18)	(19)	(4.2)	(6.5)	(11)	(10)	(6.0)	(16)	(11)	(2.9)	(14)	(7.1)	(37)	(23)	(52)	(36)	(12)	(51)	(21)	–	(340)	–	別名:みかん。廃棄部位:果皮。07027うんしゅうみかん/普通/生から推計

可食部100g当たりのアミノ酸成分表

食品番号	食品名	水分	アミノ酸組成によるたんぱく質	たんぱく質	イソロイシン ILE	ロイシン LEU	リシン(リジン) LYS	メチオニン MET	シスチン CYS	含硫アミノ酸AAS 合計	フェニルアラニン PHE	チロシン TYR	芳香族アミノ酸AAA 合計	トレオニン(スレオニン) THR	トリプトファン TRP	バリン VAL	ヒスチジン HIS	アルギニン ARG	アラニン ALA	アスパラギン酸 ASP	グルタミン酸 GLU	グリシン GLY	プロリン PRO	セリン SER	ヒドロキシプロリン HYP	アミノ酸組成計	アンモニア	備考
		(……… g ………)			(……………………………………………………………… mg ………………………………………………………………)																							
07027	じょうのう 普通 生	86.9	0.4	0.7	15	25	27	5.9	9.2	15	15	8.8	24	17	4.1	20	10	52	33	74	51	17	73	33	–	490	13	別名:みかん。廃棄部位:果皮
07028	砂じょう 早生 生	87.8	(0.3)	0.5	(10)	(18)	(19)	(4.2)	(6.5)	(11)	(10)	(6.0)	(16)	(11)	(2.9)	(14)	(7.1)	(37)	(23)	(52)	(36)	(12)	(51)	(21)	–	(340)	–	別名:みかん。廃棄部位:果皮及びびょうのう膜。07027うんしゅうみかん/普通/生から推計
07029	砂じょう 普通 生	87.4	(0.4)	0.7	(14)	(25)	(27)	(5.9)	(9.1)	(15)	(15)	(8.5)	(23)	(15)	(4.0)	(19)	(9.9)	(51)	(33)	(73)	(50)	(17)	(71)	(29)	–	(480)	–	別名:みかん。廃棄部位:果皮及びびょうのう膜。07027うんしゅうみかん/普通/生から推計
07030	果実飲料 ストレートジュース	88.5	0.3	0.5	6.0	10	11	2.9	4.8	7.8	7.1	6.0	13	8.0	1.9	8.5	4.2	42	18	72	38	7.6	53	21	–	320	10	別名:みかんストレートジュース
07031	果実飲料 濃縮還元ジュース	89.3	0.3	0.5	6.4	11	12	3.4	4.5	7.9	7.6	6.4	14	8.5	2.2	9.0	4.5	44	19	75	40	8.0	51	23	–	340	11	別名:みかん濃縮還元ジュース
07032	果実飲料 果粒入りジュース	86.7	(0.1)	0.2	(2.3)	(4.3)	(4.7)	(1.3)	(1.8)	(3.1)	(3.0)	(2.4)	(5.5)	(3.1)	(0.9)	(3.5)	(1.8)	(17)	(7.7)	(30)	(16)	(3.1)	(20)	(8.1)	–	(130)	–	別名:みかん粒入りジュース。果粒(砂じょう)20%を含む。07030うんしゅうみかん/ストレートジュースから推計
07033	果実飲料 50%果汁入り飲料	84.9	(0.1)	0.2	(2.3)	(4.3)	(4.7)	(1.3)	(1.8)	(3.1)	(3.0)	(2.4)	(5.5)	(3.1)	(0.9)	(3.5)	(1.8)	(17)	(7.7)	(30)	(16)	(3.1)	(20)	(8.1)	–	(130)	–	07030うんしゅうみかん/ストレートジュースから推計
07034	果実飲料 20%果汁入り飲料	87.4	(0.1)	0.1	(1.2)	(2.2)	(2.4)	(0.7)	(0.9)	(1.6)	(1.5)	(1.2)	(2.7)	(1.6)	(0.4)	(1.7)	(0.9)	(8.6)	(3.9)	(15)	(7.9)	(1.6)	(9.9)	(4.0)	–	(65)	–	07030うんしゅうみかん/ストレートジュースから推計
	オレンジ																											
07040	ネーブル 砂じょう 生	86.8	0.5	0.9	17	28	32	5.5	11	16	17	10	27	19	4.8	23	11	60	29	130	54	20	110	38	–	610	18	別名:ネーブルオレンジ。廃棄部位:果皮、じょうのう膜及び種子
07041	バレンシア 米国産 砂じょう 生	88.7	(0.7)	1.0	(27)	(25)	(51)	(25)	(11)	(32)	(33)	(17)	(50)	(16)	(9.6)	(42)	(17)	(54)	(54)	(120)	(100)	(50)	(50)	(35)	(0)	(800)	–	別名:バレンシアオレンジ。廃棄部位:果皮、じょうのう膜及び種子。米国成分表より推計
07042	バレンシア 果実飲料 ストレートジュース	87.8	0.5	0.8	10	17	21	3.9	5.4	9.3	14	8.9	23	13	3.2	15	8.2	130	23	110	43	13	120	32	–	590	12	別名:バレンシアオレンジ
07043	バレンシア 果実飲料 濃縮還元ジュース	88.1	(0.3)	0.7	(8.0)	(13)	(9.0)	(3.0)	(5.0)	(9.0)	(9.0)	(4.0)	(13)	(8.0)	(2.0)	(11)	(3.0)	(47)	(15)	(75)	(33)	(9.0)	(44)	(13)	(0)	(310)	–	別名:バレンシアオレンジ。米国成分表より推計
07044	バレンシア 果実飲料 50%果汁入り飲料	88.4	(0.2)	0.4	(4.6)	(7.4)	(5.1)	(1.7)	(2.9)	(4.6)	(5.0)	(2.3)	(7.4)	(4.6)	(1.1)	(6.3)	(1.7)	(27)	(8.6)	(43)	(19)	(5.1)	(25)	(7.4)	(0)	(180)	–	別名:バレンシアオレンジ。米国成分表より推計
07045	バレンシア 果実飲料 30%果汁入り飲料	89.7	(0.1)	0.2	(2.3)	(3.7)	(2.6)	(0.9)	(1.4)	(2.3)	(2.6)	(1.1)	(3.7)	(2.3)	(0.6)	(3.1)	(0.9)	(13)	(4.3)	(21)	(9.4)	(2.6)	(13)	(3.7)	(0)	(89)	–	別名:バレンシアオレンジ。米国成分表より推計
07046	バレンシア マーマレード 高糖度	36.4	(0.1)	0.2	(5.3)	(4.7)	(10)	(4.0)	(2.0)	(6.0)	(6.7)	(3.3)	(10)	(3.3)	(2.0)	(8.7)	(4.0)	(11)	(24)	(20)	(20)	(10)	(14)	(6.7)	(0)	(160)	–	別名:バレンシアオレンジ。米国成分表より推計
07047	バレンシア マーマレード 低糖度	51.7	(0.2)	0.3	(8.0)	(7.0)	(15)	(6.0)	(3.0)	(9.0)	(10)	(5.0)	(15)	(5.0)	(3.0)	(13)	(6.0)	(17)	(16)	(36)	(30)	(15)	(10)	(10)	(0)	(240)	–	別名:バレンシアオレンジ。米国成分表より推計
	オロブランコ																											
07048	砂じょう 生	88.7	(0.5)	0.8	(10)	(17)	(21)	(4.0)	(8.5)	(11)	(11)	(6.7)	(17)	(14)	(3.7)	(14)	(9.1)	(83)	(28)	(170)	(50)	(14)	(48)	(28)	–	(540)	–	別名:スイーティー、スウィーティー。廃棄部位:果皮、じょうのう膜及び種子。07062グレープフルーツ/白肉種/生から推計
	かわちばんかん																											
07162	砂じょう 生	90.0	(0.4)	0.7	(8.7)	(15)	(18)	(3.4)	(7.2)	(11)	(9.2)	(5.7)	(15)	(12)	(3.1)	(12)	(7.8)	(70)	(24)	(140)	(42)	(12)	(41)	(24)	–	(460)	–	廃棄部位:果皮、じょうのう膜及び種子、露地栽培品。07062グレープフルーツ/白肉種/生から推計
	きよみ																											
07163	砂じょう 生	88.4	(0.4)	0.8	(14)	(24)	(27)	(4.8)	(9.0)	(14)	(14)	(8.6)	(23)	(15)	(4.1)	(19)	(9.7)	(51)	(25)	(110)	(46)	(17)	(92)	(29)	–	(520)	–	廃棄部位:果皮、じょうのう膜及び種子、露地栽培品。07040ネーブル/生から推計
	グレープフルーツ																											
07062	白肉種 砂じょう 生	89.0	0.5	0.9	12	19	24	4.6	9.7	14	12	7.8	20	17	4.2	17	10	95	32	190	56	16	55	36	–	620	23	廃棄部位:果皮、じょうのう膜及び種
07164	紅肉種 砂じょう 生	89.0	(0.7)	0.9	(9.4)	(18)	(22)	(8.2)	(9.4)	(18)	(15)	(9.4)	(25)	(15)	(9.4)	(18)	(9.4)	(100)	(28)	(160)	(230)	(18)	(74)	(33)	(0)	(790)	–	廃棄部位:果皮、じょうのう膜及び種子。米国成分表より推計
	さんぼうかん																											
07074	砂じょう 生	87.6	(0.4)	0.7	(13)	(21)	(24)	(4.3)	(8.1)	(12)	(13)	(7.7)	(20)	(14)	(3.7)	(17)	(8.7)	(46)	(22)	(97)	(41)	(15)	(83)	(26)	–	(460)	–	廃棄部位:果皮、じょうのう膜及び種子。07040ネーブル/生から推計
	しらぬひ																											
07165	砂じょう 生	85.8	(0.5)	0.8	(15)	(25)	(28)	(4.9)	(9.4)	(14)	(15)	(8.9)	(24)	(16)	(4.3)	(20)	(10)	(53)	(26)	(110)	(48)	(17)	(96)	(30)	–	(540)	–	別名:デコポン(全国糖酸度統一基準を満たすもの)、しらぬい、不知火。廃棄部位:果皮、じょうのう膜及び種子。ハウス栽培品及び露地栽培品。07040ネーブル/生から推計
	せとか																											
07166	砂じょう 生	86.9	(0.5)	0.8	(15)	(25)	(28)	(4.9)	(9.4)	(14)	(15)	(8.9)	(24)	(16)	(4.3)	(20)	(10)	(53)	(26)	(110)	(48)	(17)	(96)	(30)	–	(540)	–	廃棄部位:果皮、じょうのう膜及び種子。ハウス栽培品及び露地栽培品。07040ネーブル/生から推計
	なつみかん																											
07093	砂じょう 生	88.6	0.5	0.9	16	28	30	4.4	9.9	14	16	10	26	18	4.6	22	11	50	29	180	71	19	69	29	–	610	25	別名:なつだいだい。なつかん、あまなつみかんを含む。廃棄部位:果皮、じょうのう膜及び種子

可食部100g当たりのアミノ酸成分表

食品番号	食品名	水分	アミノ酸組成によるたんぱく質	たんぱく質	イソロイシン ILE	ロイシン LEU	リシン（リジン） LYS	含硫アミノ酸AAS メチオニン MET	シスチン CYS	合計	芳香族アミノ酸AAA フェニルアラニン PHE	チロシン TYR	合計	トレオニン(スレオニン) THR	トリプトファン TRP	バリン VAL	ヒスチジン HIS	アルギニン ARG	アラニン ALA	アスパラギン酸 ASP	グルタミン酸 GLU	グリシン GLY	プロリン PRO	セリン SER	ヒドロキシプロリン HYP	アミノ酸組成計	アンモニア	備考
		(……g……)			(…………………………………………………………………………… mg ……………………………………………………………………………)																							
	はっさく																											
07105	砂じょう　生	87.2	(0.5)	0.8	(10)	(17)	(21)	(4.0)	(8.5)	(13)	(11)	(6.7)	(17)	(14)	(3.7)	(14)	(9.1)	(83)	(28)	(170)	(50)	(14)	(48)	(28)	–	(540)	–	廃棄部位:果皮、じょうのう膜及び種子。07062グレープフルーツ/白肉種/生から推計
	はるみ																											
07167	砂じょう　生	86.5	(0.5)	0.9	(16)	(27)	(30)	(5.3)	(10)	(15)	(16)	(9.5)	(25)	(17)	(4.6)	(22)	(11)	(57)	(28)	(120)	(51)	(19)	(100)	(32)	–	(580)	–	廃棄部位:果皮、じょうのう膜及び種子、露地栽培品。07040ネーブル/生から推計
	ひゅうがなつ																											
07112	じょうのう及びアルベド　生	87.2	(0.3)	0.6	(11)	(19)	(20)	(2.9)	(6.5)	(9.5)	(10)	(6.5)	(17)	(11)	(3.0)	(14)	(7.4)	(33)	(19)	(47)	(13)	(45)	(17)		–	(400)	–	別名:ニューサマーオレンジ、小夏みかん。廃棄部位:フラベド(果皮の外側の部分)及び種子。07093なつみかん/砂じょうから推計
07113	砂じょう　生	90.7	(0.3)	0.6	(11)	(19)	(20)	(2.9)	(6.5)	(9.5)	(10)	(6.5)	(17)	(11)	(3.0)	(14)	(7.4)	(33)	(19)	(120)	(47)	(13)	(45)	(17)	–	(400)	–	別名:ニューサマーオレンジ、小夏みかん。廃棄部位:果皮(フラベドとアルベド)、じょうのう膜及び種子。07093なつみかん/砂じょうから推計
	ぶんたん																											
07126	砂じょう　生	89.0	(0.4)	0.7	(8.9)	(15)	(19)	(3.5)	(7.4)	(11)	(9.4)	(5.9)	(15)	(12)	(3.2)	(12)	(8.0)	(72)	(25)	(150)	(43)	(12)	(42)	(25)	–	(470)	–	別名:ざぼん、ぼんたん。廃棄部位:果皮、じょうのう膜及び種子。07062グレープフルーツ/白肉種/生から推計
07127	ざぼん漬	14.0	(0.1)	0.2	(2.6)	(4.3)	(5.4)	(1.0)	(2.1)	(3.1)	(2.7)	(1.7)	(4.4)	(3.4)	(0.9)	(3.6)	(2.3)	(21)	(7.1)	(42)	(12)	(3.5)	(12)	(7.1)		–	(130)	–	別名:ざぼん、ぼんたん。07062グレープフルーツ/白肉種/生から推計
	ぽんかん																											
07129	砂じょう　生	88.8	(0.5)	0.9	(18)	(32)	(35)	(7.5)	(12)	(19)	(19)	(11)	(30)	(20)	(5.2)	(25)	(13)	(66)	(42)	(94)	(65)	(21)	(92)	(37)	–	(610)	–	廃棄部位:果皮、じょうのう膜及び種子。07027うんしゅうみかん/じょうのうから推計
	ゆず																											
07142	果皮　生	83.7	0.9	1.2	37	60	61	13	16	30	42	35	78	41	11	48	27	48	48	220	120	47	120	56	–	1100	29	全果に対する果皮分:40%
07143	果汁　生	92.0	(0.4)	0.5	(7.2)	(11)	(12)	(3.2)	(5.0)	(8.2)	(8.8)	(5.6)	(14)	(8.6)	(2.5)	(11)	(4.5)	(11)	(25)	(150)	(60)	(10)	(39)	(45)	–	(420)	(29)	全果に対する果汁分:25%。07156レモン/果汁/生から推計。
	ライム																											
07145	果汁　生	89.8	(0.3)	0.4	(5.8)	(9.0)	(9.6)	(2.5)	(4.0)	(6.5)	(7.0)	(4.5)	(12)	(6.8)	(2.0)	(8.5)	(3.6)	(8.5)	(20)	(120)	(48)	(8.3)	(31)	(36)	–	(340)	(23)	全果に対する果汁分:35%。07156レモン/果汁/生から推計。
	レモン																											
07156	果汁　生	90.5	0.3	0.4	5.8	9.0	9.6	2.5	4.0	6.5	7.0	4.5	12	6.8	2.0	8.5	3.6	8.5	20	120	48	8.3	31	36	–	340	23	全果に対する果汁分:30%。剰余アンモニア:2.0mg
	キウイフルーツ																											
07054	緑肉種　生	84.7	0.8	1.0	46	56	51	19	30	49	36	20	57	46	14	51	27	61	44	97	150	51	40	42	–	880	19	別名:キウイ。廃棄部位:果皮及び両端
	グァバ																											
07057	赤肉種　生	88.9	(0.3)	0.6	(22)	(40)	(17)	(3.8)	(0)	(3.8)	(1.4)	(7.3)	(8.7)	(23)	(5.2)	(20)	(5.2)	(15)	(30)	(38)	(78)	(30)	(18)	(18)	(0)	(370)	–	別名:グァバ、ばんじろう、ばんざくろ。廃棄部位:果皮及び種子。米国成分表より推計
07169	白肉種　生	88.9	(0.3)	0.6	(22)	(40)	(17)	(3.8)	(0)	(3.8)	(1.4)	(7.3)	(8.7)	(23)	(5.2)	(20)	(5.2)	(15)	(30)	(38)	(78)	(30)	(18)	(18)	(0)	(370)	–	別名:グァバ、ばんじろう、ばんざくろ。廃棄部位:果皮及び種子。米国成分表より推計
	くこ																											
07185	実　乾	4.8	(6.6)	12.3	(230)	(390)	(200)	(75)	(120)	(200)	(230)	(190)	(430)	(310)	(0)	(270)	(140)	(620)	(600)	(1500)	(1200)	(260)	(860)	(430)	(0)	(7700)	–	別名:ゴジベリー。米国成分表より推計
	ココナッツ																											
07157	ココナッツウォーター	94.3	(0.2)	0.2	(7.8)	(15)	(8.9)	(3.6)	(3.9)	(7.5)	(10)	(6.1)	(16)	(7.2)	(2.2)	(12)	(4.7)	(12)	(30)	(10)	(19)	(46)	(9.4)	(8.3)	(10)	(220)	–	全果に対する割合:20%。米国成分表より推計
07158	ココナッツミルク	78.8	(1.8)	1.9	(74)	(140)	(84)	(36)	(38)	(73)	(96)	(59)	(150)	(69)	(22)	(120)	(43)	(310)	(97)	(190)	(430)	(90)	(79)	(98)		(2100)	–	試料:缶詰。米国成分表より推計
	さくらんぼ																											
07070	国産　生	83.1	(0.8)	1.0	(19)	(28)	(30)	(9.4)	(9.4)	(19)	(23)	(13)	(36)	(21)	(8.5)	(23)	(14)	(17)	(25)	(540)	(78)	(22)	(37)	(28)	(0)	(940)	–	別名:おうとう、スイートチェリー。廃棄部位:核及び果柄。米国成分表より推計
07071	米国産　生	81.1	(1.0)	1.2	(23)	(34)	(36)	(11)	(11)	(23)	(27)	(16)	(43)	(25)	(10)	(27)	(17)	(20)	(29)	(640)	(94)	(26)	(44)	(34)	(0)	(1100)	–	別名:おうとう、スイートチェリー。廃棄部位:核及び果柄。米国成分表より推計
	すいか																											
07077	赤肉種　生	89.6	(0.3)	0.6	14	15	14	4.8	6.8	12	15	5.3	20	9.9	5.3	14	9.5	51	13	35	80	9.5	11	13	–	330	11	廃棄部位:果皮及び種子

可食部100g当たりのアミノ酸成分表

可食部100g当たり（水分・たんぱく質は g、アミノ酸は mg）

食品番号	食品名	水分	アミノ酸組成によるたんぱく質	たんぱく質	イソロイシン ILE	ロイシン LEU	リシン(リジン) LYS	メチオニン MET	シスチン CYS	含硫アミノ酸AAS 合計	フェニルアラニン PHE	チロシン TYR	芳香族アミノ酸AAA 合計	トレオニン(スレオニン) THR	トリプトファン TRP	バリン VAL	ヒスチジン HIS	アルギニン ARG	アラニン ALA	アスパラギン酸 ASP	グルタミン酸 GLU	グリシン GLY	プロリン PRO	セリン SER	ヒドロキシプロリン HYP	アミノ酸組成計	アンモニア	備考
07171	黄肉種　生	89.6	(0.3)	0.6	(14)	(15)	(14)	(4.8)	(6.8)	(12)	(15)	(5.3)	(20)	(9.9)	(5.3)	(14)	(9.5)	(51)	(13)	(35)	(80)	(9.5)	(11)	(13)	–	(330)	(11)	廃棄部位:果皮及び種子。07077すいか/赤肉種から推計
	（すぐり類）																											
	カシス																											
07182	冷凍	79.4	(1.1)	1.6	63	82	68	25	30	55	54	37	91	55	17	54	33	84	63	130	260	72	50	63	–	1200	46	別名:くろふさすぐり、くろすぐり
	スターフルーツ																											
07069	生	91.4	(0.5)	0.7	(30)	(52)	(52)	(14)	(0)	(14)	(25)	(30)	(55)	(30)	5.4	(34)	5.4	(14)	(48)	(66)	(100)	(34)	(34)	(56)	(0)	(630)	–	別名:ごれんし。廃棄部位:種子及びへた。米国成分表より推計
	（すもも類）																											
	にほんすもも																											
07080	生	88.6	(0.4)	0.6	13	17	17	3.1	3.7	6.9	9.8	5.9	16	14	2.2	15	8.4	8.7	26	220	34	11	43	18	–	470	28	別名:すもも、はたんきょう、プラム。廃棄部位:核
	プルーン																											
07081	生	86.2	(0.5)	0.7	(14)	(15)	(16)	(8.0)	(2.0)	(10)	(14)	(8.0)	(22)	(10)	(9.0)	(16)	(9.0)	(9.0)	(28)	(350)	(35)	(9.0)	(27)	(23)	(0)	(600)	–	別名:ヨーロッパすもも。廃棄部位:核及び果柄。米国成分表より推計
07082	乾	33.3	(1.6)	2.4	(45)	(73)	(55)	(18)	(12)	(30)	(58)	(23)	(81)	(54)	(28)	(62)	(30)	(41)	(73)	(890)	(130)	(52)	(140)	(65)	(0)	(1800)	–	別名:ヨーロッパすもも。米国成分表より推計
	チェリモヤ																											
07086	生	78.1	(0.8)	1.3	(35)	(52)	(35)	(17)	(8.3)	(25)	(35)	(26)	(60)	(43)	(17)	(52)	(26)	(24)	(87)	(160)	(43)	(130)	(52)	–	(900)	–	廃棄部位:果皮、種子及びへた。米国成分表より推計
	（なし類）																											
	日本なし																											
07088	生	88.0	(0.2)	0.3	6.8	8.9	6.4	3.4	3.2	6.6	4.7	2.3	7.0	8.3	1.4	12	3.1	3.5	11	140	15	5.2	7.5	11	–	260	13	廃棄部位:果皮及び果しん部
07089	缶詰	80.5	(0.1)	0.1	(3.0)	(5.0)	(3.5)	(1.0)	(1.0)	(2.0)	(2.5)	(1.0)	(3.5)	(2.5)	(0)	(3.5)	(1.0)	(1.5)	(3.5)	(20)	(7.0)	(3.0)	(2.5)	(3.5)	–	(65)	–	試料:ヘビーシラップ漬。液汁を含んだもの(液汁40%)。米国成分表より推計
	中国なし																											
07090	生	86.8	(0.1)	0.2	(4.4)	(5.9)	(4.2)	(2.2)	(2.1)	(4.4)	(3.1)	(1.5)	(4.6)	(5.2)	(0.9)	(7.6)	(2.1)	(2.3)	(7.2)	(95)	(10)	(3.4)	(4.9)	(6.4)	–	(170)	–	廃棄部位:果皮及び果しん部。07088日本なし/生から推計
	西洋なし																											
07091	生	84.9	(0.2)	0.3	(9.2)	(16)	(14)	(1.7)	(1.7)	(3.3)	(9.2)	(1.7)	(11)	(9.2)	(1.7)	(14)	(1.7)	(8.3)	(12)	(88)	(25)	(11)	(18)	(13)	(0)	(250)	–	別名:洋なし。廃棄部位:果皮及び果しん部。米国成分表より推計
07092	缶詰	78.8	(0.1)	0.2	(6.0)	(10)	(7.0)	(2.0)	(2.0)	(4.0)	(5.0)	(2.0)	(7.0)	(5.0)	(0)	(7.0)	(2.0)	(3.0)	(7.0)	(39)	(14)	(6.0)	(7.0)	(7.0)	(0)	(130)	–	別名:洋なし。試料:ヘビーシラップ漬。液汁を含んだもの(液汁40%)。米国成分表より推計
	なつめやし																											
07096	乾	24.8	(1.2)	2.2	(44)	(75)	(59)	(20)	(60)	(80)	(45)	(13)	(58)	(39)	(11)	(64)	(29)	(120)	(75)	(190)	(320)	(91)	(120)	(51)	–	(1400)	–	別名:デーツ。廃棄部位:へた及び核。米国成分表より推計
	パインアップル																											
07097	生	85.2	(0.4)	0.6	18	24	24	11	19	30	14	14	28	18	7.0	22	11	15	33	110	58	21	16	33	–	470	21	別名:パイナップル。廃棄部位:はく皮及び果しん部。剰余アンモニア:0.2m…
07177	焼き	78.2	(0.7)	0.9	(29)	(39)	(38)	(18)	(31)	(49)	(23)	(22)	(45)	(28)	(11)	(36)	(18)	(25)	(53)	(180)	(93)	(34)	(26)	(54)	–	(760)	(34)	別名:パイナップル。はく皮及び果しん部を除いたもの。07097パインアップル/生から推計
07102	缶詰	78.9	(0.3)	0.4	(11)	(15)	(19)	(11)	(12)	(12)	(11)	(9.4)	(20)	(11)	(5.9)	(13)	(8.2)	(14)	(21)	(93)	(47)	(16)	(11)	(21)	–	(340)	–	別名:パイナップル。試料:ヘビーシラップ漬。液汁を含んだもの(液汁37%)。米国成分表より推計
07103	砂糖漬	12.0	(0.4)	0.5	(15)	(21)	(21)	(9.5)	(17)	(26)	(13)	(12)	(24)	(14)	(6.2)	(19)	(10)	(14)	(29)	(99)	(51)	(18)	(14)	(26)	–	(410)	–	07097パインアップル/生から推計
	バナナ																											
07107	生	75.4	(0.7)	1.1	35	70	51	14	15	29	36	9.2	45	35	10	49	82	45	40	100	120	42	39	43	–	840	21	廃棄部位:果皮及び果柄
07108	乾	14.3	(2.4)	3.8	(120)	(240)	(180)	(48)	(53)	(100)	(120)	(31)	(150)	(120)	(35)	(170)	(280)	(150)	(140)	(340)	(420)	(140)	(130)	(130)	–	(2800)	–	07107バナナ/生から推計
	パパイア																											
07109	完熟　生	89.2	(0.2)	0.5	(8.5)	(17)	(27)	(2.1)	(0)	(2.1)	(9.6)	(5.3)	(15)	(12)	(8.5)	(11)	(5.3)	(11)	(15)	(52)	(35)	(19)	(11)	(16)	(0)	(260)	–	別名:パパイヤ。廃棄部位:果皮及び種子。米国成分表より推計
07110	未熟　生	88.7	(0.6)	1.3	(22)	(44)	(69)	(5.5)	(0)	(5.5)	(25)	(14)	(39)	(30)	(22)	(28)	(14)	(28)	(39)	(140)	(91)	(50)	(28)	(41)	–	(690)	–	別名:パパイヤ。廃棄部位:果皮及び種子。米国成分表より推計
	びわ																											
07114	生	88.6	(0.2)	0.3	(10)	(18)	(16)	(2.8)	(4.2)	(7.0)	(9.8)	(7.0)	(17)	(10)	(3.5)	(15)	(4.9)	(9.8)	(17)	(40)	(43)	(14)	(19)	(14)	–	(260)	–	廃棄部位:果皮及び種子。米国成分表より推計
07115	缶詰	79.6	(0.2)	0.3	(10)	(18)	(16)	(2.8)	(4.2)	(7.0)	(9.8)	(9.1)	(19)	(10)	(3.5)	(15)	(4.9)	(9.8)	(17)	(40)	(43)	(14)	(19)	(14)	–	(260)	–	試料:ヘビーシラップ漬。液汁を含んだもの(液汁45%)。米国成分表より推計

可食部100g当たりのアミノ酸成分表

食品番号	食品名	水分	アミノ酸組成によるたんぱく質	たんぱく質	イソロイシン ILE	ロイシン LEU	リシン（リジン）LYS	メチオニン MET	シスチン CYS	含硫アミノ酸AAS 合計	フェニルアラニン PHE	チロシン TYR	芳香族アミノ酸AAA 合計	トレオニン（スレオニン）THR	トリプトファン TRP	バリン VAL	ヒスチジン HIS	アルギニン ARG	アラニン ALA	アスパラギン酸 ASP	グルタミン酸 GLU	グリシン GLY	プロリン PRO	セリン SER	ヒドロキシプロリン HYP	アミノ酸組成計	アンモニア	備考
		(……… g ………)			(……………………………………………………………………………… mg …………………………………………………………………………………)																							
	ぶどう																											
07116	皮なし　生	83.5	(0.2)	0.4	6.4	11	11	3.2	4.6	7.8	6.8	3.0	9.7	11	2.2	9.3	7.8	38	40	13	42	8.3	30	11	–	260	12	廃棄部位：果皮及び種子。剰余アンモニア：5.0mg
07178	皮つき　生	81.7	0.4	0.6	9.8	17	18	3.9	5.6	9.6	13	9.4	22	16	4.3	15	13	100	44	26	92	12	47	18	–	470	12	
07117	干しぶどう	14.5	(2.0)	2.7	(61)	(93)	(82)	(24)	(22)	(46)	(55)	(44)	(99)	(67)	(26)	(76)	(40)	(58)	(100)	(1100)	(180)	(57)	(150)	(83)	–	(2300)	–	別名：レーズン。豪州成分表より推計
07118	果実飲料　ストレートジュース	84.8	(0.3)	0.3	(5.7)	(9.7)	(8.1)	(0.8)	(0)	(0.8)	(9.7)	(2.4)	(12)	(13)	(0)	(8.1)	(5.7)	(38)	(70)	(18)	(89)	(9.7)	(13)	(11)	(0)	(310)	–	米国成分表より推計
07119	果実飲料　濃縮還元ジュース	87.2	(0.3)	0.3	(5.7)	(9.7)	(8.1)	(0.8)	(0)	(0.8)	(9.7)	(2.4)	(12)	(13)	(0)	(8.1)	(5.7)	(38)	(70)	(18)	(89)	(9.7)	(13)	(11)	(0)	(310)	–	米国成分表より推計
07120	果実飲料　70%果汁入り飲料	86.8	(0.2)	0.2	(3.8)	(6.5)	(5.4)	(0.5)	(0)	(0.5)	(6.5)	(1.6)	(8.1)	(8.6)	(0)	(5.4)	(3.8)	(25)	(46)	(12)	(59)	(6.5)	(8.6)	(7.0)	(0)	(210)	–	米国成分表より推計
07122	缶詰	78.9	(0.3)	0.4	(8.3)	(9.2)	(13)	(6.7)	(2)	(8.3)	(6.7)	(15)	(11)	(1.7)	(11)	(12)	(29)	(17)	(49)	(83)	(13)	(13)	(19)	–	(320)	–	試料：ヘビーシラップ漬。液汁を含んだもの（液汁37%）。米国成分表より推計
07123	ジャム	51.4	(0.3)	0.5	(7.8)	(13)	(13)	(4.0)	(5.7)	(9.7)	(8.4)	(3.6)	(12)	(12)	(2.8)	(11)	(9.7)	(46)	(50)	(16)	(53)	(10)	(37)	(12)	–	(320)	–	07116ぶどう/生から推計
	ブルーベリー																											
07124	生	86.4	(0.3)	0.5	(16)	(30)	(8.8)	(8.1)	(5.4)	(14)	(18)	(6.1)	(24)	(14)	(2.0)	(21)	(7.4)	(25)	(21)	(39)	(61)	(21)	(19)	(15)	–	(340)	–	試料：ハイブッシュブルーベリー。果実全体。米国成分表より推計
07125	ジャム	55.1	(0.4)	0.7	(22)	(42)	(12)	(11)	(7.6)	(19)	(25)	(8.5)	(33)	(19)	(2.8)	(29)	(10)	(35)	(29)	(54)	(86)	(29)	(26)	(21)	–	(470)	–	試料：ハイブッシュブルーベリー。米国成分表より推計
07172	乾	21.9	(1.5)	2.7	(83)	(160)	(47)	(43)	(29)	(72)	(94)	(33)	(130)	(72)	(11)	(110)	(40)	(130)	(110)	(210)	(330)	(110)	(100)	(80)	–	(1800)	–	ドライフルーツ。試料：有機栽培品含む。米国成分表より推計
	ホワイトサポテ																											
07128	生	79.0	(1.2)	1.5	(63)	(76)	(76)	(25)	(12)	(37)	(63)	(51)	(110)	(88)	(51)	(76)	(51)	(51)	(76)	(150)	(150)	(76)	(88)	(200)	–	(1400)	–	廃棄部位：果皮及び種子。米国成分表より推計
	まくわうり																											
07130	黄肉種　生	90.8	(0.6)	0.8	(20)	(28)	(29)	(11)	(1.9)	(13)	(22)	(13)	(35)	(16)	(1.9)	(31)	(14)	(90)	(130)	(100)	(25)	(18)	(40)	–	(720)	–	廃棄部位：果皮及び種子。米国成分表より推計
07173	白肉種　生	90.8	(0.6)	0.8	(20)	(28)	(29)	(11)	(1.9)	(13)	(22)	(13)	(35)	(16)	(1.9)	(31)	(14)	(90)	(130)	(100)	(25)	(18)	(40)	–	(720)	–	廃棄部位：果皮及び種子。米国成分表より推計
	マンゴー																											
07132	生	82.0	(0.5)	0.6	(26)	(41)	(38)	(11)	(12)	(23)	(24)	(15)	(39)	(24)	(9.0)	(30)	(14)	(33)	(65)	(57)	(71)	(27)	(26)	(30)	–	(550)	–	廃棄部位：果皮及び種子。豪州成分表より推計
07179	ドライマンゴー	9.3	(2.3)	3.1	120	210	170	48	50	98	140	83	220	130	32	160	87	180	330	250	320	130	150	150	–	2700	44	
	メロン																											
07134	温室メロン　生	87.8	(0.7)	1.1	(17)	(25)	(23)	(6.7)	(4)	(9.4)	(30)	(23)	(23)	(8.2)	(29)	(16)	(120)	(110)	(240)	(33)	(22)	(43)	–	(780)	–	試料：アールス系（緑肉種）。廃棄部位：果皮及び種子。07135露地メロン/生から推計
07135	露地メロン　緑肉種　生	87.9	(0.6)	1.0	16	23	22	6.1	12	18	19	8.9	27	23	7.5	28	14	19	110	100	220	30	20	44	–	730	25	廃棄部位：果皮及び種子
07174	露地メロン　赤肉種　生	87.9	(0.6)	1.0	(16)	(23)	(22)	(6.1)	(12)	(18)	(19)	(8.9)	(27)	(23)	(7.5)	(28)	(14)	(19)	(110)	(100)	(220)	(30)	(20)	(44)	–	(730)	(25)	廃棄部位：果皮及び種子。07135露地メロン/生から推計
	（もも類）																											
	もも																											
07136	白肉種　生	88.7	(0.4)	0.6	10	16	17	3.5	5.1	8.7	9.0	5.7	15	15	2.4	14	7.8	8.4	23	260	34	11	12	19	–	480	28	別名：毛桃。試料：白肉種。廃棄部位：果皮及び核
07184	黄肉種　生	85.4	0.4	0.5	16	18	18	3.5	5.9	9.3	10	8.6	19	14	3.2	14	8.4	11	17	200	34	12	12	19	–	430	31	廃棄部位：果皮及び核。剰余アンモニア：1.7mg
07138	缶詰　白肉種　果肉	78.5	(0.3)	0.5	(8.5)	(14)	(14)	(3.0)	(4.3)	(7.2)	(7.5)	(4.8)	(12)	(12)	(2.0)	(12)	(6.5)	(7.0)	(19)	(220)	(28)	(9.3)	(10)	(16)	–	(400)	(24)	別名：毛桃。試料：ヘビーシラップ漬。内容総量に対する果肉分：60%。07136白肉種/生から推計
07175	缶詰　黄肉種　果肉	78.5	(0.4)	0.5	(16)	(18)	(18)	(3.5)	(5.9)	(9.3)	(10)	(8.6)	(19)	(14)	(3.2)	(14)	(8.4)	(11)	(17)	(200)	(34)	(12)	(12)	(19)	–	(430)	(31)	別名：毛桃。内容総量に対する果肉分：60%。07184黄肉種/生から推計
	ネクタリン																											
07140	生	87.8	(0.4)	0.7	(5.9)	(9.2)	(11)	(4.0)	(3.3)	(7.3)	(14)	(4.6)	(18)	(5.9)	(3.3)	(8.6)	(5.3)	(5.9)	(11)	(380)	(22)	(7.3)	(6.6)	(12)	(0)	(520)	–	別名：油桃。廃棄部位：果皮及び核。米国成分表より推計
	ライチー																											
07144	生	82.1	(0.6)	1.0	(20)	(41)	(35)	(9.9)	(0)	(9.9)	(23)	(19)	(42)	(26)	(0)	(44)	(9.2)	(27)	(120)	(96)	(160)	(32)	(32)	(37)	(0)	(730)	–	試料：冷凍品。別名：れいし。廃棄部位：果皮及び種子。米国成分表より推計
	りゅうがん																											
07147	乾	19.4	(3.2)	5.1	(100)	(210)	(180)	(51)	(0)	(51)	(120)	(97)	(210)	(130)	(0)	(230)	(47)	(140)	(610)	(490)	(810)	(160)	(160)	(190)	(0)	(3700)	–	廃棄部位：果皮及び種子。米国成分表より推計
	りんご																											
07148	皮なし　生	84.1	(0.1)	0.1	3.8	5.7	5.0	1.7	2.3	4.0	3.1	1.3	4.4	3.8	0.9	4.3	2.1	2.7	5.1	47	12	3.7	3.6	4.8	–	110	4.7	廃棄部位：果皮及び果しん部
07176	皮つき　生	83.1	(0.1)	0.2	(3.5)	(7.5)	(6.9)	(0.6)	(0.6)	(1.2)	(3.5)	(0.6)	(4.0)	(3.5)	(0.6)	(6.9)	(2.9)	(3.5)	(6.3)	(40)	(14)	(5.2)	(3.5)	(5.8)	–	(120)	–	廃棄部位：果しん部。米国成分表より推計

アミノ酸成分表 第1表　果実類・きのこ類

食品番号	食品名	水分	アミノ酸組成によるたんぱく質	たんぱく質	イソロイシン ILE	ロイシン LEU	リシン(リジン) LYS	メチオニン MET	シスチン CYS	合計	フェニルアラニン PHE	チロシン TYR	合計	トレオニン(スレオニン) THR	トリプトファン TRP	バリン VAL	ヒスチジン HIS	アルギニン ARG	アラニン ALA	アスパラギン酸 ASP	グルタミン酸 GLU	グリシン GLY	プロリン PRO	セリン SER	ヒドロキシプロリン HYP	アミノ酸組成計	アンモニア	備考
07180	皮つき　焼き	77.2	(0.2)	0.2	(5.4)	(12)	(11)	(0.9)	(0.9)	(1.8)	(5.4)	(0.9)	(6.3)	(5.4)	(0.9)	(11)	(4.5)	(5.4)	(9.9)	(63)	(22)	(8.1)	(5.4)	(9.0)	(0)	(180)	–	果しん部を除いたもの。米国成分表より推計
07153	缶詰	79.4	(0.2)	0.3	(12)	(18)	(18)	(3.3)	(3.3)	(6.7)	(8.3)	(5.0)	(13)	(12)	(3.3)	(13)	(5.0)	(10)	(12)	(53)	(32)	(12)	(10)	(12)	(0)	(240)	–	ヘビーシラップ漬。液汁を含むもの(液汁50%)。米国成分表より推計
07154	ジャム	46.9	(0.2)	0.2	(6.1)	(9.4)	(8.3)	(2.8)	(3.7)	(6.5)	(5.1)	(2.0)	(7.1)	(5.9)	(1.5)	(7.0)	(3.5)	(4.4)	(8.4)	(77)	(20)	(6.1)	(5.9)	(7.1)	–	(180)	–	07148りんご/皮むき/生から推計

きのこ類

えのきたけ

食品番号	食品名	水分	アミノ酸組成によるたんぱく質	たんぱく質	イソロイシン ILE	ロイシン LEU	リシン(リジン) LYS	メチオニン MET	シスチン CYS	合計	フェニルアラニン PHE	チロシン TYR	合計	トレオニン(スレオニン) THR	トリプトファン TRP	バリン VAL	ヒスチジン HIS	アルギニン ARG	アラニン ALA	アスパラギン酸 ASP	グルタミン酸 GLU	グリシン GLY	プロリン PRO	セリン SER	ヒドロキシプロリン HYP	アミノ酸組成計	アンモニア	備考
08001	生	88.6	(1.6)	2.7	80	130	120	24	26	50	110	86	200	100	34	100	69	89	180	130	260	97	79	100	–	1800	63	試料:栽培品。廃棄部位:柄の基部(いしづき)。剰余アンモニア:15mg
08002	ゆで	88.6	(1.6)	2.8	(81)	(130)	(120)	(25)	(27)	(51)	(110)	(86)	(200)	(100)	(35)	(100)	(71)	(91)	(190)	(140)	(270)	(99)	(80)	(96)	–	(1900)	–	試料:栽培品。柄の基部(いしづき)を除いたもの。08001えのきたけ/生から推計
08037	油いため	83.3	(1.7)	3.0	(86)	(140)	(130)	(26)	(28)	(55)	(120)	(91)	(210)	(110)	(37)	(110)	(75)	(97)	(200)	(150)	(290)	(110)	(85)	(100)	–	(2000)	–	試料:栽培品。柄の基部(いしづき)を除いたもの。08001えのきたけ/生から推計
08003	味付け瓶詰	74.1	(2.4)	3.6	130	190	150	30	25	55	130	73	210	140	27	150	75	190	240	670	140	140	140	–	2800	110	別名:なめたけ。試料:栽培品。液汁を除いたもの。剰余アンモニア:0.7mg

(きくらげ類)

あらげきくらげ

食品番号	食品名	水分	アミノ酸組成によるたんぱく質	たんぱく質	イソロイシン ILE	ロイシン LEU	リシン(リジン) LYS	メチオニン MET	シスチン CYS	合計	フェニルアラニン PHE	チロシン TYR	合計	トレオニン(スレオニン) THR	トリプトファン TRP	バリン VAL	ヒスチジン HIS	アルギニン ARG	アラニン ALA	アスパラギン酸 ASP	グルタミン酸 GLU	グリシン GLY	プロリン PRO	セリン SER	ヒドロキシプロリン HYP	アミノ酸組成計	アンモニア	備考
08054	生	93.6	0.5	0.7	26	47	29	6.2	8.5	15	28	19	46	40	11	39	16	40	50	64	63	31	34	36	–	590	20	別名:裏白きくらげ。試料:栽培品。廃棄部位:柄の基部(いしづき)。剰余アンモニア:4.6mg
08004	乾	13.1	4.5	6.9	220	440	230	62	87	150	310	160	470	370	130	340	130	300	410	610	600	270	300	310	–	5300	190	別名:裏白きくらげ。試料:栽培品。剰余アンモニア:43mg
08005	ゆで	82.3	(0.8)	1.2	(37)	(75)	(40)	(11)	(15)	(26)	(53)	(26)	(79)	(60)	(23)	(56)	(23)	(51)	(70)	(100)	(100)	(47)	(51)	(48)	–	(890)	–	試料:栽培品。08004あらげきくらげ/乾から推計
08038	油いため	64.2	(1.5)	2.3	(70)	(140)	(76)	(20)	(28)	(49)	(100)	(50)	(150)	(110)	(43)	(110)	(44)	(97)	(130)	(200)	(190)	(89)	(98)	(91)	–	(1700)	–	水戻し後、油いため。試料:栽培品。08004あらげきくらげ/乾から推計

きくらげ

食品番号	食品名	水分	アミノ酸組成によるたんぱく質	たんぱく質	イソロイシン ILE	ロイシン LEU	リシン(リジン) LYS	メチオニン MET	シスチン CYS	合計	フェニルアラニン PHE	チロシン TYR	合計	トレオニン(スレオニン) THR	トリプトファン TRP	バリン VAL	ヒスチジン HIS	アルギニン ARG	アラニン ALA	アスパラギン酸 ASP	グルタミン酸 GLU	グリシン GLY	プロリン PRO	セリン SER	ヒドロキシプロリン HYP	アミノ酸組成計	アンモニア	備考
08006	乾	14.9	(5.3)	7.9	260	500	340	90	92	180	310	220	530	430	140	370	200	370	480	670	680	330	300	400	–	6200	180	試料:栽培品。剰余アンモニア:17mg
08007	ゆで	93.8	(0.4)	0.6	(19)	(38)	(26)	(6.7)	(6.9)	(14)	(23)	(16)	(39)	(30)	(10)	(27)	(15)	(27)	(36)	(50)	(51)	(24)	(22)	(27)	–	(460)	–	試料:栽培品。08006きくらげ/乾から推計

しろきくらげ

食品番号	食品名	水分	アミノ酸組成によるたんぱく質	たんぱく質	イソロイシン ILE	ロイシン LEU	リシン(リジン) LYS	メチオニン MET	シスチン CYS	合計	フェニルアラニン PHE	チロシン TYR	合計	トレオニン(スレオニン) THR	トリプトファン TRP	バリン VAL	ヒスチジン HIS	アルギニン ARG	アラニン ALA	アスパラギン酸 ASP	グルタミン酸 GLU	グリシン GLY	プロリン PRO	セリン SER	ヒドロキシプロリン HYP	アミノ酸組成計	アンモニア	備考
08008	乾	14.6	(3.4)	4.9	160	270	210	57	110	170	170	180	360	250	89	220	90	350	240	430	450	230	210	260	–	4000	96	試料:栽培品
08009	ゆで	92.6	(0.3)	0.4	(13)	(22)	(17)	(4.6)	(8.9)	(14)	(14)	(14)	(29)	(19)	(7.2)	(18)	(7.3)	(28)	(19)	(35)	(37)	(18)	(16)	(19)	–	(320)	–	試料:栽培品。08008しろきくらげ/乾から推計

くろあわびたけ

食品番号	食品名	水分	アミノ酸組成によるたんぱく質	たんぱく質	イソロイシン ILE	ロイシン LEU	リシン(リジン) LYS	メチオニン MET	シスチン CYS	合計	フェニルアラニン PHE	チロシン TYR	合計	トレオニン(スレオニン) THR	トリプトファン TRP	バリン VAL	ヒスチジン HIS	アルギニン ARG	アラニン ALA	アスパラギン酸 ASP	グルタミン酸 GLU	グリシン GLY	プロリン PRO	セリン SER	ヒドロキシプロリン HYP	アミノ酸組成計	アンモニア	備考
08010	生	90.2	(2.3)	3.7	(120)	(190)	(160)	(28)	(31)	(59)	(130)	(110)	(240)	(140)	(42)	(150)	(73)	(180)	(240)	(320)	(440)	(130)	(110)	(140)	–	(2600)	–	試料:栽培品。廃棄部位:柄の基部(いしづき)。08026ひらたけ/生から推計

しいたけ

食品番号	食品名	水分	アミノ酸組成によるたんぱく質	たんぱく質	イソロイシン ILE	ロイシン LEU	リシン(リジン) LYS	メチオニン MET	シスチン CYS	合計	フェニルアラニン PHE	チロシン TYR	合計	トレオニン(スレオニン) THR	トリプトファン TRP	バリン VAL	ヒスチジン HIS	アルギニン ARG	アラニン ALA	アスパラギン酸 ASP	グルタミン酸 GLU	グリシン GLY	プロリン PRO	セリン SER	ヒドロキシプロリン HYP	アミノ酸組成計	アンモニア	備考
08039	生しいたけ　菌床栽培　生	89.6	2.0	3.1	110	160	150	28	21	48	100	77	180	130	39	130	59	140	170	210	450	110	96	140	–	2300	88	剰余アンモニア:8.5mg
08040	生しいたけ　菌床栽培　ゆで	91.5	(1.6)	2.5	(83)	(130)	(120)	(22)	(17)	(39)	(82)	(60)	(140)	(100)	(32)	(100)	(47)	(110)	(140)	(170)	(360)	(91)	(76)	(98)	–	(1800)	–	試料:栽培品。柄全体を除いた傘のみ。08039生しいたけ/菌床栽培/生から推計
08041	生しいたけ　菌床栽培　油いため	84.7	(2.0)	3.3	(110)	(170)	(160)	(28)	(21)	(50)	(110)	(77)	(180)	(130)	(41)	(130)	(61)	(140)	(180)	(210)	(470)	(120)	(98)	(130)	–	(2400)	–	試料:栽培品。柄全体を除いた傘のみ。08039生しいたけ/菌床栽培/生から推計
08042	生しいたけ　原木栽培　生	88.3	(1.9)	3.1	99	160	140	28	34	62	96	75	170	120	37	120	53	140	140	190	430	110	96	130	–	2200	76	試料:栽培品。廃棄部位:柄全体。剰余アンモニア:1.5mg
08043	生しいたけ　原木栽培　ゆで	90.8	(1.5)	2.4	(76)	(120)	(110)	(22)	(26)	(48)	(75)	(57)	(130)	(93)	(29)	(95)	(42)	(110)	(110)	(150)	(340)	(88)	(74)	(94)	–	(1700)	–	試料:栽培品。柄全体を除いた傘のみ。08042原木栽培/生から推計
08044	生しいたけ　原木栽培　油いため	81.3	(2.3)	3.8	(120)	(190)	(170)	(34)	(40)	(74)	(120)	(87)	(200)	(140)	(44)	(150)	(64)	(160)	(170)	(230)	(520)	(140)	(110)	(140)	–	(2600)	–	試料:栽培品。柄全体を除いた傘のみ。08042原木栽培/生から推計
08013	乾しいたけ　乾	9.1	(14.1)	21.2	680	1100	1000	240	260	510	700	440	1100	900	260	840	400	860	980	1700	3600	800	700	990	–	16000	560	どんこ、こうしんを含む。試料:栽培品。廃棄部位:柄全体
08014	乾しいたけ　ゆで	86.2	(2.0)	3.1	(96)	(160)	(150)	(35)	(38)	(74)	(100)	(62)	(160)	(120)	(38)	(120)	(58)	(120)	(140)	(240)	(510)	(120)	(100)	(130)	–	(2300)	–	どんこ、こうしんを含む。試料:栽培品。柄全体を除いた傘のみ。08013乾しいたけ/乾から推計
08053	乾しいたけ　甘煮	64.7	(2.4)	3.3	130	200	140	34	23	57	120	63	190	120	31	140	60	120	140	260	760	120	140	150	–	2800	86	

(しめじ類)

ぶなしめじ

食品番号	食品名	水分	アミノ酸組成によるたんぱく質	たんぱく質	イソロイシン ILE	ロイシン LEU	リシン(リジン) LYS	メチオニン MET	シスチン CYS	合計	フェニルアラニン PHE	チロシン TYR	合計	トレオニン(スレオニン) THR	トリプトファン TRP	バリン VAL	ヒスチジン HIS	アルギニン ARG	アラニン ALA	アスパラギン酸 ASP	グルタミン酸 GLU	グリシン GLY	プロリン PRO	セリン SER	ヒドロキシプロリン HYP	アミノ酸組成計	アンモニア	備考
08016	生	91.1	1.6	2.7	80	130	120	17	25	41	80	61	140	100	19	100	50	150	150	140	320	93	82	110	–	1800	70	試料:栽培品。廃棄部位:柄の基部(いしづき)。剰余アンモニア:15mg

可食部100g当たりのアミノ酸成分表

食品番号	食品名	水分	アミノ酸組成によるたんぱく質	たんぱく質	イソロイシン ILE	ロイシン LEU	リシン（リジン）LYS	メチオニン MET	シスチン CYS	含硫アミノ酸AAS 合計	フェニルアラニン PHE	チロシン TYR	芳香族アミノ酸AAA 合計	トレオニン(スレオニン) THR	トリプトファン TRP	バリン VAL	ヒスチジン HIS	アルギニン ARG	アラニン ALA	アスパラギン酸 ASP	グルタミン酸 GLU	グリシン GLY	プロリン PRO	セリン SER	ヒドロキシプロリン HYP	アミノ酸組成計	アンモニア	備考
		(……g……)			(…………………………………………………………………………… mg ……………………………………………………………………)																							
08017	ゆで	91.1	(1.6)	2.7	(80)	(130)	(120)	(16)	(26)	(42)	(80)	(59)	(140)	(97)	(19)	(100)	(48)	(150)	(150)	(140)	(340)	(94)	(82)	(99)	–	(1800)	–	試料：栽培品。柄の基部(いしづき)を除いたもの。08016ぶなしめじ/生から推計
08046	油いため	85.9	(1.7)	3.0	(88)	(140)	(130)	(18)	(29)	(46)	(88)	(64)	(150)	(110)	(21)	(110)	(53)	(160)	(160)	(150)	(370)	(100)	(90)	(110)	–	(2000)	–	試料：栽培品。柄の基部(いしづき)を除いたもの。08016ぶなしめじ/生から推計
08055	素揚げ	70.5	(2.4)	3.9	120	200	170	31	35	67	120	90	210	160	47	150	74	230	200	240	490	140	120	170	–	2800	97	試料：栽培品。柄の基部(いしづき)を除いたもの。剰余アンモニア:10mg
08056	天ぷら	55.5	2.5	3.4	110	210	99	45	58	100	140	96	240	110	39	140	68	150	130	160	850	110	280	160	–	3000	120	試料：栽培品。柄の基部(いしづき)を除いたもの
	たもぎたけ																											
08019	生	91.7	(2.2)	3.6	(110)	(180)	(150)	(27)	(30)	(57)	(120)	(110)	(230)	(140)	(41)	(150)	(71)	(170)	(230)	(220)	(430)	(130)	(110)	(130)	–	(2600)	–	別名：にれたけ、たもきのこ。試料：栽培品。廃棄部位：柄の基部(いしづき)。08026ひらたけ/生から推計
	なめこ																											
08020	株採り　生	92.1	1.0	1.8	62	98	66	18	15	33	38	20	58	79	11	77	36	79	87	110	190	64	65	77	–	1200	40	別名：なめたけ。試料：栽培品。廃棄部位：柄の基部(いしづき)。(柄の基部を除いた市販品の場合:0%)。剰余アンモニア:4.2mg
08021	株採り　ゆで	92.7	(0.9)	1.6	(55)	(88)	(59)	(16)	(13)	(30)	(34)	(17)	(51)	(67)	(10)	(68)	(32)	(70)	(78)	(99)	(170)	(57)	(58)	(62)	–	(1100)	–	別名：なめたけ。試料：栽培品。柄の基部(いしづき)を除いたもの。08020なめこ/生から推計
08058	カットなめこ　生	94.9	(0.7)	1.1	36	69	51	8.5	9.4	18	40	26	66	52	12	44	23	58	78	120	44	42	50	–	830	26	別名：なめたけ。試料：栽培品。剰余アンモニア:2.2mg
08022	水煮缶詰	95.5	(0.6)	1.0	(34)	(55)	(37)	(10)	(8.3)	(19)	(21)	(11)	(32)	(42)	(6.4)	(42)	(20)	(44)	(49)	(62)	(120)	(36)	(36)	(39)	–	(660)	–	試料：栽培品。液汁を除いたもの。08020なめこ/生から推計
	ぬめりすぎたけ																											
08023	生	92.6	(1.3)	2.3	(79)	(130)	(85)	(24)	(19)	(43)	(49)	(25)	(74)	(96)	(15)	(97)	(47)	(100)	(110)	(140)	(240)	(82)	(84)	(89)	–	(1500)	–	試料：栽培品。廃棄部位：柄の基部(いしづき)。08020なめこ/生から推計
	（ひらたけ類）																											
	うすひらたけ																											
08024	生	88.0	(3.7)	6.1	(190)	(310)	(260)	(46)	(51)	(96)	(210)	(180)	(390)	(230)	(70)	(250)	(120)	(290)	(390)	(380)	(730)	(220)	(180)	(220)	–	(4300)	–	試料：栽培品。廃棄部位：柄の基部(いしづき)。08026ひらたけ/生から推計
	エリンギ																											
08025	生	90.2	(1.7)	2.8	97	150	140	30	26	56	95	77	170	120	38	120	49	130	160	180	280	110	95	120	–	2000	60	試料：栽培品。廃棄部位：柄の基部(いしづき)。剰余アンモニア:5.2mg
08048	ゆで	89.3	(2.0)	3.2	(110)	(180)	(160)	(34)	(30)	(64)	(110)	(86)	(190)	(140)	(44)	(140)	(56)	(150)	(190)	(210)	(320)	(130)	(110)	(130)	–	(2300)	–	試料：栽培品。柄の基部(いしづき)を除いたもの。08025エリンギ/生から推計
08049	焼き	85.3	(2.6)	4.2	(140)	(230)	(220)	(45)	(39)	(84)	(140)	(110)	(240)	(180)	(57)	(180)	(74)	(200)	(250)	(270)	(420)	(170)	(140)	(170)	–	(3000)	–	試料：栽培品。柄の基部(いしづき)を除いたもの。08025エリンギ/生から推計
08050	油いため	84.2	(2.0)	3.2	(110)	(170)	(160)	(34)	(29)	(63)	(110)	(90)	(190)	(140)	(43)	(140)	(56)	(160)	(180)	(210)	(320)	(130)	(110)	(130)	–	(2300)	–	試料：栽培品。柄の基部(いしづき)を除いたもの。08025エリンギ/生から推計
	ひらたけ																											
08026	生	89.4	(2.1)	3.3	110	170	140	25	28	53	110	100	220	130	38	140	65	160	210	210	400	120	100	140	–	2400	89	別名：かんたけ。試料：栽培品。廃棄部位：柄の基部(いしづき)。剰余アンモニア:17mg
08027	ゆで	89.1	(2.1)	3.4	(110)	(170)	(150)	(26)	(28)	(54)	(120)	(100)	(220)	(130)	(39)	(140)	(67)	(160)	(220)	(210)	(410)	(120)	(100)	(120)	–	(2400)	–	試料：栽培品。柄の基部(いしづき)を除いたもの。08026ひらたけ/生から推計
	まいたけ																											
08028	生	92.7	(1.2)	2.0	58	67	85	13	20	33	60	59	120	87	26	86	42	87	100	130	220	79	67	92	–	1400	49	試料：栽培品。廃棄部位：柄の基部(いしづき)。剰余アンモニア:7.3mg
08029	ゆで	91.1	(0.9)	1.6	(46)	(54)	(69)	(11)	(16)	(27)	(49)	(47)	(96)	(66)	(21)	(56)	(34)	(70)	(83)	(110)	(170)	(64)	(54)	(67)	–	(1100)	–	試料：栽培品。柄の基部(いしづき)を除いたもの。08028まいたけ/生から推計
08051	油いため	85.5	(1.7)	2.6	90	140	120	29	29	57	93	77	170	120	37	120	56	120	130	190	290	100	93	120	–	2000	61	試料：栽培品。柄の基部(いしづき)を除いたもの。剰余アンモニア:2.7mg
08030	乾	9.3	(12.8)	21.9	(630)	(740)	(940)	(150)	(220)	(370)	(660)	(630)	(1300)	(900)	(290)	(930)	(460)	(950)	(1100)	(1500)	(2400)	(870)	(730)	(910)	–	(15000)	–	試料：栽培品。柄の基部(いしづき)を除いたもの。08028まいたけ/生から推計
	マッシュルーム																											
08031	生	93.9	(1.7)	2.9	98	150	120	28	18	46	88	43	130	110	36	120	50	85	250	140	340	99	120	110	–	2000	94	試料：栽培品。廃棄部位：柄の基部(いしづき)。剰余アンモニア:37mg

147

食品番号	食品名	水分	アミノ酸組成によるたんぱく質	たんぱく質	イソロイシン ILE	ロイシン LEU	リシン(リジン) LYS	メチオニン MET	シスチン CYS	含硫アミノ酸AAS 合計	フェニルアラニン PHE	チロシン TYR	芳香族アミノ酸AAA 合計	トレオニン(スレオニン) THR	トリプトファン TRP	バリン VAL	ヒスチジン HIS	アルギニン ARG	アラニン ALA	アスパラギン酸 ASP	グルタミン酸 GLU	グリシン GLY	プロリン PRO	セリン SER	ヒドロキシプロリン HYP	アミノ酸組成計	アンモニア	備考
08032	ゆで	91.5	(2.2)	3.8	(120)	(190)	(150)	(36)	(23)	(59)	(110)	(54)	(170)	(140)	(46)	(150)	(65)	(110)	(320)	(180)	(440)	(130)	(150)	(120)	–	(2500)	–	試料:栽培品。柄の基部(いしづき)を除いたもの。08031マッシュルーム/生から推計
08052	油いため	86.4	(2.1)	3.6	(120)	(180)	(140)	(34)	(22)	(56)	(110)	(51)	(160)	(130)	(44)	(140)	(62)	(100)	(310)	(170)	(410)	(120)	(140)	(120)	–	(2400)	–	試料:栽培品。柄の基部(いしづき)を除いたもの。08031マッシュルーム/生から推計
08033	水煮缶詰	92.0	(1.9)	3.4	(110)	(170)	(130)	(32)	(20)	(53)	(100)	(48)	(150)	(120)	(41)	(130)	(58)	(97)	(290)	(160)	(390)	(110)	(130)	(110)	–	(2300)	–	試料:栽培品。液汁を除いたもの。08031マッシュルーム/生から推計
	まつたけ																											
08034	生	88.3	(1.2)	2.0	56	96	78	15	22	37	60	47	110	80	17	70	38	72	120	120	260	68	66	78	–	1400	72	試料:天然物。廃棄部位:柄の基部(いしづき)。剰余アンモニア:28mg
藻類																												
	あおさ																											
09001	素干し	16.9	16.9	22.1	810	1400	960	380	360	740	1100	670	1800	1100	340	1300	410	1200	1800	2400	2300	1300	910	1200	–	20000	460	
	あおのり																											
09002	素干し	6.5	21.4	29.4	980	1800	1200	580	450	1000	1300	740	2000	1400	470	1500	470	1400	2100	3400	3100	1500	1300	1400	–	25000	670	
	あまのり																											
09003	ほしのり	8.4	30.7	39.4	1600	2800	1900	860	660	1500	1500	1300	2700	1500	490	2500	550	2200	4300	3500	4300	2300	1600	1700	–	36000	830	すき干しにしたもの。別名:のり
09004	焼きのり	2.3	32.0	41.4	1500	2800	2000	840	620	1500	1500	1300	2800	2100	520	2400	620	2300	4500	3800	4600	2200	1600	2000	–	37000	660	別名:のり
09005	味付けのり	3.4	31.5	40.0	1400	2600	1800	700	540	1200	1400	1100	2500	2000	440	2200	600	2200	3900	3400	7100	2200	1600	1900	–	37000	600	別名:のり
	あらめ																											
09006	蒸し干し	16.7	(9.9)	12.4	(430)	(780)	(550)	(210)	(270)	(480)	(480)	(240)	(720)	(530)	(140)	(590)	(210)	(400)	(880)	(1500)	(2600)	(610)	(640)	(480)	–	(12000)	–	09017まこんぶ/乾から推計
	いわのり																											
09007	素干し	8.4	(27.1)	34.8	(1400)	(2500)	(1700)	(760)	(580)	(1300)	(1300)	(1100)	(2400)	(1800)	(430)	(2200)	(490)	(1900)	(3800)	(3100)	(3800)	(2000)	(1400)	(1500)	–	(32000)	(740)	すき干しにしたもの。09003ほしのりから推計
	かわのり																											
09011	素干し	13.7	(29.7)	38.1	(1600)	(2700)	(1900)	(830)	(630)	(1500)	(1400)	(1200)	(2600)	(1900)	(470)	(2400)	(540)	(2100)	(4100)	(3400)	(4200)	(2200)	(1500)	(1700)	–	(35000)	(810)	すき干しにしたもの。09003ほしのりから推計
	(こんぶ類)																											
	えながおにこんぶ																											
09013	素干し	10.4	(8.8)	11.0	(380)	(690)	(490)	(180)	(240)	(430)	(420)	(210)	(640)	(470)	(130)	(530)	(190)	(360)	(780)	(1400)	(2300)	(540)	(560)	(420)	–	(10000)	–	別名:らうすこんぶ、おにこんぶ(和名)。09017まこんぶ/乾から推計
	がごめこんぶ																											
09014	素干し	8.3	(6.3)	7.9	(270)	(500)	(350)	(130)	(170)	(310)	(300)	(150)	(460)	(340)	(91)	(380)	(140)	(260)	(560)	(970)	(1700)	(390)	(410)	(300)	–	(7400)	–	別名:がごめ(和名)。09017まこんぶ/乾から推計
	ながこんぶ																											
09015	素干し	10.0	(6.7)	8.3	(290)	(520)	(370)	(140)	(180)	(320)	(320)	(160)	(480)	(360)	(95)	(400)	(140)	(270)	(590)	(1000)	(1800)	(410)	(430)	(320)	–	(7800)	–	09017まこんぶ/乾から推計
	ほそめこんぶ																											
09016	素干し	11.3	(5.5)	6.9	(240)	(430)	(300)	(110)	(140)	(270)	(270)	(130)	(400)	(330)	(79)	(330)	(120)	(230)	(490)	(850)	(1500)	(340)	(350)	(260)	–	(6500)	–	09017まこんぶ/乾から推計
	まこんぶ																											
09017	素干し 乾	9.5	(5.1)	5.8	190	340	240	90	120	210	210	120	330	260	63	270	94	190	400	1000	1500	270	290	240	–	5900	99	
09056	素干し 水煮	83.9	1.0	1.1	51	93	57	31	20	51	56	28	84	59	17	69	24	50	84	110	190	67	56	58	–	1100	24	
	みついしこんぶ																											
09018	素干し	9.2	(6.2)	7.7	(270)	(490)	(340)	(130)	(170)	(300)	(300)	(150)	(440)	(330)	(88)	(370)	(130)	(250)	(550)	(950)	(1600)	(390)	(400)	(300)	–	(7200)	–	別名:日高こんぶ。09017まこんぶ/乾から推計
	りしりこんぶ																											
09019	素干し	13.2	(6.4)	8.0	(280)	(500)	(350)	(130)	(170)	(310)	(310)	(150)	(460)	(340)	(92)	(380)	(140)	(260)	(570)	(980)	(1700)	(390)	(410)	(310)	–	(7500)	–	09017まこんぶ/乾から推計
09020	刻み昆布	15.5	(4.3)	5.4	(190)	(340)	(240)	(90)	(120)	(210)	(210)	(100)	(310)	(230)	(62)	(260)	(93)	(180)	(390)	(660)	(1100)	(270)	(280)	(210)	–	(5100)	–	09017まこんぶ/乾から推計
09021	削り昆布	24.4	(5.2)	6.5	(230)	(410)	(290)	(110)	(140)	(250)	(250)	(120)	(380)	(280)	(75)	(310)	(110)	(210)	(460)	(800)	(1400)	(320)	(330)	(250)	–	(6100)	–	別名:おぼろこんぶ、とろろこんぶ。09017まこんぶ/乾から推計
09023	つくだ煮	49.6	(4.7)	6.0	220	340	230	78	56	130	230	82	310	210	30	270	100	250	300	460	1700	380	280	260	–	5500	140	試料:ごま入り
	てんぐさ																											
09026	ところてん	99.1	(0.1)	0.2	(8.5)	(15)	(3.6)	(2.8)	(0)	(2.8)	(9.6)	(0.9)	(11)	(3.4)	(0.4)	(10)	(0.6)	(2.1)	(9.5)	(9.5)	(12)	(6.5)	(4.3)	(2.8)	–	(100)	–	別名:まくさ(和名)。09049粉寒天から推計

可食部100g当たりのアミノ酸成分表

可食部100g当たり

食品番号	食品名	水分 (g)	アミノ酸組成によるたんぱく質 (g)	たんぱく質 (g)	イソロイシン ILE	ロイシン LEU	リシン（リジン）LYS	メチオニン MET	シスチン CYS	含硫アミノ酸AAS 合計	フェニルアラニン PHE	チロシン TYR	芳香族アミノ酸AAA 合計	トレオニン（スレオニン）THR	トリプトファン TRP	バリン VAL	ヒスチジン HIS	アルギニン ARG	アラニン ALA	アスパラギン酸 ASP	グルタミン酸 GLU	グリシン GLY	プロリン PRO	セリン SER	ヒドロキシプロリン HYP	アミノ酸組成計	アンモニア	備考
09027	角寒天	20.5	(1.0)	2.4	(100)	(170)	(43)	(33)	(0)	(33)	(120)	(11)	(130)	(41)	(5.0)	(120)	(6.8)	(25)	(110)	(110)	(140)	(78)	(52)	(34)	–	(1200)	–	別名：まくさ（和名）、棒寒天。細寒天（糸寒天）を含む。09049粉寒天から推計
09049	粉寒天	16.7	(0.1)	0.2	7.9	13	3.3	2.5	0	2.5	8.7	0.9	9.6	3.3	0.4	9.4	0.5	1.9	8.7	8.7	11	5.9	4.0	2.9	–	93	11	別名：まくさ（和名）。試料：てんぐさ以外の粉寒天も含む。剰余アンモニア：8.6mg
	ひじき																											
09050	ほしひじき ステンレス釜 乾	6.5	7.4	9.2	440	750	310	230	120	350	490	250	740	500	160	550	160	430	630	990	1300	510	410	470	–	8700	170	ステンレス釜で煮熟後乾燥したもの
09051	ほしひじき ステンレス釜 ゆで	94.5	0.5	0.7	31	55	23	17	7.9	25	35	23	58	35	11	39	12	36	42	65	76	36	30	34	–	610	9.6	09050ほしひじきステンレス釜乾を水もどし後、ゆで
09052	ほしひじき ステンレス釜 油いため	89.0	0.6	0.8	36	64	27	21	9.6	30	41	27	68	41	13	46	14	42	48	76	89	42	35	40	–	710	12	09050ほしひじきステンレス釜乾を水もどし後、油いため
	ひとえぐさ																											
09033	つくだ煮	56.5	11.2	14.4	560	880	610	160	120	280	530	160	690	520	53	670	270	450	830	940	4400	560	720	640	–	13000	370	別名：のりのつくだ煮
	ふのり																											
09034	素干し	14.7	(10.7)	13.8	(560)	(980)	(680)	(300)	(230)	(530)	(510)	(450)	(960)	(700)	(170)	(870)	(190)	(760)	(1500)	(1200)	(1500)	(810)	(550)	(600)	–	(13000)	(290)	別名：のげのり
	まつも																											
09035	素干し	12.6	(23.5)	27.9	(1200)	(2300)	(1500)	(850)	(400)	(1500)	(1500)	(1100)	(2600)	(1500)	(540)	(1700)	(540)	(1600)	(2000)	(2900)	(3100)	(1700)	(1400)	(1600)	–	(27000)	(500)	すき干ししたもの
	（もずく類）																											
	おきなわもずく																											
09037	塩蔵 塩抜き	96.7	(0.2)	0.3	13	24	14	9.1	4.8	14	16	12	27	16	5.3	17	5.5	16	20	31	33	17	16	16	–	290	5.9	
	もずく																											
09038	塩蔵 塩抜き	97.7	0.2	0.2	8.9	17	11	6.1	2.9	8.9	10	8.2	19	11	3.8	12	3.9	13	22	12	12	12	10	13	–	200	3.6	
	わかめ																											
09039	原藻 生	89.0	(1.4)	1.9	(84)	(160)	(110)	(48)	(19)	(67)	(94)	(48)	(140)	(88)	(33)	(110)	(38)	(91)	(130)	(180)	(210)	(110)	(77)	(84)	–	(1700)	–	基部を除いたもの。廃棄部位：茎、中肋及びめかぶ。09044カットわかめから推計
09040	乾燥わかめ 素干し	12.7	(10.4)	13.6	(600)	(1100)	(760)	(340)	(140)	(480)	(670)	(340)	(1000)	(630)	(240)	(770)	(280)	(650)	(910)	(1300)	(1500)	(750)	(550)	(600)	–	(12000)		9045カットわかめから推計
09041	乾燥わかめ 素干し 水戻し	90.2	(1.5)	2.0	(88)	(160)	(110)	(50)	(20)	(70)	(99)	(51)	(150)	(93)	(35)	(110)	(41)	(96)	(130)	(190)	(220)	(110)	(81)	(89)	–	(1800)		09044カットわかめから推計
09042	乾燥わかめ 板わかめ	7.2	(13.0)	16.7	(760)	(1400)	(950)	(430)	(170)	(590)	(830)	(440)	(1300)	(840)	(290)	(970)	(340)	(820)	(1100)	(1600)	(1900)	(930)	(690)	(840)	–	(15000)	(220)	09044カットわかめから推計
09043	乾燥わかめ 灰干し 水戻し	96.0	(0.9)	1.1	(50)	(91)	(62)	(28)	(11)	(39)	(55)	(29)	(84)	(55)	(19)	(64)	(23)	(54)	(74)	(110)	(120)	(61)	(46)	(55)	–	(1000)	(15)	09044カットわかめから推計
09044	カットわかめ 乾	9.2	14.0	17.9	810	1500	1000	460	180	640	890	470	1400	900	320	1100	370	870	1200	1700	2000	1000	740	800	–	16000	240	
09058	カットわかめ 水煮（沸騰水で短時間加熱したもの）	93.6	(1.0)	1.3	(57)	(110)	(71)	(32)	(13)	(45)	(63)	(33)	(96)	(63)	(22)	(73)	(26)	(61)	(84)	(120)	(140)	(70)	(52)	(63)	–	(1100)	(17)	09044カットわかめから推計
09045	湯通し塩蔵わかめ 塩抜き 生	93.3	(1.3)	1.5	73	130	91	46	17	63	81	60	140	79	30	93	32	94	110	150	170	90	70	79	–	1500	27	別名：生わかめ。
09057	湯通し塩蔵わかめ 塩抜き ゆで	97.5	0.5	0.6	29	52	35	19	7.0	26	32	25	57	32	12	37	13	38	42	61	67	35	29	32	–	600	12	
09048	湯通し塩蔵わかめ 塩蔵	52.6	3.3	4.1	210	350	240	96	49	150	220	140	320	200	59	260	81	220	290	390	450	240	170	180	–	3800	83	
09046	くきわかめ 湯通し塩蔵 塩抜き	84.9	(0.8)	1.1	(50)	(50)	(50)	(50)	(50)	(100)	(50)	(50)	(100)	(50)	(50)	(50)	(50)	(50)	(50)	(50)	(50)	(50)	(50)	(50)	–	(950)	(50)	09044カットわかめから推計
09047	めかぶわかめ 生	94.2	(0.7)	0.9	31	58	47	21	12	32	39	24	64	41	12	47	16	46	95	82	100	53	36	42	–	800	14	試料：冷凍品。別名：めかぶ

魚介類

〈魚類〉

食品番号	食品名	水分 (g)	アミノ酸組成によるたんぱく質 (g)	たんぱく質 (g)	ILE	LEU	LYS	MET	CYS	AAS 合計	PHE	TYR	AAA 合計	THR	TRP	VAL	HIS	ARG	ALA	ASP	GLU	GLY	PRO	SER	HYP	アミノ酸組成計	アンモニア	備考
	あいなめ																											
10001	生	76.0	(15.8)	19.1	(880)	(1500)	(1800)	(590)	(220)	(810)	(750)	(640)	(1400)	(840)	(210)	(970)	(520)	(1200)	(1100)	(1900)	(2800)	(990)	(680)	(750)	(150)	(18000)	(330)	別名：あぶらめ、あぶらこ。廃棄部位：頭部、内臓、骨、ひれ等（三枚下ろし）。その他の魚類の平均値から推計
	あこうだい																											
10002	生	79.8	(14.6)	16.8	830	1400	1700	550	180	740	710	600	1300	830	180	870	400	1000	1000	1800	2700	740	530	770	(130)	17000	280	切り身

149

アミノ酸成分表　第1表　魚介類

食品番号	食品名	水分	アミノ酸組成によるたんぱく質	たんぱく質	イソロイシン ILE	ロイシン LEU	リシン(リジン) LYS	メチオニン MET	シスチン CYS	含硫アミノ酸AAS 合計	フェニルアラニン PHE	チロシン TYR	芳香族アミノ酸AAA 合計	トレオニン(スレオニン) THR	トリプトファン TRP	バリン VAL	ヒスチジン HIS	アルギニン ARG	アラニン ALA	アスパラギン酸 ASP	グルタミン酸 GLU	グリシン GLY	プロリン PRO	セリン SER	ヒドロキシプロリン HYP	アミノ酸組成計	アンモニア	備考
		(……… g ………)			(……………………………………………………………………………… mg ……………………………………………………………………………………)																							
	(あじ類)																											
	まあじ																											
10003	皮つき 生	75.1	16.8	19.7	870	1500	1800	580	210	790	790	690	1500	960	230	990	790	1200	1200	2000	2800	1100	770	890	120	20000	280	別名:あじ。廃棄部位:頭部、内臓、骨、ひれ等(三枚下ろし)
10389	皮なし 生	75.6	16.5	19.7	900	1500	1800	600	210	810	790	710	1500	950	230	1000	810	1200	1200	1900	2800	920	680	860	59	19000	270	別名:あじ
10004	皮つき 水煮	70.3	(19.1)	22.4	(990)	(1700)	(2000)	(660)	(240)	(900)	(890)	(790)	(1700)	(1100)	(260)	(1100)	(890)	(1400)	(1400)	(3200)	(1200)	(870)	(1000)	(140)	(22000)	(320)	別名:あじ。内臓等を除き水煮したもの。廃棄部位:頭部、骨、ひれ等。10003まあじ/生から推計
10005	皮つき 焼き	65.3	(22.0)	25.9	(1100)	(2000)	(2300)	(770)	(270)	(1000)	(1000)	(910)	(1900)	(1300)	(300)	(1300)	(1000)	(1600)	(1600)	(2600)	(3700)	(1400)	(1200)	(1200)	(160)	(26000)	(360)	別名:あじ。内臓等を除き焼いたもの。廃棄部位:頭部、骨、ひれ等。10003まあじ/生から推計
10390	皮つき フライ	52.3	(16.6)	20.1	880	1500	1600	570	230	800	800	650	1400	920	220	980	640	1300	1300	3200	1900	1000	880	930	110	19000	320	別名:あじ。三枚におろしたもの。
10006	開き干し 生	68.4	(17.2)	20.2	(890)	(1600)	(1800)	(600)	(210)	(810)	(800)	(710)	(1500)	(980)	(230)	(800)	(1300)	(1300)	(2000)	(2900)	(1100)	(790)	(910)	(120)	(20000)	(280)	別名:あじ。廃棄部位:頭部、骨、ひれ等。10003まあじ/生から推計
10007	開き干し 焼き	60.0	(20.9)	24.6	(1100)	(1900)	(2200)	(730)	(260)	(990)	(980)	(870)	(1800)	(1200)	(280)	(1200)	(980)	(1500)	(1500)	(2400)	(3500)	(1400)	(960)	(1100)	(150)	(24000)	(350)	別名:あじ。廃棄部位:頭部、骨、ひれ等。10003まあじ/生から推計
10391	小型 骨付き 生	73.4	(15.1)	17.8	780	1400	1500	520	180	710	720	600	1300	840	200	890	610	1200	1400	2500	1500	740	800	170	18000	280	別名:あじ。廃棄部位:内臓、うろこ等
10392	小型 骨付き から揚げ	50.3	19.5	24.0	1100	1800	2000	680	250	930	930	770	1700	1100	260	1100	790	1400	1400	3400	2400	1000	900	210	23000	350	別名:あじ。内臓、うろこ等を除いて、調理したもの
	まるあじ																											
10393	生	71.2	18.1	22.1	940	1600	1900	680	240	910	840	750	1600	1000	260	1100	1000	1300	1300	2100	3000	1100	790	930	110	21000	310	廃棄部位:頭部、内臓、骨、ひれ等(三枚おろし)
10394	焼き	62.4	23.7	28.7	1200	2100	2500	860	300	1200	1100	1000	2100	1400	340	1400	1300	1700	1700	2800	3900	1500	1000	1100	140	28000	400	内臓等を除き焼いたもの。廃棄部位:頭部、骨、ひれ等
	にしまあじ																											
10008	生	69.9	17.5	19.6	940	1600	1900	610	200	810	840	720	1600	1000	220	1100	620	1300	1300	2300	3000	1200	790	940	130	20000	300	三枚におろしたもの
10009	水煮	68.0	18.4	21.7	990	1700	2000	690	240	900	900	780	1600	1100	250	1100	630	1400	1400	2400	3200	1100	790	990	84	21000	290	廃棄部位:頭部、骨、ひれ等。内臓等を除き水煮したもの
10010	焼き	63.0	21.3	24.7	1100	2000	2300	810	270	1100	1000	900	1900	1300	290	1300	740	1500	1500	2500	3600	1300	930	1200	120	25000	340	廃棄部位:頭部、骨、ひれ等。内臓等を除き焼いたもの
	むろあじ																											
10011	生	67.7	(19.7)	23.6	(1100)	(1800)	(2200)	(730)	(260)	(990)	(950)	(790)	(1700)	(1100)	(270)	(1200)	(1100)	(1400)	(1400)	(2300)	(3300)	(1200)	(830)	(900)	(110)	(23000)	(360)	廃棄部位:頭部、内臓、骨、ひれ等(三枚下ろし)。あじ、いわし、さば、にしん、ぶり類の平均値から推計
10012	焼き	61.9	(24.7)	29.7	(1400)	(2300)	(2700)	(910)	(330)	(1200)	(1200)	(1000)	(2200)	(1300)	(340)	(1600)	(1400)	(1700)	(1800)	(2900)	(4100)	(1500)	(1100)	(1100)	(140)	(29000)	(450)	内臓等を除き焼いたもの。廃棄部位:頭部、骨、ひれ等。あじ、いわし、さば、にしん、ぶり類の平均値から推計
10013	開き干し	67.9	(19.1)	22.9	(1000)	(1800)	(2100)	(700)	(250)	(960)	(920)	(770)	(1700)	(1100)	(260)	(1200)	(1100)	(1300)	(1400)	(2200)	(3200)	(1100)	(810)	(880)	(110)	(22000)	(350)	廃棄部位:頭部、骨、ひれ等。あじ、いわし、さば、にしん、ぶり類の平均値から推計
10014	くさや	38.6	(41.6)	49.9	(2300)	(3900)	(4600)	(1500)	(550)	(2000)	(2000)	(1700)	(3700)	(2200)	(570)	(2600)	(2400)	(2900)	(3000)	(4900)	(6900)	(2500)	(1800)	(1900)	(230)	(48000)	(750)	廃棄部位:頭部、骨、ひれ等。あじ、いわし、さば、にしん、ぶり類の平均値から推計
	あなご																											
10015	生	72.2	(14.4)	17.3	830	1400	1600	520	210	730	680	570	1200	780	180	880	520	1100	1000	1700	2400	970	620	720	(130)	17000	290	試料:まあなご。廃棄部位:頭部、内臓、骨、ひれ等
10016	蒸し	68.5	(14.7)	17.6	(850)	(1400)	(1600)	(530)	(210)	(740)	(690)	(580)	(1300)	(790)	(180)	(890)	(530)	(1100)	(1000)	(1800)	(2400)	(900)	(630)	(730)	(140)	(17000)	(290)	試料:まあなご。切り身。10015あなご/生から推計
	あまご																											
10017	養殖 生	76.8	(15.0)	18.3	(720)	(1300)	(1500)	(560)	(180)	(740)	(690)	(570)	(1300)	(840)	(190)	(850)	(620)	(1100)	(1100)	(1700)	(2400)	(1300)	(780)	(820)	(230)	(18000)	(250)	廃棄部位:頭部、内臓、骨、ひれ等(三枚下ろし)。10148にじます/淡水養殖/皮つき/生から推計
	あまだい																											
10018	生	76.5	16.0	18.8	940	1500	1800	600	240	850	770	650	1400	890	200	1000	410	1100	1200	2000	2800	900	610	800	(150)	19000	320	試料:あかあまだい。廃棄部位:頭部、内臓、骨、ひれ等(三枚下ろし)
10019	水煮	74.2	(17.6)	20.7	(1000)	(1700)	(2000)	(670)	(270)	(930)	(850)	(710)	(1600)	(980)	(230)	(1100)	(460)	(1300)	(1300)	(2200)	(3100)	(990)	(670)	(880)	(160)	(20000)	(360)	試料:あかあまだい。切り身。10018あまだい/生から推計
10020	焼き	73.6	(19.1)	22.5	(1100)	(1800)	(2200)	(720)	(290)	(1000)	(930)	(770)	(1700)	(1100)	(250)	(1200)	(500)	(1400)	(1300)	(2400)	(3300)	(1100)	(730)	(950)	(170)	(22000)	(390)	試料:あかあまだい。切り身。10018あまだい/生から推計
	あゆ																											
10021	天然 生	77.7	15.0	18.3	740	1300	1600	560	180	740	690	620	1300	830	200	860	540	1100	1100	1900	2500	1100	750	820	180	17000	260	廃棄部位:頭部、内臓、骨、ひれ等(三枚下ろし)
10022	天然 焼き	64.0	(21.8)	26.6	(1100)	(2000)	(2300)	(810)	(270)	(1100)	(1000)	(900)	(1900)	(1200)	(300)	(1300)	(910)	(1600)	(1600)	(2700)	(3700)	(1900)	(1100)	(1200)	(260)	(25000)	(370)	廃棄部位:頭部、内臓、骨、ひれ等。10021あゆ/天然/生から推計
10025	養殖 生	72.0	(14.6)	17.8	740	1300	1600	540	180	720	690	620	1300	820	200	860	490	1100	1100	1900	2500	1100	720	800	130	17000	250	廃棄部位:頭部、内臓、骨、ひれ等(三枚下ろし)
10026	養殖 焼き	59.3	(18.6)	22.6	(940)	(1700)	(2000)	(690)	(230)	(920)	(870)	(780)	(1700)	(1000)	(250)	(1100)	(620)	(1400)	(1400)	(2200)	(3100)	(1300)	(920)	(1000)	(170)	(22000)	(320)	廃棄部位:頭部、内臓、骨、ひれ等。10025あゆ/養殖/生から推計

可食部100g当たりのアミノ酸成分表

可食部100g当たり

食品番号	食品名	水分	アミノ酸組成によるたんぱく質	たんぱく質	イソロイシン ILE	ロイシン LEU	リシン(リジン) LYS	メチオニン MET	シスチン CYS	含硫アミノ酸AAS 合計	フェニルアラニン PHE	チロシン TYR	芳香族アミノ酸AAA 合計	トレオニン(スレオニン) THR	トリプトファン TRP	バリン VAL	ヒスチジン HIS	アルギニン ARG	アラニン ALA	アスパラギン酸 ASP	グルタミン酸 GLU	グリシン GLY	プロリン PRO	セリン SER	ヒドロキシプロリン HYP	アミノ酸組成計	アンモニア	備考
		(……… g ………)			(………………………………………………………………………………………………… mg …………………………………………………………………………………………………)																								
	アラスカめぬけ																												
10030	生	78.4	(14.3)	17.2	(790)	(1400)	(1600)	(530)	(200)	(730)	(680)	(580)	(1300)	(750)	(190)	(870)	(470)	(1000)	(1000)	(1700)	(2500)	(900)	(610)	(670)	(130)	(17000)	(290)	別名:あかうお。切り身。その他の魚類の平均値から推計
	あんこう																												
10031	生	85.4	(10.8)	13.0	(600)	(1000)	(1200)	(400)	(150)	(550)	(510)	(440)	(950)	(570)	(140)	(660)	(350)	(790)	(780)	(1300)	(1900)	(680)	(460)	(510)	(100)	(13000)	(220)	試料:きあんこう。切り身。その他の魚類の平均値から推計
10032	きも 生	45.1	(7.9)	10.0	450	760	720	240	160	400	460	370	840	500	140	570	250	560	530	930	1100	500	420	520	26	9300	160	試料:きあんこう。肝臓
	いかなご																												
10033	生	74.2	14.1	17.2	790	1300	1500	540	200	740	670	590	1300	850	200	910	450	930	1000	1600	2500	800	620	750	(130)	16000	310	別名:こうなご。小型魚全体
10034	煮干し	38.0	(35.3)	43.1	(2000)	(3400)	(3700)	(1400)	(500)	(1900)	(1700)	(1500)	(3200)	(2100)	(500)	(2300)	(1100)	(2300)	(2600)	(4100)	(6200)	(2000)	(1600)	(1900)	(340)	(41000)	(770)	別名:こうなご。10033いかなご/生から推計
10035	つくだ煮	26.9	(24.1)	29.4	(1400)	(2300)	(2500)	(920)	(340)	(1300)	(1200)	(1000)	(2200)	(1400)	(340)	(1600)	(760)	(1600)	(1800)	(2800)	(4200)	(1400)	(1100)	(1300)	(230)	(28000)	(520)	別名:こうなご。10033いかなご/生から推計
10036	あめ煮	28.1	(21.0)	25.6	(1200)	(2000)	(2200)	(800)	(300)	(1100)	(1000)	(880)	(1900)	(1200)	(300)	(1400)	(670)	(1400)	(1500)	(2400)	(3700)	(1200)	(930)	(1100)	(200)	(24000)	(460)	別名:こうなご。10033いかなご/生から推計
	いさき																												
10037	生	75.8	(14.3)	17.2	(790)	(1400)	(1600)	(530)	(200)	(730)	(680)	(580)	(1300)	(750)	(190)	(870)	(470)	(1000)	(1000)	(1700)	(2500)	(900)	(610)	(670)	(130)	(17000)	(290)	廃棄部位:頭部、内臓、骨、ひれ等(三枚下ろし)。その他の魚類の平均値から推計
	いしだい																												
10038	生	71.6	(16.2)	19.5	(900)	(1500)	(1800)	(600)	(230)	(830)	(770)	(660)	(1400)	(860)	(210)	(990)	(530)	(1200)	(1200)	(1900)	(2800)	(1000)	(700)	(760)	(150)	(19000)	(330)	別名:くちぐろ。廃棄部位:頭部、内臓、骨、ひれ等(三枚下ろし)。その他の魚類の平均値から推計
	いとよりだい																												
10039	生	78.8	(15.6)	18.1	840	1500	1700	530	180	710	720	670	1400	910	210	940	450	1200	1100	1900	2700	950	690	830	95	18000	260	別名:いとより。三枚におろしたもの
10040	すり身	76.9	(14.4)	16.7	(770)	(1400)	(1600)	(490)	(170)	(660)	(670)	(620)	(1300)	(840)	(190)	(860)	(420)	(1100)	(1000)	(1700)	(2500)	(880)	(640)	(770)	(87)	(17000)	(240)	別名:いとより。10039いとよりだい/生から推計
	いぼだい																												
10041	生	74.0	(13.6)	16.4	(750)	(1300)	(1500)	(510)	(190)	(700)	(650)	(550)	(1200)	(720)	(180)	(830)	(440)	(990)	(980)	(1600)	(2400)	(850)	(590)	(640)	(130)	(16000)	(280)	別名:えぼだい。廃棄部位:頭部、内臓、骨、ひれ等(三枚下ろし)。その他の魚類の平均値から推計
	(いわし類)																												
	うるめいわし																												
10042	生	71.7	(18.4)	21.3	1000	1700	2000	640	210	860	890	770	1700	1000	260	1100	1100	1300		2100	3000	980	770	930	(100)	21000	340	廃棄部位:頭部、内臓、骨、ひれ等(三枚下ろし)
10043	丸干し	40.1	(38.8)	45.0	(2200)	(3600)	(4300)	(1400)	(450)	(1800)	(1900)	(1600)	(3500)	(2200)	(550)	(2500)	(2400)	(2600)	(2700)	(4500)	(6400)	(2100)	(1600)	(2000)	(220)	(45000)	(730)	廃棄部位:頭部、ひれ等。10042うるめいわし/生から推計
	かたくちいわし																												
10044	生	68.2	(15.3)	18.2	830	1400	1600	550	190	740	810	590	1400	880	200	960	920	1100	1100	1700	3100	830	610	800	(89)	18000	280	別名:しこいわし、ひしこ、せぐろ。廃棄部位:頭部、内臓、骨、ひれ等(三枚下ろし)
10045	煮干し	15.7	(54.1)	64.5	(2900)	(4900)	(5800)	(2000)	(680)	(2600)	(2600)	(2200)	(4800)	(3100)	(710)	(3400)	(3300)	(3700)	(4000)	(6300)	(9000)	(2200)	(2200)	(2800)	(310)	(63000)	(990)	別名:しこいわし、ひしこ、せぐろ、いりこ、ちりめん。魚体全体。10044かたくちいわし/生から推計
10046	田作り	14.9	(55.9)	66.6	(3000)	(5100)	(6000)	(2000)	(700)	(2700)	(2700)	(2200)	(5000)	(3200)	(730)	(3500)	(3400)	(3800)	(4100)	(6500)	(9300)	(3100)	(2200)	(2900)	(320)	(65000)	(1000)	別名:しこいわし、ひしこ、せぐろ、ごまめ。幼魚の乾燥品(調理前)。10044かたくちいわし/生から推計
	まいわし																												
10047	生	68.9	(16.4)	19.2	910	1500	1800	570	190	760	800	670	1500	950	220	1000	1000	1100	1200	1900	2700	930	660	850	(94)	19000	270	廃棄部位:頭部、内臓、骨、ひれ等(三枚下ろし)
10048	水煮	61.7	(19.1)	22.4	(1100)	(1800)	(2000)	(670)	(220)	(880)	(940)	(780)	(1700)	(1100)	(250)	(1200)	(1300)	(1400)	(1400)	(2300)	(3100)	(1100)	(770)	(990)	(110)	(22000)	(320)	頭部、内臓等を除き水煮したもの。廃棄部位:骨、ひれ等。10047まいわし/生から推計
10049	焼き	57.8	(21.5)	25.3	(1200)	(2000)	(2300)	(750)	(240)	(990)	(1100)	(880)	(1900)	(1300)	(290)	(1400)	(1500)	(1500)	(1500)	(2500)	(3500)	(1300)	(870)	(1100)	(130)	(25000)	(360)	内臓等を除き焼いたもの。廃棄部位:頭部、骨、ひれ等。10047まいわし/生から推計
10395	フライ	37.8	(15.9)	20.0	830	1500	1500	540	220	760	810	640	1400	870	240	990	740	1100	1100	1700	3100	910	860	900	63	19000	310	三枚におろしたもの
10050	塩いわし	66.3	(14.3)	16.8	(790)	(1300)	(1500)	(500)	(160)	(660)	(700)	(590)	(1300)	(830)	(190)	(920)	(870)	(970)	(1000)	(1700)	(2400)	(810)	(580)	(740)	(82)	(17000)	(240)	廃棄部位:頭部、内臓、骨、ひれ等。10047まいわし/生から推計
10051	生干し	59.6	(17.5)	20.6	(970)	(1600)	(1900)	(610)	(200)	(810)	(860)	(720)	(1600)	(1000)	(230)	(1100)	(1100)	(1200)	(1200)	(2000)	(2900)	(1000)	(710)	(910)	(100)	(20000)	(290)	廃棄部位:頭部、内臓、骨、ひれ等。10047まいわし/生から推計
10052	丸干し	54.6	(27.9)	32.8	(1600)	(2600)	(3000)	(970)	(320)	(1300)	(1400)	(1100)	(2500)	(1600)	(370)	(1800)	(1700)	(1900)	(2000)	(3200)	(4600)	(1600)	(1100)	(1400)	(160)	(32000)	(460)	廃棄部位:頭部、ひれ等。10047まいわし/生から推計

可食部100g当たりのアミノ酸成分表

食品番号	食品名	水分 (g)	アミノ酸組成によるたんぱく質 (g)	たんぱく質 (g)	イソロイシン ILE	ロイシン LEU	リシン(リジン) LYS	メチオニン MET	シスチン CYS	含硫アミノ酸 合計 AAS	フェニルアラニン PHE	チロシン TYR	芳香族アミノ酸 合計 AAA	トレオニン(スレオニン) THR	トリプトファン TRP	バリン VAL	ヒスチジン HIS	アルギニン ARG	アラニン ALA	アスパラギン酸 ASP	グルタミン酸 GLU	グリシン GLY	プロリン PRO	セリン SER	ヒドロキシプロリン HYP	アミノ酸組成計	アンモニア	備考
	めざし																											
10053	生	59.0	(15.2)	18.2	(830)	(1400)	(1700)	(560)	(200)	(760)	(730)	(610)	(1300)	(810)	(210)	(950)	(870)	(1100)	(1100)	(1800)	(2500)	(890)	(640)	(700)	(86)	(18000)	(270)	原材料:かたくちいわし、まいわし等。廃棄部位:頭部、ひれ等。あじ、いわし、さば、にしん、ぶり類の平均値から推計
10054	焼き	56.2	(19.7)	23.7	(1100)	(1800)	(2200)	(730)	(260)	(990)	(950)	(800)	(1800)	(1100)	(270)	(1200)	(1100)	(1400)	(1400)	(2300)	(3300)	(1200)	(840)	(910)	(110)	(23000)	(360)	原材料:かたくちいわし、まいわし等。廃棄部位:頭部、ひれ等。あじ、いわし、さば、にしん、ぶり類の平均値から推計
	しらす																											
10396	生	81.8	(11.6)	15.0	620	1100	1200	390	150	540	560	520	1100	680	160	750	400	870	870	1400	2000	710	530	640	51	14000	240	かたくちいわし、まいわし等の幼魚
10445	釜揚げしらす	77.4	(13.6)	17.6	(720)	(1300)	(1400)	(460)	(180)	(640)	(660)	(600)	(1300)	(800)	(190)	(870)	(470)	(1000)	(1100)	(1600)	(2300)	(830)	(620)	(750)	(59)	(16000)	(280)	10396しらす/生から推計
10055	しらす干し　微乾燥品	67.5	(19.8)	24.5	1000	1900	2100	660	260	920	970	900	1900	1200	290	1200	600	1300	1400	2300	3400	1100	940	1100	85	23000	340	
10056	しらす干し　半乾燥品	46.0	33.1	40.5	1700	3100	3500	1100	460	1600	1600	1500	3100	2000	470	2100	1100	2500	2400	3900	5600	1900	1600	1900	150	39000	570	原材料:かたくちいわし、まいわし等の幼魚。主として関西向け
10057	たたみいわし	10.7	(61.4)	75.1	(3200)	(5800)	(6500)	(2100)	(850)	(2900)	(3000)	(2800)	(5800)	(3700)	(880)	(3900)	(2000)	(4600)	(4400)	(7300)	(10000)	(3500)	(2900)	(3400)	(270)	(71000)	(1100)	原材料:かたくちいわし、まいわし等の幼魚。10056しらす干し/半乾燥品から推計
	みりん干し																											
10058	かたくちいわし	18.5	(37.2)	44.3	(2000)	(3400)	(4000)	(470)		(1800)	(1800)	(1500)	(3300)	(2100)	(490)	(2300)	(2200)			(4400)	(6200)	(1500)	(1100)	(1400)	(220)	(43000)	(680)	10044かたくちいわし/生から推計
10059	まいわし	33.5	(26.7)	31.4	(1400)	(2500)	(2900)	(930)	(300)	(1200)	(1300)	(1100)	(2400)	(1600)	(350)	(1700)	(1600)	(1800)	(1900)	(3100)	(4400)	(1500)	(1100)	(1400)	(150)	(31000)	(440)	10047まいわし/生から推計
	缶詰																											
10060	水煮	66.3	(17.2)	20.7	(950)	(1600)	(1900)	(640)	(230)	(870)	(830)	(700)	(1500)	(920)	(240)	(1100)	(990)	(1200)	(1200)	(2000)	(2900)	(1000)	(730)	(790)	(97)	(20000)	(310)	まいわし製品。液汁を除いたもの。あじ、いわし、さば、にしん、ぶり類の平均値から推計
10061	味付け	59.1	(17.0)	20.4	(930)	(1600)	(1900)	(630)	(230)	(850)	(820)	(690)	(1500)	(910)	(230)	(1100)	(970)	(1200)	(1200)	(2000)	(2800)	(1000)	(720)	(780)	(96)	(20000)	(310)	まいわし製品。液汁を除いたもの。あじ、いわし、さば、にしん、ぶり類の平均値から推計
10062	トマト漬	68.1	(14.6)	17.5	(800)	(1400)	(1600)	(540)	(190)	(730)	(700)	(590)	(1300)	(780)	(200)	(910)	(830)	(1000)	(1000)	(1700)	(2400)	(860)	(620)	(670)	(82)	(17000)	(260)	まいわし製品。液汁を除いたもの。あじ、いわし、さば、にしん、ぶり類の平均値から推計
10063	油漬	46.2	(16.9)	20.3	(930)	(1600)	(1900)	(620)	(230)	(850)	(820)	(680)	(1500)	(900)	(230)	(970)	(970)	(1200)	(1200)	(2000)	(2800)	(1000)	(720)	(780)	(96)	(20000)	(310)	別名:オイルサーディン。まいわし製品。液汁を含んだもの。あじ、いわし、さば、にしん、ぶり類の平均値から推計
10064	かば焼	56.1	(13.5)	16.2	(740)	(1300)	(1500)	(500)	(180)	(680)	(650)	(550)	(1200)	(720)	(190)	(850)	(770)	(950)	(970)	(1600)	(2200)	(800)	(570)	(620)	(76)	(16000)	(240)	まいわし製品。液汁を含んだもの。あじ、いわし、さば、にしん、ぶり類の平均値から推計
10397	アンチョビ	54.3	(21.3)	24.2	1300	2100	2100	810	290	1100	1200	960	2200	1300	400	1500	850	1400	1500	2500	3300	1200	950	1100	60	25000	340	かたくちいわし製品。液汁を除いたもの
	うぐい																											
10066	生	77.0	(16.7)	20.1	(920)	(1500)	(1800)	(620)	(230)	(860)	(790)	(680)	(1500)	(880)	(220)	(1000)	(540)	(1200)	(1200)	(2000)	(2900)	(1000)	(720)	(790)	(150)	(19000)	(340)	廃棄部位:頭部、内臓、骨、ひれ等(三枚下ろし)。その他の魚類の平均値から推計
	うなぎ																											
10067	養殖　生	62.1	(14.4)	17.1	630	1100	1300	480	140	610	610	490	1100	730	140	730	600	1100	1200	1500	2200	1700	990	730	490	17000	200	廃棄部位:頭部、内臓、骨、ひれ等
10069	白焼き	52.1	(17.4)	20.7	(760)	(1300)	(1600)	(580)	(170)	(740)	(730)	(590)	(1300)	(880)	(160)	(880)	(730)	(1400)	(1400)	(1800)	(2700)	(2000)	(1200)	(890)	(590)	(20000)	(250)	10067うなぎ/養殖/生から推計
10070	かば焼	50.5	(19.3)	23.0	(850)	(1500)	(1700)	(640)	(190)	(830)	(810)	(660)	(1500)	(980)	(180)	(980)	(810)	(1500)	(1600)	(2000)	(3000)	(2300)	(1300)	(990)	(650)	(23000)	(280)	10067うなぎ/養殖/生から推計
	うまづらはぎ																											
10071	生	80.2	(15.1)	18.2	900	1500	1600	530	230	760	700	640	1300	820	220	1000	440	1100	1200	1800	2500	940	640	740	(140)	18000	390	廃棄部位:頭部、内臓、骨、皮、ひれ等(三枚下ろし)
10072	味付け開き干し	21.5	(48.9)	58.9	(2900)	(4700)	(5200)	(1700)	(760)	(2500)	(2300)	(2100)	(4300)	(2700)	(700)	(3300)	(1400)	(3700)	(3500)	(5800)	(8200)	(3100)	(2100)	(2400)	(460)	(57000)	(1300)	廃棄部位:骨、ひれ等。10071うまづらはぎ/生から推計
	えい																											
10073	生	79.3	(9.5)	19.1	(590)	(910)	(1000)	(340)	(130)	(470)	(450)	(400)	(850)	(550)	(140)	(570)	(280)	(740)	(660)	(1100)	(1700)	(560)	(420)	(480)	–	(11000)	(650)	別名:かすべ。切り身。10168よしきりざめ/生から推計
	えそ																											
10074	生	77.6	(17.6)	20.1	950	1700	2000	630	210	840	810	760	1600	1000	240	1100	670	1300	1200	2100	3200	950	720	940	51	20000	280	試料:わにえそ、とかげえそ、まえそ等三枚におろしたもの
	おいかわ																											
10075	生	73.8	(15.9)	19.2	(880)	(1500)	(1800)	(590)	(220)	(820)	(760)	(650)	(1400)	(840)	(210)	(980)	(520)	(1100)	(1100)	(1900)	(2800)	(1000)	(690)	(750)	(150)	(19000)	(330)	別名:はや、やまべ。廃棄部位:頭部、内臓、骨、ひれ等(三枚下ろし)。その他の魚類の平均値から推計

可食部100g当たりのアミノ酸成分表

食品番号	食品名	水分	アミノ酸組成によるたんぱく質	たんぱく質	イソロイシン	ロイシン	リシン（リジン）	含硫アミノ酸AAS メチオニン	シスチン	合計	芳香族アミノ酸AAA フェニルアラニン	チロシン	合計	トレオニン(スレオニン)	トリプトファン	バリン	ヒスチジン	アルギニン	アラニン	アスパラギン酸	グルタミン酸	グリシン	プロリン	セリン	ヒドロキシプロリン	アミノ酸組成計	アンモニア	備考
					ILE	LEU	LYS	MET	CYS		PHE	TYR		THR	TRP	VAL	HIS	ARG	ALA	ASP	GLU	GLY	PRO	SER	HYP			
		(……g)			(……………………………………………………………………………………………… mg ………………………………………………………………………………………………)																							
	おおさが																											
10076	生	74.7	(13.5)	16.3	(750)	(1300)	(1500)	(500)	(190)	(690)	(640)	(550)	(1200)	(720)	(180)	(830)	(440)	(990)	(970)	(1600)	(2400)	(850)	(580)	(640)	(130)	(16000)	(280)	別名：こうじんめぬけ。切り身。その他の魚類の平均値から推計
	おこぜ																											
10077	生	78.8	(16.2)	19.6	(900)	(1500)	(1800)	(610)	(230)	(830)	(770)	(660)	(1400)	(860)	(210)	(1000)	(530)	(1200)	(1200)	(2000)	(2800)	(1000)	(700)	(770)	(150)	(19000)	(330)	試料：おにおこぜ。廃棄部位：頭部、内臓、骨、ひれ等（三枚下ろし）。その他の魚類の平均値から推計
	おひょう																											
10078	生	77.0	(16.5)	19.9	(910)	(1600)	(1800)	(610)	(230)	(850)	(790)	(670)	(1500)	(870)	(220)	(1000)	(540)	(1200)	(1200)	(2000)	(2900)	(1000)	(710)	(780)	(150)	(19000)	(340)	別名：おおひらめ。切り身。その他の魚類の平均値から推計
	かさご																											
10079	生	79.1	(16.7)	19.3	830	1500	1800	610	200	800	790	670	1500	970	200	910	440	1300	1200	2000	2900	1200	790	960	180	19000	270	三枚におろしたもの
	かじか																											
10080	生	76.4	(12.4)	15.0	(690)	(1200)	(1400)	(460)	(180)	(640)	(590)	(510)	(1100)	(660)	(160)	(760)	(410)	(910)	(900)	(1500)	(2200)	(780)	(540)	(590)	(120)	(14000)	(260)	別名：ごり。魚体全体。その他の魚類の平均値から推計
10081	水煮	73.5	(13.1)	15.8	(730)	(1200)	(1400)	(490)	(180)	(670)	(620)	(530)	(1200)	(690)	(170)	(800)	(430)	(960)	(940)	(1600)	(2300)	(820)	(560)	(620)	(120)	(15000)	(270)	魚体全体を水煮したもの。その他の魚類の平均値から推計
10082	つくだ煮	23.8	(24.4)	29.4	(1300)	(2300)	(2700)	(910)	(340)	(1300)	(1200)	(990)	(2200)	(1300)	(320)	(1500)	(800)	(1800)	(1800)	(2900)	(4300)	(1500)	(1000)	(1100)	(230)	(28000)	(500)	その他の魚類の平均値から推計
	（かじき類）																											
	くろかじき																											
10083	生	75.6	(18.6)	22.9	1100	1700	1900	650	280	920	820	730	1500	980	260	1200	1800	1300	1200	2000	2900	1100	770	840	(86)	22000	360	別名：くろかわ。切り身（皮なし）
	まかじき																											
10084	生	73.8	(18.7)	23.1	(1100)	(1700)	(2000)	(650)	(240)	(900)	(860)	(760)	(1600)	(1100)	(270)	(1200)	(1700)	(1300)	(1300)	(2100)	(3000)	(1100)	(790)	(840)	(76)	(22000)	(310)	切り身（皮なし）。高度回遊魚の平均値から推計
	めかじき																											
10085	生	72.2	(15.2)	19.2	830	1400	1600	530	200	730	680	660	1300	880	220	910	1100	1000	1000	1700	2500	840	670	810	68	18000	250	別名：めか。切り身（皮なし）
10398	焼き	59.9	22.4	27.5	1200	2100	2300	790	280	1100	1000	980	2000	1300	320	1400	1600	1500	1500	2400	3600	1200	990	1200	100	26000	360	切り身（皮なし）
	（かつお類）																											
	かつお																											
10086	春獲り　生	72.2	20.6	25.8	1100	1800	2100	700	270	970	920	830	1700	1200	320	1200	2500	1400	1400	2300	3000	1200	800	1000	67	24000	330	別名：ほんがつお、まがつお、初がつお。三枚におろしたもの
10087	秋獲り　生	67.3	20.5	25.0	1100	1800	2100	700	270	970	930	830	1800	1100	310	1200	2400	1400	1400	2300	3000	1200	820	1000	85	24000	340	別名：ほんがつお、まがつお、戻りがつお。廃棄部位：頭部、内臓、骨、ひれ等（三枚下ろし）
	そうだがつお																											
10088	生	69.9	(20.9)	25.7	(1100)	(1900)	(2200)	(730)	(270)	(1000)	(950)	(840)	(1800)	(1100)	(300)	(1300)	(2100)	(1400)	(1400)	(2300)	(3300)	(1200)	(870)	(930)	(91)	(24000)	–	試料：まるそうだ、ひらそうだ。廃棄部位：頭部、内臓、骨、ひれ等（三枚下ろし）。高度回遊魚の平均値から推計
	加工品																											
10089	なまり	66.9	(24.3)	29.8	(1300)	(2200)	(2500)	(850)	(320)	(1200)	(1100)	(970)	(2100)	(1300)	(350)	(1500)	(2400)	(1700)	(1600)	(2700)	(3800)	(1400)	(1000)	(1100)	(110)	(28000)	–	高度回遊魚の平均値から推計
10090	なまり節	58.8	(30.9)	38.0	(1700)	(2800)	(3200)	(1100)	(420)	(1500)	(1400)	(1200)	(2600)	(1600)	(440)	(1900)	(3100)	(2100)	(2100)	(3400)	(4900)	(1700)	(1300)	(1400)	(130)	(36000)	–	高度回遊魚の平均値から推計
10446	裸節	22.6	(59.6)	71.6	(3300)	(5500)	(6200)	(2100)	(700)	(2800)	(2800)	(2500)	(5300)	(3500)	(900)	(3800)	(5300)	(4100)	(4000)	(6800)	(9200)	(3200)	(2500)	(3000)	–	(69000)	(960)	10091かつお節から推計
10091	かつお節	15.2	(64.2)	77.1	3600	5900	6700	2200	760	3000	3000	2700	5700	3800	960	4100	5700	4400	4400	7300	9900	3400	2700	3200	–	75000	1000	10092削り節から推計
10092	削り節	17.2	64.0	75.7	3500	6000	6600	2200	810	3000	2800	2800	5900	3800	1000	4100	4800	4400	4500	7400	9900	3500	2700	3300	–	74000	1100	試料：包装品
10093	削り節つくだ煮	36.1	(16.5)	19.5	(900)	(1500)	(1700)	(560)	(210)	(770)	(700)	(710)	(1500)	(990)	(260)	(1100)	(1200)	(1100)	(1200)	(1900)	(2600)	(910)	(690)	(840)	–	(19000)	(280)	10092削り節から推計
10094	角煮	41.4	(25.2)	31.0	(1400)	(2300)	(2700)	(880)	(330)	(1200)	(1200)	(990)	(2200)	(1300)	(360)	(1500)	(1700)	(1700)	(2800)	(4000)	(1400)	(1100)	(1100)	(290)	(29000)	(420)	高度回遊魚の平均値から推計
10095	塩辛	72.9	(9.7)	12.0	(520)	(890)	(1000)	(340)	(130)	(470)	(450)	(400)	(840)	(520)	(140)	(580)	(880)	(670)	(670)	(1100)	(1500)	(560)	(410)	(440)	(40)	(11000)	(160)	別名：酒盗。高度回遊魚の平均値から推計
	缶詰																											
10096	味付け　フレーク	65.8	(14.9)	18.4	(800)	(1400)	(1600)	(520)	(190)	(710)	(680)	(610)	(1300)	(800)	(220)	(900)	(1400)	(1000)	(1000)	(1700)	(2400)	(860)	(630)	(670)	(61)	(17000)	(250)	別名：ツナ缶。液汁を含んだもの。高度回遊魚の平均値から推計
10097	油漬　フレーク	55.5	(15.3)	18.8	(820)	(1400)	(1600)	(530)	(200)	(730)	(700)	(620)	(1300)	(820)	(220)	(940)	(1000)	(1100)	(1000)	(1700)	(2400)	(880)	(640)	(690)	(62)	(18000)	(260)	別名：ツナ缶。液汁を含んだもの。高度回遊魚の平均値から推計
	かます																											
10098	生	72.7	(15.5)	18.9	890	1500	1800	600	280	880	750	680	1400	850	210	990	530	1100	1100	1800	2600	850	660	760	(92)	18000	310	試料：あかかます。廃棄部位：頭部、内臓、骨、ひれ等（三枚下ろし）

可食部100g当たりのアミノ酸成分表

可食部100g当たり

食品番号	食品名	水分	アミノ酸組成によるたんぱく質	たんぱく質	イソロイシン ILE	ロイシン LEU	リシン(リジン) LYS	メチオニン MET	シスチン CYS	含硫アミノ酸AAS 合計	フェニルアラニン PHE	チロシン TYR	芳香族アミノ酸AAA 合計	トレオニン(スレオニン) THR	トリプトファン TRP	バリン VAL	ヒスチジン HIS	アルギニン ARG	アラニン ALA	アスパラギン酸 ASP	グルタミン酸 GLU	グリシン GLY	プロリン PRO	セリン SER	ヒドロキシプロリン HYP	アミノ酸組成計	アンモニア	備考
10099	焼き	70.3	(19.1)	23.3	(1100)	(1900)	(2200)	(740)	(340)	(1100)	(930)	(830)	(1800)	(1000)	(260)	(1200)	(660)	(1400)	(1300)	(2200)	(3200)	(1000)	(810)	(930)	(110)	(22000)	(380)	試料:あかかます。内臓等を除き焼いたもの。廃棄部位:頭部、骨、ひれ等。10098かます/生から推計
	(かれい類)																											
	まがれい																											
10100	生	77.8	(17.8)	19.6	970	1700	2000	640	230	870	820	750	1600	1000	230	1100	510	1300	1200	2200	3300	1000	700	1000	–	21000	310	五枚におろしたもの
10101	水煮	75.6	(19.5)	21.4	(1100)	(1800)	(2100)	(700)	(250)	(950)	(900)	(820)	(1700)	(1100)	(250)	(1200)	(550)	(1400)	(1400)	(2400)	(3600)	(1100)	(770)	(1100)	–	(23000)	(330)	廃棄部位:頭部、骨、ひれ等。内臓等を除き水煮したもの。10100まがれい/生から推計
10102	焼き	73.9	(21.3)	23.4	(1200)	(2000)	(2300)	(770)	(270)	(1000)	(980)	(900)	(1900)	(1200)	(270)	(1300)	(610)	(1500)	(1500)	(2600)	(4000)	(1200)	(840)	(1200)	–	(25000)	(370)	廃棄部位:頭部、骨、ひれ等。内臓等を除き焼いたもの。10100まがれい/生から推計
	まこがれい																											
10103	生	79.0	(15.6)	18.0	750	1300	1500	540	180	720	690	590	1300	830	180	860	400	1200	1200	1800	2600	1500	860	930	300	18000	260	廃棄部位:頭部、内臓、骨、ひれ等(五枚下ろし)
10399	焼き	66.2	23.7	28.5	1100	2000	2300	830	280	1100	920	800	1700	1300	280	1300	610	1800	1800	2700	4000	2200	1300	1400	450	28000	380	五枚におろしたもの
	かわはぎ																											
10107	生	79.9	16.3	18.8	850	1500	1700	570	200	780	740	680	1400	940	220	970	450	1200	1300	1900	2800	1100	760	910	140	19000	270	別名:はげ。三枚におろしたもの
	かんぱち																											
10108	三枚おろし 生	73.3	(17.4)	21.0	(950)	(1600)	(1900)	(640)	(230)	(870)	(840)	(710)	(1500)	(930)	(240)	(1100)	(970)	(1200)	(1200)	(2000)	(2900)	(1000)	(740)	(800)	(96)	(20000)	–	三枚におろしたもの。あじ、いわし、さば、にしん、ぶり類の平均値から推計
10424	背側 生	76.1	(18.8)	22.2	1100	1800	2100	680	240	920	870	810	1700	1100	260	1200	920	1400	1300	2200	3100	1100	790	980	68	22000	310	三枚におろした後、腹側を除いたもの
	きす																											
10109	生	80.8	16.1	18.5	860	1500	1800	590	200	780	750	670	1400	910	210	950	460	1200	1200	1900	2900	1100	720	850	130	19000	270	試料:しろぎす。廃棄部位:頭部、内臓、骨、ひれ等(三枚下ろし)
10400	天ぷら	57.5	16.0	18.4	860	1500	1700	570	210	780	760	620	1400	900	210	950	460	1200	1100	1900	3000	980	720	850	110	19000	280	頭部、内臓、骨、ひれ等を除いたもの。廃棄部位:尾
	きちじ																											
10110	生	63.9	12.2	13.6	620	1100	1200	450	140	600	610	490	1100	700	140	680	300	930	880	1200	2200	850	550	720	94	14000	190	別名:きんきん、きんき。三枚におろしたもの
	きびなご																											
10111	生	78.2	(15.6)	18.8	(860)	(1500)	(1700)	(580)	(220)	(800)	(740)	(630)	(1400)	(830)	(200)	(960)	(510)	(1100)	(1100)	(1900)	(2700)	(980)	(670)	(730)	(140)	(18000)	(320)	廃棄部位:頭部、内臓、骨、ひれ等(三枚下ろし)。その他の魚類の平均値から推計
10112	調味干し	32.2	(39.7)	47.9	(2200)	(3800)	(4400)	(1500)	(560)	(2000)	(1900)	(1600)	(3500)	(2100)	(520)	(2400)	(1300)	(2900)	(2900)	(4800)	(6900)	(2500)	(1700)	(1900)	(370)	(46000)	(820)	その他の魚類の平均値から推計
	キャビア																											
10113	塩蔵品	51.0	(22.6)	26.2	(1300)	(2300)	(2000)	(690)	(480)	(1200)	(1100)	(1000)	(2200)	(1300)	(340)	(1300)	(690)	(1700)	(1800)	(2500)	(3900)	(790)	(1300)	(2000)	(0)	(26000)	–	米国成分表より推計
	キングクリップ																											
10114	生	80.5	(15.1)	18.2	(840)	(1400)	(1700)	(560)	(210)	(770)	(720)	(610)	(1300)	(800)	(210)	(930)	(490)	(1100)	(1100)	(1800)	(2600)	(950)	(650)	(710)	(140)	(18000)	(310)	切り身。その他の魚類の平均値から推計
	ぎんだら																											
10115	生	67.4	(12.1)	13.6	620	1100	1300	450	140	580	540	500	1000	690	140	680	330	950	860	1400	2100	900	600	710	130	14000	210	切り身
10401	水煮	61.2	14.6	14.9	770	1300	1500	560	180	740	660	620	1300	850	180	840	390	1100	990	1700	2600	990	710	850	130	17000	230	切り身
	きんめだい																											
10116	生	72.1	14.6	17.8	740	1300	1600	530	180	720	710	600	1300	810	180	860	540	1100	1100	1700	2500	970	650	780	110	17000	230	別名:きんめ。廃棄部位:頭部、内臓、骨、ひれ等(三枚下ろし)
	ぐち																											
10117	生	80.1	15.3	18.0	930	1500	1700	590	220	810	760	640	1400	850	190	910	410	1100	1100	1900	2700	780	580	730	(140)	18000	320	別名:いしもち。試料:しろぐち。廃棄部位:頭部、内臓、骨、ひれ等(三枚下ろし)
10118	焼き	74.3	(19.9)	23.4	(1200)	(1900)	(2200)	(770)	(290)	(1100)	(990)	(840)	(1800)	(1100)	(270)	(1300)	(530)	(1500)	(1400)	(2500)	(3500)	(1000)	(750)	(950)	(180)	(23000)	(420)	別名:いしもち、にべ。試料:しろぐち、内臓等を除き焼いたもの。廃棄部位:頭部、骨、ひれ等。10117ぐち/生から推計
	こい　養殖																											
10119	生	71.0	(14.8)	17.7	730	1300	1500	510	160	680	720	570	1300	820	180	840	590	1100	1100	1700	2400	1200	770	800	240	17000	240	廃棄部位:頭部、内臓、骨、ひれ等(三枚下ろし)
10120	水煮	66.3	(16.0)	19.2	(800)	(1400)	(1700)	(560)	(180)	(730)	(780)	(620)	(1400)	(890)	(200)	(910)	(640)	(1200)	(1200)	(1900)	(2600)	(1300)	(840)	(860)	(260)	(19000)	(260)	頭部、尾及び内臓等を除き水煮したもの。廃棄部位:骨、ひれ等。10119こい養殖/生から推計

可食部100g当たりのアミノ酸成分表

食品番号	食品名	水分	アミノ酸組成によるたんぱく質	たんぱく質	イソロイシン ILE	ロイシン LEU	リシン（リジン）LYS	メチオニン MET	シスチン CYS	含硫アミノ酸AAS 合計	フェニルアラニン PHE	チロシン TYR	芳香族アミノ酸AAA 合計	トレオニン(スレオニン) THR	トリプトファン TRP	バリン VAL	ヒスチジン HIS	アルギニン ARG	アラニン ALA	アスパラギン酸 ASP	グルタミン酸 GLU	グリシン GLY	プロリン PRO	セリン SER	ヒドロキシプロリン HYP	アミノ酸組成計	アンモニア	備考
		(……g……)			(←												mg										→)		
	(こち類)																											
	まごち																											
10122	生	75.4	(18.6)	22.5	(1000)	(1800)	(2100)	(700)	(260)	(960)	(890)	(760)	(1600)	(990)	(250)	(1100)	(610)	(1400)	(1300)	(2200)	(3300)	(1200)	(800)	(880)	(170)	22000	(380)	別名：こち、がらごち、ぜにごち、ほんごち。廃棄部位：頭部、内臓、骨、ひれ等（三枚下ろし）。その他の魚類の平均値から推計
	めごち																											
10123	生	81.1	(17.3)	17.1	860	1500	1800	590	200	780	810	680	1500	990	200	980	460	1300	1300	2000	3000	1400	890	960	230	20000	280	関東で流通するめごち（ネズミゴチ）とは別種。三枚におろしたもの
	このしろ																											
10124	生	70.6	15.6	19.0	920	1500	1700	590	240	840	760	650	1400	850	210	1000	700	1100	1100	1900	2500	890	610	740	(92)	18000	330	別名：こはだ（小型魚）、つなし。廃棄部位：頭部、内臓、骨、ひれ等（三枚下ろし）
10125	甘酢漬	61.5	(15.7)	19.1	(920)	(1500)	(1700)	(600)	(240)	(840)	(760)	(650)	(1400)	(850)	(210)	(1000)	(700)	(1100)	(1100)	(1900)	(2500)	(900)	(610)	(740)	(93)	(18000)	(340)	10124このしろ/生から推計
	(さけ・ます類)																											
	からふとます																											
10126	生	70.1	(18.0)	21.7	(1000)	(1700)	(2000)	(670)	(250)	(920)	(860)	(730)	(1600)	(950)	(240)	(1100)	(590)	(1300)	(1300)	(2200)	(3100)	(1100)	(770)	(850)	(170)	21000	(370)	別名：あおます。切り身。その他の魚類の平均値から推計
10127	焼き	62.1	(23.3)	28.1	(1300)	(2200)	(2600)	(870)	(330)	(1200)	(1100)	(950)	(2100)	(1200)	(310)	(1400)	(760)	(1700)	(1700)	(2800)	(4100)	(1500)	(1000)	(1100)	(220)	27000	(480)	別名：あおます。切り身。その他の魚類の平均値から推計
10128	塩ます	64.6	(17.3)	20.9	(960)	(1600)	(1900)	(640)	(240)	(890)	(820)	(700)	(1500)	(920)	(230)	(1100)	(570)	(1200)	(1200)	(2100)	(3000)	(1100)	(750)	(820)	(160)	20000	(360)	別名：あおます。廃棄部位：頭部、骨、ひれ等。その他の魚類の平均値から推計
10129	水煮缶詰	69.7	(17.2)	20.7	(950)	(1600)	(1900)	(640)	(240)	(880)	(820)	(700)	(1500)	(910)	(230)	(1100)	(570)	(1300)	(1200)	(2100)	(3000)	(1100)	(740)	(810)	(160)	20000	(350)	別名：あおます。液汁を除いたもの。その他の魚類の平均値から推計
	ぎんざけ																											
10130	養殖 生	66.0	(16.8)	19.6	860	1500	1700	590	200	790	790	680	1500	960	220	1100	890	1200	1200	1900	2700	1300	810	900	150	20000	280	別名：ぎんます。切り身
10131	養殖 焼き	56.7	21.0	25.2	1100	1900	2200	750	250	1000	1000	860	1900	1200	280	1300	1100	1500	2400	3400	990	1100	160	25000	340	別名：ぎんます。切り身
	さくらます																											
10132	生	69.8	(17.3)	20.9	(960)	(1600)	(1900)	(650)	(240)	(890)	(820)	(700)	(1500)	(920)	(230)	(1100)	(570)	(1300)	(1200)	(2100)	(3000)	(1100)	(750)	(820)	(160)	20000	(360)	別名：ます。切り身。その他の魚類の平均値から推計
10133	焼き	57.4	(23.5)	28.4	(1300)	(2200)	(2600)	(880)	(330)	(1200)	(1100)	(960)	(2100)	(1400)	(310)	(1400)	(770)	(1700)	(1700)	(2800)	(4100)	(1500)	(1000)	(1100)	(220)	27000	(480)	別名：ます。切り身。その他の魚類の平均値から推計
	しろさけ																											
10134	生	72.3	(18.9)	22.3	1000	1700	2000	690	240	930	890	780	1700	1100	250	1200	1100	1400	2200	3100	1400	830	1000	180	22000	300	別名：さけ（標準和名）、あきさけ、あきあじ。切り身
10135	水煮	68.5	21.0	25.5	1200	1900	2200	760	260	1000	990	890	1900	1300	300	1400	1100	1500	1500	2400	3400	1400	890	1100	160	24000	310	別名：さけ（標準和名）、あきさけ、あきあじ。切り身
10136	焼き	64.2	23.7	29.1	1300	2200	2500	840	280	1100	1100	990	2100	1400	330	1600	1700	1700	2600	3800	1400	1000	200	28000	360	別名：さけ（標準和名）、あきさけ、あきあじ。切り身
10137	新巻き 生	67.0	(19.3)	22.8	(1000)	(1700)	(2000)	(710)	(240)	(950)	(910)	(800)	(1700)	(1100)	(260)	(1200)	(1100)	(1400)	(1400)	(2200)	(3200)	(1400)	(850)	(1000)	(190)	(23000)	(300)	別名：さけ（標準和名）、あきさけ、あきあじ。切り身。10134しろさけ/生から推計
10138	新巻き 焼き	59.5	(24.9)	29.3	(1300)	(2200)	(2600)	(910)	(310)	(1200)	(1200)	(1000)	(2200)	(1500)	(330)	(1600)	(1400)	(1800)	(1800)	(2900)	(4000)	(1500)	(1100)	(1300)	(240)	(29000)	(390)	別名：さけ（標準和名）、あきさけ、あきあじ。切り身。10134しろさけ/生から推計
10139	塩ざけ	63.6	(19.4)	22.4	1000	1700	2000	690	230	920	910	790	1700	1100	270	1200	590	1500	1500	1600	1000	1100	200	23000	310	別名：さけ（標準和名）、あきさけ、あきあじ。切り身
10140	イクラ	48.4	(28.8)	32.6	(2100)	(3200)	(2600)	(900)	(540)	(1400)	(1700)	(1400)	(3000)	(1600)	(360)	(2400)	(890)	(2000)	(2600)	(3000)	(3800)	(930)	(1800)	(1900)	–	(34000)	(510)	別名：さけ（標準和名）、あきさけ、あきあじ。10141すじこより推計
10141	すじこ	45.7	27.0	30.5	2000	3000	2400	840	500	1300	1600	1300	2800	1500	340	2300	830	1800	2400	2800	3500	870	1600	1700	–	31000	480	別名：さけ（標準和名）、あきさけ、あきあじ。卵巣を塩蔵したもの
10143	水煮缶詰	68.2	(18.0)	21.2	(970)	(1600)	(1900)	(660)	(220)	(880)	(850)	(750)	(1600)	(1100)	(240)	(1100)	(950)	(1300)	(1300)	(2100)	(2900)	(1100)	(790)	(950)	(170)	(21000)	(280)	別名：さけ（標準和名）、あきさけ、あきあじ。液汁を除いたもの。10134しろさけ/生から推計
10447	サケ節 削り節	14.3	(65.7)	77.4	(3500)	(5900)	(6900)	(2400)	(820)	(3200)	(3100)	(2700)	(5800)	(3900)	(880)	(4200)	(3800)	(4600)	(4700)	(7600)	(11000)	(4000)	(2900)	(3500)	(640)	(76000)	(1000)	10134しろさけ/生から推計
	たいせいようさけ																											
10144	養殖 皮つき 生	62.1	(17.3)	20.1	900	1500	1800	590	210	810	810	710	1500	1000	230	1100	540	1300	1300	2000	2800	1400	880	950	170	20000	280	別名：アトランティックサーモン。切り身
10433	養殖 皮つき 水煮	58.6	19.8	22.5	1100	1800	2100	720	250	970	950	840	1800	1200	290	1300	620	1500	1500	2300	3200	1400	930	1100	130	23000	320	別名：アトランティックサーモン。切り身
10434	養殖 皮つき 蒸し	60.2	20.0	23.8	1100	1800	2100	700	250	950	950	830	1800	1200	280	1300	640	1500	1500	2300	3200	1400	950	1100	140	23000	330	別名：アトランティックサーモン。切り身
10435	養殖 皮つき 電子レンジ調理	61.2	19.0	22.9	1100	1800	2100	680	240	920	910	800	1700	1100	270	1200	620	1400	1400	2200	3100	1400	900	990	140	22000	320	別名：アトランティックサーモン。切り身
10145	養殖 皮つき 焼き	54.6	19.8	24.5	1100	1800	2100	710	250	960	940	830	1800	1200	280	1300	640	1500	1500	2300	3200	1400	950	1100	150	23000	330	別名：アトランティックサーモン。切り身
10436	養殖 皮つき ソテー	54.6	22.3	25.2	1200	2000	2400	800	280	1100	1100	950	2000	1300	310	1400	720	1600	1600	2600	3600	1600	1100	150	26000	370	別名：アトランティックサーモン。切り身
10437	養殖 皮つき 天ぷら	52.6	18.2	21.0	980	1600	1800	650	240	890	870	760	1600	1100	250	1200	570	1300	1300	2100	3100	930	980	140	21000	310	別名：アトランティックサーモン。切り身
10438	養殖 皮なし 生	62.5	16.7	19.6	900	1600	1800	600	220	820	820	740	1600	1000	230	1100	540	1200	1300	1900	2700	1000	730	920	69	19000	260	別名：アトランティックサーモン。切り身。刺身と同等

アミノ酸成分表　第1表　魚介類

食品番号	食品名	水分	アミノ酸組成によるたんぱく質	たんぱく質	イソロイシン ILE	ロイシン LEU	リシン(リジン) LYS	メチオニン MET	シスチン CYS	含硫アミノ酸AAS 合計	フェニルアラニン PHE	チロシン TYR	芳香族アミノ酸AAA 合計	トレオニン(スレオニン) THR	トリプトファン TRP	バリン VAL	ヒスチジン HIS	アルギニン ARG	アラニン ALA	アスパラギン酸 ASP	グルタミン酸 GLU	グリシン GLY	プロリン PRO	セリン SER	ヒドロキシプロリン HYP	アミノ酸組成計	アンモニア	備考
			(……g……)		(……………………………………………………………………… mg ………………………………………………………………………)																								
10439	養殖 皮なし 水煮	58.7	19.1	22.7	1100	1800	2100	700	250	950	940	850	1800	1200	290	1300	620	1400	1400	2300	3200	1100	810	1000	47	22000	300	別名:アトランティックサーモン。切り身。廃棄部位:皮、小骨
10440	養殖 皮なし 蒸し	60.3	19.4	23.2	1100	1800	2100	690	250	950	960	860	1800	1200	290	1300	640	1400	1400	2300	3200	1100	830	1000	53	23000	320	別名:アトランティックサーモン。切り身。廃棄部位:皮、小骨
10441	養殖 皮なし 電子レンジ調理	60.2	18.5	22.7	1100	1700	2100	680	240	920	910	820	1700	1100	270	1200	610	1300	1400	2200	3100	1100	810	970	63	22000	310	別名:アトランティックサーモン。切り身。廃棄部位:皮、小骨
10442	養殖 皮なし 焼き	59.8	19.2	23.9	1100	1800	2100	710	260	970	940	850	1800	1100	300	1300	630	1400	1400	2300	3200	1100	820	990	59	22000	320	別名:アトランティックサーモン。切り身。廃棄部位:皮、小骨
10443	養殖 皮なし ソテー	53.2	22.3	25.8	1300	2100	2400	820	300	1100	1100	990	2100	1300	330	1500	730	1600	1600	2600	3700	1300	960	1200	71	26000	360	別名:アトランティックサーモン。切り身。廃棄部位:皮、小骨
10444	養殖 皮なし 天ぷら	54.8	17.3	20.0	950	1600	1900	620	230	850	850	710	1600	1000	250	1100	550	1200	1300	2000	3000	1100	820	940	70	20000	300	別名:アトランティックサーモン。切り身。廃棄部位:皮、小骨
	にじます																											
10146	海面養殖 皮つき 生	63.0	18.7	21.4	940	1600	1900	670	220	890	870	730	1600	1000	250	1100	870	1400	1300	2100	2900	1300	950	1000	240	22000	300	別名:スチールヘッドトラウト、サーモントラウト。切り身
10402	海面養殖 皮なし 生	67.5	17.8	20.5	970	1600	1900	650	230	880	870	760	1600	1100	240	900	900	1300	1300	2100	2900	1300	730	920	53	21000	290	別名:スチールヘッドトラウト、サーモントラウト
10147	海面養殖 皮つき 焼き	55.3	(23.9)	27.2	(1200)	(2000)	(2400)	(850)	(280)	(1100)	(1100)	(930)	(2000)	(1400)	(320)	(1400)	(1100)	(1800)	(1800)	(2700)	(3800)	(2000)	(1200)	(1300)	(300)	(28000)	(380)	別名:スチールヘッドトラウト、サーモントラウト。切り身。10146にじます/皮つき/生から推計
10148	淡水養殖 皮つき 生	74.5	(16.2)	19.7	780	1400	1600	600	200	800	750	610	1400	900	200	910	670	1200	1200	1900	2600	1500	840	880	250	19000	270	廃棄部位:頭部、内臓、骨、ひれ等(三枚下ろし)
	べにざけ																											
10149	生	71.4	(18.6)	22.5	(1000)	(1800)	(2100)	(700)	(260)	(960)	(890)	(760)	(1600)	(990)	(250)	(1100)	(610)	(1400)	(1300)	(2200)	(3300)	(1200)	(800)	(880)	(170)	(22000)	(380)	切り身。その他の魚類の平均値から推計
10150	焼き	63.4	(23.6)	28.5	(1300)	(2200)	(2600)	(880)	(330)	(1200)	(1100)	(960)	(2100)	(1300)	(310)	(1400)	(770)	(1700)	(1700)	(2800)	(4100)	(1500)	(1000)	(1100)	(220)	(27000)	(490)	切り身。その他の魚類の平均値から推計
	ますのすけ																											
10152	生	66.5	(16.2)	19.5	(900)	(1500)	(1800)	(600)	(230)	(830)	(770)	(660)	(1400)	(860)	(210)	(990)	(530)	(1200)	(1200)	(1900)	(2800)	(1100)	(700)	(760)	(150)	(19000)	(330)	別名:キングサーモン。切り身。その他の魚類の平均値から推計
10153	焼き	54.9	(21.9)	26.4	(1200)	(2100)	(2400)	(820)	(310)	(1100)	(1100)	(890)	(1900)	(1200)	(290)	(1300)	(720)	(1600)	(1600)	(2600)	(3800)	(1400)	(940)	(1000)	(200)	(25000)	(450)	別名:キングサーモン。切り身。その他の魚類の平均値から推計
	(さば類)																											
	まさば																											
10154	生	62.1	(17.8)	20.6	960	1600	1800	690	220	910	840	710	1600	1000	230	1100	1300	1200	1200	2000	2900	1100	750	930	(100)	21000	290	別名:さば。廃棄部位:頭部、内臓、骨、ひれ等(三枚下ろし)
10155	水煮	57.4	(19.6)	22.6	(1100)	(1700)	(2000)	(760)	(240)	(1000)	(930)	(780)	(1700)	(1100)	(250)	(1200)	(1400)	(1300)	(1400)	(2200)	(3200)	(1200)	(830)	(1000)	(110)	(23000)	(320)	別名:さば。切り身。10154まさば/生から推計
10156	焼き	54.1	(21.8)	25.2	(1200)	(1900)	(2300)	(840)	(270)	(1100)	(1000)	(870)	(1900)	(1300)	(280)	(1400)	(1600)	(1500)	(1500)	(2500)	(3500)	(1300)	(920)	(1100)	(120)	(25000)	(360)	別名:さば。切り身。10154まさば/生から推計
10403	フライ	47.2	(16.7)	20.0	880	1600	1600	560	220	780	810	660	1500	930	230	1000	1100	1100	1100	1800	2900	1100	850	920	94	19000	310	別名:さば。切り身。
	ごまさば																											
10404	生	70.7	(19.9)	23.0	1000	1800	2000	680	240	920	920	840	1800	1100	300	1200	1400	1400	1400	2200	3100	1200	870	1000	110	23000	330	廃棄部位:頭部、内臓、骨、ひれ等(三枚おろし)
10405	水煮	68.8	20.9	24.8	1100	1900	2200	730	250	990	980	880	1900	1200	310	1300	1500	1400	1400	2400	3300	1200	890	1100	87	24000	340	切り身
10406	焼き	60.8	25.5	31.1	1300	2300	2600	890	300	1200	1200	1100	2200	1400	360	1600	1900	1700	1700	2900	4000	1500	1100	1300	120	30000	430	切り身
10157	さば節	14.6	(64.0)	73.9	(3400)	(5700)	(6600)	(2500)	(790)	(3300)	(3000)	(2600)	(5600)	(3700)	(820)	(4100)	(4700)	(4300)	(4400)	(7300)	(10000)	(3800)	(2700)	(3300)	(360)	(74000)	(1100)	10154まさば/生から推計
	たいせいようさば																											
10158	生	54.5	15.3	17.2	830	1400	1600	520	180	700	720	660	1400	890	210	990	860	1100	1100	1700	2500	970	670	830	75	18000	270	別名:ノルウェーさば。三枚におろしたもの
10159	水煮	51.4	16.3	18.6	880	1500	1700	560	190	770	770	710	1500	960	230	1000	760	1200	1100	1900	2700	970	720	890	68	19000	260	別名:ノルウェーさば。切り身
10160	焼き	47.0	18.2	21.8	990	1700	1900	630	200	840	860	790	1600	1100	240	1200	980	1300	1300	2100	3000	1100	810	990	78	21000	320	別名:ノルウェーさば。切り身
	加工品																											
10161	塩さば	52.1	22.8	26.2	1200	2000	2300	740	250	990	1100	940	2000	1400	320	1400	1600	1600	1600	2600	3600	1200	1000	1200	170	27000	370	切り身
10162	開き干し	50.1	16.4	18.7	870	1500	1700	560	180	740	770	670	1400	930	220	1000	1100	1200	1200	1900	2700	750	860	130	19000	270	廃棄部位:頭部、骨、ひれ等
10163	しめさば	50.6	17.5	18.6	900	1500	1800	550	190	740	780	710	1600	1100	240	1100	820	1200	1200	2000	3000	1100	780	920	74	20000	270	
	缶詰																											
10164	水煮	66.0	(17.4)	20.9	(950)	(1600)	(1900)	(640)	(230)	(880)	(840)	(700)	(1500)	(930)	(240)	(1100)	(1000)	(1200)	(1200)	(2000)	(2900)	(1000)	(740)	(800)	(98)	(20000)	(320)	液汁を除いたもの。あじ、いわし、さば、にしん、ぶり類の平均値から推計
10165	みそ煮	61.0	(13.6)	16.3	(740)	(1300)	(1500)	(500)	(180)	(680)	(660)	(550)	(1200)	(730)	(190)	(850)	(780)	(950)	(970)	(1600)	(2300)	(800)	(580)	(620)	(77)	(16000)	(250)	液汁を含んだもの。あじ、いわし、さば、にしん、ぶり類の平均値から推計
10166	味付け	59.6	(17.8)	21.4	(980)	(1700)	(1900)	(660)	(240)	(910)	(860)	(720)	(1600)	(950)	(240)	(1100)	(1000)	(1300)	(1200)	(2100)	(3000)	(1100)	(760)	(820)	(100)	(21000)	(320)	液汁を除いたもの。あじ、いわし、さば、にしん、ぶり類の平均値から推計
	(さめ類)																											
	あぶらつのざめ																											
10167	生	72.4	(8.3)	16.8	(520)	(800)	(910)	(300)	(110)	(410)	(400)	(350)	(750)	(490)	(120)	(500)	(250)	(650)	(580)	(940)	(1500)	(490)	(370)	(420)	−	(9700)	(570)	別名:ふか、あぶらざめ。切り身。10168よしきりざめ/生から推計

可食部100g当たりのアミノ酸成分表

食品番号	食品名	水分	アミノ酸組成によるたんぱく質	たんぱく質	イソロイシン ILE	ロイシン LEU	リシン（リジン）LYS	メチオニン MET	シスチン CYS	含硫アミノ酸AAS 合計	フェニルアラニン PHE	チロシン TYR	芳香族アミノ酸AAA 合計	トレオニン（スレオニン）THR	トリプトファン TRP	バリン VAL	ヒスチジン HIS	アルギニン ARG	アラニン ALA	アスパラギン酸 ASP	グルタミン酸 GLU	グリシン GLY	プロリン PRO	セリン SER	ヒドロキシプロリン HYP	アミノ酸組成計	アンモニア	備考
		(……g……)			(←……………………………………………………………………………… mg ………………………………………………………………………………→)																							
	よしきりざめ																											
10168	生	79.2	(9.4)	18.9	580	900	1000	340	130	460	450	390	840	550	140	570	280	740	660	1100	1700	550	420	470	–	11000	640	別名：ふか。切り身。剰余アンモニア：310mg
10169	ふかひれ	13.0	(41.7)	83.9	(2600)	(4000)	(4500)	(1500)	(560)	(2100)	(2000)	(1700)	(3700)	(2400)	(610)	(2500)	(1200)	(3300)	(2900)	(4700)	(7500)	(2400)	(1900)	(2100)	–	(48000)	(2900)	別名：さめひれ、きんし。10168よしきりざめ/生から推計
	さより																											
10170	生	77.9	(16.2)	19.6	(900)	(1500)	(1800)	(610)	(230)	(830)	(770)	(660)	(1400)	(860)	(210)	(1000)	(530)	(1200)	(1200)	(2000)	(2800)	(1000)	(700)	(770)	(150)	(19000)	(330)	廃棄部位：頭部、内臓、骨、ひれ等（三枚下ろし）。その他の魚類の平均値から推計
	さわら																											
10171	生	68.6	18.0	20.1	1000	1600	2000	650	220	880	840	720	1600	1100	230	1100	730	1300	1300	2100	3100	1100	800	940	(98)	21000	320	切り身
10172	焼き	63.8	(21.1)	23.6	(1200)	(1900)	(2400)	(770)	(260)	(1000)	(990)	(850)	(1800)	(1200)	(270)	(1300)	(850)	(1500)	(1500)	(2500)	(3600)	(1300)	(940)	(1100)	(110)	(25000)	(370)	切り身。10171さわら/生から推計
	さんま																											
10173	皮つき 生	55.6	(16.3)	18.1	860	1500	1600	570	200	770	760	660	1400	920	220	990	1200	1200	1800	2500	1100	770	860	130	19000	280	別名：さいら。三枚におろしたもの
10407	皮なし 生	57.0	15.7	17.8	860	1400	1500	560	200	760	740	640	1400	910	210	1000	1100	1100	1800	2500	910	670	820	60	18000	260	別名：さいら
10174	皮つき 焼き	53.2	19.3	23.3	1100	1900	2000	700	260	960	910	800	1700	1100	280	1300	1500	1500	2300	3000	1100	830	1000	84	22000	320	別名：さいら。廃棄部位：頭部、内臓、骨、ひれ等。魚体全体を焼いたもの
10175	開き干し	59.7	(17.5)	19.3	(920)	(1600)	(1700)	(610)	(220)	(830)	(810)	(700)	(1500)	(980)	(240)	(1100)	(1300)	(1200)	(2000)	(2700)	(1200)	(820)	(920)	(140)	(20000)	(300)	別名：さいら。廃棄部位：頭部、骨、ひれ等。10173さんま/生から推計
10176	みりん干し	25.1	(21.6)	23.9	(1100)	(1900)	(2100)	(750)	(270)	(1000)	(1000)	(870)	(1900)	(1200)	(290)	(1300)	(1600)	(1500)	(2400)	(3400)	(1500)	(1000)	(1100)	(170)	(25000)	(370)	別名：さいら。廃棄部位：骨、ひれ等。10173さんま/生から推計
10177	缶詰 味付け	53.9	(17.1)	18.9	(900)	(1500)	(1700)	(600)	(210)	(810)	(800)	(690)	(1500)	(960)	(230)	(1100)	(1600)	(1200)	(1900)	(2700)	(1200)	(800)	(900)	(140)	(20000)	(290)	別名：さいら。液汁を除いたもの。10173さんま/生から推計
10178	缶詰 かば焼	57.0	(15.7)	17.4	(830)	(1400)	(1600)	(550)	(190)	(740)	(730)	(630)	(1400)	(890)	(210)	(950)	(1200)	(1100)	(1800)	(2400)	(1100)	(740)	(830)	(120)	(18000)	(270)	別名：さいら。液汁を含んだもの。10173さんま/生から推計
	しいら																											
10179	生	75.5	(17.7)	21.3	(980)	(1700)	(2000)	(660)	(250)	(910)	(840)	(720)	(1600)	(930)	(230)	(1100)	(580)	(1300)	(1300)	(2100)	(3100)	(1100)	(760)	(830)	(160)	(21000)	(360)	別名：まんびき。切り身。その他の魚類の平均値から推計
	（ししゃも類）																											
	ししゃも																											
10180	生干し 生	67.6	(17.4)	21.0	(960)	(1700)	(1900)	(650)	(220)	(890)	(830)	(710)	(1500)	(920)	(230)	(1100)	(580)	(1300)	(1300)	(2100)	(3000)	(1100)	(750)	(820)	(160)	(20000)	(360)	試料：ひと塩品。廃棄部位：頭部及び尾。その他の魚類の平均値から推計
10181	生干し 焼き	64.1	(20.1)	24.3	(1100)	(1900)	(2200)	(750)	(280)	(1000)	(960)	(820)	(1800)	(1100)	(260)	(1200)	(670)	(1500)	(1500)	(2400)	(3500)	(1300)	(870)	(950)	(190)	(23000)	(410)	試料：ひと塩品。廃棄部位：頭部及び尾。その他の魚類の平均値から推計
	からふとししゃも																											
10182	生干し 生	69.3	(12.6)	15.6	740	1200	1200	410	230	650	620	530	1100	730	200	900	380	920	950	1400	2000	780	660	800	(120)	15000	330	別名：カペリン。試料：ひと塩品。魚体全体
10183	生干し 焼き	66.4	(14.7)	18.2	(860)	(1400)	(1400)	(480)	(270)	(760)	(720)	(610)	(1300)	(850)	(230)	(1000)	(450)	(1100)	(1100)	(1600)	(2300)	(900)	(770)	(940)	(140)	(17000)	(380)	別名：カペリン。試料：ひと塩品。魚体全体。10182からふとししゃも/生干し/生から推計
	したびらめ																											
10184	生	78.0	(15.9)	19.2	(880)	(1500)	(1800)	(590)	(220)	(820)	(760)	(650)	(1400)	(840)	(210)	(980)	(520)	(1200)	(1100)	(1900)	(2800)	(1000)	(690)	(750)	(150)	(19000)	(330)	試料：くろうしのした、あかしたびらめ。廃棄部位：頭部、内臓、骨、ひれ等（五枚下ろし）。その他の魚類の平均値から推計
	しまあじ																											
10185	養殖 生	68.9	(18.2)	21.9	(1000)	(1700)	(2000)	(670)	(240)	(920)	(880)	(740)	(1600)	(970)	(250)	(1100)	(1000)	(1300)	(1300)	(2100)	(3000)	(1100)	(770)	(840)	(100)	(21000)	(330)	廃棄部位：頭部、内臓、骨、ひれ等（三枚下ろし）。あじ、いわし、さば、にしん、ぶり類の平均値から推計
	しらうお																											
10186	生	82.6	(11.3)	13.6	(620)	(1100)	(1200)	(420)	(160)	(580)	(540)	(460)	(990)	(600)	(150)	(690)	(370)	(830)	(810)	(1400)	(2000)	(710)	(490)	(530)	(100)	(13000)	(230)	その他の魚類の平均値から推計
	シルバー																											
10187	生	72.4	(15.4)	18.6	(850)	(1500)	(1700)	(570)	(220)	(790)	(730)	(630)	(1400)	(820)	(200)	(950)	(500)	(1100)	(1100)	(1900)	(2700)	(970)	(660)	(730)	(140)	(18000)	(320)	別名：銀ひらす、銀ワレフー。切り身。その他の魚類の平均値から推計
	すずき																											
10188	生	74.8	(16.4)	19.8	(910)	(1600)	(1800)	(610)	(230)	(840)	(780)	(670)	(1400)	(870)	(220)	(1000)	(540)	(1200)	(1200)	(2000)	(2900)	(1000)	(710)	(770)	(150)	(19000)	(340)	切り身。その他の魚類の平均値から推計
	（たい類）																											
	きだい																											
10189	生	76.9	(15.4)	18.6	(850)	(1500)	(1700)	(570)	(220)	(790)	(730)	(630)	(1400)	(820)	(200)	(950)	(500)	(1100)	(1100)	(1900)	(2700)	(970)	(660)	(730)	(140)	(18000)	(320)	別名：れんこだい。廃棄部位：頭部、内臓、骨、ひれ等（三枚下ろし）。その他の魚類の平均値から推計

可食部100g当たりのアミノ酸成分表

食品番号	食品名	水分	アミノ酸組成によるたんぱく質	たんぱく質	イソロイシン ILE	ロイシン LEU	リシン(リジン) LYS	メチオニン MET	シスチン CYS	含硫アミノ酸AAS 合計	フェニルアラニン PHE	チロシン TYR	芳香族アミノ酸AAA 合計	トレオニン(スレオニン) THR	トリプトファン TRP	バリン VAL	ヒスチジン HIS	アルギニン ARG	アラニン ALA	アスパラギン酸 ASP	グルタミン酸 GLU	グリシン GLY	プロリン PRO	セリン SER	ヒドロキシプロリン HYP	アミノ酸組成計	アンモニア	備考
		(⋯⋯ g ⋯⋯)			(⋯⋯⋯⋯⋯⋯⋯⋯⋯⋯⋯⋯⋯⋯⋯⋯⋯⋯⋯⋯⋯⋯⋯⋯ mg ⋯⋯⋯⋯⋯⋯⋯⋯⋯⋯⋯⋯⋯⋯⋯⋯⋯⋯⋯⋯⋯⋯⋯⋯)																						
くろだい																											
10190	生	71.4	(16.9)	20.4	(940)	(1600)	(1900)	(630)	(240)	(870)	(810)	(690)	(1500)	(900)	(220)	(1000)	(550)	(1200)	(1200)	(2000)	(3000)	(1100)	(730)	(800)	(160)	(20000)	(350)	別名:ちぬ。廃棄部位:頭部、内臓、骨、ひれ等(三枚下ろし)。その他の魚類の平均値から推計
ちだい																											
10191	生	76.8	(16.6)	19.4	900	1500	1800	610	210	820	780	700	1500	950	230	1000	480	1300	1200	1900	2900	1100	760	870	130	19000	270	別名:はなだい。三枚におろしたもの
まだい																											
10192	天然　生	72.2	17.8	20.6	1000	1700	2000	640	230	880	850	730	1600	1000	230	1100	550	1300	1200	2200	3000	980	750	900	(160)	21000	330	廃棄部位:頭部、内臓、骨、ひれ等(三枚下ろし)
10193	養殖　皮つき　生	68.5	18.1	20.9	970	1700	2000	630	220	850	860	750	1600	1000	240	1100	580	1400	1300	2100	3100	1000	820	940	150	21000	300	廃棄部位:頭部、内臓、骨、ひれ等(三枚下ろし)
10194	養殖　皮つき　水煮	65.0	(19.1)	22.2	(1000)	(1800)	(2100)	(670)	(240)	(900)	(910)	(800)	(1700)	(1100)	(260)	(1200)	(620)	(1400)	(1400)	(2300)	(3300)	(1300)	(870)	(1000)	(160)	(22000)	(320)	頭部、内臓等を除き水煮したもの。廃棄部位:骨、ひれ等。10193まだい/養殖/生から推計
10195	養殖　皮つき　焼き	63.8	(19.6)	22.7	(1100)	(1800)	(2100)	(680)	(240)	(930)	(930)	(820)	(1800)	(1100)	(260)	(1200)	(630)	(1500)	(1400)	(2300)	(3400)	(1300)	(890)	(1000)	(170)	(23000)	(330)	内臓等を除き焼いたもの。廃棄部位:頭部、骨、ひれ等。10193まだい/養殖/生から推計
10408	養殖　皮なし　生	71.9	(18.5)	21.2	1000	1700	2000	670	240	920	890	790	1600	1100	270	1200	620	1300	1300	2200	3200	1100	750	960	67	21000	320	
たかさご																											
10196	生	76.7	(16.7)	20.2	(930)	(1600)	(1900)	(620)	(240)	(860)	(800)	(680)	(1500)	(890)	(220)	(1000)	(550)	(1200)	(1200)	(2000)	(2900)	(1100)	(720)	(790)	(160)	(19000)	(340)	別名:ぐるくん。廃棄部位:頭部、内臓、骨、ひれ等(三枚下ろし)。その他の魚類の平均値から推計
たかべ																											
10197	生	71.0	(15.5)	18.7	(860)	(1500)	(1700)	(580)	(220)	(800)	(740)	(630)	(1400)	(820)	(210)	(950)	(510)	(1100)	(1100)	(1900)	(2700)	(970)	(670)	(730)	(140)	(18000)	(320)	廃棄部位:頭部、内臓、骨、ひれ等(三枚下ろし)。その他の魚類の平均値から推計
たちうお																											
10198	生	61.6	(14.6)	16.5	810	1300	1600	590	190	780	660	630	1300	850	180	900	440	1000	1000	1800	2500	830	610	770	(130)	17000	250	廃棄部位:頭部、内臓、骨、ひれ等(三枚下ろし)
(たら類)																											
すけとうだら																											
10199	生	81.6	14.2	17.4	680	1200	1500	550	190	740	630	580	1200	780	180	780	420	1100	1000	1700	2500	1100	670	850	140	17000	230	別名:すけそう、すけそうだら、すけとう。三枚におろしたもの
10409	フライ	61.9	16.5	19.2	820	1500	1600	570	220	790	780	660	1400	880	210	950	490	1100	900	1900	3200	1100	880	1000	120	19000	310	切り身
10200	すり身	75.1	(14.3)	17.5	(690)	(1300)	(1500)	(550)	(190)	(740)	(630)	(590)	(1200)	(780)	(180)	(780)	(430)	(1100)	(1000)	(1700)	(2500)	(1100)	(670)	(860)	(140)	(17000)	(230)	10199すけとうだら/生から推計
10201	すきみだら	38.2	(33.0)	40.5	(1600)	(2900)	(3500)	(1300)	(440)	(1700)	(1500)	(1400)	(2800)	(1800)	(420)	(1800)	(990)	(2400)	(2400)	(3900)	(5700)	(2500)	(1500)	(2000)	(320)	(38000)	(540)	10199すけとうだら/生から推計
10202	たらこ　生	65.2	21.0	24.0	1300	2200	1800	510	310	820	960	1100	2100	1200	280	1500	530	1200	1300	1900	3900	890	1400	1500	–	24000	370	別名:もみじこ
10203	たらこ　焼き	58.6	(24.8)	28.3	(1600)	(2600)	(2200)	(600)	(370)	(970)	(1100)	(1300)	(2500)	(1400)	(330)	(1700)	(620)	(1400)	(2100)	(2300)	(4600)	(1000)	(1700)	(1800)	–	(29000)	(440)	別名:もみじこ。10202たらこ/生から推計
10204	からしめんたいこ	66.6	(18.4)	21.0	(1200)	(1900)	(1600)	(450)	(270)	(720)	(840)	(980)	(1800)	(1100)	(250)	(1300)	(460)	(1100)	(1300)		(3400)	(780)	(1300)	(1300)	–	(21000)	(320)	10202たらこ/生から推計
まだら																											
10205	生	80.9	(14.2)	17.6	710	1300	1500	530	190	720	650	610	1300	790	180	800	440	1100	1000	1700	2500	960	630	840	110	17000	230	別名:たら。切り身
10206	焼き	72.8	(20.4)	25.2	(1000)	(1800)	(2200)	(760)	(270)	(970)	(930)	(870)	(1800)	(1100)	(260)	(1100)	(630)	(1600)	(1400)	(2400)	(3600)	(1400)	(900)	(1200)	(150)	(24000)	(340)	別名:たら。切り身。10205まだら/生から推計
10207	しらこ　生	83.8	(7.3)	13.4	(350)	(720)	(1000)	(240)	(110)	(350)	(300)	(280)	(580)	(450)	(42)	(530)	(180)	(840)	(640)	(620)	(1000)	(550)	(320)	(370)	–	(8500)	(0)	別名:たら。NILSアミノ酸成分表より推計
10208	塩だら	82.1	(12.3)	15.2	(610)	(1100)	(1300)	(460)	(160)	(620)	(560)	(520)	(1100)	(690)	(150)	(690)	(380)	(940)	(880)	(1500)	(2100)	(830)	(540)	(730)	(92)	(14000)	(200)	別名:たら。切り身。10205まだら/生から推計
10209	干しだら	18.5	(59.1)	73.2	(2900)	(5300)	(6400)	(2200)	(780)	(3000)	(2700)	(2500)	(5200)	(3300)	(740)	(3300)	(1700)	(4500)	(4200)	(7100)	(10000)	(4000)	(2600)	(3500)	(440)	(69000)	(970)	別名:たら。試料:無頭開き干し品。廃棄部位:骨、皮等。10205まだら/生から推計
加工品																											
10210	でんぶ	26.9	(20.6)	25.5	(1000)	(1900)	(2200)	(770)	(270)	(1000)	(940)	(880)	(1800)	(1100)	(250)	(1200)	(640)	(1600)	(1500)	(2500)	(3600)	(1400)	(920)	(1200)	(150)	(24000)	(340)	別名:茶でんぶ、しょうゆでんぶ。試料:しょうゆ添加品。10205まだら/生から推計
10448	桜でんぶ	5.6	(9.6)	10.6	410	960	1000	320	130	450	460	380	840	570	120	610	260	710	660	1200	1800	490	420	570	23	11000	160	
ちか																											
10211	生	78.3	(16.2)	19.5	(900)	(1500)	(1800)	(600)	(230)	(830)	(770)	(660)	(1400)	(860)	(210)	(990)	(530)	(1200)	(1200)	(1900)	(2800)	(1000)	(700)	(760)	(150)	(19000)	(330)	廃棄部位:頭部、内臓、骨、ひれ等(三枚下ろし)。その他の魚類の平均値から推計

可食部100g当たりのアミノ酸成分表

アミノ酸成分表 第1表 魚介類

表中の単位は、水分・アミノ酸組成によるたんぱく質・たんぱく質は (g)、その他は (mg)。

食品番号	食品名	水分	アミノ酸組成によるたんぱく質	たんぱく質	イソロイシン ILE	ロイシン LEU	リシン（リジン） LYS	メチオニン MET	シスチン CYS	含硫アミノ酸 AAS 合計	フェニルアラニン PHE	チロシン TYR	芳香族アミノ酸 AAA 合計	トレオニン（スレオニン） THR	トリプトファン TRP	バリン VAL	ヒスチジン HIS	アルギニン ARG	アラニン ALA	アスパラギン酸 ASP	グルタミン酸 GLU	グリシン GLY	プロリン PRO	セリン SER	ヒドロキシプロリン HYP	アミノ酸組成計	アンモニア	備考
	どじょう																											
10213	生	79.1	(13.5)	16.1	750	1200	1400	450	170	620	660	500	1200	740	160	840	370	1000	1000	1600	2200	1200	760	730	–	16000	290	魚体全体
10214	水煮	77.9	(14.3)	17.1	(790)	(1300)	(1400)	(480)	(180)	(660)	(700)	(530)	(1200)	(780)	(170)	(890)	(390)	(1100)	(1100)	(1700)	(2300)	(1300)	(810)	(780)	–	(17000)	(310)	魚体全体。10213どじょう/生から推計
	とびうお																											
10215	生	76.9	18.0	21.0	1100	1700	2000	680	270	940	840	750	1600	980	250	1200	1100	1300	1200	2100	2900	970	670	840	(160)	21000	440	廃棄部位:頭部、内臓、骨、ひれ等（三枚下ろし）
10421	煮干し	12.5	68.0	80.0	3800	6400	7400	2300	850	3100	3300	2900	6200	4000	930	4200	3000	4700	4700	8200	12000	3900	2900	3600	300	79000	1100	別名:あご。頭部等を除いたもの
10422	焼き干し	11.8	61.5	73.4	3200	5600	6300	1700	720	2800	2800	2500	5300	3500	780	3600	2500	4600	4500	7200	11000	4400	3000	3300	670	72000	990	別名:あご、焼きあご。頭部等を除いたもの
	ナイルティラピア																											
10212	生	73.5	17.0	19.8	990	1600	1900	610	250	860	810	690	1500	940	220	1000	490	1200	1200	2000	3100	1200	700	780	(150)	20000	330	別名:いずみだい、ちかだい、テラピア。切り身
	なまず																											
10216	生	72.0	(15.5)	18.4	(680)	(1200)	(1400)	(510)	(150)	(660)	(650)	(530)	(1200)	(790)	(150)	(780)	(650)	(1200)	(1300)	(1600)	(2400)	(1800)	(1100)	(790)	(520)	(18000)	(220)	試料:なまず（国産）、アメリカなまず。廃棄部位:頭部、内臓、骨、ひれ等（三枚下ろし）。10067うなぎ/養殖/生から推計
	にぎす																											
10217	生	78.5	(15.5)	18.7	(860)	(1500)	(1700)	(580)	(220)	(800)	(740)	(660)	(1400)	(820)	(200)	(950)	(510)	(1100)	(1100)	(1900)	(2700)	(970)	(670)	(730)	(140)	(18000)	(320)	廃棄部位:頭部、内臓、骨、ひれ等（三枚下ろし）。その他の魚類の平均値から推計
	にしん																											
10218	生	66.1	(14.8)	17.4	870	1400	1700	560	220	780	720	610	1300	820	200	1000	460	1100	1100	1800	2500	830	620	700	(85)	17000	260	別名:かどいわし。廃棄部位:頭部、内臓、骨、ひれ等（三枚下ろし）
10219	身欠きにしん	60.6	(17.8)	20.9	(1000)	(1700)	(2000)	(670)	(270)	(940)	(870)	(730)	(1600)	(980)	(240)	(1200)	(550)	(1300)	(1300)	(2100)	(3000)	(1000)	(750)	(840)	(100)	(21000)	(310)	別名:かどいわし。廃棄部位:頭部、内臓、骨、ひれ等。10218にしん/生から推計
10220	開き干し	59.8	(15.7)	18.5	(930)	(1500)	(1800)	(590)	(240)	(830)	(770)	(650)	(1400)	(870)	(210)	(1100)	(480)	(1100)	(1100)	(1900)	(2600)	(890)	(660)	(750)	(90)	(18000)	(270)	別名:かどいわし。廃棄部位:頭部、骨、ひれ等。10218にしん/生から推計
10221	くん製	43.9	(19.6)	23.1	(1200)	(1900)	(2200)	(740)	(300)	(1000)	(960)	(810)	(1800)	(1100)	(260)	(1300)	(600)	(1400)	(1400)	(2300)	(3300)	(1100)	(830)	(930)	(110)	(23000)	(340)	別名:かどいわし。廃棄部位:頭部、骨、ひれ等。10218にしん/生から推計
10222	かずのこ 生	66.1	(27.1)	25.2	(1500)	(2800)	(2100)	(760)	(610)	(1400)	(1400)	(1400)	(2800)	(1900)	(520)	(2100)	(1800)	(2100)	(3000)	(4200)	(4200)	(1800)	(1600)	(1600)	–	(32000)	(0)	別名:かどいわし。NILSアミノ酸成分表より推計
10223	かずのこ 乾	16.5	(70.1)	65.2	(3800)	(7300)	(5400)	(2000)	(1600)	(3600)	(3700)	(3700)	(7400)	(5000)	(1300)	(5400)	(4600)	(5400)	(7700)	(11000)	(11000)	(3100)	(4600)	(4200)	–	(82000)	(0)	別名:かどいわし。NILSアミノ酸成分表より推計
10224	かずのこ 塩蔵 水戻し	80.0	(16.1)	15.0	(860)	(1700)	(1300)	(450)	(360)	(810)	(850)	(810)	(1700)	(1100)	(310)	(1200)	(420)	(1100)	(1800)	(2500)	(2100)	(710)	(1100)	(970)	–	(19000)	(0)	別名:かどいわし。NILSアミノ酸成分表より推計
	はぜ																											
10225	生	79.4	(16.1)	19.1	940	1600	1700	590	250	840	830	680	1500	880	200	990	460	1100	1100	2000	2800	980	590	760	(150)	19000	360	廃棄部位:頭部、内臓、骨、ひれ等（三枚下ろし）
10226	つくだ煮	23.2	(20.5)	24.3	(1200)	(1900)	(2200)	(750)	(320)	(1100)	(1100)	(860)	(1900)	(1100)	(260)	(1300)	(590)	(1400)	(1500)	(2500)	(3600)	(1200)	(750)	(970)	(190)	(24000)	(450)	10225はぜ/生から推計
10227	甘露煮	29.5	(17.8)	21.1	(1000)	(1700)	(1900)	(650)	(280)	(930)	(910)	(750)	(1700)	(970)	(230)	(1100)	(520)	(1200)	(1300)	(2200)	(3100)	(1100)	(650)	(840)	(170)	(21000)	(390)	10225はぜ/生から推計
	はたはた																											
10228	生	78.8	(12.8)	14.1	670	1200	1300	460	160	610	570	500	1100	710	160	730	330	980	930	1500	2200	970	610	720	250	15000	230	三枚におろしたもの
10229	生干し	71.1	14.8	16.7	720	1300	1500	500	160	670	660	580	1300	850	170	850	390	1100	1100	1800	2600	1200	770	900	200	17000	240	廃棄部位:頭部、骨、ひれ等
	はまふえふき																											
10230	生	77.7	(17.0)	20.5	(940)	(1600)	(1900)	(630)	(240)	(870)	(810)	(690)	(1500)	(900)	(220)	(1000)	(560)	(1200)	(1200)	(2000)	(3000)	(1100)	(730)	(800)	(160)	(20000)	(350)	別名:たまみ。廃棄部位:頭部、内臓、骨、ひれ等（三枚下ろし）。その他の魚類の平均値から推計
	はも																											
10231	生	71.0	(18.9)	22.3	1100	1800	2300	670	270	940	840	780	1600	980	240	1200	620	1400	1300	2300	3300	1200	850	880	(170)	22000	380	切り身
	ひらまさ																											
10233	生	71.1	(18.8)	22.6	(1000)	(1800)	(2100)	(700)	(250)	(950)	(910)	(760)	(1700)	(1000)	(260)	(1100)	(1300)	(1300)	(1300)	(2200)	(3300)	(1100)	(800)	(870)	(110)	(22000)	(340)	切り身。あじ、いわし、さば、にしん、ぶり類の平均値から推計
	ひらめ																											
10234	天然 生	76.8	(17.6)	20.0	(940)	(1600)	(1900)	(640)	(210)	(830)	(830)	(720)	(1600)	(1000)	(220)	(1100)	(540)	(1300)	(1300)	(2100)	(3000)	(1100)	(820)	(820)	(170)	(21000)	(290)	廃棄部位:頭部、内臓、骨、ひれ等（五枚下ろし）。10410ひらめ/養殖/生から推計
10235	養殖 皮つき 生	73.7	19.0	21.6	1000	1700	2000	670	220	890	890	780	1600	1100	230	1100	580	1400	1400	2200	3200	1300	880	1000	190	22000	310	廃棄部位:頭部、内臓、骨、ひれ等（五枚下ろし）。10237まふぐ/生から推計
10410	養殖 皮なし 生	76.0	17.5	21.2	970	1700	2000	630	230	870	850	770	1600	1100	240	1100	570	1300	1200	2100	3100	940	700	970	54	20000	300	廃棄部位:頭部、内臓、骨、ひれ等（五枚下ろし）

可食部100g当たりのアミノ酸成分表

食品番号	食品名	水分	アミノ酸組成によるたんぱく質	たんぱく質	イソロイシン ILE	ロイシン LEU	リシン(リジン) LYS	メチオニン MET	シスチン CYS	含硫アミノ酸AAS 合計	フェニルアラニン PHE	チロシン TYR	芳香族アミノ酸AAA 合計	トレオニン(スレオニン) THR	トリプトファン TRP	バリン VAL	ヒスチジン HIS	アルギニン ARG	アラニン ALA	アスパラギン酸 ASP	グルタミン酸 GLU	グリシン GLY	プロリン PRO	セリン SER	ヒドロキシプロリン HYP	アミノ酸組成計	アンモニア	備考
		(……… g ………)			(……… mg ……)																							
	(ふぐ類)																											
	とらふぐ																											
10236	養殖　生	78.9	(15.9)	19.3	(950)	(1500)	(1800)	(560)	(240)	(800)	(700)	(660)	(1400)	(870)	(220)	(1000)	(460)	(1200)	(1200)	(1800)	(2600)	(1100)	(760)	(790)	(150)	(19000)	(410)	切り身(皮なし)。10237まふぐ/生から推計
	まふぐ																											
10237	生	79.3	(15.6)	18.9	930	1500	1700	540	240	780	680	650	1300	860	220	1000	450	1200	1100	1800	2600	1100	740	780	(150)	18000	400	切り身(皮なし)
	ふな																											
10238	生	78.0	15.3	18.2	890	1500	1700	550	200	750	780	630	1400	820	180	970	520	1100	1100	1900	2600	1000	610	750	–	18000	340	廃棄部位:頭部、内臓、骨、ひれ等(三枚下ろし)
10239	水煮	75.6	(17.1)	20.3	(990)	(1700)	(1900)	(610)	(200)	(840)	(870)	(700)	(1600)	(920)	(200)	(1100)	(590)	(1200)	(1200)	(2100)	(2900)	(1100)	(680)	(830)	–	(20000)	(380)	内臓等を除去後水煮したもの。廃棄部位:頭部、骨、ひれ等。10238ふな/生から推計
10240	甘露煮	28.7	(13.1)	15.5	(760)	(1300)	(1500)	(470)	(170)	(640)	(670)	(540)	(1200)	(700)	(150)	(820)	(450)	(920)	(950)	(1600)	(2200)	(860)	(520)	(630)	–	(15000)	(290)	10238ふな/生から推計
10449	ふなずし	57.0	(19.1)	21.3	820	1700	1400	570	250	820	860	730	1600	1000	230	1200	460	1300	1700	1700	3200	2300	1400	1200	480	22000	330	
	ぶり																											
10241	成魚　生	59.6	18.6	21.4	1000	1700	2000	680	230	910	870	740	1600	1000	250	1200	1700	1300	1300	2100	2800	1100	790	930	(100)	22000	300	切り身
10242	成魚　焼き	51.8	(22.7)	26.2	(1300)	(2000)	(2400)	(830)	(290)	(1100)	(1100)	(900)	(2000)	(1300)	(310)	(1400)	(2100)	(1500)	(1600)	(2600)	(3500)	(1300)	(970)	(1100)	(130)	(26000)	(370)	切り身。10241ぶり/成魚/生から推計
10243	はまち　養殖　皮つき　生	61.5	(17.8)	20.7	920	1500	1800	590	200	790	800	680	1500	900	230	1100	1300	1300	1300	2100	2800	1300	890	910	200	21000	280	切り身
10411	はまち　養殖　皮なし　生	66.4	17.6	21.0	990	1600	1900	600	220	820	820	720	1500	1100	250	1100	1500	1300	1300	2000	2800	990	720	880	64	20000	290	
	ほうぼう																											
10244	生	74.9	(16.2)	19.6	(900)	(1500)	(1800)	(610)	(230)	(830)	(770)	(660)	(1400)	(860)	(210)	(1000)	(530)	(1200)	(1200)	(2000)	(2800)	(1000)	(700)	(770)	(150)	(19000)	(330)	廃棄部位:頭部、内臓、骨、ひれ等(三枚下ろし)。その他の魚類の平均値から推計
	ホキ																											
10245	生	80.4	(14.1)	17.0	(780)	(1300)	(1600)	(530)	(200)	(720)	(670)	(570)	(1200)	(750)	(190)	(860)	(460)	(1000)	(1000)	(1700)	(2500)	(890)	(610)	(660)	(130)	(16000)	(290)	切り身。その他の魚類の平均値から推計
	ほっけ																											
10246	生	77.1	(15.4)	17.3	880	1500	1800	530	190	720	720	660	1400	890	180	980	530	1100	1100	1800	2700	800	640	820	(130)	18000	310	廃棄部位:頭部、内臓、骨、ひれ等(三枚下ろし)
10247	塩ほっけ	72.4	(16.1)	18.1	(920)	(1600)	(1900)	(560)	(200)	(750)	(760)	(690)	(1400)	(930)	(190)	(1000)	(550)	(1100)	(1100)	(1900)	(2800)	(830)	(660)	(860)	(140)	(19000)	(330)	廃棄部位:骨、ひれ、皮等。10246ほっけ/生から推計
10248	開き干し　生	67.0	18.0	20.6	950	1700	1900	630	220	860	840	750	1600	1100	220	1100	550	1300	1300	2100	3100	920	820	1100	140	21000	310	廃棄部位:頭部、骨、ひれ等
10412	開き干し　焼き	63.7	19.6	23.1	1000	1800	2100	680	240	920	920	820	1700	1100	240	1200	590	1400	1400	2300	3300	1400	910	1100	160	23000	330	廃棄部位:頭部、骨、ひれ等
	ぼら																											
10249	生	74.7	15.5	19.2	910	1500	1700	540	240	780	710	610	1300	850	210	1000	600	1100	1200	1900	2600	960	650	740	(150)	18000	350	廃棄部位:頭部、内臓、骨、ひれ等(三枚下ろし)
	ほんもろこ																											
10251	生	75.1	(14.8)	17.5	(860)	(1400)	(1700)	(530)	(190)	(720)	(750)	(610)	(1400)	(790)	(170)	(930)	(500)	(1000)	(1100)	(1800)	(2500)	(970)	(590)	(720)	–	(17000)	(320)	別名:もろこ。魚体全体。10238ふな/生から推計
	(まぐろ類)																											
	きはだ																											
10252	生	74.0	(20.6)	24.3	1100	1800	2100	720	240	960	910	830	1700	1200	270	1200	2100	1400	1400	2300	3300	1100	840	1000	(91)	24000	310	別名:きはだまぐろ、きわだ。切り身(皮なし)
	くろまぐろ																											
10253	天然　赤身　生	70.4	22.3	26.4	1200	2000	2300	760	260	1000	980	890	1900	1200	300	1400	2500	1500	1400	2500	3500	1100	870	1100	(99)	26000	350	別名:まぐろ、ほんまぐろ、しび。切り身(皮なし)
10254	天然　脂身　生	51.4	16.7	20.1	910	1500	1800	570	210	780	750	680	1400	920	230	1100	1700	1300	1400	1800	2500	930	710	800	(75)	19000	270	別名:まぐろ、ほんまぐろ、しび、とろ。切り身(皮なし)
10450	養殖　赤身　生	68.8	20.5	24.8	1100	1800	2200	690	250	940	900	850	1700	1100	290	1300	2300	1400	1500	2300	3200	1100	840	1000	52	24000	330	別名:まぐろ、ほんまぐろ、しび。蓄養を含む。切り身
10451	養殖　赤身　水煮	64.1	22.5	27.2	950	2100	2500	780	270	1100	990	870	1800	1300	320	1400	2300	1500	1500	2400	3500	1100	880	1000	43	26000	360	別名:まぐろ、ほんまぐろ、しび。蓄養を含む。切り身
10452	養殖　赤身　蒸し	62.0	22.9	28.0	1000	2100	2400	800	280	1100	950	870	1800	1300	340	1400	2300	1600	1500	2400	3500	1100	900	1000	43	27000	360	別名:まぐろ、ほんまぐろ、しび。蓄養を含む。切り身
10453	養殖　赤身　電子レンジ調理	60.0	24.9	30.4	1200	2200	2700	850	300	1200	1000	950	2000	1400	360	1600	2600	1600	1700	2600	3900	1200	970	1200	44	29000	400	別名:まぐろ、ほんまぐろ、しび。蓄養を含む。切り身
10454	養殖　赤身　焼き	59.6	24.0	29.0	1100	2100	2600	830	300	1200	1000	950	2000	1400	350	1500	2600	1600	1600	2500	3700	1100	940	1100	50	28000	380	別名:まぐろ、ほんまぐろ、しび。蓄養を含む。切り身
10455	養殖　赤身　ソテー	61.6	23.1	28.0	1100	2000	2500	780	270	1100	1000	900	1900	1300	330	1400	2500	1600	1600	2500	3600	1100	920	1100	53	27000	370	別名:まぐろ、ほんまぐろ、しび。蓄養を含む。切り身。植物油(なたね油)
10456	養殖　赤身　天ぷら	57.8	20.7	25.1	920	1900	2200	700	250	960	930	830	1800	1200	290	1300	2300	1400	1400	2300	3300	1100	850	1000	38	24000	350	別名:まぐろ、ほんまぐろ、しび。蓄養を含む。切り身。植物油(なたね油)

可食部100g当たりのアミノ酸成分表

食品番号	食品名	水分	アミノ酸組成によるたんぱく質	たんぱく質	イソロイシン ILE	ロイシン LEU	リシン(リジン) LYS	メチオニン MET	シスチン CYS	含硫アミノ酸AAS 合計	フェニルアラニン PHE	チロシン TYR	芳香族アミノ酸AAA 合計	トレオニン(スレオニン) THR	トリプトファン TRP	バリン VAL	ヒスチジン HIS	アルギニン ARG	アラニン ALA	アスパラギン酸 ASP	グルタミン酸 GLU	グリシン GLY	プロリン PRO	セリン SER	ヒドロキシプロリン HYP	アミノ酸組成計	アンモニア	備考
	びんなが																											
10255	生	71.8	21.6	26.0	1200	2000	2300	750	290	1000	1000	910	1900	1300	320	1400	1600	1500	1500	2400	3400	1200	890	1100	50	25000	350	別名:びんちょう、とんぼ、びんながまぐろ。切り身(皮なし)
	みなみまぐろ																											
10256	赤身 生	77.0	16.9	21.6	950	1600	1800	580	220	800	780	740	1500	980	260	1100	1200	1200	1200	1900	2700	900	680	870	27	20000	280	別名:インドまぐろ。切り身(皮なし)
10257	脂身 生	50.3	16.6	20.3	930	1500	1800	560	210	780	770	710	1500	970	240	1100	1200	1200	1200	1900	2600	980	720	830	60	19000	270	別名:インドまぐろ、とろ。切り身(皮なし)
	めじまぐろ																											
10258	生	68.7	(20.4)	25.2	(1100)	(1900)	(2200)	(710)	(260)	(980)	(940)	(830)	(1800)	(1100)	(300)	(1300)	(1900)	(1400)	(1400)	(2300)	(3200)	(1200)	(860)	(920)	(83)	(24000)	(340)	くろまぐろの幼魚。別名:まめじ。切り身(皮なし)。高度回遊魚の平均値から推計
	めばち																											
10425	赤身 生	72.2	(21.9)	25.4	1200	2000	2300	760	270	1000	1000	930	1900	1300	320	1400	1700	1500	1500	2500	3500	1200	900	1100	68	25000	350	別名:ばちまぐろ、めばちまぐろ。切り身(皮なし)
10426	脂身 生	67.8	20.0	23.9	1000	1800	2100	680	250	920	910	830	1700	1200	280	1400	1500	1400	1400	2200	3100	1300	880	1000	120	23000	320	別名:ばちまぐろ、めばちまぐろ、とろ。切り身(皮なし)
	缶詰																											
10260	水煮 フレーク ライト	82.0	(13.0)	16.0	(700)	(1200)	(1400)	(450)	(170)	(620)	(600)	(530)	(1100)	(700)	(190)	(820)	(1200)	(900)	(890)	(1500)	(2000)	(750)	(540)	(590)	(53)	(15000)	(220)	別名:ツナ缶。原材料:きはだ。液汁を含んだもの。高度回遊魚の平均値から推計
10261	水煮 フレーク ホワイト	77.6	(14.8)	18.3	(800)	(1400)	(1600)	(520)	(190)	(710)	(680)	(600)	(1300)	(800)	(210)	(920)	(1300)	(1000)	(1000)	(1700)	(2300)	(850)	(620)	(670)	(60)	(17000)	(250)	別名:ツナ缶。材料:びんなが。液汁を含んだもの。高度回遊魚の平均値から推計
10262	味付け フレーク	65.7	(15.4)	19.0	(830)	(1400)	(1600)	(540)	(200)	(740)	(710)	(630)	(1300)	(830)	(220)	(950)	(1400)	(1100)	(1100)	(1700)	(2400)	(890)	(650)	(650)	(90)	(18000)	(260)	別名:ツナ缶。液汁を含んだもの。高度回遊魚平均値から推計
10263	油漬 フレーク ライト	59.1	(14.4)	17.7	(770)	(1300)	(1500)	(500)	(200)	(690)	(660)	(580)	(1200)	(770)	(210)	(890)	(1300)	(990)	(990)	(1600)	(2400)	(830)	(600)	(650)	(58)	(17000)	(240)	別名:ツナ缶。原材料:きはだ。液汁を含んだもの。高度回遊魚の平均値から推計
10264	油漬 フレーク ホワイト	56.0	(15.3)	18.8	(820)	(1400)	(1600)	(530)	(200)	(730)	(700)	(620)	(1300)	(820)	(220)	(940)	(1400)	(1100)	(1000)	(1700)	(2400)	(880)	(640)	(640)	(62)	(18000)	(260)	別名:ツナ缶。原材料:びんなが。液汁を含んだもの。高度回遊魚の平均値から推計
	マジェランあいなめ																											
10265	生	62.8	(11.0)	13.3	(610)	(1000)	(1200)	(410)	(160)	(570)	(520)	(450)	(970)	(580)	(140)	(680)	(360)	(810)	(790)	(1300)	(1900)	(690)	(470)	(520)	(100)	(13000)	(230)	別名:メロ、おおくち、マゼランあいなめ。切り身。高度回遊魚の平均値から推計
	まながつお																											
10266	生	70.8	(13.9)	17.1	(750)	(1300)	(1500)	(480)	(180)	(660)	(640)	(560)	(1200)	(740)	(190)	(860)	(1300)	(960)	(950)	(1600)	(2200)	(800)	(580)	(630)	(56)	(16000)	(230)	廃棄部位:頭部、内臓、骨、ひれ等(三枚下ろし)。高度回遊魚の平均値から推計
	みなみくろたち																											
10232	生	73.8	(18.0)	21.7	(1000)	(1700)	(2000)	(670)	(250)	(920)	(860)	(730)	(1600)	(950)	(240)	(1100)	(590)	(1300)	(1300)	(2200)	(3100)	(1100)	(770)	(850)	(170)	(21000)	(370)	別名:バラクータ、みなみおおすみやき、おおしびかます。切り身。高度回遊魚の平均値から推計
	みなみだら																											
10267	生	81.9	(13.6)	16.4	(750)	(1300)	(1400)	(510)	(190)	(700)	(650)	(550)	(1200)	(720)	(180)	(830)	(440)	(990)	(980)	(1700)	(2400)	(850)	(590)	(640)	(130)	(16000)	(280)	切り身。高度回遊魚の平均値から推計
	むつ																											
10268	生	69.7	(14.5)	16.7	770	1400	1600	540	180	720	700	610	1300	850	180	840	510	1000	1000	1800	2600	790	620	810	(130)	17000	260	切り身
10269	水煮	68.3	(19.3)	22.2	(1000)	(1800)	(2200)	(710)	(240)	(950)	(930)	(810)	(1700)	(1100)	(240)	(1100)	(680)	(1400)	(1300)	(2400)	(3400)	(1000)	(820)	(1100)	(170)	(22000)	(350)	切り身。10268むつ/生から推計
	めじな																											
10270	生	74.7	(16.1)	19.4	(890)	(1500)	(1800)	(600)	(230)	(830)	(770)	(650)	(1400)	(850)	(210)	(990)	(530)	(1200)	(1200)	(2000)	(2800)	(690)	(700)	(760)	(150)	(19000)	(330)	別名:ぐれ。切り身。その他の魚類の平均値から推計
	めばる																											
10271	生	77.2	(15.6)	18.1	910	1500	1800	590	230	820	770	640	1400	850	200	970	420	1100	1100	2000	2700	840	570	770	(140)	18000	310	廃棄部位:頭部、内臓、骨、ひれ等(三枚下ろし)
	メルルーサ																											
10272	生	81.1	14.6	17.0	850	1400	1700	570	210	780	690	620	1300	790	190	930	370	1100	1100	2000	2700	750	540	620	(130)	17000	300	別名:ヘイク。切り身。廃棄部位:皮
	やまめ																											
10275	養殖 生	75.6	(15.1)	18.4	(720)	(1300)	(1500)	(560)	(180)	(740)	(700)	(570)	(1300)	(840)	(190)	(850)	(630)	(1100)	(1100)	(1800)	(2400)	(1400)	(780)	(820)	(230)	(18000)	(250)	別名:やまべ。廃棄部位:頭部、内臓、骨、ひれ等(三枚下ろし)。10148にじます/淡水養殖/生から推計

可食部100g当たりのアミノ酸成分表

可食部100g当たり

食品番号	食品名	水分	アミノ酸組成によるたんぱく質	たんぱく質	イソロイシン ILE	ロイシン LEU	リシン（リジン）LYS	メチオニン MET	シスチン CYS	含硫アミノ酸AAS 合計	フェニルアラニン PHE	チロシン TYR	芳香族アミノ酸AAA 合計	トレオニン（スレオニン）THR	トリプトファン TRP	バリン VAL	ヒスチジン HIS	アルギニン ARG	アラニン ALA	アスパラギン酸 ASP	グルタミン酸 GLU	グリシン GLY	プロリン PRO	セリン SER	ヒドロキシプロリン HYP	アミノ酸組成計	アンモニア	備考
		(……g……)			(……………………………………………………………………………………………… mg …………………………………………………………………………………………)																							
	わかさぎ																											
10276	生	81.8	(11.8)	14.4	640	1100	1200	460	180	640	570	490	1100	630	150	760	360	840	890	1400	2000	870	560	590	(110)	14000	320	
10277	つくだ煮	19.3	(23.6)	28.7	(1300)	(2200)	(2400)	(910)	(360)	(1300)	(1100)	(970)	(2100)	(1200)	(290)	(1500)	(710)	(1700)	(1800)	(2800)	(4100)	(1700)	(1100)	(1200)	(220)	(28000)	(650)	10276わかさぎ/生から推計
10278	あめ煮	21.0	(21.6)	26.3	(1200)	(2000)	(2200)	(840)	(330)	(1200)	(1000)	(890)	(1900)	(1100)	(270)	(1400)	(650)	(1500)	(1600)	(2500)	(3700)	(1600)	(1000)	(1100)	(200)	(25000)	(590)	10276わかさぎ/生から推計

〈貝類〉

食品番号	食品名	水分	アミノ酸組成によるたんぱく質	たんぱく質	ILE	LEU	LYS	MET	CYS	AAS合計	PHE	TYR	AAA合計	THR	TRP	VAL	HIS	ARG	ALA	ASP	GLU	GLY	PRO	SER	HYP	アミノ酸組成計	アンモニア	備考
	あかがい																											
10279	生	80.4	(10.6)	13.5	530	890	880	330	200	520	430	440	870	600	130	560	270	990	710	1300	2100	870	450	600	(81)	12000	210	廃棄部位:貝殻及び内臓
	あげまき																											
10280	生	87.1	(5.9)	8.1	(290)	(500)	(490)	(180)	(100)	(280)	(250)	(230)	(470)	(300)	(69)	(300)	(180)	(530)	(450)	(700)	(1000)	(570)	(330)	(300)	(71)	(6900)	(130)	廃棄部位:貝殻。軟体類の平均値から推計
	あさり																											
10281	生	90.3	(4.6)	6.0	220	380	390	130	80	210	200	190	400	270	57	250	110	390	390	570	820	470	210	260	(36)	5400	95	廃棄部位:貝殻
10282	つくだ煮	38.0	(16.1)	20.8	(770)	(1300)	(1400)	(450)	(280)	(730)	(700)	(670)	(1400)	(930)	(200)	(860)	(400)	(1300)	(1300)	(2000)	(2800)	(1600)	(730)	(900)	(130)	(19000)	(330)	10281あさり/生から推計
10283	缶詰 水煮	73.2	(15.7)	20.3	(760)	(1300)	(1400)	(440)	(270)	(710)	(690)	(660)	(1300)	(910)	(190)	(840)	(390)	(1300)	(1300)	(1900)	(2800)	(1600)	(710)	(880)	(120)	(18000)	(320)	液汁を除いたもの。10281あさり/生から推計
10284	缶詰 味付け	67.2	(12.8)	16.6	(620)	(1100)	(1100)	(360)	(220)	(580)	(560)	(540)	(1100)	(740)	(160)	(690)	(320)	(1100)	(1100)	(1600)	(2300)	(1300)	(620)	(720)	(100)	(15000)	(260)	液汁を除いたもの。10281あさり/生から推計
	あわび																											
10427	くろあわび 生	79.5	(11.2)	14.3	430	800	670	280	130	410	380	390	770	580	110	490	180	1400	820	1200	1900	1400	750	790	430	13000	190	廃棄部位:貝殻及び内臓
10428	まだかあわび 生	80.0	(11.5)	14.6	(440)	(820)	(680)	(280)	(130)	(420)	(390)	(400)	(780)	(590)	(110)	(500)	(190)	(1400)	(840)	(1200)	(2000)	(1400)	(770)	(810)	(440)	(13000)	(200)	廃棄部位:貝殻及び内臓。10427くろあわび/生から推計
10429	めがいあわび 生	80.1	(8.8)	12.2	360	640	500	200	130	330	290	280	570	400	84	400	120	1000	710	940	1600	1200	630	550	(370)	10000	180	廃棄部位:貝殻及び内臓
10286	干し	27.9	(29.7)	38.0	(1100)	(2100)	(1800)	(730)	(340)	(1100)	(1000)	(1000)	(2000)	(1500)	(300)	(1300)	(480)	(3700)	(2200)	(3100)	(5100)	(3700)	(2000)	(2100)	(1100)	(35000)	(510)	10427くろあわび/生から推計
10287	塩辛	72.5	(11.6)	14.8	(450)	(830)	(690)	(290)	(130)	(420)	(390)	(400)	(790)	(600)	(120)	(510)	(190)	(1400)	(850)	(1200)	(1900)	(1400)	(770)	(820)	(450)	(14000)	(200)	10427くろあわび/生から推計
10288	水煮缶詰	77.2	(15.2)	19.4	(590)	(1100)	(910)	(370)	(180)	(550)	(510)	(530)	(1000)	(790)	(150)	(670)	(250)	(1900)	(1100)	(1600)	(2600)	(1900)	(1000)	(1100)	(580)	(18000)	(260)	液汁を除いたもの。10427くろあわび/生から推計
	いがい																											
10289	生	82.9	(7.5)	10.3	350	540	680	190	180	370	360	400	760	490	140	400	210	620	480	930	1200	660	400	480	63	8700	180	別名:ムール貝。廃棄部位:貝殻、足糸等
	いたやがい																											
10290	養殖 生	84.9	(7.8)	10.8	(380)	(670)	(650)	(240)	(130)	(370)	(330)	(300)	(630)	(400)	(92)	(400)	(240)	(710)	(600)	(930)	(1400)	(760)	(440)	(400)	(94)	(9200)	(170)	別名:しゃくしがい。廃棄部位:貝殻。軟体類の平均値から推計
	エスカルゴ																											
10291	水煮缶詰	79.9	(12.0)	16.5	(590)	(1100)	(990)	(360)	(200)	(570)	(540)	(460)	(960)	(620)	(140)	(620)	(370)	(1100)	(1100)	(1400)	(1200)	(680)	(620)		(140)	(14000)	(260)	液汁を除いたもの。軟体類の平均値から推計
	かき																											
10292	養殖 生	85.0	(4.9)	6.9	240	380	410	140	83	220	220	200	430	290	63	270	140	370	380	590	870	380	330	290	31	5700	120	試料:まがき。廃棄部位:貝殻
10293	養殖 水煮	78.7	7.3	9.9	360	590	630	230	120	350	340	330	670	430	100	410	200	560	510	940	1300	530	470	440	51	8500	170	試料:まがき。むき身
10430	養殖 フライ	46.6	5.5	7.6	260	440	380	150	110	250	280	220	500	290	71	300	150	360	370	480	670	370	460	330	29	6500	170	試料:まがき。むき身
10294	くん製油漬缶詰	51.2	(8.8)	12.5	(430)	(690)	(750)	(250)	(150)	(410)	(410)	(370)	(780)	(520)	(110)	(490)	(250)	(660)	(690)	(1100)	(1600)	(690)	(610)	(530)	(56)	(10000)	(210)	試料:まがき。液汁を含んだもの。10292かき/養殖/生から推計
	さざえ																											
10295	生	78.0	(14.2)	19.4	640	1200	980	400	250	650	520	500	1000	720	140	690	250	1600	1100	1700	2600	1700	830	770	(120)	17000	380	廃棄部位:貝殻及び内臓
10296	焼き	75.6	(15.6)	21.3	(700)	(1300)	(1100)	(430)	(280)	(710)	(570)	(550)	(1100)	(790)	(160)	(760)	(270)	(1800)	(1200)	(1800)	(2900)	(1800)	(910)	(850)	(130)	(18000)	(410)	廃棄部位:貝殻及び内臓。10295さざえ/生から推計
	さるぼう																											
10318	味付け缶詰	66.1	(12.3)	15.9	(590)	(1000)	(1000)	(350)	(210)	(560)	(540)	(510)	(1100)	(710)	(120)	(660)	(300)	(1000)	(1100)	(1500)	(2200)	(1200)	(560)	(690)	(96)	(14000)	(250)	別名:もがい、赤貝(さるぼう)味付け缶詰。液汁を除いたもの。10281あさり/生から推計
	しじみ																											
10297	生	86.0	(5.8)	7.5	300	470	530	170	100	280	280	290	560	440	98	370	170	480	480	670	860	540	350	350	35	6800	140	廃棄部位:貝殻
10413	水煮	76.0	12.3	15.4	620	1000	1200	410	200	610	610	620	1200	950	210	780	340	1000	810	1500	1800	720	680	810	65	14000	240	廃棄部位:貝殻
	たいらがい																											
10298	貝柱 生	75.2	(15.8)	21.8	(770)	(1300)	(1300)	(480)	(270)	(750)	(660)	(610)	(1300)	(810)	(190)	(810)	(490)	(1400)	(1200)	(1900)	(2800)	(1500)	(890)	(820)	(190)	(18000)	(350)	別名:たいらぎ(標準和名)。軟体類の平均値から推計

可食部100g当たりのアミノ酸成分表

食品番号	食品名	水分	アミノ酸組成によるたんぱく質	たんぱく質	イソロイシン ILE	ロイシン LEU	リシン（リジン） LYS	メチオニン MET	シスチン CYS	含硫アミノ酸AAS 合計	フェニルアラニン PHE	チロシン TYR	芳香族アミノ酸AAA 合計	トレオニン(スレオニン) THR	トリプトファン TRP	バリン VAL	ヒスチジン HIS	アルギニン ARG	アラニン ALA	アスパラギン酸 ASP	グルタミン酸 GLU	グリシン GLY	プロリン PRO	セリン SER	ヒドロキシプロリン HYP	アミノ酸組成計	アンモニア	備考
		(……g……)			(……………………………………………………………… mg …………………………………………………………………)																							
	たにし																												
10299	生	78.8	(9.4)	13.0	(460)	(800)	(780)	(290)	(160)	(450)	(390)	(360)	(760)	(490)	(110)	(490)	(290)	(850)	(720)	(1100)	(1700)	(920)	(530)	(490)	(110)	(11000)	(210)	試料：まるたにし、ひめたにし。廃棄部位：貝殻。軟体類の平均値から推計
	つぶ																												
10300	生	78.2	(13.6)	17.8	620	1200	1000	450	210	660	540	510	1000	720	150	750	340	1500	1000	1600	2400	1100	770	770	(110)	16000	290	別名：ばい。試料：えぞぼら、ひめえぞぼら、えぞばい。むき身
	とこぶし																												
10301	生	78.9	(11.6)	16.0	(570)	(990)	(960)	(350)	(200)	(550)	(490)	(440)	(930)	(600)	(140)	(600)	(360)	(1000)	(880)	(1400)	(2000)	(1100)	(660)	(600)	(140)	(14000)	(260)	廃棄部位：貝殻及び内臓。軟体類の平均値から推計
	とりがい																												
10303	斧足　生	78.6	(10.1)	12.9	560	900	930	340	190	530	420	410	830	600	120	560	360	920	660	1200	1100	1100	380	530	(78)	12000	250	
	ばい																												
10304	生	78.5	(11.8)	16.3	(580)	(1000)	(980)	(360)	(200)	(560)	(490)	(460)	(950)	(610)	(140)	(610)	(360)	(1100)	(900)	(1400)	(2100)	(1200)	(670)	(610)	(140)	(14000)	(260)	別名：つぶ。試料：ちぢみえぞぼら、おおえっちゅうばい等。廃棄部位：貝殻及び内臓。軟体類の平均値から推計
	ばかがい																												
10305	生	84.6	(8.5)	10.9	450	710	740	230	160	390	340	350	690	450	100	430	180	760	820	990	1400	950	320	440	(66)	9900	240	別名：あおやぎ。廃棄部位：貝殻及び内臓
	（はまぐり類）																												
	はまぐり																												
10306	生	88.8	4.5	6.1	230	380	390	130	96	220	180	190	380	230	61	250	130	400	480	530	770	300	180	230	(37)	5200	100	廃棄部位：貝殻
10307	水煮	78.6	(10.9)	14.9	(560)	(920)	(960)	(310)	(240)	(550)	(440)	(470)	(920)	(570)	(150)	(610)	(320)	(980)	(1200)	(1300)	(1900)	(740)	(450)	(560)	(90)	(13000)	(250)	廃棄部位：貝殻。10306ははまぐり/生から推計
10308	焼き	79.8	(9.7)	13.3	(500)	(820)	(860)	(280)	(210)	(490)	(400)	(420)	(810)	(510)	(130)	(540)	(280)	(870)	(1000)	(1100)	(1700)	(660)	(400)	(500)	(80)	(11000)	(220)	液汁を含んだもの。廃棄部位：貝殻。10306ははまぐり/生から推計
10309	つくだ煮	40.1	(19.7)	27.0	(1000)	(1700)	(1700)	(560)	(430)	(990)	(800)	(860)	(1700)	(1000)	(270)	(1100)	(580)	(1800)	(2100)	(2300)	(3400)	(1300)	(810)	(1000)	(160)	(23000)	(450)	10306ははまぐり/生から推計
10310	ちょうせんはまぐり　生	88.1	(4.6)	6.5	230	380	400	120	69	190	190	200	400	260	63	240	130	450	460	540	770	330	200	260	29	5300	100	廃棄部位：貝殻
	ほたてがい																												
10311	生	82.3	10.0	13.5	460	790	810	290	180	470	400	350	750	550	100	480	250	920	620	1100	1700	1800	360	550	(81)	12000	200	廃棄部位：貝殻
10312	水煮	76.8	(13.0)	17.6	(600)	(1000)	(1100)	(380)	(230)	(620)	(530)	(450)	(980)	(710)	(130)	(630)	(330)	(1200)	(810)	(1500)	(2200)	(2300)	(480)	(710)	(110)	(15000)	(270)	廃棄部位：貝殻。10311はほたてがい/生から推計
10313	貝柱　生	78.4	(12.3)	16.9	580	1100	1100	390	250	640	510	440	950	630	130	570	280	930	890	1400	2200	2000	450	660	22	15000	230	
10414	貝柱　焼き	67.8	18.0	23.8	840	1500	1600	570	340	910	740	630	1400	910	200	840	400	1900	1200	2100	3100	2600	640	950	34	21000	310	
10314	貝柱　煮干し	17.1	(49.9)	65.7	(2300)	(4300)	(4500)	(1600)	(940)	(2500)	(2100)	(1700)	(3800)	(2500)	(540)	(2300)	(1100)	(5300)	(3300)	(5700)	(8600)	(7300)	(1800)	(2600)	(94)	(59000)	(850)	10313はほたてがい/貝柱/生から推計
10315	貝柱　水煮缶詰	76.4	(14.8)	19.5	(690)	(1300)	(1300)	(470)	(280)	(740)	(610)	(510)	(1100)	(750)	(160)	(680)	(330)	(1600)	(990)	(1700)	(2700)	(2400)	(530)	(780)	(28)	(17000)	(250)	液汁を除いたもの。10313はほたてがい/貝柱/生から推計
	ほっきがい																												
10316	生	82.1	(8.1)	11.1	390	690	670	250	140	380	340	310	650	410	95	410	250	730	610	950	1400	780	450	420	(97)	9400	180	別名：うばがい（標準和名）。廃棄部位：貝殻。軟体類の平均値から推計
	みるがい																												
10317	水管　生	78.9	(13.3)	18.3	(650)	(1100)	(1100)	(400)	(230)	(630)	(560)	(510)	(1100)	(680)	(160)	(680)	(410)	(1200)	(1000)	(1600)	(2300)	(1300)	(750)	(690)	(160)	(16000)	(290)	別名：みるくい（標準和名）。廃棄部位：貝殻及び内臓。軟体類の平均値から推計

〈えび・かに類〉

食品番号	食品名	水分	アミノ酸組成によるたんぱく質	たんぱく質	イソロイシン ILE	ロイシン LEU	リシン（リジン） LYS	メチオニン MET	シスチン CYS	含硫アミノ酸AAS 合計	フェニルアラニン PHE	チロシン TYR	芳香族アミノ酸AAA 合計	トレオニン(スレオニン) THR	トリプトファン TRP	バリン VAL	ヒスチジン HIS	アルギニン ARG	アラニン ALA	アスパラギン酸 ASP	グルタミン酸 GLU	グリシン GLY	プロリン PRO	セリン SER	ヒドロキシプロリン HYP	アミノ酸組成計	アンモニア	備考
	（えび類）																												
	あまえび																												
10319	生	78.2	(15.2)	19.8	800	1300	1400	460	200	660	700	630	1300	680	200	790	370	1500	1000	1800	2500	1800	800	760	26	18000	280	別名：ほっこくあかえび（標準和名）。廃棄部位：頭部、殻、内臓、尾部等
	いせえび																												
10320	生	76.6	17.4	20.9	860	1500	1600	540	210	740	810	720	1500	780	180	890	430	2200	990	1900	2900	2200	730	840	(110)	20000	310	廃棄部位：頭部、殻、内臓、尾部等
	くるまえび																												
10321	養殖　生	76.1	18.2	21.6	790	1400	1600	530	220	750	770	720	1500	780	190	830	400	2100	1100	2000	3000	2600	690	770	(110)	21000	310	廃棄部位：頭部、殻、内臓、尾部等
10322	養殖　ゆで	69.3	(23.8)	28.2	(1000)	(1900)	(2100)	(690)	(290)	(980)	(1000)	(880)	(1900)	(1000)	(250)	(1100)	(530)	(2700)	(1500)	(2600)	(4000)	(3400)	(1900)	(1000)	(140)	(28000)	(400)	廃棄部位：頭部、殻、内臓、尾部等。10321はくるまえび/生から推計
10323	養殖　焼き	74.4	(19.9)	23.5	(860)	(1600)	(1700)	(580)	(240)	(820)	(840)	(740)	(1600)	(840)	(210)	(900)	(440)	(2200)	(1200)	(2100)	(3300)	(2900)	(1600)	(830)	(120)	(23000)	(330)	廃棄部位：頭部、殻、内臓、尾部等。10321はくるまえび/生から推計

可食部100g当たりのアミノ酸成分表

食品番号	食品名	水分	アミノ酸組成によるたんぱく質	たんぱく質	イソロイシン ILE	ロイシン LEU	リシン（リジン）LYS	メチオニン MET	シスチン CYS	含硫アミノ酸 合計 AAS	フェニルアラニン PHE	チロシン TYR	芳香族アミノ酸 合計 AAA	トレオニン（スレオニン）THR	トリプトファン TRP	バリン VAL	ヒスチジン HIS	アルギニン ARG	アラニン ALA	アスパラギン酸 ASP	グルタミン酸 GLU	グリシン GLY	プロリン PRO	セリン SER	ヒドロキシプロリン HYP	アミノ酸組成計	アンモニア	備考
		(……… g ………)			(…………………………………………………………………………………… mg ……………………………………………………………………………………)																							
	さくらえび																											
10431	生	78.9	12.0	16.6	640	1100	1100	390	170	550	650	580	1200	680	170	710	330	840	960	1500	2000	740	910	580	16	14000	340	殻付き
10324	ゆで	75.6	(13.2)	18.2	(700)	(1200)	(1200)	(420)	(180)	(610)	(710)	(630)	(1300)	(750)	(190)	(770)	(360)	(920)	(1100)	(1600)	(2200)	(810)	(1000)	(640)	(18)	(15000)	(370)	殻つき。10431さくらえび/生から推計
10325	素干し	19.4	(46.9)	64.9	(2500)	(4200)	(4300)	(1500)	(660)	(2200)	(2500)	(2300)	(4800)	(2700)	(660)	(2800)	(1300)	(3300)	(3800)	(5700)	(7800)	(2900)	(3600)	(2300)	(63)	(55000)	(1300)	殻つき。10431さくらえび/生から推計
10326	煮干し	23.2	(42.8)	59.1	(2300)	(3800)	(3900)	(1400)	(600)	(2000)	(2300)	(2100)	(4400)	(2400)	(600)	(2500)	(1200)	(3000)	(3400)	(5200)	(7100)	(2600)	(3300)	(2100)	(57)	(50000)	(1200)	殻つき。10431さくらえび/生から推計
	大正えび																											
10327	生	76.3	(17.9)	21.7	(860)	(1500)	(1700)	(570)	(240)	(810)	(830)	(700)	(1500)	(820)	(200)	(890)	(420)	(2100)	(1100)	(2100)	(3100)	(1900)	(1000)	(730)	(100)	(21000)	(370)	別名:こうらいえび(標準和名)。廃棄部位:頭部、殻、内臓、尾部等。えび類の平均値から推計
	しばえび																											
10328	生	79.3	(15.7)	18.7	840	1400	1500	550	260	800	750	640	1400	730	200	840	360	1800	1000	1900	2800	1200	700	710	(95)	18000	450	廃棄部位:頭部、殻、内臓、尾部等
	バナメイえび																											
10415	養殖　生	78.6	16.5	19.6	790	1400	1600	520	230	750	770	680	1500	770	190	830	400	1900	1000	1900	3000	1300	1100	770	99	19000	300	廃棄部位:頭部、殻、内臓、尾部等
10416	養殖　天ぷら	62.0	17.1	20.0	840	1400	1600	550	240	790	820	670	1400	790	210	870	420	1900	1000	2000	3300	1200	1100	820	85	20000	310	頭部、殻、内臓等除いたもの。廃棄部位:殻及び尾部
	ブラックタイガー																											
10329	養殖　生	79.9	(15.2)	18.4	(730)	(1300)	(1400)	(480)	(210)	(690)	(700)	(600)	(1300)	(640)	(170)	(750)	(360)	(1700)	(970)	(1700)	(2600)	(1600)	(880)	(620)	(88)	(18000)	(310)	別名:うしえび(標準和名)。無頭、殻つき。廃棄部位:殻及び尾部。えび類の平均値から推計
	加工品																											
10330	干しえび	24.2	(40.0)	48.6	(1900)	(3400)	(3700)	(1300)	(550)	(1800)	(1900)	(1600)	(3400)	(1700)	(460)	(2000)	(950)	(4600)	(2600)	(4600)	(7000)	(4300)	(2300)	(1600)	(230)	(47000)	(830)	試料(原料):さるえび。えび類の平均値から推計
10331	つくだ煮	31.8	(21.3)	25.9	(1000)	(1800)	(2000)	(680)	(290)	(970)	(990)	(840)	(1800)	(910)	(240)	(1100)	(510)	(2400)	(1400)	(2500)	(3700)	(2300)	(1200)	(880)	(120)	(25000)	(440)	えび類の平均値から推計
	(かに類)																											
	がざみ																											
10332	生	83.1	(10.8)	14.4	(540)	(900)	(950)	(330)	(140)	(470)	(500)	(440)	(940)	(500)	(130)	(570)	(300)	(1200)	(800)	(1800)	(1100)	(650)	(500)	–	(13000)	(230)	別名:わたりがに。廃棄部位:殻、内臓等。かに類の平均値から推計
	毛がに																											
10333	生	81.9	(12.1)	15.8	600	1000	1000	370	160	530	540	500	1000	640	130	630	320	1600	830	1300	1900	1100	820	630	–	14000	220	廃棄部位:殻、内臓等
10334	ゆで	79.2	(13.8)	18.4	(690)	(1200)	(1200)	(420)	(180)	(610)	(640)	(560)	(1200)	(690)	(160)	(730)	(380)	(1700)	(980)	(1500)	(2300)	(1300)	(830)	(640)	–	(16000)	(290)	殻つきでゆでたもの。廃棄部位:殻、内臓等。かに類の平均値から推計
	ずわいがに																											
10335	生	84.0	(10.6)	13.9	550	880	940	310	130	440	500	440	950	510	130	580	310	1400	770	1200	1700	1200	550	530	–	12000	250	別名:まつばがに。廃棄部位:殻、内臓等
10336	ゆで	82.5	(11.2)	15.0	(560)	(940)	(990)	(340)	(140)	(480)	(520)	(460)	(980)	(560)	(140)	(590)	(310)	(1400)	(790)	(1200)	(1700)	(1100)	(670)	(520)	–	(13000)	(240)	別名:まつばがに。殻つきでゆでたもの。廃棄部位:殻、内臓等。かに類の平均値から推計
10337	水煮缶詰	81.1	(12.2)	16.3	(610)	(1000)	(1100)	(370)	(160)	(530)	(570)	(500)	(1100)	(610)	(140)	(650)	(340)	(1500)	(870)	(1300)	(2000)	(1200)	(730)	(570)	–	(14000)	(260)	別名:まつばがに。液汁を除いたもの。かに類の平均値から推計
	たらばがに																											
10338	生	84.7	(10.1)	13.0	480	810	830	290	160	440	450	450	890	510	130	510	270	1300	590	1000	1400	1000	540	530	24	12000	160	廃棄部位:殻、内臓等
10339	ゆで	80.0	14.3	17.5	710	1200	1200	420	230	650	660	640	1300	780	200	770	400	1700	850	1600	2300	1500	780	800	24	17000	210	廃棄部位:殻、内臓等。殻つきでゆでたもの
10340	水煮缶詰	77.0	(15.4)	20.6	(770)	(1300)	(1400)	(470)	(200)	(670)	(720)	(630)	(1300)	(770)	(180)	(820)	(430)	(1800)	(1100)	(1700)	(2600)	(1500)	(930)	(710)	–	(18000)	(330)	液汁を除いたもの。かに類の平均値から推計
	加工品																											
10341	がん漬	54.7	(6.3)	8.4	(320)	(530)	(550)	(190)	(81)	(270)	(290)	(260)	(550)	(310)	(75)	(330)	(170)	(750)	(450)	(690)	(1000)	(610)	(380)	(290)	–	(7300)	(130)	しおまねきの塩辛。かに類の平均値から推計
	〈いか・たこ類〉																											
	(いか類)																											
	あかいか																											
10342	生	79.3	(13.4)	17.9	670	1200	1300	460	170	640	600	520	1100	720	160	660	430	1400	890	1500	2300	940	850	750	84	16000	250	別名:ばかいか、むらさきいか。廃棄部位:内臓等
	けんさきいか																											
10343	生	80.0	(12.7)	17.5	(620)	(1100)	(1100)	(390)	(220)	(600)	(530)	(490)	(1000)	(650)	(150)	(650)	(390)	(1100)	(970)	(1500)	(2200)	(1200)	(720)	(660)	(150)	(15000)	(280)	廃棄部位:内臓等。軟体類の平均値から推計

可食部100g当たりのアミノ酸成分表

食品番号	食品名	水分 (g)	アミノ酸組成によるたんぱく質 (g)	たんぱく質 (g)	イソロイシン ILE	ロイシン LEU	リシン（リジン）LYS	メチオニン MET	シスチン CYS	含硫アミノ酸AAS 合計	フェニルアラニン PHE	チロシン TYR	芳香族アミノ酸AAA 合計	トレオニン（スレオニン）THR	トリプトファン TRP	バリン VAL	ヒスチジン HIS	アルギニン ARG	アラニン ALA	アスパラギン酸 ASP	グルタミン酸 GLU	グリシン GLY	プロリン PRO	セリン SER	ヒドロキシプロリン HYP	アミノ酸組成計	アンモニア	備考
	こういか																											
10344	生	83.4	(10.6)	14.9	550	1000	1000	350	140	490	470	420	890	590	120	510	270	990	690	1300	1900	580	680	640	95	12000	190	別名：すみいか。廃棄部位：内臓等
	するめいか																											
10345	生	80.2	(13.4)	17.9	(710)	(1200)	(1200)	(450)	(190)	(640)	(590)	(510)	(1100)	(730)	(150)	(680)	(400)	(1200)	(950)	(1500)	(2300)	(960)	(990)	(760)	(160)	(16000)	(250)	廃棄部位：内臓等。胴55.9%、足・耳44.1%。10417するめいか/胴、10420するめいか/耳・足から推計
10346	水煮	74.6	(16.4)	21.9	(870)	(1500)	(1500)	(550)	(240)	(780)	(730)	(630)	(1400)	(890)	(180)	(830)	(500)	(1500)	(1200)	(1900)	(2800)	(1200)	(1200)	(930)	(190)	(19000)	(300)	内臓等を除き水煮したもの。10345するめいか/生から推計
10347	焼き	71.8	(17.7)	23.6	(940)	(1600)	(1600)	(590)	(260)	(850)	(780)	(680)	(1500)	(970)	(200)	(900)	(530)	(1600)	(1300)	(2000)	(3000)	(1300)	(1300)	(1000)	(210)	(21000)	(320)	内臓等を除き焼いたもの。10345するめいか/生から推計
10417	胴 皮つき 生	79.8	(13.8)	18.6	730	1200	1300	460	190	650	620	530	1100	740	160	710	460	1200	960	1500	2300	930	1100	760	130	16000	260	
10418	胴 皮なし 生	79.1	13.8	18.6	740	1300	1400	470	200	670	630	540	1200	760	160	710	470	1200	960	1600	2400	800	1100	780	76	16000	260	
10419	胴 皮なし 天ぷら	64.9	13.1	16.7	720	1200	1200	450	200	650	610	490	1100	700	150	690	440	1100	860	1500	2400	730	1000	720	67	15000	260	
10420	耳・足 生	80.8	13.0	16.9	680	1200	1100	430	200	630	560	590	1100	710	140	640	330	1100	890	1500	2200	1000	850	750	190	15000	230	
	ほたるいか																											
10348	生	83.0	7.8	11.8	480	710	700	330	210	540	410	380	800	430	120	500	240	610	490	920	1100	490	470	410	(71)	9100	190	内臓等を含んだもの
10349	ゆで	78.1	(11.7)	17.7	(720)	(1100)	(1100)	(500)	(310)	(810)	(620)	(570)	(1200)	(650)	(180)	(750)	(360)	(920)	(740)	(1400)	(1700)	(730)	(710)	(610)	(110)	(14000)	(290)	内臓等を含んだもの。10348ほたるいか/生から推計
10350	くん製	23.0	(28.6)	43.1	(1700)	(2600)	(2600)	(1200)	(760)	(2000)	(1500)	(1400)	(2900)	(1600)	(440)	(1800)	(870)	(2200)	(1800)	(3400)	(4100)	(1800)	(1700)	(1500)	(260)	(33000)	(700)	10348ほたるいか/生から推計
10351	つくだ煮	39.8	(17.9)	27.0	(1100)	(1600)	(1600)	(760)	(480)	(1200)	(940)	(880)	(1800)	(990)	(280)	(1200)	(540)	(1400)	(1100)	(2100)	(2600)	(1100)	(1100)	(930)	(160)	(21000)	(440)	10348ほたるいか/生から推計
	やりいか																											
10352	生	79.7	(13.1)	17.6	640	1100	1200	420	180	600	570	500	1100	700	140	630	320	1300	950	1500	2200	970	720	720	130	15000	240	廃棄部位：内臓等
	加工品																											
10353	するめ	20.2	(50.2)	69.2	(2500)	(4300)	(4200)	(1500)	(850)	(2400)	(2100)	(1900)	(4000)	(2600)	(590)	(2400)	(1500)	(4500)	(3800)	(5900)	(8900)	(4900)	(2800)	(2600)	(600)	(59000)	(1100)	軟体類の平均値から推計
10354	さきいか	26.4	(34.2)	45.5	(1800)	(3000)	(3000)	(1100)	(490)	(1600)	(1500)	(1300)	(2800)	(1900)	(380)	(1700)	(1000)	(3100)	(2400)	(3900)	(5700)	(2500)	(2500)	(1900)	(400)	(40000)	(620)	10345するめいか/生から推計
10355	くん製	43.5	(26.4)	35.2	(1400)	(2400)	(2400)	(880)	(380)	(1300)	(1200)	(1000)	(2200)	(1400)	(300)	(1300)	(800)	(2400)	(1900)	(3000)	(4400)	(1900)	(2000)	(1500)	(310)	(31000)	(480)	10345するめいか/生から推計
10356	切りいかあめ煮	22.8	(16.5)	22.7	(810)	(1400)	(1400)	(520)	(280)	(780)	(690)	(640)	(1300)	(850)	(190)	(850)	(540)	(1300)	(1100)	(1700)	(2600)	(1100)	(930)	(850)	(190)	(19000)	(360)	軟体類の平均値から推計
10357	いかあられ	26.7	(14.5)	20.0	(710)	(1200)	(1200)	(440)	(250)	(690)	(610)	(560)	(1200)	(750)	(170)	(750)	(450)	(1300)	(1100)	(1700)	(2600)	(1400)	(820)	(750)	(170)	(17000)	(360)	軟体類の平均値から推計
10358	塩辛	67.3	(11.0)	15.2	(540)	(940)	(920)	(350)	(190)	(540)	(460)	(430)	(890)	(570)	(130)	(570)	(340)	(1000)	(840)	(1300)	(1900)	(620)	(570)	(570)	(120)	(13000)	(240)	試料：赤作り。軟体類の平均値から推計
10359	味付け缶詰	66.9	(15.5)	21.4	(760)	(1300)	(1300)	(470)	(260)	(740)	(650)	(600)	(1200)	(800)	(160)	(800)	(480)	(1200)	(1100)	(1800)	(2600)	(1500)	(880)	(880)	(190)	(18000)	(340)	液汁を除いたもの。軟体類の平均値から推計
	（たこ類）																											
	いいだこ																											
10360	生	83.2	(10.6)	14.6	(520)	(900)	(880)	(320)	(180)	(500)	(440)	(410)	(850)	(550)	(120)	(540)	(330)	(960)	(810)	(1300)	(1900)	(1000)	(600)	(550)	(130)	(12000)	(230)	内臓等を含んだもの。軟体類の平均値から推計
	まだこ																											
10361	生	81.1	(11.7)	16.4	620	1000	990	300	140	450	480	460	940	690	120	600	310	1200	740	1400	2100	940	610	730	(99)	14000	230	廃棄部位：内臓等
10362	ゆで	76.2	(15.4)	21.7	(820)	(1400)	(1300)	(400)	(190)	(590)	(640)	(610)	(1200)	(910)	(160)	(800)	(410)	(1600)	(990)	(1900)	(2800)	(1200)	(810)	(960)	(81)	(18000)	(310)	内臓等を除きゆでたもの。10361まだこ/生から推計
	みずだこ																											
10432	生	83.5	(9.4)	13.4	490	830	790	280	130	410	400	390	780	550	110	480	250	860	590	1100	1600	790	540	630	170	11000	190	廃棄部位：頭部、内臓
〈その他〉																												
	あみ																											
10363	つくだ煮	35.0	(13.0)	19.1	(790)	(1200)	(1300)	(410)	(210)	(620)	(690)	(530)	(1200)	(740)	(180)	(860)	(370)	(870)	(990)	(1500)	(2100)	(1000)	(860)	(580)	–	(15000)	(440)	別名：にほんいさざあみ（標準和名）。10368おきあみ/生から推計
10364	塩辛	63.7	(8.8)	12.9	(540)	(810)	(870)	(280)	(150)	(420)	(470)	(360)	(820)	(500)	(120)	(580)	(250)	(580)	(670)	(990)	(1400)	(680)	(580)	(390)	–	(10000)	(300)	別名：にほんいさざあみ（標準和名）。10368おきあみ/生から推計
	うに																											
10365	生うに	73.8	(11.7)	16.0	620	930	960	360	260	620	540	580	1100	680	200	770	310	980	780	1200	1600	2000	480	650	–	14000	310	試料：むらさきうに、ばふんうに。生殖巣のみ
10366	粒うに	51.8	(12.6)	17.2	(670)	(1000)	(1000)	(390)	(280)	(670)	(580)	(620)	(1200)	(730)	(210)	(820)	(330)	(1100)	(830)	(1200)	(1700)	(2100)	(520)	(700)	–	(15000)	(330)	10365うに/生うにから推計
10367	練りうに	53.1	(9.9)	13.5	(530)	(780)	(810)	(310)	(220)	(530)	(450)	(490)	(940)	(570)	(170)	(650)	(260)	(830)	(650)	(980)	(1300)	(1700)	(410)	(550)	–	(12000)	(260)	10365うに/生うにから推計

アミノ酸成分表 第1表 魚介類・肉類

食品番号	食品名	水分	アミノ酸組成によるたんぱく質	たんぱく質	イソロイシン ILE	ロイシン LEU	リシン(リジン) LYS	メチオニン MET	シスチン CYS	含硫アミノ酸AAS 合計	フェニルアラニン PHE	チロシン TYR	芳香族アミノ酸AAA 合計	トレオニン(スレオニン) THR	トリプトファン TRP	バリン VAL	ヒスチジン HIS	アルギニン ARG	アラニン ALA	アスパラギン酸 ASP	グルタミン酸 GLU	グリシン GLY	プロリン PRO	セリン SER	ヒドロキシプロリン HYP	アミノ酸組成計	アンモニア	備考
	おきあみ																											
10368	生	78.5	(10.2)	15.0	620	940	1000	320	170	490	540	410	950	580	140	680	290	680	780	1100	1600	790	680	450	–	12000	340	試料:なんきょくおきあみ、冷凍品(殻つき)。剰余アンモニア:6.1mg
10369	ゆで	79.8	(9.4)	13.8	(570)	(860)	(930)	(300)	(160)	(450)	(500)	(380)	(880)	(540)	(130)	(620)	(270)	(630)	(720)	(1100)	(1500)	(730)	(620)	(420)	–	(11000)	(320)	試料:なんきょくおきあみ。海水でゆでた後冷凍したもの。10368おきあみ/生から推計
	しゃこ																											
10371	ゆで	77.2	(15.3)	19.2	870	1400	1600	470	220	690	730	680	1400	800	220	950	470	1500	870	1800	2500	1100	770	770	–	18000	430	ゆでしゃこ(むきみ)
	なまこ																											
10372	生	92.2	3.6	4.6	150	200	150	61	51	110	120	110	230	230	35	180	48	330	290	440	600	700	350	210	–	4200	95	廃棄部位:内臓等
	〈水産練り製品〉																											
10376	かに風味かまぼこ	75.6	(11.3)	12.1	(650)	(1100)	(1200)	(370)	(180)	(550)	(470)	(450)	(920)	(590)	(140)	(690)	(270)	(800)	(730)	(1300)	(2700)	(470)	(390)	(530)	–	(13000)	(190)	別名:かにかま。10379蒸しかまぼこから推計
10423	黒はんぺん	70.4	(9.5)	11.2	510	880	990	320	110	420	440	350	790	540	140	580	400	650	650	1100	1800	620	410	510	38	11000	160	
10378	す巻きかまぼこ	75.8	(11.2)	12.0	(650)	(1100)	(1200)	(370)	(180)	(550)	(470)	(440)	(910)	(590)	(140)	(680)	(260)	(790)	(720)	(1300)	(2700)	(460)	(390)	(530)	–	(13000)	(190)	10379蒸しかまぼこから推計
10379	蒸しかまぼこ	74.4	(11.2)	12.0	650	1100	1200	370	180	550	470	440	910	590	140	680	260	790	720	1300	2700	460	390	530	–	13000	190	蒸し焼きかまぼこを含む
10380	焼き抜きかまぼこ	72.8	(15.1)	16.2	(870)	(1400)	(1600)	(490)	(240)	(740)	(630)	(600)	(1200)	(790)	(190)	(920)	(360)	(1100)	(980)	(1800)	(3600)	(620)	(530)	(710)	–	(17000)	(260)	10379蒸しかまぼこから推計
10381	焼き竹輪	69.9	(11.3)	12.2	(660)	(1100)	(1200)	(380)	(180)	(560)	(480)	(450)	(930)	(600)	(140)	(690)	(270)	(810)	(740)	(1300)	(2700)	(470)	(400)	(540)	–	(13000)	(190)	10379蒸しかまぼこから推計
10387	魚肉ハム	66.0	(12.0)	13.4	(660)	(1100)	(1100)	(350)	(200)	(550)	(530)	(420)	(960)	(570)	(140)	(710)	(320)	(760)	(760)	(1300)	(2900)	(700)	(710)	(600)	–	(14000)	(260)	別名:フィッシュハム。10388魚肉ソーセージから推計
10388	魚肉ソーセージ	66.1	(10.3)	11.5	560	930	950	300	170	470	460	360	820	490	120	610	250	650	650	1100	2500	600	610	520	–	12000	220	別名:フィッシュソーセージ

肉類

〈畜肉類〉

食品番号	食品名	水分	アミノ酸組成によるたんぱく質	たんぱく質	ILE	LEU	LYS	MET	CYS	AAS合計	PHE	TYR	AAA合計	THR	TRP	VAL	HIS	ARG	ALA	ASP	GLU	GLY	PRO	SER	HYP	アミノ酸組成計	アンモニア	備考
	いのしし																											
11001	肉 脂身つき 生	60.1	(16.7)	18.8	(880)	(1500)	(1700)	(520)	(220)	(740)	(760)	(680)	(1400)	(930)	(230)	(970)	(800)	(1300)	(1200)	(1800)	(2900)	(1100)	(860)	(840)	(230)	(19000)	(270)	別名:ぼたん肉。11123ぶた/ロース/脂身つき/生から推計
	いのぶた																											
11002	肉 脂身つき 生	56.7	(16.1)	18.1	(850)	(1500)	(1600)	(510)	(210)	(710)	(730)	(660)	(1400)	(900)	(220)	(930)	(770)	(1200)	(1100)	(1700)	(2800)	(1000)	(830)	(810)	(220)	(19000)	(260)	11123ぶた/ロース/脂身つき/生から推計
	うさぎ																											
11003	肉 赤肉 生	72.2	18.0	20.5	1000	1700	2000	590	230	820	840	770	1600	1000	240	1100	1000	1300	1200	2000	3300	870	760	900	–	21000	320	試料:家うさぎ
	うし																											
	[和牛肉]																											
11008	かたロース 脂身つき 生	47.9	(11.8)	13.8	(630)	(1100)	(1200)	(360)	(160)	(520)	(570)	(480)	(1100)	(620)	(160)	(700)	(500)	(900)	(840)	(1300)	(2100)	(730)	(610)	(540)	(120)	(14000)	–	試料:黒毛和種(去勢)。皮下脂肪:1.8%、筋間脂肪:17.0%。11013和牛/リブロース/赤肉/生、11014和牛/リブロース/脂身/生から推計
11009	かたロース 皮下脂肪なし 生	48.6	(11.9)	14.0	(640)	(1200)	(1300)	(360)	(160)	(520)	(580)	(490)	(1100)	(630)	(170)	(700)	(510)	(910)	(850)	(1300)	(2200)	(720)	(610)	(550)	(110)	(14000)	–	試料:黒毛和種(去勢)。筋間脂肪:17.4%。11013和牛/リブロース/赤肉/生、11014和牛/リブロース/脂身/生から推計
11010	かたロース 赤肉 生	56.4	(13.9)	16.5	(760)	(1400)	(1500)	(430)	(190)	(620)	(680)	(580)	(1300)	(750)	(200)	(820)	(600)	(1100)	(980)	(1600)	(2500)	(780)	(680)	(640)	(97)	(16000)	–	試料:黒毛和種(去勢)。皮下脂肪及び筋間脂肪を除いたもの。11013和牛/リブロース/赤肉/生から推計
11011	リブロース 脂身つき 生	34.5	(8.4)	9.7	430	760	820	230	110	340	390	330	720	440	140	490	340	640	630	870	1400	660	490	420	160	9800	130	試料:黒毛和種(去勢)。皮下脂肪:8.8%、筋間脂肪:34.6%
11249	リブロース 脂身つき ゆで	29.2	11.3	12.6	570	1000	1100	340	150	480	530	450	980	610	140	650	400	880	830	1200	1900	890	690	590	230	13000	170	試料:黒毛和種(去勢)
11248	リブロース 脂身つき 焼き	27.7	12.9	14.6	640	1200	1200	340	150	500	590	500	1100	680	150	720	510	970	1300	2200	1100	790	660	300	15000	200	試料:黒毛和種(去勢)
11012	リブロース 皮下脂肪なし 生	36.1	9.4	10.3	490	870	940	270	120	390	440	380	820	510	140	560	380	720	700	1000	1600	710	540	470	170	11000	150	試料:黒毛和種(去勢)。筋間脂肪:37.9%
11013	リブロース 赤肉 生	47.2	12.1	14.0	660	1200	1300	370	160	530	580	510	1100	690	170	720	510	920	840	1300	2200	670	590	620	87	14000	200	試料:黒毛和種(去勢)。皮下脂肪及び筋間脂肪を除いたもの
11014	リブロース 脂身 生	17.7	4.6	4.2	170	330	320	91	51	140	190	130	310	180	31	260	140	350	440	390	630	730	430	210	280	5400	61	試料:黒毛和種(去勢)。皮下脂肪及び筋間脂肪
11015	サーロイン 脂身つき 生	40.0	(10.2)	11.7	(530)	(960)	(1000)	(300)	(140)	(430)	(490)	(400)	(890)	(530)	(130)	(600)	(420)	(780)	(750)	(1100)	(1800)	(720)	(560)	(460)	(140)	(12000)	–	試料:黒毛和種(去勢)。皮下脂肪:11.5%、筋間脂肪:24.5%。11013和牛/リブロース/赤肉/生、11014和牛/リブロース/脂身/生から推計

食品番号	食品名	水分	アミノ酸組成によるたんぱく質	たんぱく質	ILE	LEU	LYS	MET	CYS	含硫AAS合計	PHE	TYR	芳香族AAA合計	THR	TRP	VAL	HIS	ARG	ALA	ASP	GLU	GLY	PRO	SER	HYP	アミノ酸組成計	アンモニア	備考
		(……g……)			(………………………………………………………………………… mg …………………………………………………………………………)																							
11016	サーロイン 皮下脂肪なし 生	43.7	(11.4)	12.9	630	1100	1200	380	160	540	550	460	1000	680	150	670	530	840	790	1300	2100	570	530	600	–	13000	230	試料:黒毛和種(去勢)。筋間脂肪:27.7%
11017	サーロイン 赤肉 生	55.9	(14.5)	17.1	(790)	(1400)	(1500)	(440)	(200)	(640)	(710)	(600)	(1300)	(780)	(200)	(850)	(620)	(1000)	(1600)	(2600)	(810)	(710)	(670)	(100)	(17000)	–	試料:黒毛和種(去勢)。皮下脂肪及び筋間脂肪を除いたもの。11013和牛/リブロース/赤肉/生から推計
11018	ばら 脂身つき 生	38.4	(9.6)	11.0	(490)	(890)	(960)	(270)	(120)	(400)	(450)	(370)	(820)	(490)	(120)	(550)	(410)	(750)	(690)	(1000)	(1700)	(700)	(530)	(450)	(160)	(11000)	–	別名:カルビ。試料:黒毛和種(去勢)。11260交雑牛/ばら/脂身つき/生から推計
11019	もも 脂身つき 生	61.2	(16.2)	19.2	(880)	(1600)	(1700)	(520)	(220)	(730)	(790)	(670)	(1500)	(870)	(240)	(950)	(790)	(1200)	(1100)	(2900)	(910)	(770)	(750)	(100)	(19000)	–	試料:黒毛和種(去勢)。皮下脂肪:5.6%、筋間脂肪:6.8%。11020和牛/もも/皮下脂肪なし/生、11266交雑牛/もも/脂身つき/生から推計
11020	もも 皮下脂肪なし 生	63.4	(17.4)	20.2	960	1700	1800	550	230	780	840	740	1600	910	250	840	1000	1200	1900	3100	940	810	900	96	20000	300	試料:黒毛和種(去勢)。筋間脂肪:7.2%
11251	もも 皮下脂肪なし ゆで	50.1	23.1	25.7	1300	2200	2500	730	300	1000	1100	990	2100	1300	340	1300	860	1800	1600	2600	4100	1300	1100	1200	190	27000	340	試料:黒毛和種(去勢)
11250	もも 皮下脂肪なし 焼	49.5	23.9	27.7	1300	2300	2500	730	310	1000	1200	1100	2200	1400	340	1400	840	1800	1700	2600	4000	1400	1100	1200	180	28000	380	試料:黒毛和種(去勢)
11021	もも 赤肉 生	67.0	(17.9)	21.3	(990)	(1800)	(1900)	(580)	(240)	(820)	(880)	(750)	(1600)	(980)	(270)	(1100)	(880)	(1400)	(1200)	(2000)	(3300)	(930)	(810)	(830)	(70)	(21000)	–	試料:黒毛和種(去勢)。皮下脂肪及び筋間脂肪を除いたもの。11020和牛/もも/皮下脂肪なし/生、11266交雑牛/もも/脂身/生から推計
11022	もも 脂身 生	20.3	(4.1)	4.4	(120)	(260)	(260)	(68)	(42)	(110)	(150)	(97)	(250)	(140)	(25)	(190)	(130)	(340)	(380)	(350)	(550)	(790)	(450)	(180)	(350)	(4900)	–	試料:黒毛和種(去勢)。皮下脂肪及び筋間脂肪。11266交雑牛/もも/脂身/生から推計
11023	そともも 脂身つき 生	60.8	(15.5)	17.8	(790)	(1400)	(1600)	(460)	(200)	(660)	(740)	(620)	(1400)	(810)	(220)	(880)	(680)	(1200)	(1100)	(1700)	(2800)	(1100)	(850)	(720)	(220)	(18000)	–	試料:黒毛和種(去勢)。皮下脂肪:6.0%、筋間脂肪:11.4%。11265交雑牛/もも/赤肉/生と11266交雑牛/もも/脂身/生から推計
11024	そともも 皮下脂肪なし 生	63.3	(16.2)	18.7	(840)	(1500)	(1700)	(490)	(210)	(700)	(780)	(650)	(1400)	(860)	(230)	(930)	(720)	(1200)	(1200)	(1800)	(2900)	(1100)	(870)	(760)	(210)	(19000)	–	試料:黒毛和種(去勢)。筋間脂肪:12.2%。11265交雑牛/もも/赤肉/生と11266交雑牛/もも/脂身/生から推計
11025	そともも 赤肉 生	69.0	(17.9)	20.7	(940)	(1700)	(1900)	(550)	(240)	(780)	(860)	(730)	(1600)	(960)	(260)	(1000)	(800)	(1400)	(1300)	(2000)	(3300)	(1100)	(920)	(840)	(180)	(21000)	–	試料:黒毛和種(去勢)。皮下脂肪及び筋間脂肪を除いたもの。11265交雑牛/もも/赤肉/生から推計
11026	ランプ 脂身つき 生	53.8	(13.2)	15.1	(660)	(1200)	(1300)	(380)	(170)	(550)	(620)	(510)	(1100)	(680)	(180)	(740)	(570)	(1000)	(960)	(1400)	(2300)	(1000)	(770)	(610)	(250)	(15000)	–	試料:黒毛和種(去勢)。皮下脂肪:7.4%、筋間脂肪:19.8%。11265交雑牛/もも/赤肉/生と11266交雑牛/もも/脂身/生から推計
11027	ランプ 皮下脂肪なし 生	56.3	(14.0)	16.0	(700)	(1300)	(1400)	(410)	(180)	(590)	(660)	(550)	(1200)	(720)	(190)	(790)	(600)	(1000)	(1000)	(1500)	(2500)	(1000)	(790)	(650)	(230)	(16000)	–	試料:黒毛和種(去勢)。筋間脂肪:21.4%。11265交雑牛/もも/赤肉/生と11266交雑牛/もも/脂身/生から推計
11028	ランプ 赤肉 生	65.7	(16.6)	19.2	(870)	(1600)	(1700)	(510)	(220)	(730)	(800)	(680)	(1500)	(890)	(240)	(960)	(740)	(1300)	(1200)	(1900)	(3100)	(1000)	(860)	(770)	(170)	(19000)	–	試料:黒毛和種(去勢)。皮下脂肪及び筋間脂肪を除いたもの。11265交雑牛/もも/赤肉/生から推計
11029	ヒレ 赤肉 生	64.6	(16.6)	19.1	(910)	(1700)	(1800)	(530)	(220)	(750)	(820)	(690)	(1500)	(910)	(250)	(980)	(710)	(1300)	(1100)	(1900)	(3100)	(890)	(760)	(770)	(86)	(19000)	–	試料:黒毛和種(去勢)。11267交雑牛/ヒレ/赤肉/生から推計
	[乳用肥育牛肉]																											
11032	かた 赤肉 生	71.7	(17.4)	20.4	810	1700	1900	540	240	780	850	740	1600	990	260	1000	710	1300	1200	1900	3300	960	840	900	110	20000	290	試料:ホルスタイン種(去勢、肥育牛)。皮下脂肪及び筋間脂肪を除いたもの
11301	かた 赤肉 ゆで	63.2	24.5	27.9	1200	2400	2600	770	330	1100	1200	1100	2300	1400	380	1500	920	1900	1700	2700	4500	1400	1300	1300	190	29000	370	試料:ホルスタイン種(去勢、肥育牛)。皮下脂肪及び筋間脂肪を除いたもの
11302	かた 赤肉 焼き	63.4	23.6	26.9	1100	2300	2500	730	310	1000	1200	1100	2200	1400	360	1400	970	1800	1600	2600	4300	1300	1100	1200	140	27000	380	試料:ホルスタイン種(去勢、肥育牛)。皮下脂肪及び筋間脂肪を除いたもの
11034	かたロース 脂身つき 生	56.4	(13.7)	16.2	(730)	(1300)	(1400)	(410)	(190)	(600)	(650)	(540)	(1200)	(730)	(190)	(840)	(640)	(1000)	(970)	(1500)	(2500)	(830)	(710)	(640)	(130)	(16000)	–	試料:ホルスタイン種(去勢、肥育牛)。皮下脂肪:2.2%、筋間脂肪:16.6%。11041乳牛/リブロース/赤肉/生と11042乳牛/リブロース/脂身/生から推計
11035	かたロース 皮下脂肪なし 生	57.3	(13.9)	16.5	(740)	(1300)	(1500)	(420)	(190)	(620)	(670)	(540)	(1200)	(740)	(190)	(800)	(660)	(1100)	(990)	(1500)	(2500)	(840)	(710)	(650)	(130)	(16000)	–	試料:ホルスタイン種(去勢、肥育牛)。筋間脂肪:16.9%。11041乳牛/リブロース/赤肉/生と11042乳牛/リブロース/脂身/生から推計
11036	かたロース 赤肉 生	65.9	(16.1)	19.1	(870)	(1500)	(1700)	(500)	(230)	(730)	(780)	(670)	(1400)	(870)	(230)	(930)	(770)	(1100)	(1100)	(1700)	(2900)	(900)	(790)	(760)	(100)	(19000)	–	試料:ホルスタイン種(去勢、肥育牛)。皮下脂肪及び筋間脂肪を除いたもの。11041乳牛/リブロース/赤肉/生から推計
11037	リブロース 脂身つき 生	47.9	(12.5)	14.1	630	1100	1200	350	160	510	580	490	1100	670	160	720	500	960	910	1300	2200	990	740	620	250	15000	200	試料:ホルスタイン種(去勢、肥育牛)。皮下脂肪:7.7%、筋間脂肪:23.1%
11039	リブロース 脂身つき ゆで	39.1	16.8	17.2	870	1600	1700	460	210	670	790	670	1500	920	220	990	560	1300	1200	1800	2900	1300	1000	850	340	20000	240	試料:ホルスタイン種(去勢、肥育牛)
11038	リブロース 脂身つき 焼き	33.4	18.9	20.4	940	1700	1900	540	250	780	870	740	1600	1000	240	1100	750	1400	1200	2000	3300	1500	1100	960	300	22000	300	試料:ホルスタイン種(去勢、肥育牛)
11040	リブロース 皮下脂肪なし 生	50.7	(13.0)	15.0	(690)	(1200)	(1300)	(380)	(180)	(560)	(610)	(530)	(1100)	(720)	(170)	(790)	(600)	(980)	(920)	(1400)	(2300)	(810)	(680)	(670)	(140)	(15000)	(210)	試料:ホルスタイン種(去勢、肥育牛)。筋間脂肪:24.9%。収載済み(計算値)
11041	リブロース 赤肉 生	62.2	(16.2)	18.8	880	1500	1700	530	230	720	770	680	1500	920	230	940	760	1100	1100	1800	3000	890	800	840	110	19000	260	試料:ホルスタイン種(去勢、肥育牛)。皮下脂肪及び筋間脂肪を除いたもの
11042	リブロース 脂身 生	15.6	3.2	3.7	100	210	200	51	27	78	125	77	200	120	18	150	110	260	300	260	420	570	340	150	250	3700	42	試料:ホルスタイン種(去勢、肥育牛)。皮下脂肪及び筋間脂肪

アミノ酸成分表　第1表　肉類

食品番号	食品名	水分	アミノ酸組成によるたんぱく質	たんぱく質	イソロイシン ILE	ロイシン LEU	リシン（リジン）LYS	メチオニン MET	シスチン CYS	含硫アミノ酸AAS 合計	フェニルアラニン PHE	チロシン TYR	芳香族アミノ酸AAA 合計	トレオニン（スレオニン）THR	トリプトファン TRP	バリン VAL	ヒスチジン HIS	アルギニン ARG	アラニン ALA	アスパラギン酸 ASP	グルタミン酸 GLU	グリシン GLY	プロリン PRO	セリン SER	ヒドロキシプロリン HYP	アミノ酸組成計	アンモニア	備考
		←―― g ――→			←――― mg ―――→																							
11043	サーロイン 脂身つき 生	54.4	(14.0)	16.5	(720)	(1300)	(1400)	(460)	(190)	(650)	(660)	(550)	(1200)	(730)	(190)	(800)	(650)	(1100)	(1000)	(1500)	(2500)	(990)	(780)	(640)	(220)	(16000)	–	試料：ホルスタイン種（去勢、肥育牛）。皮下脂肪：12.7%、筋間脂肪：13.7%。11044乳牛/サーロイン/皮下脂肪なし/生、11042乳牛/リブロース/脂身/生から推計
11044	サーロイン 皮下脂肪なし 生	60.0	16.0	18.4	840	1500	1600	530	220	740	740	640	1400	890	210	920	740	1200	1100	1700	2800	1100	860	810	230	19000	250	試料：ホルスタイン種（去勢、肥育牛）。筋間脂肪：15.6%
11045	サーロイン 赤肉 生	68.2	(18.0)	21.1	(940)	(1700)	(1900)	(610)	(250)	(860)	(850)	(720)	(1600)	(950)	(280)	(1000)	(850)	(1400)	(1300)	(2000)	(3200)	(1100)	(940)	(830)	(210)	(21000)	–	試料：ホルスタイン種（去勢、肥育牛）。皮下脂肪及び筋間脂肪を除く。11044乳牛/サーロイン/皮下脂肪なしから、筋間脂肪中のアミノ酸（11042乳牛/リブロース/脂身/生から推計）を差し引き推計
11046	ばら 脂身つき 生	47.4	(11.1)	12.8	540	970	1100	330	150	480	500	430	930	580	130	610	460	870	830	1200	1900	980	680	560	300	13000	170	別名：カルビ。試料：ホルスタイン種（去勢、肥育牛）
11252	ばら 脂身つき 焼き	38.7	13.8	15.9	690	1200	1300	390	170	560	630	540	1200	730	180	770	570	1000	1000	1400	2400	1100	840	700	330	16000	220	別名：カルビ。試料：ホルスタイン種（去勢、肥育牛）
11047	もも 脂身つき 生	65.8	(16.0)	19.5	(850)	(1500)	(1700)	(490)	(210)	(700)	(780)	(660)	(1400)	(870)	(240)	(930)	(770)	(1200)	(1100)	(1900)	(2900)	(910)	(760)	(740)	(110)	(19000)	–	試料：ホルスタイン種（去勢、肥育牛）。皮下脂肪：6.2%、筋間脂肪：8.0%。11048乳牛/もも/皮下脂肪なし、11266交雑牛/もも/脂身/生から推計
11048	もも 皮下脂肪なし 生	68.2	17.1	20.5	930	1600	1800	520	230	750	830	730	1600	980	260	1000	820	1300	1200	1900	3100	920	800	880	95	20000	310	試料：ホルスタイン種（去勢、肥育牛）。筋間脂肪：8.5%
11050	もも 皮下脂肪なし ゆで	56.4	25.0	28.4	1400	2400	2700	800	350	1100	1200	1100	2300	1400	360	1400	910	1900	1700	2800	4500	1400	1300	1300	230	29000	360	試料：ホルスタイン種（去勢、肥育牛）
11049	もも 皮下脂肪なし 焼き	56.9	23.4	28.0	1200	2200	2400	730	320	1100	1100	980	2100	1300	350	1300	980	1800	1600	2600	4200	1500	1100	1200	250	27000	370	試料：ホルスタイン種（去勢、肥育牛）
11051	もも 赤肉 生	71.7	(17.9)	21.9	(970)	(1800)	(1900)	(560)	(240)	(800)	(880)	(750)	(1600)	(980)	(280)	(1000)	(880)	(1400)	(1200)	(2000)	(3300)	(910)	(800)	(830)	(59)	(21000)	–	試料：ホルスタイン種（去勢、肥育牛）。皮下脂肪及び筋間脂肪を除いたもの。11048乳牛/もも/皮下脂肪なしから、筋間脂肪中のアミノ酸量（11266交雑牛/もも/脂身/生から推計）を差し引き推計
11052	もも 脂身 生	30.2	(4.8)	5.1	(140)	(300)	(300)	(79)	(49)	(130)	(180)	(110)	(290)	(180)	(29)	(220)	(150)	(270)	(450)	(410)	(640)	(920)	(530)	(220)	(410)	(5700)	–	試料：ホルスタイン種（去勢、肥育牛）。皮下脂肪及び筋間脂肪。11266交雑牛/もも/脂身/生から推計
11053	そともも 脂身つき 生	64.0	(15.0)	18.2	(790)	(1400)	(1600)	(460)	(200)	(650)	(720)	(620)	(1300)	(870)	(220)	(870)	(720)	(1100)	(1100)	(1800)	(2700)	(880)	(730)	(690)	(120)	(17000)	–	試料：ホルスタイン種（去勢、肥育牛）。皮下脂肪：9.9%、筋間脂肪：9.3%。11051乳牛/もも/赤肉（推計値）、11266交雑牛/もも/脂身/生から推計
11054	そともも 皮下脂肪なし 生	67.8	16.0	19.6	860	1600	1700	500	210	710	790	670	1500	870	240	940	780	1200	1100	1800	2900	880	750	750	92	19000	–	試料：ホルスタイン種（去勢、肥育牛）。筋間脂肪：10.4%。11051乳牛/もも/赤肉の推計値と11266交雑牛/もも/脂身から推計
11055	そともも 赤肉 生	72.0	(17.4)	21.3	(940)	(1700)	(1900)	(540)	(230)	(780)	(860)	(730)	(1600)	(950)	(270)	(1000)	(850)	(1300)	(1200)	(2000)	(3200)	(910)	(780)	(810)	(58)	(20000)	–	試料：ホルスタイン種（去勢、肥育牛）。皮下脂肪及び筋間脂肪を除いたもの。11051乳牛/もも/赤肉の推計値から推計
11056	ランプ 脂身つき 生	62.1	(15.3)	18.6	(810)	(1500)	(1600)	(460)	(200)	(670)	(750)	(630)	(1400)	(820)	(230)	(890)	(730)	(1200)	(1100)	(1700)	(2800)	(900)	(750)	(710)	(130)	(18000)	–	試料：ホルスタイン種（去勢、肥育牛）。皮下脂肪：7.7%、筋間脂肪：12.4%。11051乳牛/もも/赤肉（推計値）、11266交雑牛/もも/脂身/生から推計
11057	ランプ 皮下脂肪なし 生	64.9	(16.1)	19.7	(860)	(1600)	(1700)	(500)	(210)	(710)	(790)	(670)	(1500)	(870)	(240)	(940)	(780)	(1200)	(1100)	(1800)	(2900)	(900)	(770)	(750)	(100)	(19000)	–	試料：ホルスタイン種（去勢、肥育牛）。筋間脂肪：13.4%。11051乳牛/もも/赤肉（推計値）、11266交雑牛/もも/脂身/生から推計
11058	ランプ 赤肉 生	70.2	(17.9)	22.0	(970)	(1800)	(1900)	(540)	(240)	(780)	(860)	(760)	(1600)	(950)	(280)	(1000)	(880)	(1300)	(1200)	(2000)	(3300)	(910)	(810)	(810)	(59)	(21000)	–	試料：ホルスタイン種（去勢、肥育牛）。皮下脂肪及び筋間脂肪を除いたもの。11051乳牛/もも/赤肉の推計値から推計
11059	ヒレ 赤肉 生	67.3	(17.7)	20.8	980	1700	1900	560	230	800	860	760	1600	1000	270	1100	760	1300	1200	2000	3300	880	800	910	59	21000	300	試料：ホルスタイン種（去勢、肥育牛）
11253	ヒレ 赤肉 焼き	56.3	24.8	27.2	1300	2400	2600	760	310	1100	1200	1000	2200	1400	350	1400	1000	1900	1700	2700	4500	1500	1300	1300	250	29000	420	試料：ホルスタイン種（去勢、肥育牛）
[交雑牛肉]																												
11254	リブロース 脂身つき 生	36.2	10.3	12.0	530	940	1000	290	140	430	480	410	900	560	130	610	430	790	770	1100	1800	780	580	520	180	12000	170	皮下脂肪：15.8%、筋間脂肪：20.0%
11256	リブロース 脂身つき ゆで	29.1	12.4	13.2	640	1200	1200	350	160	520	590	500	1100	670	160	810	420	940	960	1300	2100	990	740	620	200	14000	180	
11255	リブロース 脂身つき 焼き	26.4	12.6	14.5	640	1200	1200	340	160	510	590	490	1100	690	150	760	500	960	950	1300	2200	990	740	650	210	15000	200	
11257	リブロース 皮下脂肪なし 生	41.0	11.7	13.6	610	1100	1200	340	150	490	550	480	1000	640	150	690	440	850	830	1200	2100	840	640	570	170	14000	190	筋間脂肪：23.7%
11258	リブロース 赤肉 生	50.5	14.5	16.7	770	1400	1600	430	190	620	680	600	1300	810	200	850	630	1100	1100	1600	2600	920	740	740	160	17000	240	皮下脂肪及び筋間脂肪を除いたもの
11259	リブロース 脂身 生	10.6	2.9	3.6	97	210	170	53	37	90	120	76	200	110	19	190	86	220	310	370	540	310	130	210	(150)	3500	40	皮下脂肪及び筋間脂肪
11260	ばら 脂身つき 生	41.4	10.8	12.2	560	990	1100	310	140	450	500	430	930	590	140	630	460	840	770	1100	1900	790	600	560	180	13000	180	
11261	もも 脂身つき 生	53.9	14.6	16.4	750	1400	1500	430	190	620	690	590	1300	810	200	840	630	1100	1100	1600	2600	800	750	700	220	17000	240	皮下脂肪：13.5%、筋間脂肪：6.0%
11262	もも 皮下脂肪なし 生	59.5	16.2	18.3	850	1500	1700	480	210	690	770	670	1400	910	230	920	710	1200	1100	1800	2900	850	800	850	190	19000	270	筋間脂肪：7.0%
11264	もも 皮下脂肪なし ゆで	49.8	22.7	25.7	1200	2200	2400	720	300	1000	1100	900	2000	1300	330	1300	870	1600	1400	2400	4000	1300	1000	1000	230	26000	340	
11263	もも 皮下脂肪なし 焼き	49.7	21.4	25.0	1200	2100	2300	660	280	940	1000	890	1900	1300	310	1300	960	1600	1500	2400	3800	1200	990	1000	140	25000	340	
11265	もも 赤肉 生	62.7	17.1	19.3	900	1600	1800	510	220	740	810	710	1500	960	250	990	750	1300	1200	1900	3100	880	800	880	180	20000	280	皮下脂肪及び筋間脂肪を除いたもの
11266	もも 脂身 生	17.6	4.6	4.8	140	280	280	75	46	120	170	110	280	170	28	210	140	390	420	390	610	870	500	230	410	5500	63	皮下脂肪及び筋間脂肪

可食部100g当たりのアミノ酸成分表

食品番号	食品名	水分	アミノ酸組成によるたんぱく質	たんぱく質	イソロイシン ILE	ロイシン LEU	リシン(リジン) LYS	メチオニン MET	シスチン CYS	含硫アミノ酸AAS 合計	フェニルアラニン PHE	チロシン TYR	芳香族アミノ酸AAA 合計	トレオニン(スレオニン) THR	トリプトファン TRP	バリン VAL	ヒスチジン HIS	アルギニン ARG	アラニン ALA	アスパラギン酸 ASP	グルタミン酸 GLU	グリシン GLY	プロリン PRO	セリン SER	ヒドロキシプロリン HYP	アミノ酸組成計	アンモニア	備考
11267	ヒレ　赤肉　生	62.3	16.8	19.0	930	1700	1800	530	220	750	820	710	1500	970	250	1000	700	1300	1100	1900	3100	890	770	860	90	20000	280	
	[輸入牛肉]																											
11064	かたロース　脂身つき　生	63.8	(15.1)	17.9	(790)	(1400)	(1600)	(460)	(200)	(660)	(720)	(610)	(1300)	(790)	(220)	(850)	(690)	(1200)	(1100)	(1600)	(2700)	(990)	(790)	(690)	(180)	(18000)	–	皮下脂肪:0.5%、筋間脂肪:12.1%。11067輸入牛/リブロース/脂身つき/生、11042乳牛/リブロース/脂身/生から推計
11065	かたロース　皮下脂肪なし　生	64.0	(15.2)	18.0	(790)	(1400)	(1600)	(460)	(200)	(660)	(720)	(610)	(1300)	(790)	(220)	(850)	(690)	(1200)	(1100)	(1600)	(2700)	(990)	(800)	(700)	(180)	(18000)	–	皮下脂肪:12.1%。11067輸入牛/リブロース/脂身つき/生、11042乳牛/リブロース/脂身/生から推計
11066	かたロース　赤肉　生	69.8	(16.6)	19.7	(880)	(1600)	(1700)	(510)	(220)	(730)	(790)	(680)	(1500)	(880)	(240)	(760)	(1300)	(1200)	(3000)	(1100)	(850)	(760)	(170)	(19000)	–			皮下脂肪及び筋間脂肪を除いたもの。11067輸入牛/リブロース/脂身つき/生、11042乳牛/リブロース/脂身/生から推計
11067	リブロース　脂身つき　生	63.8	(17.3)	20.1	910	1600	1800	520	230	740	810	710	1500	960	250	980	720	1300	1200	1900	3100	1100	910	880	220	20000	300	皮下脂肪:1.8%、筋間脂肪:8.2%
11269	リブロース　脂身つき　ゆで	50.2	23.0	25.8	1300	2200	2500	710	310	1100	990	2100	1300	330	1300	860	1800	1600	2600	4200	1200	1100	1200	150	27000	340		
11268	リブロース　脂身つき　焼き	49.8	21.6	25.0	1200	2100	2300	670	300	980	1000	910	1900	1200	310	1200	920	1700	1500	2400	3900	1200	1100	1100	180	25000	340	
11068	リブロース　皮下脂肪なし　生	64.5	(17.1)	20.3	(900)	(1600)	(1800)	(520)	(230)	(750)	(820)	(710)	(1500)	(900)	(250)	(970)	(780)	(1300)	(1200)	(3100)	(1100)	(900)	(790)	(210)	(20000)	–	筋間脂肪:8.3%。11067輸入牛/リブロース/脂身つきから、皮下脂肪中のアミノ酸量(11042乳牛/リブロース/脂身から推計)を差し引き推計
11069	リブロース　赤肉　生	68.6	(18.3)	21.7	(970)	(1600)	(1900)	(560)	(240)	(810)	(880)	(760)	(1600)	(970)	(270)	(1000)	(840)	(1400)	(1300)	(2000)	(3300)	(1100)	(940)	(840)	(170)	(21000)	–	皮下脂肪及び筋間脂肪を除いたもの。11067輸入牛/リブロース/脂身つきから皮下脂肪中のアミノ酸量(11042乳牛/リブロース/脂身から推計)を差し引き推計
11070	リブロース　脂身　生	19.9	(4.7)	5.7	(150)	(320)	(300)	(78)	(41)	(120)	(180)	(110)	(290)	(170)	(27)	(230)	(170)	(390)	(460)	(400)	(630)	(870)	(510)	(210)	(370)	(5600)	–	皮下脂肪及び筋間脂肪。11042乳牛/リブロース/脂身/生から推計
11071	サーロイン　脂身つき　生	57.7	(14.7)	17.4	(760)	(1400)	(1500)	(440)	(190)	(630)	(690)	(580)	(1300)	(760)	(210)	(820)	(660)	(1100)	(1100)	(1600)	(2600)	(1000)	(840)	(670)	(210)	(17000)	–	皮下脂肪:12.8%、筋間脂肪:15.5%。11067輸入牛/リブロース/脂身つき/生、11042乳牛/リブロース/脂身/生から推計
11072	サーロイン　皮下脂肪なし　生	63.1	(16.1)	19.1	(840)	(1500)	(1700)	(490)	(210)	(700)	(760)	(650)	(1400)	(840)	(230)	(910)	(730)	(1200)	(1200)	(1700)	(2900)	(1100)	(860)	(740)	(210)	(19000)	–	皮下脂肪:17.8%。11067輸入牛/リブロース/脂身つき/生、11042乳牛/リブロース/脂身/生から推計
11073	サーロイン　赤肉　生	72.1	(18.5)	22.0	(980)	(1800)	(1900)	(570)	(250)	(820)	(890)	(760)	(1600)	(980)	(270)	(1000)	(850)	(1400)	(1300)	(2000)	(3400)	(1200)	(950)	(850)	(190)	(22000)	–	皮下脂肪及び筋間脂肪を除いたもの。11067輸入牛/リブロース/脂身つきから、皮下脂肪中のアミノ酸量(11042乳牛/リブロース/脂身から推計)を差し引き推計
11075	もも　脂身つき　生	71.4	(16.5)	19.6	(860)	(1600)	(1700)	(500)	(210)	(710)	(780)	(670)	(1500)	(870)	(240)	(970)	(770)	(1200)	(1200)	(1800)	(2900)	(1100)	(860)	(750)	(170)	(19000)	–	皮下脂肪:3.4%、筋間脂肪:4.0%。11076輸入牛/もも/皮下脂肪なし/生、11266交雑牛/もも/脂身/生から推計
11076	もも　皮下脂肪なし　生	73.0	(17.2)	20.0	910	1600	1800	520	220	740	810	720	1500	970	250	1000	800	1200	1800	3000	1100	880	870	170	20000	270	筋間脂肪:4.2%
11271	もも　皮下脂肪なし　ゆで	60.0	27.1	30.0	1500	2600	2800	850	350	1200	1300	1100	2400	1600	390	1600	970	2100	1900	3000	4800	1700	1400	1400	290	32000	400	
11270	もも　皮下脂肪なし　焼き	60.4	24.1	28.0	1300	2300	2500	740	320	1100				1400	350	1400	900	1900	1700	2600	4300	1500	1200	1200	240	28000	380	
11077	もも　赤肉　生	74.2	(17.8)	21.2	(940)	(1700)	(1900)	(540)	(230)	(770)	(850)	(730)	(1600)	(950)	(260)	(1000)	(840)	(1300)	(1200)	(1800)	(3000)	(1100)	(900)	(810)	(140)	(21000)	–	皮下脂肪及び筋間脂肪を除いたもの。11076輸入牛/もも/皮下脂肪なし/生から筋間脂肪中のアミノ酸(11266交雑牛/もも/脂身/生から推計)を差し引き推計
11078	もも　脂身　生	28.1	(6.0)	6.3	(180)	(370)	(370)	(98)	(60)	(160)	(220)	(140)	(360)	(210)	(37)	(280)	(180)	(500)	(560)	(510)	(800)	(1100)	(650)	(270)	(510)	(7100)	–	皮下脂肪及び筋間脂肪。11266交雑牛/もも/脂身/生から推計
11079	そともも　脂身つき　生	65.8	(15.8)	18.7	(820)	(1500)	(1600)	(470)	(200)	(670)	(750)	(640)	(1400)	(830)	(230)	(920)	(730)	(1200)	(1200)	(1700)	(2800)	(1100)	(840)	(720)	(190)	(18000)	–	皮下脂肪:4.5%、筋間脂肪:12.2%。11077輸入牛/もも/赤肉(推計値)、11266交雑牛/もも/脂身/生から推計
11080	そともも　皮下脂肪なし　生	67.6	(16.3)	19.3	(850)	(1500)	(1700)	(490)	(210)	(700)	(770)	(660)	(1400)	(860)	(230)	(950)	(760)	(1300)	(1200)	(1800)	(2900)	(1100)	(860)	(740)	(180)	(19000)	–	筋間脂肪:12.8%。11077輸入牛/もも/赤肉(推計値)、11266交雑牛/もも/脂身/生から推計
11081	そともも　赤肉　生	73.6	(17.8)	21.2	(940)	(1700)	(1900)	(540)	(230)	(780)	(850)	(730)	(1600)	(950)	(260)	(1000)	(840)	(1300)	(1900)	(3200)	(1100)	(900)	(810)	(140)	(21000)	–	皮下脂肪及び筋間脂肪を除いたもの。11077輸入牛/もも/赤肉(推計値)から推計
11082	ランプ　脂身つき　生	63.8	(15.6)	18.4	(800)	(1500)	(1600)	(460)	(200)	(660)	(730)	(620)	(1400)	(810)	(220)	(900)	(720)	(1100)	(1700)	(2700)	(1100)	(840)	(710)	(200)	(18000)	–	皮下脂肪:9.7%、筋間脂肪:11.5%。11077輸入牛/もも/赤肉(推計値)、11266交雑牛/もも/脂身/生から推計
11083	ランプ　皮下脂肪なし　生	67.7	(16.6)	19.7	(870)	(1600)	(1700)	(500)	(210)	(710)	(790)	(670)	(1400)	(880)	(240)	(970)	(770)	(1300)	(1800)	(3000)	(1100)	(870)	(760)	(180)	(19000)	–	筋間脂肪:12.8%。11077輸入牛/もも/赤肉(推計値)、11266交雑牛/もも/脂身/生から推計
11084	ランプ　赤肉　生	73.8	(18.2)	21.6	(960)	(1700)	(1900)	(550)	(240)	(790)	(870)	(750)	(1600)	(970)	(270)	(1100)	(850)	(1400)	(1300)	(2100)	(3300)	(1100)	(920)	(830)	(150)	(21000)	–	皮下脂肪及び筋間脂肪を除いたもの。11077輸入牛/もも/赤肉(推計値)から推計
11085	ヒレ　赤肉　生	73.3	(18.5)	20.5	(1000)	(1800)	(2000)	(570)	(210)	(780)	(850)	(800)	(1700)	(1000)	(240)	(1100)	(780)	(1400)	(1300)	(2100)	(3500)	(920)	(890)	(870)	(100)	(21000)	–	米国成分表より推計

アミノ酸成分表 第1表 肉類

食品番号	食品名	水分	アミノ酸組成によるたんぱく質	たんぱく質	イソロイシン ILE	ロイシン LEU	リシン(リジン) LYS	メチオニン MET	シスチン CYS	含硫アミノ酸AAS 合計	フェニルアラニン PHE	チロシン TYR	芳香族アミノ酸AAA 合計	トレオニン(スレオニン) THR	トリプトファン TRP	バリン VAL	ヒスチジン HIS	アルギニン ARG	アラニン ALA	アスパラギン酸 ASP	グルタミン酸 GLU	グリシン GLY	プロリン PRO	セリン SER	ヒドロキシプロリン HYP	アミノ酸組成計	アンモニア	備考
		(……g……)			(……………………………………………………………………… mg …………………………………………………………………………………)																							
	[子牛肉]																												
11086	リブロース 皮下脂肪なし 生	76.0	(17.9)	21.7	(1100)	(1700)	(1800)	(510)	(250)	(750)	(880)	(690)	(1600)	(950)	(220)	(1200)	(790)	(1300)	(1300)	(1900)	(3400)	(1100)	(910)	(810)	(110)	(21000)	–	米国成分表より推計
11087	ばら 皮下脂肪なし 生	74.5	(17.2)	20.9	(1000)	(1700)	(1700)	(490)	(240)	(720)	(840)	(670)	(1500)	(910)	(210)	(1200)	(760)	(1200)	(1200)	(1800)	(3300)	(1100)	(870)	(780)	(0)	(20000)	–	米国成分表より推計
11088	もも 皮下脂肪なし 生	74.8	(17.4)	21.2	(1000)	(1700)	(1700)	(500)	(240)	(730)	(860)	(680)	(1500)	(930)	(210)	(1200)	(770)	(1200)	(1300)	(1800)	(3400)	(1100)	(890)	(800)	(0)	(20000)	–	米国成分表より推計
	[ひき肉]																												
11089	生	61.4	(14.4)	17.1	720	1300	1400	410	180	590	670	560	1200	770	190	790	610	1100	1000	1500	2500	1100	820	730	280	17000	230	
11272	焼き	52.2	22.7	25.9	1100	2100	2300	640	290	930	1100	890	2000	1300	300	1300	950	1800	1600	2400	4000	1300	1300	1200	430	26000	370	
	[副生物]																												
11090	舌 生	54.0	12.3	13.3	630	1200	1200	350	160	510	590	500	1100	680	160	720	420	960	870	1300	2200	880	670	630	200	14000	220	別名:たん
11273	舌 焼き	41.4	17.9	20.2	900	1800	1800	510	250	750	850	720	1600	990	230	1100	590	1400	1300	2000	3200	1200	990	930	310	21000	300	別名:たん焼き
11091	心臓 生	74.8	13.7	16.5	750	1400	1300	410	220	630	710	550	1300	750	210	880	440	1100	1000	1500	2400	950	760	690	–	16000	290	別名:はつ
11092	肝臓 生	71.5	17.4	19.6	920	1900	1600	480	340	820	1100	710	1800	960	290	1200	610	1200	1200		2700	1100	1100	990	–	20000	370	別名:レバー。試料:和牛
11093	じん臓 生	75.7	13.6	16.7	720	1500	1200	370	300	670	770	580	1400	750	260	980	440	950	1000		2000	1100	870	760	–	16000	400	別名:まめ
11094	第一胃 ゆで	66.6	(19.2)	24.5	(880)	(1700)	(1600)	(490)	(370)	(860)	(830)	(710)	(1500)	(960)	(240)	(1200)	(470)	(1200)	(1500)	(2000)	(3200)	(2400)	(1500)	(960)	()	(23000)	–	別名:みの、がつ。アミノ酸組成表9-28うし胃腸から推計
11095	第二胃 ゆで	71.6	(9.7)	12.4	(450)	(860)	(810)	(250)	(190)	(440)	(420)	(360)	(780)	(480)	(120)	(580)	(240)	(860)	(740)	(1100)	(1600)	(1200)	(770)	(480)	()	(11000)	–	別名:はちのす。アミノ酸組成表9-28うし胃腸から推計
11096	第三胃 生	86.6	(9.2)	11.7	(340)	(810)	(760)	(230)	(170)	(410)	(340)	(340)	(740)	(430)	(110)	(550)	(220)	(810)	(790)	(1100)	(1500)	(1100)	(730)	(460)	()	(11000)	–	別名:せんまい。アミノ酸組成表9-28うし胃腸から推計
11097	第四胃 ゆで	58.5	(8.7)	11.1	(400)	(770)	(720)	(220)	(170)	(390)	(380)	(320)	(700)	(430)	(110)	(520)	(210)	(770)	(670)	(910)	(1400)	(700)	(690)	(430)	()	(10000)	–	別名:あかせんまい、ギアラ、あぼみ。アミノ酸組成表9-28うし胃腸から推計
11098	小腸 生	63.3	(7.8)	9.9	(360)	(680)	(640)	(200)	(150)	(350)	(340)	(290)	(620)	(390)	(95)	(470)	(190)	(680)	(590)	(810)	(1300)	(950)	(610)	(390)	()	(9100)	–	別名:ひも。アミノ酸組成表9-28うし胃腸から推計
11099	大腸 生	77.2	(7.3)	9.3	(330)	(640)	(600)	(190)	(140)	(330)	(330)	(270)	(590)	(360)	(89)	(440)	(180)	(640)	(560)	(760)	(1200)	(890)	(580)	(360)	()	(8600)	–	別名:しまちょう、てっちゃん。アミノ酸組成表9-28うし胃腸から推計
11100	直腸 生	80.7	(9.1)	11.6	(420)	(810)	(750)	(230)	(170)	(400)	(390)	(340)	(730)	(450)	(110)	(550)	(220)	(800)	(700)	(950)	(1500)	(1100)	(730)	(450)	()	(11000)	–	別名:てっぽう。アミノ酸組成表9-28うし胃腸から推計
11274	横隔膜 生	57.0	(13.1)	14.8	670	1300	1300	390	170	560	650	540	1200	720	180	750	510	1100	930	1400	2400	810	680	680	140	15000	220	別名:はらみ、さがり
11296	横隔膜 ゆで	39.6	20.2	21.3	1000	2000	2100	630	260	880	1000	850	1800	1100	290	1200	700	1400	1400	2200	3600	1200	1100	1100	250	23000	300	別名:はらみ、さがり
11297	横隔膜 焼き	39.4	19.8	21.1	1000	2000	2000	610	260	880	980	830	1800	1100	280	1100	730	1400	1400	2200	3600	1200	1100	1100	210	23000	320	別名:はらみ、さがり
	[加工品]																												
11104	ローストビーフ	64.0	18.9	21.7	1000	1800	1900	540	230	780	900	800	1700	1000	270	1100	870	1300	1200	1900	3400	1000	920	980	150	22000	300	
11105	コンビーフ缶詰	63.4	18.1	19.8	960	1600	1700	510	160	660	850	740	1600	970	240	1100	660	1100	1300	1900	3400	1300	1100	900	320	21000	260	
11106	味付け缶詰	64.3	17.4	19.2	910	1600	1700	420	180	590	820	640	1500	980	220	990	610	1100	1300	1900	3400	1000	940	910	260	20000	270	試料:大和煮缶詰。液汁を含んだもの(液汁36%)
11107	ビーフジャーキー	24.4	47.5	54.8	2600	4500	4700	1400	580	2000	2200	1900	4100	2700	690	2800	2200	3400	3400	5100	9200	2800	2400	2400	300	55000	760	
11108	スモークタン	55.9	16.0	18.1	800	1500	1500	420	200	620	740	630	1400	880	210	880	480	1200	1200	1800	2900	920	840	820	320	19000	250	
	うま																												
11109	肉 赤肉 生	76.1	17.6	20.1	1000	1700	1900	550	220	780	850	710	1600	1000	240	1100	1000	1300	1200	2000	3200	880	840	860	–	20000	290	別名:さくら肉。皮下脂肪及び筋間脂肪を除いたもの
	くじら																												
11110	肉 赤肉 生	74.3	19.9	24.1	1100	2000	2500	630	210	840	950	790	1700	1100	310	1100	890	1100	1400	2300	3500	1100	1000	1100	–	23000	310	試料:ミンクくじら。皮下脂肪及び筋間脂肪を除いたもの
	しか																												
11114	あかしか 赤肉 生	74.6	(18.9)	22.3	(880)	(1900)	(1900)	(550)	(250)	(800)	(910)	(790)	(1700)	(1000)	(0)	(1000)	(1100)	(1600)	(1400)	(2100)	(3200)	(1100)	(1100)	(950)	(0)	(22000)	–	試料:冷凍品、ニュージーランド産。米国成分表より推計
11275	にほんじか 赤肉 生	71.4	22.0	23.9	1100	1900	2300	780	260	1000	1000	900	1900	1300	300	1400	1200	1400	1600	2500	3500	1600	1200	1200	170	26000	360	試料:えぞしか・ほんしゅうじか・きゅうしゅうじか
11294	にほんじか えぞしか 赤肉 生	71.4	20.8	22.6	1100	1800	2100	740	260	990	980	850	1800	1200	280	1300	1100	1500	1500	2400	3300	1500	1100	970	160	24000	340	試料:えぞしか
11295	にほんじか ほんしゅうじか・きゅうしゅうじか 赤肉 生	74.4	18.5	22.6	1100	1800	2000	600	240	840	910	840	1700	1100	290	1100	1100	1500	1500	2300	3300	930	810	960	46	22000	310	試料:ほんしゅうじか・きゅうしゅうじか
	ぶた																												
	[大型種肉]																												
11119	かたロース 脂身つき 生	62.6	(14.7)	17.1	(760)	(1400)	(1500)	(460)	(200)	(650)	(680)	(600)	(1300)	(790)	(200)	(830)	(770)	(1100)	(1000)	(1600)	(2600)	(950)	(760)	(710)	(160)	(17000)	–	皮下脂肪:5.7%、筋間脂肪:12.4%。11127ぶた大型/ロース/赤肉、11128ぶた大型/ロース/脂身から推計
11120	かたロース 皮下脂肪なし 生	65.1	(15.2)	17.8	(790)	(1400)	(1600)	(480)	(200)	(680)	(710)	(630)	(1300)	(830)	(210)	(870)	(800)	(1200)	(1100)	(1700)	(2700)	(950)	(770)	(730)	(140)	(18000)	–	筋間脂肪:13.1%。11127ぶた大型/ロース/赤肉、11128ぶた大型/ロース/脂身から推計

可食部100g当たりのアミノ酸成分表

可食部100g当たり　（水分・たんぱく質: g／アミノ酸: mg）

食品番号	食品名	水分	アミノ酸組成によるたんぱく質	たんぱく質	イソロイシン ILE	ロイシン LEU	リシン（リジン）LYS	メチオニン MET	シスチン CYS	含硫AAS 合計	フェニルアラニン PHE	チロシン TYR	芳香族AAA 合計	トレオニン THR	トリプトファン TRP	バリン VAL	ヒスチジン HIS	アルギニン ARG	アラニン ALA	アスパラギン酸 ASP	グルタミン酸 GLU	グリシン GLY	プロリン PRO	セリン SER	ヒドロキシプロリン HYP	アミノ酸組成計	アンモニア	備考
11121	かたロース 赤肉 生	71.3	(16.7)	19.7	(890)	(1600)	(1700)	(540)	(230)	(760)	(790)	(700)	(1500)	(930)	(240)	(960)	(890)	(1300)	(1100)	(1900)	(3000)	(950)	(800)	(810)	(100)	(19000)	–	皮下脂肪及び筋間脂肪を除いたもの。11127ぶた大型/ロース/赤肉から推計
11122	かたロース 脂身 生	23.6	(5.4)	5.4	(170)	(360)	(360)	(97)	(54)	(150)	(210)	(140)	(350)	(200)	(33)	(270)	(220)	(450)	(490)	(480)	(710)	(960)	(560)	(240)	(410)	(6400)	–	皮下脂肪及び筋間脂肪。11128ぶた大型/ロース/脂身から推計
11123	ロース 脂身つき 生	60.4	(17.2)	19.3	900	1600	1700	540	220	760	780	700	1500	960	230	1000	820	1300	1200	1800	3000	1100	890	870	240	20000	280	皮下脂肪:11.4%、筋間脂肪:7.9%
11125	ロース 脂身つき ゆで	51.0	21.7	23.9	1200	2000	2200	690	270	960	1000	920	1900	1200	310	1300	870	1700	1500	2400	3800	1300	1100	1100	220	25000	330	
11124	ロース 脂身つき 焼き	49.1	23.2	26.7	1300	2100	2400	730	300	1000	1100	960	2000	1200	310	1400	960	1800	1600	2500	4100	1300	1200	1200	250	27000	370	
11276	ロース 脂身つき とんかつ	31.2	19.0	22.0	1100	1800	1800	570	260	830	910	690	1600	1000	260	1100	820	1500	1400	2000	3200	1100	980	1000	980	22000	360	
11126	ロース 皮下脂肪なし 生	65.7	(18.4)	21.1	(980)	(1700)	(1900)	(580)	(240)	(820)	(850)	(780)	(1600)	(1100)	(260)	(1100)	(960)	(1400)	(1300)	(2000)	(3200)	(1100)	(900)	(980)	(150)	(21000)	(290)	筋間脂肪:8.9%。収載済み(計算値)
11127	ロース 赤肉 生	70.3	(19.7)	22.7	1100	1800	2000	620	260	890	920	840	1600	1200	280	1100	1000	1500	1400	2100	3300	1100	940	1100	130	23000	310	皮下脂肪及び筋間脂肪を除いたもの
11128	ロース 脂身 生	18.3	5.3	5.1	170	340	340	92	52	140	200	140	340	200	31	260	210	440	470	460	670	920	540	260	410	6200	74	皮下脂肪及び筋間脂肪
11129	ばら 脂身つき 生	49.4	12.8	14.4	630	1100	1200	340	160	490	580	510	1100	680	160	730	520	910	940	1300	2100	1100	660	660	290	15000	210	
11277	ばら 脂身つき 焼き	37.1	16.5	19.6	850	1500	1600	480	210	690	770	680	1400	900	220	970	670	1200	1200	1800	2800	1600	930	850	300	19000	260	
11130	もも 脂身つき 生	68.1	(16.9)	20.5	(900)	(1600)	(1700)	(520)	(240)	(800)	(810)	(720)	(1500)	(910)	(260)	(1000)	(860)	(1300)	(1100)	(1900)	(3000)	(1000)	(810)	(780)	(140)	(20000)	–	皮下脂肪:6.9%、筋間脂肪:3.4%。11131ぶた大型/もも/皮下脂肪なし、11128ぶた大型/ロース/脂身から推計
11131	もも 皮下脂肪なし 生	71.2	18.0	21.5	980	1700	1900	600	260	850	850	770	1600	910	260	1100	910	1400	1200	1900	3100	1000	840	920	120	21000	310	筋間脂肪:3.7%
11133	もも 皮下脂肪なし ゆで	61.8	25.2	28.9	1400	2400	2700	810	350	1200	1200	1100	2300	1200	400	1500	1300	1700	1600	2800	4500	1400	1300	1300	150	29000	380	
11132	もも 皮下脂肪なし 焼き	60.4	26.8	30.2	1500	2600	2800	840	370	1200	1300	1100	2400	1400	400	1600	1400	2100	1800	3000	4800	1400	1300	1400	140	31000	430	
11134	もも 赤肉 生	73.0	(18.0)	22.1	(980)	(1700)	(1900)	(610)	(260)	(870)	(870)	(760)	(1600)	(980)	(280)	(1100)	(920)	(1400)	(1200)	(2000)	(3200)	(990)	(830)	(840)	(98)	(21000)	–	皮下脂肪及び筋間脂肪を除いたもの。11131ぶた大型/もも/皮下脂肪なし、11128ぶた大型/ロース/脂身から推計
11135	もも 脂身 生	25.5	(6.5)	6.5	(210)	(430)	(430)	(120)	(65)	(180)	(250)	(180)	(420)	(240)	(39)	(320)	(260)	(550)	(590)	(580)	(850)	(1200)	(680)	(290)	(490)	(7700)	–	皮下脂肪及び筋間脂肪。11128ぶた大型/ロース/脂身から推計
11136	そともも 脂身つき 生	63.5	(15.6)	18.8	(820)	(1500)	(1600)	(520)	(220)	(730)	(740)	(640)	(1400)	(830)	(230)	(920)	(780)	(1100)	(1100)	(1700)	(2700)	(1000)	(780)	(720)	(170)	(18000)	–	皮下脂肪:10.2%、筋間脂肪:7.4%。11134ぶた大型/もも/赤肉(推計値)、11139ぶた大型/ロース/脂身から推計
11137	そともも 皮下脂肪なし 生	67.9	(16.6)	20.2	(890)	(1600)	(1700)	(550)	(230)	(790)	(790)	(690)	(1500)	(890)	(250)	(980)	(840)	(1300)	(1100)	(1900)	(2900)	(980)	(790)	(770)	(120)	(19000)	–	筋間脂肪:8.3%。11134ぶた大型/もも/赤肉(推計値)、11139ぶた大型/ロース/脂身から推計
11138	そともも 赤肉 生	71.8	(17.5)	21.4	(950)	(1700)	(1800)	(590)	(250)	(840)	(840)	(740)	(1600)	(950)	(270)	(1000)	(890)	(1300)	(1100)	(1900)	(3100)	(960)	(800)	(810)	(95)	(20000)	–	皮下脂肪及び筋間脂肪を除いたもの。11134ぶた大型/もも/赤肉(推計値)から推計
11139	そともも 脂身 生	24.9	(6.6)	6.6	(210)	(440)	(440)	(120)	(66)	(180)	(260)	(180)	(430)	(250)	(40)	(330)	(270)	(550)	(600)	(590)	(860)	(1200)	(690)	(300)	(500)	(7800)	–	皮下脂肪及び筋間脂肪。11139ぶた大型/ロース/脂身から推計
11140	ヒレ 赤肉 生	73.4	(18.5)	22.2	1000	1800	2000	590	260	850	880	810	1700	1100	290	1100	1100	1500	1400	2100	3300	930	820	950	53	21000	320	
11278	ヒレ 赤肉 焼き	53.8	33.2	39.3	1900	3200	3500	1100	450	1500	1600	1500	3100	1900	500	2000	1700	2500	2200	3700	5900	1700	1500	1700	97	39000	580	
11279	ヒレ 赤肉 とんかつ	33.3	21.8	25.1	1200	2100	2100	640	310	950	1100	830	1900	1100	320	1300	970	1400	1400	2300	4500	1200	1100	1200	68	25000	440	
[中型種肉]																												
11145	かたロース 脂身つき 生	62.0	(15.2)	17.7	(790)	(1400)	(1500)	(470)	(200)	(670)	(710)	(620)	(1300)	(820)	(210)	(860)	(790)	(1200)	(1100)	(1700)	(2700)	(990)	(780)	(730)	(170)	(18000)	–	試料:バークシャー種。皮下脂肪:6.6%、筋間脂肪:12.6%。11127ぶた大型/ロース/赤肉、11128ぶた大型/ロース/脂身から推計
11146	かたロース 皮下脂肪なし 生	64.8	(15.8)	18.5	(830)	(1500)	(1600)	(500)	(210)	(710)	(740)	(650)	(1400)	(820)	(220)	(900)	(830)	(1300)	(1100)	(1800)	(2800)	(990)	(800)	(760)	(150)	(18000)	–	試料:バークシャー種。筋間脂肪:13.6%。11127ぶた大型/ロース/赤肉、11128ぶた大型/ロース/脂身から推計
11147	かたロース 赤肉 生	71.5	(17.4)	20.6	(920)	(1600)	(1800)	(560)	(240)	(800)	(820)	(730)	(1500)	(960)	(250)	(990)	(920)	(1300)	(1200)	(2000)	(3100)	(990)	(820)	(860)	(110)	(20000)	–	試料:バークシャー種。皮下脂肪及び筋間脂肪を除いたもの。11127ぶた大型/ロース/赤肉から推計
11148	かたロース 脂身 生	22.3	(5.4)	5.4	(170)	(360)	(360)	(97)	(54)	(150)	(210)	(140)	(350)	(200)	(33)	(270)	(220)	(450)	(490)	(480)	(710)	(960)	(560)	(240)	(410)	(6400)	–	試料:バークシャー種。皮下脂肪及び筋間脂肪。11128ぶた大型/ロース/脂身から推計
11149	ロース 脂身つき 生	58.0	(15.6)	18.3	(870)	(1500)	(1600)	(520)	(210)	(730)	(730)	(610)	(1400)	(830)	(220)	(960)	(910)	(1000)	(1000)	(1800)	(2900)	(850)	(770)	(700)	–	(18000)	–	試料:バークシャー種。皮下脂肪:13.8%、筋間脂肪:10.6%。11150ぶた中型/ロース/皮下脂肪なし、11128ぶた大型/ロース/脂身から推計
11150	ロース 皮下脂肪なし 生	64.6	(17.8)	20.6	1000	1700	1800	600	240	830	830	720	1500	1000	250	1100	970	1200	1200	1800	3300	880	850	880	–	21000	330	試料:バークシャー種。筋間脂肪:12.2%
11151	ロース 赤肉 生	71.2	(19.3)	22.9	(1100)	(1800)	(2000)	(660)	(260)	(930)	(910)	(810)	(1700)	(1100)	(280)	(1200)	(1100)	(1300)		(2200)	(3700)		(890)	(860)	–	(22000)	–	試料:バークシャー種。皮下脂肪及び筋間脂肪を除いたもの。11150ぶた中型/ロース/皮下脂肪なしから、筋肉間脂肪中のアミノ酸量(11128ぶた大型/ロース/脂身から推計)を差引き推計

アミノ酸成分表　第1表　肉類

食品番号	食品名	水分	アミノ酸組成によるたんぱく質	たんぱく質	イソロイシン ILE	ロイシン LEU	リシン（リジン）LYS	メチオニン MET	シスチン CYS	含硫アミノ酸AAS 合計	フェニルアラニン PHE	チロシン TYR	芳香族アミノ酸AAA 合計	トレオニン（スレオニン）THR	トリプトファン TRP	バリン VAL	ヒスチジン HIS	アルギニン ARG	アラニン ALA	アスパラギン酸 ASP	グルタミン酸 GLU	グリシン GLY	プロリン PRO	セリン SER	ヒドロキシプロリン HYP	アミノ酸組成計	アンモニア	備考
		(……g……)			(……………………………………………………………………………… mg ………………………………………………………………………………)																							
11152	ロース　脂身　生	17.3	(4.1)	4.1	(130)	(270)	(270)	(73)	(41)	(110)	(160)	(110)	(270)	(150)	(25)	(200)	(170)	(340)	(370)	(360)	(540)	(730)	(430)	(180)	(310)	(4900)	–	試料：バークシャー種。皮下脂肪及び筋間脂肪。11128ぶた大型/ロース/脂身から推計
11153	ばら　脂身つき　生	45.8	(11.6)	13.4	(570)	(1000)	(1100)	(310)	(140)	(460)	(530)	(460)	(990)	(580)	(140)	(660)	(480)	(920)	(870)	(1200)	(2000)	(980)	(720)	(540)	(260)	(14000)	–	試料：バークシャー種。11129ぶた大型/ばら肉から推計
11154	もも　脂身つき　生	64.2	(16.1)	19.5	(850)	(1500)	(1700)	(530)	(230)	(760)	(770)	(660)	(1400)	(860)	(240)	(950)	(810)	(1100)	(1100)	(1800)	(2800)	(900)	(780)	(740)	(140)	(19000)	–	試料：バークシャー種。皮下脂肪：11.1%、筋間脂肪：3.2%。11131ぶた大型/もも/皮下脂肪なし、11128ぶた大型/ロース/脂身から推計
11155	もも　皮下脂肪なし　生	69.6	(17.4)	21.3	(940)	(1700)	(1800)	(590)	(250)	(840)	(840)	(730)	(1600)	(950)	(270)	(1100)	(890)	(1300)	(1200)	(1900)	(3100)	(990)	(820)	(810)	(110)	(20000)	–	試料：バークシャー種。筋間脂肪：3.6%。11131ぶた大型/もも/皮下脂肪なしから推計
11156	もも　赤肉　生	71.5	(17.9)	21.9	(970)	(1700)	(1900)	(600)	(260)	(860)	(860)	(750)	(1600)	(970)	(280)	(1100)	(920)	(1400)	(1200)	(2000)	(3200)	(970)	(830)	(830)	(100)	(21000)	–	試料：バークシャー種。皮下脂肪及び筋間脂肪を除いたもの。11131ぶた大型/もも/皮下脂肪なし、11128ぶた大型/ロース/脂身から推計
11157	もも　脂身　生	20.7	(5.2)	5.2	(160)	(340)	(340)	(93)	(52)	(150)	(200)	(140)	(340)	(190)	(31)	(260)	(210)	(440)	(470)	(460)	(680)	(930)	(540)	(230)	(390)	(6200)	–	試料：バークシャー種。皮下脂肪及び筋間脂肪。11128ぶた大型/ロース/脂身から推計
11158	そともも　脂身つき　生	60.6	(14.9)	18.0	(780)	(1400)	(1500)	(490)	(210)	(700)	(710)	(610)	(1300)	(790)	(220)	(880)	(750)	(1200)	(1000)	(1600)	(2600)	(950)	(750)	(690)	(160)	(17000)	–	試料：バークシャー種。皮下脂肪：18.4%、筋間脂肪：4.5%。11134ぶた大型/もも/赤肉（推計値）、11139ぶた大型/ロース/脂身から推計
11159	そともも　皮下脂肪なし　生	69.2	(17.2)	21.0	(920)	(1600)	(1800)	(570)	(250)	(820)	(830)	(720)	(1500)	(930)	(260)	(1000)	(880)	(1200)	(1200)	(1900)	(3100)	(950)	(830)	(800)	(130)	(20000)	–	試料：バークシャー種。筋間脂肪：5.5%。11134ぶた大型/もも/赤肉（推計値）、11139ぶた大型/ロース/脂身から推計
11160	そともも　赤肉　生	72.0	(17.9)	21.9	(970)	(1700)	(1900)	(610)	(260)	(860)	(860)	(750)	(1600)	(970)	(280)	(1100)	(920)	(1400)	(1200)	(2000)	(3200)	(980)	(820)	(830)	(97)	(21000)	–	試料：バークシャー種。皮下脂肪及び筋間脂肪を除いたもの。11134ぶた大型/もも/赤肉（推計値）から推計
11161	そともも　脂身　生	22.2	(4.9)	4.9	(160)	(320)	(320)	(88)	(49)	(140)	(190)	(130)	(320)	(180)	(30)	(240)	(200)	(410)	(450)	(440)	(640)	(870)	(510)	(220)	(370)	(5800)	–	試料：バークシャー種。皮下脂肪及び筋間脂肪。11139ぶた大型/ロース/脂身から推計
11162	ヒレ　赤肉　生	74.2	(18.5)	22.7	(1000)	(1800)	(2000)	(600)	(260)	(860)	(890)	(800)	(1700)	(1000)	(290)	(1100)	(890)	(1400)	(2100)	(3300)	(940)	(820)	(860)	(52)	(21000)	–	試料：バークシャー種。11140ぶた大型/ヒレから推計
	[ひき肉]																											
11163	生	64.8	(15.9)	17.7	780	1400	1500	460	200	660	720	630	1300	860	210	880	690	1300	1200	1700	2700	1300	930	830	340	19000	260	
11280	焼き	51.5	22.3	25.7	1200	2000	2200	670	290	960	1000	910	2000	1200	300	1300	1000	1700	1600	2400	3800	1600	1200	1100	350	26000	370	
	[副生物]																											
11164	舌　生	66.7	12.6	15.9	700	1200	1200	390	210	600	600	500	1100	670	200	770	450	960	910	960	2200	990	730	600	–	15000	270	別名：たん
11165	心臓　生	75.7	13.4	16.2	740	1400	1300	410	260	680	690	550	1200	730	210	860	420	1100	970	1500	2300	890	730	680	–	16000	290	別名：はつ
11166	肝臓　生	72.0	17.3	20.4	930	1800	1500	500	260	860	1000	750	1800	990	300	1200	580	1200	1200	1900	2700	1100	1100	1000	–	20000	370	別名：レバー
11167	じん臓　生	79.0	11.4	14.1	610	1200	950	310	250	550	650	530	1200	620	220	800	380	870	820	1100	1600	820	690	650	–	13000	280	別名：まめ
11168	胃　ゆで	76.8	(13.9)	17.4	(700)	(1300)	(1300)	(370)	(260)	(630)	(700)	(560)	(1300)	(710)	(210)	(890)	(420)	(1300)	(1500)	(2100)	(1400)	(970)	(700)	–	(16000)	–	別名：がつ、ぶたみの。アミノ酸組成表9-82ぶた胃腸から推計
11169	小腸　ゆで	73.7	(11.2)	14.0	(560)	(1100)	(1000)	(290)	(210)	(500)	(560)	(450)	(1000)	(570)	(170)	(710)	(340)	(1000)	(830)	(1200)	(1700)	(1100)	(780)	(560)	–	(13000)	–	別名：ひも。アミノ酸組成表9-82ぶた胃腸から推計
11170	大腸　ゆで	74.1	(9.4)	11.7	(470)	(890)	(850)	(250)	(180)	(420)	(470)	(370)	(840)	(480)	(140)	(600)	(280)	(840)	(690)	(980)	(1400)	(950)	(660)	(470)	–	(11000)	–	アミノ酸組成表9-82ぶた胃腸から推計
11171	子宮　生	83.8	(11.7)	14.6	(580)	(1100)	(1100)	(310)	(220)	(530)	(580)	(470)	(1100)	(600)	(180)	(740)	(350)	(1100)	(860)	(1200)	(1800)	(1200)	(820)	(580)	–	(14000)	–	別名：こぶくろ。アミノ酸組成表9-82ぶた胃腸から推計
11173	軟骨　ゆで	63.5	(15.1)	17.8	(390)	(930)	(830)	(110)	(160)	(260)	(570)	(320)	(890)	(500)	(34)	(660)	(210)	(1500)	(1800)	(1300)	(2200)	(3500)	(2300)	(750)	(0)	(18000)	–	別名：ふえがらみ。米国成分表より推計
	[ハム類]																											
11174	骨付きハム	62.9	(14.4)	16.7	780	1300	1400	420	180	600	680	590	1300	820	210	850	590	1100	1000	1600	2600	910	740	740	170	17000	220	廃棄部位：皮及び骨
11175	ボンレスハム	72.0	15.8	18.7	890	1500	1600	450	190	640	750	670	1400	910	230	960	760	1100	1100	1800	3000	860	730	820	100	18000	270	
11176	ロースハム　ロースハム	61.1	16.0	18.6	760	1500	1600	500	200	700	750	660	1400	910	230	960	740	1200	1100	1700	2900	970	800	830	160	19000	250	
11303	ロースハム　ゆで	58.9	17.4	19.7	680	1500	1600	560	210	770	830	730	1600	910	260	970	780	1100	1100	1900	3200	920	920	920	150	20000	260	
11304	ロースハム　焼き	54.6	20.6	23.6	810	2000	2100	640	250	900	970	860	1800	1200	300	1200	980	1600	1400	2300	3800	1200	1000	1100	190	24000	320	
11305	ロースハム　フライ	27.8	15.4	17.3	680	1400	1400	420	220	640	760	550	1300	810	220	920	670	1300	980	1500	3400	910	920	800	140	18000	320	
11177	ショルダーハム	62.7	13.9	16.1	760	1400	1400	390	180	560	650	580	1200	790	200	820	530	1100	960	1600	2600	850	720	720	140	16000	220	
11181	生ハム　促成	55.0	20.6	24.0	1100	1900	2000	590	270	850	950	820	1800	1100	280	1200	900	1300	1400	2200	4100	1200	990	1100	170	24000	320	ラックスハムを含む
11182	生ハム　長期熟成	49.5	22.0	25.7	1200	2100	2300	690	260	950	1000	910	1900	1300	300	1300	1100	1400	1500	2400	3900	1300	1100	1100	190	26000	440	プロシュートを含む

可食部100g当たり（水分・たんぱく質は g、アミノ酸は mg）

食品番号	食品名	水分	アミノ酸組成によるたんぱく質	たんぱく質	イソロイシン ILE	ロイシン LEU	リシン(リジン) LYS	メチオニン MET	シスチン CYS	含硫アミノ酸AAS 合計	フェニルアラニン PHE	チロシン TYR	芳香族アミノ酸AAA 合計	トレオニン(スレオニン) THR	トリプトファン TRP	バリン VAL	ヒスチジン HIS	アルギニン ARG	アラニン ALA	アスパラギン酸 ASP	グルタミン酸 GLU	グリシン GLY	プロリン PRO	セリン SER	ヒドロキシプロリン HYP	アミノ酸組成計	アンモニア	備考
	[プレスハム類]																											
11178	プレスハム	73.3	12.9	15.4	710	1200	1300	380	160	540	610	510	1100	740	190	760	600	930	840	1400	2500	680	650	690	75	15000	220	
11180	チョップドハム	68.0	10.1	11.7	530	910	900	260	130	390	500	400	890	530	140	590	390	720	630	1100	2100	790	530	560	76	12000	180	
	[ベーコン類]																											
11183	ばらベーコン	45.0	11.2	12.9	600	1000	1100	300	130	430	520	450	960	620	150	670	480	860	790	1200	2100	800	610	570	180	13000	180	別名:ベーコン
11184	ロースベーコン	62.5	14.6	16.8	790	1300	1500	400	170	570	680	600	1300	820	210	870	680	1100	980	1600	2800	870	730	750	130	17000	230	
11185	ショルダーベーコン	65.4	16.2	17.2	850	1500	1600	440	210	660	770	670	1400	900	230	940	640	1200	1100	1600	3000	950	860	870	130	19000	260	
	[ソーセージ類]																											
11186	ウインナーソーセージ　ウインナーソーセージ	52.3	10.5	11.5	470	900	940	290	110	400	470	370	840	540	130	580	420	750	800	1100	2000	880	650	540	250	12000	170	
11306	ウインナーソーセージ　ゆで	52.3	10.9	12.1	450	970	1000	300	120	420	490	400	890	580	140	620	440	840	790	1100	2000	910	670	570	250	13000	170	
11307	ウインナーソーセージ　焼き	50.2	11.8	13.0	530	1000	1100	320	130	450	530	440	970	630	150	660	470	910	850	1200	2200	970	720	610	270	14000	180	
11308	ウインナーソーセージ　フライ	45.8	11.2	12.8	620	980	930	320	110	430	510	410	910	590	140	640	440	840	790	1100	2200	910	720	590	190	14000	190	
11187	セミドライソーセージ	46.8	14.6	16.9	760	1300	1400	370	170	530	680	540	1200	790	200	840	620	1100	1000	1500	2900	1000	830	750	220	17000	240	ソフトサラミを含む
11188	ドライソーセージ	23.5	23.1	26.7	1200	2200	2200	650	220	870	1100	860	1900	1300	300	1300	990	1700	1500	2300	4400	1600	1300	1200	290	27000	370	サラミを含む
11189	フランクフルトソーセージ	54.0	11.0	12.7	560	990	1000	280	130	410	510	410	940	570	150	620	440	830	740	1200	2200	780	660	590	190	13000	180	
11190	ボロニアソーセージ	60.9	11.0	12.5	570	990	1000	280	120	410	520	410	940	580	140	640	440	810	710	1200	2300	720	680	590	190	13000	180	
11191	リオナソーセージ	65.2	13.4	14.9	680	1200	1300	330	140	470	640	540	1200	690	170	790	560	960	900	1400	2900	960	940	740	240	16000	230	
11192	レバーソーセージ	47.7	12.8	14.7	690	1300	1300	320	180	510	680	530	1200	730	200	820	640	940	890	1400	2100	880	750	730	140	15000	210	
11193	混合ソーセージ	58.2	10.2	11.8	490	860	920	270	110	390	440	320	760	530	130	540	400	730	680	1100	2200	660	620	520	120	12000	150	
11194	生ソーセージ	58.6	12.2	14.0	620	1100	1100	330	140	470	550	470	1000	660	150	740	510	940	890	1300	2900	930	730	630	200	14000	200	別名:フレッシュソーセージ
	[その他]																											
11195	焼き豚	64.3	16.3	19.4	890	1500	1600	440	210	650	790	630	1400	910	230	980	790	1200	1100	1800	3100	980	850	850	140	19000	270	試料:蒸し焼きしたもの
11196	レバーペースト	45.8	11.0	12.9	570	1100	990	270	160	440	590	470	1100	660	160	740	360	770	810	1300	2000	790	720	630	180	13000	190	
11197	スモークレバー	57.6	24.9	29.6	1400	2700	2200	640	440	1100	1500	1100	2700	1400	490	1800	810	1700	1700	2700	3600	1500	1500	1500	170	29000	440	
11198	ゼラチン	11.3	86.0	87.6	1200	2900	3600	850	17		2000	280	2300	2000	7.7	2700	810	8100	9400	5500		24000	13000	3500	13000	100000	250	試料:家庭用
	めんよう																											
	[マトン]																											
11199	ロース　脂身つき　生	68.2	17.7	19.3	920	1600	1800	500	210	710	830	730	1600	1000	240	1000	840	1000	1100	1900	3100	1100	890	900	210	21000	300	別名:ひつじ。試料:ニュージーランド及びオーストラリア産
11281	ロース　脂身つき　焼き	52.3	23.7	25.8	1200	2200	2400	710	310	1000	1100	970	2100	1300	330	1400	1000	1900	1700	2500	4200	1600	1200	1200	320	28000	380	別名:ひつじ。試料:ニュージーランド及びオーストラリア産
11245	ロース　皮下脂肪なし　生	72.3	17.6	22.2	870	1700	1900	580	250	830	830	770	1600	1100	260	940	760	1400	1100	2000	3200	930	790	940	110	20000	300	別名:ひつじ。試料:オーストラリア産
11200	もも　脂身つき　生	65.0	17.2	18.8	900	1600	1800	490	200	690	810	710	1500	980	230	980	820	1300	1200	1900	3000	1100	870	880	200	20000	290	別名:ひつじ。試料:ニュージーランド及びオーストラリア産。11199マトン/ロース/脂身つきから推計
	[ラム]																											
11201	かた　脂身つき　生	64.8	14.9	17.1	750	1400	1500	440	200	630	690	600	1300	830	200	860	640	1100	1100	1600	2600	1100	810	760	240	17000	260	別名:ひつじ。試料:ニュージーランド及びオーストラリア産。11201ラム/ロース/脂身つきから推計
11202	ロース　脂身つき　生	56.5	13.6	15.6	680	1200	1300	400	180	580	630	550	1200	760	180	790	580	1100	1000	1500	2400	990	740	690	220	16000	240	別名:ひつじ。試料:ニュージーランド及びオーストラリア産
11282	ロース　脂身つき　焼き	43.5	19.0	21.8	970	1800	1900	560	240	800	890	780	1700	1100	270	1100	770	1500	1400	2200	3300	1300	1000	980	280	22000	310	別名:ひつじ。試料:ニュージーランド及びオーストラリア産
11246	ロース　皮下脂肪なし　生	72.3	18.0	22.3	840	1700	1900	600	250	850	860	770	1600	1100	270	960	810	1400	1200	2000	3200	920	810	940	94	21000	310	別名:ひつじ。試料:ニュージーランド及びオーストラリア産。筋間脂肪:6.4%
11203	もも　脂身つき　生	69.7	17.6	20.0	930	1700	1800	540	240	780	830	740	1600	1000	260	910	810	1200	1200	1900	3100	1100	860	910	150	20000	310	別名:ひつじ。試料:ニュージーランド及びオーストラリア産
11283	もも　脂身つき　焼き	53.5	25.0	28.6	1400	2400	2600	800	350	1100	1200	1100	2300	1500	370	1500	980	1800	1700	2700	4500	1500	1200	1300	240	29000	410	別名:ひつじ。試料:ニュージーランド及びオーストラリア産
	やぎ																											
11204	肉　赤肉　生	75.4	18.9	21.9	1100	1800	2000	620	270	890	900	800	1700	1100	250	1100	930	1400	1300	2100	3400	1000	880	950	–	22000	370	

可食部100g当たりのアミノ酸成分表

可食部100g当たり。水分・たんぱく質は g、アミノ酸は mg。含硫アミノ酸AAS＝メチオニン(MET)＋シスチン(CYS)の合計、芳香族アミノ酸AAA＝フェニルアラニン(PHE)＋チロシン(TYR)の合計。

食品番号	食品名	水分	アミノ酸組成によるたんぱく質	たんぱく質	イソロイシン ILE	ロイシン LEU	リシン LYS	メチオニン MET	シスチン CYS	AAS 合計	フェニルアラニン PHE	チロシン TYR	AAA 合計	トレオニン THR	トリプトファン TRP	バリン VAL	ヒスチジン HIS	アルギニン ARG	アラニン ALA	アスパラギン酸 ASP	グルタミン酸 GLU	グリシン GLY	プロリン PRO	セリン SER	ヒドロキシプロリン HYP	アミノ酸組成計	アンモニア	備考
	〈鳥肉類〉																											
	うずら																											
11207	肉 皮つき 生	65.4	(17.8)	20.5	(1100)	(1700)	(1700)	(620)	(360)	(970)	(860)	(890)	(1700)	(990)	(300)	(1100)	(730)	(1300)	(1300)	(1700)	(2600)	(1600)	(900)	(980)	(0)	(21000)	–	米国成分表より推計
	がちょう																											
11239	フォアグラ ゆで	39.7	(7.0)	8.3	(440)	(750)	(630)	(200)	(110)	(310)	(410)	(290)	(700)	(370)	(120)	(450)	(220)	(510)	(480)	(790)	(1100)	(480)	(410)	(360)	(0)	(8200)	–	試料：調味料無添加品。米国成分表より推計
	かも																											
11208	まがも 肉 皮なし 生	72.1	(19.8)	23.6	(1100)	(1900)	(2100)	(630)	(280)	(910)	(970)	(850)	(1800)	(1100)	(300)	(1200)	(810)	(1600)	(1400)	(2200)	(3500)	(1100)	(920)	(950)	(97)	(23000)	–	試料：冷凍品。皮下脂肪を除いたもの。11247あひる/皮なしから推計
11205	あいがも 肉 皮つき 生	56.0	(12.4)	14.2	(630)	(1100)	(1200)	(360)	(170)	(520)	(570)	(480)	(1100)	(630)	(160)	(690)	(460)	(1100)	(940)	(1300)	(2100)	(750)	(580)	(280)		(14000)	–	試料：冷凍品。11247あひる/皮なしから推計
11206	あひる 肉 皮つき 生	62.7	(13.3)	14.9	(680)	(1300)	(1300)	(380)	(180)	(560)	(610)	(530)	(1100)	(710)	(170)	(750)	(480)	(1100)	(940)	(1400)	(2200)	(1400)	(690)	(310)		(16000)	(210)	皮及び皮下脂肪：40.4%。11247あひる/皮なし、11284あひる/皮から推計
11247	あひる 肉 皮なし 生	77.2	(17.2)	20.1	970	1700	1800	540	240	780	830	750	1600	1000	260	1000	690	1400	1300	1900	3000	930	800	910	87	20000	280	皮下脂肪を除いたもの
11284	あひる 皮 生	41.3	7.6	7.3	260	490	490	150	84	230	280	200	480	300	43	340	170	660	680	660	1100	1400	800	360	640	9000	110	皮下脂肪を含んだもの
	きじ																											
11209	肉 皮なし 生	75.0	(19.7)	23.0	(1300)	(1900)	(2100)	(630)	(300)	(970)	(900)	(750)	(1700)	(1200)	(320)	(1300)	(920)	(1400)		(2200)	(3400)	(1100)	(840)	(990)	(0)	(23000)	–	試料：冷凍品。皮下脂肪を除いたもの。米国成分表より推計
	しちめんちょう																											
11210	肉 皮なし 生	74.6	(19.8)	23.5		(1900)	(2100)	660	260	920	930	800	1700	1100	280	1200	1200	1500	1300	2200	3600	970	860	980	–	23000	320	皮下脂肪を除いたもの
	にわとり																											
	[親・主品目]																											
11212	手羽 皮つき 生	66.0	(20.8)	23.0	(980)	(1700)	(1900)	(600)	(250)	(850)	(900)	(750)	(1600)	(1100)	(240)	(1100)	(910)	(1700)	(1600)	(2200)	(3400)	(2100)	(1400)	(950)	(670)	(24000)	–	廃棄部位：骨。11218若鶏肉/手羽（推計値）から推計
11213	むね 皮つき 生	62.6	(15.5)	19.5	(830)	(1400)	(1600)	(500)	(210)	(710)	(720)	(630)	(1300)	(820)	(230)	(970)	(1200)	(1100)		(1700)	(2700)	(900)	(710)	(710)	(110)	(18000)	–	皮及び皮下脂肪：32.8%。11219若鶏肉/むね/皮付きから推計
11214	むね 皮なし 生	72.8	(19.7)	24.4	(1100)	(1900)	(2100)	(650)	(270)	(920)	(920)	(800)	(1700)	(1100)	(300)	(1200)	(1200)	(1500)	(1400)	(2200)	(3500)	(1000)	(860)	(920)	(62)	(23000)	–	皮下脂肪を除いたもの。11220若鶏肉/むね/皮なしから推計
11215	もも 皮つき 生	62.9	(17.4)	17.3	(890)	(1500)	(1700)	(540)	(230)	(760)	(790)	(640)	(1400)	(880)	(230)	(950)	(710)	(1400)	(1500)	(1900)	(3100)	(1400)	(970)	(810)	(350)	(22000)	–	皮及び皮下脂肪：30.6%。11221若鶏肉/もも/皮つきから推計
11216	もも 皮なし 生	72.3	(18.5)	22.0	(1000)	(1700)	(1900)	(600)	(250)	(850)	(870)	(750)	(1600)	(990)	(250)	(1100)	(800)	(1300)	(1300)	(2000)	(3400)	(1100)	(890)	(870)	(170)	(22000)	–	皮下脂肪を除いたもの。11224若鶏肉/もも/皮なしから推計
	[親・副品目]																											
11217	ささみ 生	73.2	(20.3)	24.6	(1200)	(2000)	(2200)	(690)	(280)	(960)	(970)	(860)	(1800)	(1100)	(320)	(1200)	(1600)	(1500)	(1400)	(2300)	(3700)	(1000)	(850)	(1100)	(29)	(24000)	(350)	廃棄部位：すじ。11227若鶏肉/ささ身から推計
	[若どり・主品目]																											
11218	手羽 皮つき 生	68.1	(16.5)	17.8	(780)	(1400)	(1500)	(470)	(240)	(670)	(710)	(600)	(1300)	(840)	(190)	(890)	(710)	(1300)	(1200)	(1700)	(2700)	(1600)	(1100)	(830)	(550)	(19000)	(250)	別名：ブロイラー。廃棄部位：骨。手羽先：44.5%、手羽元：55.5%。11285手羽先、11286手羽元から推計
11285	手羽さき 皮つき 生	67.1	(16.3)	17.4	720	1300	1400	430	180	610	670	550	1200	790	170	830	630	1300	1400	1900	2600	1900	1200	800	730	19000	240	別名：ブロイラー。廃棄部位：骨
11286	手羽もと 皮つき 生	68.9	16.7	18.2	840	1400	1600	500	210	710	730	640	1400	880	210	930	770	1300	1400	1900	2800	1400	990	850	410	19000	260	別名：ブロイラー。廃棄部位：骨
11219	むね 皮つき 生	72.6	(17.3)	21.3	930	1600	1800	550	230	780	790	710	1500	970	250	1000	1100	1300	1400	1900	3000	1100	790	880	130	20000	280	別名：ブロイラー。皮及び皮下脂肪：9.0%
11287	むね 皮つき 焼き	55.1	29.2	34.7	1600	2700	3000	940	390	1300	1300	1200	2500	1600	420	1700	1700	2300	2000	3200	5100	1900	1300	1500	200	34000	470	別名：ブロイラー。
11220	むね 皮なし 生	74.6	19.2	23.3	1000	1700	1900	630	260	890	890	800	1700	1000	290	1200	1200	1300	1400	2100	3400	980	840	990	63	22000	320	別名：ブロイラー。皮下脂肪を除いたもの
11288	むね 皮なし 焼き	57.6	33.2	38.8	1700	3100	3500	1100	450	1500	1500	1400	2900	1700	490	1900	1900	2600	2300	3700	5800	1700	1500	1700	120	39000	540	別名：ブロイラー。皮下脂肪を除いたもの
11221	もも 皮つき 生	68.5	17.0	16.6	880	1500	1700	520	220	740	770	660	1400	920	220	940	690	1300	1300	1800	3000	1300	950	870	350	20000	280	別名：ブロイラー。皮及び皮下脂肪：21.2%
11223	もも 皮つき ゆで	62.9	(22.1)	22.0	(1100)	(2000)	(2200)	(680)	(290)	(970)	(1000)	(850)	(1900)	(1100)	(290)	(1200)	(910)	(1800)	(1600)	(2400)	(3900)	(1700)	(1200)	(1000)	(440)	(26000)	–	別名：ブロイラー。11221若鶏肉/もも/皮付き/生から推計
11222	もも 皮つき 焼き	58.4	(26.4)	26.3	(1300)	(2400)	(2600)	(820)	(350)	(1200)	(1200)	(1000)	(2200)	(1300)	(350)	(1500)	(1100)	(1900)	(1900)	(2800)	(4700)	(1900)	(1500)	(1200)	(530)	(31000)	–	別名：ブロイラー。11221若鶏肉/もも/皮付き/生から推計
11289	もも 皮つき から揚げ	41.2	(20.5)	24.2	1100	1900	2000	540	270	810	940	690	1600	1100	300	1100	810	1500	1500	2200	4300	1400	1200	1000	370	24000	370	別名：ブロイラー。皮下脂肪を除いたもの
11224	もも 皮なし 生	76.1	16.3	19.0	900	1500	1700	520	220	740	760	670	1400	920	240	950	700	1300	1300	2000	3400	980	780	840	160	19000	290	別名：ブロイラー。皮下脂肪を除いたもの
11226	もも 皮なし ゆで	69.1	(21.1)	25.1	(1200)	(2000)	(2200)	(690)	(290)	(970)	(1000)	(850)	(1800)	(1100)	(310)	(1200)	(910)	(1700)	(1500)	(2400)	(3900)	(1100)	(930)	(1000)	(200)	(25000)	–	別名：ブロイラー。皮下脂肪を除いたもの。11224若鶏肉/もも/皮なし/生から推計
11225	もも 皮なし 焼き	68.1	(21.5)	25.5	(1200)	(2000)	(2200)	(700)	(290)	(990)	(1000)	(870)	(1900)	(1100)	(320)	(1200)	(930)	(1700)	(1500)	(2400)	(3900)	(1100)	(930)	(1000)	(200)	(25000)	–	別名：ブロイラー。皮下脂肪を除いたもの。11224若鶏肉/もも/皮なし/生から推計
11290	もも 皮なし から揚げ	47.1	(20.8)	25.4	1100	1900	2000	570	280	850	980	740	1600	1100	300	1200	870	1500	1400	2200	4500	1200	1000	970	160	24000	380	別名：ブロイラー。皮下脂肪を除いたもの
	[若どり・副品目]																											
11227	ささみ 生	75.0	19.7	23.9	1200	1900	2200	670	270	930	940	840	1800	1100	290	1200	770	1600	1300	2200	3600	970	820	1000	28	23000	340	別名：ブロイラー。廃棄部位：すじ

可食部100g当たりのアミノ酸成分表

食品番号	食品名	水分	アミノ酸組成によるたんぱく質	たんぱく質	イソロイシン ILE	ロイシン LEU	リシン（リジン）LYS	メチオニン MET	シスチン CYS	含硫アミノ酸AAS 合計	フェニルアラニン PHE	チロシン TYR	芳香族アミノ酸AAA 合計	トレオニン（スレオニン）THR	トリプトファン TRP	バリン VAL	ヒスチジン HIS	アルギニン ARG	アラニン ALA	アスパラギン酸 ASP	グルタミン酸 GLU	グリシン GLY	プロリン PRO	セリン SER	ヒドロキシプロリン HYP	アミノ酸組成計	アンモニア	備考
		(……g……)			(……………………………………………………………………………… mg ……………………………………………………………………………)																							
11229	ささみ　ゆで	69.2	25.4	29.6	1500	2500	2800	890	350	1200	1100	2300	1500	380	1500	920	2000	1700	2900	4600	1200	1000	1400	36	29000	410	別名：ブロイラー。すじを除いたもの
11228	ささみ　焼き	66.4	26.9	31.7	1600	2600	2900	900	360	1300	1300	1100	2400	1600	410	1700	1000	2100	1800	3000	4900	1300	1100	1400	36	31000	450	別名：ブロイラー。すじを除いたもの
11298	ささみ　ソテー	57.3	30.6	36.1	1800	3000	3300	1000	410	1400	1500	1300	2800	1800	450	1900	1200	2400	2100	3400	5600	1500	1300	1600	45	36000	510	別名：ブロイラー。すじを除いたもの
11300	ささみ　フライ	52.4	22.4	26.8	1300	2200	2400	740	310	1100	1100	880	2000	1300	330	1400	830	1700	1500	2400	4400	1100	1200	1200	34	26000	420	別名：ブロイラー。すじを除いたもの
11299	ささみ　天ぷら	59.3	22.2	25.7	1300	2200	2400	740	310	1100	1100	850	1900	1300	340	1300	850	1700	1500	2500	4200	1100	1000	1200	35	26000	400	別名：ブロイラー。すじを除いたもの
	［二次品目］																										
11230	ひき肉　生	70.2	14.6	17.5	760	1300	1500	450	200	640	670	590	1300	680	200	830	710	1000	1600	2500	4000	1100	760	760	220	17000	250	
11291	ひき肉　焼き	57.1	23.1	27.5	1200	2100	2300	710	300	1000	1100	940	1300	1300	320	1300	1100	1800	1600	2500	4500	1500	1200	1200	300	27000	380	
	［副品目］																										
11231	心臓　生	69.0	12.2	14.5	680	1200	1200	370	250	610	620	530	1200	640	200	820	380	970	860	1300	2100	820	650	610	–	14000	250	別名：はつ
11232	肝臓　生	75.7	16.1	18.9	880	1700	1400	470	300	770	920	740	1700	950	270	1100	530	1200	1100	1800	2500	970	910	950	–	19000	320	別名：レバー
11233	すなぎも　生	79.0	15.5	18.3	790	1400	1400	480	240	720	680	600	1300	800	170	870	380	1200	1200	2900	1600	1100	780	–	18000	310	別名：砂ぎも
11234	皮　むね　生	41.5	6.8	9.4	270	480	510	170	99	270	270	180	440	280	58	310	340	610	660	930	1200	680	300	–	8000	120	皮下脂肪を含んだもの
11235	皮　もも　生	41.6	5.3	6.6	170	320	330	100	50	150	190	130	320	170	30	170	450	470	540	940	550	240	460	–	6200	78	皮下脂肪を含んだもの
	［その他］																										
11237	焼き鳥缶詰	62.8	15.5	18.4	860	1400	1500	430	160	590	720	570	1300	830	210	920	760	1200	1100	1700	2900	1100	800	770	270	18000	250	液汁を含んだもの（液汁33%）
11292	チキンナゲット	53.7	13.0	15.5	710	1200	1200	370	180	540	620	480	1100	700	190	760	720	940	860	2600	770	670	690	82	15000	240	
11293	つくね	57.9	13.5	15.2	710	1200	1200	340	170	510	640	460	1100	710	170	780	550	990	910	1400	2700	950	820	720	220	16000	250	
	はと																										
11238	肉　皮なし　生	71.5	(19.0)	21.8	(1200)	(1900)	(1900)	(690)	(380)	(1100)	(950)	(1000)	(2000)	(1100)	(340)	(1200)	(830)	(1400)	(1300)	(1800)	(2800)	(1400)	(800)	(1100)	(0)	(22000)	–	試料：冷凍品。米国成分表より推計
	ほろほろちょう																										
11240	肉　皮なし　生	75.2	(19.4)	22.5	1200	1900	2100	630	250	880	920	780	1700	1100	290	1200	1200	1500	1300	2200	3400	950	880	930	–	23000	310	試料：冷凍品。皮下脂肪を除いたもの

卵類

食品番号	食品名	水分	アミノ酸組成によるたんぱく質	たんぱく質	ILE	LEU	LYS	MET	CYS	AAS合計	PHE	TYR	AAA合計	THR	TRP	VAL	HIS	ARG	ALA	ASP	GLU	GLY	PRO	SER	HYP	アミノ酸組成計	アンモニア	備考
	うこっけい卵																										
2001	全卵　生	73.7	(10.7)	12.0	(570)	(1000)	(830)	(500)	(390)	(890)	(640)	(480)	(1100)	(590)	(160)	(730)	(300)	(800)	(670)	(1300)	(1700)	(390)	(420)	(1000)	–	(12000)	(0)	廃棄部位：付着卵白を含む卵殻（卵殻：13%）。卵黄：卵白＝38:62。NILSアミノ酸成分表より推計
	うずら卵																										
2002	全卵　生	72.9	(11.4)	12.6	690	1200	970	460	350	810	660	540	1200	760	190	870	380	760	690	1300	1600	460	460	1000	–	13000	240	廃棄部位：付着卵白を含む卵殻（卵殻：12%）。卵黄：卵白＝38:62
2003	水煮缶詰	73.3	(9.7)	11.0	(580)	(1000)	(840)	(400)	(300)	(700)	(580)	(460)	(1000)	(620)	(160)	(740)	(330)	(650)	(600)	(1100)	(1300)	(400)	(400)	(770)	–	(11000)		液汁を除いたもの。12002うずら卵/全卵/生から推計
	鶏卵																										
2004	全卵　生	75.0	(11.3)	12.2	660	1100	940	410	300	710	660	590	1300	640	190	820	340	840	720	1300	1700	430	510	1100	–	13000	210	廃棄部位：卵殻（付着卵白を含む）。付着卵白を含まない卵殻：13%。卵黄:卵白＝32:68。12010卵黄/生、12014/卵白/生から計算
2005	全卵　ゆで	76.7	(11.2)	12.5	670	1100	920	430	320	740	670	580	1200	640	190	840	350	820	710	1200	1700	420	500	1100	–	13000	210	廃棄部位：卵殻。卵黄:卵白＝31:69。12011卵黄/ゆで、12015卵白/ゆでかり計算
2006	全卵　ポーチドエッグ	74.9	(10.6)	12.3	(610)	(1000)	(890)	(390)	(300)	(690)	(630)	(570)	(1200)	(580)	(180)	(760)	(310)	(780)	(690)	(1300)	(1600)	(410)	(490)	(900)	–	(12000)		12004全卵/生から推計
2021	全卵　目玉焼き	67.0	(12.7)	14.8	520	1300	1000	470	320	790	770	640	1400	740	220	970	390	940	810	1500	1900	490	570	1200	–	15000	240	廃棄部位：卵殻。卵黄:卵白＝30:70。試料：通常の鶏卵（栄養成分が増減されていないもの）、栄養強化卵
2022	全卵　いり	70.0	12.1	13.3	520	1300	1000	450	320	760	730	630	1300	710	210	930	360	900	770	1400	1800	460	550	1100	–	14000	220	別名：スクランブルエッグ。試料：通常の鶏卵（栄養成分が増減されていないもの）、栄養強化卵
2023	全卵　素揚げ	54.8	12.8	14.3	500	1300	990	470	320	790	800	670	1500	750	210	990	410	910	830	1500	1900	510	580	1200	–	15000	250	試料：通常の鶏卵（栄養成分が増減されていないもの）、栄養強化卵
2007	全卵　水煮缶詰	77.5	(9.3)	10.8	(530)	(900)	(780)	(340)	(260)	(610)	(560)	(510)	(1000)	(510)	(150)	(670)	(270)	(680)	(600)	(1100)	(1400)	(360)	(430)	(790)	–	(11000)		12004全卵/生から推計
2008	全卵　加糖全卵	58.2	(8.4)	9.8	(480)	(820)	(710)	(310)	(240)	(550)	(500)	(440)	(940)	(460)	(140)	(610)	(240)	(620)	(550)	(990)	(1300)	(330)	(390)	(720)	–	(9800)		試料：冷凍品。12004全卵/生から推計
2009	全卵　乾燥全卵	4.5	(42.3)	49.1	(2400)	(4100)	(3500)	(1600)	(1200)	(2800)	(2500)	(2200)	(4700)	(2300)	(700)	(3000)	(1200)	(3100)	(2700)	(5000)	(6300)	(1600)	(1900)	(3600)	–	(49000)		12004全卵/生から推計

175

可食部100g当たりのアミノ酸成分表

食品番号	食品名	水分	アミノ酸組成によるたんぱく質	たんぱく質	イソロイシン ILE	ロイシン LEU	リシン(リジン) LYS	メチオニン MET	シスチン CYS	含硫アミノ酸AAS 合計	フェニルアラニン PHE	チロシン TYR	芳香族アミノ酸AAA 合計	トレオニン(スレオニン) THR	トリプトファン TRP	バリン VAL	ヒスチジン HIS	アルギニン ARG	アラニン ALA	アスパラギン酸 ASP	グルタミン酸 GLU	グリシン GLY	プロリン PRO	セリン SER	ヒドロキシプロリン HYP	アミノ酸組成計	アンモニア	備考
			(……g……)		(……g……)																					(……… mg …………)			
12010	卵黄 生	49.6	(13.8)	16.5	830	1400	1200	390	300	690	680	760	1400	850	230	950	430	1200	810	1500	2000	480	660	1500	–	16000	270	
12011	卵黄 ゆで	50.3	13.5	16.1	810	1400	1200	380	290	670	660	730	1400	820	220	930	430	1100	790	1400	1900	460	650	1400	–	16000	260	
12012	卵黄 加糖卵黄	42.0	(9.9)	12.1	(580)	(1000)	(910)	(290)	(210)	(500)	(480)	(540)	(1000)	(580)	(160)	(660)	(310)	(850)	(600)	(1100)	(1400)	(350)	(480)	(970)	–	(12000)	–	試料:冷凍品。12010卵黄/生から推計
12013	卵黄 乾燥卵黄	3.2	(24.8)	30.3	(1500)	(2500)	(2300)	(730)	(530)	(1300)	(1200)	(1400)	(2600)	(1500)	(390)	(1600)	(780)	(2100)	(1500)	(2800)	(3500)	(870)	(1200)	(2400)	–	(29000)	–	12010卵黄/生から推計
12014	卵白 生	88.3	(9.5)	10.1	560	910	730	420	260	680	630	470	1100	510	170	740	290	610	630	1100	1400	380	390	810	–	11000	170	
12015	卵白 ゆで	87.9	9.9	10.5	590	940	760	430	270	700	660	490	1200	530	170	770	300	640	650	1100	1500	390	410	840	–	11000	180	
12016	卵白 乾燥卵白	7.1	(77.0)	86.5	(4400)	(7300)	(6100)	(3200)	(2500)	(5700)	(5100)	(3900)	(9000)	(4000)	(1300)	(5800)	(2100)	(5000)	(5300)	(9300)	(12000)	(3200)	(3300)	(6000)	–	(89000)	–	12014卵白/生から推計

乳類

〈牛乳及び乳製品〉

(液状乳類)

生乳

食品番号	食品名	水分	アミノ酸組成によるたんぱく質	たんぱく質	ILE	LEU	LYS	MET	CYS	含硫合計	PHE	TYR	芳香族合計	THR	TRP	VAL	HIS	ARG	ALA	ASP	GLU	GLY	PRO	SER	HYP	アミノ酸組成計	アンモニア	備考
13001	ジャージー種	85.5	(3.5)	3.9	200	370	310	95	31	130	180	200	390	180	53	240	110	140	130	290	810	72	380	240	–	4000	80	未殺菌のもの。(100g:96.7mL、100mL:103.4g)
13002	ホルスタイン種	87.7	2.8	3.2	170	310	260	84	29	110	150	120	270	140	42	210	89	100	100	250	620	60	310	170	–	3200	76	未殺菌のもの。(100g:96.9mL、100mL:103.2g)
13003	普通牛乳	87.4	3.0	3.3	170	320	270	80	26	110	160	160	320	150	46	210	93	110	100	250	700	61	320	190	–	3400	70	(100g:96.9mL、100mL:103.2g)
13006	脱脂乳	91.0	3.1	3.4	180	340	280	82	27	110	170	180	340	160	47	220	97	120	110	260	730	63	340	210	–	3600	74	(100g:96.6mL、100mL:103.5g)

加工乳

13004	濃厚	86.3	3.0	3.4	180	330	270	81	27	110	170	160	330	160	47	210	95	110	100	270	710	64	310	210	–	3500	71	(100g:96.5mL、100mL:103.6g)
13005	低脂肪	88.8	3.4	3.8	190	370	310	92	31	120	190	180	370	170	52	240	110	130	120	290	800	70	370	230	–	3900	76	(100g:96.4mL、100mL:103.7g)

乳飲料

13007	コーヒー	88.1	1.9	2.2	110	200	160	48	17	66	99	100	200	95	28	130	58	69	68	160	440	42	200	120	–	2100	46	(100g:95.0mL、100mL:105.3g)

(粉乳類)

13009	全粉乳	3.0	(22.9)	25.5	(1300)	(2500)	(2100)	(620)	(200)	(820)	(1200)	(1200)	(2500)	(1200)	(350)	(1600)	(720)	(870)	(800)	(2000)	(5400)	(470)	(2500)	(1500)	–	(26000)	(540)	13003普通牛乳から推計
13010	脱脂粉乳	3.8	(30.6)	34.0	1800	3300	2700	840	270	1100	1700	1600	3300	1600	470	2200	1100	1100	1100	2600	7000	650	3600	2000	–	35000	700	別名:スキムミルク
13011	乳児用調製粉乳	2.6	10.8	12.4	730	1200	980	300	220	510	400	400	790	690	160	790	300	350	500	1100	2300	230	1100	650	–	13000	310	別名:育児用粉ミルク。育児用栄養強化品

(練乳類)

13012	無糖練乳	72.5	(6.2)	6.8	(360)	(670)	(550)	(160)	(51)	(210)	(330)	(270)	(610)	(320)	(87)	(440)	(200)	(230)	(220)	(540)	(1500)	(130)	(680)	(410)	–	(7100)	(140)	別名:エバミルク。13013加糖練乳から推計
13013	加糖練乳	26.1	7.0	7.7	400	770	630	180	58	240	380	310	690	360	99	500	230	260	250	610	1700	150	770	470	–	8100	160	別名:コンデンスミルク

(クリーム類)

クリーム

13014	乳脂肪	48.2	1.6	1.9	89	170	140	44	21	65	86	85	170	91	22	110	51	70	63	150	340	43	150	120	–	1800	36	別名:生クリーム、フレッシュクリーム
13015	乳脂肪・植物性脂肪	49.8	(3.9)	4.4	(220)	(420)	(360)	(110)	(42)	(150)	(210)	(200)	(410)	(200)	(50)	(270)	(120)	(150)	(150)	(350)	(900)	(88)	(400)	(240)	–	(4500)	–	脂質:乳脂肪由来22.5g、植物性脂肪由来19.6g。13014クリーム/乳脂肪、13016クリーム/植物性脂肪から推計
13016	植物性脂肪	55.5	(1.1)	1.3	54	120	100	30	11	42	59	61	120	61	14	81	36	42	42	100	260	24	120	76	–	1300	30	別名:植物性生クリーム
13017	ホイップクリーム 乳脂肪	44.3	(1.5)	1.8	(86)	(170)	(140)	(43)	(20)	(63)	(83)	(82)	(170)	(88)	(22)	(100)	(49)	(68)	(61)	(140)	(330)	(41)	(150)	(110)	–	(1800)	(35)	クリームにグラニュー糖を加え泡だてたもの。13014クリーム/乳脂肪から推計
13018	ホイップクリーム 乳脂肪・植物性脂肪	44.0	(3.5)	4.0	(200)	(390)	(330)	(97)	(38)	(150)	(190)	(180)	(370)	(180)	(46)	(250)	(110)	(140)	(130)	(320)	(820)	(80)	(360)	(220)	–	(4100)	–	クリームにグラニュー糖を加え泡だてたもの。脂質:乳脂肪由来19.1g、植物性脂肪由来17.1g。13014クリーム/乳脂肪、13016クリーム/植物性脂肪から推計
13019	ホイップクリーム 植物性脂肪	43.7	(5.5)	6.3	(260)	(610)	(510)	(150)	(56)	(210)	(290)	(300)	(590)	(300)	(69)	(400)	(180)	(210)	(210)	(490)	(1300)	(120)	(590)	(370)	–	(6400)	(150)	クリームにグラニュー糖を加え泡だてたもの。13016クリーム/植物性脂肪から推計

コーヒーホワイトナー

13020	液状 乳脂肪	70.3	(4.8)	5.2	270	490	420	140	29	170	260	270	540	240	64	340	150	190	170	380	1100	100	540	330	–	5500	97	別名:コーヒー用ミルク、コーヒー用クリーム

可食部100g当たりのアミノ酸成分表

可食部100g当たり（水分・たんぱく質：g、アミノ酸：mg）

食品番号	食品名	水分	アミノ酸組成によるたんぱく質	たんぱく質	イソロイシン ILE	ロイシン LEU	リシン(リジン) LYS	メチオニン MET	シスチン CYS	含硫アミノ酸AAS合計	フェニルアラニン PHE	チロシン TYR	芳香族アミノ酸AAA合計	トレオニン(スレオニン) THR	トリプトファン TRP	バリン VAL	ヒスチジン HIS	アルギニン ARG	アラニン ALA	アスパラギン酸 ASP	グルタミン酸 GLU	グリシン GLY	プロリン PRO	セリン SER	ヒドロキシプロリン HYP	アミノ酸組成計	アンモニア	備考
13021	液状 乳脂肪・植物性脂肪	69.2	(4.2)	4.8	(240)	(460)	(390)	(120)	(45)	(160)	(230)	(220)	(440)	(220)	(54)	(300)	(140)	(160)	(160)	(380)	(980)	(96)	(430)	(260)	–	(4900)	–	別名:コーヒー用ミルク、コーヒー用クリーム。脂質:乳脂肪由来9.2g、植物性脂肪由来12.4g。13015クリーム乳脂肪・植物性脂肪から推計
13022	液状 植物性脂肪	68.4	(3.8)	4.3	(180)	(420)	(350)	(120)	(38)	(140)	(200)	(210)	(410)	(200)	(47)	(270)	(120)	(140)	(140)	(340)	(870)	(81)	(400)	(250)	–	(4400)	(100)	別名:コーヒー用ミルク、コーヒー用クリーム。13016クリーム/植物性脂肪から推計
13023	粉末状 乳脂肪	2.8	(6.5)	7.6	(360)	(700)	(580)	(180)	(85)	(270)	(350)	(350)	(700)	(370)	(91)	(440)	(210)	(290)	(260)	(600)	(1400)	(170)	(620)	(470)	–	(7500)	(150)	13014クリーム/乳脂肪から推計
13024	粉末状 植物性脂肪	2.7	(1.8)	2.1	(87)	(200)	(170)	(49)	(18)	(68)	(96)	(99)		(99)	(23)	(130)	(59)	(69)	(68)	(160)	(420)	(39)	(190)	(120)	–	(2100)	(49)	13016クリーム/植物性脂肪から推計
(発酵乳・乳酸菌飲料)																												
ヨーグルト																												
13025	全脂無糖	87.7	(3.3)	3.6	200	350	300	90	36	130	170	170	340	160	48	240	130	130	130	290	730	74	360	200	–	3800	84	別名:プレーンヨーグルト
13053	低脂肪無糖	89.2	3.4	3.7	190	360	300	90	30	120	180	190	370	180	52	240	130	130	130	290	790	75	370	230	–	3900	84	
13054	無脂肪無糖	89.1	3.8	4.0	230	420	350	96	40	140	200	200	390	210	60	270	140	140	150	350	880	80	400	250	–	4400	91	
13026	脱脂加糖	82.6	4.0	4.3	220	410	350	96	35	130	210	190	400	200	54	270	160	170		340	910	160	460	260	–	4600	89	別名:普通ヨーグルト
13027	ドリンクタイプ 加糖	83.8	2.6	2.9	150	280	240	69	25	93	140	140	280	140	39	190	84	98	96	230	620	56	290	180	–	3100	63	
乳酸菌飲料																												
13028	乳製品	82.1	0.9	1.1	57	100	77	26	12	38	50	40	90	46	12	69	29	32	35	81	220	20	110	57	–	1100	28	無脂乳固形分3.0%以上。(100g:92.9mL、100mL:107.6g)
13029	殺菌乳製品	45.5	1.3	1.5	74	140	120	34	14	47	68	60	130	68	16	92	42	46	56	120	320	31	140	85	–	1500	31	無脂乳固形分3.0%以上。希釈後飲用。(100g:81.0mL、100mL:123.5g)
13030	非乳製品	89.3	0.3	0.4	19	33	27	7.9	4.7	13	18	17	34	17	4.3	21	10	15	14	44	77	9.8	32	22	–	400	11	無脂乳固形分3.0%未満。(100g:95.9mL、100mL:104.3g)
(チーズ類)																												
ナチュラルチーズ																												
13031	エダム	41.0	(29.4)	28.9	(1500)	(3000)	(3100)	(830)	(290)	(1100)	(1700)	(1700)	(3300)	(1100)	(410)	(2100)	(1200)	(1100)	(880)	(2000)	(7100)	(560)	(3800)	(1800)	(0)	(34000)	–	米国成分表より推計
13032	エメンタール	33.5	(27.2)	27.3	(1600)	(3000)	(2600)	(790)	(290)	(1100)	(1700)	(1700)	(3400)	(1100)	(410)	(2200)	(1200)	(940)	(930)	(1600)	(5800)	(510)	(3700)	(1700)	(0)	(31000)	–	米国成分表より推計
13033	カテージ	79.0	(13.2)	13.3	730	1400	1200	370	70	440	730	790	1500	640	190	930	430	530	450	1100	3100	270	1500	890	–	15000	280	クリーム入りを含む
13034	カマンベール	51.8	17.7	19.1	970	1800	1500	510	76	590	980	1100	2100	810	240	1400	690	590		1400	4300	390	2100	1400	–	21000	500	
13035	クリーム	55.5	7.6	8.2	430	820	680	210	62	270	420	430	840	390	120	530	250	300	270	670	1800	170	790	510	–	8800	170	
13036	ゴーダ	40.0	(26.3)	25.8	(1400)	(2700)	(2700)	(740)	(260)	(1000)	(1500)	(1500)	(3000)	(960)	(360)	(2100)	(1200)	(1300)	(790)	(1800)	(6300)	(500)	(3400)	(1600)	(0)	(30000)	–	米国成分表より推計
13037	チェダー	35.3	(23.9)	25.7	1400	2500	2100	700	210	910	1400	1500	2900	980	320	1800	800	880	740	2000	5400	480	3000	1400	–	28000	560	
13038	パルメザン	15.4	(41.1)	44.0	(2300)	(4300)	(3400)	(1200)	(140)	(1300)	(2400)	(2700)	(5000)	(1700)	(590)	(2900)	(1300)	(1300)		(3100)	(9900)	(870)	(5300)	(2600)	(0)	(48000)	–	粉末状。米国成分表より推計
13039	ブルー	45.6	(17.5)	18.8	(990)	(1700)	(1600)	(510)	(94)	(610)	(950)	(1100)	(2100)	(690)	(270)	(1400)	(670)	(620)	(570)	(1300)	(4500)	(360)	(1800)	(980)	(0)	(24000)	–	米国成分表より推計
13055	マスカルポーネ	62.4	(4.1)	4.4	230	440	370	120	35	150	220	230	450	210	59	290	130	140	140	350	940	88	420	270	–	4700	89	
13057	やぎ	52.9	18.5	20.6	1000	2000	1700	470	180	650	1000	950	2000	1100	290	1400	560	600	690	1600	4200	390	2100	1200	–	21000	590	別名:シェーブルチーズ
13040	プロセスチーズ	45.0	21.6	22.7	1300	2300	1900	620	150	720	1400	1400	2600	880	300	1600	720	830	680	1700	5100	440	2600	1300	–	25000	500	
(アイスクリーム類)																												
アイスクリーム																												
13042	高脂肪	61.3	3.1	3.5	180	340	280	90	34	120	170	150	320	170	45	220	100	130	120	280	720	70	320	220	–	3600	69	乳固形分15.0%以上、乳脂肪分12.0%以上。試料:バニラアイスクリーム
13043	普通脂肪	63.9	3.5	3.9	210	380	320	100	37	140	190	180	370	190	51	250	110	140	140	320	800	81	370	250	–	4100	79	乳固形分15.0%以上、乳脂肪分8.0%。試料:バニラアイスクリーム
13044	アイスミルク	65.6	(3.0)	3.4	(180)	(330)	(270)	(87)	(30)	(120)	(160)	(160)	(310)	(160)	(44)	(220)	(99)	(120)	(130)	(300)	(680)	(68)	(310)	(210)	–	(3500)	(67)	乳固形分10.0%以上、乳脂肪分3.0%以上、植物性脂肪を含む。13042アイスクリーム/高脂肪から推計
ラクトアイス																												
13045	普通脂肪	60.4	(2.7)	3.1	180	310	250	77	34	110	150	99	250	150	35	210	87	97	110	260	610	62	310	160	–	3200	69	乳固形分3.0%以上、主な脂質:植物性脂肪
13046	低脂肪	75.2	(1.6)	1.8	(100)	(180)	(150)	(45)	(20)	(64)	(86)	(57)	(140)	(84)	(20)	(130)	(51)	(56)	(63)	(150)	(350)	(36)	(180)	(95)	–	(1800)	(40)	乳固形分3.0%以上、主な脂質:植物性脂肪。13046ラクトアイス/普通脂肪から推計
13047	**ソフトクリーム**	69.6	(3.4)	3.8	(200)	(370)	(310)	(98)	(36)	(130)	(180)	(180)	(350)	(180)	(49)	(240)	(110)	(140)	(130)	(300)	(780)	(76)	(350)	(240)	–	(3900)	(75)	主な脂質:乳脂肪。コーンカップを除いたもの。13042アイスクリーム/高脂肪から推計

可食部100g当たりのアミノ酸成分表

食品番号	食品名	水分	アミノ酸組成によるたんぱく質	たんぱく質	イソロイシン ILE	ロイシン LEU	リシン（リジン） LYS	メチオニン MET	シスチン CYS	含硫アミノ酸AAS 合計	フェニルアラニン PHE	チロシン TYR	芳香族アミノ酸AAA 合計	トレオニン（スレオニン） THR	トリプトファン TRP	バリン VAL	ヒスチジン HIS	アルギニン ARG	アラニン ALA	アスパラギン酸 ASP	グルタミン酸 GLU	グリシン GLY	プロリン PRO	セリン SER	ヒドロキシプロリン HYP	アミノ酸組成計	アンモニア	備考
		(……g……)			(………………………………………………………………………… mg ……………………………………………………………………………)																							
	（その他）																											
13048	カゼイン	10.6	(83.4)	86.2	5000	8500	7200	2700	440	3100	4600	5200	9700	4000	1100	6200	2700	3400	2700	6300	19000	1700	10000	5200	–	97000	1700	試料：酸カゼイン
13050	チーズホエーパウダー	2.2	10.3	12.5	730	1200	1000	220	290	510	370	310	680	870	210	690	210	290	560	1300	2100	240	720	670	–	12000	270	
	〈その他〉																											
13051	人乳	88.0	0.8	1.1	53	100	67	15	24	39	43	41	84	46	15	58	26	32	37	87	170	22	93	46	–	980	35	試料：成熟乳。(100g:98.3mL、100mL:101.7g)。剰余アンモニア：3.6mg
13052	やぎ乳	88.0	(2.6)	3.1	(180)	(270)	(250)	(70)	(40)	(110)	(130)	(160)	(290)	(140)	(38)	(210)	(78)	(100)	(100)	(180)	(550)	(44)	(320)	(160)	(0)	(3000)	–	米国成分表より推計
	油脂類																											
	（動物油脂類）																											
14032	たらのあぶら	0.1	Tr	0.1	2.4	1.1	0.8	0	0.3	0.3	0.5	0.3	0.7	0.8	0	0.9	0.5	0.7	1.0	1.0	1.7	1.0	0.7	0.9	–	14	2.4	剰余アンモニア：2.0mg
	（バター類）																											
	無発酵バター																											
14017	有塩バター	16.2	0.5	0.6	28	55	44	15	5.0	20	27	24	51	28	6.3	36	17	21	18	42	110	12	55	37	–	580	13	
14018	食塩不使用バター	15.8	(0.4)	0.5	(23)	(46)	(36)	(12)	(4.2)	(17)	(23)	(20)	(43)	(23)	(5.3)	(30)	(14)	(18)	(15)	(35)	(91)	(9.7)	(45)	(31)	–	(480)	(11)	別名：無塩バター。14017有塩バターから推計
	発酵バター																											
14019	有塩バター	13.6	(0.5)	0.6	(28)	(55)	(44)	(15)	(5.0)	(20)	(27)	(24)	(51)	(28)	(6.3)	(36)	(17)	(21)	(18)	(42)	(110)	(12)	(55)	(37)	–	(580)	(13)	14017有塩バターから推計
	（マーガリン類）																											
	マーガリン																											
14020	家庭用　有塩	14.7	(0.4)	0.4	22	41	34	11	3.2	14	21	21	41	20	3.7	27	12	15	15	33	89	8.7	40	26	–	440	9.8	14020ソフトタイプマーガリン/家庭用から推計
14029	業務用　有塩	14.8	(0.2)	0.3	(13)	(24)	(19)	(6.2)	(1.9)	(8.0)	(12)	(12)	(24)	(12)	(2.2)	(15)	(7.2)	(8.9)	(8.4)	(19)	(51)	(5.0)	(23)	(15)	–	(250)	(5.6)	剰余アンモニア：2.4mg
14021	ファットスプレッド	30.2	(0.1)	0.2	8.5	15	12	2.6	1.8	4.4	6.3	6.4	13	9.3	1.6	9.3	4.2	4.8	6.1	14	25	3.1	12	9.2	–	150	7.2	
	菓子類																											
	〈和生菓子・和半生菓子類〉																											
	甘納豆																											
15001	あずき	26.2	(2.9)	3.4	(150)	(280)	(260)	(51)	(42)	(93)	(200)	(100)	(300)	(130)	(39)	(180)	(120)	(230)	(140)	(400)	(570)	(130)	(150)	(180)	–	(3400)	–	04002あずき/全粒/ゆでから推計
15002	いんげんまめ	25.2	(3.3)	3.8	(190)	(340)	(280)	(44)	(33)	(77)	(250)	(100)	(350)	(180)	(45)	(220)	(130)	(220)	(170)	(490)	(610)	(170)	(160)	(250)	–	(3900)	–	04009いんげんまめ/うずら豆から推計
15003	えんどう	23.1	(3.1)	3.8	(150)	(260)	(270)	(37)	(59)	(96)	(180)	(110)	(290)	(150)	(35)	(170)	(96)	(310)	(160)	(430)	(620)	(160)	(150)	(180)	–	(3500)	–	04012えんどう/乾から推計
	今川焼																											
15005	こしあん入り	45.5	(4.1)	4.5	(200)	(370)	(240)	(87)	(91)	(180)	(260)	(150)	(410)	(170)	(55)	(240)	(130)	(230)	(180)	(380)	(1100)	(170)	(360)	(280)	–	(4700)	(130)	別名：大判焼、小判焼、回転焼、二重焼、太鼓まんじゅう、ともえ焼、たい焼を含む。小豆こしあん入り。部分割合：皮2、あん1。原材料配合割合から推計
	ういろう																											
15006	白	54.5	(0.9)	1.0	(42)	(86)	(36)	(26)	(25)	(51)	(55)	(44)	(99)	(36)	(14)	(63)	(27)	(85)	(57)	(97)	(190)	(48)	(47)	(53)	–	(1000)	–	別名：外郎餅。試料：白ういろう。原材料配合割合から推計
	うぐいすもち																											
15007	こしあん入り	40.0	(3.1)	3.5	(160)	(300)	(220)	(64)	(51)	(210)	(210)	(120)	(340)	(150)	(41)	(200)	(110)	(200)	(190)	(390)	(610)	(140)	(160)	(210)	–	(3600)	(70)	小豆こしあん入り。部分割合：もち10、あん8、きな粉0.05。原材料配合割合から推計
	かしわもち																											
15008	こしあん入り	48.5	(3.5)	4.0	(180)	(340)	(230)	(80)	(66)	(150)	(240)	(140)	(380)	(150)	(48)	(230)	(120)	(300)	(190)	(430)	(690)	(160)	(180)	(240)	–	(4000)	(85)	小豆こしあん入り。部分割合：皮3、あん2。葉を除いたもの。原材料配合割合から推計
15009	カステラ	25.6	(6.5)	7.1	(350)	(610)	(460)	(210)	(140)	(390)	(380)	(310)	(700)	(330)	(100)	(440)	(190)	(430)	(370)	(640)	(1300)	(240)	(440)	(550)	–	(7600)	(160)	試料：長崎カステラ。原材料配合割合から推計
15010	かのこ	34.0	(4.1)	4.8	(210)	(410)	(370)	(73)	(53)	(130)	(300)	(140)	(440)	(180)	(53)	(260)	(140)	(320)	(200)	(570)	(810)	(160)	(220)	(280)	–	(4800)	(49)	原材料配合割合から推計
15011	かるかん	42.5	(1.7)	2.1	(80)	(150)	(76)	(44)	(39)	(83)	(110)	(79)	(180)	(72)	(29)	(110)	(50)	(220)	(98)	(200)	(320)	(83)	(84)	(110)	–	(2000)	(56)	原材料配合割合から推計

可食部100g当たりのアミノ酸成分表

食品番号	食品名	水分	アミノ酸組成によるたんぱく質	たんぱく質	イソロイシン ILE	ロイシン LEU	リシン(リジン) LYS	メチオニン MET	シスチン CYS	含硫アミノ酸 AAS 合計	フェニルアラニン PHE	チロシン TYR	芳香族アミノ酸 AAA 合計	トレオニン(スレオニン) THR	トリプトファン TRP	バリン VAL	ヒスチジン HIS	アルギニン ARG	アラニン ALA	アスパラギン酸 ASP	グルタミン酸 GLU	グリシン GLY	プロリン PRO	セリン SER	ヒドロキシプロリン HYP	アミノ酸組成計	アンモニア	備考
		(… g …)			(… mg …)																							
15012	きび団子	24.4	(1.4)	1.6	(67)	(130)	(55)	(40)	(38)	(78)	(87)	(72)	(160)	(60)	(21)	(98)	(41)	(130)	(86)	(150)	(290)	(72)	(74)	(91)	–	(1600)	(39)	原材料配合割合から推計
15013	ぎゅうひ	36.0	(1.2)	1.3	(57)	(110)	(46)	(34)	(32)	(66)	(73)	(61)	(130)	(51)	(18)	(83)	(35)	(110)	(73)	(120)	(240)	(61)	(62)	(77)	–	(1400)	(33)	原材料配合割合から推計
15014	きりざんしょ	38.0	(1.8)	2.1	(87)	(170)	(72)	(53)	(50)	(100)	(110)	(91)	(200)	(78)	(28)	(130)	(54)	(170)	(110)	(190)	(370)	(95)	(94)	(120)	–	(2100)	(54)	原材料配合割合から推計
15016	きんつば	34.0	(5.3)	6.0	(260)	(500)	(500)	(99)	(80)	(180)	(360)	(180)	(530)	(230)	(67)	(310)	(190)	(410)	(250)	(690)	(1000)	(230)	(280)	(370)	–	(6100)	(140)	小豆つぶしあん入り。部分割合:皮1、あん9。原材料配合割合から推計
	草もち																											
15017	こしあん入り	43.0	(3.6)	4.2	(180)	(350)	(240)	(82)	(67)	(150)	(240)	(150)	(390)	(160)	(51)	(230)	(120)	(410)	(240)	(450)	(710)	(170)	(190)	(250)	–	(4200)	(85)	小豆こしあん入り。部分割合:皮6、あん4。原材料配合割合から推計
	くし団子																											
15018	あん　こしあん入り	50.0	(3.3)	3.8	(170)	(320)	(190)	(84)	(73)	(160)	(220)	(150)	(370)	(160)	(48)	(230)	(110)	(190)	(190)	(400)	(680)	(160)	(180)	(230)	–	(3900)	(87)	小豆こしあん。部分割合:団子8、あん2。くしを除いたもの。原材料配合割合から推計
15019	みたらし	50.5	(2.7)	3.2	(140)	(260)	(120)	(76)	(72)	(150)	(170)	(150)	(300)	(130)	(40)	(200)	(82)	(250)	(180)	(300)	(580)	(140)	(150)	(180)	–	(3200)	(84)	別名:しょうゆ団子。部分割合:団子9、たれ1。くしを除いたもの。原材料配合割合から推計
15020	げっぺい	20.9	(4.3)	4.7	(200)	(370)	(210)	(85)	(97)	(180)	(270)	(150)	(420)	(170)	(59)	(230)	(130)	(310)	(180)	(380)	(1300)	(200)	(400)	(310)	–	(5000)	(140)	あん(小豆あん、くるみ、水あめ、ごま等)入り。部分割合:皮5、あん4。原材料配合割合から推計
15123	五平もち	54.7	(2.5)	3.0	(120)	(240)	(120)	(64)	(58)	(120)	(160)	(110)	(270)	(110)	(40)	(170)	(79)	(230)	(160)	(120)	(350)	(150)	(150)	(160)	–	(2900)	–	みそだれ付き。原材料配合割合から推計
	桜もち																											
15021	関東風　こしあん入り	40.5	(4.0)	4.5	(200)	(370)	(270)	(74)	(71)	(140)	(270)	(150)	(410)	(160)	(51)	(230)	(140)	(270)	(180)	(440)	(800)	(170)	(310)	(270)	–	(4600)	(110)	小豆こしあん入り。部分割合:小麦粉皮5、あん5。廃棄部位:桜葉。原材料配合割合から推計
15022	関西風　こしあん入り	50.0	(3.0)	3.5	(150)	(290)	(210)	(65)	(52)	(120)	(200)	(130)	(330)	(130)	(41)	(190)	(110)	(300)	(180)	(390)	(600)	(160)	(200)	(200)	–	(3500)	(39)	別名:道明寺。小豆こしあん入り。部分割合:道明寺種皮3、あん2。廃棄部位:桜葉。原材料配合割合から推計
15023	大福もち　こしあん入り	41.5	(4.1)	4.6	(190)	(400)	(250)	(90)	(79)	(180)	(270)	(150)	(470)	(180)	(59)	(260)	(130)	(360)	(230)	(490)	(810)	(200)	(220)	(280)	–	(4700)	(99)	小豆こしあん入り。部分割合:もち皮10、あん7。原材料配合割合から推計
15024	タルト　(和菓子)	30.0	(5.4)	5.9	(290)	(510)	(400)	(150)	(120)	(280)	(340)	(230)	(570)	(260)	(80)	(350)	(170)	(370)	(290)	(580)	(1100)	(210)	(340)	(430)	–	(6200)	(130)	あん入りロールカステラ。柚子風味小豆こしあん入り。部分割合:皮2、あん1。原材料配合割合から推計
15025	ちまき	62.0	(1.1)	1.3	(54)	(110)	(45)	(33)	(31)	(63)	(69)	(56)	(120)	(48)	(18)	(79)	(33)	(110)	(70)	(120)	(240)	(59)	(58)	(73)	–	(1300)	(33)	上新粉製品。原材料配合割合から推計
15026	ちゃつう	22.5	(5.5)	6.2	(280)	(520)	(380)	(110)	(93)	(220)	(370)	(200)	(570)	(250)	(79)	(340)	(200)	(520)	(280)	(670)	(1200)	(260)	(310)	(380)	–	(6400)	(130)	小豆こしあん入り。部分割合:皮1、あん9。原材料配合割合から推計
	どら焼																											
15027	つぶしあん入り	31.5	(6.0)	6.6	(310)	(550)	(400)	(160)	(150)	(300)	(370)	(230)	(620)	(280)	(88)	(380)	(190)	(390)	(310)	(600)	(1400)	(240)	(450)	(460)	–	(7000)	(170)	小豆つぶしあん入り。部分割合:皮5、あん4。原材料配合割合から推計
	生八つ橋																											
15004	あん入り　こしあん・つぶしあん混合	30.5	(2.9)	3.5	(170)	(290)	(220)	(63)	(49)	(110)	(170)	(120)	(290)	(150)	(40)	(190)	(110)	(270)	(160)	(390)	(590)	(140)	(160)	(190)	–	(3400)	–	あん(小豆こしあん、小豆つぶしあん)入り。部分割合:皮4、あん6。原材料配合割合から推計
15028	ねりきり	34.0	(4.6)	5.3	(240)	(460)	(400)	(82)	(56)	(140)	(330)	(160)	(490)	(200)	(57)	(330)	(140)	(270)	(220)	(630)	(890)	(200)	(240)	(330)	–	(5300)	(93)	原材料配合割合から推計
	まんじゅう																											
15029	カステラまんじゅう　こしあん入り	27.9	(6.0)	6.7	(300)	(560)	(420)	(130)	(120)	(250)	(390)	(230)	(620)	(260)	(81)	(370)	(190)	(390)	(280)	(650)	(1400)	(250)	(440)	(430)	–	(6900)	(160)	小豆こしあん入り。部分割合:皮5、あん7。原材料配合割合から推計
15030	くずまんじゅう　こしあん入り	45.0	(2.7)	3.1	(140)	(270)	(240)	(48)	(32)	(79)	(200)	(93)	(290)	(120)	(33)	(170)	(110)	(210)	(130)	(370)	(520)	(110)	(140)	(190)	–	(3100)	(54)	別名:くずざくら。小豆こしあん入り。部分割合:皮2、あん3。原材料配合割合から推計
15031	くりまんじゅう　こしあん入り	24.0	(5.8)	6.5	(290)	(550)	(410)	(110)	(110)	(230)	(390)	(220)	(600)	(250)	(78)	(350)	(190)	(390)	(280)	(640)	(1400)	(240)	(420)	(420)	–	(6700)	(150)	栗入り小豆こしあん入り。部分割合:皮1、あん2。原材料配合割合から推計
15032	とうまんじゅう　こしあん入り	28.0	(6.1)	6.8	(320)	(580)	(450)	(130)	(120)	(270)	(400)	(240)	(640)	(250)	(86)	(390)	(160)	(390)	(280)	(680)	(1300)	(250)	(410)	(460)	(0)	(7100)	(150)	小豆こしあん入り。部分割合:皮4、あん5。原材料配合割合から推計
15033	蒸しまんじゅう　こしあん入り	35.0	(4.1)	4.6	(200)	(380)	(280)	(74)	(69)	(140)	(280)	(140)	(420)	(170)	(52)	(240)	(140)	(270)	(180)	(450)	(740)	(180)	(220)	(280)	–	(4700)	(110)	薬まんじゅう等。小豆こしあん入り。部分割合:皮1、あん2。原材料配合割合から推計
15034	中華まんじゅう　あんまん　こしあん入り	36.6	(5.6)	6.1	(250)	(470)	(220)	(110)	(140)	(250)	(340)	(200)	(540)	(210)	(76)	(290)	(160)	(330)	(220)	(410)	(1900)	(240)	(610)	(350)	–	(6500)	(220)	小豆こしあん入り。部分割合:皮10、あん7。原材料配合割合から推計
15035	中華まんじゅう　肉まん	39.5	(8.7)	10.0	(390)	(720)	(550)	(170)	(170)	(380)	(440)	(340)	(780)	(390)	(120)	(470)	(310)	(540)	(470)	(780)	(2400)	(480)	(800)	(490)	(65)	(10000)	(250)	部分割合:皮10、肉あん4.5。原材料配合割合から推計
	もなか																											
15036	こしあん入り	29.0	(4.3)	4.9	(220)	(420)	(420)	(82)	(58)	(140)	(270)	(170)	(460)	(190)	(55)	(260)	(160)	(340)	(210)	(570)	(830)	(190)	(230)	(300)	–	(4900)	(90)	小豆こしあん入り。部分割合:皮1、あん9。原材料配合割合から推計
15037	ゆべし	22.0	(2.1)	2.4	(110)	(190)	(87)	(52)	(51)	(100)	(120)	(91)	(210)	(92)	(30)	(140)	(62)	(240)	(130)	(240)	(460)	(110)	(110)	(140)	–	(2500)	(56)	試料:くるみ入り。原材料配合割合から推計

可食部100g当たりのアミノ酸成分表

食品番号	食品名	水分	アミノ酸組成によるたんぱく質	たんぱく質	イソロイシン ILE	ロイシン LEU	リシン(リジン) LYS	メチオニン MET	シスチン CYS	含硫アミノ酸 合計 AAS	フェニルアラニン PHE	チロシン TYR	芳香族アミノ酸 合計 AAA	トレオニン(スレオニン) THR	トリプトファン TRP	バリン VAL	ヒスチジン HIS	アルギニン ARG	アラニン ALA	アスパラギン酸 ASP	グルタミン酸 GLU	グリシン GLY	プロリン PRO	セリン SER	ヒドロキシプロリン HYP	アミノ酸組成計	アンモニア	備考
		(……… g ……)			(……………………………………………………………………………………… mg ………………………………………………………………………………………)																							
	ようかん																											
15038	練りようかん	26.0	(3.1)	3.6	(170)	(320)	(270)	(56)	(37)	(92)	(230)	(110)	(340)	(140)	(39)	(200)	(120)	(240)	(150)	(430)	(610)	(130)	(170)	(220)	–	(3600)	(63)	原材料配合割合から推計
15039	水ようかん	57.0	(2.3)	2.6	(120)	(230)	(200)	(40)	(27)	(66)	(170)	(78)	(240)	(100)	(28)	(140)	(86)	(170)	(110)	(310)	(440)	(97)	(120)	(160)	–	(2600)	(45)	原材料配合割合から推計
15040	蒸しようかん	39.5	(3.8)	4.4	(200)	(370)	(300)	(68)	(54)	(120)	(270)	(130)	(400)	(160)	(48)	(230)	(140)	(280)	(180)	(480)	(840)	(160)	(240)	(270)	–	(4400)	(90)	原材料配合割合から推計
	〈和干菓子類〉																											
15042	芋かりんとう	5.5	(1.2)	1.4	(55)	(85)	(68)	(23)	(24)	(47)	(83)	(44)	(130)	(85)	(18)	(78)	(29)	(56)	(69)	(270)	(180)	(60)	(51)	(91)	–	(1400)	(28)	別名:芋けんぴ。原材料配合割合から推計
15043	おこし	5.0	(3.2)	3.8	(160)	(320)	(130)	(95)	(90)	(180)	(210)	(170)	(370)	(130)	(51)	(230)	(98)		(320)	(350)	(680)	(170)	(170)	(190)	–	(3800)	–	米おこし、あわおこしを含む。原材料配合割合から推計
15044	おのろけ豆	3.0	(10.3)	11.3	(450)	(870)	(410)	(200)	(200)	(400)	(640)	(480)	(1100)	(400)	(140)	(610)	(310)	(1200)	(550)	(1300)	(2300)	(630)	(550)	(680)	–	(12000)	(270)	らっかせい製品。原材料配合割合から推計
	かりんとう																											
15045	黒	3.5	(6.9)	7.5	(280)	(530)	(160)	(120)	(180)	(300)	(390)	(230)	(620)	(230)	(86)	(330)	(170)	(270)	(230)	(400)	(2700)	(280)	(930)	(420)	–	(8000)	(340)	原材料配合割合から推計
15046	白	2.5	(8.9)	9.7	(360)	(700)	(210)	(160)	(240)	(400)	(490)	(290)	(830)	(280)	(110)	(420)	(230)	(330)	(400)	(400)	(3600)	(360)	(1200)	(500)	–	(10000)	–	原材料配合割合から推計
15047	ごかぼう	10.0	(9.8)	10.6	(530)	(900)	(550)	(180)	(190)	(360)	(600)	(420)	(1000)	(440)	(150)	(590)	(320)	(840)	(520)	(1300)	(2100)	(590)	(590)	(640)	–	(11000)	(200)	原材料配合割合から推計
	小麦粉せんべい																											
15048	磯部せんべい	4.2	(3.9)	4.3	(160)	(310)	(96)	(77)	(120)	(200)	(210)	(140)	(360)	(120)	(54)	(190)	(100)	(180)	(130)	(190)	(1500)	(160)	(540)	(240)	–	(4600)	(180)	原材料配合割合から推計
15049	かわらせんべい	4.3	(6.5)	7.0	(310)	(560)	(320)	(170)	(190)	(360)	(380)	(180)	(650)	(220)	(97)	(380)	(180)	(340)	(280)	(490)	(1900)	(250)	(630)	(480)	–	(7500)	(220)	原材料配合割合から推計
15050	巻きせんべい	3.5	(4.0)	4.3	(160)	(330)	(150)	(93)	(120)	(210)	(230)	(150)	(390)	(160)	(57)	(220)	(110)	(200)	(160)	(250)	(1300)	(160)	(460)	(270)	–	(4600)	(160)	別名:有平巻き。原材料配合割合から推計
15051	南部せんべい　ごま入り	3.3	(10.6)	11.2	(440)	(840)	(290)	(260)	(300)	(570)	(590)	(390)	(980)	(340)	(160)	(550)	(300)	(820)	(430)	(680)	(3600)	(490)	(1100)	(630)	–	(12000)	(410)	原材料配合割合から推計
15052	南部せんべい　落花生入り	3.3	(11.0)	11.7	(450)	(860)	(340)	(180)	(270)	(460)	(650)	(430)	(1100)	(380)	(140)	(540)	(300)	(850)	(420)	(920)	(3600)	(550)	(1100)	(680)	–	(13000)	(410)	原材料配合割合から推計
15053	しおがま	10.0	(2.2)	2.6	(110)	(220)	(93)	(65)	(60)	(120)	(140)	(110)	(260)	(94)	(35)	(160)	(67)	(210)	(140)	(250)	(460)	(120)	(120)	(130)	–	(2600)	–	原材料配合割合から推計
	ひなあられ																											
15056	関西風	2.6	(7.1)	8.0	(340)	(670)	(300)	(210)	(180)	(390)	(440)	(380)	(820)	(300)	(110)	(480)	(210)	(660)	(450)	(770)	(1900)	(380)	(420)	(420)	–	(8200)	–	部分割合:あられ100。原材料配合割合から推計
	米菓																											
15057	揚げせんべい	4.0	(4.9)	5.6	(240)	(470)	(200)	(140)	(140)	(280)	(300)	(250)	(550)	(210)	(78)	(350)	(150)	(470)	(310)	(530)	(1000)	(260)	(260)	(320)	–	(5700)	(150)	原材料配合割合から推計
15058	甘辛せんべい	4.5	(5.8)	6.7	(290)	(550)	(250)	(160)	(150)	(310)	(350)	(270)	(630)	(250)	(85)	(410)	(170)	(520)	(370)	(630)	(1200)	(300)	(320)	(380)	–	(6700)	(180)	別名:ざらめせんべい。原材料配合割合から推計
15059	あられ	4.4	(6.7)	7.5	(330)	(630)	(290)	(200)	(170)	(370)	(410)	(300)	(710)	(290)	(100)	(470)	(190)	(630)	(430)	(720)	(1400)	(350)	(400)	(440)	–	(7800)	(200)	原材料配合割合から推計
15060	しょうゆせんべい	5.9	(6.3)	7.3	(310)	(600)	(270)	(180)	(150)	(330)	(390)	(290)	(680)	(280)	(91)	(450)	(180)	(570)	(400)	(590)	(1300)	(350)	(350)	(410)	–	(7300)	(190)	原材料配合割合から推計
	ボーロ																											
15061	小粒	4.5	(2.3)	2.5	(130)	(220)	(190)	(82)	(61)	(140)	(130)	(120)	(250)	(130)	(38)	(160)	(67)	(170)	(140)	(260)	(330)	(86)	(100)	(210)	–	(2600)	(41)	別名:たまごボーロ、乳ボーロ、栄養ボーロ、衛生ボーロ。原材料配合割合から推計
15062	そばボーロ	2.0	(7.0)	7.7	(340)	(600)	(380)	(190)	(200)	(390)	(400)	(280)	(690)	(310)	(110)	(420)	(200)	(460)	(340)	(590)	(1900)	(310)	(610)	(510)	(0)	(8200)	(220)	原材料配合割合から推計
15063	松風	5.3	(3.7)	4.0	(150)	(300)	(92)	(73)	(110)	(180)	(210)	(150)	(360)	(120)	(51)	(190)	(100)	(180)	(130)	(180)	(1500)	(130)	(510)	(220)	–	(4400)	(170)	原材料配合割合から推計
15064	みしま豆	1.6	(11.5)	12.3	(630)	(1000)	(680)	(180)	(190)	(370)	(690)	(470)	(1200)	(580)	(170)	(660)	(390)	(950)	(580)	(1600)	(2500)	(580)	(710)	(760)	–	(13000)	(270)	糖衣のいり大豆。原材料配合割合から推計
15065	八つ橋	1.8	(2.9)	3.3	(130)	(270)	(120)	(80)	(76)	(160)	(180)	(130)	(310)	(120)	(46)	(200)	(90)	(310)	(190)	(310)	(590)	(160)	(160)	(190)	–	(3300)	(75)	原材料配合割合から推計
	らくがん																											
15066	らくがん	3.0	(2.0)	2.4	(98)	(200)	(81)	(60)	(60)	(120)	(130)	(100)	(230)	(83)	(32)	(140)	(61)	(120)	(130)	(220)	(430)	(110)	(110)	(120)	–	(2400)	–	みじん粉製品。原材料配合割合から推計
15067	麦らくがん	2.4	(4.2)	4.8	(180)	(360)	(170)	(87)	(130)	(220)	(260)	(170)	(430)	(190)	(74)	(260)	(110)	(240)	(170)	(260)	(1200)	(280)	(560)	(240)	–	(4900)	(140)	麦こがし製品。原材料配合割合から推計
15068	もろこしらくがん	2.5	(5.7)	6.6	(350)	(590)	(460)	(100)	(110)	(210)	(420)	(220)	(640)	(270)	(75)	(390)	(220)	(410)	(300)	(770)	(1000)	(270)	(320)	(410)	–	(6700)	(130)	さらしあん製品。原材料配合割合から推計
	〈菓子パン類〉																											
15125	揚げパン	27.7	(7.5)	8.7	330	610	200	120	190	310	440	270	710	270	92	390	200	300	260	370	2900	290	1000	450	–	8700	340	揚げパン部分のみ
	あんパン																											
15069	こしあん入り	35.5	(5.8)	6.8	(270)	(500)	(250)	(100)	(140)	(230)	(370)	(210)	(570)	(220)	(72)	(310)	(170)	(290)	(220)	(430)	(1900)	(240)	(650)	(370)	–	(6700)	(210)	小豆こしあん入り。部分割合:パン10、あん7。原材料配合割合から推計

可食部100g当たりのアミノ酸成分表

可食部100g当たり（水分・たんぱく質は g、アミノ酸は mg）

食品番号	食品名	水分	アミノ酸組成によるたんぱく質	たんぱく質	ILE	LEU	LYS	MET	CYS	AAS合計	PHE	TYR	AAA合計	THR	TRP	VAL	HIS	ARG	ALA	ASP	GLU	GLY	PRO	SER	HYP	アミノ酸組成計	アンモニア	備考
15126	薄皮タイプ こしあん入り	37.4	(5.7)	6.6	(280)	(520)	(380)	(100)	(94)	(200)	(380)	(190)	(570)	(240)	(69)	(330)	(200)	(370)	(250)	(620)	(1500)	(250)	(460)	(390)	–	(6600)	(160)	ミニあんパン。小豆こしあん入り。部分割合:パン22、あん78。原材料配合割合から推計
	カレーパン																											
15127	皮及び具	(41.3)	(5.7)	(6.6)	(250)	(460)	(190)	(97)	(110)	(210)	(310)	(210)	(510)	(220)	(69)	(320)	(170)	(260)	(270)	(240)	(370)	(2000)	(360)	(640)	(330)	–	(6600)	(220)	製品全体。部分割合:パン69、具31
15128	皮のみ	30.8	6.2	7.2	280	500	150	100	140	240	360	230	590	220	76	320	170	260	230	340	2300	290	800	370	–	7200	280	
15129	具のみ	64.5	4.5	5.3	200	350	290	86	54	140	200	150	340	200	55	240	140	290	260	450	1300	520	300	220	–	5300	110	
15070	**クリームパン**	35.5	(6.7)	7.9	(290)	(540)	(160)	(140)	(110)	(250)	(390)	(240)	(640)	(290)	(82)	(330)	(160)	(250)	(250)	(330)	(2600)	(270)	(890)	(400)	–	(7700)	(290)	部分割合:パン5、カスタードクリーム3。原材料配合割合から推計
15130	**クリームパン** 薄皮タイプ	52.2	(5.2)	6.0	(260)	(480)	(290)	(120)	(100)	(220)	(290)	(230)	(520)	(230)	(74)	(290)	(140)	(270)	(230)	(290)	(1800)	(230)	(550)	(380)	–	(6000)	(170)	ミニクリームパン。部分割合:パン31、カスタードクリーム69。原材料配合割合から推計
15071	**ジャムパン**	32.0	(4.5)	5.3	(190)	(360)	(120)	(76)	(110)	(190)	(260)	(160)	(420)	(160)	(56)	(220)	(110)	(160)	(160)	(260)	(1700)	(180)	(590)	(270)	–	(5200)	(190)	部分割合:パン5、いちごジャム3。原材料配合割合から推計
15072	**チョココロネ**	33.5	(4.9)	5.8	(210)	(430)	(190)	(95)	(130)	(220)	(290)	(190)	(480)	(190)	(64)	(270)	(140)	(270)	(190)	(290)	(1700)	(180)	(630)	(250)	–	(5700)	(190)	部分割合:パン5、チョコクリーム4。原材料配合割合から推計
15131	**チョコパン** 薄皮タイプ	35.0	(4.0)	4.7	(180)	(360)	(210)	(86)	(74)	(160)	(230)	(170)	(400)	(160)	(50)	(230)	(110)	(140)	(140)	(140)	(1300)	(130)	(430)	(250)	–	(4600)	(130)	ミニチョコパン。部分割合:パン31、チョコクリーム69。原材料配合割合から推計
15132	**メロンパン**	20.9	(6.7)	8.0	300	550	200	130	180	310	390	250	640	250	85	350	180	290	250	380	2400	270	840	420	–	7800	290	
	〈ケーキ・ペストリー類〉																											
15073	**シュークリーム**	56.3	(5.5)	6.0	(290)	(510)	(370)	(170)	(150)	(320)	(320)	(260)	(570)	(270)	(87)	(360)	(160)	(250)	(300)	(520)	(1200)	(210)	(400)	(450)	–	(6400)	(150)	エクレアを含む。部分割合:皮1、カスタードクリーム5。原材料配合割合から推計
15074	**スポンジケーキ**	32.0	(7.3)	7.9	390	670	480	230	210	430	430	340	770	360	110	480	210	470	400	680	1600	280	540	600	–	8500	200	原材料配合割合から推計
	ショートケーキ																											
15075	果実なし	35.0	(6.4)	6.9	340	600	440	190	160	350	370	300	670	320	97	420	180	330	330	500	(1500)	230	500	500	–	(7400)	(140)	デコレーションケーキを含む（果実などの具材は含まない。）。スポンジとクリーム部分のみ。部分割合:スポンジケーキ3、ホイップクリーム1。原材料配合割合から推計
15133	**タルト （洋菓子）**	50.3	(4.1)	4.7	(210)	(370)	(220)	(100)	(98)	(200)	(230)	(170)	(390)	(180)	(58)	(250)	(120)	(220)	(200)	(380)	(1100)	(160)	(390)	(290)	(7.2)	(4700)	(130)	原材料配合割合から推計
	チーズケーキ																											
15134	ベイクドチーズケーキ	46.1	(7.9)	8.5	440	800	650	240	140	370	450	420	860	410	130	540	250	420	370	760	1600	180	650	600	–	9100	180	原材料配合割合から推計
15135	レアチーズケーキ	43.1	(5.3)	5.8	(260)	(480)	(370)	(150)	(60)	(210)	(270)	(230)	(500)	(230)	(65)	(330)	(140)	(220)	(160)	(370)	(610)	(130)	(450)	(320)	–	(6100)	(120)	原材料配合割合から推計
	デニッシュペストリー																											
15076	デンマークタイプ プレーン	25.5	(5.8)	6.5	(260)	(480)	(210)	(150)	(120)	(270)	(340)	(210)	(560)	(170)	(79)	(360)	(160)	(220)	(220)	(330)	(2100)	(230)	(750)	(320)	–	(6800)	–	デニッシュ部分のみ。原材料配合割合から推計
	ドーナッツ																											
15077	イーストドーナッツ プレーン	27.5	(6.4)	7.2	(290)	(550)	(250)	(140)	(160)	(300)	(380)	(240)	(620)	(230)	(88)	(340)	(180)	(270)	(240)	(250)	(2300)	(250)	(820)	(360)	–	(7500)	–	原材料配合割合から推計
15078	ケーキドーナッツ プレーン	20.0	(6.6)	7.2	(320)	(580)	(340)	(160)	(190)	(340)	(380)	(290)	(680)	(290)	(99)	(400)	(180)	(300)	(300)	(500)	(1900)	(260)	(650)	(480)	–	(7700)	(220)	原材料配合割合から推計
	パイ																											
15079	パイ皮	32.0	(4.6)	5.0	(190)	(360)	(110)	(87)	(130)	(220)	(270)	(160)	(430)	(150)	(50)	(220)	(110)	(150)	(150)	(210)	(1600)	(190)	(640)	(270)	–	(5400)	(220)	
15080	アップルパイ	45.0	(3.7)	4.0	(150)	(290)	(86)	(70)	(110)	(180)	(220)	(140)	(340)	(120)	(48)	(180)	(96)	(150)	(120)	(150)	(1300)	(150)	(510)	(220)	–	(4300)	(180)	部分割合:パイ皮1、甘煮りんご1。原材料配合割合から推計
15081	ミートパイ	36.2	(8.9)	9.7	(390)	(720)	(490)	(190)	(130)	(390)	(460)	(240)	(780)	(370)	(120)	(450)		(450)		(660)	(2700)	(510)	(900)	(490)	(81)	(10000)	(300)	原材料配合割合から推計
15082	**バターケーキ**	20.0	(5.3)	5.8	(270)	(480)	(310)	(150)	(110)	(260)	(320)	(240)	(550)	(270)	(82)	(350)	(150)	(220)	(280)	(460)	(1300)	(200)	(440)	(420)	–	(6200)	(160)	パウンドケーキ、マドレーヌを含む。原材料配合割合から推計
15083	**ホットケーキ**	40.0	(7.0)	7.7	(350)	(650)	(400)	(190)	(170)	(360)	(400)	(310)	(710)	(310)	(100)	(430)	(190)	(360)	(310)	(540)	(2000)	(250)	(720)	(490)	(0)	(8200)	(220)	原材料配合割合から推計
	ワッフル																											
15084	カスタードクリーム入り	45.9	(6.6)	7.3	(340)	(620)	(430)	(180)	(150)	(330)	(370)	(310)	(670)	(310)	(100)	(430)	(190)	(360)	(290)	(500)	(1700)	(220)	(620)	(500)	–	(7600)	(190)	部分割合:皮1、カスタードクリーム1。原材料配合割合から推計
15085	ジャム入り	33.0	(4.5)	4.9	(220)	(400)	(260)	(120)	(100)	(220)	(250)	(200)	(450)	(200)	(67)	(280)	(120)	(230)	(180)	(290)	(1200)	(160)	(440)	(300)	–	(5200)	(140)	部分割合:皮1、いちごジャム1。原材料配合割合から推計
	〈デザート菓子類〉																											
15086	**カスタードプリン**	74.1	(5.3)	5.7	(310)	(530)	(450)	(170)	(110)	(280)	(300)	(280)	(580)	(290)	(85)	(380)	(160)	(320)	(280)	(550)	(930)	(170)	(350)	(430)	–	(6100)	(110)	別名:プリン、カスタードプディング。プリン部分のみ。原材料配合割合から推計

アミノ酸成分表　第1表　菓子類

食品番号	食品名	水分	アミノ酸組成によるたんぱく質	たんぱく質	イソロイシン ILE	ロイシン LEU	リシン(リジン) LYS	メチオニン MET	シスチン CYS	含硫アミノ酸 合計 AAS	フェニルアラニン PHE	チロシン TYR	芳香族アミノ酸 合計 AAA	トレオニン(スレオニン) THR	トリプトファン TRP	バリン VAL	ヒスチジン HIS	アルギニン ARG	アラニン ALA	アスパラギン酸 ASP	グルタミン酸 GLU	グリシン GLY	プロリン PRO	セリン SER	ヒドロキシプロリン HYP	アミノ酸組成計	アンモニア	備考
15136	**牛乳寒天**	85.2	(1.0)	1.1	(58)	(110)	(91)	(27)	(8.9)	(36)	(53)	(54)	(110)	(51)	(16)	(71)	(31)	(38)	(35)	(86)	(230)	(21)	(110)	(66)	–	(1200)	(24)	杏仁豆腐を含む。原材料配合割合から推計
	ゼリー																											
15087	オレンジ	77.6	(1.9)	2.1	(28)	(66)	(81)	(19)	(1.7)	(20)	(45)	(7.1)	(52)	(45)	(0.7)	(61)	(15)	(190)	(210)	(140)	(230)	(530)	(300)	(79)	(270)	(2300)	(5.4)	ゼラチンゼリー。ゼリー部分のみ。原材料配合割合から推計
15088	コーヒー	87.8	(1.4)	1.6	(21)	(54)	(59)	(14)	(3.4)	(17)	(35)	(6.9)	(42)	(32)	(0.1)	(46)	(13)	(130)	(150)	(100)	(220)	(400)	(200)	(220)	(52)	(190)	(1700)		ゼラチンゼリー。ゼリー部分のみ。原材料配合割合から推計
15089	ミルク	76.8	(4.0)	4.3	(160)	(300)	(280)	(78)	(21)	(99)	(160)	(130)	(290)	(160)	(35)	(220)	(85)	(250)	(270)	(310)	(740)	(540)	(510)	(220)	(250)	(4700)	(59)	ゼラチンゼリー。ゼリー部分のみ。原材料配合割合から推計
15090	ワイン	84.1	(1.7)	1.7	(23)	(57)	(71)	(16)	(0.3)	(17)	(39)	(5.5)	(44)	(31)	(0.2)	(52)	(13)	(130)	(150)	(110)	(200)	(370)	(260)	(69)	(250)	(2000)	(4.9)	ゼラチンゼリー。ゼリー部分のみ。原材料配合割合から推計
15091	**ババロア**	60.9	(5.0)	5.6	(230)	(420)	(380)	(110)	(53)	(170)	(220)	(200)	(410)	(220)	(55)	(290)	(130)	(330)	(330)	(440)	(860)	(520)	(520)	(360)	(220)	(5900)	(66)	ババロア部分のみ。原材料配合割合から推計
	〈ビスケット類〉																												
15092	**ウエハース**	2.1	(7.0)	7.6	(310)	(600)	(260)	(150)	(190)	(340)	(400)	(270)	(670)	(260)	(99)	(380)	(190)	(300)	(250)	(400)	(2500)	(260)	(890)	(440)	–	(8100)	(290)	原材料配合割合から推計
15141	ウエハース　クリーム入り	2.7	(7.0)	7.5	(310)	(590)	(260)	(150)	(190)	(340)	(400)	(270)	(670)	(260)	(98)	(380)	(190)	(300)	(250)	(400)	(2400)	(260)	(890)	(440)	–	(8100)	(280)	原材料配合割合から推計
	クラッカー																											
15093	オイルスプレークラッカー	2.7	(7.7)	8.5	(310)	(600)	(190)	(150)	(200)	(340)	(440)	(260)	(700)	(260)	(100)	(380)	(200)	(300)	(300)	(300)	(3000)	(300)	(1000)	(450)	–	(8900)	(350)	別名:スナッククラッカー。原材料配合割合から推計
15094	ソーダクラッカー	3.1	(9.6)	10.4	(390)	(750)	(230)	(180)	(280)	(460)	(540)	(340)	(880)	(320)	(130)	(470)	(250)	(370)	(370)	(440)	(3800)	(400)	(1300)	(580)	–	(11000)	(450)	原材料配合割合から推計
15095	**サブレ**	3.1	(5.7)	6.1	(260)	(480)	(240)	(140)	(170)	(310)	(330)	(230)	(560)	(230)	(83)	(320)	(160)	(240)	(240)	(320)	(1800)	(150)	(630)	(390)	–	(6600)	(220)	原材料配合割合から推計
15054	**中華風クッキー**	3.0	(4.5)	5.1	(210)	(390)	(190)	(110)	(140)	(250)	(270)	(140)	(450)	(180)	(67)	(260)	(120)	(200)	(210)	(310)	(1500)	(100)	(500)	(290)	–	(5300)	–	ラードを用いたもの。原材料配合割合から推計
	ビスケット																											
15097	ハードビスケット	2.6	(6.4)	7.6	310	560	120	120	170	290	380	190	570	220	82	360	170	260	240	350	2400	260	830	360	–	7400	290	
15098	ソフトビスケット	3.2	(5.3)	5.7	(220)	(430)	(160)	(110)	(150)	(260)	(300)	(190)	(490)	(190)	(73)	(270)	(140)	(220)	(180)	(270)	(2000)	(140)	(700)	(320)	–	(6100)	(230)	クッキーを含む。原材料配合割合から推計
15099	**プレッツェル**	1.0	(8.6)	9.9	(380)	(690)	(240)	(180)	(210)	(400)	(490)	(290)	(780)	(270)	(120)	(430)	(220)	(380)	(350)	(450)	(3300)	(360)	(1100)	(490)	(0)	(9900)	–	米国成分表より推計
15096	**リーフパイ**	2.5	(5.2)	5.8	(210)	(420)	(130)	(100)	(160)	(260)	(300)	(180)	(480)	(170)	(72)	(260)	(140)	(200)	(180)	(250)	(2100)	(210)	(710)	(290)	–	(6100)	–	パルミエを含む。別名:パフ。原材料配合割合から推計
15100	**ロシアケーキ**	4.0	(5.4)	5.8	(250)	(450)	(210)	(110)	(170)	(280)	(320)	(200)	(520)	(200)	(74)	(300)	(150)	(370)	(240)	(440)	(1700)	(270)	(510)	(330)	–	(6300)	(200)	部分割合:ビスケット4、マカロン2、クリーム1。原材料配合割合から推計
	〈スナック類〉																												
15102	**コーンスナック**	0.9	(4.7)	5.2	(200)	(680)	(160)	(120)	(100)	(220)	(270)	(220)	(500)	(210)	(39)	(280)	(170)	(270)	(410)	(380)	(1000)	(230)	(480)	(260)	(0)	(5500)	–	米国成分表より推計
	ポテトチップス																											
15103	ポテトチップス	2.0	(4.4)	4.7	(210)	(310)	(310)	(81)	(65)	(150)	(230)	(190)	(420)	(190)	(79)	(290)	(110)	(240)	(160)	(1300)	(860)	(150)	(180)	(220)	(0)	(5100)	–	別名:ポテトチップ。米国成分表より推計
15104	成形ポテトチップス	2.2	(6.3)	5.8	(330)	(490)	(470)	(87)	(95)	(180)	(340)	(290)	(630)	(320)	(58)	(430)	(170)	(360)	(270)	(1500)	(1200)	(260)	(270)	(310)	–	(7300)	–	別名:ポテトチップ。米国成分表より推計
	〈キャンデー類〉																												
15105	**キャラメル**	5.4	(3.4)	4.0	(220)	(360)	(290)	(93)	(34)	(130)	(180)	(180)	(360)	(170)	(52)	(250)	(100)	(130)	(130)	(280)	(780)	(79)	(360)	(200)	(0)	(3900)	–	試料:ハードタイプ。米国成分表より推計
15112	**ブリットル**	1.5	(11.8)	12.6	(480)	(910)	(460)	(140)	(170)	(310)	(740)	(520)	(1300)	(430)	(130)	(600)	(350)	(1600)	(550)	(1700)	(2800)	(790)	(630)	(780)	–	(14000)	(290)	いり落花生入り。原材料配合割合から推計
15113	**マシュマロ**	18.5	(2.1)	2.1	(29)	(72)	(89)	(20)	(0.4)	(21)	(48)	(6.9)	(55)	(48)	(0.2)	(66)	(17)	(240)	(230)	(140)	(250)	(600)	(330)	(86)	(310)	(2500)	(6.2)	原材料配合割合から推計
	〈チョコレート類〉																												
15137	**アーモンドチョコレート**	2.0	(10.4)	11.4	(540)	(920)	(520)	(180)	(160)	(340)	(580)	(410)	(990)	(440)	(140)	(640)	(320)	(970)	(480)	(1200)	(3500)	(590)	(680)	(570)	–	(12000)	(220)	部分割合:チョコレート27、アーモンド15。原材料配合割合から推計
15114	カバーリングチョコレート	2.0	(6.0)	7.1	(330)	(590)	(310)	(150)	(110)	(260)	(340)	(250)	(590)	(290)	(89)	(410)	(190)	(440)	(260)	(460)	(1800)	(250)	(650)	(380)	–	(7000)	(120)	別名:エンローバーチョコレート。ビスケット等をチョコレートで被覆したもの。部分割合:チョコレート3、ビスケット2。原材料配合割合から推計
15116	**ミルクチョコレート**	0.5	(5.8)	6.9	(350)	(620)	(440)	(170)	(72)	(240)	(320)	(290)	(610)	(330)	(94)	(440)	(180)	(260)	(230)	(530)	(1400)	(160)	(540)	(390)	–	(6800)	–	豪州成分表より推計
	〈果実菓子類〉																												
15117	**マロングラッセ**	21.0	(0.9)	1.1	(37)	(64)	(57)	(14)	(17)	(31)	(43)	(26)	(68)	(40)	(14)	(49)	(26)	(83)	(69)	(260)	(160)	(48)	(39)	(42)	–	(1100)	–	原材料配合割合から推計

アミノ酸成分表　第1表　菓子類

可食部100g当たり（単位：水分・たんぱく質は g、アミノ酸は mg）

食品番号	食品名	水分	アミノ酸組成によるたんぱく質	たんぱく質	イソロイシン ILE	ロイシン LEU	リシン（リジン）LYS	メチオニン MET	シスチン CYS	含硫アミノ酸AAS 合計	フェニルアラニン PHE	チロシン TYR	芳香族アミノ酸AAA 合計	トレオニン（スレオニン）THR	トリプトファン TRP	バリン VAL	ヒスチジン HIS	アルギニン ARG	アラニン ALA	アスパラギン酸 ASP	グルタミン酸 GLU	グリシン GLY	プロリン PRO	セリン SER	ヒドロキシプロリン HYP	アミノ酸組成計	アンモニア	備考
	〈その他〉																											
15138	**カスタードクリーム**	61.8	(4.4)	5.1	(250)	(450)	(370)	(120)	(76)	(200)	(230)	(230)	(460)	(240)	(70)	(300)	(140)	(270)	(200)	(400)	(930)	(130)	(370)	(370)	–	(5100)	(110)	業務用。原材料配合割合から推計
	しるこ																											
15139	こしあん	46.1	(4.0)	4.7	(210)	(400)	(350)	(71)	(47)	(120)	(290)	(140)	(430)	(180)	(50)	(250)	(140)	(310)	(190)	(550)	(780)	(170)	(210)	(290)	–	(4700)	(81)	別名:御膳しるこ。具材は含まない。原材料配合割合から推計
15140	つぶしあん	54.5	(3.6)	4.2	(190)	(350)	(320)	(67)	(43)	(110)	(260)	(120)	(380)	(170)	(44)	(230)	(140)	(280)	(180)	(500)	(710)	(170)	(200)	(260)	–	(4200)	(79)	別名:田舎しるこ、ぜんざい。具材は含まない。原材料配合割合から推計
	し好飲料類																											
	〈アルコール飲料類〉																											
	（醸造酒類）																											
	清酒																											
16001	普通酒	82.4	(0.3)	0.4	11	18	10	1.6	5.6	7.2	11	13	25	12	1.1	17	8.9	33	26	30	51	19	20	16	–	310	8.0	別名:日本酒。(100g:100.1mL、100mL:99.9g)
16002	純米酒	83.7	(0.4)	0.4	(11)	(18)	(10)	(1.6)	(5.6)	(7.2)	(11)	(13)	(25)	(12)	(1.1)	(17)	(8.9)	(33)	(26)	(30)	(51)	(19)	(20)	(16)	–	(310)	(8.0)	別名:日本酒。(100g:100.2mL、100mL:99.8g)。16001普通酒から推計
16003	本醸造酒	82.8	(0.3)	0.4	(11)	(18)	(10)	(1.6)	(5.6)	(7.2)	(11)	(13)	(25)	(12)	(1.1)	(17)	(8.9)	(33)	(26)	(30)	(51)	(19)	(20)	(16)	–	(310)	(8.0)	別名:日本酒。(100g:100.2mL、100mL:99.8g)。16001普通酒から推計
16004	吟醸酒	83.6	(0.2)	0.3	(8.4)	(14)	(7.7)	(1.2)	(4.2)	(5.4)	(8.6)	(10)	(19)	(8.8)	(0.8)	(13)	(6.7)	(24)	(19)	(22)	(39)	(14)	(15)	(12)	–	(230)	(6.0)	別名:日本酒。(100g:100.3mL、100mL:99.7g)。16001普通酒から推計
16005	純米吟醸酒	83.5	(0.3)	0.4	(11)	(18)	(10)	(1.6)	(5.6)	(7.2)	(11)	(13)	(25)	(12)	(1.1)	(17)	(8.9)	(33)	(26)	(30)	(51)	(19)	(20)	(16)	–	(310)	(8.0)	別名:日本酒。(100g:100.2mL、100mL:99.8g)。16001普通酒から推計
	ビール																											
16006	淡色	92.8	(0.2)	0.3	6.1	8.6	7.8	1.9	6.5	8.4	7.7	9.5	17	7.8	3.4	11	7.4	11	13	17	54	13	43	9.8	–	240	7.5	生ビールを含む。(100g:99.2mL、100mL:100.8g)
16007	黒	91.6	(0.3)	0.4	(8.1)	(11)	(10)	(2.5)	(8.7)	(11)	(10)	(12)	(23)	(10)	(4.5)	(14)	(9.9)	(15)	(18)	(22)	(72)	(18)	(57)	(13)	–	(320)	(10)	生ビールを含む。(100g:99.0mL、100mL:101.0g)。16006ビール/淡色から推計
16008	スタウト	88.4	(0.3)	0.5	(10)	(14)	(13)	(3.2)	(11)	(14)	(13)	(16)	(29)	(13)	(5.6)	(16)	(12)	(18)	(22)	(28)	(90)	(22)	(71)	(13)	–	(400)	(13)	(100g:98.1mL、100mL:101.9g)。16006ビール/淡色から推計
16009	発泡酒	92.0	(0.1)	0.1	(2.0)	(2.9)	(2.6)	(0.6)	(2.2)	(2.8)	(2.6)	(2.8)	(5.7)	(2.6)	(1.1)	(3.6)	(2.5)	(3.6)	(4.5)	(5.6)	(18)	(4.5)	(14)	(3.2)	–	(79)	(2.5)	(100g:99.1mL、100mL:100.9g)。16006ビール/淡色から推計
	（混成酒類）																											
	みりん																											
16025	本みりん	47.0	(0.2)	0.3	11	19	8.8	2.7	0	2.7	12	11	23	10	1.4	16	6.6	17	15	26	53	13	13	15	–	250	7.7	(100g:85.5mL、100mL:117.0g)
16026	本直し	68.2	(0.1)	0.1	(3.5)	(6.4)	(2.9)	(0.9)	(0)	(0.9)	(4.0)	(3.8)	(7.8)	(3.4)	(0.5)	(5.3)	(2.2)	(5.7)	(5.0)	(8.6)	(18)	(4.4)	(4.5)	(5.1)	–	(84)	(2.6)	別名:やなぎかげ。(100g:97.0mL、100mL:103.1g)。16025本みりんから推計
	〈茶類〉																											
	（緑茶類）																											
	玉露																											
16033	茶	3.1	(22.7)	29.1	(1100)	(2100)	(1700)	(540)	(370)	(910)	(1300)	(920)	(2200)	(1200)	(480)	(1400)	(690)	(1900)	(1400)	(2800)	(4700)	(1300)	(1200)	(1300)	–	(26000)	(390)	16035抹茶から推計
16034	浸出液	97.8	(1.0)	1.3	(50)	(93)	(77)	(24)	(17)	(41)	(59)	(41)	(100)	(53)	(21)	(63)	(31)	(84)	(61)	(120)	(210)	(60)	(53)	(59)	–	(1200)	(17)	浸出法:茶10g/60℃60mL、2.5分。16035抹茶から推計
	抹茶																											
16035	茶	5.0	(23.1)	29.6	1100	2100	1700	550	380	930	1300	930	2300	1200	480	1400	700	1900	1400	2800	4800	1400	1200	1300	–	27000	400	粉末製品
	せん茶																											
16036	茶	2.8	(19.1)	24.5	(940)	(1700)	(1400)	(460)	(310)	(770)	(1100)	(770)	(1900)	(990)	(400)	(1200)	(580)	(1600)	(1200)	(2300)	(3900)	(1100)	(1000)	(1100)	–	(22000)	(330)	16035抹茶から推計
16037	浸出液	99.4	(0.2)	0.2	(7.7)	(14)	(12)	(3.7)	(2.6)	(6.3)	(9.0)	(6.3)	(15)	(8.1)	(3.3)	(9.7)	(4.8)	(13)	(9.4)	(19)	(32)	(9.2)	(8.2)	(9.1)	–	(180)	(2.7)	浸出法:茶10g/90℃430mL、1分。16035抹茶から推計
	かまいり茶																											
16038	浸出液	99.7	(0.1)	0.1	(3.8)	(7.1)	(5.9)	(1.9)	(1.3)	(3.1)	(4.5)	(3.2)	(7.7)	(4.0)	(1.6)	(4.9)	(2.4)	(6.5)	(4.7)	(9.5)	(16)	(4.6)	(4.1)	(4.5)	–	(91)	(1.3)	浸出法:茶10g/90℃430mL、1分。16035抹茶から推計
	〈コーヒー・ココア類〉																											
	コーヒー																											
16045	浸出液	98.6	(0.1)	0.2	3.3	8.3	1.7	0	3.3	3.3	5.0	3.3	8.3	1.7	0	5.0	3.3	1.7	5.0	8.3	33	6.7	6.7	1.7	0	98	–	浸出法:コーヒー粉末10g/熱湯150mL。米国成分表より推計

アミノ酸成分表　第1表　し好飲料類・調味料及び香辛料類

食品番号	食品名	水分	アミノ酸組成によるたんぱく質	たんぱく質	イソロイシン ILE	ロイシン LEU	リシン（リジン）LYS	メチオニン MET	シスチン CYS	含硫アミノ酸AAS 合計	フェニルアラニン PHE	チロシン TYR	芳香族アミノ酸AAA 合計	トレオニン（スレオニン）THR	トリプトファン TRP	バリン VAL	ヒスチジン HIS	アルギニン ARG	アラニン ALA	アスパラギン酸 ASP	グルタミン酸 GLU	グリシン GLY	プロリン PRO	セリン SER	ヒドロキシプロリン HYP	アミノ酸組成計	アンモニア	備考
			(..... g .....)		(.... mg ....)																							
16046	インスタントコーヒー	3.8	(6.0)	14.7	(210)	(580)	(120)	(28)	(240)	(270)	(320)	(200)	(510)	(170)	(36)	(330)	(200)	(64)	(400)	(580)	(2400)	(530)	(420)	(150)	(0)	(7000)	–	顆粒製品。米国成分表より推計
	ココア																											
16048	ピュアココア	4.0	(13.5)	18.5	610	1000	620	240	360	600	820	630	1400	740	260	960	340	1100	750	1700	2900	760	830	940	–	16000	340	別名：純ココア。粉末製品
〈その他〉																												
	青汁																											
16056	ケール	2.3	10.8	13.8	550	1000	700	240	180	420	660	430	1100	660	240	760	350	660	700	1400	1800	660	950	660	–	13000	300	粉末製品
16050	甘酒	79.7	(1.3)	1.7	(65)	(130)	(59)	(40)	(33)	(73)	(79)	(76)	(160)	(68)	(24)	(93)	(38)	(120)	(93)	(150)	(260)	(74)	(75)	(92)		(1600)	(39)	01116うるち米製品/米こうじから推計
16051	昆布茶	1.4	(7.5)	5.2	9.8	16	11	3.9	7.8	12	11	6.8	18	13	2.9	14	3.6	11	20	66	8300	18	13	12	–	8500	9.5	粉末製品
16058	ビール風味炭酸飲料	98.6	0.1	0.1	2.4	3.4	3.1	0.8	2.6	3.4	3.1	3.8	6.9	3.1	1.3	4.3	3.0	4.3	5.4	6.7	22	5.3	17	3.9	–	95	3.0	別名：ノンアルコールビール。(100g:99.5mL、100mL:100.5g)
調味料及び香辛料類																												
〈調味料類〉																												
	（ウスターソース類）																											
17001	ウスターソース	61.3	0.7	1.0	19	25	29	2.5	4.2	6.8	22	7.7	30	21	0.3	27	12	29	37	87	370	29	33	27	–	780	22	(100g:83.7ml、100ml:119.5g)
17002	中濃ソース	60.9	0.5	0.8	17	24	23	3.5	5.7	9.2	20	10	30	20	1.6	24	13	33	33	100	190	24	26	25	–	580	26	
17085	お好み焼きソース	58.1	1.3	1.6	35	46	54	6.8	6.9	14	41	14	55	41	1.8	49	25	48	59	150	750	46	58	50	–	1500	40	
	（辛味調味料類）																											
17005	チリペッパーソース	84.1	(0.5)	0.7	(23)	(37)	(32)	(8.2)	(14)	(22)	(22)	(15)	(37)	(26)	(9.6)	(30)	(14)	(34)	(29)	(100)	(92)	(26)	(30)	(29)	(0)	(570)	–	タバスコソース等を含む。米国成分表より推計
	（しょうゆ類）																											
17007	こいくちしょうゆ	67.1	(6.1)	7.7	380	560	420	71	86	160	340	89	430	340	18	410	170	240	420	780	1600	310	510	410	–	7100	230	(100g:84.7mL、100mL:118.1g)
17086	こいくちしょうゆ 減塩	74.4	(6.4)	8.1	(400)	(590)	(450)	(74)	(90)	(160)	(360)	(94)	(450)	(340)	(19)	(430)	(180)	(250)	(450)	(820)	(1700)	(330)	(540)	(440)		(7500)	(240)	(100g:89.3mL、100mL:112.0g)。17007こいくちしょうゆから推計
17008	うすくちしょうゆ	69.7	(4.9)	5.7	300	430	320	85	64	150	260	60	330	250	13	320	140	260	280	620	1300	260	400	340	–	5800	180	(100g:84.7mL、100mL:118.1g)
17139	うすくちしょうゆ 低塩	70.9	5.5	6.4	290	420	380	78	63	140	240	51	290	280	16	350	140	340	340	710	1600	290	430	380	–	6400	190	(100g:87.8mL、100mL:113.9g)
17009	たまりしょうゆ	57.3	9.2	11.8	460	600	660	83	120	210	440	110	540	440	23	570	250	410	580	1300	2700	630	630	640	–	11000	330	(100g:82.6mL、100mL:121.1g)
17010	さいしこみしょうゆ	60.7	(7.6)	11.0	(470)	(690)	(530)	(91)	(110)	(200)	(440)	(110)	(540)	(400)	(22)	(570)	(300)	(410)	(530)	(980)	(2000)	(390)	(640)	(620)		(8900)	(290)	(100g:82.6mL、100mL:121.1g)。17007こいくちしょうゆから推計
17011	しろしょうゆ	63.0	(2.0)	2.5	(120)	(180)	(140)	(23)	(28)	(51)	(110)	(29)	(140)	(100)	(5.7)	(130)	(54)	(77)	(140)	(250)	(510)	(100)	(170)	(130)		(2300)	(74)	(100g:82.6mL、100mL:121.1g)。17007こいくちしょうゆから推計
17087	だししょうゆ	83.2	(3.1)	4.0	(190)	(280)	(220)	(36)	(44)	(80)	(170)	(46)	(220)	(170)	(9.1)	(210)	(110)	(120)	(220)	(410)	(810)	(160)	(260)	(210)	(0.7)	(3700)	(120)	17007こいくちしょうゆ、17021かつお昆布だしから推計
17088	照りしょうゆ	55.0	(1.9)	2.4	(110)	(170)	(120)	(22)	(24)	(46)	(100)	(33)	(140)	(97)	(5.1)	(130)	(51)	(72)	(130)	(240)	(480)	(91)	(150)	(130)		(2200)	(69)	17007こいくちしょうゆ、16025本みりんから推計
	（だし類）																											
17130	あごだし	99.8	Tr	0.1	0.8	1.6	2.7	0.3	0.2	0.5	1.2	0.5	1.8	1.2	0	1.1	1.0	1.6	3.6	3.9	6.7	1.9	1.4	1.1		43	4.1	液状だし。2%のあごでとっただし。剰余アンモニア：3.4mg
	かつおだし																											
17019	荒節	99.4	0.2	0.4	4.4	9.0	15	2.9	1.0	4.0	4.2	3.4	7.7	5.6	0.8	6.3	95	9.0	12	12	19	17	7.5	6.1	2.5	230	12	液状だし。3%の荒節でとっただし。剰余アンモニア：8.4mg
17131	本枯れ節	99.4	0.2	0.5	4.1	8.6	14	3.2	0.8	3.3	3.9	3.2	7.1	5.0	0.8	6.0	93	8.6	12	12	18	16	7.2	5.9	2.2	230	16	液状だし。3%の本枯れ節でとっただし。剰余アンモニア：12mg
	昆布だし																											
17020	水出し	98.5	(0.1)	0.1	(0.4)	(0.6)	(0.6)	(0.2)	(1.4)	(1.6)	(0.5)	(0.5)	(1.0)	(1.3)	(0)	(0.8)	(0.2)	(0.4)	(3.7)	(58)	(83)	(1.3)	(2.5)	(1.4)	–	(160)	(2.6)	液状だし。17132昆布だし/煮出しから推計
17132	煮出し	98.1	(0.2)	0.1	0.5	0.8	0.6	0.3	1.7	1.9	0.6	0.6	1.2	1.5	0	1.0	0.3	0.4	4.5	69	100	1.6	3.0	1.7	–	190	3.1	液状だし。3%の真昆布でとっただし。
	かつお・昆布だし																											
17021	荒節・昆布だし	99.2	(0.2)	0.3	(2.8)	(5.6)	(9.0)	(1.8)	(1.1)	(2.9)	(2.7)	(2.2)	(4.9)	(3.8)		(4.0)	(57)	(5.5)	(8.6)	(28)	(41)	(11)	(5.4)	(4.1)	(1.5)	(190)	(8.1)	液状だし。17019かつおだし、17132昆布だし/煮出しから推計
17024	鶏がらだし	98.6	(0.5)	0.9	15	32	41	10	5.5	16	15	11	26	20	6.0	20	14	40	52	46	130	83	46	25	34	640	18	別名：鶏ガラスープ。試料：調理した液状だし
17025	中華だし	99.0	(0.7)	0.8	(7.4)	(18)	(17)	(4.6)	(1.1)	(5.7)	(11)	(4.6)	(16)	(9.8)	(0.7)	(13)	(6.0)	(33)	(40)	(28)	(430)	(100)	(54)	(14)		(790)	(0)	別名：湯（たん）。液状だし。NILSアミノ酸成分表より推計
17026	洋風だし	97.8	(0.6)	1.3	(16)	(31)	(35)	(7.8)	(5.0)	(13)	(16)	(7.8)	(24)	(18)	(2.1)	(2.1)	(67)	(39)	(63)	(45)	(230)	(100)	(57)	(21)	–	(760)	(0)	別名：スープストック、ブイヨン。液状だし。NILSアミノ酸成分表より推計

可食部100g当たりのアミノ酸成分表

食品番号	食品名	水分	アミノ酸組成によるたんぱく質	たんぱく質	イソロイシン ILE	ロイシン LEU	リシン（リジン） LYS	含硫アミノ酸AAS メチオニン MET	シスチン CYS	合計	芳香族アミノ酸AAA フェニルアラニン PHE	チロシン TYR	合計	トレオニン（スレオニン） THR	トリプトファン TRP	バリン VAL	ヒスチジン HIS	アルギニン ARG	アラニン ALA	アスパラギン酸 ASP	グルタミン酸 GLU	グリシン GLY	プロリン PRO	セリン SER	ヒドロキシプロリン HYP	アミノ酸組成計	アンモニア	備考
		(·····g·····)																mg										
17027	固形ブイヨン	0.8	(8.2)	7.0	(19)	(28)	(19)	(0)	(0)	(0)	(19)	(9.5)	(29)	(19)	(0)	(19)	(19)	(19)	(47)	(47)	8900	(170)	(38)	(19)	–	(9400)	(0)	別名:固形コンソメ。顆粒状の製品を含む。固形だし。NILSアミノ酸成分表より推計
17092	顆粒おでん用	0.9	(9.9)	9.6	(200)	(320)	(290)	(73)	(53)	(130)	(180)	(87)	(270)	(190)	(30)	(240)	(190)	(83)	(260)	(440)	8000	(310)	(240)	(200)	–	(11000)	(69)	顆粒だし。原材料配合割合から推計
17093	顆粒中華だし	1.2	(10.6)	12.6	170	320	350	79	60	140	190	100	300	220	26	260	300	440	600	540	6700	1100	620	280	–	12000	230	粉末製品を含む。顆粒だし
17028	顆粒和風だし	1.6	(26.8)	24.2	(300)	(510)	(550)	(170)	(90)	(260)	(260)	(120)	(460)	(300)	(81)	(380)	(470)	(36)	(440)	(260)	25000	(720)	(300)	(260)	–	(31000)	(0)	別名:顆粒風味調味料。粉末製品を含む。顆粒だし。NILSアミノ酸成分表より推計
	めんつゆ																											
17029	ストレート	85.4	(2.0)	2.2	(64)	(93)	(73)	(15)	(21)	(36)	(39)	(20)	(59)	(59)	(0)	(73)	(35)	(59)	(64)	(190)	1300	(64)	(110)	(78)	–	(2400)	(0)	液状だし。NILSアミノ酸成分表より推計
17030	三倍濃縮	64.9	(4.1)	4.5	(130)	(190)	(150)	(30)	(42)	(72)	(120)		(120)	(120)	(0)	(150)	(120)	(130)		(380)	(2600)	(130)	(230)	(160)	–	(4800)	(0)	液状だし。NILSアミノ酸成分表より推計
	（調味ソース類）																											
17031	オイスターソース	61.6	(6.1)	7.7	(95)	(150)	(160)	(35)	(60)	(95)	(87)	(0)	(87)	(110)	(0)	(130)	(92)	(100)	(860)	(320)	3900	(800)	(160)	(120)	–	(7200)	(0)	別名:かき油。NILSアミノ酸成分表より推計
17096	黄身酢	52.6	(5.6)	6.3	–	(320)	(530)	(470)	(150)	(620)	(260)	(260)	(520)	(550)	(550)	(88)	(350)	(160)	(450)	(310)	(560)	(750)	(180)	(250)	(560)	(6600)	(6100)	原材料配合割合から推計
	魚醤油																											
17133	いかなごしょうゆ	63.0	(9.4)	13.9	450	570	610	150	100	410	360	150	520			620	190	500	860	130	1900	730	500	500	–	11000	380	(100g:82.0ml、100ml:121.9g)
17134	いしる（いしり）	61.2	8.4	12.8	390	450	970	220	100	320	420	74	490	650	39	620	260	320	660		1500	630	580	640	–	9800	270	別名:原料がいかの場合はいしり、いわし等の場合はいしる又はよしる等。(100g:81.4ml、100ml:122.9g)
17135	しょっつる	69.4	4.4	6.1	200	300	480	140	35	180	180	46	220	260	12	290	96	270	380	570	870	450	270	290	–	5100	130	(100g:83.1ml、100ml:120.3g)
17107	ナンプラー	65.5	6.3	9.1	280	370	780	190	54	240	270	63	330	440	58	470	280	170	570	860	1300	530	360	380	–	7400	250	別名:魚醤。(100g:81.9mL、100ml:122.1g)
17097	ごま酢	53.2	(3.6)	4.0	(170)	(300)	(130)	(110)	(76)	(190)	(200)	(120)	(320)	(170)	(53)	(210)	(110)	(460)	(210)	(380)	(870)	(210)	(190)	(180)	–	(4200)	(100)	原材料配合割合から推計
17098	ごまだれ	40.7	(6.7)	7.2	(300)	(520)	(240)	(190)	(130)	(320)	(340)	(220)	(550)	(300)	(91)	(370)	(180)	(780)	(320)	(660)	(2200)	(370)	(320)	(380)	–	(7800)	(170)	原材料配合割合から推計
17108	冷やし中華のたれ	67.1	(1.9)	2.1	74	110	80	18	16	34	63	16	85	63	0.7	83	39	57	74	160	1100	72	110	85	–	2200	48	別名:冷やし中華用スープ。(100g:87.6ml、100ml:114.1g)
17109	ホワイトソース	81.7	(1.2)	1.8	(78)	(120)	(120)	(32)	(12)	(44)	(63)	(63)	(130)	(59)	(18)	(87)	(35)	(47)	(98)	(270)	(28)	(130)	(91)		(0)	(1400)		別名:ベシャメルソース。米国成分表より推計
	ぽん酢しょうゆ																											
17137	市販品	77.0	(3.2)	3.7	140	200	150	34	27	61	120	31	150	120	3.2	140	190	260	140	200	160				–	3700	87	別名:ポン酢。(100g:89.4ml、100ml:111.8g)
17144	焼きそば粉末ソース	0.1	6.8	5.6	33	59	59	13	15	28	59	14	59	40	4.8	51	22	64	74	110	90	88	74	49	–	7800	37	原材料配合割合から推計
17112	焼き鳥のたれ	61.4	(2.6)	3.3	(160)	(230)	(180)	(30)	(36)	(66)	(140)	(50)	(190)	(140)	(7.8)	(140)	(72)	(110)	(180)	(330)	(670)	(140)	(220)	(160)	–	(3000)	(97)	原材料配合割合から推計
17113	焼き肉のたれ	52.4	(3.6)	4.3	(200)	(290)	(220)	(42)	(46)	(88)	(180)	(52)	(230)	(170)	(12)	(180)	(94)	(130)	(220)	(410)	(1200)	(200)	(260)	(210)	–	(4200)	(110)	原材料配合割合から推計
17114	みたらしのたれ	66.3	(0.8)	0.9	(43)	(63)	(48)	(8.0)	(11)	(19)	(37)	(15)	(52)	(37)	(12)	(43)	(19)	(30)	(51)		(220)	(37)	(60)	(48)	–	(890)	(27)	原材料配合割合から推計
	（トマト加工品類）																											
17034	トマトピューレー	86.9	(1.4)	1.9	(36)	(53)	(55)	(10)	(12)	(22)	(39)	(24)	(63)	(43)	(13)	(38)	(29)	(37)	(26)	(240)	(760)	(31)	(41)	(45)	(0)	(1600)	–	別名:トマトピューレ。米国成分表より推計
17035	トマトペースト	71.3	(3.2)	3.8	(78)	(110)	(120)	(24)	(40)	(64)	(110)	(58)	(170)	(120)	(27)	(77)	(62)	(90)	(120)	(580)	(1900)	(84)	(66)	(110)	(0)	(3700)		米国成分表より推計
17036	トマトケチャップ	66.0	(1.2)	1.6	26	40	38	6.9	13	20	40	22	62	38	7.3	29	23	31	57	260	670	30	24	39	–	1400	60	
17037	トマトソース	87.1	(1.9)	2.0	(45)	(63)	(68)	(14)	(23)	(37)	(60)	(30)	(90)	(68)	(14)	(45)	(42)	(52)	(68)	(340)	(980)	(48)	(38)	(57)	(0)	(2200)		米国成分表より推計
17038	チリソース	67.3	(1.7)	1.8	(41)	(57)	(62)	(12)	(21)	(33)	(60)	(30)	(90)	(62)	(15)	(41)	(33)	(47)	(62)	(320)	(970)	(44)	(35)	(59)	(0)	(1900)		米国成分表より推計
	（ドレッシング類）																											
	半固形状ドレッシング																											
17042	マヨネーズ　全卵型	16.6	(1.3)	1.4	61	100	85	31	21	56	56	50	110	61	12	74	32	77	63	120	480	39	50	99	–	1500	21	使用油:なたね油、とうもろこし油、大豆油
17043	マヨネーズ　卵黄型	19.7	2.2	2.5	120	190	170	57	43	100	100	100	200	120	27	140	61	160	120	220	560	73	96	200	–	2500	42	使用油:大豆油を含む
17118	マヨネーズタイプ調味料 低カロリータイプ	60.9	2.6	2.9	82	130	110	44	32	76	77	68	150	80	17	100	40	100	91	160	860	860	64	130	–	3000	28	使用油:なたね油、大豆油、とうもろこし油
	分離液状ドレッシング																											
17116	和風ドレッシング　分離液状	69.4	(1.6)	1.9	(79)	(120)	(86)	(24)	(22)	(45)	(74)	(29)	(100)	(70)	(9.0)	(89)	(43)	(81)	(91)	(160)	(670)	(77)	(100)	(88)	–	(1900)	(44)	オイル入り。原材料配合割合から推計
	乳化液状ドレッシング																											
17117	ごまドレッシング	38.1	(2.3)	2.7	(120)	(200)	(110)	(59)	(45)	(100)	(140)	(68)	(200)	(110)	(27)	(140)	(71)	(240)	(140)	(260)	(570)	(130)	(140)	(150)	–	(2700)	(70)	クリームタイプ。原材料配合割合から推計
17041	サウザンアイランドドレッシング	44.1	(0.2)	0.3	(8.8)	(14)	(13)	(3.7)	(3.5)	(7.2)	(8.8)	(7.8)	(17)	(9.9)	(2.4)	(10)	(5.3)	(12)	(12)	(35)	(71)	(6.5)	(8.0)	(16)	–	(250)	(7.5)	原材料配合割合から推計

アミノ酸成分表　第1表　調味料及び香辛料類

食品番号	食品名	水分	アミノ酸組成によるたんぱく質	たんぱく質	イソロイシン ILE	ロイシン LEU	リシン(リジン) LYS	メチオニン MET	シスチン CYS	合計	フェニルアラニン PHE	チロシン TYR	合計	トレオニン(スレオニン) THR	トリプトファン TRP	バリン VAL	ヒスチジン HIS	アルギニン ARG	アラニン ALA	アスパラギン酸 ASP	グルタミン酸 GLU	グリシン GLY	プロリン PRO	セリン SER	ヒドロキシプロリン HYP	アミノ酸組成計	アンモニア	備考
								含硫アミノ酸AAS			芳香族アミノ酸AAA																	
		(……… g ………)			(…………………………………………………………………………………… mg …………………………………………………………………………………………)																							
	(みそ類)																											
	米みそ																											
17044	甘みそ	42.6	8.7	9.7	480	830	510	140	130	270	540	400	940	430	120	540	290	730	490	1100	1800	450	540	590	–	10000	220	別名:西京みそ、関西白みそ等
17045	淡色辛みそ	45.4	11.1	12.5	640	1000	750	130	200	330	680	490	1200	540	140	710	360	930	590	1500	2200	560	730	700	–	13000	280	別名:信州みそ等
17046	赤色辛みそ	45.7	11.3	13.1	680	1100	710	170	220	390	700	520	1200	570	120	750	350	820	630	1600	2300	580	730	730	–	13000	290	
17120	だし入りみそ	49.9	(10.0)	11.0	(520)	(840)	(610)	(110)	(160)	(270)	(550)	(390)	(940)	(440)	(120)	(570)	(310)	(730)	(480)	(1200)	(3000)	(470)	(590)	(560)	–	(12000)	(220)	原材料配合割合から推計
17145	だし入りみそ　減塩	52.5	(9.4)	10.3	490	800	580	110	130	240	520	400	920	430	120	530	290	650	480	1200	2700	490	550	570	–	11000	220	
17047	麦みそ	44.0	8.1	9.7	450	730	410	100	200	300	470	340	810	390	83	500	230	680	420	930	2100	380	680	470	–	9400	250	別名:田舎みそ
17048	豆みそ	44.9	14.8	17.2	830	1300	830	240	180	420	850	640	1500	720	130	900	490	880	800	1900	3800	760	920	950	–	17000	340	別名:東海豆みそ、名古屋みそ、八丁みそ
17119	減塩みそ	46.0	9.1	11.0	510	820	610	160	140	300	540	410	950	460	100	580	290	710	500	1300	1900	480	550	660	–	11000	220	
	即席みそ																											
17049	粉末タイプ	2.4	(19.4)	21.9	(1100)	(1800)	(1300)	(230)	(350)	(580)	(1200)	(860)	(2100)	(950)	(250)	(1200)	(640)	(1600)	(1000)	(2600)	(3900)	(980)	(1300)	(1200)	–	(23000)	(490)	別名:インスタントみそ汁。17045淡色辛みそから推計
17050	ペーストタイプ	61.5	(7.9)	8.9	(460)	(740)	(530)	(95)	(140)	(240)	(490)	(350)	(830)	(390)	(100)	(500)	(260)	(660)	(420)	(1100)	(1600)	(400)	(520)	(500)	–	(9200)	(200)	別名:インスタントみそ汁。17045淡色辛みそから推計
17121	辛子酢みそ	43.6	(4.2)	5.0	(230)	(420)	(310)	(69)	(61)	(130)	(260)	(190)	(450)	(210)	(58)	(270)	(150)	(350)	(240)	(580)	(880)	(210)	(260)	(290)	–	(4900)	(100)	原材料配合割合から推計
17122	ごまみそ	42.7	(8.6)	9.4	(440)	(770)	(420)	(190)	(150)	(340)	(510)	(370)	(880)	(410)	(130)	(520)	(280)	(910)	(460)	(1100)	(1900)	(470)	(480)	(560)	–	(10000)	(210)	原材料配合割合から推計
17123	酢みそ	44.2	(4.4)	4.9	(240)	(420)	(260)	(72)	(64)	(140)	(270)	(200)	(480)	(220)	(61)	(270)	(150)	(370)	(250)	(570)	(920)	(230)	(270)	(300)	–	(5100)	(110)	原材料配合割合から推計
17124	練りみそ	29.9	(4.8)	5.5	(260)	(460)	(280)	(80)	(72)	(150)	(310)	(220)	(520)	(220)	(67)	(300)	(160)	(410)	(280)	(640)	(1000)	(250)	(300)	(300)	–	(5600)	–	原材料配合割合から推計
	(ルウ類)																											
17051	カレールウ	3.0	(5.7)	6.5	190	350	130	60	91	150	240	130	370	170	54	230	120	220	190	340	3000	240	470	260	30	6600	170	
	(その他)																											
	お茶漬けの素																											
17125	さけ	2.9	(18.0)	20.2	(770)	(1300)	(1400)	(490)	(220)	(710)	(710)	(600)	(1300)	(850)	(210)	(950)	(780)	(960)	(1100)	(1700)	(6300)	(920)	(740)	(810)	(76)	(21000)	(250)	原材料配合割合から推計
17136	キムチの素	58.2	(5.3)	5.3	76	120	120	33	32	64	82	55	140	93	19	100	63	170	150	290	4100	280	160	96	–	6100	72	
17053	酒かす	51.1	(14.2)	14.9	(660)	(1400)	(690)	(640)	(510)	(1200)	(800)	(810)	(1600)	(680)	(200)	(940)	(420)	(1100)	(500)	(1500)	(2700)	(770)	(690)	(970)	(0)	(16000)	(0)	NILSアミノ酸成分表より推計
17126	即席すまし汁	2.8	(17.0)	18.3	(590)	(1000)	(780)	(280)	(210)	(490)	(580)	(400)	(980)	(580)	(140)	(710)	(550)	(550)	(840)	(1100)	(9100)	(710)	(860)	(640)	–	(20000)	(270)	原材料配合割合から推計
	ふりかけ																											
17127	たまご	2.5	(20.9)	23.4	(960)	(1600)	(1400)	(610)	(340)	(950)	(910)	(780)	(1700)	(1000)	(280)	(1200)	(870)	(1300)	(1200)	(2000)	(6300)	(1100)	(890)	(1200)	(38)	(24000)	(300)	原材料配合割合から推計
17138	料理酒	82.4	(0.2)	0.2	5.4	10	6.3	1.3	2.8	4.0	5.7	3.9	9.6	7.0	0.5	9.1	4.5	9.7	15	16	57	8.4	17	10	–	190	6.6	(100g:98.4ml、100ml:101.6g)
	〈香辛料類〉																											
17056	オニオンパウダー	5.0	(5.8)	8.8	(120)	(190)	(410)	(76)	(68)	(140)	(240)	(110)	(350)	(120)	(51)	(140)	(140)	(1600)	(150)	(560)	(1800)	(230)	(580)	(120)	(0)	(6700)	–	米国成分表より推計
	からし																											
17059	練りマスタード	65.7	(4.3)	4.8	(190)	(370)	(340)	(98)	(92)	(190)	(210)	(170)	(380)	(210)	(12)	(240)	(150)	(320)	(210)	(500)	(930)	(290)	(460)	(220)	(0)	(5100)	–	別名:フレンチマスタード。米国成分表より推計
17060	粒入りマスタード	57.2	(6.9)	7.6	(340)	(610)	(540)	(140)	(200)	(340)	(240)	(240)	(580)	(240)	(75)	(440)	(260)	(410)	(350)	(710)	(1500)	(460)	(820)	(320)	(0)	(8100)	–	別名:あらびきマスタード。米国成分表より推計
17061	カレー粉	5.7	(10.2)	13.0	(570)	(810)	(640)	(170)	(180)	(350)	(520)	(360)	(890)	(520)	(100)	(680)	(290)	(810)	(500)	(1600)	(2100)	(720)	(1100)	(350)	(0)	(12000)	–	米国成分表より推計
	クローブ																											
17062	粉	7.5	(5.1)	7.2	(290)	(480)	(450)	(96)	(84)	(180)	(280)	(230)	(510)	(220)	(36)	(160)	(160)	(390)	(350)	(720)	(680)	(340)	(470)	(290)	(0)	(6000)	–	別名:ちょうじ。米国成分表より推計
	こしょう																											
17063	黒　粉	12.7	(8.9)	11.0	(390)	(1100)	(260)	(100)	(150)	(250)	(470)	(510)	(980)	(260)	(61)	(580)	(170)	(330)	(650)	(1500)	(1500)	(470)	(1500)	(430)	(0)	(10000)	–	別名:ブラックペッパー。米国成分表より推計
17064	白　粉	12.3	(7.0)	10.1	(330)	(1000)	(200)	(81)	(150)	(240)	(470)	(400)	(870)	(290)	(60)	(450)	(130)	(450)	(500)	(930)	(1100)	(370)	(760)	(470)	(0)	(8200)	–	別名:ホワイトペッパー。NILSアミノ酸成分表より推計
17065	混合　粉	12.5	(7.4)	10.6	(350)	(1100)	(200)	(86)	(160)	(250)	(470)	(460)	(910)	(300)	(63)	(470)	(140)	(240)	(610)	(980)	(1400)	(390)	(800)	(490)	(0)	(8600)	–	NILSアミノ酸成分表より推計
	シナモン																											
17067	粉	9.4	(2.7)	3.6	(130)	(230)	(220)	(70)	(52)	(120)	(130)	(120)	(250)	(120)	(44)	(200)	(110)	(150)	(150)	(400)	(330)	(180)	(380)	(180)	–	(3200)	–	別名:にっけい、にっき。米国成分表より推計

可食部100g当たりのアミノ酸成分表

食品番号	食品名	水分	アミノ酸組成によるたんぱく質	たんぱく質	イソロイシン ILE	ロイシン LEU	リシン(リジン) LYS	含硫アミノ酸AAS メチオニン MET	シスチン CYS	合計	芳香族アミノ酸AAA フェニルアラニン PHE	チロシン TYR	合計	トレオニン(スレオニン) THR	トリプトファン TRP	バリン VAL	ヒスチジン HIS	アルギニン ARG	アラニン ALA	アスパラギン酸 ASP	グルタミン酸 GLU	グリシン GLY	プロリン PRO	セリン SER	ヒドロキシプロリン HYP	アミノ酸組成計	アンモニア	備考
	しょうが																											
17068	粉	10.6	(5.3)	7.8	(300)	(450)	(210)	(77)	(86)	(160)	(270)	(210)	(480)	(250)	(130)	(360)	(170)	(610)	(240)	(1200)	(690)	(430)	(290)	(220)	(0)	(6200)	–	別名:ジンジャー。米国成分表より推計
17069	おろし	88.2	(0.3)	0.7	(20)	(28)	(22)	(5.0)	(3.1)	(8.1)	(17)	(7.7)	(25)	(14)	(4.6)	(28)	(12)	(17)	(12)	(80)	(62)	(17)	(16)	(17)	(0)	(380)	–	試料:チューブ入り。米国成分表より推計
17072	**チリパウダー**	3.8	(9.2)	15.0	(430)	(700)	(400)	(160)	(190)	(350)	(410)	(210)	(620)	(380)	(78)	(600)	(290)	(550)	(500)	(1900)	(1800)	(670)	(1400)	(260)	(0)	(11000)	–	米国成分表より推計
	とうがらし																											
17073	粉	1.7	(9.9)	16.2	(470)	(760)	(430)	(160)	(210)	(370)	(450)	(230)	(670)	(320)	(84)	(650)	(220)	(590)	(540)	(2000)	(1900)	(720)	(1500)	(280)	(0)	(12000)	–	別名:一味唐辛子。米国成分表より推計
	にんにく																											
17075	ガーリックパウダー 食塩無添加	3.5	(17.2)	19.9	(500)	(880)	(920)	(130)	(300)	(440)	(630)	(540)	(1200)	(450)	(150)	(500)	(320)	(4000)	(580)	(2300)	(4400)	(630)	(1600)	(610)	(0)	(20000)	–	米国成分表より推計
17128	ガーリックパウダー 食塩添加	3.5	(17.2)	19.9	(500)	(880)	(920)	(130)	(300)	(440)	(630)	(540)	(1200)	(450)	(150)	(500)	(320)	(4000)	(580)	(2300)	(4400)	(630)	(1600)	(610)	(0)	(20000)	–	米国成分表より推計
17076	おろし	52.1	(2.9)	4.7	(84)	(160)	(180)	(46)	(52)	(99)	(120)	(93)	(210)	(100)	(49)	(140)	(64)	(750)	(100)	(320)	(750)	(120)	(72)	(130)	–	(3300)	–	試料:チューブ入り。06223にんにく/生から推計
	バジル																											
17077	粉	10.9	(17.3)	21.1	(970)	(1700)	(1100)	(290)	(170)	(470)	(1100)	(690)	(1800)	(700)	(240)	(1200)	(410)	(1100)	(1100)	(2800)	(2400)	(1100)	(2500)	(490)	(0)	(20000)	–	別名:めぼうき、バジリコ。米国成分表より推計
	パセリ																											
17078	乾	5.0	(27.7)	28.7	(1700)	(3000)	(2300)	(640)	(320)	(960)	(1800)	(1300)	(3100)	(1300)	(510)	(2200)	(770)	(1900)	(1900)	(3400)	(4000)	(1900)	(2200)	(1200)	(0)	(32000)	–	米国成分表より推計
	パプリカ																											
17079	粉	10.0	(14.6)	15.5	(620)	(1000)	(760)	(220)	(250)	(470)	(670)	(420)	(1100)	(540)	(77)	(820)	(270)	(980)	(700)	(3100)	(2500)	(860)	(2500)	(670)	(0)	(17000)	–	米国成分表より推計
	わさび																											
17080	粉 からし粉入り	4.9	(9.4)	16.5	(420)	(700)	(790)	(92)	(150)	(240)	(500)	(370)	(870)	(530)	(150)	(550)	(220)	(1400)	(590)	(1400)	(1500)	(530)	(510)	(550)	–	(11000)	(0)	試料:ホースラディシュ製品。NILSアミノ酸成分表より推計
17081	練り	39.8	(1.9)	3.3	(84)	(140)	(160)	(18)	(29)	(47)	(99)	(73)	(170)	(110)	(29)	(110)	(44)	(280)	(120)	(290)	(280)	(110)	(100)	(110)	–	(2200)	(0)	試料:わさび及びホースラディシュ混合製品、チューブ入り。NILSアミノ酸成分表より推計

〈その他〉

食品番号	食品名	水分	アミノ酸組成によるたんぱく質	たんぱく質	ILE	LEU	LYS	MET	CYS	合計	PHE	TYR	合計	THR	TRP	VAL	HIS	ARG	ALA	ASP	GLU	GLY	PRO	SER	HYP	アミノ酸組成計	アンモニア	備考
	酵母																											
17082	パン酵母 圧搾	68.1	(13.1)	16.5	790	1200	1300	250	230	480	700	600	1300	860	220	940	370	840	1000	1600	2200	790	590	860	–	15000	300	別名:イースト
17083	パン酵母 乾燥	8.7	(30.2)	37.1	(1700)	(2700)	(3000)	(540)	(460)	(1000)	(1600)	(1000)	(2600)	(1800)	(500)	(2100)	(830)	(1900)	(2100)	(3800)	(5900)	(1800)	(1500)	(1800)	(0)	(35000)	–	別名:ドライイースト 米国成分表より推計

調理済み流通食品類

食品番号	食品名	水分	アミノ酸組成によるたんぱく質	たんぱく質	ILE	LEU	LYS	MET	CYS	合計	PHE	TYR	合計	THR	TRP	VAL	HIS	ARG	ALA	ASP	GLU	GLY	PRO	SER	HYP	アミノ酸組成計	アンモニア	備考
	和風料理　その他																											
18023	松前漬け しょうゆ漬	51.2	14.5	17.0	740	1200	1200	350	160	510	590	420	1000	750	160	730	360	980	1100	1500	3800	1300	760	750	–	17000	270	液汁を除いたもの。するめ、昆布、かずのこ等を含む
	洋風料理　フライ用冷凍食品																											
18007	ポテトコロッケ 冷凍	63.5	3.9	4.6	180	300	220	69	85	150	200	120	310	150	49	230	91	190	160	500	1300	140	330	190	–	4500	150	フライ前の食品を冷凍したもの
	中国料理　点心類																											
18002	ぎょうざ	57.8	5.8	6.9	270	450	330	100	120	220	290	160	460	230	69	310	160	350	310	490	1800	380	580	290	–	6700	200	
18012	しゅうまい	60.2	7.5	9.1	380	630	560	170	130	300	360	240	600	330	92	420	250	550	480	760	1900	590	600	370	–	8800	190	

日本食品標準成分表 2020 年版（八訂） 脂肪酸成分表編

収載にあたって

「日本食品標準成分表 2020 年版（八訂）脂肪酸成分表編」には、次の３つの表が収載されている。

第１表　可食部 100 g 当たりの脂肪酸成分表
第２表　脂肪酸総量 100 g 当たりの脂肪酸成分表
　　　　（脂肪酸組成表）
第３表　脂質１g 当たりの脂肪酸成分表
　　　　（ウェブサイトでのみ公開）

本書では、第１表を収載した。付録のカラー版成分表も同様に、「日本食品標準成分表（八訂）増補 2023 脂肪酸成分表編」の第１表を収載した。

本表編の記号

（　）：推計値
Tr：微量
―：未測定

日本食品標準成分表2020年版（八訂）
脂肪酸成分表編の説明

（文部科学省科学技術・学術審議会資源調査分科会報告を一部改変）

1 脂肪酸成分表の目的及び性格

1）目的

脂肪酸は、脂質の主要な構成成分であり、食品のエネルギーとなるほか、その種類により様々な生理作用を有する重要な栄養成分である。

食品中の各脂肪酸の含量及びエネルギー計算の基礎となる脂肪酸のトリアシルグリセロール当量を示す成分表は、成分表本表におけるエネルギー計算の基礎となるとともに、これらの供給と摂取に関する現状と今後のあり方を検討するための基礎資料を提供するものである。さらに、栄養学、食品学、家政学、生活科学、医学、農学等の調査研究や様々な疾患に関する臨床分野においても活用が期待される。

このように脂肪酸成分表は、国民が日常摂取する食品の脂肪酸組成に関する基礎データとして、関係方面での幅広い利用に供することを目的としている。

2）性格

食品の脂質含量及び脂肪酸組成は、原材料の動植物の種類、品種、生育環境、加工方法等の各種の条件により変動することが知られている。

脂肪酸成分表の作成に当たっては、数値の変動要因を十分考慮しながら、日本食品標準成分表（以下「食品成分表」という）の幅広い利用目的に即して、日常、市場で入手し得る来歴の明確な試料についての分析値を基に、文献値等を勘案しつつ、1食品1標準成分値を原則として収載している。

3）経緯

文部科学省科学技術・学術審議会資源調査分科会の前身である科学技術庁資源調査会は、1982（昭和57）年の「四訂日本食品標準成分表」の公表後、四訂成分表に未収載の成分についてのフォローアップ調査の一環として、1989（平成元）年に「日本食品脂溶性成分表—脂肪酸、コレステロール、ビタミンE—」を取りまとめて公表した。

2005（平成17）年に、文部科学省科学技術・学術審議会資源調査分科会は、五訂増補日本食品標準成分表の公表に合わせて、五訂増補日本食品標準成分表脂肪酸成分表編（以下「五訂増補脂肪酸成分表」という）を取りまとめた。

その後、同資源調査分科会は、食品成分委員会を設置し、近年の食生活の変化等を考慮しつつ食品の脂肪酸組成に関する情報の充実に努めてきた。その成果として、2015（平成27）年12月の日本食品標準成分表2015年版（七訂）（以下「食品成分表2015年版」という）の改訂に合わせて、日本食品標準成分表2015年版（七訂）脂肪酸成分表編（以下「脂肪酸成分表2015年版」という）を取りまとめた。

食品成分表2015年版の公表以降は、利用者の便宜を考え、食品の成分に関する情報を速やかに公開する観点から、次期改訂版公表までの各年に、その時点で食品成分表への収載を決定した食品について、食品成分表2015年版を追補する食品成分表として公表することとし、2016（平成28）年から2019（令和元）年の各年に、日本食品標準成分表2015年版（七訂）追補2016年、同追補2017年及び同追補2018年、並びに、2019年における日本食品標準成分表2015年版（七訂）のデータ更新を策定した。脂肪酸の組成についても、日本食品標準成分表2015年版（七訂）追補2016年脂肪酸成分表編、同追補2017年脂肪酸成分表編及び同追補2018年脂肪酸成分表編、並びに、2019年における日本食品標準成分表2015年版（七訂）のデータ更新脂肪酸成分表編（以下「脂肪酸成分表2015年版追補等」という）を公表した。

今回公表することとした、日本食品標準成分表2020年版（八訂）（以下「食品成分表2020年版」という）とともに日本

※当時の分類は現在の分類と異なるものもある。

食品標準成分表 2020 年版（八訂）脂肪酸成分表編（以下「本成分表」という）は、「脂肪酸成分表 2015 年版」以来の脂肪酸組成に係る成分表の全面改訂であり、2016（平成 28）年以降の脂肪酸成分表 2015 年版追補等による、新規分析値の利用を中心とした改訂、及び、最近の文献等からの推計の結果を網羅するものである。

この沿革については、**表1** に示すとおりである。

4）脂肪酸成分表 2015 年版見直しの概要

2005（平成 17）年公表の五訂増補脂肪酸成分表から脂肪酸成分表 2015 年版への変更点は、収載食品が 520 食品増加したこと、収載した食品の食品番号、配列、食品名等について食品成分表 2015 年版（七訂）と整合するよう見直しを行ったこと、新たに各食品に索引番号を加えたことである。

また、収載食品数を増加させ利用者の便宜を図る観点から、一部の食品は原材料の配合割合からの計算及び海外の成分表における類似食品の成分値を借用することにより決定した成分値を新たに収載した。なお、成分項目は、18:1 を細分化し、その他は五訂増補脂肪酸成分表と同様である。

五訂増補脂肪酸成分表は「第1表 脂肪酸組成表」、「第2表 脂肪酸成分表」であったが、脂肪酸成分表 2015 年版は、利用者の便宜を図る観点から「第1表 可食部 100 g 当たりの脂肪酸成分表」、「第2表 脂肪酸総量 100 g 当たりの脂肪酸成分表（脂肪酸組成表）」とした。さらに、「第3表 脂質 1 g 当たりの

脂肪酸成分表」も新たに作成し、ウェブサイトで公開することとした。

2016（平成 28）年以降の脂肪酸成分表 2015 年版追補等においては、脂肪酸成分表 2015 年版と同様の成分項目について、各年毎、新たに得られた情報に基づき、食品の追加又は成分値の変更を行っている。

※注—本書では、第2表、第3表は省略。また、索引番号は省略。

2 本成分表の概要

本成分表では、脂肪酸の成分値は、食品成分表 2020 年版に対応した可食部 100 g 当たりの成分値（第1表）及び脂肪酸総量 100 g 当たりの成分値（第2表）を収載した。

この他、第3表として脂質 1 g 当たりの成分値を算出し、第1表、第2表と併せて文部科学省のウェブサイトに公表している。

作表手順は、まず各脂肪酸の分析値を基に脂質 1g 当たりの各脂肪酸の成分値（第3表）を決定し、それに脂肪酸成分表 2020 年版に収載の脂質量を乗じて第1表とした。さらに、測定した脂肪酸総量 100 g 当たりの各脂肪酸量を計算して第2表とした。各表の名称は下記のとおりである。

第1表 可食部 100 g 当たりの脂肪酸成分表
第2表 脂肪酸総量 100 g 当たりの脂肪酸成分表（脂肪酸組成表）
第3表 脂質 1 g 当たりの脂肪酸成分表（ウェブサイトで公開）

1）収載食品

（1）食品群の分類及び配列

食品群の分類及び配列は、食品成分表 2020 年版に準じ、次のとおりである。

1 穀類、2 いも及びでん粉類、3 砂糖及び甘味類 (注)、4 豆類、5 種実類、6 野菜類、7 果実類、8 きのこ類、9 藻類、10 魚介類、11 肉類、12 卵類、13 乳類、14 油脂類、15 菓子類、16 し好飲料類、17 調味料及び香辛料類、18 調理済み流通食品類

(注)「3 砂糖及び甘味類」は、脂肪酸の成分値は収載していない。

（2）収載食品の概要

収載食品は、脂肪酸成分表 2015 年版の収載食品と同様に選定しつつ、食品成分表 2020 年版との整合性を確保した。選定

表2 食品群別収載食品数

食品群	食品数（第1表）	増加数
1 穀類	178*	27*
2 いも及びでん粉類	40	7
3 砂糖及び甘味類	0	0
4 豆類	96	7
5 種実類	45	3
6 野菜類	255	11
7 果実類	111	4
8 きのこ類	49	7
9 藻類	42	6
10 魚介類	453	35
11 肉類	307	17
12 卵類	23	3
13 乳類	56	0
14 油脂類	32	1
15 菓子類	126	0
16 し好飲料類	18	0
17 調味料及び香辛料類	83	8
18 調理済み流通食品類	5	1
合計	1,919*	137*

基準としては、原則として脂質含量の多い食品、日常的に摂取量の多い食品、原材料的食品及び代表的加工食品とし、原材料的食品は消費形態に近いものを対象とした。

　この結果、本成分表の収載食品数は1,919*食品（第1表）となった。食品群別の収載食品数は **表2** に示すとおりである。

（3）食品の名称、分類、配列、食品番号及び索引番号

　食品の名称、分類、配列、食品番号及び索引番号については、食品成分表2020年版に準じた。この食品番号及び索引番号は食品成分表2020年版等と共通のものであり、各成分表の収載食品数が異なることから、本成分表には収載されていない食品番号及び索引番号がある。

（4）収載食品の留意点

　各食品群及び各食品の詳細な説明については、食品成分表2020年版第3章の食品群別留意点を参照されたい。

※注─本書では、第3章は省略。

2）収載成分項目等

（1）項目及びその配列

①　項目の配列は、以下のとおりとした。

第1表：可食部100g当たりの脂肪酸成分表
　　　　水分、脂肪酸のトリアシルグリセロール当量で表した脂質、脂質脂肪酸総量、飽和脂肪酸、一価不飽和脂肪酸、多価不飽和脂肪酸、n-3系多価不飽和脂肪酸、n-6系多価不飽和脂肪酸及び各脂肪酸

第2表：脂肪酸総量100g当たりの脂肪酸成分表（脂肪酸組成表）（脂肪酸総量100g当たり）
　　　　脂肪酸総量、飽和脂肪酸、一価不飽和脂肪酸及び多価不飽和脂肪酸及び各脂肪酸

第3表：脂質1g当たりの脂肪酸成分表（脂質1g当たり）
　　　　脂肪酸総量、飽和脂肪酸、一価不飽和脂肪酸及び多価不飽和脂肪酸、n-3系多価不飽和脂肪酸、n-6系多価不飽和脂肪酸及び各脂肪酸

※注─本書では、項目は抜粋して掲載（未同定物質は省略）。また、第2表、第3表は省略。

②　各脂肪酸の配列は、飽和脂肪酸、一価不飽和脂肪酸及び多価不飽和脂肪酸ごとに炭素数の少ない順とした。

（2）脂肪酸

①　脂肪酸名は、炭素数と二重結合数による記号と脂肪酸の名称で示した。脂肪酸の記号は、「炭素数：二重結合数」で表したが、第2章の第1表及び第2表の備考欄では成分値の数値との混同を避けるため、記号の前にCを付けて示した。

　脂肪酸の名称には、IUPAC（International Union of Pure and Applied Chemistry）命名法による系統的名称と慣用名がある[1]。炭素数と二重結合数に基づいた命名方法である系統名の方が炭素数等の判断がつきやすいが、一方で慣用名が広く使われているものも多い。このため、第2章の各表で用いる脂肪酸の名称は、脂肪酸成分表2015年版及び五訂増補脂肪酸成分表と同様、両者を混用した形とした。脂肪酸の記号、系統名、主な慣用名及びそれぞれの英名を **表3** に示した[2][3]。

②　脂肪酸は一般にカルボキシル基1個をもつカルボン酸のうち直鎖状構造をもつものの総称であり、脂質の主要な構成成分としてグリセロールとエステル結合した形で存在するものが多い。二重結合をもたないものを飽和脂肪酸、一つもつものを一価不飽和脂肪酸、二つ以上もつものを多価不飽和脂肪酸という[4]。一価不飽和脂肪酸は、モノエン酸又はモノ不飽和脂肪酸とも呼ばれる。多価不飽和脂肪酸は、ポリエン酸又は多不飽和脂肪酸とも呼ばれる[5][6]。特に二重結合を四つ以上もつものを高度不飽和脂肪酸と呼んで区別する場合もある。脂質摂取に際しては、飽和脂肪酸、一価不飽和脂肪酸及

表3 脂肪酸成分表の脂肪酸名、記号及び分子量

記号	脂肪酸				分子量
	系統名 (注1)		慣用名		
炭素数：二重結合数	和名	英名	和名	英名	
4：0 (注3)	ブタン酸	butanoic acid	酪酸*	butyric acid	88.11
6：0	ヘキサン酸*	hexanoic acid	カプロン酸 (注2)	caproic acid	116.16
7：0	ヘプタン酸*	heptanoic acid	エナント酸	enanthic acid	130.18
8：0	オクタン酸*	octanoic acid	カプリル酸 (注2)	caprylic acid	144.21
10：0	デカン酸*	decanoic acid	カプリン酸 (注2)	capric acid	172.26
12：0	ドデカン酸	dodecanoic acid	ラウリン酸*	lauric acid	200.32
13：0	トリデカン酸*	tridecanoic acid			214.34
14：0	テトラデカン酸	tetradecanoic acid	ミリスチン酸*	myristic acid	228.37
15：0 (注3)	ペンタデカン酸*	pentadecanoic acid			242.40
16：0 (注3)	ヘキサデカン酸	hexadecanoic acid	パルミチン酸*	palmitic acid	256.42
17：0 (注3)	ヘプタデカン酸*	heptadecanoic acid	マルガリン酸	margaric acid	270.45
18：0	オクタデカン酸	octadecanoic acid	ステアリン酸*	stearic acid	284.48
20：0	イコサン酸	icosanoic acid	アラキジン酸*	arachidic acid	312.53
22：0	ドコサン酸	docosanoic acid	ベヘン酸*	behenic acid	340.58
24：0	テトライコサン酸	tetraicosanoic acid	リグノセリン酸*	lignoceric acid	368.64
10：1	デセン酸*	decenoic acid			170.25
14：1	テトラデセン酸	tetradecenoic acid	ミリストレイン酸*	myristoleic acid	226.36
15：1	ペンタデセン酸*	pentadecenoic acid			240.38
16：1	ヘキサデセン酸	hexadecenoic acid	パルミトレイン酸*	palmitoleic acid	254.41
17：1	ヘプタデセン酸*	heptadecenoic acid			268.43
18：1	オクタデセン酸 (n-9) (注5)	octadecenoic acid (n-9)	オレイン酸* (注4)	oleic acid	282.46
18：1	オクタデセン酸 (n-7) (注5)	octadecenoic acid (n-7)	シス - バクセン酸*	cis -vaccenic acid	282.46
20：1	イコセン酸*	icosenoic acid	エイコセン酸 (注6) (注7)	eicosenoic acid	310.51
22：1	ドコセン酸*	docosenoic acid	(注7)		338.57
24：1	テトラコセン酸*	tetracosenoic acid	(注7)		366.62
16：2	ヘキサデカジエン酸*	hexadecadienoic acid			252.39
16：3	ヘキサデカトリエン酸*	hexadecatrienoic acid			250.38
16：4	ヘキサデカテトラエン酸*	hexadecatetraenoic acid			248.36
18：2 (注8)	オクタデカジエン酸	octadecadienoic acid			280.45
18：2 n-6 (注5)	オクタデカジエン酸 (n-6)	octadecadienoic acid (n-6)	リノール酸*	linoleic acid	280.45
18：3 (注8)	オクタデカトリエン酸	octadecatrienoic acid			278.43
18：3 n-3 (注5)	オクタデカトリエン酸 (n-3)	octadecatrienoic acid (n-3)	α - リノレン酸*	α -linolenic acid	278.43
18：3 n-6	オクタデカトリエン酸 (n-6)	octadecatrienoic acid (n-6)	γ - リノレン酸*	γ -linolenic acid	278.43
18：4 n-3	オクタデカテトラエン酸*	octadecatetraenoic acid	パリナリン酸	parinaric acid	276.41
20：2 n-6	イコサジエン酸*	icosadienoic acid	エイコサジエン酸 (注6)	eicosadienoic acid	308.50
20：3 n-3	イコサトリエン酸* (n-3)	icosatrienoic acid (n-3)			306.48
20：3 n-6	イコサトリエン酸* (n-6)	icosatrienoic acid (n-6)	エイコサトリエン酸 (注6)	eicosatrienoic acid	306.48
20：4 n-3	イコサテトラエン酸 (n-3) *	icosatetraenoic acid (n-3)	エイコサテトラエン酸 (注6)	eicosatetraenoic acid	304.47
20：4 n-6	イコサテトラエン酸 (n-6)	icosatetraenoic acid (n-6)	アラキドン酸*	arachidonic acid	304.47
20：5 n-3	イコサペンタエン酸*	icosapentaenoic acid	エイコサペンタエン酸 (注6)	eicosapentaenoic acid	302.45
21：5 n-3	ヘンイコサペンタエン酸*	henicosapentaenoic acid			316.48
22：2	ドコサジエン酸*	docosadienoic acid			336.55
22：4 n-6	ドコサテトラエン酸*	docosatetraenoic acid			332.52
22：5 n-3	ドコサペンタエン酸 (n-3) *	docosapentaenoic acid (n-3)			330.50
22：5 n-6	ドコサペンタエン酸 (n-6) *	docosapentaenoic acid (n-6)			330.50
22：6 n-3	ドコサヘキサエン酸*	docosahexaenoic acid			328.49

（注）　1　IUPAC 命名法の系統名では上記の表中で記載した系統名の前にカルボキシル基側から数えた二重結合の位置を数字で付しているが、ここでは省略した。
　　　　2　IUPAC、日本化学会及び日本油化学会では、カプロン酸、カプリル酸、カプリン酸という従来使用されてきた呼び方を廃止した。
　　　　3　乳類等の脂肪酸には分枝脂肪酸であるイソ酸とアンテイソ酸が認められている（脂肪酸成分表追補2017年ではそれぞれ「iso」、「ant」と表示した）。
　　　　4　五訂増補脂肪酸成分表では、オレイン酸以外の位置及び幾何異性体も含めて「オレイン酸」として収載していた。脂肪酸成分表 2015 年版からはこれらを「18:1 計」として収載したのに合わせ、脂肪酸成分表追補2017 年もこれを踏襲した。「18:1 (n-9) オレイン酸」と「18:1 (n-7) シス - バクセン酸」を新たに分析した食品については、各々の成分値と合計値を収載した。
　　　　5　末端のメチル基の炭素原子の位置を基準として、他の炭素原子の位置を示す方法として従来 ω3、ω6、ω9 等の記号が用いられてきた。しかし、現在はω（オメガ）に代わり、n-3、n-6、n-9 のように n-（エヌマイナス）の使用が正式である。
　　　　6　かつては「エイコサ…（eicosa-）」と呼ばれていたが、IUPAC、学術用語集（化学編）、日本化学会、日本油化学会では「イコサ…（icosa-）」という呼び方を採用している。
　　　　7　20:1 (n-11) をガドレイン酸、20:1 (n-9) をゴンドイン酸、22:1 (n-11) をセトレイン酸、22:1 (n-9) をエルカ酸（エルシン酸）、24:1 (n-9) をセラコレイン酸という。
　　　　8　該当食品の備考欄に収載した。
　　　　※＊は第2章の各表で用いている名称。

表4　脂肪酸の測定法

成分	試料調製法	測定法
脂肪酸	クロロホルム－メタノール混液抽出法又は魚介類はヘキサン－イソプロパノール抽出法（ただし、甲殻類、軟体動物は、フォルチ法）で脂質抽出後、エステル化	水素炎イオン化検出－ガスクロマトグラフ法

表5　水分及び脂質の測定法

成分	測定法
水分	直接法若しくは乾燥助剤添加法の常圧又は乾燥助剤添加法の減圧加熱乾燥法による減量法。ただし、酢酸を含む食品は乾燥減量から酢酸の重量を差し引いた。
脂質	次の溶媒抽出－重量法。ジエチルエーテルによるソックスレー抽出法、レーゼゴットリーブ法、酸分解法、液－液抽出法、ヘキサン－イソプロパノール法又はフォルチ法

び多価不飽和脂肪酸のバランスが重要であるとされている。

なお、乳類等の脂肪酸には分枝脂肪酸として、末端のメチル基の炭素原子から数えて2番目の炭素原子にメチル基をもつイソ酸と、3番目の炭素原子にメチル基をもつアンテイソ酸が認められる。このほか、食品によっては、二重結合を有する炭素原子につく水素原子の配置が異なるトランス酸が認められる。

多価不飽和脂肪酸のうち、末端のメチル基の炭素原子から数えて3番目及び6番目の炭素原子に二重結合がはじめて出現するものをそれぞれ n-3 系多価不飽和脂肪酸及び n-6 系多価不飽和脂肪酸という。最近の研究では摂取する n-3 系多価不飽和脂肪酸と n-6 系多価不飽和脂肪酸の比率が重要と考えられている。

これらの多価不飽和脂肪酸のうち、動物体内では合成されず食物から摂取しなければならない脂肪酸としてリノール酸及び α-リノレン酸等がある。これらを必須脂肪酸と呼び、多くの生理活性物質の原料となり、必須脂肪酸が不足すると発育不全、皮膚の角質化等が起こる。α-リノレン酸は脳や神経系の働きに深く関与しており、生体内で鎖長延長や不飽和化の作用を受け、イコサペンタエン酸（IPA）やドコサヘキサエン酸（DHA）に変換される（（注）IPA はエイコサペンタエン酸とも呼ばれ、EPA の略称が用いられることがある）。IPA や DHA は、天然には水産物の脂質に含まれ、これらを多く含む魚介類を食べている地域では、脳梗塞や心筋梗塞等の血栓症の少ないことが知られている。また、リノール酸は血清コレステロールの低下作用等が知られているが、

過剰摂取による健康障害も指摘されている。

いずれの脂肪酸も、主な供給源は脂質含量の高い食品であり、これらの食品の過剰摂取がエネルギーの過剰摂取につながるため、注意が必要である。

③　脂肪酸は、原則として炭素数4から24の脂肪酸を測定の対象とし、脂質1g当たりの各脂肪酸を定量した。脂肪酸の測定法の概要を **表4** に示した。

（3）水分及び脂質

利用者の便宜を図る観点から、第2章の第1表に、追補2018年の水分と脂質の成分値を収載した。水分及び脂質の分析法の概要を **表5** に示した。

※注―本書では、第1表の水分と脂質の値は省略。

（4）脂肪酸のトリアシルグリセロール当量で表した脂質

脂肪酸のトリアシルグリセロール当量は、各脂肪酸総量をトリアシルグリセロールに換算した量の総和である。

脂肪酸のトリアシルグリセロール当量 (g)

＝ Σ {可食部 100 g 当たりの各脂肪酸の量 ×（その脂肪酸の分子量＋12.6826）／（その脂肪酸の分子量）}

（5）備考欄

食品の内容と各成分値等に関連の深い重要な事項について、次の内容をこの欄に記載した。

・食品の別名、試料、性状、廃棄部位、調理油の種類と添加量、重量・容量比、推定値の根拠とした食品名等。

（6）成分識別子（Component identifier）

各成分項目には成分識別子を付けた。成分識別子には、原則として、FAO/INFOODS の Tagname を用いた。Tagname にはない成分識別子は次のとおりである。

第2表

　FAUNF：脂肪酸総量 100 g 当たりの未同定脂肪酸。

第3表

　-L：脂質1g 当たりの各脂肪酸は、各脂肪酸の Tagname の語尾に「L」を付けた。

※注一本書では、成分識別子は省略。

3）数値の表示方法

数値の表示方法は、以下による（**表6** 参照）。

水分、脂質及びトリアシルグリセロール当量については、小数第1位までの g 数で表示した。

可食部 100 g 当たりの脂肪酸総量、飽和脂肪酸、一価不飽和脂肪酸、多価不飽和脂肪酸、n-3 系多価不飽和脂肪酸及び n-6 系多価不飽和脂肪酸については、小数第2位までの g 数で表示した。

また、可食部 100 g 当たりの各脂肪酸については、1の位までの mg 数で表示し、数値の丸め方は大きい位から3桁目を四捨五入して有効数字2桁としたが、100 未満の場合は小数第1位を四捨五入した。

脂質1g 当たりの脂肪酸総量、飽和脂肪酸、一価不飽和脂肪酸及び多価不飽和脂肪酸については、1の位までの mg 数で表示した。

脂肪酸総量 100 g 当たりの各脂肪酸については、小数第1位までの g 数で表示した。

各成分において、「0」は食品成分表の最小記載量の 1/10 未満、又は検出されなかったことを、「Tr（微量、トレース）」は最小記載量の 1/10 以上含まれているが 5/10 未満であることをそれぞれ示す。

脂肪酸のうち、五訂増補脂肪酸成分表の数値を用いたものについては、当時、分析の対象としなかった脂肪酸があることから、それらについては「－」で示した。

推計値は（）を付けて収載した（推計値については、「2 1）(2) 収載食品の概要」を参照）。

表6　脂肪酸成分表の数値の表示方法

成分項目	成分項目の内訳	単位	最小表示の位	数値の丸め方
水分 脂肪酸のトリアシルグリセロール当量 脂質		g	小数第1位	小数第2位を四捨五入
脂肪酸	**可食部 100 g 当たり** 　脂肪酸総量 　飽和脂肪酸 　一価不飽和脂肪酸 　多価不飽和脂肪酸 　n-3 系多価不飽和脂肪酸 　n-6 系多価不飽和脂肪酸	g	小数第2位	小数第3位を四捨五入
	各脂肪酸、未同定物質	mg	1の位	大きい位から3桁目を四捨五入して有効数字2桁。ただし、100 未満は小数第1位を四捨五入
	脂肪酸総量 100 g 当たり 　脂肪酸総量 　飽和脂肪酸 　一価不飽和脂肪酸 　多価不飽和脂肪酸 　n-3 系多価不飽和脂肪酸 　n-6 系多価不飽和脂肪酸 　各脂肪酸、未同定物質	g	小数第1位	小数第2位を四捨五入
	脂質1g 当たり 　脂肪酸総量 飽和脂肪酸 　一価不飽和脂肪酸 　多価不飽和脂肪酸 　各脂肪酸、未同定物質	mg	1の位	小数第1位を四捨五入

（注）計算で求める成分値（合計等）については、算出結果の数値を丸めていることから、成分表に収載した成分値から算出した値とは一致しない場合がある。なお、未同定物質は、クロマトグラム上の同定できないピークの合計量をヘプタデカン酸相当量として示したものである。このため、脂肪酸以外の化合物を含む可能性がある。未同定物質は、脂肪酸総量に含めないこととした。また、食品成分表 2020 年版に示した脂肪酸のトリアシルグリセロール当量の計算には未同定物質を含めていない。

4）食品の調理条件

　食品の調理条件は、食品成分表2020年版と同様、一般調理（小規模調理）を想定し基本的な調理条件を定めた。

　調理過程の詳細は、食品成分表2020年版の第1部第1章 **表12** を参照されたい。

　なお、調理過程においては、材料食品及び調理油の間で油分の放出と吸着が生じるが、食品成分表2020年版第1章 **表13** 及び **表14** において、新たに揚げ物等の調理過程における脂質の増減率等を示した。

参考文献

1）社団法人日本油化学会編：第四版油化学便覧―脂質・界面活性剤―（2001）
2）日本化学会、化合物命名法―IUPAC勧告に準拠―第2版、日本化学会命名法専門委員会編、東京化学同人（2016）
3）日本化学会、文部科学省学術用語集 化学編（増訂2版）、文部科学省・日本化学会、南江堂（2004）
4）日本医学会医学用語管理委員会：日本医学会医学用語辞典 英和．第3版．p.692，p.847（2007）
5）野口忠編著：栄養・生化学辞典（普及版）．p.564，p.596-597（2011）
6）今堀和友・山川民夫監修：生化学辞典（第4版）．p.812（2007）

可食部 100g 当たりの脂肪酸成分表

可食部100g当たり

食品番号	食品名	脂肪酸総量 (g)	飽和 (g)	一価不飽和 (g)	多価不飽和 (g)	n-3系多価不飽和 (g)	n-6系多価不飽和 (g)	4:0 酪酸	6:0 ヘキサン酸	7:0 ヘプタン酸	8:0 オクタン酸	10:0 デカン酸	12:0 ラウリン酸	13:0 トリデカン酸	14:0 ミリスチン酸	15:0 ペンタデカン酸	15:0 ant ペンタデカン酸	16:0 パルミチン酸	16:0 iso パルミチン酸	17:0 ヘプタデカン酸	17:0 ant ヘプタデカン酸	18:0 ステアリン酸	20:0 アラキジン酸	22:0 ベヘン酸	24:0 リグノセリン酸	10:1 デセン酸	14:1 ミリストレイン酸	15:1 ペンタデセン酸	16:1 パルミトレイン酸
								(.....mg.....)																		(.....)			
穀類																													
	アマランサス																												
01001	玄穀	4.75	1.18	1.48	2.10	0.04	2.06	–	–	–	–	0	0	–	9	3	–	940	–	5	–	150	36	16	15	0	0	0	7
	あわ																													
01002	精白粒	3.94	0.67	0.52	2.75	0.12	2.63	–	–	–	–	0	0	–	2	4	–	410	–	5	–	160	51	25	10	0	0	0	3
01003	あわもち	(1.14)	(0.22)	(0.19)	(0.73)	(0.03)	(0.70)	–	–	–	–	(0)	(0)	–	(3)	(1)	–	(150)	–	(1)	–	(42)	(13)	(6)	(4)	(0)	(0)	(0)	(1)
	えんばく																													
01004	オートミール	(4.90)	(1.01)	(1.80)	(2.09)	(0.09)	(2.00)	–	–	–	–	–	(20)	–	(12)	–	–	(850)	–	–	–	(54)	–	–	–	–	–	–	(11)
	おおむぎ																													
01005	七分つき押麦	1.69	0.58	0.20	0.91	0.05	0.86	–	–	–	–	0	1	–	8	1	–	530	–	2	–	25	2	7	1	–	0	–	1
01006	押麦 乾	1.18	0.43	0.13	0.62	0.03	0.59	–	–	–	–	0	Tr	–	6	1	–	390	–	1	–	22	2	2	3	0	0	0	1
01170	押麦 めし	0.38	0.14	0.04	0.20	0.01	0.19	–	–	–	–	0	0	–	2	Tr	–	130	–	Tr	–	8	1	1	1	0	0	0	Tr
01007	米粒麦	(1.69)	(0.58)	(0.20)	(0.91)	(0.05)	(0.86)	–	–	–	–	(0)	(1)	–	(8)	(1)	–	(530)	–	(2)	–	(25)	(2)	(7)	(1)	–	(0)	–	(1)
01008	大麦めん 乾	(1.35)	(0.43)	(0.15)	(0.78)	(0.04)	(0.74)	(0)	(0)	(0)	(0)	(0)	(Tr)	(0)	(4)	(1)	(0)	(400)	(0)	(2)	(0)	(20)	(2)	(1)	(1)	(0)	(0)	(0)	(1)
01009	大麦めん ゆで	(0.48)	(0.15)	(0.05)	(0.27)	(0.01)	(0.26)	(0)	(0)	(0)	(0)	(0)	(Tr)	(0)	(2)	(1)	(0)	(140)	(0)	(1)	(0)	(7)	(1)	(Tr)	(1)	(0)	(0)	(0)	(Tr)
01010	麦こがし	(4.03)	(1.39)	(0.47)	(2.17)	(0.13)	(2.04)	–	–	–	–	(0)	(1)	–	(18)	(3)	–	(1300)	–	(5)	–	(59)	(6)	(18)	(4)	–	–	–	(1)
	キヌア																													
01167	玄穀	2.63	0.33	0.77	1.52	0.19	1.34	–	–	–	–	0	0	–	4	2	–	270	–	2	–	17	12	19	8	0	0	0	2
	きび																													
01011	精白粒	2.77	0.44	0.56	1.78	0.04	1.74	–	–	–	–	0	0	–	1	1	–	350	–	2	–	48	16	12	9	0	0	0	4
	こむぎ																													
	[玄穀]																													
01012	国産 普通	2.42	0.55	0.35	1.52	0.10	1.42	–	–	–	–	Tr	Tr	–	5	3	–	510	–	4	–	27	3	0	0	0	0	0	1
01013	輸入 軟質	2.61	0.60	0.38	1.63	0.11	1.53	–	–	–	–	Tr	Tr	–	6	3	–	550	–	5	–	29	3	0	0	0	0	0	1
01014	輸入 硬質	2.37	0.54	0.34	1.49	0.10	1.39	–	–	–	–	Tr	Tr	–	5	3	–	500	–	4	–	26	3	0	0	0	0	0	1
	[小麦粉]																													
01015	薄力粉 1等	1.23	0.34	0.13	0.75	0.04	0.72	–	–	–	–	0	Tr	–	2	1	–	320	–	2	–	15	1	0	0	0	0	0	1
01016	薄力粉 2等	(1.56)	(0.43)	(0.17)	(0.96)	(0.05)	(0.91)	–	–	–	–	(0)	(Tr)	–	(3)	(2)	–	(410)	–	(2)	–	(19)	(1)	(0)	(0)	(0)	(0)	(0)	(1)
01018	中力粉 1等	1.29	0.36	0.14	0.80	0.04	0.75	–	–	–	–	0	Tr	–	2	1	–	340	–	2	–	16	1	0	0	0	0	0	1
01019	中力粉 2等	(1.48)	(0.41)	(0.16)	(0.91)	(0.05)	(0.86)	–	–	–	–	(0)	(Tr)	–	(2)	(2)	–	(390)	–	(2)	–	(18)	(1)	(0)	(0)	(0)	(0)	(0)	(1)
01020	強力粉 1等	1.26	0.35	0.14	0.77	0.04	0.73	–	–	–	–	0	Tr	–	2	1	–	330	–	2	–	15	1	0	0	0	0	0	1
01021	強力粉 2等	(1.42)	(0.39)	(0.15)	(0.87)	(0.04)	(0.83)	–	–	–	–	(0)	(Tr)	–	(2)	(2)	–	(370)	–	(2)	–	(17)	(1)	(0)	(0)	(0)	(0)	(0)	(1)
01023	強力粉 全粒粉	(2.29)	(0.53)	(0.33)	(1.44)	(0.09)	(1.34)	–	–	–	–	(Tr)	(Tr)	–	(5)	(3)	–	(480)	–	(4)	–	(25)	(3)	(0)	(0)	(0)	(0)	(0)	(1)
01146	プレミックス粉 お好み焼き用	1.68	0.42	0.32	0.93	0.07	0.86	–	–	–	–	1	0	–	4	3	–	360	–	3	–	46	4	5	4	0	0	0	4
01024	プレミックス粉 ホットケーキ用	(3.47)	(1.54)	(1.07)	(0.86)	(0.04)	(0.82)	(Tr)	(1)	(0)	(14)	(12)	(130)	(0)	(67)	(3)	(0)	(1100)	(0)	(4)	(0)	(200)	(8)	(3)	(1)	(0)	(1)	(0)	(25)
01147	プレミックス粉 から揚げ用	0.96	0.33	0.16	0.47	0.03	0.44	–	–	–	–	1	1	–	3	1	–	240	–	2	–	75	3	2	4	0	0	0	3
01025	プレミックス粉 天ぷら用	1.04	0.32	0.14	0.58	0.03	0.55	–	–	–	–	0	0	–	2	2	–	280	–	2	–	33	1	2	2	0	0	0	3
01171	プレミックス粉 天ぷら用 バッター	(0.42)	(0.13)	(0.06)	(0.24)	(0.01)	(0.22)	–	–	–	–	(0)	(0)	–	(1)	(1)	–	(110)	–	(1)	–	(13)	(1)	(1)	(1)	(0)	(0)	(0)	(1)
	[パン類]																													
01026	角形食パン 食パン	3.57	1.50	1.24	0.82	0.05	0.77	–	–	–	–	20	57	–	92	9	–	1100	–	8	–	210	14	5	4	1	5	Tr	22
01174	角形食パン 焼き	3.85	1.63	1.33	0.90	0.06	0.84	–	–	–	–	22	63	–	98	9	–	1200	–	8	–	230	14	5	4	2	5	Tr	23
01175	角形食パン 耳を除いたもの	3.23	1.37	1.12	0.74	0.05	0.69	–	–	–	–	18	53	–	84	8	–	990	–	7	–	190	13	4	4	1	5	Tr	20
01028	コッペパン	(3.39)	(1.64)	(1.00)	(0.75)	(0.04)	(0.71)	(Tr)	(1)	(0)	(19)	(16)	(180)	(0)	(87)	(3)	(0)	(1100)	(0)	(4)	(0)	(180)	(10)	(4)	(2)	(0)	(Tr)	(0)	(10)

一価不飽和 / 多価不飽和（単位: mg）

17:1 ヘプタデセン酸	18:1 計	18:1 n-9 オレイン酸	18:1 n-7 シス・バクセン酸	20:1 イコセン酸	22:1 ドコセン酸	24:1 テトラコセン酸	16:2 ヘキサデカジエン酸	16:3 ヘキサデカトリエン酸	16:4 ヘキサデカテトラエン酸	18:2 n-6 リノール酸	18:3 n-3 α-リノレン酸	18:3 n-6 γ-リノレン酸	18:4 n-3 オクタデカテトラエン酸	20:2 n-6 イコサジエン酸	20:3 n-3 イコサトリエン酸	20:3 n-6 イコサトリエン酸	20:4 n-3 イコサテトラエン酸	20:4 n-6 アラキドン酸	20:5 n-3 イコサペンタエン酸	21:5 n-3 ヘンイコサペンタエン酸	22:2 ドコサジエン酸	22:4 n-6 ドコサテトラエン酸	22:5 n-3 ドコサペンタエン酸	22:5 n-6 ドコサペンタエン酸	22:6 n-3 ドコサヘキサエン酸	備考
3	1500	–	–	12	2	0	0	0	0	2000	36	14	0	0	–	0	0	0	0	0	0	0	0	0	0	
0	500	480	18	19	0	0	0	0	0	2600	120	0	0	3	–	4	0	0	0	0	0	0	0	0	0	うるち、もちを含む。歩留り:70～80%
(0)	(180)	–	–	(5)	(Tr)	(0)	(0)	(0)	(0)	(700)	(31)	(0)	(0)	(1)	(0)	(1)	(0)	(0)	(0)	(0)	(0)	(0)	(0)	(0)	(0)	原材料配合割合：もちあわ50、もち米50。原材料配合割合から推計
–	(1800)									(2000)	(92)															別名:オート、オーツ。米国成分表から推計
0	170	–	–	10	17	0	–	–	–	860	54	–	–	Tr	–	–	–									歩留り:玄皮麦60～65%、玄裸麦65～70%
0	110	99	7	6	11	2	0	0	0	590	33	0	0	1	–	0	0	0	0	0	0	0	0	0	0	歩留り:玄皮麦45～55%、玄裸麦55～65%
0	33	31	2	2	4	Tr	0	0	0	190	10	0	0	Tr	–	0	0	0	0	0	0	0	0	0	0	乾35g相当量を含む
(0)	(170)	–	–	(10)	(17)	(0)	–	–	–	(860)	(54)	–	–	(Tr)	(0)	–										別名:切断麦。白麦を含む。歩留り:玄皮麦40～50%、玄裸麦50～60%。01005七分つき押麦から推計
(Tr)	(130)	(51)	(4)	(6)	(6)	(1)	(0)	(0)	(0)	(740)	(41)	(0)	(0)	(1)	(0)	(0)	(0)	(0)	(0)	(0)	(0)	(0)	(0)	(0)	(0)	原材料配合割合:大麦粉50、小麦粉50。01006押麦及び01019中力粉2等から推計
(0)	(47)	(18)	(1)	(2)	(2)	(Tr)	(0)	(0)	(0)	(260)	(14)	(0)	(0)	(Tr)	(0)	(0)	(0)	(0)	(0)	(0)	(0)	(0)	(0)	(0)	(0)	原材料配合割合:大麦粉50、小麦粉50。01006押麦及び01019中力粉2等から推計
(Tr)	(410)	–	–	(24)	(41)	(0)	–	–	–	(2000)	(130)	–	–	(1)	(0)											別名:こうせん、はったい粉。01005七分つき押麦から推計
1	690	670	23	39	39	4	0	0	0	1300	190	0	0	3	–	1	0	0	0	0	0	0	0	0	0	
0	540	510	25	17	1	0	0	0	0	1700	39	0	0	2	–	1	0	0	0	0	0	0	0	0	0	うるち、もちを含む。歩留り:70～80%
0	330	–	–	15	0	0	0	0	0	1400	100	0	0	0												
0	360	–	–	16	0	0	0	0	0	1500	110	0	0	0												
0	330	–	–	14	0	0	0	0	0	1400	98	0	0	0												
Tr	130	–	–	5	0	0	0	0	0	720	38	0	0	0												
(Tr)	(160)	–	–	(6)	(0)	(0)	(0)	(0)	(0)	(910)	(49)	(0)	(0)	(0)												01015薄力粉1等から推計
Tr	130	–	–	5	0	0	0	0	0	750	41	0	0	0												
(Tr)	(150)	–	–	(6)	(0)	(0)	(0)	(0)	(0)	(860)	(46)	(0)	(0)	(0)												01018中力粉1等から推計
Tr	130	–	–	5	0	0	0	0	0	730	39	0	0	0												
(Tr)	(150)	–	–	(5)	(0)	(0)	(0)	(0)	(0)	(830)	(44)	(0)	(0)	(0)												01020強力粉1等から推計
(0)	(320)	–	–	(14)	(0)	(0)	(0)	(0)	(0)	(1300)	(94)	(0)	(0)	(0)												01012玄穀国産普通から推計
1	300	280	19	10	3	2	0	0	0	860	66	0	0	1	–	0	0	1	2	0	0	0	0	0	7	
(2)	(1000)	(620)	(11)	(10)	(12)	(0)	(0)	(0)	(0)	(800)	(39)	(1)	(Tr)	(1)	(0)	(2)	(0)	(14)			(0)	(1)	(4)	(3)		原材料配合割合から推計
Tr	150	140	10	4	2	1	0	0	0	440	26	0	0	1				1								
1	130	120	9	5	0	1	0	0	0	550	29	0	0	1				1								
(Tr)	(52)	–	–	(2)	(0)	(Tr)	(0)	(0)	(0)	(220)	(12)	(0)	(0)	(Tr)				(1)								天ぷら粉39、水61。01025プレミックス粉天ぷら用から推計
0	1200	1200	37	10	5	1	0	1	0	770	51	0	0	1	–	Tr	Tr	Tr	0	0	0	0	1	0	0	原材料配合割合から推計
0	1300	1200	39	10	6	1	0	1	0	840	54	0	0	1	–	Tr	Tr	Tr	0	0	0	0	1	0	0	
0	1100	1000	33	9	6	1	0	1	0	690	44	0	0	1	–	Tr	Tr	Tr	0	0	0	0	1	0	0	※耳の割合:45%、耳以外の割合:55%
(1)	(960)	–	–	(9)	(16)	(0)	(0)	(0)	(0)	(710)	(35)	(0)	(0)	(1)	(0)											原材料配合割合から推計

可食部100g当たりの脂肪酸成分表

脂肪酸成分表 第1表　穀類

食品番号	食品名	脂肪酸総量	飽和脂肪酸	一価不飽和脂肪酸	多価不飽和脂肪酸	n-3系多価不飽和脂肪酸	n-6系多価不飽和脂肪酸	4:0 酪酸	6:0 ヘキサン酸	7:0 ヘプタン酸	8:0 オクタン酸	10:0 デカン酸	12:0 ラウリン酸	13:0 トリデカン酸	14:0 ミリスチン酸	15:0 ペンタデカン酸	15:0 ant ペンタデカン酸	16:0 パルミチン酸	16:0 iso パルミチン酸	17:0 ヘプタデカン酸	17:0 ant ヘプタデカン酸	18:0 ステアリン酸	20:0 アラキジン酸	22:0 ベヘン酸	24:0 リグノセリン酸	10:1 デセン酸	14:1 ミリストレイン酸	15:1 ペンタデセン酸	16:1 パルミトレイン酸
		(··········· g ···········)						(··· mg ···)																		(··········· mg ···········)			
01030	乾パン	(3.86)	(1.70)	(1.01)	(1.15)	(0.06)	(1.09)	(Tr)	(1)	(0)	(17)	(15)	(160)	(0)	(80)	(3)	(0)	(1200)	(0)	(5)	(0)	(170)	(10)	(4)	(2)	(0)	(Tr)	(0)	(19)
01031	フランスパン	(1.07)	(0.29)	(0.14)	(0.63)	(0.03)	(0.60)	–	–	–	(0)	(0)	–		(2)	(1)	–	(270)	–	(2)	(0)	(15)	(1)	(0)	(0)	(0)	(0)	(0)	(14)
01032	ライ麦パン	(1.91)	(0.90)	(0.57)	(0.44)	(0.03)	(0.41)	(0)	(Tr)	(0)	(10)	(9)	(100)	(0)	(48)	(2)	(0)	(620)	(0)	(2)	(0)	(99)	(6)	(3)	(0)	(0)	(0)	(0)	(6)
01033	ぶどうパン	(3.12)	(1.57)	(0.97)	(0.58)	(0.03)	(0.56)	(Tr)	(1)	(0)	(19)	(16)	(180)	(Tr)	(86)	(6)	(0)	(1100)	(Tr)	(3)	(0)	(180)	(10)	(4)	(0)	(0)	(0)	(0)	(6)
01034	ロールパン	8.15	4.02	2.86	1.26	0.12	1.14	75	48	0	55	70	220	0	320	28	10	2500	5	21	10	550	28	28	9	5	20	0	55
01035	クロワッサン リッチタイプ	(24.26)	(12.16)	(8.94)	(3.15)	(0.22)	(2.93)	(1)	(19)	(0)	(130)	(120)	(1100)	(0)	(640)	(29)	(Tr)	(8400)	(0)	(30)	(Tr)	(1400)	(120)	(91)	(21)	(0)	(12)	(0)	(65)
01036	イングリッシュマフィン	(3.09)	(1.21)	(0.70)	(1.19)	(0.06)	(1.13)	(0)	(Tr)	(0)	(9)	(8)	(92)	(0)	(46)	(3)	(0)	(920)	(0)	(4)	(0)	(110)	(6)	(2)	(1)	(0)	(0)	(0)	(30)
01037	ナン	2.98	0.53	1.45	1.00	0.19	0.81	–	–	–	–	0	3	–	7	2	–	390	–	3	–	92	13	9	5	0	0	0	13
01148	ベーグル	1.82	0.71	0.48	0.63	0.04	0.59	–	–	–	–	18	18	–	57	7	–	490	–	0	–	100	4	3	3	1	5	0	17
	[うどん・そうめん類]																												
01038	うどん　生	(0.50)	(0.14)	(0.05)	(0.31)	(0.02)	(0.29)	–	–	–	–	(0)	(0)	–	(1)	(1)	–	(130)	–	(1)	–	(6)	(Tr)	(0)	(0)	(0)	(0)	(0)	(0)
01039	うどん　ゆで	(0.33)	(0.09)	(0.04)	(0.20)	(0.01)	(0.19)	–	–	–	–	(0)	(0)	–	(Tr)	(Tr)	–	(86)	–	(Tr)	–	(4)	(Tr)	(0)	(0)	(0)	(0)	(0)	(0)
01186	うどん　半生うどん	(2.80)	(0.78)	(0.30)	(1.71)	(0.09)	(1.63)	–	–	–	–	(0)	(Tr)	–	(5)	(3)	–	(730)	–	(4)	–	(35)	(3)	(0)	(0)	(0)	(0)	(0)	(0)
01041	干しうどん　乾	(0.91)	(0.25)	(0.10)	(0.56)	(0.02)	(0.53)	–	–	–	–	(0)	(1)	–	(1)	(1)	–	(240)	–	(1)	–	(11)	(Tr)	(0)	(0)	(0)	(0)	(0)	(0)
01042	干しうどん　ゆで	(0.41)	(0.11)	(0.04)	(0.25)	(0.01)	(0.24)	–	–	–	–	(0)	(Tr)	–	(1)	(Tr)	–	(110)	–	(Tr)	–	(5)	(Tr)	(0)	(0)	(0)	(0)	(0)	(0)
01043	そうめん・ひやむぎ　乾	(0.91)	(0.25)	(0.10)	(0.56)	(0.02)	(0.53)	–	–	–	–	(0)	(1)	–	(1)	(1)	–	(240)	–	(1)	–	(11)	(Tr)	(0)	(0)	(0)	(0)	(0)	(0)
01044	そうめん・ひやむぎ　ゆで	(0.33)	(0.09)	(0.04)	(0.19)	(0.01)	(0.19)	–	–	–	–	(0)	(0)	–	(Tr)	(Tr)	–	(86)	–	(Tr)	–	(4)	(Tr)	(0)	(0)	(0)	(0)	(0)	(0)
01045	手延そうめん・手延ひやむぎ　乾	1.36	0.38	0.23	0.75	0.03	0.73	–	–	–	–	0	Tr	–	4	2	–	330	–	2	–	29	3	3	0	0	0	0	3
01046	手延そうめん・手延ひやむぎ　ゆで	(0.54)	(0.15)	(0.09)	(0.30)	(0.01)	(0.29)	–	–	–	–	(0)	(Tr)	–	(2)	(1)	–	(130)	–	(1)	–	(12)	(1)	(1)	(1)	(0)	(0)	(0)	(1)
	[中華めん類]																												
01047	中華めん　生	(0.99)	(0.28)	(0.11)	(0.61)	(0.03)	(0.58)	–	–	–	–	(0)	(0)	–	(1)	(1)	–	(260)	–	(1)	–	(12)	(1)	(0)	(0)	(0)	(0)	(0)	(0)
01048	中華めん　ゆで	(0.50)	(0.14)	(0.05)	(0.31)	(0.02)	(0.29)	–	–	–	–	(0)	(0)	–	(1)	(1)	–	(130)	–	(1)	–	(6)	(Tr)	(0)	(0)	(0)	(0)	(0)	(0)
01187	半生中華めん	(3.36)	(0.91)	(0.38)	(2.07)	(0.10)	(1.97)	–	–	–	–	(0)	(0)	–	(5)	(2)	–	(860)	–	(4)	–	(38)	(3)	(0)	(0)	(0)	(0)	(0)	(0)
01049	蒸し中華めん　蒸し中華めん	(1.39)	(0.38)	(0.16)	(0.85)	(0.04)	(0.81)	–	–	–	–	(0)	(0)	–	(1)	(1)	–	(360)	–	(2)	(0)	(16)	(1)	(0)	(0)	(0)	(0)	(0)	(0)
01188	蒸し中華めん　ソテー	(4.07)	(0.53)	(2.02)	(1.52)	(0.27)	(1.25)	–	–	–	–	(0)	(2)	–	(4)	(1)	–	(420)	–	(2)	(0)	(72)	(19)	(9)	(6)	(0)	(1)	(0)	(6)
01050	干し中華めん　乾	(1.33)	(0.36)	(0.15)	(0.82)	(0.04)	(0.78)	–	–	–	–	(0)	(0)	–	(2)	(1)	–	(340)	–	(2)	(0)	(15)	(1)	(0)	(0)	(0)	(0)	(0)	(0)
01051	干し中華めん　ゆで	(0.43)	(0.12)	(0.05)	(0.26)	(0.01)	(0.25)	–	–	–	–	(0)	(0)	–	(1)	(Tr)	–	(110)	–	(1)	–	(5)	(Tr)	(0)	(0)	(0)	(0)	(0)	(0)
01052	沖縄そば　生	(1.66)	(0.46)	(0.18)	(1.02)	(0.05)	(0.97)	–	–	–	–	(0)	(Tr)	–	(3)	(2)	–	(430)	–	(2)	–	(20)	(1)	(0)	(0)	(0)	(0)	(0)	(0)
01053	沖縄そば　ゆで	(0.66)	(0.18)	(0.07)	(0.41)	(0.02)	(0.39)	–	–	–	–	(0)	(Tr)	–	(1)	(1)	–	(170)	–	(1)	–	(8)	(Tr)	(0)	(0)	(0)	(0)	(0)	(0)
01054	干し沖縄そば　乾	(1.41)	(0.39)	(0.15)	(0.86)	(0.04)	(0.82)	–	–	–	–	(0)	(Tr)	–	(3)	(2)	–	(370)	–	(2)	–	(17)	(Tr)	(0)	(0)	(0)	(0)	(0)	(0)
01055	干し沖縄そば　ゆで	(0.50)	(0.14)	(0.05)	(0.31)	(0.02)	(0.29)	–	–	–	–	(0)	(Tr)	–	(1)	(1)	–	(130)	–	(1)	–	(6)	(Tr)	(0)	(0)	(0)	(0)	(0)	(0)
	[即席めん類]																												
01056	即席中華めん　油揚げ味付け	15.58	7.31	6.02	2.25	0.06	2.19	–	–	–	–	0	37	–	150	11	–	6300	–	24	–	700	59	14	13	0	0	0	34
01057	即席中華めん　油揚げ　乾（添付調味料等を含むもの）	17.81	8.46	7.15	2.20	0.09	2.11	–	–	–	–	3	33	–	200	10	–	7000	–	25	–	1100	61	5	4	0	4	0	120
01198	即席中華めん　油揚げ　調理後全体（添付調味料等を含むもの）	(4.17)	(2.03)	(1.64)	(0.51)	(0.01)	(0.49)	–	–	–	–	(0)	(8)	–	(43)	(3)	–	(1800)	–	(5)	–	(190)	(15)	(1)	(0)	(0)	(Tr)	(Tr)	(12)
01189	即席中華めん　油揚げ　ゆで（添付調味料等を含まないもの）	6.77	3.19	2.75	0.82	0.03	0.80	–	–	–	–	2	13	–	80	6	–	2600	–	14	–	480	26	5	0	0	4	1	55
01144	即席中華めん　油揚げ　乾（添付調味料等を含まないもの）	17.81	8.43	7.21	2.16	0.07	2.09	–	–	–	–	6	34	–	210	17	–	6800	–	35	–	1200	66	10	2	0	10	2	140
01058	即席中華めん　非油揚げ　乾（添付調味料等を含むもの）	4.67	1.26	1.86	1.55	0.10	1.45	–	–	–	–	0	33	–	2		–	890	–	9	–	300	17	5	4	0	4	1	63
01199	即席中華めん　非油揚げ　調理後全体（添付調味料等を含むもの）	(0.72)	(0.20)	(0.28)	(0.25)	(0.01)	(0.23)	–	–	–	–	(0)	(6)	–			–	(130)	–	(1)	–	(56)	(3)	(0)	(0)	(0)	(0)	(0)	(12)
01190	即席中華めん　非油揚げ　ゆで（添付調味料等を含まないもの）	0.61	0.31	0.06	0.24	0.01	0.23	–	–	–	–	0	1	–	3	1	–	190	–	1	–	110	3	1	1	–	0	Tr	1
01145	即席中華めん　非油揚げ　乾（添付調味料等を含まないもの）	1.47	0.71	0.15	0.60	0.03	0.57	–	–	–	–	Tr	1	–	6	2	–	450	–	2	–	240	5	3	3	0	0	Tr	1
01193	中華スタイル即席カップめん　油揚げ　塩味　乾（添付調味料等を含むもの）	16.95	8.21	6.62	2.12	0.07	2.05	–	–	–	–	7	57	–	180	13	–	7000	–	22	–	860	69	16	16	0	3	1	66
01201	中華スタイル即席カップめん　油揚げ　塩味　調理後全体（添付調味料等を含むもの）	(3.82)	(1.85)	(1.49)	(0.48)	(0.02)	(0.46)	–	–	–	–	(2)	(13)	–	(41)	(3)	–	(1600)	–	(5)	–	(190)	(15)	(4)	(4)	(0)	(1)	(Tr)	(15)
01194	中華スタイル即席カップめん　油揚げ　塩味　調理後のめん（スープを残したもの）	6.92	3.38	2.71	0.83	0.02	0.81	–	–	–	–	2	18	–	74	6	–	2900	–	9	–	340	29	6	6	0	1	1	20

可食部100g当たり （mg）

17:1 ヘプタデセン酸	18:1 計	18:1 n-9 オレイン酸	18:1 n-7 シス・バクセン酸	20:1 イコセン酸	22:1 ドコセン酸	24:1 テトラコセン酸	16:2 ヘキサデカジエン酸	16:3 ヘキサデカトリエン酸	16:4 ヘキサデカテトラエン酸	18:2 n-6 リノール酸	18:3 n-3 α-リノレン酸	18:3 n-6 γ-リノレン酸	18:4 n-3 オクタデカテトラエン酸	20:2 n-6 イコサジエン酸	20:3 n-3 イコサトリエン酸	20:3 n-6 イコサトリエン酸	20:4 n-3 イコサテトラエン酸	20:4 n-6 アラキドン酸	20:5 n-3 イコサペンタエン酸	21:5 n-3 ヘンイコサペンタエン酸	22:2 ドコサジエン酸	22:4 n-6 ドコサテトラエン酸	22:5 n-3 ドコサペンタエン酸	22:5 n-6 ドコサペンタエン酸	22:6 n-3 ドコサヘキサエン酸	備考
(2)	(960)	–	–	(11)	(15)	(0)	(0)	(0)	(0)	(1100)	(56)	(0)	(0)	(0)	(0)	(0)	(0)	(0)	(0)	(0)	(0)	(0)	(0)	(0)	(0)	原材料配合割合から推計
(Tr)	(120)	–	–	(4)	(0)	(0)	(0)	(0)	(0)	(600)	(32)	(0)	(0)	(0)	(0)	(0)	(0)	(0)	(0)	(0)	(0)	(0)	(0)	(0)	(0)	原材料配合割合から推計
(1)	(550)	–	–	(7)	(10)	(Tr)	(0)	(0)	(0)	(410)	(30)	(0)	(0)	(0)	(0)	(0)	(0)	(0)	(0)	(0)	(0)	(0)	(0)	(0)	(0)	主原料配合:ライ麦粉50%。原材料配合割合から推計
(1)	(930)	–	–	(8)	(16)	(0)	(Tr)	(0)	(0)	(550)	(26)	(0)	(0)	(4)	(0)	(1)	(0)	(0)	(0)	(0)	(0)	(0)	(0)	(0)	(0)	原材料配合割合から推計
7	2700	2700	83	26	2	0	0	0	0	1100	120	0	0	3	–	3	0	7	0	0	0	0	0	0	0	
(10)	(8800)	–	–	(52)	(0)	(0)	(0)	(0)	(0)	(2900)	(220)	(0)	(0)	(0)	(0)	(0)	(0)	(0)	(0)	(0)	(0)	(0)	(0)	(0)	(0)	原材料配合割合から推計
(2)	(650)	–	–	(10)	(8)	(0)	(0)	(0)	(0)	(1100)	(59)	(0)	(0)	(0)	(0)	(0)	(0)	(0)	(0)	(0)	(0)	(0)	(0)	(0)	(0)	原材料配合割合から推計
2	1400	–	–	34	17	5	0	0	0	810	190	0	0	2	0	0	0	0	0	0	0	0	0	0	0	
0	450	430	21	8	1	0	0	0	0	590	40	0	0	0	0	0	0	0	0	0	0	0	0	0	0	
(0)	(52)	–	–	(2)	(0)	(0)	(0)	(0)	(0)	(290)	(16)	(0)	(0)	(0)	(0)	(0)	(0)	(0)	(0)	(0)	(0)	(0)	(0)	(0)	(0)	きしめん、ひもかわを含む。01018中力粉1等から推計
(0)	(34)	–	–	(1)	(0)	(0)	(0)	(0)	(0)	(190)	(10)	(0)	(0)	(0)	(0)	(0)	(0)	(0)	(0)	(0)	(0)	(0)	(0)	(0)	(0)	きしめん、ひもかわを含む。01018中力粉1等から推計
(1)	(290)	(290)	–	(12)	(0)	(0)	(0)	(0)	(0)	(1600)	(85)	(0)	(0)	(0)	(0)	(0)	(0)	(0)	(0)	(0)	(0)	(0)	(0)	(0)	(0)	01018中力粉1等から推計
(Tr)	(95)	–	–	(4)	(0)	(0)	(0)	(0)	(0)	(530)	(29)	(0)	(0)	(0)	(0)	(0)	(0)	(0)	(0)	(0)	(0)	(0)	(0)	(0)	(0)	01018中力粉1等から推計
(0)	(43)	–	–	(1)	(0)	(0)	(0)	(0)	(0)	(240)	(13)	(0)	(0)	(0)	(0)	(0)	(0)	(0)	(0)	(0)	(0)	(0)	(0)	(0)	(0)	01018中力粉1等から推計
(Tr)	(95)	–	–	(4)	(0)	(0)	(0)	(0)	(0)	(530)	(29)	(0)	(0)	(0)	(0)	(0)	(0)	(0)	(0)	(0)	(0)	(0)	(0)	(0)	(0)	01018中力粉1等から推計
(0)	(34)	–	–	(1)	(0)	(0)	(0)	(0)	(0)	(190)	(10)	(0)	(0)	(0)	(0)	(0)	(0)	(0)	(0)	(0)	(0)	(0)	(0)	(0)	(0)	01018中力粉1等から推計
1	220	210	11	4	4	1	0	0	0	730	26	0	0	0	0	0	0	0	0	0	0	0	0	0	0	01045手延そうめん・手延ひやむぎ乾から推計
(Tr)	(87)	–	–	(2)	(1)	(Tr)	(0)	(0)	(0)	(290)	(10)	(0)	(0)	(0)	(0)	(0)	(0)	(0)	(0)	(0)	(0)	(0)	(0)	(0)	(0)	01045手延そうめん・手延ひやむぎ乾から推計
(Tr)	(100)	–	–	(4)	(0)	(0)	(0)	(0)	(0)	(580)	(31)	(0)	(0)	(0)	(0)	(0)	(0)	(0)	(0)	(0)	(0)	(0)	(0)	(0)	(0)	01020強力粉1等から推計
(0)	(52)	–	–	(2)	(0)	(0)	(0)	(0)	(0)	(290)	(16)	(0)	(0)	(0)	(0)	(0)	(0)	(0)	(0)	(0)	(0)	(0)	(0)	(0)	(0)	01020強力粉1等から推計
(Tr)	(370)	(370)	–	(12)	(0)	(0)	(0)	(0)	(0)	(2000)	(97)	(0)	(0)	(0)	(0)	(0)	(0)	(0)	(0)	(0)	(0)	(0)	(0)	(0)	(0)	01020強力粉1等から推計
(Tr)	(150)	(150)	–	(5)	(0)	(0)	(0)	(0)	(0)	(810)	(40)	(0)	(0)	(0)	(0)	(0)	(0)	(0)	(0)	(0)	(0)	(0)	(0)	(0)	(0)	01020強力粉1等から推計
(Tr)	(2000)	(120)	–	(40)	(4)	(5)	(0)	(0)	(0)	(1300)	(270)	(0)	(0)	(0)	(0)	(0)	(0)	(0)	(0)	(0)	(0)	(0)	(0)	(0)	(0)	01020強力粉1等と14008なたね油から推計
(Tr)	(140)	(140)	–	(5)	(0)	(0)	(0)	(0)	(0)	(780)	(38)	(0)	(0)	(0)	(0)	(0)	(0)	(0)	(0)	(0)	(0)	(0)	(0)	(0)	(0)	01020強力粉1等から推計
(0)	(46)	(46)	–	(2)	(0)	(0)	(0)	(0)	(0)	(250)	(12)	(0)	(0)	(0)	(0)	(0)	(0)	(0)	(0)	(0)	(0)	(0)	(0)	(0)	(0)	01020強力粉1等から推計
(Tr)	(170)	–	–	(5)	(0)	(0)	(0)	(0)	(0)	(970)	(52)	(0)	(0)	(0)	(0)	(0)	(0)	(0)	(0)	(0)	(0)	(0)	(0)	(0)	(0)	別名:沖縄めん。01020強力粉1等から推計
(Tr)	(69)	–	–	(2)	(0)	(0)	(0)	(0)	(0)	(390)	(21)	(0)	(0)	(0)	(0)	(0)	(0)	(0)	(0)	(0)	(0)	(0)	(0)	(0)	(0)	別名:沖縄めん。01020強力粉1等から推計
(Tr)	(150)	–	–	(5)	(0)	(0)	(0)	(0)	(0)	(820)	(44)	(0)	(0)	(0)	(0)	(0)	(0)	(0)	(0)	(0)	(0)	(0)	(0)	(0)	(0)	別名:沖縄めん。01020強力粉1等から推計
(0)	(52)	–	–	(2)	(0)	(0)	(0)	(0)	(0)	(290)	(16)	(0)	(0)	(0)	(0)	(0)	(0)	(0)	(0)	(0)	(0)	(0)	(0)	(0)	(0)	別名:沖縄めん。01020強力粉1等から推計
0	6000	–	–	26	0	0	0	0	0	2200	58	0	0	0	0	0	0	0	0	0	0	0	0	0	0	別名:インスタントラーメン。添付調味料等を含む
12	7000	–	–	48	0	0	0	0	0	2100	78	0	0	23	–	0	0	Tr	0	0	0	0	5	0	6	別名:インスタントラーメン。調理前のもの、添付調味料等を含む
(Tr)	(1600)	(1600)	–	(7)	(0)	(0)	(0)	(0)	(0)	(490)	(14)	(0)	(0)	(0)	(0)	(0)	(0)	(0)	(0)	(0)	(0)	(0)	(0)	(0)	(0)	添付調味料等を含む。01105/即席中華めん油揚げ乾から推計
9	2700	2600	80	23	0	0	0	0	0	790	28	0	0	7	–	1	0	2	0	0	0	0	0	0	0	添付調味料等を含まない
23	7000	6800	200	59	0	0	0	0	0	2100	73	0	0	16	–	3	0	5	0	0	0	0	0	0	0	調理前のもの、添付調味料等を除く
6	1800	–	–	25	0	0	0	0	0	1400	98	0	0	0	0	0	0	0	0	0	0	0	0	0	0	別名:インスタントラーメン。調理前のもの、添付調味料等を含む
(1)	(260)	(260)	–	(4)	(0)	(0)	(0)	(0)	(0)	(230)	(13)	(0)	(0)	(0)	(0)	(0)	(0)	(0)	(0)	(0)	(0)	(0)	(0)	(0)	(0)	添付調味料等を含む。01058即席中華めん非油揚げ乾から推計
0	59	55	4	2	0	Tr	0	0	0	230	12	0	0	Tr	0	0	0	0	0	0	0	0	0	0	0	添付調味料等を含まない
1	140	130	10	5	0	0	0	0	0	570	33	0	0	1	–	0	0	0	0	0	0	0	0	0	0	調理前のもの、添付調味料等を除く
10	6500	6400	140	39	0	0	0	0	0	2000	71	0	0	5	–	2	0	7	0	0	0	0	0	0	0	調理前のもの、添付調味料等を含む
(2)	(1500)	(1400)	(31)	(9)	(0)	(0)	(0)	(0)	(0)	(460)	(16)	(0)	(0)	(1)	–	(Tr)	(0)	(1)	(0)	(0)	(0)	(0)	(0)	(0)	(0)	添付調味料等を含む。01193中華スタイル即席カップめん、油揚げ、塩味、乾より推計
3	2700	2600	53	14	0	0	0	0	0	800	24	0	0	2	–	Tr	0	1	0	0	0	0	0	0	0	添付調味料等を含む

可食部 100g 当たりの脂肪酸成分表

脂肪酸総量〜n-6系多価不飽和脂肪酸の単位は g、その他は mg。

食品番号	食品名	脂肪酸総量	飽和脂肪酸	一価不飽和脂肪酸	多価不飽和脂肪酸	n-3系多価不飽和脂肪酸	n-6系多価不飽和脂肪酸	4:0 酪酸	6:0 ヘキサン酸	7:0 ヘプタン酸	8:0 オクタン酸	10:0 デカン酸	12:0 ラウリン酸	13:0 トリデカン酸	14:0 ミリスチン酸	15:0 ペンタデカン酸	15:0 ant ペンタデカン酸	16:0 パルミチン酸	16:0 iso パルミチン酸	17:0 ヘプタデカン酸	17:0 ant ヘプタデカン酸	18:0 ステアリン酸	20:0 アラキジン酸	22:0 ベヘン酸	24:0 リグノセリン酸	10:1 デセン酸	14:1 ミリストレイン酸	15:1 ペンタデセン酸	16:1 パルミトレイン酸
01191	中華スタイル即席カップめん 油揚げ しょうゆ味 乾 (添付調味料等を含むもの)	17.78	8.27	7.21	2.30	0.08	2.21	–	–	–	–	6	43	–	190	14	–	6900	–	27	–	1000	72	15	15	0	5	2	100
01200	中華スタイル即席カップめん 油揚げ しょうゆ味 調理後全体 (添付調味料等を含むもの)	(4.18)	(1.95)	(1.70)	(0.54)	(0.02)	(0.52)	–	–	–	–	(1)	(10)	–	(45)	(3)	–	(1600)	–	(6)	–	(240)	(17)	(3)	(4)	(0)	(1)	(Tr)	(24)
01192	中華スタイル即席カップめん 油揚げ しょうゆ味 調理後のめん (スープを残したもの)	5.35	2.58	2.12	0.66	0.02	0.64	–	–	–	–	1	14	–	56	4	–	2200	–	7	–	270	22	5	5	0	1	Tr	18
01060	中華スタイル即席カップめん 油揚げ 焼きそば 乾 (添付調味料等を含むもの)	16.76	7.15	7.02	2.58	0.12	2.47	–	–	–	0	6	36	–	160	6	–	6100	–	9	–	710	68	16	8	0	8	1	41
01202	中華スタイル即席カップめん 油揚げ 焼きそば 調理後全体 (添付調味料等を含むもの)	(10.11)	(4.31)	(4.24)	(1.56)	(0.07)	(1.49)	–	–	–	(0)	(4)	(21)	–	(97)	(4)	–	(3700)	–	(6)	–	(430)	(41)	(10)	(5)	(0)	(5)	(1)	(25)
01061	中華スタイル即席カップめん 非油揚げ 乾 (添付調味料等を含むもの)	5.21	1.55	2.35	1.31	0.10	1.21	–	–	–	–	1	6	–	45	4	–	1000	–	13	–	440	19	6	6	0	1	Tr	70
01203	中華スタイル即席カップめん 非油揚げ 調理後全体 (添付調味料等を含むもの)	(1.88)	(0.56)	(0.85)	(0.47)	(0.04)	(0.44)	–	–	–	–	(1)	(2)	–	(16)	(1)	–	(360)	–	(5)	–	(160)	(7)	(2)	(2)	(0)	(1)	(0)	(25)
01195	中華スタイル即席カップめん 非油揚げ 調理後のめん (スープを残したもの)	1.04	0.36	0.37	0.32	0.02	0.30	–	–	–	–	1	1	–	1	1	–	280	–	2	–	71	4	1	2	0	1	Tr	10
01062	和風スタイル即席カップめん 油揚げ 乾 (添付調味料等を含むもの)	18.01	8.66	6.99	2.36	0.10	2.25	–	–	–	–	4	39	–	180	13	–	7400	–	21	–	920	68	16	16	0	1	2	42
01204	和風スタイル即席カップめん 油揚げ 調理後全体 (添付調味料等を含むもの)	(4.24)	(2.04)	(1.64)	(0.55)	(0.02)	(0.53)	–	–	–	–	(1)	(9)	–	(43)	(3)	–	(1700)	–	(5)	–	(220)	(16)	(4)	(4)	(0)	(Tr)	(Tr)	(10)
01196	和風スタイル即席カップめん 油揚げ 調理後のめん (スープを残したもの)	6.65	3.29	2.60	0.76	0.02	0.74	–	–	–	–	1	15	–	68	5	–	2800	–	7	–	320	28	6	6	0	0	Tr	12
	[マカロニ・スパゲッティ類]																												
01063	マカロニ・スパゲッティ 乾	1.46	0.39	0.20	0.87	0.05	0.82	–	–	–	–	0	Tr	–	2	1	–	350	–	2	–	27	2	4	3	0	0	0	
01064	マカロニ・スパゲッティ ゆで	0.69	0.19	0.10	0.41	0.02	0.38	–	–	–	–	0	0	–	1	1	–	170	–	1	–	13	1	2	2	0	0	0	
01149	生パスタ 生	1.61	0.40	0.44	0.76	0.04	0.72	–	–	–	–	0	0	–	3	2	–	330	–	2	–	57	4	3	3	0	0	0	11
	[ふ類]																												
01065	生ふ	(0.66)	(0.18)	(0.07)	(0.41)	(0.02)	(0.39)	–	–	–	–	(0)	(0)	–	(1)	(1)	–	(170)	–	(1)	–	(8)	(1)	(0)	(0)	(0)	(0)	(0)	
01066	焼きふ 釜焼きふ	(2.23)	(0.62)	(0.24)	(1.37)	(0.07)	(1.30)	–	–	–	–	(0)	(Tr)	–	(4)	(2)	–	(580)	–	(3)	–	(27)	(2)	(0)	(0)	(0)	(0)	(0)	
01067	焼きふ 板ふ	(2.73)	(0.76)	(0.29)	(1.68)	(0.09)	(1.59)	–	–	–	–	(0)	(Tr)	–	(4)	(2)	–	(710)	–	(4)	–	(33)	(2)	(0)	(0)	(0)	(0)	(0)	
01068	焼きふ 車ふ	(2.81)	(0.78)	(0.30)	(1.73)	(0.09)	(1.64)	–	–	–	–	(0)	(Tr)	–	(5)	(3)	–	(730)	–	(4)	–	(34)	(2)	(0)	(0)	(0)	(0)	(0)	
	[その他]																												
01070	小麦はいが	9.98	1.84	1.65	6.50	0.75	5.75	–	–	–	–	0	0	–	24	5	–	1700	–	10	–	62	11	0	0	–	3	–	3
01071	小麦たんぱく 粉末状	(6.49)	(1.43)	(0.82)	(4.25)	(0.25)	(4.00)	(0)	(0)	–	(0)		(5)					(1300)				(58)							(31)
01072	小麦たんぱく 粒状	(1.34)	(0.29)	(0.17)	(0.88)	(0.05)	(0.82)	(0)	(0)	–	(0)		(1)					(260)				(12)							(6)
01073	小麦たんぱく ペースト状	(2.74)	(0.60)	(0.35)	(1.80)	(0.11)	(1.69)	(0)	(0)	–	(0)		(2)					(540)				(24)							(13)
01074	ぎょうざの皮 生	(1.16)	(0.32)	(0.13)	(0.71)	(0.04)	(0.68)	–	–	–	–	(0)	(Tr)	–			–	(300)	–	(2)	–	(14)	(1)						(0)
01075	しゅうまいの皮 生	(1.16)	(0.32)	(0.13)	(0.71)	(0.04)	(0.68)	–	–	–	–	(0)	(Tr)	–			–	(300)	–	(2)	–	(14)	(1)						(0)
01076	ピザ生地	2.57	0.49	0.70	1.37	0.13	1.24	–	–	–	–	0	4	–			–	380	–	4	–	78	7	10	6	0	0	0	13
01069	ちくわぶ	(0.99)	(0.28)	(0.11)	(0.61)	(0.03)	(0.58)	–	–	–	–	(0)	(Tr)	–			–	(260)	–	(2)	–	(12)	(1)						(0)
01077	パン粉 生	(4.39)	(1.85)	(1.53)	(1.01)	(0.06)	(0.95)	–	–	–	–	(25)	(70)	–	(110)	(11)	–	(1300)	–	(10)	–	(260)	(17)	(6)	(5)	(2)	(6)	(Tr)	(27)
01078	パン粉 半生	(5.00)	(2.11)	(1.74)	(1.15)	(0.07)	(1.07)	–	–	–	–	(29)	(79)	–	(130)	(13)	–	(1500)	–	(11)	–	(290)	(19)	(7)	(6)	(2)	(7)	(Tr)	(31)
01079	パン粉 乾燥	(5.86)	(2.47)	(2.04)	(1.35)	(0.09)	(1.26)	–	–	–	–	(34)	(93)	–	(150)	(15)	–	(1800)	–	(13)	–	(350)	(22)	(9)	(7)	(2)	(8)	(Tr)	(36)
01150	冷めん 生	0.53	0.18	0.09	0.25	0.01	0.24	–	–	–	–	0	Tr	–	1	1	–	140	–	1	–	35	2	2	2	1	0	0	1
	こめ																												
	[水稲穀粒]																												
01080	玄米	2.35	0.62	0.83	0.90	0.03	0.87	–	–	–	–	0	1	–	18	1	–	520	–	2	–	48	13	6	12	–	0	–	6
01081	半つき米	(1.58)	(0.45)	(0.52)	(0.61)	(0.02)	(0.59)	–	–	–	–	(0)	(Tr)	–	(15)	(1)	–	(380)	–	(1)	–	(34)	(8)	(3)	(8)	(0)	(0)	(0)	(4)
01082	七分つき米	(1.33)	(0.40)	(0.41)	(0.51)	(0.02)	(0.49)	–	–	–	–	(0)	(Tr)	–	(14)	(1)	–	(340)	–	(1)	–	(30)	(7)	(2)	(6)	(0)	(0)	(0)	(3)
01083	精白米 うるち米	0.81	0.29	0.21	0.31	0.01	0.30	–	–	–	–	0	Tr	–	12	Tr	–	250	–	1	–	20	4	1	3	0	0	0	
01151	精白米 もち米	0.94	0.29	0.28	0.37	0.01	0.36	–	–	–	–	0	0	–	10	Tr	–	250	–	1	–	22	5	2	6	0	0	0	1
01152	精白米 インディカ米	0.71	0.30	0.15	0.26	0.01	0.25	–	–	–	–	0	Tr	–	15	Tr	–	260	–	1	–	21	2	1	6	0	0	0	1
01084	はいが精米	1.77	0.55	0.52	0.70	0.02	0.67	–	–	–	–	0	Tr	–	19	1	–	480	–	1	–	41	7	0	0	–	0	–	Tr
01153	発芽玄米	2.66	0.70	1.01	0.95	0.03	0.92	–	–	–	–	0	0	–	20	1	–	580	–	2	–	54	16	8	18	0	0	0	5

可食部100g当たり

17:1 ヘプタデセン酸	18:1 計	18:1 n-9 オレイン酸	18:1 n-7 シス-バクセン酸	20:1 イコセン酸	22:1 ドコセン酸	24:1 テトラコセン酸	16:2 ヘキサデカジエン酸	16:3 ヘキサデカトリエン酸	16:4 ヘキサデカテトラエン酸	18:2 n-6 リノール酸	18:3 n-3 α-リノレン酸	18:3 n-6 γ-リノレン酸	18:4 n-3 オクタデカテトラエン酸	20:2 n-6 イコサジエン酸	20:3 n-3 イコサトリエン酸	20:3 n-6 イコサトリエン酸	20:4 n-3 イコサテトラエン酸	20:4 n-6 アラキドン酸	20:5 n-3 イコサペンタエン酸	21:5 n-3 ヘンイコサペンタエン酸	22:2 ドコサジエン酸	22:4 n-6 ドコサテトラエン酸	22:5 n-3 ドコサペンタエン酸	22:5 n-6 ドコサペンタエン酸	22:6 n-3 ドコサヘキサエン酸	備考
mg							mg																			
15	7000	6900	180	49	0	0	0	0	0	2200	83	0	0	12	–	3	0	11	0	0	0	0	0	0	0	調理前のもの、添付調味料等を含む
(4)	(1700)	(1600)	(42)	(12)	(0)	(0)	(0)	(0)	(0)	(520)	(20)	(0)	(0)	(3)	–	(1)	(0)	(3)	(0)	(0)	(0)	(0)	(0)	(0)	(0)	添付調味料等を含む。01191中華スタイル即席カップめん、油揚げ、しょうゆ味、乾より推計
3	2100	2000	43	11	0	0	0	0	0	630	20	0	0	2	Tr	1	0	1	0	0	0	0	0	0	0	添付調味料等を含む
19	6900	6700	210	40	0	0	0	0	0	2400	120	0	0	14	–	2	0	5	0	0	0	0	0	0	0	別名:カップ焼きそば。調理前のもの、添付調味料等を含む
(11)	(4200)	(4000)	(120)	(24)	(0)	(0)	(0)	(0)	(0)	(1500)	(71)	(0)	(0)	(8)	–	(1)	(0)	(3)	(0)	(0)	(0)	(0)	(0)	(0)	(0)	添付調味料等を含む。01060中華スタイル即席カップめん、油揚げ、焼きそば、乾より推計
9	2200	2100	80	35	6	0	0	0	0	1200	100	0	0	9	–	2	0	7	0	0	0	0	0	0	0	別名:カップラーメン。調理前のもの、添付調味料等を含む
(3)	(800)	(770)	(29)	(13)	(2)	(0)	(0)	(0)	(0)	(430)	(37)	(0)	(0)	(3)	–	(1)	(0)	(1)	(0)	(0)	(0)	(0)	(0)	(0)	(0)	添付調味料等を含む。01061中華スタイル即席カップめん、非油揚げ、乾より推計
1	350	330	15	5	0	0	0	0	0	300	16	0	0	2	Tr	1	0	1	0	0	0	0	0	0	0	添付調味料等を含む
7	6900	6800	140	33	0	0	0	0	0	2200	100	0	0	3	–	0	0	3	0	0	0	0	0	0	0	別名:カップうどん。調理前のもの、添付調味料等を含む
(2)	(1600)	(1600)	(32)	(8)	(0)	(0)	(0)	(0)	(0)	(530)	(24)	(0)	(0)	(1)	–	(0)	(0)	(1)	(0)	(0)	(0)	(0)	(0)	(0)	(0)	添付調味料等を含む。01062和風スタイル即席カップめん、油揚げ、乾より推計
2	2600	2500	46	11	–	0	0	0	0	740	21	0	0	1	–	0	0	1	0	0	0	0	0	0	0	添付調味料等を含む
0	190	180	12	7	2	1	0	0	0	820	49	0	0	1	–	0	0	1	0	0	0	0	0	0	0	
0	92	86	6	3	1	Tr	0	0	0	380	22	0	0	0	–	0	0	0	0	0	0	0	0	0	0	1.5%食塩水でゆでた場合
1	420	400	20	6	1	0	0	0	0	720	40	0	0	1	–	1	0	6	0	0	0	0	0	0	0	デュラム小麦100%以外のものも含む
(Tr)	(69)	–	–	(3)	(0)	(0)	(0)	(0)	(0)	(390)	(21)	(0)	(0)	(0)	–	(0)	(0)	(0)	(0)	(0)	(0)	(0)	(0)	(0)	(0)	01020強力粉1等から推計
(Tr)	(230)	–	–	(9)	(0)	(0)	(0)	(0)	(0)	(1300)	(70)	(0)	(0)	(0)	–	(0)	(0)	(0)	(0)	(0)	(0)	(0)	(0)	(0)	(0)	平釜焼きふ(小町ふ、切りふ、おつゆふ等)及び型釜焼きふ(花ふ等)。01020強力粉1等から推計
(Tr)	(280)	–	–	(11)	(0)	(0)	(0)	(0)	(0)	(1600)	(86)	(0)	(0)	(0)	–	(0)	(0)	(0)	(0)	(0)	(0)	(0)	(0)	(0)	(0)	01020強力粉1等から推計
(Tr)	(290)	–	–	(11)	(0)	(0)	(0)	(0)	(0)	(1600)	(88)	(0)	(0)	(0)	–	(0)	(0)	(0)	(0)	(0)	(0)	(0)	(0)	(0)	(0)	01020強力粉1等から推計
0	1500	–	–	130	0	0	–	–	–	5700	750	–	–	0	–	–	–	–	–	–	–	–	–	–	–	試料:焙焼品
–	(790)	–	–	(0)	(0)	(0)	(0)	(0)	(0)	(4000)	(250)	–	–	(0)	–	–	–	–	–	–	–	–	–	–	–	米国成分表から推計
–	(160)	–	–	(0)	(0)	(0)	(0)	(0)	(0)	(820)	(52)	–	–	(0)	–	–	–	–	–	–	–	–	–	–	–	試料:冷凍品。米国成分表から推計
–	(330)	–	–	(0)	(0)	(0)	(0)	(0)	(0)	(1700)	(110)	–	–	(0)	–	–	–	–	–	–	–	–	–	–	–	試料:冷凍品。米国成分表から推計
(Tr)	(120)	–	–	(4)	(0)	(0)	(0)	(0)	(0)	(680)	(36)	(0)	(0)	(0)	–	(0)	(0)	(0)	(0)	(0)	(0)	(0)	(0)	(0)	(0)	01020強力粉1等から推計
(Tr)	(120)	–	–	(4)	(0)	(0)	(0)	(0)	(0)	(680)	(36)	(0)	(0)	(0)	–	(0)	(0)	(0)	(0)	(0)	(0)	(0)	(0)	(0)	(0)	01020強力粉1等から推計
3	670	–	–	11	5	0	0	0	0	1200	130	0	0	0	–	0	0	0	0	0	0	0	0	0	0	別名:ピザクラスト
(Tr)	(100)	–	–	(4)	(0)	(0)	(0)	(0)	(0)	(580)	(31)	(0)	(0)	(0)	–	(0)	(0)	(0)	(0)	(0)	(0)	(0)	(0)	(0)	(0)	01020強力粉1等から推計
(0)	(1500)	(1400)	(45)	(12)	(6)	(1)	(0)	(0)	(1)	(940)	(63)	(0)	(0)	(1)	–	(1)	(Tr)	(1)	(0)	(0)	(0)	(0)	(0)	(0)	(0)	01026角形食パンから推計
(0)	(1700)	(1600)	(51)	(14)	(7)	(1)	(0)	(0)	(1)	(1100)	(71)	(0)	(0)	(1)	–	(1)	(Tr)	(1)	(0)	(0)	(0)	(0)	(0)	(0)	(0)	01026角形食パンから推計
(0)	(2000)	(1900)	(60)	(16)	(8)	(2)	(0)	(0)	(1)	(1300)	(84)	(0)	(0)	(1)	–	(1)	(Tr)	(1)	(0)	(0)	(0)	(0)	(0)	(0)	(0)	01026角形食パンから推計
Tr	85	81	5	4	1	Tr	0	0	0	240	14	0	0	Tr	–	0	0	0	0	0	0	0	0	0	0	
Tr	810	–	–	12	1	3	–	–	–	870	34	–	–	0	–	–	–	–	–	–	–	–	–	–	–	うるち米
(Tr)	(510)	–	–	(7)	(Tr)	(1)	(0)	(0)	(0)	(590)	(22)	(0)	(0)	(0)	(0)	(0)	(0)	(0)	(0)	(0)	(0)	(0)	(0)	(0)	(0)	うるち米。歩留り:95~96%。01080水稲穀粒玄米及び01083水稲穀粒精白米うるち米から推計
(Tr)	(400)	–	–	(6)	(Tr)	(1)	(0)	(0)	(0)	(490)	(19)	(0)	(0)	(0)	(0)	(0)	(0)	(0)	(0)	(0)	(0)	(0)	(0)	(0)	(0)	うるち米。歩留り:92~94%。01080水稲穀粒玄米及び01083水稲穀粒精白米うるち米から推計
Tr	200	–	–	3	0	Tr	–	–	–	300	11	–	–	0	–	–	–	–	–	–	–	–	–	–	–	うるち米。歩留り:90~91%
Tr	270	260	7	3	1	0	0	0	0	360	10	0	0	0	–	0	0	0	0	0	0	0	0	0	0	歩留り:90~91%
0	150	140	4	2	0	0	0	0	0	250	10	0	0	0	–	0	0	0	0	0	0	0	0	0	0	うるち米歩留り:90~91%
0	510	–	–	6	0	0	–	–	–	670	24	–	–	0	–	–	–	–	–	–	–	–	–	–	–	うるち米。歩留り:91~93%
0	990	970	24	15	1	0	0	0	0	920	32	0	0	0	–	0	0	0	0	0	0	0	0	0	0	うるち米

可食部 100g 当たりの脂肪酸成分表

食品番号	食品名	脂肪酸総量	飽和脂肪酸	一価不飽和脂肪酸	多価不飽和脂肪酸	n-3系多価不飽和脂肪酸	n-6系多価不飽和脂肪酸	4:0 酪酸	6:0 ヘキサン酸	7:0 ヘプタン酸	8:0 オクタン酸	10:0 デカン酸	12:0 ラウリン酸	13:0 トリデカン酸	14:0 ミリスチン酸	15:0 ペンタデカン酸	15:0 ant ペンタデカン酸	16:0 パルミチン酸	16:0 iso パルミチン酸	17:0 ヘプタデカン酸	17:0 ant ヘプタデカン酸	18:0 ステアリン酸	20:0 アラキジン酸	22:0 ベヘン酸	24:0 リグノセリン酸	10:1 デセン酸	14:1 ミリストレイン酸	15:1 ペンタデセン酸	16:1 パルミトレイン酸
		(·············· g ··············)						(·············· mg ··············)																		(····			
	[水稲めし]																												
01085	玄米	(0.86)	(0.23)	(0.30)	(0.33)	(0.01)	(0.32)	–	–	–	–	(0)	(Tr)	–	(7)	(Tr)	–	(190)	–	(1)	–	(18)	(5)	(2)	(5)	–	(0)	–	(2)
01086	半つき米	(0.52)	(0.15)	(0.17)	(0.20)	(0.01)	(0.19)	–	–	–	–	(0)	(Tr)	–	(5)	(Tr)	–	(130)	–	(Tr)	–	(11)	(3)	(1)	(3)	(0)	(0)	(0)	(1)
01087	七分つき米	(0.44)	(0.13)	(0.14)	(0.17)	(0.01)	(0.16)	–	–	–	–	(0)	(Tr)	–	(5)	(Tr)	–	(110)	–	(Tr)	–	(10)	(2)	(1)	(2)	(0)	(0)	(0)	(1)
01168	精白米　インディカ米	0.30	0.14	0.03	0.12	Tr	0.12	–	–	–	–	0	0	–	6	Tr	–	120	–	0	–	10	1	1	2	0	0	0	Tr
01088	精白米　うるち米	0.23	0.10	0.05	0.08	Tr	0.08	–	–	–	–	0	0	–	4	Tr	–	85	–	Tr	–	6	1	Tr	1	0	0	0	Tr
01154	精白米　もち米	0.39	0.15	0.09	0.15	Tr	0.15	–	–	–	–	0	0	–	6	Tr	–	120	–	Tr	–	11	2	1	4	0	0	0	Tr
01089	はいが精米	(0.53)	(0.16)	(0.15)	(0.21)	(0.01)	(0.20)	–	–	–	–	(0)	(0)	–	(6)	(Tr)	–	(140)	–	(Tr)	–	(12)	(2)	(0)	(0)	–	(0)	–	(0)
01155	発芽玄米	1.20	0.26	0.51	0.43	0.01	0.41	–	–	–	–	0	0	–	5	1	–	210	–	0	–	23	8	3	7	0	0	0	2
	[水稲全かゆ]																												
01090	玄米	(0.35)	(0.09)	(0.12)	(0.13)	(Tr)	(0.13)	–	–	–	–	(0)	(0)	–	(3)	(Tr)	–	(77)	–	(Tr)	–	(7)	(2)	(1)	(2)	–	(0)	–	(1)
01091	半つき米	(0.26)	(0.08)	(0.09)	(0.10)	(Tr)	(0.10)	–	–	–	–	(0)	(0)	–	(3)	(Tr)	–	(64)	–	(Tr)	–	(6)	(1)	(1)	(1)	(0)	(0)	(0)	(1)
01092	七分つき米	(0.18)	(0.05)	(0.05)	(0.07)	(Tr)	(0.07)	–	–	–	–	(0)	(0)	–	(2)	(0)	–	(45)	–	(Tr)	–	(4)	(1)	(Tr)	(1)	(0)	(0)	(0)	(Tr)
01093	精白米	(0.09)	(0.03)	(0.02)	(0.03)	(Tr)	(0.03)	–	–	–	–	(0)	(0)	–	(1)	(0)	–	(27)	–	(0)	–	(2)	(Tr)	(Tr)	(Tr)	(0)	(0)	(0)	(Tr)
	[水稲五分かゆ]																												
01094	玄米	(0.17)	(0.05)	(0.06)	(0.07)	(Tr)	(0.06)	–	–	–	–	(0)	(0)	–	(1)	(0)	–	(38)	–	(Tr)	–	(4)	(1)	(1)	(1)	–	(0)	–	(Tr)
01095	半つき米	(0.09)	(0.03)	(0.03)	(0.03)	(Tr)	(0.03)	–	–	–	–	(0)	(0)	–	(1)	(0)	–	(21)	–	(0)	–	(2)	(Tr)	(Tr)	(Tr)	(0)	(0)	(0)	(Tr)
01096	七分つき米	(0.09)	(0.03)	(0.03)	(0.03)	(Tr)	(0.03)	–	–	–	–	(0)	(0)	–	(1)	(0)	–	(23)	–	(0)	–	(2)	(Tr)	(Tr)	(Tr)	(0)	(0)	(0)	(Tr)
01097	精白米	(0.09)	(0.03)	(0.02)	(0.03)	(Tr)	(0.03)	–	–	–	–	(0)	(0)	–	(1)	(0)	–	(27)	–	(0)	–	(2)	(Tr)	(Tr)	(Tr)	(0)	(0)	(0)	(Tr)
	[水稲おもゆ]																												
01098	玄米	(0.09)	(0.02)	(0.03)	(0.03)	(Tr)	(0.03)	–	–	–	–	(0)	(0)	–	(1)	(0)	–	(19)	–	(0)	–	(2)	(Tr)	(Tr)	(Tr)	–	(0)	–	(Tr)
01099	半つき米	(0.09)	(0.03)	(0.03)	(0.03)	(Tr)	(0.03)	–	–	–	–	(0)	(0)	–	(1)	(0)	–	(21)	–	(0)	–	(2)	(Tr)	(Tr)	(Tr)	(0)	(0)	(0)	(Tr)
01100	七分つき米	(0.09)	(0.03)	(0.03)	(0.03)	(Tr)	(0.03)	–	–	–	–	(0)	(0)	–	(1)	(0)	–	(23)	–	(0)	–	(2)	(Tr)	(Tr)	(Tr)	(0)	(0)	(0)	(Tr)
01101	精白米	(0)	(0)	(0)	(0)	(0)	(0)	–	–	–	–	(0)	(0)	–	(0)	(0)	–	(0)	–	(0)	–	(0)	(0)	(0)	(0)	(0)	(0)	(0)	(0)
	[陸稲穀粒]																												
01102	玄米	(2.35)	(0.62)	(0.83)	(0.90)	(0.03)	(0.87)	–	–	–	–	(0)	(1)	–	(18)	(1)	–	(520)	–	(2)	–	(48)	(13)	(6)	(12)	–	(0)	–	(6)
01103	半つき米	(1.58)	(0.45)	(0.52)	(0.61)	(0.02)	(0.59)	–	–	–	–	(0)	(Tr)	–	(15)	(1)	–	(380)	–	(1)	–	(34)	(8)	(3)	(8)	(0)	(0)	(0)	(4)
01104	七分つき米	(1.33)	(0.40)	(0.41)	(0.51)	(0.02)	(0.49)	–	–	–	–	(0)	(Tr)	–	(14)	(1)	–	(340)	–	(1)	–	(30)	(7)	(2)	(6)	(0)	(0)	(0)	(3)
01105	精白米	(0.81)	(0.29)	(0.21)	(0.31)	(0.01)	(0.30)	–	–	–	–	(0)	(Tr)	–	(12)	(Tr)	–	(250)	–	(1)	–	(20)	(4)	(1)	(3)	(0)	(0)	(0)	(3)
	[陸稲めし]																												
01106	玄米	(0.86)	(0.23)	(0.30)	(0.33)	(0.01)	(0.32)	–	–	–	–	(0)	(Tr)	–	(7)	(Tr)	–	(190)	–	(1)	–	(18)	(5)	(2)	(5)	–	(0)	–	(2)
01107	半つき米	(0.52)	(0.15)	(0.17)	(0.20)	(0.01)	(0.19)	–	–	–	–	(0)	(Tr)	–	(5)	(Tr)	–	(130)	–	(Tr)	–	(11)	(3)	(1)	(3)	(0)	(0)	(0)	(1)
01108	七分つき米	(0.44)	(0.13)	(0.14)	(0.17)	(0.01)	(0.16)	–	–	–	–	(0)	(Tr)	–	(5)	(Tr)	–	(110)	–	(Tr)	–	(10)	(2)	(1)	(2)	(0)	(0)	(0)	(1)
01109	精白米	(0.27)	(0.10)	(0.07)	(0.10)	(Tr)	(0.10)	–	–	–	–	(0)	(0)	–	(4)	(Tr)	–	(82)	–	(Tr)	–	(7)	(1)	(Tr)	(1)	(0)	(0)	(0)	(1)

17:1 ヘプタデセン酸	18:1 計	18:1 n-9 オレイン酸	18:1 n-7 シス・バクセン酸	20:1 イコセン酸	22:1 ドコセン酸	24:1 テトラコセン酸	16:2 ヘキサデカジエン酸	16:3 ヘキサデカトリエン酸	16:4 ヘキサデカテトラエン酸	18:2 n-6 リノール酸	18:3 n-3 α-リノレン酸	18:3 n-6 γ-リノレン酸	18:4 n-3 オクタデカテトラエン酸	20:2 n-6 イコサジエン酸	20:3 n-3 イコサトリエン酸	20:3 n-6 イコサトリエン酸	20:4 n-3 イコサテトラエン酸	20:4 n-6 アラキドン酸	20:5 n-3 イコサペンタエン酸	21:5 n-3 ヘンイコサペンタエン酸	22:2 ドコサジエン酸	22:4 n-6 ドコサテトラエン酸	22:5 n-3 ドコサペンタエン酸	22:5 n-6 ドコサペンタエン酸	22:6 n-3 ドコサヘキサエン酸	備考
(0)	(300)	–	–	(4)	(Tr)	(1)	–	–	–	(320)	(12)	–	–	(0)	(0)	–	–	–	–	–	–	–	–	–	–	うるち米。玄米47g相当量を含む。01080水稲穀粒玄米うるち米から推計
(0)	(170)	–	–	(2)	(Tr)	(Tr)	(0)	(0)	(0)	(190)	(7)	(0)	(0)	(0)	(0)	–	(0)	(0)	(0)	(0)	(0)	(0)	(0)	(0)	(0)	うるち米。半つき米47g相当量を含む。01080水稲穀粒玄米及び01083水稲穀粒精白米うるち米から推計
(0)	(130)	–	–	(2)	(0)	(Tr)	(0)	(0)	(0)	(160)	(6)	(0)	(0)	(0)	(0)	–	(0)	(0)	(0)	(0)	(0)	(0)	(0)	(0)	(0)	うるち米。七分つき米47g相当量を含む。01080水稲穀粒玄米及び01083水稲穀粒精白米うるち米から推計
0	31	30	1	1	0	0	0	0	0	120	5	0	0	0	0	–	0	0	0	0	0	0	0	0	0	精白米51g相当量を含む
0	46	45	2	1	Tr	0	0	0	0	80	3	0	0	0	0	–	0	0	0	0	0	0	0	0	0	精白米47g相当量を含む
0	90	87	3	1	0	0	0	0	0	150	4	0	0	0	0	–	0	0	0	0	0	0	0	0	0	精白米55g相当量を含む
(0)	(150)	–	–	(2)	(0)	(Tr)	–	–	–	(200)	(7)	–	–	(0)	(0)	–	–	–	–	–	–	–	–	–	–	うるち米。はいが精白米47g相当量を含む。01084水稲穀粒はいが精米から推計
0	500	490	11	7	1	0	0	0	0	410	14	0	0	0	0	–	0	0	0	0	0	0	0	0	0	うるち米。発芽玄米47g相当量を含む
(0)	(120)	–	–	(2)	(Tr)	(Tr)	–	–	–	(130)	(5)	–	–	(0)	(0)	–	–	–	–	–	–	–	–	–	–	うるち米。5倍かゆ。玄米20g相当量を含む。01080水稲穀粒玄米から推計
(0)	(84)	–	–	(1)	(0)	(Tr)	(0)	(0)	(0)	(97)	(4)	(0)	(0)	(0)	(0)	–	(0)	(0)	(0)	(0)	(0)	(0)	(0)	(0)	(0)	うるち米。5倍かゆ。半つき米20g相当量を含む。01080水稲穀粒玄米及び01083水稲穀粒精白米うるち米から推計
(0)	(53)	–	–	(1)	(0)	(Tr)	(0)	(0)	(0)	(65)	(2)	(0)	(0)	(0)	(0)	–	(0)	(0)	(0)	(0)	(0)	(0)	(0)	(0)	(0)	うるち米。5倍かゆ。七分つき米20g相当量を含む。01080水稲穀粒玄米及び01083水稲穀粒精白米うるち米から推計
(0)	(23)	–	–	(Tr)	(0)	(Tr)	(0)	(0)	(0)	(33)	(1)	(0)	(0)	(0)	(0)	–	(0)	(0)	(0)	(0)	(0)	(0)	(0)	(0)	(0)	うるち米。5倍かゆ。精白米20g相当量を含む。01083水稲穀粒精白米うるち米から推計
(0)	(59)	–	–	(1)	(Tr)	(Tr)	–	–	–	(64)	(2)	–	–	(0)	(0)	–	–	–	–	–	–	–	–	–	–	うるち米。10倍かゆ。玄米10g相当量を含む。01080水稲穀粒玄米から推計
(0)	(28)	–	–	(Tr)	(0)	(Tr)	(0)	(0)	(0)	(32)	(1)	(0)	(0)	(0)	(0)	–	(0)	(0)	(0)	(0)	(0)	(0)	(0)	(0)	(0)	うるち米。10倍かゆ。半つき米10g相当量を含む。01080水稲穀粒玄米及び01083水稲穀粒精白米うるち米から推計
(0)	(27)	–	–	(Tr)	(0)	(Tr)	(0)	(0)	(0)	(33)	(1)	(0)	(0)	(0)	(0)	–	(0)	(0)	(0)	(0)	(0)	(0)	(0)	(0)	(0)	うるち米。10倍かゆ。七分つき米10g相当量を含む。01080水稲穀粒玄米及び01083水稲穀粒精白米うるち米から推計
(0)	(23)	–	–	(Tr)	(0)	(Tr)	(0)	(0)	(0)	(33)	(1)	(0)	(0)	(0)	(0)	–	(0)	(0)	(0)	(0)	(0)	(0)	(0)	(0)	(0)	うるち米。10倍かゆ。精白米10g相当量を含む。01083水稲穀粒精白米うるち米から推計
(0)	(30)	–	–	(Tr)	(0)	(Tr)	–	–	–	(32)	(1)	–	–	(0)	(0)	–	–	–	–	–	–	–	–	–	–	うるち米。弱火で加熱、ガーゼでこしたもの。玄米6g相当量を含む。01080水稲穀粒玄米から推計
(0)	(28)	–	–	(Tr)	(0)	(Tr)	(0)	(0)	(0)	(32)	(1)	(0)	(0)	(0)	(0)	–	(0)	(0)	(0)	(0)	(0)	(0)	(0)	(0)	(0)	うるち米。弱火で加熱、ガーゼでこしたもの。半つき米6g相当量を含む。01080水稲穀粒玄米及び01083水稲穀粒精白米うるち米から推計
(0)	(27)	–	–	(Tr)	(0)	(Tr)	(0)	(0)	(0)	(33)	(1)	(0)	(0)	(0)	(0)	–	(0)	(0)	(0)	(0)	(0)	(0)	(0)	(0)	(0)	うるち米。弱火で加熱、ガーゼでこしたもの。七分つき米6g相当量を含む。01080水稲穀粒玄米及び01083水稲穀粒精白米うるち米から推計
(0)	(0)	–	–	(0)	(0)	(0)	(0)	(0)	(0)	(0)	(0)	(0)	(0)	(0)	(0)	–	(0)	(0)	(0)	(0)	(0)	(0)	(0)	(0)	(0)	うるち米。弱火で加熱、ガーゼでこしたもの。精白米6g相当量を含む。01083水稲穀粒精白米うるち米から推計
(Tr)	(810)	–	–	(12)	(1)	(3)	–	–	–	(870)	(34)	–	–	(0)	(0)	–	–	–	–	–	–	–	–	–	–	うるち、もちを含む。01080水稲穀粒玄米から推計
(Tr)	(510)	–	–	(7)	(Tr)	(1)	(0)	(0)	(0)	(590)	(22)	(0)	(0)	(0)	(0)	–	(0)	(0)	(0)	(0)	(0)	(0)	(0)	(0)	(0)	うるち、もちを含む。歩留り:95～96%。01080水稲穀粒玄米及び01083水稲穀粒精白米うるち米から推計
(Tr)	(400)	–	–	(6)	(Tr)	(1)	(0)	(0)	(0)	(490)	(19)	(0)	(0)	(0)	(0)	–	(0)	(0)	(0)	(0)	(0)	(0)	(0)	(0)	(0)	うるち、もちを含む。歩留り:93～94%。01080水稲穀粒玄米及び01083水稲穀粒精白米うるち米から推計
(Tr)	(200)	–	–	(3)	(0)	(Tr)	(0)	(0)	(0)	(300)	(11)	(0)	(0)	(0)	(0)	–	(0)	(0)	(0)	(0)	(0)	(0)	(0)	(0)	(0)	うるち、もちを含む。歩留り:90～92%。01083水稲穀粒精白米うるち米から推計
(0)	(300)	–	–	(4)	(Tr)	(1)	–	–	–	(320)	(12)	–	–	(0)	(0)	–	–	–	–	–	–	–	–	–	–	うるち、もちを含む。玄米47g相当量を含む。01080水稲穀粒玄米から推計
(0)	(170)	–	–	(2)	(Tr)	(Tr)	(0)	(0)	(0)	(190)	(7)	(0)	(0)	(0)	(0)	–	(0)	(0)	(0)	(0)	(0)	(0)	(0)	(0)	(0)	うるち、もちを含む。半つき米47g相当量を含む。01080水稲穀粒玄米及び01083水稲穀粒精白米うるち米から推計
(0)	(130)	–	–	(2)	(0)	(Tr)	(0)	(0)	(0)	(160)	(6)	(0)	(0)	(0)	(0)	–	(0)	(0)	(0)	(0)	(0)	(0)	(0)	(0)	(0)	うるち、もちを含む。七分つき米47g相当量を含む。01080水稲穀粒玄米及び01083水稲穀粒精白米うるち米から推計
(0)	(68)	–	–	(1)	(0)	(0)	(0)	(0)	(0)	(100)	(4)	(0)	(0)	(0)	(0)	–	(0)	(0)	(0)	(0)	(0)	(0)	(0)	(0)	(0)	うるち、もちを含む。精白米47g相当量を含む。01083水稲穀粒精白米うるち米から推計

脂肪酸成分表　第1表　穀類

脂肪酸成分表 第1表 穀類

食品番号	食品名	脂肪酸総量	飽和脂肪酸	一価不飽和脂肪酸	多価不飽和脂肪酸	n-3系多価不飽和脂肪酸	n-6系多価不飽和脂肪酸	4:0 酪酸	6:0 ヘキサン酸	7:0 ヘプタン酸	8:0 オクタン酸	10:0 デカン酸	12:0 ラウリン酸	13:0 トリデカン酸	14:0 ミリスチン酸	15:0 ペンタデカン酸	15:0 ant ペンタデカン酸	16:0 パルミチン酸	16:0 iso パルミチン酸	17:0 ヘプタデカン酸	17:0 ant ヘプタデカン酸	18:0 ステアリン酸	20:0 アラキジン酸	22:0 ベヘン酸	24:0 リグノセリン酸	10:1 デセン酸	14:1 ミリストレイン酸	15:1 ペンタデセン酸	16:1 パルミトレイン酸
		(·········· g ··········)						(··· mg ···)																		(			
	[うるち米製品]																												
01110	アルファ化米　一般用	0.78	0.31	0.19	0.28	0.01	0.27	–	–	–		0	0	–	11	1	–	270	–	1	–	22	2	2	5	0	0	0	1
01111	おにぎり	(0.27)	(0.10)	(0.07)	(0.10)	(Tr)	(0.10)	–	–	–		(0)	(0)	–	(4)	(Tr)	–	(82)	–	(Tr)	–	(7)	(1)	(Tr)	(1)	(0)	(0)	(0)	(1)
01112	焼きおにぎり	(0.27)	(0.10)	(0.07)	(0.10)	(Tr)	(0.10)	–	–	–		(0)	(0)	–	(4)	(Tr)	–	(82)	–	(Tr)	–	(7)	(1)	(Tr)	(1)	(0)	(0)	(0)	(1)
01113	きりたんぽ	(0.36)	(0.13)	(0.09)	(0.14)	(Tr)	(0.13)	–	–	–		(0)	(Tr)	–	(5)	(Tr)	–	(110)	–	(Tr)	–	(9)	(2)	(Tr)	(1)	(0)	(0)	(0)	(1)
01114	上新粉	(0.80)	(0.29)	(0.21)	(0.31)	(0.01)	(0.30)	–	–	–		(0)	(Tr)	–	(12)	(Tr)	–	(250)	–	(1)	–	(20)	(4)	(1)	(3)	(0)	(0)	(0)	(2)
01157	玄米粉	2.43	0.67	0.91	0.85	0.03	0.82	–	–	–		0	0	–	20	1	–	550	–	2	–	62	14	6	14	0	0	0	4
01158	米粉	0.57	0.25	0.12	0.20	0.01	0.20	–	–	–		0	0	–	12	1	–	220	–	1	–	14	1	1	4	0	0	0	1
01159	米粉パン　小麦グルテン不使用のもの	2.70	0.43	1.71	0.57	0.13	0.44	–	–	–		0	1	–	8	1	–	320	–	3	–	67	13	6	5	0	0	0	22
01160	米粉めん	0.60	0.24	0.16	0.20	0.01	0.20	–	–	–		0	Tr	–	10	Tr	–	200	–	Tr	–	17	2	1	4	0	0	0	1
01115	ビーフン	(1.43)	(0.51)	(0.37)	(0.55)	(0.02)	(0.53)	–	–	–		(0)	(Tr)	–	(21)	(1)	–	(440)	–	(1)	–	(36)	(6)	(2)	(5)	(0)	(0)	(0)	(4)
01169	ライスペーパー	0.17	0.09	0.05	0.03	Tr	0.03	–	–	–		0	Tr	–	2	Tr	–	74	–	1	–	7	1	0	0	0	0	0	Tr
01116	米こうじ	1.32	0.49	0.33	0.50	0.01	0.49	–	–	–		0	0	–	14	6	–	400	–	4	–	51	4	0	11	0	0	0	5
	[もち米製品]																												
01117	もち	(0.45)	(0.17)	(0.11)	(0.18)	(Tr)	(0.17)	–	–	–		(0)	(0)	–	(7)	(Tr)	–	(140)	–	(Tr)	–	(12)	(2)	(1)	(4)	(0)	(0)	(0)	(Tr)
01118	赤飯	(0.43)	(0.14)	(0.12)	(0.18)	(0.02)	(0.16)	–	–	–		(0)	(Tr)	–	(4)	(Tr)	–	(110)	–	(Tr)	–	(11)	(2)	(3)	(4)	(0)	(0)	(0)	(1)
01119	あくまき	(1.41)	(0.53)	(0.33)	(0.55)	(0.01)	(0.54)	–	–	–		(0)	(Tr)	–	(21)	(1)	–	(450)	–	(1)	–	(38)	(6)	(3)	(13)	(0)	(0)	(0)	(1)
01120	白玉粉	(0.81)	(0.25)	(0.24)	(0.32)	(0.01)	(0.31)	–	–	–		(0)	(Tr)	–	(8)	(Tr)	–	(210)	–	(1)	–	(19)	(4)	(2)	(5)	(0)	(0)	(0)	(1)
01121	道明寺粉	0.49	0.22	0.12	0.15	Tr	0.15	–	–	–		0	0	–	9	0	–	190	–	0	–	17	2	1	5	0	0	0	0
	[その他]																												
01161	米ぬか	16.72	3.45	7.37	5.90	0.22	5.68	–	–	–		0	0	–	52	9	–	2800	–	9	–	310	120	61	120	0	0	0	30
	そば																												
01122	そば粉　全層粉	2.73	0.60	1.11	1.02	0.06	0.96	–	–	–		0	Tr	–	4	3	–	440	–	2	–	51	37	42	27	–	0	–	8
01123	そば粉　内層粉	(1.41)	(0.31)	(0.57)	(0.53)	(0.03)	(0.50)	–	–	–		(0)	(0)	–	(2)	(2)	–	(230)	–	(1)	–	(26)	(19)	(22)	(14)	–	(0)	–	(4)
01124	そば粉　中層粉	(2.38)	(0.53)	(0.97)	(0.89)	(0.05)	(0.84)	–	–	–		(0)	(Tr)	–	(3)	(2)	–	(380)	–	(2)	–	(44)	(33)	(36)	(23)	–	(0)	–	(7)
01125	そば粉　表層粉	(3.18)	(0.70)	(1.29)	(1.19)	(0.07)	(1.12)	–	–	–		(0)	(Tr)	–	(4)	(2)	–	(510)	–	(2)	–	(59)	(43)	(48)	(31)	–	(0)	–	(10)
01126	そば米	(2.21)	(0.49)	(0.89)	(0.82)	(0.05)	(0.77)	–	–	–		(0)	(Tr)	–	(3)	(2)	–	(350)	–	(2)	–	(41)	(30)	(34)	(22)	–	(0)	–	(7)
01127	そば　生	(1.62)	(0.40)	(0.42)	(0.80)	(0.04)	(0.76)	–	–	–		(0)	(Tr)	–	(3)	(2)	–	(340)	–	(2)	–	(25)	(12)	(12)	(8)	–	(0)	–	(2)
01128	そば　ゆで	(0.85)	(0.21)	(0.22)	(0.42)	(0.02)	(0.40)	–	–	–		(0)	(Tr)	–	(1)	(1)	–	(180)	–	(1)	–	(13)	(6)	(6)	(4)	–	(0)	–	(1)
01129	干しそば　乾	(1.96)	(0.49)	(0.50)	(0.97)	(0.05)	(0.92)	–	–	–		(0)	(Tr)	–	(3)	(2)	–	(410)	–	(2)	–	(30)	(14)	(15)	(10)	–	(0)	–	(3)
01130	干しそば　ゆで	(0.60)	(0.15)	(0.15)	(0.30)	(0.02)	(0.28)	–	–	–		(0)	(Tr)	–	(1)	(1)	–	(130)	–	(1)	–	(9)	(4)	(5)	(3)	–	(0)	–	(1)
	とうもろこし																												
01131	玄穀　黄色種	(4.31)	(1.01)	(1.07)	(2.24)	(0.09)	(2.15)	–	–	–		(0)	(Tr)	–	(3)	(1)	–	(870)	–	(5)	–	(110)	(18)	(3)		–	(0)	–	(7)
01132	コーンミール　黄色種	(3.45)	(0.80)	(0.85)	(1.79)	(0.07)	(1.72)	–	–	–		(0)	(Tr)	–	(3)	(1)	–	(700)	–	(4)	–	(85)	(14)	(3)		–	(0)	–	(6)
01133	コーングリッツ　黄色種	0.86	0.20	0.21	0.45	0.02	0.43	–	–	–		0	0	–	1	Tr	–	170	–	1	–	21	4	1	0	–	0	–	1
01134	コーンフラワー　黄色種	(2.42)	(0.56)	(0.60)	(1.26)	(0.05)	(1.20)	–	–	–		(0)	(Tr)	–	(2)	(Tr)	–	(490)	–	(3)	–	(59)				–	(0)	–	(4)
01135	ジャイアントコーン　フライ　味付け	10.16	3.37	3.74	3.05	0.06	2.99	–	–	–		0	19		65	3	–	2900	–	10	–	330	36	8	9	0	0	0	15
01136	ポップコーン	(20.79)	(6.30)	(6.76)	(7.73)	(0.18)	(7.55)	–	–	–		(0)	(36)		(94)	(8)	–	(5400)	–	(5)	–	(630)	(85)	(20)	(21)	(0)	(0)	(0)	(31)
01137	コーンフレーク	(1.17)	(0.42)	(0.20)	(0.55)	(0.03)	(0.52)	–	–	–		(0)						(330)	–			(93)							(0)
	ひえ																												
01139	精白粒	2.87	0.56	0.66	1.65	0.04	1.61	–	–	–		0	2	–	2	2	–	500	–	1	–	39	10	6	7	0	0	0	5
	もろこし																												
01140	玄穀	(4.48)	(0.83)	(1.54)	(2.12)	(0.09)	(2.03)	–	–	–	–		(1)	–	(3)	(1)	–	(740)	–	(3)	–	(71)	–	(5)	(11)	–	–	–	(22)

可食部100g当たり

単位：mg

17:1 ヘプタデセン酸	18:1 計	18:1 n-9 オレイン酸	18:1 n-7 シス・バクセン酸	20:1 イコセン酸	22:1 ドコセン酸	24:1 テトラコセン酸	16:2 ヘキサデカジエン酸	16:3 ヘキサデカトリエン酸	16:4 ヘキサデカテトラエン酸	18:2 n-6 リノール酸	18:3 n-3 α-リノレン酸	18:3 n-6 γ-リノレン酸	18:4 n-3 オクタデカテトラエン酸	20:2 n-6 イコサジエン酸	20:3 n-3 イコサトリエン酸	20:3 n-6 イコサトリエン酸	20:4 n-3 イコサテトラエン酸	20:4 n-6 アラキドン酸	20:5 n-3 イコサペンタエン酸	21:5 n-3 ヘンイコサペンタエン酸	22:2 ドコサジエン酸	22:4 n-6 ドコサテトラエン酸	22:5 n-3 ドコサペンタエン酸	22:5 n-6 ドコサペンタエン酸	22:6 n-3 ドコサヘキサエン酸	備考
0	190	180	6	2	0	0	0	0	0	270	8	0	0	0	–	0	0	0	0	0	0	0	0	0	0	塩むすび(のり、具材なし)。食塩0.5gを含む。01083水稲穀粒精白米うるち米から推計
(0)	(68)	–	–	(1)	(0)	(0)	(0)	(0)	(0)	(100)	(4)	(0)	(0)	(0)	(0)	(0)	(0)	(0)	(0)	(0)	(0)	(0)	(0)	(0)	(0)	こいくちしょうゆ6.5gを含む。01083水稲穀粒精白米うるち米から推計
(0)	(68)	–	–	(1)	(0)	(0)	(0)	(0)	(0)	(100)	(4)	(0)	(0)	(0)	(0)	(0)	(0)	(0)	(0)	(0)	(0)	(0)	(0)	(0)	(0)	01083水稲穀粒精白米うるち米から推計
(Tr)	(90)	–	–	(1)	(0)	(0)	(0)	(0)	(0)	(130)	(4)	(0)	(0)	(0)	(0)	(0)	(0)	(0)	(0)	(0)	(0)	(0)	(0)	(0)	(0)	01083水稲穀粒精白米うるち米から推計
(Tr)	(200)	–	–	(3)	(0)	(Tr)	(0)	(0)	(0)	(300)	(11)	(0)	(0)	(0)	(0)	(0)	(0)	(0)	(0)	(0)	(0)	(0)	(0)	(0)	(0)	01083水稲穀粒精白米うるち米から推計
0	890	870	23	11	2	0	0	0	0	820	29	0	0	0	–	0	0	0	0	0	0	0	0	0	0	焙煎あり
0	120	110	4	1	Tr	0	0	0	0	200	5	0	0	0	–	0	0	0	0	0	0	0	0	0	0	
5	1700	–	–	18	0	0	0	0	0	440	130	0	0	0	0	1	0	0	0	0	0	0	0	0	0	試料:小麦アレルギー対応食品(米粉100%)
0	150	150	5	2	Tr	0	0	0	0	200	6	0	0	0	–	0	0	0	0	0	0	0	0	0	0	試料:小麦アレルギー対応食品(米粉100%)
(Tr)	(360)	–	–	(5)	(0)	(Tr)	(0)	(0)	(0)	(530)	(20)	(0)	(0)	(0)	(0)	(0)	(0)	(0)	(0)	(0)	(0)	(0)	(0)	(0)	(0)	01083水稲穀粒精白米うるち米から推計
Tr	47	46	1	1	0	0	0	0	0	28	4	0	0	0	–	Tr	0	0	0	0	0	0	0	0	0	別:生春巻きの皮
2	320	310	8	3	1	0	0	0	0	490	11	0	0	0	–	0	0	0	0	0	0	0	0	0	0	
(0)	(100)	–	–	(1)	(0)	(0)	(0)	(0)	(0)	(170)	(5)	(0)	(0)	(0)	(0)	(0)	(0)	(0)	(0)	(0)	(0)	(0)	(0)	(0)	(0)	01154水稲めし精白米もち米から推計
(Tr)	(110)	–	–	(1)	(Tr)	(0)	(0)	(0)	(0)	(160)	(15)	(0)	(0)	(0)	(0)	(0)	(0)	(0)	(0)	(0)	(0)	(0)	(0)	(0)	(0)	別:おこわ、こわめし。原材料配合割合:もち米100、ささげ10。01151水稲穀粒精白米もち米及び04017ささげ乾から推計
(0)	(320)	–	–	(4)	(0)	(0)	(0)	(0)	(0)	(540)	(14)	(0)	(0)	(0)	(0)	(0)	(0)	(0)	(0)	(0)	(0)	(0)	(0)	(0)	(0)	01154水稲めし精白米もち米から推計
(Tr)	(230)	–	–	(3)	(Tr)	(0)	(0)	(0)	(0)	(310)	(9)	(0)	(0)	(0)	(0)	(0)	(0)	(0)	(0)	(0)	(0)	(0)	(0)	(0)	(0)	別:寒晒し粉(かんざらし)。01151水稲穀粒精白米もち米から推計
0	120	–	–	1	0	0	0	0	0	150	4	0	0	0	–	0	0	0	0	0	0	0	0	0	0	
5	7200	7100	160	100	9	0	0	0	0	5700	220	0	0	0	0	0	0	0	0	0	0	0	0	0	0	
2	1000	–	–	78	7	2	–	–	–	950	61	–	–	5	–	–	–	–	–	–	–	–	–	–	–	表層粉の一部を除いたもの。別:挽きぐるみ
(1)	(520)	–	–	(40)	(4)	(1)	–	–	–	(490)	(32)	–	–	(3)	(0)	–	–	–	–	–	–	–	–	–	–	別:さらしな粉、ごぜん粉。01122そば粉全層粉から推計
(2)	(880)	–	–	(68)	(6)	(1)	–	–	–	(830)	(54)	–	–	(5)	(0)	–	–	–	–	–	–	–	–	–	–	01122そば粉全層粉から推計
(2)	(1200)	–	–	(90)	(8)	(2)	–	–	–	(1100)	(71)	–	–	(6)	(0)	–	–	–	–	–	–	–	–	–	–	01122そば粉全層粉から推計
(2)	(820)	–	–	(63)	(6)	(1)	–	–	–	(770)	(50)	–	–	(4)	(0)	–	–	–	–	–	–	–	–	–	–	別:そばごめ、むきそば。01122そば粉全層粉から推計
(1)	(380)	–	–	(26)	(2)	(1)	–	–	–	(760)	(44)	–	–	(1)	(0)	–	–	–	–	–	–	–	–	–	–	別:そば切り。小麦製品を原材料に含む。01122そば粉全層粉及び01020強力粉1等から推計
(Tr)	(200)	–	–	(14)	(1)	(Tr)	–	–	–	(400)	(23)	–	–	(1)	(0)	–	–	–	–	–	–	–	–	–	–	別:そば切り。01122そば粉全層粉及び01020強力粉1等から推計
(1)	(460)	–	–	(32)	(2)	(1)	–	–	–	(920)	(53)	–	–	(1)	(0)	–	–	–	–	–	–	–	–	–	–	原材料配合割合:小麦粉65、そば35。01122そば粉全層粉及び01020強力粉1等から推計
(Tr)	(140)	–	–	(10)	(1)	(Tr)	–	–	–	(280)	(16)	–	–	(1)	(0)	–	–	–	–	–	–	–	–	–	–	01122そば粉全層粉及び01020強力粉1等から推計
(0)	(1000)	–	–	(11)	(0)	(0)	–	–	–	(2200)	(91)	–	–	(0)	(0)	–	–	–	–	–	–	–	–	–	–	別:とうきび。01133とうもろこしコーングリッツから推計
(0)	(840)	–	–	(9)	(0)	(0)	–	–	–	(1700)	(73)	–	–	(0)	(0)	–	–	–	–	–	–	–	–	–	–	別:とうきび。歩留り:75～80%。01133とうもろこしコーングリッツから推計
0	210	–	–	2	0	0	0	0	0	430	18	0	0	0	–	0	0	0	0	0	0	0	0	0	0	別:とうきび。歩留り:44～55%
(0)	(590)	–	–	(6)	(0)	(0)	–	–	–	(1200)	(51)	–	–	(0)	(0)	–	–	–	–	–	–	–	–	–	–	別:とうきび。歩留り:4～12%。01133とうもろこしコーングリッツから推計
4	3700	–	–	24	1	0	0	0	0	3000	61	0	0	0	0	1	0	0	0	0	0	0	0	0	0	別:とうきび
(0)	(6700)	–	–	(45)	(0)	(0)	–	–	–	(7600)	(180)	–	–	–	–	–	–	–	–	–	–	–	–	–	–	別:とうきび。01131とうもろこし玄穀、14007とうもろこし油及び14009パーム油から推計
(0)	(200)	–	–	(0)	(0)	(0)	–	–	–	(520)	(32)	–	–	(0)	(0)	–	–	–	–	–	–	–	–	–	–	別:とうきび。米国成分表から推計
0	640	610	29	10	1	0	0	0	0	1600	36	0	0	0	–	0	0	0	0	0	0	0	0	0	0	歩留り:55～60%
–	(1500)	–	–	(15)	–	(4)	–	–	–	(2000)	(88)	–	–	–	–	–	–	–	–	–	–	–	–	–	–	別:こうりゃん、ソルガム、たかきび、マイロ。米国成分表から推計

脂肪酸成分表 第1表 穀類・いも及びでん粉類

食品番号	食品名	脂肪酸総量	飽和脂肪酸	一価不飽和脂肪酸	多価不飽和脂肪酸	n-3系多価不飽和脂肪酸	n-6系多価不飽和脂肪酸	4:0 酪酸	6:0 ヘキサン酸	7:0 ヘプタン酸	8:0 オクタン酸	10:0 デカン酸	12:0 ラウリン酸	13:0 トリデカン酸	14:0 ミリスチン酸	15:0 ペンタデカン酸	15:0ant ペンタデカン酸	16:0 パルミチン酸	16:0iso パルミチン酸	17:0 ヘプタデカン酸	17:0ant ヘプタデカン酸	18:0 ステアリン酸	20:0 アラキジン酸	22:0 ベヘン酸	24:0 リグノセリン酸	10:1 デセン酸	14:1 ミリストレイン酸	15:1 ペンタデセン酸	16:1 パルミトレイン酸
		(.................. g ....)						(.. mg ....)																		(........ mg ....)			
01141	精白粒	(2.24)	(0.41)	(0.73)	(1.09)	(0.05)	(1.04)	(5)	(0)	–	(0)	(5)	(1)	–	(2)	(2)	–	(350)	–	(2)	–	(33)	(5)	(3)	(5)	–	(2)	(0)	(9)
	ライむぎ																												
01142	全粒粉	(1.90)	(0.40)	(0.31)	(1.19)	(0.15)	(1.04)	–	–	–	–	(Tr)	(Tr)	–	(6)	(3)	–	(360)	–	(2)	–	(18)	(6)	(6)	(4)	–	(0)	–	(8)
01143	ライ麦粉	1.13	0.24	0.19	0.70	0.09	0.62	–	–	–	–	Tr	Tr	–	4	2	–	210	–	1	–	11	4	4	2	–	0	–	5
	いも及びでん粉類																												
	〈いも類〉																												
	アメリカほどいも																												
02068	塊根 生	0.21	0.08	0.02	0.12	0.01	0.11	–	–	–	–	0	0	–	Tr	Tr	–	63	–	1	–	9	1	1	1	0	0	0	1
02069	塊根 ゆで	0.31	0.10	0.02	0.19	0.02	0.17	–	–	–	–	0	0	–	Tr	Tr	–	82	–	1	–	12	1	1	1	0	0	0	Tr
	（さつまいも類）																												
	さつまいも																												
02045	塊根 皮つき 生	0.11	0.06	Tr	0.05	0.01	0.04	–	–	–	–	Tr	4	–	Tr	Tr	–	46	–	1	–	8	2	1	1	0	0	0	Tr
02046	塊根 皮つき 蒸し	0.08	0.03	Tr	0.05	0.01	0.04	–	–	–	–	Tr	2	–	Tr	Tr	–	23	–	Tr	–	4	1	Tr	Tr	0	0	0	0
02047	塊根 皮つき 天ぷら	6.07	0.48	3.92	1.68	0.49	1.18	–	–	–	–	0	3	–	3	2	–	280	–	3	–	110	37	19	10	0	0	0	12
02006	塊根 皮なし 生	0.05	0.03	Tr	0.02	Tr	0.02	–	–	–	–	Tr	1	–	Tr	Tr	–	20	–	Tr	–	3	1	Tr	Tr	0	0	0	Tr
02007	塊根 皮なし 蒸し	(0.05)	(0.03)	(Tr)	(0.02)	(Tr)	(0.02)	–	–	–	–	(Tr)	(1)	–	(Tr)	(Tr)	–	(20)	–	(Tr)	–	(3)	(1)	(Tr)	(Tr)	(0)	(0)	(0)	(0)
02008	塊根 皮なし 焼き	(0.05)	(0.03)	(Tr)	(0.03)	(Tr)	(0.02)	–	–	–	–	(Tr)	(1)	–	(Tr)	(Tr)	–	(21)	–	(Tr)	–	(3)	(1)	(Tr)	(Tr)	(0)	(0)	(0)	(0)
02009	蒸し切干	0.19	0.06	0.01	0.12	0.01	0.10	–	–	–	–	1	2	–	Tr	Tr	–	50	–	1	–	7	2	1	1	0	0	0	Tr
	むらさきいも																												
02048	塊根 皮なし 生	0.10	0.05	Tr	0.04	Tr	0.04	–	–	–	–	1	5	–	Tr	Tr	–	41	–	1	–	5	1	1	1	0	0	0	Tr
02049	塊根 皮なし 蒸し	0.14	0.06	Tr	0.08	0.01	0.07	–	–	–	–	1	5	–	Tr	Tr	–	44	–	1	–	5	1	1	1	0	0	0	Tr
	（さといも類）																												
	さといも																												
02010	球茎 生	0.05	0.01	Tr	0.03	Tr	0.03	–	–	–	–	0	0	–	0	0	–	13	–	Tr	–	1	Tr	Tr	0	–	–	–	Tr
02011	球茎 水煮	(0.05)	(0.01)	(Tr)	(0.03)	(Tr)	(0.03)	–	–	–	–	(0)	(0)	–	(0)	(0)	–	(13)	–	(Tr)	–	(1)	(Tr)	(Tr)	(0)	–	–	–	(0)
02012	球茎 冷凍	0.07	0.02	0.01	0.03	Tr	0.03	–	–	–	–	0	0	–	Tr	Tr	–	20	–	1	–	2	Tr	Tr	0	–	–	–	Tr
	セレベス																												
02050	球茎 生	0.20	0.07	0.02	0.11	0.01	0.09	–	–	–	–	0	Tr	–	Tr	1	–	61	–	1	–	5	1	1	0	0	0	0	Tr
02051	球茎 水煮	0.16	0.06	0.02	0.08	0.01	0.08	–	–	–	–	0	Tr	–	Tr	1	–	50	–	1	–	4	1	1	1	0	0	0	Tr
	たけのこいも																												
02052	球茎 生	0.21	0.08	0.03	0.10	0.01	0.09	–	–	–	–	0	Tr	–	Tr	1	–	72	–	1	–	5	1	1	0	0	0	0	Tr
02053	球茎 水煮	0.24	0.08	0.03	0.12	0.02	0.10	–	–	–	–	0	Tr	–	Tr	1	–	73	–	1	–	4	1	1	0	0	0	0	Tr
	みずいも																												
02013	球茎 生	0.22	0.08	0.05	0.10	0.01	0.09	–	–	–	–	Tr	Tr	–	1	1	–	64	–	1	–	7	1	1	0	0	0	0	Tr
02014	球茎 水煮	0.22	0.07	0.05	0.10	0.01	0.09	–	–	–	–	Tr	Tr	–	Tr	1	–	61	–	1	–	7	1	1	1	0	0	0	Tr
	やつがしら																												
02015	球茎 生	0.29	0.11	0.03	0.15	0.02	0.13	–	–	–	–	1	Tr	–	Tr	1	–	94	–	1	–	4	3	2	0	0	0	0	Tr
02016	球茎 水煮	0.31	0.10	0.02	0.19	0.03	0.16	–	–	–	–	1	Tr	–	Tr	1	–	86	–	1	–	4	1	1	0	0	0	0	Tr
	じゃがいも																												
02063	塊茎 皮つき 生	0.03	0.02	0	0.01	Tr	0.01	–	–	–	–	0	0	–	0	0	–	11	–	Tr	–	3	Tr	Tr	0	0	0	0	Tr
02064	塊茎 皮つき 電子レンジ調理	0.02	0.01	0	0.01	Tr	0.01	–	–	–	–	0	0	–	0	0	–	4	–	0	–	1	Tr	Tr	Tr	0	0	0	0
02065	塊茎 皮つき フライドポテト（生を揚げたもの）	5.11	0.40	3.21	1.50	0.48	1.03	–	–	–	–	1	1	–	3	2	–	230	–	3	–	99	34	17	8	0	0	0	1

可食部100g当たり

17:1 ヘプタデセン酸	18:1 計	18:1 n-9 オレイン酸	18:1 n-7 シス・バクセン酸	20:1 イコセン酸	22:1 ドコセン酸	24:1 テトラコセン酸	16:2 ヘキサデカジエン酸	16:3 ヘキサデカトリエン酸	16:4 ヘキサデカテトラエン酸	18:2 n-6 リノール酸	18:3 n-3 α-リノレン酸	18:3 n-6 γ-リノレン酸	18:4 n-3 オクタデカテトラエン酸	20:2 n-6 イコサジエン酸	20:3 n-3 イコサトリエン酸	20:3 n-6 イコサトリエン酸	20:4 n-3 イコサテトラエン酸	20:4 n-6 アラキドン酸	20:5 n-3 イコサペンタエン酸	21:5 n-3 ヘンイコサペンタエン酸	22:2 ドコサジエン酸	22:4 n-6 ドコサテトラエン酸	22:5 n-3 ドコサペンタエン酸	22:5 n-6 ドコサペンタエン酸	22:6 n-3 ドコサヘキサエン酸	備考
（mg………………）							（………………………………………………… mg …………………………………………………）																			
(1)	(720)	–	–	(7)	(0)	(0)	–	–	–	(1000)	(47)	(0)	(0)	(0)	(0)	(0)	–	(2)	(1)	–	–	(2)	(0)	–	(0)	別名:こうりゃん、ソルガム、たかきび、マイロ。歩留り:70〜80%。米国成分表から推計
(3)	(270)	–	–	(22)	(9)	(4)	–	–	–	(1000)	(150)	(0)	–	(5)	(0)	–	–	–	–	–	–	–	–	–	–	別名:黒麦（くろむぎ）。01143ライ麦粉から推計
2	160	–	–	13	5	2	–	–	–	620	87	–	–	3	–	–	–	–	–	–	–	–	–	–	–	別名:黒麦（くろむぎ）。歩留り:65〜75%
0	15	13	1	Tr	0	0	0	0	0	110	12	0	0	0	Tr	–	0	0	0	0	0	0	0	0	0	別名:アピオス。廃棄部位:表層及び両端
0	20	18	1	Tr	0	0	0	0	0	170	24	0	0	0	Tr	–	0	0	0	0	0	0	0	0	0	別名:アピオス。廃棄部位:表皮、剥皮の際に表皮に付着する表層及び両端
0	3	2	1	0	0	0	0	0	0	41	5	0	0	0	0	0	0	0	0	0	0	0	0	0	0	別名:かんしょ(甘藷)。廃棄部位:両端
0	1	1	Tr	1	0	0	0	0	0	39	6	0	0	0	0	0	0	0	0	0	0	0	0	0	0	別名:かんしょ(甘藷)。廃棄部位:両端
3	3800	–	–	70	0	9	0	0	0	1200	490	0	0	4	0	0	0	0	0	0	0	0	0	0	0	別名:かんしょ(甘藷)。揚げ油:なたね油
0	1	1	Tr	0	0	0	0	0	0	21	3	0	0	0	0	0	0	0	0	0	0	0	0	0	0	別名:かんしょ(甘藷)。廃棄部位:表層及び両端(表皮の割合:2%)
(0)	(1)	–	–	(0)	(0)	(0)	(0)	(0)	(0)	(21)	(3)	(0)	(0)	(0)	(0)	(0)	(0)	(0)	(0)	(0)	(0)	(0)	(0)	(0)	(0)	別名:かんしょ(甘藷)。廃棄部位:表皮及び両端。02006さつまいも皮むき生から推計
(0)	(1)	–	–	(0)	(0)	(0)	(0)	(0)	(0)	(22)	(3)	(0)	(0)	(0)	(0)	(0)	(0)	(0)	(0)	(0)	(0)	(0)	(0)	(0)	(0)	別名:かんしょ(甘藷)、石焼き芋。廃棄部位:表層。02006さつまいも皮むき生から推計
0	6	5	1	0	0	0	0	0	0	100	11	0	0	0	0	0	0	0	0	0	0	0	0	0	0	別名:かんしょ(甘藷)、乾燥いも、干しいも
0	2	1	1	0	0	0	0	0	0	39	5	0	0	0	Tr	–	0	0	0	0	0	0	0	0	0	別名:かんしょ(甘藷)。廃棄部位:表層及び両端
0	2	1	1	0	0	0	0	0	0	70	0	0	0	0	Tr	–	0	0	0	0	0	0	0	0	0	別名:かんしょ(甘藷)。廃棄部位:表皮及び両端
0	4	–	–	Tr	–	–	–	–	–	26	5	–	–	–	0	–	–	–	–	–	–	–	–	–	–	廃棄部位:表層
(0)	(4)	–	–	(Tr)	–	–	–	–	–	(26)	(5)	–	–	–	(0)	(0)	–	–	–	–	–	–	–	–	–	02010さといも生から推計
0	9	9	Tr	0	0	0	0	0	0	30	3	0	0	0	0	0	0	0	0	0	0	0	0	0	0	
0	23	22	1	0	0	0	0	0	0	94	10	0	0	0	0	0	0	0	0	0	0	0	1	0	0	別名:あかめいも。廃棄部位:表層
0	19	18	1	0	0	0	0	0	0	76	0	0	0	0	0	0	0	0	0	0	0	0	0	0	0	別名:あかめいも
Tr	29	28	1	0	0	0	0	0	0	86	14	0	0	0	0	0	0	0	0	0	0	0	0	0	0	別名:京いも。廃棄部位:表層
0	31	30	1	0	0	0	0	0	0	100	17	0	0	0	0	0	0	0	0	0	0	0	1	0	0	別名:京いも
Tr	47	47	Tr	Tr	0	0	0	0	0	87	11	0	0	Tr	–	Tr	0	0	0	0	0	0	0	0	0	別名:田芋。廃棄部位:表層及び両端
Tr	47	47	Tr	Tr	0	0	0	0	0	89	11	0	0	Tr	–	Tr	0	0	0	0	0	0	0	0	0	別名:田芋
0	25	23	2	1	0	0	0	0	0	130	21	0	0	0	Tr	–	0	0	0	0	0	0	0	0	0	廃棄部位:表層
0	23	21	2	1	0	0	0	0	0	160	28	0	0	0	Tr	–	0	0	0	0	0	0	0	0	0	
0	1	Tr	Tr	Tr	0	0	0	0	0	9	4	0	0	0	0	0	0	0	0	0	0	0	0	0	0	別名:ばれいしょ(馬鈴薯)。廃棄部位:損傷部及び芽
0	Tr	Tr	Tr	0	0	0	0	0	0	11	4	0	0	0	0	0	0	0	0	0	0	0	0	0	0	別名:ばれいしょ(馬鈴薯)。損傷部及び芽を除いたもの
0	3100	3000	150	61	0	9	Tr	0	0	1000	480	0	0	4	–	0	0	0	0	0	0	0	0	0	0	別名:ばれいしょ(馬鈴薯)。損傷部及び芽を除いたもの。植物油(なたね油)

可食部 100g 当たりの脂肪酸成分表

可食部100g当たり

食品番号	食品名	脂肪酸総量	飽和脂肪酸	一価不飽和脂肪酸	多価不飽和脂肪酸	n-3系多価不飽和脂肪酸	n-6系多価不飽和脂肪酸	4:0 酪酸	6:0 ヘキサン酸	7:0 ヘプタン酸	8:0 オクタン酸	10:0 デカン酸	12:0 ラウリン酸	13:0 トリデカン酸	14:0 ミリスチン酸	15:0 ペンタデカン酸	15:0 ant ペンタデカン酸	16:0 パルミチン酸	16:0 iso パルミチン酸	17:0 ヘプタデカン酸	17:0 ant ヘプタデカン酸	18:0 ステアリン酸	20:0 アラキジン酸	22:0 ベヘン酸	24:0 リグノセリン酸	10:1 デセン酸	14:1 ミリストレイン酸	15:1 ペンタデセン酸	16:1 パルミトレイン酸
		(……………………… g ………………………)						(…………………………………………………………… mg ……………………………………………………………)																		(			)
02017	塊茎　皮なし　生	0.04	0.02	0	0.02	0.01	0.02	–	–	–	–	0	0	–	Tr	Tr	–	14	–	Tr	–	3	1	Tr	1	0	0	0	Tr
02019	塊茎　皮なし　水煮	(0.04)	(0.01)	(0)	(0.03)	(0.01)	(0.02)	–	–	–	–	(0)	(0)	–	(Tr)	(Tr)	–	(10)	–	(Tr)	–	(2)	(1)	(Tr)	(0)	–	–	–	(Tr)
02018	塊茎　皮なし　蒸し	(0.10)	(0.04)	(Tr)	(0.06)	(0.02)	(0.04)	–	–	–	–	(0)	(0)	–	(Tr)	(Tr)	–	(26)	–	(Tr)	–	(6)	(1)	(1)	(0)	–	–	–	(Tr)
02066	塊茎　皮なし　電子レンジ調理	0.01	Tr	0	0.01	Tr	0.01	–	–	–	–	0	0	–	0	0	–	3	–	0	–	1	Tr	0	Tr	0	0	0	0
02067	塊茎　皮なし　フライドポテト（生を揚げたもの）	5.28	0.41	3.33	1.55	0.49	1.06	–	–	–	–	Tr	1	–	3	2	–	240	–	4	–	100	35	17	8	0	0	0	11
02020	塊茎　皮なし　フライドポテト（市販冷凍食品を揚げたもの）	(9.85)	(0.83)	(6.28)	(2.74)	(0.79)	(1.95)	–	–	–	–	(1)	(8)	(0)	(14)	(1)	(0)	(480)	(0)	(1)	(0)	(220)	(62)	(30)	(16)	(Tr)	(Tr)	(0)	(22)
02021	乾燥マッシュポテト	0.46	0.30	0.10	0.07	0.01	0.05	–	–	–	–	4	5	–	17	2	–	180	–	2	–	82	3	1	1	Tr	1	0	2
	（やまのいも類）																												
	ながいも																												
02022	いちょういも　塊根　生	0.27	0.11	0.03	0.13	0.01	0.12	–	–	–	–	0	Tr	–	Tr	5	–	92	–	1	–	3	Tr	1	3	0	0	0	1
02023	ながいも　塊根　生	0.14	0.04	0.02	0.08	0.01	0.07	–	–	–	–	0	0	–	Tr	2	–	34	–	Tr	–	1	Tr	Tr	0	–	–	–	2
02024	ながいも　塊根　水煮	(0.14)	(0.04)	(0.02)	(0.08)	(0.01)	(0.07)	–	–	–	–	(0)	(0)	–	(Tr)	(2)	–	(34)	–	(Tr)	–	(1)	(Tr)	(Tr)	(0)	–	–	–	(2)
02025	やまといも　塊根　生	0.12	0.03	0.02	0.07	0.01	0.06	–	–	–	–	0	0	–	Tr	1	–	29	–	Tr	–	2	Tr	1	1	0	0	0	1
	じねんじょ																												
02026	塊根　生	0.27	0.11	0.04	0.11	0.02	0.10	–	–	–	–	0	Tr	–	1	6	–	97	–	2	–	3	Tr	1	4	0	0	0	3
	だいじょ																												
02027	塊根　生	0.04	0.02	Tr	0.02	Tr	0.02	–	–	–	–	0	0	–	Tr	1	–	15	–	Tr	–	1	Tr	1	1	0	0	0	0

〈でん粉・でん粉製品〉

食品番号	食品名	脂肪酸総量	飽和脂肪酸	一価不飽和脂肪酸	多価不飽和脂肪酸	n-3系	n-6系	4:0	6:0	7:0	8:0	10:0	12:0	13:0	14:0	15:0	15:0ant	16:0	16:0iso	17:0	17:0ant	18:0	20:0	22:0	24:0	10:1	14:1	15:1	16:1
	（でん粉類）																												
02035	とうもろこしでん粉	(0.70)	(0.13)	(0.22)	(0.35)	(0)	(0.35)	(0)	(0)	–	(0)	(0)	(0)	–	(0)	–	–	(130)	–	–	–	(14)	–	–	–	–	–	–	(0)
	（でん粉製品）																												
02056	ごま豆腐	(3.36)	(0.50)	(1.28)	(1.58)	(0.01)	(1.56)	–	–	–	–	(0)	–	–	(1)	(0)	–	(300)	–	(2)	–	(180)	(20)	(4)	(2)	(0)	(0)	(0)	(4)

豆類

食品番号	食品名	脂肪酸総量	飽和脂肪酸	一価不飽和脂肪酸	多価不飽和脂肪酸	n-3系	n-6系	4:0	6:0	7:0	8:0	10:0	12:0	13:0	14:0	15:0	15:0ant	16:0	16:0iso	17:0	17:0ant	18:0	20:0	22:0	24:0	10:1	14:1	15:1	16:1
	あずき																												
04001	全粒　乾	0.80	0.24	0.06	0.50	0.15	0.35	–	–	–	–	0	–	–	1	0	–	200	–	3	–	22	3	13	–				10
04002	全粒　ゆで	(0.33)	(0.10)	(0.02)	(0.21)	(0.06)	(0.14)	–	–	–	–	(0)	–	–	(1)	(0)	–	(83)	–	(1)	–	(9)	(1)	(5)	–				(4)
04003	ゆで小豆缶詰	0.22	0.07	0.01	0.14	0.04	0.09	–	–	–	–	Tr	Tr	–	Tr	Tr	–	53	–	1	–	6	1	3	1	0	0	0	Tr
04004	あん　こし生あん	(0.24)	(0.07)	(0.02)	(0.15)	(0.05)	(0.10)	–	–	–	–	(0)	–	–	(Tr)	(0)	–	(61)	–	(1)	–	(7)	(1)	(4)	–				(3)
04005	あん　さらしあん（乾燥あん）	(0.39)	(0.12)	(0.03)	(0.24)	(0.07)	(0.17)	–	–	–	–	(0)	–	–	(1)	(0)	–	(98)	–	(1)	–	(11)	(2)	(6)	–				(5)
04006	あん　つぶし練りあん	0.26	0.09	0.02	0.16	0.05	0.11	–	–	–	–	0	–	–	1	0	–	69	–	1	–	10	1	4	2	0	0	0	
	いんげんまめ																												
04007	全粒　乾	1.41	0.28	0.21	0.91	0.59	0.32	–	–	–	–	0	–	–	2	2	–	230	–	3	–	25	6	15	–				
04008	全粒　ゆで	(0.65)	(0.13)	(0.10)	(0.42)	(0.27)	(0.15)	–	–	–	–	(0)	–	–	(1)	(1)	–	(110)	–	(2)	–	(11)	(3)	(7)	–				(4)
04009	うずら豆	0.57	0.11	0.06	0.40	0.25	0.15	–	–	–	–	0	0	–	1	Tr	–	86	–	1	–	8	1	4	5	0	0	0	
04010	こし生あん	(0.50)	(0.10)	(0.08)	(0.32)	(0.21)	(0.11)	–	–	–	–	(0)	–	–	(1)	(1)	–	(82)	–	(1)	–	(9)	(2)	(5)	–				(3)
04011	豆きんとん	(0.28)	(0.06)	(0.04)	(0.18)	(0.12)	(0.06)	–	–	–	–	(0)	–	–	(Tr)	(Tr)	–	(46)	–	(1)	–	(5)	(1)	(3)	–				(2)
	えんどう																												
04012	全粒　青えんどう　乾	1.39	0.27	0.44	0.68	0.09	0.60	–	–	–	–	0	–	–	4	2	–	190	–	3	–	65	7	0	–				
04013	全粒　青えんどう　ゆで	(0.60)	(0.12)	(0.19)	(0.30)	(0.04)	(0.26)	–	–	–	–	(0)	–	–	(2)	(1)	–	(83)	–	(1)	–	(28)	(3)	(0)	–				(1)
04014	グリンピース（揚げ豆）	9.37	0.86	5.28	3.23	0.76	2.47	–	–	–	–	0	–	–	8	4	–	550	–	–	–	210	55	29	0	0	0	0	
04015	塩豆	1.63	0.30	0.55	0.78	0.10	0.68	–	–	–	–	0	0	–	4	3	–	200	–	4	–	74	9	3	6	0	0	0	
04016	うぐいす豆	0.32	0.06	0.11	0.15	0.02	0.13	–	–	–	–	0	Tr	–	1	1	–	41	–	1	–	15	2	1	1	0	0	0	T

17:1	18:1 計	18:1 n-9	18:1 n-7	20:1	22:1	24:1	16:2	16:3	16:4	18:2 n-6	18:3 n-3	18:3 n-6	18:4 n-3	20:2 n-6	20:3 n-3	20:3 n-6	20:4 n-3	20:4 n-6	20:5 n-3	21:5 n-3	22:2	22:4 n-6	22:5 n-3	22:5 n-6	22:6 n-3	備考
ヘプタデセン酸	計	オレイン酸	シス・バクセン酸	イコセン酸	ドコセン酸	テトラコセン酸	ヘキサデカジエン酸	ヘキサデカトリエン酸	ヘキサデカテトラエン酸	リノール酸	α-リノレン酸	γ-リノレン酸	オクタデカテトラエン酸	イコサジエン酸	イコサトリエン酸	イコサトリエン酸	イコサテトラエン酸	アラキドン酸	イコサペンタエン酸	ヘンイコサペンタエン酸	ドコサジエン酸	ドコサテトラエン酸	ドコサペンタエン酸	ドコサペンタエン酸	ドコサヘキサエン酸	備考
一価不飽和							多価不飽和																			
mg							mg																			
0	1	Tr	Tr	Tr	0	0	0	0	0	16	6	0	0	0	-	0	0	0	0	0	0	0	0	0	0	別名:ばれいしょ(馬鈴薯)。廃棄部位:表層
(0)	(1)	-	-	(0)	-	-	-	-	-	(18)	(7)	-	-	(0)	(0)	-	-	-	-	-	-	-	-	-	-	別名:ばれいしょ(馬鈴薯)。表層を除いたもの。02017じゃがいも生から推計
(0)	(1)	-	-	(0)	-	-	-	-	-	(45)	(18)	-	-	(0)	(0)	-	-	-	-	-	-	-	-	-	-	別名:ばれいしょ(馬鈴薯)。廃棄部位:表皮。02017じゃがいも生から推計
0	Tr	0	Tr	0	0	0	0	0	0	7	2	0	0	0	-	0	0	0	0	0	0	0	0	0	0	別名:ばれいしょ(馬鈴薯)。廃棄部位:表皮
0	3200	3100	160	63	0	9	Tr	0	0	1100	490	0	0	4	-	0	0	0	0	0	0	0	0	0	0	別名:ばれいしょ(馬鈴薯)。表層を除いたもの。植物油(なたね油)
(Tr)	(6100)	-	-	(120)	(14)	(15)	(0)	(0)	(0)	(2000)	(790)	(0)	(0)	(0)	(0)	-	(0)	(0)	(0)	(0)	(0)	(0)	(0)	(0)	(0)	別名:ばれいしょ(馬鈴薯)。02021じゃがいも乾燥マッシュポテトと14008なたね油から推計
Tr	96	94	3	Tr	0	0	0	0	0	55	14	0	0	0	-	0	0	0	0	0	0	0	0	0	0	別名:ばれいしょ(馬鈴薯)
Tr	28	20	8	0	0	0	0	0	0	120	9	0	0	0	-	0	0	0	0	0	0	0	0	0	0	別名:やまいも、手いも。廃棄部位:表層
0	15	-	-	0	-	0	-	-	-	75	9	-	-	0	-	-	-	-	-	-	-	-	-	-	-	別名:やまいも。廃棄部位:表層、ひげ根及び切り口
(0)	(15)	-	-	(0)	-	-	-	-	-	(75)	(9)	-	-	(0)	(0)	-	-	-	-	-	-	-	-	-	-	別名:やまいも。02023ながいも生から推計
Tr	15	-	-	Tr	0	0	0	0	0	58	9	0	0	0	Tr	-	0	0	0	0	0	0	0	0	0	別名:やまいも。伊勢いも、丹波いもを含む。廃棄部位:表層及びひげ根
0	40	20	19	Tr	0	0	0	0	0	98	16	0	0	0	Tr	-	Tr	0	0	0	0	0	0	0	0	別名:やまいも。廃棄部位:表層及びひげ根
0	4	4	Tr	0	0	0	0	0	0	16	2	0	0	0	-	0	0	0	0	0	0	0	0	0	0	別名:やまいも、だいしょ。廃棄部位:表層
-	(220)	-	-	(0)	(0)	-	-	-	-	(350)	(0)	-	(0)	-	-	(0)	(0)	-	-	(0)	-	(0)	-	-	(0)	別名:コーンスターチ。米国成分表から推計
(1)	(1300)	-	-	(7)	(0)	(0)	(0)	(0)	(0)	(1600)	(12)	(0)	(0)	(1)	(0)	-	(0)	(0)	(0)	(0)	(0)	(0)	(0)	(0)	(0)	05019ごま(むき)から推計
0	49	-	-	1	0	-	-	-	-	350	150	-	-	0	-	-	0	-	-	-	-	-	-	-	-	
(0)	(20)	-	-	(1)	(0)	(0)	-	-	-	(140)	(63)	-	-	(0)	(0)	-	-	-	-	-	-	-	-	-	-	04001あずき乾から推計
0	12	-	-	Tr	0	0	0	0	0	95	42	0	0	Tr	-	0	0	0	0	0	0	0	0	0	0	液汁を含む
(0)	(15)	-	-	(Tr)	(0)	(0)	-	-	-	(100)	(46)	-	-	(0)	(0)	-	-	-	-	-	-	-	-	-	-	04001あずき乾から推計
(0)	(24)	-	-	(1)	(0)	(0)	-	-	-	(170)	(75)	-	-	(0)	(0)	-	-	-	-	-	-	-	-	-	-	04001あずき乾から推計
0	15	-	-	0	0	0	0	0	0	110	49	0	0	0	0	0	0	0	0	0	0	0	0	0	0	別名:小倉あん。加糖あん
3	200	-	-	3	0	-	-	-	-	320	590	-	-	0	-	-	0	-	-	-	-	-	-	-	-	金時類、白金時類、手亡類、鶉類、大福、虎豆を含む
(1)	(92)	-	-	(1)	(0)	-	-	-	-	(150)	(270)	-	-	(0)	(0)	-	-	-	-	-	-	-	-	-	-	金時類、白金時類、手亡類、鶉類、人福、虎豆を含む。04007いんげんまめ乾から推計
1	60	-	-	1	0	0	0	0	0	150	250	0	0	0	0	0	0	0	0	0	0	0	0	0	0	試料(原材料):金時類。煮豆
(1)	(71)	-	-	(1)	(0)	-	-	-	-	(110)	(210)	-	-	(0)	(0)	-	-	-	-	-	-	-	-	-	-	04007いんげんまめ乾から推計
(1)	(39)	-	-	(1)	(0)	-	-	-	-	(64)	(120)	-	-	(0)	(0)	-	-	-	-	-	-	-	-	-	-	04007いんげんまめ乾から推計
0	430	-	-	6	0	-	-	-	-	600	86	-	-	0	-	-	0	-	-	-	-	-	-	-	-	
(0)	(190)	-	-	(3)	(0)	-	-	-	-	(260)	(37)	-	-	(0)	(0)	-	-	-	-	-	-	-	-	-	-	04012えんどう乾から推計
6	5100	-	-	130	47	0	0	0	0	2500	760	0	0	12	0	-	0	0	0	0	0	0	0	0	0	
1	530	-	-	11	0	1	0	0	0	680	100	0	0	0	0	-	0	0	0	0	0	0	0	0	0	
Tr	100	-	-	3	0	Tr	0	0	0	130	23	0	0	0	0	-	0	0	0	0	0	0	0	0	0	煮豆

脂肪酸成分表 第1表 豆類

食品番号	食品名	脂肪酸総量	飽和脂肪酸	一価不飽和脂肪酸	多価不飽和脂肪酸	n-3系多価不飽和脂肪酸	n-6系多価不飽和脂肪酸	4:0 酪酸	6:0 ヘキサン酸	7:0 ヘプタン酸	8:0 オクタン酸	10:0 デカン酸	12:0 ラウリン酸	13:0 トリデカン酸	14:0 ミリスチン酸	15:0 ペンタデカン酸	15:0ant ペンタデカン酸	16:0 パルミチン酸	16:0iso パルミチン酸	17:0 ヘプタデカン酸	17:0ant ヘプタデカン酸	18:0 ステアリン酸	20:0 アラキジン酸	22:0 ベヘン酸	24:0 リグノセリン酸	10:1 デセン酸	14:1 ミリストレイン酸	15:1 ペンタデセン酸	16:1 パルミトレイン酸
		(·········· g ··········)						(·································· mg ··································)																	(·····			·····)
	ささげ																												
04017	全粒 乾	1.29	0.43	0.12	0.73	0.27	0.46	–	–	–	–	0	–	–	1	1	–	330	–	5	–	45	13	44	–	–	–	–	3
04018	全粒 ゆで	(0.58)	(0.19)	(0.05)	(0.33)	(0.12)	(0.21)	–	–	–	–	(0)	–	–	(1)	(Tr)	–	(150)	–	(2)	–	(20)	(6)	(20)	–	–	–	–	(1)
	そらまめ																												
04019	全粒 乾	1.22	0.24	0.33	0.65	0.04	0.61	–	–	–	–	0	–	–	3	2	–	190	–	2	–	24	12	5	–	–	–	–	0
04020	フライビーンズ	(18.73)	(1.53)	(11.64)	(5.55)	(1.46)	(4.10)	–	–	–	–	(12)	–	–	(18)	(2)	–	(940)	–	–	–	(380)	(120)	(59)	–	–	–	–	(38)
04021	おたふく豆	0.62	0.11	0.18	0.33	0.02	0.31	–	–	–	–	0	1	–	1	1	–	84	–	1	–	12	6	3	2	0	0	0	Tr
04022	ふき豆	1.07	0.18	0.33	0.56	0.03	0.53	–	–	–	–	0	Tr	–	2	2	–	140	–	2	–	19	10	5	3	0	0	0	Tr
04076	しょうゆ豆	(0.48)	(0.09)	(0.14)	(0.26)	(0.02)	(0.24)	–	–	–	–	(0)	–	–	(1)	(1)	–	(65)	–	(1)	–	(9)	(5)	(2)	(1)	(0)	(0)	(0)	(Tr)
	だいず																												
	[全粒・全粒製品]																												
04104	全粒 青大豆 国産 乾	16.19	2.49	3.59	10.11	1.51	8.60	–	–	–	–	0	1	–	13	6	–	1800	–	16	–	530	54	68	25	0	0	1	16
04105	全粒 青大豆 国産 ゆで	7.17	1.13	1.61	4.42	0.66	3.76	–	–	–	–	–	Tr	–	6	3	–	810	–	7	–	240	28	31	12	0	0	1	18
04023	全粒 黄大豆 国産 乾	17.78	2.59	4.80	10.39	1.54	8.84	–	–	–	–	0	0	–	12	6	–	1900	–	16	–	510	49	74	24	0	0	0	17
04024	全粒 黄大豆 国産 ゆで	(8.82)	(1.28)	(2.38)	(5.15)	(0.77)	(4.39)	–	–	–	–	(0)	(0)	–	(6)	(0)	–	(940)	–	(8)	–	(260)	(25)	(37)	(12)	(0)	(0)	(0)	(8)
04077	全粒 黒大豆 国産 乾	15.81	2.42	3.77	9.62	1.59	8.03	–	–	–	–	0	0	–	12	8	–	1700	–	18	–	510	51	59	22	0	0	1	13
04106	全粒 黒大豆 国産 ゆで	8.14	1.24	1.97	4.93	0.83	4.11	–	–	–	–	1	–	–	6	3	–	890	–	9	–	260	25	32	11	0	0	1	10
04025	全粒 黄大豆 米国産 乾	(19.03)	(3.13)	(4.19)	(11.71)	(1.66)	(10.05)	–	–	–	–	(0)	–	–	(12)	–	–	(2200)	–	(20)	–	(790)	(50)	(50)	–	–	–	–	(19)
04026	全粒 黄大豆 中国産 乾	(17.10)	(2.63)	(3.38)	(11.09)	(1.96)	(9.12)	–	–	–	–	(0)	–	–	(0)	–	–	(1900)	–	–	–	(690)	(0)	–	–	–	–	–	(0)
04027	全粒 黄大豆 ブラジル産 乾	19.29	3.14	5.02	11.13	1.20	9.93	–	–	–	–	0	–	–	18	4	–	2200	–	19	–	670	78	100	43	0	0	0	22
04078	いり大豆 黄大豆	19.33	2.81	5.16	11.37	1.65	9.72	–	–	–	–	0	–	–	13	5	–	2000	–	17	–	570	54	79	29	0	0	0	19
04079	いり大豆 黒大豆	19.38	2.83	5.87	10.67	1.70	8.97	–	–	–	–	0	–	–	14	8	–	2000	–	15	–	640	57	77	27	0	0	0	17
04080	いり大豆 青大豆	18.25	2.84	4.02	11.39	1.81	9.58	–	–	–	–	0	–	–	15	4	–	2100	–	21	–	560	55	80	27	0	0	0	13
04028	水煮缶詰 黄大豆	(6.04)	(0.88)	(1.63)	(3.53)	(0.52)	(3.00)	–	–	–	–	(0)	–	–	(4)	–	–	(650)	–	(6)	–	(170)	(17)	(25)	(8)	(0)	(0)	(0)	(6)
04081	蒸し大豆 黄大豆	(8.82)	(1.28)	(2.38)	(5.15)	(0.77)	(4.38)	–	–	–	–	(0)	–	–	(6)	–	–	(940)	–	(8)	–	(260)	(25)	(37)	(12)	(0)	(0)	(0)	(8)
04029	きな粉 黄大豆 全粒大豆	23.59	3.59	5.92	14.08	2.02	12.05	–	–	–	–	0	–	–	18	6	–	2600	–	25	–	690	68	110	38	0	0	0	22
04082	きな粉 青大豆 全粒大豆	19.97	3.21	4.17	12.59	2.00	10.59	–	–	–	–	0	–	–	17	5	–	2200	–	24	–	730	64	100	28	0	0	0	15
04030	きな粉 黄大豆 脱皮大豆	22.65	3.43	5.61	13.61	1.96	11.65	–	–	–	–	0	–	–	16	7	–	2500	–	23	–	700	65	93	35	0	0	0	20
04096	きな粉 青大豆 脱皮大豆	22.03	3.29	5.43	13.32	1.88	11.44	–	–	–	–	0	–	–	17	7	–	2300	–	21	–	720	76	88	33	0	0	0	18
04031	ぶどう豆	(8.47)	(1.23)	(2.29)	(4.95)	(0.74)	(4.21)	–	–	–	–	(0)	–	–	(6)	–	–	(910)	–	–	–	(250)	(24)	(35)	(11)	(0)	(0)	(0)	(8)
	[豆腐・油揚げ類]																												
04032	木綿豆腐	4.32	0.79	0.92	2.60	0.31	2.29	–	–	–	–	0	–	–	7	Tr	–	500	–	5	–	240	22	19	–	–	–	–	4
04097	木綿豆腐 (凝固剤：塩化マグネシウム)	4.32	0.79	0.92	2.60	0.31	2.29	–	–	–	–	0	–	–	7	Tr	–	500	–	5	–	240	22	19	–	–	–	–	4
04098	木綿豆腐 (凝固剤：硫酸カルシウム)	4.32	0.79	0.92	2.60	0.31	2.29	–	–	–	–	0	–	–	7	Tr	–	500	–	5	–	240	22	19	–	–	–	–	4
04033	絹ごし豆腐	(3.08)	(0.57)	(0.66)	(1.86)	(0.22)	(1.63)	–	–	–	–	–	–	–	(5)	(Tr)	–	(350)	–	(4)	–	(170)	(16)	(14)	–	–	–	–	(3)
04034	ソフト豆腐	(2.89)	(0.53)	(0.61)	(1.74)	(0.21)	(1.53)	–	–	–	–	–	–	–	(5)	(Tr)	–	(330)	–	(4)	–	(160)	(15)	(13)	–	–	–	–	(3)
04035	充てん豆腐	(2.71)	(0.50)	(0.58)	(1.63)	(0.20)	(1.44)	–	–	–	–	–	–	–	(4)	(Tr)	–	(310)	–	(3)	–	(150)	(14)	(12)	–	–	–	–	(3)
04036	沖縄豆腐	(6.30)	(1.16)	(1.34)	(3.80)	(0.45)	(3.34)	–	–	–	–	–	–	–	(10)	(Tr)	–	(720)	–	(6)	–	(360)	(32)	(28)	–	–	–	–	(7)
04037	ゆし豆腐	(2.45)	(0.45)	(0.52)	(1.48)	(0.18)	(1.30)	–	–	–	–	–	–	–	(4)	(Tr)	–	(280)	–	(3)	–	(140)	(13)	(11)	–	–	–	–	(3)
04038	焼き豆腐	(4.98)	(0.92)	(1.06)	(3.00)	(0.36)	(2.64)	–	–	–	–	–	–	–	(8)	(Tr)	–	(570)	–	(5)	–	(280)	(26)	(22)	–	–	–	–	(5)
04039	生揚げ	(10.19)	(1.61)	(3.07)	(5.51)	(0.79)	(4.72)	–	–	–	–	(0)	(0)	–	(10)	(4)	–	(1100)	–	(10)	–	(420)	(40)	(39)	(14)	(0)	(0)	(0)	(13)
04040	油揚げ 生	29.88	3.89	12.44	13.56	2.26	11.30	–	–	–	–	0	–	–	22	13	–	2500	–	25	–	1000	140	120	43	0	0	0	43
04084	油揚げ 油抜き 生	20.41	2.74	8.07	9.60	1.56	8.04	–	–	–	–	0	–	–	15	9	–	1800	–	17	–	730	90	79	30	0	0	0	28
04086	油揚げ 油抜き ゆで	12.00	1.68	4.34	5.98	0.94	5.05	–	–	–	–	0	–	–	9	6	–	1100	–	11	–	450	51	46	17	0	0	0	18

可食部100g当たり　／　一価不飽和・多価不飽和（単位：mg）

17:1 ヘプタデセン酸	18:1 計	18:1 n-9 オレイン酸	18:1 n-7 シス・バクセン酸	20:1 イコセン酸	22:1 ドコセン酸	24:1 テトラコセン酸	16:2 ヘキサデカジエン酸	16:3 ヘキサデカトリエン酸	16:4 ヘキサデカテトラエン酸	18:2 n-6 リノール酸	18:3 n-3 α-リノレン酸	18:3 n-6 γ-リノレン酸	18:4 n-3 オクタデカテトラエン酸	20:2 n-6 イコサジエン酸	20:3 n-3 イコサトリエン酸	20:3 n-6 イコサトリエン酸	20:4 n-3 イコサテトラエン酸	20:4 n-6 アラキドン酸	20:5 n-3 イコサペンタエン酸	21:5 n-3 ヘンイコサペンタエン酸	22:2 ドコサジエン酸	22:4 n-6 ドコサテトラエン酸	22:5 n-3 ドコサペンタエン酸	22:5 n-6 ドコサペンタエン酸	22:6 n-3 ドコサヘキサエン酸	備考
0	110	–	–	5	0	–	–	–	–	460	270	–	0	–												
(0)	(50)	–	–	(2)	(0)	–	–	–	–	(210)	(120)	–	(0)	(0)												04017ささげ乾から推計
0	320	–	–	6	0	–	–	–	–	610	39	–	0	–												
(0)	(11000)	–	–	(220)	(26)	–	–	–	–	(4100)	(1500)	–	(0)	(0)												別名：いかり豆。種皮付き。04019そらまめ乾と14008なたね油から推計
Tr	170	–	–	4	0	0	0	0	0	310	20	0	0	0	0	0	0	0	0	0	0	0	0	0	0	煮豆
Tr	320	–	–	6	0	0	0	0	0	530	34	0	0	0	0	0	0	0	0	0	0	0	0	0	0	煮豆
(Tr)	(130)	–	–	(3)	(0)	(0)	(0)	(0)	(0)	(240)	(16)	(0)	(0)	(0)	(0)	(0)	(0)	(0)	(0)	(0)	(0)	(0)	(0)	(0)	(0)	煮豆。調味液を除いたもの。04021おたふく豆から推計
0	3500	3300	240	31	0	0	2	0	0	8600	1500	0	0	0	–	0	0	0	0	0	0	0	0	0	0	
0	1600	1500	120	15	0	0	1	0	0	3800	660	0	0	0	–	0	0	0	0	0	0	0	0	0	0	
10	4700	4500	270	33	0	0	0	0	0	8800	1500	0	0	0	–	0	0	0	0	0	0	0	0	0	0	
(5)	(2400)	–	–	(16)	(0)	(0)	(0)	(0)	(0)	(4400)	(770)	(0)	(0)	(0)	–	(0)	(0)	(0)	(0)	(0)	(0)	(0)	(0)	(0)	(0)	04023国産黄大豆乾から推計
5	3700	3500	220	29	0	0	0	0	0	8000	1600	0	0	0	–	3	0	0	0	2	0	0	0	0	0	
0	1900	1800	110	15	0	0	1	0	0	4100	830	0	0	0	–	0	0	0	0	0	0	0	0	0	0	
(12)	(4100)	–	–	(35)	(0)	–	(0)			(10000)	(1700)	–		(0)												四訂フォローアップ及び文献値を基に推計
(0)	(3400)	–	–	(0)	(0)	–	(0)			(9100)	(2000)	–		(0)												四訂フォローアップ及び文献値を基に推計
14	4900	–	–	57	13	0	0	0	0	9900	1200	0	0	0	–	4	12	0	0	0	0	0	0	0	0	
11	5100	4800	310	38	0	0	0	0	0	9700	1600	0	0	0	–	0	0	0	0	0	0	0	0	0	0	
12	5800	5500	290	43	9	0	0	0	0	9000	1700	0	0	0	–	0	0	0	0	0	0	0	0	0	0	
9	3900	3700	250	36	18	0	0	0	0	9600	1800	0	0	0	–	8	0	0	0	0	0	0	0	0	0	
(3)	(1600)	–	–	(11)	(0)	–	(0)			(3000)	(520)	–		(0)												液汁を除いたもの。04023国産黄大豆乾から推計
(5)	(2400)	–	–	(16)	(0)	–	(0)			(4400)	(770)	–		(0)												試料：レトルト製品。04023国産黄大豆乾から推計
14	5800	5500	360	49	24	0	0	0	0	12000	2000	0	0	0	–	0	0	0	0	0	0	0	0	0	0	
11	4100	3800	260	38	53	0	0	0	0	11000	2000	0	0	0	–	0	0	0	0	0	0	0	0	0	0	
12	5500	5200	340	45	18	0	0	0	0	11000	2000	0	0	0	–	9	0	0	0	0	0	0	0	0	0	
12	5400	5000	320	50	1	0	2	0	0	11000	1900	2	0	0	–	8	0	0	0	0	0	0	0	0	0	別名：青大豆きな粉、うぐいす色きな粉あるいはうぐいすきな粉
(5)	(2300)	–	–	(16)	(0)	–	(0)			(4200)	(740)	–		(0)												煮豆。04023国産黄大豆乾から推計
2	900	–	–	8	0	–				2300	310	–				0										凝固剤の種類は問わないもの
2	900	–	–	8	0	–				2300	310	–				0										
2	900	–	–	8	0	–				2300	310	–				0										凝固剤の種類は問わないもの。04032木綿豆腐から推計
(1)	(650)	–	–	(6)	–	–				(1600)	(220)	–				(0)										04032木綿豆腐から推計
(1)	(600)	–	–	(5)	–	–				(1500)	(210)	–				(0)										04032木綿豆腐から推計
(1)	(570)	–	–	(5)	–	–				(1400)	(200)	–				(0)										04032木綿豆腐から推計
(2)	(1300)	–	–	(12)	–	–				(3300)	(450)	–				(0)										別名：島豆腐。04032木綿豆腐から推計
(1)	(510)	–	–	(5)	–	–				(1300)	(180)	–				(0)										04032木綿豆腐から推計
(2)	(1000)	–	–	(9)	–	–				(2600)	(360)	–				(0)										04032木綿豆腐から推計
(7)	(3000)	–	–	(34)	(3)	(3)	(0)	(0)	(0)	(4700)	(790)	(0)	(0)	(4)	(0)	(2)	(0)	(0)	(0)	(0)	(0)	(0)	(0)	(0)	(0)	別名：厚揚げ。04042凍り豆腐乾及び04040油揚げ生から推計
26	12000	11000	660	200	0	21	0	0	0	11000	2300	0	0	14	–	0	0	0	0	0	0	0	0	0	0	
17	7900	7500	430	120	0	13	0	0	0	8000	1600	0	0	9	–	0	0	0	0	0	0	0	0	0	0	
10	4200	4000	240	60	0	7	0	0	0	5000	940	0	0	5	–	0	0	0	0	0	0	0	0	0	0	

可食部 100g 当たりの脂肪酸成分表

食品番号	食品名	脂肪酸総量	飽和脂肪酸	一価不飽和脂肪酸	多価不飽和脂肪酸	n-3系多価不飽和脂肪酸	n-6系多価不飽和脂肪酸	4:0 酪酸	6:0 ヘキサン酸	7:0 ヘプタン酸	8:0 オクタン酸	10:0 デカン酸	12:0 ラウリン酸	13:0 トリデカン酸	14:0 ミリスチン酸	15:0 ペンタデカン酸	15:0 ant ペンタデカン酸	16:0 パルミチン酸	16:0 iso パルミチン酸	17:0 ヘプタデカン酸	17:0 ant ヘプタデカン酸	18:0 ステアリン酸	20:0 アラキジン酸	22:0 ベヘン酸	24:0 リグノセリン酸	10:1 デセン酸	14:1 ミリストレイン酸	15:1 ペンタデセン酸	16:1 パルミトレイン酸
		(……… g ………)						(……………………………………… mg ……………………………………)																		(………			
04085	油揚げ 油抜き 焼き	27.52	3.73	10.77	13.01	2.08	10.93	–	–	–	0	0	–	20	12	–	2400	–	23	–	990	120	110	40	0	0	0	38
04095	油揚げ 甘煮	11.27	1.60	4.11	5.56	0.75	4.82	–	–	–	0	0	–	9	4	–	1100	–	10	–	390	47	41	16	0	0	0	15
04041	がんもどき	(16.03)	(2.49)	(5.02)	(8.52)	(1.24)	(7.28)	–	–	–	(0)	(0)	–	(16)	(7)	–	(1600)	–	(16)	–	(660)	(64)	(60)	(23)	(0)	(0)	(0)	(21)
04042	凍り豆腐 乾	30.92	5.22	7.38	18.32	2.49	15.83	–	–	–	0	0	–	27	12	–	3500	–	33	–	1400	110	120	43	0	0	0	28
04087	凍り豆腐 水煮	6.36	1.07	1.53	3.76	0.51	3.25	–	–	–	0	0	–	5	3	–	730	–	7	–	280	23	27	9	0	0	0	7
04043	豆腐よう	7.15	1.17	1.59	4.39	0.55	3.84	–	–	–	0	0	–	6	0	–	820	–	9	–	290	24	30	8	0	0	0	7
04044	豆腐竹輪 蒸し	3.52	0.62	0.73	2.17	0.35	1.83	–	–	–	0	0	–	7	2	–	390	–	0	–	200	12	15	0	0	0	0	0
04045	豆腐竹輪 焼き	3.91	0.69	0.82	2.39	0.38	2.01	–	–	–	0	0	–	8	2	–	440	–	0	–	220	14	16	0	0	0	0	0
04088	ろくじょう豆腐	(18.79)	(3.46)	(4.00)	(11.33)	(1.36)	(9.97)	–	–	–	–	–	–	(31)	(1)	–	(2200)	–	(23)	–	(1100)	(97)	(84)	–	–	–	–	(19)
	[納豆類]																												
04046	糸引き納豆	(9.30)	(1.45)	(2.21)	(5.65)	(0.67)	(4.98)	(0)	(0)	–	(0)	(0)	(0)	–	(28)	–	–	(1100)	–	–	–	(360)	–	–	–	–	–	–	(28)
04047	挽きわり納豆	(9.30)	(1.45)	(2.21)	(5.65)	(0.67)	(4.98)	(0)	(0)	–	(0)	(0)	(0)	–	(28)	–	–	(1100)	–	–	–	(360)	–	–	–	–	–	–	(28)
04048	五斗納豆	6.62	1.13	1.22	4.26	0.70	3.55	–	–	–	0	0	–	7	2	–	790	–	8	–	270	22	24	10	0	0	0	8
04049	寺納豆	5.81	1.01	1.10	3.70	0.60	3.10	–	–	–	0	0	–	6	2	–	750	–	7	–	200	17	21	9	0	0	0	7
	[その他]																												
04051	おから 生	(3.21)	(0.51)	(0.67)	(2.03)	(0.28)	(1.75)	–	–	–	–	–	–	–	(3)	–	–	(360)	–	(4)	–	(140)	(10)	–	–	–	–	–	(4)
04089	おから 乾燥	(12.18)	(1.94)	(2.55)	(7.68)	(1.07)	(6.62)	–	–	–	–	–	–	–	(11)	–	–	(1400)	–	(14)	–	(510)	(37)	–	–	–	–	–	(14)
04052	豆乳 豆乳	(1.75)	(0.32)	(0.37)	(1.05)	(0.13)	(0.93)	–	–	–	–	–	–	–	(3)	(Tr)	–	(200)	–	(2)	–	(99)	(9)	(8)	–	–	–	–	(2)
04053	豆乳 調製豆乳	3.24	0.50	0.75	1.99	0.20	1.79	–	–	–	0	5	–	5	0	–	340	–	3	–	130	11	10	4	0	0	0	3
04054	豆乳 豆乳飲料・麦芽コーヒー	1.96	0.33	0.44	1.20	0.11	1.08	–	–	–	0	0	–	2	0	–	230	–	2	–	82	7	5	3	0	0	0	2
04055	大豆たんぱく 粒状大豆たんぱく	1.83	0.38	0.29	1.16	0.14	1.01	–	–	–	0	0	–	2	1	–	280	–	3	–	79	4	7	4	0	0	0	2
04056	大豆たんぱく 濃縮大豆たんぱく	0.68	0.21	0.09	0.39	0.04	0.35	–	–	–	0	0	–	1	0	–	150	–	2	–	41	2	4	2	0	0	0	1
04057	大豆たんぱく 分離大豆たんぱく 塩分無調整タイプ	1.56	0.41	0.19	0.96	0.09	0.87	–	–	–	0	0	–	2	0	–	310	–	3	–	80	3	7	4	0	0	0	2
04058	大豆たんぱく 繊維状大豆たんぱく	3.48	0.72	0.69	2.07	0.21	1.86	–	–	–	0	2	–	5	0	–	530	–	5	–	150	10	15	7	0	0	0	4
04059	湯葉 生	11.76	1.90	2.80	7.06	0.91	6.15	–	–	–	0	0	–	10	2	–	1300	–	13	–	520	36	44	15	0	0	0	11
04060	湯葉 干し 乾	28.74	4.98	7.50	16.26	2.18	14.08	–	–	–	0	0	–	27	11	–	3300	–	28	–	1300	94	140	58	0	0	0	26
04091	湯葉 干し 湯戻し	9.19	1.60	2.37	5.22	0.70	4.52	–	–	–	0	0	–	9	3	–	1100	–	9	–	410	30	44	19	0	0	0	8
04061	金山寺みそ	2.52	0.54	0.47	1.51	0.17	1.35	–	–	–	0	0	–	4	2	–	420	–	5	–	82	8	7	4	0	0	0	4
04062	ひしおみそ	2.14	0.36	0.51	1.27	0.16	1.12	–	–	–	0	0	–	2	1	–	250	–	3	–	89	7	4	4	0	0	0	4
04063	テンペ	7.50	1.20	1.61	4.69	0.72	3.97	–	–	–	0	0	–	6	0	–	820	–	9	–	310	25	29	0	0	0	0	10
	つるあずき																												
04064	全粒 乾	0.96	0.32	0.10	0.55	0.18	0.37	–	–	–	0	Tr	–	2	2	–	230	–	3	–	50	10	13	6	0	0	0	1
04092	全粒 ゆで	(0.58)	(0.19)	(0.06)	(0.33)	(0.11)	(0.22)	–	–	–	(0)	(Tr)	–	(1)	(1)	–	(140)	–	(2)	–	(30)	(6)	(8)	(4)	(0)	(0)	(0)	(2)
	ひよこまめ																												
04065	全粒 乾	4.09	0.56	1.48	2.04	0.08	1.96	–	–	–	0	1	–	6	1	–	400	–	3	–	90	31	17	9	0	0	0	7
04066	全粒 ゆで	2.00	0.28	0.72	1.00	0.04	0.96	–	–	–	0	Tr	–	3	1	–	200	–	2	–	44	15	8	4	0	0	0	4
04067	全粒 フライ 味付け	7.71	1.24	3.19	3.28	0.25	3.03	–	–	–	0	3	–	19	3	–	930	–	6	–	200	48	27	12	0	0	0	7
	べにばないんげん																												
04068	全粒 乾	1.16	0.21	0.11	0.85	0.35	0.50	–	–	–	0	0	–	2	1	–	170	–	3	–	25	5	5	0	0	0	0	1
04069	全粒 ゆで	0.40	0.08	0.04	0.29	0.12	0.17	–	–	–	0	0	–	1	Tr	–	62	–	1	–	9	2	2	0	0	0	0	1
	らいまめ																												
04070	全粒 乾	1.27	0.42	0.10	0.75	0.20	0.55	–	–	–	0	Tr	–	4	6	–	320	–	4	–	62	7	6	12	0	0	0	1
04093	全粒 ゆで	(0.64)	(0.21)	(0.05)	(0.38)	(0.10)	(0.28)	–	–	–	(0)	(0)	–	(2)	(3)	–	(160)	–	(2)	–	(32)	(4)	(3)	(6)	(0)	(0)	(0)	(1)

可食部100g当たり

17:1 ヘプタデセン酸	18:1 計	18:1 n-9 オレイン酸	18:1 n-7 シス・バクセン酸	20:1 イコセン酸	22:1 ドコセン酸	24:1 テトラコセン酸	16:2 ヘキサデカジエン酸	16:3 ヘキサデカトリエン酸	16:4 ヘキサデカテトラエン酸	18:2 n-6 リノール酸	18:3 n-3 α・リノレン酸	18:3 n-6 γ・リノレン酸	18:4 n-3 オクタデカテトラエン酸	20:2 n-6 イコサジエン酸	20:3 n-3 イコサトリエン酸	20:3 n-6 イコサトリエン酸	20:4 n-3 イコサテトラエン酸	20:4 n-6 アラキドン酸	20:5 n-3 イコサペンタエン酸	21:5 n-3 ヘンイコサペンタエン酸	22:2 ドコサジエン酸	22:4 n-6 ドコサテトラエン酸	22:5 n-3 ドコサペンタエン酸	22:5 n-6 ドコサペンタエン酸	22:6 n-3 ドコサヘキサエン酸	備考
mg							mg																			
22	11000	10000	580	160	0	16	0	0	0	11000	2100	0	0	14	–	0	0	0	0	0	0	0	0	0	0	
7	4000	3800	210	60	0	0	0	0	0	4800	750	0	0	5	–	0	0	0	0	0	0	0	0	0	0	
(11)	(4900)	–	–	(58)	(4)	(5)	(0)	(0)	(0)	(7300)	(1200)	(0)	(0)	(7)	(0)	(3)	(0)	(0)	(0)	(0)	(0)	(0)	(0)	(0)	(0)	04042凍り豆腐乾及び04040油揚げ生から推計
15	7300	6900	410	57	13	0	0	0	0	16000	2500	0	0	12	–	10	0	0	0	0	0	0	0	0	0	別名:高野豆腐。試料:炭酸水素ナトリウム処理製品
3	1500	1400	86	13	3	0	0	0	0	3200	510	0	0	2	–	2	0	0	0	0	0	0	0	0	0	別名:高野豆腐。湯戻し後、煮たもの
6	1600	–	–	18	0	0	0	0	0	3800	550	0	0	2	–	0	0	0	0	0	0	0	0	0	0	
0	710	–	–	6	5	1	0	0	0	1800	290	0	0	2	–	0	1	3	17	0	0	0	3	1	39	原材料配合割合:豆腐2、すり身1
0	800	–	–	13	5	1	0	0	0	2000	320	0	0	3	–	0	1	4	19	0	0	0	3	2	46	原材料配合割合:豆腐2、すり身1
(7)	(3900)	–	–	(35)	(4)	(5)	(0)	(0)	(0)	(10000)	(1400)	(0)	(0)	(0)	(0)	(0)	(0)	(0)	(0)	(0)	(0)	(0)	(0)	(0)	(0)	04032木綿豆腐から推計
–	(2200)	–	–	(0)	(0)	–	(0)	–	(0)	(5000)	(670)	–	(0)	–	–	(0)	(0)	–	(0)	–	–	(0)	–	–	(0)	米国成分表から推計
–	(2200)	–	–	(0)	(0)	–	(0)	–	(0)	(5000)	(670)	–	(0)	–	–	(0)	(0)	–	(0)	–	–	(0)	–	–	(0)	米国成分表から推計
4	1200	–	–	12	3	0	0	0	0	3600	700	0	1	3	–	0	0	0	0	0	0	0	0	0	0	別名:こうじ納豆
4	1100	–	–	14	12	0	0	0	0	3100	600	0	2	4	–	0	0	0	0	0	0	0	0	0	0	別名:塩辛納豆、浜納豆
(1)	(660)	–	–	(6)	–	–	–	–	–	(1700)	(280)	–	–	(10)	(0)	–	–	–	–	–	–	–	–	–	–	四訂フォローアップ・おから(旧製法)の分析値から推計
(5)	(2500)	–	–	(22)	–	–	–	–	–	(6600)	(1100)	–	–	(36)	(0)	–	–	–	–	–	–	–	–	–	–	四訂フォローアップ・おから(旧製法)の分析値から推計
(1)	(370)	–	–	(3)	–	–	–	–	–	(930)	(130)	–	–	–	–	–	–	–	–	–	–	–	–	–	–	04032木綿豆腐から推計
2	730	–	–	9	0	0	0	0	0	1800	200	0	0	2	–	0	0	0	0	0	0	0	0	0	0	
1	430	–	–	4	0	0	0	0	0	1100	110	0	0	0	0	0	0	0	0	0	0	0	0	0	0	
1	290	–	–	2	0	0	0	0	0	1000	140	0	0	0	0	0	0	0	0	0	0	0	0	0	0	
0	88	–	–	0	0	0	0	0	0	350	37	0	0	0	0	0	0	0	0	0	0	0	0	0	0	
0	180	–	–	2	0	0	0	0	0	870	93	0	0	0	0	0	0	0	0	0	0	0	0	0	0	
2	680	–	–	7	0	0	0	0	0	1900	210	0	0	0	0	0	0	0	0	0	0	0	0	0	0	
7	2700	–	–	28	8	0	0	0	0	6100	910	0	0	2	–	5	0	0	0	0	0	0	0	0	0	
16	7400	6900	440	67	0	0	0	0	0	14000	2200	0	0	11	–	9	0	0	0	0	0	0	0	0	0	
5	2300	2200	140	20	0	0	0	0	0	4500	700	0	0	0	0	0	0	0	0	0	0	0	0	0	0	
3	450	–	–	9	4	0	0	0	0	1300	170	0	1	4	–	0	0	0	0	0	0	0	0	0	0	
1	500	–	–	6	2	0	0	0	0	1100	160	0	Tr	1	–	0	0	0	0	0	0	0	0	0	0	
6	1600	–	–	16	0	0	0	0	0	4000	720	0	0	0	0	0	0	0	0	0	0	0	0	0	0	丸大豆製品
0	92	–	–	1	Tr	0	0	0	0	370	180	0	0	0	0	0	0	0	0	0	0	0	0	0	0	別名:たけあずき
(0)	(56)	–	–	(1)	(Tr)	(0)	(0)	(0)	(0)	(220)	(110)	(0)	(0)	(0)	(0)	(0)	(0)	(0)	(0)	(0)	(0)	(0)	(0)	(0)	(0)	別名:たけあずき。04064つるあずき乾から推計
5	1400	–	–	20	3	0	0	0	0	2000	84	0	0	2	–	0	0	0	0	0	0	0	0	0	0	別名:ヒヨコマメ、ガルバンゾー
2	710	–	–	10	0	0	0	0	0	960	41	0	0	0	0	0	0	0	0	0	0	0	0	0	0	別名:チックピー、ガルバンゾー
7	3100	–	–	57	13	0	0	0	0	3000	250	0	0	5	–	0	0	0	0	0	0	0	0	0	0	別名:チックピー、ガルバンゾー
2	100	–	–	2	0	0	0	0	0	500	350	0	0	0	0	0	0	0	0	0	0	0	0	0	0	別名:はなまめ
1	35	–	–	1	0	0	0	0	0	170	120	0	0	0	0	0	0	0	0	0	0	0	0	0	0	別名:はなまめ
1	95	–	–	2	1	0	0	0	0	550	200	0	0	1	–	0	0	0	0	0	0	0	0	0	0	別名:ライマビーン、バタービーン
(Tr)	(48)	–	–	(1)	(Tr)	(0)	(0)	(0)	(0)	(280)	(100)	(0)	(0)	(Tr)	(0)	(0)	(0)	(0)	(0)	(0)	(0)	(0)	(0)	(0)	(0)	別名:ライマビーン、バタービーン。04070らいまめ乾から推計

可食部 100g 当たりの脂肪酸成分表

可食部 100g 当たり

食品番号	食品名	脂肪酸総量	飽和脂肪酸	一価不飽和脂肪酸	多価不飽和脂肪酸	n-3系多価不飽和脂肪酸	n-6系多価不飽和脂肪酸	4:0 酪酸	6:0 ヘキサン酸	7:0 ヘプタン酸	8:0 オクタン酸	10:0 デカン酸	12:0 ラウリン酸	13:0 トリデカン酸	14:0 ミリスチン酸	15:0 ペンタデカン酸	15:0 ant ペンタデカン酸	16:0 パルミチン酸	16:0 iso パルミチン酸	17:0 ヘプタデカン酸	17:0 ant ヘプタデカン酸	18:0 ステアリン酸	20:0 アラキジン酸	22:0 ベヘン酸	24:0 リグノセリン酸	10:1 デセン酸	14:1 ミリストレイン酸	15:1 ペンタデセン酸	16:1 パルミトレイン酸
		(·········· g ··········)						(··· mg ···)																		(··			
	りょくとう																												
04071	全粒 乾	0.98	0.34	0.04	0.61	0.17	0.44	–	–	–	–	0	0	–	2	1	–	250	–	2	–	44	10	13	10	0	0	0	Tr
04072	全粒 ゆで	(0.39)	(0.13)	(0.01)	(0.24)	(0.07)	(0.18)	–	–	–	–	(0)	(0)	–	(1)	(Tr)	–	(100)	–	(1)	–	(18)	(4)	(5)	(4)	(0)	(0)	(0)	(Tr)
	レンズまめ																												
04073	全粒 乾	0.96	0.17	0.30	0.48	0.09	0.39	–	–	–	–	0	0	–	4	2	–	140	–	2	–	18	4	4	4	0	0	0	1
04094	全粒 ゆで	(0.50)	(0.09)	(0.16)	(0.25)	(0.05)	(0.20)	–	–	–	–	(0)	(0)	–	(2)	(1)	–	(72)	–	(1)	–	(10)	(2)	(2)	(2)	(0)	(0)	(0)	(Tr)
	種実類																												
	アーモンド																												
05001	乾	49.68	3.95	33.61	12.12	0.01	12.11	–	–	–	–	0	0	–	22	8	–	3200	–	28	–	670	33	0	0	–	–	–	260
05002	フライ 味付け	50.86	4.34	34.80	11.72	0.03	11.69	–	–	–	–	0	13	0	32	19	0	3500	0	26	0	710	39	0	7	0	0	0	260
05040	いり 無塩	(51.86)	(4.13)	(35.09)	(12.65)	(0.01)	(12.64)	–	–	–	–	(0)	(0)	–	(23)	(8)	–	(3300)	–	(30)	–	(700)	(34)	(0)	(0)	–	–	–	(280)
	あさ																												
05003	乾	26.07	2.95	3.50	19.62	4.74	14.89	–	–	–	–	0	0	–	11	5	–	1900	–	17	–	740	190	76	36	0	0	0	33
	あまに																												
05041	いり	39.30	3.62	6.55	29.13	23.50	5.63	–	–	–	–	0	0	–	18	16	–	2000	–	25	–	1400	56	47	44	0	0	0	25
	えごま																												
05004	乾	38.79	3.34	6.61	28.83	23.70	5.12	–	–	–	–	0	4	–	7	3	–	2300	–	15	–	940	56	10	7	0	0	0	31
	カシューナッツ																												
05005	フライ 味付け	45.78	9.97	27.74	8.08	0.08	8.00	–	–	–	–	15	250	–	110	0	–	4800	–	60	–	4400	290	0	0	–	–	–	200
	かぼちゃ																												
05006	いり 味付け	(46.63)	(9.03)	(16.62)	(20.98)	(0.12)	(20.81)	(0)	(7)	–	(2)	(2)	(6)	–	(61)	(8)	–	(5500)	–	(40)	–	(3100)	(230)	(63)	(45)	(0)	(0)	(46)
	かや																												
05007	いり	53.76	6.06	19.44	28.25	0.26	27.99	–	–	–	–	0	0	–	12	3	–	4200	–	67	–	1700	71	18	32	0	0	0	31
	ぎんなん																												
05008	生	1.24	0.16	0.48	0.60	0.04	0.57	–	–	–	–	0	0	–	1	1	–	120	–	2	–	12	5	11	5	0	0	0	54
05009	ゆで	(1.17)	(0.15)	(0.45)	(0.56)	(0.03)	(0.53)	–	–	–	–	(0)	(0)	–	(1)	(1)	–	(110)	–	(2)	–	(11)	(5)	(10)	(5)	(0)	(0)	(0)	(50)
	(くり類)																												
	日本ぐり																												
05010	生	(0.39)	(0.09)	(0.05)	(0.25)	(0.05)	(0.20)	–	–	–	–	(0)	(0)	–	(1)	(1)	–	(82)	–	(1)	–	(4)	(1)	(0)	(0)	(0)	(0)	(0)	(3)
05011	ゆで	0.47	0.11	0.06	0.30	0.06	0.25	–	–	–	–	0	0	–	1	2	–	99	–	1	–	4	1	0	0	0	0	0	4
05012	甘露煮	(0.31)	(0.07)	(0.04)	(0.20)	(0.04)	(0.16)	–	–	–	–	(0)	(0)	–	(1)	(1)	–	(66)	–	(1)	–	(3)	(1)	(0)	(0)	(0)	(0)	(0)	(3)
	中国ぐり																												
05013	甘ぐり	(0.83)	(0.13)	(0.47)	(0.23)	(0.02)	(0.21)	–	–	–	–	–	–	–	–	–	–	(120)	–	–	–	(9)	–	–	–	–	–	–	(6)
	くるみ																												
05014	いり	67.41	6.87	10.26	50.28	8.96	41.32	–	–	–	–	0	0	–	15	2	–	4700	–	170	–	1900	49	0	0	–	–	–	69
	けし																												
05015	乾	45.54	5.44	7.32	32.78	0.28	32.50	–	–	–	–	0	0	–	25	0	–	4300	–	0	–	1100	62	0	0	0	0	0	63
	ココナッツ																												
05016	ココナッツパウダー	(60.59)	(55.25)	(4.34)	(1.01)	(0)	(1.01)	–	(340)	–	(5000)	(3700)	(28000)	–	(10000)	(23)	–	(5600)	–	(0)	–	(1700)	(52)	(0)	(0)	(0)	(0)	(0)	(0)
	ごま																												
05017	乾	50.69	7.80	19.63	23.26	0.15	23.11	–	–	–	–	0	0	–	4	0	–	4500	–	20	–	3000	310			–	–	–	7
05018	いり	49.33	7.58	19.12	22.64	0.19	22.44	–	–	–	–	0	0	0	8	11	0	4500	0	23	0	2600	300	71	42	0	0	0	60
05019	むき	42.86	6.42	16.33	20.11	0.15	19.96	–	–	–	–	0	0	–	8	0	–	3800	–	23	–	2200	250	54	21	0	0	0	53

可食部100g当たり

17:1 ヘプタデセン酸	18:1 計	18:1 n-9 オレイン酸	18:1 n-7 シス・バクセン酸	20:1 イコセン酸	22:1 ドコセン酸	24:1 テトラコセン酸	16:2 ヘキサデカジエン酸	16:3 ヘキサデカトリエン酸	16:4 ヘキサデカテトラエン酸	18:2 n-6 リノール酸	18:3 n-3 α-リノレン酸	18:3 n-6 γ-リノレン酸	18:4 n-3 オクタデカテトラエン酸	20:2 n-6 イコサジエン酸	20:3 n-3 イコサトリエン酸	20:3 n-6 イコサトリエン酸	20:4 n-3 イコサテトラエン酸	20:4 n-6 アラキドン酸	20:5 n-3 イコサペンタエン酸	21:5 n-3 ヘンイコサペンタエン酸	22:2 ドコサジエン酸	22:4 n-6 ドコサテトラエン酸	22:5 n-3 ドコサペンタエン酸	22:5 n-6 ドコサペンタエン酸	22:6 n-3 ドコサヘキサエン酸	備考
mg							mg																			
Tr	33	–	–	3	1	0	0	0	0	440	170	0	0	1	–	0	0	0	0	0	0	0	0	0	0	別名:やえなり
(0)	(13)	–	–	(1)	(Tr)	(0)	(0)	(0)	(0)	(180)	(67)	(0)	(0)	(Tr)	(0)	(0)	(0)	(0)	(0)	(0)	(0)	(0)	(0)	(0)	(0)	別名:やえなり。04071りょくとう乾から推計
1	290	–	–	8	2	0	0	0	0	390	93	0	0	–	0	0	0	0	0	0	0	0	0	0	0	別名:ひらまめ
(1)	(150)	–	–	(4)	(1)	(0)	(0)	(0)	(0)	(200)	(49)	(0)	(0)	–	(0)	(0)	(0)	(0)	(0)	(0)	(0)	(0)	(0)	(0)	(0)	別名:ひらまめ。04073レンズまめ乾から推計
67	33000	–	–	45	0	–	–	–	–	12000	9	–	–	0	–	–	–	–	–	–	–	–	–	–	–	
58	34000	34000	690	37	47	0	0	0	0	12000	26	0	0	0	0	0	0	0	0	0	0	0	0	0	0	05001アーモンド乾から推計
(70)	(35000)	–	–	(47)	(0)	–	–	–	–	(13000)	(10)	–	–	(0)	(0)	–	–	–	–	–	–	–	–	–	–	05001アーモンド乾から推計
10	3300	–	–	110	22	0	0	0	0	15000	4700	140	76	29	–	0	0	0	0	0	0	0	0	0	0	
0	6500	–	–	70	0	0	0	0	0	5600	24000	0	0	0	0	0	0	0	0	0	0	0	0	0	0	
10	6500	–	–	58	0	0	0	0	0	5100	24000	0	0	12	0	0	0	0	0	0	0	0	0	0	0	別名:あぶらえ
24	27000	–	–	120	0	–	–	–	–	8000	76	–	–	0	–	–	–	–	–	–	–	–	–	–	–	
(0)	(17000)	–	–	(56)	(1)	(11)	–	–	–	(21000)	(120)	(0)	(0)	(13)	(0)	(0)	–	(130)	(0)	(0)	(5)	(0)	–	–	(0)	廃棄部位:種皮。米国成分表から推計。C18:2CLAs(5)mg
45	19000	–	–	440	0	0	0	0	0	27000	260	0	0	1200	0	0	0	0	0	0	0	0	0	0	0	
0	420	160	270	4	1	0	0	0	0	560	36	0	0	5	0	0	0	0	0	0	0	0	0	0	0	廃棄部位:殻及び薄皮
(0)	(400)	–	–	(4)	(1)	(0)	(0)	(0)	(0)	(530)	(34)	(0)	(0)	(4)	(0)	(0)	(0)	(0)	(0)	(0)	(0)	(0)	(0)	(0)	(0)	薄皮を除いたもの。05008ぎんなん生から推計
(1)	(41)	–	–	(1)	(0)	(0)	(Tr)	(0)	(0)	(200)	(48)	(0)	(0)	(Tr)	(0)	(0)	(0)	(0)	(0)	(0)	(0)	(0)	(0)	(0)	(0)	廃棄部位:殻(鬼皮)及び渋皮(包丁むき)。05011日本ぐりゆでから推計
1	49	–	–	1	0	0	Tr	0	0	250	58	0	0	Tr	–	0	0	0	0	0	0	0	0	0	0	廃棄部位:殻(鬼皮)及び渋皮
(1)	(33)	–	–	(1)	(0)	(0)	(Tr)	(0)	(0)	(160)	(39)	(0)	(0)	(Tr)	(0)	(0)	(0)	(0)	(0)	(0)	(0)	(0)	(0)	(0)	(0)	液汁を除いたもの。05011日本ぐりゆでから推計
–	(450)	–	–	(8)	–	–	–	–	–	(210)	(23)	–	–	–	–	–	–	–	–	–	–	–	–	–	–	別名:あまぐり。廃棄部位:殻(鬼皮)及び渋皮。米国成分表から推計
0	10000	–	–	150	0	0	0	0	0	41000	9000	0	0	0	0	0	0	0	0	0	0	0	0	0	0	
0	7200	–	–	34	0	0	0	0	0	32000	280	0	0	0	0	0	0	0	0	0	0	0	0	0	0	別名:ポピーシード
(0)	(4300)	–	–	(28)	(0)	(0)	(0)	(0)	(0)	(1000)	(0)	(0)	(0)	(0)	(0)	(0)	(0)	(0)	(0)	(0)	(0)	(0)	(0)	(0)	(0)	14013やし油から推計
6	19000	–	–	96	0	–	–	–	–	23000	150	–	–	0	–	–	–	–	–	–	–	–	–	–	–	試料:洗いごま
12	19000	19000	410	84	0	0	0	5	0	22000	160	0	0	0	0	0	0	0	0	0	23	0	0	0	0	05017ごま乾から推計
13	16000	–	–	87	0	0	0	0	0	20000	150	0	0	12	0	0	0	0	0	0	0	0	0	0	0	

可食部100g当たりの脂肪酸成分表

食品番号	食品名	脂肪酸総量	飽和脂肪酸	一価不飽和脂肪酸	多価不飽和脂肪酸	n-3系多価不飽和脂肪酸	n-6系多価不飽和脂肪酸	4:0 酪酸	6:0 ヘキサン酸	7:0 ヘプタン酸	8:0 オクタン酸	10:0 デカン酸	12:0 ラウリン酸	13:0 トリデカン酸	14:0 ミリスチン酸	15:0 ペンタデカン酸	15:0ant ペンタデカン酸	16:0 パルミチン酸	16:0iso パルミチン酸	17:0 ヘプタデカン酸	17:0ant ヘプタデカン酸	18:0 ステアリン酸	20:0 アラキジン酸	22:0 ベヘン酸	24:0 リグノセリン酸	10:1 デセン酸	14:1 ミリストレイン酸	15:1 ペンタデセン酸	16:1 パルミトレイン酸
		(........ g ....)						(........................... mg ....)																	(........)			
05042	ねり	54.62	8.49	21.36	24.77	0.21	24.56	–	–	–	0	0	0	–	10	15	0	4900	0	26	0	3000	340	110	43	0	0	0	66
	しい																												
05020	生	(0.76)	(0.10)	(0.51)	(0.15)	(0)	(0.15)	–	–	–	–	–	–	–	–	–	–	(96)	–	–	–	(8)	–	–	–	–	–	–	–
	すいか																												
05021	いり　味付け	35.26	6.24	4.01	25.01	0.08	24.91	–	–	–	0	0	5	–	23	9	–	3600	–	28	–	2500	93	23	32	0	0	0	28
	チアシード																												
05046	乾	31.29	3.51	2.26	25.52	19.43	6.08	–	–	–	0	1	2	–	18	13	–	2300	–	17	–	1000	89	26	36	0	0	0	22
	はす																												
05023	未熟　生	0.34	0.10	0.03	0.21	0.02	0.18	–	–	–	0	Tr	–	–	1	Tr	–	78	–	Tr	–	3	3	11	4	0	0	0	Tr
05024	成熟　乾	1.57	0.46	0.20	0.91	0.07	0.83	–	–	–	0	0	–	–	4	1	–	310	–	2	–	17	24	74	25	0	0	0	3
05043	成熟　ゆで	(0.52)	(0.15)	(0.07)	(0.30)	(0.02)	(0.28)	–	–	–	(0)	(0)	–	–	(1)	(Tr)	–	(100)	–	(1)	–	(6)	(8)	(25)	(8)	(0)	(0)	(0)	(1)
	（ひし類）																												
	ひし																												
05025	生	0.25	0.06	0.03	0.16	0.02	0.14	–	–	–	0	–	–	–	Tr	Tr	–	51	–	Tr	–	3	2	2	1	0	0	0	1
	とうびし																												
05047	生	0.15	0.06	0.03	0.05	0.01	0.05	–	–	–	0	Tr	–	–	Tr	Tr	–	53	–	1	–	3	2	2	1	0	0	0	Tr
05048	ゆで	0.11	0.05	0.02	0.04	0.01	0.04	–	–	–	–	Tr	–	–	Tr	Tr	–	42	–	Tr	–	2	2	1	1	0	0	0	Tr
	ピスタチオ																												
05026	いり　味付け	53.49	6.15	30.92	16.42	0.20	16.22	–	–	–	0	0	–	–	47	0	–	5400	–	25	–	630	58	0	0	–	–	–	540
	ひまわり																												
05027	フライ　味付け	46.86	5.68	12.87	28.31	0.09	28.22	–	–	–	0	0	–	–	36	11	–	3000	–	32	–	1800	130	400	200	0	0	0	64
	ブラジルナッツ																												
05028	フライ　味付け	65.87	15.81	21.04	29.02	0.06	28.96	–	–	–	0	0	–	–	40	0	–	9500	–	48	–	6000	170	34	0	0	0	0	180
	ヘーゼルナッツ																												
05029	フライ　味付け	66.26	6.21	54.74	5.31	0.07	5.24	–	–	–	0	0	–	–	40	0	–	4300	–	32	–	1800	89	0	0	0	0	0	110
	ペカン																												
05030	フライ　味付け	68.79	7.40	37.33	24.06	0.99	23.07	–	–	–	0	0	–	–	72	0	–	5400	–	49	–	1700	99	31	0	0	0	0	52
	マカダミアナッツ																												
05031	いり　味付け	73.25	12.46	59.23	1.56	0.09	1.47	–	–	–	0	9	160	–	660	0	–	6600	–	33	–	2500	1900	550	0	–	–	–	15000
	まつ																												
05032	生	63.80	5.09	17.70	41.01	0.13	29.72	–	–	–	0	0	–	–	14	8	–	3300	–	31	–	1500	120	76	26	0	0	0	45
05033	いり	67.53	5.80	20.26	41.48	0.18	31.36	–	–	–	0	0	–	–	29	0	–	3900	–	35	–	1600	210	0	0	0	0	0	59
	らっかせい																												
05034	大粒種　乾	44.41	8.25	22.57	13.59	0.09	13.50	–	–	–	0	0	–	–	17	5	–	4000	–	47	–	1300	660	1400	750	0	0	0	47
05035	大粒種　いり	48.36	9.00	24.54	14.83	0.10	14.73	–	–	–	0	0	–	–	20	2	–	4400	–	50	–	1400	740	1500	790	0	0	0	50
05044	小粒種　乾	44.83	10.02	19.15	15.66	0.09	15.57	–	–	–	0	0	–	–	17	5	–	5100	–	51	–	1800	760	1600	680	0	0	0	50
05045	小粒種　いり	(48.15)	(10.76)	(20.57)	(16.82)	(0.10)	(16.72)	–	–	–	(0)	(0)	–	–	(18)	(5)	–	(5500)	–	(54)	–	(1900)	(820)	(1800)	(730)	(0)	(0)	(0)	(54)
05036	バターピーナッツ	49.54	10.27	23.55	15.72	0.05	15.67	–	–	–	0	0	120	–	96	0	–	5600	–	47	–	1800	700	1200	690	0	0	0	38
05037	ピーナッツバター	45.78	11.28	19.88	14.62	0.05	14.56	–	–	–	17	0	100	–	100	0	–	5800	–	53	–	2500	710	1500	610	0	0	0	34
野菜類																													
	アーティチョーク																												
06001	花らい　生	(0.14)	(0.05)	(0.01)	(0.09)	(0.02)	(0.06)	(0)	(0)	–	(0)	(0)	(3)	–	(3)	–	–	(39)	–	–	–	(4)	–	–	–	–	–	–	(0
06002	花らい　ゆで	(0.07)	(0.02)	(Tr)	(0.04)	(0.01)	(0.03)	(0)	(0)	–	(0)	(0)	(1)	–	(1)	–	–	(19)	–	–	–	(2)	–	–	–	–	–	–	(0

可食部100g当たり

17:1 ヘプタデセン酸	18:1 計	18:1 n-9 オレイン酸	18:1 n-7 シス・バクセン酸	20:1 イコセン酸	22:1 ドコセン酸	24:1 テトラコセン酸	16:2 ヘキサデカジエン酸	16:3 ヘキサデカトリエン酸	16:4 ヘキサデカテトラエン酸	18:2 n-6 リノール酸	18:3 n-3 α-リノレン酸	18:3 n-6 γ-リノレン酸	18:4 n-3 オクタデカテトラエン酸	20:2 n-6 イコサジエン酸	20:3 n-3 イコサトリエン酸	20:3 n-6 イコサトリエン酸	20:4 n-3 イコサテトラエン酸	20:4 n-6 アラキドン酸	20:5 n-3 イコサペンタエン酸	21:5 n-3 ヘンイコサペンタエン酸	22:2 ドコサジエン酸	22:4 n-6 ドコサテトラエン酸	22:5 n-3 ドコサペンタエン酸	22:5 n-6 ドコサペンタエン酸	22:6 n-3 ドコサヘキサエン酸	備考
0	21000	21000	440	94	0	0	0	0	0	25000	170	0	0	0	0	0	0	0	35	0	0	0	0	0	0	05019ごま(むき)から推計
–	(510)	–	–							(150)															–	別名:こじい。廃棄部位:殻及び渋皮。米国成分表から推計
0	3900	–	–	28	32	0	0	0	0	25000	60	0	0	9	–	0	0	0	23	0	19	0	0	0	0	廃棄部位:種皮
0	2200	1900	250	45	1	0	3	0	0	6100	19000	0	0	13	–	0	0	0	0	0	0	0	0	0	0	
0	32	–	–	2	1	0	0	0	0	180	21	0	0	Tr	–	0	0	0	Tr	0	0	0	0	0	0	廃棄部位:殻及び薄皮
1	190	–	–	8	3	1	Tr	0	Tr	830	71	Tr	0	2	–	0	0	0	0	0	0	0	0	0	0	殻、薄皮及び幼芽を除いたもの
(Tr)	(62)	–	–	(3)	(1)	(Tr)	(0)	(0)	(0)	(280)	(24)	(0)	(0)	(1)	(0)	(0)	(0)	(0)	(0)	(0)	(0)	(0)	(0)	(0)	(0)	幼芽を除いたもの。05024はす成熟乾から推計
0	33	–	–	1	0	0	0	0	0	140	18	0	0	Tr	–	0	0	0	0	0	0	0	0	0	0	廃棄部位:果皮
0	32	30	2	1	0	0	0	0	0	46	8	0	0	Tr	–	0	0	0	0	0	0	0	0	0	0	廃棄部位:皮
0	22	21	1	1	0	0	0	0	0	35	6	0	0	Tr	–	0	0	0	0	0	0	0	0	0	0	廃棄部位:皮
42	30000	–	–	220	0	–	–	–	–	16000	200	–	–	0	–	–	–	–	–	–	–	–	–	–	–	廃棄部位:殻
0	13000	–	–	78	0	0	0	0	0	28000	90	0	0	0	–	0	0	0	0	0	0	0	0	0	0	
0	21000	–	–	46	0	0	0	0	0	29000	61	0	0	0	–	0	0	0	0	0	0	0	0	0	0	
48	54000	–	–	98	0	0	0	0	0	5200	68	0	0	0	–	0	0	0	0	0	0	0	0	0	0	別名:ヘイゼルナッツ、西洋はしばみ、フィルバート。薄皮を除いたもの
33	37000	–	–	180	0	0	0	0	0	23000	990	0	0	0	–	0	0	0	0	0	0	0	0	0	0	
52	42000	–	–	1800	180	–	–	–	–	1500	85	–	–	0	–	–	–	–	–	–	–	–	–	–	–	
18	17000	–	–	840	0	0	0	0	0	29000	120	0	5	440	–	70	–	–	–	–	–	–	–	–	–	C18:2 1500mg, C18:3 9600mg
9	19000	–	–	790	0	–	–	–	–	31000	180	–	–	350	–	–	–	–	–	–	–	–	–	–	–	C18:3 9900mg
47	22000	–	–	610	47	0	0	0	0	13000	94	0	0	0	0	0	0	0	0	0	0	0	0	0	0	別名:なんきんまめ、ピーナッツ
50	24000	–	–	640	50	0	0	0	0	15000	99	0	0	0	0	0	0	0	0	0	0	0	0	0	0	別名:なんきんまめ、ピーナッツ
38	19000	–	–	480	57	0	0	0	0	16000	91	0	0	14	0	0	0	0	0	0	0	0	0	0	0	別名:なんきんまめ、ピーナッツ
(41)	(20000)	–	–	(520)	(61)	(0)	(0)	(0)	(0)	(17000)	(97)	(0)	(0)	(15)	(0)	(0)	(0)	(0)	(0)	(0)	(0)	(0)	(0)	(0)	(0)	別名:なんきんまめ、ピーナッツ。05044らっかせい小粒種乾から推計
0	23000	–	–	480	0	0	0	0	0	16000	47	0	0	0	0	0	0	0	0	0	0	0	0	0	0	
25	19000	–	–	440	29	0	0	0	0	15000	52	0	0	0	0	0	0	0	0	0	0	0	0	0	0	
–	(7)	–	–	(0)	(0)	–	–	–	–	(61)	(23)	–	(0)					(0)	(0)				(0)	–	(0)	別名:ちょうせんあざみ。廃棄部位:花床の基部及び総包の一部。米国成分表から推計
–	(3)	–	–	(0)	(0)	–	–	–	–	(31)	(11)	–	(0)					(0)	(0)				(0)	–	(0)	別名:ちょうせんあざみ。廃棄部位:花床の基部及び総包の一部。米国成分表から推計

可食部100g当たりの脂肪酸成分表

単位：脂肪酸総量〜n-6系（g）、4:0〜16:1（mg）

食品番号	食品名	脂肪酸総量	飽和脂肪酸	一価不飽和脂肪酸	多価不飽和脂肪酸	n-3系多価不飽和	n-6系多価不飽和	4:0 酪酸	6:0 ヘキサン酸	7:0 ヘプタン酸	8:0 オクタン酸	10:0 デカン酸	12:0 ラウリン酸	13:0 トリデカン酸	14:0 ミリスチン酸	15:0 ペンタデカン酸	15:0 ant ペンタデカン酸	16:0 パルミチン酸	16:0 iso パルミチン酸	17:0 ヘプタデカン酸	17:0 ant ヘプタデカン酸	18:0 ステアリン酸	20:0 アラキジン酸	22:0 ベヘン酸	24:0 リグノセリン酸	10:1 デセン酸	14:1 ミリストレイン酸	15:1 ペンタデセン酸	16:1 パルミトレイン酸
	あさつき																												
06003	葉 生	(0.13)	(0.04)	(0.01)	(0.08)	(0.04)	(0.04)	–	–	–	–	(0)	(Tr)	–	(1)	(1)	–	(29)	–	(Tr)	–	(2)	(1)	(2)	–	–	(0)	–	(2)
06004	葉 ゆで	(0.13)	(0.04)	(0.01)	(0.08)	(0.04)	(0.04)	–	–	–	–	(0)	(Tr)	–	(1)	(1)	–	(29)	–	(Tr)	–	(2)	(1)	(2)	–	–	(0)	–	(2)
	アスパラガス																												
06007	若茎 生	(0.15)	(0.07)	(0)	(0.08)	(0.02)	(0.07)	(0)	(0)	–	(0)	(0)	(0)	–	(0)	(0)	–	(67)	–	(0)	–	(0)	(0)	(0)	(0)	–	(0)	(0)	(0)
06008	若茎 ゆで	(0.07)	(0.02)	(0)	(0.05)	(0.01)	(0.03)	(0)	(0)	–	(0)	(0)	(0)	–	(0)	(0)	–	(22)	–	(0)	–	(0)	(0)	(0)	(0)	–	(0)	(0)	(0)
06327	若茎 油いため	(3.55)	(0.31)	(2.19)	(1.06)	(0.30)	(0.75)	–	–	–	–	(0)	(2)	–	(3)	(0)	–	(200)	–	(0)	–	(68)	(21)	(10)	(5)	–	(0)	(0)	(7)
06009	水煮缶詰	(0.07)	(0.02)	(Tr)	(0.04)	(Tr)	(0.04)	(0)	(0)	–	(0)	(0)	(0)	–	(0)	(Tr)	–	(20)	–	–	–	(1)	–	–	–	–	–	–	(1)
	いんげんまめ																												
06010	さやいんげん 若ざや 生	(0.08)	(0.02)	(Tr)	(0.05)	(0.03)	(0.02)	(0)	(0)	–	(0)	(0)	(0)	–	(0)	(0)	–	(19)	–	–	–	(4)	–	–	–	–	–	–	(0)
06011	さやいんげん 若ざや ゆで	(0.16)	(0.05)	(0.01)	(0.10)	(0.06)	(0.04)	(0)	(0)	–	(0)	(0)	(0)	–	(0)	(0)	–	(38)	–	–	–	(6)	–	–	–	–	–	–	(1)
	うるい																												
06363	葉 生	0.21	0.06	0.01	0.14	0.07	0.08	–	–	–	–	Tr	1	–	1	Tr	–	49	–	Tr	–	4	1	2	4	0	0	0	2
	えだまめ																												
06015	生	5.49	0.84	1.88	2.77	0.52	2.25	–	–	–	–	0	0	–	5	0	–	600	–	6	–	180	18	25	0	0	0	0	6
06016	ゆで	5.58	0.86	1.91	2.82	0.54	2.28	–	–	–	–	0	0	–	5	0	–	610	–	6	–	190	19	24	0	0	0	0	6
06017	冷凍	6.87	0.95	2.58	3.34	0.50	2.85	–	–	–	–	0	0	–	6	0	–	710	–	10	–	180	18	25	0	0	0	0	6
	エンダイブ																												
06018	葉 生	(0.14)	(0.05)	(Tr)	(0.09)	(0.01)	(0.08)	(0)	(0)	–	(0)	(0)	(0)	–	(3)	–	–	(41)	–	–	–	(2)	–	–	–	–	–	–	(0)
	（えんどう類）																												
	さやえんどう																												
06020	若ざや 生	(0.15)	(0.04)	(0.02)	(0.09)	(0.01)	(0.08)	(0)	(0)	–	(0)	(0)	(0)	–	(2)	–	–	(33)	–	–	–	(3)	–	–	–	–	–	–	(0)
06021	若ざや ゆで	(0.15)	(0.04)	(0.02)	(0.09)	(0.01)	(0.08)	(0)	(0)	–	(0)	(0)	(0)	–	(2)	–	–	(33)	–	–	–	(3)	–	–	–	–	–	–	(0)
	スナップえんどう																												
06022	若ざや 生	(0.07)	(0.02)	(0.01)	(0.04)	(0.01)	(0.03)	(0)	(0)	–	(0)	(0)	(0)	–	(1)	–	–	(17)	–	–	–	(2)	–	–	–	–	–	–	(0)
	グリンピース																												
06023	生	0.16	0.05	0.03	0.08	0.01	0.07	–	–	–	–	0	0	–	1	Tr	–	37	–	Tr	–	7	1	1	–	–	0	–	Tr
06024	ゆで	(0.08)	(0.02)	(0.02)	(0.04)	(0.01)	(0.03)	–	–	–	–	(0)	(0)	–	(Tr)	(Tr)	–	(18)	–	(Tr)	–	(4)	(1)	(1)	–	–	(0)	–	(Tr)
06025	冷凍	0.45	0.11	0.09	0.25	0.04	0.21	–	–	–	–	Tr	0	–	3	1	–	91	–	1	–	12	2	1	2	0	0	0	Tr
06374	冷凍 ゆで	0.47	0.12	0.09	0.26	0.04	0.22	–	–	–	–	0	0	–	3	1	–	93	–	1	–	12	2	1	2	0	0	0	Tr
06375	冷凍 油いため	3.85	0.37	2.29	1.19	0.33	0.87	–	–	–	–	Tr	Tr	–	6	2	–	240	–	3	–	71	26	14	7	0	0	0	8
06026	水煮缶詰	(0.22)	(0.06)	(0.04)	(0.13)	(0.02)	(0.11)	–	–	–	–	(Tr)	(0)	–	(2)	(Tr)	–	(45)	–	(Tr)	–	(6)	(1)	(1)	(1)	–	(0)	–	(Tr)
	おおさかしろな																												
06027	葉 生	(0.08)	(0.02)	(0.01)	(0.05)	(0.05)	(0.01)	–	–	–	–	(0)	(0)	–	(Tr)	(Tr)	–	(16)	–	(Tr)	–	(2)	(Tr)	(Tr)	–	–	(0)	–	(1)
06028	葉 ゆで	(0.12)	(0.03)	(0.01)	(0.08)	(0.07)	(0.01)	–	–	–	–	(0)	(0)	–	(Tr)	(Tr)	–	(24)	–	(Tr)	–	(2)	(1)	(1)	–	–	(0)	–	(1)
06029	塩漬	(0.12)	(0.03)	(0.01)	(0.08)	(0.07)	(0.01)	–	–	–	–	(0)	(0)	–	(Tr)	(Tr)	–	(24)	–	(Tr)	–	(2)	(1)	(1)	–	–	(0)	–	(1)
	オクラ																												
06032	果実 生	(0.07)	(0.03)	(0.02)	(0.03)	(Tr)	(0.03)	(0)	(0)	–	(0)	(0)	(0)	–	(0)	–	–	(23)	–	–	–	(3)	–	–	–	–	–	–	(0)
06033	果実 ゆで	(0.06)	(0.02)	(0.01)	(0.02)	(0)	(0.02)	(0)	(0)	–	(0)	(0)	(0)	–	(0)	–	–	(18)	–	–	–	(2)	–	–	–	–	–	–	(0)
	かぶ																												
06034	葉 生	(0.05)	(0.01)	(Tr)	(0.04)	(0.03)	(Tr)	–	–	–	–	(0)	(0)	–	(0)	–	–	(7)	–	(0)	–	(1)	(Tr)	(Tr)	–	–	(0)	–	(1)
06035	葉 ゆで	(0.05)	(0.01)	(Tr)	(0.04)	(0.03)	(Tr)	–	–	–	–	(0)	(0)	–	(0)	–	–	(7)	–	(0)	–	(1)	(Tr)	(Tr)	–	–	(0)	–	(1)
06036	根 皮つき 生	(0.07)	(0.01)	(0.01)	(0.05)	(0.04)	(0.01)	(0)	(0)	–	(0)	(0)	(0)	–	(0)	–	–	(10)	–	–	–	(1)	–	–	–	–	–	–	(1)

一価不飽和							多価不飽和																			
17:1 ヘプタデセン酸	18:1 計	18:1 n-9 オレイン酸	18:1 n-7 シス・バクセン酸	20:1 イコセン酸	22:1 ドコセン酸	24:1 テトラコセン酸	16:2 ヘキサデカジエン酸	16:3 ヘキサデカトリエン酸	16:4 ヘキサデカテトラエン酸	18:2 n-6 リノール酸	18:3 n-3 α-リノレン酸	18:3 n-6 γ-リノレン酸	18:4 n-3 オクタデカテトラエン酸	20:2 n-6 イコサジエン酸	20:3 n-3 イコサトリエン酸	20:3 n-6 イコサトリエン酸	20:4 n-3 イコサテトラエン酸	20:4 n-6 アラキドン酸	20:5 n-3 イコサペンタエン酸	21:5 n-3 ヘンイコサペンタエン酸	22:2 ドコサジエン酸	22:4 n-6 ドコサテトラエン酸	22:5 n-3 ドコサペンタエン酸	22:5 n-6 ドコサペンタエン酸	22:6 n-3 ドコサヘキサエン酸	備考
mg ………………)							(……………………… mg ………………………)																			
(0)	(5)	–	–	(1)	(0)	–	–	(0)	–	(39)	(42)	–	–	(Tr)	(0)	(0)	–	(0)	(0)	–	–	–	–	–	–	06227葉ねぎ生から推計
(0)	(5)	–	–	(1)	(0)	–	–	(0)	–	(39)	(42)	–	–	(Tr)	(0)	(0)	–	(0)	(0)	–	–	–	–	–	–	06227葉ねぎ生から推計
(0)	(0)	–	–	(0)	(0)	–	–	–	–	(67)	(17)	–	–	(0)	(0)	–	–	(0)	(0)	–	–	–	–	(0)	–	試料:グリーンアスパラガス。廃棄部位:株元。米国成分表から推計
(0)	(0)	–	–	(0)	(0)	–	–	–	–	(35)	(13)	–	–	(0)	(0)	–	–	(0)	(0)	–	–	–	–	(0)	–	試料:グリーンアスパラガス。株元を除いたもの。米国成分表から推計
(0)	(2100)	–	–	(41)	(5)	(5)	(0)	(0)	(0)	(750)	(300)	(0)	(0)	(0)	(0)	–	(0)	(0)	(0)	–	–	–	–	(0)	–	試料:グリーンアスパラガス。株元を除いたもの。植物油(なたね油):3.6g。06008アスパラガスゆでの推計値と油(なたね油)の付着量から推計
–	(3)	–	–	(0)	(0)	–	–	–	–	(41)	(2)	–	–	(0)	–	–	–	(0)	(0)	–	–	–	–	(0)	–	試料:ホワイトアスパラガス。液汁を除いたもの。米国成分表から推計
–	(4)	–	–	(0)	(0)	–	–	–	–	(20)	(31)	–	–	(0)	–	–	–	(0)	(0)	–	–	–	–	(0)	–	別名:さいとう(菜豆)、さんどまめ。廃棄部位:すじ及び両端。米国成分表から推計
–	(8)	–	–	(0)	(0)	–	–	–	–	(40)	(64)	–	–	(0)	–	–	–	(0)	(0)	–	–	–	–	(0)	–	別名:さいとう(菜豆)、さんどまめ。すじ及び両端を除いたもの。米国成分表から推計
Tr	5	3	1	Tr	0	0	0	0	0	75	65	0	0	0	0	0	0	0	0	0	0	0	0	0	0	別名:ウリッパ、アマナ、ギンボ等。廃棄部位:株元
4	1900	–	–	14	0	0	0	0	0	2200	520	0	0	0	0	0	0	0	0	0	0	0	0	0	0	廃棄部位:さや
4	1900	–	–	14	0	0	0	0	0	2300	540	0	0	0	0	0	0	0	0	0	0	0	0	0	0	廃棄部位:さや
4	2500	–	–	20	0	0	0	0	0	2800	500	0	0	0	0	0	0	0	0	0	0	0	0	0	0	廃棄部位:さや
–	(4)	–	–	(0)	(0)	–	–	–	–	(75)	(13)	–	(0)	–	–	–	(0)	(0)	–	–	–	–	(0)	–	–	別名:きくちしゃ、にがちしゃ、シコレ。廃棄部位:株元。米国成分表から推計
–	(21)	–	–	(0)	(0)	–	–	–	–	(75)	(13)	–	–	(0)	–	–	–	(0)	(0)	–	–	–	–	(0)	–	別名:きぬさやえんどう。廃棄部位:すじ及び両端。米国成分表から推計
–	(21)	–	–	(0)	(0)	–	–	–	–	(75)	(13)	–	–	(0)	–	–	–	(0)	(0)	–	–	–	–	(0)	–	別名:きぬさやえんどう。すじ及び両端を除いたもの。米国成分表から推計
–	(11)	–	–	(0)	(0)	–	–	–	–	(38)	(7)	–	–	(0)	–	–	–	(0)	(0)	–	–	–	–	(0)	–	別名:スナックえんどう。廃棄部位:すじ及び両端。米国成分表から推計
Tr	29	–	–	1	2	–	–	0	–	69	12	–	–	0	–	0	–	0	–	–	–	–	–	–	–	別名:みえんどう。さやを除いたもの
(0)	(15)	–	–	(1)	(1)	–	–	(0)	–	(35)	(6)	–	–	(0)	(0)	–	–	(0)	(0)	–	–	–	–	–	–	別名:みえんどう。さやを除いたもの。06023グリンピース生から推計
0	89	87	2	2	Tr	Tr	0	0	0	210	37	0	0	Tr	–	0	0	0	0	0	Tr	0	0	0	0	別名:みえんどう
0	88	86	2	2	Tr	Tr	0	0	0	220	41	0	0	Tr	–	0	0	0	0	0	Tr	0	0	0	0	別名:みえんどう
0	2200	2100	110	40	2	7	0	0	0	860	330	0	0	2	0	0	0	0	0	0	2	0	0	0	0	別名:みえんどう。植物油(なたね油)
(0)	(39)	–	–	(1)	(Tr)	–	(0)	(0)	(0)	(110)	(20)	(0)	(0)	(Tr)	(0)	(0)	(0)	(0)	(0)	–	–	–	–	(0)	–	別名:みえんどう。液汁を除いたもの。06025グリンピース冷凍から推計
(0)	(8)	–	–	(Tr)	(Tr)	–	–	(1)	–	(5)	(48)	–	–	(0)	–	–	–	(0)	(0)	–	–	–	–	–	(0)	廃棄部位:株元。06233はくさい生から推計
(0)	(12)	–	–	(Tr)	(Tr)	–	–	(2)	–	(8)	(72)	–	–	(0)	(0)	–	–	(0)	(0)	–	–	–	–	–	(0)	廃棄部位:株元。ゆでた後水冷し、手搾りしたもの。06233はくさい生から推計
(0)	(12)	–	–	(Tr)	(Tr)	–	–	(2)	–	(8)	(72)	–	–	(0)	(0)	–	–	(0)	(0)	–	–	–	–	–	(0)	廃棄部位:株元。水洗いし、手搾りしたもの。06233はくさい生から推計
–	(17)	–	–	(0)	(0)	–	–	–	–	(27)	(1)	–	(0)	–	–	–	(0)	(0)	–	–	–	–	–	–	(0)	廃棄部位:へた。米国成分表から推計
–	(13)	–	–	(0)	(0)	–	–	–	–	(21)	(Tr)	–	(0)	–	–	–	(0)	(0)	–	–	–	–	–	–	(0)	廃棄部位:へた。米国成分表から推計
(0)	(1)	–	–	(0)	(Tr)	–	–	(6)	–	(4)	(28)	–	–	(Tr)	(0)	–	–	(0)	(0)	–	–	–	–	–	(0)	別名:かぶら、すずな。廃棄部位:葉柄基部。06086こまつな生から推計
(0)	(1)	–	–	(0)	(Tr)	–	–	(6)	–	(4)	(28)	–	–	(Tr)	(0)	–	–	(0)	(0)	–	–	–	–	–	(0)	別名:かぶら、すずな。廃棄部位:葉柄基部。ゆでた後水冷し、手搾りしたもの。06086こまつな生から推計
–	(6)	–	–	(0)	(0)	–	–	–	–	(12)	(40)	–	–	(0)	–	–	–	(0)	(0)	–	–	–	–	–	(0)	別名:かぶら、すずな。廃棄部位:根端及び葉柄基部。米国成分表から推計

可食部 100g 当たりの脂肪酸成分表

可食部 100g 当たり

食品番号	食品名	脂肪酸総量	飽和脂肪酸	一価不飽和脂肪酸	多価不飽和脂肪酸	n-3系多価不飽和脂肪酸	n-6系多価不飽和脂肪酸	4:0 酪酸	6:0 ヘキサン酸	7:0 ヘプタン酸	8:0 オクタン酸	10:0 デカン酸	12:0 ラウリン酸	13:0 トリデカン酸	14:0 ミリスチン酸	15:0 ペンタデカン酸	15:0 ant ペンタデカン酸	16:0 パルミチン酸	16:0 iso パルミチン酸	17:0 ヘプタデカン酸	17:0 ant ヘプタデカン酸	18:0 ステアリン酸	20:0 アラキジン酸	22:0 ベヘン酸	24:0 リグノセリン酸	10:1 デセン酸	14:1 ミリストレイン酸	15:1 ペンタデセン酸	16:1 パルミトレイン酸
		(⋯⋯⋯ g ⋯⋯⋯)						(⋯⋯⋯⋯⋯⋯ mg ⋯⋯⋯⋯⋯⋯)																		(⋯			
06037	根　皮つき　ゆで	(0.07)	(0.01)	(0.01)	(0.05)	(0.04)	(0.01)	(0)	(0)	–	(0)	(0)	(0)	–	(0)	–	–	(10)	–	–	–	(1)	–	–	–	–	–	–	(0)
06038	根　皮なし　生	(0.07)	(0.01)	(0.01)	(0.05)	(0.04)	(0.01)	(0)	(0)	–	(0)	(0)	(0)	–	(0)	–	–	(10)	–	–	–	(1)	–	–	–	–	–	–	(1)
06039	根　皮なし　ゆで	(0.07)	(0.01)	(0.01)	(0.05)	(0.04)	(0.01)	(0)	(0)	–	(0)	(0)	(0)	–	(0)	–	–	(10)	–	–	–	(1)	–	–	–	–	–	–	(0)
06040	漬物　塩漬　葉	(0.10)	(0.02)	(Tr)	(0.08)	(0.06)	(0.01)	–	–	–	–	–	–	–	(Tr)	(Tr)	–	(15)	–	(0)	–	(2)	(Tr)	(Tr)	–	–	(0)	–	(1)
06041	漬物　塩漬　根　皮つき	(0.14)	(0.02)	(0.01)	(0.11)	(0.08)	(0.02)	–	–	–	–	–	–	–	(0)	–	–	(20)	–	–	–	(2)	–	–	–	–	–	–	(2)
06042	漬物　塩漬　根　皮なし	(0.07)	(0.01)	(0.01)	(0.05)	(0.04)	(0.01)	–	–	–	–	–	–	–	(0)	–	–	(10)	–	–	–	(1)	–	–	–	–	–	–	(1)
	（かぼちゃ類）																												
	日本かぼちゃ																												
06046	果実　生	0.04	0.01	Tr	0.03	0.02	0.01	–	–	–	–	0	0	–	Tr	0	–	12	–	Tr	–	2	Tr	Tr	–	–	0	–	Tr
06047	果実　ゆで	(0.04)	(0.01)	(Tr)	(0.03)	(0.02)	(0.01)	–	–	–	–	(0)	(0)	–	(Tr)	(0)	–	(12)	–	(Tr)	–	(2)	(Tr)	(Tr)	–	–	(0)	–	(Tr)
	西洋かぼちゃ																												
06048	果実　生	0.16	0.04	0.06	0.06	0.02	0.04	–	–	–	–	0	0	–	1	0	–	30	–	Tr	–	6	1	Tr	–	–	0	–	1
06049	果実　ゆで	(0.16)	(0.04)	(0.06)	(0.06)	(0.02)	(0.04)	–	–	–	–	(0)	(0)	–	(1)	(0)	–	(30)	–	(Tr)	–	(6)	(1)	(Tr)	–	–	(0)	–	(1)
06332	果実　焼き	(0.19)	(0.05)	(0.07)	(0.07)	(0.03)	(0.05)	–	–	–	–	(0)	(0)	–	(1)	(0)	–	(37)	–	(Tr)	–	(7)	(1)	(Tr)	–	–	(0)	–	(1)
06050	果実　冷凍	(0.16)	(0.04)	(0.06)	(0.06)	(0.02)	(0.04)	–	–	–	–	(0)	(0)	–	(1)	(0)	–	(30)	–	(Tr)	–	(6)	(1)	(Tr)	–	–	(0)	–	(1)
	そうめんかぼちゃ																												
06051	果実　生	(0.07)	(0.02)	(0.01)	(0.04)	(0.03)	(0.02)	–	–	–	–	–	(Tr)	–	(Tr)	–	–	(18)	–	–	–	(2)	–	–	–	–	–	–	(Tr)
	カリフラワー																												
06054	花序　生	(0.07)	(0.05)	(0.01)	(0.01)	(0.01)	(Tr)	(0)	(0)	–	(0)	(6)	(0)	–	(0)	(1)	–	(33)	–	(Tr)	–	(3)	(1)	(1)	(1)	–	(1)	(0)	(1)
06055	花序　ゆで	(0.07)	(0.05)	(0.01)	(0.01)	(0.01)	(Tr)	(0)	(0)	–	(0)	(6)	(0)	–	(0)	(1)	–	(33)	–	(Tr)	–	(3)	(1)	(1)	(1)	–	(1)	(0)	(1)
	（キャベツ類）																												
	キャベツ																												
06061	結球葉　生	0.05	0.02	0.01	0.02	0.01	0.01	–	–	–	–	0	Tr	–	Tr	Tr	–	15	–	Tr	–	3	1	1	–	–	0	–	1
06062	結球葉　ゆで	(0.05)	(0.02)	(0.01)	(0.02)	(0.01)	(0.01)	–	–	–	–	(0)	(Tr)	–	(Tr)	(Tr)	–	(15)	–	(Tr)	–	(3)	(1)	(1)	–	–	(0)	–	(1)
06333	結球葉　油いため	(5.47)	(0.44)	(3.49)	(1.54)	(0.45)	(1.09)	(0)	(0)	–	(0)	(0)	(4)	–	(5)	(1)	–	(250)	–	(Tr)	–	(110)	(35)	(17)	(9)	(0)	(0)	(0)	(13)
	グリーンボール																												
06063	結球葉　生	(0.03)	(0.01)	(Tr)	(0.01)	(Tr)	(0.01)	–	–	–	–	(0)	–	–	(Tr)	(Tr)	–	(8)	–	(Tr)	–	(1)	(Tr)	(Tr)	–	–	(0)	–	(Tr)
	レッドキャベツ																												
06064	結球葉　生	0.02	0.01	Tr	0.01	0.01	0.01	–	–	–	–	0	0	–	Tr	Tr	–	5	–	Tr	–	1	Tr	0	–	–	0	–	Tr
	きゅうり																												
06065	果実　生	0.02	0.01	Tr	0.01	0.01	Tr	–	–	–	–	0	0	–	Tr	Tr	–	10	–	0	–	1	0	Tr	–	–	0	–	Tr
06066	漬物　塩漬	(0.02)	(0.01)	(Tr)	(0.01)	(0.01)	(Tr)	–	–	–	–	(0)	(0)	–	(Tr)	(Tr)	–	(10)	–	(0)	–	(1)	(0)	(Tr)	–	–	(0)	–	(Tr)
06067	漬物　しょうゆ漬	(0.10)	(0.05)	(Tr)	(0.05)	(0.03)	(0.02)	–	–	–	–	(0)	(Tr)	–	(1)	(1)	–	(39)	–	(Tr)	–	(4)	(Tr)	(1)	–	–	(0)	–	(Tr)
06068	漬物　ぬかみそ漬	(0.02)	(Tr)	(Tr)	(0.01)	(0.01)	(Tr)	–	–	–	–	(0)	(Tr)	–	(Tr)	(Tr)	–	(10)	–	(Tr)	–	(1)	(0)	(Tr)	–	–	(0)	–	(Tr)
06069	漬物　ピクルス　スイート型	(0.04)	(0.02)	(0)	(0.03)	(0.01)	(0.01)	(0)	–	–	–	(0)	(Tr)	–	(Tr)	–	–	(14)	–	–	–	(1)	–	–	–	–	–	–	(0)
	ぎょうじゃにんにく																												
06071	葉　生	(0.08)	(0.02)	(0.01)	(0.05)	(0.03)	(0.03)	–	–	–	–	(0)	(Tr)	–	(1)	(Tr)	–	(19)	–	(Tr)	–	(1)	(1)	(1)	–	–	(0)	–	(1)
	キンサイ																												
06075	茎葉　生	(0.20)	(0.06)	(0.01)	(0.13)	(0.02)	(0.11)	–	–	–	–	(0)	(Tr)	–	(1)	(2)	–	(54)	–	(2)	–	(3)	(Tr)	(3)	–	–	(0)	–	(1)
06076	茎葉　ゆで	(0.20)	(0.06)	(0.01)	(0.13)	(0.02)	(0.11)	–	–	–	–	(0)	(Tr)	–	(1)	(2)	–	(54)	–	(2)	–	(3)	(Tr)	(3)	–	–	(0)	–	(1)
	クレソン																												
06077	茎葉　生	(0.07)	(0.03)	(0.01)	(0.04)	(0.02)	(0.01)	(0)	(0)	–	(0)	(0)	(0)	–	(0)	–	–	(24)	–	–	–	(3)	–	–	–	–	–	–	(2)

| 一価不飽和 ||||||| 多価不飽和 ||||||||||||||||||| |
17:1 ヘプタデセン酸	18:1 計	18:1 n-9 オレイン酸	18:1 n-7 シス・バクセン酸	20:1 イコセン酸	22:1 ドコセン酸	24:1 テトラコセン酸	16:2 ヘキサデカジエン酸	16:3 ヘキサデカトリエン酸	16:4 ヘキサデカテトラエン酸	18:2 n-6 リノール酸	18:3 n-3 α-リノレン酸	18:3 n-6 γ-リノレン酸	18:4 n-3 オクタデカテトラエン酸	20:2 n-6 イコサジエン酸	20:3 n-3 イコサトリエン酸	20:3 n-6 イコサトリエン酸	20:4 n-3 イコサテトラエン酸	20:4 n-6 アラキドン酸	20:5 n-3 イコサペンタエン酸	21:5 n-3 ヘンイコサペンタエン酸	22:2 ドコサジエン酸	22:4 n-6 ドコサテトラエン酸	22:5 n-3 ドコサペンタエン酸	22:5 n-6 ドコサペンタエン酸	22:6 n-3 ドコサヘキサエン酸	備考
–	(5)	–	–	(0)	(0)	–	–	–	–	(11)	(40)	–	(0)	–	–	–	–	(0)	(0)	–	–	–	–	(0)	(0)	別名:かぶら、すずな。根端及び葉柄基部を除いたもの。米国成分表から推計
–	(6)	–	–	(0)	(0)	–	–	–	–	(12)	(40)	–	(0)	–	–	–	–	(0)	(0)	–	–	–	–	(0)	(0)	別名:かぶら、すずな。廃棄部位:根端、葉柄基部及び皮。米国成分表から推計
–	(5)	–	–	(0)	(0)	–	–	–	–	(11)	(40)	–	(0)	–	–	–	–	(0)	(0)	–	–	–	–	(0)	(0)	別名:かぶら、すずな。根端、葉柄基部及び皮を除いたもの。米国成分表から推計
(0)	(3)	–	–	(Tr)	(Tr)	–	–	(12)	–	(8)	(56)	–	–	(Tr)	(0)	–	–	(0)	(0)	–	–	–	–	(0)	(0)	別名:かぶら、すずな。廃棄部位:葉柄基部。水洗いし、手搾りしたもの。06086こまつな生から推計
–	(12)	–	–	(0)	(0)	–	–	–	–	(24)	(80)	–	(0)	–	–	–	–	(0)	(0)	–	–	–	–	(0)	(0)	別名:かぶら、すずな。水洗いし、手搾りしたもの。米国成分表から推計
–	(6)	–	–	(0)	(0)	–	–	–	–	(12)	(40)	–	(0)	–	–	–	–	(0)	(0)	–	–	–	–	(0)	(0)	別名:かぶら、すずな。水洗いし、手搾りしたもの。米国成分表から推計
0	1	–	–	1	0	–	–	0	–	7	19	–	–	0	–	–	–	–	0	–	–	–	–	–	–	別名:とうなす、ぼうぶら、なんきん。廃棄部位:わた、種子及び両端
(0)	(1)	–	–	(1)	(0)	–	–	(0)	–	(7)	(19)	–	–	(0)	–	–	–	–	(0)	–	–	–	–	–	–	別名:とうなす、ぼうぶら、なんきん。わた、種子及び両端を除いたもの。06046日本かぼちゃ生から推計
Tr	59	–	–	1	0	–	–	0	–	37	23	–	–	0	–	–	–	–	0	–	–	–	–	–	–	別名:くりかぼちゃ。廃棄部位:わた、種子及び両端
(Tr)	(59)	–	–	(1)	(0)	–	–	(0)	–	(37)	(23)	–	–	(0)	–	–	–	–	(0)	–	–	–	–	–	–	別名:くりかぼちゃ。わた、種子及び両端を除いたもの。06048西洋かぼちゃ生から推計
(Tr)	(72)	–	–	(1)	(0)	–	–	(0)	–	(45)	(28)	–	–	(0)	–	–	–	–	(0)	–	–	–	–	–	–	別名:くりかぼちゃ。わた、種子及び両端を除いたもの。06048西洋かぼちゃ生から推計
(Tr)	(59)	–	–	(1)	(0)	–	–	(0)	–	(37)	(23)	–	–	(0)	–	–	–	–	(0)	–	–	–	–	–	–	別名:くりかぼちゃ。06048西洋かぼちゃ生から推計
–	(7)	–	–			–	–			(16)	(26)															別名:ぺぽかぼちゃ、きんしうり、そうめんうり、いとかぼちゃ。廃棄部位:わた、種子、皮及び両端。米国成分表から推計
(0)	(10)	–	–	(0)	(0)	(1)	–	–	–	(5)	(5)	(0)	(0)	(0)	–	(0)	–	(0)	(0)	–	–	(0)	–	–	(0)	別名:はなやさい。廃棄部位:茎葉。米国成分表から推計。C18:2CLAs(1)mg
(0)	(10)	–	–	(0)	(0)	(1)	–	–	–	(5)	(5)	(0)	(0)	(0)	–	(0)	–	(0)	(0)	–	–	(0)	–	–	(0)	別名:はなやさい。茎葉を除いたもの。米国成分表から推計。C18:2CLAs(1)mg
0	7	–	–	Tr	1	–	–	0	–	13	9	–	–	0	–	0	–	0	0	–	–	–	–	0	0	別名:かんらん、たまな。廃棄部位:しん
(0)	(7)	–	–	(Tr)	(1)	–	–	(0)	–	(13)	(9)	–	–	(0)	–	(0)	–	(0)	(0)	–	–	–	–	(0)	(0)	別名:かんらん、たまな。しんを除いたもの。06061キャベツ生から推計
(0)	(3400)	–	–	(66)	(9)	(9)	(0)	(0)	–	(1100)	(450)	(0)	(0)	(0)	–	(0)	–	(0)	(0)	–	(0)	(0)	–	–	(0)	別名:かんらん、たまな。しんを除いたもの。植物油(なたね油)の付着量から推計。06061キャベツ生と油(なたね油)の付着量から推計
(0)	(4)	–	–	(Tr)	(Tr)	–	–	–	–	(7)	(4)	–	–	(0)	–	(0)	–	(0)	(0)	–	–	–	–	(0)	(0)	廃棄部位:しん。06061キャベツ生から推計
0	4	–	–	Tr	0	–	–	0	–	6	7	–	–	0	–	0	–	0	0	–	–	–	–	0	0	別名:赤キャベツ、紫キャベツ。廃棄部位:しん
0	1	–	–	Tr	0	–	–	0	–	4	8	–	–	0	–	0	–	0	0	–	–	–	–	0	0	廃棄部位:両端
(0)	(1)	–	–	(Tr)	(0)	–	–	(0)	–	(4)	(8)	–	–	(0)	–	(0)	–	(0)	(0)	–	–	–	–	(0)	(0)	廃棄部位:両端。水洗いし、水切りしたもの。06065きゅうり生から推計
(Tr)	(2)	–	–	(1)	(Tr)	–	–	(0)	–	(16)	(33)	–	–	(0)	–	(0)	–	(0)	(0)	–	–	–	–	(0)	(0)	06065きゅうり生から推計
(0)	(1)	–	–	(Tr)	(0)	–	–	(0)	–	(4)	(8)	–	–	(0)	–	(0)	–	(0)	(0)	–	–	–	–	(0)	(0)	廃棄部位:両端。水洗いし、水切りしたもの。06065きゅうり生から推計
–	(1)	–	–	–	–	–	–	–	–	(11)	(15)	(0)	–	–	–	–	–	–	–	–	–	–	–	–	–	酢漬けしたもの。米国成分表から推計
(0)	(3)	–	–	(1)	(0)	–	–	–	–	(26)	(28)	–	–	(Tr)	(0)	–	–	(0)	(0)	–	–	(0)	–	–	(0)	別名:アイヌねぎ、ヒトビロ、やまびる。廃棄部位:底盤部及び萌芽葉。06227葉ねぎ生から推計
(0)	(2)	–	–	(1)	(1)	–	–	(2)	–	(110)	(19)	–	–	(Tr)	(0)	–	–	(0)	(0)	–	–	(0)	–	–	(0)	別名:中国セロリ、スープセロリ、リーフセロリ。廃棄部位:株元。06119セロリ生から推計
(0)	(2)	–	–	(1)	(1)	–	–	(2)	–	(110)	(19)	–	–	(Tr)	(0)	–	–	(0)	(0)	–	–	(0)	–	–	(0)	別名:中国セロリ、スープセロリ、リーフセロリ。株元を除いたもの。06119セロリ生から推計
–	(6)	–	–	(0)	(0)	–	–	–	–	(12)	(23)	–	(0)	–	–	–	–	(0)	(0)	–	–	–	–	(0)	(0)	別名:オランダがらし、オランダみずがらし。廃棄部位:株元。米国成分表から推計

可食部 100g 当たりの脂肪酸成分表

食品番号	食品名	脂肪酸総量	飽和脂肪酸	一価不飽和脂肪酸	多価不飽和脂肪酸	n-3系 多価不飽和脂肪酸	n-6系 多価不飽和脂肪酸	4:0 酪酸	6:0 ヘキサン酸	7:0 ヘプタン酸	8:0 オクタン酸	10:0 デカン酸	12:0 ラウリン酸	13:0 トリデカン酸	14:0 ミリスチン酸	15:0 ペンタデカン酸	15:0 ant ペンタデカン酸	16:0 パルミチン酸	16:0 iso パルミチン酸	17:0 ヘプタデカン酸	17:0 ant ヘプタデカン酸	18:0 ステアリン酸	20:0 アラキジン酸	22:0 ベヘン酸	24:0 リグノセリン酸	10:1 デセン酸	14:1 ミリストレイン酸	15:1 ペンタデセン酸	16:1 パルミトレイン酸
		(··········· g ···········)						(··································· mg ···································)																		(······ mg ······)			
	ケール																												
06080	葉 生	0.10	0.03	0.01	0.07	0.04	0.02	–	–	–	0	0	–	Tr	Tr	–	23	–	Tr	–	3	1	Tr	2	0	0	0	2
	ごぼう																												
06084	根 生	(0.08)	(0.02)	(0.02)	(0.04)	(Tr)	(0.04)	(0)	(0)	–	(0)	(0)	(0)	–	(0)	–	–	(17)	–	–	–	(0)	–	–	–	–	–	–	(0)
06085	根 ゆで	(0.16)	(0.03)	(0.05)	(0.08)	(Tr)	(0.07)	(0)	(0)	–	(0)	(0)	(0)	–	(0)	–	–	(33)	–	–	–	(0)	–	–	–	–	–	–	(0)
	こまつな																												
06086	葉 生	0.10	0.02	Tr	0.08	0.06	0.01	–	–	–	0	0	–	Tr	Tr	–	15	–	0	–	2	Tr	Tr	–	–	0	–	1
06087	葉 ゆで	(0.05)	(0.01)	(Tr)	(0.04)	(0.03)	(Tr)	–	–	–	(0)	(0)	–	(Tr)	(0)	–	(7)	–	–	–	(1)	(Tr)	(Tr)	–	–	(0)	–	(1)
	さんとうさい																												
06089	葉 生	(0.08)	(0.02)	(0.01)	(0.05)	(0.05)	(0.01)	–	–	–	(0)	(0)	–	(Tr)	(Tr)	–	(16)	–	(Tr)	–	(2)	(Tr)	(Tr)	–	–	(0)	–	(1)
06090	葉 ゆで	(0.12)	(0.03)	(0.01)	(0.08)	(0.07)	(0.01)	–	–	–	(0)	(Tr)	–	(Tr)	(Tr)	–	(24)	–	(Tr)	–	(2)	(1)	(1)	–	–	(0)	–	(1)
06091	塩漬	(0.12)	(0.03)	(0.01)	(0.08)	(0.07)	(0.01)	–	–	–	(0)	(Tr)	–	(Tr)	(Tr)	–	(24)	–	(Tr)	–	(2)	(1)	(1)	–	–	(0)	–	(1)
	ししとう																												
06093	果実 生	(0.11)	(0.03)	(Tr)	(0.07)	(0.02)	(0.05)	–	–	–	(0)	(0)	–	(Tr)	(Tr)	–	(25)	–	(Tr)	–	(6)	(2)	(0)	–	–	(0)	–	(1)
06094	果実 油いため	(2.81)	(0.24)	(1.75)	(0.82)	(0.23)	(0.59)	(0)	(0)	(0)	(0)	(0)	(2)	–	(3)	(Tr)	(0)	(140)	–	(Tr)	–	(61)	(19)	(8)	(4)	(0)	(0)	(0)	(6)
	しそ																												
06095	葉 生	0.03	0.01	Tr	0.01	0.01	0.01	–	–	–	0	Tr	–	Tr	0	–	9	–	0	–	1	Tr	0	0	0	0	0	2
06096	実 生	0.07	0.01	0.01	0.05	0.03	0.01	–	–	–	0	Tr	–	0	0	–	8	–	Tr	–	2	1	Tr	Tr	0	0	0	Tr
	しゅんぎく																												
06099	葉 生	0.13	0.02	0.01	0.10	0.07	0.03	–	–	–	0	0	–	Tr	Tr	–	19	–	Tr	–	1	1	1	–	–	0	–	2
06100	葉 ゆで	(0.22)	(0.04)	(0.01)	(0.17)	(0.12)	(0.05)	–	–	–	(0)	(0)	–	(1)	(Tr)	–	(32)	–	(Tr)	–	(2)	(1)	(1)	–	–	(0)	–	(4)
	(しょうが類)																												
	葉しょうが																												
06102	根茎 生	(0.14)	(0.05)	(0.04)	(0.04)	(0.01)	(0.03)	(0)	(0)	–	(2)	(0)	(10)	–	(5)	–	–	(32)	–	–	–	(5)	–	–	–	–	–	–	(6)
	しょうが																												
06103	根茎 皮なし 生	(0.20)	(0.08)	(0.06)	(0.06)	(0.01)	(0.05)	(0)	(0)	–	(3)	(0)	(16)	–	(7)	–	–	(48)	–	–	–	(7)	–	–	–	–	–	–	(8)
06104	漬物 酢漬	(0.14)	(0.06)	(0.04)	(0.04)	(0.01)	(0.03)	(0)	(0)	–	(2)	(0)	(11)	–	(5)	–	–	(33)	–	–	–	(5)	–	–	–	–	–	–	(6)
06105	漬物 甘酢漬	(0.26)	(0.10)	(0.08)	(0.08)	(0.02)	(0.06)	(0)	(0)	–	(3)	(0)	(19)	–	(9)	–	–	(60)	–	–	–	(8)	–	–	–	–	–	–	(10)
	しろうり																												
06106	果実 生	(0.02)	(0.01)	(Tr)	(0.01)	(0.01)	(Tr)	–	–	–	(0)	(0)	–	(Tr)	(Tr)	–	(10)	–	–	–	(1)	(0)	(Tr)	–	–	(0)	–	(Tr)
06107	漬物 塩漬	(0.02)	(0.01)	(Tr)	(0.01)	(0.01)	(Tr)	–	–	–	(0)	(0)	–	(Tr)	(Tr)	–	(10)	–	–	–	(1)	(0)	(Tr)	–	–	(0)	–	(Tr)
	ずいき																												
06111	干しずいき 乾	(0.28)	(0.08)	(0.03)	(0.17)	(0.05)	(0.12)	(0)	(0)	–	(0)	(0)	(0)	–	(0)	–	–	(71)	–	–	–	(11)	–	–	–	–	–	–	(0)
	すぐきな																												
06113	葉 生	(0.14)	(0.05)	(0.01)	(0.08)	(0.06)	(0.02)	(0)	(0)	–	(1)	(1)	(1)	–	(2)	–	–	(36)	–	–	–	(7)	–	–	–	–	–	–	(9)
06114	根 生	(0.07)	(0.01)	(0.01)	(0.05)	(0.04)	(0.01)	(0)	(0)	–	(0)	(0)	(0)	–	(0)	–	–	(10)	–	–	–	(1)	–	–	–	–	–	–	(1)
06115	すぐき漬	(0.49)	(0.08)	(0.04)	(0.37)	(0.28)	(0.08)	(0)	(0)	–	(0)	(0)	(0)	–	(0)	–	–	(70)	–	–	–	(7)	–	–	–	–	–	–	(7)
	ズッキーニ																												
06116	果実 生	(0.06)	(0.03)	(Tr)	(0.03)	(0.02)	(0.01)	(0)	(0)	–	(0)	(5)	(0)	–	(Tr)	(Tr)	–	(15)	–	(1)	–	(2)	(Tr)	(1)	(1)	–	(1)	(0)	(1)
	せり																												
06117	茎葉 生	(0.05)	(0.02)	(Tr)	(0.03)	(Tr)	(0.03)	–	–	–	(0)	(0)	–	(Tr)	(1)	–	(13)	–	(Tr)	–	(1)	(1)	(1)	–	–	(0)	–	(Tr)
06118	茎葉 ゆで	(0.05)	(0.02)	(Tr)	(0.03)	(Tr)	(0.03)	–	–	–	(0)	(0)	–	(Tr)	(1)	–	(13)	–	(Tr)	–	(1)	(1)	(1)	–	–	(0)	–	(Tr)

可食部100g当たり

一価不飽和 ／ 多価不飽和　（単位 mg）

17:1 ヘプタデセン酸	18:1 計	18:1n-9 オレイン酸	18:1n-7 シス・バクセン酸	20:1 イコセン酸	22:1 ドコセン酸	24:1 テトラコセン酸	16:2 ヘキサデカジエン酸	16:3 ヘキサデカトリエン酸	16:4 ヘキサデカテトラエン酸	18:2n-6 リノール酸	18:3n-3 α-リノレン酸	18:3n-6 γ-リノレン酸	18:4n-3 オクタデカテトラエン酸	20:2n-6 イコサジエン酸	20:3n-3 イコサトリエン酸	20:3n-6 イコサトリエン酸	20:4n-3 イコサテトラエン酸	20:4n-6 アラキドン酸	20:5n-3 イコサペンタエン酸	21:5n-3 ヘンイコサペンタエン酸	22:2 ドコサジエン酸	22:4n-6 ドコサテトラエン酸	22:5n-3 ドコサペンタエン酸	22:5n-6 ドコサペンタエン酸	22:6n-3 ドコサヘキサエン酸	備考
0	3	–	–	1	1	Tr	0	0	0	20	45	0	0	0	–	0	0	0	0	0	0	0	0	0	0	別名:葉キャベツ、はごろもかんらん。廃棄部位:葉柄基部
–	(25)	–	–	(0)	(0)	–				(37)	(1)	–	(0)	–				(0)				(0)		–	(0)	廃棄部位:皮、葉柄基部及び先端。米国成分表から推計
–	(50)	–	–	(0)	(0)	–				(74)	(3)	–	(0)	–				(0)				(0)		–	(0)	皮、葉柄基部及び先端を除いたもの。米国成分表から推計
0	3	–	–	Tr	Tr	–		12	–	8	56	–	–	Tr	–	0		0		0		0			0	廃棄部位:株元
(0)	(1)	–		(0)				(6)	–	(4)	(28)	–		(Tr)	(0)	(0)		0		0		0				廃棄部位:株元。ゆでた後水冷し、手搾りしたもの。06086こまつな生から推計
(0)	(8)	–		(Tr)	(Tr)			(1)	–	(5)	(48)					(0)						(0)		–	(0)	別名:さんとうな、べが菜。廃棄部位:根及び株元。06233はくさい生から推計
(0)	(12)	–		(Tr)	(Tr)			(2)	–	(8)	(72)					(0)						(0)		–	(0)	別名:さんとうな、べが菜。根を除いたもの。ゆでた後水冷し、手搾りしたもの。廃棄部位:株元。06233はくさい生から推計
(0)	(12)	–		(Tr)	(Tr)			(2)	–	(8)	(72)					(0)						(0)		–	(0)	別名:さんとうな。廃棄部位:株元。水洗いし、手搾りしたもの。06233はくさい生から推計
(0)	(3)	–		(0)	(0)			(51)	(16)							(Tr)						(0)			(0)	別名:ししとうがらし。廃棄部位:へた。06245青ピーマン生から推計
(0)	(1700)	–	–	(33)	(4)	(4)	(0)	(0)	(0)	(590)	(230)	(0)	(0)	(0)		(Tr)		(1)	(0)			(0)			(0)	別名:ししとうがらし。へたを除いたもの。植物油(なたね油)。06093ししとう生の推計値と油(なたね油)の付着量から推計
1	1	1	Tr	0	Tr	0	0	0	0	5	10	0	0	0	–	0	0	0	0	0	0	0	0	0	0	別名:大葉。試料:青じそ
Tr	8	7	1	Tr	0	0	0	0	0	11	34	0	0	Tr	–	0	0	0	0	0	0	0	0	0	0	試料:青じそ
Tr	1	–		2	0			0		27	75			0				0				0			0	別名:きくな。廃棄部位:基部
(1)	(2)	–		(4)	(0)			(46)	(120)							(0)						(0)			(0)	別名:きくな。ゆでた後水冷し、手搾りしたもの。06099しゅんぎく生から推計
–	(32)	–		(2)	(0)			(32)	(9)		(0)					(0)						(0)			(0)	別名:盆しょうが、はじかみ。廃棄部位:葉及び茎。米国成分表から推計
–	(48)	–		–				(48)	(14)		(0)					(0)						(0)			(0)	別名:ひねしょうが。廃棄部位:皮。米国成分表から推計。
–	(33)	–		(2)	(0)			(33)			(0)					(0)						(0)			(0)	別名:紅しょうが。原材料:ひねしょうが。液汁を除いたもの。米国成分表から推計
–	(59)	–		(3)	(0)			(60)	(17)		(0)					(0)						(0)			(0)	別名:ガリ。原材料:新しょうが。液汁を除いたもの。米国成分表から推計
(0)	(1)	–		(Tr)	(0)			(4)	(8)		(0)					(0)						(0)			(0)	別名:あさうり、つけうり。廃棄部位:わた及び両端。06065きゅうり生から推計
(0)	(1)	–		(Tr)	(0)			(4)	(8)		(0)					(0)						(0)			(0)	別名:あさうり、つけうり。廃棄部位:両端。水洗いし、手搾りしたもの。06065きゅうり生から推計
–	(32)	–		(0)	(0)			(120)	(50)		(0)					(0)						(0)			(0)	別名:いもがら。米国成分表から推計
–	(3)	–		(0)	(0)			(24)	(56)		(0)					(0)						(0)			(0)	別名:かもな。廃棄部位:葉柄基部。米国成分表から推計
–	(6)	–		(0)	(0)			(12)	(40)		(0)					(0)						(0)			(0)	別名:かもな。廃棄部位:根端及び葉柄基部。米国成分表から推計
–	(42)	–		(0)	(0)			(84)	(280)		(0)					(0)						(0)			(0)	水洗いし、手搾りしたもの。米国成分表から推計
(0)	(2)	–		(0)	(0)			(9)	(19)		(0)					(0)						(0)			(0)	別名:つるなしかぼちゃ。廃棄部位:両端。米国成分表から推計
(0)	(1)	–		(Tr)	(Tr)			(1)	(28)	(5)						(0)						(0)			(0)	別名:かわな。廃棄部位:根及び株元。06119セロリ生から推計
(0)	(1)	–		(Tr)	(Tr)			(1)	(28)	(5)						(0)						(0)			(0)	別名:かわな。根を除いたもの。廃棄部位:株元。ゆでた後水冷し、手搾りしたもの。06119セロリ生から推計

可食部 100g 当たりの脂肪酸成分表

単位：脂肪酸総量〜n-6系は g、4:0〜16:1は mg（可食部 100g 当たり）

食品番号	食品名	脂肪酸総量	飽和脂肪酸	一価不飽和脂肪酸	多価不飽和脂肪酸	n-3系	n-6系	4:0 酪酸	6:0 ヘキサン酸	7:0 ヘプタン酸	8:0 オクタン酸	10:0 デカン酸	12:0 ラウリン酸	13:0 トリデカン酸	14:0 ミリスチン酸	15:0 ペンタデカン酸	15:0ant ペンタデカン酸	16:0 パルミチン酸	16:0iso パルミチン酸	17:0 ヘプタデカン酸	17:0ant ヘプタデカン酸	18:0 ステアリン酸	20:0 アラキジン酸	22:0 ベヘン酸	24:0 リグノセリン酸	10:1 デセン酸	14:1 ミリストレイン酸	15:1 ペンタデセン酸	16:1 パルミトレイン酸
	セロリ																												
06119	葉柄 生	0.05	0.02	Tr	0.03	Tr	0.03	–	–	–	–	0	0	–	Tr	1	–	13	–	Tr	–	1	0	1	–	–	0	–	Tr
	そらまめ																												
06124	未熟豆 生	0.09	0.03	0.01	0.05	Tr	0.05	–	–	–	–	0	0	–	Tr	Tr	–	21	–	Tr	–	2	1	2	–	–	0	–	0
06125	未熟豆 ゆで	(0.09)	(0.03)	(0.01)	(0.05)	(Tr)	(0.05)	–	–	–	–	(0)	(0)	–	(Tr)	(Tr)	–	(21)	–	(Tr)	–	(2)	(1)	(2)	–	–	(0)	–	(0)
	タアサイ																												
06126	葉 生	(0.10)	(0.02)	(Tr)	(0.08)	(0.06)	(0.01)	–	–	–	–	(0)	(0)	–	(Tr)	(Tr)	–	(15)	–	(0)	–	(2)	(Tr)	(Tr)	–	–	(0)	–	(1)
06127	葉 ゆで	(0.10)	(0.02)	(Tr)	(0.08)	(0.06)	(0.01)	–	–	–	–	(0)	(0)	–	(Tr)	(Tr)	–	(15)	–	(0)	–	(2)	(Tr)	(Tr)	–	–	(0)	–	(1)
	（だいこん類）																												
	かいわれだいこん																												
06128	芽ばえ 生	(0.21)	(0.05)	(0.02)	(0.15)	(0.11)	(0.02)	–	–	–	–	(0)	(0)	–	(1)	(Tr)	–	(38)	–	(Tr)	–	(5)	(2)	(Tr)	–	–	(0)	–	(4)
	葉だいこん																												
06129	葉 生	(0.09)	(0.02)	(Tr)	(0.06)	(0.04)	(0.01)	–	–	–	–	(0)	(0)	–	(Tr)	(0)	–	(15)	–	(Tr)	–	(2)	(1)	(Tr)	–	–	(0)	–	(2)
	だいこん																												
06130	葉 生	0.04	0.01	Tr	0.03	0.02	Tr	–	–	–	–	0	0	–	Tr	0	–	8	–	0	–	1	Tr	0	–	–	0	–	1
06131	葉 ゆで	(0.04)	(0.01)	(Tr)	(0.03)	(0.02)	(Tr)	–	–	–	–	(0)	(0)	–	(Tr)	(0)	–	(8)	–	(0)	–	(1)	(Tr)	(0)	–	–	(0)	–	(1)
06132	根 皮つき 生	0.04	0.01	Tr	0.02	0.02	0.01	–	–	–	–	0	0	–	0	0	–	11	–	Tr	–	1	Tr	Tr	–	–	0	–	Tr
06134	根 皮なし 生	(0.04)	(0.01)	(Tr)	(0.02)	(0.02)	(0.01)	–	–	–	–	(0)	(0)	–	(0)	(0)	–	(11)	–	(Tr)	–	(1)	(Tr)	(Tr)	–	–	(0)	–	(Tr)
06135	根 皮なし ゆで	(0.04)	(0.01)	(Tr)	(0.02)	(0.02)	(0.01)	–	–	–	–	(0)	(0)	–	(0)	(0)	–	(11)	–	(Tr)	–	(1)	(Tr)	(Tr)	–	–	(0)	–	(Tr)
06136	切干しだいこん 乾	(0.32)	(0.10)	(0.03)	(0.19)	(0.14)	(0.04)	–	–	–	–	(0)	(0)	–	(1)	(1)	–	(86)	–	(1)	–	(6)	(2)	(4)	–	–	(0)	–	(3)
06334	切干しだいこん ゆで	(0.05)	(0.01)	(Tr)	(0.03)	(0.02)	(0.01)	–	–	–	–	(0)	(0)	–	(Tr)	(0)	–	(12)	–	(Tr)	–	(1)	(Tr)	(1)	–	–	(0)	–	(Tr)
06335	切干しだいこん 油いため	(5.48)	(0.44)	(3.48)	(1.56)	(0.48)	(1.09)	(0)	(0)	(0)	(0)	(0)	(4)	–	(5)	(Tr)	(0)	(260)	–	(Tr)	–	(110)	(34)	(18)	(9)	(0)	(0)	(0)	(12)
	（たいさい類）																												
	つまみな																												
06144	葉 生	0.12	0.03	0.01	0.08	0.06	0.01	–	–	–	–	0	Tr	–	1	Tr	–	20	–	Tr	–	3	1	1	2	0	Tr	0	1
	たいさい																												
06145	葉 生	(0.04)	(0.01)	(Tr)	(0.03)	(0.02)	(Tr)	–	–	–	–	(0)	(0)	–	(Tr)	(0)	–	(7)	–	(0)	–	(1)	(Tr)	(Tr)	(1)	(0)	(0)	(0)	(Tr)
06146	塩漬	(0.04)	(0.01)	(Tr)	(0.03)	(0.02)	(Tr)	–	–	–	–	(0)	(0)	–	(Tr)	(0)	–	(7)	–	(0)	–	(1)	(Tr)	(Tr)	(1)	(0)	(0)	(0)	(Tr)
	たけのこ																												
06149	若茎 生	(0.14)	(0.05)	(Tr)	(0.09)	(0.01)	(0.08)	(0)	(0)	(0)	–	(0)	(0)	–	(1)	–	–	(34)	–	–	–	(4)	–	–	–	–	–	–	(0)
06150	若茎 ゆで	(0.14)	(0.05)	(Tr)	(0.09)	(0.01)	(0.08)	–	–	–	–	–	(1)	–	(2)	–	–	(35)	–	–	–	(4)	–	–	–	–	–	–	
06151	水煮缶詰	(0.14)	(0.05)	(Tr)	(0.09)	(0.01)	(0.08)	(0)	(0)	(0)	–	(0)	(0)	–	(2)	–	–	(35)	–	–	–	(4)	–	–	–	–	–	–	(0)
06152	めんま 塩蔵 塩抜き	(0.35)	(0.12)	(0.01)	(0.22)	(0.03)	(0.19)	(0)	(0)	(0)	–	(0)	(0)	–	(6)	–	–	(85)	–	–	–	(10)	–	–	–	–	–	–	(0)
	（たまねぎ類）																												
	たまねぎ																												
06153	りん茎 生	0.04	0.01	Tr	0.02	Tr	0.02	–	–	–	–	0	0	–	0	0	–	8	–	0	–	Tr	Tr	1	–	–	0	–	Tr
06154	りん茎 水さらし	(0.04)	(0.01)	(Tr)	(0.03)	(Tr)	(0.02)	–	–	–	–	(0)	(0)	–	(0)	(0)	–	(8)	–	(0)	–	(Tr)	(Tr)	(1)	–	–	(0)	–	(Tr)
06155	りん茎 ゆで	(0.04)	(0.01)	(Tr)	(0.03)	(Tr)	(0.02)	–	–	–	–	(0)	(0)	–	(0)	(0)	–	(8)	–	(0)	–	(Tr)	(Tr)	(1)	–	–	(0)	–	(Tr)
06336	りん茎 油いため	(5.46)	(0.42)	(3.48)	(1.55)	(0.44)	(1.11)	(0)	(0)	(0)	(0)	(0)	(4)	–	(5)	(0)	(0)	(240)	–	(Tr)	–	(110)	(34)	(18)	(9)	(0)	(0)	(0)	(12)

	可食部100g当たり																									
一価不飽和							多価不飽和																			備考
17:1 ヘプタデセン酸	18:1 計	18:1 n-9 オレイン酸	18:1 n-7 シス・バクセン酸	20:1 イコセン酸	22:1 ドコセン酸	24:1 テトラコセン酸	16:2 ヘキサデカジエン酸	16:3 ヘキサデカトリエン酸	16:4 ヘキサデカテトラエン酸	18:2 n-6 リノール酸	18:3 n-3 α-リノレン酸	18:3 n-6 γ-リノレン酸	18:4 n-3 オクタデカテトラエン酸	20:2 n-6 イコサジエン酸	20:3 n-3 イコサトリエン酸	20:3 n-6 イコサトリエン酸	20:4 n-3 イコサテトラエン酸	20:4 n-6 アラキドン酸	20:5 n-3 イコサペンタエン酸	21:5 n-3 ヘンイコサペンタエン酸	22:2 ドコサジエン酸	22:4 n-6 ドコサテトラエン酸	22:5 n-3 ドコサペンタエン酸	22:5 n-6 ドコサペンタエン酸	22:6 n-3 ドコサヘキサエン酸	
⋯mg⋯						)	(						mg												)	
0	1	–	–	Tr	Tr	–	–	1	–	28	5	–		0	–	0	–		0	0	–	–	–	–	–	別名:セロリー、セルリー、オランダみつば。廃棄部位:株元、葉身及び表皮
0	11	–	–	1	1	–	–	0	–	48	4	–	Tr	–	0	–	0	–		0	0	–	–	–	–	–	廃棄部位:種皮
(0)	(11)	–	–	(1)	(1)		(0)	–		(48)	(4)	–	(Tr)	(0)	(0)	–	(0)	(0)								廃棄部位:種皮。06124そらまめ生から推計
(0)	(3)	–	–	(Tr)	(Tr)	–	–	(12)	–	(8)	(56)	–		(Tr)	(0)	(0)	–		(0)	(0)	–	–	–	–	–	別名:ひさごな、ゆきな、タァサイ、ターサイ、ターツァイ、きさらぎな。廃棄部位:株元。06086こまつな葉生から推計
(0)	(3)	–	–	(Tr)	(Tr)	–		(12)	–	(8)	(56)		(Tr)	(0)	(0)		(0)	(0)								別名:ひさごな、ゆきな、タァサイ、ターサイ、ターツァイ、きさらぎな。廃棄部位:株元。ゆでた後水冷し、手搾りしたもの。06086こまつな葉生から推計
(0)	(8)	–	–	(3)	(0)			(25)	–	(16)	(110)			(1)	(0)		(1)		(0)	(0)						別名:かいわれ。茎基部約1cmを除去したもの。06130だいこん葉生から推計
(0)	(3)	–	–	(1)	(0)			(10)	–	(6)	(44)		(Tr)	(0)	(0)		(Tr)		(0)	(0)						試料:水耕栽培品。廃棄部位:株元及び根。06130だいこん葉生から推計
0	2	–	–	1	0			5	–	3	22		Tr	–	0	–		Tr	0							廃棄部位:葉柄基部
(0)	(2)	–	–	(1)	(0)			(5)	–	(3)	(22)		(Tr)	(0)	(0)		(Tr)		(0)	(0)						葉柄基部を除いたもの。ゆでた後水冷し、手搾りしたもの。06130だいこん葉生から推計
0	3	–	–	Tr	0		0	0		6	18			0	–	0	–		0	0						廃棄部位:根端及び葉柄基部
(0)	(3)	–	–	(Tr)	(0)			(6)		(6)	(18)			(0)	(0)		(0)		(0)	(0)						廃棄部位:根端、葉柄基部及び皮。06132だいこん根皮つき生から推計
(0)	(3)	–	–	(Tr)	(0)			(6)		(6)	(18)			(0)	(0)		(0)		(0)	(0)						根端、葉柄基部及び皮を除いたもの。06132だいこん根皮つき生から推計
(0)	(26)	–	–	(2)	(0)			(44)		(44)	(140)															06132だいこん根皮つき生から推計
(0)	(4)	–	–	(Tr)	(0)			(6)		(6)	(21)															水もどし後、ゆでた後湯切りしたもの。06132だいこん根皮つき生から推計
(0)	(3400)	–	–	(66)	(8)	(9)	(0)			(1100)	(480)								(0)						(0)	水もどし後、油いため。植物油(なたね油)。01036切干しだいこん乾の推計値と油(なたね油)の付着量から推計
0	6	–	–	Tr	1	1	0	16	0	12	56	0	0	Tr	–	0	0	0	0	0	0	0	0	0	0	試料:若採りせっぱくたいさい(雪白体菜)
(0)	(2)	–	–	(0)	(Tr)	(Tr)	(0)	(5)	(0)	(4)	(19)	(0)	(0)						(0)	(0)	(0)	(0)	(0)	(0)	(0)	別名:しゃくしな。06144つまみな生から推計
(0)	(2)	–	–	(0)	(Tr)	(Tr)	(0)	(5)	(0)	(4)	(19)	(0)	(0)						(0)	(0)	(0)	(0)	(0)	(0)	(0)	別名:しゃくしな。水洗いし、手搾りしたもの。06144つまみな生から推計
–	(5)	–	–	(0)	(0)		(0)			(76)	(13)		(0)						(0)						(0)	廃棄部位:竹皮及び基部。米国成分表から推計
–	(5)	–	–	(0)	(0)		(0)			(75)	(14)								(0)						(0)	竹皮及び基部を除いたもの。米国成分表から推計
–	(5)	–	–	(0)	(0)		(0)			(76)	(14)								(0)						(0)	液汁を除いたもの。米国成分表から推計
–	(12)	–	–	(0)	(0)		(0)			(190)	(33)								(0)						(0)	別名:しなちく。米国成分表から推計
Tr	3	–	–	Tr	0			0	–	23	1			0	–	0	0		0						–	廃棄部位:皮(保護葉)、底盤部及び頭部
(Tr)	(3)	–	–	(Tr)	(0)			(0)		(24)	(1)			(0)	(0)		(0)		(0)						(0)	皮(保護葉)、底盤部及び頭部を除いたもの。06153たまねぎりん茎生から推計
(Tr)	(3)	–	–	(Tr)	(0)			(0)		(24)	(1)			(0)	(0)		(0)		(0)						(0)	皮(保護葉)、底盤部及び頭部を除いたもの。06153たまねぎりん茎生から推計
(Tr)	(3400)	–	–	(66)	(8)	(9)	(0)			(1100)	(440)								(0)						(0)	皮(保護葉)、底盤部及び頭部を除いたもの。植物油(なたね油):5.8g。06153たまねぎりん茎生と油(なたね油)の付着量から推計

可食部 100g 当たりの脂肪酸成分表

可食部 100g 当たり

食品番号	食品名	脂肪酸総量	飽和脂肪酸	一価不飽和脂肪酸	多価不飽和脂肪酸	n-3系多価不飽和脂肪酸	n-6系多価不飽和脂肪酸	4:0 酪酸	6:0 ヘキサン酸	7:0 ヘプタン酸	8:0 オクタン酸	10:0 デカン酸	12:0 ラウリン酸	13:0 トリデカン酸	14:0 ミリスチン酸	15:0 ペンタデカン酸	15:0ant ペンタデカン酸	16:0 パルミチン酸	16:0iso パルミチン酸	17:0 ヘプタデカン酸	17:0ant ヘプタデカン酸	18:0 ステアリン酸	20:0 アラキジン酸	22:0 ベヘン酸	24:0 リグノセリン酸	10:1 デセン酸	14:1 ミリストレイン酸	15:1 ペンタデセン酸	16:1 パルミトレイン酸
		(·········· g ··········)						(·· mg ··)																	(·················			)
06156	赤たまねぎ りん茎 生	(0.04)	(0.01)	(Tr)	(0.03)	(Tr)	(0.02)	–	–	–	–	(0)	(0)	–	(0)	(0)	–	(8)	–	(0)	–	(Tr)	(Tr)	(1)	–	–	(0)	–	(Tr)
	チンゲンサイ																													
06160	葉 生	(0.07)	(0.01)	(0.01)	(0.05)	(0.03)	(0.02)	(0)	(0)	–	(0)	(0)	(1)	–	(1)	–	–	(12)	–	–	–	(1)	–	–	–	–	–	–	(0)
06161	葉 ゆで	(0.07)	(0.01)	(0.01)	(0.05)	(0.03)	(0.02)	(0)	(0)	–	(0)	(0)	(1)	–	(1)	–	–	(12)	–	–	–	(1)	–	–	–	–	–	–	(0)
06338	葉 油いため	(2.98)	(0.24)	(1.88)	(0.87)	(0.27)	(0.60)	(0)	(0)	–	(0)	(0)	(3)	–	(3)	–	–	(140)	–	(0)	–	(59)	(18)	(9)	(5)	–	(0)	–	(6)
	とうがらし																													
06169	葉・果実 生	(0.04)	(0.01)	(Tr)	(0.02)	(0.01)	(0.02)	–	–	–	–	(0)	(0)	–	(Tr)	(0)	–	(8)	–	(Tr)	–	(2)	(1)	(0)	–	–	(0)	–	(Tr)
06170	葉・果実 油いため	(4.51)	(0.35)	(2.89)	(1.28)	(0.37)	(0.91)	(0)	(0)	–	(0)	(0)	(3)	–	(4)	–	–	(200)	–	(Tr)	–	(92)	(29)	(14)	(7)	–	(0)	–	(10)
06171	果実 生	(1.20)	(0.39)	(0.04)	(0.77)	(0.19)	(0.58)	–	–	–	–	(0)	(0)	–	(5)	(2)	–	(280)	–	(4)	–	(71)	(21)	(0)	–	–	(Tr)	–	(7)
06172	果実 乾	(4.22)	(1.37)	(0.14)	(2.72)	(0.68)	(2.04)	–	–	–	–	(0)	(4)	–	(17)	(6)	–	(1000)	–	(15)	–	(250)	(73)	(0)	–	–	(1)	–	(24)
	とうがん																													
06173	果実 生	(0.07)	(0.01)	(0.02)	(0.04)	(0)	(0.04)	–	–	–	–	–	–	–	–	–	–	(6)	–	–	–	(3)	–	–	–	–	–	–	–
06174	果実 ゆで	(0.07)	(0.01)	(0.02)	(0.04)	(0)	(0.04)	(0)	(0)	–	(0)	(0)	–	–	–	–	–	(6)	–	–	–	(3)	–	–	–	–	–	–	(0)
	（とうもろこし類）																													
	スイートコーン																													
06175	未熟種子 生	1.29	0.26	0.49	0.54	0.02	0.53	–	–	–	–	0	0	–	1	0	–	210	–	1	–	36	7	1	–	–	0	–	3
06176	未熟種子 ゆで	(1.29)	(0.26)	(0.49)	(0.54)	(0.02)	(0.53)	–	–	–	–	(0)	(0)	–	(1)	(0)	–	(210)	–	(1)	–	(36)	(7)	(1)	–	–	(0)	–	(3)
06339	未熟種子 電子レンジ調理	(1.65)	(0.33)	(0.63)	(0.69)	(0.02)	(0.67)	–	–	–	–	(0)	(0)	–	(1)	(0)	–	(270)	–	(1)	–	(46)	(9)	(2)	–	–	(0)	–	(4)
06177	未熟種子 穂軸つき 冷凍	1.30	0.29	0.44	0.57	0.02	0.55	–	–	–	–	0	0	–	0	0	–	230	–	1	–	44	8	3	3	0	0	0	2
06178	未熟種子 カーネル 冷凍	1.03	0.23	0.32	0.48	0.02	0.46	–	–	–	–	0	0	–	Tr	Tr	–	190	–	1	–	27	5	3	3	0	0	0	2
06378	未熟種子 カーネル 冷凍 ゆで	1.16	0.25	0.37	0.54	0.02	0.52	–	–	–	–	0	0	–	Tr	Tr	–	200	–	1	–	29	6	2	3	0	0	0	2
06379	未熟種子 カーネル 冷凍 油いため	4.80	0.52	2.66	1.62	0.33	1.29	–	–	–	–	Tr	Tr	–	2	2	–	370	–	3	–	93	30	14	7	0	0	0	9
06179	缶詰 クリームスタイル	(0.46)	(0.08)	(0.15)	(0.24)	(0.01)	(0.23)	(0)	(0)	–	(0)	(0)	(0)	–	(0)	–	–	(73)	–	–	–	(5)	–	–	–	–	–	–	(0)
06180	缶詰 ホールカーネルスタイル	(0.47)	(0.10)	(0.15)	(0.21)	(0.01)	(0.20)	(0)	(0)	–	(0)	(0)	(1)	–	(1)	–	–	(78)	–	(Tr)	–	(16)	(3)	(1)	–	–	(0)	–	(1)
	ヤングコーン																													
06181	幼雌穂 生	(0.15)	(0.03)	(0.06)	(0.06)	(Tr)	(0.06)	–	–	–	–	(0)	(0)	–	(0)	–	–	(25)	–	(Tr)	–	(4)	(1)	(Tr)	–	–	(0)	–	(Tr)
	（トマト類）																													
	赤色トマト																													
06182	果実 生	0.05	0.02	0.01	0.03	Tr	0.02	–	–	–	–	0	0	–	Tr	0	–	12	–	Tr	–	3	Tr	Tr	–	–	0	–	Tr
	赤色ミニトマト																													
06183	果実 生	(0.05)	(0.02)	(0.01)	(0.03)	(Tr)	(0.02)	–	–	–	–	(0)	(0)	–	(Tr)	–	–	(12)	–	(Tr)	–	(3)	(Tr)	(Tr)	–	–	(0)	–	(Tr)
06370	ドライトマト	1.04	0.30	0.15	0.60	0.06	0.53	–	–	–	–	0	Tr	–	3	1	–	220	–	3	–	54	8	5	5	0	0	0	6
	加工品																													
06184	ホール 食塩無添加	(0.11)	(0.03)	(0.02)	(0.06)	(0.01)	(0.05)	–	–	–	–	(0)	(0)	–	(Tr)	–	–	(24)	–	(Tr)	–	(6)	(1)	(1)	–	–	(0)	–	(1)
06185	トマトジュース 食塩添加	(0.05)	(0.02)	(0.01)	(0.03)	(Tr)	(0.02)	–	–	–	–	(0)	(0)	–	(Tr)	–	–	(12)	–	(Tr)	–	(3)	(Tr)	(Tr)	–	–	(0)	–	(Tr)
	トレビス																													
06187	葉 生	0.07	0.02	Tr	0.05	0.02	0.03	–	–	–	–	0	0	–	Tr	Tr	–	14	–	Tr	–	1	1	1	1	0	0	0	Tr
	とんぶり																													
06188	ゆで	2.51	0.36	0.50	1.65	0.15	1.50	–	–	–	–	0	0	–	8	2	–	260	–	3	–	53	21	8	8	0	0	0	5
	ながさきはくさい																													
06189	葉 生	(0.04)	(0.01)	(Tr)	(0.03)	(0.02)	(Tr)	–	–	–	–	(0)	(0)	–	(Tr)	–	–	(8)	–	(Tr)	–	(1)	(Tr)	(Tr)	–	–	(0)	–	(Tr)

可食部100g当たり

単位: mg

17:1 ヘプタデセン酸	18:1 計	18:1 n-9 オレイン酸	18:1 n-7 シス・バクセン酸	20:1 イコセン酸	22:1 ドコセン酸	24:1 テトラコセン酸	16:2 ヘキサデカジエン酸	16:3 ヘキサデカトリエン酸	16:4 ヘキサデカテトラエン酸	18:2 n-6 リノール酸	18:3 n-3 α-リノレン酸	18:3 n-6 γ-リノレン酸	18:4 n-3 オクタデカテトラエン酸	20:2 n-6 イコサジエン酸	20:3 n-3 イコサトリエン酸	20:3 n-6 イコサトリエン酸	20:4 n-3 イコサテトラエン酸	20:4 n-6 アラキドン酸	20:5 n-3 イコサペンタエン酸	21:5 n-3 ヘンイコサペンタエン酸	22:2 ドコサジエン酸	22:4 n-6 ドコサテトラエン酸	22:5 n-3 ドコサペンタエン酸	22:5 n-6 ドコサペンタエン酸	22:6 n-3 ドコサヘキサエン酸	備考
(Tr)	(3)	–	–	(Tr)	(0)	–	–	(0)	–	(24)	(1)	–	–	(0)	(0)	(0)	–	(0)	(0)	–	–	–	–	–	–	別名:レッドオニオン、紫たまねぎ。廃棄部位:皮(保護葉)、底盤部及び頭部。06153たまねぎりん茎生から推計
–	(8)	–	–	(0)	(0)	–	–	–	–	(21)	(28)	–	–	(0)	–	–	–	(0)	(0)	–	–	–	(0)	–	–	廃棄部位:しん。米国成分表から推計
(0)	(8)	–	–	(0)	(0)	–	–	–	–	(21)	(28)	–	–	(0)	–	–	–	(0)	(0)	–	–	–	(0)	–	–	廃棄部位:しん。ゆでた後水冷し、手搾りしたもの。米国成分表から推計
(0)	(1800)	–	–	(35)	(4)	(5)	(0)	(0)	(0)	(600)	(270)	(0)	(0)	(0)	(0)	(0)	(0)	(0)	(0)	(0)	(0)	(0)	(0)	(0)	(0)	しんを除いたもの。植物油(なたね油)。06160チンゲンサイ生の推計値と油(なたね油)の付着量から推計
(0)	(1)	–	–	(0)	(0)	–	–	(0)	–	(17)	(5)	–	–	(0)	(0)	(0)	–	(0)	(Tr)	–	–	–	–	–	–	別名:なんばん、葉とうがらし。試料:辛味種。廃棄部位:硬い茎及びへた。重量比:葉6、実4。06245青ピーマン生から推計
(0)	(2800)	–	–	(54)	(7)	(7)	(0)	(0)	(0)	(910)	(370)	(0)	(0)	(0)	(0)	(0)	(0)	(0)	(0)	(0)	(0)	(0)	(Tr)	(0)	(0)	別名:なんばん、葉とうがらし。試料:辛味種。硬い茎及びへたを除いたもの。植物油(調合油)。06169とうがらし葉・果実生の推計値と油(なたね油)の付着量から推計
(0)	(31)	–	–	(0)	(0)	–	–	(0)	–	(580)	(180)	–	–	(1)	(0)	(0)	–	(0)	(14)	–	–	–	–	–	–	別名:なんばん。試料:辛味種。廃棄部位:へた。06245青ピーマン生から推計
(0)	(110)	–	–	(0)	(0)	–	–	(0)	–	(2000)	(630)	–	–	(3)	–	–	(0)	(5)	(50)	–	–	–	–	–	–	別名:なんばん、赤とうがらし、たかのつめ。試料:辛味種。へたを除いたもの。06245青ピーマン生から推計
–	(19)	–	–	–	–	–	–	–	–	(44)	–	–	–	–	–	–	–	(0)	–	–	–	–	–	–	–	別名:かもうり。廃棄部位:果皮、わた及びへた。米国成分表から推計
–	(19)	–	–	(0)	(0)	–	–	–	–	(44)	–	–	–	(0)	–	–	–	(0)	–	–	–	–	–	–	(0)	別名:かもうり。果皮、わた及びへたを除いたもの。米国成分表から推計
1	480	–	–	5	0	–	0	0	–	530	16	–	0	0	0	0	0	0	0	0	–	–	–	–	0	廃棄部位:包葉、めしべ及び穂軸
(1)	(480)	–	–	(5)	(0)	–	(0)	(0)	–	(530)	(16)	–	(0)	(0)	(0)	(0)	(0)	(0)	(0)	(0)	–	–	–	–	(0)	包葉及びめしべを除いたもの。廃棄部位:穂軸。06175スイートコーン生から推計
(1)	(620)	–	–	(6)	(0)	–	(0)	(0)	–	(670)	(20)	–	(0)	(0)	(0)	(0)	(0)	(0)	(0)	(0)	–	–	–	–	(0)	廃棄部位:穂軸。06175スイートコーン生から推計
0	440	–	–	3	0	0	0	0	0	550	21	0	0	0	0	0	0	0	0	0	0	0	0	0	0	廃棄部位:穂軸
Tr	310	300	9	3	Tr	0	0	0	0	460	20	0	0	Tr	0	0	0	0	0	0	0	0	0	0	0	穂軸を除いた実(尖帽を除いた種子)のみ
1	370	350	10	3	Tr	0	0	0	0	520	21	0	0	Tr	0	0	0	0	0	0	0	0	0	0	0	穂軸を除いた実(尖帽を除いた種子)のみ
3	2600	2500	120	44	1	7	Tr	4	0	1300	330	0	0	3	0	0	0	0	0	0	2	0	0	0	0	穂軸を除いた実(尖帽を除いた種子)のみ。植物油(なたね油)
–	(150)	–	–	–	–	–	–	–	–	(230)	(7)	–	–	–	–	–	–	–	–	–	–	–	–	–	–	米国成分表から推計
(Tr)	(150)	–	–	(2)	(0)	–	–	–	–	(200)	(7)	–	–	–	–	–	–	(0)	–	–	–	–	–	–	–	液汁を除いたもの。米国成分表から推計
(Tr)	(57)	–	–	(1)	(0)	–	–	–	–	(62)	(2)	–	–	(0)	–	–	–	(0)	–	–	–	–	–	–	–	別名:ベビーコーン、ミニコーン。穂軸基部を除いたもの。06175スイートコーン生から推計
0	8	–	–	0	Tr	–	–	0	–	24	3	–	–	0	–	0	–	0	0	–	–	–	–	–	0	廃棄部位:へた
(0)	(8)	–	–	(0)	(Tr)	–	–	(0)	–	(24)	(3)	–	–	(0)	–	(0)	–	(0)	(0)	–	–	–	–	–	(0)	別名:プチトマト、チェリートマト。廃棄部位:へた。06182トマト生から推計
Tr	140	130	11	1	2	0	Tr	0	0	530	59	0	0	1	0	1	0	1	0	0	1	0	0	0	0	
(0)	(17)	–	–	(Tr)	(1)	–	–	(0)	–	(48)	(3)	–	–	(0)	–	(0)	–	(0)	(0)	–	–	–	–	–	(0)	別名:トマト水煮缶詰。液汁を除いたもの。06182トマト生から推計
(0)	(8)	–	–	(0)	(Tr)	–	–	(0)	–	(24)	(3)	–	–	(0)	–	(0)	–	(0)	(0)	–	–	–	–	–	(0)	果汁100%。06182トマト生から推計
0	3	–	–	Tr	Tr	0	0	0	0	32	18	0	0	Tr	0	0	0	0	0	0	0	0	0	0	0	別名:トレビッツ、あかめチコリ、レッドチコリ。廃棄部位:しん
2	470	–	–	19	4	3	0	0	0	1500	150	0	0	9	0	0	0	0	0	0	0	0	0	0	0	ほうきぎ(ほうきぐさ)の種子。別名:ずぶし、ねんどう
(0)	(4)	–	–	(Tr)	(Tr)	–	–	(1)	–	(3)	(24)	–	–	(0)	(0)	(0)	–	(0)	(0)	–	–	–	–	–	(0)	別名:とうな、とうじんな、ちりめんはくさい。廃棄部位:株元。06233はくさい生から推計

可食部 100g 当たりの脂肪酸成分表

食品番号	食品名	脂肪酸総量	飽和脂肪酸	一価不飽和脂肪酸	多価不飽和脂肪酸	n-3系多価不飽和脂肪酸	n-6系多価不飽和脂肪酸	4:0 酪酸	6:0 ヘキサン酸	7:0 ヘプタン酸	8:0 オクタン酸	10:0 デカン酸	12:0 ラウリン酸	13:0 トリデカン酸	14:0 ミリスチン酸	15:0 ペンタデカン酸	15:0 ant ペンタデカン酸	16:0 パルミチン酸	16:0 iso パルミチン酸	17:0 ヘプタデカン酸	17:0 ant ヘプタデカン酸	18:0 ステアリン酸	20:0 アラキジン酸	22:0 ベヘン酸	24:0 リグノセリン酸	10:1 デセン酸	14:1 ミリストレイン酸	15:1 ペンタデセン酸	16:1 パルミトレイン酸
		(……………g……………)						(…………………………………………………………………… mg ……………………………………………………………………)																		(…………………)			
06190	葉　ゆで	(0.04)	(0.01)	(Tr)	(0.03)	(0.02)	(Tr)	–	–	–	–	(0)	(0)	–	(Tr)	(0)	–	(8)	–	(Tr)	–	(1)	(Tr)	(Tr)	–	–	(0)	–	(Tr)
	（なす類）																													
	なす																													
06191	果実　生	0.03	0.03	Tr	Tr	0	Tr	–	–	–	–	0	0	–	Tr	Tr	–	17	–	Tr	–	8	1	Tr	–	–	0	–	0
06192	果実　ゆで	(0.03)	(0.03)	(Tr)	(Tr)	(0)	(Tr)	–	–	–	–	(0)	(0)	–	(Tr)	(Tr)	–	(17)	–	(Tr)	–	(8)	(1)	(Tr)	–	–	(0)	–	(0)
06342	果実　油いため	(5.30)	(0.43)	(3.39)	(1.48)	(0.42)	(1.05)	(0)	(0)	(0)	(0)	(0)	(4)	–	(5)	(Tr)	(0)	(250)	–	(1)	–	(120)	(35)	(17)	(8)	(0)	(0)	(0)	(11)
06343	果実　天ぷら	12.49	0.97	8.13	3.39	1.03	2.36	–	–	–	–	0	0	–	8	5	–	550	–	7	–	260	81	44	22	0	0	0	26
	べいなす																													
06193	果実　生	(0.03)	(0.03)	(Tr)	(Tr)	(0)	(Tr)	–	–	–	–	(0)	(0)	–	(Tr)	(Tr)	–	(17)	–	(Tr)	–	(8)	(1)	(Tr)	–	–	(0)	–	(0)
06194	果実　素揚げ	(15.79)	(1.22)	(10.16)	(4.42)	(1.27)	(3.14)	(0)	(0)	(0)	(0)	(0)	(11)	–	(13)	(Tr)	(0)	(700)	–	(Tr)	–	(330)	(100)	(49)	(25)	(0)	(0)	(0)	(34)
	漬物																													
06195	塩漬	(0.03)	(0.03)	(Tr)	(Tr)	(0)	(Tr)	–	–	–	–	(0)	(0)	–	(Tr)	(Tr)	–	(17)	–	(Tr)	–	(8)	(1)	(Tr)	–	–	(0)	–	(0)
	（なばな類）																													
	和種なばな																													
06201	花らい・茎　生	(0.10)	(0.02)	(Tr)	(0.08)	(0.06)	(0.01)	–	–	–	–	(0)	(0)	–	(Tr)	(0)	–	(15)	–	(0)	–	(2)	(Tr)	(Tr)	–	–	(0)	–	(1)
06202	花らい・茎　ゆで	(0.05)	(0.01)	(Tr)	(0.04)	(0.03)	(Tr)	–	–	–	–	(0)	(0)	–	(Tr)	(0)	–	(7)	–	(0)	–	(1)	(Tr)	(Tr)	–	–	(0)	–	(1)
	洋種なばな																													
06203	茎葉　生	(0.20)	(0.04)	(0.01)	(0.15)	(0.11)	(0.02)	–	–	–	–	(0)	(0)	–	(1)	(Tr)	–	(30)	–	(0)	–	(4)	(1)	(Tr)	–	–	(0)	–	(2)
06204	茎葉　ゆで	(0.20)	(0.04)	(0.01)	(0.15)	(0.11)	(0.02)	–	–	–	–	(0)	(0)	–	(1)	(Tr)	–	(30)	–	(0)	–	(4)	(1)	(Tr)	–	–	(0)	–	(2)
	にがうり																													
06205	果実　生	(0.07)	(0.01)	(0.02)	(0.04)	(0)	(0.04)	–	–	–	–	(0)	(0)	–	(0)	–	–	(6)	–	(0)	–	(2)	–	–	–	–	(0)	–	(0)
06206	果実　油いため	(3.05)	(0.23)	(1.94)	(0.88)	(0.24)	(0.64)	(0)	(0)	(0)	(0)	(0)	(2)	–	(2)	(0)	(0)	(130)	–	(0)	–	(62)	(19)	(9)	(5)	(0)	(0)	(0)	(6)
	（にら類）																													
	にら																													
06207	葉　生	(0.13)	(0.04)	(0.01)	(0.08)	(0.04)	(0.04)	–	–	–	–	(0)	(Tr)	–	(1)	(1)	–	(29)	–	(Tr)	–	(2)	(1)	(2)	–	–	(0)	–	(2)
06208	葉　ゆで	(0.21)	(0.06)	(0.01)	(0.14)	(0.07)	(0.07)	–	–	–	–	(0)	(Tr)	–	(2)	(1)	–	(48)	–	(Tr)	–	(3)	(2)	(4)	–	–	(0)	–	(3)
06344	葉　油いため	(5.17)	(0.42)	(3.24)	(1.50)	(0.46)	(1.05)	(0)	(0)	(0)	(0)	(0)	(4)	–	(5)	(0)	(0)	(250)	–	(Tr)	–	(100)	(33)	(18)	(8)	(0)	(0)	(0)	(13)
	花にら																													
06209	花茎・花らい　生	(0.08)	(0.02)	(0.01)	(0.05)	(0.03)	(0.03)	–	–	–	–	(0)	(Tr)	–	(1)	(Tr)	–	(19)	–	(0)	–	(1)	(1)	(1)	–	–	(0)	–	(1)
	黄にら																													
06210	葉　生	(0.04)	(0.01)	(Tr)	(0.03)	(0.01)	(0.01)	–	–	–	–	(0)	(Tr)	–	(Tr)	(0)	–	(10)	–	(0)	–	(1)	(Tr)	(1)	–	–	(0)	–	(1)
	（にんじん類）																													
	にんじん																													
06212	根　皮つき　生	0.08	0.02	Tr	0.06	0.01	0.05	–	–	–	–	0	0	–	Tr	Tr	–	14	–	1	–	1	1	1	–	–	0	–	Tr
06213	根　皮つき　ゆで	(0.11)	(0.03)	(Tr)	(0.08)	(0.01)	(0.07)	–	–	–	–	(0)	(0)	–	(Tr)	(Tr)	–	(20)	–	(1)	–	(1)	(1)	(1)	–	–	(0)	–	(Tr)
06214	根　皮なし　生	(0.05)	(0.01)	(Tr)	(0.04)	(Tr)	(0.03)	–	–	–	–	(0)	(0)	–	(Tr)	(Tr)	–	(9)	–	(Tr)	–	(1)	(Tr)	(Tr)	–	–	(0)	–	(Tr)
06215	根　皮なし　ゆで	(0.05)	(0.01)	(Tr)	(0.04)	(Tr)	(0.04)	–	–	–	–	(0)	(0)	–	(Tr)	(Tr)	–	(10)	–	(Tr)	–	(1)	(Tr)	(Tr)	–	–	(0)	–	(Tr)
06345	根　皮なし　油いため	(5.88)	(0.46)	(3.75)	(1.68)	(0.47)	(1.21)	(0)	(0)	(0)	(0)	(0)	(4)	–	(5)	(Tr)	(0)	(260)	(0)	(Tr)	–	(120)	(37)	(18)	(9)	(0)	(0)	(0)	(13)
06346	根　皮なし　素揚げ	3.12	0.26	1.97	0.89	0.26	0.63	–	–	–	–	0	0	–	2	2	–	160	–	2	–	61	18	10	4	0	0	0	6
06216	根　冷凍	0.11	0.03	Tr	0.08	0.01	0.08	–	–	–	–	0	0	–	Tr	1	–	24	–	Tr	–	1	1	1	–	–	0	–	Tr
06380	根　冷凍　ゆで	0.13	0.03	0.01	0.09	0.01	0.09	–	–	–	–	0	0	–	Tr	1	–	28	–	1	–	2	1	1	–	–	0	–	Tr

可食部100g当たり

17:1 ヘプタデセン酸	18:1 計	18:1 n-9 オレイン酸	18:1 n-7 シス・バクセン酸	20:1 イコセン酸	22:1 ドコセン酸	24:1 テトラコセン酸	16:2 ヘキサデカジエン酸	16:3 ヘキサデカトリエン酸	16:4 ヘキサデカテトラエン酸	18:2 n-6 リノール酸	18:3 n-3 α-リノレン酸	18:3 n-6 γ-リノレン酸	18:4 n-3 オクタデカテトラエン酸	20:2 n-6 イコサジエン酸	20:3 n-3 イコサトリエン酸	20:3 n-6 イコサトリエン酸	20:4 n-6 イコサテトラエン酸	20:4 n-3 アラキドン酸	20:5 n-3 イコサペンタエン酸	21:5 n-3 ヘンイコサペンタエン酸	22:2 ドコサジエン酸	22:4 n-6 ドコサテトラエン酸	22:5 n-3 ドコサペンタエン酸	22:5 n-6 ドコサペンタエン酸	22:6 n-3 ドコサヘキサエン酸	備考
(0)	(4)	–	–	(Tr)	(Tr)	–	–	(1)	–	(3)	(24)	–	–	(0)	(0)	(0)	–	(0)	(0)	–	–	–	–	–	–	別名:とうな、とうじんな、ちりめんはくさい。廃棄部位:株元。ゆでた後水冷し、手搾りしたもの。06233はくさい生から推計
0	2	–	–	Tr	0	–	–	0	–	4	1	–	–	0	–	0	–	0	0	–	–	0	–	0	–	廃棄部位:へた
(0)	(2)	–	–	(Tr)	(0)	–	–	(0)	–	(4)	(1)	–	–	(0)	–	(0)	–	(0)	(0)	–	–	(0)	–	(0)	–	へたを除いたもの。06191なす生から推計
(0)	(3300)	–	–	(64)	(8)	(8)	(0)	(0)	(0)	(1100)	(420)	(0)	(0)	(0)	(0)	(0)	(0)	(0)	(0)	(0)	(0)	(0)	(0)	(0)	(0)	へたを除いたもの。植物油(なたね油)06191なす生と油(なたね油)の付着量から推計
19	7900	7500	390	150	0	21	0	0	0	2400	1000	0	0	8	0	0	0	0	0	0	0	0	0	0	0	へたを除いたもの。揚げ油:なたね油
(0)	(2)	–	–	(Tr)	(0)	–	–	(0)	–	(4)	(1)	–	–	(0)	–	(0)	–	(0)	(0)	–	–	(0)	–	(0)	–	別名:洋なす。廃棄部位:へた及び果皮。06191なす生から推計
(0)	(9900)	–	–	(190)	(23)	(25)	(0)	(0)	(0)	(3100)	(1300)	(0)	(0)	(0)	(0)	(0)	(0)	(0)	(0)	(0)	(0)	(0)	(0)	(0)	(0)	別名:洋なす。廃棄部位:へた及び果皮。植物油(調合油)。06191なす生と油の付着量から推計
(0)	(2)	–	–	(Tr)	(0)	–	–	(0)	–	(4)	(1)	–	–	(0)	–	(0)	–	(0)	(0)	–	–	(0)	–	(0)	–	水洗いし、水切りしたもの。06191なす生から推計
(0)	(3)	–	–	(Tr)	(Tr)	–	–	(12)	–	(8)	(56)	–	–	(Tr)	(0)	(0)	–	(0)	(0)	–	–	–	–	–	–	別名:なのはな、しんつみな、かぶれな。06086こまつな葉生から推計
(0)	(1)	–	–	(0)	(Tr)	–	–	(6)	–	(4)	(28)	–	–	(Tr)	(0)	(0)	–	(0)	(0)	–	–	–	–	–	–	別名:なのはな、しんつみな、かぶれな。ゆでた後水冷し、手搾りしたもの。06086こまつな葉生から推計
(0)	(5)	–	–	(Tr)	(1)	–	–	(24)	–	(16)	(110)	–	–	(1)	(0)	(0)	–	(0)	(0)	–	–	–	–	–	–	別名:なのはな、しんつみな、かぶれな。06086こまつな葉生から推計
(0)	(5)	–	–	(Tr)	(1)	–	–	(24)	–	(16)	(110)	–	–	(1)	(0)	(0)	–	(0)	(0)	–	–	–	–	–	–	別名:なのはな、しんつみな、かぶれな。ゆでた後水冷し、手搾りしたもの。06086こまつな葉生から推計
–	(18)	–	–	(0)	(0)	–	–	–	–	(43)	(0)	–	–	(0)	–	(0)	–	–	(0)	–	–	–	–	–	–	別名:つるれいし、ゴーヤ。廃棄部位:両端、わた及び種子。米国成分表から推計
(0)	(1900)	–	–	(36)	(4)	(5)	(0)	(0)	(0)	(640)	(240)	(0)	(0)	(0)	(0)	(0)	(0)	(0)	(0)	(0)	(0)	(0)	(0)	(0)	(0)	別名:つるれいし、ゴーヤ。両端、わた及び種子を除いたもの。植物油:3.2g。06205にがうり生の推計値と油(なたね油)の付着量から推計
(0)	(5)	–	–	(1)	(0)	–	–	(0)	–	(39)	(42)	–	–	(Tr)	(0)	(0)	–	(0)	(0)	–	–	–	–	–	–	廃棄部位:株元。06227葉ねぎ生から推計
(0)	(9)	–	–	(2)	(0)	–	–	(0)	–	(65)	(71)	–	–	(Tr)	(0)	(0)	–	(0)	(0)	–	–	–	–	–	–	株元を除いたもの。ゆでた後水冷し、手搾りしたもの。06227葉ねぎ生から推計
(0)	(3100)	–	–	(62)	(7)	(8)	(0)	(0)	(0)	(1000)	(460)	(0)	(0)	(0)	(0)	(0)	(0)	(0)	(0)	(0)	(0)	(0)	(0)	(0)	(0)	株元を除いたもの。植物油(なたね油)。06207にら生の推計値と油(なたね油)の付着量から推計
(0)	(3)	–	–	(1)	(0)	–	–	(0)	–	(26)	(28)	–	–	(Tr)	(0)	(0)	–	(0)	(0)	–	–	–	–	–	–	廃棄部位:花茎基部。06227葉ねぎ生から推計
(0)	(2)	–	–	(Tr)	(0)	–	–	(0)	–	(13)	(14)	–	–	(Tr)	(0)	(0)	–	(0)	(0)	–	–	–	–	–	–	06227葉ねぎ生から推計
0	2	–	–	Tr	0	–	–	0	–	51	6	–	–	0	–	0	–	0	0	–	–	0	–	0	–	廃棄部位:根端及び葉柄基部
(0)	(3)	–	–	(1)	(0)	–	–	(0)	–	(73)	(9)	–	–	(0)	–	(0)	–	(0)	(0)	–	–	(0)	–	(0)	–	根端及び葉柄基部を除いたもの。06212にんじん根皮つき生から推計
(0)	(1)	–	–	(Tr)	(0)	–	–	(0)	–	(33)	(9)	–	–	(0)	–	(0)	–	(0)	(0)	–	–	(0)	–	(0)	–	廃棄部位:根端、葉柄基部及び皮。06212にんじん根皮つき生から推計
(0)	(2)	–	–	(Tr)	(0)	–	–	(0)	–	(35)	–	–	–	(0)	–	(0)	–	(0)	(0)	–	–	(0)	–	(0)	–	根端、葉柄基部及び皮を除いたもの。06212にんじん根皮つき生から推計
(0)	(3600)	–	–	(71)	(9)	(9)	(0)	(0)	(0)	(1200)	(470)	(0)	(0)	(0)	(0)	(0)	(0)	(0)	(0)	(0)	(0)	(0)	(0)	(0)	(0)	根端、葉柄基部及び皮を除いたもの。植物油(なたね油)。06214にんじん根皮むき生の推計値と油(なたね油)の付着量から推計
5	1900	1800	95	33	0	4	0	0	0	620	260	0	0	2	0	0	0	0	0	0	0	0	0	0	0	別名:フライドキャロット。根端、葉柄基部及び皮を除いたもの。植物油(なたね油)
0	4	3	1	Tr	0	0	0	0	0	75	5	0	0	Tr	–	0	0	0	0	0	0	0	0	0	0	06212にんじん根皮つき生から推計
0	5	4	1	Tr	0	0	0	0	0	88	6	0	0	Tr	–	0	0	0	0	0	0	0	0	0	0	

脂肪酸成分表　第1表　野菜類

食品番号	食品名	脂肪酸総量	飽和脂肪酸	一価不飽和脂肪酸	多価不飽和脂肪酸	n-3系多価不飽和	n-6系多価不飽和	4:0 酪酸	6:0 ヘキサン酸	7:0 ヘプタン酸	8:0 オクタン酸	10:0 デカン酸	12:0 ラウリン酸	13:0 トリデカン酸	14:0 ミリスチン酸	15:0 ペンタデカン酸	15:0ant ペンタデカン酸	16:0 パルミチン酸	16:0iso パルミチン酸	17:0 ヘプタデカン酸	17:0ant ヘプタデカン酸	18:0 ステアリン酸	20:0 アラキジン酸	22:0 ベヘン酸	24:0 リグノセリン酸	10:1 デセン酸	14:1 ミリストレイン酸	15:1 ペンタデセン酸	16:1 パルミトレイン酸
		(·········· g ··········)						(·········· mg ··········)																		(··)			
06381	根 冷凍 油いため	3.61	0.29	2.19	1.12	0.32	0.81	–	–	–	–	Tr	Tr	–	2	2	–	180	–	3	–	64	24	13	6	0	0	0	8
06348	グラッセ	1.08	0.71	0.27	0.10	0.01	0.09	–	18	–	12	30	37	0	120	12	5	350	3	7	5	110	2	2	1	0	10	0	15
06217	ジュース 缶詰	(0.04)	(0.01)	(Tr)	(0.03)	(Tr)	(0.03)	–	–	–	–	(0)	(0)	–	(Tr)	(Tr)	–	(8)	–	(Tr)	–	(1)	(Tr)	(Tr)	–	–	(0)	–	(Tr)
	きんとき																													
06218	根 皮つき 生	0.05	0.01	Tr	0.04	Tr	0.03	–	–	–	–	Tr	0	–	0	Tr	–	11	–	Tr	–	1	Tr	Tr	0	0	0	0	0
06219	根 皮つき ゆで	0.07	0.02	Tr	0.05	0.01	0.05	–	–	–	–	Tr	0	–	Tr	Tr	–	15	–	Tr	–	1	Tr	Tr	0	0	0	0	Tr
06220	根 皮なし 生	0.08	0.02	Tr	0.06	0.01	0.05	–	–	–	–	1	0	–	Tr	Tr	–	16	–	Tr	–	1	Tr	Tr	0	0	0	0	Tr
06221	根 皮なし ゆで	0.11	0.02	Tr	0.08	0.01	0.07	–	–	–	–	Tr	0	–	Tr	1	–	21	–	Tr	–	1	Tr	Tr	0	0	0	0	Tr
	ミニキャロット																													
06222	根 生	(0.09)	(0.02)	(Tr)	(0.07)	(0.01)	(0.06)	–	–	–	–	(0)	(0)	–	(Tr)	(1)	–	(16)	–	(1)	–	(1)	(1)	(1)	–	–	(0)	–	(Tr)
	（にんにく類）																													
	にんにく																													
06223	りん茎 生	0.44	0.13	0.03	0.29	0.03	0.26	–	–	–	–	0	1	–	1	2	–	110	–	3	–	3	3	6	–	0	0	0	3
06349	りん茎 油いため	(5.01)	(0.49)	(2.92)	(1.60)	(0.40)	(1.20)	(0)	(0)	(0)	(0)	(0)	(4)	–	(4)	(2)	(0)	(320)	–	(3)	–	(94)	(31)	(21)	(7)	(0)	(0)	(0)	(13)
	茎にんにく																													
06224	花茎 生	(0.13)	(0.04)	(0.01)	(0.08)	(0.04)	(0.04)	–	–	–	–	(0)	(Tr)	–	(1)	(1)	–	(29)	–	(Tr)	–	(2)	(1)	(2)	–	–	(0)	–	(2)
06225	花茎 ゆで	(0.08)	(0.02)	(0.01)	(0.05)	(0.03)	(0.03)	–	–	–	–	(0)	(Tr)	–	(1)	(Tr)	–	(19)	–	(Tr)	–	(1)	(1)	(1)	–	–	(0)	–	(1)
	（ねぎ類）																													
	根深ねぎ																													
06226	葉 軟白 生	0.03	0.02	Tr	0.02	Tr	0.01	–	–	–	–	0	0	–	Tr	Tr	–	12	–	Tr	–	Tr	0	1	1	0	0	0	0
06350	葉 軟白 ゆで	(0.02)	(0.01)	(Tr)	(0.01)	(0)	(0.01)	–	–	–	–	(0)	(0)	–	(0)	(Tr)	–	(8)	–	(Tr)	–	(Tr)	(0)	(1)	(1)	(0)	(0)	(0)	(0)
06351	葉 軟白 油いため	(3.91)	(0.32)	(2.48)	(1.10)	(0.31)	(0.79)	(0)	(0)	(0)	(0)	(0)	(3)	–	(3)	(Tr)	(0)	(190)	–	(Tr)	–	(78)	(24)	(14)	(9)	(0)	(0)	(0)	(9)
	葉ねぎ																													
06227	葉 生	0.11	0.03	0.01	0.07	0.04	0.04	–	–	–	–	0	Tr	–	1	1	–	26	–	Tr	–	2	1	2	–	0	0	–	2
06352	葉 油いため	(4.70)	(0.38)	(2.95)	(1.37)	(0.41)	(0.95)	(0)	(0)	(0)	(0)	(0)	(3)	–	(5)	(1)	(0)	(230)	–	(Tr)	–	(94)	(30)	(16)	(7)	(0)	(0)	(0)	(12)
	こねぎ																													
06228	葉 生	(0.13)	(0.04)	(0.01)	(0.08)	(0.04)	(0.04)	–	–	–	–	(0)	(Tr)	–	(1)	(1)	–	(29)	–	(Tr)	–	(2)	(1)	(2)	–	–	(0)	–	(2)
	のざわな																													
06229	葉 生	(0.05)	(0.01)	(Tr)	(0.04)	(0.03)	(Tr)	–	–	–	–	(0)	(0)	–	(Tr)	(0)	–	(7)	–	(Tr)	–	(1)	(Tr)	(Tr)	–	–	(0)	–	(1)
06230	漬物 塩漬	(0.05)	(0.01)	(Tr)	(0.04)	(0.03)	(Tr)	–	–	–	–	(0)	(0)	–	(Tr)	(0)	–	(7)	–	(Tr)	–	(1)	(Tr)	(Tr)	–	–	(0)	–	(1)
	のびる																													
06232	りん茎葉 生	(0.14)	(0.03)	(0.03)	(0.08)	(Tr)	(0.07)	(0)	(0)	–	(0)	(0)	(0)	–	(1)	–	–	(29)	–	–	–	(3)	–	–	–	–	–	–	(0)
	はくさい																													
06233	結球葉 生	0.04	0.01	Tr	0.03	0.02	Tr	–	–	–	–	0	0	–	Tr	0	–	8	–	Tr	–	1	Tr	Tr	0	0	0	–	Tr
06234	結球葉 ゆで	(0.04)	(0.01)	(Tr)	(0.03)	(0.02)	(Tr)	–	–	–	–	(0)	(0)	–	(Tr)	(0)	–	(8)	–	(Tr)	–	(1)	(Tr)	(Tr)	–	–	(0)	–	(Tr)
06235	漬物 塩漬	(0.04)	(0.01)	(Tr)	(0.03)	(0.02)	(Tr)	–	–	–	–	(0)	(0)	–	(Tr)	(0)	–	(8)	–	(Tr)	–	(1)	(Tr)	(Tr)	–	–	(0)	–	(Tr)
	パクチョイ																													
06237	葉 生	(0.14)	(0.03)	(0.02)	(0.10)	(0.06)	(0.04)	(0)	(0)	–	(0)	(0)	(1)	–	(1)	–	–	(24)	–	–	–	(1)	–	–	–	–	–	–	(0)
	バジル																													
06238	葉 生	(0.49)	(0.04)	(0.08)	(0.36)	(0.30)	(0.07)	(0)	(0)	–	(0)	(0)	(0)	–	(Tr)	–	–	(34)	–	–	–	(5)	–	–	–	–	–	–	(0)
	パセリ																													
06239	葉 生	(0.49)	(0.12)	(0.26)	(0.11)	(0.01)	(0.10)	(0)	(0)	–	(0)	(0)	(0)	–	(7)	–	–	(74)	–	–	–	(35)	–	–	–	–	–	–	(7)

可食部100g当たり

17:1 ヘプタデセン酸	18:1 計	18:1 n-9 オレイン酸	18:1 n-7 シス・バクセン酸	20:1 イコセン酸	22:1 ドコセン酸	24:1 テトラコセン酸	16:2 ヘキサデカジエン酸	16:3 ヘキサデカトリエン酸	16:4 ヘキサデカテトラエン酸	18:2 n-6 リノール酸	18:3 n-3 α-リノレン酸	18:3 n-6 γ-リノレン酸	18:4 n-3 オクタデカテトラエン酸	20:2 n-6 イコサジエン酸	20:3 n-3 イコサトリエン酸	20:3 n-6 イコサトリエン酸	20:4 n-3 イコサテトラエン酸	20:4 n-6 アラキドン酸	20:5 n-3 イコサペンタエン酸	21:5 n-3 ヘンイコサペンタエン酸	22:2 ドコサジエン酸	22:4 n-6 ドコサテトラエン酸	22:5 n-3 ドコサペンタエン酸	22:5 n-6 ドコサペンタエン酸	22:6 n-3 ドコサヘキサエン酸	備考
2	2100	2000	110	42	1	6	Tr	0	0	800	320	Tr	0	3	–	0	0	0	0	0	0	0	0	0	0	植物油(なたね油)
3	240	230	9	2	0	0	0	0	0	90	9	0	0	–	–	2	0	2	0	0	0	0	0	0	0	
(0)	(1)	–	–	(Tr)	(0)	–		(0)	–	(29)	(4)	–		(0)	(0)		(0)					(0)				06212にんじん根皮つき生から推計
0	2	–	–	0	0	–		0	–	34	5	–		0	0		0					0				別名:きょうにんじん。廃棄部位:根端及び葉柄基部
0	2	–	–	0	0	–		0	–	45	5	–		0	0		0					0				別名:きょうにんじん。根端及び葉柄基部を除いたもの
0	3	–	–	0	0	–		0	–	53	7	–		0	0		0					0				別名:きょうにんじん。廃棄部位:根端、葉柄基部及び皮
Tr	3	–	–	0	0	–		0	–	69	8	–		0	0		0					0				別名:きょうにんじん。廃棄部位:根端、葉柄基部及び皮を除いたもの
(0)	(3)	–	–	(Tr)	(0)	–		(0)	–	(58)	(7)	–		(0)	(0)		(0)					(0)				廃棄部位:根端及び葉柄基部。06212にんじん根皮つき生から推計
1	23	–	–	2	Tr	–		0	–	260	30	–		0	0		0					0				廃棄部位:茎、りん皮及び根盤部
(2)	(2800)	–	–	(57)	(7)	(7)	(0)	(0)	(0)	(1200)	(400)	(0)	(0)	(0)	(0)	(0)	(0)	(0)	(0)	(0)	(0)	(0)	(0)	(0)	(0)	茎、りん皮及び根盤部を除いたもの。植物油(なたね油)。06223にんにく生と油(なたね油)の付着量から推計
(0)	(5)	–	–	(1)	(0)	–		(0)	–	(39)	(42)	–		(Tr)	(0)		(0)					(0)				別名:にんにくの芽。06227葉ねぎ生から推計
(0)	(3)	–	–	(1)	(0)	–		(0)	–	(26)	(28)	–		(Tr)	(0)		(0)					(0)				別名:にんにくの芽。ゆでた後水冷し、水切りしたもの。06227葉ねぎ生から推計
0	2	2	Tr	Tr	Tr	0	0	0	0	14		0	0	0	–	0	0	0	0	0	0	0	0	0	0	別名:長ねぎ。廃棄部位:株元及び緑葉部
(0)	(2)	–	–	(Tr)	(0)	–		(0)	–	(9)	(1)	–		(0)	(0)		(0)					(0)				別名:長ねぎ。株元及び緑葉部を除いたもの。06226根深ねぎ生から推計
(0)	(2400)	–	–	(47)	(6)	(6)	(0)	(0)	(0)	(790)	(310)	(0)	(0)	(Tr)	(0)	(0)	(0)	(0)	(0)	(0)	(0)	(0)	(0)	(0)	(0)	別名:長ねぎ。株元及び緑葉部を除いたもの。植物油(なたね油)。06226根深ねぎ生と油(なたね油)の付着量から推計
0	5	–	–	1	0	–		0	–	35	38	–		Tr	0		0					0				別名:青ねぎ。廃棄部位:株元
(0)	(2900)	–	–	(57)	(7)	(7)	(0)	(0)	(0)	(950)	(410)	(0)	(0)	(Tr)	(0)	(0)	(0)	(0)	(0)	(0)	(0)	(0)	(0)	(0)	(0)	別名:青ねぎ。株元を除いたもの。植物油(なたね油)。06227葉ねぎ生と油(なたね油)の付着量から推計
(0)	(5)	–	–	(1)	(0)	–		(0)	–	(39)	(42)	–		(Tr)	(0)		(0)					(0)				万能ねぎ等を含む。廃棄部位:株元。06227葉ねぎ生から推計
(0)	(1)	–	–	(0)	(Tr)	–			(6)	(4)	(28)	–		(0)				(Tr)					(0)			廃棄部位:株元。06086こまつな生から推計
(0)	(1)	–	–	(0)	(Tr)	–			(6)	(4)	(28)	–		(0)				(Tr)					(0)			廃棄部位:株元。水洗いし、手搾りしたもの。06086こまつな生から推計
–	(28)	–	–	(0)	(0)	–		(0)		(74)	(4)			(0)				(0)					(0)		(0)	廃棄部位:根。米国成分表から推計
0	4	–	–	Tr	Tr	–			1	3	24	–		0	0		0					0				廃棄部位:株元
(0)	(4)	–	–	(Tr)	(Tr)	–			(1)	(3)	(24)	–		(0)				(0)					(0)			廃棄部位:株元。ゆでた後水冷し、手搾りしたもの。06233はくさい生から推計
(0)	(4)	–	–	(Tr)	(Tr)	–			(1)	(2)	(23)	–		(0)				(0)					(0)			廃棄部位:株元。液汁を除いたもの。06233はくさい生から推計
–	(15)	–	–	(0)	(0)	–		(0)		(42)	(55)			(0)				(0)					(0)		(0)	別名:パイゲンサイ。廃棄部位:株元。米国成分表から推計
–	(83)	–	–	(0)	(0)	–		(0)		(68)	(300)			(0)				(0)					(0)		(0)	別名:バジリコ、スイートバジル。廃棄部位:茎及び穂。米国成分表から推計
–	(250)	–	–	(0)	(0)	–		(0)		(100)	(7)			(0)				(0)					(0)		(0)	別名:オランダぜり。廃棄部位:茎。米国成分表から推計

可食部 100g 当たりの脂肪酸成分表

食品番号	食品名	脂肪酸総量	飽和脂肪酸	一価不飽和脂肪酸	多価不飽和脂肪酸	n-3系	n-6系	4:0 酪酸	6:0 ヘキサン酸	7:0 ヘプタン酸	8:0 オクタン酸	10:0 デカン酸	12:0 ラウリン酸	13:0 トリデカン酸	14:0 ミリスチン酸	15:0 ペンタデカン酸	15:0 ant ペンタデカン酸	16:0 パルミチン酸	16:0 iso パルミチン酸	17:0 ヘプタデカン酸	17:0 ant ヘプタデカン酸	18:0 ステアリン酸	20:0 アラキジン酸	22:0 ベヘン酸	24:0 リグノセリン酸	10:1 デセン酸	14:1 ミリストレイン酸	15:1 ペンタデセン酸	16:1 パルミトレイン酸
		(·········· g ··········)						(·········· mg ··········)																		(			
	はつかだいこん																													
06240	根 生	(0.10)	(0.03)	(0.02)	(0.05)	(0.03)	(0.02)	(0)	(0)	–	(0)	(0)	(0)	–	(0)	–	–	(27)	–	–	–	(4)	–	–	–	–	–	–	(0)
	はやとうり																													
06241	果実 白色種 生	(0.07)	(0.02)	(0.01)	(0.04)	(0.03)	(0.02)	(0)	(0)	–	(0)	(0)	(0)	–	(0)	–	–	(18)	–	–	–	(2)	–	–	–	–	–	–	(0)
	ビーツ																													
06243	根 生	(0.07)	(0.02)	(0.02)	(0.04)	(Tr)	(0.03)	(0)	(0)	–	(0)	(0)	(0)	–	(0)	–	–	(15)	–	–	–	(1)	–	–	–	–	–	–	(0)
06244	根 ゆで	(0.07)	(0.02)	(0.02)	(0.04)	(Tr)	(0.03)	(0)	(0)	–	(0)	(0)	(0)	–	(0)	–	–	(15)	–	–	–	(1)	–	–	–	–	–	–	(0)
	（ピーマン類）																													
	青ピーマン																													
06245	果実 生	0.07	0.02	Tr	0.05	0.01	0.03	–	–	–	–	0	0	–	Tr	0	–	17	–	Tr	–	4	1	0	–	–	0	–	Tr
06246	果実 油いため	(3.89)	(0.31)	(2.47)	(1.12)	(0.32)	(0.80)	(0)	(0)	(0)	(0)	(0)	(3)	–	(3)	(0)	–	(180)	–	(Tr)	–	(81)	(25)	(12)	(6)	(0)	(0)	(0)	(9)
	赤ピーマン																													
06247	果実 生	(0.15)	(0.04)	(Tr)	(0.10)	(0.04)	(0.07)	(0)	(0)	–	(0)	(0)	(0)	–	(0)	–	–	(37)	–	–	–	(3)	(0)	(0)	(0)	–	(0)	–	(3)
06248	果実 油いため	(3.89)	(0.31)	(2.47)	(1.12)	(0.32)	(0.79)	(0)	(0)	(0)	(0)	(0)	(3)	–	(3)	(0)	–	(180)	–	(Tr)	–	(78)	(24)	(12)	(6)	(0)	(0)	(0)	(10)
	オレンジピーマン																													
06393	果実 生	0.13	0.04	0.01	0.08	0.03	0.05	–	–	–	–	0	1	–	4	Tr	–	25	–	1	–	9	2	1	1	0	0	0	1
	黄ピーマン																													
06249	果実 生	(0.07)	(0.02)	(Tr)	(0.05)	(0.01)	(0.03)	–	–	–	–	(0)	(0)	–	(Tr)	(0)	–	(17)	–	(Tr)	–	(4)	(1)	(0)	–	–	(0)	–	(Tr)
06250	果実 油いため	(3.89)	(0.31)	(2.47)	(1.12)	(0.32)	(0.80)	(0)	(0)	(0)	(0)	(0)	(3)	–	(3)	(0)	–	(180)	–	(Tr)	–	(81)	(25)	(12)	(6)	(0)	(0)	(0)	(9)
	ひろしまな																													
06254	葉 生	(0.08)	(0.02)	(0.01)	(0.05)	(0.05)	(0.01)	–	–	–	–	(0)	(0)	–	(Tr)	(Tr)	–	(16)	–	(Tr)	–	(2)	(Tr)	(Tr)	–	–	(0)	–	(1)
06255	塩漬	(0.18)	(0.02)	(0.08)	(0.08)	(0.01)	(0.07)	–	–	–	–	(0)	(0)	–	(Tr)	(Tr)	–	(13)	–	(Tr)	–	(6)	(1)	(1)	(Tr)	–	(0)	–	(Tr)
	ふじまめ																													
06260	若ざや 生	(0.10)	(0.04)	(0.05)	(Tr)	(Tr)	(0)	–	–	–	(0)	(0)	–	(1)	–	(2)	–	(28)	–	–	–	(5)	–	–	–	–	–	–	(1)
	ふだんそう																													
06261	葉 生	(0.07)	(0.02)	(0.02)	(0.04)	(Tr)	(0.03)	(0)	(0)	–	(0)	(0)	(0)	–	(0)	–	–	(15)	–	–	–	(0)	–	–	–	–	–	–	(0)
06262	葉 ゆで	(0.07)	(0.02)	(0.02)	(0.04)	(Tr)	(0.03)	(0)	(0)	–	(0)	(0)	(0)	–	(0)	–	–	(15)	–	–	–	(0)	–	–	–	–	–	–	(0)
	ブロッコリー																													
06263	花序 生	0.24	0.07	0.06	0.11	0.08	0.03	–	–	–	–	0	Tr	–	1	1	–	63	–	1	–	Tr	1	1	2	0	0	0	1
06264	花序 ゆで	(0.19)	(0.05)	(0.05)	(0.08)	(0.06)	(0.03)	–	–	–	–	(0)	(Tr)	–	(1)	(1)	–	(48)	–	(1)	–	(Tr)	(1)	(1)	(1)	(0)	(0)	(0)	(1)
06354	芽ばえ 生	(0.26)	(0.08)	(0.07)	(0.12)	(0.08)	(0.04)	–	–	–	–	(0)	(Tr)	–	(1)	(1)	–	(68)	–	(1)	–	(Tr)	(2)	(1)	(1)	(0)	(0)	(0)	(1)
	へちま																													
06265	果実 生	(0.07)	(0.01)	(0.02)	(0.04)	(0)	(0.04)											(6)				(3)							
06266	果実 ゆで	(0.07)	(0.01)	(0.02)	(0.04)	(0)	(0.04)											(6)				(3)							
	ほうれんそう																													
06267	葉 通年平均 生	0.22	0.04	0.02	0.17	0.12	0.04	–	–	–	–	0	0	–	1	Tr	–	31	–	0	–	2	1	1	–	0	–	0	4
06268	葉 通年平均 ゆで	(0.28)	(0.05)	(0.02)	(0.21)	(0.15)	(0.04)	–	–	–	–	(0)	(0)	–	(1)	(1)	–	(39)	–	(0)	–	(2)	(1)	(2)	–	–	(0)	–	(5)
06359	葉 通年平均 油いため	(7.25)	(0.58)	(4.46)	(2.21)	(0.75)	(1.43)	(0)	(0)	(0)	(0)	(0)	(5)	–	(7)	(1)	(0)	(350)	–	(0)	–	(140)	(45)	(23)	(11)	(0)	(0)	(0)	(22)

可食部100g当たり

17:1 ヘプタデセン酸	18:1 計	18:1 n-9 オレイン酸	18:1 n-7 シス・バクセン酸	20:1 イコセン酸	22:1 ドコセン酸	24:1 テトラコセン酸	16:2 ヘキサデカジエン酸	16:3 ヘキサデカトリエン酸	16:4 ヘキサデカテトラエン酸	18:2 n-6 リノール酸	18:3 n-3 α-リノレン酸	18:3 n-6 γ-リノレン酸	18:4 n-3 オクタデカテトラエン酸	20:2 n-6 イコサジエン酸	20:3 n-3 イコサトリエン酸	20:3 n-6 イコサトリエン酸	20:4 n-3 イコサテトラエン酸	20:4 n-6 アラキドン酸	20:5 n-3 イコサペンタエン酸	21:5 n-3 ヘンイコサペンタエン酸	22:2 ドコサジエン酸	22:4 n-6 ドコサテトラエン酸	22:5 n-3 ドコサペンタエン酸	22:5 n-6 ドコサペンタエン酸	22:6 n-3 ドコサヘキサエン酸	備考
…mg…								(							mg										)	
–	(17)	–	–	(0)	(0)	–	–	–	–	(17)	(31)	–	(0)	–	–	(0)	–	(0)	–	–	–	(0)	–	–	(0)	別名:ラディッシュ。試料:赤色球形種。廃棄部位:根端、葉及び葉柄基部。米国成分表から推計
–	(7)	–	–	(0)	(0)	–	–	–	–	(16)	(28)	–	(0)	–	–	(0)	–	(0)	–	–	–	(0)	–	–	(0)	別名:せんなりうり。廃棄部位:種子。米国成分表から推計
–	(19)	–	–	(0)	(0)	–	–	–	–	(32)	(3)	–	(0)	–	–	(0)	–	(0)	–	–	–	(0)	–	–	(0)	別名:ビート、ビートルート、レッドビート、テーブルビート、かえんさい。廃棄部位:根端、皮及び葉柄基部。米国成分表から推計
–	(19)	–	–	(0)	(0)	–	–	–	–	(32)	(3)	–	(0)	–	–	(0)	–	(0)	–	–	–	(0)	–	–	(0)	別名:ビート、ビートルート、レッドビート、テーブルビート、かえんさい。根端及び葉柄基部を除いたもの。廃棄部位:皮。米国成分表から推計
0	2	–	–	0	0	–	0	–		34	10	–	–	0	–	0	–	0	–	1	0					廃棄部位:へた、しん及び種子
(0)	(2400)	–	–	(46)	(6)	(6)	(0)			(800)	(320)							(1)								へた、しん及び種子を除いたもの。植物油。06245青ピーマン生と油(なたね油)の付着量から推計
(0)	(3)	–	–	(0)	(0)	–				(67)	(37)	–				–		(1)								別名:パプリカ。廃棄部位:へた、しん及び種子。米国成分表から推計
(0)	(2400)	–	–	(46)	(6)	(6)				(790)	(320)															別名:パプリカ。へた、しん及び種子を除いたもの。植物油:4.1g。06247赤ピーマン生の推計値と油(なたね油)の付着量から推計
0	5	3	2	Tr	0	0	Tr	0	0	48	33	0	0	–	0	0	0	0	0	0	0	0	0	0	0	別名:パプリカ。廃棄部位:へた、しん及び種子
(0)	(2)	–	–	(0)	(0)	–				(34)	(10)	–				–		(1)								別名:パプリカ、キングベル。廃棄部位:へた、しん及び種子。06245青ピーマン生から推計
(0)	(2400)	–	–	(46)	(6)	(6)				(800)	(320)															別名:パプリカ、キングベル。へた、しん及び種子を除いたもの。植物油。06249黄ピーマン生の推計値と油(なたね油)の付着量から推計
(0)	(8)	–	–	(Tr)	(Tr)	–	(1)	–		(5)	(48)															別名:ひらぐきな、ひらぐき。廃棄部位:株元。06233はくさい生から推計
(0)	(77)	–	(1)	(Tr)	(Tr)					(65)	(13)															別名:ひらぐきな、ひらぐき。廃棄部位:株元。06233はくさい生から推計
–	(48)	–	–	(0)	(0)	–				(1)	(4)															別名:いんげんまめ(関西)、せんごくまめ、あじまめ。廃棄部位:すじ及び両端。米国成分表から推計
–	(20)	–	–	(0)	(0)	–				(32)	(4)															別名:唐ぢしゃ。米国成分表から推計
–	(20)	–	–	(0)	(0)	–				(31)	(4)														(0)	別名:唐ぢしゃ。ゆでた後水冷し、手搾りしたもの。米国成分表から推計
2	15	3	13	Tr	44	1	0	0	0	34	76	0	0	0	0	0	0	0	0	0	0	0	0	0	0	廃棄部位:茎葉
(2)	(12)	–	(Tr)	(34)	(1)		(0)	(0)	(0)	(26)	(59)															茎葉を除いたもの。06263ブロッコリー花序生から推計
(2)	(17)	–	(Tr)	(47)	(1)		(0)	(0)	(0)	(36)	(82)															別名:ブロッコリー スプラウト。06263ブロッコリー花序生から推計
–	(19)	–	–							(44)															–	別名:いとうり、ナーベーラー、ナビャーラ、ナベーラ、ナーベナ。廃棄部位:両端及び皮。米国成分表から推計
–	(19)	–	–							(44)															–	別名:いとうり、ナーベーラー、ナビャーラ、ナベーラ、ナーベナ。両端及び皮を除いたもの。米国成分表から推計
0	12	–	–	2	2	–		13	–	34	120	–	–	1	–	0	–	0							0	廃棄部位:株元
(0)	(15)	–		(2)	(2)			(16)		(43)	(150)			(2)												廃棄部位:株元。ゆでた後水冷し、手搾りしたもの。06267ほうれんそう通年平均生から推計
(0)	(4300)	–	–	(86)	(14)	(11)	(0)	(22)		(1400)	(750)															株元を除いたもの。植物油(なたね油):7.4g。06267ほうれんそう通年平均生と油(なたね油)の付着量から推計

可食部 100g 当たりの脂肪酸成分表

可食部 100g 当たり

食品番号	食品名	脂肪酸総量	飽和脂肪酸	一価不飽和脂肪酸	多価不飽和脂肪酸	n-3系多価不飽和脂肪酸	n-6系多価不飽和脂肪酸	4:0 酪酸	6:0 ヘキサン酸	7:0 ヘプタン酸	8:0 オクタン酸	10:0 デカン酸	12:0 ラウリン酸	13:0 トリデカン酸	14:0 ミリスチン酸	15:0 ペンタデカン酸	15:0ant ペンタデカン酸	16:0 パルミチン酸	16:0iso パルミチン酸	17:0 ヘプタデカン酸	17:0ant ヘプタデカン酸	18:0 ステアリン酸	20:0 アラキジン酸	22:0 ベヘン酸	24:0 リグノセリン酸	10:1 デセン酸	14:1 ミリストレイン酸	15:1 ペンタデセン酸	16:1 パルミトレイン酸
		(........ g ....)						(... mg ....)																		(......		...)
06269	葉 冷凍	0.17	0.03	0.01	0.12	0.09	0.02	–	–	–	–	0	0	0	1	Tr	0	26	0	Tr	0	2	Tr	1	2	0	2	0	4
06372	葉 冷凍 ゆで	0.34	0.06	0.02	0.25	0.18	0.05	–	–	–	–	0	Tr	0	3	1	0	50	0	Tr	0	3	1	1	3	0	3	0	7
06373	葉 冷凍 油いため	3.90	0.31	2.35	1.23	0.48	0.73	–	–	–	–	Tr	1	0	3	2	0	190	0	2	0	68	23	14	9	0	2	0	15
	ホースラディシュ																												
06270	根茎 生	(0.24)	(0.04)	(0.06)	(0.15)	(0.02)	(0.12)	(0)	(0)	–	(0)	(0)	(1)	–	(Tr)	–		(27)				(9)							(Tr)
	まこも																												
06271	茎 生	0.10	0.05	0.01	0.04	Tr	0.03	–	–	–	–	0	0	–	1	Tr	–	40	–	Tr	–	2	1	2	3	0	0	0	1
	みずかけな																												
06272	葉 生	(0.05)	(0.01)	(Tr)	(0.04)	(0.03)	(Tr)	–	–	–	–	(0)	(0)	–	(Tr)	(0)	–	(7)	–	(0)	–	(1)	(Tr)	(Tr)	–		(0)	–	(1)
	みぶな																												
06360	葉 生	(0.13)	(0.02)	(0.01)	(0.10)	(0.08)	(0.01)	–	–	–	–	(0)	(0)	–	(Tr)	(Tr)	–	(20)	–	–	–	(2)	(1)	(Tr)	–		(0)	–	(2)
	むかご																												
06282	肉芽 生	0.11	0.03	0.01	0.06	0.01	0.05	–	–	–	–	0	Tr	–	Tr	1	–	27	–	Tr	–	1	1	1	1	0	0	0	1
	めキャベツ																												
06283	結球葉 生	(0.08)	(0.02)	(0.01)	(0.05)	(0.03)	(0.02)	(0)	(0)	–	(1)		(0)	–	(0)	–		(18)				(1)							(1)
06284	結球葉 ゆで	(0.08)	(0.02)	(0.01)	(0.05)	(0.03)	(0.02)	(0)	(0)	–	(1)		(0)	–	(0)	–		(18)				(1)							(1)
	（もやし類）																												
	アルファルファもやし																												
06286	生	(0.08)	(0.01)	(0.01)	(0.06)	(0.03)	(0.03)	(0)	(0)	–	(0)	(0)		–	(Tr)	–		(9)				(1)							(0)
	だいずもやし																												
06287	生	1.17	0.20	0.20	0.78	0.13	0.64	–	–	–	–	0	Tr	–	1	Tr	–	140	–	1	–	45	4	7	–	0	–	0	2
06288	ゆで	(1.25)	(0.21)	(0.21)	(0.83)	(0.14)	(0.68)	(0)	(0)	–	(0)	(0)	(Tr)	–	(1)	(Tr)	–	(150)	–	(1)	–	(48)	(5)	(7)	–				(2)
	りょくとうもやし																												
06291	生	(0.08)	(0.03)	(0.01)	(0.04)	(0.01)	(0.03)	(0)	(0)	–	(0)	(0)		–	(0)	–		(20)				(6)							(0)
	モロヘイヤ																												
06293	茎葉 生	(0.35)	(0.08)	(0.03)	(0.24)	(Tr)	(0.23)	–	–	–	–							(60)				(12)							(6)
06294	茎葉 ゆで	(0.28)	(0.06)	(0.03)	(0.19)	(Tr)	(0.19)	(0)	(0)	–	(0)							(48)				(10)							(6)
	らっかせい																												
06303	未熟豆 生	(22.84)	(4.24)	(11.60)	(7.00)	(0.04)	(6.96)	(0)	(0)	–	(0)	(0)	–		(7)	(3)	–	(2100)	–	(20)	(0)	(680)	(340)	(730)	(380)	(0)	(0)	–	(23)
06304	未熟豆 ゆで	(22.18)	(4.12)	(11.26)	(6.80)	(0.04)	(6.76)	(0)	(0)	–	(0)	(0)	–		(7)	(3)	–	(2000)	–	(19)	(0)	(660)	(330)	(710)	(370)	(0)	(0)	–	(22)
	（らっきょう類）																												
	らっきょう																												
06305	りん茎 生	(0.14)	(0.03)	(0.03)	(0.08)	(Tr)	(0.07)	(0)	(0)	–	(0)	(0)		–	(1)	–		(29)				(3)							(0)
06306	甘酢漬	(0.21)	(0.05)	(0.04)	(0.12)	(0.01)	(0.11)	(0)	(0)	–	(0)	(0)		–	(2)	–		(45)				(5)							(0)
	エシャレット																												
06307	りん茎 生	(0.14)	(0.03)	(0.03)	(0.08)	(Tr)	(0.07)	(0)	(0)	–	(0)	(0)		–	(1)	–		(29)				(3)							(0)
	リーキ																												
06308	りん茎葉 生	(0.07)	(0.01)	(Tr)	(0.06)	(0.03)	(0.02)	(0)	(0)	–	(0)	(0)		–	(0)	–		(13)				(1)							(0)
06309	りん茎葉 ゆで	(0.07)	(0.01)	(Tr)	(0.06)	(0.03)	(0.02)	–	–	–	–							(13)				(1)							
	ルッコラ																												
06319	葉 生	0.13	0.05	0.01	0.07	0.05	0.01	–	–	–	–	0	0	–	1	Tr	–	33	–	Tr	–	4	1	2	8	0	Tr	0	3
	ルバーブ																												
06310	葉柄 生	(0.10)	(0.03)	(0.02)	(0.05)	(0)	(0.05)	(0)	(0)	–	(0)	(0)		–	(1)	–		(23)				(2)							(1)

可食部100g当たり（単位：mg）

17:1 ヘプタデセン酸	18:1 計	18:1 n-9 オレイン酸	18:1 n-7 シス・バクセン酸	20:1 イコセン酸	22:1 ドコセン酸	24:1 テトラコセン酸	16:2 ヘキサデカジエン酸	16:3 ヘキサデカトリエン酸	16:4 ヘキサデカテトラエン酸	18:2 n-6 リノール酸	18:3 n-3 α-リノレン酸	18:3 n-6 γ-リノレン酸	18:4 n-3 オクタデカテトラエン酸	20:2 n-6 イコサジエン酸	20:3 n-3 イコサトリエン酸	20:3 n-6 イコサトリエン酸	20:4 n-3 イコサテトラエン酸	20:4 n-6 アラキドン酸	20:5 n-3 イコサペンタエン酸	21:5 n-3 ヘンイコサペンタエン酸	22:2 ドコサジエン酸	22:4 n-6 ドコサテトラエン酸	22:5 n-3 ドコサペンタエン酸	22:5 n-6 ドコサペンタエン酸	22:6 n-3 ドコサヘキサエン酸	備考
0	6	4	2	Tr	0	0	0	10	0	22	90	0	0	Tr	0	0	0	0	0	0	0	0	0	0	0	
0	13	8	4	1	0	0	0	20	0	46	180	0	0	Tr	0	Tr	0	2	0	0	0	0	0	0	0	ゆでた後水冷し、手搾りしたもの
0	2300	2200	110	46	3	6	Tr	23	0	730	480	0	Tr	3	0	1	0	0	0	0	0	0	0	0	0	植物油（なたね油）:4.9g
–	(55)	–	–	(Tr)	(Tr)	–	–	–	–	(120)	(23)	–	(0)	–	–	(0)	–	(0)	(0)	–	–	–	(0)	–	(0)	別名:わさびだいこん、せいようわさび。廃棄部位:皮。米国成分表から推計
Tr	7	–	–	1	2	Tr	0	0	0	31	5	0	0	Tr	–	0	0	0	0	0	0	0	0	0	0	別名:まこもたけ。廃棄部位:葉鞘及び基部
(0)	(1)	–	–	(0)	(Tr)	–	–	(6)	–	(4)	(28)	–	(0)	–	(Tr)	(0)	(0)	(0)	(0)	–	–	–	(0)	–	(0)	別名:とうな（薹菜）。06086こまつな生から推計
(0)	(3)	–	–	(Tr)	(1)	–	–	(17)	–	(11)	(77)	–	(1)	–	(0)	(0)	(0)	(0)	(0)	–	–	–	(0)	–	(0)	別名:きょうな。廃棄部位:根。06086こまつな生から推計
Tr	12	–	–	0	0	0	0	0	0	50	13	0	0	0	0	0	0	0	0	0	0	0	0	0	0	廃棄部位:皮
–	(6)	–	–	(0)	(0)	–	–	–	–	(15)	(33)	–	(0)	–	–	(Tr)	(0)	(0)	(0)	–	–	–	(0)	–	(0)	別名:こもちかんらん、姫かんらん、姫キャベツ。米国成分表から推計
–	(6)	–	–	(0)	(0)	–	–	–	–	(15)	(33)	–	(0)	–	–	(Tr)	(0)	(0)	(0)	–	–	–	(0)	–	(0)	別名:こもちかんらん、姫かんらん、姫キャベツ。米国成分表から推計
–	(8)	–	–	(0)	(0)	–	–	–	–	(34)	(25)	–	(0)	–	–	–	(0)	(0)	(0)	–	–	–	(0)	–	(0)	別名:糸もやし。米国成分表から推計
0	190	–	–	2	0	–	–	0	–	640	130	–	–	0	–	0	–	0	0	–	–	–	0	–	0	廃棄部位:種皮及び損傷部
(0)	(210)	–	–	(2)	(0)	–	–	(0)	–	(680)	(140)	–	–	(0)	–	(0)	–	(0)	(0)	–	–	–	(0)	–	(0)	種皮及び損傷部を除いたもの。ゆでた後水冷し、水切りしたもの。06287だいずもやし生から推計
–	(13)	–	–	(0)	(0)	–	–	–	–	(26)	(10)	–	–	–	–	(0)	–	(0)	(0)	–	–	–	(0)	–	(0)	廃棄部位:種皮及び損傷部。米国成分表から推計
–	(28)	–	–	–	–	–	–	–	–	(230)	(4)	–	–	–	–	–	–	(0)	(0)	–	–	–	(0)	–	(0)	米国成分表から推計
–	(22)	–	–	–	–	–	–	–	–	(190)	(4)	–	–	–	–	–	–	(0)	(0)	–	–	–	(0)	–	(0)	ゆでた後水冷し、手搾りしたもの。米国成分表から推計
(18)	(11000)	–	–	(310)	(24)	(0)	(0)	(0)	(0)	(7000)	(43)	(0)	(0)	(0)	–	(0)	(0)	(0)	(0)	–	–	–	(0)	–	(0)	別名:なんきんまめ、ピーナッツ。廃棄部位:さや。05034らっかせい乾から推計
(17)	(11000)	–	–	(300)	(23)	(0)	(0)	(0)	(0)	(6800)	(42)	(0)	(0)	(0)	–	(0)	(0)	(0)	(0)	–	–	–	(0)	–	(0)	別名:なんきんまめ、ピーナッツ。廃棄部位:さや。05034らっかせい乾から推計
–	(28)	–	–	(0)	(0)	–	–	–	–	(74)	(4)	–	(0)	–	–	(0)	–	(0)	(0)	–	–	–	(0)	–	(0)	別名:おおにら、さとにら。廃棄部位:根、膜状りん片及び両端。米国成分表から推計
–	(43)	–	–	(0)	(0)	–	–	–	–	(110)	(6)	–	(0)	–	–	(0)	–	(0)	(0)	–	–	–	(0)	–	(0)	別名:おおにら、さとにら。液汁を除いたもの。米国成分表から推計
–	(28)	–	–	(0)	(0)	–	–	–	–	(74)	(4)	–	(0)	–	–	(0)	–	(0)	(0)	–	–	–	(0)	–	(0)	別名:エシャ、エシャらっきょう。土寄せ軟白若採りのらっきょう。廃棄部位:株元及び緑葉部。米国成分表から推計
–	(1)	–	–	(0)	(0)	–	–	–	–	(22)	(33)	–	(0)	–	–	(0)	–	(0)	(0)	–	–	–	(0)	–	(0)	別名:西洋ねぎ、ポロねぎ。廃棄部位:株元及び緑葉部。米国成分表から推計
–	(2)	–	–	(0)	(0)	–	–	–	–	(23)	(33)	–	(0)	–	–	(0)	–	(0)	(0)	–	–	–	(0)	–	(0)	別名:西洋ねぎ、ポロねぎ。株元及び緑葉部を除いたもの。米国成分表から推計
0	4	–	–	1	1	0	0	0	0	15	54	0	0	0	–	0	0	0	0	0	0	0	0	0	0	別名:ロケットサラダ、エルカ、ルコラ。廃棄部位:株元
–	(19)	–	–	(0)	(0)	–	–	–	–	(50)	(3)	–	(0)	–	–	(0)	–	(0)	(0)	–	–	–	(0)	–	(0)	別名:しょくようだいおう。廃棄部位:表皮及び両端。米国成分表から推計

脂肪酸成分表　第1表　野菜類・果実類

食品番号	食品名	脂肪酸総量	飽和脂肪酸	一価不飽和脂肪酸	多価不飽和脂肪酸	n-3系多価不飽和脂肪酸	n-6系多価不飽和脂肪酸	4:0 酪酸	6:0 ヘキサン酸	7:0 ヘプタン酸	8:0 オクタン酸	10:0 デカン酸	12:0 ラウリン酸	13:0 トリデカン酸	14:0 ミリスチン酸	15:0 ペンタデカン酸	15:0 ant ペンタデカン酸	16:0 パルミチン酸	16:0 iso パルミチン酸	17:0 ヘプタデカン酸	17:0 ant ヘプタデカン酸	18:0 ステアリン酸	20:0 アラキジン酸	22:0 ベヘン酸	24:0 リグノセリン酸	10:1 デセン酸	14:1 ミリストレイン酸	15:1 ペンタデセン酸	16:1 パルミトレイン酸
		(……g……)						(…………………………………………………………… mg …………………………………………………………)																		(…………)			
06311	葉柄　ゆで	(0.10)	(0.03)	(0.02)	(0.05)	(0)	(0.05)	(0)	(0)	–	(0)	(0)	(0)	–	(1)	–	–	(23)	–	–	–	(2)	–	–	–	–	–	–	(1)
	（レタス類）																												
	レタス																												
06312	土耕栽培　結球葉　生	0.04	0.01	Tr	0.03	0.01	0.01	–	–	–	–	0	0	–	Tr	Tr	–	9	–	0	–	1	Tr	1	–	–	0	–	1
06361	水耕栽培　結球葉　生	(0.07)	(0.02)	(Tr)	(0.05)	(0.03)	(0.02)	–	–	–	(0)	(0)	–	–	(1)	(Tr)	–	(16)	–	(Tr)	–	(2)	(1)	(1)	–	–	–	(0)	(1)
	サラダな																												
06313	葉　生	0.08	0.01	Tr	0.06	0.05	0.02	–	–	–	–	0	0	–	1	Tr	–	10	–	Tr	–	1	Tr	1	–	–	0	–	2
	リーフレタス																												
06314	葉　生	(0.07)	(0.01)	(Tr)	(0.05)	(0.04)	(0.02)	(0)	(0)	–	(0)	(0)	–	–	(0)	–	–	(12)	–	–	–	(1)	–	–	–	–	–	–	(1)
	サニーレタス																												
06315	葉　生	(0.14)	(0.03)	(0.01)	(0.10)	(0.07)	(0.03)	(0)	(0)	–	(0)	(0)	–	–	(0)	–	–	(23)	–	–	–	(3)	–	–	–	–	–	–	(2)
	サンチュ																												
06362	葉　生	(0.17)	(0.03)	(0.01)	(0.13)	(0.10)	(0.03)	–	–	–	–	(0)	(Tr)	–	(2)	(1)	–	(22)	–	(Tr)	–	(2)	(1)	(2)	–	–	–	(0)	(4)
	コスレタス																												
06316	葉　生	0.05	0.02	Tr	0.03	0.02	0.01	–	–	–	–	0	0	–	Tr	Tr	–	13	–	Tr	–	1	1	1	1	0	0	0	1
	れんこん																												
06317	根茎　生	0.04	0.01	0.01	0.02	Tr	0.02	–	–	–	–	0	0	–	Tr	Tr	–	10	–	Tr	–	1	0	Tr	–	–	0	–	Tr
06318	根茎　ゆで	(0.04)	(0.01)	(0.01)	(0.02)	(Tr)	(0.02)	–	–	–	–	(0)	(0)	–	(Tr)	(Tr)	–	(10)	–	(Tr)	–	(1)	(0)	(Tr)	–	–	(0)	–	(Tr)

果実類

食品番号	食品名	脂肪酸総量	飽和脂肪酸	一価不飽和脂肪酸	多価不飽和脂肪酸	n-3系	n-6系	4:0	6:0	7:0	8:0	10:0	12:0	13:0	14:0	15:0	15:0ant	16:0	16:0iso	17:0	17:0ant	18:0	20:0	22:0	24:0	10:1	14:1	15:1	16:1
	アセロラ																												
07003	酸味種　生	0.02	0.01	Tr	0.01	Tr	0.01	–	–	–	–	0	0	–	1	0	–	5	–	0	–	3	Tr	Tr	0	0	0	0	0
	アテモヤ																												
07005	生	(0.28)	(0.14)	(0.03)	(0.11)	(0.09)	(0.02)	–	–	–	(0)	(26)	(3)	–	(7)	(0)	–	(61)	–	(3)	–	(29)	(3)	(1)	(3)	–	(3)	(0)	(16)
	アボカド																												
07006	生	14.84	3.03	9.96	1.85	0.12	1.72	–	–	–	–	0	0	–	6	0	–	2900	–	5	–	84	10	0	–	–	0	–	1200
	あんず																												
07007	生	(0.21)	(0.03)	(0.13)	(0.06)	(0)	(0.06)	(0)	(0)	–	(0)	(0)	–	–	(0)	–	–	(18)	–	–	–	(2)	–	–	–	–	–	–	(0)
07008	乾	(0.13)	(0.01)	(0.06)	(0.06)	(0)	(0.06)	(0)	(0)	–	(0)	(0)	–	–	(0)	–	–	(13)	–	–	–	(3)	(0)	(0)	(0)	–	–	–	(1)
07009	缶詰	(0.27)	(0.03)	(0.16)	(0.08)	(0)	(0.08)	(0)	(0)	–	(0)	(0)	–	–	(0)	–	–	(25)	–	–	–	(4)	–	–	–	–	–	–	(0)
07010	ジャム　高糖度	(0.07)	(0.01)	(0.04)	(0.02)	(0)	(0.02)	(0)	(0)	–	(0)	(0)	–	–	(0)	–	–	(6)	–	–	–	(1)	–	–	–	–	–	–	(0)
07011	ジャム　低糖度	(0.07)	(0.01)	(0.04)	(0.02)	(0)	(0.02)	(0)	(0)	–	(0)	(0)	–	–	(0)	–	–	(6)	–	–	–	(1)	–	–	–	–	–	–	(0)
	いちご																												
07012	生	0.07	0.01	0.01	0.05	0.02	0.03	–	–	–	–	0	0	–	Tr	0	–	5	–	0	–	1	2	Tr	–	–	0	–	Tr
07013	ジャム　高糖度	(0.07)	(0.01)	(0.01)	(0.05)	(0.02)	(0.03)	–	–	–	–	(0)	(0)	–	(Tr)	(0)	–	(5)	–	(0)	–	(1)	(2)	(Tr)	–	–	(0)	–	(Tr)
07014	ジャム　低糖度	(0.07)	(0.01)	(0.01)	(0.05)	(0.02)	(0.03)	–	–	–	–	(0)	(0)	–	(Tr)	(0)	–	(5)	–	(0)	–	(1)	(2)	(Tr)	–	–	(0)	–	(Tr)
07160	乾	(0.17)	(0.02)	(0.02)	(0.12)	(0.05)	(0.07)	–	–	–	–	(0)	(Tr)	–	(1)	(Tr)	–	(13)	–	(Tr)	–	(3)	(4)	(Tr)	–	–	(0)	–	(Tr)
	いちじく																												
07015	生	(0.09)	(0.02)	(0.02)	(0.05)	(0)	(0.05)	(0)	(0)	–	(0)	(0)	–	–	(1)	–	–	(15)	–	–	–	(4)	–	–	–	–	–	–	(0)
07016	乾	(0.76)	(0.17)	(0.19)	(0.41)	(0)	(0.41)	(0)	(0)	–	(0)	(0)	–	–	(7)	–	–	(130)	–	–	–	(34)	–	–	–	–	–	–	(1)
07017	缶詰	(0.09)	(0.02)	(0.02)	(0.05)	(0)	(0.05)	(0)	(0)	–	(0)	(0)	–	–	(1)	–	–	(15)	–	–	–	(4)	–	–	–	–	–	–	(0)
	うめ																												
07019	生	(0.35)	(0.03)	(0.24)	(0.08)	(0)	(0.08)	(0)	(0)	–	(0)	(0)	–	–	(0)	–	–	(25)	–	–	–	(5)	–	–	–	–	–	–	(4)
07020	梅漬　塩漬	(0.28)	(0.02)	(0.19)	(0.06)	(0)	(0.06)	(0)	(0)	–	(0)	(0)	–	–	(0)	–	–	(20)	–	–	–	(4)	–	–	–	–	–	–	(3)

	可食部100g当たり																									
一価不飽和							多価不飽和																			
17:1	18:1 計	18:1 n-9	18:1 n-7	20:1	22:1	24:1	16:2	16:3	16:4	18:2 n-6	18:3 n-3	18:3 n-6	18:4 n-3	20:2 n-6	20:3 n-3	20:3 n-6	20:4 n-3	20:4 n-6	20:5 n-3	21:5 n-3	22:2	22:4 n-6	22:5 n-3	22:5 n-6	22:6 n-3	備考
ヘプタデセン酸	オレイン酸	オレイン酸	シス・バクセン酸	イコセン酸	ドコセン酸	テトラコセン酸	ヘキサデカジエン酸	ヘキサデカトリエン酸	ヘキサデカテトラエン酸	リノール酸	α-リノレン酸	γ-リノレン酸	オクタデカテトラエン酸	イコサジエン酸	イコサトリエン酸	イコサトリエン酸	イコサテトラエン酸	アラキドン酸	イコサペンタエン酸	ヘンイコサペンタエン酸	ドコサジエン酸	ドコサテトラエン酸	ドコサペンタエン酸	ドコサペンタエン酸	ドコサヘキサエン酸	
mg……)							(					mg													)	
–	(19)	–	–	(0)	(0)	–	–	–	–	(50)	(0)	–	(0)	–	–	(0)	–	–	(0)	(0)	–	–	–	(0)	(0)	別名:しょくようだいおう。表皮及び両端を除いたもの。米国成分表から推計
0	1	–	–	Tr	0	–	–	0	–	12	14	–	0	–	–	0	–	–	0	0	–	–	–	0	0	別名:たまちしゃ。廃棄部位:株元
(0)	(2)	–	–	(1)	(0)	–	–	(0)	–	(23)	(26)	–	(0)	–	–	(0)	(0)	–	(0)	(0)	–	–	–	(0)	(0)	別名:たまちしゃ。廃棄部位:株元。06312レタス土耕栽培生から推計
0	1	–	–	1	0	–	–	0	–	16	48	–	–	Tr	–	0	–	Tr	0	–	–	–	–	0	–	廃棄部位:株元
–	(3)	–	–	(0)	(0)	–	–	(0)	–	(16)	(39)	–	(0)	–	–	(0)	–	–	(0)	(0)	–	–	–	(0)	(0)	別名:ちりめんちしゃ、あおちりめんちしゃ。廃棄部位:株元。米国成分表から推計
–	(5)	–	–	(0)	(0)	–	–	(0)	–	(31)	(74)	–	(0)	–	–	(0)	–	–	(0)	(0)	–	–	–	(0)	(0)	別名:あかちりめんちしゃ。廃棄部位:株元。米国成分表から推計
(0)	(2)	–	–	(2)	(Tr)	–	–	(0)	–	(33)	(100)	–	–	(Tr)	–	(0)	(0)	–	(Tr)	(0)	–	–	–	(0)	(0)	別名:かきちしゃ。株元を除いたもの。06313サラダなから推計
0	1	–	–	0	1	Tr	0	0	0	14	21	0	0	0	–	0	0	0	0	0	0	0	0	0	0	別名:ロメインレタス、たちちしゃ、たちレタス。廃棄部位:株元
0	6	–	–	Tr	0	–	–	0	–	18	3	–	–	Tr	–	0	–	–	Tr	0	–	–	–	0	–	廃棄部位:節部及び皮
(0)	(6)	–	–	(Tr)	(0)	–	–	(0)	–	(18)	(3)	–	–	(Tr)	–	(0)	–	–	(Tr)	(0)	–	–	–	(0)	(0)	節部及び皮を除いたもの。06317れんこん生から推計
0	2	–	–	0	0	0	0	0	0	12	2	0	0	0	–	0	0	0	0	0	0	0	0	0	0	試料:冷凍品。廃棄部位:果柄及び種子
(0)	(12)	–	–	(0)	(0)	–	–	(0)	–	(16)	(94)	–	(0)	–	–	(0)	–	–	(0)	(0)	–	–	–	(0)	(0)	廃棄部位:果皮及び種子。米国成分表から推計
13	8800	8800	–	31	0	–	–	–	–	1700	120	–	–	0	–	–	–	0	–	–	–	–	–	0	–	別名:アボガド。廃棄部位:果皮及び種子
–	(130)	–	–	(0)	(0)	–	–	(0)	–	(59)	(0)	–	(0)	–	–	(0)	–	–	(0)	(0)	–	–	–	(0)	(0)	別名:アプリコット。廃棄部位:核及び果柄。米国成分表から推計
–	(58)	–	–	(0)	(0)	–	–	(0)	–	(58)	(0)	–	(0)	–	–	(0)	–	–	(0)	(0)	–	–	–	(0)	(0)	別名:アプリコット。果皮及び核を除いたもの。米国成分表から推計
–	(160)	–	–	(0)	(0)	–	–	(0)	–	(76)	(0)	–	(0)	–	–	(0)	–	–	(0)	(0)	–	–	–	(0)	(0)	別名:アプリコット。試料:ヘビーシラップ漬。液汁を含んだもの(液汁40%)。米国成分表から推計
–	(41)	–	–	(0)	(0)	–	–	(0)	–	(19)	(0)	–	(0)	–	–	(0)	–	–	(0)	(0)	–	–	–	(0)	(0)	別名:アプリコット。米国成分表から推計
–	(41)	–	–	(0)	(0)	–	–	(0)	–	(19)	(0)	–	(0)	–	–	(0)	–	–	(0)	(0)	–	–	–	(0)	(0)	別名:アプリコット。米国成分表から推計
0	10	–	–	Tr	0	–	–	–	–	29	22	–	–	0	–	0	–	–	0	–	–	–	–	0	–	別名:オランダイチゴ。廃棄部位:へた及び果梗
(0)	(10)	–	–	(Tr)	(0)	–	–	–	–	(29)	(22)	–	–	(0)	–	(0)	–	–	(0)	–	–	–	–	–	–	別名:オランダイチゴ。07012いちご生から推計
(0)	(10)	–	–	(Tr)	(0)	–	–	–	–	(29)	(22)	–	–	(0)	–	(0)	–	–	(0)	–	–	–	–	–	–	別名:オランダイチゴ。07012いちご生から推計
(0)	(24)	–	–	(Tr)	(0)	–	–	–	–	(70)	(53)	–	–	(Tr)	–	(0)	(0)	–	(0)	–	–	–	–	–	–	ドライフルーツ。07012いちご生から推計
–	(22)	–	–	(0)	(0)	–	–	–	–	(48)	(0)	–	–	(0)	–	–	–	(0)	–	–	–	–	–	(0)	(0)	廃棄部位:果皮及び果柄。米国成分表から推計
–	(190)	–	–	(0)	(0)	–	–	–	–	(410)	(0)	–	–	(0)	–	–	–	(0)	–	–	–	–	–	(0)	(0)	米国成分表から推計
–	(22)	–	–	(0)	(0)	–	–	–	–	(48)	(0)	–	–	(0)	–	–	–	(0)	–	–	–	–	–	(0)	(0)	試料:ヘビーシラップ漬。液汁を含んだもの(液汁40%)。米国成分表から推計
–	(240)	–	–	(0)	(0)	–	–	–	–	(79)	(0)	–	–	(0)	–	–	–	(0)	–	–	–	–	–	(0)	(0)	未熟果(青梅)。廃棄部位:核。米国成分表から推計
–	(190)	–	–	(0)	(0)	–	–	–	–	(63)	(0)	–	–	(0)	–	–	–	(0)	–	–	–	–	–	(0)	(0)	廃棄部位:核。米国成分表から推計

可食部 100g 当たりの脂肪酸成分表

可食部 100g 当たり

脂肪酸総量・飽和・一価不飽和・多価不飽和・n-3系・n-6系の単位は g、各脂肪酸の単位は mg。

食品番号	食品名	脂肪酸総量	飽和	一価不飽和	多価不飽和	n-3系	n-6系	4:0 酪酸	6:0 ヘキサン酸	7:0 ヘプタン酸	8:0 オクタン酸	10:0 デカン酸	12:0 ラウリン酸	13:0 トリデカン酸	14:0 ミリスチン酸	15:0 ペンタデカン酸	15:0ant ペンタデカン酸	16:0 パルミチン酸	16:0iso パルミチン酸	17:0 ヘプタデカン酸	17:0ant ヘプタデカン酸	18:0 ステアリン酸	20:0 アラキジン酸	22:0 ベヘン酸	24:0 リグノセリン酸	10:1 デセン酸	14:1 ミリストレイン酸	15:1 ペンタデセン酸	16:1 パルミトレイン酸
07021	梅漬 調味漬	(0.35)	(0.03)	(0.24)	(0.08)	(0)	(0.08)	(0)	(0)	–	(0)	(0)	(0)	–	(0)	–	–	(25)	–	–	–	(5)	–	–	–	–	–	–	(4)
07022	梅干し 塩漬	(0.49)	(0.04)	(0.34)	(0.11)	(0)	(0.11)	(0)	(0)	–	(0)	(0)	(0)	–	(0)	–	–	(36)	–	–	–	(8)	–	–	–	–	–	–	(5)
07023	梅干し 調味漬	(0.42)	(0.04)	(0.29)	(0.09)	(0)	(0.09)	(0)	(0)	–	(0)	(0)	(0)	–	(0)	–	–	(30)	–	–	–	(6)	–	–	–	–	–	–	(4)
07024	梅びしお	(0.35)	(0.03)	(0.24)	(0.08)	(0)	(0.08)	(0)	(0)	–	(0)	(0)	(0)	–	(0)	–	–	(25)	–	–	–	(5)	–	–	–	–	–	–	(4)
	オリーブ																												
07037	塩漬 グリーンオリーブ	(13.97)	(2.53)	(10.63)	(0.82)	(0.12)	(0.69)	–	–	–	(0)	–	–	–	(0)	–	–	(2100)	–	(22)	–	(390)	(67)	(0)	–	–	–	(0)	(200)
07038	塩漬 ブラックオリーブ	11.46	2.07	8.72	0.67	0.10	0.57	–	–	–	0	–	–	–	0	0	–	1700	–	18	–	320	55	0	–	–	–	0	160
	かき																												
07049	甘がき 生	0.09	0.02	0.04	0.03	0.02	Tr	–	–	–	–	0	0	–	1	Tr	–	15	–	1	–	1	Tr	1	–	–	–	0	10
07050	渋抜きがき 生	(0.04)	(0.01)	(0.02)	(0.01)	(0.01)	(Tr)	–	–	–	–	(0)	(0)	–	(Tr)	–	–	(8)	–	(Tr)	–	(Tr)	(0)	(Tr)	–	–	–	0	(5)
07051	干しがき	(0.74)	(0.15)	(0.36)	(0.22)	(0.19)	(0.04)	–	–	–	–	(0)	(Tr)	–	(4)	(1)	–	(130)	–	(6)	–	(5)	(1)	(5)	–	–	–	0	(89)
	(かんきつ類)																												
	うんしゅうみかん																												
07026	じょうのう 早生 生	(0.04)	(0.01)	(0.02)	(0.01)	(Tr)	(0.01)	–	–	–	–	(0)	(Tr)	–	(Tr)	–	–	(5)	–	(Tr)	–	(1)	(Tr)	(0)	–	–	–	0	(2)
07027	じょうのう 普通 生	0.04	0.01	0.02	0.01	Tr	0.01	–	–	–	–	0	Tr	–	Tr	0	–	5	–	Tr	–	1	Tr	0	–	–	–	0	2
07028	砂じょう 早生 生	(0.04)	(0.01)	(0.02)	(0.01)	(Tr)	(0.01)	–	–	–	–	(0)	(Tr)	–	(Tr)	–	–	(5)	–	(Tr)	–	(1)	(Tr)	(0)	–	–	–	0	(2)
07029	砂じょう 普通 生	(0.04)	(0.01)	(0.02)	(0.01)	(Tr)	(0.01)	–	–	–	–	(0)	(Tr)	–	(Tr)	–	–	(5)	–	(Tr)	–	(1)	(Tr)	(0)	–	–	–	0	(2)
07030	果実飲料 ストレートジュース	(0.04)	(0.01)	(0.02)	(0.01)	(Tr)	(0.01)	–	–	–	–	(0)	(Tr)	–	(Tr)	–	–	(5)	–	(Tr)	–	(1)	(Tr)	(0)	–	–	–	0	(2)
07031	果実飲料 濃縮還元ジュース	(0.04)	(0.01)	(0.02)	(0.01)	(Tr)	(0.01)	–	–	–	–	(0)	(Tr)	–	(Tr)	–	–	(5)	–	(Tr)	–	(1)	(Tr)	(0)	–	–	–	0	(2)
07032	果実飲料 果粒入りジュース	(Tr)	(0)	(Tr)	(Tr)	(0)	(0)	–	–	–	–	(0)	–	–	–	–	–	(1)	–	–	–	–	–	–	–	–	–	–	(Tr)
07033	果実飲料 50% 果汁入り飲料	(0.01)	(Tr)	(0.01)	(Tr)	(Tr)	(Tr)	–	–	–	–	(0)	–	–	–	–	–	(2)	–	–	–	(Tr)	–	–	–	–	–	–	(1)
07034	果実飲料 20% 果汁入り飲料	(0.01)	(Tr)	(0.01)	(Tr)	(Tr)	(Tr)	–	–	–	–	(0)	–	–	–	–	–	(1)	–	–	–	(Tr)	–	–	–	–	–	–	(1)
07035	缶詰 果肉	(0.04)	(0.01)	(0.02)	(0.01)	(Tr)	(0.01)	–	–	–	–	(0)	(Tr)	–	(Tr)	–	–	(5)	–	(Tr)	–	(1)	(Tr)	(0)	–	–	–	0	(2)
07036	缶詰 液汁	(0.04)	(0.01)	(0.02)	(0.01)	(Tr)	(0.01)	–	–	–	–	(0)	(Tr)	–	(Tr)	–	–	(5)	–	(Tr)	–	(1)	(Tr)	(0)	–	–	–	0	(2)
	オレンジ																												
07040	ネーブル 砂じょう 生	(0.05)	(0.01)	(0.02)	(0.02)	(0.01)	(0.02)	–	–	–	–	(0)	–	–	–	–	–	(11)	–	–	–	–	–	–	–	–	–	–	(2)
07041	バレンシア 米国産 砂じょう 生	(0.05)	(0.01)	(0.02)	(0.02)	(0.01)	(0.01)	–	–	–	–	(0)	–	–	(Tr)	(Tr)	–	(11)	–	–	–	(Tr)	–	–	–	–	–	–	(2)
07043	バレンシア 果実飲料 濃縮還元ジュース	(0.07)	(0.03)	(0.02)	(0.03)	(0.01)	(0.02)	(0)	(0)	–	(0)	(0)	(2)	–	(2)	–	–	(18)	–	–	–	(3)	–	–	–	–	–	–	(3)
07044	バレンシア 果実飲料 50% 果汁入り飲料	(0.10)	(0.02)	(0.04)	(0.04)	(0.01)	(0.03)	–	–	–	–	(0)	(1)	–	–	–	–	(21)	–	–	–	–	–	–	–	–	–	–	(5)
	きんかん																												
07056	全果 生	0.32	0.09	0.06	0.18	0.07	0.10	–	–	–	–	Tr	3	–	6	1	–	62	–	2	–	8	2	3	–	–	–	1	
	グレープフルーツ																												
07062	白肉種 砂じょう 生	(0.05)	(0.01)	(0.01)	(0.02)	(0.01)	(0.01)	–	–	–	–	(0)	–	–	–	–	–	(12)	–	–	–	(1)	–	–	–	–	–	–	(1)
07063	果実飲料 ストレートジュース	(0.05)	(0.01)	(0.01)	(0.03)	(0.01)	(0.02)	–	–	–	–	(0)	–	–	–	–	–	(12)	–	–	–	(1)	–	–	–	–	–	–	(2)
07064	果実飲料 濃縮還元ジュース	(0.05)	(0.01)	(0.01)	(0.03)	(0.01)	(0.02)	–	–	–	–	(0)	–	–	–	–	–	(12)	–	–	–	(1)	–	–	–	–	–	–	(2)
	ゆず																												
07142	果皮 生	0.07	0.03	0.01	0.04	0.01	0.02	–	–	–	–	Tr	1	–	1	Tr	–	17	–	1	–	3	1	2	1	0	0	0	T
	レモン																												
07155	全果 生	0.18	0.05	0.02	0.11	0.04	0.07	–	–	–	–	0	1	–	2	1	–	40	–	1	–	6	2	1	–	–	–	0	
07156	果汁 生	(0.05)	(0.02)	(0.01)	(0.03)	(0.01)	(0.02)	–	–	–	–	(0)	(Tr)	–	(1)	(Tr)	–	(11)	–	(Tr)	–	(2)	(Tr)	(Tr)	–	–	–	0	(T

可食部100g当たり

17:1	18:1 計	18:1 n-9	18:1 n-7	20:1	22:1	24:1	16:2	16:3	16:4	18:2 n-6	18:3 n-3	18:3 n-6	18:4 n-3	20:2 n-6	20:3 n-3	20:3 n-6	20:4 n-3	20:4 n-6	20:5 n-3	21:5 n-3	22:2	22:4 n-6	22:5 n-3	22:5 n-6	22:6 n-3	備考
ヘプタデセン酸		オレイン酸	シス-バクセン酸	イコセン酸	ドコセン酸	テトラコセン酸	ヘキサデカジエン酸	ヘキサデカトリエン酸	ヘキサデカテトラエン酸	リノール酸	α-リノレン酸	γ-リノレン酸	オクタデカテトラエン酸	イコサジエン酸	イコサトリエン酸	イコサトリエン酸	イコサテトラエン酸	アラキドン酸	イコサペンタエン酸	ヘンイコサペンタエン酸	ドコサジエン酸	ドコサテトラエン酸	ドコサペンタエン酸	ドコサペンタエン酸	ドコサヘキサエン酸	
mg ········						)	(						mg												)	
–	(240)	–	–	(0)	(0)	–	–	–	–	(79)	(0)	–	(0)	–	–	–	–	(0)	(0)	–	–	(0)	–	(0)		廃棄部位：核。米国成分表から推計
–	(330)	–	–	(0)	(0)	–	–	–	–	(110)	(0)	–	(0)	–	–	–	–	(0)	(0)	–	–	(0)	–	(0)		廃棄部位：核。米国成分表から推計
–	(280)	–	–	(0)	(0)	–	–	–	–	(94)	(0)	–	(0)	–	–	–	–	(0)	(0)	–	–	(0)	–	(0)		廃棄部位：核。米国成分表から推計
–	(240)	–	–	(0)	(0)	–	–	–	–	(79)	(0)	–	(0)	–	–	–	–	(0)	(0)	–	–	(0)	–	(0)		米国成分表から推計
(44)	(10000)	–	–	(43)	(0)	–	–	–	–	(690)	(120)	–	(0)	–	–	–	–	(0)	(0)	–	–	(0)	–	(0)		緑果の塩漬。試料：びん詰。液汁を除いたもの。廃棄部位：種子。07038ブラックオリーブから推計
36	8500	–	–	35	0	–	–	–	–	570	100	–	0	–	–	–	–	0	–	–	–	–	–	–		別名：ライプオリーブ。熟果の塩漬。試料：びん詰。液汁を除いたもの。廃棄部位：種子
1	31	–	–	1	Tr	–	–	–	–	4	22	–	0	–	–	–	–	0	–	–	–	–	–	–		廃棄部位：果皮、種子及びへた
(Tr)	(15)	–	–	(Tr)	(Tr)	–	–	–	–	(2)	(11)	–	0	–	–	–	–	0	–	–	–	–	–	–		廃棄部位：果皮、種子及びへた。07049甘がき生から推計
(5)	(260)	–	–	(7)	(2)	–	–	–	–	(38)	(190)	–	0	–	–	–	–	0	–	–	–	–	–	–		つるしがきを含む。廃棄部位：種子及びへた。07049甘がき生から推計
(Tr)	(21)	–	–	(Tr)	(0)	–	–	–	–	(8)	(5)	–	–	–	–	–	–	0	–	–	–	–	–	–		別名：みかん。廃棄部位：果皮。07027うんしゅうみかん、じょうのう普通生から推計
Tr	21	–	–	Tr	0	–	–	–	–	8	5	–	–	–	–	–	–	0	–	–	–	–	–	–		別名：みかん。廃棄部位：果皮
(Tr)	(21)	–	–	(Tr)		–	–	–	–	(8)	(5)	–	–	–	–	–	–	0	–	–	–	–	–	–		別名：みかん。廃棄部位：果皮及びじょうのう膜。07027うんしゅうみかん、じょうのう普通生から推計
(Tr)	(21)	–	–	(Tr)		–	–	–	–	(8)	(5)	–	–	–	–	–	–	0	–	–	–	–	–	–		別名：みかん。廃棄部位：果皮及びじょうのう膜。07027うんしゅうみかん、じょうのう普通生から推計
(Tr)	(21)	–	–	(Tr)		–	–	–	–	(8)	(5)	–	–	–	–	–	–	0	–	–	–	–	–	–		別名：みかんストレートジュース。07027うんしゅうみかん、じょうのう普通生から推計
(Tr)	(21)	–	–	(Tr)		–	–	–	–	(8)	(5)	–	–	–	–	–	–	0	–	–	–	–	–	–		別名：みかん濃縮還元ジュース。07027うんしゅうみかん、じょうのう普通生から推計
(0)	(2)	–	–	(0)		–	–	–	–	(1)	(Tr)	–	–	–	–	–	–	0	–	–	–	–	–	–		別名：みかん粒入りジュース。果粒（砂じょう）20%を含む。07027うんしゅうみかん、じょうのう普通生から推計
(0)	(6)	–	–	(Tr)		–	–	–	–	(2)	(1)	–	–	–	–	–	–	0	–	–	–	–	–	–		別名：みかん50%果汁入りジュース。07027うんしゅうみかん、じょうのう普通生から推計
(0)	(6)	–	–	(Tr)		–	–	–	–	(2)	(1)	–	–	–	–	–	–	0	–	–	–	–	–	–		別名：みかん20%果汁入りジュース。07027うんしゅうみかん、じょうのう普通生から推計
(Tr)	(21)	–	–	(Tr)	(0)	–	–	–	–	(8)	(5)	–	–	–	–	–	–	0	–	–	–	–	–	–		別名：みかん缶詰。試料：ライトシラップ漬。内容総量に対する果肉分：60%。07027うんしゅうみかん、じょうのう普通生から推計
(Tr)	(21)	–	–	(Tr)	(0)	–	–	–	–	(8)	(5)	–	–	–	–	–	–	0	–	–	–	–	–	–		別名：みかん缶詰シロップ。試料：ライトシラップ漬。内容総量に対する液汁分：40%。07027うんしゅうみかん、じょうのう普通生から推計
–	(17)	–	–	–		–	–	–	–	(15)	(6)	–	–	–	–	–	–		–	–	–	–	–	–		別名：ネーブルオレンジ。廃棄部位：果皮、じょうのう膜及び種子。米国成分表から推計
–	(16)	–	–	–		–	–	–	–	(15)	(5)	–	–	–	–	–	–		–	–	–	–	–	–		別名：バレンシアオレンジ。廃棄部位：果皮、じょうのう膜及び種子。米国成分表から推計
–	(18)	–	–	(0)	(0)	–	–	–	–	(20)	(7)	–	(0)	–	–	–	–	(0)		–	–	(0)	–	(0)		別名：バレンシアオレンジ。米国成分表から推計
–	(32)	–	–	(0)	(0)	–	–	–	–	(29)	(11)	–	(0)	–	–	–	–	(0)		–	–	(0)	–	(0)		別名：バレンシアオレンジ。米国成分表から推計
1	51	–	–	4	0	–	–	–	–	100	72	–	0	–	–	–	–	0	–	–	–	–	–	–		廃棄部位：種子及びへた
–	(12)	–	–	(0)	(0)	–	–	–	–	(19)	(6)	–	(0)	–	–	–	–	(0)		–	–	–	–	(0)		廃棄部位：果皮、じょうのう膜及び種子。米国成分表から推計
–	(12)	–	–			–	–	–	–	(21)	(6)	–		–	–	–	–			–	–	–	–			米国成分表から推計
–	(12)	–	–			–	–	–	–	(21)	(6)	–		–	–	–	–			–	–	–	–			米国成分表から推計
Tr	7	5	2	Tr	0	0	0	0	0	24	12	0	0	0	–	0	0	0	0	0	0	0	0	0	0	全果に対する果皮分：40%
0	17	–	–	Tr	0	–	–	–	–	69	39	–	Tr	–	–	–	–	0	–	–	–	–	–	–		廃棄部位：種子及びへた
(0)	(5)	–	–	(Tr)	(0)	–	–	–	–	(20)	(11)	–	(0)	–	–	–	–	(0)		–	–	–	–	–		全果に対する果汁分：30%。07155レモン全果生から推計

239

可食部 100g 当たりの脂肪酸成分表

可食部100g当たり

食品番号	食品名	脂肪酸総量 (g)	飽和脂肪酸 (g)	一価不飽和脂肪酸 (g)	多価不飽和脂肪酸 (g)	n-3系多価不飽和脂肪酸 (g)	n-6系多価不飽和脂肪酸 (g)	4:0 酪酸 (mg)	6:0 ヘキサン酸	7:0 ヘプタン酸	8:0 オクタン酸	10:0 デカン酸	12:0 ラウリン酸	13:0 トリデカン酸	14:0 ミリスチン酸	15:0 ペンタデカン酸	15:0 ant ペンタデカン酸	16:0 パルミチン酸	16:0 iso パルミチン酸	17:0 ヘプタデカン酸	17:0 ant ヘプタデカン酸	18:0 ステアリン酸	20:0 アラキジン酸	22:0 ベヘン酸	24:0 リグノセリン酸	10:1 デセン酸	14:1 ミリストレイン酸	15:1 ペンタデセン酸	16:1 パルミトレイン酸
	キウイフルーツ																												
07054	緑肉種 生	0.17	0.02	0.03	0.12	0.10	0.03	–	–	–	0	0	0	–	0	0	–	12	–	Tr	–	5	1	0	–	–	0	–	1
07168	黄肉種 生	(0.17)	(0.05)	(0.02)	(0.09)	(0.04)	(0.05)	(1)	(0)	–	(1)	(1)	(3)	–	(3)	(0)	–	(40)	–	(0)	–	(5)	(1)	(0)	(0)	–	(4)	(0)	(3)
	ココナッツ																												
07158	ココナッツミルク	14.08	13.20	0.76	0.13	0	0.13	–	85	–	1100	870	6900	–	2600	0	–	1200	–	0	–	440	12	0	0	0	0	0	0
	さくらんぼ																												
07070	国産 生	(0.14)	(0.04)	(0.05)	(0.05)	(0.03)	(0.03)	(0)	(0)	–	(0)	(0)	(0)	–	(1)	–	–	(27)	–	–	–	(9)	–	–	–	–	–	–	(1)
07071	米国産 生	(0.07)	(0.02)	(0.02)	(0.03)	(0.01)	(0.01)	(0)	(0)	–	(0)	(0)	(0)	–	(1)	–	–	(14)	–	–	–	(5)	–	–	–	–	–	–	(1)
07072	米国産 缶詰	(0.07)	(0.02)	(0.02)	(0.03)	(0.01)	(0.01)	(0)	(0)	–	(0)	(0)	(0)	–	(Tr)	–	–	(14)	–	–	–	(5)	–	–	–	–	–	–	(0)
	すいか																												
07077	赤肉種 生	(0.07)	(0.01)	(0.02)	(0.03)	(0)	(0.03)	(0)	(0)	–	(0)	(1)	(1)	–	(0)	–	–	(5)	–	–	–	(4)	–	–	–	–	–	–	(0)
	（すぐり類）																												
	カシス																												
07182	冷凍	1.08	0.17	0.13	0.77	0.17	0.60	–	–	–	–	Tr	1	2	1	–	–	120	–	1	–	18	10	10	11	0	0	0	2
	スターフルーツ																												
07069	生	(0.07)	(0.01)	(0.01)	(0.06)	(0.01)	(0.05)	(0)	(0)	–	(0)	(0)	(0)	–	(0)	–	–	(3)	–	–	–	(2)	–	–	–	–	–	–	(0)
	（すもも類）																												
	プルーン																												
07081	生	(0.07)	(0.01)	(0.05)	(0.02)	(0)	(0.02)	(0)	(0)	–	(0)	(0)	(0)	–	(0)	–	–	(5)	–	–	–	(1)	–	–	–	–	–	–	(1)
07082	乾	(0.09)	(0.04)	(0.02)	(0.03)	(0.01)	(0.02)	(0)	(0)	–	(3)	(2)	(Tr)	–	(0)	(0)	–	(13)	–	(0)	–	(19)	(Tr)	(Tr)	–	(0)	(0)	–	(17)
	チェリモヤ																												
07086	生	(0.21)	(0.10)	(0.02)	(0.08)	(0.07)	(0.01)	–	–	–	(0)	(20)	(2)	–	(5)	(0)	–	(46)	–	(2)	–	(22)	(2)	(1)	–	–	(2)	(0)	(12)
	ドリアン																												
07087	生	2.64	1.18	1.18	0.28	0.12	0.16	–	–	–	–	0	2	–	25	2	–	1100	–	2	–	39	6	3	0	0	0	0	110
	（なし類）																												
	日本なし																												
07088	生	(0.05)	(0.01)	(0.02)	(0.02)	(0)	(0.02)	(0)	(0)	–	(0)	(0)	(0)	–	(0)	–	–	(4)	–	–	–	(1)	–	–	–	–	–	–	(Tr)
07089	缶詰	(0.05)	(0.01)	(0.02)	(0.02)	(0)	(0.02)	(0)	(0)	–	(0)	(0)	(0)	–	–	–	–	(5)	–	–	–	(1)	–	–	–	–	–	–	(1)
	中国なし																												
07090	生	(0.05)	(0.01)	(0.02)	(0.02)	(0)	(0.02)	(0)	(0)	–	(0)	(0)	(0)	–	(0)	–	–	(4)	–	–	–	(1)	–	–	–	–	–	–	(Tr)
	西洋なし																												
07091	生	(0.14)	(0.02)	(0.06)	(0.07)	(0)	(0.07)	(0)	(0)	–	(0)	(0)	(0)	–	–	–	–	(12)	–	–	–	(2)	–	–	–	–	–	–	(1)
07092	缶詰	(0.05)	(0.01)	(0.02)	(0.02)	(0)	(0.02)	(0)	(0)	–	(0)	(0)	(0)	–	–	–	–	(5)	–	–	–	(1)	–	–	–	–	–	–	(1)
	なつめやし																												
07096	乾	(0.04)	(0.02)	(0.02)	(0.01)	(Tr)	(0.01)	(0)	(0)	–	(1)	(1)	(1)	–	(1)	(0)	–	(9)	–	(1)	–	(6)	(0)	(0)	–	(0)	(0)	–	(1)
	パインアップル																												
07097	生	(0.07)	(0.01)	(0.02)	(0.05)	(0.01)	(0.03)	(0)	(0)	–	(0)	(0)	(0)	–	–	–	–	(6)	–	–	–	(4)	–	–	–	–	–	–	(1)
07098	果実飲料 ストレートジュース	(0.05)	(0.01)	(0.01)	(0.04)	(0.02)	(0.02)	(0)	(0)	–	(0)	(0)	(0)	–	–	–	–	(4)	–	–	–	(3)	–	–	–	–	–	–	(2)
07099	果実飲料 濃縮還元ジュース	(0.05)	(0.01)	(0.01)	(0.04)	(0.02)	(0.02)	(0)	(0)	–	(0)	(0)	(0)	–	–	–	–	(4)	–	–	–	(3)	–	–	–	–	–	–	(1)
07100	果実飲料 50%果汁入り飲料	(0.05)	(0.01)	(0.01)	(0.04)	(0.02)	(0.02)	(0)	(0)	–	(0)	(0)	(0)	–	–	–	–	(4)	–	–	–	(3)	–	–	–	–	–	–	(1)
07102	缶詰	(0.05)	(0.01)	(0.01)	(0.03)	(0.01)	(0.02)	–	–	–	–	–	–	–	–	–	–	(5)	–	–	–	(3)	–	–	–	–	–	–	(1)
07103	砂糖漬	(0.10)	(0.02)	(0.02)	(0.07)	(0.03)	(0.04)	(0)	(0)	–	(0)	(0)	(0)	–	–	–	–	(8)	–	–	–	(5)	–	–	–	–	–	–	(2)

17:1 ヘプタデセン酸	18:1 計	18:1n-9 オレイン酸	18:1n-7 シス・バクセン酸	20:1 イコセン酸	22:1 ドコセン酸	24:1 テトラコセン酸	16:2 ヘキサデカジエン酸	16:3 ヘキサデカトリエン酸	16:4 ヘキサデカテトラエン酸	18:2n-6 リノール酸	18:3n-3 α-リノレン酸	18:3n-6 γ-リノレン酸	18:4n-3 オクタデカテトラエン酸	20:2n-6 イコサジエン酸	20:3n-3 イコサトリエン酸	20:3n-6 イコサトリエン酸	20:4n-3 イコサテトラエン酸	20:4n-6 アラキドン酸	20:5n-3 イコサペンタエン酸	21:5n-3 ヘンイコサペンタエン酸	22:2 ドコサジエン酸	22:4n-6 ドコサテトラエン酸	22:5n-3 ドコサペンタエン酸	22:5n-6 ドコサペンタエン酸	22:6n-3 ドコサヘキサエン酸	備考
Tr	25	25	–	7	Tr	–	–	–	–	25	97	–	–	1	–	–	Tr	–	–	–	–	–	–	–	–	別名:キウイ。廃棄部位:果皮及び両端
(0)	(12)	–	(0)	(0)	(0)	–	–	–	–	(49)	(36)	(0)	(0)	–	(7)	(1)	–	(0)	(0)	–	(0)	(0)	–	(0)	–	別名:ゴールデンキウイ。廃棄部位:果皮及び両端。米国成分表から推計。C18:2CLAs(1)mg
0	760	–		0	0	0	0	0	0	130	0	0	0	0	0	0	0	0	0	0	0	0	0	0	0	試料:缶詰
–	(47)	–		(0)	(0)	–				(27)	(26)	(0)						(0)	(0)						(0)	別名:おうとう、スイートチェリー。廃棄部位:核及び果柄。米国成分表から推計
–	(24)	–		(0)	(0)	–				(14)	(13)	(0)						(0)	(0)						(0)	別名:おうとう、スイートチェリー。廃棄部位:核及び果柄。米国成分表から推計
–	(23)	–		(0)	(0)	–				(13)	(12)	(0)						(0)	(0)						(0)	別名:おうとう、スイートチェリー。試料:ヘビーシラップ漬。液汁を除いたもの。内容総量に対する果肉分:50%。廃棄部位:核及び果柄。米国成分表から推計
–	(25)	–		(0)	(0)	–				(33)	(0)	(0)						(0)	(0)						(0)	廃棄部位:果皮及び種子。米国成分表から推計
Tr	120	110	10	10	0	1	Tr	0	0	460	150	130	26	3	–	0	0	0	0	0	0	0	0	0	0	別名:くろふさすぐり、くろすぐり
–	(9)	–		(0)	(0)	–				(48)	(8)	(0)						(0)	(0)						(0)	別名:ごれんし。廃棄部位:種子及びへた。米国成分表から推計
–	(47)	–		(0)	(0)	–				(16)	(0)	(0)						(0)	(0)						(0)	別名:ヨーロッパすもも。廃棄部位:核及び果柄。米国成分表から推計
(0)	(6)	–		(0)	(0)	–				(19)	(7)	(0)	(0)					(0)	(0)				(0)	(0)	(0)	別名:ヨーロッパすもも。米国成分表から推計。C8:0(4)mg
(0)	(9)	–		(0)	(0)	(0)				(12)	(70)	(0)						(0)	(0)						(0)	廃棄部位:果皮、種子及びへた。米国成分表から推計
3	1100	–	–	2	0	0	0	0	0	160	120	0	0	0	0	0	0	0	0	0	0	0	0	0	0	試料:果皮を除いた冷凍品。廃棄部位:種子
–	(20)	–	–	(Tr)	(0)					(23)	(Tr)	(0)						(0)	(0)						(0)	廃棄部位:果皮及び果しん部。米国成分表から推計
–	(20)	–		(0)	(0)	–				(23)	(0)	(0)						(0)	(0)						(0)	試料:ヘビーシラップ漬。液汁を含んだもの(液汁40%)。米国成分表から推計
–	(20)	–	–	(Tr)	(0)					(23)	(Tr)	(0)						(0)	(0)						(0)	廃棄部位:果皮及び果しん部。米国成分表から推計
–	(58)	–	(1)	(0)	–					(66)	(1)	(0)						(0)	(0)						(0)	別名:洋なし。廃棄部位:果皮及び果しん部。米国成分表から推計
–	(20)	–		(0)	(0)	–				(23)	(0)	(0)						(0)	(0)						(0)	別名:洋なし。試料:ヘビーシラップ漬。液汁を含んだもの(液汁40%)。米国成分表から推計
(0)	(18)	–		(0)	(0)	–				(8)	(2)	(0)						(0)	(0)						(0)	別名:デーツ。廃棄部位:へた及び核。米国成分表から推計
–	(14)	–		(0)	(0)	–				(27)	(20)	(0)						(0)	(0)						(0)	別名:パイナップル。廃棄部位:はく皮及び果しん部。米国成分表から推計
–	(10)	–		(0)	(0)	–				(20)	(15)	(0)						(0)	(0)						(0)	別名:パイナップル。米国成分表から推計
–	(11)	–		(0)	(0)	–				(20)	(15)	(0)						(0)	(0)						(0)	別名:パイナップル。米国成分表から推計
–	(11)	–		(0)	(0)	–				(20)	(15)	(0)						(0)	(0)						(0)	別名:パイナップル。米国成分表から推計
–	(11)	–	–	(0)	–					(20)	(15)	(0)						(0)	(0)						(0)	別名:パイナップル。試料:ヘビーシラップ漬。液汁を含んだもの(液汁37%)。米国成分表から推計
–	(20)	–		(0)	(0)	–				(38)	(28)	(0)						(0)	(0)						(0)	米国成分表から推計

可食部 100g 当たりの脂肪酸成分表

食品番号	食品名	脂肪酸総量	飽和脂肪酸	一価不飽和脂肪酸	多価不飽和脂肪酸	n-3系多価不飽和脂肪酸	n-6系多価不飽和脂肪酸	4:0 酪酸	6:0 ヘキサン酸	7:0 ヘプタン酸	8:0 オクタン酸	10:0 デカン酸	12:0 ラウリン酸	13:0 トリデカン酸	14:0 ミリスチン酸	15:0 ペンタデカン酸	15:0 ant ペンタデカン酸	16:0 パルミチン酸	16:0 iso パルミチン酸	17:0 ヘプタデカン酸	17:0 ant ヘプタデカン酸	18:0 ステアリン酸	20:0 アラキジン酸	22:0 ベヘン酸	24:0 リグノセリン酸	10:1 デセン酸	14:1 ミリストレイン酸	15:1 ペンタデセン酸	16:1 パルミトレイン酸
		(………… g …………)						(………………………………………………………… mg ……………………………………………………………)																		(			)
	バナナ																												
07107	生	(0.13)	(0.07)	(0.02)	(0.04)	(0.02)	(0.03)	(0)	(0)	–	(0)	(1)	(1)	–	(1)	–	–	(62)	–	–	–	(3)	–	–	–	–	–	–	(6)
07108	乾	(0.26)	(0.15)	(0.03)	(0.07)	(0.03)	(0.05)	(0)	(0)	–	(Tr)	(1)	(1)	–	(3)	–	–	(100)	–	–	–	(5)	–	–	–	–	–	–	(10)
	パパイア																												
07109	完熟 生	(0.16)	(0.06)	(0.06)	(0.04)	(0.04)	(0.01)	(0)	(0)	–	(0)		(2)	–	(10)	–	–	(46)	–	–	–	(3)	–	–	–	–	–	–	(29)
07110	未熟 生	(0.08)	(0.03)	(0.03)	(0.02)	(0.02)	(Tr)	(0)	(0)	–	(0)		(1)	–	(5)	–	–	(23)	–	–	–	(2)	–	–	–	–	–	–	(15)
	びわ																												
07114	生	(0.07)	(0.02)	(Tr)	(0.05)	(0.01)	(0.04)	(0)	(0)	–	(0)		(1)	–	(1)	–	–	(16)	–	–	–	(2)	–	–	–	–	–	–	(0)
07115	缶詰	(0.07)	(0.02)	(Tr)	(0.05)	(0.01)	(0.04)	(0)	(0)	–	(0)		(1)	–	(1)	–	–	(16)	–	–	–	(2)	–	–	–	–	–	–	(0)
	ぶどう																												
07116	皮なし 生	0.03	0.01	Tr	0.01	Tr	0.01	–	–	–	–	0	0	–	Tr	0	–	10	–	0	–	1	Tr	1	–	–	0	–	Tr
07178	皮つき 生	0.04	0.02	Tr	0.02	Tr	0.02	–	–	–	–	0	0	–	0	0	–	10	–	Tr	–	1	1	2	1	0	0	0	Tr
07117	干しぶどう	(0.06)	(0.03)	(0.01)	(0.03)	(0.01)	(0.02)					(0)	(Tr)	–	(1)	(Tr)	–	(21)	–	(Tr)	–	(2)	(1)	(2)	(0)	–	–	–	(1)
07118	果実飲料 ストレートジュース	(0.06)	(0.03)	(0.01)	(0.03)	(0.01)	(0.02)					(0)	(Tr)	–	(1)	(Tr)	–	(21)	–	(Tr)	–	(2)	(1)	(2)	(0)	–	–	–	(1)
07119	果実飲料 濃縮還元ジュース	(0.10)	(0.04)	(0.01)	(0.04)	(0.01)	(0.03)					(0)	(Tr)	–	(1)	(Tr)	–	(31)	–	(Tr)	–	(4)	(1)	(3)	(0)	–	–	–	(1)
07120	果実飲料 70% 果汁入り飲料	(0.01)	(0.01)	(Tr)	(0.01)	(Tr)	(Tr)					(0)	(0)	–	(Tr)	(0)	–	(5)	–	(0)	–	(1)	(Tr)	(Tr)	(0)	–	–	–	(Tr)
07121	果実飲料 10% 果汁入り飲料	(0.01)	(0.01)	(Tr)	(0.01)	(Tr)	(Tr)					(0)	(0)	–	(Tr)	(0)	–	(4)	–	(0)	–	(Tr)	(Tr)	(Tr)	(0)	–	–	–	(Tr)
07122	缶詰	(0.03)	(0.01)	(Tr)	(0.01)	(0)	(0.01)					(0)	(0)	–	(Tr)	(0)	–	(10)	–	(0)	–	(1)	(1)	(1)	–	–	–	–	(Tr)
07123	ジャム	(0.03)	(0.01)	(Tr)	(0.01)	(Tr)	(0.01)					(0)	(0)	–	(Tr)	(0)	–	(10)	–	(0)	–	(1)	(1)	(1)	–	–	–	–	(Tr)
	ブルーベリー																												
07124	生	(0.07)	(0.01)	(0.01)	(0.04)	(0.02)	(0.03)	(0)	(0)	–	(0)	(0)	–	–	(0)	–	–	(5)	–	–	–	(2)	–	–	–	–	–	–	(1)
07125	ジャム	(0.20)	(0.03)	(0.04)	(0.13)	(0.05)	(0.08)	(0)	(0)	–	(0)	(0)	–	–	(0)	–	–	(15)	–	–	–	(5)	–	–	–	–	–	–	(2)
07172	乾	(1.43)	(0.15)	(0.30)	(0.98)	(0.12)	(0.86)	(0)	(0)	–	(0)	(0)	–	–	(1)	–	–	(87)	–	–	–	(51)	–	–	–	–	–	–	(4
	マルメロ																												
07131	生	(0.10)	(0.01)	(0.04)	(0.05)	(0)	(0.05)											(7)				(2)							(0)
	マンゴー																												
07132	生	(0.08)	(0.02)	(0.04)	(0.02)	(0.01)	(0.01)	(0)	(0)	–	(0)	(0)	(Tr)	–	(3)	–	–	(19)	–	–	–	(1)	–	–	–	–	–	–	(18)
07179	ドライマンゴー	0.32	0.11	0.14	0.07	0.03	0.03	–	–	–	–	0	Tr	–	5	Tr	–	97	–	Tr	–	3	Tr	1	2	0	0	0	61
	メロン																												
07134	温室メロン 生	(0.07)	(0.03)	(Tr)	(0.04)	(0.02)	(0.02)	(0)	(0)	–	(0)		(1)	–	(1)	–	–	(23)	–	–	–	(2)	–	–	–	–	–	–	(0)
07135	露地メロン 緑肉種 生	(0.07)	(0.03)	(Tr)	(0.04)	(0.02)	(0.02)	(0)	(0)	–	(0)		(1)	–	(1)	–	–	(23)	–	–	–	(2)	–	–	–	–	–	–	(0.
	(もも類)																												
	もも																												
07136	白肉種 生	(0.07)	(0.01)	(0.03)	(0.03)	(0)	(0.03)	(0)	(0)	–	(0)	(0)	–	(0)	–	–	–	(7)	–	–	–	(1)	–	–	–	–	–	–	(1.
07184	黄肉種 生	0.05	0.02	Tr	0.02	0.01	0.02	–	–	–	–	–	–	–	Tr	Tr	–	17	–	Tr	–	2	1	Tr	Tr	–	0	0	0
07137	果実飲料 30% 果汁入り飲料(ネクター)	(0.01)	(0.01)	(0)	(Tr)	(0)	(0)	(2)	(0)	–	(1)	(1)	–	(Tr)	(Tr)	–	(2)	–	(0)	–	(1)	(0)	(0)	(0)	–	(0)	(0)	(0
07138	缶詰 白肉種 果肉	(0.07)	(0.01)	(0.03)	(0.04)	(0)	(0.04)											(7)				(1)							(0
	ネクタリン																												
07140	生	(0.21)	(0.02)	(0.08)	(0.11)	(Tr)	(0.10)	(0)	(0)	–	(0)	(0)	–	–	(0)	–	–	(22)	–	–	–	(2)	–	–	–	–	–	–	(2
	ライチー																												
07144	生	(0.08)	(0.02)	(0.03)	(0.03)	(0.01)	(0.02)	(0)	(0)	–	(0)	(0)	–	–	(Tr)	–	–	(16)	–	–	–	(5)	–	–	–	–	–	–	(Tr
	りゅうがん																												
07147	乾	(0.32)	(0.09)	(0.11)	(0.12)	(0.06)	(0.06)	(0)	(0)	–	(0)	(0)	–	–	(2)	–	–	(64)	–	–	–	(22)	–	–	–	–	–	–	(1

可食部100g当たり

一価不飽和							多価不飽和																			備考
17:1 ヘプタデセン酸	18:1 計	18:1 n-9 オレイン酸	18:1 n-7 シス・バクセン酸	20:1 イコセン酸	22:1 ドコセン酸	24:1 テトラコセン酸	16:2 ヘキサデカジエン酸	16:3 ヘキサデカトリエン酸	16:4 ヘキサデカテトラエン酸	18:2 n-6 リノール酸	18:3 n-3 α・リノレン酸	18:3 n-6 γ・リノレン酸	18:4 n-3 オクタデカテトラエン酸	20:2 n-6 イコサジエン酸	20:3 n-3 イコサトリエン酸	20:3 n-6 イコサトリエン酸	20:4 n-3 イコサテトラエン酸	20:4 n-6 アラキドン酸	20:5 n-3 イコサペンタエン酸	21:5 n-3 ヘンイコサペンタエン酸	22:2 ドコサジエン酸	22:4 n-6 ドコサテトラエン酸	22:5 n-3 ドコサペンタエン酸	22:5 n-6 ドコサペンタエン酸	22:6 n-3 ドコサヘキサエン酸	備考
–	(13)	–	–	(0)	(0)	–	–	–	–	(28)	(16)	–	(0)	–	–	–	–	(0)	(0)	–	–	–	(0)	–	(0)	廃棄部位:果皮及び果柄。米国成分表から推計
–	(23)	–	–	(0)	(0)	–	–	–	–	(47)	(28)	–	(0)	–	–	–	–	(0)	(0)	–	–	–	(0)	–	(0)	米国成分表から推計
–	(26)	–	–	(0)	(0)	–	–	–	–	(8)	(36)	–	(0)	–	–	–	–	(0)	(0)	–	–	–	(0)	–	(0)	別名:パパイヤ。廃棄部位:果皮及び種子。米国成分表から推計
–	(13)	–	–	(0)	(0)	–	–	–	–	(4)	(18)	–	(0)	–	–	–	–	(0)	(0)	–	–	–	(0)	–	(0)	別名:パパイヤ。廃棄部位:果皮及び種子。米国成分表から推計
–	(4)	–	–	(0)	(0)	–	–	–	–	(39)	(7)	–	(0)	–	–	–	–	(0)	(0)	–	–	–	(0)	–	(0)	廃棄部位:果皮及び種子。米国成分表から推計
–	(4)	–	–	(0)	(0)	–	–	–	–	(39)	(7)	–	(0)	–	–	–	–	(0)	(0)	–	–	–	(0)	–	(0)	試料:ヘビーシラップ漬。液汁を含んだもの(液汁45%)。米国成分表から推計
0	4	–	–	Tr	Tr	–	–	–	–	10	3	–	–	0	–	–	–	0	–	–	–	–	0	–	0	廃棄部位:果皮及び種子
0	2	2	Tr	0	0	0	0	0	0	17	4	0	0	0	–	Tr	0	0	0	0	0	0	0	0	0	
(0)	(7)	–	–	(1)	(Tr)	–	–	–	–	(21)	(7)	–	(0)	–	–	–	–	(0)	(0)	–	–	–	(0)	–	(0)	別名:レーズン。07116ぶどう生から推計
(0)	(7)	–	–	(1)	(Tr)	–	–	–	–	(21)	(7)	–	(0)	–	–	–	–	(0)	(0)	–	–	–	(0)	–	(0)	07116ぶどう生から推計
(0)	(11)	–	–	(1)	(1)	–	–	–	–	(31)	(10)	–	–	(Tr)	–	–	–	(0)	(0)	–	–	–	(0)	–	(0)	07116ぶどう生から推計
(0)	(2)	–	–	(Tr)	(0)	–	–	–	–	(4)	(1)	–	(0)	–	–	–	–	(0)	(0)	–	–	–	(0)	–	(0)	07116ぶどう生から推計
(0)	(1)	–	–	(Tr)	(0)	–	–	–	–	(4)	(1)	–	(0)	–	–	–	–	(0)	(0)	–	–	–	(0)	–	(0)	07116ぶどう生から推計
(0)	(4)	–	–	(Tr)	(Tr)	–	–	–	–	(10)	(3)	–	(0)	–	–	–	–	(0)	(0)	–	–	–	(0)	–	(0)	試料:ヘビーシラップ漬。液汁を含んだもの(液汁37%)。07116ぶどう生から推計
(0)	(4)	–	–	(Tr)	(Tr)	–	–	–	–	(10)	(3)	–	(0)	–	–	–	–	(0)	(0)	–	–	–	(0)	–	(0)	07116ぶどう生から推計
–	(14)	–	–	(0)	(0)	–	–	–	–	(27)	(18)	–	(0)	–	–	–	–	(0)	(0)	–	–	–	(0)	–	(0)	試料:ハイブッシュブルーベリー。果実全体。米国成分表から推計
–	(43)	–	–	(0)	(0)	–	–	–	–	(80)	(53)	–	(0)	–	–	–	–	(0)	(0)	–	–	–	(0)	–	(0)	試料:ハイブッシュブルーベリー。米国成分表から推計
–	(300)	–	–	(0)	(0)	–	–	–	–	(860)	(120)	–	(0)	–	–	–	–	(0)	(0)	–	–	–	(0)	–	(0)	ドライフルーツ。試料:有機栽培品含む。米国成分表から推計
–	(36)	–	–	(0)	(0)	–	–	–	–	(49)		–	(0)	–	–	–	–	(0)	(0)	–	–	–	(0)	–	(0)	廃棄部位:果皮及び果しん。米国成分表から推計
–	(20)	–	–	(0)	(0)	–	–	–	–	(5)	(13)	–	(0)	–	–	–	–	(0)	(0)	–	–	–	(0)	–	(0)	廃棄部位:果皮及び種子。米国成分表から推計
Tr	76	44	32	0	0	0	5	0	0	32	33	0	0	0	–	0	0	0	0	0	0	0	0	0	0	
–	(2)	–	–	(0)	(0)	–	–	–	–	(19)	(24)	–	(0)	–	–	–	–	(0)	(0)	–	–	–	(0)	–	(0)	試料:アールス系(緑肉種)。廃棄部位:果皮及び種子。米国成分表から推計
–	(2)	–	–	(0)	(0)	–	–	–	–	(19)	(24)	–	(0)	–	–	–	–	(0)	(0)	–	–	–	(0)	–	(0)	廃棄部位:果皮及び種子。米国成分表から推計
–	(26)	–	–	(0)	(0)	–	–	–	–	(34)		–	(0)	–	–	–	–	(0)	(0)	–	–	–	(0)	–	(0)	別名:毛桃。試料:白肉種。廃棄部位:果皮及び核。米国成分表から推計
0	3	1	1	0	0	0	0	0	0	17	0	0	0	0	–	0	0	0	0	0	0	0	0	0	0	廃棄部位:果皮及び核
(0)	(1)	–	–	(0)	(0)	–	–	–	–	(1)		–	(0)	–	–	–	–	(0)	(0)	–	–	–	(0)	–	(0)	別名:毛桃。果肉(ピューレー)分:30%。米国成分表から推計
–	(26)	–	–	(0)	(0)	–	–	–	–	(37)		–	(0)	–	–	–	–	(0)	(0)	–	–	–	(0)	–	(0)	別名:毛桃。試料:ヘビーシラップ漬。内容総量に対する果肉分:60%。米国成分表から推計
–	(81)	–	–	(0)	(0)	–	–	–	–	(100)		–	(0)	–	–	–	–	(0)	(0)	–	–	–	(0)	–	(0)	別名:油桃。廃棄部位:果皮及び核。米国成分表から推計
–	(27)	–	–	(0)	(0)	–	–	–	–	(15)	(15)	–	(0)	–	–	–	–	(0)	(0)	–	–	–	(0)	–	(0)	別名:れいし。試料:冷凍品。廃棄部位:果皮及び種子。米国成分表から推計
–	(110)	–	–	(0)	(0)	–	–	–	–	(61)	(59)	–	(0)	–	–	–	–	(0)	(0)	–	–	–	(0)	–	(0)	廃棄部位:果皮及び種子。米国成分表から推計

可食部 100g 当たりの脂肪酸成分表

食品番号	食品名	脂肪酸総量	飽和脂肪酸	一価不飽和脂肪酸	多価不飽和脂肪酸	n-3系多価不飽和脂肪酸	n-6系多価不飽和脂肪酸	4:0 酪酸	6:0 ヘキサン酸	7:0 ヘプタン酸	8:0 オクタン酸	10:0 デカン酸	12:0 ラウリン酸	13:0 トリデカン酸	14:0 ミリスチン酸	15:0 ペンタデカン酸	15:0 ant ペンタデカン酸	16:0 パルミチン酸	16:0 iso パルミチン酸	17:0 ヘプタデカン酸	17:0 ant ヘプタデカン酸	18:0 ステアリン酸	20:0 アラキジン酸	22:0 ベヘン酸	24:0 リグノセリン酸	10:1 デセン酸	14:1 ミリストレイン酸	15:1 ペンタデセン酸	16:1 パルミトレイン酸
		(………… g …………)						(…………………………………………………………………………………… mg …………………………………………………………………………………………)																		(……		
	りんご																												
07148	皮なし　生	0.05	0.01	Tr	0.03	Tr	0.03	–	–	–	–	0	Tr	–	Tr	0	–	11	–	Tr	–	2	1	1	–	–	0	–	Tr
07176	皮つき　生	(0.13)	(0.04)	(0.01)	(0.08)	(0.01)	(0.06)	(0)	(0)	–	(0)	(0)	(0)	–	(1)	–	–	(35)	–	–	–	(4)	–	–	–	–	–	–	(0)
07149	果実飲料　ストレートジュース	(0.03)	(0.01)	(Tr)	(0.02)	(Tr)	(0.02)	–	–	–	–	(0)	(Tr)	–	(Tr)	(0)	–	(7)	–	(Tr)	–	(1)	(1)	(Tr)	–	–	(0)	–	(0)
07150	果実飲料　濃縮還元ジュース	(0.06)	(0.02)	(Tr)	(0.04)	(Tr)	(0.04)	–	–	–	–	(0)	(Tr)	–	(Tr)	(0)	–	(14)	–	(Tr)	–	(2)	(1)	(1)	–	–	(0)	–	(Tr)
07151	果実飲料　50%果汁入り飲料	(0.01)	(Tr)	(0)	(0.01)	(0)	(0.01)	–	–	–	–	(0)	(0)	–	(0)	(0)	–	(3)	–	(0)	–	(Tr)	(Tr)	(Tr)	–	–	(0)	–	(0)
07152	果実飲料　30%果汁入り飲料	(0.01)	(Tr)	(0)	(Tr)	(0)	(Tr)	–	–	–	–	(0)	(0)	–	(0)	(0)	–	(1)	–	(0)	–	(Tr)	(Tr)	(0)	–	–	(0)	–	(0)
07153	缶詰	(0.03)	(0.01)	(Tr)	(0.02)	(Tr)	(0.02)	–	–	–	–	(0)	(Tr)	–	(Tr)	(0)	–	(7)	–	(Tr)	–	(1)	(1)	(1)	–	–	(0)	–	(0)
07154	ジャム	(0.03)	(0.01)	(Tr)	(0.02)	(Tr)	(0.02)	–	–	–	–	(0)	(Tr)	–	(Tr)	(0)	–	(7)	–	(Tr)	–	(1)	(1)	(Tr)	–	–	(0)	–	(0)
	きのこ類																												
	えのきたけ																												
08001	生	0.10	0.02	0.01	0.08	0.02	0.05	–	–	–	0	0	–	1	0	–	13	–	Tr	–	2	0	Tr	Tr	0	0	0	1	
08002	ゆで	(0.05)	(0.01)	(Tr)	(0.04)	(0.01)	(0.03)	–	–	–	(0)	(0)	–	(Tr)	(0)	–	(6)	–	(Tr)	–	(1)	(0)	(Tr)	(Tr)	(0)	(0)	(0)	(Tr)	
08037	油いため	(3.52)	(0.28)	(2.20)	(1.04)	(0.30)	(0.74)	(0)	(0)	(0)	(0)	(0)	(2)	–	(4)	(0)	(0)	(160)	–	(Tr)	–	(71)	(21)	(11)	(6)	(0)	(0)	(0)	(8)
08003	味付け瓶詰	(0.15)	(0.02)	(0.01)	(0.11)	(0.04)	(0.08)	–	–	–	(0)	(0)	–	(1)	(0)	–	(19)	–	(Tr)	–	(3)	(Tr)	(Tr)	(Tr)	(0)	(0)	(0)	(1)	
	（きくらげ類）																												
	あらげきくらげ																												
08054	生	0.05	0.01	0.01	0.02	0	0.02	–	–	–	–	0	0	0	Tr	2	0	6	0	Tr	0	2	Tr	Tr	Tr	0	0	0	Tr
08004	乾	0.38	0.08	0.11	0.19	0.01	0.18	–	–	–	–	0	0	–	1	13	–	34	–	2	–	21	1	3	4	0	0	0	1
08005	ゆで	(0.06)	(0.01)	(0.02)	(0.03)	(Tr)	(0.03)	–	–	–	–	(0)	(0)	–	(Tr)	(2)	–	(5)	–	(Tr)	–	(3)	(Tr)	(1)	(0)	(0)	(0)	(0)	(Tr)
08038	油いため	(4.75)	(0.38)	(3.01)	(1.36)	(0.38)	(0.98)	(0)	(0)	(0)	(0)	(0)	(3)	–	(4)	(5)	(0)	(210)	–	(1)	–	(100)	(29)	(15)	(9)	(0)	(0)	(0)	(10)
	きくらげ																												
08006	乾	1.24	0.29	0.33	0.62	0.01	0.60	–	–	–	–	0	0	–	4	15	–	190	–	3	–	55	3	8	14	0	0	0	6
08007	ゆで	(0.12)	(0.03)	(0.03)	(0.06)	(Tr)	(0.06)	–	–	–	–	(0)	(0)	–	(Tr)	(1)	–	(18)	–	(Tr)	–	(5)	(Tr)	(1)	(1)	(0)	(0)	(0)	(1)
	しろきくらげ																												
08008	乾	0.48	0.10	0.23	0.15	Tr	0.15	–	–	–	–	0	0	–	1	3	–	81	–	Tr	–	10	1	2	5	0	0	0	2
	くろあわびたけ																												
08010	生	(0.15)	(0.03)	(0.01)	(0.11)	(0)	(0.11)	–	–	–	–	(0)	(0)	–	(1)	(4)	–	(22)	–	(1)	–	(2)	(0)	(1)	(0)	(0)	(0)	(0)	(1)
	しいたけ																												
08039	生しいたけ　菌床栽培　生	0.19	0.04	0.01	0.15	0	0.15	–	–	–	–	0	0	–	Tr	2	–	30	–	Tr	–	1	0	Tr	1	0	0	0	1
08040	生しいたけ　菌床栽培　ゆで	(0.25)	(0.05)	(0.01)	(0.19)	(0)	(0.19)	–	–	–	–	(0)	(0)	–	(1)	(2)	–	(41)	–	(Tr)	–	(2)	(0)	(Tr)	(1)	(0)	(0)	(0)	(1)
08041	生しいたけ　菌床栽培　油いため	(3.66)	(0.30)	(2.23)	(1.13)	(0.28)	(0.85)	(0)	(0)	(0)	(0)	(0)	(2)	–	(3)	(2)	(0)	(180)	–	(Tr)	–	(71)	(22)	(11)	(7)	(0)	(0)	(0)	(8)
08057	生しいたけ　菌床栽培　天ぷら	13.08	0.94	8.35	3.79	1.18	2.60	–	–	–	–	1	2	–	7	5	–	590	–	8	–	220	41	44	23	0	0	0	23
08042	生しいたけ　原木栽培　生	0.21	0.04	0.01	0.16	0	0.16	–	–	–	–	0	0	–	1	2	–	36	–	Tr	–	2	0	Tr	1	0	0	0	1
08043	生しいたけ　原木栽培　ゆで	(0.25)	(0.05)	(0.01)	(0.19)	(0)	(0.19)	–	–	–	–	(0)	(0)	–	(1)	(2)	–	(45)	–	(Tr)	–	(3)	(0)	(Tr)	(1)	(0)	(0)	(0)	(1)
08044	生しいたけ　原木栽培　油いため	(4.91)	(0.40)	(3.01)	(1.49)	(0.38)	(1.12)	(0)	(0)	(0)	(0)	(0)	(3)	–	(5)	(3)	(0)	(240)	–	(Tr)	–	(97)	(29)	(15)	(9)	(0)	(0)	(0)	(11)
08013	乾しいたけ　乾	(1.60)	(0.33)	(0.05)	(1.22)	(Tr)	(1.22)	–	–	–	–	–	(4)	(18)	–	(280)	–	(17)	(1)	(7)	(0)	(0)	(0)	(5)					
08014	乾しいたけ　ゆで	(0.17)	(0.04)	(0.01)	(0.13)	(0)	(0.13)	–	–	–	–	(0)	(0)	–	(Tr)	(1)	–	(30)	–	(Tr)	–	(2)	(0)	(Tr)	(1)	(0)	(0)	(0)	(1)

脂肪酸成分表　第1表　果実類・きのこ類

17:1 ヘプタデセン酸	18:1 計	18:1 n-9 オレイン酸	18:1 n-7 シス・バクセン酸	20:1 イコセン酸	22:1 ドコセン酸	24:1 テトラコセン酸	16:2 ヘキサデカジエン酸	16:3 ヘキサデカトリエン酸	16:4 ヘキサデカテトラエン酸	18:2 n-6 リノール酸	18:3 n-3 α-リノレン酸	18:3 n-6 γ-リノレン酸	18:4 n-3 オクタデカテトラエン酸	20:2 n-6 イコサジエン酸	20:3 n-3 イコサトリエン酸	20:3 n-6 イコサトリエン酸	20:4 n-3 イコサテトラエン酸	20:4 n-6 アラキドン酸	20:5 n-3 イコサペンタエン酸	21:5 n-3 ヘンイコサペンタエン酸	22:2 ドコサジエン酸	22:4 n-6 ドコサテトラエン酸	22:5 n-3 ドコサペンタエン酸	22:5 n-6 ドコサペンタエン酸	22:6 n-3 ドコサヘキサエン酸	備考
0	1	–	–	Tr	0	–	–	–	–	29	2	–	–	0	–	–	–	–	0	–	–	–	–	–	–	廃棄部位：果皮及び果しん部
–	(10)	–	–	(0)	(0)	–	–	–	–	(63)	(13)	–	(0)	–	–	–	–	(0)	–	–	–	–	(0)	–	(0)	廃棄部位：果しん部。07148りんご皮むき生から推計
(0)	(1)	–	–	(0)	(0)	–	–	–	–	(19)	(1)	–	(0)	–	–	–	–	(0)	(0)	–	–	–	–	(0)	(0)	07148りんご皮むき生から推計
(0)	(2)	–	–	(Tr)	(0)	–	–	–	–	(39)	(3)	–	(0)	–	–	–	–	(0)	(0)	–	–	–	–	(0)	(0)	07148りんご皮むき生から推計
(0)	(Tr)	–	–	(0)	(0)	–	–	–	–	(8)	(1)	–	(0)	–	–	–	–	(0)	(0)	–	–	–	–	(0)	(0)	07148りんご皮むき生から推計
(0)	(Tr)	–	–	(0)	(0)	–	–	–	–	(4)	(Tr)	–	(0)	–	–	–	–	(0)	(0)	–	–	–	–	(0)	(0)	07148りんご皮むき生から推計
(0)	(1)	–	–	(0)	(0)	–	–	–	–	(19)	(1)	–	(0)	–	–	–	–	(0)	(0)	–	–	–	–	(0)	(0)	試料：ヘビーシラップ漬。液汁を含んだもの（液汁50%）。07148りんご皮むき生から推計
(0)	(1)	–	–	(0)	(0)	–	–	–	–	(19)	(1)	–	(0)	–	–	–	–	(0)	(0)	–	–	–	–	(0)	(0)	07148りんご皮むき生から推計
0	5	–	–	0	0	1	0	0	0	51	24	0	0	0	0	0	0	0	0	0	0	0	0	0	0	試料：栽培品。廃棄部位：柄の基部（いしづき）
(0)	(3)	–	–	(0)	(0)	(1)	(0)	(0)	(0)	(26)	(12)	(0)	(0)	(0)	(0)	(0)	(0)	(0)	(0)	(0)	(0)	(0)	(0)	(0)	(0)	試料：栽培品。柄の基部（いしづき）を除いたもの。08001えのきたけ生から推計
(0)	(2100)	–	–	(41)	(5)	(7)	(0)	(0)	(0)	(740)	(300)	(0)	(0)	(0)	(0)	(0)	(0)	(0)	(0)	(0)	(0)	(0)	(0)	(0)	(0)	試料：栽培品。柄の基部（いしづき）を除いたもの。植物油（なたね油）。08001えのきたけ生と油（なたね油）の付着量から推計
(0)	(8)	–	–	(Tr)	(0)	(2)	(0)	(0)	(0)	(77)	(36)	(0)	(0)	(0)	(0)	(0)	(0)	(0)	(0)	(0)	(0)	(0)	(0)	(0)	(0)	別名：なめたけ。試料：栽培品。液汁を除いたもの。08001えのきたけ生から推計
Tr	14	13	1	0	Tr	0	0	0	0	23	1	0	0	0	0	0	0	0	0	0	0	0	0	0	0	別名：裏白きくらげ。試料：栽培品。廃棄部位：柄の基部（いしづき）
2	110	100	4	Tr	Tr	0	0	0	0	180	12	0	0	Tr	–	0	0	0	0	0	0	0	0	0	0	別名：裏白きくらげ。試料：栽培品
(Tr)	(16)	–	–	(0)	(0)	(0)	(0)	(0)	(0)	(26)	(0)	(0)	(0)	(0)	(0)	(0)	(0)	(0)	(0)	(0)	(0)	(0)	(0)	(0)	(0)	試料：栽培品。08004あらげきくらげ乾から推計
(1)	(2900)	–	–	(56)	(7)	(7)	(0)	(0)	(0)	(980)	(380)	(0)	(0)	(0)	(0)	(Tr)	(0)	(0)	(0)	(0)	(0)	(0)	(0)	(0)	(0)	水戻し後、油いため。試料：栽培品。植物油（なたね油）。08004あらげきくらげ乾と油（なたね油）の付着量から推計
4	320	–	–	2	0	1	0	0	0	600	14	0	0	0	0	0	0	0	0	0	0	0	0	0	0	試料：栽培品
(Tr)	(30)	–	–	(Tr)	(0)	(Tr)	(0)	(0)	(0)	(58)	(Tr)	(0)	(0)	(0)	(0)	(0)	(0)	(0)	(0)	(0)	(0)	(0)	(0)	(0)	(0)	試料：栽培品。08006きくらげ乾から推計
1	220	210	8	Tr	0	0	0	0	0	150	0	0	0	Tr	–	0	0	0	0	0	0	0	0	0	0	試料：栽培品
(0)	(10)	–	–	(Tr)	(0)	(1)	(0)	(0)	(0)	(110)	(Tr)	(0)	(0)	(0)	(0)	(0)	(0)	(0)	(0)	(0)	(0)	(0)	(0)	(0)	(0)	試料：栽培品。廃棄部位：柄の基部（いしづき）。08026ひらたけ生から推計
0	5	5	1	0	0	0	Tr	0	0	150	Tr	0	0	0	0	Tr	–	0	0	0	0	0	0	0	0	試料：栽培品。廃棄部位：柄全体
(Tr)	(7)	–	–	(0)	(0)	(0)	(0)	(0)	(0)	(190)	(Tr)	(0)	(0)	(0)	(0)	(Tr)	–	(0)	(0)	(0)	(0)	(0)	(0)	(0)	(0)	試料：栽培品。柄全体を除いた傘のみ。08039生しいたけ菌床栽培生から推計
(Tr)	(2200)	–	–	(42)	(5)	(6)	(0)	(0)	(0)	(850)	(280)	(0)	(0)	(Tr)	(0)	(0)	(0)	(0)	(0)	(0)	(0)	(0)	(0)	(0)	(0)	試料：栽培品。柄全体を除いた傘のみ。植物油（なたね油）。08039生しいたけ菌床栽培生と油（なたね油）の付着量から推計
0	8200	7800	400	76	4	11	0	6	0	2600	1200	0	0	15	0	0	0	0	0	0	0	0	0	0	0	試料：栽培品。柄全体を除いた傘のみ。植物油（なたね油）
0	6	5	1	Tr	0	0	0	0	0	160	Tr	0	0	0	0	Tr	–	0	0	0	Tr	0	0	0	0	試料：栽培品。廃棄部位：柄全体
(0)	(7)	–	–	(Tr)	(0)	(0)	(0)	(0)	(0)	(190)	(Tr)	(0)	(0)	(0)	(0)	(Tr)	–	(0)	(0)	(0)	(0)	(0)	(0)	(0)	(0)	試料：栽培品。柄全体を除いた傘のみ。08042生しいたけ原木栽培生から推計
(0)	(2900)	–	–	(57)	(7)	(7)	(0)	(0)	(0)	(1100)	(380)	(0)	(0)	(0)	(0)	(0)	(0)	(0)	(0)	(0)	(0)	(0)	(0)	(0)	(0)	試料：栽培品。柄全体を除いた傘のみ。植物油（なたね油）。08042生しいたけ原木栽培生と油（なたね油）の付着量から推計
(0)	(44)	–	–	(2)	(0)	(0)	(0)	(0)	(0)	(1200)	(1)	(0)	(0)	(0)	(0)	(2)	(0)	(0)	(0)	(0)	(0)	(0)	(0)	(0)	(0)	どんこ、こうしんを含む。試料：栽培品。廃棄部位：柄全体。08039生しいたけ菌床栽培生から推計
(0)	(5)	–	–	(Tr)	(0)	(0)	(0)	(0)	(0)	(130)	(Tr)	(0)	(0)	(0)	(0)	(Tr)	(0)	(0)	(0)	(0)	(0)	(0)	(0)	(0)	(0)	どんこ、こうしんを含む。試料：栽培品。柄全体を除いた傘のみ。08042生しいたけ原木栽培生から推計

可食部 100g 当たりの脂肪酸成分表

食品番号	食品名	脂肪酸総量	飽和脂肪酸	一価不飽和脂肪酸	多価不飽和脂肪酸	n-3系多価不飽和脂肪酸	n-6系多価不飽和脂肪酸	4:0 酪酸	6:0 ヘキサン酸	7:0 ヘプタン酸	8:0 オクタン酸	10:0 デカン酸	12:0 ラウリン酸	13:0 トリデカン酸	14:0 ミリスチン酸	15:0 ペンタデカン酸	15:0 ant ペンタデカン酸	16:0 パルミチン酸	16:0 iso パルミチン酸	17:0 ヘプタデカン酸	17:0 ant ヘプタデカン酸	18:0 ステアリン酸	20:0 アラキジン酸	22:0 ベヘン酸	24:0 リグノセリン酸	10:1 デセン酸	14:1 ミリストレイン酸	15:1 ペンタデセン酸	16:1 パルミトレイン酸
		(……………… g ………………)						(………………………………………………………………………………………… mg …………………………………………………………………………………………)																		(……			
	(しめじ類)																												
	ぶなしめじ																												
08016	生	0.22	0.05	0.02	0.15	0	0.15	–	–	–	–	0	0	–	1	1	–	31	–	1	–	10	Tr	Tr	Tr	0	0	0	1
08017	ゆで	(0.10)	(0.02)	(0.01)	(0.07)	(0)	(0.07)	–	–	–	–	(0)	(0)	–	(Tr)	(1)	–	(15)	–	(Tr)	–	(5)	(Tr)	(0)	(Tr)	(0)	(0)	(0)	(Tr)
08046	油いため	(4.68)	(0.39)	(2.84)	(1.45)	(0.35)	(1.10)	(0)	(0)	(0)	(0)	(0)	(3)	–	(5)	(3)	(0)	(230)	–	(3)	–	(100)	(28)	(13)	(7)	(0)	(0)	(0)	(11)
08055	素揚げ	13.30	1.00	8.28	4.02	1.18	2.82	–	–	–	–	1	2	–	7	6	–	580	–	8	–	250	84	43	19	0	0	0	28
08056	天ぷら	15.83	1.22	9.90	4.71	1.41	3.29	–	–	–	–	1	2	–	8	6	–	730	–	9	–	290	100	52	23	0	0	0	34
	たもぎたけ																												
08019	生	(0.11)	(0.02)	(0.01)	(0.08)	(0)	(0.08)	–	–	–	–	(0)	(0)	–	(1)	(3)	–	(17)	–	(Tr)	–	(2)	(0)	(Tr)	(1)	(0)	(0)	(0)	(1)
	なめこ																												
08020	株採り 生	0.11	0.02	0.02	0.07	0	0.07	–	–	–	–	0	0	–	1	1	–	14	–	Tr	–	2	0	0	Tr	0	0	0	1
08021	株採り ゆで	(0.06)	(0.01)	(0.01)	(0.04)	(0)	(0.04)	–	–	–	–	(0)	(0)	–	(Tr)	(1)	–	(8)	–	(Tr)	–	(1)	(0)	(0)	(Tr)	(0)	(0)	(0)	(Tr)
08058	カットなめこ 生	0.06	0.01	0.01	0.04	0	0.04	–	–	–	–	0	0	–	Tr	1	–	9	–	Tr	–	1	Tr	0	Tr	0	0	0	Tr
08022	水煮缶詰	(0.05)	(0.01)	(0.01)	(0.03)	(0)	(0.03)	–	–	–	–	(0)	(0)	–	(Tr)	(1)	–	(7)	–	(Tr)	–	(1)	(0)	(0)	(Tr)	(0)	(0)	(0)	(Tr)
	ぬめりすぎたけ																												
08023	生	(0.21)	(0.04)	(0.04)	(0.14)	(0)	(0.14)	–	–	–	–	(0)	(0)	–	(1)	(2)	–	(27)	–	(4)	–	(4)	(Tr)	(0)	(1)	(0)	(0)	(0)	(1)
	(ひらたけ類)																												
	うすひらたけ																												
08024	生	(0.08)	(0.02)	(0.01)	(0.05)	(0)	(0.05)	–	–	–	–	(0)	(0)	–	(Tr)	(2)	–	(11)	–	(Tr)	–	(1)	(0)	(Tr)	(Tr)	(0)	(0)	(0)	(1)
	エリンギ																												
08025	生	0.20	0.04	0.04	0.12	0	0.12	–	–	–	–	0	0	–	1	4	–	28	–	Tr	–	4	Tr	1	1	0	0	0	1
08048	ゆで	(0.25)	(0.05)	(0.05)	(0.15)	(0)	(0.15)	–	–	–	–	(0)	(0)	–	(2)	(5)	–	(36)	–	(1)	–	(5)	(Tr)	(1)	(2)	(0)	(0)	(0)	(1)
08049	焼き	(0.28)	(0.06)	(0.05)	(0.17)	(0)	(0.17)	–	–	–	–	(0)	(0)	–	(2)	(6)	–	(39)	–	(1)	–	(5)	(Tr)	(1)	(2)	(0)	(0)	(0)	(1)
08050	油いため	(3.31)	(0.28)	(2.03)	(1.00)	(0.25)	(0.75)	(0)	(0)	(0)	(0)	(0)	(2)	–	(4)	(5)	(0)	(170)	–	(1)	–	(66)	(19)	(10)	(6)	(0)	(0)	(0)	(8)
	ひらたけ																												
08026	生	0.11	0.02	0.01	0.08	0	0.08	–	–	–	–	0	0	–	1	3	–	17	–	Tr	–	2	0	Tr	1	0	0	0	1
08027	ゆで	(0.08)	(0.02)	(0.01)	(0.05)	(0)	(0.05)	–	–	–	–	(0)	(0)	–	(Tr)	(2)	–	(11)	–	(Tr)	–	(1)	(0)	(Tr)	(Tr)	(0)	(0)	(0)	(1)
	まいたけ																												
08028	生	0.27	0.06	0.07	0.14	Tr	0.14	–	–	–	–	0	Tr	–	1	2	–	52	–	1	–	3	Tr	Tr	1	0	0	0	2
08029	ゆで	(0.31)	(0.07)	(0.08)	(0.16)	(Tr)	(0.15)	–	–	–	–	(0)	(Tr)	–	(1)	(2)	–	(58)	–	(1)	–	(3)	(Tr)	(Tr)	(1)	(0)	(0)	(0)	(2)
08051	油いため	3.97	0.34	2.47	1.16	0.32	0.84	–	–	–	–	0	0	–	3	4	–	220	–	3	–	74	22	11	7	0	0	0	10
08030	乾	(2.33)	(0.52)	(0.63)	(1.18)	(0.01)	(1.17)	–	–	–	–	(0)	(1)	–	(8)	(16)	–	(450)	–	(9)	–	(26)	(1)	(2)	(10)	(0)	(0)	(0)	(14)
	マッシュルーム																												
08031	生	0.14	0.03	Tr	0.10	0	0.10	–	–	–	–	0	0	–	1	2	–	17	–	1	–	6	3	2	1	0	0	0	1
08032	ゆで	(0.09)	(0.02)	(Tr)	(0.07)	(0)	(0.07)	–	–	–	–	(0)	(0)	–	(1)	(1)	–	(11)	–	(1)	–	(4)	(2)	(1)	(1)	(0)	(0)	(0)	(1)
08052	油いため	(4.04)	(0.33)	(2.50)	(1.21)	(0.31)	(0.90)	(0)	(0)	(0)	(0)	(0)	(2)	–	(4)	(2)	(0)	(190)	–	(1)	–	(86)	(28)	(14)	(7)	(0)	(0)	(0)	(10)
08033	水煮缶詰	(0.09)	(0.02)	(Tr)	(0.07)	(0)	(0.07)	–	–	–	–	(0)	(0)	–	(1)	(1)	–	(11)	–	(1)	–	(4)	(2)	(1)	(1)	(0)	(0)	(0)	(1)
	まつたけ																												
08034	生	0.22	0.06	0.10	0.06	0	0.06	–	–	–	–	0	Tr	–	1	4	–	26	–	2	–	24	0	0	3	0	0	0	2
	やなぎまつたけ																												
08036	生	(0.04)	(0.01)	(0.02)	(0.01)	(0)	(0.01)	–	–	–	–	(0)	(0)	–	(0)	(1)	–	(4)	–	(Tr)	–	(4)	(0)	(0)	(1)	(0)	(0)	(0)	(Tr)

可食部100g当たり

一価不飽和 17:1 ヘプタデセン酸	18:1 計	18:1 n-9 オレイン酸	18:1 n-7 シス・バクセン酸	20:1 イコセン酸	22:1 ドコセン酸	24:1 テトラコセン酸	多価不飽和 16:2 ヘキサデカジエン酸	16:3 ヘキサデカトリエン酸	16:4 ヘキサデカテトラエン酸	18:2 n-6 リノール酸	18:3 n-3 α-リノレン酸	18:3 n-6 γ-リノレン酸	18:4 n-3 オクタデカテトラエン酸	20:2 n-6 イコサジエン酸	20:3 n-3 イコサトリエン酸	20:3 n-6 イコサトリエン酸	20:4 n-3 イコサテトラエン酸	20:4 n-6 アラキドン酸	20:5 n-3 イコサペンタエン酸	21:5 n-3 ヘンイコサペンタエン酸	22:2 ドコサジエン酸	22:4 n-6 ドコサテトラエン酸	22:5 n-3 ドコサペンタエン酸	22:5 n-6 ドコサペンタエン酸	22:6 n-3 ドコサヘキサエン酸	備考
mg							mg																			
0	20	18	3	Tr	0	1	0	0	0	150	1	0	0	-	0	0	0	0	0	0	0	0	0	0	0	試料：栽培品。廃棄部位：柄の基部（いしづき）
(0)	(10)	(8)	(1)	(0)	(0)	(Tr)	0	0	0	(71)	(Tr)	(0)	(0)	(0)	(0)	(0)	(0)	(0)	(0)	(0)	(0)	(0)	(0)	(0)	(0)	試料：栽培品。柄の基部（いしづき）を除いたもの。08016ぶなしめじ生から推計
(0)	(2800)	–	–	(53)	(7)	(9)	0	0	0	(1100)	(350)	(0)	(0)	(0)	(0)	(0)	(0)	(0)	(0)	(0)	(0)	(0)	(0)	(0)	(0)	試料：栽培品。柄の基部（いしづき）を除いたもの。植物油（なたね油）。08016ぶなしめじ生と油（なたね油）の付着量から推計
0	8100	7700	400	160	5	23	1	12	0	2800	1200	0	0	9	-	0	0	0	0	0	0	0	0	0	0	試料：栽培品。柄の基部（いしづき）を除いたもの。植物油（なたね油）
0	9600	9200	460	190	5	26	1	15	0	3300	1400	0	0	11	-	0	0	0	0	0	0	0	0	0	0	試料：栽培品。柄の基部（いしづき）を除いたもの。揚げ油：なたね油
(0)	(7)	–	–	(Tr)	(0)	(1)	0	0	0	(80)	(Tr)	(0)	(0)	(0)	(0)	(0)	(0)	(0)	(0)	(0)	(0)	(0)	(0)	(0)	(0)	別名：にれたけ、たもきのこ。試料：栽培品。廃棄部位：柄の基部（いしづき）。08026ひらたけ生から推計
0	18	–	–	Tr	0	1	0	0	0	71	0	0	0	0	-	0	0	0	0	0	0	0	0	0	0	別名：なめたけ。試料：栽培品。廃棄部位：柄の基部（いしづき）。(柄の基部を除いた市販品の場合：0%)
(0)	(10)	–	–	(Tr)	(0)	(Tr)	0	0	0	(39)	(Tr)	(0)	(0)	(0)	(0)	(0)	(0)	(0)	(0)	(0)	(0)	(0)	(0)	(0)	(0)	別名：なめたけ。試料：栽培品。柄の基部（いしづき）を除いたもの。08020なめこ生から推計
0	10	9	1	Tr	0	Tr	0	0	0	42	0	0	0	0	-	0	0	0	0	0	0	0	0	0	0	別名：なめたけ。試料：栽培品
(0)	(9)	–	–	(Tr)	(0)	(Tr)	0	0	0	(34)	(0)	(0)	(0)	(0)	(0)	(0)	(0)	(0)	(0)	(0)	(0)	(0)	(0)	(0)	(0)	試料：栽培品。液汁を除いたもの。08020なめこ生から推計
(0)	(35)	–	–	(1)	(0)	(1)	0	0	0	(140)	(Tr)	(0)	(0)	(0)	(0)	(0)	(0)	(0)	(0)	(0)	(0)	(0)	(0)	(0)	(0)	試料：栽培品。廃棄部位：柄の基部（いしづき）。08020なめこ生から推計
(0)	(5)	–	–	(Tr)	(0)	(Tr)	0	0	0	(54)	(Tr)	(0)	(0)	(0)	(0)	(0)	(0)	(0)	(0)	(0)	(0)	(0)	(0)	(0)	(0)	試料：栽培品。廃棄部位：柄の基部（いしづき）。08026ひらたけ生から推計
0	35	–	–	0	0	1	0	0	0	120	Tr	0	0	0	-	0	0	0	0	0	0	0	0	0	0	試料：栽培品。廃棄部位：柄の基部（いしづき）
(0)	(44)	–	–	(0)	(0)	(1)	0	0	0	(150)	(Tr)	(0)	(0)	(0)	(0)	(0)	(0)	(0)	(0)	(0)	(0)	(0)	(0)	(0)	(0)	試料：栽培品。柄の基部（いしづき）を除いたもの。08025エリンギ生から推計
(0)	(48)	–	–	(0)	(0)	(1)	0	0	0	(170)	(Tr)	(0)	(0)	(0)	(0)	(0)	(0)	(0)	(0)	(0)	(0)	(0)	(0)	(0)	(0)	試料：栽培品。柄の基部（いしづき）を除いたもの。08025エリンギ生から推計
(0)	(2000)	–	–	(37)	(5)	(6)	0	0	0	(750)	(250)	(0)	(0)	(0)	(0)	(0)	(0)	(0)	(0)	(0)	(0)	(0)	(0)	(0)	(0)	試料：栽培品。柄の基部（いしづき）を除いたもの。植物油（なたね油）。08025エリンギ生と油（なたね油）の付着量から推計
0	7	–	–	Tr	0	1	0	0	0	80	Tr	0	0	0	-	0	0	0	0	0	0	0	0	0	0	別名：かんたけ。試料：栽培品。廃棄部位：柄の基部（いしづき）
(0)	(5)	–	–	(Tr)	(0)	(Tr)	0	0	0	(54)	(Tr)	(0)	(0)	(0)	(0)	(0)	(0)	(0)	(0)	(0)	(0)	(0)	(0)	(0)	(0)	試料：栽培品。柄の基部（いしづき）を除いたもの。08026ひらたけ生から推計
Tr	70	69	1	1	Tr	Tr	0	0	0	140	1	0	0	Tr	-	0	0	0	0	0	0	0	0	0	0	試料：栽培品。廃棄部位：柄の基部（いしづき）
(Tr)	(79)	–	–	(1)	(Tr)	(Tr)	0	0	0	(150)	(2)	(0)	(0)	(Tr)	(0)	(0)	(0)	(0)	(0)	(0)	(0)	(0)	(0)	(0)	(0)	試料：栽培品。柄の基部（いしづき）を除いたもの。08028まいたけ生から推計
6	2400	2300	110	40	2	6	0	0	0	840	320	0	0	3	-	0	0	0	0	0	0	0	0	0	0	試料：栽培品。柄の基部（いしづき）を除いたもの。植物油（なたね油）
(2)	(600)	–	–	(6)	(1)	(3)	0	0	0	(1200)	(12)	(0)	(0)	(2)	(0)	(0)	(0)	(0)	(0)	(0)	(0)	(0)	(0)	(0)	(0)	試料：栽培品。柄の基部（いしづき）を除いたもの。08028まいたけ生から推計
0	3	–	–	0	0	0	0	0	0	100	Tr	0	0	Tr	-	0	0	0	0	0	0	0	0	0	0	試料：栽培品。廃棄部位：柄の基部（いしづき）
(0)	(2)	–	–	(0)	(0)	(0)	0	0	0	(67)	(Tr)	(0)	(0)	(0)	(0)	(0)	(0)	(0)	(0)	(0)	(0)	(0)	(0)	(0)	(0)	試料：栽培品。柄の基部（いしづき）を除いたもの。08031マッシュルーム生から推計
(0)	(2400)	–	–	(47)	(6)	(6)	0	0	0	(900)	(310)	(0)	(0)	(0)	(0)	(0)	(0)	(0)	(0)	(0)	(0)	(0)	(0)	(0)	(0)	試料：栽培品。柄の基部（いしづき）を除いたもの。植物油（なたね油）。08031マッシュルーム生と油（なたね油）の付着量から推計
(0)	(2)	–	–	(0)	(0)	(0)	0	0	0	(67)	(Tr)	(0)	(0)	(0)	(0)	(0)	(0)	(0)	(0)	(0)	(0)	(0)	(0)	(0)	(0)	試料：栽培品。液汁を除いたもの。08031マッシュルーム生から推計
Tr	36	30	6	60	Tr	Tr	0	0	0	57	Tr	0	0	Tr	-	Tr	0	0	0	0	0	0	0	0	0	試料：天然物。廃棄部位：柄の基部（いしづき）
(0)	(6)	(5)	(1)	(10)	(0)	(0)	0	0	0	(9)	(0)	(0)	(0)	-	(0)	(0)	(0)	(0)	(0)	(0)	(0)	(0)	(0)	(0)	(0)	試料：栽培品。廃棄部位：柄の基部（いしづき）

可食部 100g 当たりの脂肪酸成分表

食品番号	食品名	脂肪酸総量	飽和脂肪酸	一価不飽和脂肪酸	多価不飽和脂肪酸	n-3系多価不飽和脂肪酸	n-6系多価不飽和脂肪酸	4:0 酪酸	6:0 ヘキサン酸	7:0 ヘプタン酸	8:0 オクタン酸	10:0 デカン酸	12:0 ラウリン酸	13:0 トリデカン酸	14:0 ミリスチン酸	15:0 ペンタデカン酸	15:0ant ペンタデカン酸	16:0 パルミチン酸	16:0iso パルミチン酸	17:0 ヘプタデカン酸	17:0ant ヘプタデカン酸	18:0 ステアリン酸	20:0 アラキジン酸	22:0 ベヘン酸	24:0 リグノセリン酸	10:1 デセン酸	14:1 ミリストレイン酸	15:1 ペンタデセン酸	16:1 パルミトレイン酸
		(……… g ………)						(……………………………………………… mg ………………………………………………)																		(……			……)
藻類																													
	あおさ																												
09001	素干し	0.34	0.12	0.05	0.17	0.10	0.03	–	–	–	–	0	0	–	2	1	–	100	–	Tr	–	2	Tr	6	10	0	0	0	15
	あおのり																												
09002	素干し	3.13	0.97	0.50	1.65	1.46	0.19	–	–	–	–	0	0	–	16	5	–	880	–	2	–	28	3	37	4	0	53	0	120
	あまのり																												
09003	ほしのり	2.14	0.55	0.20	1.39	1.19	0.20	–	–	–	–	26	–	–	3	2	–	500	–	–	–	14	8	–	–	–	–	–	54
09004	焼きのり	2.14	0.55	0.20	1.39	1.19	0.20	–	–	–	–	26	–	–	3	2	–	500	–	–	–	14	8	–	–	–	–	–	54
09005	味付けのり	(2.02)	(0.52)	(0.19)	(1.31)	(1.13)	(0.19)	–	–	–	–	(24)	–	–	(3)	(2)	–	(470)	–	–	–	(13)	(7)	–	–	–	–	–	(51)
	あらめ																												
09006	蒸し干し	(0.40)	(0.10)	(0.04)	(0.26)	(0.23)	(0.04)	–	–	–	–	–	–	–	(1)	(Tr)	–	(94)	–	–	–	(3)	(1)	–	–	–	–	–	(10)
	いわのり																												
09007	素干し	(0.40)	(0.10)	(0.04)	(0.26)	(0.23)	(0.04)	–	–	–	–	(5)	–	–	(1)	(Tr)	–	(94)	–	–	–	(3)	(1)	–	–	–	–	–	(10)
	うみぶどう																												
09012	生	0.04	0.02	Tr	0.02	0.01	0.01	–	–	–	–	0	0	–	2	0	–	15	–	0	–	Tr	0	0	1	0	Tr	0	2
	かわのり																												
09011	素干し	(0.93)	(0.24)	(0.09)	(0.60)	(0.51)	(0.09)	–	–	–	–	(11)	–	–	(1)	(1)	–	(220)	–	–	–	(6)	(3)	–	–	–	–	–	(23)
	（こんぶ類）																												
	えながおにこんぶ																												
09013	素干し	0.64	0.18	0.12	0.35	0.17	0.18	–	–	–	–	0	0	–	51	0	–	120	–	0	–	5	3	0	0	0	0	0	22
	がごめこんぶ																												
09014	素干し	(0.37)	(0.13)	(0.11)	(0.12)	(0.04)	(0.08)	–	–	–	–	(0)	(0)	–	(35)	(2)	–	(83)	–	(1)	–	(8)	(3)	(0)	(0)	(0)	(Tr)	(0)	(10)
	ながこんぶ																												
09015	素干し	(1.10)	(0.40)	(0.34)	(0.36)	(0.13)	(0.23)	–	–	–	–	(0)	(0)	–	(110)	(5)	–	(250)	–	(2)	–	(25)	(10)	(0)	(0)	(0)	(0)	(1)	(31)
	ほそめこんぶ																												
09016	素干し	(1.24)	(0.45)	(0.38)	(0.41)	(0.15)	(0.27)	–	–	–	–	(0)	(0)	–	(120)	(5)	–	(280)	–	(3)	–	(28)	(11)	(0)	(0)	(0)	(0)	(1)	(35)
	まこんぶ																												
09017	素干し 乾	0.96	0.35	0.29	0.32	0.11	0.21	–	–	–	–	0	0	–	92	4	–	220	–	2	–	21	9	0	0	0	1	0	27
09056	素干し 水煮	0.22	0.08	0.07	0.07	0.02	0.05	–	–	–	–	0	0	–	22	1	–	49	–	1	–	4	2	0	0	0	Tr	0	6
	みついしこんぶ																												
09018	素干し	(1.39)	(0.50)	(0.43)	(0.46)	(0.16)	(0.30)	–	–	–	–	(0)	(0)	–	(130)	(6)	–	(320)	–	(3)	–	(31)	(12)	(0)	(0)	(0)	(1)	(0)	(39)
	りしりこんぶ																												
09019	素干し	(1.46)	(0.53)	(0.45)	(0.48)	(0.17)	(0.31)	–	–	–	–	(0)	(0)	–	(140)	(6)	–	(330)	–	(3)	–	(33)	(13)	(0)	(0)	(0)	(1)	(0)	(41)
09020	刻み昆布	0.24	0.11	0.08	0.05	0.01	0.04	–	–	–	–	–	–	–	25	1	–	75	–	0	–	8	2	–	–	–	1	–	9
09021	削り昆布	0.59	0.27	0.24	0.08	0.01	0.06	–	–	–	–	–	–	–	70	4	–	170	–	1	–	17	8	–	–	–	–	–	22
09023	つくだ煮	0.81	0.16	0.32	0.33	0.02	0.31	–	–	–	–	0	0	–	11	Tr	–	98	–	1	–	47	6	1	0	–	–	–	5
	てんぐさ																												
09027	角寒天	(0.13)	(0.04)	(0.02)	(0.07)	(0.06)	(0.01)	(0)	(0)	–	(0)	(0)	(0)	–	(2)	–	–	(37)	–	–	–	(2)	–	–	–	–	–	–	(6)
09049	粉寒天	(0.17)	(0.05)	(0.02)	(0.09)	(0.08)	(0.01)	(0)	(0)	–	(0)	(0)	(0)	–	(3)	–	–	(49)	–	–	–	(3)	–	–	–	–	–	–	(8)
	ひじき																												
09050	ほしひじき ステンレス釜 乾	1.59	0.59	0.37	0.63	0.33	0.31	–	–	–	–	–	–	–	72	8	–	480	–	7	–	18	10	–	–	–	–	–	98
09051	ほしひじき ステンレス釜 ゆで	(0.16)	(0.06)	(0.04)	(0.06)	(0.03)	(0.03)	–	–	–	–	–	–	–	(7)	(1)	–	(49)	–	(1)	–	(2)	(1)	–	–	–	–	–	(10)

可食部100g当たり

単位: mg

| 一価不飽和 | | | | | | | 多価不飽和 | | | | | | | | | | | | | | | | | | | 備考 |
17:1	18:1 計	18:1 n-9	18:1 n-7	20:1	22:1	24:1	16:2	16:3	16:4	18:2 n-6	18:3 n-3	18:3 n-6	18:4 n-3	20:2 n-6	20:3 n-3	20:3 n-6	20:4 n-3	20:4 n-6	20:5 n-3	21:5 n-3	22:2	22:4 n-6	22:5 n-3	22:5 n-6	22:6 n-3	
ヘプタデセン酸	計	オレイン酸	シス・バクセン酸	イコセン酸	ドコセン酸	テトラコセン酸	ヘキサデカジエン酸	ヘキサデカトリエン酸	ヘキサデカテトラエン酸	リノール酸	α-リノレン酸	γ-リノレン酸	オクタデカテトラエン酸	イコサジエン酸	イコサトリエン酸	イコサトリエン酸	イコサテトラエン酸	アラキドン酸	イコサペンタエン酸	ヘンイコサペンタエン酸	ドコサジエン酸	ドコサテトラエン酸	ドコサペンタエン酸	ドコサペンタエン酸	ドコサヘキサエン酸	
0	35	3	32	Tr	Tr	0	3	6	37	20	46	3	48	0	–	1	2	3	1	0	0	0	0	0	0	
77	240	13	230	5	4	0	2	0	0	130	780	0	470	4	–	15	37	20	30	0	0	22	140	0	0	
–	66	–	–	61	15	4	–	–	–	39	4	–	5	20	–	41	18	98	1200	–	–	–	4	–	–	すき干ししたもの。別名:のり
–	66	–	–	61	15	4	–	–	–	39	4	–	5	20	–	41	18	98	1200	–	–	–	4	–	–	別名:のり
–	(62)	–	–	(58)	(15)	(4)	–	–	–	(37)	(4)	–	(5)	(19)	(0)	(39)	(17)	(93)	(1100)	–	–	–	(4)	–	–	別名:のり。09003ほしのりから推計
–	(12)	–	–	(12)	(3)	(1)	–	–	–	(7)	(1)	–	(1)	(4)	(0)	(8)	(3)	(19)	(220)	–	–	–	(1)	–	–	09017まこんぶから推計
–	(12)	–	–	(12)	(3)	(1)	–	–	–	(7)	(1)	–	(1)	(4)	(0)	(8)	(3)	(19)	(220)	–	–	–	(1)	–	–	すき干ししたもの。09003ほしのりから推計
Tr	2	–	–	Tr	0	0	0	5	0	4	7	Tr	Tr	Tr	–	Tr	Tr	1	1	0	0	0	Tr	0	Tr	別名:くびれずた(和名)、くびれづた
–	(29)	–	–	(27)	(7)	(2)	–	–	–	(17)	(2)	–	(2)	(9)	–	(18)	(8)	(43)	(500)	–	–	–	(2)	–	–	すき干ししたもの
0	93	–	–	2	0	0	0	0	0	54	31	16	63	2	–	3	4	100	70	0	0	0	0	0	0	別名:らうすこんぶ、おにこんぶ(和名)
(1)	(100)	(100)	(Tr)	(0)	(0)	(0)	(Tr)	(0)	(0)	(29)	(8)	(7)	(14)	(Tr)	–	(2)	(2)	(40)	(19)	(0)	(0)	(0)	(0)	(0)	(0)	別名:がごめ(和名)。09017まこんぶから推計
(3)	(300)	(300)	(1)	(0)	(0)	(0)	(1)	(0)	(0)	(88)	(24)	(20)	(41)	(1)	–	(5)	(5)	(120)	(58)	(0)	(0)	(0)	(0)	(0)	(0)	09017まこんぶから推計
(3)	(340)	(340)	(1)	(0)	(0)	(0)	(1)	(0)	(0)	(100)	(27)	(23)	(47)	(1)	–	(6)	(6)	(140)	(65)	(0)	(0)	(0)	(0)	(0)	(0)	09017まこんぶから推計
2	260	260	1	0	0	0	1	0	0	77	21	18	36	1	–	5	5	110	51	0	0	0	0	0	0	
0	58	58	Tr	0	0	0	1	0	0	19	5	4	8	Tr	–	1	1	24	11	0	0	0	0	0	0	
(3)	(380)	(380)	(1)	(0)	(0)	(0)	(1)	(0)	(0)	(110)	(30)	(25)	(52)	(2)	–	(7)	(7)	(150)	(73)	(0)	(0)	(0)	(0)	(0)	(0)	別名:日高こんぶ。09017まこんぶから推計
(4)	(400)	(400)	(2)	(0)	(0)	(0)	(1)	(0)	(0)	(120)	(32)	(27)	(55)	(2)	–	(7)	(7)	(160)	(77)	(0)	(0)	(0)	(0)	(0)	(0)	09017まこんぶから推計
Tr	65	–	–	2	0	Tr	–	–	–	18	3	2	3	8	–	2	Tr	8	5	–	–	–	–	–	–	
Tr	220	–	–	2	–	–	–	–	–	33	2	3	7	–	–	2	Tr	19	7	–	–	–	–	–	–	別名:おぼろこんぶ、とろろこんぶ
Tr	300	–	–	7	3	0	Tr	Tr	Tr	290	5	4	6	2	–	2	Tr	16	7	0	0	0	0	1	Tr	試料:ごま入り
–	(6)	–	–	(6)	(0)	–	–	–	–	(3)	(1)	–	(0)	–	–	–	–	(7)	(58)	–	–	–	(0)	–	(0)	別名:まくさ(和名)、棒寒天。細寒天(糸寒天)を含む。米国成分表から推計
–	(8)	–	–	(8)	(0)	–	–	–	–	(4)	(1)	–	(0)	–	–	–	–	(9)	(77)	–	–	–	(0)	–	(0)	別名:まくさ(和名)。試料:てんぐさ以外の粉寒天も含む。米国成分表から推計
7	170	–	–	40	58	–	–	–	–	82	130	–	71	–	–	–	–	15	220	110						ステンレス釜で煮熟後乾燥したもの
(1)	(17)	–	–	(4)	(6)	–	–	–	–	(8)	(13)	–	(7)	–	–	(0)	(1)	(2)	(22)	(12)						09050ほしひじきステンレス釜乾を水もどし後、ゆで。09050ほしひじき乾から推計

脂肪酸成分表　第1表　藻類・魚介類

食品番号	食品名	脂肪酸総量	飽和脂肪酸	一価不飽和脂肪酸	多価不飽和脂肪酸	n-3系多価不飽和脂肪酸	n-6系多価不飽和脂肪酸	4:0酪酸	6:0ヘキサン酸	7:0ヘプタン酸	8:0オクタン酸	10:0デカン酸	12:0ラウリン酸	13:0トリデカン酸	14:0ミリスチン酸	15:0ペンタデカン酸	15:0ant ペンタデカン酸	16:0パルミチン酸	16:0iso パルミチン酸	17:0ヘプタデカン酸	17:0ant ヘプタデカン酸	18:0ステアリン酸	20:0アラキジン酸	22:0ベヘン酸	24:0リグノセリン酸	10:1デセン酸	14:1ミリストレイン酸	15:1ペンタデセン酸	16:1パルミトレイン酸
		(·········· g ··········)						(··· mg ···)																	(·····			·····)
09052	ほしひじき ステンレス釜 油いため	(4.18)	(0.37)	(2.62)	(1.19)	(0.36)	(0.83)	(0)	(0)	(0)	(0)	(0)	(3)	–	(12)	(1)	(0)	(230)	–	(1)	–	(83)	(26)	(12)	(6)	(0)	(0)	(0)	(20)
	ひとえぐさ																												
09033	つくだ煮	0.45	0.21	0.04	0.20	0.17	0.02	–	–	–	–	0	1	–	14	3	–	160	–	3	–	16	2	10	0	0	0	0	11
	ふのり																												
09034	素干し	(0.58)	(0.15)	(0.05)	(0.38)	(0.32)	(0.05)	–	–	–	–	(7)	–	(1)	(1)	–	(130)	–	–	–	(4)	(2)	–	–	–	–	–	(14)	
	まつも																												
09035	素干し	(2.81)	(1.31)	(0.40)	(1.10)	(0.57)	(0.53)	–	–	–	–	(0)	(4)	–	(140)	(12)	–	(1000)	–	(9)	–	(73)	(25)	(44)	(3)	(0)	(0)	(0)	(46)
	むかでのり																												
09036	塩蔵 塩抜き	0.07	0.01	0.01	0.05	0.04	0.01	–	–	–	–	0	0	–	1	0	–	6	–	0	–	1	0	0	0	0	0	0	1
	(もずく類)																												
	おきなわもずく																												
09037	塩蔵 塩抜き	0.11	0.05	0.02	0.04	0.02	0.02	–	–	–	–	0	Tr	–	6	Tr	–	41	–	Tr	–	3	1	2	Tr	0	0	0	2
	もずく																												
09038	塩蔵 塩抜き	(0.06)	(0.03)	(0.01)	(0.02)	(0.01)	(0.01)	–	–	–	–	(0)	(0)	–	(3)	(Tr)	–	(20)	–	(Tr)	–	(1)	(1)	(1)	(0)	(0)	(0)	(0)	(1)
	わかめ																												
09039	原藻 生	(0.08)	(0.01)	(Tr)	(0.06)	(0.04)	(0.02)	–	–	–	–	(0)	(0)	–	(2)	(Tr)	–	(9)	–	–	–	(1)	(Tr)	(0)	(0)	(0)	(0)	(0)	(Tr)
09040	乾燥わかめ 素干し	(0.65)	(0.10)	(0.03)	(0.52)	(0.36)	(0.16)	–	–	–	–	(0)	(0)	–	(17)	(1)	–	(75)	–	(1)	–	(5)	(3)	(0)	(0)	(0)	(0)	(0)	(3)
09041	乾燥わかめ 素干し 水戻し	(0.12)	(0.02)	(0.01)	(0.10)	(0.07)	(0.03)	–	–	–	–	(0)	(0)	–	(3)	(Tr)	–	(14)	–	(Tr)	–	(1)	(Tr)	(0)	(0)	(0)	(0)	(0)	(1)
09042	乾燥わかめ 板わかめ	(0.49)	(0.08)	(0.03)	(0.39)	(0.27)	(0.12)	–	–	–	–	(0)	(0)	–	(12)	(1)	–	(56)	–	(Tr)	–	(4)	(2)	(0)	(0)	(0)	(0)	(0)	(2)
09043	乾燥わかめ 灰干し 水戻し	(0.04)	(0.01)	(Tr)	(0.03)	(0.02)	(0.01)	–	–	–	–	(0)	(0)	–	(1)	(0)	–	(5)	–	(Tr)	(Tr)	(0)	(0)						(Tr)
09044	カットわかめ 乾	1.64	0.25	0.09	1.29	0.90	0.40	–	–	–	–	0	0	–	41	3	–	190	–	1	–	13	7	0	0	0	0	0	7
09058	カットわかめ 水煮 (沸騰水で短時間加熱したもの)	(0.34)	(0.05)	(0.02)	(0.27)	(0.19)	(0.08)	–	–	–	–	(0)	(0)	–	(9)	(1)	–	(39)	–	(Tr)	–	(3)	(1)	(0)	(0)	(0)	(0)	(0)	(2)
09045	湯通し塩蔵わかめ 塩抜き 生	0.21	0.04	0.02	0.15	0.10	0.05	–	–	–	–	0	0	–	5	1	–	30	–	Tr	–	2	1	0	0	0	Tr	0	5
09057	湯通し塩蔵わかめ 塩抜き ゆで	0.10	0.02	0.01	0.07	0.05	0.02	–	–	–	–	0	0	–	2	Tr	–	14	–	Tr	–	1	1	0	0	0	0	0	2
09046	くきわかめ 湯通し塩蔵 塩抜き	(0.12)	(0.02)	(0.01)	(0.10)	(0.07)	(0.03)	–	–	–	–	(0)	(0)	–	(3)	(Tr)	–	(14)	–	(Tr)	–	(1)	(Tr)	(0)	(0)	(0)	(0)	(0)	(1)
09047	めかぶわかめ 生	0.48	0.22	0.15	0.11	0.02	0.08	–	–	–	–	0	0	–	24	1	–	170	–	1	–	19	5	0	0	0	Tr	0	3
魚介類																													
〈魚類〉																													
	あいなめ																												
10001	生	2.80	0.76	1.05	0.99	0.85	0.11	–	–	–	–	0	2	–	71	12	–	540	–	14	–	100	5	2	2	0	4	0	310
	あこうだい																												
10002	生	1.70	0.23	1.19	0.27	0.23	0.04	–	–	–	–	–	–	–	39	2	–	140	–	9	–	37	3	–	–	–	Tr	–	74
	(あじ類)																												
	まあじ																												
10003	皮つき 生	3.37	1.10	1.05	1.22	1.05	0.13	–	–	–	–	0	2	–	120	15	–	670	–	24	–	250	13	8	6	0	4	0	210
10389	皮なし 生	2.88	0.97	0.90	1.01	0.89	0.10	–	–	–	–	0	2	–	90	15	–	630	–	26	–	200	11	4	0	0	4	0	170
10004	皮つき 水煮	4.43	1.45	1.42	1.56	1.33	0.17	–	–	–	–	0	3	–	160	20	–	890	–	30	–	310	16	10	8	0	4	0	290
10005	皮つき 焼き	4.84	1.57	1.52	1.76	1.51	0.20	–	–	–	–	0	3	–	170	22	–	960	–	33	–	340	17	11	9	0	6	0	300
10390	皮つき フライ	16.23	2.25	9.23	4.75	2.05	2.68	–	–	–	–	1	9	–	130	25	–	1400	–	34	–	510	86	44	23	0	4	0	230
10006	開き干し 生	6.37	2.35	2.23	1.78	1.59	0.19	–	–	–	–	–	–	–	240	29	–	1400	–	78	–	540	22	–	–	–	0	–	450
10007	開き干し 焼き	8.79	3.23	3.10	2.47	2.21	0.26	–	–	–	–	–	–	–	330	41	–	2000	–	110	–	740	31	–	–	–	0	–	630

脂肪酸成分表　第1表　藻類・魚介類

17:1 ヘプタデセン酸	18:1 計（オレイン酸）	18:1 n-9 オレイン酸	18:1 n-7 シス-バクセン酸	20:1 イコセン酸	22:1 ドコセン酸	24:1 テトラコセン酸	16:2 ヘキサデカジエン酸	16:3 ヘキサデカトリエン酸	16:4 ヘキサデカテトラエン酸	18:2 n-6 リノール酸	18:3 n-3 α-リノレン酸	18:3 n-6 γ-リノレン酸	18:4 n-3 オクタデカテトラエン酸	20:2 n-6 イコサジエン酸	20:3 n-3 イコサトリエン酸	20:3 n-6 イコサトリエン酸	20:4 n-3 イコサテトラエン酸	20:4 n-6 アラキドン酸	20:5 n-3 イコサペンタエン酸	21:5 n-3 ヘンイコサペンタエン酸	22:2 ドコサジエン酸	22:4 n-6 ドコサテトラエン酸	22:5 n-3 ドコサペンタエン酸	22:5 n-6 ドコサペンタエン酸	22:6 n-3 ドコサヘキサエン酸	備考
(1)	(2500)	–	–	(53)	(13)	(6)	(0)	(0)	(0)	(810)	(340)	(0)	(8)	(0)	(0)	(1)	(2)	(25)	(13)	(0)	(0)	(0)	(0)	(0)	(0)	09050ほしひじきステンレス釜乾を水もどし後、油いため。植物油（なたね油）：4.3g。09051ほしひじきゆでの推計値と油（なたね油）の付着量から推計
7	20	15	5	5	0	Tr	0	0	0	18	100	0	30	1	–	1	5	2	13	0	0	0	13	0	14	別名:のりのつくだ煮
–	(18)	–	–	(17)	(4)	(1)	–	–	(11)	(1)	–	(1)	(5)	–	(11)	(5)	(27)	(310)	–	–	–	(1)	–	–		別名:のげのり
(3)	(340)	(320)	(20)	(3)	(11)	(0)	(0)	(0)	(0)	(230)	(190)	(0)	(150)	(2)	–	(12)	(14)	(290)	(220)	(0)	(0)	(0)	(0)	(0)	(4)	すき干ししたもの
Tr	8	–	–	Tr	Tr	0	0	0	0	1	Tr	Tr	Tr	0	–	Tr	Tr	13	39	0	0	0	0	0	0	石灰処理したもの
Tr	14	13	1	Tr	Tr	0	0	0	0	9	8	0	6	0	–	Tr	1	12	9	0	0	0	0	0	Tr	
(0)	(7)	–	–	(0)	(Tr)	(0)	(0)	(0)	(0)	(5)	(4)	(0)	(3)	(0)	–	(Tr)	(Tr)	(6)	(4)	(0)	(0)	(0)	(0)	(0)	(0)	09037おきなわもずくから推計
(0)	(4)	–	–	(0)	(0)	(0)	(0)	(0)	(0)	(6)	(9)	(2)	(24)	(0)	–	(Tr)	(0)	(12)	(12)	(0)	(0)	(0)	(0)	(0)	(0)	基部を除いたもの。廃棄部位:茎、中肋及びめかぶ。09044カットわかめから推計
(0)	(32)	–	–	(0)	(0)	(0)	(0)	(0)	(0)	(46)	(76)	(12)	(190)	(0)	–	(4)	(0)	(98)	(93)	(0)	(0)	(0)	(0)	(0)	(0)	09044カットわかめから推計
(0)	(6)	–	–	(0)	(0)	(0)	(0)	(0)	(0)	(9)	(14)	(2)	(36)	(0)	–	(1)	(0)	(18)	(17)	(0)	(0)	(0)	(0)	(0)	(0)	09044カットわかめから推計
(0)	(24)	–	–	(0)	(0)	(0)	(0)	(0)	(0)	(34)	(57)	(9)	(140)	(0)	–	(3)	(0)	(73)	(70)	(0)	(0)	(0)	(0)	(0)	(0)	09044カットわかめから推計
(0)	(2)	–	–	(0)	(0)	(0)	(0)	(0)	(0)	(3)	(5)	(1)	(12)	(0)	–	(Tr)	(0)	(6)	(6)	(0)	(0)	(0)	(0)	(0)	(0)	09044カットわかめから推計
0	80	–	–	0	0	0	0	0	0	110	190	30	480	0	–	9	0	240	230	0	0	0	0	0	0	
(0)	(17)	–	–	(0)	(0)	(0)	(0)	(0)	(0)	(24)	(39)	(4)	(98)	(0)	–	(2)	(0)	(51)	(48)	(0)	(0)	(0)	(0)	(0)	(0)	
Tr	12	12	0	0	0	0	Tr	0	0	14	23	3	47	Tr	–	1	2	35	29	0	0	0	0	0	0	別名:生わかめ。脂溶性成分表15-36a湯通し塩蔵わかめ塩蔵から推計
0	6	6	0	0	0	0	0	0	0	6	11	1	22	Tr	–	1	1	15	14	0	0	0	0	0	0	
(0)	(6)	–	–	(0)	(0)	(0)	(0)	(0)	(0)	(9)	(14)	(2)	(36)	(0)	–	(1)	(0)	(18)	(17)	(0)	(0)	(0)	(0)	(0)	(0)	09044カットわかめから推計
0	150	–	–	0	0	0	Tr	0	0	33	4	5	5	Tr	–	Tr	0	40	16	0	0	0	0	0	0	試料:冷凍品。別名:めかぶ
13	630	–	–	63	25	12	12	7	9	22	12	2	28	10	–	2	10	64	350	13	0	2	53	10	380	別名:あぶらめ、あぶらこ。廃棄部位:頭部、内臓、骨、ひれ等(三枚下ろし)
4	270	–	–	360	420	69	–	–	–	14	3	–	1	5	–	2	4	25	41	–	0	–	19	0	160	切り身
10	630	–	–	73	84	37	17	11	10	31	18	4	27	8	–	5	18	61	300	13	0	4	100	20	570	別名:あじ。廃棄部位:頭部、内臓、骨、ひれ等(三枚下ろし)
12	610	510	99	46	42	21	9	6	7	28	16	0	23	8	–	2	17	38	260	9	0	6	88	14	480	別名:あじ
13	850	–	–	100	110	48	24	16	14	41	24	5	50	10	–	6	24	78	390	17	0	5	130	23	710	別名:あじ。内臓等を除き水煮したもの。廃棄部位:頭部、骨、ひれ等
12	930	–	–	100	110	48	25	17	15	47	27	7	41	11	–	8	27	88	430	19	0	6	140	28	820	別名:あじ。内臓等を除き焼いたもの。廃棄部位:頭部、骨、ひれ等
32	8600	8200	430	220	76	45	12	7	4	2600	1100	0	20	18	–	8	16	47	240	16	0	9	89	21	560	別名:あじ。三枚におろしたもの。揚げ油:なたね油。まあじ皮つき生等とは別試料
55	1300	–	–	140	190	89	–	–	–	67	34	–	42	12	–	17	27	98	400	–	–	–	130	0	950	別名:あじ。廃棄部位:頭部、骨、ひれ等
77	1800	–	–	190	270	120	–	–	–	87	47	–	59	17	–	23	37	130	560	–	–	–	190	0	1300	別名:あじ。廃棄部位:頭部、骨、ひれ等

（一価不飽和：17:1〜24:1、多価不飽和：16:2〜22:6 n-3、単位：mg）

脂肪酸成分表　第1表　魚介類

食品番号	食品名	脂肪酸総量	飽和脂肪酸	一価不飽和脂肪酸	多価不飽和脂肪酸	n-3系 多価不飽和脂肪酸	n-6系 多価不飽和脂肪酸	4:0 酪酸	6:0 ヘキサン酸	7:0 ヘプタン酸	8:0 オクタン酸	10:0 デカン酸	12:0 ラウリン酸	13:0 トリデカン酸	14:0 ミリスチン酸	15:0 ペンタデカン酸	15:0 ant ペンタデカン酸	16:0 パルミチン酸	16:0 iso パルミチン酸	17:0 ヘプタデカン酸	17:0 ant ヘプタデカン酸	18:0 ステアリン酸	20:0 アラキジン酸	22:0 ベヘン酸	24:0 リグノセリン酸	10:1 デセン酸	14:1 ミリストレイン酸	15:1 ペンタデセン酸	16:1 パルミトレイン酸
		(……………………… g …………………………)						(……… mg ……)																		(………		
10391	小型　骨付き　生	3.56	1.16	1.05	1.35	1.18	0.12	–	–	–	–	0	2	–	160	21	–	720	–	28	–	210	13	6	0	0	0	0	230
10392	小型　骨付き　から揚げ	16.05	2.25	8.91	4.90	2.58	2.26	–	–	–	–	0	0	–	200	29	–	1300	–	39	–	480	87	43	22	0	0	0	310
	まるあじ																												
10393	生	4.41	1.76	1.09	1.56	1.33	0.20	–	–	–	–	0	4	–	170	31	–	1100	–	44	–	390	21	12	10	0	0	0	250
10394	焼き	5.94	2.28	1.64	2.02	1.64	0.34	–	–	–	–	0	5	–	200	37	–	1400	–	54	–	500	34	13	12	0	0	0	300
	にしまあじ																												
10008	生	7.73	2.48	3.04	2.20	1.99	0.17	–	–	–	–	Tr	4	0	210	30	0	1600	0	37	0	600	21	11	7	0	4	0	440
10009	水煮	7.26	2.42	2.79	2.06	1.86	0.17	–	–	–	–	Tr	4	0	220	30	0	1500	0	50	0	560	21	11	7	0	4	0	410
10010	焼き	8.75	2.91	3.39	2.44	2.22	0.20	–	–	–	–	Tr	5	0	240	34	0	1900	0	44	0	690	22	12	0	0	5	0	500
	むろあじ																												
10011	生	4.56	1.79	1.11	1.66	1.45	0.21	–	–	–	–	0	0	–	170	45	–	1100	–	64	–	340	24	0	0	0	2	0	280
10012	焼き	3.97	1.60	0.94	1.42	1.23	0.19	–	–	–	–	0	0	–	160	43	–	1000	–	59	–	300	21	0	0	0	2	0	250
10013	開き干し	4.49	1.60	1.36	1.53	1.31	0.20	–	–	–	–	0	2	–	210	39	–	960	–	52	–	300	18	10	0	0	2	0	240
10014	くさや	1.94	0.80	0.37	0.77	0.64	0.13	–	–	–	–	0	2	–	65	23	–	430	–	39	–	210	9	8	9	0	3	0	67
	あなご																												
10015	生	7.61	2.26	3.70	1.65	1.42	0.21	–	–	–	–	1	68	–	330	34	–	1400	–	58	–	320	21	30	4	0	11	0	650
10016	蒸し	9.92	3.00	4.99	1.93	1.69	0.24	–	–	–	–	0	80	–	450	44	–	1900	–	76	–	420	27	0	4	0	15	0	880
	あまご																												
10017	養殖　生	2.65	0.68	1.03	0.94	0.52	0.42	–	–	–	–	0	0	–	64	7	–	480	–	8	–	120	4	0	0	0	0	0	160
	あまだい																												
10018	生	2.44	0.80	0.81	0.83	0.68	0.13	–	–	–	–	0	4	–	110	17	–	490	–	26	–	140	11	8	0	0	3	0	210
10019	水煮	2.66	0.87	0.86	0.94	0.78	0.15	–	–	–	–	0	4	–	120	19	–	530	–	29	–	150	11	9	0	0	4	0	220
10020	焼き	1.77	0.58	0.51	0.69	0.57	0.11	–	–	–	–	0	5	–	82	14	–	330	–	29	–	110	8	6	0	0	2	0	140
	あゆ																												
10021	天然　生	1.80	0.65	0.61	0.54	0.46	0.08	–	–	–	–	–	–	–	81	10	–	490	–	15	–	41	7	–	–	–	6	–	270
10022	天然　焼き	2.86	0.98	1.02	0.86	0.74	0.13	–	–	–	–	–	–	–	120	19	–	730	–	23	–	78	10	–	–	–	0	–	400
10023	天然　内臓　生	13.52	5.90	4.24	3.37	2.54	0.41	–	–	–	–	0	0	–	720	71	–	4500	–	140	–	400	15	14	10	0	18	0	2200
10024	天然　内臓　焼き	7.13	3.26	2.50	1.37	0.96	0.19	–	–	–	–	0	0	–	370	33	–	2600	–	64	–	220	10	7	6	0	11	0	1300
10025	養殖　生	6.32	2.44	2.48	1.40	0.82	0.58	–	–	–	–	–	–	–	270	7	–	1900	–	–	–	210	10	–	–	–	3	–	710
10026	養殖　焼き	9.20	3.43	3.78	1.98	1.16	0.82	–	–	–	–	–	–	–	380	10	–	2700	–	–	–	290	15	–	–	–	3	–	1100
10027	養殖　内臓　生	44.73	17.44	17.35	9.95	5.19	4.41	–	–	–	–	0	28	–	2200	160	–	13000	–	110	–	1700	220	47	28	0	53	0	3500
10028	養殖　内臓　焼き	43.63	16.39	16.71	10.53	5.80	4.39	–	–	–	–	0	27	–	2100	150	–	12000	–	100	–	1600	74	40	26	0	53	0	3500
10029	うるか	9.88	3.71	3.95	2.22	0.89	1.29	–	–	–	–	0	7	–	470	34	–	2700	–	30	–	450	19	11	0	0	11	0	780
	アラスカめぬけ																												
10030	生	2.53	0.49	1.46	0.59	0.52	0.07	–	–	–	–	0	0	–	94	9	–	300	–	7	–	69	4	0	0	0	3	0	160
	あんこう																												
10031	生	0.08	0.02	0.02	0.04	0.03	0.01	–	–	–	–	0	0	–	1	Tr	–	12	–	1	–	7	Tr	0	0	0	0	0	3
10032	きも　生	35.31	9.29	14.15	11.88	10.00	1.63	–	–	–	–	1	16	0	1000	170	0	6600	0	250	0	1200	58	33	12	0	93	1	3200
	いかなご																												
10033	生	3.76	1.13	1.03	1.61	1.41	0.11	–	–	–	–	1	2	–	180	17	–	750	–	22	–	140	9	5	6	0	3	0	290
10034	煮干し	2.96	0.86	0.58	1.53	1.39	0.07	–	–	–	–	1	1	–	100	19	–	610	–	15	–	110	3	3	0	0	1	0	200
10035	つくだ煮	2.33	0.66	0.47	1.19	1.09	0.06	–	–	–	–	3	2	–	96	14	–	450	–	10	–	77	4	2	0	0	Tr	0	170
10036	あめ煮	1.51	0.48	0.34	0.70	0.63	0.03	–	–	–	–	2	1	–	68	10	–	320	–	8	–	59	3	2	0	0	Tr	0	120

可食部100g当たり

17:1 ヘプタデセン酸	18:1 計	18:1 n-9 オレイン酸	18:1 n-7 シス・バクセン酸	20:1 イコセン酸	22:1 ドコセン酸	24:1 テトラコセン酸	16:2 ヘキサデカジエン酸	16:3 ヘキサデカトリエン酸	16:4 ヘキサデカテトラエン酸	18:2 n-6 リノール酸	18:3 n-3 α-リノレン酸	18:3 n-6 γ-リノレン酸	18:4 n-3 オクタデカテトラエン酸	20:2 n-6 イコサジエン酸	20:3 n-3 イコサトリエン酸	20:3 n-6 イコサトリエン酸	20:4 n-3 イコサテトラエン酸	20:4 n-6 アラキドン酸	20:5 n-3 イコサペンタエン酸	21:5 n-3 ヘンイコサペンタエン酸	22:2 ドコサジエン酸	22:4 n-6 ドコサテトラエン酸	22:5 n-3 ドコサペンタエン酸	22:5 n-6 ドコサペンタエン酸	22:6 n-3 ドコサヘキサエン酸	備考
12	540	430	110	100	140	27	19	13	13	39	22	0	37	10	-	4	20	48	370	14	0	7	100	15	610	別名:あじ。廃棄部位:内臓、うろこ等
35	8100	-	-	260	180	58	24	17	18	2100	1100	0	48	20	-	0	25	64	480	19	0	8	130	21	830	別名:あじ。内臓、うろこ等を除いて、調理したもの。揚げ油:なたね油
17	770	610	160	27	7	21	13	10	3	44	26	0	29	0	-	10	19	89	350	14	0	13	130	36	770	廃棄部位:頭部、内臓、骨、ひれ等(三枚おろし)
23	1200	1000	190	55	19	26	15	15	6	160	47	0	39	17	-	13	28	94	390	15	0	17	150	45	970	内臓等を除き焼いたもの。廃棄部位:頭部、骨、ひれ等
20	2400	2200	240	73	73	50	12	9	9	54	40	5	72	16	0	8	40	56	520	19	2	14	160	22	1100	三枚におろしたもの
20	2200	1900	230	76	73	47	11	8	8	47	36	5	67	17	0	8	37	56	490	19	1	15	150	21	1100	廃棄部位:頭部、骨、ひれ等。内臓等を除き水煮したもの
25	2700	2400	270	65	49	51	13	10	9	53	40	5	69	15	0	9	41	73	550	19	1	16	180	27	1300	廃棄部位:頭部、骨、ひれ等。内臓等を除き焼いたもの
23	680	-	-	51	25	45	0	0	0	52	40	0	46	15	-	7	23	82	350	0	0	0	88	57	900	廃棄部位:頭部、内臓、骨、ひれ等(三枚下ろし)
21	560	-	-	48	25	39	0	0	0	46	34	0	40	13	-	6	19	73	300	0	-	0	74	51	770	内臓等を除き焼いたもの。廃棄部位:頭部、骨、ひれ等
18	740	-	-	130	190	47	10	2	0	59	40	0	54	14	-	6	24	64	310	0	0	2	79	49	800	廃棄部位:頭部、骨、ひれ等
11	240	-	-	20	7	23	4	Tr	Tr	27	15	3	13	0	-	4	9	43	160	4	0	2	34	41	460	廃棄部位:頭部、骨、ひれ等
45	2700	-	-	200	49	6	0	0	28	52	40	3	40	29	-	17	44	81	560	0	0	5	200	19	550	試料:まあなご。廃棄部位:頭部、内臓、骨、ひれ等
49	3700	-	-	260	32	6	0	0	0	63	0	5	55	27	-	20	61	94	760	0	0	7	280	24	510	試料:まあなご。切り身
7	750	-	-	68	36	14	0	0	0	350	32	0	10	17	-	12	11	27	76	0	0	0	30	0	360	廃棄部位:頭部、内臓、骨、ひれ等(三枚下ろし)
17	470	-	-	67	29	0	0	0	0	18	7	1	9	10	-	4	12	74	180	9	2	1	130	19	330	試料:あかあまだい。廃棄部位:頭部、内臓、骨、ひれ等(三枚下ろし)
19	490	-	-	70	31	0	0	0	0	19	8	1	11	11	-	5	13	88	200	10	2	2	150	22	390	試料:あかあまだい。切り身
21	290	-	-	44	15	0	0	0	0	14	5	0	8	8	-	4	8	68	150	4	0	0	120	18	270	試料:あかあまだい。切り身
28	290	-	-	5	1	6	-	-	-	62	240	-	26	0	-	5	12	15	89	-	0	-	34	0	58	廃棄部位:頭部、内臓、骨、ひれ等(三枚下ろし)
42	560	-	-	8	0	10	-	-	-	92	390	-	45	0	-	9	20	27	130	-	0	-	68	0	85	廃棄部位:頭部、内臓、骨、ひれ等
51	1900	-	-	43	12	6	210	150	66	270	1500	36	140	0	-	27	84	64	460	17	0	3	120	15	230	
36	1100	-	-	27	8	0	110	75	32	130	560	16	56	4	-	10	29	25	170	0	0	1	71	6	66	魚体全体を焼いた後、取り出したもの
12	1400	-	-	210	100	37	-	-	-	530	-	0	37	-	-	12	17	0	86	-	0	-	86	0	440	廃棄部位:頭部、内臓、骨、ひれ等(三枚下ろし)
17	2200	-	-	300	140	52	-	-	-	750	82	-	59	7	-	17	31	40	250	-	0	-	120	0	620	廃棄部位:頭部、内臓、骨、ひれ等
110	10000	-	-	2000	1300	180	140	90	110	4000	430	47	270	96	-	58	190	180	1600	91	0	14	610	51	2000	
100	9800	-	-	1900	1200	170	140	93	110	3900	440	52	280	94	-	60	210	190	1800	100	0	16	710	54	2300	魚体全体を焼いた後、取り出したもの
29	2600	-	-	290	140	59	18	10	10	1200	100	9	20	22	-	21	24	60	160	8	0	3	120	15	450	
6	440	-	-	360	440	38	0	0	0	28	10	0	20	7	-	3	11	23	200	0	0	0	25	6	250	別名:あかうお。切り身
Tr	15	-	-	1	Tr	Tr	0	0	Tr	1	1	0	Tr	Tr	-	Tr	Tr	5	6	0	0	0	2	1	23	試料:きあんこう。切り身
180	7400	5700	1700	1800	1300	230	110	61	64	430	210	46	450	100	62	49	200	660	3000	130	14	170	810	160	5100	試料:きあんこう。肝臓
7	500	-	-	79	95	49	30	23	35	32	32	5	78	8	-	4	19	50	570	21	0	4	38	11	650	別名:こうなご。小型魚全体
2	260	-	-	37	51	27	24	16	20	29	21	4	50	5	-	2	13	41	480	14	0	3	29	7	770	別名:こうなご
4	220	-	-	26	32	18	12	9	22	14	12	2	60	7	-	2	13	40	450	12	0	2	24	5	500	別名:こうなご
3	130	-	-	29	40	14	15	10	12	14	12	2	38	3	-	1	9	8	240	7	0	2	14	3	310	別名:こうなご

可食部 100g 当たりの脂肪酸成分表

脂肪酸成分表　第1表　魚介類

食品番号	食品名	脂肪酸総量	飽和脂肪酸	一価不飽和脂肪酸	多価不飽和脂肪酸	n-3系 多価不飽和脂肪酸	n-6系 多価不飽和脂肪酸	4:0 酪酸	6:0 ヘキサン酸	7:0 ヘプタン酸	8:0 オクタン酸	10:0 デカン酸	12:0 ラウリン酸	13:0 トリデカン酸	14:0 ミリスチン酸	15:0 ペンタデカン酸	15:0 ant ペンタデカン酸	16:0 パルミチン酸	16:0 iso パルミチン酸	17:0 ヘプタデカン酸	17:0 ant ヘプタデカン酸	18:0 ステアリン酸	20:0 アラキジン酸	22:0 ベヘン酸	24:0 リグノセリン酸	10:1 デセン酸	14:1 ミリストレイン酸	15:1 ペンタデセン酸	16:1 パルミトレイン酸
		(‥‥‥‥‥ g ‥‥‥‥‥)						(‥‥‥‥‥‥‥‥‥‥‥‥‥‥‥ mg ‥‥‥‥‥‥‥‥‥‥‥‥‥‥‥)																		(			)
	いさき																												
10037	生	4.57	1.63	1.29	1.65	1.47	0.18	–	–	–	–	2	25	–	240	32	–	1000	–	39	–	260	17	10	0	0	5	0	340
	いしだい																												
10038	生	5.45	1.89	2.14	1.41	1.13	0.28	–	–	–	–	0	0	–	260	38	–	1200	–	47	–	370	28	0	0	0	18	0	650
	いとよりだい																												
10039	生	1.00	0.32	0.19	0.49	0.38	0.11	–	–	–	–	Tr	1	0	19	7	0	210	0	11	0	73	4	2	0	0	1	0	33
10040	すり身	0.27	0.11	0.05	0.10	0.08	0.02	–	–	–	–	0	0	–	6	3	–	68	–	5	–	30	1	0	0	0	Tr	0	11
	いぼだい																												
10041	生	6.14	2.24	2.68	1.22	0.96	0.26	–	–	–	–	–	–	–	250	62	–	1500	–	0	–	370	48	–	–	–	0	–	320
	（いわし類）																												
	うるめいわし																												
10042	生	3.47	1.39	0.94	1.14	1.04	0.10	–	–	–	–	–	–	–	170	28	–	900	–	68	–	210	10	–	–	–	0	–	220
10043	丸干し	3.42	1.40	0.74	1.27	1.09	0.13	–	–	–	–	0	4	–	210	28	–	870	–	33	–	220	17	8	4	0	1	0	220
	かたくちいわし																												
10044	生	9.22	3.79	2.65	2.78	2.24	0.30	–	–	–	–	0	8	–	770	68	–	2100	–	76	–	490	250	25	19	0	4	0	950
10045	煮干し	2.71	1.27	0.61	0.83	0.66	0.10	–	–	–	–	Tr	6	–	270	28	–	710	–	29	–	180	18	10	21	0	1	0	290
10046	田作り	2.65	1.18	0.45	1.01	0.90	0.10	–	–	–	–	0	1	–	120	24	–	730	–	35	–	210	26	9	29	0	Tr	0	130
	まいわし																												
10047	生	6.94	2.55	1.86	2.53	2.10	0.28	–	–	–	–	Tr	7	–	460	54	–	1600	–	50	–	340	52	14	10	0	3	0	410
10048	水煮	6.54	2.37	1.75	2.42	2.02	0.27	–	–	–	–	Tr	6	–	420	52	–	1400	–	49	–	330	50	13	10	0	2	0	350
10049	焼き	7.02	2.53	1.83	2.66	2.23	0.29	–	–	–	–	Tr	7	–	450	53	–	1500	–	52	–	350	55	13	11	0	2	0	400
10395	フライ	26.78	3.90	14.66	8.22	3.93	4.16	–	–	–	–	0	9	–	520	46	–	2400	–	55	–	670	140	70	37	0	0	0	430
10050	塩いわし	6.88	2.43	1.64	2.80	2.39	0.22	–	–	–	–	0	6	–	430	38	–	1500	–	46	–	310	100	12	8	0	2	0	360
10051	生干し	12.59	5.02	3.65	3.93	3.12	0.36	–	–	–	–	0	12	–	1100	69	–	2900	–	72	–	670	170	28	31	0	5	0	1200
10052	丸干し	4.10	1.48	1.11	1.50	1.36	0.14	–	–	–	–	–	–	–	310	27	–	880	–	57	–	190	13	–	–	–	9	–	320
	めざし																												
10053	生	10.56	4.33	3.05	3.17	2.85	0.32	–	–	–	–	–	–	–	910	72	–	2600	–	160	–	610	31	–	–	–	0	–	920
10054	焼き	8.04	3.40	2.38	2.26	2.02	0.24	–	–	–	–	–	–	–	730	52	–	2000	–	120	–	470	24	–	–	–	0	–	730
	しらす																												
10396	生	0.79	0.28	0.09	0.43	0.38	0.04	–	–	–	–	0	1	–	34	7	–	170	–	10	–	48	2	2	4	0	0	0	27
10445	釜揚げしらす	(1.01)	(0.35)	(0.12)	(0.54)	(0.49)	(0.05)	–	–	–	–	(0)	(1)	–	(43)	(9)	–	(210)	–	(13)	–	(61)	(3)	(3)	(5)	(0)	(0)	(0)	(34)
10055	しらす干し　微乾燥品	1.08	0.34	0.14	0.60	0.56	0.04	–	–	–	–	0	Tr	–	37	7	–	220	–	10	–	58	2	2	4	0	0	0	43
10056	しらす干し　半乾燥品	1.69	0.54	0.20	0.95	0.88	0.07	–	–	–	–	0	1	–	57	14	–	350	–	15	–	86	3	3	8	0	0	0	48
10057	**たたみいわし**	4.29	1.53	1.41	1.35	1.14	0.20	–	–	–	–	0	69	–	250	29	–	880	–	45	–	230	14	15	0	0	6	0	410
	みりん干し																												
10058	かたくちいわし	4.77	1.40	1.34	2.03	1.07	0.94	–	–	–	–	2	38	–	230	24	–	800	–	35	–	230	29	8	0	0	2	0	200
10059	まいわし	11.56	3.64	3.22	4.70	3.34	1.20	–	–	–	–	3	67	–	740	56	–	2100	–	74	–	490	97	17	0	0	6	0	720
	缶詰																												
10060	水煮	8.10	2.71	2.22	3.17	2.92	0.24	–	–	–	–	–	–	–	620	35	–	1600	–	91	–	310	72	–	–	–	0	–	620
10061	味付け	9.81	3.56	2.55	3.70	3.17	0.45	–	–	–	–	0	12	–	710	89	–	2000	–	160	–	480	96	14	10	0	3	0	770
10062	トマト漬	9.23	3.32	2.51	3.40	2.89	0.43	–	–	–	–	1	11	–	650	82	–	1900	–	140	–	420	90	14	10	0	3	0	730
10063	油漬	27.84	7.05	6.83	13.96	2.45	11.45	–	–	–	–	1	15	–	680	88	–	5200	–	140	–	800	87	42	19	0	5	0	430
10064	かば焼	13.36	4.61	3.87	4.87	4.23	0.54	–	–	–	–	4	19	–	940	120	–	2600	–	200	–	560	100	18	9	0	6	0	1100
10397	アンチョビ	5.78	1.09	2.84	1.85	0.80	1.03	–	–	–	–	0	0	–	59	11	–	750	–	21	–	200	16	25	10	0	0	0	60

可食部100g当たり

グループ区分：一価不飽和（17:1～24:1）／多価不飽和（16:2～22:6 n-3）　単位：mg

17:1	18:1計	18:1 n-9	18:1 n-7	20:1	22:1	24:1	16:2	16:3	16:4	18:2 n-6	18:3 n-3	18:3 n-6	18:4 n-3	20:2 n-6	20:3 n-3	20:3 n-6	20:4 n-6	20:4 n-3	20:5 n-3	21:5 n-3	22:2	22:4 n-6	22:5 n-3	22:5 n-6	22:6 n-3	備考
ヘプタデセン酸	計	オレイン酸	シス・バクセン酸	イコセン酸	ドコセン酸	テトラコセン酸	ヘキサデカジエン酸	ヘキサデカトリエン酸	ヘキサデカテトラエン酸	リノール酸	α-リノレン酸	γ-リノレン酸	オクタデカテトラエン酸	イコサジエン酸	イコサトリエン酸	イコサトリエン酸	イコサテトラエン酸	アラキドン酸	イコサペンタエン酸	ヘンイコサペンタエン酸	ドコサジエン酸	ドコサテトラエン酸	ドコサペンタエン酸	ドコサペンタエン酸	ドコサヘキサエン酸	
14	730	–	–	100	97	1	0	0	7	44	39	7	35	10	–	8	47	77	350	16	0	1	180	32	810	廃棄部位:頭部、内臓、骨、ひれ等(三枚下ろし)
18	1200	–	–	180	37	30	0	0	0	36	17	0	26	25	–	14	33	180	500	0	0	0	250	23	300	別名:くちぐろ。廃棄部位:頭部、内臓、骨、ひれ等(三枚下ろし)
5	120	89	31	17	5	5	1	1	1	8	2	0	1	4	0	2	3	53	48	3	0	24	51	16	270	別名:いとより。三枚におろしたもの
1	38	–	–	3	1	1	0	0	0	3	1	0	1	1	–	1	1	12	12	0	0	0	6	7	56	別名:いとより
57	1800	–	–	190	170	120	–	–	–	44	20	–	22	11	–	23	17	120	220	–	0	–	83	59	590	別名:えぼだい。廃棄部位:頭部、内臓、骨、ひれ等(三枚下ろし)
36	500	–	–	42	80	63	–	–	–	36	16	–	22	5	–	2	13	58	290	–	0	–	34	0	660	廃棄部位:頭部、内臓、骨、ひれ等(三枚下ろし)
10	310	–	–	69	96	38	21	15	15	39	28	6	44	9	–	4	14	57	340	11	0	2	40	16	620	廃棄部位:頭部、ひれ等
24	1600	–	–	43	11	9	85	120	37	78	45	21	84	7	–	15	43	140	1100	32	0	0	120	33	770	別名:しこいわし、ひしこ、せぐろ。廃棄部位:頭部、内臓、骨、ひれ等(三枚下ろし)
9	260	–	–	19	8	20	25	24	18	29	19	5	46	5	–	3	8	46	260	11	0	0	26	12	320	別名:しこいわし、ひしこ、せぐろ、いりこ、ちりめん。魚体全体
13	270	–	–	14	8	24	7	5		28	13	3	7	3	–	3	5	43	220	1	0	0	19	12	620	別名:しこいわし、ひしこ、せぐろ、ごまめ。幼魚の乾燥品(調理前)
15	1000	–	–	210	130	48	43	49	59	92	59	17	120	16	–	16	54	100	780	35	0	7	170	28	870	廃棄部位:頭部、内臓、骨、ひれ等(三枚下ろし)
15	970	–	–	230	140	44	37	41	59	88	55	15	110	15	–	15	51	100	700	32	0	7	160	29	910	頭部、内臓等を除き水煮したもの。廃棄部位:骨、ひれ等
15	1000	–	–	210	130	49	42	48	54	92	59	17	130	16	–	16	57	110	790	36	0	8	180	31	980	内臓等を除き焼いたもの。廃棄部位:頭部、骨、ひれ等
44	13000	12000	850	670	380	93	42	40	52	3900	1700	0	150	33	–	21	65	130	830	35	0	24	190	35	950	三枚におろしたもの。揚げ油:なたね油。まいわし生等とは別試料
17	770	–	–	230	220	39	44	51	84	84	41	15	190	11	–	9	48	76	830	39	0	7	120	24	1100	廃棄部位:頭部、内臓、骨、ひれ等
24	1800	–	–	350	220	57	140	190	130	110	66	30	210	14	–	22	65	140	1400	56	0	6	240	34	1100	廃棄部位:頭部、内臓、骨、ひれ等
60	460	–	–	110	83	60	–	–	–	81	53	–	130	6	–	13	44	40	540	–	0	–	91	0	510	廃棄部位:頭部、ひれ等
130	1200	–	–	350	290	150	–	–	–	190	88	–	250	18	–	11	75	110	930	–	0	–	160	0	1400	原材料:かたくちいわし、まいわし等。廃棄部位:頭部、ひれ等
100	950	–	–	300	180	120	–	–	–	150	65	–	190	11	–	6	57	76	650	–	0	–	110	0	940	原材料:かたくちいわし、まいわし等。廃棄部位:頭部、ひれ等
3	53	38	15	2	Tr	7	2	2	1	10	11	0	22	2	–	1	3	15	90	3	0	2	8	10	250	かたくちいわし、まいわし等の幼魚
(3)	(68)	(48)	(20)	(2)	(Tr)	(8)	(3)	(2)	(1)	(13)	(14)	(0)	(22)	(3)	–	(1)	(4)	(19)	(120)	(4)	(0)	(2)	(10)	(13)	(320)	
2	78	–	–	4	1	9	3	2	3	15	12	2	23	2	–	1	6	16	150	4	0	1	15	5	340	原材料:かたくちいわし、まいわし等の幼魚。主として関西向け
4	120	–	–	5	2	15	4	2	3	29	28	3	50	3	–	2	11		200	6	0	2	17	50	570	原材料:かたくちいわし、まいわし等の幼魚
22	850	–	–	87	36	0	0	0	0	24	11	0	16	16	–	12	18	130	380	28	0	0	260	25	420	
27	950	–	–	58	97	0	–	–	25	860	28	6	36	8	–	4	13	47	360	12	0	0	38	19	580	
0	1800	–	–	370	290	0	–	–	160	1000	68	24	230	19	–	15	79	110	1400	–	0	200	32		1300	
93	920	–	–	280	200	120	–	–	–	110	76	–	210	8	–	21	74	100	1200	–	0	–	200	0	1200	まいわし製品。液汁を除いたもの
100	1300	–	–	210	150	26	81	0	0	100	67	30	150	33	–	23	84	200	1400	50	0	28	240	35	1100	まいわし製品。液汁を除いたもの
90	1200	–	–	280	210	28	70	0	0	140	76	28	160	32	–	20	78	160	1300	46	0	28	210	27	1100	まいわし製品。液汁を除いたもの
110	5200	–	–	510	390	35	59	0	0	11000	350	20	40	36	–	61	64		850	49	0	0	110	23	810	別名:オイルサーディン。まいわし製品。液汁を含んだもの
120	1800	–	–	470	340	43	96	0	0	160	130	41	310	36	–	27	120	210	1800	64	0	39	300	35	1400	まいわし製品。液汁を含んだもの
6	2600	2500	110	56	67	14	4	3	4	1000	32	0	23	6	–	1	7	17	140	5	0	0	18	12	580	かたくちいわし製品。液汁を除いたもの

可食部 100g 当たりの脂肪酸成分表

食品番号	食品名	脂肪酸総量	飽和脂肪酸	一価不飽和脂肪酸	多価不飽和脂肪酸	n-3系多価不飽和脂肪酸	n-6系多価不飽和脂肪酸	4:0 酪酸	6:0 ヘキサン酸	7:0 ヘプタン酸	8:0 オクタン酸	10:0 デカン酸	12:0 ラウリン酸	13:0 トリデカン酸	14:0 ミリスチン酸	15:0 ペンタデカン酸	15:0ant ペンタデカン酸	16:0 パルミチン酸	16:0iso パルミチン酸	17:0 ヘプタデカン酸	17:0ant ヘプタデカン酸	18:0 ステアリン酸	20:0 アラキジン酸	22:0 ベヘン酸	24:0 リグノセリン酸	10:1 デセン酸	14:1 ミリストレイン酸	15:1 ペンタデセン酸	16:1 パルミトレイン酸
		(⋯ g ⋯)						(⋯ mg ⋯)																		(⋯)			
	いわな																												
10065	養殖 生	2.65	0.69	1.04	0.91	0.56	0.35	–	–	–	–	0	0	–	84	8	–	480	–	8	–	100	5	0	0	0	2	0	170
	うぐい																												
10066	生	1.12	0.29	0.40	0.43	0.25	0.17	–	–	–	–	0	1	–	24	4	–	200	–	4	–	53	3	1	1	0	1	0	68
	うなぎ																												
10067	養殖 生	15.45	4.12	8.44	2.89	2.42	0.39	–	–	–	–	0	0	–	550	33	–	2800	–	23	–	710	25	0	0	0	22	0	970
10068	きも 生	3.93	1.20	1.80	0.93	0.79	0.13	–	–	–	–	0	1	–	95	9	–	790	–	7	–	290	6	2	0	0	2	0	190
10069	白焼き	21.64	6.59	11.95	3.10	2.27	0.75	–	–	–	–	0	22	–	990	48	–	4700	–	29	–	810	26	7	0	0	55	0	2000
10070	かば焼	18.56	5.32	9.85	3.39	2.87	0.53	–	–	–	–	–	–	–	850	29	–	3600	–	40	–	790	28	–	–	0	19	0	1400
	うまづらはぎ																												
10071	生	0.19	0.05	0.03	0.11	0.08	0.02	–	–	–	–	0	0	–	1	1	–	36	–	1	–	14	Tr	0	0	0	0	0	5
10072	味付け開き干し	1.08	0.36	0.15	0.57	0.48	0.09	–	–	–	–	0	Tr	–	9	7	–	230	–	12	–	96	3	1	2	0	0	0	24
	えい																												
10073	生	0.14	0.05	0.03	0.06	0.04	0.02	–	–	–	–	0	0	–	1	Tr	–	30	–	1	–	17	Tr	Tr	Tr	0	0	0	4
	えそ																												
10074	生	0.55	0.19	0.11	0.25	0.22	0.03	–	–	–	–	0	Tr	0	16	4	0	120	0	7	0	38	2	1	2	0	Tr	0	22
	おいかわ																												
10075	生	4.50	1.21	1.89	1.41	0.96	0.19	–	–	–	–	28	34	–	220	14	–	790	–	9	–	96	6	3	1	0	14	0	960
	おおさが																												
10076	生	6.35	1.06	4.50	0.79	0.68	0.12	–	–	–	–	0	0	–	260	19	–	620	–	8	–	150	12	0	0	0	8	0	350
	おこぜ																												
10077	生	0.10	0.03	0.02	0.05	0.04	0.01	–	–	–	–	0	0	–	1	Tr	–	21	–	Tr	–	8	Tr	0	0	0	0	0	4
	おひょう																												
10078	生	1.19	0.27	0.53	0.39	0.35	0.04	–	–	–	–	0	0	–	40	4	–	180	–	3	–	44	2	1	0	0	2	0	110
	かさご																												
10079	生	0.89	0.27	0.27	0.35	0.28	0.06	–	–	–	–	Tr	1	0	28	5	0	180	0	7	0	42	2	1	0	0	2	0	62
	かじか																												
10080	生	3.27	0.86	1.25	1.17	0.74	0.40	–	–	–	–	0	4	–	72	17	–	590	–	26	–	140	5	2	0	0	6	0	410
10081	水煮	3.89	1.01	1.51	1.36	0.86	0.47	–	–	–	–	0	–	–	87	16	–	730	–	22	–	150	4	1	0	0	5	0	500
10082	つくだ煮	3.47	0.85	0.98	1.63	1.10	0.51	–	–	–	–	0	2	–	100	20	–	500	–	23	–	180	5	4	0	0	5	0	240
	(かじき類)																												
	くろかじき																												
10083	生	0.12	0.04	0.02	0.05	0.04	0.01	–	–	–	–	0	0	–	2	1	–	24	–	1	–	12	Tr	0	0	0	0	0	3
	まかじき																												
10084	生	1.34	0.47	0.35	0.52	0.44	0.09	–	–	–	–	0	0	–	55	12	–	250	–	17	–	130	5	0	0	0	1	0	60
	めかじき																												
10085	生	6.29	1.63	3.55	1.11	0.92	0.19	–	–	–	–	0	0	–	130	28	–	1000	–	41	–	370	21	10	5	0	0	0	210
10398	焼き	9.38	2.44	5.29	1.65	1.37	0.28	–	–	–	–	0	2	–	200	42	–	1500	–	64	–	560	31	14	8	0	0	0	320
	(かつお類)																												
	かつお																												
10086	春獲り 生	0.38	0.12	0.06	0.19	0.17	0.02	–	–	–	–	0	Tr	0	15	3	0	78	0	4	0	22	1	0	0	0	Tr	0	14
10087	秋獲り 生	4.67	1.50	1.33	1.84	1.57	0.24	–	–	–	–	Tr	3	–	230	46	–	930	–	44	–	230	15	7	2	0	4	0	240
	そうだがつお																												
10088	生	2.06	0.74	0.48	0.84	0.74	0.10	–	–	–	–	–	–	–	96	22	–	440	–	36	–	130	8	–	–	0	2	–	140

可食部100g当たり

17:1	18:1 計	18:1 n-9	18:1 n-7	20:1	22:1	24:1	16:2	16:3	16:4	18:2 n-6	18:3 n-3	18:3 n-6	18:4 n-3	20:2 n-6	20:3 n-6	20:3 n-3	20:4 n-6	20:4 n-3	20:5 n-3	21:5 n-3	22:2	22:4 n-6	22:5 n-3	22:5 n-6	22:6 n-3	備考
ヘプタデセン酸	計	オレイン酸	シス・バクセン酸	イコセン酸	ドコセン酸	テトラコセン酸	ヘキサデカジエン酸	ヘキサデカトリエン酸	ヘキサデカテトラエン酸	リノール酸	α-リノレン酸	γ-リノレン酸	オクタデカテトラエン酸	イコサジエン酸	イコサトリエン酸	イコサトリエン酸	アラキドン酸	イコサテトラエン酸	イコサペンタエン酸	ヘンイコサペンタエン酸	ドコサジエン酸	ドコサテトラエン酸	ドコサペンタエン酸	ドコサペンタエン酸	ドコサヘキサエン酸	（一価不飽和／多価不飽和）
mg							mg																			
7	680	–	–	100	63	17	0	0	0	290	29	0	20	14	–	11	11	31	110	0	0	0	40	9	350	廃棄部位:頭部、内臓、骨、ひれ等(三枚下ろし)
4	280	–	–	35	13	4	2	2	1	120	12	2	3	12	–	6	6	21	48	2	0	1	18	4	170	廃棄部位:頭部、内臓、骨、ひれ等(三枚下ろし)
34	5900	–	–	1100	440	24	40	19	22	220	59	7	58	38	–	19	150	71	580	47	0	8	450	22	1100	廃棄部位:頭部、内臓、骨、ひれ等
9	1400	–	–	140	40	14	5	3	2	50	10	2	6	8	–	6	26	53	150	9	0	0	120	9	470	内臓
47	8900	–	–	640	220	62	38	22	23	530	90	15	49	44	–	33	130	95	510	30	0	11	340	20	1100	廃棄部位:頭部、内臓、骨、ひれ等
110	6500	–	–	1300	500	85				440	84	–	170	6	–	16	160		750	–	0	–	420	0	1300	
1	22	–	–	1	1	Tr	Tr	0	0	1	Tr	Tr	Tr	Tr	–	Tr	Tr	16	21	Tr	0	0	7	4	55	廃棄部位:頭部、内臓、骨、皮、ひれ等(三枚下ろし)
4	110	–	–	7	4	3	1	1	Tr	9	3	1	2	3	–	2	3	55	120	2	0	Tr	16	21	340	廃棄部位:骨、ひれ等
1	18	–	–	1	Tr	1	Tr	Tr	0	1	Tr	0	Tr	Tr	–	Tr	Tr	15	7	Tr	0	0	6	2	30	別名:かすべ。切り身
2	63	49	14	8	6	4	1	1	1	5	2	0	1	1	–	1	2	16	37	1	0	2	11	7	160	試料:わにえそ、とかげえそ、まえそ等。三枚におろしたもの
18	880	–	–	17	2	0	120	110	35	120	230	18	40	5	–	10	25	40	360	0	0	1	130	2	170	別名:はや、やまべ。廃棄部位:頭部、内臓、骨、ひれ等(三枚下ろし)
14	1100	–	–	1300	1500	210	0	0	0	47	17	0	24	17	–	4	25	39	210	0	0	0	76	10	330	別名:こうじんめぬけ。切り身
Tr	14	–	–	2	1	Tr	0	0	0	1	Tr	0	Tr	Tr	–	Tr	Tr	8	9	0	0	0	2	2	25	試料:おにおこぜ。廃棄部位:頭部、内臓、骨、ひれ等(三枚下ろし)
4	260	–	–	92	48	10	0	0	0	3	0	0	4	0	–	1	5	21	140	0	0	0	26	3	170	別名:おおひらめ。切り身
6	170	150	26	18	7	4	1	1	Tr	7	3	0	2	3	1	1	2	33	54	2	0	9	26	9	190	三枚におろしたもの
30	750	–	–	42	6	7	14	8	4	170	120	17	32	21	–	13	14	150	240	0	0	3	110	30	220	別名:ごり。魚体全体
35	920	–	–	42	6	6	17	10	5	190	130	20	34	20	–	14	17	180	270	0	0	4	130	37	270	魚体全体を水煮したもの
27	610	–	–	65	24	6	15	10	4	140	120	12	90	36	–	11	24	240	450	14	0	3	130	55	270	
1	15	–	–	1	Tr	1	0	0	0	1	Tr	0	Tr	Tr	–	Tr	Tr	6	4	0	0	0	1	5	36	別名:くろかわ。切り身(皮なし)
9	240	–	–	27	4	10	0	0	0	16	6	0	6	6	–	2	0	39	61	0	0	0	46	24	310	切り身(皮なし)
45	2600	2400	190	490	130	75	0	0	0	41	20	0	8	20	–	8	34	60	110	6	0	33	140	28	600	別名:めか。切り身(皮なし)
69	3900	3500	320	730	190	110	4	0	2	62	29	0	12	31	–	12	51	87	170	12	0	49	210	41	890	切り身(皮なし)
2	40	32	8	4	2	2	1	Tr	Tr	5	3	0	6	1	1	1	1	7	39	1	0	Tr	4	4	120	別名:ほんがつお、まがつお、初がつお。三枚におろしたもの
31	770	–	–	140	120	29	13	6	10	85	41	10	19	14	–	6	22	84	400	12	0	2	55	40	970	別名:ほんがつお、まがつお、戻りがつお。廃棄部位:頭部、内臓、骨、ひれ等(三枚下ろし)
24	260	–	–	19	18	20	–	–	–	28	16	–	25	3	–	6	9	39	180	–	0	–	32	25	470	試料:まるそうだ、ひらそうだ。廃棄部位:頭部、内臓、骨、ひれ等(三枚下ろし)

可食部 100g 当たりの脂肪酸成分表

食品番号	食品名	脂肪酸総量	飽和脂肪酸	一価不飽和脂肪酸	多価不飽和脂肪酸	n-3系多価不飽和脂肪酸	n-6系多価不飽和脂肪酸	4:0 酪酸	6:0 ヘキサン酸	7:0 ヘプタン酸	8:0 オクタン酸	10:0 デカン酸	12:0 ラウリン酸	13:0 トリデカン酸	14:0 ミリスチン酸	15:0 ペンタデカン酸	15:0 ant ペンタデカン酸	16:0 パルミチン酸	16:0 iso パルミチン酸	17:0 ヘプタデカン酸	17:0 ant ヘプタデカン酸	18:0 ステアリン酸	20:0 アラキジン酸	22:0 ベヘン酸	24:0 リグノセリン酸	10:1 デセン酸	14:1 ミリストレイン酸	15:1 ペンタデセン酸	16:1 パルミトレイン酸
		(………… g …………)						(……………………………………………………………… mg ……………………………………………………………………)																	(…………			)
	加工品																												
10089	なまり	0.42	0.16	0.09	0.17	0.14	0.03	–	–	–	–	0	Tr	–	11	4	–	100	–	6	–	39	2	1	1	0	Tr	0	14
10090	なまり節	0.66	0.27	0.16	0.22	0.17	0.06	–	–	–	–	0	Tr	–	14	6	–	170	–	9	–	66	2	2	2	0	Tr	0	23
10446	裸節	(1.98)	(0.70)	(0.37)	(0.91)	(0.79)	(0.12)	–	–	–	–				(41)	(19)	–	(390)	–	(50)	–	(190)	(6)	–	–	–	(1)	–	(63)
10091	かつお節	1.76	0.62	0.33	0.81	0.70	0.10	–	–	–	–				37	17	–	350	–	44	–	170	5	–	–		1	–	56
10092	削り節	1.86	0.71	0.35	0.79	0.63	0.16	–	–	–	–	0	1	–	45	17	–	410	–	28	–	190	7	5	6	0	Tr	0	57
10093	削り節つくだ煮	2.49	0.60	0.80	1.09	0.31	0.77	–	–	–	–	0	Tr	–	18	8	–	360	–	14	–	180	13	5	5	0	Tr	0	31
10094	角煮	1.02	0.35	0.28	0.39	0.31	0.09	–	–	–	–	0	Tr	–	22	9	–	210	–	12	–	83	5	3	4	0	Tr	0	33
10095	塩辛	0.71	0.33	0.14	0.24	0.18	0.06	–	–	–	–	0	Tr	–	16	4	–	190	–	13	–	89	3	2	3	0	Tr	0	21
	缶詰																												
10096	味付け フレーク	2.30	0.78	0.58	0.94	0.83	0.11	–	–	–	–	0	1	–	87	28	–	460	–	56	–	130	7	3	4	0	1	0	110
10097	油漬 フレーク	22.36	3.48	5.45	13.44	1.99	11.44	–	–	–	–				35	8	–	2400	–	46	–	910	73	–	–		0	–	59
	かます																												
10098	生	6.12	2.09	2.23	1.80	1.50	0.26	–	–	–	–	0	5	–	240	31	–	1400	–	35	–	340	21	9	13	0	9	0	500
10099	焼き	3.90	1.36	1.32	1.23	1.03	0.17	–	–	–	–	0	2	–	140	19	–	890	–	23	–	250	13	6	10	0	5	0	280
	(かれい類)																												
	まがれい																												
10100	生	0.95	0.23	0.29	0.43	0.35	0.06	–	–	–	–	0	2	0	43	6	0	140	0	11	0	25	2	1	Tr	0	1	0	78
10101	水煮	0.83	0.21	0.25	0.38	0.31	0.05	–	–	–	–	0	1	0	42	5	0	120	0	10	0	23	2	1	Tr	0	1	0	69
10102	焼き	0.96	0.24	0.28	0.44	0.36	0.06	–	–	–	–	0	2	0	46	6	0	140	0	11	0	27	2	1	Tr	0	1	0	82
	まこがれい																												
10103	生	1.23	0.31	0.35	0.56	0.43	0.11	–	–	–	–	Tr	2	–	54	8	–	190	–	15	–	37	4	2	1	0	0	0	110
10399	焼き	1.95	0.50	0.55	0.89	0.68	0.18	–	–	–	–	Tr	3	–	82	13	–	300	–	25	–	63	7	3	1	0	0	0	170
	子持ちがれい																												
10104	生	4.56	1.13	1.72	1.70	1.51	0.13	–	–	–	–	Tr	3	–	190	23	–	730	–	16	–	160	5	4	0	0	6	0	450
10105	水煮	5.04	1.33	1.97	1.74	1.52	0.15	–	–	–	–	0	3	–	250	27	–	840	–	19	–	190	6	4	0	0	7	0	510
10106	**干しかれい**	2.43	0.73	0.85	0.85	0.73	0.09	–	–	–	–	0	2	–	100	18	–	470	–	18	–	110	7	4	2	0	3	0	220
	かわはぎ																												
10107	生	0.26	0.08	0.05	0.14	0.10	0.04	–	–	–	–	0	Tr	0	2	1	0	50	0	3	0	18	Tr	Tr	Tr	0	0	0	5
	かんぱち																												
10108	三枚おろし 生	3.39	1.12	1.03	1.24	1.07	0.15	–	–	–	–	0	1	–	90	18	–	710	–	26	–	260	13	6	7	0	1	0	170
10424	背側 生	0.86	0.30	0.25	0.31	0.26	0.05	–	–	–	–	0	Tr	0	15	5	–	200	–	8	0	65	3	2	1	0	Tr	0	25
	きす																												
10109	生	0.12	0.04	0.02	0.06	0.05	0.01	–	–	–	–	0	0	–	2	1	–	23	–	2	–	8	Tr	0	0	0	0	0	5
10400	天ぷら	13.43	1.06	8.60	3.77	1.28	2.48	–	–	–	–	0	0	–	15	8	–	610	–	13	–	270	82	43	21	0	0	0	49
	きちじ																												
10110	生	18.61	3.95	10.68	3.97	3.42	0.48	–	–	–	–	0	12	0	700	54	0	2500	0	110	0	550	30	13	4	0	35	0	1700
	きびなご																												
10111	生	0.75	0.33	0.18	0.24	0.21	0.03	–	–	–	–	Tr	Tr	–	30	7	–	210	–	9	–	67	5	2	2	0	1	0	41
10112	調味干し	3.47	1.74	0.77	0.95	0.78	0.12	–	–	–	–	2	7	–	290	44	–	1000	–	54	–	290	23	17	20	0	1	0	260
	キャビア																												
10113	塩蔵品	12.41	3.15	6.36	2.91	2.36	0.54	–	–	–	–	0	0	–	90	53	–	2600	–	51	–	330	5	0	0	0	0	0	840
	キングクリップ																												
10114	生	0.06	0.01	0.01	0.03	0.02	Tr	–	–	–	–	0	0	–	1	Tr	–	9	–	Tr	–	4	0	0	0	0	0	0	1

可食部100g当たり

一価不飽和 ／ 多価不飽和（単位：mg）

17:1 ヘプタデセン酸	18:1 計	18:1 n-9 オレイン酸	18:1 n-7 シス・バクセン酸	20:1 イコセン酸	22:1 ドコセン酸	24:1 テトラコセン酸	16:2 ヘキサデカジエン酸	16:3 ヘキサデカトリエン酸	16:4 ヘキサデカテトラエン酸	18:2 n-6 リノール酸	18:3 n-3 α-リノレン酸	18:3 n-6 γ-リノレン酸	18:4 n-3 オクタデカテトラエン酸	20:2 n-6 イコサジエン酸	20:3 n-3 イコサトリエン酸	20:3 n-6 イコサトリエン酸	20:4 n-3 イコサテトラエン酸	20:4 n-6 アラキドン酸	20:5 n-3 イコサペンタエン酸	21:5 n-3 ヘンイコサペンタエン酸	22:2 ドコサジエン酸	22:4 n-6 ドコサテトラエン酸	22:5 n-3 ドコサペンタエン酸	22:5 n-6 ドコサペンタエン酸	22:6 n-3 ドコサヘキサエン酸	備考
3	68	–	–	3	1	3	1	0	0	6	2	1	2	1	–	1	1	12	19	Tr	0	0	3	10	110	
4	120	–	–	5	1	4	1	0	0	8	2	1	2	2	–	2	1	24	22	1	0	0	4	18	130	
(20)	(240)	–	–	(21)	(12)	(17)	–	–	–	(25)	(7)	–	(13)	(5)	–	(4)	(7)	(45)	(110)	–	(0)	–	(24)	(37)	(630)	
18	210	–	–	18	10	15	–	–	–	22	–	–	11	5	–	4	6	40	99	–	0	–	22	33	560	
11	250	–	–	18	6	12	3	0	Tr	25	7	4	8	6	–	3	5	63	86	2	0	1	18	59	500	試料:包装品
6	750	–	–	10	3	7	1	0	0	710	1	1	3	3	–	2	9	29	38	1	0	0	8	28	250	
5	220	–	–	10	6	6	2	Tr	Tr	38	15	2	6	2	–	2	4	23	42	1	0	0	7	21	230	
4	95	–	–	4	3	9	1	0	0	16	1	–	Tr	1	–	1	2	7	28	1	0	0	6	15	140	別名:酒盗
15	340	–	–	58	51	7	4	0	Tr	40	22	0	39	6	–	3	12	35	180	6	0	4	23	18	540	別名:ツナ缶。液汁を含んだもの
12	5300	–	–	65	22	0	–	–	–	11000	1600	–	16	4	–	84	10	14	60	–	0	–	0	0	290	別名:ツナ缶。液汁を含んだもの
25	1500	–	–	85	69	40	20	17	9	56	32	8	41	12	–	7	21	130	340	16	0	3	110	41	940	試料:あかかます。廃棄部位:頭部、内臓、骨、ひれ等(三枚下ろし)
16	920	–	–	44	30	26	11	12	5	35	19	5	24	7	–	5	12	83	190	8	0	2	67	32	710	試料:あかかます。内臓等を除き焼いたもの。廃棄部位:頭部、骨、ひれ等
4	140	100	42	39	21	4	8	5	4	7	3	1	13	5	2	1	7	27	180	8	Tr	12	44	4	96	五枚におろしたもの
3	120	83	41	34	14	3	7	6	8	6	3	1	12	4	2	1	6	22	160	7	Tr	9	43	3	83	廃棄部位:頭部、骨、ひれ等。内臓等を除き水煮したもの。
4	150	99	47	35	12	4	7	6	9	6	2	1	12	5	2	1	5	29	180	8	Tr	11	58	3	91	廃棄部位:頭部、骨、ひれ等。内臓等を除き焼いたもの
6	180	120	58	46	14	4	9	8	6	11	7	0	17	8	–	3	7	52	200	9	0	27	81	6	110	廃棄部位:頭部、内臓、骨、ひれ等(五枚下ろし)
10	280	190	90	72	20	6	13	11	9	18	10	0	25	12	–	5	11	88	310	13	0	42	130	10	180	五枚におろしたもの
18	940	–	–	220	67	20	21	16	26	34	16	3	40	11	–	3	18	68	800	27	0	2	230	10	380	試料:あかがれい及びばばがれい。廃棄部位:頭部、内臓、骨、ひれ等
20	1000	–	–	280	86	24	23	18	30	35	18	3	51	13	–	3	20	81	760	29	0	2	220	11	420	試料:あかがれい及びばばがれい。頭部、内臓等を除き水煮したもの。廃棄部位:骨、ひれ等
14	400	–	–	140	65	13	10	6	7	17	8	2	13	14	–	2	8	48	310	14	0	0	98	10	280	試料(原材料):やなぎむしがれい及びむしがれい(生干しひと塩品)。廃棄部位:頭部、骨、ひれ等
2	39	32	7	3	Tr	Tr	Tr	Tr	Tr	2	1	Tr	Tr	1	0	1	Tr	30	32	0	0	4	8	5	53	別名:はげ。三枚におろしたもの
18	740	–	–	47	26	28	8	6	4	33	18	5	21	7	–	4	14	68	190	9	0	2	92	31	730	三枚におろしたもの
6	200	180	22	10	2	0	1	0	1	6	2	Tr	1	2	1	2	2	2	26	1	0	5	17	17	210	三枚におろした後、腹側を除いたもの
Tr	10	6	4	1	0	0	Tr	Tr	Tr	1	Tr	0	Tr	Tr	–	Tr	Tr	5	17	Tr	0	1	5	1	31	試料:しろぎす。廃棄部位:頭部、内臓、骨、ひれ等(三枚下ろし)
10	8400	7900	430	160	5	21	0	0	0	2400	1100	0	0	10	–	0	0	20	68	0	0	4	20	5	120	頭部、内臓、骨、ひれ等を除いたもの。廃棄部位:尾。揚げ油:なたね油
60	6300	5100	1200	1400	1000	150	31	15	20	140	66	12	87	52	24	11	120	190	1300	53	8	34	280	36	1500	別名:きんきん、きんき。三枚におろしたもの
2	65	–	–	23	40	12	3	2	1	9	5	1	6	2	–	3	3	10	59	2	0	0	7	3	130	廃棄部位:頭部、内臓、骨、ひれ等(三枚下ろし)
11	370	–	–	42	35	49	21	16	8	42	34	10	33	7	–	4	12	40	250	9	0	1	47	20	400	
100	5200	–	–	160	16	12	0	0	0	110	59	0	57	29	–	17	35	320	470	0	0	0	150	68	1600	
Tr	10	–	–	2	1	1	0	0	0	Tr	0	0	0	Tr	–	Tr	Tr	3	4	0	0	0	1	1	19	切り身

可食部 100g 当たりの脂肪酸成分表

脂肪酸成分表　第1表　魚介類

食品番号	食品名	脂肪酸総量	飽和脂肪酸	一価不飽和脂肪酸	多価不飽和脂肪酸	n-3系多価不飽和脂肪酸	n-6系多価不飽和脂肪酸	4:0 酪酸	6:0 ヘキサン酸	7:0 ヘプタン酸	8:0 オクタン酸	10:0 デカン酸	12:0 ラウリン酸	13:0 トリデカン酸	14:0 ミリスチン酸	15:0 ペンタデカン酸	15:0 ant ペンタデカン酸	16:0 パルミチン酸	16:0 iso パルミチン酸	17:0 ヘプタデカン酸	17:0 ant ヘプタデカン酸	18:0 ステアリン酸	20:0 アラキジン酸	22:0 ベヘン酸	24:0 リグノセリン酸	10:1 デセン酸	14:1 ミリストレイン酸	15:1 ペンタデセン酸	16:1 パルミトレイン酸
		(………… g …………)						(…………………………………………………… mg ……………………………………………………)																		(………… mg …………)			
	ぎんだら																												
10115	生	15.96	4.50	9.87	1.59	1.13	0.29	–	–	–	–	0	9	–	710	58	–	2900	–	290	–	490	26	9	6	0	0	0	1400
10401	水煮	20.67	5.89	12.69	2.08	1.47	0.38	–	–	–	–	0	12	–	940	76	–	3800	–	390	–	640	33	11	8	0	0	0	1900
	きんめだい																												
10116	生	7.54	2.15	3.80	1.60	1.37	0.22	–	–	–	–	–	–	–	230	37	–	1300	–	100	–	470	17	–	–	–	3	–	360
	ぐち																												
10117	生	0.55	0.18	0.17	0.20	0.17	0.03	–	–	–	–	0	1	–	16	2	–	120	–	3	–	32	2	1	1	0	Tr	0	56
10118	焼き	0.54	0.18	0.17	0.20	0.17	0.03	–	–	–	–	0	1	–	14	2	–	120	–	2	–	35	2	1	1	0	Tr	0	53
	こい　養殖																												
10119	生	8.55	2.03	4.67	1.85	1.06	0.74	–	–	–	–	0	3	–	200	22	–	1500	–	16	–	280	8	3	1	0	15	0	1000
10120	水煮	11.24	2.65	6.10	2.49	1.03	1.42	–	–	–	–	0	4	–	200	27	–	2000	–	21	–	390	12	5	2	0	19	0	960
10121	内臓　生	21.58	5.22	10.06	6.31	2.37	3.94	–	–	–	–	–	–	–	550	34	–	3900	–	34	–	730	3	–	–	–	2	–	1600
	（こち類）																												
	まごち																												
10122	生	0.31	0.10	0.08	0.14	0.12	0.02	–	–	–	–	0	0	–	8	2	–	64	–	2	–	19	1	0	0	0	Tr	0	21
	めごち																												
10123	生	0.35	0.11	0.07	0.18	0.14	0.03	–	–	–	–	0	Tr	0	7	2	0	68	–	4	0	24	1	1	1	0	Tr	0	15
	このしろ																												
10124	生	6.75	2.29	2.51	1.95	1.50	0.08	–	–	–	–	0	–	–	580	22	–	1500	–	3	–	180	29	–	–	–	Tr	–	750
10125	甘酢漬	7.87	3.00	2.75	2.11	1.53	0.23	–	–	–	–	0	11	–	760	46	–	1900	–	32	–	230	45	11	10	0	12	0	940
	（さけ・ます類）																												
	からふとます																												
10126	生	4.93	1.23	2.12	1.58	1.42	0.15	–	–	–	–	0	0	–	230	25	–	790	–	20	–	160	7	0	0	0	3	0	240
10127	焼き	5.95	1.43	2.63	1.89	1.70	0.18	–	–	–	–	0	0	–	270	30	–	900	–	26	–	200	9	0	0	0	3	0	270
10128	塩ます	5.87	1.51	2.60	1.76	1.52	0.14	–	–	–	–	0	4	–	280	23	–	1000	–	13	–	140	7	2	0	0	3	0	380
10129	水煮缶詰	6.27	1.29	3.18	1.80	1.61	0.16	–	–	–	–	0	3	–	250	44	–	770	–	80	–	130	8	4	2	0	4	0	380
	ぎんざけ																												
10130	養殖　生	10.90	2.30	4.87	3.74	2.03	1.65	–	–	–	–	0	7	0	260	29	0	1500	0	29	0	410	25	11	0	0	4	0	400
10131	養殖　焼き	13.54	2.84	6.08	4.62	2.47	2.07	–	–	–	–	0	1	0	320	36	0	1900	0	36	0	500	31	14	0	0	5	0	500
	さくらます																												
10132	生	5.91	1.60	2.42	1.89	1.72	0.17	–	–	–	–	0	0	–	250	30	–	1000	–	27	–	250	10	0	0	0	5	0	380
10133	焼き	8.72	2.42	3.58	2.73	2.48	0.25	–	–	–	–	0	0	–	360	45	–	1600	–	39	–	360	14	0	0	0	5	0	580
	しろさけ																												
10134	生	3.51	0.80	1.69	1.01	0.92	0.07	–	–	–	–	Tr	9	0	200	11	0	450	0	15	0	110	6	2	1	0	3	0	190
10135	水煮	3.93	0.91	1.93	1.09	0.98	0.08	–	–	–	–	Tr	11	0	230	13	0	500	0	17	0	120	6	2	1	0	3	0	220
10136	焼き	4.42	1.01	2.17	1.24	1.12	0.09	–	–	–	–	Tr	12	0	250	14	0	560	0	20	0	140	7	3	1	0	3	Tr	250
10137	新巻き　生	4.24	0.98	1.83	1.43	1.35	0.08	–	–	–	–	–	–	–	180	8	–	570	–	28	–	180	6	–	–	–	0	–	290
10138	新巻き　焼き	5.28	1.22	2.32	1.74	1.64	0.10	–	–	–	–	–	–	–	230	10	–	720	–	36	–	230	–	–	–	–	0	–	360
10139	塩ざけ	9.33	2.19	4.34	2.81	2.56	0.19	–	–	–	–	Tr	27	0	490	30	0	1200	0	44	0	340	15	7	0	0	6	Tr	490
10140	イクラ	11.21	2.42	3.82	4.97	4.70	0.27	–	–	–	–	0	0	–	510	48	–	1400	–	30	–	460	0	0	0	0	6	0	950
10141	すじこ	12.92	2.72	4.02	6.17	5.83	0.35	–	–	–	–	–	–	–	570	43	–	1500	–	110	–	530	4	–	–	–	1	–	910
10142	めふん	0.48	0.18	0.13	0.18	0.16	0.02	–	–	–	–	0	Tr	–	15	3	–	120	–	0	–	33	Tr	Tr	Tr	–	–	–	
10143	水煮缶詰	7.13	1.79	3.76	1.59	1.37	0.19	–	–	–	–	Tr	18	–	400	38	–	1000	–	58	–	220	11	3	0	0	7	0	440
10447	サケ節　削り節	(2.90)	(0.66)	(1.40)	(0.84)	(0.76)	(0.06)	–	–	–	–	(Tr)	(7)	(0)	(160)	(9)	(0)	(380)	(0)	(13)	(0)	(89)	(5)	(2)	(Tr)	(0)	(2)	(0)	(160)

17:1 ヘプタデセン酸	18:1 計	18:1 n-9 オレイン酸	18:1 n-7 シス-バクセン酸	20:1 イコセン酸	22:1 ドコセン酸	24:1 テトラコセン酸	16:2 ヘキサデカジエン酸	16:3 ヘキサデカトリエン酸	16:4 ヘキサデカテトラエン酸	18:2 n-6 リノール酸	18:3 n-3 α-リノレン酸	18:3 n-6 γ-リノレン酸	18:4 n-3 オクタデカテトラエン酸	20:2 n-6 イコサジエン酸	20:3 n-3 イコサトリエン酸	20:3 n-6 イコサトリエン酸	20:4 n-3 イコサテトラエン酸	20:4 n-6 アラキドン酸	20:5 n-3 イコサペンタエン酸	21:5 n-3 ヘンイコサペンタエン酸	22:2 ドコサジエン酸	22:4 n-6 ドコサテトラエン酸	22:5 n-3 ドコサペンタエン酸	22:5 n-6 ドコサペンタエン酸	22:6 n-3 ドコサヘキサエン酸	備考
68	6200	4900	1300	1100	890	160	78	41	55	160	69	0	150	26	–	10	41	75	480	24	0	14	82	8	290	切り身
90	8000	6300	1700	1400	1100	200	100	54	71	210	88	0	190	35	–	12	52	97	630	32	0	24	110	9	370	切り身
79	2600	–	–	400	210	120	–	–	–	78	48	–	22	17	–	14	45	110	270	–	0	–	120	0	870	別名：きんめ。廃棄部位：頭部、内臓、骨、ひれ等（三枚下ろし）
2	86	–	–	14	9	3	2	2	1	5	2	1	3	2	–	1	2	16	42	1	0	Tr	11	5	110	別名：いしもち。試料：しろぐち。廃棄部位：頭部、内臓、骨、ひれ等（三枚下ろし）
2	87	–	–	14	8	3	2	2	1	4	1	Tr	2	2	–	1	2	17	40	1	0	Tr	11	5	110	別名：いしもち、にべ。試料：しろぐち。内臓等を除き焼いたもの。廃棄部位：頭部、骨、ひれ等
26	3100	–	–	350	150	15	19	12	18	640	78	7	52	26	–	14	42	41	270	16	0	3	95	13	510	廃棄部位：頭部、内臓、骨、ひれ等（三枚下ろし）
41	4600	–	–	390	100	16	15	11	12	1300	96	11	25	40	–	29	32	63	200	13	0	3	94	16	570	頭部、尾及び内臓等を除き水煮したもの。廃棄部位：骨、ひれ等
130	7200	–	–	800	290	52	–	–	–	3700	720	–	91	120	–	35	79	100	560	–	0	–	160	0	770	胆のうを除いたもの
2	48	–	–	3	1	1	0	0	0	3	1	0	2	1	–	Tr	1	15	28	0	0	0	12	5	74	別名：こち、がらごち、ぜにごち、ほんごち。廃棄部位：頭部、内臓、骨、ひれ等（三枚下ろし）
2	46	38	9	3	1	1	Tr	Tr	1	3	1	0	1	1	0	1	1	20	20	1	0	3	10	7	110	関東で流通するめごち（ネズミゴチ）とは別種。三枚におろしたもの
130	1500	–	–	77	11	51	–	190	180	24	49	–	160	0	–	10	39	49	730	0	–	0	110	0	410	別名：こはだ（小型魚）、つなし。廃棄部位：頭部、内臓、骨、ひれ等（三枚下ろし）
25	1700	–	–	79	14	13	100	170	74	65	29	22	100	6	–	15	39	100	780	38	0	2	110	17	430	
19	920	–	–	510	390	34	0	0	0	81	52	0	86	21	–	10	78	31	400	0	1	0	110	12	690	別名：あおます。切り身
22	1100	–	–	720	520	50	0	0	0	98	62	0	100	27	–	9	99	37	460	0	1	0	130	14	840	別名：あおます。切り身
13	1000	–	–	490	650	69	30	17	44	78	50	9	140	13	–	6	63	25	660	23	0	3	100	6	490	別名：あおます。廃棄部位：頭部、骨、ひれ等
32	880	–	–	790	1000	77	24	0	0	83	59	0	160	24	–	10	76	30	630	30	6	8	130	6	530	別名：あおます。液汁を除いたもの
31	3900	3600	290	310	180	35	23	19	25	1500	480	0	74	57	18	27	55	60	310	19	0	14	180	28	890	別名：ぎんます。切り身
38	4900	4500	360	380	230	43	28	24	31	1800	590	0	91	71	22	13	68	73	380	24	0	18	220	34	1100	別名：ぎんます。切り身
23	1300	–	–	370	250	33	0	0	0	80	64	0	71	15	–	8	84	49	390	0	1	0	160	19	960	別名：ます。切り身
24	2000	–	–	530	350	51	0	0	0	120	92	0	99	23	–	10	120	71	570	0	1	0	240	27	1400	別名：ます。切り身
8	740	660	77	380	340	25	10	5	9	38	27	1	52	11	4	3	43	12	240	9	1	1	84	6	460	別名：さけ（標準和名）、あきさけ、あきあじ。切り身
9	1040	750	87	430	400	29	12	8	10	43	30	1	57	13	3	3	48	13	260	10	1	1	96	7	480	別名：さけ（標準和名）、あきさけ、あきあじ。切り身
10	960	860	98	480	440	32	13	6	11	48	34	2	64	13	3	3	54	15	300	12	2	2	110	8	550	別名：さけ（標準和名）、あきさけ、あきあじ。切り身
35	990	–	–	260	220	42	0	0	0	44	21	0	31	5	–	5	40	29	360	0	0	0	160	0	730	別名：さけ（標準和名）、あきさけ、あきあじ。切り身
44	1200	–	–	330	280	54	0	0	0	52	26	0	37	6	–	7	49	37	440	0	0	0	200	0	890	別名：さけ（標準和名）、あきさけ、あきあじ
24	2100	1900	180	850	830	66	22	12	22	100	83	3	130	26	8	8	110	33	600	22	4	3	210	21	1400	別名：さけ（標準和名）、あきさけ、あきあじ。切り身
40	2600	–	–	190	53	8	0	0	0	110	83	0	93	18	–	16	220	110	1600	0	0	0	670	19	2000	別名：さけ（標準和名）、あきさけ、あきあじ
120	2700	–	–	210	70	55	–	–	–	140	110	–	200	9	–	19	290	180	2100	–	0	–	720	0	2400	別名：さけ（標準和名）、あきさけ、あきあじ。卵巣を塩蔵したもの
2	85	–	–	10	8	16	Tr	Tr	Tr	7	5	0	8	3	–	Tr	3	12	53	1	0	Tr	11	0	85	別名：さけ（標準和名）、あきさけ、あきあじ。腎臓を塩辛にしたもの
40	1800	–	–	740	740	3	22	0	0	99	71	0	100	28	–	16	87	23	500	18	0	17	86	7	510	別名：さけ（標準和名）、あきさけ、あきあじ。液汁を除いたもの
(6)	(610)	(550)	(63)	(320)	(280)	(21)	(8)	(4)	(7)	(32)	(22)	(1)	(43)	(9)	(4)	(2)	(36)	(10)	(200)	(7)	(1)	(1)	(70)	(5)	(380)	別名：さけ（標準和名）、あきさけ、あきあじ。試料：包装品

261

可食部 100g 当たりの脂肪酸成分表

食品番号	食品名	脂肪酸総量	飽和脂肪酸	一価不飽和脂肪酸	多価不飽和脂肪酸	n-3系多価不飽和脂肪酸	n-6系多価不飽和脂肪酸	4:0 酪酸	6:0 ヘキサン酸	7:0 ヘプタン酸	8:0 オクタン酸	10:0 デカン酸	12:0 ラウリン酸	13:0 トリデカン酸	14:0 ミリスチン酸	15:0 ペンタデカン酸	15:0ant ペンタデカン酸	16:0 パルミチン酸	16:0iso パルミチン酸	17:0 ヘプタデカン酸	17:0ant ヘプタデカン酸	18:0 ステアリン酸	20:0 アラキジン酸	22:0 ベヘン酸	24:0 リグノセリン酸	10:1 デセン酸	14:1 ミリストレイン酸	15:1 ペンタデセン酸	16:1 パルミトレイン酸
		(……………… g …………………)						(…………………………………………………………………………………… mg ……………………………………………………………………………………)																		(…………)			
	たいせいようさけ																												
10144	養殖 皮つき 生	13.76	2.18	7.15	4.43	1.94	2.44	–	–	–	–	1	6	–	250	27	–	1400	–	48	–	400	46	21	9	0	4	0	350
10433	養殖 皮つき 水煮	16.61	2.69	8.66	5.25	2.33	2.87	–	–	–	–	1	6	–	300	30	–	1700	–	31	–	510	57	25	12	0	4	0	430
10434	養殖 皮つき 蒸し	14.64	2.41	7.57	4.66	2.18	2.43	–	–	–	–	1	5	–	310	28	–	1500	–	53	–	450	45	22	11	0	5	0	430
10435	養殖 皮つき 電子レンジ調理	14.17	2.40	7.23	4.53	2.09	2.40	–	–	–	–	1	5	–	300	28	–	1500	–	56	–	440	44	22	11	0	5	0	440
10145	養殖 皮つき 焼き	18.25	3.06	9.40	5.78	2.66	3.05	–	–	–	–	1	7	–	390	36	–	1900	–	68	–	570	60	30	15	0	6	0	520
10436	養殖 皮つき ソテー	18.74	2.83	9.93	5.98	2.57	3.36	–	–	–	–	1	6	–	300	31	–	1800	–	33	–	550	72	33	14	0	4	0	420
10437	養殖 皮つき 天ぷら	18.66	2.32	10.56	5.79	2.30	3.44	–	–	–	–	1	5	–	220	25	–	1400	–	26	–	460	87	41	18	0	3	0	290
10438	養殖 皮なし 生	15.06	2.38	7.87	4.82	2.11	2.64	–	–	–	–	2	6	–	280	28	–	1500	–	51	–	430	50	23	10	0	5	0	380
10439	養殖 皮なし 水煮	16.11	2.61	8.39	5.10	2.26	2.79	–	–	–	–	1	6	–	300	30	–	1700	–	30	–	500	55	25	11	0	4	0	410
10440	養殖 皮なし 蒸し	14.41	2.31	7.51	4.58	2.13	2.40	–	–	–	–	Tr	5	–	300	27	–	1400	–	29	–	430	46	21	9	0	4	0	410
10441	養殖 皮なし 電子レンジ調理	15.05	2.56	7.69	4.81	2.21	2.54	–	–	–	–	1	6	–	330	29	–	1600	–	31	–	480	47	22	9	0	5	0	480
10442	養殖 皮なし 焼き	14.33	2.36	7.44	4.53	2.10	2.38	–	–	–	–	1	6	–	300	28	–	1500	–	28	–	440	47	23	10	0	4	0	400
10443	養殖 皮なし ソテー	19.10	2.84	10.16	6.10	2.61	3.44	–	–	–	–	1	6	–	300	31	–	1800	–	30	–	550	74	34	14	0	4	0	410
10444	養殖 皮なし 天ぷら	17.12	2.15	9.64	5.34	2.11	3.19	–	–	–	–	1	5	–	200	23	–	1300	–	25	–	430	80	38	17	0	3	0	270
	にじます																												
10146	海面養殖 皮つき 生	11.21	3.09	5.04	3.07	2.56	0.51	–	–	–	–	0	6	–	500	48	–	2000	–	33	–	510	13	0	0	0	8	0	820
10402	海面養殖 皮なし 生	9.64	1.65	4.67	3.31	1.70	1.57	–	–	–	–	0	6	–	210	19	–	1100	–	16	–	280	23	12	4	0	2	0	310
10147	海面養殖 皮つき 焼き	12.71	3.58	5.75	3.38	2.81	0.57	–	–	–	–	0	6	–	570	53	–	2300	–	37	–	570	15	0	0	0	9	0	960
10148	淡水養殖 皮つき 生	3.56	0.94	1.36	1.26	0.85	0.41	–	–	–	–	–	–	–	120	11	–	640	–	12	–	150	4	–	–	–	0	–	200
	べにざけ																												
10149	生	3.59	0.81	1.75	1.03	0.92	0.11	–	–	–	–	0	0	–	160	16	–	520	–	11	–	96	5	0	0	0	2	0	170
10150	焼き	4.65	1.06	2.29	1.30	1.16	0.14	–	–	–	–	0	0	–	210	20	–	690	–	14	–	120	7	0	0	0	3	0	230
10151	くん製	4.23	0.97	2.04	1.23	1.09	0.12	–	–	–	–	0	2	–	180	22	–	620	–	15	–	120	6	2	0	0	2	0	150
	ますのすけ																												
10152	生	9.25	2.50	4.78	1.97	1.59	0.37	–	–	–	–	0	0	–	450	37	–	1600	–	28	–	410	15	0	0	0	10	0	590
10153	焼き	12.57	3.44	6.57	2.56	2.06	0.50	–	–	–	–	0	0	–	620	51	–	2100	–	39	–	560	21	0	0	0	14	0	810
	（さば類）																												
	まさば																												
10154	生	12.27	4.57	5.03	2.66	2.12	0.43	–	–	–	–	0	7	–	490	87	–	2900	–	110	–	830	69	30	18	0	5	0	660
10155	水煮	16.53	6.12	6.62	3.79	3.04	0.60	–	–	–	–	0	10	–	770	130	–	3900	–	140	–	1000	95	44	24	0	7	0	870
10156	焼き	16.38	5.87	6.68	3.84	3.10	0.61	–	–	–	–	0	8	–	730	130	–	3700	–	150	–	1000	90	41	24	0	8	0	880
10403	フライ	20.96	4.68	10.11	6.17	3.95	2.13	–	–	–	–	0	2	–	610	89	–	2900	–	110	–	790	110	44	23	0	0	0	510
	ごまさば																												
10404	生	3.54	1.20	0.87	1.48	1.21	0.26	–	–	–	–	0	2	–	120	38	–	710	–	48	–	250	19	8	5	0	0	0	100
10405	水煮	3.60	1.23	0.89	1.48	1.20	0.27	–	–	–	–	0	2	–	120	39	–	730	–	48	–	260	20	8	5	0	0	0	110
10406	焼き	4.53	1.55	1.11	1.87	1.52	0.34	–	–	–	–	0	2	–	160	50	–	920	–	61	–	320	24	10	7	0	0	0	130
10157	さば節	2.69	1.02	0.77	0.90	0.73	0.16	–	–	–	–	0	1	–	110	29	–	580	–	34	–	230	19	8	8	0	1	0	120
	たいせいようさば																												
10158	生	22.45	5.19	9.79	7.46	6.56	0.64	–	–	–	–	0	12	0	1700	110	0	2800	0	64	0	480	35	10	0	0	12	0	880
10159	水煮	22.95	5.54	10.36	7.05	6.13	0.66	–	–	–	–	4	12	0	1800	120	0	3000	0	68	0	500	38	12	0	0	12	0	940
10160	焼き	22.84	5.67	10.62	6.55	5.66	0.64	–	–	–	–	5	13	0	1800	130	0	3100	0	68	0	510	38	12	0	0	13	0	960
	加工品																												
10161	塩さば	15.66	3.79	6.63	5.24	4.62	0.49	–	–	–	–	Tr	6	0	930	79	0	2200	0	89	0	450	33	13	4	0	12	1	540

可食部100g当たり

一価不飽和							多価不飽和																			備考
7:1 ヘプタデセン酸	18:1 計	18:1 n-9 オレイン酸	18:1 n-7 シス・バクセン酸	20:1 イコセン酸	22:1 ドコセン酸	24:1 テトラコセン酸	16:2 ヘキサデカジエン酸	16:3 ヘキサデカトリエン酸	16:4 ヘキサデカテトラエン酸	18:2 n-6 リノール酸	18:3 n-3 α-リノレン酸	18:3 n-6 γ-リノレン酸	18:4 n-3 オクタデカテトラエン酸	20:2 n-6 イコサジエン酸	20:3 n-3 イコサトリエン酸	20:3 n-6 イコサトリエン酸	20:4 n-3 イコサテトラエン酸	20:4 n-6 アラキドン酸	20:5 n-3 イコサペンタエン酸	21:5 n-3 ヘンイコサペンタエン酸	22:2 ドコサジエン酸	22:4 n-6 ドコサテトラエン酸	22:5 n-3 ドコサペンタエン酸	22:5 n-6 ドコサペンタエン酸	22:6 n-3 ドコサヘキサエン酸	
mg ……)							(…… mg ……)																			
19	6100	5700	410	400	220	41	38	0	0	2200	720	0	68	150	56	36	82	50	330	19	15	12	150	20	510	別名:アトランティックサーモン。切り身
22	7400	6900	480	500	250	47	37	0	0	2500	820	0	97	180	59	61	110	62	420	24	17	15	190	24	600	別名:アトランティックサーモン。切り身
21	6100	5700	450	590	330	45	35	0	0	2100	660	0	160	160	56	50	120	54	400	27	16	13	200	17	620	別名:アトランティックサーモン。切り身
20	5900	5500	440	530	300	41	37	0	0	2100	640	0	97	150	50	46	110	49	400	26	15	12	190	16	570	別名:アトランティックサーモン。切り身
26	7700	7100	550	720	410	57	45	0	0	2700	840	0	120	200	62	56	140	60	470	33	20	15	240	20	740	別名:アトランティックサーモン。切り身
24	8700	8100	550	500	240	50	36	0	0	3000	1000	0	97	180	63	58	110	64	400	24	18	14	190	23	650	別名:アトランティックサーモン。切り身。植物油(なたね油)
20	9500	9000	560	450	210	46	28	0	0	3200	1200	0	66	130	46	36	75	40	280	17	16	9	130	13	470	別名:アトランティックサーモン。切り身。揚げ油:なたね油
21	6700	6300	440	450	250	46	41	0	0	2400	790	0	75	160	62	38	89	54	360	21	16	14	190	21	540	別名:アトランティックサーモン。切り身。刺身と同等
21	7200	6700	480	490	250	46	34	0	0	2500	800	0	94	170	60	60	110	59	400	24	16	14	190	20	590	別名:アトランティックサーモン。切り身。廃棄部位:皮、小骨
20	6100	5700	450	580	330	44	36	0	0	2100	670	0	96	160	56	48	120	46	380	25	14	12	190	20	590	別名:アトランティックサーモン。切り身。廃棄部位:皮、小骨
21	6200	5800	480	580	320	43	42	0	0	2200	660	0	91	160	53	49	120	54	430	29	15	14	210	19	610	別名:アトランティックサーモン。切り身。廃棄部位:皮、小骨
20	6100	5600	480	580	340	46	37	0	0	2100	670	0	93	160	54	43	110	46	370	25	14	13	190	17	590	別名:アトランティックサーモン。切り身。廃棄部位:皮、小骨
24	8900	8400	560	500	240	50	34	0	0	3100	1100	0	96	180	62	57	110	63	400	24	14	14	190	23	660	別名:アトランティックサーモン。切り身。廃棄部位:皮、小骨。植物油(なたね油)
18	8700	8200	510	400	180	41	23	0	0	3000	1100	0	60	120	41	34	68	38	250	16	14	9	120	12	440	別名:アトランティックサーモン。切り身。廃棄部位:皮、小骨。揚げ油:なたね油
37	3000	–	–	660	510	33	0	0	0	360	79	0	130	36	–	19	130	72	600	0	2	0	290	23	1300	別名:スチールヘッドトラウト、サーモントラウト。切り身
16	3800	3500	270	310	210	28	0	0	13	1400	570	0	66	72	–	31	73	35	250	15	0	4	120	16	610	別名:スチールヘッドトラウト、サーモントラウト
41	3400	–	–	750	570	42	0	0	0	400	89	0	140	39	–	19	140	80	670	0	0	0	310	26	1500	別名:スチールヘッドトラウト、サーモントラウト。切り身
20	790	–	–	210	110	37	–	–	–	360	38	–	34	20	–	13	26	26	140	–	0	–	52	0	550	廃棄部位:頭部、内臓、骨、ひれ等(三枚下ろし)
11	570	–	–	570	390	40	–	–	–	56	26	–	36	14	–	7	35	32	270	0	1	0	73	9	480	切り身
13	770	–	–	730	480	51	–	–	–	73	33	–	42	18	–	8	43	25	350	0	1	0	89	12	600	切り身
16	760	–	–	590	480	39	8	3	3	67	43	3	72	18	–	4	51	21	290	13	0	3	81	7	540	切り身。皮の割合:10%
38	2700	–	–	830	570	74	0	0	0	280	95	0	130	30	–	14	96	45	400	0	2	0	130	8	740	別名:キングサーモン。切り身
52	3700	–	–	1100	780	100	0	0	0	380	130	0	170	40	–	15	130	60	520	0	2	0	180	11	930	別名:キングサーモン。切り身
58	3300	–	–	490	430	77	45	36	25	140	76	18	140	31	–	12	49	180	690	30	0	11	160	43	970	別名:さば。廃棄部位:頭部、内臓、骨、ひれ等(三枚下ろし)
77	4200	–	–	690	710	110	62	49	34	200	120	30	240	40	–	17	72	220	930	41	0	19	220	69	1400	別名:さば。切り身
79	3800	–	–	830	930	120	56	46	34	200	120	31	230	44	–	17	75	230	900	41	0	19	240	62	1500	別名:さば。切り身
67	7500	6800	660	1000	920	110	36	24	30	1800	790	0	290	39	–	26	83	200	910	37	0	43	230	54	1600	別名:さば。切り身。揚げ油:なたね油。まさば生等とは別試料
21	590	480	110	76	44	30	5	3	0	44	22	0	24	16	–	8	15	110	230	14	0	21	71	66	830	廃棄部位:頭部、内臓、骨、ひれ等(二枚おろし)
21	610	500	110	80	46	30	5	3	0	44	22	0	23	16	–	9	16	110	230	14	0	22	73	68	820	切り身
27	750	610	140	100	60	38	5	3	0	57	29	0	31	18	–	11	19	140	290	11	0	26	90	85	1000	切り身
12	440	–	–	95	74	29	5	3	2	41	18	4	17	10	–	4	11	67	160	6	0	1	39	31	480	
78	2300	1900	410	2500	3800	240	89	41	130	380	350	0	1100	73	44	24	250	98	1800	140	0	14	300	54	2600	別名:ノルウェーさば。三枚におろしたもの
82	2300	1900	430	2700	4100	250	95	44	120	400	370	0	1100	73	45	26	250	98	1600	140	0	9	280	49	2300	別名:ノルウェーさば。切り身
84	2500	2000	450	2700	4100	250	95	42	120	390	340	0	1000	72	41	24	230	93	1500	130	0	9	260	46	2100	別名:ノルウェーさば。切り身
49	1900	1600	370	1900	2000	150	40	27	58	260	190	0	660	44	25	23	180	110	1300	65	6	13	240	43	2000	切り身

可食部 100g 当たりの脂肪酸成分表

食品番号	食品名	脂肪酸総量	飽和脂肪酸	一価不飽和脂肪酸	多価不飽和脂肪酸	n-3系多価不飽和脂肪酸	n-6系多価不飽和脂肪酸	4:0 酪酸	6:0 ヘキサン酸	7:0 ヘプタン酸	8:0 オクタン酸	10:0 デカン酸	12:0 ラウリン酸	13:0 トリデカン酸	14:0 ミリスチン酸	15:0 ペンタデカン酸	15:0 ant ペンタデカン酸	16:0 パルミチン酸	16:0 iso パルミチン酸	17:0 ヘプタデカン酸	17:0 ant ヘプタデカン酸	18:0 ステアリン酸	20:0 アラキジン酸	22:0 ベヘン酸	24:0 リグノセリン酸	10:1 デセン酸	14:1 ミリストレイン酸	15:1 ペンタデセン酸	16:1 パルミトレイン酸
		(·········· g ··········)						(·········· mg ··········																		(··········			··········)
10162	開き干し	21.74	6.57	8.60	6.58	5.58	0.84	–	–	–	–	1	12	0	1100	140	0	3900	0	180	0	1000	83	37	19	0	12	1	780
10163	しめさば	19.75	5.79	8.26	5.69	4.87	0.68	–	–	–	–	1	10	0	1100	130	0	3400	0	170	0	830	68	26	10	0	13	1	730
	缶詰																												
10164	水煮	8.93	2.42	3.47	3.03	2.73	0.30	–	–	–	–	–	–	–	430	32	–	1500	–	92	–	380	18	–	–	–	1	–	480
10165	みそ煮	12.00	3.70	4.41	3.88	3.33	0.52	–	–	–	–	0	6	–	490	110	–	2200	–	220	–	630	39	13	6	0	5	0	580
10166	味付け	10.75	3.35	3.87	3.53	3.08	0.42	–	–	–	–	0	6	–	420	83	–	2000	–	210	–	610	38	13	6	0	4	0	530
	(さめ類)																												
	あぶらつのざめ																												
10167	生	6.36	1.72	2.88	1.76	1.43	0.30	–	–	–	–	–	–	–	97	18	–	1300	–	25	–	230	9	2	0	0	3	0	370
	よしきりざめ																												
10168	生	0.22	0.07	0.05	0.10	0.07	0.02	–	–	–	–	–	–	–	2	0	–	36	–	0	–	30	0	–	–	–	Tr	–	3
10169	**ふかひれ**	0.46	0.17	0.12	0.16	0.11	0.05	–	–	–	–	0	0	–	4	1	–	96	–	2	–	70	Tr	0	0	0	0	0	17
	さより																												
10170	生	0.90	0.26	0.21	0.42	0.37	0.05	–	–	–	–	0	Tr	–	17	4	–	190	–	5	–	46	2	1	1	0	Tr	0	46
	さわら																												
10171	生	8.01	2.51	3.45	2.05	1.70	0.31	–	–	–	–	0	3	–	250	36	–	1600	–	50	–	450	42	21	21	0	4	0	380
10172	焼き	8.82	2.75	3.85	2.22	1.84	0.34	–	–	–	–	0	4	–	270	40	–	1800	–	55	–	480	46	23	23	0	4	0	420
	さんま																												
10173	皮つき 生	21.77	4.84	10.58	6.35	5.59	0.55	–	–	–	–	1	8	0	1700	110	0	2500	0	71	0	380	51	16	3	0	16	2	760
10407	皮なし 生	20.83	4.72	10.02	6.09	5.38	0.52	–	–	–	–	1	8	0	1600	110	0	2500	0	70	0	370	47	0	2	0	15	2	740
10174	皮つき 焼き	18.95	4.31	9.03	5.61	4.95	0.48	–	–	–	–	1	7	0	1500	98	0	2300	0	64	0	340	42	12	3	0	14	1	680
10175	開き干し	15.10	3.49	7.66	3.94	3.54	0.41	–	–	–	–	–	–	–	1200	60	–	1700	–	160	–	300	55	–	–	–	0	–	660
10176	みりん干し	19.50	4.56	10.28	4.65	3.90	0.63	–	–	–	–	0	10	–	1500	140	–	2400	–	84	–	410	49	27	9	0	17	0	710
10177	缶詰 味付け	16.46	3.77	7.98	4.70	4.16	0.49	–	–	–	–	0	7	–	1200	160	–	1800	–	220	–	320	32	9	4	0	13	0	670
10178	缶詰 かば焼	11.24	2.55	5.65	3.04	2.67	0.34	–	–	–	–	0	5	–	800	110	–	1200	–	150	–	230	24	6	3	0	8	0	450
	しいら																												
10179	生	1.39	0.50	0.33	0.55	0.47	0.07	–	–	–	–	0	1	–	55	11	–	300	–	14	–	110	7	2	5	0	1	0	77
	(ししゃも類)																												
	ししゃも																												
10180	生干し 生	6.75	1.62	3.40	1.73	1.47	0.15	–	–	–	–	0	9	–	430	20	–	1000	–	11	–	120	6	3	0	0	11	0	620
10181	生干し 焼き	6.27	1.53	3.11	1.63	1.41	0.14	–	–	–	–	0	9	–	400	18	–	980	–	11	–	110	5	3	0	0	10	0	530
	からふとししゃも																												
10182	生干し 生	9.50	1.95	5.52	2.03	1.73	0.19	–	–	–	–	0	8	–	600	29	–	1200	–	8	–	120	11	5	0	0	13	0	890
10183	生干し 焼き	9.52	2.01	5.45	2.06	1.76	0.20	–	–	–	–	0	8	–	600	28	–	1200	–	7	–	130	11	5	0	0	13	0	860
	したびらめ																												
10184	生	1.11	0.34	0.33	0.45	0.38	0.06	–	–	–	–	0	2	–	48	10	–	200	–	9	–	54	5	3	1	0	2	0	110
	しまあじ																												
10185	養殖 生	6.29	1.88	2.37	2.04	1.63	0.41	–	–	–	–	0	0	–	260	29	–	1200	–	31	–	300	18	0	0	0	4	0	430
	しらうお																												
10186	生	1.33	0.34	0.30	0.69	0.62	0.05	–	–	–	–	0	Tr	–	38	6	–	250	–	5	–	42	1	2	1	0	Tr	0	75
	シルバー																												
10187	生	6.19	1.85	2.85	1.49	1.36	0.13	–	–	–	–	–	–	–	310	55	–	1100	–	110	–	260	3	–	–	–	10	–	330
	すずき																												
10188	生	3.32	1.04	1.20	1.08	0.87	0.13	–	–	–	–	0	2	–	170	18	–	680	–	17	–	140	13	3	3	0	7	0	380

	一価不飽和 (mg)						多価不飽和 (mg)																				
17:1 ヘプタデセン酸	18:1 計	18:1 n-9 オレイン酸	18:1 n-7 シス・バクセン酸	20:1 イコセン酸	22:1 ドコセン酸	24:1 テトラコセン酸	16:2 ヘキサデカジエン酸	16:3 ヘキサデカトリエン酸	16:4 ヘキサデカテトラエン酸	18:2 n-6 リノール酸	18:3 n-3 α-リノレン酸	18:3 n-6 γ-リノレン酸	18:4 n-3 オクタデカテトラエン酸	20:2 n-6 イコサジエン酸	20:3 n-3 イコサトリエン酸	20:3 n-6 イコサトリエン酸	20:4 n-3 イコサテトラエン酸	20:4 n-6 アラキドン酸	20:5 n-3 イコサペンタエン酸	21:5 n-3 ヘンイコサペンタエン酸	22:2 ドコサジエン酸	22:4 n-6 ドコサテトラエン酸	22:5 n-3 ドコサペンタエン酸	22:5 n-6 ドコサペンタエン酸	22:6 n-3 ドコサヘキサエン酸	備考
82	3900	3300	630	1900	1700	210	59	45	47	290	190	40	600	58	35	40	180	260	1500	71	8	42	330	110	2700	廃棄部位:頭部、骨、ひれ等
75	3300	2700	580	2000	2000	200	51	34	47	300	190	25	540	57	37	31	160	170	1300	63	7	26	270	73	2300	
89	1900	–	–	470	400	120	–	–	–	150	–	–	180	20	–	13	68	120	930	–	0	–	180	–	1300	液汁を除いたもの
68	2800	–	–	600	340	30	34	0	0	230	130	0	230	30	–	13	80	170	1100	42	2	28	200	41	1500	液汁を含んだもの
62	2500	–	–	450	250	29	33	0	0	140	98	0	160	26	–	13	65	180	1100	37	0	28	190	41	1500	液汁を除いたもの
27	1700	–	–	490	280	25	13	7	7	71	28	7	34	23	–	9	42	160	430	21	0	4	190	25	690	別名:ふか、あぶらざめ。切り身
0	36	–	–	3	0	7	–	–	–	2	0	–	0	1	–	1	Tr	17	8	–	0	–	13	3	51	別名:ふか。切り身
Tr	92	–	–	9	2	2	0	0	0	4	0	0	0	0	–	2	Tr	38	35	0	0	0	21	5	54	別名:さめひれ、きんし
3	130	–	–	18	11	4	3	2	1	12	5	1	4	2	–	1	6	22	53	3	0	1	63	7	240	廃棄部位:頭部、内臓、骨、ひれ等(三枚下ろし)
39	2500	–	–	240	170	78	18	17	7	88	46	31	64	16	–	11	27	95	340	13	0	20	130	51	1100	切り身
44	2800	–	–	270	190	85	20	19	7	95	49	33	69	17	–	12	29	100	360	14	0	22	140	56	1200	切り身
36	1000	770	240	3900	4700	190	72	43	89	300	280	29	1000	52	28	18	210	98	1500	78	6	13	310	39	2200	別名:さいら。三枚におろしたもの
45	970	750	220	3700	4400	170	70	35	86	290	270	29	970	58	34	18	200	81	1400	75	0	0	290	37	2100	別名:さいら。
33	910	690	210	3300	4000	160	64	32	77	270	240	25	900	54	33	16	190	75	1300	69	0	6	260	37	2000	別名:さいら。廃棄部位:頭部、内臓、骨、ひれ等。魚体全体を焼いたもの
110	990	–	–	2600	3000	290	–	–	–	240	170	–	620	57	–	13	160	92	900	–	0	–	200	0	1500	別名:さいら。廃棄部位:頭部、骨、ひれ等
46	1200	–	–	3300	4800	240	43	24	58	390	200	27	730	54	–	16	150	87	1000	54	0	19	200	36	1600	別名:さいら。廃棄部位:骨、ひれ等
60	1000	–	–	2800	3300	130	36	0	0	240	220	41	760	55	–	18	180	81	1000	59	0	20	210	36	1700	別名:さいら。液汁を除いたもの
42	710	–	–	2000	2300	90	24	0	0	170	140	28	320	35	–	12	110	55	700	42	3	17	150	26	1200	別名:さいら。液汁を含んだもの
6	200	–	–	19	14	8	5	3	2	16	8	2	33	4	–	2	10	33	97	3	0	1	29	15	320	別名:まんびき。切り身
23	2600	–	–	81	37	19	39	27	39	51	23	6	63	11	–	4	28	68	670	25	0	0	120	8	550	試料:ひと塩品。廃棄部位:頭部及び尾
22	2400	–	–	76	35	18	33	22	28	47	20	5	55	10	–	4	24	66	650	23	0	0	110	8	530	試料:ひと塩品。廃棄部位:頭部及び尾
14	1400	–	–	1400	1700	69	44	26	45	120	39	13	160	18	–	6	38	30	740	25	0	4	72	5	650	別名:カペリン。試料:ひと塩品。魚体全体
14	1500	–	–	1400	1700	67	42	23	42	120	42	10	170	19	–	7	40	32	750	26	0	2	68	5	670	別名:カペリン。試料:ひと塩品。魚体全体
10	170	–	–	18	8	3	4	3	2	9	4	2	9	4	–	2	4	38	110	4	0	1	69	7	170	試料:くろうしのした、あかしたびらめ。廃棄部位:頭部、内臓、骨、ひれ等(五枚下ろし)
26	1400	–	–	250	220	49	0	0	0	280	50	0	71	13	–	8	–	78	400	0	0	0	170	30	900	廃棄部位:頭部、内臓、骨、ひれ等(三枚下ろし)
5	150	–	–	27	35	13	8	5	6	21	13	2	30	4	–	1	13	12	180	2	0	2	18	4	360	
43	1500	–	–	530	330	110	–	–		38	36	–	110	–		6	58	76	420	–	0	–	120	0	620	別名:銀ひらす、銀ワレフー。切り身
14	620	–	–	94	62	19	29	26	18	45	25	5	45	7	–	5	19	58	300	14	0	1	72	14	400	切り身

可食部 100g 当たりの脂肪酸成分表

食品番号	食品名	脂肪酸総量	飽和脂肪酸	一価不飽和脂肪酸	多価不飽和脂肪酸	n-3系 多価不飽和脂肪酸	n-6系 多価不飽和脂肪酸	4:0 酪酸	6:0 ヘキサン酸	7:0 ヘプタン酸	8:0 オクタン酸	10:0 デカン酸	12:0 ラウリン酸	13:0 トリデカン酸	14:0 ミリスチン酸	15:0 ペンタデカン酸	15:0 ant ペンタデカン酸	16:0 パルミチン酸	16:0 iso パルミチン酸	17:0 ヘプタデカン酸	17:0 ant ヘプタデカン酸	18:0 ステアリン酸	20:0 アラキジン酸	22:0 ベヘン酸	24:0 リグノセリン酸	10:1 デセン酸	14:1 ミリストレイン酸	15:1 ペンタデセン酸	16:1 パルミトレイン酸
		(……………… g …………………)						(…………………………………………………………… mg ……………………………………………………………)																		(………			
	（たい類）																												
	きだい																												
10189	生	2.38	0.87	0.83	0.68	0.57	0.10	–	–	–	–	0	2	–	87	15	–	550	–	19	–	180	11	5	3	0	2	0	160
	くろだい																												
10190	生	5.18	1.78	2.33	1.07	0.89	0.15	–	–	–	–	0	5	–	210	25	–	1200	–	24	–	290	13	6	3	0	19	0	610
	ちだい																												
10191	生	1.85	0.66	0.60	0.59	0.49	0.08	–	–	–	–	Tr	1	0	69	11	0	420	0	17	0	140	5	2	1	0	2	0	110
	まだい																												
10192	天然　生	4.44	1.47	1.59	1.38	1.16	0.17	–	–	–	–	0	3	–	180	23	–	920	–	23	–	280	17	8	5	0	4	0	340
10193	養殖　皮つき　生	7.42	2.26	2.72	2.44	1.78	0.54	–	–	–	–	0	4	–	360	34	–	1400	–	33	–	380	24	10	7	0	5	0	490
10194	養殖　皮つき　水煮	8.90	2.88	3.17	2.86	2.23	0.48	–	–	–	–	0	5	–	460	44	–	1800	–	42	–	490	31	12	9	0	6	0	620
10195	養殖　皮つき　焼き	9.01	2.88	3.18	2.95	2.24	0.56	–	–	–	–	0	5	–	460	44	–	1800	–	42	–	490	31	12	9	0	6	0	610
10408	養殖　皮なし　生	4.58	1.29	1.78	1.52	0.99	0.49	–	–	–	–	0	0	–	140	16	–	870	–	20	–	220	9	6	0	0	3	0	240
	たかさご																												
10196	生	1.03	0.43	0.24	0.36	0.31	0.05	–	–	–	–	0	0	–	44	12	–	270	–	14	–	83	6	0	0	0	1	0	48
	たかべ																												
10197	生	7.05	2.71	2.17	2.16	1.74	0.35	–	–	–	–	0	0	–	410	60	–	1700	–	65	–	430	28	12	8	0	4	0	510
	たちうお																												
10198	生	16.96	5.83	7.26	3.87	3.15	0.42	–	–	–	–	Tr	13	–	1200	98	–	3400	–	98	–	820	97	21	25	0	22	0	1400
	（たら類）																												
	すけとうだら																												
10199	生	0.47	0.12	0.08	0.27	0.25	0.02	–	–	–	–	0	Tr	0	4	1	0	89	0	3	0	16	Tr	1	Tr	0	0	0	5
10409	フライ	10.79	1.00	6.63	3.17	1.13	2.03	–	–	–	–	0	12	6	–	630	–	9	–	230	60	32	16	0	0	0	37
10200	すり身	0.13	0.03	0.02	0.08	0.07	Tr	–	–	–	–	0	0	–	2	Tr	–	28	–	Tr	–	5	0	0	0	0	0	0	2
10201	すきみだら	0.22	0.06	0.04	0.12	0.11	0.01	–	–	–	–	0	0	–	2	Tr	–	46	–	Tr	–	9	Tr	0	0	0	0	0	5
10202	たらこ　生	2.80	0.71	0.81	1.28	1.19	0.07	–	–	–	–	0	Tr	–	66	9	–	570	–	4	–	62	1	0	1	0	1	0	140
10203	たらこ　焼き	3.59	0.91	1.04	1.64	1.54	0.09	–	–	–	–	0	0	–	79	11	–	730	–	5	–	80	1	0	2	0	1	0	180
10204	からしめんたいこ	2.22	0.54	0.59	1.09	1.01	0.07	–	–	–	–	0	Tr	–	53	6	–	440	–	2	–	44	1	1	1	0	1	0	110
	まだら																												
10205	生	0.14	0.03	0.03	0.07	0.07	0.01	–	–	–	–	0	0	–	2	Tr	–	25	–	Tr	–	6	0	0	0	0	0	0	3
10206	焼き	0.20	0.05	0.04	0.11	0.10	0.01	–	–	–	–	0	0	–	2	Tr	–	36	–	Tr	–	8	0	0	0	0	0	0	4
10207	しらこ　生	0.41	0.09	0.12	0.20	0.19	0.02	–	–	–	–	0	0	–	3	1	–	68	–	1	–	15	Tr	0	0	0	0	0	8
10208	塩だら	0.04	0.01	0.01	0.02	0.02	Tr	–	–	–	–	0	0	–	1	Tr	–	7	–	0	–	2	0	0	0	0	0	0	1
10209	干しだら	0.54	0.16	0.13	0.24	0.22	0.02	–	–	–	–	0	Tr	–	7	1	–	120	–	1	–	33	Tr	Tr	Tr	0	0	0	11
	加工品																												
10210	でんぶ	0.62	0.17	0.15	0.31	0.28	0.02	–	–	–	–	0	0	–	11	1	–	130	–	1	–	25	Tr	0	0	0	0	0	15
10448	桜でんぶ	0.09	0.03	0.03	0.03	0.02	Tr	–	–	–	–	0	0	–	2	Tr	–	23	–	1	–	5	Tr	Tr	Tr	0	0	0	2
	ちか																												
10211	生	0.37	0.09	0.08	0.20	0.19	0.01	–	–	–	–	0	0	–	10	2	–	72	–	1	–	10	Tr	0	0	0	Tr	0	15
	どじょう																												
10213	生	0.55	0.16	0.16	0.22	0.09	0.13	–	–	–	–	0	Tr	–	5	5	–	94	–	10	–	42	3	2	2	0	Tr	0	45
10214	水煮	0.50	0.15	0.14	0.21	0.09	0.12	–	–	–	–	0	Tr	–	4	5	–	86	–	9	–	41	3	2	2	0	Tr	0	41
	とびうお																												
10215	生	0.44	0.15	0.07	0.22	0.20	0.02	–	–	–	–	–	–	–	12	6	–	92	–	0	–	33	2	–	–	–	0	–	10

可食部100g当たり

一価不飽和							多価不飽和																			備考
17:1 ヘプタデセン酸	18:1 計	18:1 n-9 オレイン酸	18:1 n-7 シス・バクセン酸	20:1 イコセン酸	22:1 ドコセン酸	24:1 テトラコセン酸	16:2 ヘキサデカジエン酸	16:3 ヘキサデカトリエン酸	16:4 ヘキサデカテトラエン酸	18:2 n-6 リノール酸	18:3 n-3 α-リノレン酸	18:3 n-6 γ-リノレン酸	18:4 n-3 オクタデカテトラエン酸	20:2 n-6 イコサジエン酸	20:3 n-3 イコサトリエン酸	20:3 n-6 イコサトリエン酸	20:4 n-3 イコサテトラエン酸	20:4 n-6 アラキドン酸	20:5 n-3 イコサペンタエン酸	21:5 n-3 ヘンイコサペンタエン酸	22:2 ドコサジエン酸	22:4 n-6 ドコサテトラエン酸	22:5 n-3 ドコサペンタエン酸	22:5 n-6 ドコサペンタエン酸	22:6 n-3 ドコサヘキサエン酸	
mg						)	(								mg										)	
10	540	–	–	66	29	18	6	4	3	18	7	2	8	7	–	3	10	54	120	6	0	1	82	16	330	別名:れんこだい。廃棄部位:頭部、内臓、骨、ひれ等(三枚下ろし)
21	1500	–	–	100	25	14	16	11	9	30	18	4	29	11	–	6	21	74	260	19	0	1	140	18	410	別名:ちぬ。廃棄部位:頭部、内臓、骨、ひれ等(三枚下ろし)
6	420	360	56	35	18	8	5	4	4	13	8	0	11	8	4	4	12	35	140	7	1	13	58	10	250	別名:はなだい。三枚におろしたもの
17	950	–	–	140	95	43	19	15	11	47	22	3	32	9	–	6	33	83	300	13	0	3	150	20	610	廃棄部位:頭部、内臓、骨、ひれ等(三枚下ろし)
23	1600	–	–	320	240	58	41	34	39	420	72	10	86	20	–	10	67	61	520	29	0	6	220	22	780	廃棄部位:頭部、内臓、骨、ひれ等(三枚下ろし)
29	2000	–	–	290	190	72	52	44	49	320	65	12	100	18	–	13	86	77	670	37	0	7	280	28	990	頭部、内臓等を除き水煮したもの。廃棄部位:骨、ひれ等
29	2000	–	–	300	180	72	52	44	49	400	74	12	98	21	–	13	86	78	670	37	0	7	280	28	990	内臓等を除き焼いたもの。廃棄部位:頭部、骨、ひれ等
12	1100	950	160	220	150	35	14	11	10	410	48	0	36	17	–	6	35	32	240	16	0	8	120	16	500	
4	150	–	–	11	9	16	0	0	0	12	9	0	8	3	–	2	9	16	43	0	0	0	22	20	220	別名:ぐるくん。廃棄部位:頭部、内臓、骨、ひれ等(三枚下ろし)
21	1200	–	–	180	170	60	36	24	18	150	49	10	52	18	–	11	49	110	480	22	0	5	170	40	920	廃棄部位:頭部、内臓、骨、ひれ等(三枚下ろし)
84	5000	–	–	400	250	72	120	110	69	160	89	21	130	29	–	22	140	120	970	52	0	7	350	55	1400	廃棄部位:頭部、内臓、骨、ひれ等(三枚下ろし)
1	63	45	18	7	2	1	Tr	0	Tr	4	1	0	2	1	0	0	2	15	71	2	0	0	7	2	170	別名:すけそう、すけそうだら、すけとう。三枚におろしたもの
15	6400	6100	360	130	4	17	0	0	0	2000	870	0	0	8	–	0		20	85	2	0	0	8	2	170	切り身。揚げ油:なたね油。すけとうだら生とは別試料
Tr	14	–	–	3	1	Tr	0	0	0	1	Tr	0	1	Tr	–	Tr	1	2	25	0	0	0	2	Tr	44	
Tr	33	–	–	3	1	1	Tr	Tr	0	1	1	0	1	Tr	–	Tr	1	5	37	1	0	0	3	1	67	
5	460	–	–	120	62	30	6	3	6	17	6	1	15	4	–	2	10	40	510	10	0	0	41	6	600	別名:もみじこ
7	590	–	–	150	75	38	7	4	5	22	8	2	19	5	–	2	13	51	650	13	0	0	52	7	780	別名:もみじこ
3	370	–	–	63	23	19	3	2	2	39	6	1	12	4	–	1	9	23	420	7	0	1	26	4	530	
Tr	21	–	–	3	1	1	0	0	0	1	0	0	Tr		–	Tr	Tr	4	24	0	0	0	2	Tr	42	別名:たら。切り身
Tr	32	–	–	5	1	1	Tr	Tr	0	1	1	0	1	Tr	–	Tr	1	6	33	1	–	0	3	1	61	別名:たら。切り身
1	85	–	–	18	3	2	1	0	0	5	1	0	2	1	–	Tr		13	64	0	0	0	7	2	110	別名:たら
0	6	–	–	1	Tr	Tr	0	0	0	Tr	0	0	Tr	0	–	Tr	1	8	Tr	0	0	0	1	Tr	12	別名:たら。切り身
1	97	–	–	15	4	4	1	Tr	Tr	3	1	Tr	1	0	–	Tr	2	14	73	2	0	4	10	2	130	別名:たら。試料:無頭開き干し品。廃棄部位:骨、皮等
1	96	–	–	22	10	2	1	1	Tr	5	1	Tr	3	1	–	2		11	110	2	0	0	8	1	160	別名:たら。別名:茶でんぶ、しょうでんぶ。試料:しょうゆ添加品
Tr	19	14	5	5	4	1	Tr	0	0	Tr	0	–	Tr	Tr	–	0	1	Tr	Tr	0	Tr	0	0	1	12	
1	49	–	–	6	4	2	0	0	0	4	0	4	0	1	–	1		6	47	0	0	0	4	2	130	廃棄部位:頭部、内臓、骨、ひれ等(三枚下ろし)
7	88	–	–	15	4	1	3	1	1	35	11	3	0	7	–	5	2	70	23	1	0	Tr	21	8	34	魚体全体
6	76	–	–	12	3	1	1	1	1	28	9	2	0	5	–	5	1	68	22	1	0	Tr	20	9	35	魚体全体
4	44	–	–	4	1	3	–	–	–	6	4	–	5	1	–	1	2	7	25	–	0	–	10	10	150	廃棄部位:頭部、内臓、骨、ひれ等(三枚下ろし)

可食部 100g 当たりの脂肪酸成分表

可食部100g当たり

食品番号	食品名	脂肪酸総量	飽和脂肪酸	一価不飽和脂肪酸	多価不飽和脂肪酸	n-3系多価不飽和脂肪酸	n-6系多価不飽和脂肪酸	4:0 酪酸	6:0 ヘキサン酸	7:0 ヘプタン酸	8:0 オクタン酸	10:0 デカン酸	12:0 ラウリン酸	13:0 トリデカン酸	14:0 ミリスチン酸	15:0 ペンタデカン酸	15:0 ant ペンタデカン酸	16:0 パルミチン酸	16:0 iso パルミチン酸	17:0 ヘプタデカン酸	17:0 ant ヘプタデカン酸	18:0 ステアリン酸	20:0 アラキジン酸	22:0 ベヘン酸	24:0 リグノセリン酸	10:1 デセン酸	14:1 ミリストレイン酸	15:1 ペンタデセン酸	16:1 パルミトレイン酸
		(·········· g ··········)						(························· mg ·························)																		(·········		
10421	煮干し	1.03	0.37	0.14	0.53	0.46	0.07	–	–	–	–	0	0	–	21	8	–	210	–	14	–	120	3	0	0	0	0	0	20
10422	焼き干し	1.41	0.56	0.26	0.58	0.49	0.08	–	–	–	–	0	0	–	50	14	–	320	–	20	–	150	5	2	4	0	0	0	47
	ナイルティラピア																												
10212	生	4.36	1.41	1.89	1.06	0.46	0.61	–	–	–	–	–	–	–	140	9	–	960	–	15	–	260	21	–	–	–	–	6	290
	なまず																												
10216	生	6.99	1.76	3.48	1.75	0.96	0.75	–	–	–	–	0	6	–	150	28	–	1200	–	30	–	290	16	6	3	0	6	0	580
	にぎす																												
10217	生	0.84	0.25	0.23	0.35	0.32	0.04	–	–	–	–	0	Tr	–	24	3	–	190	–	3	–	33	2	1	0	0	Tr	0	27
	にしん																												
10218	生	12.54	2.97	7.18	2.39	2.13	0.26	–	–	–	–	–	–	–	1000	20	–	1800	–	14	–	170	16	–	–	–	–	0	820
10219	身欠きにしん	13.97	3.46	8.33	2.18	1.70	0.48	–	–	–	–	–	–	–	860	18	–	2300	–	0	–	250	11	–	–	–	–	0	1100
10220	開き干し	16.42	3.85	9.21	3.35	2.77	0.26	–	–	–	–	0	14	–	1100	60	–	2400	–	17	–	210	32	10	5	0	20	0	1600
10221	くん製	19.08	4.53	11.43	3.13	2.52	0.39	–	–	–	–	0	15	–	1400	72	–	2700	–	22	–	230	32	14	0	0	21	0	1200
10222	かずのこ 生	3.23	0.85	0.93	1.45	1.37	0.08	–	–	–	–	–	–	–	93	10	–	660	–	1	–	76	3	–	–	–	–	0	190
10223	かずのこ 乾	8.03	2.37	2.09	3.57	3.39	0.13	–	–	–	–	0	0	–	350	26	–	1800	–	12	–	200	4	0	0	0	2	0	440
10224	かずのこ 塩蔵 水戻し	1.49	0.52	0.45	0.52	0.48	0.03	–	–	–	–	0	Tr	–	45	6	–	420	–	3	–	41	Tr	1	0	0	Tr	0	87
	はぜ																												
10225	生	0.09	0.03	0.02	0.04	0.03	0.01	–	–	–	–	–	–	–	1	1	–	16	–	1	–	7	0	–	–	–	Tr	–	4
10226	つくだ煮	1.53	0.53	0.32	0.68	0.46	0.19	–	–	–	–	0	3	–	53	12	–	310	–	23	–	120	5	5	8	0	4	0	25
10227	甘露煮	1.02	0.38	0.26	0.38	0.28	0.10	–	–	–	–	0	1	–	34	10	–	210	–	14	–	93	3	3	6	0	1	0	75
	はたはた																												
10228	生	4.22	0.92	1.95	1.35	1.09	0.24	–	–	–	–	Tr	2	0	100	16	0	650	0	34	0	98	5	2	1	0	5	0	320
10229	生干し	8.83	2.01	3.78	3.04	2.61	0.37	–	–	–	–	Tr	4	0	280	37	0	1400	0	57	0	180	12	4	2	0	12	0	710
	はまふえふき																												
10230	生	0.18	0.07	0.05	0.07	0.04	0.03	–	–	–	–	0	0	–	3	1	–	45	–	2	–	16	1	0	0	0	0	0	7
	はも																												
10231	生	4.10	1.36	1.28	1.45	1.25	0.20	–	–	–	–	–	–	–	160	34	–	850	–	75	–	220	21	–	–	–	4	–	330
	ひらまさ																												
10233	生	3.42	1.09	1.15	1.18	1.04	0.14	–	–	–	–	0	0	–	120	19	–	680	–	26	–	230	15	0	0	0	0	0	200
	ひらめ																												
10234	天然 生	1.52	0.43	0.48	0.61	0.51	0.08	–	–	–	–	0	2	–	85	8	–	270	–	6	–	56	4	2	1	0	2	0	100
10235	養殖 皮つき 生	2.92	0.80	0.95	1.17	0.89	0.25	–	–	–	–	0	2	–	120	17	–	530	–	16	–	98	6	3	0	0	2	0	180
10410	養殖 皮なし 生	1.78	0.49	0.57	0.72	0.55	0.16	–	–	–	–	0	1	–	71	10	–	330	–	10	–	63	4	2	0	0	1	0	96
	（ふぐ類）																												
	とらふぐ																												
10236	養殖 生	0.20	0.06	0.04	0.10	0.08	0.02	–	–	–	–	0	0	–	2	1	–	38	–	1	–	15	1	0	0	0	0	0	4
	まふぐ																												
10237	生	0.25	0.07	0.04	0.13	0.11	0.02	–	–	–	–	0	0	–	1	1	–	42	–	1	–	22	Tr	0	0	0	Tr	0	4
	ふな																												
10238	生	1.93	0.52	0.72	0.69	0.50	0.12	–	–	–	–	1	2	–	69	Tr	–	350	–	12	–	76	3	1	0	0	4	0	250
10239	水煮	2.16	0.59	0.84	0.73	0.52	0.14	–	–	–	–	1	2	–	73	Tr	–	420	–	11	–	80	4	1	0	0	4	0	280
10240	甘露煮	2.29	0.60	0.64	1.05	0.33	0.71	–	–	–	–	0	2	–	42	19	–	370	–	31	–	120	7	5	0	0	1	0	110
10449	ふなずし	5.35	1.50	1.89	1.95	1.18	0.74	–	–	–	–	Tr	4	–	180	32	–	980	–	50	–	240	9	3	3	0	12	0	550

可食部100g当たり

単位：mg（可食部100g当たり）

17:1 ヘプタデセン酸	18:1 計	18:1 n-9 オレイン酸	18:1 n-7 シス・バクセン酸	20:1 イコセン酸	22:1 ドコセン酸	24:1 テトラコセン酸	16:2 ヘキサデカジエン酸	16:3 ヘキサデカトリエン酸	16:4 ヘキサデカテトラエン酸	18:2 n-6 リノール酸	18:3 n-3 α-リノレン酸	18:3 n-6 γ-リノレン酸	18:4 n-3 オクタデカテトラエン酸	20:2 n-6 イコサジエン酸	20:3 n-3 イコサトリエン酸	20:3 n-6 イコサトリエン酸	20:4 n-3 イコサテトラエン酸	20:4 n-6 アラキドン酸	20:5 n-3 イコサペンタエン酸	21:5 n-3 ヘンイコサペンタエン酸	22:2 ドコサジエン酸	22:4 n-6 ドコサテトラエン酸	22:5 n-3 ドコサペンタエン酸	22:5 n-6 ドコサペンタエン酸	22:6 n-3 ドコサヘキサエン酸	備考
2	84	58	27	13	12	3	1	0	0	11	4	0	4	3	-	0	3	34	56	0	0	3	25	19	370	別名:あご。頭部等を除いたもの
5	140	110	38	30	30	6	2	2	0	18	7	0	8	4	-	3	5	34	69	2	0	4	30	22	370	別名:あご、焼きあご。頭部等を除いたもの
11	1400	-	-	100	21	29	-	-	-	520	35	-	23	18	-	23	9	46	31	-	0	-	85	0	270	別名:いずみだい、ちかだい、テラピア。切り身
27	2500	-	-	240	84	17	18	10	9	530	120	9	20	41	-	25	33	120	210	11	0	3	120	23	440	試料:なまず(国産)、アメリカなまず。廃棄部位:頭部、内臓、骨、ひれ等(三枚下ろし)
3	180	-	-	12	7	5	2	1	1	9	5	Tr	5	2	-	1	8	18	81	4	0	0	19	5	200	廃棄部位:頭部、内臓、骨、ひれ等(三枚下ろし)
110	2800	-	-	1500	1800	140	-	-	-	160	100	-	270	11	-	6	36	84	880	-	0	-	70	0	770	別名:かどいわし。廃棄部位:頭部、内臓、骨、ひれ等(三枚下ろし)
94	4500	-	-	1300	1200	110	-	-	-	410	160	-	120	16	-	8	24	46	760	-	0	-	46	0	590	別名:かどいわし。廃棄部位:頭部、内臓、骨、ひれ等
34	3000	-	-	1900	2600	140	110	74	130	140	63	20	240	22	-	8	49	53	1400	48	0	9	93	15	880	別名:かどいわし。廃棄部位:頭部、骨、ひれ等
39	2900	-	-	3000	4100	180	90	45	89	200	64	60	280	33	-	12	57	57	1100	40	0	10	96	14	870	別名:かどいわし。廃棄部位:頭部、骨、ひれ等
33	640	-	-	39	14	7	-	-	-	29	25	-	21	1	-	0	14	54	410	-	0	-	32	0	870	別名:かどいわし
21	1300	-	-	170	59	47	27	12	9	66	31	2	41	5	-	4	44	44	1300	20	0	2	170	10	1700	別名:かどいわし
6	330	-	-	12	5	2	3	2	1	13	7	1	9	1	-	1	5	15	180	2	0	0	15	2	270	別名:かどいわし
1	9	-	-	1	Tr	2	-	-	-	1	Tr	-	Tr	Tr	-	Tr	Tr	8	16	-	0	-	4	2	12	廃棄部位:頭部、内臓、骨、ひれ等(三枚下ろし)
14	250	-	-	14	5	6	10	8	3	72	65	7	13	9	-	8	9	76	170	4	0	1	49	21	150	
8	150	-	-	15	6	2	4	3	2	36	28	3	12	5	-	3	5	42	99	4	0	Tr	30	11	96	
19	1300	980	280	230	96	21	10	3	5	65	28	3	33	16	10	6	24	130	420	11	1	5	36	17	520	三枚におろしたもの
41	2300	1800	480	450	230	32	31	15	13	120	84	8	130	31	28	7	61	160	970	33	1	9	79	27	1200	廃棄部位:頭部、骨、ひれ等
1	36	-	-	3	1	1	0	0	0	2	1	0	Tr	1	-	1	Tr	20	5	0	0	0	6	4	26	別名:たまみ。廃棄部位:頭部、内臓、骨、ひれ等(三枚下ろし)
47	730	-	-	77	35	59	-	-	-	64	79	-	60	9	-	16	85	120	220	-	0	-	170	0	640	切り身
17	720	-	-	99	88	29	0	0	0	38	21	0	30	8	-	5	16	63	220	0	0	0	86	25	670	切り身
6	230	-	-	73	55	12	7	6	6	15	7	3	17	4	-	2	7	45	120	0	0	1	58	11	290	廃棄部位:頭部、内臓、骨、ひれ等(五枚下ろし)
13	600	510	88	90	62	10	12	10	10	170	33	0	32	10	-	3	40	73	210	7	0	1	100	19	520	廃棄部位:頭部、内臓、骨、ひれ等(五枚下ろし)
8	360	310	53	58	38	9	6	6	6	110	20	0	18	7	-	2	9	25	100	5	0	4	61	12	330	
1	26	-	-	3	2	1	0	0	0	3	1	0	Tr	1	-	Tr	1	9	19	0	0	0	10	3	55	切り身(皮なし)
1	32	-	-	4	1	2	0	0	0	3	Tr	0	Tr	1	-	Tr	1	15	14	0	0	0	13	3	84	切り身(皮なし)
16	410	-	-	37	8	1	30	33	8	48	74	6	45	6	-	6	22	40	190	10	0	1	58	11	110	廃棄部位:頭部、内臓、骨、ひれ等(三枚下ろし)
15	490	-	-	42	9	2	34	33	5	58	81	7	40	6	-	7	20	40	190	10	0	1	58	13	120	内臓等を除去後水煮したもの。廃棄部位:頭部、骨、ひれ等
21	450	-	-	42	9	2	2			600	140	12	21	13	-	11	12	40	56	-	0	1	20	16	72	
37	1100	840	280	140	22	9	24	11	0	270	140	0	54	46	-	29	37	280	330	14	0	39	140	79	460	廃棄部位:頭部、ひれ、尾。試料:魚の表面に付着した飯をヘラ等で軽く拭ったもの

脂肪酸成分表 第1表 魚介類

食品番号	食品名	脂肪酸総量	飽和脂肪酸	一価不飽和脂肪酸	多価不飽和脂肪酸	n-3系 多価不飽和脂肪酸	n-6系 多価不飽和脂肪酸	4:0 酪酸	6:0 ヘキサン酸	7:0 ヘプタン酸	8:0 オクタン酸	10:0 デカン酸	12:0 ラウリン酸	13:0 トリデカン酸	14:0 ミリスチン酸	15:0 ペンタデカン酸	15:0 ant ペンタデカン酸	16:0 パルミチン酸	16:0 iso パルミチン酸	17:0 ヘプタデカン酸	17:0 ant ヘプタデカン酸	18:0 ステアリン酸	20:0 アラキジン酸	22:0 ベヘン酸	24:0 リグノセリン酸	10:1 デセン酸	14:1 ミリストレイン酸	15:1 ペンタデセン酸	16:1 パルミトレイン酸
		(g)						(mg)																		(			)
ぶり																													
10241	成魚 生	12.49	4.42	4.35	3.72	3.35	0.37	–	–	–	–	–	–		740	79	–	2600	–	200	–	750	34	–		–	0	–	910
10242	成魚 焼き	13.85	4.87	4.83	4.15	3.73	0.41	–	–	–	–	–	–		820	90	–	2900	–	220	–	830	33	–		–	0	–	1000
10243	はまち 養殖 皮つき 生	12.84	3.96	5.83	3.05	1.88	1.08	–	–	–	–	0	5	–	570	73	–	2500	–	86	–	610	49	23	15	0	7	0	720
10411	はまち 養殖 皮なし 生	9.49	2.81	4.11	2.57	1.66	0.84	–	–	–	–	0	4	–	400	51	–	1800	–	67	–	430	33	14	60	0	5	0	510
ほうぼう																													
10244	生	2.85	0.96	1.04	0.85	0.73	0.12	–	–	–	–	–	–		89	14	–	630	–	34	–	190	7	–		–	1	–	250
ホキ																													
10245	生	0.95	0.24	0.42	0.29	0.26	0.03	–	–	–	–	–	–		32	7	–	170	–	0	–	31	1	–		–	1	–	55
ほっけ																													
10246	生	3.10	0.70	1.21	1.19	1.09	0.10	–	–	–	–	–	–		120	6	–	470	–	10	–	94	4	–		–	0	–	240
10247	塩ほっけ	3.92	1.03	1.76	1.14	0.97	0.11	–	–	–	–	0	3	–	240	15	–	650	–	37	–	79	4	2	2	0	9	0	380
10248	開き干し 生	7.92	1.99	3.48	2.45	2.14	0.20	–	–	–	–	0	6	–	460	30	–	1300	–	56	–	150	8	0	0	0	20	0	790
10412	開き干し 焼き	9.00	2.21	4.02	2.76	2.40	0.23	–	–	–	–	0	7	–	510	33	–	1400	–	67	–	160	10	0	0	0	22	0	910
ぼら																													
10249	生	4.13	1.18	1.40	1.56	1.37	0.19	–	–	–	–	–	–		290	17	–	730	–	22	–	100	17	–		–	1	–	550
10250	からすみ	14.23	2.68	5.71	5.83	4.47	1.10	–	–	–	–	0	1	–	240	110	–	1700	–	71	–	500	28	16	13	0	3	0	3000
ほんもろこ																													
10251	生	3.10	0.82	1.23	1.06	0.69	0.36	–	–	–	–	0	0	–	130	22	–	510	–	20	–	120	7	0	0	0	8	0	410
(まぐろ類)																													
きはだ																													
10252	生	0.59	0.21	0.12	0.25	0.21	0.04	–	–	–	–	0	Tr	0	17	4	0	140	0	7	0	42	3	2	1	0	Tr	0	20
くろまぐろ																													
10253	天然 赤身 生	0.73	0.25	0.29	0.19	0.17	0.03	–	–	–	–	–	–		20	3	–	140	–	11	–	69	2	–		–	0	–	26
10254	天然 脂身 生	22.52	5.91	10.20	6.41	5.81	0.60	–	–	–	–	–	–		900	90	–	3500	–	270	–	1100	52	–		–	23	–	990
10450	養殖 赤身 生	6.41	1.73	2.53	2.15	1.87	0.27	–	–	–	–	0	2	–	240	35	0	1000	–	55	–	350	22	9	6	0	2	0	200
10451	養殖 赤身 水煮	6.53	1.92	2.71	1.90	1.62	0.26	–	–	–	–	–	2	–	260	41	–	1100	–	63	–	390	26	11	7	0	3	0	220
10452	養殖 赤身 蒸し	7.72	2.29	3.30	2.13	1.81	0.30	–	–	–	–	–	3	–	320	47	–	1300	–	77	–	470	31	13	8	0	3	0	260
10453	養殖 赤身 電子レンジ調理	6.93	1.96	2.84	2.12	1.82	0.28	–	–	–	–	–	2	–	270	40	–	1100	–	58	–	400	26	11	7	0	3	0	220
10454	養殖 赤身 焼き	8.80	2.49	3.57	2.74	2.36	0.36	–	–	–	–	–	3	–	340	50	–	1500	–	83	–	510	33	13	9	0	3	0	290
10455	養殖 赤身 ソテー	8.78	2.20	3.71	2.87	2.30	0.54	–	–	–	–	–	2	–	280	43	–	1300	–	71	–	460	35	14	9	0	3	0	240
10456	養殖 赤身 天ぷら	11.08	2.11	5.57	3.41	2.24	1.16	–	–	–	–	–	3	–	240	39	–	1200	–	61	–	450	52	22	14	0	3	0	210
びんなが																													
10255	生	0.58	0.15	0.19	0.23	0.21	0.03	–	–	–	–	0	Tr	0	17	3	0	94	0	5	0	33	1	1	1	0	Tr	0	17
みなみまぐろ																													
10256	赤身 生	0.20	0.06	0.05	0.09	0.08	0.01	–	–	–	–	0	Tr	0	1	1	0	36	0	2	0	15	Tr	1	Tr	0	0	0	.
10257	脂身 生	24.36	6.06	10.62	7.68	6.77	0.84	–	–	–	–	0	5	0	630	140	0	3700	0	160	0	1300	60	25	8	0	12	1	960
めじまぐろ																													
10258	生	3.63	1.09	0.99	1.55	1.36	0.17	–	–	–	–	0	1	–	130	28	–	640	–	36	–	230	12	7	4	0	3	0	150
めばち																													
10425	赤身 生	1.61	0.49	0.54	0.57	0.49	0.07	–	–	–	–	0	1	–	29	9	0	330	0	12	0	100	5	3	2	0	1	0	6.
10426	脂身 生	6.48	1.78	2.63	2.07	1.79	0.27	–	–	–	–	Tr	2	–	130	33	0	1200	0	44	0	330	19	10	7	0	5	0	29.
缶詰																													
10260	水煮 フレーク ライト	0.48	0.18	0.11	0.18	0.15	0.03	–	–	–	–	0	Tr	–	10	5	–	110	–	14	–	38	2	1	1	0	Tr	0	1.

可食部100g当たり

7:1 ヘプタデセン酸	18:1 計	18:1 n-9 オレイン酸	18:1 n-7 シス-バクセン酸	20:1 イコセン酸	22:1 ドコセン酸	24:1 テトラコセン酸	16:2 ヘキサデカジエン酸	16:3 ヘキサデカトリエン酸	16:4 ヘキサデカテトラエン酸	18:2 n-6 リノール酸	18:3 n-3 α-リノレン酸	18:3 n-6 γ-リノレン酸	18:4 n-3 オクタデカテトラエン酸	20:2 n-6 イコサジエン酸	20:3 n-3 イコサトリエン酸	20:3 n-6 イコサトリエン酸	20:4 n-3 イコサテトラエン酸	20:4 n-6 アラキドン酸	20:5 n-3 イコサペンタエン酸	21:5 n-3 ヘンイコサペンタエン酸	22:2 ドコサジエン酸	22:4 n-6 ドコサテトラエン酸	22:5 n-3 ドコサペンタエン酸	22:5 n-6 ドコサペンタエン酸	22:6 n-3 ドコサヘキサエン酸	備考
一価不飽和							多価不飽和																			
mg							mg																			
120	2400	–	–	470	300	170	–	–	–	190	97	–	200	7	–	14	86	160	940	–	0	–	320	0	1700	切り身
140	2600	–	–	520	330	190	–	–	–	210	110	–	220	9	–	16	96	180	1000	–	0	–	360	0	1900	切り身
61	3500	3000	430	800	670	92	42	29	23	880	120	–	120	36	–	17	59	85	450	27	–	22	190	36	910	切り身
43	2500	2100	300	570	470	63	31	22	19	680	99	–	97	27	–	17	49	70	390	24	–	18	170	31	830	
25	690	–	–	36	6	34	–	–	–	16	6	–	25	1	–	5	9	77	190	–	0	–	84	21	420	廃棄部位:頭部、内臓、骨、ひれ等(三枚下ろし)
12	240	–	–	67	29	18	–	–	–	14	6	–	17	1	–	1	9	58	150	–	0	–	14	0	170	切り身
33	550	–	–	180	170	42	–	–	–	37	17	–	45	5	–	2	16	57	450	–	0	–	27	0	530	廃棄部位:頭部、内臓、骨、ひれ等(三枚下ろし)
11	860	–	–	240	220	28	28	12	25	51	32	5	65	9	–	3	15	37	470	16	–	Tr	22	4	350	廃棄部位:骨、ひれ、皮等
24	1600	1200	350	540	470	43	43	24	43	100	81	0	230	19	–	5	41	65	960	35	0	0	48	10	740	廃棄部位:頭部、骨、ひれ等
30	1900	1500	410	590	500	51	50	26	51	120	88	0	240	22	–	6	46	80	1100	38	0	0	58	11	860	廃棄部位:頭部、骨、ひれ等
69	600	–	–	100	42	40	–	–	–	130	42	–	80	2	–	8	40	48	370	–	0	–	240	0	590	廃棄部位:頭部、内臓、骨、ひれ等(三枚下ろし)
250	2300	–	–	43	24	17	140	38	85	320	150	130	180	27	–	78	230	470	1100	65	0	16	850	71	1900	別名:もろこ。魚体全体
24	750	–	–	33	3	5	0	0	0	140	140	–	36	19	–	19	76	160	200	–	0	0	75	25	170	
3	87	73	13	6	4	4	1	1	2	6	3	1	3	1	0	1	2	18	32	1	0	2	9	14	150	別名:きはだまぐろ、きわだ。切り身(皮なし)
7	190	–	–	33	33	9	–	–	–	8	3	–	6	1	–	1	4	27		–	0	–	11	0	120	別名:まぐろ、ほんまぐろ、しび。切り身(皮なし)
200	4700	–	–	1800	2200	330	–	–	–	340	210	–	460	72	–	16	170	170	1400	–	0	–	310	0	3200	別名:まぐろ、ほんまぐろ、しび、とろ。切り身(皮なし)
24	1100	940	180	600	530	59	10	2	0	93	64	7	140	16	–	7	47	85	420	22	0	17	130	41	1000	別名:まぐろ、ほんまぐろ、しび。蓄養を含む。切り身
28	1200	1000	200	610	540	64	14	4	0	95	64	7	130	17	–	7	43	84	370	21	0	16	120	38	880	別名:まぐろ、ほんまぐろ、しび。蓄養を含む。切り身
33	1500	1200	230	760	680	78	16	4	0	110	78	8	150	20	–	8	49	92	410	22	0	19	130	43	970	別名:まぐろ、ほんまぐろ、しび。蓄養を含む。切り身
27	1300	1100	200	660	590	66	13	3	0	100	67	9	150	18	–	7	48	79	420	21	0	17	120	42	990	別名:まぐろ、ほんまぐろ、しび。蓄養を含む。切り身
36	1600	1400	260	800	710	82	17	5	0	130	88	9	180	23	–	9	60	120	540	29	0	23	170	54	1300	別名:まぐろ、ほんまぐろ、しび。蓄養を含む。切り身
32	2100	1900	260	650	570	70	17	5	0	320	180	8	160	20	–	8	52	110	500	26	0	21	150	53	1200	別名:まぐろ、ほんまぐろ、しび。蓄養を含む。切り身。植物油(なたね油)
28	4100	3800	320	630	510	68	Tr	7	0	980	490	7	140	19	–	7	45	89	410	22	0	17	130	43	1000	別名:まぐろ、ほんまぐろ、しび。蓄養を含む。切り身。植物油(なたね油)
3	95	82	14	38	32	5	1	Tr	1	7	3	1	7	2	1	1	4	9	43	2	Tr	1	9	5	140	別名:びんちょう、とんぼ、びんながまぐろ。切り身(皮なし)
Tr	35	31	4	5	4	1	Tr	0	2	2	Tr	0	Tr	Tr	0	Tr	1	6	10	Tr	0	Tr	3	2	64	別名:インドまぐろ。切り身(皮なし)
20	6700	5900	810	1600	950	220	26	17	19	280	120	0	33	210	81	48	39	250	1600	71	11	63	420	91	4000	別名:インドまぐろ、とろ。切り身(皮なし)
15	530	–	–	140	120	34	10	6	8	51	34	9	57	10	–	5	23	61	310	14	2	4	69	27	850	くろまぐろの幼魚。別名:めじ。切り身(皮なし)
10	400	360	44	39	14	16	1	Tr	2	13	5	0	6	4	3	1	6	34	80	2	Tr	5	23	18	370	別名:ばちまぐろ、めばちまぐろ。切り身(皮なし)
45	1900	1700	190	220	85	60	3	1	3	48	17	0	6	13	6	6	27	120	320	14	0	23	100	60	1300	別名:ばちまぐろ、めばちまぐろ、とろ。切り身(皮なし)
3	85	–	–	6	1	1	1	0	0	5	2	0	1	1	–	1	2	13	20	1	0	2	6	11	120	別名:ツナ缶。原料:きはだ。液汁を含んだもの

可食部 100g 当たりの脂肪酸成分表

脂肪酸成分表　第1表　魚介類

食品番号	食品名	脂肪酸総量 (g)	飽和 (g)	一価不飽和 (g)	多価不飽和 (g)	n-3系 (g)	n-6系 (g)	4:0 酪酸	6:0 ヘキサン酸	7:0 ヘプタン酸	8:0 オクタン酸	10:0 デカン酸	12:0 ラウリン酸	13:0 トリデカン酸	14:0 ミリスチン酸	15:0 ペンタデカン酸	15:0ant ペンタデカン酸	16:0 パルミチン酸	16:0iso パルミチン酸	17:0 ヘプタデカン酸	17:0ant ヘプタデカン酸	18:0 ステアリン酸	20:0 アラキジン酸	22:0 ベヘン酸	24:0 リグノセリン酸	10:1 デセン酸	14:1 ミリストレイン酸	15:1 ペンタデセン酸	16:1 パルミトレイン酸
10261	水煮　フレーク　ホワイト	2.08	0.64	0.71	0.73	0.62	0.11	–	–	–	–	1	1	–	67	14	–	420	–	27	–	100	6	4	1	0	1	0	85
10262	味付け　フレーク	1.75	0.58	0.49	0.68	0.57	0.11	–	–	–	–	Tr	1	–	50	16	–	350	–	35	–	120	5	3	1	0	1	0	74
10263	油漬　フレーク　ライト	20.40	3.37	4.86	12.16	1.40	10.76	–	–	–	–	0	0	–	23	10	–	2300	–	27	–	870	74	68	19	0	0	0	40
10264	油漬　フレーク　ホワイト	20.81	4.85	4.24	11.73	0.55	11.18	–	–	–	–			–	160	10	–	4100	–	40	–	560	0	–	–	0	–	0	160
	マジェランあいなめ																												
10265	生	18.79	4.15	13.33	1.31	1.00	0.31	–	–	–	–	0	0	–	800	54	–	2500	–	30	–	760	35	0	0	0	44	0	1600
	まながつお																												
10266	生	9.30	3.80	3.98	1.52	1.23	0.28	–	–	–	–	0	6	–	500	60	–	2600	–	61	–	520	45	19	6	0	10	0	510
	みなみくろたち																												
10232	生	2.47	0.75	0.69	1.03	0.95	0.09	–	–	–	–			–	140	21	–	470	–	23	–	85	5	–	–	–	13	–	110
	みなみだら																												
10267	生	0.20	0.05	0.04	0.11	0.10	0.01	–	–	–	–	0	0	–	2	1	–	40	–	Tr	–	7	0	0	0	0	0	0	3
	むつ																												
10268	生	11.09	1.69	8.59	0.81	0.63	0.16	–	–	–	–	0	1	–	270	23	–	980	–	79	–	300	30	10	6	0	8	0	470
10269	水煮	7.35	1.14	5.65	0.56	0.43	0.11	–	–	–	–	0	1	–	180	16	–	660	–	53	–	200	20	7	4	0	5	0	300
	めじな																												
10270	生	3.27	1.17	1.09	1.01	0.84	0.17	–	–	–	–	0	0	–	150	25	–	770	–	25	–	180	21	0	0	0	3	0	270
	めばる																												
10271	生	2.66	0.79	0.92	0.95	0.87	0.08	–	–	–	–			–	130	14	–	520	–	3	–	120	5	–	–	–	4	–	280
	メルルーサ																												
10272	生	0.45	0.11	0.15	0.19	0.17	0.01	–	–	–	–			–	11	1	–	77	–	2	–	17	1	–	–	–	Tr	–	26
	やつめうなぎ																												
10273	生	17.98	3.76	9.57	4.65	3.80	0.74	–	–	–	–	0	33	–	670	73	–	2600	–	36	–	380	6	0	0	0	24	0	1600
10274	干しやつめ	23.22	6.57	9.15	7.50	6.66	0.84	–	–	–	–			–	1800	98	–	4000	–	170	–	500	24	–	–	–	0	–	2600
	やまめ																												
10275	養殖　生	3.50	0.91	1.39	1.20	0.73	0.45	–	–	–	–	0	2	–	110	100	–	620	–	9	–	150	5	3	3	0	2	0	220
	わかさぎ																												
10276	生	1.16	0.29	0.32	0.56	0.45	0.09	–	–	–	–	0	1	–	39	6	–	200	–	5	–	36	2	1	1	0	1	0	95
10277	つくだ煮	3.43	1.02	0.83	1.58	1.08	0.47	–	–	–	–	1	2	–	130	21	–	650	–	34	–	150	7	6	7	0	4	0	230
10278	あめ煮	2.67	0.87	0.50	1.30	0.90	0.38	–	–	–	–	0	0	–	120	15	–	570	–	25	–	130	6	6	6	0	2	0	140
	〈貝類〉																												
	あかがい																												
10279	生	0.09	0.03	0.01	0.04	0.03	0.01	–	–	–	–	0	0	–	1	Tr	–	17	–	2	–	9	Tr	Tr	Tr	0	Tr	0	
	あげまき																												
10280	生	0.32	0.10	0.07	0.14	0.13	0.02	–	–	–	–	0	0	–	12	3	–	64	–	3	–	18	1	0	0	0	0	0	34
	あさり																												
10281	生	0.08	0.02	0.01	0.04	0.03	0.01	–	–	–	–	0	0	–	1	Tr	–	11	–	1	–	9	Tr	0	0	0	0	0	
10282	つくだ煮	1.00	0.32	0.21	0.47	0.38	0.07	–	–	–	–	0	Tr	–	32	6	–	200	–	11	–	64	3	1	1	0	Tr	0	8
10283	缶詰　水煮	0.86	0.34	0.21	0.31	0.23	0.08	–	–	–	–			–	34	15	–	190	–	21	–	74	5	–	–	–	0	–	6
10284	缶詰　味付け	0.84	0.24	0.23	0.38	0.29	0.06	–	–	–	–	0	Tr	–	19	6	–	140	–	15	–	48	2	1	Tr	0	Tr	0	85
	あわび																												
10427	くろあわび　生	0.26	0.09	0.06	0.11	0.05	0.06	–	–	–	–	0	Tr	0	15	4	0	56	–	2	0	16	2	0	0	0	0	0	
10428	まだかあわび　生	0.13	0.04	0.03	0.05	0.03	0.02	–	–	–	–	0	0	–	5	2	–	27	–	2	–	8	Tr	0	0	0	0	0	

	一価不飽和						多価不飽和																				備考
17:1 ヘプタデセン酸	18:1 計	18:1 n-9 オレイン酸	18:1 n-7 シス・バクセン酸	20:1 イコセン酸	22:1 ドコセン酸	24:1 テトラコセン酸	16:2 ヘキサデカジエン酸	16:3 ヘキサデカトリエン酸	16:4 ヘキサデカテトラエン酸	18:2 n-6 リノール酸	18:3 n-3 α-リノレン酸	18:3 n-6 γ-リノレン酸	18:4 n-3 オクタデカテトラエン酸	20:2 n-6 イコサジエン酸	20:3 n-3 イコサトリエン酸	20:3 n-6 イコサトリエン酸	20:4 n-3 イコサテトラエン酸	20:4 n-6 アラキドン酸	20:5 n-3 イコサペンタエン酸	21:5 n-3 ヘンイコサペンタエン酸	22:2 ドコサジエン酸	22:4 n-6 ドコサテトラエン酸	22:5 n-3 ドコサペンタエン酸	22:5 n-6 ドコサペンタエン酸	22:6 n-3 ドコサヘキサエン酸	
mg							mg																				
13	420	–	–	99	92	1	3	0	0	41	12	0	20	6	–	3	10	29	110	4	0	11	21	17	440	別名:ツナ缶。材料:びんなが。液汁を含んだもの
11	300	–	–	61	42	3	2	0	0	44	14	0	22	5	–	2	10	33	100	4	0	5	21	23	400	別名:ツナ缶。液汁を含んだもの
16	4700	–	–	76	17	0	2	0	0	11000	1300	0	16	13	–	0	0	11	14	0	0	0	10	6	65	別名:ツナ缶。原材料:きはだ。液汁を含んだもの
9	4000	–	–	31	0	0	–	–	–	11000	79	–	19	0	–	0	0	77	–	0	–	0	0	0	370	別名:ツナ缶。原材料:びんなが。液汁を含んだもの
76	8000	–	–	2000	1300	320	0	0	0	190	59	0	110	37	–	17	67	63	340	–	7	0	62	0	360	別名:メロ、おおくち、マゼランあいなめ。切り身
39	3000	–	–	250	120	66	8	3	1	39	28	6	10	15	–	7	30	140	240	12	0	4	250	73	650	廃棄部位:頭部、内臓、骨、ひれ等(三枚下ろし)
38	470	–	–	26	12	23	–	–	–	58	31	–	89	2	–	3	32	23	310	–	0	–	67	0	410	別名:バラクータ、みなみおおすみやき、おおしびかます。切り身
Tr	24	–	–	4	1	1	Tr	0	0	3	1	Tr	2	Tr	–	Tr	1	5	26	1	0	0	3	1	69	切り身
31	2800	–	–	2200	2800	270	9	9	5	69	26	3	23	17	–	6	40	49	140	11	0	3	74	12	320	切り身
20	1900	–	–	1400	1800	180	6	6	3	46	17	2	14	11	–	4	26	36	91	6	0	2	50	8	230	切り身
17	700	–	–	55	28	22				23	16		13	10	–	5	20	84	200				150	43	450	別名:ぐれ。切り身
24	490	–	–	55	25	35				26	9	–	26	6	–	3	16	42	370				53	0	390	廃棄部位:頭部、内臓、骨、ひれ等(三枚下ろし)
5	87	–	–	22	8	7	–		–	6	3	–	5	1	–	1	3	7	47		0	–	8	0	110	別名:ヘイク。切り身。廃棄部位:皮
120	6700	–	–	860	200	12	57	30	30	300	170	17	200	43	–	21	110	320	1500	64	–	0	7	230	26	1500	試料:かわやつめ。廃棄部位:頭部、内臓、骨、ひれ等
300	5300	–	–	700	120	110	–	–	–	570	240	–	570	2	–	29	250	240	2200	0	–	0	–	560	0	2800	試料:かわやつめ。内臓を含んだもの。廃棄部位:頭部、皮等
9	950	–	–	120	71	18	9	5	6	370	35	–	19	17	–	12	19	27	130	9	0	1	56	9	470	別名:やまべ。廃棄部位:頭部、内臓、骨、ひれ等(三枚下ろし)
6	190	–	–	9	6	8	6	3	4	30	24	2	18	4	–	2	7	41	130	4	0	1	25	12	240	
22	530	–	–	14	6	24	17	8	7	170	140	7	48	14	–	6	29	180	310	11	0	0	89	100	460	
12	310	–	–	17	3	22	9	7		140	93	4	42	14	–	5	19	120	260	11	0	1	63	93	420	
Tr	5	–	–	6	1	0	Tr	0	Tr	1	1	0	1	Tr	–	Tr	Tr	4	14	1	0	0	2	1	16	廃棄部位:貝殻及び内臓
1	27	–	–	10	1	1	0	0	0	4	4	0	8	3	–	1	4	8	71	0	0	0	6	2	34	廃棄部位:貝殻
Tr	6	–	–	6	0	0	0	0	0	1	2	0	2	1	–	Tr	Tr	4	6	Tr	0	0	0	3	18	廃棄部位:貝殻
2	86	–	–	35	4	1	7	8		4	1		20	16		4	29	170	16	0	0	19	7		130	
11	69	–	–	44	Tr	22	–		–	9	6	–	12	19	–	4	35	37	79	–	0	–	13	12	85	液汁を除いたもの
7	80	–	–	53	2	0	0	0		14	9	2	21	15	–	4	9	14	140	13	18	4	11	5	92	液汁を除いたもの
Tr	38	16	22	15	Tr	0	0	0	0	1	4	0	1	0	–	Tr	Tr	41	17	0	0	0	11	25	Tr	廃棄部位:貝殻及び内蔵
1	24	–	–	3	1	0	0	0	0	1	2	Tr	1	Tr	–	Tr	Tr	17	12	0	0	0	18	0	Tr	廃棄部位:貝殻及び内蔵

脂肪酸成分表　第1表　魚介類

食品番号	食品名	脂肪酸総量	飽和脂肪酸	一価不飽和脂肪酸	多価不飽和脂肪酸	n-3系 多価不飽和脂肪酸	n-6系 多価不飽和脂肪酸	4:0 酪酸	6:0 ヘキサン酸	7:0 ヘプタン酸	8:0 オクタン酸	10:0 デカン酸	12:0 ラウリン酸	13:0 トリデカン酸	14:0 ミリスチン酸	15:0 ペンタデカン酸	15:0 ant ペンタデカン酸	16:0 パルミチン酸	16:0 iso パルミチン酸	17:0 ヘプタデカン酸	17:0 ant ヘプタデカン酸	18:0 ステアリン酸	20:0 アラキジン酸	22:0 ベヘン酸	24:0 リグノセリン酸	10:1 デセン酸	14:1 ミリストレイン酸	15:1 ペンタデセン酸	16:1 パルミトレイン酸
		(……………………… g ………………………)						(………………………………………………………………………… mg …………………………………………………………………………)																					
10429	めがいあわび　生	0.12	0.04	0.03	0.05	0.02	0.02	–	–	–	–	0	0	–	7	1	–	26	–	1	–	8	Tr	0	0	0	0	0	2
10286	干し	0.59	0.22	0.14	0.23	0.13	0.10	–	–	–	–	0	Tr	–	33	6	–	130	–	7	–	41	Tr	1	0	0	0	0	7
10287	塩辛	2.47	0.91	0.89	0.67	0.35	0.32	–	–	–	–	0	5	–	200	19	–	580	–	13	–	91	5	0	0	0	10	0	130
10288	水煮缶詰	0.26	0.07	0.06	0.13	0.06	0.03	–	–	–	–	0	0	–	8	2	–	37	–	3	–	18	4	0	0	0	0	0	6
	いがい																												
10289	生	0.75	0.24	0.12	0.39	0.32	0.07	–	–	–	–	0	Tr	0	26	6	0	160	0	13	0	34	2	0	0	0	1	0	46
	いたやがい																												
10290	養殖　生	0.42	0.13	0.07	0.21	0.18	0.03	–	–	–	–	0	0	–	17	3	–	75	–	6	–	31	3	0	0	0	0	0	32
	エスカルゴ																												
10291	水煮缶詰	0.34	0.07	0.06	0.21	0.03	0.17	–	–	–	–	0	0	–	1	1	–	21	–	5	–	40	1	0	1	0	0	0	Tr
	かき																												
10292	養殖　生	1.22	0.41	0.21	0.60	0.52	0.07	–	–	–	–	Tr	1	0	49	10	0	260	0	22	0	52	6	2	2	0	1	0	41
10293	養殖　水煮	2.12	0.64	0.34	1.13	0.99	0.12	–	–	–	–	0	1	0	76	17	0	420	0	36	0	84	8	3	3	0	1	0	68
10430	養殖　フライ	9.56	1.01	5.45	3.09	1.35	1.73	–	–	–	–	1	3	0	46	12	0	620	0	21	0	210	53	29	14	0	1	0	53
10294	くん製油漬缶詰	20.77	6.18	3.94	10.66	1.09	9.51	–	–	–	–	0	11	–	510	53	–	5000	–	51	–	470	28	5	16	0	4	0	420
	さざえ																												
10295	生	0.14	0.05	0.02	0.06	0.03	0.03	–	–	–	–	0	0	–	5	3	–	35	–	3	–	8	Tr	0	0	0	0	0	1
10296	焼き	0.13	0.05	0.02	0.06	0.02	0.03	–	–	–	–	0	0	–	4	3	–	32	–	3	–	7	0	0	0	0	0	0	1
	さるぼう																												
10318	味付け缶詰	1.28	0.37	0.32	0.58	0.48	0.06	–	–	–	–	0	0	–	64	4	–	200	–	28	–	66	3	2	1	0	2	0	150
	しじみ																												
10297	生	0.58	0.24	0.14	0.19	0.14	0.04	–	–	–	–	0	Tr	–	24	5	–	160	–	13	–	37	2	1	1	0	0	0	52
10413	水煮	1.18	0.45	0.27	0.46	0.35	0.08	–	–	–	–	0	Tr	–	43	10	–	300	–	18	–	69	4	1	1	0	0	0	100
	たいらがい																												
10298	貝柱　生	0.07	0.02	0.01	0.04	0.03	0.01	–	–	–	–	0	0	–	1	Tr	–	13	–	1	–	4	0	0	0	0	0	0	1
	たにし																												
10299	生	0.33	0.08	0.10	0.14	0.05	0.10	–	–	–	–	0	0	–	6	7	–	41	–	8	–	19	1	Tr	0	0	0	0	13
	つぶ																												
10300	生	0.08	0.02	0.01	0.05	0.04	0.01	–	–	–	–	0	0	–	2	Tr	–	7	–	1	–	9	0	0	0	0	0	0	1
	とこぶし																												
10301	生	0.12	0.04	0.03	0.05	0.02	0.02	–	–	–	–	0	0	–	5	1	–	25	–	2	–	9	Tr	–	–	–	0	–	2
	とりがい																												
10303	斧足　生	0.08	0.04	0.02	0.02	0.01	Tr	–	–	–	–	0	0	–	6	1	–	19	–	2	–	13	Tr	Tr	0	0	0	0	6
	ばい																												
10304	生	0.25	0.06	0.04	0.15	0.12	0.03	–	–	–	–	0	0	–	8	1	–	21	–	3	–	27	0	0	0	0	0	0	1
	ばかがい																												
10305	生	0.18	0.06	0.04	0.08	0.06	0.02	–	–	–	–	0	0	–	5	1	–	35	–	3	–	18	0	0	0	0	0	0	8
	(はまぐり類)																												
	はまぐり																												
10306	生	0.28	0.09	0.05	0.13	0.10	0.03	–	–	–	–	0	0	–	8	2	–	61	–	5	–	16	1	1	Tr	0	Tr	0	19
10307	水煮	0.59	0.19	0.11	0.29	0.23	0.06	–	–	–	–	0	0	–	14	3	–	120	–	11	–	36	1	1	Tr	0	Tr	0	36
10308	焼き	0.40	0.13	0.07	0.19	0.15	0.04	–	–	–	–	0	0	–	10	2	–	87	–	7	–	25	1	1	Tr	0	Tr	0	25
10309	つくだ煮	1.20	0.41	0.28	0.51	0.41	0.09	–	–	–	–	Tr	Tr	–	37	7	–	270	–	17	–	70	2	1	1	0	2	0	130

可食部100g当たり

単位：mg

17:1 ヘプタデセン酸	18:1 計	18:1 n-9 オレイン酸	18:1 n-7 シス・バクセン酸	20:1 イコセン酸	22:1 ドコセン酸	24:1 テトラコセン酸	16:2 ヘキサデカジエン酸	16:3 ヘキサデカトリエン酸	16:4 ヘキサデカテトラエン酸	18:2 n-6 リノール酸	18:3 n-3 α-リノレン酸	18:3 n-6 γ-リノレン酸	18:4 n-3 オクタデカテトラエン酸	20:2 n-6 イコサジエン酸	20:3 n-3 イコサトリエン酸	20:3 n-6 イコサトリエン酸	20:4 n-3 イコサテトラエン酸	20:4 n-6 アラキドン酸	20:5 n-3 イコサペンタエン酸	21:5 n-3 ヘンイコサペンタエン酸	22:2 ドコサジエン酸	22:4 n-6 ドコサテトラエン酸	22:5 n-3 ドコサペンタエン酸	22:5 n-6 ドコサペンタエン酸	22:6 n-3 ドコサヘキサエン酸	備考
Tr	20	–	–	6	1	0	0	0	0	2	2	Tr	1	Tr	–	Tr	Tr	21	9	0	0	0	12	0	1	廃棄部位:貝殻及び内蔵
2	91	–	–	35	2	0	Tr	1	0	13	9	1	2	2	–	2	1	82	51	3	2	Tr	58	Tr	1	
7	550	–	–	180	8	0	1	1	0	75	49	11	25	17	–	12	12	210	170	0	0	0	91	0	5	
1	31	–	–	9	19	0	0	0	0	28	2	3	0	1	–	1	1	26	18	2	8	0	30	0	4	液汁を除いたもの
1	36	16	20	35	0	0	3	1	2	19	13	2	14	5	0	4	2	29	130	0	0	3	10	8	150	別名:ムール貝。廃棄部位:貝殻、足糸等
Tr	31	–	–	7	1	Tr	0	0	0	8	8	0	18	3	–	2	3	11	73	0	0	0	4	3	76	別名:しゃくしがい。廃棄部位:貝殻
1	50	–	–	9	1	0	0	3	0	63	13	0	48	–	5	1	57	13	0	0	0	0	5	0	0	液汁を除いたもの
3	130	50	80	30	1	1	5	3	2	22	26	3	51	4	0	3	9	28	230	14	Tr	2	13	7	180	試料:まがき。廃棄部位:貝殻
6	210	84	120	50	5	2	8	4	3	38	45	5	92	6	0	5	16	53	440	26	Tr	5	24	13	350	試料:まがき。むき身
10	5200	4900	300	130	3	15	5	7	1	1700	800	0	54	9	0	4	10	31	260	15	0	4	14	8	200	試料:まがき。むき身
38	3300	–	–	120	24	0	0	0	59	9500	240	0	120	0	–	0	6	39	540	0	0	0	0	0	190	試料:まがき。液汁を含んだもの
1	14	–	–	5	1	0	0	1	0	7	2	Tr	1	Tr	–	1	Tr	24	6	1	0	Tr	16	1	1	廃棄部位:貝殻及び内臓
1	13	–	–	4	Tr	0	0	Tr	0	6	2	Tr	1	Tr	–	1	Tr	23	5	1	0	Tr	15	Tr	Tr	廃棄部位:貝殻及び内臓
25	83	–	–	61	4	Tr	9	0	0	26	25	4	67	1	–	3		24	250	13	33	1	9	5	110	別名:もがい、赤貝(さるぼう)味付け缶詰。液汁を除いたもの
2	52	23	29	37	1	0	2	1	Tr	11	15	0	12	6	–	1	3	11	41	3	8	3	13	5	53	廃棄部位:貝殻
3	98	43	55	71	1	0	4	2	1	23	33	0	28	12	–	3	8	25	110		15	8	33	13	140	廃棄部位:貝殻
Tr	3	–	–	3	0	0	0	0	0	1	Tr	0	1	1	–	Tr	Tr	3	12	2	0	0	2	1	17	別名:たいらぎ(標準和名)
7	39	–	–	43	3	0	0	0	0	29	24	1	16	2	–	2	2	43	12	0	0	0	3	6	5	試料:まるたにし、ひめたにし。廃棄部位:貝殻
Tr	8	–	–	5	1	0	0	0	0	2	1	0	Tr	4	–	0	1	7	8	0	0	0	8	0	7	別名:ばい。試料:えぞばら、ひめえぞばら、えぞばい。むき身
Tr	17	–	–	5	0	7	–	–	Tr	1	1	–	1	1	–	Tr	0	16	7	9	–	11	0		Tr	廃棄部位:貝殻及び内臓
Tr	7	–	–	6	Tr	0	Tr	Tr	0	Tr	Tr	0	1	1	–	Tr	1	1	7	1	0	0	1	Tr	4	
Tr	20	–	–	16	1	0	0	0	0	5	1	0	Tr	13	–	0	1	17	73	0	0	0	21	0	22	別名:つぶ。試料:ひもまきばい、おおえっちゅうばい等。廃棄部位:貝殻及び内臓
1	13	–	–	15	1	0	Tr	1	0	4	5	Tr	1	6	–	1	1	7	18	2	0	0	7	3	32	別名:あおやぎ。廃棄部位:貝殻及び内臓
1	21	–	–	11	2	0	1	1	Tr	3	5	Tr	6	6	–	1	2	12	32	6	0	0	7	3	45	廃棄部位:貝殻
2	41	–	–	25	3	0	1	2	1	6	8	1	12	12	–	3	5	27	72	13	0	Tr	17	7	100	廃棄部位:貝殻
1	29	–	–	17	2	0	1	2	Tr	4	5	1	8	6	–	3	3	19	48	8	0	Tr	11	5	66	液汁を含んだもの。廃棄部位:貝殻
3	88	–	–	47	2	0	5	3	2	12	13	2	20	19	–	6	10	39	180	15	0	Tr	26	9	150	

可食部 100g 当たりの脂肪酸成分表

可食部100g当たり

食品番号	食品名	脂肪酸総量	飽和脂肪酸	一価不飽和脂肪酸	多価不飽和脂肪酸	n-3系多価不飽和脂肪酸	n-6系多価不飽和脂肪酸	4:0 酪酸	6:0 ヘキサン酸	7:0 ヘプタン酸	8:0 オクタン酸	10:0 デカン酸	12:0 ラウリン酸	13:0 トリデカン酸	14:0 ミリスチン酸	15:0 ペンタデカン酸	15:0 ant ペンタデカン酸	16:0 パルミチン酸	16:0 iso パルミチン酸	17:0 ヘプタデカン酸	17:0 ant ヘプタデカン酸	18:0 ステアリン酸	20:0 アラキジン酸	22:0 ベヘン酸	24:0 リグノセリン酸	10:1 デセン酸	14:1 ミリストレイン酸	15:1 ペンタデセン酸	16:1 パルミトレイン酸
		(………… g …………)						(……………………………………………… mg ………………………………………………)																		(……………		
	ちょうせんはまぐり																												
10310	生	0.51	0.18	0.10	0.23	0.19	0.04	–	–	–	–	Tr	Tr	0	19	3	0	120	0	6	0	29	1	Tr	Tr	0	Tr	0	40
	ほたてがい																												
10311	生	0.42	0.18	0.09	0.15	0.12	0.01	–	–	–	–	0	Tr	–	41	2	–	100	–	4	–	25	Tr	1	0	0	1	0	41
10312	水煮	0.73	0.27	0.15	0.30	0.26	0.02	–	–	–	–	0	1	–	59	4	–	160	–	5	–	44	1	1	0	0	1	0	64
10313	貝柱　生	0.10	0.03	0.01	0.06	0.05	0.01	–	–	–	–	0	0	–	2	1	–	16	–	1	–	6	0	0	0	0	0	0	2
10414	貝柱　焼き	0.09	0.02	0.01	0.05	0.05	0.01	–	–	–	–	0	0	–	2	1	–	15	–	1	–	5	0	0	0	0	0	0	1
10314	貝柱　煮干し	0.45	0.13	0.05	0.26	0.23	0.03	–	–	–	–	0	0	–	13	4	–	82	–	3	–	33	Tr	0	Tr	0	0	0	10
10315	貝柱　水煮缶詰	0.19	0.06	0.03	0.10	0.09	0.01	–	–	–	–	0	0	–	5	2	–	33	–	3	–	15	Tr	Tr	Tr	0	0	0	5
	ほっきがい																												
10316	生	0.30	0.10	0.10	0.10	0.08	0.02	–	–	–	–	–	–	–	9	3	–	51	–	4	–	33	1	–	–	0	–	0	13
	みるがい																												
10317	水管　生	0.12	0.04	0.02	0.05	0.04	0.01	–	–	–	–	0	0	–	5	1	–	27	–	0	–	10	1	0	0	0	0	0	2

〈えび・かに類〉

食品番号	食品名	脂肪酸総量	飽和脂肪酸	一価不飽和脂肪酸	多価不飽和脂肪酸	n-3系	n-6系	4:0	6:0	7:0	8:0	10:0	12:0	13:0	14:0	15:0	15:0 ant	16:0	16:0 iso	17:0	17:0 ant	18:0	20:0	22:0	24:0	10:1	14:1	15:1	16:1
	（えび類）																												
	あまえび																												
10319	生	0.71	0.17	0.21	0.34	0.30	0.04	–	–	–	–	Tr	2	0	11	4	0	130	0	4	0	16	1	1	0	0	Tr	0	43
	いせえび																												
10320	生	0.13	0.03	0.03	0.07	0.05	0.02	–	–	–	–	–	–	–	1	1	–	15	–	2	–	11	Tr	–	–	–	0	–	5
	くるまえび																												
10321	養殖　生	0.25	0.08	0.05	0.12	0.08	0.04	–	–	–	–	0	Tr	–	2	1	–	47	–	3	–	20	Tr	1	1	0	0	0	7
10322	養殖　ゆで	0.21	0.06	0.05	0.11	0.07	0.03	–	–	–	–	0	0	–	2	1	–	39	–	3	–	19	Tr	Tr	Tr	0	0	0	6
10323	養殖　焼き	0.19	0.06	0.04	0.09	0.06	0.03	–	–	–	–	0	0	–	1	1	–	34	–	3	–	17	1	1	Tr	0	0	0	5
	さくらえび																												
10431	生	1.11	0.34	0.33	0.45	0.37	0.07	–	–	–	–	Tr	Tr	0	20	8	0	220	0	14	0	60	5	5	3	0	0	0	75
10324	ゆで	0.66	0.19	0.22	0.25	0.21	0.04	–	–	–	–	–	–	–	13	4	–	130	–	8	–	37	2	–	–	–	1	–	54
10325	素干し	1.97	0.59	0.63	0.75	0.60	0.14	–	–	–	–	0	0	–	41	13	–	380	–	20	–	110	7	13	6	0	0	0	170
10326	煮干し	1.06	0.35	0.33	0.38	0.31	0.06	–	–	–	–	0	0	–	20	8	–	240	–	14	–	58	4	6	3	0	0	0	74
	大正えび																												
10327	生	0.14	0.04	0.04	0.06	0.04	0.01	–	–	–	–	0	0	–	2	1	–	23	–	3	–	12	Tr	1	Tr	0	0	0	14
	しばえび																												
10328	生	0.19	0.06	0.04	0.08	0.07	0.01	–	–	–	–	0	0	–	3	2	–	36	–	3	–	17	1	1	Tr	0	0	0	12
	バナメイえび																												
10415	養殖　生	0.30	0.10	0.05	0.15	0.08	0.07	–	–	–	–	0	0	–	2	1	–	58	–	4	–	32	1	1	Tr	0	0	0	4
10416	養殖　天ぷら	9.18	0.79	5.87	2.52	0.80	1.72	–	–	–	–	0	0	–	7	6	–	450	–	11	–	220	55	30	15	0	0	0	24
	ブラックタイガー																												
10329	養殖　生	0.13	0.04	0.03	0.06	0.04	0.02	–	–	–	–	0	0	–	1	Tr	–	26	–	1	–	13	Tr	0	0	0	0	0	13
	加工品																												
10330	干しえび	1.17	0.45	0.33	0.40	0.29	0.11	–	–	–	–	0	1	–	27	15	–	240	–	25	–	120	7	9	4	0	Tr	0	75
10331	つくだ煮	1.20	0.36	0.35	0.49	0.28	0.20	–	–	–	–	0	0	–	31	9	–	220	–	14	–	73	5	4	2	0	1	0	97
	（かに類）																												
	がざみ																												
10332	生	0.13	0.04	0.04	0.05	0.04	0.01	–	–	–	–	–	–	–	4	2	–	19	–	2	–	9	Tr	–	–	–	0	–	14

	一価不飽和						多価不飽和																			
17:1	18:1	18:1 n-9	18:1 n-7	20:1	22:1	24:1	16:2	16:3	16:4	18:2 n-6	18:3 n-3	18:3 n-6	18:4 n-3	20:2 n-6	20:3 n-3	20:3 n-6	20:4 n-3	20:4 n-6	20:5 n-3	21:5 n-3	22:2	22:4 n-6	22:5 n-3	22:5 n-6	22:6 n-3	備考
ヘプタデセン酸	計	オレイン酸	シス・バクセン酸	イコセン酸	ドコセン酸	テトラコセン酸	ヘキサデカジエン酸	ヘキサデカトリエン酸	ヘキサデカテトラエン酸	リノール酸	α-リノレン酸	γ-リノレン酸	オクタデカテトラエン酸	イコサジエン酸	イコサトリエン酸	イコサトリエン酸	イコサテトラエン酸	アラキドン酸	イコサペンタエン酸	ヘンイコサペンタエン酸	ドコサジエン酸	ドコサテトラエン酸	ドコサペンタエン酸	ドコサペンタエン酸	ドコサヘキサエン酸	
mg							mg																			
1	40	15	25	14	1	0	2	1	1	4	4	0	8	7	1	2	4	18	80	7	0	7	12	4	72	廃棄部位:貝殻
1	37	-	-	10	2	0	4	4	8	2	3	1	10	1	-	1	2	4	82	4	0	0	1	2	21	廃棄部位:貝殻
2	63	-	-	19	5	0	6	9	16	4	2	1	20	2	-	1	4	8	170	6	0	0	3	2	45	廃棄部位:貝殻
Tr	6	2	3	5	0	0	0	0	1	Tr	0	1	-	Tr	Tr			4	24	1	0	Tr	1	1	23	
0	5	2	3	5	0	0	0	0	1	Tr	Tr	0	Tr	Tr	-	Tr	Tr	4	21	1	0	Tr	1	1	21	
Tr	29	-	-	13	1	0	Tr	1	Tr	4	1	Tr	3	2	-	1	Tr	17	110	5	0	0	4	2	100	
1	11	-	-	10	1	0	Tr	0	0	2	1	Tr	2	1	-	1	1	7	43	2	2	1	2	1	37	液汁を除いたもの
1	18	-	-	58	Tr	14	-	-	-	Tr	1	-	4	4	-	1	2	12	38	-	0	-	11	0	24	別名:うばがい(標準和名)。廃棄部位:貝殻
Tr	8	-	-	9	1	0	0	0	0	1	Tr	0	1	3	-	1	Tr	5	8	2	0	0	7	2	22	別名:みるくい(標準和名)。廃棄部位:貝殻及び内臓
4	150	94	51	10	4	2	1	0	1	8	4	1	2	0	1	1		24	150	0	0	2	5	2	130	別名:ほっこくあかえび(標準和名)。廃棄部位:頭部、殻、内臓、尾部等
Tr	20	-	-	2	Tr	1	-	-	-	2	Tr	-	Tr	1	-	Tr	Tr	15	27	0	-	1	0		17	廃棄部位:頭部、殻、内臓、尾部等
1	40	-	-	4	1	1	Tr	0	0	27	2	0	Tr	2	-	Tr	1	9	35	Tr	0	0	2	1	44	廃棄部位:頭部、殻、内臓、尾部等
1	34	-	-	4	1	1	Tr	0	0	23	2	0	Tr	2	-	Tr	1	8	29	Tr	0	0	2	1	39	廃棄部位:頭部、殻、内臓、尾部等
1	30	-	-	4	1	1	0	0	0	19	2	0	Tr	2	-	Tr	1	7	25	Tr	0	0	1	1	32	廃棄部位:頭部、殻、内臓、尾部等
9	200	170	29	24	8	10	2	Tr	0	19	8	2	6	2			5	37	140	3	0	2	8	7	190	殻付き
15	120	-	-	14	6	11	-	-	-	11	6	-	3	3	-	2		22	89	-	0	-	6	0	100	殻つき
14	370	-	-	51	9	4	4	1	0	32	22	3	12	10	-	3	9	74	240	5	0	0	12	17	310	殻つき
9	200	-	-	29	9	9	4	2	0	19	15	1	6	6	-	1	4	29	130	0	0	6	5		150	殻つき
2	22	-	-	2	Tr	Tr	0	0	Tr	2	1	Tr	Tr	1	-	Tr	Tr	10	21	Tr	0	0	2	1	18	別名:こうらいえび(標準和名)。廃棄部位:頭部、殻、内臓、尾部等
1	23	-	-	2	Tr	Tr	Tr	Tr	0	2	2	Tr	1	1	-	Tr	Tr	9	32	1	0	0	2	1	30	廃棄部位:頭部、殻、内臓、尾部等
1	48	41	7	2	0	Tr	0	0	Tr	47	3	0	0	4	-	Tr	Tr	13	36	Tr	0	0	2	2	40	廃棄部位:頭部、殻、内臓、尾部等
0	5700	5400	280	110	0	14	0	0	0	1700	670	0	0	13	-	0	0	23	63	0	0	0	4	0	70	
Tr	22	-	-	2	Tr	Tr	0	0	0	17	2	0	0	4	-	Tr	Tr	5	17	0	0	0	2	Tr	21	別名:うしえび(標準和名)。無頭、殻つき。廃棄部位:殻及び尾部
13	200	-	-	26	5	5	2	2	0	12	5	1	3	12	-	3	4	70	120	3	0	0	18	9	140	試料(原材料):さるえび
9	230	-	-	12	4	2	5	3	1	140	21	2	3	7	-	2	3	47	150	3	0	0	12	7	86	
3	22	-	-	3	Tr	2	-	-	-	2	1	-	Tr	1	-	Tr	1	8	19	-	0	-	2	0	14	別名:わたりがに。廃棄部位:殻、内臓等

脂肪酸成分表　第1表　魚介類

食品番号	食品名	脂肪酸総量	飽和	一価不飽和	多価不飽和	n-3系 多価不飽和	n-6系 多価不飽和	4:0 酪酸	6:0 ヘキサン酸	7:0 ヘプタン酸	8:0 オクタン酸	10:0 デカン酸	12:0 ラウリン酸	13:0 トリデカン酸	14:0 ミリスチン酸	15:0 ペンタデカン酸	15:0 ant ペンタデカン酸	16:0 パルミチン酸	16:0 iso パルミチン酸	17:0 ヘプタデカン酸	17:0 ant ヘプタデカン酸	18:0 ステアリン酸	20:0 アラキジン酸	22:0 ベヘン酸	24:0 リグノセリン酸	10:1 デセン酸	14:1 ミリストレイン酸	15:1 ペンタデセン酸	16:1 パルミトレイン酸
		(............... g ....)						(.... mg ....)																		(............			)
	毛がに																												
10333	生	0.26	0.05	0.06	0.15	0.14	0.01	–	–	–	–	0	0	–	1	1	–	36	–	2	–	10	Tr	Tr	0	0	0	0	8
10334	ゆで	0.25	0.05	0.06	0.14	0.13	0.01	–	–	–	–	0	0	–	1	1	–	34	–	1	–	8	Tr	Tr	0	0	0	0	6
	ずわいがに																												
10335	生	0.22	0.03	0.06	0.13	0.11	0.02	–	–	–	–	0	0	–	Tr	Tr	–	24	–	2	–	6	Tr	0	0	0	0	0	7
10336	ゆで	0.33	0.05	0.09	0.19	0.16	0.03	–	–	–	–	0	0	–	1	1	–	39	–	2	–	9	Tr	Tr	0	0	Tr	0	10
10337	水煮缶詰	0.18	0.04	0.05	0.09	0.08	0.02	–	–	–	–	0	0	–	1	Tr	–	25	–	3	–	8	Tr	1	0	0	0	0	4
	たらばがに																												
10338	生	0.46	0.09	0.12	0.25	0.22	0.04	–	–	–	–	0	Tr	0	4	3	0	58	0	3	0	17	1	Tr	0	0	0	0	17
10339	ゆで	0.79	0.14	0.22	0.42	0.37	0.05	–	–	–	–	Tr	Tr	0	8	4	0	90	0	5	0	33	2	1	0	0	0	0	41
10340	水煮缶詰	0.13	0.03	0.04	0.07	0.06	0.01	–	–	–	–	0	0	–	1	1	–	17	–	2	–	5	Tr	Tr	0	0	0	0	6
	加工品																												
10341	がん漬	0.21	0.07	0.05	0.09	0.04	0.05	–	–	–	–	0	0	–	6	4	–	39	–	9	–	10	Tr	Tr	Tr	0	0	0	22
	〈いか・たこ類〉																												
	（いか類）																												
	あかいか																												
10342	生	0.73	0.21	0.07	0.45	0.43	0.01	–	–	–	–	0	Tr	0	6	3	0	150	0	6	0	49	Tr	Tr	0	0	0	0	1
	けんさきいか																												
10343	生	0.42	0.16	0.04	0.22	0.19	0.03	–	–	–	–	0	Tr	–	11	3	–	110	–	5	–	31	1	Tr	Tr	0	Tr	0	4
	こういか																												
10344	生	0.57	0.19	0.05	0.33	0.28	0.05	–	–	–	–	0	Tr	0	13	4	0	110	–	8	0	46	1	Tr	0	0	Tr	0	3
	するめいか																												
10345	生	0.33	0.11	0.03	0.19	0.18	0.01	–	–	–	–	0	0	–	4	–	–	83	–	3	–	18	Tr	0	0	0	0	0	2
10346	水煮	0.36	0.11	0.04	0.21	0.20	0.01	–	–	–	–	0	0	–	4	–	–	83	–	3	–	21	Tr	–	–	–	–	–	2
10347	焼き	0.38	0.12	0.04	0.22	0.21	0.01	–	–	–	–	0	0	–	4	–	–	89	–	3	–	20	Tr	–	–	–	–	–	2
10417	胴 皮つき 生	0.41	0.12	0.03	0.26	0.25	0.01	–	–	–	–	0	0	–	6	–	–	91	–	4	–	13	0	–	–	–	–	–	2
10418	胴 皮なし 生	0.30	0.09	0.02	0.19	0.18	0.01	–	–	–	–	0	0	–	4	–	–	71	–	2	–	14	0	–	–	–	–	–	2
10419	胴 皮なし 天ぷら	9.34	0.82	5.84	2.69	1.06	1.63	–	–	–	–	0	0	–	13	7	–	500	–	10	–	190	54	29	7	–	–	–	19
10420	耳・足 生	0.54	0.16	0.04	0.35	0.33	0.02	–	–	–	–	0	0	–	6	–	–	120	–	4	–	21	Tr	0	–	0	–	–	2
	ほたるいか																												
10348	生	2.21	0.58	0.69	0.94	0.83	0.10	–	–	–	–	0	0	–	100	9	–	380	–	11	–	69	4	2	1	0	2	0	76
10349	ゆで	1.41	0.36	0.31	0.74	0.67	0.07	–	–	–	–	0	0	–	45	5	–	250	–	8	–	51	3	1	Tr	0	2	0	27
10350	くん製	3.27	1.15	1.29	0.83	0.68	0.13	–	–	–	–	0	2	–	230	18	–	760	–	19	–	120	5	1	2	0	4	0	160
10351	つくだ煮	3.60	1.02	1.29	1.29	1.13	0.15	–	–	–	–	0	1	–	200	17	–	670	–	19	–	110	5	3	2	0	4	0	130
	やりいか																												
10352	生	0.49	0.18	0.05	0.26	0.25	0.01	–	–	–	–	0	Tr	–	17	3	–	130	–	4	–	19	Tr	Tr	Tr	0	1	0	5
	加工品																												
10353	するめ	1.61	0.60	0.12	0.89	0.80	0.09	–	–	–	–	–	–	–	29	12	–	420	–	21	–	120	2	–	–	0	–		14
10354	さきいか	0.75	0.25	0.08	0.43	0.41	0.02	–	–	–	–	–	–	–	6	2	–	190	–	5	–	47	0	–	–	0	–		2
10355	くん製	0.70	0.24	0.07	0.40	0.39	0.01	–	–	–	–	–	–	–	9	2	–	180	–	5	–	39	Tr	Tr	3	0	0		3
10356	切りいかあめ煮	2.97	0.71	0.78	1.48	0.69	0.79	–	–	–	–	–	–	–	13	3	–	480	–	11	–	190	11	3	2	0	Tr	–	3
10357	いかあられ	0.97	0.28	0.12	0.57	0.40	0.17	–	–	–	–	0	0	–	12	3	–	210	–	5	–	44	1	Tr	1	0	0	0	3
10358	塩辛	2.55	0.74	0.57	1.24	1.15	0.08	–	–	–	–	–	–	–	97	15	–	520	–	26	–	82	6	–	–	4	–		89

可食部100g当たり（単位：mg）

17:1 ヘプタデセン酸	18:1 計	18:1 n-9 オレイン酸	18:1 n-7 シス・バクセン酸	20:1 イコセン酸	22:1 ドコセン酸	24:1 テトラコセン酸	16:2 n-6 ヘキサデカジエン酸	16:3 n-3 ヘキサデカトリエン酸	16:4 n-3 ヘキサデカテトラエン酸	18:2 n-6 リノール酸	18:3 n-3 α-リノレン酸	18:3 n-6 γ-リノレン酸	18:4 n-3 オクタデカテトラエン酸	20:2 n-6 イコサジエン酸	20:3 n-3 イコサトリエン酸	20:3 n-6 イコサトリエン酸	20:4 n-3 イコサテトラエン酸	20:4 n-6 アラキドン酸	20:5 n-3 イコサペンタエン酸	21:5 n-3 ヘンイコサペンタエン酸	22:2 ドコサジエン酸	22:4 n-6 ドコサテトラエン酸	22:5 n-3 ドコサペンタエン酸	22:5 n-6 ドコサペンタエン酸	22:6 n-3 ドコサヘキサエン酸	備考
1	47	–	–	3	1	0	Tr	Tr	0	2	1	Tr	1	2	–	Tr	1	8	100	1	0	0	2	Tr	31	廃棄部位：殻、内臓等
1	46	–	–	2	Tr	0	Tr	0	0	2	1	Tr	1	1	–	0	1	7	98	1	0	0	2	Tr	31	殻つきでゆでたもの。廃棄部位：殻、内臓等
1	46	–	–	2	1	0	Tr	Tr	Tr	2	2	Tr	1	–	Tr	Tr	0	14	68	1	0	0	4	1	33	別名：まつばがに。廃棄部位：殻、内臓等
2	75	–	–	4	1	Tr	Tr	Tr	Tr	3	1	Tr	1	–	Tr	Tr	0	22	100	8	0	0	5	2	50	別名：まつばがに。殻つきでゆでたもの。廃棄部位：殻、内臓等
1	38	–	–	5	1	0	0	0	0	1	1	0	Tr	2	–	0	Tr	10	43	1	2	1	2	1	30	別名：まつばがに。液汁を除いたもの
2	92	51	41	9	1	0	Tr	Tr	1	3	0	1	3	0	Tr	1	0	28	140	4	0	1	5	1	66	廃棄部位：殻、内臓等
2	160	82	76	19	4	Tr	1	1	3	5	0	3	5	0	1	0	1	32	240	8	0	0	2	11	100	廃棄部位：殻、内臓等。殻つきでゆでたもの
Tr	26	–	–	4	Tr	0	Tr	0	0	2	Tr	0	1	–	0	Tr	0	5	38	1	0	Tr	1	Tr	16	液汁を除いたもの
7	17	–	–	1	Tr	0	2	0	0	39	4	Tr	Tr	1	–	Tr	Tr	9	22	1	0	0	1	Tr	11	しおまねきの塩辛
Tr	17	12	5	46	2	2	Tr	0	1	Tr	0	Tr	2	3	0	1	0	7	97	1	0	Tr	3	2	330	別名：ばかいか、むらさきいか。廃棄部位：内臓等
Tr	19	–	–	12	1	1	0	0	0	Tr	Tr	Tr	1	–	Tr	Tr	0	18	52	Tr	0	0	3	5	140	廃棄部位：内臓等
1	30	20	10	17	Tr	0	0	0	1	2	0	2	0	Tr	Tr	0	Tr	34	78	2	0	5	16	7	190	別名：すみいか。廃棄部位：内臓等
Tr	11	–	–	17	1	1	0	0	0	0	0	Tr	1	–	0	Tr	0	8	43	1	0	0	2	2	130	廃棄部位：内臓等。胴55.9%、足・耳44.1%
Tr	12	–	–	18	2	1	0	0	0	1	Tr	0	1	–	0	1	0	9	46	1	0	0	2	2	150	内臓等を除き水煮したもの
Tr	12	–	–	19	2	1	0	0	0	1	Tr	0	1	–	0	1	0	9	49	1	0	0	3	2	150	内臓等を除き焼いたもの
Tr	11	6	5	16	1	0	0	0	0	Tr	Tr	0	1	–	0	1	0	9	58	1	0	Tr	2	2	190	するめいか等と別試料
Tr	7	4	3	13	1	Tr	Tr	Tr	Tr	Tr	Tr	0	1	–	0	1	0	6	40	1	0	Tr	1	1	140	するめいか等と別試料
13	5700	5400	270	130	0	14	0	0	0	1600	650	0	0	7	–	0	4	13	89	0	0	0	6	0	310	揚げ油：なたね油。するめいか生等と別試料
Tr	14	7	7	22	1	0	0	0	0	1	Tr	0	1	–	0	1	0	12	76	1	0	Tr	4	2	250	するめいか生等と別試料
6	380	–	–	160	54	17	5	1	0	22	14	2	14	13	–	2	12	58	310	10	0	1	16	5	450	内臓等を含んだもの
3	160	–	–	95	18	6	1	Tr	0	9	5	1	8	–	1	5	0	45	240	9	0	0	9	4	400	内臓等を含んだもの
12	700	–	–	270	120	28	8	3	3	39	19	2	17	20	–	2	9	63	290	11	0	0	14	4	320	
11	500	–	–	350	180	28	7	3	2	48	25	2	30	19	–	2	16	70	440	12	0	1	19	8	590	
1	24	–	–	17	1	1	Tr	Tr	0	2	1	Tr	1	1	–	0	1	9	75	1	0	0	3	3	170	廃棄部位：内臓等
0	62	–	–	38	1	5	–	–	3	2	–	1	4	–	0	2	0	88	160	–	0	–	12	0	620	
0	34	–	–	39	1	0	–	–	9	4	–	0	1	–	0	0	0	8	91	–	0	–	3	0	310	
Tr	22	–	–	36	3	2	0	0	1	1	0	1	0	1	–	0	1	5	93	1	0	0	3	2	290	
2	710	–	–	56	6	0	0	0	0	770	7	0	1	3	–	Tr	1	19	160	2	0	0	6	4	510	
Tr	83	–	–	25	3	1	0	0	0	160	14	0	0	1	–	0	1	9	98	2	0	0	3	2	280	
20	270	–	–	110	44	31	–	–	–	35	28	–	64	8	–	3	15	38	330	–	0	–	24	0	690	試料：赤作り

可食部 100g 当たりの脂肪酸成分表

脂肪酸成分表　第1表　魚介類

食品番号	食品名	脂肪酸総量	飽和脂肪酸	一価不飽和脂肪酸	多価不飽和脂肪酸	n-3系多価不飽和脂肪酸	n-6系多価不飽和脂肪酸	4:0 酪酸	6:0 ヘキサン酸	7:0 ヘプタン酸	8:0 オクタン酸	10:0 デカン酸	12:0 ラウリン酸	13:0 トリデカン酸	14:0 ミリスチン酸	15:0 ペンタデカン酸	15:0ant ペンタデカン酸	16:0 パルミチン酸	16:0iso パルミチン酸	17:0 ヘプタデカン酸	17:0ant ヘプタデカン酸	18:0 ステアリン酸	20:0 アラキジン酸	22:0 ベヘン酸	24:0 リグノセリン酸	10:1 デセン酸	14:1 ミリストレイン酸	15:1 ペンタデセン酸	16:1 パルミトレイン酸
		(……………g……………)						(…………………………………… mg ……………………………………)																	(……			
10359	味付け缶詰	0.68	0.25	0.07	0.37	0.35	0.02	–	–	–	–	0	Tr	–	14	5	–	190	–	8	–	31	Tr	Tr	Tr	0	Tr	0	7
	(たこ類)																												
	いいだこ																												
10360	生	0.37	0.11	0.06	0.20	0.17	0.03	–	–	–	–	0	Tr	–	9	2	–	66	–	5	–	26	1	Tr	Tr	0	Tr	0	11
	まだこ																												
10361	生	0.23	0.07	0.03	0.14	0.11	0.02	–	–	–	–	–	–	–	2	1	–	37	–	4	–	23	0	–	–	–	Tr	–	3
10362	ゆで	0.20	0.06	0.02	0.12	0.10	0.02	–	–	–	–	–	–	–	2	1	–	32	–	3	–	21	0	–	–	–	0	–	1
	みずだこ																												
10432	生	0.36	0.09	0.04	0.23	0.19	0.04	–	–	–	–	0	Tr	–	5	1	0	59	0	4	0	18	Tr	Tr	0	0	0	0	2

〈その他〉

食品番号	食品名	脂肪酸総量	飽和脂肪酸	一価不飽和脂肪酸	多価不飽和脂肪酸	n-3系	n-6系	4:0	6:0	7:0	8:0	10:0	12:0	13:0	14:0	15:0	15:0ant	16:0	16:0iso	17:0	17:0ant	18:0	20:0	22:0	24:0	10:1	14:1	15:1	16:1
	あみ																												
10363	つくだ煮	1.09	0.30	0.24	0.55	0.46	0.06	–	–	–	–	0	1	–	37	5	–	220	–	6	–	25	2	1	3	0	1	0	70
10364	塩辛	0.58	0.18	0.15	0.25	0.21	0.04	–	–	–	–	0	0	–	11	3	–	120	–	5	–	33	4	5	2	0	Tr	0	50
	うに																												
10365	生うに	2.43	0.63	0.77	1.02	0.73	0.29	–	–	–	–	–	–	Tr	150	17	–	360	–	13	–	77	21	–	–	–	5	–	250
10366	粒うに	3.33	1.40	1.04	0.89	0.49	0.39	–	–	–	–	0	5	–	460	55	–	720	–	11	–	140	12	0	0	0	1	0	260
10367	練りうに	2.00	0.96	0.65	0.39	0.17	0.21	–	–	–	–	0	5	–	420	18	–	440	–	4	–	67	4	0	0	0	35	0	170
	おきあみ																												
10368	生	2.05	0.70	0.66	0.70	0.65	0.05	–	–	–	–	–	–	–	230	4	–	430	–	0	–	32	3	–	–	–	0	–	170
10369	ゆで	1.99	0.69	0.50	0.80	0.70	0.06	–	–	–	–	0	5	–	220	10	–	430	–	0	–	24	1	2	1	0	4	0	110
	くらげ																												
10370	塩蔵　塩抜き	0.04	0.03	0.01	0	0	0	–	–	–	–	0	Tr	–	6	1	–	20	–	1	–	6	Tr	0	Tr	0	0	0	5
	しゃこ																												
10371	ゆで	0.80	0.25	0.23	0.32	0.26	0.06	–	–	–	–	–	–	–	43	12	–	130	–	11	–	45	3	–	–	0	0	–	75
	なまこ																												
10372	生	0.13	0.04	0.04	0.05	0.03	0.02	–	–	–	–	0	0	–	5	1	–	16	–	2	–	10	2	1	Tr	0	1	0	20
10373	このわた	0.65	0.10	0.19	0.35	0.23	0.10	–	–	–	–	0	0	–	8	1	–	20	–	5	–	43	14	11	3	0	9	0	37
	ほや																												
10374	生	0.47	0.14	0.11	0.23	0.21	0.01	–	–	–	–	0	Tr	–	50	5	–	64	–	1	–	13	1	1	Tr	0	0	0	32
10375	塩辛	0.61	0.16	0.16	0.29	0.25	0.03	–	–	–	–	0	1	–	62	8	–	67	–	2	–	20	2	1	Tr	0	0	0	44

〈水産練り製品〉

食品番号	食品名	脂肪酸総量	飽和脂肪酸	一価不飽和脂肪酸	多価不飽和脂肪酸	n-3系	n-6系	4:0	6:0	7:0	8:0	10:0	12:0	13:0	14:0	15:0	15:0ant	16:0	16:0iso	17:0	17:0ant	18:0	20:0	22:0	24:0	10:1	14:1	15:1	16:1
10376	かに風味かまぼこ	0.36	0.11	0.10	0.16	0.11	0.05	–	–	–	–	3	Tr	–	13	1	–	62	–	1	–	26	1	1	Tr	0	0	0	9
10423	黒はんぺん	1.89	0.68	0.69	0.52	0.41	0.08	–	–	–	–	0	2	–	120	10	–	410	–	13	–	110	9	2	2	0	1	0	100
10377	昆布巻きかまぼこ	0.30	0.20	0.04	0.06	0.05	0.01	–	–	–	–	0	Tr	–	17	1	–	90	–	3	–	90	2	Tr	0	0	0	0	8
10378	す巻きかまぼこ	0.62	0.25	0.12	0.25	0.11	0.14	–	–	–	–	0	Tr	–	Tr	2	–	120	–	4	–	120	3	–	–	0	0	0	6
10379	蒸しかまぼこ	0.45	0.13	0.09	0.23	0.21	0.01	–	–	–	–	–	–	–	8	1	–	90	–	1	–	32	1	–	–	–	0	–	10
10380	焼き抜きかまぼこ	0.76	0.38	0.18	0.20	0.16	0.03	–	–	–	–	0	1	–	21	4	–	200	–	7	–	140	3	2	1	0	Tr	0	63
10381	焼き竹輪	1.66	0.48	0.46	0.72	0.20	0.52	–	–	–	–	0	3	–	63	3	–	250	–	6	–	140	6	4	4	0	0	0	24
10382	だて巻	6.00	1.78	2.95	1.26	0.23	1.03	–	–	–	–	0	0	–	90	0	–	1200	–	15	–	490	13	7	4	0	3	0	110
10383	つみれ	2.52	0.89	0.75	0.89	0.71	0.13	–	–	–	–	2	3	–	150	16	–	520	–	17	–	170	11	0	3	0	3	0	160
10384	なると	0.26	0.15	0.03	0.08	0.07	0.01	–	–	–	–	0	Tr	–	6	1	–	66	–	2	–	74	1	Tr	Tr	0	0	0	4
10385	はんぺん	0.82	0.18	0.19	0.44	0.08	0.36	–	–	–	–	0	Tr	–	3	Tr	–	100	–	2	–	61	3	3	1	0	Tr	0	3

可食部100g当たり

一価不飽和							多価不飽和																			備考
17:1	18:1	18:1 n-9	18:1 n-7	20:1	22:1	24:1	16:2	16:3	16:4	18:2 n-6	18:3 n-3	18:3 n-6	18:4 n-3	20:2 n-6	20:3 n-3	20:3 n-6	20:4 n-3	20:4 n-6	20:5 n-3	21:5 n-3	22:2	22:4 n-6	22:5 n-3	22:5 n-6	22:6 n-3	
ヘプタデセン酸	計	オレイン酸	シス・バクセン酸	イコセン酸	ドコセン酸	テトラコセン酸	ヘキサデカジエン酸	ヘキサデカトリエン酸	ヘキサデカテトラエン酸	リノール酸	α-リノレン酸	γ-リノレン酸	オクタデカテトラエン酸	イコサジエン酸	イコサトリエン酸	イコサトリエン酸	イコサテトラエン酸	アラキドン酸	イコサペンタエン酸	ヘンイコサペンタエン酸	ドコサジエン酸	ドコサテトラエン酸	ドコサペンタエン酸	ドコサペンタエン酸	ドコサヘキサエン酸	
…mg……							(……………………									mg									…………………)	
1	31	–	–	28	3	Tr	0	0	0	2	1	0	2	3	–	0	1	9	94	3	3	1	3	2	240	液汁を除いたもの
1	27	–	–	13	2	1	1	1	1	2	Tr	1	2	Tr	1	1	1	22	77	3	0	Tr	6	2	82	内臓等を含んだもの
0	11	–	–	10	Tr	4	–	–	–	1	Tr	–	Tr	1	–	0	Tr	21	40	–	0	–	6	0	68	廃棄部位:内臓等
0	8	–	–	8	Tr	1	–	–	–	Tr	Tr	–	Tr	1	–	0	Tr	15	35	–	0	–	5	0	63	内臓等を除きゆでたもの
Tr	14	5	9	19	1	1	0	0	0	2	0	0	3	3	Tr	1	1	30	69	2	0	4	10	2	110	廃棄部位:頭部、内臓
3	150	–	–	9	4	3	11	6	11	22	17	2	25	4	–	1	4	23	250	8	0	0	6	7	150	別名:にほんいさざあみ(標準和名)
3	79	–	–	7	1	4	1	1	Tr	10	5	1	4	3	–	1	3	19	100	3	0	0	4	4	91	別名:にほんいさざあみ(標準和名)
31	180	–	–	210	18	76	–	–	–	56	38	–	190	45	–	16	59	180	400	–	0	–	15	0	25	試料:むらさきうに、ばふんうに。生殖巣のみ
9	560	–	–	180	28	–	0	0	6	150	51	0	110	31	–	17	37	180	260	1	0	6	6	2	25	
4	340	–	–	84	8	0	2	0	6	110	21	0	42	18	–	12	12	71	85	0	0	0	5	0	10	
21	400	–	–	30	21	15	–	–	–	38	16	–	65	0	–	5	7	8	350	–	0	–	8	0	200	試料:なんきょくおきあみ、冷凍品(殻つき)
6	350	–	–	13	11	2	12	5	21	40	40	4	110	2	–	2	9	8	320	11	0	Tr	9	1	200	試料:なんきょくおきあみ。海水でゆでた後冷凍したもの
0	3	–	–	Tr	0	0	0	0	0	Tr	0	0	0	0	–	0	0	0	0	0	0	0	0	0	0	
10	100	–	–	24	8	14	–	–	–	10	2	–	5	6	–	4	7	34	110	–	0	–	16	7	120	ゆでしゃこ(むきみ)
Tr	12	–	–	7	1	2	1	Tr	1	2	Tr	1	Tr	Tr	–		14	16	1	0	0	1	1		6	廃棄部位:内臓等
1	58	–	–	43	12	32	4	2	20	5	1	2	4	11	–	2	3	70	160	6	0	0	7	9	44	内臓を塩辛にしたもの
1	65	–	–	8	1		2	1		7	4	0	10	1	–	2	5	130	7	0	0	Tr	3	1	55	試料:まぼや、あかぼや。廃棄部位:外皮及び内臓
1	94	–	–	15	3	1	1		15	4	1	15	2	1	–	2	13	140	8	0	0	Tr	5	1	67	
1	75	–	–	6	3	1	1	Tr	1	36	6	Tr	2	1	–	Tr	1	6	33	1	0	0	4	2	63	別名:かにかま
5	320	260	56	130	120	17	10	8	13	45	22	0	31	5	–	3	12	18	150	6	0	2	31	6	160	
Tr	26	–	–	4	1	0	0	0	0	7	1	1	3	1	–	Tr	1	6	16	Tr	0	1	Tr		23	昆布10%を使用したもの
1	100	–	–	7	4	1		0	130	14	Tr		Tr	1	–	Tr	1	5	31	1	0	0	2	0	61	
0	56	–	–	18	8	3	–	–	–	7	1	–	3	Tr	–	2	5	75	–	0	–	7	0	130	蒸し焼きかまぼこを含む
3	100	–	–	9	3	2	1	1	Tr	9	2	1	2	2	–	2	17	39	1	0	9	9	5	110	
2	400	–	–	18	11	0	0	0	500	43	0	5	0	–	1	11	54	0	0	8	4			87	
1	2800	–	–	35	6	4	0	0	0	920	120	4	3	7	–	9	0	18	0	0	5	16			84	
6	350	–	–	110	110	19	13	10	15	80	25	5	43	6	–	4	16	29	250	9	0	2	41	10	330	
Tr	23	–	–	3	1	Tr	Tr	Tr	Tr	7	1	Tr	1	Tr	–	1	2	23	Tr	0	0	2	1		38	
1	180	–	–	4	1	Tr	0	0	0	360	42	0	0	1	–	Tr	Tr	3	10	Tr	0	0	3	1	24	

脂肪酸成分表 第1表 魚介類

可食部 100g 当たりの脂肪酸成分表

食品番号	食品名	脂肪酸総量	飽和脂肪酸	一価不飽和脂肪酸	多価不飽和脂肪酸	n-3系多価不飽和脂肪酸	n-6系多価不飽和脂肪酸	4:0 酪酸	6:0 ヘキサン酸	7:0 ヘプタン酸	8:0 オクタン酸	10:0 デカン酸	12:0 ラウリン酸	13:0 トリデカン酸	14:0 ミリスチン酸	15:0 ペンタデカン酸	15:0ant ペンタデカン酸	16:0 パルミチン酸	16:0iso パルミチン酸	17:0 ヘプタデカン酸	17:0ant ヘプタデカン酸	18:0 ステアリン酸	20:0 アラキジン酸	22:0 ベヘン酸	24:0 リグノセリン酸	10:1 デセン酸	14:1 ミリストレイン酸	15:1 ペンタデセン酸	16:1 パルミトレイン酸
		(·············· g ··············)						(·· mg ··)																		(····		
10386	さつま揚げ	2.86	0.51	0.85	1.49	0.30	1.20	–	–	–	–	–	–	–	10	1	–	340	–	4	–	150	8	–	–	–	0	–	14
10387	魚肉ハム	5.85	2.22	2.63	1.00	0.21	0.79	–	–	–	–	4	5	–	91	8	–	1400	–	29	–	720	13	2	1	0	3	0	140
10388	魚肉ソーセージ	6.23	2.53	2.78	0.91	0.10	0.81	–	–	–	–	–	–	–	97	5	–	1500	–	32	–	850	35	–	–	–	–	4	190
肉類																													
〈畜肉類〉																													
	いのしし																												
11001	肉 脂身つき 生	17.74	5.83	9.37	2.55	0.05	2.50	–	–	–	–	0	0	–	170	13	–	3900	–	41	–	1600	62	0	0	0	0	0	580
	いのぶた																												
11002	肉 脂身つき 生	22.20	9.23	10.15	2.81	0.29	2.51	–	–	–	–	14	16	–	300	13	–	5700	–	73	–	3100	52	0	0	0	0	0	510
	うさぎ																												
11003	肉 赤肉 生	4.49	1.92	1.29	1.29	0.13	1.16	–	–	–	–	1	3	–	160	27	–	1300	–	32	–	400	6	–	–	0	12	–	190
	うし																												
	[和牛肉]																												
11004	かた 脂身つき 生	19.71	7.12	11.93	0.66	0.03	0.64	–	–	–	–	3	12	–	530	68	–	4700	–	140	–	1700	10	0	5	0	330	0	1200
11005	かた 皮下脂肪なし 生	17.48	6.35	10.51	0.61	0.02	0.59	–	–	–	–	3	11	–	460	59	–	4100	–	130	–	1500	9	0	5	0	270	0	1100
11006	かた 赤肉 生	10.68	4.01	6.22	0.44	0.01	0.43	–	–	–	–	4	6	–	260	31	–	2600	–	80	–	1000	5	0	5	0	110	0	540
11007	かた 脂身 生	69.55	24.27	43.38	1.89	0.10	1.80	–	–	–	–	0	45	–	2000	270	–	16000	–	480	–	5500	37	0	0	0	1500	0	5000
11008	かたロース 脂身つき 生	(33.41)	(12.19)	(20.16)	(1.06)	(0.04)	(1.01)	–	–	–	–	(0)	(16)	–	(870)	(130)	–	(7800)	–	(290)	–	(3000)	(16)	(0)	(0)	(0)	(430)	(0)	(1800)
11009	かたロース 皮下脂肪なし 生	(32.60)	(11.88)	(19.68)	(1.04)	(0.04)	(0.99)	–	–	–	–	(0)	(15)	–	(850)	(130)	–	(7600)	–	(280)	–	(3000)	(16)	(0)	(0)	(0)	(410)	(0)	(1700)
11010	かたロース 赤肉 生	23.29	8.28	14.17	0.83	0.03	0.80	–	–	–	–	0	9	–	530	89	–	5300	–	220	–	2100	9	0	0	0	220	0	1100
11011	リブロース 脂身つき 生	51.00	19.81	29.80	1.39	0.07	1.32	–	–	–	–	8	27	–	1200	180	–	12000	–	400	–	5600	39	0	0	0	510	0	2200
11249	リブロース 脂身つき ゆで	52.39	20.33	30.66	1.40	0.07	1.33	–	–	–	–	17	26	–	1300	180	–	13000	–	410	–	5700	38	0	0	0	520	0	2200
11248	リブロース 脂身つき 焼き	51.90	20.33	30.24	1.33	0.06	1.27	–	–	–	–	18	27	–	1300	180	–	13000	–	410	–	5700	40	0	0	0	520	0	2200
11012	リブロース 皮下脂肪なし 生	49.22	19.18	28.71	1.33	0.06	1.27	–	–	–	–	9	26	–	1200	170	–	12000	–	390	–	5400	37	0	0	0	490	0	2100
11013	リブロース 赤肉 生	36.76	14.75	21.04	0.97	0.04	0.93	–	–	–	–	14	21	–	930	120	–	9400	–	290	–	4000	25	0	0	0	350	0	1500
11014	リブロース 脂身 生	69.65	26.44	41.28	1.93	0.10	1.83	–	–	–	–	0	35	–	1600	250	–	16000	–	550	–	7600	57	0	0	0	720	0	3000
11015	サーロイン 脂身つき 生	(42.46)	(16.29)	(25.05)	(1.12)	(0.05)	(1.07)	–	–	–	–	(0)	(25)	–	(1300)	(150)	–	(11000)	–	(330)	–	(4000)	(25)	(0)	(0)	(0)	(660)	(0)	(2400)
11016	サーロイン 皮下脂肪なし 生	(37.99)	(14.64)	(22.34)	(1.00)	(0.05)	(0.96)	–	–	–	–	(0)	(22)	–	(1100)	(130)	–	(9400)	–	(290)	–	(3600)	(22)	(0)	(0)	(0)	(570)	(0)	(2100)
11017	サーロイン 赤肉 生	23.05	9.14	13.29	0.62	0.03	0.59	–	–	–	–	0	13	–	650	69	–	5900	–	180	–	2300	13	0	0	0	270	0	1100
11018	ばら 脂身つき 生	43.55	15.54	26.89	1.12	0.05	1.07	–	–	–	–	13	28	–	1200	150	–	10000	–	310	–	3800	25	0	0	0	740	0	2800
11019	もも 脂身つき 生	16.06	6.01	9.51	0.54	0.02	0.51	–	–	–	–	0	10	–	460	59	–	3900	–	130	–	1400	3	0	0	0	240	0	910
11020	もも 皮下脂肪なし 生	13.23	5.34	7.49	0.40	0.01	0.39	–	–	–	–	6	8	–	310	65	–	3500	–	160	–	1300	8	0	0	0	100	0	500
11251	もも 皮下脂肪なし ゆで	19.92	7.89	11.34	0.69	0.03	0.66	–	–	–	–	9	12	–	450	94	–	5100	–	230	–	2000	12	0	0	0	160	0	760
11250	もも 皮下脂肪なし 焼き	19.59	7.64	11.28	0.67	0.03	0.64	–	–	–	–	5	7	–	450	95	–	5000	–	230	–	1800	12	0	0	0	170	0	820
11021	もも 赤肉 生	9.23	3.53	5.31	0.39	0.01	0.38	–	–	–	–	0	5	–	240	35	–	2300	–	85	–	850	3	0	2	0	110	0	430
11022	もも 脂身 生	66.12	24.22	40.31	1.58	0.09	1.50	–	–	–	–	0	44	–	2000	230	–	16000	–	500	–	5700		0	0	0	1200	0	4400
11023	そともも 脂身つき 生	(17.39)	(6.29)	(10.59)	(0.51)	(0.02)	(0.49)	–	–	–	–	(0)	(11)	–	(510)	(58)	–	(4200)	–	(120)	–	(1400)	(0)	(0)	(4)	(0)	(320)	(0)	(1200)
11024	そともも 皮下脂肪なし 生	(14.39)	(5.19)	(8.77)	(0.44)	(0.02)	(0.43)	–	–	–	–	(0)	(9)	–	(420)	(47)	–	(3500)	–	(100)	–	(1200)	(0)	(0)	(4)	(0)	(260)	(0)	(1000)
11025	そともも 赤肉 生	7.44	2.63	4.53	0.29	0.01	0.28	–	–	–	–	0	5	–	200	22	–	1800	–	47	–	540	0	0	5	0	130	0	530

可食部100g当たり

一価不飽和 / 多価不飽和　(単位: mg)

17:1 ヘプタデセン酸	18:1 計	18:1 n-9 オレイン酸	18:1 n-7 シス・バクセン酸	20:1 イコセン酸	22:1 ドコセン酸	24:1 テトラコセン酸	16:2 ヘキサデカジエン酸	16:3 ヘキサデカトリエン酸	16:4 ヘキサデカテトラエン酸	18:2 n-6 リノール酸	18:3 n-3 α-リノレン酸	18:3 n-6 γ-リノレン酸	18:4 n-3 オクタデカテトラエン酸	20:2 n-6 イコサジエン酸	20:3 n-3 イコサトリエン酸	20:3 n-6 イコサトリエン酸	20:4 n-3 イコサテトラエン酸	20:4 n-6 アラキドン酸	20:5 n-3 イコサペンタエン酸	21:5 n-3 ヘンイコサペンタエン酸	22:2 ドコサジエン酸	22:4 n-6 ドコサテトラエン酸	22:5 n-3 ドコサペンタエン酸	22:5 n-6 ドコサペンタエン酸	22:6 n-3 ドコサヘキサエン酸	備考
Tr	810	–	–	19	7	3	–	–	–	1200	170	–	4	1	–	11	1	2	48	–	0	–	3	0	69	別名:あげはん
24	2400	–	–	70	17	3	1	0	1	730	27	4	29	26	–	5	4	21	46	2	0	0	13	4	89	別名:フィッシュハム
28	2500	–	–	27	0	0	–	–	–	780	24	–	2	19	–	3	0	7	18	–	0	–	5	0	50	別名:フィッシュソーセージ
37	8500	–	–	290	0	0	0	0	0	2300	47	0	0	150	–	15	0	60	0	0	0	0	0	0	0	別名:ぼたん肉
60	9300	–	–	240	0	0	12	0	0	2300	140	0	0	110	–	21	0	53	14	0	0	0	59	0	75	
16	1100	–	–	13	0	0	0	0	0	1000	130	0	0	6	–	8	0	140	0	0	0	0	0	0	0	試料:家うさぎ
190	10000	–	–	87	0	0	0	0	0	560	26	0	0	5	–	27	0	35	0	0	0	7	0	0	0	試料:黒毛和種(去勢)。皮下脂肪:4.3%、筋間脂肪:11.0%。赤肉と脂身から計算
170	8900	–	–	76	0	0	0	0	0	510	23	0	0	5	–	26	0	37	0	0	0	7	0	0	0	試料:黒毛和種(去勢)。筋間脂肪:11.5%。赤肉と脂身から計算
93	5400	–	–	41	0	0	0	0	0	350	13	0	0	5	–	21	0	41	0	0	0	8	0	0	0	試料:黒毛和種(去勢)。皮下脂肪及び筋間脂肪を除いたもの
720	36000	–	–	350	0	0	0	0	0	1700	97	0	0	64	–	0	0	0	0	0	0	0	0	0	0	試料:黒毛和種(去勢)。皮下脂肪及び筋間脂肪
(390)	(17000)	–	–	(160)	(0)	(0)	(0)	(0)	(0)	(920)	(45)	(0)	(0)	(34)	(0)	(29)	(0)	(23)	(0)	(0)	(0)	(6)	(0)	(0)	(0)	試料:黒毛和種(去勢)。皮下脂肪:1.8%、筋間脂肪:17.0%。赤肉と脂身から計算。脂身は11014和牛肉リブロース脂身から推計
(380)	(17000)	–	–	(160)	(0)	(0)	(0)	(0)	(0)	(900)	(44)	(0)	(0)	(34)	(0)	(28)	(0)	(23)	(0)	(0)	(0)	(6)	(0)	(0)	(0)	試料:黒毛和種(去勢)。筋間脂肪:17.4%。赤肉と脂身から計算。脂身は11014和牛肉リブロース脂身から推計
300	12000	–	–	110	0	0	0	0	0	700	32	0	0	41	–	22	0	28	0	0	0	7	0	0	0	試料:黒毛和種(去勢)。皮下脂肪及び筋間脂肪を除いたもの
430	26000	25000	1100	270	0	0	0	0	0	1200	68	0	0	20	–	46	0	31	0	0	0	0	0	0	0	試料:黒毛和種(去勢)。皮下脂肪:8.8%、筋間脂肪:34.6%
440	27000	26000	1100	280	0	0	0	0	0	1200	65	0	0	20	–	46	0	27	0	0	0	0	0	0	0	試料:黒毛和種(去勢)
430	27000	26000	1200	290	0	0	0	0	0	1200	64	0	0	20	–	44	0	26	0	0	0	0	0	0	0	試料:黒毛和種(去勢)
420	25000	24000	1100	260	0	0	0	0	0	1200	65	0	0	19	–	44	0	30	0	0	0	0	0	0	0	試料:黒毛和種(去勢)。筋間脂肪:37.9%。赤肉と脂身から計算
300	19000	18000	740	170	0	0	0	0	0	850	44	0	0	15	–	31	0	28	0	0	0	0	0	0	0	試料:黒毛和種(去勢)。皮下脂肪及び筋間脂肪を除いたもの
610	37000	35000	1600	390	0	0	0	0	0	1700	99	0	0	27	–	66	0	34	0	0	0	0	0	0	0	試料:黒毛和種(去勢)。皮下脂肪及び筋間脂肪
(390)	(21000)	–	–	(190)	(0)	(0)	(0)	(0)	(0)	(1000)	(54)	(0)	(0)	(35)	(0)	(16)	(0)	(31)	(0)	(0)	(0)	(4)	(0)	(0)	(0)	試料:黒毛和種(去勢)。皮下脂肪:11.5%、筋間脂肪:24.5%。赤肉と脂身から計算。脂身は11014和牛肉リブロース脂身から推計
(350)	(19000)	–	–	(170)	(0)	(0)	(0)	(0)	(0)	(910)	(47)	(0)	(0)	(32)	(0)	(18)	(0)	(31)	(0)	(0)	(0)	(4)	(0)	(0)	(0)	試料:黒毛和種(去勢)。筋間脂肪:27.7%。赤肉と脂身から計算。脂身は11014和牛肉リブロース脂身から推計
190	12000	–	–	85	0	0	0	0	0	540	27	0	0	22	–	25	0	22	0	0	0	0	0	0	0	試料:黒毛和種(去勢)。皮下脂肪及び筋間脂肪を除いたもの
430	23000	–	–	210	0	0	0	0	0	1000	49	0	0	15	–	36	0	18	0	0	0	0	0	0	0	別名:カルビ。試料:黒毛和種(去勢)
170	8100	–	–	60	0	0	0	0	0	460	22	0	0	1	–	20	0	28	0	0	0	2	0	0	0	試料:黒毛和種(去勢)。皮下脂肪:5.6%、筋間脂肪:6.8%。赤肉と脂身から計算
170	6700	–	–	48	0	0	0	0	0	350	20	0	0	1	–	15	0	19	0	0	0	7	0	0	0	試料:黒毛和種(去勢)。筋間脂肪:7.2%。もも脂身つき等と別試料
250	10000	–	–	67	0	0	0	0	0	570	26	0	0	8	–	28	0	50	0	0	0	0	0	0	0	試料:黒毛和種(去勢)。もも脂身つき等と別試料
260	10000	9500	460	71	0	0	0	0	0	540	24	0	0	7	–	27	0	49	0	0	0	14	4	0	0	試料:黒毛和種(去勢)。もも脂身つき等と別試料
99	4600	–	–	34	0	0	0	0	0	330	13	0	0	1	–	16	0	31	0	0	0	2	0	0	0	試料:黒毛和種(去勢)。皮下脂肪及び筋間脂肪を除いたもの
680	34000	–	–	250	0	0	0	0	0	1400	87	0	0	48	–	0	0	0	0	0	0	0	0	0	0	試料:黒毛和種(去勢)。皮下脂肪及び筋間脂肪
(170)	(8800)	–	–	(62)	(0)	(0)	(0)	(0)	(0)	(430)	(21)	(0)	(0)	(22)	(0)	(31)	(0)	(4)	(0)	(0)	(0)	(0)	(0)	(0)	(0)	試料:黒毛和種(去勢)。皮下脂肪:6.0%、筋間脂肪:11.4%。赤肉と脂身から計算。脂身は11022和牛肉もも脂身から推計
(140)	(7300)	–	–	(51)	(0)	(0)	(0)	(0)	(0)	(370)	(17)	(0)	(0)	(21)	(0)	(33)	(0)	(5)	(0)	(0)	(0)	(0)	(0)	(0)	(0)	試料:黒毛和種(去勢)。筋間脂肪:12.2%。赤肉と脂身から計算。脂身は、11022和牛肉もも脂身から推計
72	3800	–	–	24	0	0	0	0	0	220	8	0	0	3	–	17	0	37	0	0	0	5	0	0	0	試料:黒毛和種(去勢)。皮下脂肪及び筋間脂肪を除いたもの

食品番号	食品名	脂肪酸総量	飽和脂肪酸	一価不飽和脂肪酸	多価不飽和脂肪酸	n-3系多価不飽和脂肪酸	n-6系多価不飽和脂肪酸	4:0 酪酸	6:0 ヘキサン酸	7:0 ヘプタン酸	8:0 オクタン酸	10:0 デカン酸	12:0 ラウリン酸	13:0 トリデカン酸	14:0 ミリスチン酸	15:0 ペンタデカン酸	15:0 ant ペンタデカン酸	16:0 パルミチン酸	16:0 iso パルミチン酸	17:0 ヘプタデカン酸	17:0 ant ヘプタデカン酸	18:0 ステアリン酸	20:0 アラキジン酸	22:0 ベヘン酸	24:0 リグノセリン酸	10:1 デセン酸	14:1 ミリストレイン酸	15:1 ペンタデセン酸	16:1 パルミトレイン酸
		(.......... g ....)						(.......................... mg ....)																		(.......			.......)
11026	ランプ 脂身つき 生	(26.25)	(9.71)	(15.78)	(0.76)	(0.03)	(0.73)	–	–	–	–	(3)	(16)	–	(750)	(86)	–	(6300)	–	(200)	–	(2400)	(4)	(0)	(3)	(0)	(420)	(0)	(1600)
11027	ランプ 皮下脂肪なし 生	(23.18)	(8.59)	(13.89)	(0.70)	(0.03)	(0.67)	–	–	–	–	(3)	(14)	–	(650)	(75)	–	(5500)	–	(180)	–	(2100)	(4)	(0)	(4)	(0)	(350)	(0)	(1400)
11028	ランプ 赤肉 生	11.97	4.51	6.98	0.47	0.01	0.46	–	–	–	–	4	6	–	280	33	–	2900	–	94	–	1200	6	0	5	0	120	0	560
11029	ヒレ 赤肉 生	13.18	5.79	6.90	0.49	0.02	0.47	–	–	–	–	5	7	–	350	41	–	3600	–	120	–	1600	9	0	4	0	88	0	450
	[乳用肥育牛肉]																												
11030	かた 脂身つき 生	17.17	7.23	9.10	0.83	0.03	0.80	–	–	–	–	6	12	–	570	87	–	4200	–	200	–	2100	12	0	5	0	210	0	750
11031	かた 皮下脂肪なし 生	12.84	5.39	6.78	0.67	0.02	0.64	–	–	–	–	5	9	–	410	64	–	3200	–	150	–	1600	9	0	5	0	150	0	550
11032	かた 赤肉 生	5.49	2.20	2.90	0.39	0.02	0.37	–	–	–	–	3	4	–	140	22	–	1400	–	56	–	610	4	Tr	3	Tr	43	0	220
11301	かた 赤肉 ゆで	5.72	2.14	3.21	0.38	0.02	0.36	–	–	–	–	3	4	–	120	18	–	1400	–	45	–	550	4	Tr	0	0	44	0	250
11302	かた 赤肉 焼き	6.38	2.48	3.45	0.45	0.02	0.43	–	–	–	–	3	4	–	160	27	–	1600	–	64	–	660	5	1	0	0	55	0	270
11033	かた 脂身 生	64.67	27.48	34.60	2.59	0.12	2.47	–	–	–	–	21	48	–	2300	340	–	16000	–	750	–	8200	48	0	0	0	870	0	2900
11034	かたロース 脂身つき 生	(23.60)	(10.28)	(12.31)	(1.00)	(0.08)	(0.93)	–	–	–	–	(10)	(20)	–	(760)	(120)	–	(5900)	–	(270)	–	(3100)	(20)	(0)	(2)	(0)	(260)	(0)	(950)
11035	かたロース 皮下脂肪なし 生	(22.49)	(9.78)	(11.75)	(0.96)	(0.08)	(0.89)	–	–	–	–	(10)	(19)	–	(720)	(120)	–	(5700)	–	(260)	–	(3000)	(19)	(0)	(2)	(0)	(240)	(0)	(900)
11036	かたロース 赤肉 生	12.11	5.10	6.42	0.59	0.06	0.53	–	–	–	–	6	9	–	310	57	–	3000	–	130	–	1600	10	0	2	0	100	0	470
11037	リブロース 脂身つき 生	33.41	15.10	16.99	1.32	0.07	1.25	–	–	–	–	14	30	–	1200	170	–	8900	–	380	–	4400	29	0	2	0	380	0	1300
11039	リブロース 脂身つき ゆで	38.21	17.08	19.60	1.52	0.08	1.44	–	–	–	–	17	35	–	1400	200	–	10000	–	420	–	4900	31	0	2	0	460	0	1600
11038	リブロース 脂身つき 焼き	40.39	18.21	20.51	1.68	0.08	1.60	–	–	–	–	18	36	–	1400	200	–	11000	–	460	–	5400	35	0	2	0	420	0	1600
11040	リブロース 皮下脂肪なし 生	30.01	13.60	15.21	1.20	0.06	1.14	–	–	–	–	13	27	–	1100	150	–	8000	–	330	–	4000	26	0	2	0	330	0	1200
11041	リブロース 赤肉 生	15.67	7.27	7.72	0.67	0.04	0.63	–	–	–	–	9	13	–	540	63	–	4400	–	150	–	2000	14	0	2	0	130	0	600
11042	リブロース 脂身 生	73.30	32.71	37.81	2.78	0.13	2.65	–	–	–	–	26	68	–	2700	410	–	19000	–	890	–	9800	63	0	0	0	930	0	3000
11043	サーロイン 脂身つき 生	(25.47)	(11.36)	(13.10)	(1.01)	(0.05)	(0.97)	–	–	–	–	(7)	(22)	–	(910)	(140)	–	(6600)	–	(310)	–	(3300)	(21)	(0)	(0)	(0)	(300)	(0)	(1000)
11044	サーロイン 皮下脂肪なし 生	(18.47)	(8.23)	(9.48)	(0.75)	(0.03)	(0.72)	–	–	–	–	(4)	(15)	–	(650)	(98)	–	(4900)	–	(220)	–	(2400)	(14)	(0)	(0)	(0)	(210)	(0)	(750)
11045	サーロイン 赤肉 生	8.38	3.73	4.27	0.38	0.01	0.37	–	–	–	–	0	5	–	270	41	–	2300	–	100	–	1000	6	0	0	0	75	0	330
11046	ばら 脂身つき 生	35.65	12.79	21.87	0.99	0.03	0.95	–	–	–	–	18	28	–	1000	120	–	7900	–	260	–	3400	24	0	0	0	570	0	2100
11252	ばら 脂身つき 焼き	39.89	14.56	24.16	1.17	0.04	1.13	–	–	–	–	15	29	–	1200	140	–	8900	–	300	–	4000	24	0	0	0	640	0	2300
11047	もも 脂身つき 生	12.07	5.11	6.39	0.56	0.02	0.54	–	–	–	–	Tr	8	–	380	60	–	3000	–	140	–	1500	9	0	1	0	120	0	480
11048	もも 皮下脂肪なし 生	8.80	3.68	4.67	0.45	0.02	0.43	–	–	–	–	Tr	6	–	260	42	–	2200	–	100	–	1100	7	0	1	0	84	0	340
11050	もも 皮下脂肪なし ゆで	12.22	5.07	6.58	0.56	0.02	0.54	–	–	–	–	1	9	–	370	59	–	3000	–	140	–	1500	9	0	1	0	130	0	500
11049	もも 皮下脂肪なし 焼き	11.47	4.84	6.15	0.47	0.02	0.45	–	–	–	–	1	8	–	340	57	–	2900	–	130	–	1400	9	0	1	0	110	0	460
11051	もも 赤肉 生	3.98	1.56	2.13	0.29	0.01	0.27	–	–	–	–	1	2	–	88	15	–	960	–	39	–	460	3	0	1	0	27	0	140
11052	もも 脂身 生	60.95	26.54	32.16	2.25	0.11	2.14	–	–	–	–	0	45	–	2100	330	–	15000	–	750	–	8000	45	0	0	0	700	0	2500
11053	そともも 脂身つき 生	(15.22)	(6.46)	(8.09)	(0.66)	(0.03)	(0.64)	–	–	–	–	(0)	(11)	–	(500)	(80)	–	(3800)	–	(180)	–	(1900)	(11)	(0)	(3)	(0)	(170)	(0)	(650)
11054	そともも 皮下脂肪なし 生	(10.24)	(4.28)	(5.47)	(0.49)	(0.02)	(0.47)	–	–	–	–	(0)	(7)	–	(320)	(52)	–	(2600)	–	(120)	–	(1200)	(7)	(0)	(3)	(0)	(120)	(0)	(450)
11055	そともも 赤肉 生	4.40	1.71	2.40	0.29	0.01	0.28	–	–	–	–	0	3	–	120	20	–	1100	–	46	–	430	3	0	4	0	48	0	220
11056	ランプ 脂身つき 生	(16.35)	(7.05)	(8.55)	(0.75)	(0.03)	(0.72)	–	–	–	–	(1)	(11)	–	(530)	(86)	–	(4100)	–	(200)	–	(2100)	(12)	(0)	(4)	(0)	(170)	(0)	(640)

可食部100g当たり

17:1 ヘプタデセン酸	18:1 計	18:1 n-9 オレイン酸	18:1 n-7 シス・バクセン酸	20:1 イコセン酸	22:1 ドコセン酸	24:1 テトラコセン酸	16:2 ヘキサデカジエン酸	16:3 ヘキサデカトリエン酸	16:4 ヘキサデカテトラエン酸	18:2 n-6 リノール酸	18:3 n-3 α-リノレン酸	18:3 n-6 γ-リノレン酸	18:4 n-3 オクタデカテトラエン酸	20:2 n-6 イコサジエン酸	20:3 n-3 イコサトリエン酸	20:3 n-6 イコサトリエン酸	20:4 n-3 イコサテトラエン酸	20:4 n-6 アラキドン酸	20:5 n-3 イコサペンタエン酸	21:5 n-3 ヘンイコサペンタエン酸	22:2 ドコサジエン酸	22:4 n-6 ドコサテトラエン酸	22:5 n-3 ドコサペンタエン酸	22:5 n-6 ドコサペンタエン酸	22:6 n-3 ドコサヘキサエン酸	備考
(mg						)	(								mg										)	
(260)	(13000)	–	–	(94)	(0)	(0)	(0)	(0)	(0)	(670)	(33)	(0)	(0)	(4)	(0)	(27)	(0)	(28)	(0)	(0)	(0)	(5)	(0)	(0)	(0)	試料:黒毛和種（去勢）。皮下脂肪:7.4%、筋間脂肪:19.8%。赤肉と脂身から計算。脂身は11022和牛牛肉もも脂身から推計
(220)	(12000)	–	–	(82)	(0)	(0)	(0)	(0)	(0)	(610)	(29)	(0)	(0)	(4)	(0)	(26)	(0)	(30)	(0)	(0)	(0)	(6)	(0)	(0)	(0)	試料:黒毛和種（去勢）。筋間脂肪:21.4%。赤肉と脂身から計算。脂身は11022和牛牛肉もも脂身から推計
100	6200	–	–	39	0	0	0	0	0	390	14	0	0	5	–	20	0	38	0	0	0	7	0	0	0	試料:黒毛和種（去勢）。皮下脂肪及び筋間脂肪を除いたもの
90	6200	–	–	38	0	0	0	0	0	410	18	0	0	6	–	20	0	36	0	0	0	7	0	0	0	試料:黒毛和種（去勢）
170	7900	–	–	51	0	7	0	0	2	710	33	0	0	4	–	27	0	43	0	0	0	13	0	0	0	試料:ホルスタイン種（去勢、肥育牛）。皮下脂肪:7.9%、筋間脂肪:12.2%。赤肉と脂身から計算
130	5900	–	–	37	0	5	0	0	3	560	24	0	0	4	–	24	0	44	0	0	0	11	0	0	0	試料:ホルスタイン種（去勢、肥育牛）。筋間脂肪:13.1%。赤肉と脂身から計算
53	2600	2500	110	16	3	1	0	0	2	300	11	0	0	4	–	19	1	41	1	0	0	9	3	1	Tr	試料:ホルスタイン種（去勢、肥育牛）。皮下脂肪及び筋間脂肪を除いたもの
52	2800	2700	120	19	3	0	0	0	2	290	13	0	0	4	–	19	1	39	1	0	0	9	5	2	0	試料:ホルスタイン種（去勢、肥育牛）。皮下脂肪及び筋間脂肪を除いたもの
65	3000	2900	140	26	10	0	0	0	3	330	13	0	0	5	–	23	1	55	1	0	0	11	4	2	0	試料:ホルスタイン種（去勢、肥育牛）。皮下脂肪及び筋間脂肪を除いたもの
630	30000	–	–	200	0	26	0	0	0	2400	120	0	0	0	–	59	0	32	0	0	0	24	0	0	0	試料:ホルスタイン種（去勢、肥育牛）。皮下脂肪及び筋間脂肪
(220)	(11000)	–	–	(73)	(0)	(1)	(0)	(0)	(0)	(850)	(59)	(0)	(0)	(7)	(0)	(29)	(3)	(33)	(4)	(0)	(0)	(6)	(12)	(0)	(0)	試料:ホルスタイン種（去勢、肥育牛）。皮下脂肪:2.2%、筋間脂肪:16.6%。赤肉と脂身から計算。脂身は11042乳用肥育牛肉リブロースから推計
(210)	(10000)	–	–	(70)	(0)	(1)	(0)	(0)	(0)	(810)	(57)	(0)	(0)	(7)	(0)	(28)	(3)	(33)	(4)	(0)	(0)	(6)	(12)	(0)	(0)	試料:ホルスタイン種（去勢、肥育牛）。筋間脂肪:16.9%。赤肉と脂身から計算。脂身は11042乳用肥育牛肉リブロースから推計
120	5700	–	–	39	0	1	0	0	0	460	42	0	0	9	–	21	3	34	5	0	0	8	14	0	0	試料:ホルスタイン種（去勢、肥育牛）。皮下脂肪及び筋間脂肪を除いたもの
290	15000	–	–	100	0	2	0	0	0	1200	65	0	0	7	–	38	0	32	0	0	0	8	3	0	0	試料:ホルスタイン種（去勢、肥育牛）。皮下脂肪:7.7%、筋間脂肪:23.1%。赤肉と脂身から計算
340	17000	–	–	110	0	2	0	0	0	1300	76	0	0	8	–	44	0	40	0	0	0	10	4	0	0	試料:ホルスタイン種（去勢、肥育牛）
340	18000	–	–	120	0	2	0	0	0	1500	78	0	0	9	–	49	0	44	0	0	0	11	4	0	0	試料:ホルスタイン種（去勢、肥育牛）
250	13000	–	–	90	0	1	0	0	0	1100	60	0	0	7	–	36	0	36	0	0	0	8	3	0	0	試料:ホルスタイン種（去勢、肥育牛）。筋間脂肪:24.9%。赤肉と脂身から計算
110	6800	–	–	46	0	1	0	0	0	550	36	0	0	6	–	27	0	34	0	0	0	11	4	0	0	試料:ホルスタイン種（去勢、肥育牛）。皮下脂肪及び筋間脂肪を除いたもの
680	33000	–	–	220	0	0	0	0	0	2600	130	0	0	0	–	62	0	27	0	0	0	0	0	0	0	試料:ホルスタイン種（去勢、肥育牛）。皮下脂肪及び筋間脂肪
(240)	(11000)	–	–	(71)	(0)	(0)	(0)	(0)	(0)	(920)	(45)	(0)	(0)	(26)	(0)	(24)	(0)	(0)	(0)	(0)	(0)	(6)	(0)	(0)	(0)	試料:ホルスタイン種（去勢、肥育牛）。皮下脂肪:12.7%、筋間脂肪:13.7%。赤肉と脂身から計算。脂身は11042乳用肥育牛肉リブロースから推計
(170)	(8300)	–	–	(49)	(0)	(0)	(0)	(0)	(0)	(680)	(33)	(0)	(0)	(21)	(0)	(23)	(0)	(0)	(0)	(0)	(0)	(0)	(0)	(0)	(0)	試料:ホルスタイン種（去勢、肥育牛）。筋間脂肪:15.6%。赤肉と脂身から計算。脂身は11042乳用肥育牛肉リブロースから推計
79	3800	–	–	17	0	0	0	0	0	330	14	0	0	–		14	0	23	0	0	0	6	0	0	0	試料:ホルスタイン種（去勢、肥育牛）。皮下脂肪及び筋間脂肪を除いたもの
350	19000	18000	940	160	0	0	0	0	0	850	33	0	0	17	–	50	0	36	0	0	0	0	0	0	0	別名:カルビ。試料:ホルスタイン種（去勢、肥育牛）
390	21000	20000	1000	71	0	0	0	0	0	1000	42	0	0	22	–	49	0	44	0	0	0	24	0	0	0	別名:カルビ。試料:ホルスタイン種（去勢、肥育牛）
120	5600	–	–	30	0	1	0	0	0	480	22	0	0	3	–	19	0	31	0	0	0	4	2	0	0	試料:ホルスタイン種（去勢、肥育牛）。皮下脂肪:6.2%、筋間脂肪:8.0%。赤肉と脂身から計算
86	4100	–	–	23	0	1	0	0	0	370	16	0	0	3	–	18	0	33	0	0	0	5	2	0	0	試料:ホルスタイン種（去勢、肥育牛）。筋間脂肪:8.5%。赤肉と脂身から計算
120	5800	–	–	32	0	1	0	0	0	480	20	0	0	4	–	19	0	29	0	0	0	5	0	0	0	試料:ホルスタイン種（去勢、肥育牛）
110	5400	–	–	30	0	1	0	0	0	410	16	0	0	–		16	0	25	0	0	0	5	0	0	0	試料:ホルスタイン種（去勢、肥育牛）
38	1900	–	–	13	0	1	0	0	0	220	7	0	0	–		15	0	36	0	0	0	5	0	0	0	試料:ホルスタイン種（去勢、肥育牛）。皮下脂肪及び筋間脂肪を除いたもの
600	28000	–	–	130	0	0	0	0	0	2100	110	0	0	0	–	46	0	27	0	0	0	0	0	0	0	試料:ホルスタイン種（去勢、肥育牛）。皮下脂肪及び筋間脂肪
(160)	(7100)	–	–	(34)	(0)	(0)	(0)	(0)	(2)	(580)	(28)	(0)	(0)	(2)	(0)	(20)	(0)	(26)	(0)	(0)	(0)	(5)	(0)	(0)	(0)	試料:ホルスタイン種（去勢、肥育牛）。皮下脂肪:9.9%、筋間脂肪:9.3%。赤肉と脂身から計算。脂身は11052乳用肥育牛肉もも脂身から推計
(110)	(4800)	–	–	(24)	(0)	(0)	(0)	(0)	(2)	(420)	(18)	(0)	(0)	(2)	(0)	(17)	(0)	(29)	(0)	(0)	(0)	(5)	(0)	(0)	(0)	試料:ホルスタイン種（去勢、肥育牛）。筋間脂肪:10.4%。赤肉と脂身から計算。脂身は11052乳用肥育牛肉もも脂身から推計
53	2100	–	–	11	0	0	0	0	2	220	8	0	0	3	–	14	0	33	0	0	0	6	0	0	0	試料:ホルスタイン種（去勢、肥育牛）。皮下脂肪及び筋間脂肪を除いたもの
(160)	(7500)	–	–	(37)	(0)	(0)	(0)	(0)	(0)	(650)	(31)	(0)	(0)	(3)	(0)	(23)	(0)	(31)	(0)	(0)	(0)	(6)	(0)	(0)	(0)	試料:ホルスタイン種（去勢、肥育牛）。皮下脂肪:7.7%、筋間脂肪:12.4%。赤肉と脂身から計算。脂身は11052乳用肥育牛肉もも脂身から推計

可食部 100g 当たりの脂肪酸成分表

食品番号	食品名	脂肪酸総量	飽和脂肪酸	一価不飽和脂肪酸	多価不飽和脂肪酸	n-3系多価不飽和脂肪酸	n-6系多価不飽和脂肪酸	4:0 酪酸	6:0 ヘキサン酸	7:0 ヘプタン酸	8:0 オクタン酸	10:0 デカン酸	12:0 ラウリン酸	13:0 トリデカン酸	14:0 ミリスチン酸	15:0 ペンタデカン酸	15:0 ant ペンタデカン酸	16:0 パルミチン酸	16:0 iso パルミチン酸	17:0 ヘプタデカン酸	17:0 ant ヘプタデカン酸	18:0 ステアリン酸	20:0 アラキジン酸	22:0 ベヘン酸	24:0 リグノセリン酸	10:1 デセン酸	14:1 ミリストレイン酸	15:1 ペンタデセン酸	16:1 パルミトレイン酸
		(………g………)						(……………………………………………………………… mg ……………………………………………………………)																		(………………)			
11057	ランプ 皮下脂肪なし 生	(12.59)	(5.41)	(6.57)	(0.62)	(0.02)	(0.60)	–	–	–	–	(2)	(9)	–	(400)	(65)	–	(3100)	–	(160)	–	(1600)	(9)	(0)	(4)	(0)	(120)	(0)	(490)
11058	ランプ 赤肉 生	5.08	2.13	2.59	0.37	0.01	0.36	–	–	–	–	2	3	–	130	23	–	1300	–	63	–	640	4	0	4	0	35	0	180
11059	ヒレ 赤肉 生	9.65	4.35	4.80	0.50	0.02	0.48	–	–	–	–	6	7	–	300	39	–	2600	–	100	–	1300	8	0	0	0	62	0	310
11253	ヒレ 赤肉 焼き	12.98	5.74	6.70	0.54	0.02	0.52	–	–	–	–	8	10	–	390	51	–	3400	–	130	–	1800	12	0	0	0	88	0	440
	[交雑牛肉]																												
11254	リブロース 脂身つき 生	47.40	18.15	27.71	1.55	0.07	1.47	–	–	–	–	8	27	–	1300	180	–	11000	–	410	–	4900	35	0	0	0	430	0	2300
11256	リブロース 脂身つき ゆで	52.07	19.84	30.65	1.58	0.08	1.50	–	–	–	–	17	28	–	1300	190	–	12000	–	440	–	5400	260	0	0	0	440	0	2400
11255	リブロース 脂身つき 焼き	55.61	21.12	32.78	1.71	0.09	1.61	–	–	–	–	18	31	–	1400	200	–	13000	–	470	–	5900	38	0	0	0	470	0	2600
11257	リブロース 皮下脂肪なし 生	41.39	15.98	24.06	1.35	0.06	1.29	–	–	–	–	9	24	–	1100	150	–	9900	–	360	–	4400	31	0	0	0	360	0	1900
11258	リブロース 赤肉 生	29.62	11.75	16.89	0.98	0.04	0.94	–	–	–	–	12	17	–	780	100	–	7300	–	270	–	3300	21	0	0	0	210	0	1200
11259	リブロース 脂身 生	79.29	29.61	47.13	2.56	0.12	2.43	–	–	–	–	0	44	–	2200	310	–	18000	–	670	–	7900	61	0	0	0	830	0	4200
11260	ばら 脂身つき 生	40.73	14.13	25.33	1.28	0.08	1.20	–	–	–	–	12	24	–	960	140	–	8800	–	330	–	3800	22	0	0	0	380	0	2200
11261	もも 脂身つき 生	26.77	9.63	16.18	0.95	0.04	0.92	–	–	–	–	9	15	–	610	90	–	5900	–	240	–	2800	17	0	0	0	210	0	1200
11262	もも 皮下脂肪なし 生	19.49	6.92	11.81	0.75	0.03	0.73	–	–	–	–	7	11	–	450	70	–	4400	–	180	–	1800	11	0	0	0	130	0	900
11264	もも 皮下脂肪なし ゆで	25.41	8.99	15.68	0.74	0.03	0.71	–	–	–	–	9	13	–	560	91	–	5800	–	210	–	2200	12	0	0	0	200	0	1300
11263	もも 皮下脂肪なし 焼き	23.92	8.77	14.46	0.68	0.03	0.65	–	–	–	–	8	14	–	550	86	–	5700	–	210	–	2200	12	0	0	0	190	0	1200
11265	もも 赤肉 生	16.12	5.73	9.75	0.64	0.02	0.62	–	–	–	–	6	9	–	340	52	–	3600	–	140	–	1600	10	0	0	0	100	0	690
11266	もも 脂身 生	70.43	25.62	42.57	2.25	0.11	2.14	–	–	–	–	22	41	–	1700	250	–	15000	–	660	–	7400	48	0	0	0	680	0	3600
11267	ヒレ 赤肉 生	15.68	6.59	8.46	0.63	0.02	0.61	–	–	–	–	6	9	–	410	61	–	3900	–	160	–	2000	13	0	0	0	87	0	570
	[輸入牛肉]																												
11060	かた 脂身つき 生	8.85	4.35	4.20	0.30	0.12	0.18	–	–	–	–	5	7	–	270	49	–	2300	–	110	–	1600	13	2	0	0	69	0	320
11061	かた 皮下脂肪なし 生	6.32	3.06	3.01	0.25	0.10	0.15	–	–	–	–	3	5	–	180	34	–	1600	–	79	–	1100	9	1	0	0	45	0	220
11062	かた 赤肉 生	3.43	1.59	1.64	0.20	0.08	0.12	–	–	–	–	2	3	–	86	17	–	860	–	43	–	570	4	0	0	0	19	0	110
11063	かた 脂身 生	53.95	27.32	25.53	1.10	0.45	0.65	–	–	–	–	25	39	–	1800	320	–	14000	–	680	–	10000	88	16	0	0	480	0	2000
11064	かたロース 脂身つき 生	(15.11)	(7.54)	(7.10)	(0.48)	(0.11)	(0.37)	–	–	–	–	(8)	(12)	–	(450)	(95)	–	(3900)	–	(230)	–	(2800)	(26)	(4)	(0)	(0)	(86)	(0)	(460)
11065	かたロース 皮下脂肪なし 生	(14.85)	(7.39)	(6.99)	(0.47)	(0.11)	(0.37)	–	–	–	–	(8)	(11)	–	(440)	(93)	–	(3900)	–	(220)	–	(2700)	(25)	(4)	(0)	(0)	(85)	(0)	(450)
11066	かたロース 赤肉 生	8.22	3.72	4.12	0.38	0.06	0.32	–	–	–	–	5	6	–	230	44	–	2100	–	130	–	1200	8	0	0	0	54	0	280
11067	リブロース 脂身つき 生	13.54	7.15	6.00	0.39	0.07	0.32	–	–	–	–	9	12	–	480	100	–	3500	–	260	–	2800	24	0	0	0	59	0	290
11269	リブロース 脂身つき ゆで	20.92	11.03	9.31	0.57	0.09	0.48	–	–	–	–	15	20	–	780	160	–	5500	–	410	–	4100	37	5	0	0	98	0	470
11268	リブロース 脂身つき 焼き	20.91	11.05	9.30	0.55	0.10	0.46	–	–	–	–	16	20	–	780	160	–	5500	–	410	–	4100	31	0	0	0	97	0	460
11068	リブロース 皮下脂肪なし 生	12.48	6.38	5.73	0.38	0.10	0.29	–	–	–	–	7	10	–	390	77	–	3300	–	180	–	2400	21	0	0	0	66	0	360
11069	リブロース 赤肉 生	7.82	3.80	3.70	0.32	0.05	0.27	–	–	–	–	4	6	–	250	42	–	2100	–	110	–	1300	9	0	0	0	43	0	240
11070	リブロース 脂身 生	63.72	34.40	28.13	1.18	0.47	0.72	–	–	–	–	36	51	–	2000	460	–	17000	–	950	–	14000	150	29	0	0	320	0	1700
11071	サーロイン 脂身つき 生	(20.52)	(10.85)	(9.24)	(0.43)	(0.17)	(0.26)	–	–	–	–	(11)	(16)	–	(620)	(140)	–	(5400)	–	(290)	–	(4300)	(45)	(8)	(0)	(0)	(110)	(0)	(580)
11072	サーロイン 皮下脂肪なし 生	(14.23)	(7.42)	(6.49)	(0.32)	(0.12)	(0.19)	–	–	–	–	(8)	(11)	–	(430)	(92)	–	(3800)	–	(200)	–	(2900)	(30)	(5)	(0)	(0)	(76)	(0)	(420)
11073	サーロイン 赤肉 生	3.65	1.65	1.86	0.14	0.05	0.08	–	–	–	–	2	3	–	94	14	–	1000	–	36	–	500	3	0	0	0	25	0	140
11074	ばら 脂身つき 生	29.63	13.05	16.05	0.54	0.20	0.34	–	–	–	–	13	21	–	960	140	–	7600	–	310	–	4000	36	0	0	0	390	0	1500
11075	もも 脂身つき 生	7.17	3.22	3.69	0.25	0.05	0.20	–	–	–	–	3	5	–	220	39	–	1900	–	84	–	1000	10	0	0	0	77	0	300
11076	もも 皮下脂肪なし 生	5.46	2.44	2.68	0.35	0.10	0.25	–	–	–	–	3	4	–	140	31	–	1300	–	78	–	830	9	0	0	0	31	0	180
11271	もも 皮下脂肪なし ゆで	8.79	3.93	4.31	0.55	0.14	0.42	–	–	–	–	5	6	–	230	51	–	2100	–	130	–	1400	13	0	0	0	47	0	280
11270	もも 皮下脂肪なし 焼き	11.41	5.37	5.41	0.63	0.16	0.47	–	–	–	–	7	9	–	340	72	–	2800	–	180	–	1900	18	0	0	0	64	0	340
11077	もも 赤肉 生	3.40	1.48	1.72	0.19	0.03	0.16	–	–	–	–	2	2	–	97	16	–	890	–	39	–	440	3	0	0	0	29	0	130
11078	もも 脂身 生	56.08	25.71	29.27	1.10	0.37	0.73	–	–	–	–	23	42	–	1800	340	–	14000	–	670	–	8300	95	0	0	0	690	0	2400

	一価不飽和						多価不飽和																			備考
17:1 ヘプタデセン酸	18:1 計	18:1 n-9 オレイン酸	18:1 n-7 シス・バクセン酸	20:1 イコセン酸	22:1 ドコセン酸	24:1 テトラコセン酸	16:2 ヘキサデカジエン酸	16:3 ヘキサデカトリエン酸	16:4 ヘキサデカテトラエン酸	18:2 n-6 リノール酸	18:3 n-3 α-リノレン酸	18:3 n-6 γ-リノレン酸	18:4 n-3 オクタデカテトラエン酸	20:2 n-6 イコサジエン酸	20:3 n-3 イコサトリエン酸	20:3 n-6 イコサトリエン酸	20:4 n-3 イコサテトラエン酸	20:4 n-6 アラキドン酸	20:5 n-3 イコサペンタエン酸	21:5 n-3 ヘンイコサペンタエン酸	22:2 ドコサジエン酸	22:4 n-6 ドコサテトラエン酸	22:5 n-3 ドコサペンタエン酸	22:5 n-6 ドコサペンタエン酸	22:6 n-3 ドコサヘキサエン酸	
…mg……)							(……								mg										……)	
(130)	(5800)	–	–	(29)	(0)	(0)	(0)	(0)	(0)	(530)	(24)	(0)	(0)	(4)	(0)	(21)	(0)	(34)	(0)	(0)	(0)	(7)	(0)	(0)	(0)	試料:ホルスタイン種(去勢、肥育牛)。筋間脂肪:13.4%。赤肉と脂身から計算。脂身は11052乳用肥育牛肉もも脂身から推計
51	2300	–	–	12	0	0	0	0	0	290	10	0	0	4	–	17	0	39	0	0	0	8	0	0	0	試料:ホルスタイン種(去勢、肥育牛)。皮下脂肪及び筋間脂肪を除いたもの
75	4300	–	–	27	0	0	0	0	0	380	13	0	0	9	–	26	0	53	0	0	0	15	5	0	0	試料:ホルスタイン種(去勢、肥育牛)
100	6000	5800	230	40	0	0	0	0	0	450	16	0	0	10	–	24	0	32	0	0	0	12	0	0	0	試料:ホルスタイン種(去勢、肥育牛)
460	24000	–	–	230	0	0	0	0	0	1300	72	0	0	22	–	54	0	39	0	0	0	24	0	0	0	皮下脂肪:15.8%、筋間脂肪:20.0%
500	27000	–	–	260	0	0	0	0	0	1400	75	0	0	24	–	54	0	38	0	0	0	25	0	0	0	
530	29000	–	–	270	0	0	0	0	0	1500	78	0	0	29	–	58	0	38	0	0	0	25	14	0	0	
390	21000	–	–	200	0	0	0	0	0	1200	62	0	0	19	–	48	0	39	0	0	0	21	0	0	0	筋間脂肪:23.7%
270	15000	–	–	130	0	0	0	0	0	840	43	0	0	13	–	35	0	38	0	0	0	15	0	0	0	皮下脂肪及び筋間脂肪を除いたもの
800	41000	–	–	420	0	0	0	0	0	2200	120	0	0	38	–	89	0	42	0	0	0	39	0	0	0	皮下脂肪及び筋間脂肪
450	22000	21000	1200	210	0	0	0	0	0	1100	64	0	0	18	–	44	0	35	0	0	0	21	12	0	0	皮下脂肪:13.5%、筋間脂肪:6.0%
280	14000	–	–	110	0	0	0	0	0	800	39	0	0	13	–	37	0	46	0	0	0	16	0	0	0	筋間脂肪:7.0%
230	10000	–	–	80	0	0	0	0	0	620	26	0	0	8	–	29	0	54	0	0	0	11	0	0	0	
300	14000	–	–	110	0	0	0	0	0	640	29	0	0	10	–	25	0	30	0	0	0	10	0	0	0	
260	13000	–	–	96	0	0	0	0	0	590	25	0	0	9	–	23	0	28	0	0	0	10	0	0	0	
170	8700	8300	430	70	0	0	0	0	0	530	22	0	0	8	–	27	0	46	0	0	0	11	0	0	0	皮下脂肪及び筋間脂肪を除いたもの
730	37000	–	–	290	0	0	0	0	0	1900	110	0	0	33	–	80	0	45	0	0	0	36	0	0	0	皮下脂肪及び筋間脂肪
140	7600	7300	340	52	0	0	0	0	0	530	17	0	0	10	–	22	0	35	0	0	0	8	0	0	0	
78	3700	–	–	28	0	0	0	0	0	140	69	0	0	3	–	10	7	22	11	0	0	2	28	0	2	皮下脂肪:5.3%、筋間脂肪:5.4%。赤肉と脂身から計算
56	2700	–	–	20	0	0	0	0	0	120	53	0	0	3	–	9	6	22	11	0	0	2	26	0	2	筋間脂肪:5.7%。赤肉と脂身から計算
32	1500	–	–	10	0	0	0	0	0	87	35	0	0	3	–	8	4	23	12	0	0	2	23	0	2	皮下脂肪及び筋間脂肪を除いたもの
460	22000	–	–	180	0	0	0	0	0	600	350	0	0	0	–	25	30	17	0	0	0	0	70	0	0	皮下脂肪及び筋間脂肪
(140)	(6400)	–	–	(46)	(0)	(0)	(0)	(0)	(0)	(320)	(72)	(0)	(0)	(6)	(0)	(13)	(7)	(23)	(5)	(0)	(0)	(4)	(25)	(0)	(0)	皮下脂肪:0.5%、筋間脂肪:12.1%。赤肉と脂身から計算。脂身は11070輸入牛肉リブロース脂身から推計
(140)	(6300)	–	–	(45)	(0)	(0)	(0)	(0)	(0)	(320)	(71)	(0)	(0)	(6)	(0)	(13)	(7)	(23)	(5)	(0)	(0)	(4)	(25)	(0)	(0)	筋間脂肪:12.1%。赤肉と脂身から計算。脂身は11070輸入牛肉リブロース脂身から推計
91	3700	–	–	22	0	0	0	0	0	270	35	0	0	7	–	10	2	27	6	0	0	4	16	0	0	皮下脂肪及び筋間脂肪を除いたもの
110	5500	–	–	41	0	0	0	0	0	280	45	0	0	0	–	12	0	24	5	0	0	0	18	0	0	皮下脂肪:1.8%、筋間脂肪:8.2%。リブロース皮下脂肪なし等と別試料
180	8500	–	–	63	0	0	0	0	0	420	63	0	0	0	–	18	0	28	6	0	0	7	22	0	0	リブロース皮下脂肪なし等と別試料
180	8500	8200	270	59	0	0	0	0	0	410	72	0	0	0	–	20	0	28	0	0	0	0	25	0	0	リブロース皮下脂肪なし等と別試料
100	5200	–	–	35	0	0	0	0	0	260	57	0	0	0	–	11	2	17	2	0	0	1	20	0	0	筋間脂肪:8.3%。赤肉と脂身から計算
68	3300	–	–	19	0	0	0	0	0	230	32	0	0	4	–	10	2	30	3	0	0	1	14	0	0	皮下脂肪及び筋間脂肪を除いたもの
490	25000	–	–	210	0	0	0	0	0	690	330	0	0	0	–	31	44	0	0	0	0	0	91	0	0	皮下脂肪及び筋間脂肪
(160)	(8300)	–	–	(66)	(0)	(0)	(0)	(0)	(2)	(240)	(110)	(0)	(0)	(2)	(0)	(12)	(14)	(9)	(6)	(0)	(0)	(0)	(35)	(0)	(1)	皮下脂肪:12.8%、筋間脂肪:15.5%。赤肉と脂身から計算。脂身は11070輸入牛肉リブロース脂身から推計
(110)	(5800)	–	–	(46)	(0)	(0)	(0)	(0)	(2)	(170)	(79)	(0)	(0)	(3)	(0)	(9)	(10)	(11)	(7)	(0)	(0)	(0)	(27)	(0)	(2)	筋間脂肪:17.8%。赤肉と脂身から計算。脂身は11070輸入牛肉リブロース脂身から推計
32	1700	–	–	11	0	0	0	0	2	62	25	0	0	3	–	5	3	8	0	0	0	0	13	0	2	皮下脂肪及び筋間脂肪を除いたもの
310	14000	–	–	110	0	0	0	0	0	310	150	0	0	0	–	12	15	13	0	0	0	0	32	0	0	別名:カルビ
71	3200	–	–	22	0	0	0	0	0	170	34	0	0	3	–	9	4	22	4	0	0	2	13	0	1	皮下脂肪:3.4%、筋間脂肪:4.0%。赤肉と脂身から計算
58	2400	2300	84	17	0	0	0	0	0	180	39	0	0	3	–	14	5	45	20	0	0	4	30	0	4	筋間脂肪:4.2%。もも脂身つき等と別試料
95	3900	3700	140	27	0	0	0	0	0	320	70	0	0	11	–	22	8	64	27	0	0	6	44	0	4	もも脂身つき等と別試料
120	4900	4700	160	33	0	0	0	0	0	360	70	0	0	12	–	25	9	71	32	0	0	7	49	0	3	もも脂身つき等と別試料
33	1500	–	–	9	0	0	0	0	0	120	15	0	0	3	–	10	1	24	4	0	0	2	9	0	1	皮下脂肪及び筋間脂肪を除いたもの
570	25000	–	–	190	0	1	0	0	0	730	280	0	0	0	–	0	35	0	0	0	0	0	55	0	0	皮下脂肪及び筋間脂肪

可食部 100g 当たりの脂肪酸成分表

脂肪酸成分表 第1表 肉類

食品番号	食品名	脂肪酸総量	飽和脂肪酸	一価不飽和脂肪酸	多価不飽和脂肪酸	n-3系多価不飽和脂肪酸	n-6系多価不飽和脂肪酸	4:0 酪酸	6:0 ヘキサン酸	7:0 ヘプタン酸	8:0 オクタン酸	10:0 デカン酸	12:0 ラウリン酸	13:0 トリデカン酸	14:0 ミリスチン酸	15:0 ペンタデカン酸	15:0ant ペンタデカン酸	16:0 パルミチン酸	16:0iso パルミチン酸	17:0 ヘプタデカン酸	17:0ant ヘプタデカン酸	18:0 ステアリン酸	20:0 アラキジン酸	22:0 ベヘン酸	24:0 リグノセリン酸	10:1 デセン酸	14:1 ミリストレイン酸	15:1 ペンタデセン酸	16:1 パルミトレイン酸
		(··········· g ···········)						(·· mg ··)																		(········· mg ·········)			
11079	そともも 脂身つき 生	(12.12)	(5.51)	(6.32)	(0.29)	(0.10)	(0.19)	–	–	–	–	(5)	(9)	–	(380)	(70)	–	(3100)	–	(140)	–	(1800)	(19)	(0)	(0)	(0)	(140)	(0)	(530)
11080	そともも 皮下脂肪なし 生	(10.02)	(4.54)	(5.22)	(0.25)	(0.09)	(0.16)	–	–	–	–	(4)	(7)	–	(300)	(57)	–	(2600)	–	(120)	–	(1500)	(16)	(0)	(0)	(0)	(110)	(0)	(440)
11081	そともも 赤肉 生	3.00	1.31	1.56	0.12	0.05	0.07	–	–	–	–	1	2	–	71	14	–	760	–	34	–	430	4	0	0	0	24	0	130
11082	ランプ 脂身つき 生	(14.05)	(6.47)	(7.20)	(0.37)	(0.13)	(0.24)	–	–	–	–	(5)	(11)	–	(440)	(82)	–	(3600)	–	(170)	–	(2100)	(23)	(0)	(0)	(0)	(160)	(0)	(580)
11083	ランプ 皮下脂肪なし 生	(9.40)	(4.34)	(4.77)	(0.29)	(0.10)	(0.18)	–	–	–	–	(3)	(8)	–	(290)	(54)	–	(2400)	–	(110)	–	(1500)	(15)	(0)	(0)	(0)	(100)	(0)	(380)
11084	ランプ 赤肉 生	2.31	1.10	1.04	0.17	0.06	0.10	–	–	–	–	0	2	–	52	11	–	570	–	30	–	430	3	0	0	0	11	0	60
11085	ヒレ 赤肉 生	3.99	1.99	1.79	0.22	0.08	0.14	–	–	–	–	2	3	–	100	23	–	1000	–	59	–	770	6	0	0	0	19	0	96
	[子牛肉]																												
11086	リブロース 皮下脂肪なし 生	0.49	0.19	0.17	0.13	0.01	0.13	–	–	–	–	0	0	–	5	2	–	87	–	5	–	87	1	0	0	0	1	0	8
11087	ばら 皮下脂肪なし 生	2.80	1.31	1.25	0.25	0.01	0.24	–	–	–	–	0	0	–	52	13	–	540	–	41	–	650	6	0	0	0	6	0	49
11088	もも 皮下脂肪なし 生	2.00	0.90	0.89	0.21	0.01	0.20	–	–	–	–	0	2	–	40	10	–	400	–	34	–	420	3	0	0	0	5	0	36
	[ひき肉]																												
11089	生	18.95	7.25	11.06	0.63	0.24	0.39	–	–	–	–	9	11	–	440	92	–	4600	–	200	–	1900	19	0	0	0	210	0	980
11272	焼き	17.97	6.61	10.83	0.52	0.09	0.43	–	–	–	–	0	10	–	400	78	–	4300	–	170	–	1700	15	0	0	0	200	0	920
	[副生物]																												
11090	舌 生	28.42	11.19	15.98	1.25	0.06	1.18	–	–	–	–	12	20	–	680	110	–	7000	–	270	–	3100	20	0	0	0	210	0	930
11273	舌 焼き	32.60	12.61	18.60	1.39	0.07	1.32	–	–	–	–	13	21	–	730	120	–	7900	–	310	–	3500	23	0	0	0	230	0	1100
11091	心臓 生	5.92	3.11	2.49	0.33	Tr	0.32	–	–	–	–	2	3	–	180	29	–	1400	–	110	–	1400	6	–	–	0	15	0	110
11092	肝臓 生	2.05	0.93	0.48	0.64	0.07	0.57	–	–	–	–	0	0	–	25	21	–	330	–	25	–	530	7	–	–	0	0	0	48
11093	じん臓 生	4.82	2.59	1.78	0.45	0.03	0.42	–	–	–	–	0	0	–	110	47	–	1200	–	68	–	1200	13	–	–	0	23	0	130
11094	第一胃 ゆで	6.59	2.73	3.35	0.51	0.08	0.39	–	–	–	–	0	3	–	120	29	–	1300	–	96	–	1200	13	0	0	0	26	0	160
11095	第二胃 ゆで	14.05	5.69	7.83	0.53	0.05	0.40	–	–	–	–	0	0	–	230	51	–	2900	–	220	–	2300	13	0	0	0	42	0	280
11096	第三胃 生	0.89	0.38	0.41	0.10	Tr	0.09	–	–	–	–	0	Tr	–	15	4	–	200	–	13	–	140	2	1	0	0	3	0	17
11097	第四胃 ゆで	27.40	12.78	13.73	0.89	0.08	0.67	–	–	–	–	0	9	–	580	75	–	6600	–	310	–	5200	29	0	0	0	82	0	550
11098	小腸 生	23.62	11.82	11.23	0.58	0.08	0.30	–	–	–	–	9	13	–	680	71	–	5800	–	270	–	5000	37	0	0	0	76	0	570
11099	大腸 生	11.71	3.94	7.30	0.47	0.05	0.35	–	–	–	–	3	4	–	150	26	–	2000	–	120	–	1600	11	0	0	0	39	0	300
11100	直腸 生	6.09	2.13	3.71	0.25	0.01	0.20	–	–	–	–	0	0	–	110	20	–	1300	–	65	–	670	5	0	0	0	40	0	220
11101	腱 ゆで	4.10	0.94	3.06	0.10	0	0.08	–	–	–	–	0	0	–	47	5	–	710	–	14	–	160	0	0	0	0	36	0	270
11102	子宮 ゆで	2.31	0.99	1.16	0.16	0.01	0.13	–	–	–	–	0	0	–	53	7	–	560	–	18	–	350	4	0	0	0	13	0	70
11103	尾 生	41.75	13.20	27.24	1.30	0	1.30	–	–	–	–	6	18	–	1000	190	–	9200	–	360	–	2400	0	–	–	0	770	0	3500
11274	横隔膜 生	24.79	9.95	13.86	0.97	0.06	0.91	–	–	–	–	8	11	–	450	61	–	5300	29	210	170	3700	29	0	0	0	100	0	590
11296	横隔膜 ゆで	33.42	13.24	18.91	1.27	0.07	1.20	–	–	–	–	10	14	–	610	80	–	7100	–	280	230	4900	34	0	0	0	140	0	800
11297	横隔膜 焼き	33.93	13.45	19.13	1.34	0.08	1.26	–	–	–	–	10	15	–	620	81	–	7100	38	290	230	5000	38	0	0	0	140	0	800
	[加工品]																												
11104	ローストビーフ	10.19	4.28	5.51	0.40	0.06	0.34	–	–	–	–	5	9	–	350	57	–	2700	–	120	–	1000	7	0	0	0	120	0	510
11105	コンビーフ缶詰	12.06	6.35	5.39	0.32	0.07	0.25	–	–	–	–	7	12	–	320	97	–	2900	–	280	–	2700	25	3	0	0	51	0	300
11106	味付け缶詰	3.94	1.83	1.95	0.16	0.05	0.11	–	–	–	–	3	3	–	110	43	–	1000	–	99	–	570	4	0	0	0	34	0	160
11107	ビーフジャーキー	5.51	2.11	2.70	0.69	0.16	0.50	–	–	–	–	0	3	–	100	22	–	1200	–	52	–	710	4	0	0	0	46	0	180
11108	スモークタン	20.09	8.97	10.19	0.94	0.14	0.69	–	–	–	–	9	19	–	700	120	–	5000	–	330	–	2800	18	0	0	0	180	0	730
	うま																												
11109	肉 赤肉 生	2.08	0.80	0.99	0.29	0.09	0.20	–	–	–	–	1	4	–	98	5	–	610	–	4	–	76	0	–	–	0	15	0	220
	くじら																												
11110	肉 赤肉 生	0.25	0.08	0.11	0.06	0.04	0.02	–	–	–	–	0	Tr	–	17	1	–	40	–	1	–	16	Tr	Tr	Tr	0	1	0	15
11111	うねす 生	26.82	6.27	13.34	7.21	5.80	1.21	–	–	–	–	1	36	–	2500	95	–	3000	–	45	–	510	28	24	14	0	510	0	4000

可食部100g当たり

	一価不飽和						多価不飽和																			備考
17:1 ヘプタデセン酸	18:1 計	18:1 n-9 オレイン酸	18:1 n-7 シス・バクセン酸	20:1 イコセン酸	22:1 ドコセン酸	24:1 テトラコセン酸	16:2 ヘキサデカジエン酸	16:3 ヘキサデカトリエン酸	16:4 ヘキサデカテトラエン酸	18:2 n-6 リノール酸	18:3 n-3 α-リノレン酸	18:3 n-6 γ-リノレン酸	18:4 n-3 オクタデカテトラエン酸	20:2 n-6 イコサジエン酸	20:3 n-3 イコサトリエン酸	20:3 n-6 イコサトリエン酸	20:4 n-3 イコサテトラエン酸	20:4 n-6 アラキドン酸	20:5 n-3 イコサペンタエン酸	21:5 n-3 ヘンイコサペンタエン酸	22:2 ドコサジエン酸	22:4 n-6 ドコサテトラエン酸	22:5 n-3 ドコサペンタエン酸	22:5 n-6 ドコサペンタエン酸	22:6 n-3 ドコサヘキサエン酸	
mg							mg																			
(120)	(5500)	–	–	(39)	(0)	(0)	(0)	(0)	(1)	(170)	(70)	(0)	(0)	(2)	(0)	(4)	(9)	(9)	(5)	(0)	(0)	(0)	(20)	(0)	(0)	皮下脂肪:4.5%、筋間脂肪:12.2%。赤肉と脂身から計算。脂身は11078輸入牛肉もも脂身から推計
(100)	(4500)	–	–	(32)	(0)	(0)	(0)	(0)	(1)	(150)	(60)	(0)	(0)	(2)	(0)	(4)	(7)	(9)	(5)	(0)	(0)	(0)	(19)	(0)	(0)	筋間脂肪:12.8%。赤肉と脂身から計算。脂身は11078輸入牛肉もも脂身から推計
32	1400	–	–	8	0	0	0	0	2	57	26	0	0	2	–	5	3	10	6	0	0	0	13	0	0	皮下脂肪及び筋間脂肪を除いたもの
(140)	(6300)	–	–	(46)	(0)	(0)	(0)	(0)	(2)	(220)	(86)	(0)	(0)	(2)	(0)	(5)	(11)	(14)	(5)	(0)	(0)	(0)	(25)	(0)	(0)	皮下脂肪:9.7%、筋間脂肪:11.5%。赤肉と脂身から計算。脂身は11078輸入牛肉もも脂身から推計
(93)	(4200)	–	–	(30)	(0)	(0)	(0)	(0)	(2)	(160)	(64)	(0)	(0)	(2)	(0)	(8)	(16)	(10)	(0)		(0)	(0)	(22)	(0)	(0)	筋間脂肪:12.8%。赤肉と脂身から計算。脂身は11078輸入牛肉もも脂身から推計
21	940	–	–	6	0	0	0	0	2	74	31	0	0	2	–	7	4	18	11	0	0	0	17	0	0	皮下脂肪及び筋間脂肪を除いたもの
31	1600	–	–	10	0	0	0	0	0	110	42	0	0	4	–	8	5	21	12	0	0	0	17	0	2	
3	150	–	–	1	0	0	0	0	0	84	1	0	0	0	–	6	0	32	1	0	0	0	4	0	0	
17	1200	–	–	8	0	0	0	0	0	190	6	0	0	2	–	8	0	34	0	0	0	0	6	5	0	
12	830	–	–	4	0	0	0	0	0	150	7	0	0	2	–	7	0	30	0	0	0	0	4	5	0	
240	9500	9000	520	100	0	0	0	0	0	330	80	0	0	13	–	21	12	19	32	0	0	11	28	0	87	
220	9400	8900	530	99	0	0	0	0	0	380	63	0	0	0	–	21	7	31	0	0	0	0	21	0	0	
260	14000	14000	600	120	0	0	0	0	0	1000	48	0	0	17	–	44	0	70	0	0	0	31	16	0	0	別名:たん
300	17000	16000	730	150	0	0	0	0	0	1200	53	0	0	0	–	53	0	81	0	0	0	34	19	0	0	別名:たん焼き
41	2300	–	–	20	0	0	0	0	–	290	2	0	–	–	–	11	0	20	0	0	–	–	–	0	0	別名:はつ
15	410	–	–	7	0	0	0	0	–	200	6	–	10	0	–	130	0	170	10	–	–	75	35	0	9	別名:レバー。試料:和牛
26	1600	–	–	25	0	0	0	0	0	230	11	0	4	5	–	26	0	150	2	–	–	11	10	0	0	別名:まめ
82	3000	–	–	39	0	0	48	0	0	240	26	0	0	0	–	29	0	120	0	0	0	0	50	0	0	別名:みの、がつ
170	7200	–	–	87	0	0	88	0	0	310	34	0	0	0	–	19	0	67	0	0	0	0	12	0	0	別名:はちのす
9	380	–	–	5	0	0	7	0	0	55	2	0	0	1	–	7	0	25	0	0	0	0	3	0	0	別名:せんまい
180	13000	–	–	120	0	0	140	0	0	580	65	0	0	0	–	23	0	74	0	0	0	0	12	0	0	別名:あかせんまい、ギアラ、あぼみ
160	10000	–	–	0	0	0	200	0	0	210	72	0	0	0	–	31	0	55	0	0	0	0	10	0	0	別名:ひも
120	6800	–	–	71	0	0	69	0	0	290	42	0	0	0	–	11	0	44	0	0	0	0	8	0	0	別名:しまちょう、てっちゃん
80	3300	–	–	28	0	0	32	0	0	150	7	0	0	0	–	3	0	40	0	0	0	0	6	0	0	別名:てっぽう
37	2700	–	–	29	0	0	13	0	0	59	6	0	0	0	–	3	0	33	0	0	0	0		0	0	別名:すじ
15	1000	–	–	10	0	0	15	0	0	77	7	0	0	2	–	0	0	0	0	0	0	0	6	0	0	別名:こぶくろ
720	22000	–	–	170	0	0	0	0	–	1200	–	0	–	0	–	25	0	35	0	0	–	0	0	0	0	別名:テール。皮を除いたもの。廃棄部位:骨
160	13000	12000	520	180	1	0	0	0	0	790	48	2	0	12	–	32	0	64	0	0	0	17	0	12	0	別名:はらみ、さがり
230	17000	17000	720	250	2	0	0	0	0	1000	65	2	0	17	–	40	0	72	0	0	0	21	0	0	0	別名:はらみ、さがり
230	18000	17000	760	270	1	0	0	0	0	1100	69	2	0	18	–	44	0	82	0	0	0	26	0	11	0	別名:はらみ、さがり
120	4700	–	–	33	0	0	0	0	0	310	38	0	0	0	–	10	0	21	6	0	0	0	12	0	0	
75	4900	–	–	64	0	0	0	0	0	210	42	0	0	9	–	9	6	15	10	0	0	3	3	14	0	
43	1700	–	–	18	0	0	0	0	0	84	26	0	0	0	–	5	3	14	5	0	Tr	4	11	0	2	試料:大和煮缶詰。液汁を含んだもの(液汁36%)
53	2400	–	–	18	0	0	34	0	0	390	80	0	0	2	0	25	11	78	24	0	0	0	45	0	0	
260	9000	–	–	59	0	0	110	0	0	600	110	0	0	0	–	21	0	66	0	0	0	0	23	0	0	
9	740	–	–	11	0	0	–	–	–	180	91	–	0	3	0	1	0	12	0	0	–	0	0	0	0	別名:さくら肉。皮下脂肪及び筋間脂肪を除いたもの
1	88	–	–	3	1	1	1	Tr	Tr	7	1	Tr	1	Tr	–	1	1	8	25	Tr	0	Tr	5	Tr	12	試料:ミンクくじら。皮下脂肪及び筋間脂肪を除いたもの
100	8200	–	–	370	150	39	120	12	79	760	170	52	250	43	–	95	280	210	2200	90	0	27	1000	21	1800	試料:ミンクくじら

脂肪酸成分表　第1表　肉類

食品番号	食品名	脂肪酸総量	飽和脂肪酸	一価不飽和脂肪酸	多価不飽和脂肪酸	n-3系多価不飽和脂肪酸	n-6系多価不飽和脂肪酸	4:0 酪酸	6:0 ヘキサン酸	7:0 ヘプタン酸	8:0 オクタン酸	10:0 デカン酸	12:0 ラウリン酸	13:0 トリデカン酸	14:0 ミリスチン酸	15:0 ペンタデカン酸	15:0ant ペンタデカン酸	16:0 パルミチン酸	16:0iso パルミチン酸	17:0 ヘプタデカン酸	17:0ant ヘプタデカン酸	18:0 ステアリン酸	20:0 アラキジン酸	22:0 ベヘン酸	24:0 リグノセリン酸	10:1 デセン酸	14:1 ミリストレイン酸	15:1 ペンタデセン酸	16:1 パルミトレイン酸
		(⋯⋯⋯⋯⋯ g ⋯⋯⋯⋯⋯)						(⋯⋯⋯⋯⋯⋯⋯⋯⋯⋯⋯⋯⋯⋯⋯⋯⋯⋯⋯⋯⋯⋯⋯ mg ⋯⋯⋯⋯⋯⋯⋯⋯⋯⋯⋯⋯⋯⋯⋯⋯⋯⋯⋯⋯⋯)																		(⋯⋯⋯			
11112	本皮　生	50.11	12.49	23.88	13.74	11.20	2.18	–	–	–	–	1	63	–	4600	180	–	6300	–	96	–	1100	50	42	25	0	720	0	6800
11113	さらしくじら	0.77	0.11	0.51	0.14	0.11	0.03	–	–	–	–	0	1	–	46	2	–	48	–	5	–	8	0	0	0	0	30	0	170
	しか																												
11114	あかしか　赤肉　生	0.90	0.44	0.26	0.20	0.09	0.11	–	–	–	–	0	1	–	31	7	–	210	–	7	–	180	1	0	0	0	12	0	41
11294	にほんじか　えぞしか　赤肉　生	4.26	2.08	1.83	0.34	0.12	0.22	–	–	–	–	Tr	5	–	94	26	15	1400	21	27	11	450	4	0	0	0	31	0	490
11295	にほんじか　ほんしゅうじか・きゅうしゅうじか　赤肉　生	1.75	0.77	0.62	0.36	0.09	0.27	–	–	–	–	Tr	2	0	35	9	4	450	72	10	5	180	2	Tr	0	0	13	0	150
11275	にほんじか　赤肉　生	2.89	1.41	1.06	0.42	0.12	0.30	–	–	–	–	Tr	3	0	64	17	9	910	65	19	8	320	3	Tr	0	0	22	0	310
	ぶた																												
	[大型種肉]																												
11115	かた　脂身つき　生	13.40	5.25	6.50	1.65	0.10	1.55	–	–	–	–	11	11	–	180	6	–	3200	–	52	–	1800	32	0	0	0	0	0	310
11116	かた　皮下脂肪なし　生	8.38	3.25	4.10	1.04	0.06	0.98	–	–	–	–	7	7	–	110	3	–	2000	–	31	–	1100	19	0	0	0	0	0	210
11117	かた　赤肉　生	3.17	1.17	1.60	0.40	0.02	0.38	–	–	–	–	3	2	–	37	0	–	730	–	9	–	390	6	0	0	0	0	0	94
11118	かた　脂身　生	68.13	27.09	32.73	8.31	0.49	7.82	–	–	–	–	54	54	–	930	41	–	16000	–	280	–	9200	170	0	0	0	0	0	1500
11119	かたロース　脂身つき　生	17.54	7.26	8.17	2.10	0.12	1.99	–	–	–	–	16	15	–	240	6	–	4300	–	72	–	2600	42	0	0	0	0	0	390
11120	かたロース　皮下脂肪なし　生	14.53	6.00	6.82	1.70	0.09	1.61	–	–	–	–	13	12	–	200	6	–	3600	–	57	–	2100	35	0	0	0	0	0	330
11121	かたロース　赤肉　生	6.80	2.77	3.36	0.67	0.03	0.63	–	–	–	–	7	6	–	92	4	–	1700	–	19	–	960	16	0	0	0	0	0	180
11122	かたロース　脂身　生	66.06	27.57	29.89	8.60	0.50	8.09	–	–	–	–	54	57	–	920	44	–	16000	–	310	–	9800	160	0	0	0	0	0	1300
11123	ロース　脂身つき　生	17.73	7.84	7.68	2.21	0.11	2.10	–	–	–	–	15	25	–	280	9	–	4500	–	73	–	2900	42	0	0	0	Tr	0	350
11125	ロース　脂身つき　ゆで	22.41	9.90	9.73	2.78	0.14	2.64	–	–	–	–	19	33	–	350	11	–	5700	–	89	–	3600	53	0	0	0	1	0	440
11124	ロース　脂身つき　焼き	21.16	9.32	9.31	2.54	0.12	2.42	–	–	–	–	18	33	–	330	10	–	5400	–	74	–	3400	51	0	0	0	1	0	420
11276	ロース　脂身つき　とんかつ	33.53	8.90	18.60	6.03	1.40	4.63	–	–	–	–	16	18	–	250	18	–	5200	–	76	–	3100	150	57	31	0	0	0	390
11126	ロース　皮下脂肪なし　生	10.84	4.74	4.82	1.28	0.06	1.22	–	–	–	–	10	15	–	170	5	–	2800	–	43	–	1700	25	0	0	0	Tr	0	230
11127	ロース　赤肉　生	4.90	2.07	2.35	0.48	0.02	0.45	–	–	–	–	5	5	–	73	2	–	1200	–	18	–	730	10	0	0	0	1	0	130
11128	ロース　脂身　生	71.58	32.03	30.08	9.48	0.48	9.00	–	–	–	–	56	110	–	1100	40	–	18000	–	300	–	12000	180	0	0	0	0	0	1200
11129	ばら　脂身つき　生	33.36	14.60	15.26	3.50	0.18	3.32	–	–	–	–	41	140	–	700	27	–	8700	–	120	–	4800	72	0	0	0	0	0	870
11277	ばら　脂身つき　焼き	40.03	17.59	18.57	3.87	0.19	3.68	–	–	–	–	49	140	–	860	32	–	11000	–	130	–	5700	88	0	0	0	16	0	1100
11130	もも　脂身つき　生	9.07	3.59	4.24	1.24	0.06	1.18	–	–	–	–	9	15	–	140	4	–	2200	–	31	–	1200	18	0	0	0	0	0	230
11131	もも　皮下脂肪なし　生	5.18	2.01	2.48	0.69	0.03	0.65	–	–	–	–	5	7	–	77	3	–	1200	–	17	–	650	9	0	0	0	0	0	150
11133	もも　皮下脂肪なし　ゆで	6.82	2.68	3.27	0.86	0.04	0.82	–	–	–	–	7	10	–	100	4	–	1700	–	19	–	860	13	0	0	0	0	0	190
11132	もも　皮下脂肪なし　焼き	6.39	2.52	3.08	0.78	0.04	0.74	–	–	–	–	7	9	–	96	4	–	1600	–	17	–	820	12	0	0	0	0	0	180
11134	もも　赤肉　生	2.97	1.12	1.48	0.37	0.02	0.35	–	–	–	–	3	3	–	40	2	–	700	–	8	–	350	5	0	0	0	0	0	97
11135	もも　脂身　生	62.16	25.07	28.25	8.84	0.41	8.43	–	–	–	–	58	120	–	1000	37	–	15000	–	230	–	8300	130	0	0	0	0	0	1400
11136	そともも　脂身つき　生	15.20	5.80	7.40	2.00	0.10	1.90	–	–	–	–	16	27	–	240	9	–	3600	–	48	–	1800	29	0	0	0	0	0	410
11137	そともも　皮下脂肪なし　生	9.69	3.69	4.79	1.20	0.06	1.15	–	–	–	–	11	16	–	150	5	–	2300	–	29	–	1200	19	0	0	0	0	0	280
11138	そともも　赤肉　生	4.75	1.79	2.46	0.49	0.02	0.47	–	–	–	–	6	5	–	66	4	–	1100	–	11	–	570	9	0	0	0	0	0	160
11139	そともも　脂身　生	64.22	24.63	30.54	9.04	0.43	8.61	–	–	–	–	64	130	–	1100	37	–	15000	–	220	–	7700	120	0	0	0	0	0	1600
11140	ヒレ　赤肉　生	3.13	1.29	1.38	0.45	0.03	0.43	–	–	–	–	3	3	–	44	2	–	780	–	14	–	450	6	0	0	0	1	0	76
11278	ヒレ　赤肉　焼き	4.71	2.04	2.14	0.53	0.03	0.50	–	–	–	–	5	6	–	68	4	–	1200	–	14	–	700	9	0	0	0	1	0	120
11279	ヒレ　赤肉　とんかつ	23.00	2.72	14.46	5.82	1.62	4.19	–	–	–	–	0	0	–	55	12	–	1600	–	18	–	790	130	69	32	0	0	0	120
	[中型種肉]																												
11141	かた　脂身つき　生	16.04	6.24	8.04	1.75	0.11	1.64	–	–	–	–	14	16	–	230	9	–	4000	–	56	–	1800	25	0	0	0	0	0	500
11142	かた　皮下脂肪なし　生	9.91	3.82	4.98	1.11	0.07	1.05	–	–	–	–	9	10	–	140	5	–	2500	–	34	–	1100	15	0	0	0	0	0	320
11143	かた　赤肉　生	2.92	1.06	1.48	0.39	0.02	0.36	–	–	–	–	3	4	–	37	2	–	680	–	9	–	320	4	0	0	0	0	0	110
11144	かた　脂身　生	72.02	28.38	36.07	7.57	0.47	7.10	–	–	–	–	58	70	–	1100	42	–	18000	–	260	–	8400	120	0	0	0	0	0	2200

可食部100g当たり

脂肪酸成分表　第1表　肉類

17:1 ヘプタデセン酸	18:1 計	18:1 n-9 オレイン酸	18:1 n-7 シス・バクセン酸	20:1 イコセン酸	22:1 ドコセン酸	24:1 テトラコセン酸	16:2 ヘキサデカジエン酸	16:3 ヘキサデカトリエン酸	16:4 ヘキサデカテトラエン酸	18:2 n-6 リノール酸	18:3 n-3 α-リノレン酸	18:3 n-6 γ-リノレン酸	18:4 n-3 オクタデカテトラエン酸	20:2 n-6 イコサジエン酸	20:3 n-3 イコサトリエン酸	20:3 n-6 イコサトリエン酸	20:4 n-3 イコサテトラエン酸	20:4 n-6 アラキドン酸	20:5 n-3 イコサペンタエン酸	21:5 n-3 ヘンイコサペンタエン酸	22:2 ドコサジエン酸	22:4 n-6 ドコサテトラエン酸	22:5 n-3 ドコサペンタエン酸	22:5 n-6 ドコサペンタエン酸	22:6 n-3 ドコサヘキサエン酸	備考
mg							mg																			
180	15000	–	–	640	240	110	210	18	130	1400	310	96	460	71	–	190	560	360	4300	160	0	56	2100	39	3400	試料:ミンクくじら
4	290	–	–	14	4	1	3	0	1	20	5	0	6	1	–	2	7	4	38	1	0	1	19	Tr	35	試料:ミンクくじら
7	200	–	–	1	0	0	3	0	0	80	41	0	0	Tr	–	3	1	22	20	0	0	0	20	0	5	試料:冷凍品、ニュージーランド産
14	1300	–	–	18	0	0	0	0	0	180	67	0	10	4	4	7	1	34	14	0	0	2	22	0	3	試料:えぞしか
4	450	280	170	7	Tr	0	0	Tr	0	190	36	0	0	3	10	2	69	20	0	0	0	3	29	Tr	5	試料:ほんしゅうじか・きゅうしゅうじか
9	710	440	270	12	Tr	0	0	Tr	0	220	54	0	0	4	10	2	68	21	0	0	0	4	31	Tr	5	試料:えぞしか、ほんしゅうじか・きゅうしゅうじか
39	6000	–	–	110	0	0	0	0	0	1400	64	0	0	67	–	16	0	59	0	0	0	13	18	0	13	皮下脂肪:8.2%、筋間脂肪:7.5%
24	3800	–	–	68	0	0	0	0	0	860	38	0	0	41	–	12	0	53	0	0	0	10	13	0	9	筋間脂肪:8.0%
7	1500	–	–	24	0	0	0	0	0	300	10	0	0	14	–	8	0	46	0	0	0	6	8	0	5	皮下脂肪及び筋間脂肪を除いたもの
210	30000	–	–	560	0	0	0	0	0	7200	350	0	0	350	–	55	0	130	0	0	0	50	76	0	61	皮下脂肪及び筋間脂肪
48	7600	–	–	140	0	0	0	0	0	1800	83	0	0	85	–	18	0	63	0	0	0	16	22	0	11	皮下脂肪:5.7%、筋間脂肪:12.4%
39	6300	–	–	120	0	0	0	0	0	1500	66	0	0	68	–	16	0	59	0	0	0	14	18	0	8	筋間脂肪:13.1%
15	3100	–	–	54	0	0	0	0	0	540	22	0	0	26	–	10	0	48	0	0	0	8	9	0	4	皮下脂肪及び筋間脂肪を除いたもの
200	28000	–	–	530	0	0	0	0	0	7500	360	0	0	350	–	56	0	130	0	0	0	54	80	0	63	皮下脂肪及び筋間脂肪
44	7100	–	–	140	0	0	0	0	0	1900	83	0	0	90	–	16	0	56	0	0	0	16	18	0	10	皮下脂肪:11.4%、筋間脂肪:7.9%
53	9100	–	–	180	0	0	0	0	0	2400	100	0	0	110	–	19	0	70	0	0	0	18	21	0	12	
46	8700	–	–	160	0	0	0	0	0	2200	94	0	0	110	–	18	0	62	0	0	0	16	17	0	9	
74	18000	17000	960	350	9	26	0	0	0	4400	1400	0	0	84	–	19	0	57	14	0	0	20	16	0	17	揚げ油:なたね油
26	4500	–	–	84	0	0	0	0	0	1100	46	0	0	52	–	11	0	47	0	0	0	11	12	0	6	筋間脂肪:8.9%。赤肉と脂身から計算
10	2200	–	–	35	0	0	0	0	0	380	14	0	0	18	–	7	0	40	0	0	0	6	7	0	3	皮下脂肪及び筋間脂肪を除いたもの
190	28000	–	–	590	0	0	0	0	0	8400	370	0	0	390	–	52	0	120	0	0	0	54	65	0	41	皮下脂肪及び筋間脂肪
87	14000	13000	1000	270	0	0	0	0	0	3000	160	0	0	130	–	28	0	75	0	0	0	33	23	0	0	
100	17000	16000	1200	300	0	0	0	0	0	3400	170	0	0	140	–	29	0	65	0	0	0	33	22	0	0	皮下脂肪:6.9%、筋間脂肪:3.4%。赤肉と脂身から計算
24	3900	–	–	67	0	0	0	0	0	1100	45	0	0	47	–	13	0	57	1	0	0	8	11	0	3	筋間脂肪:3.7%。赤肉と脂身から計算
13	2300	–	–	37	0	0	0	0	0	560	22	0	0	25	–	10	0	52	1	0	0	8	8	0	4	
18	3000	–	–	49	0	0	0	0	0	730	27	0	0	32	–	10	0	47	1	0	0	7	7	0	5	
16	2800	–	–	47	0	0	0	0	0	660	25	0	0	29	–	9	0	44	1	0	0	7	7	0	5	
7	1400	–	–	20	0	0	0	0	0	270	12	0	0	12	–	8	0	49	1	0	0	6	7	0	4	皮下脂肪及び筋間脂肪を除いたもの
170	26000	–	–	480	0	0	0	0	0	7900	360	0	0	340	–	57	0	130	0	0	0	54	55	0	0	皮下脂肪及び筋間脂肪
41	6800	–	–	120	0	0	0	0	0	1700	76	0	0	78	–	17	0	58	0	0	0	6	16	0	3	皮下脂肪:10.2%、筋間脂肪:7.4%。赤肉と脂身から計算
25	4400	–	–	73	0	0	0	0	0	1000	43	0	0	46	–	12	0	50	0	0	0	7	11	0	4	筋間脂肪:8.3%。赤肉と脂身から計算
10	2300	–	–	34	0	0	0	0	0	390	14	0	0	18	–	7	0	42	0	0	0	8	7	0	4	皮下脂肪及び筋間脂肪を除いたもの
190	28000	–	–	500	0	0	0	0	0	8100	370	0	0	360	–	57	0	140	0	0	0	0	57	0	0	皮下脂肪及び筋間脂肪
6	1300	1200	100	25	0	0	0	0	0	350	13	0	0	15	–	8	0	41	2	0	0	8	7	1	5	別名:黒豚。試料:バークシャー種。皮下脂肪:9.9%、筋間脂肪:9.1%。赤肉と脂身から計算
11	2000	1800	160	39	0	0	0	0	0	430	15	0	0	18	–	8	0	36	2	0	0	7	5	0	3	別名:黒豚。試料:バークシャー種。筋間脂肪:10.1%。赤肉と脂身から計算
36	14000	13000	760	270	0	35	0	0	0	4100	1600	0	0	26	–	11	0	47	0	0	0	0	0	0	0	揚げ油:なたね油
52	7400	–	–	120	0	0	0	0	0	1500	70	0	0	67	–	16	0	72	0	0	0	20	21	0	15	別名:黒豚。試料:バークシャー種。皮下脂肪:9.9%、筋間脂肪:9.1%。赤肉と脂身から計算
31	4600	–	–	72	0	0	0	0	0	910	42	0	0	42	–	12	0	64	0	0	0	15	15	0	10	別名:黒豚。試料:バークシャー種。筋間脂肪:10.1%。赤肉と脂身から計算
8	1300	–	–	19	0	0	0	0	0	280	9	0	0	12	–	7	0	55	2	0	0	9	8	0	4	別名:黒豚。試料:バークシャー種。皮下脂肪及び筋間脂肪を除いたもの
240	33000	–	–	550	0	0	0	0	0	6500	330	0	0	300	–	55	0	150	0	0	0	66	79	0	67	別名:黒豚。試料:バークシャー種。皮下脂肪及び筋間脂肪

可食部 100g 当たりの脂肪酸成分表

脂肪酸成分表　第1表　肉類

食品番号	食品名	脂肪酸総量	飽和脂肪酸	一価不飽和脂肪酸	多価不飽和脂肪酸	n-3系多価不飽和脂肪酸	n-6系多価不飽和脂肪酸	4:0 酪酸	6:0 ヘキサン酸	7:0 ヘプタン酸	8:0 オクタン酸	10:0 デカン酸	12:0 ラウリン酸	13:0 トリデカン酸	14:0 ミリスチン酸	15:0 ペンタデカン酸	15:0 ant ペンタデカン酸	16:0 パルミチン酸	16:0 iso パルミチン酸	17:0 ヘプタデカン酸	17:0 ant ヘプタデカン酸	18:0 ステアリン酸	20:0 アラキジン酸	22:0 ベヘン酸	24:0 リグノセリン酸	10:1 デセン酸	14:1 ミリストレイン酸	15:1 ペンタデセン酸	16:1 パルミトレイン酸
		(……………… g ……………)						(…… mg ……)																		(……………)			
11145	かたロース 脂身つき 生	17.80	7.37	8.43	2.00	0.12	1.89	–	–	–	–	16	18	–	260	11	–	4600	–	72	–	2400	29	0	0	0	0	0	490
11146	かたロース 皮下脂肪なし 生	14.35	5.91	6.84	1.60	0.09	1.51	–	–	–	–	13	14	–	210	8	–	3700	–	56	–	1900	23	0	0	0	0	0	410
11147	かたロース 赤肉 生	5.84	2.32	2.90	0.62	0.03	0.58	–	–	–	–	6	6	–	82	3	–	1500	–	17	–	730	8	0	0	0	0	0	200
11148	かたロース 脂身 生	68.14	28.60	31.69	7.84	0.47	7.37	–	–	–	–	56	67	–	1000	42	–	18000	–	300	–	9200	110	0	0	0	0	0	1700
11149	ロース 脂身つき 生	21.08	8.97	9.86	2.25	0.13	2.12	–	–	–	–	17	20	–	310	11	–	5600	–	78	–	2900	40	0	0	0	0	0	550
11150	ロース 皮下脂肪なし 生	12.50	5.26	5.92	1.32	0.08	1.24	–	–	–	–	11	12	–	180	5	–	3300	–	43	–	1700	23	0	0	0	0	0	340
11151	ロース 赤肉 生	3.91	1.55	1.97	0.39	0.02	0.37	–	–	–	–	4	4	–	54	0	–	1000	–	8	–	470	6	0	0	0	0	0	140
11152	ロース 脂身 生	74.23	31.96	34.25	8.02	0.48	7.54	–	–	–	–	56	70	–	1100	44	–	20000	–	290	–	10000	150	0	0	0	0	0	1800
11153	ばら 脂身つき 生	37.32	15.39	18.42	3.51	0.19	3.31	–	–	–	–	33	38	–	580	0	–	9900	–	120	–	4700	64	0	0	0	0	0	1200
11154	もも 脂身つき 生	13.70	5.47	6.71	1.52	0.09	1.43	–	–	–	–	12	12	–	200	7	–	3500	–	51	–	1700	20	0	0	0	0	1	420
11155	もも 皮下脂肪なし 生	6.81	2.69	3.37	0.75	0.04	0.70	–	–	–	–	7	6	–	97	3	–	1700	–	22	–	810	8	0	0	0	0	1	230
11156	もも 赤肉 生	4.45	1.74	2.22	0.48	0.03	0.46	–	–	–	–	5	4	–	63	2	–	1100	–	12	–	520	4	0	0	0	0	2	170
11157	もも 脂身 生	69.11	27.78	33.60	7.73	0.47	7.26	–	–	–	–	55	63	–	1000	41	–	18000	–	280	–	8500	120	0	0	0	0	0	1900
11158	そともも 脂身つき 生	18.73	7.05	9.73	1.95	0.12	1.83	–	–	–	–	17	17	–	270	10	–	4700	–	59	–	2000	29	0	0	0	0	0	640
11159	そともも 皮下脂肪なし 生	7.61	2.83	3.99	0.79	0.05	0.75	–	–	–	–	7	7	–	110	4	–	1900	–	22	–	810	11	0	0	0	0	0	280
11160	そともも 赤肉 生	4.12	1.50	2.18	0.43	0.02	0.41	–	–	–	–	5	4	–	55	2	–	990	–	10	–	440	6	0	0	0	0	0	160
11161	そともも 脂身 生	67.94	25.75	35.15	7.05	0.44	6.61	–	–	–	–	58	63	–	1000	38	–	17000	–	220	–	7200	110	0	0	0	0	0	2200
11162	ヒレ 赤肉 生	1.27	0.48	0.55	0.24	0.01	0.22	–	–	–	–	1	1	–	15	1	–	300	–	6	–	150	2	0	0	0	0	0	41
	[ひき肉]																												
11163	生	15.40	6.24	7.55	1.62	0.10	1.52	–	–	–	–	15	17	–	230	12	–	3800	–	50	–	2000	30	0	0	0	0	0	390
11280	焼き	19.06	7.64	9.60	1.82	0.08	1.74	–	–	–	–	19	20	–	290	17	–	4800	–	64	–	2400	38	0	0	0	0	0	500
	[副生物]																												
11164	舌 生	14.51	5.79	7.34	1.38	0.04	1.33	–	–	–	–	15	12	–	230	10	–	3600	–	48	–	1900	25	–	–	–	0	0	520
11165	心臓 生	4.82	2.10	1.74	0.98	0.03	0.95	–	–	–	–	3	3	–	180	9	–	1100	–	19	–	810	11	–	–	–	0	0	110
11166	肝臓 生	1.78	0.78	0.24	0.76	0.15	0.60	–	–	–	–	0	0	–	4	10	–	280	–	47	–	440	2	–	–	–	0	0	14
11167	じん臓 生	3.16	1.30	0.86	1.00	0.11	0.88	–	–	–	–	0	0	–	21	3	–	710	–	16	–	530	7	4	4	0	14	0	22
11168	胃 ゆで	3.93	2.02	1.48	0.43	0.04	0.39	–	–	–	–	4	3	–	56	4	–	1000	–	28	–	870	10	5	5	0	2	0	60
11169	小腸 ゆで	10.65	5.93	3.88	0.85	0.08	0.76	–	–	–	–	13	24	–	210	5	–	3200	–	27	–	2500	26	0	0	0	0	0	200
11170	大腸 ゆで	12.32	6.68	4.42	1.22	0.12	1.10	–	–	–	–	10	11	–	180	0	–	3400	–	120	–	2900	24	0	0	0	0	0	150
11171	子宮 生	0.43	0.18	0.15	0.11	0.01	0.09	–	–	–	–	0	0	–	3	0	–	90	–	3	–	81	1	0	0	0	0	0	5
11172	豚足 ゆで	15.55	4.99	9.21	1.35	0.14	1.21	–	–	–	–	10	10	–	200	8	–	3400	–	33	–	1300	29	0	0	0	0	0	550
11173	軟骨 ゆで	16.51	7.11	7.31	2.09	0.17	1.91	–	–	–	–	12	12	–	200	11	–	4000	–	80	–	2800	33	0	0	0	0	0	290
	[ハム類]																												
11174	骨付きハム	13.73	5.15	6.89	1.70	0.13	1.57	–	–	–	–	14	11	–	190	8	–	3200	–	43	–	1700	30	2	3	0	3	0	370
11175	ボンレスハム	3.23	1.18	1.49	0.56	0.06	0.50	–	–	–	–	7	10	–	50	3	–	740	–	9	–	360	6	1	0	0	1	0	99
11176	ロースハム ロースハム	12.90	5.35	5.94	1.61	0.10	1.50	–	–	–	–	14	13	–	190	11	–	3300	–	37	–	1800	28	1	3	0	3	0	310
11303	ロースハム ゆで	14.91	6.15	7.26	1.51	0.09	1.42	–	–	–	–	15	14	–	200	12	–	3700	–	27	–	2100	33	0	1	0	3	0	360
11304	ロースハム 焼き	13.89	5.67	6.67	1.55	0.09	1.45	–	–	–	–	15	13	–	180	12	–	3400	–	35	–	2000	30	0	2	0	3	0	320
11305	ロースハム フライ	29.32	3.84	17.95	7.53	2.22	5.31	–	–	–	–	8	9	–	83	12	–	2300	–	24	–	1100	160	76	35	0	1	0	170
11177	ショルダーハム	15.52	5.91	7.40	2.21	0.17	2.04	–	–	–	–	18	18	–	220	9	–	3600	–	43	–	1900	31	3	3	0	3	0	420
11181	生ハム 促成	15.30	6.47	6.91	1.92	0.12	1.79	–	–	–	–	14	11	–	220	14	–	3800	–	61	–	2300	34	0	3	0	3	0	340
11182	生ハム 長期熟成	17.18	6.51	8.92	1.75	0.11	1.64	–	–	–	–	14	11	–	190	9	–	4100	–	65	–	2100	31	0	0	0	3	0	430
	[プレスハム類]																												
11178	プレスハム	3.52	1.51	1.56	0.44	0.08	0.36	–	–	–	–	5	5	–	66	12	–	810	–	32	–	570	6	3	3	0	2	0	70

292

可食部100g当たり

一価不飽和 ／ 多価不飽和　（単位：mg）

17:1 ヘプタデセン酸	18:1 計	18:1 n-9 オレイン酸	18:1 n-7 シス・バクセン酸	20:1 イコセン酸	22:1 ドコセン酸	24:1 テトラコセン酸	16:2 ヘキサデカジエン酸	16:3 ヘキサデカトリエン酸	16:4 ヘキサデカテトラエン酸	18:2 n-6 リノール酸	18:3 n-3 α-リノレン酸	18:3 n-6 γ-リノレン酸	18:4 n-3 オクタデカテトラエン酸	20:2 n-6 イコサジエン酸	20:3 n-3 イコサトリエン酸	20:3 n-6 イコサトリエン酸	20:4 n-3 イコサテトラエン酸	20:4 n-6 アラキドン酸	20:5 n-3 イコサペンタエン酸	21:5 n-3 ヘンイコサペンタエン酸	22:2 ドコサジエン酸	22:4 n-6 ドコサテトラエン酸	22:5 n-3 ドコサペンタエン酸	22:5 n-6 ドコサペンタエン酸	22:6 n-3 ドコサヘキサエン酸	備考
54	7800	–	–	130	0	0	0	0	0	1700	80	0	0	78	–	19	0	77	0	0	0	23	23		13	別名:黒豚。試料:バークシャー種。皮下脂肪:6.6%、筋間脂肪:12.6%。赤肉と脂身から計算
43	6300	–	–	110	0	0	0	0	0	1300	62	0	0	62	–	16	0	72	0	0	0	20	20		11	別名:黒豚。試料:バークシャー種。筋間脂肪:13.6%。赤肉と脂身から計算
14	2700	–	–	40	0	0	0	0	0	480	19	0	0	22	–	10	0	60	0	0	0	12	10		4	別名:黒豚。試料:バークシャー種。皮下脂肪及び筋間脂肪を除いたもの
220	29000	–	–	520	0	0	0	0	0	6800	340	0	0	310	–	58	0	150	0	0	0	68	80		51	別名:黒豚。試料:バークシャー種。皮下脂肪及び筋間脂肪
63	9100	–	–	160	0	0	0	0	0	1900	97	0	0	86	–	18	0	68	0	0	0	22	24		12	別名:黒豚。試料:バークシャー種。皮下脂肪:13.8%、筋間脂肪:10.6%。赤肉と脂身から計算
35	5400	–	–	92	0	0	0	0	0	1100	54	0	0	49	–	12	0	55	0	0	0	15	15		7	別名:黒豚。試料:バークシャー種。筋間脂肪:12.2%。赤肉と脂身から計算
7	1800	–	–	26	0	0	0	0	0	300	12	0	0	13	–	6	0	42	0	0	0	7	7		2	別名:黒豚。試料:バークシャー種。皮下脂肪及び筋間脂肪を除いたもの
230	32000	–	–	570	0	0	0	0	0	7000	360	0	0	310	–	54	0	150	0	0	0	69	75		40	別名:黒豚。試料:バークシャー種。皮下脂肪及び筋間脂肪
110	17000	–	–	270	0	0	0	0	0	3100	160	0	0	140	–	26	0	83	0	0	0	33			0	別名:黒豚。試料:バークシャー種
42	6200	–	–	100	0	0	0	0	0	1300	58	0	0	57	–	16	0	75	2	0	0	18	19		12	別名:黒豚。試料:バークシャー種。皮下脂肪:11.1%、筋間脂肪:3.2%。赤肉と脂身から計算
19	3100	–	–	47	0	0	0	0	0	590	23	0	0	26	–	11	0	65	2	0	0	12	12		7	別名:黒豚。試料:バークシャー種。筋間脂肪:3.6%。赤肉と脂身から計算
11	2000	–	–	29	0	0	0	0	0	360	11	0	0	15	–	9	0	62	2	0	0	10	9		5	別名:黒豚。試料:バークシャー種。皮下脂肪及び筋間脂肪を除いたもの
230	31000	–	–	530	0	0	0	0	0	6700	340	0	0	300	–	55	0	150	0	0	0	66	77		49	別名:黒豚。試料:バークシャー種。皮下脂肪及び筋間脂肪
61	8900	–	–	140	0	0	0	0	0	1600	79	0	0	76	–	18	0	79	0	0	0	22	24		15	別名:黒豚。試料:バークシャー種。皮下脂肪:18.4%、筋間脂肪:4.5%。赤肉と脂身から計算
22	3600	–	–	55	0	0	0	0	0	630	27	0	0	29	–	10	0	64	0	0	0	12	12		6	別名:黒豚。試料:バークシャー種。筋間脂肪:5.5%。赤肉と脂身から計算
10	2000	–	–	28	0	0	0	0	0	320	12	0	0	14	–	8	0	59	0	0	0	9	9		4	別名:黒豚。試料:バークシャー種。皮下脂肪及び筋間脂肪を除いたもの
230	32000	–	–	520	0	0	0	0	0	6100	310	0	0	280	–	52	0	140	0	0	0	64	76		50	別名:黒豚。試料:バークシャー種。皮下脂肪及び筋間脂肪
3	500	–	–	8	0	0	0	0	0	170	0	0	0	6	–	5	0	40	1	0	0	6	5		2	別名:黒豚。試料:バークシャー種
42	7000	6500	500	130	0	0	0	0	0	1400	74	0	0	65	–	15	0	55	0	0	0	17	13		9	
52	8900	8200	640	160	11	0	0	0	0	1600	74	0	0	77	–	15	0	43	0	0	0	15	11		0	
51	6600	–	–	180	0	–	–	–	–	1200	45	–	0	68	–	20	0	80	–	–	–	0	0		0	別名:たん
4	1600	–	–	35	0	–	–	–	–	750	29	–	0	23	–	17	0	160	0	–	–	0	0		0	別名:はつ
8	210	–	–	4	0	–	–	–	–	270	5	–	0	8	–	21	0	300	13	–	–	0	50		82	別名:レバー
7	800	–	–	19	0	4	3	0	0	460	14	–	0	24	–	27	0	370	26	0	0	2	19		51	別名:まめ
12	1400	–	–	28	2	1	3	0	0	290	17	–	0	16	–	9	0	72	3	0	0	1	9		10	別名:がつ、ぶたみの
17	3600	–	–	64	0	0	6	0	0	670	43	–	0	5	–	10	0	76	3	0	0	13	13		15	別名:ひも
41	4100	–	–	95	0	0	7	0	0	950	69	–	0	50	–	16	0	77	0	0	0	20	20		29	別名:しろ、しろころ
1	140	–	–	3	0	0	1	0	0	38	1	–	0	3	–	5	0	48	0	0	0	5	5		5	別名:こぶくろ
50	8400	–	–	180	0	0	7	0	0	1100	80	–	0	61	–	18	0	52	0	0	0	37			24	皮付きのもの。廃棄部位:骨
51	6800	–	–	170	0	0	11	0	0	1700	110	–	0	95	–	22	0	84	0	0	0	19			39	別名:ふえがらみ
47	6300	–	–	130	10	3	0	0	0	1400	70	4	5	70	–	15	4	48	5	1	0	2	20	2	21	廃棄部位:皮及び骨
8	1400	–	–	25	2	0	0	0	0	420	20	1	0	18	–	10	0	52	8	0	0	0	14	1	15	
28	5500	5100	380	110	2	0	0	0	0	1400	82	4	0	56	–	14	0	55	2	0	2	15	12	1	6	
24	6700	6300	440	120	2	0	0	0	0	1400	69	4	0	57	–	13	0	58	3	0	2	14	11	1	5	
29	6200	5800	410	120	2	0	0	0	3	1300	74	4	0	57	–	14	0	63	5	0	2	16	12	3	6	
23	17000	16000	880	330	24	40	2	0	0	5200	2200	0	0	36	–	4	0	24	0	0	0	6	6	0	0	植物油(なたね油)
41	6800	–	–	120	7	3	0	0	0	1800	92	6	0	80	–	24	6	110	9	0	1	1	31	1	26	
51	6400	–	–	120	0	0	10	0	0	1600	98	6	0	63	–	15	0	60	0	0	0	0	14	0	11	ラックスハムを含む
67	8300	–	–	160	0	0	5	0	0	1400	79	0	0	75	–	19	0	94	0	0	0	0	15	0	13	プロシュートを含む
20	1500	–	–	14	2	1	0	0	0	310	49	1	0	8	–	6	1	32	12	0	0	Tr	16	Tr	6	

可食部 100g 当たりの脂肪酸成分表

食品番号	食品名	脂肪酸総量	飽和脂肪酸	一価不飽和脂肪酸	多価不飽和脂肪酸	n-3系多価不飽和脂肪酸	n-6系多価不飽和脂肪酸	4:0 酪酸	6:0 ヘキサン酸	7:0 ヘプタン酸	8:0 オクタン酸	10:0 デカン酸	12:0 ラウリン酸	13:0 トリデカン酸	14:0 ミリスチン酸	15:0 ペンタデカン酸	15:0 ant ペンタデカン酸	16:0 パルミチン酸	16:0 iso パルミチン酸	17:0 ヘプタデカン酸	17:0 ant ヘプタデカン酸	18:0 ステアリン酸	20:0 アラキジン酸	22:0 ベヘン酸	24:0 リグノセリン酸	10:1 デセン酸	14:1 ミリストレイン酸	15:1 ペンタデセン酸	16:1 パルミトレイン酸
		(............ g ....)						(.... mg ....)																		(.........		
11180	チョップドハム	3.48	1.14	1.56	0.78	0.07	0.71	–	–	–	–	6	5	–	39	2	–	710	–	10	–	360	8	4	4	0	1	0	81
	[ベーコン類]																												
11183	ばらベーコン	36.39	14.81	18.00	3.57	0.29	3.29	–	–	–	–	24	50	–	580	19	–	9000	–	120	–	4900	71	–	–	–	9	0	1100
11184	ロースベーコン	12.22	4.92	5.11	2.20	0.19	2.01	–	–	–	–	12	17	–	180	11	–	2900	–	48	–	1700	27	4	3	0	3	0	250
11185	ショルダーベーコン	9.93	3.85	4.87	1.21	0.10	1.11	–	–	–	–	12	14	–	150	7	–	2400	–	33	–	1200	21	2	3	0	2	0	260
	[ソーセージ類]																												
11186	ウインナーソーセージ ウインナーソーセージ	27.99	10.98	13.42	3.59	0.24	3.35	–	–	–	–	26	28	–	390	22	–	6800	–	97	–	3600	62	3	0	2	6	0	660
11306	ウインナーソーセージ ゆで	29.39	11.58	14.08	3.73	0.25	3.47	–	–	–	–	26	29	–	410	23	–	7100	–	100	–	3800	65	3	0	2	6	0	700
11307	ウインナーソーセージ 焼き	29.78	11.69	14.24	3.85	0.26	3.59	–	–	–	–	28	30	–	420	24	–	7200	–	100	–	3800	67	4	0	2	6	0	710
11308	ウインナーソーセージ フライ	32.31	11.10	16.22	5.00	0.67	4.32	–	–	–	–	25	28	–	390	23	–	6800	–	99	–	3600	89	18	9	2	6	0	660
11187	セミドライソーセージ	27.63	11.17	12.92	3.54	0.43	3.06	–	–	–	–	22	24	–	430	45	–	6500	–	150	–	4000	54	0	0	0	12	0	620
11188	ドライソーセージ	38.06	15.61	17.98	4.47	0.57	3.83	–	–	–	–	29	31	–	630	66	–	9200	–	230	–	5400	78	0	0	0	43	0	920
11189	フランクフルトソーセージ	23.11	8.78	11.26	3.07	0.24	2.82	–	–	–	–	19	25	–	330	17	–	5400	–	82	–	2800	43	0	0	0	11	0	590
11190	ボロニアソーセージ	19.61	7.70	9.51	2.39	0.22	2.16	–	–	–	–	16	18	–	270	13	–	4700	–	79	–	2600	40	0	0	0	3	0	480
11191	リオナソーセージ	11.81	4.55	5.43	1.83	0.19	1.64	–	–	–	–	11	19	–	170	9	–	2800	–	45	–	1500	25	0	0	0	4	0	280
11192	レバーソーセージ	23.64	9.43	10.90	3.31	0.23	3.08	–	–	–	–	20	20	–	320	16	–	5500	–	100	–	3400	59	6	4	0	3	0	470
11193	混合ソーセージ	15.87	6.75	7.24	1.89	0.34	1.55	–	–	–	–	20	21	–	270	51	–	3600	–	140	–	2600	35	25	4	0	11	0	330
11194	生ソーセージ	22.94	8.91	11.18	2.86	0.23	2.61	–	–	–	–	19	24	–	320	13	–	5400	–	110	–	2900	43	0	0	0	3	0	560
	[その他]																												
11195	焼き豚	6.84	2.51	3.31	1.02	0.08	0.94	–	–	–	–	8	9	–	95	4	–	1600	–	20	–	780	15	3	2	0	2	0	180
11196	レバーペースト	31.65	12.93	14.31	4.42	0.43	3.97	–	–	–	–	26	29	–	450	25	–	7600	–	150	–	4600	91	0	0	0	6	0	670
11197	スモークレバー	4.31	1.86	0.80	1.65	0.26	1.39	–	–	–	–	0	0	–	16	6	–	710	–	53	–	1100	0	0	0	0	0	0	30
	めんよう																												
	[マトン]																												
11199	ロース 脂身つき 生	12.81	6.80	5.52	0.50	0.16	0.34	–	–	–	–	15	11	–	330	70	–	3300	–	190	–	2800	21	0	0	0	10	0	170
11281	ロース 脂身つき 焼き	22.28	11.79	9.48	1.01	0.29	0.72	–	–	–	–	23	20	–	570	140	–	5800	–	320	–	4800	33	4	0	0	18	0	300
11245	ロース 皮下脂肪なし 生	6.05	3.11	2.62	0.32	0.13	0.19	–	–	–	–	10	7	–	160	31	–	1700	–	73	–	1100	10	1	0	0	6	0	100
11200	もも 脂身つき 生	12.98	6.88	5.53	0.57	0.19	0.38	–	–	–	–	13	10	–	270	91	–	3200	–	240	–	3000	23	0	0	0	25	0	160
	[ラム]																												
11201	かた 脂身つき 生	14.59	7.62	6.36	0.61	0.19	0.41	–	–	–	–	20	33	–	560	100	–	3500	–	230	–	3100	27	0	0	0	19	0	240
11202	ロース 脂身つき 生	22.12	11.73	9.52	0.87	0.32	0.55	–	–	–	–	54	71	–	860	170	–	4900	–	420	–	5200	44	0	0	0	41	0	310
11282	ロース 脂身つき 焼き	25.96	14.26	10.53	1.18	0.45	0.73	–	–	–	–	73	100	–	1300	200	–	6200	–	420	–	5900	47	0	0	0	53	0	380
11246	ロース 皮下脂肪なし 生	4.15	2.06	1.81	0.29	0.10	0.19	–	–	–	–	6	7	–	120	23	–	970	–	60	–	860	12	1	1	Tr	5	0	60
11203	もも 脂身つき 生	9.82	4.91	4.39	0.52	0.18	0.34	–	–	–	–	17	35	–	430	73	–	2300	–	150	–	1900	14	0	0	0	17	0	160
11283	もも 脂身つき 焼き	17.59	9.19	7.45	0.95	0.36	0.59	–	–	–	–	33	60	–	730	140	–	4000	–	270	–	3900	29	0	0	0	27	0	240
11179	混合プレスハム	3.28	1.32	1.38	0.58	0.13	0.45	–	–	–	–	3	4	–	57	14	–	670	–	34	–	520	6	6	3	0	2	0	52
	やぎ																												
11204	肉 赤肉 生	0.91	0.38	0.35	0.18	0.05	0.14	–	–	–	–	1	2	–	21	5	–	170	–	12	–	160	3	1	0	0	9	0	15

〈鳥肉類〉

食品番号	食品名	脂肪酸総量	飽和脂肪酸	一価不飽和脂肪酸	多価不飽和脂肪酸	n-3系	n-6系	4:0	6:0	7:0	8:0	10:0	12:0	13:0	14:0	15:0	15:0ant	16:0	16:0iso	17:0	17:0ant	18:0	20:0	22:0	24:0	10:1	14:1	15:1	16:1
	うずら																												
11207	肉 皮つき 生	11.38	2.93	3.85	4.60	0.24	4.36	–	–	–	–	0	0	–	76	14	–	2000	–	28	–	750	18	0	0	0	17	0	360
	がちょう																												
11239	フォアグラ ゆで	46.36	18.31	27.44	0.61	0	0.61	–	–	–	–	0	0	–	280	0	–	11000	–	0	–	7000	60	0	0	0	0	0	1000

可食部100g当たり

| 一価不飽和 | | | | | | | 多価不飽和 | | | | | | | | | | | | | | | | | | | 備考 |
17:1 ヘプタデセン酸	18:1 計	18:1 n-9 オレイン酸	18:1 n-7 シス-バクセン酸	20:1 イコセン酸	22:1 ドコセン酸	24:1 テトラコセン酸	16:2 ヘキサデカジエン酸	16:3 ヘキサデカトリエン酸	16:4 ヘキサデカテトラエン酸	18:2 n-6 リノール酸	18:3 n-3 α-リノレン酸	18:3 n-6 γ-リノレン酸	18:4 n-3 オクタデカテトラエン酸	20:2 n-6 イコサジエン酸	20:3 n-3 イコサトリエン酸	20:3 n-6 イコサトリエン酸	20:4 n-3 イコサテトラエン酸	20:4 n-6 アラキドン酸	20:5 n-3 イコサペンタエン酸	21:5 n-3 ヘンイコサペンタエン酸	22:2 ドコサジエン酸	22:4 n-6 ドコサテトラエン酸	22:5 n-3 ドコサペンタエン酸	22:5 n-6 ドコサペンタエン酸	22:6 n-3 ドコサヘキサエン酸	
mg							mg																			
10	1400	–	–	26	6	1	0	0	0	670	57	1	0	13	–	5	1	21	2	0	0	1	4	1	3	
130	16000	–	–	380	0	0	–	–	–	3000	290	–	0	120	–	0	0	110	0	–	–	0	0	0		別名:ベーコン
30	4700	–	–	110	12	3	0	0	0	1900	91	3	9	77	–	17	6	49	12	2	0	2	34	2	38	
32	4500	–	–	95	14	1	0	0	0	1000	59	2	0	48	–	11	3	37	5	0	0	Tr	16	1	15	
85	12000	12000	810	250	6	0	0	0	0	3100	200	0	0	140	–	25	3	76	4	0	0	29	23	3	12	
92	13000	12000	860	260	6	0	0	0	0	3200	210	0	0	140	–	26	3	81	4	0	0	29	24	4	13	
92	13000	12000	870	270	9	0	0	0	0	3300	210	0	0	150	–	28	3	88	4	0	4	31	25	4	13	
86	15000	14000	940	300	9	0	0	0	0	4000	630	0	0	140	–	26	2	80	4	0	6	28	22	4	13	植物油(なたね油)
120	12000	–	–	220	0	0	49	0	0	2800	320	0	0	130	–	25	2	73	16	0	0	49	60	0	44	ソフトサラミを含む
190	17000	–	–	310	0	0	74	0	0	3500	440	0	0	160	–	35	0	99	13	0	0	60	60	0	48	サラミを含む
84	10000	–	–	190	0	0	16	0	0	2600	180	0	0	120	–	24	2	79	14	0	0	29	60	0	27	
74	8800	–	–	180	0	0	13	0	0	2000	150	0	0	94	–	19	0	63	12	0	0	28	50	0	32	
39	5000	–	–	100	0	0	7	0	0	1500	110	0	0	61	–	15	4	49	9	0	0	28		0	36	
83	10000	–	–	240	0	0	0	0	6	2800	140	8	0	130	–	29	0	130	10	0	0	0	35	0	37	
91	6700	–	–	100	5	0	0	0	0	1400	200	13	0	47	–	22	0	71	45	0	0	0	55	0	37	
84	10000	–	–	200	0	0	14	0	0	2400	160	0	0	110	–	23	0	68	12	0	0	0	35	0	37	別名:フレッシュソーセージ
20	3000	–	–	61	10	1	0	0	0	860	48	2	0	36	–	8	3	24	6	0	0	1	13	1	14	試料:蒸し焼きしたもの
120	13000	–	–	280	0	0	20	0	0	3600	250	0	0	170	–	37	2	200	19	0	0	0	60	0	98	
13	750	–	–	9	0	0	2	0	0	660	20	0	0	15	–	37	0	670	27	0	0	9	85	0	130	
77	5200	–	–	22	0	0	0	0	0	300	120	0	0	7	–	0	0	27	15	0	0	0	24	0	0	別名:ひつじ。試料:ニュージーランド及びオーストラリア産
140	9000	–	–	33	0	0	0	0	0	650	220	0	0	0	–	11	0	55	22	0	0	0	41	0	11	別名:ひつじ。試料:ニュージーランド及びオーストラリア産
32	2500	2400	63	5	0	0	1	0	0	150	88	0	Tr	1	–	3	1	27	17	0	0	1	23	0	6	別名:ひつじ。試料:オーストラリア産
77	5200	–	–	22	0	0	0	0	0	330	150	0	0	7	–	0	0	43	14	0	0	0	28	0	0	別名:ひつじ。試料:ニュージーランド及びオーストラリア産
100	6000	–	–	31	0	0	0	0	0	360	130	0	0	13	–	0	0	45	15	0	0	0	44	0	0	別名:ひつじ。試料:ニュージーランド及びオーストラリア産
160	8900	–	–	68	0	0	0	0	0	510	250	0	0	9	–	11	0	54	17	0	0	0	39	0	13	別名:ひつじ。試料:ニュージーランド及びオーストラリア産
160	9800	9600	250	82	0	0	0	0	0	700	380	0	0	0	–	0	0	33	22	0	0	0	50	0	0	別名:ひつじ。試料:ニュージーランド及びオーストラリア産
25	1700	1700	44	5	1	1	0	0	0	150	58	0	0	1	–	4	1	35	14	0	0	2	18	1	5	別名:ひつじ。試料:ニュージーランド及びオーストラリア産。筋間脂肪:6.4%
71	4100	4000	95	39	0	0	0	0	0	280	130	0	0	7	–	5	0	36	19	0	0	0	30	0	9	別名:ひつじ。試料:ニュージーランド及びオーストラリア産
110	7000	6800	170	72	0	0	0	0	0	530	270	0	0	0	–	11	0	50	31	0	0	0	46	0	15	別名:ひつじ。試料:ニュージーランド及びオーストラリア産
18	1300	–	–	17	2	0	0	0	0	420	74	1	0	3	–	3	2	16	13	0	0	Tr	14	3	30	マトンに、つなぎとして魚肉を混合したもの
8	320	–	–	2	0	0	0	0	0	94	17	0	0	4	–	4	0	35	11	0	0	2	17	0	2	
12	3400	–	–	22	0	0	0	0	0	4200	190	0	0	18	–	12	0	130	0	0	0	16	20	0	31	
0	26000	–	–	190	0	0	0	0	0	400	0	0	0	0	–	0	0	210	0	0	0	0	0	0	0	試料:調味料無添加品

可食部100g当たりの脂肪酸成分表

可食部100g当たり

食品番号	食品名	脂肪酸総量 (g)	飽和脂肪酸 (g)	一価不飽和脂肪酸 (g)	多価不飽和脂肪酸 (g)	n-3系多価不飽和脂肪酸 (g)	n-6系多価不飽和脂肪酸 (g)	4:0 酪酸	6:0 ヘキサン酸	7:0 ヘプタン酸	8:0 オクタン酸	10:0 デカン酸	12:0 ラウリン酸	13:0 トリデカン酸	14:0 ミリスチン酸	15:0 ペンタデカン酸	15:0ant ペンタデカン酸	16:0 パルミチン酸	16:0iso パルミチン酸	17:0 ヘプタデカン酸	17:0ant ヘプタデカン酸	18:0 ステアリン酸	20:0 アラキジン酸	22:0 ベヘン酸	24:0 リグノセリン酸	10:1 デセン酸	14:1 ミリストレイン酸	15:1 ペンタデセン酸	16:1 パルミトレイン酸
																													(mg→)
	かも																												
11208	まがも 肉 皮なし 生	2.10	0.70	0.86	0.55	0.03	0.52	–	–	–	–	0	0	–	10	2	–	460	–	3	–	220	3	0	0	0	12	0	44
11205	あいがも 肉 皮つき 生	27.00	8.02	13.32	5.66	0.32	5.35	–	–	–	–	0	0	–	140	16	–	6200	–	32	–	1700	18	0	0	0	18	0	870
11206	あひる 肉 皮つき 生	17.42	4.94	7.81	4.67	0.30	4.37	–	–	–	–	0	Tr	–	98	14	–	3900	–	20	–	860	26	1	0	0	11	0	440
11247	あひる 肉 皮なし 生	1.41	0.46	0.50	0.44	0.03	0.42	–	–	–	–	0	Tr	–	6	2	–	310	–	2	–	140	3	1	0	0	1	0	26
11284	あひる 皮 生	41.03	11.55	18.58	10.90	0.71	10.20	–	–	–	–	0	0	–	230	32	–	9300	–	47	–	1900	59	0	0	0	26	0	1000
	きじ																												
11209	肉 皮なし 生	0.75	0.28	0.26	0.22	0.03	0.19	–	–	–	–	0	0	–	5	1	–	160	–	2	–	110	1	0	0	0	5	0	24
	しちめんちょう																												
11210	肉 皮なし 生	0.42	0.15	0.13	0.15	0.04	0.11	–	–	–	–	0	0	–	3	1	–	88	–	1	–	52	0	0	0	0	4	0	8
	すずめ																												
11211	肉 骨・皮つき 生	4.38	1.84	1.53	1.01	0.20	0.81	–	–	–	–	12	15	–	43	–	–	1300	–	4	–	490	14	4	0	0	11	0	150
	にわとり																												
	[親・主品目]																												
11212	手羽 皮つき 生	9.20	2.06	4.80	2.34	0.09	2.25	–	–	–	–	0	4	–	71	11	–	1600	–	19	–	400	5	0	0	0	15	0	340
11213	むね 皮つき 生	15.76	5.19	8.20	2.37	0.11	2.26	–	–	–	–	0	Tr	–	140	16	–	4000	–	28	–	990	10	0	0	0	39	0	990
11214	むね 皮なし 生	1.44	0.40	0.62	0.42	0.02	0.40	–	–	–	–	0	1	–	9	2	–	270	–	3	–	110	1	0	0	0	7	0	30
11215	もも 皮つき 生	17.45	5.67	9.00	2.78	0.12	2.66	–	–	–	–	0	2	–	150	18	–	4300	–	31	–	1100	11	0	0	0	40	0	1000
11216	もも 皮なし 生	3.97	0.99	1.86	1.13	0.04	1.09	–	–	–	–	0	2	–	26	4	–	680	–	9	–	270	4	0	0	0	8	0	110
	[親・副品目]																												
11217	ささみ 生	0.72	0.23	0.27	0.22	0.01	0.21	–	–	–	–	0	0	–	5	1	–	150	–	2	–	66	1	0	0	0	6	0	10
	[若どり・主品目]																												
11218	手羽 皮つき 生	13.11	3.98	7.13	1.99	0.16	1.84	–	–	–	–	0	11	–	100	13	–	3100	–	17	–	750	8	0	0	0	29	0	830
11285	手羽さき 皮つき 生	15.05	4.40	8.32	2.33	0.18	2.14	–	–	–	–	0	13	–	110	15	–	3400	–	20	–	810	8	0	0	0	37	0	1000
11286	手羽もと 皮つき 生	11.55	3.64	6.18	1.73	0.14	1.59	–	–	–	–	0	9	–	88	11	–	2800	–	15	–	710	7	0	0	0	23	0	670
11219	むね 皮つき 生	5.23	1.53	2.67	1.03	0.11	0.92	–	–	–	–	0	5	–	42	7	–	1100	–	11	–	320	4	0	0	0	10	0	240
11287	むね 皮つき 焼き	7.98	2.33	3.97	1.69	0.19	1.50	–	–	–	–	0	7	–	64	11	–	1700	–	23	–	500	6	0	0	0	14	0	340
11220	むね 皮なし 生	1.55	0.45	0.74	0.37	0.05	0.32	–	–	–	–	0	1	–	11	2	–	330	–	3	–	110	1	0	0	0	2	0	60
11288	むね 皮なし 焼き	2.65	0.78	1.22	0.65	0.08	0.56	–	–	–	–	0	1	–	18	3	–	560	–	5	–	190	2	0	0	0	3	0	99
11221	もも 皮つき 生	12.93	4.37	6.71	1.85	0.09	1.76	–	–	–	–	0	2	–	110	13	–	3300	–	22	–	870	6	0	0	0	29	0	840
11223	もも 皮つき ゆで	13.57	4.43	7.24	1.90	0.09	1.81	–	–	–	–	0	2	–	110	12	–	3500	–	20	–	800	6	0	0	0	33	0	1000
11222	もも 皮つき 焼き	12.16	4.02	6.41	1.73	0.08	1.65	–	–	–	–	0	2	–	99	11	–	3100	–	18	–	750	6	0	0	0	30	0	880
11289	もも 皮つき から揚げ	16.47	3.26	9.54	3.67	0.70	2.97	–	–	–	–	0	7	–	69	13	–	2300	–	18	–	720	54	29	14	0	16	0	440
11224	もも 皮なし 生	4.14	1.38	2.06	0.71	0.04	0.67	–	–	–	–	0	2	–	32	4	–	1000	–	8	–	320	3	0	0	0	8	0	250
11226	もも 皮なし ゆで	4.03	1.36	1.98	0.69	0.04	0.65	–	–	–	–	0	2	–	30	4	–	980	–	7	–	330	3	0	0	0	7	0	230
11225	もも 皮なし 焼き	4.30	1.41	2.14	0.75	0.04	0.71	–	–	–	–	0	2	–	34	4	–	1000	–	9	–	350	3	0	0	0	8	0	240
11290	もも 皮なし から揚げ	10.08	1.62	5.89	2.58	0.59	1.99	–	–	–	–	0	3	–	30	4	–	1100	–	9	–	400	41	22	11	0	9	0	190
	[若どり・副品目]																												
11227	ささみ 生	0.52	0.17	0.22	0.13	0.02	0.11	–	–	–	–	Tr	Tr	–	4	1	–	120	–	1	–	44	Tr	Tr	0	0	1	0	18
11229	ささみ ゆで	0.57	0.20	0.25	0.12	0.01	0.10	–	–	–	–	0	0	–	4	1	–	140	–	1	–	50	Tr	0	0	0	1	0	22
11228	ささみ 焼き	0.80	0.28	0.35	0.18	0.02	0.16	–	–	–	–	0	0	–	6	1	–	200	–	1	–	70	1	0	0	0	1	0	30
11298	ささみ ソテー	4.41	0.58	2.61	1.22	0.30	0.91	–	–	–	–	Tr	1	–	7	2	–	370	–	5	–	150	23	12	7	0	1	0	41
11300	ささみ フライ	11.66	1.04	7.31	3.31	0.99	2.32	–	–	–	–	1	3	–	11	5	–	640	–	7	–	250	67	38	17	0	1	0	44
11299	ささみ 天ぷら	6.59	0.65	4.07	1.87	0.55	1.32	–	–	–	–	1	1	–	7	3	–	400	–	4	–	160	39	20	9	0	1	0	35

可食部100g当たり

17:1 ヘプタデセン酸	18:1 計	18:1 n-9 オレイン酸	18:1 n-7 シス・バクセン酸	20:1 イコセン酸	22:1 ドコセン酸	24:1 テトラコセン酸	16:2 ヘキサデカジエン酸	16:3 ヘキサデカトリエン酸	16:4 ヘキサデカテトラエン酸	18:2 n-6 リノール酸	18:3 n-3 α-リノレン酸	18:3 n-6 γ-リノレン酸	18:4 n-3 オクタデカテトラエン酸	20:2 n-6 イコサジエン酸	20:3 n-3 イコサトリエン酸	20:3 n-6 イコサトリエン酸	20:4 n-3 イコサテトラエン酸	20:4 n-6 アラキドン酸	20:5 n-3 イコサペンタエン酸	21:5 n-3 ヘンイコサペンタエン酸	22:2 ドコサジエン酸	22:4 n-6 ドコサテトラエン酸	22:5 n-3 ドコサペンタエン酸	22:5 n-6 ドコサペンタエン酸	22:6 n-3 ドコサヘキサエン酸	備考
0	790	–	–	8	0	0	0	0	0	310	8	0	0	9	–	5	0	170	2	0	0	30	10	0	9	試料:冷凍品。皮下脂肪を除いたもの
23	12000	–	–	120	0	0	0	0	0	5200	300	0	0	29	–	35	0	130	0	0	0	0	18	0	0	試料:冷凍品
10	7200	7100	180	94	12	0	0	0	0	4100	280	0	0	48	–	35	0	120	1	0	0	54	19	5	2	皮及び皮下脂肪:40.4%
1	470	440	22	7	1	0	0	0	0	300	15	0	0	10	–	7	0	74	2	0	0	17	7	9	3	皮下脂肪を除いたもの
24	17000	17000	420	220	28	0	0	0	0	9700	670	0	0	100	–	76	0	190	0	0	0	110	36	0	0	皮下脂肪を含んだもの
0	230	–	–	3	0	0	0	0	0	130	4	0	0	2	–	2	0	50	1	0	0	5	6	0	18	試料:冷凍品。皮下脂肪を除いたもの
Tr	110	–	–	2	0	0	0	0	0	85	4	0	0	3	–	3	0	19	5	0	0	3	7	0	18	皮下脂肪を除いたもの
0	1300	–	–	16	0	0	0	0	0	670	28	0	0	6	–	6	0	110	0	0	0	16	9	0	160	試料:冷凍品。くちばし、内臓及び足先を除いたもの
17	4400	–	–	34	0	0	0	0	0	2100	71	0	0	10	–	8	0	68	0	0	0	12	5	0	17	廃棄部位:骨
24	7100	–	–	72	0	0	0	0	1	2100	99	0	0	27	–	21	0	67	0	0	0	4	2	0	6	皮及び皮下脂肪:32.8%。皮なし肉と皮から計算
2	580	–	–	5	0	0	0	0	1	340	10	0	0	3	–	3	0	49	0	0	0	6	3	0	9	皮下脂肪を除いたもの
26	7800	–	–	76	0	0	0	0	0	2500	110	0	0	28	–	21	0	81	0	0	0	9	3	0	8	皮及び皮下脂肪:30.6%。皮なし肉と皮から計算
6	1700	–	–	18	0	0	0	0	0	1000	29	0	0	6	–	5	0	68	0	0	0	9	3	0	8	皮下脂肪を除いたもの
1	250	–	–	3	0	0	0	0	1	160	4	0	0	2	–	3	0	39	0	0	0	6	2	0	8	廃棄部位:すじ
22	6200	–	–	63	0	0	0	0	0	1700	120	0	3	27	–	27	0	69	6	1	0	17	13	4	11	別名:ブロイラー。廃棄部位:骨。手羽先:44.5%、手羽元:55.5%。手羽先と手羽元から計算
26	7100	6800	350	73	0	0	0	0	0	2000	150	0	6	32	–	31	0	81	7	0	0	21	15	5	10	別名:ブロイラー。廃棄部位:骨
19	5400	–	–	54	0	0	0	0	0	1500	100	0	0	23	–	23	0	60	6	3	0	15	12	4	11	別名:ブロイラー。廃棄部位:骨
9	2400	2300	120	27	1	0	0	0	0	850	76	0	3	12	–	12	0	35	5	0	0	9	10	3	16	別名:ブロイラー。皮及び皮下脂肪:9.0%
14	3600	3400	190	41	2	0	0	0	0	1400	120	0	0	21	–	20	0	69	10	0	0	17	19	4	30	別名:ブロイラー
2	660	630	39	8	0	0	0	0	0	270	24	0	1	6	–	6	0	27	3	0	0	7	8	2	12	別名:ブロイラー。皮下脂肪を除いたもの
4	1100	1000	67	14	0	0	0	0	0	460	39	0	0	13	–	13	0	58	6	0	0	14	15	3	23	別名:ブロイラー。皮下脂肪を除いたもの
19	5800	–	–	58	0	0	0	0	0	1600	73	0	0	26	–	21	0	79	1	0	0	12	6	3	7	別名:ブロイラー。皮及び皮下脂肪:21.2%
19	6100	–	–	53	0	0	0	0	0	1700	75	0	0	24	–	21	0	73	2	0	0	12	6	4	6	別名:ブロイラー
17	5400	–	–	49	0	0	0	0	0	1500	67	0	0	24	–	21	0	75	2	0	0	13	6	5	6	別名:ブロイラー
23	8900	8500	430	140	0	13	0	0	0	2800	680	0	0	25	–	21	0	87	0	0	0	22	14	0	10	別名:ブロイラー。揚げ油:なたね油
6	1800	–	–	22	0	0	0	0	0	520	19	0	0	15	–	14	0	89	4	0	0	20	10	5	11	別名:ブロイラー。皮下脂肪を除いたもの
0	1700	–	–	20	0	0	0	0	0	520	18	0	0	15	–	13	0	78	4	0	0	18	9	4	10	別名:ブロイラー。皮下脂肪を除いたもの
8	1900	–	–	23	0	0	0	0	0	570	19	0	0	17	–	14	0	86	2	0	0	20	9	5	11	別名:ブロイラー。皮下脂肪を除いたもの
14	5600	–	–	93	4	11	0	0	0	1800	560	0	0	17	–	17	0	79	3	0	0	21	12	0	10	別名:ブロイラー。皮下脂肪を除いたもの。揚げ油:なたね油。
Tr	190	180	16	3	1	Tr	0	0	0	75	4	1	Tr	3	–	4	Tr	21	2	0	0	6	5	2	6	別名:ブロイラー。廃棄部位:すじ
Tr	230	–	–	3	0	0	0	0	0	75	4	0	0	3	–	4	0	17	1	0	0	5	4	1	4	別名:ブロイラー。すじを除いたもの
Tr	320	–	–	4	0	0	0	0	0	110	5	0	0	4	–	6	0	27	2	0	0	8	6	2	7	別名:ブロイラー。すじを除いたもの
0	2500	2400	140	47	2	7	0	0	0	830	270	0	0	10	Tr	10	Tr	49	3	0	0	13	11	4	15	別名:ブロイラー。すじを除いたもの。植物油(なたね油):4.2g
0	7100	6800	340	140	6	19	0	0	0	2300	970	0	0	11	–	6	0	31	3	0	0	9	9	3	11	別名:ブロイラー。すじを除いたもの。揚げ油:なたね油
0	3900	3800	190	77	3	10	0	0	0	1300	530	0	0	7	–	6	0	29	3	0	4	9	8	3	9	別名:ブロイラー。すじを除いたもの。揚げ油:なたね油

脂肪酸成分表　第1表　肉類・卵類

食品番号	食品名	脂肪酸総量	飽和脂肪酸	一価不飽和脂肪酸	多価不飽和脂肪酸	n-3系多価不飽和脂肪酸	n-6系多価不飽和脂肪酸	4:0 酪酸	6:0 ヘキサン酸	7:0 ヘプタン酸	8:0 オクタン酸	10:0 デカン酸	12:0 ラウリン酸	13:0 トリデカン酸	14:0 ミリスチン酸	15:0 ペンタデカン酸	15:0 ant ペンタデカン酸	16:0 パルミチン酸	16:0 iso パルミチン酸	17:0 ヘプタデカン酸	17:0 ant ヘプタデカン酸	18:0 ステアリン酸	20:0 アラキジン酸	22:0 ベヘン酸	24:0 リグノセリン酸	10:1 デセン酸	14:1 ミリストレイン酸	15:1 ペンタデセン酸	16:1 パルミトレイン酸
		(……… g ………)						(……………………………………………………………… mg …………………………………………………………)																					(…………
	[二次品目]																												
11230	ひき肉　生	10.48	3.28	5.31	1.90	0.13	1.77	–	–	–	–	0	7	–	85	13	–	2400	–	18	–	720	7	0	0	0	19	0	530
11291	ひき肉　焼き	13.09	4.17	6.64	2.29	0.16	2.13	–	–	–	–	0	9	–	110	17	–	3100	–	23	–	920	9	0	0	0	24	0	670
	[副品目]																												
11231	心臓　生	12.58	3.86	6.46	2.27	0.19	2.07	–	–	–	–	0	0	–	100	5	–	2900	–	0	–	860	19	–	–	0	26	0	860
11232	肝臓　生	1.79	0.72	0.44	0.63	0.25	0.38	–	–	–	–	0	0	–	5	Tr	–	390	–	4	–	320	3	–	–	0	0	0	33
11233	すなぎも　生	1.13	0.40	0.49	0.24	0.04	0.20	–	–	–	–	0	0	–	9	Tr	–	280	–	Tr	–	110	2	–	–	0	1	0	56
11234	皮　むね　生	44.66	14.85	23.50	6.31	0.28	6.03	–	–	–	–	0	0	–	400	45	–	12000	–	77	–	2800	26	0	–	0	100	0	2900
11235	皮　もも　生	48.07	16.30	25.23	6.54	0.29	6.25	–	–	–	–	0	0	–	420	48	–	13000	–	82	–	3100	29	0	–	0	110	0	3200
11236	なんこつ(胸肉)　生	0.24	0.09	0.12	0.03	Tr	0.03	–	–	–	–	0	0	–	3	Tr	–	60	–	1	–	25	Tr	0	–	0	Tr	0	12
	[その他]																												
11237	焼き鳥缶詰	7.24	2.08	3.46	1.70	0.10	1.60	–	–	–	–	1	3	–	56	12	–	1600	–	34	–	410	4	2	0	0	11	0	430
11292	チキンナゲット	11.73	3.28	6.20	2.26	0.36	1.90	–	–	–	–	0	10	–	76	11	–	2500	–	20	–	620	41	16	9	0	11	0	230
11293	つくね	14.11	3.98	7.12	3.00	0.29	2.71	–	–	–	–	0	11	–	97	14	–	2900	–	22	–	870	19	7	0	0	17	0	530
	はと																												
11238	肉　皮なし　生	4.23	1.23	1.90	1.09	0.05	1.04	–	–	–	–	0	0	–	13	2	–	790	–	5	–	420	4	0	0	0	12	0	300
	ほろほろちょう																												
11240	肉　皮なし　生	0.66	0.21	0.18	0.26	0.02	0.24	–	–	–	–	0	0	–	4	1	–	120	–	2	–	90	1	0	0	0	5	0	10
	〈その他〉																												
	いなご																												
11241	つくだ煮	0.55	0.11	0.12	0.32	0.24	0.08	–	–	–	–	0	Tr	–	2	1	–	44	–	6	–	55	1	1	1	0	0	0	5
	かえる																												
11242	肉　生	0.22	0.07	0.06	0.09	0.06	0.03	–	–	–	–	0	0	–	1	1	–	46	–	1	–	17	0	0	0	0	1	0	6
	すっぽん																												
11243	肉　生	11.44	2.66	5.43	3.36	2.32	1.02	–	–	–	–	0	0	–	250	26	–	1800	–	65	–	530	21	0	0	0	15	0	720
	はち																												
11244	はちの子缶詰	6.45	2.45	2.61	1.39	0.51	0.88	–	–	–	–	8	110	–	240	7	–	1600	–	20	–	400	20	5	0	0	5	0	210
卵類																													
	あひる卵																												
12020	ピータン	12.89	3.06	8.19	1.64	0.24	1.40	–	–	–	–	0	16	–	62	6	–	2300	–	16	–	670	0	0	0	0	8	0	430
	うこっけい卵																												
12001	全卵　生	10.05	3.60	4.54	1.92	0.21	1.71	–	–	–	–	0	0	–	37	8	–	2600	–	26	–	930	0	0	0	0	7	0	250
	うずら卵																												
12002	全卵　生	10.20	3.87	4.73	1.61	0.33	1.27	–	–	–	–	–	0	–	55	6	–	2700	–	26	–	1000	14	–	–	–	8	–	490
12003	水煮缶詰	11.39	4.24	5.36	1.79	0.35	1.45	–	–	–	–	0	1	–	60	13	–	2900	–	45	–	1200	0	0	0	0	11	0	540
	鶏卵																												
12004	全卵　生	8.87	3.12	4.32	1.43	0.11	1.32	–	–	–	–	0	1	–	34	8	–	2300	–	16	–	780	4	0	0	0	6	0	240
12005	全卵　ゆで	8.58	3.04	4.15	1.40	0.10	1.29	–	–	–	–	0	1	–	33	8	–	2200	–	16	–	750	4	0	0	0	6	0	230
12006	全卵　ポーチドエッグ	9.24	3.21	4.17	1.86	0.18	1.68	–	–	–	–	0	0	–	40	9	–	2300	–	24	–	810	0	0	0	0	6	0	210
12021	全卵　目玉焼き	14.78	3.81	7.89	3.08	0.58	2.50	–	–	–	–	1	2	–	39	10	–	2700	–	20	–	990	36	14	7	0	6	0	280

可食部100g当たり

17:1 ヘプタデセン酸	18:1 計	18:1 n-9 オレイン酸	18:1 n-7 シス-バクセン酸	20:1 イコセン酸	22:1 ドコセン酸	24:1 テトラコセン酸	16:2 ヘキサデカジエン酸	16:3 ヘキサデカトリエン酸	16:4 ヘキサデカテトラエン酸	18:2 n-6 リノール酸	18:3 n-3 α-リノレン酸	18:3 n-6 γ-リノレン酸	18:4 n-3 オクタデカテトラエン酸	20:2 n-6 イコサジエン酸	20:3 n-3 イコサトリエン酸	20:3 n-6 イコサトリエン酸	20:4 n-3 イコサテトラエン酸	20:4 n-6 アラキドン酸	20:5 n-3 イコサペンタエン酸	21:5 n-3 ヘンイコサペンタエン酸	22:2 ドコサジエン酸	22:4 n-6 ドコサテトラエン酸	22:5 n-3 ドコサペンタエン酸	22:5 n-6 ドコサペンタエン酸	22:6 n-3 ドコサヘキサエン酸	備考
mg							mg																			
15	4700	4400	250	49	0	0	0	0	0	1600	100	0	0	24	–	23	0	81	0	0	0	22	13	0	10	
21	5900	5500	310	62	6	0	0	0	0	1900	120	0	0	28	–	27	0	97	5	0	0	26	16	6	11	
11	5400	–	–	110	2	0	–	–	–	1900	82	0	18	21	–	22	4	150	39	–	–	–	17	0	31	別名:はつ
Tr	390	–	–	9	0	8	–	–	–	240	4	–	2	4	–	18	0	120	38	–	–	–	22	0	180	別名:レバー
1	410	–	–	8	0	8	–	–	–	160	5	–	1	4	–	7	0	29	5	–	–	–	8	0	18	別名:砂ぎも
70	20000	–	–	210	0	0	0	0	0	5800	280	0	0	77	–	57	0	0	0	0	0	0	0	0	0	皮下脂肪を含んだもの
71	22000	–	–	210	0	0	0	0	0	6000	290	0	0	77	–	56	0	110	0	0	0	0	0	0	0	皮下脂肪を含んだもの
Tr	100	–	–	2	0	0	Tr	0	0	21	0	0	5	–	1	0	3	0	0	0	0	1	Tr	0	Tr	別名:やげん
11	3000	–	–	29	2	0	0	0	0	1500	68	18	0	8	–	10	1	40	7	0	1	8	7	1	12	液汁を含んだもの(液汁33%)
16	5900	5600	250	68	0	0	0	0	0	1800	360	0	0	12	–	9	0	32	0	0	0	8	0	0	0	
17	6500	6200	320	72	0	0	0	0	0	2600	260	0	0	26	–	0	0	66	4	0	0	14	14	5	15	
0	1600	–	–	8	0	0	0	0	0	800	10	0	0	15	–	10	0	180	4	0	0	26	26	0	11	試料:冷凍品
Tr	170	–	–	2	0	0	0	0	0	170	5	0	0	4	–	3	0	50	1	0	0	8	5	0	11	試料:冷凍品。皮下脂肪を除いたもの
2	110	–	–	2	0	0	0	0	0	77	240	0	0	0	0	0	0	0	0	0	0	0	0	0	0	
1	47	–	–	2	0	0	0	0	0	21	1	0	0	2	–	2	1	6	17	0	0	0	8	0	37	試料:うしがえる、冷凍品
28	3600	–	–	600	450	33	22	0	0	910	550	0	64	20	–	0	43	89	630	31	0	0	140	0	860	甲殻、頭部、脚、内臓、皮等を除いたもの
10	2400	–	–	16	4	0	0	0	0	870	500	0	0	3	–	0	9	12	0	0	0	0	0	0	0	原材料:主として地ばち(くろすずめばち)の幼虫
20	7700	–	–	70	0	0	0	0	0	970	87	18	22	67	–	34	0	250	8	0	0	0	41	55	81	廃棄部位:泥状物及び卵殻(卵殻:15%)
21	4200	–	–	22	0	0	3	0	0	1400	33	0	0	14	–	19	0	210	0	0	0	56	14	0	160	廃棄部位:付着卵白を含む卵殻(卵殻:13%)。卵黄:卵白=38:62
6	4200	–	–	28	–	0	–	0	0	1100	31	–	1	1	–	8	–	130	34	–	–	–	24	0	240	廃棄部位:付着卵白を含む卵殻(卵殻:12%)。卵黄:卵白=38:62
19	4800	–	–	32	0	0	0	0	0	1200	35	31	0	5	–	13	0	160	28	0	0	5	20	5	260	液汁を除いたもの
13	4000	3900	170	28	0	0	0	0	0	1100	29	0	0	13	–	18	0	170	1	0	0	13	7	46	72	廃棄部位:卵殻(付着卵白を含む)。付着卵白を含まない卵殻:13%。卵黄:卵白=32:68。試料:通常の鶏卵(栄養成分が増減されていないもの)
12	3900	3700	170	27	0	0	0	0	0	1000	29	0	0	12	–	18	0	160	1	0	0	12	7	47	68	廃棄部位:卵殻。卵黄:卵白=31:69。試料:通常の鶏卵(栄養成分が増減されていないもの)
15	3900	–	–	22	0	0	0	0	0	1500	49	0	0	19	–	17	0	170	0	0	0	11	8	0	130	試料:通常の鶏卵(栄養成分が増減されていないもの)、栄養強化卵
15	7500	7200	330	84	2	9	0	0	0	2200	490	0	0	17	–	18	0	190	1	0	0	13	7	53	76	植物油(なたね油)。試料:通常の鶏卵(栄養成分が増減されていないもの)、栄養強化卵

脂肪酸成分表 第1表 卵類・乳類

食品番号	食品名	脂肪酸総量	飽和脂肪酸	一価不飽和脂肪酸	多価不飽和脂肪酸	n-3系多価不飽和脂肪酸	n-6系多価不飽和脂肪酸	4:0 酪酸	6:0 ヘキサン酸	7:0 ヘプタン酸	8:0 オクタン酸	10:0 デカン酸	12:0 ラウリン酸	13:0 トリデカン酸	14:0 ミリスチン酸	15:0 ペンタデカン酸	15:0 ant ペンタデカン酸	16:0 パルミチン酸	16:0 iso パルミチン酸	17:0 ヘプタデカン酸	17:0 ant ヘプタデカン酸	18:0 ステアリン酸	20:0 アラキジン酸	22:0 ベヘン酸	24:0 リグノセリン酸	10:1 デセン酸	14:1 ミリストレイン酸	15:1 ペンタデセン酸	16:1 パルミトレイン酸
		(·········· g ··········)						(·· mg ··)																		(······			)
12022	全卵 いり	13.95	3.47	7.53	2.95	0.57	2.38	–	–	–	–	0	2	–	35	9	–	2500	–	19	–	850	32	13	5	0	6	0	270
12023	全卵 素揚げ	28.56	4.71	16.95	6.89	1.78	5.12	–	–	–	–	2	3	–	45	14	–	3300	–	27	–	1200	110	50	24	0	6	0	310
12007	全卵 水煮缶詰	8.70	2.97	4.06	1.68	0.18	1.50	–	–	–	–	0	Tr	–	24	8	–	2100	–	35	–	800	3	0	0	0	0	0	240
12008	全卵 加糖全卵	8.53	2.96	4.17	1.40	0.09	1.30	–	–	–	–	0	0	–	33	6	–	2100	–	23	–	800	2	0	0	0	0	0	210
12009	全卵 乾燥全卵	(33.73)	(12.29)	(15.32)	(6.12)	(0.29)	(5.84)	–	–	–	–	(0)	(0)	–	(140)	(21)	–	(9000)	–	(68)	–	(3000)	(11)	(4)	(0)	(0)	(31)	(0)	(1100)
12010	卵黄 生	26.93	9.39	13.00	4.54	0.35	4.19	–	–	–	–	0	3	–	100	26	–	6800	–	52	–	2400	12	0	0	0	20	0	770
12011	卵黄 ゆで	26.40	9.18	12.77	4.45	0.33	4.13	–	–	–	–	0	2	–	94	25	–	6600	–	54	–	2400	12	0	0	0	18	0	710
12012	卵黄 加糖卵黄	19.16	6.53	8.99	3.63	0.28	3.36	–	–	–	–	0	4	–	91	15	–	4600	–	50	–	1700	5	3	0	0	14	0	450
12013	卵黄 乾燥卵黄	50.53	18.41	22.95	9.17	0.43	8.74	–	–	–	–	0	0	–	200	31	–	14000	–	100	–	4600	16	0	0	0	47	0	1600
12014	卵白 生	0.01	Tr	Tr	Tr	0	Tr	–	–	–	–	0	0	–	0	0	–	3	–	0	–	1	0	0	0	0	0	0	0
12015	卵白 ゆで	0.04	0.01	0.02	0.01	0	0.01	–	–	–	–	0	0	–	Tr	0	–	8	–	0	–	3	0	0	0	0	0	0	1
12016	卵白 乾燥卵白	0.30	0.10	0.15	0.05	Tr	0.05	–	–	–	–	0	Tr	–	1	Tr	–	71	–	1	–	26	Tr	0	0	0	Tr	0	8
12017	たまご豆腐	(4.34)	(1.53)	(2.10)	(0.71)	(0.05)	(0.65)	(0)	(0)	(0)	(0)	(0)	(Tr)	(0)	(17)	(4)	(0)	(1100)	(0)	(8)	(0)	(380)	(2)	(0)	(0)	(0)	(3)	(0)	(120)
12018	たまご焼 厚焼きたまご	(7.71)	(2.59)	(3.70)	(1.42)	(0.13)	(1.29)	(0)	(0)	(0)	(0)	(0)	(1)	(0)	(28)	(7)	(0)	(1900)	(0)	(13)	(0)	(640)	(6)	(2)	(1)	(0)	(5)	(0)	(190)
12019	たまご焼 だし巻きたまご	(7.63)	(2.65)	(3.68)	(1.30)	(0.11)	(1.20)	(0)	(0)	(0)	(0)	(0)	(1)	(0)	(29)	(7)	(0)	(1900)	(0)	(14)	(0)	(650)	(4)	(1)	(Tr)	(0)	(5)	(0)	(200)

乳類

〈牛乳及び乳製品〉

（液状乳類）

生乳

食品番号	食品名	脂肪酸総量	飽和脂肪酸	一価不飽和脂肪酸	多価不飽和脂肪酸	n-3系	n-6系	4:0	6:0	7:0	8:0	10:0	12:0	13:0	14:0	15:0	15:0ant	16:0	16:0iso	17:0	17:0ant	18:0	20:0	22:0	24:0	10:1	14:1	15:1	16:1
13001	ジャージー種	4.76	3.46	1.11	0.18	0.02	0.16	170	110	–	68	150	170	–	520	47	0	1500	0	26	0	730	10	0	0	10	26	0	52
13002	ホルスタイン種	3.57	2.36	1.06	0.15	0.02	0.13	72	46	–	27	62	73	–	330	38	17	1200	9	26	20	470	6	1	Tr	6	25	0	57
13003	普通牛乳	3.32	2.33	0.87	0.12	0.02	0.10	120	79	1	46	99	110	3	360	38	18	1000	9	20	17	400	6	3	2	10	32	0	49
13006	脱脂乳	0.07	0.05	0.02	Tr	0	Tr	1	1	–	Tr	1	2	–	7	1	Tr	23	Tr	Tr	Tr	8	Tr	0	0	1	1	0	1

加工乳

| 13004 | 濃厚 | 4.02 | 2.75 | 1.14 | 0.14 | 0.02 | 0.12 | 93 | 59 | – | 34 | 100 | 120 | – | 410 | 42 | 17 | 1300 | 9 | 30 | 21 | 520 | 8 | 4 | 4 | 8 | 34 | 0 | 64 |
| 13005 | 低脂肪 | 0.93 | 0.67 | 0.23 | 0.03 | Tr | 0.03 | 27 | 18 | – | 10 | 28 | 34 | – | 110 | 11 | 5 | 310 | 1 | 6 | 5 | 110 | 2 | 1 | 0 | 6 | 14 | 0 | 14 |

乳飲料

| 13007 | コーヒー | 1.91 | 1.32 | 0.53 | 0.06 | 0.02 | 0.05 | 46 | 29 | – | 17 | 37 | 62 | – | 200 | 21 | 10 | 610 | 5 | 15 | 10 | 250 | 4 | 2 | 1 | 4 | 16 | 0 | 32 |
| 13008 | フルーツ | 0.18 | 0.13 | 0.04 | 0.01 | 0 | 0.01 | 7 | 5 | – | 3 | 6 | 7 | – | 21 | 2 | 1 | 57 | Tr | 1 | 1 | 21 | Tr | 0 | 0 | Tr | 2 | 0 | 2 |

（粉乳類）

13009	全粉乳	24.17	16.28	7.17	0.72	0.06	0.66	940	600	–	350	740	810	–	2500	270	150	6800	61	150	110	2700	34	–	–	77	280	–	420
13010	脱脂粉乳	0.65	0.44	0.18	0.03	Tr	0.03	20	13	–	8	18	21	–	70	8	4	190	2	4	3	75	1	–	–	2	7	–	11
13011	乳児用調製粉乳	24.78	11.27	8.44	5.07	0.38	4.69	94	79	–	350	320	2500	–	1200	37	15	4900	5	49	0	1600	72	–	–	8	40	–	210

（練乳類）

| 13012 | 無糖練乳 | 7.11 | 4.88 | 2.10 | 0.13 | 0.02 | 0.10 | 260 | 170 | – | 100 | 220 | 260 | – | 810 | 93 | 48 | 2100 | 23 | 46 | 34 | 740 | 11 | – | – | 25 | 99 | – | 130 |
| 13013 | 加糖練乳 | 8.01 | 5.59 | 2.16 | 0.26 | 0.04 | 0.22 | 220 | 140 | – | 85 | 190 | 210 | – | 750 | 80 | 36 | 2600 | 20 | 46 | 43 | 1100 | 19 | 8 | 5 | 19 | 58 | 0 | 110 |

（クリーム類）

クリーム

| 13014 | 乳脂肪 | 37.53 | 26.28 | 9.89 | 1.37 | 0.21 | 1.15 | 1400 | 970 | 0 | 530 | 1100 | 1300 | 45 | 4200 | 430 | 180 | 12000 | 88 | 220 | 170 | 3700 | 67 | 18 | 16 | 110 | 380 | 0 | 590 |
| 13015 | 乳脂肪・植物性脂肪 | (38.23) | (18.32) | (18.74) | (1.17) | (0.21) | (0.96) | (730) | (470) | (9) | (400) | (690) | (2100) | (19) | (2700) | (220) | (110) | (7100) | (53) | (120) | (100) | (3400) | (37) | (16) | (10) | (61) | (190) | (0) | (330) |

可食部100g当たり

一価不飽和 ＝ 17:1〜24:1 ／ 多価不飽和 ＝ 16:2〜22:6 n-3（単位: mg）

17:1 ヘプタデセン酸	18:1 計	18:1 n-9 オレイン酸	18:1 n-7 シス・バクセン酸	20:1 イコセン酸	22:1 ドコセン酸	24:1 テトラコセン酸	16:2 ヘキサデカジエン酸	16:3 ヘキサデカトリエン酸	16:4 ヘキサデカテトラエン酸	18:2 n-6 リノール酸	18:3 n-3 α-リノレン酸	18:3 n-6 γ-リノレン酸	18:4 n-3 オクタデカテトラエン酸	20:2 n-6 イコサジエン酸	20:3 n-3 イコサトリエン酸	20:3 n-6 イコサトリエン酸	20:4 n-3 イコサテトラエン酸	20:4 n-6 アラキドン酸	20:5 n-3 イコサペンタエン酸	21:5 n-3 ヘンイコサペンタエン酸	22:2 ドコサジエン酸	22:4 n-6 ドコサテトラエン酸	22:5 n-3 ドコサペンタエン酸	22:5 n-6 ドコサペンタエン酸	22:6 n-3 ドコサヘキサエン酸	備考
16	7200	6800	330	77	0	8	0	0	0	2100	480	0	0	15	–	16	0	180	0	0	0	16	9	47	84	別名:スクランブルエッグ。植物油（なたね油）。試料:通常の鶏卵（栄養成分が増減されていないもの）、栄養強化卵
24	16000	16000	720	230	7	27	0	0	0	4800	1700	0	0	25	–	17	0	200	0	0	0	13	8	53	77	植物油（なたね油）。試料:通常の鶏卵（栄養成分が増減されていないもの）、栄養強化卵
14	3800	–	–	29	0	0	0	0	0	1300	34	0	0	13	–	17	0	180	5	0	0	13	8	22	130	試料:冷凍品
21	3900	–	–	27	0	0	0	0	0	1100	24	8	3	12	–	16	0	170	Tr	0	0	0	6	40	61	試料:冷凍品
(63)	(14000)	–	–	(100)	(0)	(0)	(0)	(0)	(0)	(4800)	(90)	(42)	(12)	(56)	(0)	(74)	(0)	(700)	(0)	(0)	(0)	(13)	(26)	(200)	(160)	12013乾燥卵黄と12016乾燥卵白から推計
41	12000	11000	530	86	0	0	0	0	0	3400	97	0	0	39	–	53	0	520	3	0	0	38	21	150	230	試料:通常の鶏卵（栄養成分が増減されていないもの）
40	12000	11000	520	85	0	0	0	0	0	3300	91	0	0	38	–	50	0	510	3	0	0	37	19	140	210	試料:通常の鶏卵（栄養成分が増減されていないもの）
37	8400	–	–	55	0	0	0	0	0	2800	91	18	5	31	–	35	0	390	3	0	0	0	15	81	190	試料:冷凍品
94	21000	–	–	160	0	0	0	0	0	7100	130	64	18	84	–	110	0	1100	0	0	0	0	39	300	240	試料:通常の鶏卵（栄養成分が増減されていないもの）
0	1	1	0	0	0	0	0	0	0	1	0	0	0	0	–	0	0	0	0	0	0	0	0	0	Tr	試料:通常の鶏卵（栄養成分が増減されていないもの）
0	21	21	1	0	Tr	0	0	0	0	5	0	0	0	0	–	0	0	Tr	0	0	0	0	0	0	Tr	試料:通常の鶏卵（栄養成分が増減されていないもの）
1	130	–	–	1	0	0	0	0	0	39	1	Tr	0	1	–	1	0	7	Tr	0	0	0	Tr	1	3	
(6)	(2000)	(1900)	(85)	(14)	(0)	(0)	(0)	(0)	(0)	(530)	(15)	(0)	(0)	(6)	(0)	(9)	(0)	(82)	(Tr)	(0)	(0)	(6)	(4)	(24)	(34)	原材料配合割合から推計
(10)	(3500)	(3100)	(140)	(27)	(Tr)	(Tr)	(0)	(0)	(0)	(1100)	(67)	(0)	(0)	(10)	(0)	(15)	(0)	(130)	(1)	(0)	(0)	(10)	(6)	(39)	(56)	原材料配合割合から推計
(11)	(3400)	(3200)	(150)	(25)	(Tr)	(Tr)	(0)	(0)	(0)	(980)	(41)	(0)	(0)	(11)	(0)	(15)	(0)	(140)	(1)	(0)	(0)	(11)	(6)	(41)	(59)	原材料配合割合から推計
0	1000	–	–	5	0	0	–	–	–	160	21	0	0	0	–	0	0	0	0	0	–	0	0	0	0	未殺菌のもの
11	950	–	–	8	0	0	–	–	–	110	15	5	0	1	–	6	0	7	1	–	–	0	2	0	0	未殺菌のもの
9	760	–	–	8	1	0	0	0	0	88	13	0	Tr	1	–	4	1	6	1	0	0	0	2	0	Tr	
Tr	15	–	–	0	0	0	–	0	0	2	Tr	0	0	0	–	Tr	0	Tr	0	0	–	0	0	0	0	
13	1000	–	–	13	0	0	–	0	0	100	17	4	0	4	–	2	0	11	0	0	–	0	2	0	0	
2	200	–	–	2	0	0	–	0	0	24	4	0	0	0	–	0	0	2	Tr	0	–	0	Tr	0	0	
7	460	–	–	5	Tr	Tr	–	0	–	37	12	3	0	1	–	2	0	2	Tr	0	–	0	2	0	0	
Tr	39	–	–	Tr	0	0	–	0	–	5	1	Tr	0	0	–	Tr	0	Tr	0	0	–	0	0	0	0	
110	6200	–	–	53	–	–				600	60	–	0	0	–	18	–	35	–	–	–	–	–	–	–	
2	160	–	–	2	–	–				24	4	–	0	0	–	2	–									別名:ハイハイミルク
36	8000	–	–	100	–	–				4700	380	–	0	0	–	7	–	0	–							別名:育児用粉ミルク。育児用栄養強化品
41	1800	–	–	19	–	–				98	25	–	0	0	–	0	–	4	–							別名:エバミルク
25	1900	–	–	5	0	0	–	0	0	180	36	11	0	0	–	9	0	13	4	0	–	0	0	0	0	別名:コンデンスミルク
88	8600	8300	320	60	12	4	0	0	0	1000	170	0	0	11	–	42	8	62	12	0	–	0	15	23	10	別名:生クリーム, フレッシュクリーム。13003普通牛乳から推計
(56)	(18000)	–	–	(48)	(6)	(0)	(0)	(0)	(0)	(890)	(180)	(0)	(3)	(6)	(0)	(23)	(5)	(34)	(8)	(0)	–	(0)	(13)	(0)	(1)	脂質:乳脂肪由来22.5g、植物性脂肪由来19.6g。13014クリーム乳脂肪の推計値及び13016クリーム植物性脂肪(1:1)から推計

可食部100g当たりの脂肪酸成分表

食品番号	食品名	脂肪酸総量	飽和脂肪酸	一価不飽和脂肪酸	多価不飽和脂肪酸	n-3系多価不飽和脂肪酸	n-6系多価不飽和脂肪酸	4:0 酪酸	6:0 ヘキサン酸	7:0 ヘプタン酸	8:0 オクタン酸	10:0 デカン酸	12:0 ラウリン酸	13:0 トリデカン酸	14:0 ミリスチン酸	15:0 ペンタデカン酸	15:0 ant ペンタデカン酸	16:0 パルミチン酸	16:0 iso パルミチン酸	17:0 ヘプタデカン酸	17:0 ant ヘプタデカン酸	18:0 ステアリン酸	20:0 アラキジン酸	22:0 ベヘン酸	24:0 リグノセリン酸	10:1 デセン酸	14:1 ミリストレイン酸	15:1 ペンタデセン酸	16:1 パルミトレイン酸
		(……………g……………)						(…………………………………………………………………………mg…………………………………………………………………………)																		(……………		
13016	植物性脂肪	35.72	26.61	7.38	1.73	0.10	1.63	0	120	0	1400	960	8900	9	3400	16	0	5300	0	18	0	4000	430	1900	69	0	0	0	25
13017	ホイップクリーム　乳脂肪	(35.57)	(24.98)	(9.34)	(1.25)	(0.19)	(1.06)	(1300)	(840)	(16)	(490)	(1100)	(1200)	(35)	(3900)	(400)	(190)	(11000)	(96)	(220)	(180)	(4300)	(67)	(28)	(19)	(110)	(340)	(0)	(530)
13018	ホイップクリーム　乳脂肪・植物性脂肪	(34.89)	(16.63)	(17.19)	(1.07)	(0.20)	(0.87)	(660)	(420)	(8)	(360)	(630)	(2000)	(17)	(2400)	(200)	(97)	(6400)	(48)	(110)	(92)	(3100)	(34)	(14)	(9)	(55)	(170)	(0)	(300)
13019	ホイップクリーム　植物性脂肪	(34.20)	(8.30)	(25.01)	(0.88)	(0.20)	(0.68)	(0)	(0)	(0)	(240)	(200)	(2800)	(0)	(1000)	(0)	(0)	(2100)	(0)	(0)	(0)	(2000)	(0)	(0)	(0)	(0)	(0)	(0)	(67)
	コーヒーホワイトナー																												
13020	液状　乳脂肪	16.88	11.57	4.73	0.58	0.08	0.50	540	350	–	210	430	490	–	1700	180	–	5200	0	110	0	2300	32	0	–	32	130	0	250
13021	液状　乳脂肪・植物性脂肪	(20.23)	(8.66)	(10.98)	(0.59)	(0.11)	(0.49)	(270)	(170)	(0)	(180)	(290)	(1200)	(0)	(1200)	(89)	(0)	(3300)	(0)	(57)	(0)	(1900)	(16)	(0)	(0)	(16)	(65)	(0)	(150)
13022	液状　植物性脂肪	23.49	5.70	17.18	0.61	0.14	0.47	0	0	–	160	140	1900	–	680	0	0	1500	0	0	0	1400	0	0	0	0	0	0	46
13023	粉末状　乳脂肪	23.13	16.45	6.06	0.62	0.12	0.51	940	400	–	270	660	800	–	2700	280	130	7300	62	190	120	2500	41	16	0	66	230	0	360
13024	粉末状　植物性脂肪	31.00	31.00	0	0	0	0	0	110	–	1500	1300	13000	–	4900	8	0	4100	0	15	0	5700	72	14	15	0	0	0	0
	(発酵乳・乳酸菌飲料)																												
	ヨーグルト																												
13025	全脂無糖	2.64	1.83	0.71	0.10	0.01	0.08	100	61	1	36	76	84	3	290	30	15	780	7	16	14	310	5	2	1	8	25	0	39
13053	低脂肪無糖	0.83	0.58	0.22	0.03	Tr	0.02	33	20	0	11	23	26	0	95	10	4	250	2	6	4	94	1	1	Tr	2	8	0	13
13054	無脂肪無糖	0.23	0.16	0.06	0.01	0	0.01	4	5	0	3	6	8	0	27	3	1	76	1	3	1	26	Tr	Tr	Tr	1	2	0	3
13026	脱脂加糖	0.19	0.13	0.06	0.01	0	0.01	5	3	–	2	4	4	–	16	2	1	59	1	2	1	26	Tr	Tr	0	Tr	1	0	3
13027	ドリンクタイプ　加糖	0.45	0.33	0.11	0.02	Tr	0.01	18	11	–	7	16	16	–	51	6	0	140	0	3	0	57	1	0	1	4	0		6
	乳酸菌飲料																												
13028	乳製品	0.04	0.03	0.01	Tr	0	Tr	1	1	–	Tr	1	1	–	4	1	Tr	12	Tr	Tr	Tr	5	Tr	–	–	Tr	Tr	–	1
13029	殺菌乳製品	0.09	0.06	0.02	0.01	Tr	Tr	1	1	–	Tr	2	3	–	10	1	Tr	29	Tr	1	Tr	12	Tr	0	0	Tr	1	0	2
13030	非乳製品	0.10	0.04	0.02	0.03	Tr	0.03	1	1	0	1	1	2	0	6	1	Tr	21	Tr	Tr	0	7	Tr	Tr	0	Tr	Tr	0	1
	(チーズ類)																												
	ナチュラルチーズ																												
13031	エダム	21.43	15.96	4.94	0.53	0.16	0.37	810	530	7	320	710	1000	21	2700	260	110	7200	44	110	99	2000	33	14	11	78	270	0	380
13032	エメンタール	27.98	18.99	8.12	0.87	0.35	0.52	1100	660	5	380	770	850	21	3000	350	150	8200	75	200	140	3000	56	24	16	92	290	0	480
13033	カテージ	3.85	2.73	1.00	0.13	0.02	0.10	150	91	1	54	120	130	4	440	45	21	1200	10	23	20	450	7	3	2	13	39	0	60
13034	カマンベール	21.28	14.87	5.71	0.70	0.16	0.54	780	490	6	290	630	710	12	2300	250	110	6600	56	130	110	2300	40	18	11	66	220	0	360
13035	クリーム	28.55	20.26	7.40	0.89	0.25	0.63	1100	700	7	410	860	960	27	3200	330	160	8700	82	180	140	3200	52	22	17	97	300	0	460
13036	ゴーダ	24.81	17.75	6.39	0.67	0.19	0.48	970	610	7	360	780	1000	23	2900	280	130	7600	57	140	120	2700	21	17	13	81	260	0	410
13037	チェダー	30.42	20.52	9.09	0.81	0.26	0.54	1100	740	–	430	920	1100	–	3300	390	190	8400	65	180	150	3500	59	–	–	100	390	–	580
13038	パルメザン	26.20	18.15	7.11	0.94	0.28	0.67	730	570	6	360	780	880	22	3000	320	140	7900	74	160	120	3000	48	20	14	87	280	0	430
13039	ブルー	24.74	17.17	6.76	0.80	0.13	0.67	760	630	6	300	700	810	22	2700	260	120	7000	64	150	130	2900	50	18	12	68	240	0	390
13055	マスカルポーネ	23.99	16.77	6.40	0.81	0.13	0.68	840	550	6	320	680	810	0	2700	280	130	7300	66	140	120	2700	40	15	0	66	220	0	340
13057	やぎ	18.99	13.37	4.88	0.74	0.14	0.60	710	670	0	640	1500	780	0	1800	150	56	4700	41	140	77	2000	38	11	6	40	28	0	120
13040	プロセスチーズ	23.39	16.00	6.83	0.56	0.17	0.39	900	570	–	330	700	790	–	2600	290	140	6600	53	150	140	2700	42	–	0	76	300	–	430
13041	チーズスプレッド	21.90	15.75	5.51	0.63	0.18	0.45	840	540	6	320	690	780	22	2500	270	130	6800	55	150	120	2500	41	18	13	75	220	0	340
	(アイスクリーム類)																												
	アイスクリーム																												
13042	高脂肪	10.25	7.12	2.79	0.34	0.06	0.28	320	220	0	130	270	340	0	1200	110	51	3200	25	70	47	1200	16	7	4	27	92	0	150
13043	普通脂肪	7.31	4.64	2.32	0.36	0.05	0.30	250	160	–	94	230	250	–	790	73	36	1900	19	52	40	700	23	5	4	22	62	0	120
13044	アイスミルク	6.15	4.64	1.35	0.16	0.02	0.13	360	230	–	140	160	610	–	600	42	19	1600	10	34	22	790	12	4	3	9	29	0	64

可食部100g当たり

17:1	18:1 計	18:1 n-9	18:1 n-7	20:1	22:1	24:1	16:2	16:3	16:4	18:2 n-6	18:3 n-3	18:3 n-6	18:4 n-3	20:2 n-6	20:3 n-3	20:3 n-6	20:4 n-3	20:4 n-6	20:5 n-3	21:5 n-3	22:2	22:4 n-6	22:5 n-3	22:5 n-6	22:6 n-3	備考
ヘプタデセン酸	計	オレイン酸	シス・バクセン酸	イコセン酸	ドコセン酸	テトラコセン酸	ヘキサデカジエン酸	ヘキサデカトリエン酸	ヘキサデカテトラエン酸	リノール酸	α-リノレン酸	γ-リノレン酸	オクタデカテトラエン酸	イコサジエン酸	イコサトリエン酸	イコサトリエン酸	イコサテトラエン酸	アラキドン酸	イコサペンタエン酸	ヘンイコサペンタエン酸	ドコサジエン酸	ドコサテトラエン酸	ドコサペンタエン酸	ドコサペンタエン酸	ドコサヘキサエン酸	
mg ……………)				(…………									mg												)	
5	7300	7200	140	49	4	0	0	0	0	1600	100	0	0	0	0	0	0	0	0	0	0	0	0	0	0	別名;植物性生クリーム。13022コーヒーホワイトナー液状植物性脂肪から推計
(100)	(8200)	–	–	(87)	(10)	(0)	(0)	(0)	(0)	(950)	(140)	(0)	(5)	(11)	(0)	(42)	(8)	(61)	(15)	(0)	(0)	(0)	(24)	(0)	(2)	クリームにグラニュー糖を加えて泡だてたもの。13003普通牛乳から推計
(50)	(17000)	–	–	(43)	(5)	(0)	(0)	(0)	(0)	(810)	(170)	(0)	(2)	(6)	(0)	(21)	(4)	(31)	(7)	(0)	(0)	(0)	(12)	(0)	(1)	クリームにグラニュー糖を加えて泡だてたもの。脂質:乳脂肪由来19.1g、植物性脂肪由来17.1g。13017ホイップクリームの推計値と13019ホイップクリーム(1:1)から推計
(0)	(25000)	–	–	(0)	(0)	(0)	(0)	(0)	(0)	(680)	(200)	(0)														クリームにグラニュー糖を加えて泡だてたもの。13022コーヒーホワイトナー液状植物性脂肪から推計
0	4300	–	-	32	0	0	–	0	–	500	76	0	0	0	0	0	0	0	0	0	0	0	0	0	0	別名:コーヒー用ミルク、コーヒー用クリーム。脂肪組成分析値から換算
(0)	(11000)	–	-	(16)	(0)	(0)	(0)	(0)	(0)	(490)	(110)	(0)	(0)	(0)	(0)	(0)	(0)	(0)	(0)	(0)	(0)	(0)	(0)	(0)	(0)	別名:コーヒー用ミルク、コーヒー用クリーム。脂質:乳脂肪由来9.2g、植物性脂肪由来12.4g。13020コーヒーホワイトナーと13022コーヒーホワイトナー(1:1)から推計
0	17000	–	-	0	0	0	0	0	0	470	140	0	0	0	0	0	0	0	0	0	0	0	0	0	0	別名:コーヒー用ミルク、コーヒー用クリーム。脂肪組成分析値から換算
88	5300	–	-	50	0	0	0	0	0	470	120	0	0	0	0	16	0	22	0	0	0	–	0	0	0	
0	0	–	-	0	0	0	0	0	0	0	0	0	0	0	0	0	0	0	0	0	0	0	0	0	0	
8	620	–	-	7	1	0	0	0	0	75	10	0	Tr	1	0	3	1	5	1	0	0	0	2	0	Tr	別名:プレーンヨーグルト
2	200	190	6	2	0	0	0	0	0	18	4	0	0	0	0	1	0	1	1	0	0	0	0	0	0	
1	53	–	-	1	0	0	0	0	0							0	0	Tr	0	0	0	0	0	0	0	
1	49	–	-	1	0	0	0	0	0	6	Tr	1	0	Tr	Tr	0	1	0	0	0	0	0	0	0	0	別名:普通ヨーグルト
0	99	–	-	1	0	0	0	0	0	13	2	0	0	0	0	0	0	0	0	0	0	0	0	0	0	
0	11	–	-	Tr	–	–				1	Tr	–	0	0								–	–	–	–	無脂乳固形分3.0%以上
Tr	18	–	-	Tr	0	0				4	1	Tr	0	0								0	0	0	0	無脂乳固形分3.0%以上。希釈後飲用
Tr	22	21	1	Tr	0	0	0	0	0	28	4	0	0	0	0	0	0	0	0	0	0	0	0	0	0	無脂乳固形分3.0%未満
51	4100	–	-	41	0	0	0	0	0	330	110	0	3	3	0	14	9	23	17	0	0	0	22	0	0	
91	7100	–	-	73	13	0	0	0	0	470	260	0	7	6	0	15	18	28	26	0	0	0	35	0	5	
11	870	–	-	10	0	0	0	0	0	93	16	0	1	1	0	4	2	12	6	0	0	0	3	0	0	クリーム入りを含む
72	4900	–	-	58	0	0	0	0	0	480	120	0	4	7	0	20	7	34	12	0	0	0	6	0	0	
93	6400	–	-	64	0	0	0	0	0	570	180	0	5	8	0	22	11	38	24	0	0	0	27	0	6	
67	5500	–	-	53	2	0	0	0	0	430	130	0	4	5	0	18	10	28	19	0	0	0	22	0	4	
240	7700	–	-	87	–	–				540	260	–	0	0		0	0	0	0			0			0	
67	6200	–	-	65	0	0	0	0	0	600	210	0	5	9	0	23	13	37	20	0	0	0	30	0	0	粉末状
75	5900	–	-	68	10	0	0	0	0	600	91	0	3	6	0	27	6	38	10	0	0	0	17	0	2	
74	5700	5500	190	47	0	0	0	0	0	590	100	24	0	0	0	30	0	30	0	0	0	0	16	0	0	
50	4600	4500	87	25	0	0	0	0	0	560	130	0	0	0	0	12	0	29	8	0	0	0	0	0	0	別名:シェーブルチーズ
170	5800	–	-	63	0	0	0	0	0	390	170	0	0	0	0	0	0	0	0	0	0	0	0	0	0	
59	4700	–	-	57	6	0	0	0	0	390	130	0	3	5	0	18	10	27	16	0	0	0	22	0	0	
20	2500	2400	80	14	0	0	0	0	0	260	47	0	0	0	0	11	3	15	0	0	0	0	7	0	0	乳固形分15.0%以上、乳脂肪分12.0%以上。試料:バニラアイスクリーム。13043アイスクリーム普通脂肪から推計
39	2100	–	-	10	1	0	0	0	0	240	51	19	0	17	0	12	0	20	4	0	0	0	0	0	0	乳固形分15.0%以上、乳脂肪分8.0%。試料:バニラアイスクリーム
17	1200	–	-	6	Tr	0	–	0	–	110	20	6	0	1	–	4	0	9	1	0	0	–	2	0	0	乳固形分10.0%以上、乳脂肪分3.0%以上、植物性脂肪を含む

脂肪酸成分表　第1表　乳類・油脂類

食品番号	食品名	脂肪酸総量	飽和脂肪酸	一価不飽和脂肪酸	多価不飽和脂肪酸	n-3系多価不飽和脂肪酸	n-6系多価不飽和脂肪酸	4:0 酪酸	6:0 ヘキサン酸	7:0 ヘプタン酸	8:0 オクタン酸	10:0 デカン酸	12:0 ラウリン酸	13:0 トリデカン酸	14:0 ミリスチン酸	15:0 ペンタデカン酸	15:0 ant ペンタデカン酸	16:0 パルミチン酸	16:0 iso パルミチン酸	17:0 ヘプタデカン酸	17:0 ant ヘプタデカン酸	18:0 ステアリン酸	20:0 アラキジン酸	22:0 ベヘン酸	24:0 リグノセリン酸	10:1 デセン酸	14:1 ミリストレイン酸	15:1 ペンタデセン酸	16:1 パルミトレイン酸
		(............g............)						(..mg..)																		(.........			.........)
	ラクトアイス																												
13045	普通脂肪	13.40	9.11	3.67	0.62	0.01	0.60	0	24	–	440	310	2300	–	1100	7	1	3900	0	11	0	950	34	8	7	5	1	0	14
13046	低脂肪	1.93	1.41	0.47	0.05	0.01	0.05	1	8	–	64	53	330	–	150	6	3	490	1	6	3	280	6	1	1	1	4	0	11
13047	ソフトクリーム	5.36	3.69	1.48	0.19	0.03	0.16	9	48	–	93	120	370	–	480	40	18	1700	11	34	21	700	14	4	3	8	31	0	60
	(その他)																												
13048	カゼイン	1.36	1.02	0.30	0.05	0.01	0.03	6	14	–	17	39	52	–	170	18	7	480	3	12	6	190	3	2	0	4	13	0	18
13049	シャーベット	0.99	0.77	0.18	0.04	Tr	0.04	Tr	2	–	35	32	280	–	140	1	Tr	210	Tr	1	Tr	65	2	1	Tr	Tr	1	0	2
13050	チーズホエーパウダー	1.11	0.75	0.32	0.04	0.01	0.04	5	14	–	14	35	39	–	130	12	0	340	0	8	0	150	2	0	0	3	9	0	17
	〈その他〉																												
13051	人乳	3.46	1.32	1.52	0.61	0.09	0.52	0	0	–	3	37	170	–	180	0	0	730	0	0	0	190	6	2	2	0	5	0	81
13052	やぎ乳	3.05	2.19	0.77	0.09	0.03	0.07	77	72	1	75	260	120	3	350	35	17	820	11	24	18	310	8	3	1	6	6	0	27
	油脂類																												
	(植物油脂類)																												
14023	あまに油	95.13	8.09	15.91	71.13	56.63	14.50	0	0	0	0	0	0	0	38	0	0	4500	0	60	0	3200	110	110	73	0	0	0	52
14024	えごま油	95.17	7.64	16.94	70.60	58.31	12.29	0	0	0	0	0	0	0	0	0	0	5600	0	0	0	1900	120	0	0	0	0	0	75
14001	オリーブ油	94.58	13.29	74.04	7.24	0.60	6.64	–	–	–	–	0	0	0	0	0	0	9800	0	0	0	2900	420	120	0	0	0	0	660
14002	ごま油	93.83	15.04	37.59	41.19	0.31	40.88	–	–	–	–	0	0	0	0	0	0	8800	0	0	0	5400	610	130	84	0	0	0	120
14003	米ぬか油	91.86	18.80	39.80	33.26	1.15	32.11	–	–	–	–	0	0	0	280	50	–	16000	0	0	0	1700	640	210	320	0	0	0	160
	サフラワー油																												
14004	ハイオレイック	94.21	7.36	73.24	13.62	0.21	13.41	–	–	–	–	0	0	0	68	41	0	4500	0	0	0	1900	400	300	190	0	0	0	91
14025	ハイリノール	92.40	9.26	12.94	70.19	0.22	69.97	–	–	–	–	0	0	0	110	42	0	6300	0	0	0	2200	300	190	120	0	0	0	74
14005	大豆油	92.76	14.87	22.12	55.78	6.10	49.67	–	–	–	–	0	0	0	71	42	–	9900	0	0	0	4000	350	370	130	0	0	0	84
14006	調合油	93.01	10.97	41.10	40.94	6.81	34.13	–	–	–	–	0	32	0	75	21	–	6900	0	0	0	3000	470	330	140	0	0	0	140
14007	とうもろこし油	92.58	13.04	27.96	51.58	0.76	50.82	–	–	–	–	0	0	0	0	0	–	6900	0	0	0	1900	410	130	170	0	0	0	120
14008	なたね油	93.26	7.06	60.09	26.10	7.52	18.59	–	–	–	–	0	64	0	78	0	–	4000	0	0	0	1900	580	290	150	0	0	0	200
14009	パーム油	92.94	47.08	36.70	9.16	0.19	8.97	–	–	–	–	0	420	0	1100	82	–	41000	0	0	0	4100	350	59	73	0	0	0	150
14010	パーム核油	93.13	76.34	14.36	2.43	0	2.43	0	190	–	3900	3400	45000	0	14000	0	0	7600	0	0	0	2200	110	0	0	0	0	0	0
	ひまわり油																												
14011	ハイリノール	95.53	10.25	27.35	57.94	0.43	57.51	–	–	–	–	0	0	0	36	0	–	5700	–	0	0	4100	150	210	17	–	0	0	62
14026	ミッドオレイック	94.17	8.85	57.22	28.09	0.22	27.88	–	–	–	–	0	0	0	49	40	–	4100	–	0	0	3400	270	800	280	0	0	0	70
14027	ハイオレイック	95.44	8.74	79.90	6.79	0.23	6.57	–	–	–	–	0	0	0	0	0	–	3400	–	0	0	3700	340	960	330	0	0	0	80
14028	ぶどう油	92.28	10.93	17.80	63.55	0.45	63.10	0	0	0	0	0	0	0	49	0	–	6500	86	52	0	3800	190	150	57	0	0	0	80
14012	綿実油	92.35	21.06	17.44	53.85	0.34	53.51	–	–	–	–	0	0	0	590	42	–	18000	0	0	0	2200	260	130	87	0	0	0	480
14013	やし油	92.08	83.96	6.59	1.53	0	1.53	0	510	–	7600	5600	43000	0	16000	35	0	8500	0	0	0	2600	79	0	0	0	0	0	0
14014	落花生油	92.26	19.92	43.34	29.00	0.21	28.80	–	–	–	–	0	0	0	44	0	–	11000	0	0	0	3000	1400	3200	1500	0	0	0	130
	(動物油脂類)																												
14015	牛脂	89.67	41.05	45.01	3.61	0.17	3.44	0	0	0	0	0	75	–	2200	300	–	23000	0	840	0	14000	130	0	0	0	600	0	2700
14032	たらのあぶら	86.84	16.40	44.90	25.54	22.64	2.30	0	0	0	0	0	29	0	3300	220	–	10000	0	560	0	2000	77	23	0	0	130	0	6900
14016	ラード	92.66	39.29	43.56	9.81	0.46	9.35	–	–	–	–	77	140	–	1600	130	–	23000	–	530	–	13000	200	0	0	0	200	0	2300
	(バター類)																												
	無発酵バター																												
14017	有塩バター	70.56	50.45	17.97	2.14	0.28	1.86	2700	1700	–	960	2100	2500	–	8300	830	360	22000	190	320	330	7600	120	43	71	200	690	0	1100

可食部100g当たり																										
一価不飽和							多価不飽和																			
17:1 ヘプタデセン酸	18:1 計	18:1 n-9 オレイン酸	18:1 n-7 シス-バクセン酸	20:1 イコセン酸	22:1 ドコセン酸	24:1 テトラコセン酸	16:2 ヘキサデカジエン酸	16:3 ヘキサデカトリエン酸	16:4 ヘキサデカテトラエン酸	18:2 n-6 リノール酸	18:3 n-3 α-リノレン酸	18:3 n-6 γ-リノレン酸	18:4 n-3 オクタデカテトラエン酸	20:2 n-6 イコサジエン酸	20:3 n-3 イコサトリエン酸	20:3 n-6 イコサトリエン酸	20:4 n-3 イコサテトラエン酸	20:4 n-6 アラキドン酸	20:5 n-3 イコサペンタエン酸	21:5 n-3 ヘンイコサペンタエン酸	22:2 ドコサジエン酸	22:4 n-6 ドコサテトラエン酸	22:5 n-3 ドコサペンタエン酸	22:5 n-6 ドコサペンタエン酸	22:6 n-3 ドコサヘキサエン酸	備考
1	3600	–	–	14	0	0	–	0	–	600	15	0	0	0	–	0	0	1	0	–	0	–	0	0	0	乳固形分3.0%以上、主な脂質:植物性脂肪
3	450	–	–	1	0	0	–	0	–	45	5	1	0	0	–	0	0	1	Tr	–	0	–	0	0	0	乳固形分3.0%以上、主な脂質:植物性脂肪
17	1400	–	–	8	0	0	–	0	–	150	25	7	0	0	–	3	0	6	3	–	0	–	0	0	0	主な脂質:乳脂肪。コーンカップを除いたもの
4	250	–	–	5	0	0	–	0	–	25	12	2	0	0	–	4	0	2	1	–	0	–	0	0	0	試料:酸カゼイン
Tr	180	–	–	1	Tr	0	–	0	–	35	4	Tr	0	0	–	0	0	0	0	–	0	–	0	0	0	試料:乳成分入り氷菓
0	290	–	–	2	0	0	–	0	–	37	7	0	0	0	–	0	0	0	0	–	0	–	0	0	0	
0	1400	–	–	19	4	2	–	0	–	490	47	3	0	9	–	9	0	13	8	–	0	–	8	0	30	試料:成熟乳
11	710	–	–	4	0	0	0	0	0	61	19	0	1	1	–	1	0	4	2	0	0	0	4	0	1	
0	16000	15000	560	180	0	0	0	0	0	14000	57000	0	0	0	–	0	0	0	0	0	0	0	0	0	0	試料:食用油
0	17000	16000	780	140	0	0	0	0	0	12000	58000	0	0	0	–	0	0	0	0	0	0	0	0	0	0	試料:食用油
0	73000	–	–	280	0	0	0	0	0	6600	600	0	0	0	–	0	0	0	0	0	0	0	0	0	0	別名:オリーブオイル。試料:エキストラバージンオイル
0	37000	–	–	160	0	0	0	0	0	41000	310	0	0	0	–	0	0	0	0	0	0	0	0	0	0	試料:精製油
0	39000	–	–	530	0	0	0	0	0	32000	1200	0	0	0	–	0	0	0	0	0	0	0	0	0	0	別名:米油。試料:精製油
0	73000	–	–	280	0	190	0	0	0	13000	210	0	0	0	–	0	0	0	0	0	0	0	0	0	0	別名:べにばな油、サフラワーオイル、試料:精製油
0	13000	–	–	220	0	140	0	0	0	70000	220	0	0	0	–	0	0	0	0	0	0	0	0	0	0	別名:べにばな油、サフラワーオイル。試料:精製油
0	22000	–	–	190	0	0	0	0	0	50000	6100	0	0	0	–	0	0	0	0	0	0	0	0	0	0	試料:精製油及びサラダ油
0	40000	–	–	660	70	75	0	0	0	34000	6800	0	0	0	–	0	0	0	0	0	0	0	0	0	0	試料:精製油及びサラダ油。配合割合:なたね油1、大豆油1。14005大豆油と14008なたね油(1:1)から推計
0	28000	–	–	240	0	0	0	0	0	51000	760	0	0	0	–	0	0	0	0	0	0	0	0	0	0	別名:コーンオイル、コーン油。試料:精製油
0	58000	–	–	1100	140	150	0	0	0	19000	7500	0	0	0	–	0	0	0	0	0	0	0	0	0	0	試料:低エルカ酸の精製油及びサラダ油。別名:キャノーラ油、カノーラ油
0	36000	–	–	130	0	0	0	0	0	9000	190	0	0	0	–	0	0	0	0	0	0	0	0	0	0	試料:精製油
0	14000	–	–	90	0	0	–	0	0	2400	–	–	–	–	–	–	–	–	–	–	–	–	–	–	–	試料:精製油
0	27000	–	–	61	0	–	–	0	–	58000	430	–	0	–	–	0	–	0	0	–	0	–	0	–	–	試料:精製油
0	57000	–	–	220	0	0	–	0	0	28000	220	0	0	0	–	0	0	0	0	0	0	0	0	0	0	試料:精製油
0	80000	–	–	260	0	0	–	0	0	6600	230	0	0	0	–	0	0	0	0	0	0	0	0	0	0	試料:精製油
0	18000	17000	640	160	0	0	0	0	0	63000	450	0	0	0	–	0	0	0	0	0	0	0	0	0	0	別名:グレープシードオイル、ぶどう種子油
0	17000	–	–	110	0	68	0	0	0	54000	340	0	0	0	–	0	0	0	0	0	0	0	0	0	0	試料:精製油
0	6500	–	–	43	0	0	–	0	0	1500	0	0	0	0	–	0	0	0	0	0	0	0	0	0	0	別名:ココナッツオイル。試料:精製油
0	42000	–	–	1200	120	0	–	0	0	29000	210	0	0	0	–	0	0	0	0	0	0	0	0	0	0	別名:ピーナッツオイル、ピーナッツ油。試料:精製油
580	41000	–	–	380	0	0	–	0	–	3300	170	0	0	69	–	56	0	0	0	–	0	–	0	0	0	別名:ヘット。試料:いり取りしたもの
0	17000	12000	5100	9800	10000	680	570	0	0	670	470	95	1600	160	–	74	550	280	13000	670	24	32	100	990	6200	
350	40000	–	–	660	0	0	–	0	0	8900	460	0	0	370	–	0	0	100	0	–	0	–	0	0	0	別名:豚脂。試料:精製品
180	16000	–	–	140	0	0	0	0	0	1700	280	0	0	0	–	80	0	110	0	0	0	0	0	0	0	

脂肪酸成分表　第1表　油脂類・菓子類

食品番号	食品名	脂肪酸総量	飽和脂肪酸	一価不飽和脂肪酸	多価不飽和脂肪酸	n-3系多価不飽和脂肪酸	n-6系多価不飽和脂肪酸	4:0 酪酸	6:0 ヘキサン酸	7:0 ヘプタン酸	8:0 オクタン酸	10:0 デカン酸	12:0 ラウリン酸	13:0 トリデカン酸	14:0 ミリスチン酸	15:0 ペンタデカン酸	15:0 ant ペンタデカン酸	16:0 パルミチン酸	16:0 iso パルミチン酸	17:0 ヘプタデカン酸	17:0 ant ヘプタデカン酸	18:0 ステアリン酸	20:0 アラキジン酸	22:0 ベヘン酸	24:0 リグノセリン酸	10:1 デセン酸	14:1 ミリストレイン酸	15:1 ペンタデセン酸	16:1 パルミトレイン酸
		(·······························g·······························)						(·· mg ··)																		(··················			·········)
14018	食塩不使用バター	73.00	52.43	18.52	2.05	0.33	1.72	2700	1700	–	990	2100	2600	–	8700	880	390	24000	190	330	350	7300	130	56	89	220	790	0	1200
	発酵バター																												
14019	有塩バター	70.71	50.56	17.99	2.15	0.29	1.87	2900	1800	–	980	2100	2500	–	8200	820	360	22000	180	320	330	7500	120	47	86	200	700	0	1100
	（マーガリン類）																												
	マーガリン																												
14020	家庭用　有塩	75.33	23.04	39.32	12.98	1.17	11.81	0	41	0	390	370	3600	0	1700	57	0	11000	0	58	0	4800	300	190	110	0	22	0	110
14029	業務用　有塩	76.64	39.00	28.86	8.78	0.64	8.13	0	59	0	410	390	3600	0	2100	89	0	27000	0	92	0	4600	380	300	70	0	37	0	160
14021	ファットスプレッド	61.14	20.40	20.72	20.02	1.71	18.31	0	0	0	380	340	4900	0	1700	26	0	8100	0	46	0	4400	260	120	80	0	0	0	73
	（その他）																												
	ショートニング																												
14022	家庭用	93.33	46.23	35.54	11.56	0.99	10.57	0	0	0	320	290	3500	0	1900	58	0	31000	0	90	0	8200	510	570	110	0	0	0	150
14030	業務用　製菓	91.85	51.13	32.58	8.13	0.30	7.84	0	29	0	680	590	6600	0	3100	61	0	33000	0	84	0	6200	350	160	72	0	0	0	140
14031	業務用　フライ	92.95	41.37	38.39	13.19	0.78	12.42	0	0	0	40	31	300	0	860	62	0	34000	0	93	0	5300	450	250	100	0	0	0	170

菓子類

〈和生菓子・和半生菓子類〉

食品番号	食品名	脂肪酸総量	飽和脂肪酸	一価不飽和脂肪酸	多価不飽和脂肪酸	n-3系	n-6系	4:0	6:0	7:0	8:0	10:0	12:0	13:0	14:0	15:0	15:0ant	16:0	16:0iso	17:0	17:0ant	18:0	20:0	22:0	24:0	10:1	14:1	15:1	16:1
	甘納豆																												
15001	あずき	(0.13)	(0.04)	(0.01)	(0.08)	(0.03)	(0.06)	–	–	–	–	(0)	(0)	(Tr)	(0)	(0)	(33)	(0)	(Tr)	(0)	(4)	(1)	(2)	–	–	–	–	(2)
15002	いんげんまめ	(0.21)	(0.04)	(0.02)	(0.15)	(0.09)	(0.05)	–	–	–	–	(0)	(0)	(0)	(Tr)	(Tr)	(0)	(31)	(0)	(Tr)	(0)	(3)	(1)	(1)	(2)	(0)	(0)	(0)	(Tr)
15003	えんどう	(0.25)	(0.05)	(0.08)	(0.12)	(0.02)	(0.11)	–	–	–	–	(0)	(0)	(1)	(Tr)	(0)	(34)	(0)	(1)	(0)	(12)	(1)	(0)	–	–	–	–	(Tr)
	今川焼																												
15005	こしあん入り	(0.85)	(0.27)	(0.28)	(0.29)	(0.02)	(0.26)	(0)	(0)	(0)	(0)	(0)	(Tr)	(0)	(3)	(1)	(0)	(220)	(0)	(1)	(0)	(50)	(1)	(1)	(0)	(0)	(Tr)	(0)	(14)
	ういろう																												
15006	白	(0.14)	(0.05)	(0.04)	(0.05)	(Tr)	(0.05)	(0)	(0)	–	(0)	(0)	(0)	–	(0)	(0)	–	(42)	–	(Tr)	–	(3)	(1)	(Tr)	(0)	(0)	(0)	(0)	(Tr)
	うぐいすもち																												
15007	こしあん入り	(0.25)	(0.07)	(0.05)	(0.12)	(0.02)	(0.10)	(0)	(0)	(0)	(0)	(0)	(0)	(0)	(0)	(0)	(0)	(56)	(0)	(0)	(0)	(7)	(1)	(0)	(0)	(0)	(0)	(0)	(1)
	かしわもち																												
15008	こしあん入り	(0.29)	(0.10)	(0.06)	(0.12)	(0.01)	(0.11)	(0)	(0)	(0)	(0)	(0)	(0)	(0)	(4)	(Tr)	(0)	(85)	(0)	(1)	(0)	(7)	(1)	(1)	(1)	(0)	(0)	(0)	(1)
15009	**カステラ**	4.16	1.51	1.74	0.91	0.08	0.83	0	0	–	3	7	9	–	43	6	0	1100	0	11	0	360	2	0	0	0	5	0	87
15010	**かのこ**	(0.17)	(0.05)	(0.01)	(0.10)	(0.03)	(0.07)	(0)	(0)	(0)	(0)	(0)	(0)	(0)	(Tr)	(0)	(0)	(42)	(0)	(0)	(0)	(5)	(1)	(3)	(0)	(0)	(0)	(0)	(2)
15011	**かるかん**	(0.22)	(0.08)	(0.05)	(0.09)	(Tr)	(0.09)	(0)	(0)	(0)	(0)	(0)	(0)	(0)	(3)	(1)	(0)	(68)	(0)	(1)	(0)	(5)	(1)	(1)	(0)	(0)	(0)	(0)	(1)
15012	**きび団子**	(0.20)	(0.06)	(0.06)	(0.08)	(Tr)	(0.08)	(0)	(0)	(0)	(0)	(0)	(0)	(0)	(Tr)	(0)	(0)	(53)	(0)	(0)	(0)	(5)	(1)	(Tr)	(0)	(0)	(0)	(0)	(Tr)
15013	**ぎゅうひ**	(0.17)	(0.05)	(0.05)	(0.07)	(Tr)	(0.07)	(0)	(0)	(0)	(0)	(0)	(0)	(0)	(0)	(0)	(0)	(45)	(0)	(0)	(0)	(4)	(1)	(Tr)	(0)	(0)	(0)	(0)	(Tr)
15014	**きりざんしょ**	(0.27)	(0.10)	(0.07)	(0.10)	(Tr)	(0.10)	(0)	(0)	(0)	(0)	(0)	(0)	(0)	(4)	(Tr)	(0)	(82)	(0)	(1)	(0)	(5)	(1)	(1)	(0)	(0)	(0)	(0)	(1)
15016	**きんつば**	(0.38)	(0.12)	(0.03)	(0.23)	(0.05)	(0.19)	(0)	(0)	(0)	(0)	(0)	(0)	(0)	(1)	(Tr)	(0)	(98)	(0)	(1)	(0)	(10)	(1)	(1)	(0)	(0)	(0)	(0)	(1)
	草もち																												
15017	こしあん入り	(0.29)	(0.10)	(0.06)	(0.12)	(0.01)	(0.11)	(0)	(0)	(0)	(0)	(0)	(0)	(0)	(4)	(Tr)	(0)	(85)	(0)	(1)	(0)	(7)	(1)	(1)	(1)	(0)	(0)	(0)	(1)
	くし団子																												
15018	あん　こしあん入り	(0.35)	(0.12)	(0.08)	(0.14)	(0.01)	(0.13)	(0)	(0)	(0)	(0)	(0)	(0)	(0)	(Tr)	(0)	(0)	(100)	(0)	(1)	(0)	(9)	(2)	(1)	(1)	(0)	(0)	(0)	(1)
15019	みたらし	(0.37)	(0.13)	(0.10)	(0.14)	(0.01)	(0.14)	(0)	(0)	(0)	(0)	(0)	(0)	(0)	(Tr)	(0)	(0)	(110)	(0)	(2)	(0)	(11)	(2)	(Tr)	(1)	(0)	(0)	(0)	(1)
15020	**げっぺい**	(7.90)	(2.81)	(2.46)	(2.64)	(0.33)	(2.30)	(0)	(0)	(0)	(16)	(15)	(180)	(0)	(100)	(3)	(0)	(1900)	(0)	(10)	(0)	(530)	(33)	(30)	(6)	(0)	(0)	(0)	(11)
15123	**五平もち**	(0.50)	(0.13)	(0.11)	(0.27)	(0.03)	(0.23)	–	–	–	–	(0)	(0)	–	(4)	(Tr)	–	(100)	–	(1)	–	(16)	(2)	(1)	(0)	(0)	(0)	(0)	(1)

17:1 ヘプタデセン酸	18:1 計	18:1 n-9 オレイン酸	18:1 n-7 シス・バクセン酸	20:1 イコセン酸	22:1 ドコセン酸	24:1 テトラコセン酸	16:2 ヘキサデカジエン酸	16:3 ヘキサデカトリエン酸	16:4 ヘキサデカテトラエン酸	18:2 n-6 リノール酸	18:3 n-3 α-リノレン酸	18:3 n-6 γ-リノレン酸	18:4 n-3 オクタデカテトラエン酸	20:2 n-6 イコサジエン酸	20:3 n-3 イコサトリエン酸	20:3 n-6 イコサトリエン酸	20:4 n-3 イコサテトラエン酸	20:4 n-6 アラキドン酸	20:5 n-3 イコサペンタエン酸	21:5 n-3 ヘンイコサペンタエン酸	22:2 ドコサジエン酸	22:4 n-6 ドコサテトラエン酸	22:5 n-3 ドコサペンタエン酸	22:5 n-6 ドコサペンタエン酸	22:6 n-3 ドコサヘキサエン酸	備考
……………… mg ………………														……………… mg ………………												
230	16000	–	–	120	0	0	0	0	0	1500	330	0	0	0	–	71	0	100	0	0	0	0	0	0	0	別名:無塩バター
200	16000	–	–	130	0	0	0	0	0	1700	290	0	0	0	–	82	0	110	0	0	0	0	0	0	0	
35	39000	38000	730	240	0	65	0	0	0	12000	1200	0	0	0	–	0	0	0	0	0	0	0	0	0	0	
31	28000	28000	640	160	0	0	0	0	0	8100	640	0	0	0	–	0	0	0	0	0	0	0	0	0	0	
35	20000	20000	740	230	0	0	0	0	0	18000	1700	0	0	0	–	0	0	0	0	0	0	0	0	0	0	
35	35000	34000	810	250	0	0	0	0	0	11000	990	0	0	0	–	0	0	0	0	0	0	0	0	0	0	
23	32000	31000	570	210	590	0	0	0	0	7800	300	0	0	0	–	0	0	0	0	0	0	0	0	0	0	
37	38000	37000	870	250	0	0	0	0	0	12000	780	0	0	0	–	0	0	0	0	0	0	0	0	0	0	
(0)	(8)	–	–	(Tr)	(0)	–				(57)	(25)	–	–	(0)	(0)	–	–	–	–	–	–	–	–	–	–	04001あずき全粒乾から推計
(Tr)	(22)	–	–	(Tr)	(0)	(0)	(0)	(0)	(0)	(53)	(93)	(0)	(0)	(0)	(0)	(0)	(0)	(0)	(0)	(0)	(0)	(0)	(0)	(0)	(0)	04009いんげんまめうずら豆から推計
(0)	(77)	–	–	(1)	(0)	–				(110)	(16)	–	–			–	–	–	–	–	–	–	–	–	–	04012えんどう乾から推計
(1)	(270)	(220)	(10)	(3)	(0)	–	(0)	(0)	(0)	(250)	(20)	(0)	(0)	(0)	(0)	(0)	(0)	(10)	(0)	(0)	(0)	(1)	(Tr)	(3)	(4)	別名:大判焼、小判焼、回転焼、二重焼、太鼓まんじゅう、ともえ焼、たい焼を含む。小豆こしあん入り。部分割合:皮2、あん1。原材料配合割合から推計
(0)	(35)	–	–	(1)	(0)	(0)	(0)	(0)	(0)	(52)	(4)	(0)	(0)	(0)	(0)	(0)	(0)	(0)	(0)	(0)	(0)	(0)	(0)	(0)	(0)	別名:外郎餅。試料:白いういろう。原材料配合割合から推計
(0)	(53)	(10)	(1)	(1)	(Tr)	(0)	(0)	(0)	(0)	(100)	(18)	(0)	(0)	(0)	(0)	(0)	(0)	(0)	(0)	(0)	(0)	(0)	(0)	(0)	(0)	小豆こしあん入り。部分割合:もち10、あん8、きな粉0.05。原材料配合割合から推計
(0)	(63)	(0)	(0)	(1)	(0)	(0)	(0)	(0)	(0)	(110)	(14)	(0)	(0)	(0)	(0)	(0)	(0)	(0)	(0)	(0)	(0)	(0)	(0)	(0)	(0)	小豆こしあん入り。部分割合:皮3、あん2。葉を除いたもの。原材料配合割合から推計
6	1600	–	–	12	0	0	0	0	0	730	27	0	0	9	–	8	0	66	0	0	0	5	6	13	45	試料:長崎カステラ
(0)	(10)	(0)	(0)	(Tr)	(0)	(0)	(0)	(0)	(0)	(72)	(32)	(0)	(0)	(0)	(0)	(0)	(0)	(Tr)	(0)	(0)	(0)	(0)	(0)	(0)	(0)	原材料配合割合から推計
(0)	(48)	(4)	(1)	(1)	(0)	(0)	(0)	(0)	(0)	(85)	(4)	(0)	(0)	(0)	(0)	(0)	(0)	(0)	(0)	(0)	(0)	(0)	(0)	(0)	(0)	原材料配合割合から推計
(0)	(58)	(0)	(0)	(1)	(Tr)	(0)	(0)	(0)	(0)	(77)	(4)	(0)	(0)	(0)	(0)	(0)	(0)	(0)	(0)	(0)	(0)	(0)	(0)	(0)	(0)	原材料配合割合から推計
(0)	(49)	(0)	(0)	(1)	(0)	(0)	(0)	(0)	(0)	(65)	(2)	(0)	(0)	(0)	(0)	(0)	(0)	(0)	(U)	(U)	(U)	(U)	(U)	(U)	(U)	原材料配合割合から推計
(0)	(68)	(0)	(0)	(1)	(0)	(0)	(0)	(0)	(0)	(100)	(4)	(0)	(0)	(0)	(0)	(0)	(0)	(0)	(0)	(0)	(0)	(0)	(0)	(0)	(0)	原材料配合割合から推計
(0)	(28)	(0)	(0)	(1)	(0)	(0)	(0)	(0)	(0)	(190)	(48)	(0)	(0)	(0)	(0)	(0)	(0)	(0)	(0)	(0)	(0)	(0)	(0)	(0)	(0)	小豆つぶしあん入り。部分割合:皮1、あん9。原材料配合割合から推計
(0)	(62)	(0)	(0)	(1)	(0)	(0)	(0)	(0)	(0)	(110)	(14)	(0)	(0)	(0)	(0)	(0)	(0)	(0)	(0)	(0)	(0)	(0)	(0)	(0)	(0)	小豆こしあん入り。部分割合:皮6、あん4。原材料配合割合から推計
(0)	(81)	(0)	(0)	(1)	(0)	(0)	(0)	(0)	(0)	(130)	(11)	(0)	(0)	(0)	(0)	(0)	(0)	(0)	(0)	(0)	(0)	(0)	(0)	(0)	(0)	小豆こしあん入り。部分割合:団子8、あん3。くしを除いたもの。原材料配合割合から推計
(Tr)	(93)	(0)	(0)	(1)	(0)	(0)	(0)	(0)	(0)	(140)	(5)	(0)	(0)	(0)	(0)	(0)	(0)	(0)	(0)	(0)	(0)	(0)	(0)	(0)	(0)	別名:しょうゆ団子。部分割合:団子9、たれ2。くしを除いたもの。原材料配合割合から推計
(2)	(2400)	(1800)	(42)	(20)	(0)	(0)	(0)	(0)	(0)	(2300)	(330)	(0)	(0)	(0)	(0)	(0)	(0)	(0)	(0)	(0)	(0)	(0)	(0)	(0)	(0)	あん(小豆あん、くるみ、水あめ、ごま等)入り。部分割合:皮5、あん4。原材料配合割合から推計
(0)	(110)	–	–	(1)	(0)	(0)	(0)	(0)	(0)	(230)	(32)	(0)	(0)	(0)	(0)	(0)	(0)	(0)	(0)	(0)	(0)	(0)	(0)	(0)	(0)	みぞれ付き。原材料配合割合から推計

可食部 100g 当たりの脂肪酸成分表

食品番号	食品名	脂肪酸総量	飽和脂肪酸	一価不飽和脂肪酸	多価不飽和脂肪酸	n-3系多価不飽和脂肪酸	n-6系多価不飽和脂肪酸	4:0 酪酸	6:0 ヘキサン酸	7:0 ヘプタン酸	8:0 オクタン酸	10:0 デカン酸	12:0 ラウリン酸	13:0 トリデカン酸	14:0 ミリスチン酸	15:0 ペンタデカン酸	15:0 ant ペンタデカン酸	16:0 パルミチン酸	16:0 iso パルミチン酸	17:0 ヘプタデカン酸	17:0 ant ヘプタデカン酸	18:0 ステアリン酸	20:0 アラキジン酸	22:0 ベヘン酸	24:0 リグノセリン酸	10:1 デセン酸	14:1 ミリストレイン酸	15:1 ペンタデセン酸	16:1 パルミトレイン酸
		(········· g ·········)						(················· mg ·················)																		(···
	桜もち																												
15021	関東風　こしあん入り	(0.28)	(0.08)	(0.03)	(0.17)	(0.02)	(0.15)	(0)	(0)	(0)	(0)	(0)	(0)	(0)	(1)	(Tr)	(0)	(72)	(0)	(1)	(0)	(5)	(1)	(1)	(1)	(0)	(0)	(0)	(1)
15022	関西風　こしあん入り	(0.14)	(0.05)	(0.02)	(0.06)	(0.01)	(0.05)	(0)	(0)	(0)	(0)	(0)	(0)	(0)	(2)	(0)	(0)	(46)	(0)	(Tr)	(0)	(4)	(1)	(1)	(1)	(0)	(0)	(0)	(1)
	笹だんご																												
15124	こしあん入り	(0.39)	(0.13)	(0.09)	(0.17)	(0.01)	(0.16)	–	–	–	–	(0)	(0)	(0)	(4)	(Tr)	–	(110)	–	(1)	(0)	(9)	(1)	(1)	(2)	(0)	(0)	(0)	(1)
15023	**大福もち**　こしあん入り	(0.32)	(0.12)	(0.07)	(0.14)	(0.01)	(0.12)	(0)	(0)	(0)	(0)	(0)	(0)	(0)	(4)	(Tr)	(0)	(98)	(0)	(1)	(0)	(9)	(1)	(2)	(2)	(0)	(0)	(0)	(1)
15024	**タルト　（和菓子）**	(2.52)	(0.87)	(1.15)	(0.50)	(0.04)	(0.46)	(0)	(0)	(0)	(0)	(0)	(0)	(0)	(Tr)	(9)	(2)	(650)	(0)	(1)	(0)	(210)	(1)	(1)	(2)	(0)	(2)	(0)	(62)
15025	**ちまき**	(0.16)	(0.06)	(0.04)	(0.06)	(Tr)	(0.06)	(0)	(0)	(0)	(0)	(0)	(0)	(0)	(2)	(0)	(0)	(49)	(0)	(1)	(0)	(4)	(1)	(Tr)	(1)	(0)	(0)	(0)	(Tr)
15026	**ちゃつう**	(3.90)	(0.62)	(1.46)	(1.82)	(0.03)	(1.78)	(0)	(0)	(0)	(0)	(0)	(0)	(0)	(1)	(0)	(0)	(370)	(0)	(2)	(0)	(230)	(24)	(2)	(0)	(0)	(0)	(0)	(7)
	どら焼																												
15027	つぶしあん入り	(2.69)	(0.92)	(1.15)	(0.62)	(0.06)	(0.57)	(0)	(0)	(0)	(0)	(0)	(Tr)	(0)	(10)	(2)	(0)	(690)	(0)	(5)	(0)	(210)	(2)	(1)	(0)	(0)	(0)	(0)	(61)
	生八つ橋																												
15004	あんいり　こしあん・つぶしあん混合	(0.23)	(0.08)	(0.04)	(0.11)	(0.02)	(0.09)	(0)	(0)	–	(0)	(0)	(0)	(0)	(2)	(0)	(0)	(65)	–	(Tr)	–	(6)	(1)	(2)	(Tr)	–	(0)	–	(2)
15028	**ねりきり**	(0.14)	(0.04)	(0.01)	(0.09)	(0.02)	(0.06)	(0)	(0)	(0)	(0)	(0)	(0)	(0)	(Tr)	(0)	(0)	(36)	(0)	(Tr)	(0)	(4)	(1)	(1)	(1)	(0)	(0)	(0)	(2)
	まんじゅう																												
15029	カステラまんじゅう　こしあん入り	(1.69)	(0.56)	(0.64)	(0.48)	(0.05)	(0.44)	(0)	(0)	(0)	(0)	(0)	(0)	(0)	(6)	(2)	(0)	(430)	(0)	(3)	(0)	(120)	(1)	(1)	(1)	(0)	(1)	(0)	(34)
15030	くずまんじゅう　こしあん入り	(0.08)	(0.02)	(0.01)	(0.05)	(0.01)	(0.03)	(0)	(0)	(0)	(0)	(0)	(0)	(0)	(1)	(0)	(0)	(19)	(0)	(0)	(0)	(2)	(Tr)	(1)	(1)	(0)	(0)	(0)	(1)
15031	くりまんじゅう　こしあん入り	(1.06)	(0.35)	(0.39)	(0.32)	(0.03)	(0.29)	(0)	(0)	(0)	(0)	(0)	(0)	(0)	(3)	(1)	(0)	(270)	(0)	(1)	(0)	(70)	(1)	(1)	(1)	(0)	(0)	(0)	(21)
15032	とうまんじゅう　こしあん入り	(2.56)	(0.88)	(1.10)	(0.59)	(0.06)	(0.53)	(0)	(0)	(0)	(0)	(0)	(0)	(0)	(9)	(2)	(0)	(660)	(0)	(1)	(0)	(200)	(2)	(2)	(2)	(0)	(2)	(0)	(60)
15033	蒸しまんじゅう　こしあん入り	(0.32)	(0.09)	(0.03)	(0.20)	(0.03)	(0.17)	(0)	(0)	(0)	(0)	(0)	(0)	(0)	(1)	(Tr)	(0)	(82)	(0)	(1)	(0)	(5)	(1)	(2)	(1)	(0)	(0)	(0)	(1)
15034	中華まんじゅう　あんまん　こしあん入り	(5.05)	(1.63)	(2.01)	(1.41)	(0.05)	(1.37)	(0)	(0)	(0)	(0)	(0)	(2)	(4)	(49)	(5)	(0)	(1000)	(0)	(18)	(0)	(510)	(16)	(1)	(6)	(0)	(6)	(0)	(74)
15035	中華まんじゅう　肉まん	(4.45)	(1.60)	(1.97)	(0.88)	(0.04)	(0.85)	(0)	(0)	(0)	(0)	(0)	(3)	(4)	(52)	(4)	(0)	(1000)	(0)	(12)	(0)	(470)	(11)	(1)	(6)	(0)	(1)	(0)	(91)
	もなか																												
15036	こしあん入り	(0.17)	(0.06)	(0.02)	(0.09)	(0.02)	(0.07)	(0)	(0)	(0)	(0)	(0)	(0)	(0)	(Tr)	(0)	(0)	(48)	(0)	(Tr)	(0)	(2)	(1)	(2)	(1)	(0)	(0)	(0)	(1)
15037	**ゆべし**	(3.45)	(0.40)	(0.54)	(2.51)	(0.44)	(2.07)	(0)	(0)	(0)	(0)	(0)	(0)	(0)	(3)	(Tr)	(0)	(280)	(0)	(8)	(0)	(98)	(3)	(Tr)	(1)	(0)	(0)	(0)	(4)
	ようかん																												
15038	練りようかん	(0.09)	(0.03)	(0.01)	(0.06)	(0.02)	(0.04)	(0)	(0)	(0)	(0)	(0)	(0)	(0)	(Tr)	(0)	(0)	(23)	(0)	(0)	(0)	(2)	(Tr)	(1)	(1)	(0)	(0)	(0)	(1)
15039	水ようかん	(0.07)	(0.02)	(Tr)	(0.04)	(0.01)	(0.03)	(0)	(0)	(0)	(0)	(0)	(0)	(0)	(Tr)	(0)	(0)	(16)	(0)	(0)	(0)	(2)	(Tr)	(1)	(1)	(0)	(0)	(0)	(1)
15040	蒸しようかん	(0.17)	(0.05)	(0.02)	(0.11)	(0.02)	(0.09)	(0)	(0)	(0)	(0)	(0)	(0)	(0)	(Tr)	(0)	(0)	(44)	(0)	(0)	(0)	(5)	(1)	(2)	(1)	(0)	(0)	(0)	(1)
	〈和干菓子類〉																												
15042	**芋かりんとう**	(18.98)	(2.26)	(8.36)	(8.36)	(1.39)	(6.97)	(0)	(0)	(0)	(Tr)	(8)	(0)	(0)	(15)	(4)	(0)	(1400)	(0)	(Tr)	(0)	(600)	(96)	(67)	(29)	(0)	(0)	(0)	(29)
15043	**おこし**	(0.59)	(0.16)	(0.21)	(0.23)	(0.03)	(0.20)	(0)	(0)	(0)	(Tr)	(0)	(0)	(0)	(5)	(0)	(0)	(120)	(0)	(0)	(0)	(19)	(3)	(2)	(3)	(0)	(0)	(0)	(1)
15044	**おのろけ豆**	(13.17)	(2.56)	(6.53)	(4.09)	(0.03)	(4.05)	(0)	(0)	(0)	(0)	(Tr)	(0)	(0)	(14)	(1)	(0)	(1300)	(0)	(13)	(0)	(390)	(200)	(400)	(210)	(0)	(0)	(0)	(14)
	かりんとう																												
15045	黒	(10.64)	(1.41)	(4.39)	(4.85)	(0.74)	(4.11)	(0)	(0)	–	(0)	(0)	(3)	–	(9)	(3)	(0)	(970)	(0)	(1)	(0)	(320)	(49)	(34)	(15)	(0)	(0)	(0)	(18)
15046	白	(10.22)	(1.41)	(4.09)	(4.72)	(0.69)	(4.02)	(0)	(0)	–	(0)	(0)	(3)	–	(9)	(3)	(0)	(1000)	(0)	(2)	(0)	(300)	(46)	(31)	(14)	(0)	(0)	(0)	(17)
15047	**ごかぼう**	(5.78)	(0.92)	(1.45)	(3.41)	(0.49)	(2.93)	(0)	(0)	(0)	(0)	(0)	(0)	(0)	(7)	(2)	(0)	(680)	(0)	(6)	(0)	(170)	(17)	(27)	(10)	(0)	(0)	(0)	(5)
	小麦粉せんべい																												
15048	磯部せんべい	(0.63)	(0.17)	(0.07)	(0.39)	(0.02)	(0.37)	(0)	(0)	(0)	(0)	(0)	(0)	(0)	(1)	(1)	(0)	(160)	(0)	(1)	(0)	(8)	(1)	(1)	(1)	(0)	(0)	(0)	(0)
15049	かわらせんべい	(2.74)	(0.92)	(1.11)	(0.71)	(0.04)	(0.67)	(0)	(0)	(0)	(0)	(0)	(0)	(0)	(9)	(3)	(0)	(710)	(0)	(5)	(0)	(200)	(1)	(1)	(1)	(0)	(1)	(0)	(57)
15050	巻きせんべい	(1.21)	(0.39)	(0.40)	(0.42)	(0.02)	(0.39)	(0)	(0)	(0)	(0)	(0)	(0)	(0)	(3)	(0)	(0)	(310)	(0)	(2)	(0)	(69)	(1)	(1)	(1)	(0)	(1)	(0)	(19)
15051	南部せんべい　ごま入り	(10.34)	(1.73)	(3.69)	(4.92)	(0.06)	(4.86)	(0)	(0)	(0)	(0)	(0)	(0)	(0)	(3)	(0)	(0)	(1100)	(0)	(5)	(0)	(560)	(58)	(1)	(1)	(0)	(0)	(0)	(13)
15052	南部せんべい　落花生入り	(8.83)	(1.74)	(4.06)	(3.03)	(0.05)	(2.98)	(0)	(0)	(0)	(0)	(0)	(5)	(2)	(0)	(990)	(0)	(10)	(0)	(240)	(120)	(250)	(130)		(0)	(0)	(0)	(8)

可食部100g当たり

脂肪酸成分表　第1表　菓子類

17:1 ヘプタデセン酸	18:1 計	18:1 n-9 オレイン酸	18:1 n-7 シス・バクセン酸	20:1 イコセン酸	22:1 ドコセン酸	24:1 テトラコセン酸	16:2 ヘキサデカジエン酸	16:3 ヘキサデカトリエン酸	16:4 ヘキサデカテトラエン酸	18:2 n-6 リノール酸	18:3 n-3 α-リノレン酸	18:3 n-6 γ-リノレン酸	18:4 n-3 オクタデカテトラエン酸	20:2 n-6 イコサジエン酸	20:3 n-3 イコサトリエン酸	20:3 n-6 イコサトリエン酸	20:4 n-3 イコサテトラエン酸	20:4 n-6 アラキドン酸	20:5 n-3 イコサペンタエン酸	21:5 n-3 ヘンイコサペンタエン酸	22:2 ドコサジエン酸	22:4 n-6 ドコサテトラエン酸	22:5 n-3 ドコサペンタエン酸	22:5 n-6 ドコサペンタエン酸	22:6 n-3 ドコサヘキサエン酸	備考
(0)	(28)	(0)	(0)	(1)	(0)	(0)	(0)	(0)	(0)	(150)	(21)	(0)	(0)	(0)	(0)	(0)	(0)	(0)	(0)	(0)	(0)	(0)	(0)	(0)	(0)	小豆こしあん入り。部分割合：小麦粉皮4、あん5。廃棄部位：桜葉。原材料配合割合から推計
(0)	(24)	(0)	(0)	(Tr)	(0)	(0)	(0)	(0)	(0)	(49)	(11)	(0)	(0)	(0)	(0)	(0)	(0)	(0)	(0)	(0)	(0)	(0)	(0)	(0)	(0)	別名：道明寺。小豆こしあん入り。部分割合：道明寺種皮3、あん2。廃棄部位：桜葉。原材料配合割合から推計
(0)	(85)	–	–	(1)	(Tr)	(0)	(0)	(0)	(0)	(160)	(15)	(0)	(0)	(0)	(0)	(0)	(0)	(0)	(0)	(0)	(0)	(0)	(0)	(0)	(0)	小豆こしあん入り。原材料配合割合から推計
(0)	(64)	(0)	(0)	(1)	(0)	(0)	(0)	(0)	(0)	(120)	(13)	(0)	(0)	(0)	(0)	(0)	(0)	(0)	(0)	(0)	(0)	(0)	(0)	(0)	(0)	小豆こしあん入り。部分割合：もち皮10、あん7。原材料配合割合から推計
(3)	(1100)	(1000)	(45)	(8)	(0)	(0)	(0)	(0)	(0)	(390)	(21)	(0)	(0)	(0)	(0)	(5)	(0)	(44)	(Tr)	(0)	(0)	(3)	(2)	(12)	(19)	あん入りロールカステラ。柚子風味小豆こしあん入り。部分割合：皮2、あん8。原材料配合割合から推計
(0)	(42)	(0)	(0)	(1)	(0)	(0)	(0)	(0)	(0)	(62)	(7)	(0)	(0)	(0)	(0)	(0)	(0)	(0)	(0)	(0)	(0)	(0)	(0)	(0)	(0)	上新粉製品。原材料配合割合から推計
(Tr)	(1400)	(0)	(0)	(7)	(0)	(0)	(0)	(0)	(0)	(1800)	(33)	(0)	(0)	(0)	(0)	(0)	(0)	(0)	(0)	(0)	(0)	(0)	(0)	(0)	(0)	小豆こしあん入り。部分割合：皮1、あん9。原材料配合割合から推計
(3)	(1100)	(990)	(45)	(8)	(0)	(0)	(0)	(0)	(0)	(500)	(35)	(0)	(0)	(3)	(0)	(5)	(0)	(44)	(Tr)	(0)	(0)	(3)	(2)	(12)	(18)	小豆つぶしあん入り。部分割合：皮5、あん4。原材料配合割合から推計
(0)	(38)	–	–	(1)	(0)	(0)	–			(92)	(22)	–	(0)	(0)	(0)	(0)	(0)	(0)	(0)	(0)	(0)	(0)	(0)	(0)	(0)	あん（小豆こしあん、小豆つぶしあん）入り。部分割合：皮4、あん6。原材料配合割合から推計
(0)	(12)	(0)	(0)	(Tr)	(0)	(0)	(0)	(0)	(0)	(61)	(25)	(0)	(0)	(0)	(0)	(0)	(0)	(0)	(0)	(0)	(0)	(0)	(0)	(0)	(0)	原材料配合割合から推計
(2)	(600)	(530)	(24)	(5)	(0)	(0)	(0)	(0)	(0)	(400)	(38)	(0)	(0)	(2)	(0)	(2)	(0)	(24)	(Tr)	(0)	(0)	(2)	(1)	(6)	(10)	小豆こしあん入り。部分割合：皮5、あん7。原材料配合割合から推計
(0)	(5)	(0)	(0)	(Tr)	(0)	(0)	(0)	(0)	(0)	(33)	(15)	(0)	(0)	(0)	(0)	(0)	(0)	(0)	(0)	(0)	(0)	(0)	(0)	(0)	(0)	別名：くずざくら。小豆こしあん入り。部分割合：皮2、あん3。原材料配合割合から推計
(1)	(360)	(320)	(14)	(3)	(0)	(0)	(0)	(0)	(0)	(270)	(28)	(0)	(0)	(1)	(0)	(1)	(0)	(14)	(0)	(0)	(0)	(1)	(1)	(4)	(8)	栗入り小豆こしあん入り。部分割合：皮1、あん2。原材料配合割合から推計
(3)	(1000)	(950)	(43)	(8)	(0)	(0)	(0)	(0)	(0)	(470)	(37)	(0)	(0)	(3)	(0)	(4)	(0)	(42)	(Tr)	(0)	(0)	(3)	(2)	(11)	(18)	葉まんじゅう等。小豆こしあん入り。部分割合：皮1、あん2。原材料配合割合から推計
(0)	(29)	(0)	(0)	(1)	(0)	(0)	(0)	(0)	(0)	(170)	(26)	(0)	(0)	(0)	(0)	(0)	(0)	(0)	(0)	(0)	(0)	(0)	(0)	(0)	(0)	小豆こしあん入り。部分割合：皮1、あん2。原材料配合割合から推計
(11)	(1900)	(0)	(0)	(26)	(0)	(0)	(0)	(0)	(0)	(1400)	(46)	(0)	(0)	(11)	(0)	(0)	(0)	(11)	(0)	(0)	(0)	(0)	(0)	(0)	(0)	小豆こしあん入り。部分割合：皮10、あん7。原材料配合割合から推計
(9)	(1800)	(1500)	(110)	(32)	(2)	(0)	(0)	(0)	(0)	(820)	(34)	(0)	(0)	(14)	(0)	(3)	(0)	(14)	(0)	(0)	(0)	(0)	(0)	(0)	(0)	部分割合：皮10、肉あん4.5。原材料配合割合から推計
(0)	(22)	(0)	(0)	(Tr)	(0)	(0)	(0)	(0)	(0)	(71)	(21)	(0)	(0)	(0)	(0)	(0)	(0)	(0)	(0)	(0)	(0)	(0)	(0)	(0)	(0)	小豆こしあん入り。部分割合：皮1、あん9。原材料配合割合から推計
(0)	(530)	(0)	(0)	(8)	(0)	(0)	(0)	(0)	(0)	(2100)	(440)	(0)	(0)	(0)	(0)	(0)	(0)	(0)	(0)	(0)	(0)	(0)	(0)	(0)	(0)	試料：くるみ入り。原材料配合割合から推計
(0)	(5)	(0)	(0)	(Tr)	(0)	(0)	(0)	(0)	(0)	(39)	(17)	(0)	(0)	(0)	(0)	(0)	(0)	(Tr)	(0)	(0)	(0)	(0)	(0)	(0)	(0)	原材料配合割合から推計
(0)	(4)	(0)	(0)	(Tr)	(0)	(0)	(0)	(0)	(0)	(28)	(12)	(0)	(0)	(0)	(0)	(0)	(0)	(Tr)	(0)	(0)	(0)	(0)	(0)	(0)	(0)	原材料配合割合から推計
(0)	(14)	(0)	(0)	(Tr)	(0)	(0)	(0)	(0)	(0)	(87)	(21)	(0)	(0)	(0)	(0)	(0)	(0)	(0)	(0)	(0)	(0)	(0)	(0)	(0)	(0)	原材料配合割合から推計
(0)	(8200)	(0)	(0)	(130)	(14)	(15)	(0)	(0)	(0)	(7000)	(1400)	(0)	(0)	(0)	(0)	(0)	(0)	(0)	(0)	(0)	(0)	(0)	(0)	(0)	(0)	別名：芋けんぴ。原材料配合割合から推計
(0)	(200)	(0)	(0)	(3)	(Tr)	(Tr)	(0)	(0)	(0)	(200)	(26)	(0)	(0)	(0)	(0)	(0)	(0)	(0)	(0)	(0)	(0)	(0)	(0)	(0)	(0)	米おこし、あわおこしを含む。原材料配合割合から推計
(13)	(6300)	(0)	(0)	(170)	(13)	(Tr)	(0)	(0)	(0)	(4100)	(34)	(0)	(0)	(0)	(0)	(0)	(0)	(0)	(0)	(0)	(0)	(0)	(0)	(0)	(0)	らっかせい製品。原材料配合割合から推計
(Tr)	(4300)	–	–	(72)	(7)	(8)	(0)	(0)	(0)	(4100)	(740)	(0)	(0)	(0)	(0)	(0)	(0)	(0)	(0)	(0)	(0)	(0)	(0)	(0)	(0)	原材料配合割合から推計
(Tr)	(4000)	–	–	(68)	(7)	(7)	(0)	(0)	(0)	(4000)	(690)	(0)	(0)	(0)	(0)	(0)	(0)	(0)	(0)	(0)	(0)	(0)	(0)	(0)	(0)	原材料配合割合から推計
(3)	(1400)	(1300)	(87)	(12)	(6)	(0)	(0)	(0)	(0)	(2900)	(490)	(0)	(0)	(0)	(0)	(0)	(0)	(0)	(0)	(0)	(0)	(0)	(0)	(0)	(0)	原材料配合割合から推計
(Tr)	(65)	(0)	(0)	(2)	(0)	(0)	(0)	(0)	(0)	(370)	(18)	(0)	(0)	(0)	(0)	(0)	(0)	(0)	(0)	(0)	(0)	(0)	(0)	(0)	(0)	原材料配合割合から推計
(3)	(1000)	(930)	(42)	(9)	(0)	(0)	(0)	(0)	(0)	(600)	(26)	(0)	(0)	(3)	(0)	(4)	(0)	(41)	(Tr)	(0)	(0)	(3)	(2)	(11)	(17)	原材料配合割合から推計
(1)	(370)	(310)	(14)	(4)	(0)	(0)	(0)	(0)	(0)	(370)	(18)	(0)	(0)	(1)	(0)	(0)	(0)	(14)	(0)	(0)	(0)	(1)	(1)	(4)	(6)	別名：有平巻き。原材料配合割合から推計
(1)	(3700)	(0)	(0)	(22)	(0)	(0)	(0)	(0)	(0)	(4900)	(63)	(0)	(0)	(0)	(0)	(0)	(0)	(0)	(0)	(0)	(0)	(0)	(0)	(0)	(0)	原材料配合割合から推計
(8)	(3900)	(0)	(0)	(110)	(8)	(0)	(0)	(0)	(0)	(3000)	(50)	(0)	(0)	(0)	(0)	(0)	(0)	(0)	(0)	(0)	(0)	(0)	(0)	(0)	(0)	原材料配合割合から推計

可食部 100g 当たりの脂肪酸成分表

脂肪酸成分表　第1表　菓子類

食品番号	食品名	脂肪酸総量	飽和脂肪酸	一価不飽和脂肪酸	多価不飽和脂肪酸	n-3系多価不飽和脂肪酸	n-6系多価不飽和脂肪酸	4:0 酪酸	6:0 ヘキサン酸	7:0 ヘプタン酸	8:0 オクタン酸	10:0 デカン酸	12:0 ラウリン酸	13:0 トリデカン酸	14:0 ミリスチン酸	15:0 ペンタデカン酸	15:0 ant ペンタデカン酸	16:0 パルミチン酸	16:0 iso パルミチン酸	17:0 ヘプタデカン酸	17:0 ant ヘプタデカン酸	18:0 ステアリン酸	20:0 アラキジン酸	22:0 ベヘン酸	24:0 リグノセリン酸	10:1 デセン酸	14:1 ミリストレイン酸	15:1 ペンタデセン酸	16:1 パルミトレイン酸
		(………………… g …………………)						(………………………………………………………………………… mg …………………………………………………………………………)																		(………			…)
15053	しおがま	(0.17)	(0.08)	(0.04)	(0.05)	(Tr)	(0.05)	(0)	(0)	–	(0)	(0)	(0)	–	(3)	(0)	–	(65)	–	(0)	–	(6)	(1)	(Tr)	(2)	(0)	(0)	(0)	(0)
	ひなあられ																												
15055	関東風	(2.48)	(0.63)	(0.59)	(1.26)	(0.13)	(1.13)	(0)	(0)	–	–	(0)	(Tr)	–	(18)	(1)	(0)	(510)	(0)	(2)	(0)	(84)	(9)	(5)	(4)	(0)	(0)	(0)	(4)
15056	関西風	(1.28)	(0.45)	(0.33)	(0.49)	(0.02)	(0.47)	(0)	(0)	–	–	(0)	(Tr)	–	(19)	(1)	(0)	(390)	(0)	(1)	(0)	(32)	(6)	(2)	(5)	(0)	(0)	(0)	(3)
	米菓																												
15057	揚げせんべい	(16.19)	(2.08)	(7.02)	(7.09)	(1.14)	(5.95)	(0)	(0)	(0)	(0)	(0)	(6)	(0)	(23)	(4)	(0)	(1400)	(0)	(1)	(0)	(510)	(81)	(55)	(26)	(0)	(0)	(0)	(26)
15058	甘辛せんべい	(0.79)	(0.28)	(0.20)	(0.30)	(0.01)	(0.29)	(0)	(0)	(0)	(0)	(0)	(Tr)	(0)	(12)	(Tr)	(0)	(240)	(0)	(1)	(0)	(20)	(3)	(1)	(3)	(0)	(0)	(0)	(2)
15059	あられ	(0.75)	(0.28)	(0.18)	(0.29)	(0.01)	(0.29)	(0)	(0)	(0)	(0)	(0)	(Tr)	(0)	(11)	(Tr)	(0)	(240)	(0)	(1)	(0)	(20)	(3)	(2)	(7)	(0)	(0)	(0)	(1)
15060	しょうゆせんべい	(0.85)	(0.30)	(0.22)	(0.33)	(0.01)	(0.32)	(0)	(0)	(0)	(0)	(0)	(Tr)	(0)	(13)	(Tr)	(0)	(260)	(0)	(1)	(0)	(21)	(4)	(1)	(3)	(0)	(0)	(0)	(2)
	ボーロ																												
15061	小粒	(1.78)	(0.62)	(0.86)	(0.29)	(0.02)	(0.26)	(0)	(0)	(0)	(0)	(0)	(Tr)	(0)	(7)	(2)	(0)	(460)	(0)	(3)	(0)	(160)	(1)	(0)	(0)	(0)	(0)	(1)	(47)
15062	そばボーロ	(2.91)	(0.94)	(1.20)	(0.77)	(0.05)	(0.72)	(0)	(0)	(0)	(0)	(0)	(Tr)	(0)	(9)	(3)	(0)	(720)	(0)	(5)	(0)	(200)	(6)	(5)	(3)	(0)	(0)	(1)	(57)
15063	松風	(0.59)	(0.17)	(0.06)	(0.37)	(0.02)	(0.35)	(0)	(0)	(0)	(0)	(0)	(1)	(0)	(1)	(1)	(0)	(150)	(0)	(0)	(0)	(7)	(Tr)	(0)	(0)	(0)	(0)	(0)	(0)
15064	みしま豆	(7.88)	(1.20)	(1.98)	(4.70)	(0.68)	(4.02)	(0)	(0)	(0)	(0)	(0)	(0)	(0)	(6)	(3)	(0)	(880)	(0)	(8)	(0)	(230)	(23)	(37)	(13)	(0)	(0)	(0)	(7)
15065	八つ橋	(0.44)	(0.16)	(0.11)	(0.17)	(0.01)	(0.16)	(0)	(0)	(0)	(0)	(0)	(Tr)	(0)	(7)	(Tr)	(0)	(130)	(0)	(Tr)	(0)	(11)	(2)	(1)	(0)	(0)	(0)	(0)	(1)
	らくがん																												
15066	らくがん	(0.16)	(0.07)	(0.04)	(0.05)	(Tr)	(0.05)	(0)	(0)	(0)	(0)	(0)	(0)	(0)	(3)	(0)	(0)	(62)	(0)	(0)	(0)	(6)	(1)	(Tr)	(0)	(0)	(0)	(0)	(0)
15067	麦らくがん	(1.43)	(0.49)	(0.17)	(0.76)	(0.04)	(0.72)	(0)	(0)	(0)	(0)	(0)	(0)	(0)	(4)	(0)	(0)	(450)	(0)	(2)	(0)	(22)	(6)	(2)	(0)	(0)	(0)	(0)	(Tr)
15068	もろこしらくがん	(0.16)	(0.05)	(0.02)	(0.09)	(0.02)	(0.07)	(0)	(0)	(0)	(0)	(0)	(1)	(0)	(1)	(0)	(0)	(44)	(0)	(Tr)	(0)	(4)	(1)	(2)	(Tr)	(0)	(0)	(0)	(1)
〈菓子パン類〉																													
15125	揚げパン	16.99	3.34	9.03	4.61	0.85	3.76	0	0	0	12	13	130	0	94	9	0	2400	0	12	0	480	94	44	31	0	0	0	41
	あんパン																												
15069	こしあん入り	(3.20)	(1.57)	(1.11)	(0.51)	(0.05)	(0.46)	(29)	(19)	(0)	(21)	(27)	(86)	(0)	(120)	(11)	(4)	(1000)	(2)	(8)	(4)	(210)	(11)	(11)	(3)	(0)	(8)	(0)	(22)
15126	薄皮タイプ こしあん入り	(2.84)	(1.35)	(0.91)	(0.58)	(0.09)	(0.48)	(23)	(15)	(0)	(17)	(22)	(69)	(0)	(100)	(9)	(3)	(870)	(2)	(7)	(3)	(180)	(10)	(13)	(5)	(0)	(6)	(0)	(18)
	カレーパン																												
15127	皮及び具	(16.56)	(7.04)	(7.11)	(2.41)	(0.22)	(2.19)	(0)	(5)	(0)	(21)	(20)	(97)	(0)	(220)	(20)	(2)	(5400)	(2)	(37)	(8)	(1100)	(65)	(27)	(14)	(0)	(13)	(0)	(95)
15128	皮のみ	20.29	8.55	8.61	3.13	0.30	2.83	0	8	0	29	26	130	0	240	19	0	6800	0	28	0	1200	85	35	18	0	8	0	67
15129	具のみ	8.27	3.69	3.80	0.79	0.04	0.75	0	0	0	3	7	19	0	170	21	7	2300	6	59	28	1100	20	10	5	0	26	0	160
15070	クリームパン	(6.50)	(3.16)	(2.39)	(0.95)	(0.09)	(0.87)	(67)	(43)	(Tr)	(40)	(59)	(140)	(1)	(260)	(24)	(9)	(1900)	(5)	(19)	(9)	(500)	(17)	(16)	(3)	(5)	(19)	(0)	(78)
15130	クリームパン 薄皮タイプ	(5.99)	(2.87)	(2.29)	(0.83)	(0.07)	(0.76)	(68)	(44)	(1)	(33)	(58)	(100)	(1)	(240)	(25)	(10)	(1700)	(5)	(19)	(10)	(520)	(11)	(9)	(3)	(6)	(20)	(0)	(100)
15071	ジャムパン	(3.53)	(1.73)	(1.23)	(0.57)	(0.06)	(0.50)	(32)	(21)	(0)	(24)	(30)	(95)	(0)	(140)	(12)	(4)	(1100)	(3)	(9)	(4)	(240)	(13)	(12)	(3)	(2)	(9)	(0)	(24)
15072	チョココロネ	(13.96)	(6.06)	(5.93)	(1.97)	(0.18)	(1.79)	(86)	(57)	(0)	(81)	(110)	(490)	(0)	(460)	(35)	(13)	(3200)	(6)	(29)	(12)	(1400)	(59)	(36)	(17)	(0)	(26)	(0)	(64)
15131	チョコパン 薄皮タイプ	(17.67)	(7.39)	(7.85)	(2.43)	(0.22)	(2.22)	(94)	(64)	(0)	(99)	(130)	(650)	(0)	(560)	(40)	(15)	(3600)	(6)	(35)	(14)	(1900)	(79)	(42)	(22)	(7)	(30)	(0)	(71)
15132	メロンパン	9.69	4.93	3.44	1.31	0.13	1.18	83	60	0	86	92	360	0	380	29	10	3000	6	23	11	690	32	33	15	6	20	0	70
〈ケーキ・ペストリー類〉																													
15073	シュークリーム	(9.89)	(6.28)	(2.95)	(0.66)	(0.06)	(0.60)	(290)	(180)	(0)	(110)	(230)	(280)	(0)	(920)	(93)	(39)	(3000)	(20)	(39)	(36)	(1000)	(14)	(5)	(8)	(22)	(77)	(0)	(170)
15074	スポンジケーキ	5.75	1.97	2.59	1.18	0.09	1.09	0	0	–	0	0	0	–	21	4	0	1400	0	15	0	530	2	1	0	0	3	0	110
	ショートケーキ																												
15075	果実なし	(13.16)	(5.80)	(6.34)	(1.03)	(0.11)	(0.92)	(180)	(120)	(2)	(100)	(170)	(540)	(5)	(690)	(58)	(27)	(2600)	(13)	(39)	(25)	(1200)	(10)	(0)	(3)	(15)	(48)	(0)	(150)
15133	タルト (洋菓子)	(11.69)	(6.94)	(4.01)	(0.74)	(0.08)	(0.66)	(290)	(180)	(1)	(120)	(240)	(400)	(1)	(990)	(96)	(42)	(3300)	(21)	(46)	(39)	(1100)	(20)	(9)	(10)	(24)	(85)	(0)	(170)

可食部100g当たり

	一価不飽和						多価不飽和																			備考
17:1 ヘプタデセン酸	18:1 計	18:1 n-9 オレイン酸	18:1 n-7 シス・バクセン酸	20:1 イコセン酸	22:1 ドコセン酸	24:1 テトラコセン酸	16:2 ヘキサデカジエン酸	16:3 ヘキサデカトリエン酸	16:4 ヘキサデカテトラエン酸	18:2 n-6 リノール酸	18:3 n-3 α-リノレン酸	18:3 n-6 γ-リノレン酸	18:4 n-3 オクタデカテトラエン酸	20:2 n-6 イコサジエン酸	20:3 n-3 イコサトリエン酸	20:3 n-6 イコサトリエン酸	20:4 n-3 イコサテトラエン酸	20:4 n-6 アラキドン酸	20:5 n-3 イコサペンタエン酸	21:5 n-3 ヘンイコサペンタエン酸	22:2 ドコサジエン酸	22:4 n-6 ドコサテトラエン酸	22:5 n-3 ドコサペンタエン酸	22:5 n-6 ドコサペンタエン酸	22:6 n-3 ドコサヘキサエン酸	
mg							mg																			
(0)	(40)	–	–	(Tr)	(0)	(0)	(0)	(0)	(0)	(51)	(1)	(0)	(0)	(0)	(0)	(0)	(0)	(0)	(0)	(0)	(0)	(0)	(0)	(0)	(0)	原材料配合割合から推計
(1)	(580)	–	–	(7)	(0)	(Tr)	(0)	(0)	(0)	(1100)	(130)	(0)	(0)	(0)	(0)	(0)	(0)	(0)	(0)	(0)	(0)	(0)	(0)	(0)	(0)	部分割合：あられ88、甘納豆6、いり大豆6。原材料配合割合から推計
(Tr)	(320)	–	–	(5)	(0)	(Tr)	(0)	(0)	(0)	(470)	(18)	(0)	(0)	(0)	(0)	(0)	(0)	(0)	(0)	(0)	(0)	(0)	(0)	(0)	(0)	部分割合：あられ100。15059あられから推計
(Tr)	(6900)	(0)	(0)	(110)	(12)	(13)	(0)	(0)	(0)	(5900)	(1100)	(0)	(0)	(0)	(0)	(0)	(0)	(0)	(0)	(0)	(0)	(0)	(0)	(0)	(0)	原材料配合割合から推計
(Tr)	(200)	(0)	(0)	(3)	(0)	(Tr)	(0)	(0)	(0)	(290)	(11)	(0)	(0)	(0)	(0)	(0)	(0)	(0)	(0)	(0)	(0)	(0)	(0)	(0)	(0)	別名：ざらめせんべい。原材料配合割合から推計
(0)	(170)	(0)	(0)	(2)	(0)	(0)	(0)	(0)	(0)	(290)	(8)	(0)	(0)	(0)	(0)	(0)	(0)	(0)	(0)	(0)	(0)	(0)	(0)	(0)	(0)	原材料配合割合から推計
(Tr)	(220)	(0)	(0)	(2)	(0)	(Tr)	(0)	(0)	(0)	(320)	(12)	(0)	(0)	(0)	(0)	(0)	(0)	(0)	(0)	(0)	(0)	(0)	(0)	(0)	(0)	原材料配合割合から推計
(3)	(810)	(770)	(35)	(6)	(0)	(0)	(0)	(0)	(0)	(210)	(6)	(0)	(0)	(3)	(0)	(4)	(0)	(34)	(Tr)	(0)	(0)	(3)	(1)	(9)	(14)	別名：たまごボーロ、乳ボーロ、栄養ボーロ、衛生ボーロ。原材料配合割合から推計
(3)	(1100)	(910)	(41)	(18)	(1)	(Tr)	(0)	(0)	(0)	(660)	(30)	(0)	(0)	(4)	(0)	(4)	(0)	(40)	(Tr)	(0)	(0)	(3)	(2)	(11)	(17)	原材料配合割合から推計
(Tr)	(62)	(0)	(0)	(2)	(0)	(0)	(0)	(0)	(0)	(350)	(19)	(0)	(0)	(0)	(0)	(0)	(0)	(0)	(0)	(0)	(0)	(0)	(0)	(0)	(0)	原材料配合割合から推計
(5)	(1900)	(1800)	(120)	(16)	(8)	(0)	(0)	(0)	(0)	(4000)	(680)	(0)	(0)	(0)	(0)	(0)	(0)	(0)	(0)	(0)	(0)	(0)	(0)	(0)	(0)	糖衣のいり大豆。原材料配合割合から推計
(Tr)	(110)	(0)	(0)	(2)	(0)	(0)	(0)	(0)	(0)	(160)	(6)	(0)	(0)	(0)	(0)	(0)	(0)	(0)	(0)	(0)	(0)	(0)	(0)	(0)	(0)	原材料配合割合から推計
(0)	(39)	(0)	(0)	(Tr)	(0)	(0)	(0)	(0)	(0)	(49)	(1)	(0)	(0)	(0)	(0)	(0)	(0)	(0)	(0)	(0)	(0)	(0)	(0)	(0)	(0)	みじん粉製品。原材料配合割合から推計
(0)	(150)	(0)	(0)	(9)	(14)	(0)	(0)	(0)	(0)	(720)	(45)	(0)	(Tr)	(0)	(0)	(0)	(0)	(0)	(0)	(0)	(0)	(0)	(0)	(0)	(0)	麦こがし製品。原材料配合割合から推計
(0)	(18)	(0)	(0)	(Tr)	(0)	(0)	(0)	(0)	(0)	(67)	(22)	(0)	(0)	(0)	(0)	(0)	(0)	(0)	(0)	(0)	(0)	(0)	(0)	(0)	(0)	さらしあん製品。原材料配合割合から推計
19	8800	–	–	140	8	16	0	0	0	3800	850	0	0	7	–	0	0	0	0	0	0	0	0	0	0	揚げパン部分のみ
(3)	(1100)	(1000)	(32)	(10)	(1)	(0)	(0)	(0)	(0)	(450)	(54)	(0)	(0)	(1)	(0)	(0)	(0)	(3)	(0)	(0)	(0)	(0)	(0)	(0)	(0)	小豆こしあん入り。部分割合：パン10、あん7。原材料配合割合から推計
(2)	(870)	(830)	(26)	(8)	(1)	(0)	(0)	(0)	(0)	(480)	(92)	(0)	(0)	(1)	(0)	(0)	(0)	(2)	(0)	(0)	(0)	(0)	(0)	(0)	(0)	ミニあんパン。小豆こしあん入り。部分割合：パン22、あん78。原材料配合割合から推計
(20)	(6900)	(6700)	(220)	(55)	(0)	(0)	(0)	(0)	(0)	(2200)	(220)	(0)	(0)	(4)	(–)	(0)	(0)	(1)	(0)	(0)	(0)	(0)	(0)	(0)	(0)	製品全体。部分割合：パン69、具31
13	8500	8200	250	63	0	0	0	0	0	2800	300	0	0	0	0	0	0	0	0	0	0	0	0	0	0	
36	3500	3400	150	38	0	0	0	0	0	730	38	0	0	12	0	3	0	5	0	0	0	0	0	0	0	
(8)	(2300)	(2000)	(71)	(20)	(1)	(0)	(0)	(0)	(0)	(820)	(74)	(0)	(0)	(4)	(0)	(5)	(Tr)	(30)	(Tr)	(0)	(0)	(2)	(1)	(7)	(11)	部分割合：パン5、カスタードクリーム3。原材料配合割合から推計
(9)	(2100)	(1800)	(71)	(18)	(1)	(0)	(0)	(0)	(0)	(680)	(48)	(0)	(Tr)	(5)	(0)	(7)	(Tr)	(51)	(0)	(0)	(0)	(3)	(3)	(13)	(20)	ミニクリームパン。部分割合：パン31、カスタードクリーム69。原材料配合割合から推計
(3)	(1200)	(1100)	(36)	(11)	(1)	(0)	(0)	(0)	(0)	(500)	(61)	(0)	(0)	(2)	(0)	(0)	(0)	(6)	(Tr)	(0)	(0)	(0)	(0)	(0)	(0)	部分割合：パン5、いちごジャム3。原材料配合割合から推計
(12)	(5800)	(4800)	(110)	(38)	(1)	(6)	(0)	(0)	(0)	(1800)	(180)	(0)	(0)	(2)	(0)	(3)	(0)	(6)	(Tr)	(0)	(0)	(0)	(0)	(0)	(0)	部分割合：パン5、チョコクリーム4。原材料配合割合から推計
(15)	(7700)	(6200)	(130)	(46)	(1)	(9)	(0)	(0)	(0)	(2200)	(220)	(0)	(0)	(5)	(0)	(5)	(Tr)	(0)	(0)	(0)	(0)	(0)	(0)	(0)	(0)	ミニチョコパン。部分割合：パン31、チョコクリーム69。原材料配合割合から推計
12	3300	3200	110	27	0	0	0	0	0	1200	130	0	0	0	–	5	0	18	0	0	0	0	0	0	0	
(23)	(2600)	(860)	(39)	(22)	(0)	(0)	(0)	(0)	(0)	(520)	(42)	(0)	(0)	(13)	(0)		(Tr)	(50)	(0)		(0)	(2)	(3)	(10)	(16)	エクレアを含む。部分割合：皮1、カスタードクリーム5。原材料配合割合から推計
12	2400	–	–	18	0	0	0	0	0	950	31	4	5	9	–	10	0	95	1	0	0	0	5	18	52	
(22)	(6100)	(0)	(0)	(23)	(1)	(0)	(0)	(0)	(0)	(810)	(66)	(0)	(2)	(4)	(0)	(12)	(1)	(67)	(3)	(0)	(0)	(6)	(11)		(33)	デコレーションケーキを含む（果実などの具材は含まない）。スポンジとクリーム部分のみ。部分割合：スポンジケーキ3、ホイップクリーム1。原材料配合割合から推計
(28)	(3700)	(240)	(11)	(27)	(5)	(0)	(0)	(0)	(0)	(600)	(66)	(1)	(1)	(3)	(0)	(10)	(Tr)	(36)	(1)	(0)	(0)	(1)	(2)	(6)	(13)	原材料配合割合から推計

311

脂肪酸成分表 第1表 菓子類

食品番号	食品名	脂肪酸総量	飽和脂肪酸	一価不飽和脂肪酸	多価不飽和脂肪酸	n-3系多価不飽和脂肪酸	n-6系多価不飽和脂肪酸	4:0 酪酸	6:0 ヘキサン酸	7:0 ヘプタン酸	8:0 オクタン酸	10:0 デカン酸	12:0 ラウリン酸	13:0 トリデカン酸	14:0 ミリスチン酸	15:0 ペンタデカン酸	15:0 ant ペンタデカン酸	16:0 パルミチン酸	16:0 iso パルミチン酸	17:0 ヘプタデカン酸	17:0 ant ヘプタデカン酸	18:0 ステアリン酸	20:0 アラキジン酸	22:0 ベヘン酸	24:0 リグノセリン酸	10:1 デセン酸	14:1 ミリストレイン酸	15:1 ペンタデセン酸	16:1 パルミトレイン酸
		(.....g.....)						(.....................mg.....................)																		(.....			
	チーズケーキ																												
15134	ベイクドチーズケーキ	(18.36)	(12.11)	(5.30)	(0.94)	(0.17)	(0.77)	(620)	(390)	(4)	(230)	(480)	(530)	(15)	(1800)	(190)	(90)	(5500)	(45)	(110)	(78)	(2000)	(30)	(12)	(10)	(54)	(170)	(0)	(320)
15135	レアチーズケーキ	(23.84)	(16.59)	(6.36)	(0.90)	(0.16)	(0.74)	(870)	(570)	(2)	(320)	(680)	(820)	(18)	(2600)	(270)	(120)	(7400)	(60)	(140)	(110)	(2500)	(45)	(16)	(16)	(71)	(230)	(0)	(370)
	デニッシュペストリー																												
15076	デンマークタイプ プレーン	(30.83)	(16.95)	(10.76)	(3.12)	(0.20)	(2.91)	(180)	(120)	()	(220)	(280)	(1600)	(0)	(1300)	(81)	(26)	(11000)	(13)	(50)	(23)	(2200)	(120)	(77)	(27)	(15)	(58)	(0)	(160)
	ドーナッツ																												
15077	イーストドーナッツ プレーン	(18.55)	(3.52)	(8.30)	(6.73)	(1.03)	(5.70)	(1)	(Tr)	–	(Tr)	(1)	(16)	–	(49)	(8)	(Tr)	(2500)	(0)	(11)	(0)	(730)	(88)	(54)	(25)	(0)	(Tr)	(0)	(45)
15078	ケーキドーナッツ プレーン	(10.66)	(3.70)	(4.28)	(2.68)	(0.33)	(2.35)	(12)	(7)	(Tr)	(20)	(23)	(48)	(Tr)	(140)	(10)	(2)	(2500)	(1)	(11)	(2)	(720)	(42)	(39)	(14)	(0)	(4)	(0)	(73)
	パイ																												
15079	パイ皮	22.29	5.26	9.97	7.06	0.61	6.46	0	0	–	0	0	2	–	43	5	0	3000	0	26	0	2000	74	75	26	0	0	0	34
15080	アップルパイ	(15.30)	(3.61)	(6.84)	(4.85)	(0.42)	(4.43)	(0)	(0)	(0)	(0)	(0)	(1)	(0)	(30)	(3)	(0)	(2100)	(0)	(18)	(0)	(1400)	(51)	(51)	(18)	(0)	(0)	(0)	(23)
15081	ミートパイ	(26.24)	(6.67)	(11.85)	(7.72)	(0.66)	(7.06)	(0)	(0)	(0)	(0)	(3)	(5)	(0)	(88)	(7)	(0)	(3900)	(0)	(37)	(0)	(2500)	(83)	(79)	(28)	(0)	(0)	(0)	(110)
15082	**バターケーキ**	22.03	(14.73)	(6.12)	(1.18)	(0.12)	(1.07)	(720)	(460)	(0)	(260)	(570)	(690)	(0)	(2300)	(230)	(98)	(6800)	(51)	(93)	(91)	(2300)	(33)	(12)	(19)	(56)	(190)	(0)	(370)
15083	**ホットケーキ**	(4.70)	(2.33)	(1.61)	(0.76)	(0.05)	(0.71)	(52)	(34)	(1)	(27)	(49)	(120)	(1)	(200)	(19)	(8)	(1400)	(4)	(13)	(7)	(400)	(8)	(3)	(2)	(4)	(15)	(0)	(69)
	ワッフル																												
15084	カスタードクリーム入り	(6.70)	(3.18)	(2.55)	(0.97)	(0.08)	(0.90)	(72)	(46)	(1)	(31)	(61)	(110)	(2)	(250)	(26)	(11)	(1900)	(5)	(20)	(10)	(630)	(12)	(9)	(2)	(6)	(21)	(0)	(120)
15085	ジャム入り	(3.68)	(1.75)	(1.32)	(0.60)	(0.05)	(0.55)	(33)	(21)	(Tr)	(17)	(30)	(76)	(1)	(130)	(12)	(5)	(1100)	(2)	(9)	(5)	(330)	(10)	(8)	(2)	(3)	(9)	(0)	(47)
	〈デザート菓子類〉																												
15086	**カスタードプリン**	4.26	2.10	1.60	0.57	0.05	0.51	69	43	–	19	44	53	–	200	23	10	1100	5	20	10	450	4	0	4	4	17	0	71
15136	**牛乳寒天**	(1.12)	(0.79)	(0.29)	(0.04)	(0.01)	(0.03)	(41)	(27)	(1)	(16)	(33)	(37)	(1)	(120)	(13)	(6)	(340)	(3)	(7)	(6)	(130)	(2)	(1)	(1)	(3)	(11)	(0)	(17)
	ゼリー																												
15087	オレンジ	(0.06)	(0.02)	(0.02)	(0.02)	(0.01)	(0.02)	(0)	(0)	(0)	(0)	(0)	(1)	(0)	(0)	(0)	(0)	(15)	(0)	(0)	(0)	(3)	(0)	(0)	(0)	(0)	(0)	(0)	(3)
15089	ミルク	(3.23)	(2.27)	(0.85)	(0.11)	(0.02)	(0.10)	(120)	(76)	(1)	(45)	(96)	(110)	(3)	(350)	(37)	(18)	(970)	(9)	(20)	(17)	(390)	(6)	(3)	(2)	(10)	(31)	(0)	(48)
15091	**ババロア**	(11.17)	(5.27)	(5.13)	(0.78)	(0.09)	(0.69)	(180)	(110)	(2)	(89)	(160)	(420)	(5)	(640)	(58)	(26)	(2400)	(13)	(36)	(25)	(1000)	(10)	(4)	(3)	(15)	(48)	(0)	(170)
	〈ビスケット類〉																												
15092	**ウエハース**	11.43	5.95	4.59	0.89	0.05	0.84	0	0	–	130	140	1100		580	24	0	2600	0	23	0	1300	52	22	15	0	18	0	39
15141	ウエハース クリーム入り	(19.75)	(10.88)	(7.17)	(1.71)	(0.07)	(1.64)	(0)	(5)		(160)	(150)	(1500)	(0)	(720)	(18)	(0)	(6700)	(0)	(22)	(0)	(1500)	(77)	(36)	(17)	(0)	(0)	(0)	(36)
	クラッカー																												
15093	オイルスプレークラッカー	20.12	9.03	8.34	2.76	0.18	2.57	0	0	–	110	91	710		450	17	0	6200	0	39	0	1300	72	24	21	0	12	0	98
15094	ソーダクラッカー	8.88	3.66	4.26	0.95	0.06	0.89	0	0	–	74	72	500		280	9	0	2200	0	13	0	480	30	35	13	0	4	0	31
15095	**サブレ**	(15.33)	(7.27)	(5.80)	(2.27)	(0.18)	(2.09)	(0)	(0)	(0)	(46)	(42)	(500)	(0)	(280)	(10)	(0)	(4900)	(0)	(16)	(0)	(1300)	(75)	(82)	(16)	(0)	(1)	(0)	(56)
15054	**中華風クッキー**	(26.40)	(11.22)	(11.97)	(3.21)	(0.13)	(3.09)	(0)	(0)		(0)	(21)	(38)		(430)	(36)	(0)	(6800)	(0)	(150)	(0)	(3700)	(54)	(0)	(0)	(0)	(56)	(0)	(630)
	ビスケット																												
15097	ハードビスケット	8.53	3.98	3.42	1.12	0.07	1.05	49	30	–	43	55	250		290	21	7	2500	4	30	10	680	33	15	9	0	13	0	82
15098	ソフトビスケット	22.79	12.42	8.81	1.56	0.18	1.38	440	150		150	310	530		1400	130	51	6400	25	140	58	2400	120	62	35	22	70	0	280
15099	**プレッツェル**	16.01	5.05	9.61	1.35	0.06	1.28	0	0	–	96	45	210		210	15	0	3200	0	25	0	1100	89	37	22	0	8	0	47
15096	**リーフパイ**	(33.09)	(16.20)	(12.37)	(4.52)	(0.37)	(4.15)	(0)	(0)	(0)	(110)	(100)	(1200)	(0)	(670)	(21)	(0)	(11000)	(0)	(32)	(0)	(2900)	(180)	(200)	(38)	(0)	(0)	(0)	(52)
15100	**ロシアケーキ**	(21.88)	(8.95)	(9.49)	(3.44)	(0.19)	(3.24)	(7)	(4)	(0)	(60)	(58)	(640)	(0)	(370)	(14)	(1)	(6000)	(Tr)	(21)	(1)	(1600)	(96)	(100)	(20)	(1)	(2)	(0)	(54)
	〈スナック類〉																												
15101	**小麦粉あられ**	(17.57)	(6.43)	(8.58)	(2.56)	(0.22)	(2.34)	(0)	(0)		(0)	(0)	(39)		(130)	(16)	(0)	(5000)	(0)	(36)	(0)	(1000)	(83)	(29)	(19)	(0)	(0)	(0)	(35)
15102	**コーンスナック**	24.29	9.97	9.68	4.65	0.12	4.53	0	0	–	48	41	230	–	330	17	0	8100	0	31	0	1000	100	25	25	0	0	0	53

可食部100g当たり

一価不飽和 ／ 多価不飽和 （単位：mg）

17:1 ヘプタデセン酸	18:1 計	18:1 n-9 オレイン酸	18:1 n-7 シス・バクセン酸	20:1 イコセン酸	22:1 ドコセン酸	24:1 テトラコセン酸	16:2 ヘキサデカジエン酸	16:3 ヘキサデカトリエン酸	16:4 ヘキサデカテトラエン酸	18:2 n-6 リノール酸	18:3 n-3 α-リノレン酸	18:3 n-6 γ-リノレン酸	18:4 n-3 オクタデカテトラエン酸	20:2 n-6 イコサジエン酸	20:3 n-3 イコサトリエン酸	20:3 n-6 イコサトリエン酸	20:4 n-3 イコサテトラエン酸	20:4 n-6 アラキドン酸	20:5 n-3 イコサペンタエン酸	21:5 n-3 ヘンイコサペンタエン酸	22:2 ドコサジエン酸	22:4 n-6 ドコサテトラエン酸	22:5 n-3 ドコサペンタエン酸	22:5 n-6 ドコサペンタエン酸	22:6 n-3 ドコサヘキサエン酸	備考
(55)	(4700)	(1100)	(48)	(44)	(0)	(1)	(0)	(0)	(0)	(660)	(110)	(0)	(3)	(8)	(0)	(17)	(6)	(68)	(11)	(0)	(0)	(3)	(17)	(13)	(23)	原材料配合割合から推計
(64)	(5600)	(1700)	(67)	(52)	(6)	(1)	(0)	(0)	(0)	(670)	(130)	(0)	(2)	(5)	(0)	(22)	(5)	(34)	(9)	(0)	(0)	(3)	(14)	(2)	(2)	原材料配合割合から推計
(25)	(10000)	(9000)	(200)	(70)	(79)	(Tr)	(0)	(0)	(0)	(2900)	(190)	(0)	(2)	(0)		(7)	(0)	(28)	(Tr)	(0)	(0)	(2)	(1)	(6)	(9)	デニッシュ部分のみ。原材料配合割合から推計
(1)	(8100)	–	–	(110)	(10)	(10)	(0)	(0)	(0)	(5700)	(1000)	(0)	(0)	(1)	(0)	(1)	(0)	(7)	(0)	(0)	(0)	(Tr)	(Tr)	(0)	(6)	原材料配合割合から推計
(6)	(4100)	(2500)	(80)	(44)	(3)	(1)	(0)	(0)	(0)	(2300)	(310)	(0)	(0)	(0)	(0)	(2)	(0)	(41)	(Tr)	(0)	(0)	(3)	(2)	(11)	(17)	原材料配合割合から推計
18	9900	–	–	53	0	0	0	0	0	6500	580	0	29	0	–	0	0	0	0	0	0	0	0	0	0	
(12)	(6800)	(0)	(0)	(36)	(0)	(0)	(0)	(0)	(0)	(4400)	(400)	(0)	(20)	(0)	(0)	(0)	(0)	(10)	(0)	(0)	(0)	(0)	(0)	(0)	(0)	部分割合:パイ皮1、甘煮りんご1。原材料配合割合から推計
(27)	(12000)	(1200)	(91)	(80)	(0)	(0)	(0)	(0)	(0)	(7000)	(620)	(0)	(30)	(12)	(0)	(3)	(0)	(10)	(0)	(0)	(0)	(3)	(0)	(0)	(2)	原材料配合割合から推計
(53)	(5400)	(1100)	(48)	(47)	(0)	(0)	(0)	(0)	(0)	(940)	(94)	(0)	(3)	(0)		(27)	(0)	(78)	(Tr)	(0)	(0)	(3)	(2)	(13)	(20)	パウンドケーキ、マドレーヌを含む。原材料配合割合から推計
(7)	(1500)	(920)	(32)	(13)	(7)	(0)	(0)	(0)	(0)	(660)	(32)	(Tr)	(Tr)	(3)	(0)	(5)	(Tr)	(35)	(1)	(0)	(0)	(2)	(2)	(9)	(12)	原材料配合割合から推計
(11)	(2400)	(1800)	(73)	(19)	(1)	(0)	(0)	(0)	(0)	(800)	(43)	(0)	(0)	(5)	(0)	(9)	(Tr)	(64)	(0)	(0)	(0)	(4)	(4)	(17)	(26)	部分割合:皮1、カスタードクリーム1。原材料配合割合から推計
(5)	(1200)	(970)	(34)	(11)	(Tr)	(0)	(0)	(0)	(0)	(510)	(42)	(Tr)	(Tr)	(2)	(0)	(3)	(Tr)	(24)	(1)	(0)	(0)	(2)	(2)	(6)	(10)	部分割合:皮1、いちごジャム1。原材料配合割合から推計
6	1500	–	–	10	0	0	0	0	0	440	22	0	0	6	–	7	0	48	0	0	0	4	6	8	27	別名:プリン、カスタードプディング。プリン部分のみ
(3)	(260)	(0)	(0)	(3)	(Tr)	(0)	(0)	(0)	(0)	(30)	(4)	(0)	(0)	(Tr)		(Tr)	(0)	(1)	(Tr)	(0)	(0)	(0)	(1)	(0)	(0)	杏仁豆腐を含む。原材料配合割合から推計
(0)	(15)	(0)	(0)	(0)	(0)	(0)	(0)	(0)	(0)	(16)	(5)	(0)	(0)	(1)	(0)	(0)	(0)	(0)	(0)	(0)	(0)	(0)	(0)	(0)	(0)	別名:オレンジゼリー。ゼラチンゼリー。ゼリー部分のみ。原材料配合割合から推計
(9)	(740)	(0)	(0)	(8)	(1)	(0)	(0)	(0)	(0)	(86)	(12)	(0)	(Tr)	(1)		(0)	(4)	(1)	(0)	(0)	(0)	(0)	(2)	(0)	(Tr)	別名:ミルクゼリー。ゼラチンゼリー。ゼリー部分のみ。原材料配合割合から推計
(18)	(4900)	(1300)	(62)	(22)	(1)	(0)	(0)	(0)	(0)	(580)	(49)	(0)	(1)	(6)	(0)	(12)	(1)	(69)	(2)	(0)	(0)	(4)	(6)	(17)	(27)	ババロア部分のみ。原材料配合割合から推計
6	4500	–	–	36	0	0	0	0	0	840	53	0	0	0	0	0	0	0	0	0	0	0	0	0	0	
(6)	(7000)	–	–	(49)	(110)	(0)	(0)	(0)	(0)	(1600)	(69)	(0)	(0)	(0)	(0)	(0)	(0)	(0)	(0)	(0)	(0)	(0)	(0)	(0)	(0)	原材料配合割合から推計
20	8200	–	–	54	0	0	0	0	0	2600	180	0	0	8	–	0	0	0	0	0	0	0	0	0	0	別名:スナッククラッカー
6	4200	–	–	23	0	0	0	0	0	890	62	0	0	0	0	0	0	0	0	0	0	0	0	0	0	
(7)	(5700)	(5500)	(140)	(42)	(0)	(0)	(0)	(0)	(0)	(2100)	(170)	(0)	(0)	(2)	(0)	(3)	(0)	(24)	(Tr)	(0)	(0)	(2)	(1)	(7)	(10)	原材料配合割合から推計
(97)	(11000)	–	–	(180)	(0)	(0)	(0)	(0)	(0)	(3000)	(130)	(0)	(0)	(100)	(0)	(2)	(0)	(28)	(0)	(0)	(0)	(1)	(0)	(0)	(0)	ラードを用いたもの。原材料配合割合から推計
10	3200	–	–	52	26	0	0	0	0	1100	69	0	0	0	0	0	0	0	0	0	0	0	0	0	0	
47	8100	–	–	170	92	13	0	0	0	1400	180	0	0	0	0	0	0	16	0	0	0	0	0	0	0	クッキーを含む
12	9400	–	–	110	24	14	0	0	0	1300	64	0	0	0	0	0	0	0	0	0	0	0	0	0	0	
(12)	(12000)	(12000)	(280)	(88)	(0)	(0)	(0)	(0)	(0)	(4100)	(370)	(0)	(0)	(0)	(0)	(0)	(0)	(0)	(0)	(0)	(0)	(0)	(0)	(0)	(0)	パルミエを含む。別名:パフ。原材料配合割合から推計
(13)	(9400)	(6200)	(150)	(51)	(0)	(0)	(0)	(0)	(0)	(3200)	(190)	(0)	(0)	(0)	(0)	(Tr)	(0)	(Tr)	(0)	(0)	(0)	(0)	(0)	(0)	(0)	部分割合:ビスケット4、マカロン2、クリーム1。原材料配合割合から推計
(Tr)	(8500)	–	–	(66)	(0)	(0)	(0)	(0)	(0)	(2300)	(220)	(0)	(0)	(0)	(0)	(0)	(0)	(0)	(0)	(0)	(0)	(0)	(0)	(0)	(0)	別名:小麦粉系スナック。原材料配合割合から推計
9	9600	–	–	47	0	0	0	0	0	4500	120	0	0	0	0	0	0	0	0	0	0	0	0	0	0	

可食部 100g 当たりの脂肪酸成分表

食品番号	食品名	脂肪酸総量	飽和脂肪酸	一価不飽和脂肪酸	多価不飽和脂肪酸	n-3系 多価不飽和脂肪酸	n-6系 多価不飽和脂肪酸	4:0 酪酸	6:0 ヘキサン酸	7:0 ヘプタン酸	8:0 オクタン酸	10:0 デカン酸	12:0 ラウリン酸	13:0 トリデカン酸	14:0 ミリスチン酸	15:0 ペンタデカン酸	15:0 ant ペンタデカン酸	16:0 パルミチン酸	16:0 iso パルミチン酸	17:0 ヘプタデカン酸	17:0 ant ヘプタデカン酸	18:0 ステアリン酸	20:0 アラキジン酸	22:0 ベヘン酸	24:0 リグノセリン酸	10:1 デセン酸	14:1 ミリストレイン酸	15:1 ペンタデセン酸	16:1 パルミトレイン酸
		(·····g·····)						(·····················mg·····················)																		(·····)			
	ポテトチップス																												
15103	ポテトチップス	(32.74)	(3.86)	(14.47)	(14.41)	(2.40)	(12.01)	(0)	(0)	–	(0)	(0)	(11)	–	(26)	(7)	(0)	(2400)	(0)	(0)	(0)	(1000)	(160)	(120)	(50)	(0)	(0)	(0)	(51)
15104	成形ポテトチップス	27.50	12.96	12.29	2.25	0.06	2.19	0	0	–	15	0	84	–	300	15	0	11000	0	35	0	1800	120	23	23	0	0	0	56
	〈キャンデー類〉																												
15105	**キャラメル**	9.86	7.45	2.06	0.35	0.04	0.31	150	65	–	310	310	2100	–	1200	40	18	2100	9	30	16	1000	23	11	9	9	34	0	54
15111	**バタースコッチ**	(5.71)	(4.10)	(1.45)	(0.16)	(0.03)	(0.13)	(210)	(130)	(0)	(77)	(170)	(200)	(0)	(680)	(69)	(31)	(1900)	(15)	(26)	(27)	(570)	(10)	(4)	(7)	(18)	(62)	(0)	(95)
15112	**ブリットル**	(25.81)	(5.28)	(12.90)	(7.63)	(0.07)	(7.56)	(0)	(0)	(0)	(5)	(5)	(58)	–	(42)	(2)	(0)	(2700)	(0)	(26)	(0)	(860)	(380)	(780)	(400)	(0)	(0)	(0)	(27)
	〈チョコレート類〉																												
15137	**アーモンドチョコレート**	(37.90)	(14.19)	(18.68)	(5.02)	(0.06)	(4.96)	(80)	(31)	(0)	(31)	(73)	(99)	(0)	(330)	(39)	(15)	(6300)	(0)	(70)	(13)	(6800)	(200)	(41)	(24)	(0)	(23)	(0)	(170)
15114	**カバーリングチョコレート**	(22.07)	(13.43)	(7.55)	(1.09)	(0.08)	(1.01)	(94)	(41)	(0)	(46)	(89)	(190)	(0)	(410)	(42)	(16)	(5800)	(2)	(68)	(16)	(6400)	(190)	(44)	(26)	(0)	(27)	(0)	(110)
15115	**ホワイトチョコレート**	36.11	22.87	11.92	1.32	0.13	1.19	160	52	–	53	130	200	–	610	66	27	9900	13	100	24	11000	340	78	41	13	50	0	140
15116	**ミルクチョコレート**	31.34	19.88	10.38	1.08	0.09	0.99	120	48	–	49	110	150	–	500	56	23	8100	0	94	20	10000	300	64	37	0	36	0	120
	〈果実菓子類〉																												
15117	**マロングラッセ**	(0.23)	(0.05)	(0.03)	(0.15)	(0.03)	(0.12)	(0)	(0)	(0)	(0)	(0)	(0)	(0)	(1)	(1)	(0)	(49)	(0)	(Tr)	(0)	(2)	(Tr)	(0)	(0)	(0)	(0)	(0)	(2)
	〈その他〉																												
15138	**カスタードクリーム**	(6.18)	(2.90)	(2.48)	(0.79)	(0.07)	(0.73)	(79)	(51)	(1)	(30)	(63)	(70)	(2)	(250)	(28)	(12)	(1700)	(6)	(21)	(11)	(610)	(6)	(2)	(0)	(7)	(23)	(0)	(140)
	しるこ																												
15139	こしあん	(0.12)	(0.03)	(0.01)	(0.07)	(0.02)	(0.05)	(0)	(0)	(0)	(0)	(0)	(0)	(0)	(Tr)	(0)	(0)	(29)	(0)	(Tr)	(0)	(3)	(Tr)	(2)	(0)	(0)	(0)	(0)	(1)
15140	つぶしあん	(0.20)	(0.06)	(0.01)	(0.12)	(0.04)	(0.09)	–	–	–	–	(0)	(0)	–	(Tr)	(0)	–	(51)	–	(0)	–	(7)	(1)	(3)	(1)	(0)	(0)	(0)	(Tr)
	し好飲料類																												
	〈アルコール飲料類〉																												
	(醸造酒類)																												
	清酒																												
16001	普通酒	0	0	0	0	0	0	–	–	–	–	0	0	–	0	0	–	0	–	0	–	0	0	0	0	0	0	0	0
16002	純米酒	0	0	0	0	0	0	–	–	–	–	0	0	–	0	0	–	0	–	0	–	0	0	0	0	0	0	0	0
16003	本醸造酒	0	0	0	0	0	0	–	–	–	–	0	0	–	0	0	–	0	–	0	–	0	0	0	0	0	0	0	0
16004	吟醸酒	0	0	0	0	0	0	–	–	–	–	0	0	–	0	0	–	0	–	0	–	0	0	0	0	0	0	0	0
16005	純米吟醸酒	0	0	0	0	0	0	–	–	–	–	0	0	–	0	0	–	0	–	0	–	0	0	0	0	0	0	0	0
	ビール																												
16006	淡色	0	0	0	0	0	0	–	–	–	–	0	0	–	0	0	–	0	–	0	–	0	0	0	0	0	0	0	0
16007	黒	0	0	0	0	0	0	–	–	–	–	0	0	–	0	0	–	0	–	0	–	0	0	0	0	0	0	0	0
16008	スタウト	0	0	0	0	0	0	–	–	–	–	0	0	–	0	0	–	0	–	0	–	0	0	0	0	0	0	0	0
16009	**発泡酒**	0	0	0	0	0	0	–	–	–	–	0	0	–	0	0	–	0	–	0	–	0	0	0	0	0	0	0	0
	ぶどう酒																												
16012	ロゼ	0	0	0	0	0	0	–	–	–	–	0	0	–	0	0	–	0	–	0	–	0	0	0	0	0	0	0	0

可食部100g当たり

17:1 ヘプタデセン酸	18:1 計	18:1 n-9 オレイン酸	18:1 n-7 シス・バクセン酸	20:1 イコセン酸	22:1 ドコセン酸	24:1 テトラコセン酸	16:2 ヘキサデカジエン酸	16:3 ヘキサデカトリエン酸	16:4 ヘキサデカテトラエン酸	18:2 n-6 リノール酸	18:3 n-3 α-リノレン酸	18:3 n-6 γ-リノレン酸	18:4 n-3 オクタデカテトラエン酸	20:2 n-6 イコサジエン酸	20:3 n-3 イコサトリエン酸	20:3 n-6 イコサトリエン酸	20:4 n-3 イコサテトラエン酸	20:4 n-6 アラキドン酸	20:5 n-3 イコサペンタエン酸	21:5 n-3 ヘンイコサペンタエン酸	22:2 ドコサジエン酸	22:4 n-6 ドコサテトラエン酸	22:5 n-3 ドコサペンタエン酸	22:5 n-6 ドコサペンタエン酸	22:6 n-3 ドコサヘキサエン酸	備考
(0)	(14000)	–	–	(230)	(24)	(26)	(0)	(0)	(0)	(12000)	(2400)	(0)	(0)	(0)	(0)	(0)	(0)	(0)	(0)	(0)	(0)	(0)	(0)	(0)	(0)	別名：ポテトチップ。原材料配合割合から推計
0	12000	–	–	50	0	0	0	0	0	2200	64	0	0	0	–	0	0	0	0	0	0	0	0	0	0	別名：ポテトチップ
7	1900	–	–	11	0	0	0	0	0	310	38	0	0	0	0	0	0	0	0	0	0	0	0	0	0	試料：ハードタイプ
(18)	(1200)	(0)	(0)	(10)	(0)	(0)	(0)	(0)	(0)	(120)	(26)	(0)	(0)	(0)	(6)	(0)	(8)	(0)	(0)	(0)	(0)	(0)	(0)	(0)	(0)	原材料配合割合から推計
(25)	(12000)	(570)	(14)	(330)	(25)	(0)	(0)	(0)	(0)	(7600)	(66)	(0)	(0)	(0)	(0)	(0)	(0)	(0)	(0)	(0)	(0)	(0)	(0)	(0)	(0)	いり落花生入り。原材料配合割合から推計
(32)	(18000)	(0)	(0)	(26)	(0)	(0)	(0)	(0)	(0)	(5000)	(62)	(0)	(0)	(0)	(0)	(0)	(0)	(0)	(0)	(0)	(0)	(0)	(0)	(0)	(0)	部分割合：チョコレート27、アーモンド15。原材料配合割合から推計
(12)	(7400)	(0)	(0)	(29)	(10)	(0)	(0)	(0)	(0)	(1000)	(82)	(0)	(0)	(0)	(0)	(0)	(0)	(0)	(0)	(0)	(0)	(0)	(0)	(0)	(0)	別名：エンローバーチョコレート。ビスケット等をチョコレートで被覆したもの。部分割合：チョコレート3、ビスケット2。原材料配合割合から推計
15	12000	–	–	18	0	0	0	0	0	1200	96	0	35	0	0	0	0	0	0	0	0	0	0	0	0	
13	10000	–	–	15	0	0	0	0	0	990	91	0	0	0	–	0	0	0	0	0	0	0	0	0	0	
(Tr)	(25)	(0)	(0)	(1)	(0)	(0)	(Tr)	(0)	(0)	(120)	(29)	(0)	(0)	(Tr)	(0)	(0)	(0)	(0)	(0)	(0)	(0)	(0)	(0)	(0)	(0)	05011日本ぐりゆでから推計
(12)	(2300)	(1700)	(79)	(18)	(1)	(0)	(0)	(0)	(0)	(600)	(25)	(0)	(Tr)	(6)	(0)	(10)	(Tr)	(81)	(1)	(0)	(0)	(6)	(5)	(22)	(34)	業務用。原材料配合割合から推計
(0)	(7)	(0)	(0)	(Tr)	(0)	(0)	(0)	(0)	(0)	(50)	(22)	(0)	(0)	(0)	(0)	(0)	(0)	(0)	(0)	(0)	(0)	(0)	(0)	(0)	(0)	別名：御膳しるこ。具材は含まない。原材料配合割合から推計
(0)	(11)	–	–	(0)	(0)	(0)	(0)	(0)	(0)	(86)	(37)	(0)	(0)	(0)	(0)	(0)	(0)	(0)	(0)	(0)	(0)	(0)	(0)	(0)	(0)	別名：田舎しるこ、ぜんざい。具材は含まない。原材料配合割合から推計
0	0	–	–	0	0	0	0	0	0	0	0	0	0	0	0	0	0	0	0	0	0	0	0	0	0	別名：日本酒
0	0	–	–	0	0	0	0	0	0	0	0	0	0	0	–	0	0	0	0	0	0	0	0	0	0	別名：日本酒
0	0	–	–	0	0	0	0	0	0	0	0	0	0	0	0	0	0	0	0	0	0	0	0	0	0	別名：日本酒
0	0	–	–	0	0	0	0	0	0	0	0	0	0	0	0	0	0	0	0	0	0	0	0	0	0	別名：日本酒
0	0	–	–	0	0	0	0	0	0	0	0	0	0	0	0	0	0	0	0	0	0	0	0	0	0	別名：日本酒
																										生ビールを含む
0	0	–	–	0	0	0	0	0	0	0	0	0	0	0	0	0	0	0	0	0	0	0	0	0	0	生ビールを含む
0	0	–	–	0	0	0	0	0	0	0	0	0	0	0	0	0	0	0	0	0	0	0	0	0	0	
0	0	–	–	0	0	0	0	0	0	0	0	0	0	0	0	0	0	0	0	0	0	0	0	0	0	
0	0	–	–	0	0	0	0	0	0	0	0	0	0	0	0	0	0	0	0	0	0	0	0	0	0	別名：ロゼワイン

可食部 100g 当たりの脂肪酸成分表

食品番号	食品名	脂肪酸総量	飽和脂肪酸	一価不飽和脂肪酸	多価不飽和脂肪酸	n-3系 多価不飽和脂肪酸	n-6系 多価不飽和脂肪酸	4:0 酪酸	6:0 ヘキサン酸	7:0 ヘプタン酸	8:0 オクタン酸	10:0 デカン酸	12:0 ラウリン酸	13:0 トリデカン酸	14:0 ミリスチン酸	15:0 ペンタデカン酸	15:0 ant ペンタデカン酸	16:0 パルミチン酸	16:0 iso パルミチン酸	17:0 ヘプタデカン酸	17:0 ant ヘプタデカン酸	18:0 ステアリン酸	20:0 アラキジン酸	22:0 ベヘン酸	24:0 リグノセリン酸	10:1 デセン酸	14:1 ミリストレイン酸	15:1 ペンタデセン酸	16:1 パルミトレイン酸
		(……………………… g …………………………)						(…………………………………………………………………………………………… mg …………………………………………………………………………………………)																		(………		…)
	〈茶類〉																												
	(緑茶類)																												
	抹茶																												
16035	茶	3.19	0.68	0.34	2.16	1.34	0.81	–	–	–	0	0	0	–	3	0	–	620	–	0	–	62	0	0	–	0	0	–	12
	せん茶																												
16036	茶	2.81	0.62	0.25	1.94	1.35	0.59	–	–	–	0	0	0	–	0	0	–	570	–	0	–	42	0	0	–	0	0	–	28
	〈コーヒー・ココア類〉																												
	コーヒー																												
16045	浸出液	(0.02)	(0.01)	(Tr)	(0.01)	(0)	(0.01)	(0)	(0)	–	(0)	(0)	(0)	–	(0)	(0)	(0)	(7)	(0)	(0)	(0)	(2)	(1)	(Tr)	–	(0)	(0)	–	(0)
16046	インスタントコーヒー	0.21	0.09	0.02	0.10	Tr	0.09	–	–	–	0	1	0	–	Tr	0	–	70	–	Tr	–	16	6	2	–	0	0	–	0
16047	コーヒー飲料 乳成分入り 加糖	0.23	0.16	0.06	0.01	Tr	0.01	6	3	–	2	8	7	–	23	2	2	71	1	2	1	33	1	Tr	0	1	2	0	3
	ココア																												
16048	ピュアココア	19.98	12.40	6.88	0.70	0.04	0.66	–	–	–	0	0	1	–	19	5	–	5100	–	67	–	7000	200	31	–	0	0	–	59
16049	ミルクココア	6.27	3.98	2.05	0.24	0.02	0.22	94	62	–	41	95	97	–	230	23	15	1800	9	18	16	1400	38	4	0	12	20	0	40
	〈その他〉																												
	青汁																												
16056	ケール	2.72	0.55	0.10	2.08	1.29	0.52	–	–	–	1	2	0	–	9	7	–	420	–	7	–	50	8	6	38	0	0	0	26
	調味料及び香辛料類																												
	〈調味料類〉																												
	(ウスターソース類)																												
17001	ウスターソース	0.01	0.01	Tr	Tr	0	Tr	–	–	–	1	Tr	0	–	2	0	0	2	0	0	0	1	0	0	0	0	0	0	0
17002	中濃ソース	0.02	0.01	Tr	0.01	Tr	0.01	–	–	–	Tr	Tr	0	–	1	0	0	4	0	0	0	1	Tr	0	0	0	0	0	0
17085	お好み焼きソース	0.03	0.01	0.01	0.01	Tr	0.01	–	–	–	0	Tr	0	–	2	Tr	0	7	0	Tr	0	2	Tr	Tr	Tr	0	0	0	Tr
	(辛味調味料類)																												
17004	トウバンジャン	1.75	0.34	0.29	1.12	0.10	1.02	–	–	–	0	4	0	–	16	1	–	240	–	2	–	58	7	7	4	0	0	0	8
17005	チリペッパーソース	(0.37)	(0.07)	(0.04)	(0.26)	(Tr)	(0.26)	(0)	(0)	–	(0)	(0)	(0)	–	(1)	(0)	–	(59)	–	(0)	–	(9)	–	–	–	(0)	–	–	(1)
17006	ラー油	(93.24)	(14.58)	(35.51)	(43.15)	(0.40)	(42.75)	(0)	(0)	–	(0)	(0)	(0)	–	(0)	(0)	–	(9100)	–	(0)	–	(4700)	(560)	(130)	(100)	(0)	–	–	(120)
	(だし類)																												
17024	鶏がらだし	0.36	0.11	0.19	0.07	0.01	0.06	–	–	–	0	Tr	0	–	3	Tr	0	81	0	1	0	23	Tr	0	0	0	1	0	17
17027	固形ブイヨン	3.89	2.12	1.73	0.03	Tr	0.03	–	–	–	0	10	–	–	38	3	–	1400	–	5	–	630	17	4	4	0	0	0	3
17092	顆粒おでん用	(0.06)	(0.02)	(0.01)	(0.03)	(0.02)	(Tr)	–	–	–	–	(2)	(1)	–	(14)	(0)	–	(1)	(0)	–	(5)	(Tr)	(Tr)	(0)	(0)	(0)	(0)	(0)	(2)
17093	顆粒中華だし	1.39	0.55	0.67	0.17	0.01	0.15	–	–	–	0	1	2	–	19	2	–	340	–	5	–	180	2	0	0	0	2	0	40
17028	顆粒和風だし	0.20	0.08	0.04	0.08	0.07	0.01	–	–	–	0	0	0	–	7	3	–	47	–	4	–	17	1	1	0	0	Tr	0	8
	(調味ソース類)																												
17095	エビチリの素	(1.28)	(0.17)	(0.53)	(0.59)	(0.09)	(0.49)	(0)	(0)	(0)	(Tr)	(0)	(1)	(0)	(2)	(Tr)	(0)	(110)	(0)	(Tr)	(0)	(41)	(6)	(5)	(2)	(0)	(0)	(0)	(3)
17031	オイスターソース	0.11	0.03	0.02	0.06	0.03	0.03	–	–	–	0	0	0	–	4	1	–	23	–	1	–	5	Tr	0	0	0	0	0	5
17096	黄身酢	(10.71)	(3.04)	(4.97)	(2.69)	(0.32)	(2.37)	(0)	(0)	(0)	(1)	(Tr)	(4)	(0)	(33)	(8)	(0)	(2200)	(0)	(15)	(0)	(780)	(19)	(11)	(5)	(0)	(6)	(0)	(220)
	魚醤油																												
17133	いかなごしょうゆ	0	0	0	0	0	0	–	–	–	0	0	0	–	0	0	–	0	–	0	–	0	0	0	0	0	0	0	0

脂肪酸成分表 第1表 し好飲料類・調味料及び香辛料類

可食部100g当たり

17:1 ヘプタデセン酸	18:1 計	18:1 n-9 オレイン酸	18:1 n-7 シス-バクセン酸	20:1 イコセン酸	22:1 ドコセン酸	24:1 テトラコセン酸	16:2 ヘキサデカジエン酸	16:3 ヘキサデカトリエン酸	16:4 ヘキサデカテトラエン酸	18:2 n-6 リノール酸	18:3 n-3 α-リノレン酸	18:3 n-6 γ-リノレン酸	18:4 n-3 オクタデカテトラエン酸	20:2 n-6 イコサジエン酸	20:3 n-3 イコサトリエン酸	20:3 n-6 イコサトリエン酸	20:4 n-3 イコサテトラエン酸	20:4 n-6 アラキドン酸	20:5 n-3 イコサペンタエン酸	21:5 n-3 ヘンイコサペンタエン酸	22:2 ドコサジエン酸	22:4 n-6 ドコサテトラエン酸	22:5 n-3 ドコサペンタエン酸	22:5 n-6 ドコサペンタエン酸	22:6 n-3 ドコサヘキサエン酸	備考
0	330	–	–	0	–	–	–	–	–	810	1300	–	0	0	0	0	–	0								粉末製品
0	230	–	–	0	–	–	–	–	–	590	1400	–	0	0	0	0	–	0								粉末製品
(0)	(2)	–	–	(0)	–	–	–	–	–	(9)	(Tr)	–	(0)	(0)	(0)	(0)	–	(0)								浸出法：コーヒー粉末10g/熱湯150mL。16046インスタントコーヒーから推計
0	20	–	–	1	–	–	–	–	–	94	3	–	0	0	0	0	–	0								顆粒製品
1	50	–	0	0	0	0	0	0	0	6	1	0	0	0	0	0	Tr	0	0	0	0	0	0	0	0	別名：缶コーヒー。試料：缶製品
0	6800	–	–	0	–	–	–	–	–	660	37	–	0	0	0	0	–	0								別名：純ココア。粉末製品
6	2000	–	–	7	0	0	0	0	0	220	16	0	0	0	0	0	–	7	0	1	0	0	0	0	0	別名：インスタントココア、調整ココア。粉末製品
0	69	34	35	3	0	0	42	220	9	520	1300	0	0	0	–	0	0	0	0	0	0	0	0	0	0	粉末製品
0	3	3	0	0	0	0	0	0	0	2	Tr	0	0	0	0	0	0	0	0	0	0	0	0	0	0	
0	3	Tr	0	Tr	0	0	0	0	0	5	1	0	0	0	0	0	0	0	0	0	0	0	0	0	0	
0	5	4	Tr	0	Tr	0	0	0	0	6	1	0	0	0	0	0	Tr	Tr	0	0	0	0	0	Tr	1	
1	270	–	–	5	12	Tr	0	0	0	1000	100	0	0	0	1	–	0	0	0	0	0	0	0			タバスコソース等を含む。米国成分表から推計
–	(38)	–	–	(0)	(0)	–	–	–	–	(260)	(2)	–	(0)	–	–	–	(0)	(0)	–	–	–	(0)	–	–	(0)	
(0)	(35000)	–	–	(170)	(0)	–	–	–	–	(43000)	(400)	–	(0)	–	–	–	(0)	(0)	–	–	–	(0)	–	–	(0)	使用油配合割合：ごま油8、とうもろこし油2。原材料配合割合から推計
Tr	170	160	8	2	0	0	0	0	0	58	5	1	Tr	1	0	1	0	1	Tr	0	0	Tr	Tr	0	Tr	別名：鶏ガラスープ。試料：調理した液状だし
0	1700	–	–	3	0	0	0	0	0	27	3	0	0	0	–	0	0	0	0	0	0	0	0	0	0	別名：固形コンソメ。顆粒状の製品を含む。固形だし
(Tr)	(8)	–	–	(Tr)	(0)	(Tr)	(Tr)	(Tr)	(Tr)	(1)	(Tr)	(0)	(Tr)	(Tr)	(0)	(Tr)	(1)	(3)	(Tr)	(0)	(Tr)	(1)	(2)		(17)	顆粒だし。原材料配合割合から推計
4	620	–	–	10	Tr	0	0	0	0	140	10	0	1	5	–	1	0	3	Tr	0	0	1	1	0	1	粉末製品を含む。顆粒だし
1	25	–	–	1	0	0	0	0	0	2	1	0	2	Tr	–	Tr	Tr	4	9	1	0	Tr	2	5	56	別名：顆粒風味調味料。粉末製品を含む。顆粒だし
(0)	(510)	(0)	(0)	(9)	(2)	(1)	(0)	(0)	(0)	(490)	(93)	(0)	(0)	(0)	–	(0)	(Tr)	(0)	(0)	(0)	(0)	(0)	(0)	(0)	(0)	原材料配合割合から推計
Tr	14	–	–	1	0	0	0	0	0	14	3	0	4	0	–	Tr	1	2	21	0	0	12	1	Tr	0	別名：かき油
(12)	(4700)	(3200)	(150)	(45)	(4)	(2)	(0)	(0)	(0)	(2100)	(250)	(0)	(11)	(0)	–	(16)	(0)	(150)	(1)	(0)	(0)	(11)	(6)	(42)	(64)	原材料配合割合から推計
0	0	0	0	0	0	0	0	0	0	0	0	0	0	0	–	0	0	0	0	0	0	0	0	0	0	C4:0iso 0mg

脂肪酸成分表　第1表　調味料及び香辛料類

食品番号	食品名	脂肪酸総量	飽和脂肪酸	一価不飽和脂肪酸	多価不飽和脂肪酸	n-3系多価不飽和脂肪酸	n-6系多価不飽和脂肪酸	4:0 酪酸	6:0 ヘキサン酸	7:0 ヘプタン酸	8:0 オクタン酸	10:0 デカン酸	12:0 ラウリン酸	13:0 トリデカン酸	14:0 ミリスチン酸	15:0 ペンタデカン酸	15:0 ant ペンタデカン酸	16:0 パルミチン酸	16:0 iso パルミチン酸	17:0 ヘプタデカン酸	17:0 ant ヘプタデカン酸	18:0 ステアリン酸	20:0 アラキジン酸	22:0 ベヘン酸	24:0 リグノセリン酸	10:1 デセン酸	14:1 ミリストレイン酸	15:1 ペンタデセン酸	16:1 パルミトレイン酸
		(········ g ········)						(·· mg ··)																		(······ mg ······)			
17134	いしる（いしり）	0	0	0	0	0	0	–	–	–	0	0	0	–	0	0	–	0	–	0	–	0	0	0	0	0	0	0	0
17135	しょっつる	0	0	0	0	0	0	–	–	–	0	0	0	–	0	0	–	0	–	0	–	0	0	0	0	0	0	0	0
17107	ナンプラー	0.01	Tr	Tr	0	0	0	–	–	–	0	0	0	–	Tr	0	–	2	–	0	–	1	0	0	0	0	0	0	Tr
17097	ごま酢	(7.29)	(1.12)	(2.82)	(3.34)	(0.03)	(3.32)	(0)	(0)	(0)	(0)	(0)	(0)	–	(1)	(2)	(0)	(670)	(0)	(3)	(0)	(390)	(44)	(11)	(6)	(0)	(0)	(0)	(9)
17098	ごまだれ	(13.57)	(2.10)	(5.29)	(6.18)	(0.05)	(6.13)	(0)	(0)	(0)	(0)	(0)	(0)	–	(3)	(3)	(0)	(1200)	(0)	(7)	(0)	(740)	(84)	(24)	(11)	(0)	(0)	(0)	(17)
17104	中華風合わせ酢	(3.18)	(0.51)	(1.27)	(1.39)	(0.01)	(1.38)	(0)	(0)	(0)	(0)	(0)	(0)	–	(Tr)	(0)	(Tr)	(300)	(0)	(0)	(0)	(180)	(20)	(5)	(3)	(0)	(0)	(0)	(4)
17108	冷やし中華のたれ	1.08	0.16	0.45	0.47	Tr	0.46	–	–	–	0	0	0	–	Tr	Tr	0	95	0	Tr	0	55	6	2	1	0	0	0	1
17109	ホワイトソース	(5.87)	(1.97)	(2.45)	(1.46)	(0.09)	(1.37)	(60)	(36)	–	(20)	(46)	(52)	–	(200)	–	–	(1000)	–	–	–	(540)	–	–	–	–	–	–	(41)
17144	焼きそば粉末ソース	0.54	0.10	0.28	0.16	0.03	0.13	–	–	–	Tr	1	0	–	19	Tr	–	57	–	1	–	16	3	2	1	0	0	0	2
17113	焼き肉のたれ	(2.02)	(0.32)	(0.80)	(0.89)	(0)	(0.89)	–	–	–	(Tr)	(Tr)	(0)	–	(Tr)	(Tr)	–	(190)	(0)	(Tr)	–	(120)	(13)	(3)	(3)	(0)	(0)	(0)	(3)
	（トマト加工品類）																												
17034	トマトピューレー	(0.05)	(0.02)	(0.01)	(0.03)	(Tr)	(0.02)	–	–	–	(0)	(0)	(0)	–	(Tr)	–	–	(12)	–	(Tr)	–	(3)	(Tr)	(Tr)	–	–	–	–	(Tr)
17035	トマトペースト	(0.05)	(0.02)	(0.01)	(0.03)	(Tr)	(0.02)	–	–	–	(0)	(0)	(0)	–	(Tr)	–	–	(12)	–	(Tr)	–	(3)	(Tr)	(Tr)	–	–	–	–	(Tr)
17036	トマトケチャップ	0.09	0.03	0.01	0.05	0.01	0.04	–	–	–	0	0	0	–	1	0	–	22	–	Tr	0	3	1	1	–	–	–	–	1
17037	トマトソース	(0.11)	(0.03)	(0.02)	(0.06)	(0.01)	(0.05)	–	–	–	(0)	(0)	(0)	–	(Tr)	(Tr)	–	(24)	–	(Tr)	–	(6)	(1)	(1)	–	–	–	–	(1)
17038	チリソース	(0.05)	(0.02)	(0.01)	(0.03)	(Tr)	(0.02)	–	–	–	(0)	(0)	(0)	–	(Tr)	–	–	(12)	–	(Tr)	–	(3)	(Tr)	(Tr)	–	–	–	–	(Tr)
	（ドレッシング類）																												
	半固形状ドレッシング																												
17042	マヨネーズ　全卵型	69.40	6.07	39.82	23.51	5.49	18.02	–	–	–	0	0	0	0	40	27	0	3900	0	36	0	1400	360	210	94	0	0	0	150
17043	マヨネーズ　卵黄型	69.60	10.37	27.69	31.54	4.92	26.62	–	–	–	0	18	0	0	90	29	0	7100	0	59	0	2500	290	230	84	0	0	0	170
17118	マヨネーズタイプ調味料 低カロリータイプ	25.30	3.04	12.49	9.77	1.77	8.00	–	–	–	0	0	0	–	23	11	–	2100	–	19	–	680	120	70	47	0	0	0	68
	分離液状ドレッシング																												
17040	フレンチドレッシング　分離液状	(29.31)	(3.46)	(12.95)	(12.90)	(2.15)	(10.75)	–	–	–	–	(0)	(10)	–	(23)	(7)	–	(2200)	–	(0)	–	(930)	(150)	(100)	(44)	(0)	(0)	(0)	(45)
17116	和風ドレッシング　分離液状	(13.37)	(1.68)	(5.79)	(5.90)	(0.80)	(5.10)	–	–	–	–	(0)	(4)	–	(9)	(2)	–	(1000)	–	(Tr)	–	(490)	(70)	(42)	(18)	(0)	(0)	(0)	(20)
	乳化液状ドレッシング																												
17117	ごまドレッシング	(35.51)	(4.34)	(15.52)	(15.65)	(2.36)	(13.29)	–	–	–	–	(0)	(11)	–	(27)	(8)	–	(2700)	–	(2)	–	(1200)	(180)	(120)	(51)	(0)	(Tr)	(0)	(58)
17041	サウザンアイランドドレッシング	(36.43)	(4.34)	(16.10)	(15.99)	(2.66)	(13.33)	–	–	–	(0)	(0)	(13)	–	(30)	(9)	–	(2800)	–	(Tr)	–	(1200)	(180)	(130)	(55)	(0)	(Tr)	(0)	(61)
	（みそ類）																												
	米みそ																												
17044	甘みそ	2.85	0.49	0.52	1.84	0.30	1.55	–	–	–	0	0	0	–	5	0	–	360	–	5	–	100	7	10	–	–	0	–	2
17045	淡色辛みそ	5.68	0.97	1.11	3.61	0.58	3.02	–	–	–	0	0	0	–	7	0	–	680	–	8	–	230	16	23	–	–	0	–	6
17046	赤色辛みそ	5.15	0.88	1.07	3.21	0.54	2.66	–	–	–	0	0	0	–	7	0	–	630	–	7	–	190	18	20	–	–	0	–	6
17120	だし入りみそ	(4.99)	(0.87)	(0.98)	(3.13)	(0.54)	(2.59)	–	–	–	(0)	(0)	(0)	–	(10)	(1)	–	(610)	–	(9)	–	(210)	(14)	(20)	–	(0)	(0)	(0)	(9)
17145	だし入りみそ　減塩	4.53	0.80	1.14	2.59	0.30	2.29	–	–	–	0	1	0	–	8	3	–	550	–	6	–	190	15	17	8	0	0	0	6
17047	麦みそ	3.98	0.74	0.73	2.51	0.38	2.13	–	–	–	0	0	0	–	5	0	–	540	–	6	–	160	15	16	–	–	0	–	5
17048	豆みそ	9.79	1.62	1.88	6.29	0.99	5.30	–	–	–	0	0	0	–	7	0	–	1100	–	14	–	400	32	41	–	–	0	–	
17119	減塩みそ	(5.53)	(0.98)	(1.18)	(3.38)	(0.46)	(2.92)	–	–	–				–	(8)	(4)	–	(660)	–	(7)	–	(250)	(20)	(21)	(12)	(0)	(0)	(0)	(6)
	即席みそ																												
17049	粉末タイプ	7.12	1.23	1.37	4.52	0.73	3.79	–	–	–	0	0	0	–	10	3	–	860	–	10	–	300	27	30	–	0	0	0	0
17050	ペーストタイプ	2.92	0.50	0.68	1.74	0.22	1.53	–	–	–	0	0	0	–	4	1	–	340	–	4	–	120	11	12	–	0	0	0	0
17121	辛子酢みそ	(2.03)	(0.27)	(0.68)	(1.08)	(0.22)	(0.86)	–	–	–	(0)	(0)	(0)	–	(3)	(0)	–	(190)	–	(2)	–	(59)	(9)	(8)	–	(0)	(0)	(0)	(2)
17122	ごまみそ	(9.08)	(1.43)	(3.14)	(4.51)	(0.22)	(4.29)	–	–	–	(0)	(0)	(0)	–	(5)	(3)	–	(890)	–	(7)	–	(450)	(48)	(17)	(6)	(0)	(0)	(0)	(10)
17123	酢みそ	(1.44)	(0.25)	(0.26)	(0.93)	(0.15)	(0.78)	–	–	–	(0)	(0)	(0)	–	(3)	(0)	–	(180)	–	(2)	–	(52)	(4)	(5)	–	(0)	(0)	(0)	(1)
17124	練りみそ	(1.61)	(0.27)	(0.29)	(1.04)	(0.17)	(0.87)	–	–	–	(0)	(0)	(0)	–	(3)	(0)	–	(200)	–	(2)	–	(58)	(4)	(5)	–	(0)	(0)	(0)	(1)

可食部100g当たり（mg）

17:1 ヘプタデセン酸	18:1 計	18:1 n-9 オレイン酸	18:1 n-7 シス-バクセン酸	20:1 イコセン酸	22:1 ドコセン酸	24:1 テトラコセン酸	16:2 ヘキサデカジエン酸	16:3 ヘキサデカトリエン酸	16:4 ヘキサデカテトラエン酸	18:2 n-6 リノール酸	18:3 n-3 α-リノレン酸	18:3 n-6 γ-リノレン酸	18:4 n-3 オクタデカテトラエン酸	20:2 n-6 イコサジエン酸	20:3 n-3 イコサトリエン酸	20:3 n-6 イコサトリエン酸	20:4 n-3 イコサテトラエン酸	20:4 n-6 アラキドン酸	20:5 n-3 イコサペンタエン酸	21:5 n-3 ヘンイコサペンタエン酸	22:2 ドコサジエン酸	22:4 n-6 ドコサテトラエン酸	22:5 n-3 ドコサペンタエン酸	22:5 n-6 ドコサペンタエン酸	22:6 n-3 ドコサヘキサエン酸	備考
0	0	0	0	0	0	0	0	0	0	0	0	0	0	–	0	0	0	0	0	0	0	0	0	0	0	別名:原材料がいかの場合はいしり、いわし等の場合はいしる又はよしる等
0	0	0	0	0	0	0	0	0	0	0	0	0	0	0	0	0	0	0	0	0	0	0	0	0	0	C4:0iso 0mg
0	4	4	Tr	0	0	0	0	0	0	Tr	0	0	0	0	–	0	0	0	0	0	0	0	0	0	0	別名:魚醤
(2)	(2800)	(2700)	(61)	(12)	(0)	(0)	(1)	(0)	(0)	(3300)	(24)	(0)	(0)	(0)	(0)	(0)	(0)	(0)	(0)	(0)	(0)	(0)	(0)	(0)	(0)	原材料配合割合から推計
(1)	(5200)	(5100)	(110)	(23)	(0)	(0)	(1)	(0)	(0)	(6100)	(44)	(0)	(0)	(0)	(0)	(0)	(0)	(Tr)	(8)	(0)	(0)	(0)	(0)	(Tr)	(1)	原材料配合割合から推計
(0)	(1300)	(0)	(0)	(5)	(0)	(0)	(0)	(0)	(0)	(1400)	(11)	(0)	(0)	(0)	(0)	(0)	(0)	(0)	(0)	(0)	(0)	(0)	(0)	(0)	(0)	原材料配合割合から推計
Tr	450	440	9	2	Tr	0	0	0	0	460	3	0	0	0	0	1	–	0	0	Tr	0	0	Tr	0	0	別名:冷やし中華用スープ。原材料配合割合から推計
(Tr)	(790)	(110)	(2)	(3)	(0)	(0)	(0)	(0)	(0)	(880)	(7)	(0)	(0)	(0)	(0)	(0)	(0)	(0)	(Tr)	(Tr)	(0)	(0)	(0)	(0)	(1)	原材料配合割合から推計
(0)	(8)	–	–	(0)	(Tr)	–	–	–	–	(24)	(3)	–	–	–	–	–	–	(0)	–	–	–	–	–	–	(0)	別名:トマトピューレ。06182トマト生から推計
(0)	(8)	–	–	(0)	(Tr)	–	–	–	–	(24)	(3)	–	–	–	–	–	–	(0)	–	–	–	–	–	–	(0)	06182トマト生から推計
0	5	–	Tr	0	0	0	0	0	0	40	13	0	0	0	Tr	0	0	0	0	0	0	0	0	0	0	
(0)	(17)	–	–	(Tr)	(1)	–	–	–	–	(48)	(7)	–	–	–	–	–	–	(0)	–	–	–	–	–	–	(0)	06182トマト生から推計
(0)	(8)	–	–	(0)	(Tr)	–	–	–	–	(24)	(3)	–	–	–	–	–	–	(0)	–	–	–	–	–	–	(0)	06182トマト生から推計
78	39000	37000	1900	680	0	89	0	0	0	18000	5500	0	0	0	0	0	0	0	0	0	0	0	0	0	0	使用油:なたね油、とうもろこし油、大豆油
54	27000	26000	1400	390	0	0	0	0	0	27000	4900	0	0	26	0	0	0	44	0	0	0	0	0	0	25	使用油:なたね油、大豆油、とうもろこし油
29	12000	12000	590	190	0	22	0	0	0	8000	1800	0	0	0	0	0	0	23	0	0	0	0	0	0	0	別名:低カロリーマヨネーズ。使用油:なたね油、大豆油、とうもろこし油
(0)	(13000)	–	–	(210)	(22)	(23)	(0)	(0)	(0)	(11000)	(2100)	(0)	(0)	(0)	(0)	(0)	(0)	(0)	(0)	(0)	(0)	(0)	(0)	(0)	(0)	原材料配合割合から推計
(Tr)	(5700)	–	–	(81)	(8)	(9)	(0)	(0)	(0)	(5100)	(800)	(0)	(0)	(Tr)	(0)	(0)	(0)	(0)	(0)	(Tr)	(0)	(0)	(0)	(0)	(1)	オイル入り。原材料配合割合から推計
(1)	(15000)	(1300)	(30)	(230)	(24)	(26)	(Tr)	(0)	(0)	(13000)	(2400)	(0)	(0)	(Tr)	(Tr)	(0)	(0)	(3)	(0)	(2)	(0)	(Tr)	(Tr)	(1)	(1)	クリームタイプ。原材料配合割合から推計
(Tr)	(16000)	(75)	(3)	(260)	(27)	(29)	(0)	(0)	(0)	(13000)	(2700)	(0)	(0)	(Tr)	(Tr)	(0)	(0)	(3)	(0)	(2)	(0)	(Tr)	(Tr)	(1)	(1)	原材料配合割合から推計
0	510	–	–	6	0	–	–	–	–	1500	300	–	–	–	0	–	–	0	–	–	–	–	–	–	0	別名:西京みそ、関西白みそ等
0	1100	–	–	11	0	–	–	–	–	3000	580	–	–	–	0	–	–	0	–	–	–	–	–	–	0	別名:信州みそ等
0	1000	–	–	11	0	–	–	–	–	2700	540	–	–	–	0	–	–	0	–	–	–	–	–	–	0	
(1)	(960)	(960)	–	(10)	(0)	(1)	(Tr)	(0)	(0)	(2600)	(500)	(0)	(1)	(Tr)	–	(Tr)	(Tr)	(3)	(5)	(Tr)	(0)	(Tr)	(1)	(3)	(31)	原材料配合割合から推計
3	1100	1100	58	9	2	1	1	0	0	2300	290	0	0	2	0	0	0	0	1	1	0	0	0	1	8	
0	720	–	–	11	0	–	–	–	–	2100	380	–	–	–	0	–	–	0	–	–	–	–	–	–	0	別名:田舎みそ
0	1800	–	–	18	0	–	–	–	–	5300	990	–	–	–	0	–	–	0	–	–	–	–	–	–	0	別名:東海豆みそ、名古屋みそ、八丁みそ
(3)	(1200)	(1200)	–	(9)	(0)	–	(0)	(0)	(0)	(2900)	(450)	(0)	(0)	(2)	–	(0)	(0)	(0)	(0)	(0)	(0)	(0)	(0)	(0)	(6)	
0	1300	–	–	16	8	0	0	0	0	3800	730	0	1	4	–	0	0	0	0	0	0	0	0	0	0	別名:インスタントみそ汁
0	670	–	–	7	2	0	0	0	0	1500	220	0	1	2	–	0	0	0	0	0	0	0	0	0	0	別名:インスタントみそ汁
(0)	(410)	(0)	(0)	(80)	(180)	(12)	(0)	(0)	(0)	(860)	(220)	(0)	(0)	(5)	(0)	(0)	(0)	(0)	(0)	(0)	(0)	(0)	(0)	(0)	(0)	原材料配合割合から推計
(2)	(3100)	(2700)	(60)	(16)	(0)	(0)	(1)	(0)	(0)	(4300)	(220)	(0)	(0)	(0)	(0)	(0)	(0)	(0)	(0)	(0)	(0)	(0)	(0)	(0)	(0)	原材料配合割合から推計
(0)	(260)	(0)	(0)	(3)	(0)	(0)	(0)	(0)	(0)	(780)	(150)	(0)	(0)	(0)	(0)	(0)	(0)	(0)	(0)	(0)	(0)	(0)	(0)	(0)	(0)	原材料配合割合から推計
(0)	(290)	(0)	(0)	(3)	(0)	(0)	(0)	(0)	(0)	(870)	(170)	(0)	(0)	(0)	(0)	(0)	(0)	(0)	(0)	(0)	(0)	(0)	(0)	(0)	(0)	原材料配合割合から推計

319

脂肪酸成分表 第1表 調味料及び香辛料類

食品番号	食品名	脂肪酸総量	飽和脂肪酸	一価不飽和脂肪酸	多価不飽和脂肪酸	n-3系多価不飽和脂肪酸	n-6系多価不飽和脂肪酸	4:0 酪酸	6:0 ヘキサン酸	7:0 ヘプタン酸	8:0 オクタン酸	10:0 デカン酸	12:0 ラウリン酸	13:0 トリデカン酸	14:0 ミリスチン酸	15:0 ペンタデカン酸	15:0ant ペンタデカン酸	16:0 パルミチン酸	16:0iso パルミチン酸	17:0 ヘプタデカン酸	17:0ant ヘプタデカン酸	18:0 ステアリン酸	20:0 アラキジン酸	22:0 ベヘン酸	24:0 リグノセリン酸	10:1 デセン酸	14:1 ミリストレイン酸	15:1 ペンタデセン酸	16:1 パルミトレイン酸
		(……… g ………)						(……………………………………………… mg ………………………………………………)																		(…)			
	(ルウ類)																												
17051	**カレールウ**	31.35	14.84	14.85	1.65	0.10	1.55	–	–	–	–	20	110	–	700	70	–	7900	–	230	–	5700	110	28	–	–	150	–	720
17052	**ハヤシルウ**	30.50	15.62	14.00	0.88	0.06	0.82	–	–	–	–	31	31	–	760	92	–	7700	–	310	–	6600	92	31	0	0	92	0	820
	(その他)																												
	お茶漬けの素																												
17125	さけ	(2.59)	(0.68)	(1.03)	(0.88)	(0.66)	(0.23)	(0)	(0)	(0)	(0)	(1)	(0)	(0)	(77)	(5)	(0)	(450)	(0)	(15)	(0)	(130)	(3)	(Tr)	(0)	(0)	(Tr)	(0)	(130)
17136	**キムチの素**	0.73	0.18	0.13	0.42	0.08	0.34	–	–	–	–	Tr	4	–	23	1	–	120	–	3	–	20	3	2	2	0	Tr	0	10
17126	**即席すまし汁**	(0.52)	(0.16)	(0.06)	(0.30)	(0.14)	(0.16)	(0)	(0)	(0)	(0)	(0)	(0)	(0)	(4)	(2)	(0)	(130)	(0)	(0)	(0)	(16)	(2)	(1)	(0)	(0)	(0)	(0)	(9)
	ふりかけ																												
17127	たまご	(18.80)	(4.75)	(7.72)	(6.33)	(0.28)	(6.04)	–	–	–	–	(2)	(Tr)	–	(48)	(9)	–	(3200)	–	(25)	–	(1400)	(67)	(2)	(1)	(0)	(8)	(0)	(300)

〈香辛料類〉

食品番号	食品名	脂肪酸総量	飽和脂肪酸	一価不飽和脂肪酸	多価不飽和脂肪酸	n-3系	n-6系	4:0	6:0	7:0	8:0	10:0	12:0	13:0	14:0	15:0	15:0ant	16:0	16:0iso	17:0	17:0ant	18:0	20:0	22:0	24:0	10:1	14:1	15:1	16:1
	オールスパイス																												
17055	粉	(3.59)	(1.64)	(0.43)	(1.52)	(0.05)	(1.48)	(0)	(0)	–	(0)	(0)	(0)	–	(13)	–	–	(320)	–	–	–	(1300)	–	–	–	–	–	–	(0)
17056	**オニオンパウダー**	(0.77)	(0.23)	(0.21)	(0.33)	(0.02)	(0.31)	(0)	(0)	–	(0)	(0)	(0)	–	(0)	–	–	(120)	–	(0)	–	(24)	(38)	(55)	(0)	–	(0)	(0)	(0)
	からし																												
17057	粉	(13.65)	(0.78)	(8.89)	(3.98)	(1.50)	(2.44)	(0)	(0)	–	(0)	(0)	(0)	–	(0)	–	–	(390)	–	(0)	–	(180)	(110)	(69)	(41)	–	(0)	–	(24)
17058	練り	(13.84)	(0.80)	(9.01)	(4.04)	(1.52)	(2.47)	(0)	(0)	–	(0)	(0)	(0)	–	(0)	–	–	(390)	–	(0)	–	(180)	(110)	(70)	(42)	–	(0)	–	(25)
17059	練りマスタード	(10.12)	(0.58)	(6.59)	(2.95)	(1.11)	(1.80)	(0)	(0)	–	(0)	(0)	(0)	–	(0)	–	–	(290)	–	(0)	–	(130)	(80)	(51)	(31)	–	(0)	–	(18)
17060	粒入りマスタード	(15.27)	(0.88)	(9.94)	(4.45)	(1.67)	(2.72)	(0)	(0)	–	(0)	(0)	(0)	–	(0)	–	–	(430)	–	(0)	–	(200)	(120)	(77)	(46)	–	(0)	–	(27)
17061	**カレー粉**	11.12	1.28	6.44	3.40	0.24	3.16	–	–	–	–	170	11	–	180	11	–	750	–	11	–	130	22	0	0	0	0	0	33
	クローブ																												
17062	粉	(9.36)	(4.13)	(1.46)	(3.77)	(0.81)	(2.87)	(0)	(9)	–	(27)	(140)	(37)	–	(280)	(19)	–	(1900)	–	(46)	–	(710)	(200)	(180)	(510)	–	–	–	(27)
	こしょう																												
17063	黒 粉	(5.76)	(2.56)	(1.36)	(1.84)	(0.28)	(1.56)	(0)	(22)	–	(190)	(66)	(170)	–	(55)	–	–	(980)	–	(0)	–	(600)	–	(0)	–	–	(29)	(0)	(140)
17064	白 粉	(6.14)	(2.73)	(1.45)	(1.96)	(0.30)	(1.66)	(0)	(24)	–	(200)	(71)	(180)	–	(59)	–	–	(1000)	–	(0)	–	(640)	–	(0)	–	–	(31)	(0)	(150)
17065	混合 粉	(5.95)	(2.65)	(1.41)	(1.90)	(0.29)	(1.61)	(0)	(23)	–	(190)	(68)	(180)	–	(57)	–	–	(1000)	–	(0)	–	(620)	–	(0)	–	–	(30)	(0)	(150)
	シナモン																												
17067	粉	(1.86)	(0.97)	(0.69)	(0.19)	(0.03)	(0.12)	(0)	(0)	–	–	(8)	(17)	–	(25)	–	–	(290)	–	(380)	–	(230)	–	–	–	–	(0)	–	(3)
	しょうが																												
17069	おろし	(0.41)	(0.16)	(0.12)	(0.12)	(0.03)	(0.10)	(0)	(0)	–	(6)	(0)	(31)	–	(14)	–	–	(96)	–	(0)	–	(14)	–	–	–	–	(0)	–	(17)
	セージ																												
17070	粉	(8.44)	(5.57)	(1.48)	(1.39)	(0.97)	(0.42)	(0)	(0)	–	(560)	(600)	(240)	–	(570)	–	–	(2500)	–	(0)	–	(990)	–	–	–	–	(0)	–	(95)
	タイム																												
17071	粉	(3.07)	(1.91)	(0.33)	(0.83)	(0.48)	(0.35)	(0)	(0)	–	(170)	(84)	(160)	–	(100)	–	–	(1200)	–	–	–	(200)	–	–	–	–	(0)	–	(0)
17072	**チリパウダー**	(7.85)	(1.41)	(1.84)	(4.60)	(0.30)	(4.30)	(0)	(7)	–	(0)	(7)	(47)	(16)	(110)	–	–	(930)	–	(8)	–	(230)	(32)	(32)	–	–	(0)	–	(47)
	とうがらし																												
17073	粉	(8.08)	(1.83)	(1.54)	(4.70)	(0.37)	(4.33)	(0)	(0)	–	(0)	(17)	(17)	–	(51)	–	–	(1300)	–	(0)	–	(280)	–	–	–	–	–	–	(130)
	ナツメグ																												
17074	粉	(29.81)	(11.31)	(13.28)	(5.22)	(0.10)	(5.12)	(0)	(0)	–	(0)	(0)	–	–	(1100)	–	–	(9100)	–	–	–	(510)	–	–	–	–	–	–	(690)
	にんにく																												
17075	ガーリックパウダー 食塩無添加	0.37	0.10	0.04	0.22	0.02	0.20	–	–	–	–	0	Tr	–	1	1	–	81	–	1	–	11	2	5	2	0	0	0	2
17076	おろし	(0.24)	(0.07)	(0.02)	(0.16)	(0.02)	(0.14)	–	–	–	–	(0)	(Tr)	–	(Tr)	(1)	–	(59)	–	(1)	–	(2)	(2)	(3)	–	–	(0)	–	(2)

17:1 ヘプタデセン酸	18:1 計	18:1 n-9 オレイン酸	18:1 n-7 シス-バクセン酸	20:1 イコセン酸	22:1 ドコセン酸	24:1 テトラコセン酸	16:2 ヘキサデカジエン酸	16:3 ヘキサデカトリエン酸	16:4 ヘキサデカテトラエン酸	18:2 n-6 リノール酸	18:3 n-3 α-リノレン酸	18:3 n-6 γ-リノレン酸	18:4 n-3 オクタデカテトラエン酸	20:2 n-6 イコサジエン酸	20:3 n-3 イコサトリエン酸	20:3 n-6 イコサトリエン酸	20:4 n-3 イコサテトラエン酸	20:4 n-6 アラキドン酸	20:5 n-3 イコサペンタエン酸	21:5 n-3 ヘンイコサペンタエン酸	22:2 ドコサジエン酸	22:4 n-6 ドコサテトラエン酸	22:5 n-3 ドコサペンタエン酸	22:5 n-6 ドコサペンタエン酸	22:6 n-3 ドコサヘキサエン酸	備考
140	14000	–	–	210	0	–	–	–	–	1600	100	–	–	0	–	0	0	–	–	–	–	–	–	–	0	
180	13000	–	–	180	31	0	0	0	0	820	61	0	0	0	–	0	0	0	0	0	0	0	0	0	0	
(16)	(660)	(220)	(10)	(110)	(89)	(18)	(Tr)	(0)	(0)	(180)	(52)	(Tr)	(13)	(4)	(0)	(5)	(16)	(30)	(200)	(Tr)	(0)	(1)	(64)	(5)	(310)	原材料配合割合から推計
1	100	88	15	8	4	1	1	0	Tr	330	33	0	5	1	–	Tr	1	2	19	1	0	0	2	0	23	
(1)	(45)	(0)	(0)	(6)	(1)	(1)	(Tr)	(0)	(0)	(140)	(19)	(0)	(1)	(2)	(0)	(3)	(2)	(9)	(80)	(Tr)	(0)	(Tr)	(2)	(3)	(40)	原材料配合割合から推計
(18)	(7300)	–	–	(59)	(9)	(4)	(1)	(Tr)	(Tr)	(5800)	(77)	(11)	(5)	(16)	–	(21)	(2)	(190)	(88)	(1)	(0)	(Tr)	(11)	(54)	(98)	原材料配合割合から推計
–	(430)	–	–	(0)	(0)	–	–	–	–	(1500)	(45)	–	–	–	–	–	–	(0)	(0)	–	–	–	(0)	–	(0)	米国成分表から推計
(0)	(210)	–	–	(0)	(0)	(0)	–	–	–	(270)	(16)	(0)	(0)	–	–	–	–	(0)	(44)	–	–	–	(0)	–	(0)	米国成分表から推計
(0)	(3300)	–	–	(1600)	(3700)	(250)	–	–	–	(2300)	(1500)	(0)	(0)	(99)	–	–	–	(0)	(0)	–	–	–	(0)	–	(0)	和がらし及び洋がらしを含む。米国成分表から推計
(0)	(3400)	–	–	(1600)	(3700)	(260)	–	–	–	(2400)	(1500)	(0)	(0)	(100)	–	–	–	(0)	(0)	–	–	–	(0)	–	(0)	和風及び洋風を含む。米国成分表から推計
(0)	(2500)	–	–	(1200)	(2700)	(190)	–	–	–	(1700)	(1100)	(0)	(0)	(73)	–	–	–	(0)	(0)	–	–	–	(0)	–	(0)	別名:フレンチマスタード。米国成分表から推計
(0)	(3700)	–	–	(1800)	(4100)	(280)	–	–	–	(2600)	(1700)	(0)	(0)	(110)	–	–	–	(0)	(0)	–	–	–	(0)	–	(0)	別名:あらびきマスタード。米国成分表から推計
11	6300	–	–	33	22	0	0	0	0	3200	240	0	0	0	–	0	0	0	0	0	0	0	0	0	0	
–	(1000)	–	–	(380)	(19)	(0)	–	–	–	(2700)	(610)	(0)	(18)	–	–	–	–	(8)	(110)	(8)	–	(61)	(190)	–	(0)	別名:ちょうじ。米国成分表から推計。C18:2CLAs(61)mg
(0)	(1200)	–	–	(0)	(0)	(0)	–	–	–	(1300)	(280)	(0)	(0)	–	–	–	–	(280)	–	–	–	–	(0)	–	(0)	別名:ブラックペッパー。米国成分表から推計
(0)	(1300)	–	–	(0)	(0)	(0)	–	–	–	(1400)	(300)	(0)	(0)	–	–	–	–	(300)	–	–	–	–	(0)	–	(0)	別名:ホワイトペッパー。米国成分表から推計
(0)	(1200)	–	–	(0)	(0)	(0)	–	–	–	(1300)	(290)	(0)	(0)	–	–	–	–	(290)	–	–	–	–	(0)	–	(0)	米国成分表から推計
(0)	(690)	–	–	(0)	(0)	(0)	–	–	–	(120)	(31)	–	–	–	–	–	–	–	–	–	–	–	(0)	–	(0)	別名:にっけい、にっき。米国成分表から推計
–	(95)	–	–	(6)	(0)	–	–	–	–	(96)	(27)	–	–	–	–	–	–	–	–	–	–	–	(0)	–	(0)	試料:チューブ入り。米国成分表から推計
–	(1400)	–	–	(0)	(0)	–	–	–	–	(420)	(970)	–	–	–	–	–	–	–	–	–	–	–	(0)	–	(0)	米国成分表から推計
–	(330)	–	–	(0)	(0)	–	–	–	–	(350)	(480)	–	(0)	–	–	–	–	(0)	–	–	–	–	(0)	–	(0)	米国成分表から推計
(0)	(1800)	–	–	(8)	(0)	(0)	–	–	–	(4300)	(300)	(8)	(0)	–	–	–	–	(0)	–	–	–	–	(0)	–	(0)	米国成分表から推計
–	(1400)	–	–	(0)	(0)	–	–	–	–	(4300)	(370)	–	–	–	–	–	–	–	–	–	–	–	(0)	–	(0)	別名:一味唐辛子。米国成分表から推計
–	(13000)	–	–	(0)	(0)	–	–	–	–	(5100)	(95)	–	–	–	–	–	–	–	–	–	–	–	(0)	–	(0)	別名:にくずく。米国成分表から推計
Tr	38	–	–	1	3	0	0	Tr	Tr	200	21	0	0	1	–	0	0	0	Tr	0	0	0	0	0	0	
(1)	(12)	–	–	(1)	(Tr)	–	–	–	(0)	(140)	(17)	–	–	(0)	(0)	–	(0)	(0)	–	–	–	–	–	–	–	試料:チューブ入り。06223にんにく生から推計

可食部100g当たり　一価不飽和／多価不飽和　……mg……

脂肪酸成分表　第1表　調味料及び香辛料類・調理済み流通食品類

食品番号	食品名	脂肪酸総量	飽和脂肪酸	一価不飽和脂肪酸	多価不飽和脂肪酸	n-3系 多価不飽和脂肪酸	n-6系 多価不飽和脂肪酸	4:0 酪酸	6:0 ヘキサン酸	7:0 ヘプタン酸	8:0 オクタン酸	10:0 デカン酸	12:0 ラウリン酸	13:0 トリデカン酸	14:0 ミリスチン酸	15:0 ペンタデカン酸	15:0 ant ペンタデカン酸	16:0 パルミチン酸	16:0 iso パルミチン酸	17:0 ヘプタデカン酸	17:0 ant ヘプタデカン酸	18:0 ステアリン酸	20:0 アラキジン酸	22:0 ベヘン酸	24:0 リグノセリン酸	10:1 デセン酸	14:1 ミリストレイン酸	15:1 ペンタデセン酸	16:1 パルミトレイン酸
		(·········· g ··········)						(··· mg ···)																		(·········		·········)
	バジル																												
17077	粉	(2.10)	(1.17)	(0.67)	(0.27)	(0.16)	(0.11)	(0)	(0)	–	(0)	(0)	(0)	(0)	(25)	(0)	–	(560)	–	(0)	–	(580)	(0)	(0)	(0)	–	(0)	(0)	(92)
	パセリ																												
17078	乾	(2.11)	(0.55)	(0.31)	(1.25)	(0.75)	(0.51)	(0)	(0)	–	(0)	(0)	(0)	(0)	(490)	(0)	–	(23)	(2)	(11)	(25)						(0)	(0)	(0)
	パプリカ																												
17079	粉	(10.44)	(1.93)	(1.53)	(6.99)	(0.41)	(6.58)	(0)	(0)	–	(0)	(0)	(61)	(0)	(150)	(0)	–	(1300)	–	(0)	–	(300)	(42)	(42)			(0)	(0)	(62)

〈その他〉

食品番号	食品名	脂肪酸総量	飽和脂肪酸	一価不飽和脂肪酸	多価不飽和脂肪酸	n-3系	n-6系	4:0	6:0	7:0	8:0	10:0	12:0	13:0	14:0	15:0	15:0 ant	16:0	16:0 iso	17:0	17:0 ant	18:0	20:0	22:0	24:0	10:1	14:1	15:1	16:1
	酵母																												
17082	パン酵母　圧搾	1.05	0.19	0.84	0.01	Tr	0.01	–	–	–	–	4	1	–	3	4	–	110	–	12	–	57	0	0	0	0	1	0	410
17083	パン酵母　乾燥	4.53	0.79	3.71	0.04	0.01	0.03	–	–	–	–	0	0	–	12	10	–	470	–	15	–	270	0	0	0	0	0	0	1700
17084	ベーキングパウダー	(0.60)	(0.22)	(0.02)	(0.36)	(0.09)	(0.27)	(0)	(0)	–	(0)	(6)	(27)	–	(6)	–	–	(140)	–	–	–	(27)	–	–	–	–	–	–	(6)

調理済み流通食品類

食品番号	食品名	脂肪酸総量	飽和脂肪酸	一価不飽和脂肪酸	多価不飽和脂肪酸	n-3系	n-6系	4:0	6:0	7:0	8:0	10:0	12:0	13:0	14:0	15:0	15:0 ant	16:0	16:0 iso	17:0	17:0 ant	18:0	20:0	22:0	24:0	10:1	14:1	15:1	16:1
	和風料理　その他																												
18023	松前漬け　しょうゆ漬	0.85	0.28	0.11	0.46	0.43	0.03	–	–	–	–	0	Tr	–	18	3	–	200	–	6	–	45	1	1	0	0	0	0	12
	洋風料理　素揚げ類																												
18015	ミートボール	10.90	3.23	5.33	2.35	0.29	2.05	–	–	–	–	2	7	–	120	13	–	2100	–	34	–	900	27	3	–	–	12	–	380
	洋風料理　フライ用冷凍食品																												
18007	ポテトコロッケ　冷凍	3.36	0.94	1.22	1.19	0.17	1.02	–	–	–	–	Tr	3	–	71	7	–	590	–	15	–	240	14	–	–	–	3	–	83
	中国料理　点心類																												
18002	ぎょうざ	9.52	3.09	4.43	2.00	0.09	1.91	–	–	–	–	3	5	–	100	5	–	2000	–	30	–	920	33	–	–	–	6	–	280
18012	しゅうまい	8.30	2.86	4.05	1.39	0.09	1.30	–	–	–	–	4	7	–	110	6	–	1800	–	31	–	840	18	–	–	–	8	–	290

可食部100g当たり

17:1 ヘプタデセン酸	18:1 計	18:1 n-9 オレイン酸	18:1 n-7 シス・バクセン酸	20:1 イコセン酸	22:1 ドコセン酸	24:1 テトラコセン酸	16:2 ヘキサデカジエン酸	16:3 ヘキサデカトリエン酸	16:4 ヘキサデカテトラエン酸	18:2 n-6 リノール酸	18:3 n-3 α-リノレン酸	18:3 n-6 γ-リノレン酸	18:4 n-3 オクタデカテトラエン酸	20:2 n-6 イコサジエン酸	20:3 n-3 イコサトリエン酸	20:3 n-6 イコサトリエン酸	20:4 n-3 イコサテトラエン酸	20:4 n-6 アラキドン酸	20:5 n-3 イコサペンタエン酸	21:5 n-3 ヘンイコサペンタエン酸	22:2 ドコサジエン酸	22:4 n-6 ドコサテトラエン酸	22:5 n-3 ドコサペンタエン酸	22:5 n-6 ドコサペンタエン酸	22:6 n-3 ドコサヘキサエン酸	備考
…mg………………………………………)							(…………………………………………………… mg …………………………………………………………)																			
(0)	(580)	–	–	(0)	(0)	(0)	–	–	–	(110)	(160)	(2)	(0)	(0)	–	(0)	–	(0)	(0)	–	–	–	(0)	–	(0)	別名：めぼうき、バジリコ。米国成分表から推計
(0)	(310)	–	–	(0)	(0)	(0)	–	–	–	(500)	(750)	(6)	(0)	(0)	–	(0)	–	(0)	(0)	–	–	–	(0)	–	(0)	米国成分表から推計
(0)	(1400)	–	–	(21)	(0)	(0)	–	–	–	(6600)	(410)	(0)	(0)	(0)	–	(0)	–	(0)	(0)	–	–	–	(0)	–	(0)	米国成分表から推計
22	410	–	–	2	0	0	0	0	0	12	2	0	0	0	–	0	0	0	0	0	0	0	0	0	0	別名：イースト
35	2000	–	–	4	0	0	0	0	0	33	7	0	0	0	–	0	0	0	0	0	0	0	0	0	0	別名：ドライイースト
–	(9)	–	–	(0)	(0)	–	–	–	–	(270)	(87)	–	(0)	–	–	(0)	–	(0)	–	–	–	–	(0)	–	(0)	米国成分表から推計
1	56	36	20	32	7	4	0	0	0	7	2	0	3	1	–	0	2	15	120	2	0	0	5	2	300	液汁を除いたもの。するめ、昆布、かずのこ等を含む
19	4800	–	–	93	5	–	–	–	–	2000	290	–	–	25	–	3	–	27	–	–	–	–	–	–	–	別名：肉団子
4	990	–	–	96	47	–	–	–	–	1000	170	–	–	17	–	5	–	–	–	–	–	–	–	–	–	フライ前の食品を冷凍したもの
11	4100	–	–	80	–	–	–	–	–	1900	92	–	–	25	–	1	–	20	–	–	–	–	–	–	–	
22	3600	–	–	85	–	–	–	–	–	1200	88	–	–	37	–	6	–	26	–	–	–	–	–	–	–	

Web 付録

増補 2023 のカラー版が
下記よりダウンロードできます！

https://eiyo21.com/
seibunhyo10240/

日本食品標準成分表 2020 年版（八訂）
炭水化物成分表編

収載にあたって

「日本食品標準成分表 2020 年版（八訂）炭水化物成分表編」には、次の3つの表が収載されている。

本表　可食部 100 g 当たりの炭水化物成分表
　　　（利用可能炭水化物及び糖アルコール）
別表1　可食部 100 g 当たりの食物繊維成分表
別表2　可食部 100 g 当たりの有機酸成分表

本書では、本表、別表ともに収載した。付録のカラー版成分表も同様に、「日本食品標準成分表（八訂）増補2023 炭水化物成分表編」の本表、別表1、別表2を収載した。

本表編の記号

（　）：推計値
Tr ：微量
― ：未測定

日本食品標準成分表2020 年版（八訂）
炭水化物成分表編の説明

利用可能炭水化物、糖アルコール、食物繊維及び有機酸
（文部科学省科学技術・学術審議会資源調査分科会報告を一部改変）

1 炭水化物成分表の目的及び性格

1）目的

炭水化物は、生体内で主にエネルギー源として利用される重要な栄養成分である。これまで日本食品標準成分表（以下「食品成分表」という）及びその追補における炭水化物量は、可食部100 g から水分、たんぱく質、脂質及び灰分等の合計（g）を差し引いた、いわゆる「差引き法による炭水化物」の値を収載するとともに、それに含まれる利用可能炭水化物[注]（単糖当量）、糖アルコール及び食物繊維の値を収載してきた。差引き法による炭水化物については、食品の栄養成分のバランスをつかむ上で有効であるが、でん粉、ぶどう糖、果糖、糖アルコール、食物繊維、酢酸以外の有機酸等の差引き法による炭水化物の構成成分は、ヒトにおける消化の様相やエネルギーとしての利用性等に違いがあることが指摘されている。日本食品標準成分表 2020 年版（八訂）（以下「食品成分表 2020 年版」）では、成分項目群「たんぱく質」と成分項目群「脂質」のエネルギーを、原則として、それぞれアミノ酸組成によるたんぱく質と脂肪酸のトリアシルグリセロール当量で表した脂質を用いて計算することに変更したことに合わせ、炭水化物に由来するエネルギーを、その組成成分をもとに算出する方法に変更することとした。具体的には、成分項目群「炭水化物」に属する成分の消化性に応じて、単糖類、二糖類及びでん粉からなる「利用可能炭水化物（単糖当量）」、ソルビトール、マルチトール等の「糖アルコール」及びヒト小腸の内在性酵素では消化されない、三糖類以上のオリゴ糖類と多糖類と定義される「食物繊維」のそれぞれに異なる換算係数を乗じて、食品中の炭水化物のエネルギーを算出することとした。また、有機酸について

は、従来は酢酸のみをエネルギー計算に利用していたが、全ての有機酸をエネルギー計算に利用することとした。

食品成分表 2020 年版には、エネルギー計算に用いる、利用可能炭水化物（単糖当量）、食物繊維総量、糖アルコール及び有機酸及び差引き法による利用可能炭水化物の量を収載したが、炭水化物成分表編においては、差引き法による炭水化物に含まれる成分の組成を、きめ細かく示すことにより、近年、栄養学的な関心の高まっている各種の糖類や難消化性の炭水化物成分の摂取量の推計が可能となる等、国民の健康づくりに貢献する調査研究の進展や栄養指導の高度化が進むことが期待される。

日本食品標準成分表 2015 年版（七訂）（以下「成分表 2015 年版」という）で初めて策定した炭水化物成分表は、食品中の利用可能炭水化物、糖アルコール及び有機酸の組成を収載していた。今回の改訂においては、追補 2018 年から開始した、AOAC.2011.25 法を用いて測定した食物繊維の収載を充実し、これらの供給と摂取に関する現状と今後のあり方を検討するための基礎資料を提供するものである。さらに、栄養学、食品学、家政学、生活科学、医学、農学等における調査研究分野や様々な疾患に関する臨床分野においても活用が期待される。

このように炭水化物成分表は、国民が日常摂取する食品の利用可能炭水化物、糖アルコール、食物繊維及び有機酸に関する基礎データとして、関係方面での幅広い利用に供することを目的としている。

[注] 国際連合食糧農業機関（FAO）では、「available carbohydrate」を用いている。

2) 性格

　炭水化物成分表は、我が国において常用される重要な食品について、炭水化物のうち、ヒトの酵素により消化され、吸収され、代謝される利用可能炭水化物と糖アルコール及びヒトの酵素による消化はされないが腸内細菌による代謝産物が吸収され、代謝される食物繊維並びに有機酸の標準的な成分値を収載している。

　これらの成分値は、原材料である動植物や菌類の種類、品種、生育環境、加工方法等の諸種の要因により、変動することが知られている。炭水化物成分表の収載値は、炭水化物及び有機酸の成分値の変動要因を十分考慮しながら、日常、市場で入手し得る試料についての分析値を基に、年間を通して普通に摂取する場合の全国的な代表値と考えられる成分値を決定し、1食品1標準成分値を原則として収載している。

3) 経緯

　国際連合食糧農業機関（FAO）では、2003年に公表した技術ワークショップ報告書[1]（以下「FAO報告書（2003）」という）において、炭水化物の成分量の算出に当たっては利用可能炭水化物と食物繊維とを直接分析して求めることを推奨している。

　科学技術・学術審議会資源調査分科会（以下「資源調査分科会」という）では、食品成分表又はそのデータベースに関する国際的な動きとの整合性に配慮していくという観点から、日本食品標準成分表2010（以下「成分表2010」という）の公表前から、利用可能炭水化物を直接分析し、その組成に関する研究、検討を進めてきた。

　さらに、資源調査分科会では食品成分委員会を設置し、その検討の中で成分表2010の改訂に合わせて炭水化物の組成に関する成分表を新規に作成することとし、引き続き主要な食品の炭水化物等の組成に関する情報の集積に努めてきた。

　このような状況を経て、2015（平成27）年12月の成分表2015年版の策定に合わせて、日本食品標準成分表2015年版（七訂）炭水化物成分表編（以下「炭水化物成分表2015年版」という）を取りまとめた。

　食品成分表は、近年、5年おきに策定されているが、一方、利用者の便宜を考え、食品の成分に関する情報を速やかに公開する観点から、次期改訂版公表までの各年に、その時点で食品成分表への収載を決定した食品について、成分表2015年版を追補する食品成分表として公表することとし、2016（平成

28）年、2017（平成29）年及び2018（平成30）年において、日本食品標準成分表2015年版（七訂）追補2016年（以下「追補2016年」という）、同追補2017年（以下「追補2017年」という）及び同追補2018年（以下「追補2018年」という）を策定した。炭水化物等の組成についても、日本食品標準成分表2015年版（七訂）追補2016年炭水化物成分表編（以下「炭水化物成分表追補2016年」という）、同追補2017年炭水化物成分表編（以下「炭水化物成分表追補2017年」という）及び同追補2018年炭水化物成分表編（以下「炭水化物成分表追補2018年」という）として、同様に公表した。

　なお、追補2018年からは、食物繊維の分析法の検証調査[7]の結果を踏まえ、食物繊維の分析法をそれまでのプロスキー変法及びプロスキー法に代えて、難消化性でん粉の全てと低分子量水溶性食物繊維を測定できるAOAC.2011.25法を採用し、炭水化物成分表追補2018年においては、新旧の分析法による食物繊維を併せて収載する別表1を追加した。この変更により、従来の別表であった可食部100g当たりの有機酸については、新たに別表2として収載することとした。

　なお、2019年においても、2019年における日本食品標準成分表2015年版（七訂）のデータ更新（以下「2019年データ更新」という）において炭水化物成分表編を公開している。

　今回、炭水化物成分表2015年版を5年ぶりに改訂する日本食品標準成分表2020年版（八訂）炭水化物成分表編（以下「炭水化物成分表2020年版」という）を公表することとし、炭水化物の組成に基づくエネルギー計算の導入に併せて、その組成に関する情報の充実を図ることとした。

　炭水化物成分表の沿革については、**表1**に示すとおりである。

表1	炭水化物成分表の沿革		
名称		公表年	食品数※（累計）
日本食品標準成分表2015年版（七訂）炭水化物成分表編		2015年（平成27年）	854
日本食品標準成分表2015年版（七訂）追補2016年炭水化物成分表編		2016年（平成28年）	878
日本食品標準成分表2015年版（七訂）追補2017年炭水化物成分表編		2017年（平成29年）	945
日本食品標準成分表2015年版（七訂）追補2018年炭水化物成分表編		2018年（平成30年）	977
2019年における日本食品標準成分表2015年版（七訂）のデータ更新炭水化物成分表編		2019年（令和元年）	1,043
日本食品標準成分表2020年版（八訂）炭水化物成分表編		2020年（令和2年）	1,075

2 炭水化物成分表 2020年版

炭水化物成分表2020年版の成分値は、「本表」に可食部100g当たりの利用可能炭水化物及び糖アルコールの成分値を収載するとともに、「別表1」に食物繊維の成分値、そして「別表2」に有機酸の成分値を収載した。

すなわち、本表には、でん粉、単糖類、二糖類及び糖アルコールを収載した。食品によっては、備考欄に、80%エタノールに可溶性のマルトデキストリン、マルトトリオース等のオリゴ糖類、イソマルトースを記載しているものがある。炭水化物のうち食物繊維については、追補2018年より、難消化性オリゴ糖類及び難消化性でん粉を含む食品の食物繊維分をより適切に定量するため、AOAC.2011.25法による成分値の収載を開始したことから、「別表1」として、従来法（プロスキー変法及びプロスキー法）による食物繊維とAOAC.2011.25法による食物繊維を併記して収載することとした。なお、食品成分表2020年版において食物繊維総量のみを収載したことに伴い、炭水化物成分表2020年版では、食物繊維について、別表1には、従来法のみの収載値がある食品も収載した。有機酸については、FAO/INFOODSが定義する差引き法による炭水化物（CHOCDF）に含まれていることを考慮し、「別表2」として収載した。

各表の名称は下記のとおりとした。

○炭水化物成分表2020年版に収載する成分表の名称と収載している成分の種類

本表　可食部100g当たりの利用可能炭水化物（でん粉、単糖類、二糖類等）、糖アルコール

別表1　可食部100g当たりの食物繊維（プロスキー変法及びプロスキー法によるもの、AOAC.2011.25法によるもの）

別表2　可食部100g当たりの有機酸

1）収載食品

（1）食品群の分類及び配列

食品群の分類及び配列は、食品成分表2020年版に準じ、次のとおりである。

1穀類、2いも及びでん粉類、3砂糖及び甘味類、4豆類、5種実類、6野菜類、7果実類、8きのこ類、9藻類、10魚介類、11肉類、12卵類、13乳類、14油脂類、15菓子類、16し好

飲料類、17調味料及び香辛料類、18調理済み流通食品類

（2）収載食品の概要

収載食品は、原則として炭水化物の含有割合が高い食品、日常的に摂取量の多い食品、原材料的食品及び代表的加工食品とし、原材料的食品は実際の消費形態に近いものを対象とした。

食物繊維については、炭水化物成分表追補2018年及び2019年データ更新においては、AOAC.2011.25法による成分値があるものに限って、従来法であるプロスキー変法等の成分値の比較表として収載していたが、食品成分表2020年版の本表には、水溶性食物繊維、不溶性食物繊維等の食物繊維の内訳を収載しなくなったことに伴い、本編では、これまで食物繊維の成分値を決定したすべての食品（魚介類、肉類等の動物性食品において「(0)」とした食品を含む）を収載することとした。

また、有機酸については、これらの食品のうち、種々の情報から判断して、有機酸の含有量が多いと考えられる食品を中心に選定した。

なお、成分値は、原則として、食品成分表2020年版の本表の水分値で補正して収載した。

この結果、炭水化物成分表2015年版に収載した本表854食

表2　食品群別収載食品数

食品群	食品数				
	本表	増加数	別表1	別表2	増加数
1　穀類	177	45	203	3	3
2　いも及びでん粉類	57	4	62	33	11
3　砂糖及び甘味類	28	5	4	3*	2
4　豆類	81	14	107*	20	16
5　種実類	42	8	46	7	7
6　野菜類	190	25	395	90	62
7　果実類	91	16	181	26	14
8　きのこ類	51	7	55*	15	12
9　藻類	14	-2	57*	7	4
10　魚介類	16	8	4	6	6
11　肉類	42	36	6	48	47
12　卵類	15	-3	0	3	3
13　乳類	48	4	4	40	22
14　油脂類	4	1	0	0	0
15　菓子類	118	-3	166	42	40
16　し好飲料類	21	5	23	7	5
17　調味料及び香辛料類	79	50	65	59	58
18　調理済み流通食品類	1	1	42	0	0
合計	1,075	221	1,420*	409	312

注：別表1は新設のため、収載食品数と増加数は同じとなる。

品に、新たに 221 食品が追加し、計 1,075 食品となった。別表
1 において食物繊維の成分値を収載した食品は 1,416 食品、別
表 2 において有機酸を収載した食品は、炭水化物成分表 2015
年版に収載した 96 食品に、新たに 312 食品を追加し、計 409
食品となった。各表における食品群別の収載食品数は **表2** に
示すとおりである。

（3）食品の名称、分類、配列、食品番号及び索引番号

　食品の名称、分類、配列及び食品番号については、食品成分
表 2020 年版に準じた。この番号は食品成分表 2020 年版等と共
通のものであり、各成分表の収載食品数が異なることから、炭
水化物成分表 2020 年版には収載されない食品番号がある。

※注―本書では、索引番号は省略。

（4）収載食品の留意点

　各食品群及び各食品の詳細な説明については、食品成分表
2020 年版の第 3 章の食品群別留意点を参照されたい。

※注―本書では、第 3 章は省略。

表3 利用可能炭水化物、糖アルコール、食物繊維及び有機酸の測定法

成分項目	成分	測定方法
利用可能炭水化物	でん粉（デキストリン、グリコーゲンを含む）	AOAC.996.11 法。80% エタノール抽出処理により、測定値に影響する可溶性炭水化物（ぶどう糖、麦芽糖、マルトデキストリン等）を除去した。
	ぶどう糖、果糖、ガラクトース、しょ糖、麦芽糖、乳糖及びトレハロース	高速液体クロマトグラフ法
糖アルコール	ソルビトール及びマンニトール	高速液体クロマトグラフ法
食物繊維	AOAC.2011.25 法による食物繊維 ・不溶性、難消化性でん粉、高分子量水溶性、低分子量水溶性、総量 プロスキー変法等による食物繊維 ・不溶性、水溶性、総量	酵素－重量法・高速液体クロマトグラフ法 ・AOAC.2011.25 法 ・プロスキー変法 ・プロスキー法（不溶性と水溶性の分画の困難な藻類等の場合）
有機酸	ギ酸、酢酸、グリコール酸、乳酸、シュウ酸、マロン酸、コハク酸、フマル酸、リンゴ酸、酒石酸、α-ケトグルタル酸、クエン酸、サリチル酸、p-クマル酸、コーヒー酸、フェルラ酸、クロロゲン酸、キナ酸、オロト酸、プロピオン酸及びピログルタミン酸	高速液体クロマトグラフ法
	グルコン酸	酵素法

2）収載成分項目等

（1）利用可能炭水化物及び糖アルコール

　利用可能炭水化物は、でん粉、ぶどう糖、果糖、ガラクトース、
しょ糖、麦芽糖、乳糖及びトレハロースを収載し、糖アルコール
は、ソルビトール及びマンニトールを収載した。80% エタノール
に可溶性のマルトデキストリン、マルトトリオース等のオリゴ糖
類、イソマルトース、マルチトールは備考欄に示した。あわせて、
利用可能炭水化物（単糖当量）及び利用可能炭水化物の合計量（質
量）も収載した。

　でん粉及び二糖類のその単糖当量への換算係数は、FAO/
INFOODS の指針（2012）[3] を参考にして、でん粉及び 80% エタ
ノールに可溶性のマルトデキストリンについては 1.10、マルトト
リオース等のオリゴ糖類については 1.07 とし、二糖類については
1.05 とした。

　また、でん粉については、適用した分析法の特性から、でん粉
以外の 80% エタノール不溶性の多糖類（例えば、デキストリン
やグリコーゲン）も区別せずに測定するため、食品によっては、
これらの多糖類をでん粉として収載している。

　成分項目名は FAO/INFOODS の指針に従って「でん粉」とし
ているため、例えば、きのこ類や魚介類に含まれるグリコーゲン
はでん粉として収載されているが、きのこ類や生の魚介類がでん
粉を含んでいることを示すものではない。

　収載した成分の概要については解説を参考にされたい。また、
これらの測定法の概要は **表3** のとおりである。

※注―本書では、解説は省略。

（2）食物繊維

　食物繊維は、追補 2017 年までは成分表の本表（エネルギー、
一般成分、ビタミン、ミネラル等を収載するもの）のみに収載
し、炭水化物成分表への収載はなかったが、追補 2018 年に係
る成分分析より、コーデックス食品委員会の定義による食物繊
維を測定可能な分析法（AOAC.2011.25 法）を適用したため、
炭水化物成分表追補 2018 年以降の報告では、別表 1 として食
物繊維の成分値を収載することとした。また、食品成分表
2020 年版の本表では、食物繊維の内数（プロスキー変法では
水溶性食物繊維及び不溶性食物繊維、AOAC.2011.25 法では低
分子量水溶性食物繊維、高分子量水溶性食物繊維及び不溶性食
物繊維）の収載はしていない。このため、これまで収載してき
た食物繊維の構成成分については、本炭水化物成分表 2020 年
版に一括して収載することとした。このため、別表 1 では、食

品成分表2020年版の本表に食物繊維を収載した1,420（推定ゼロは含まない）食品を一括して収載した。この際、従来の分析法（プロスキー変法等）と新たな分析法では測定される食物繊維の成分が異なることから、調査時期は異なるものの、両法による成分値について、その内数も含めて、併せて収載し、利用者がその目的に応じて各欄の値を参照できるように配慮した。すなわち、従来法（プロスキー変法等）に基づく成分値として、「水溶性食物繊維」、「不溶性食物繊維」及び「食物繊維総量」を、AOAC.2011.25法に基づく成分値として、「低分子量水溶性食物繊維」、「高分子量水溶性食物繊維」、「不溶性食物繊維」、「難消化性でん粉」及び「食物繊維総量」を収載することとした。なお、「難消化性でん粉」は「不溶性食物繊維」に含まれる内数として収載したが、本表の利用可能炭水化物にあるでん粉量からこの値を差し引くことにより、易消化性でん粉量を計算できる。

（3）有機酸

ギ酸、酢酸、グリコール酸、乳酸、グルコン酸、シュウ酸、マロン酸、コハク酸、フマル酸、リンゴ酸、酒石酸、α-ケトグルタル酸、クエン酸、サリチル酸、p-クマル酸、コーヒー酸、フェルラ酸、クロロゲン酸、キナ酸、オロト酸、プロピオン酸及びピログルタミン酸の22種類を収載した。収載した有機酸は、カルボキシル基を1個から3個もつカルボン酸である。

これらの成分の測定法の概要は 表3 に示した。収載した成分の概要については解説を参考にされたい。

※注—本書では、解説は省略。

（4）備考欄

食品の別名、試料、性状、廃棄部位等を記載した。推計した成分値はその根拠等を記載した。

（5）成分識別子（Component identifier）

各成分項目には成分識別子を付けた。成分識別子には、原則として、FAO/INFOODSのTagnameを用いた。Tagnameではない成分識別子についての説明は次のとおりである。

別表1
FIB-IDF：AOAC.2011.25法による不溶性食物繊維
FIB-SDFP：AOAC.2011.25法による高分子量水溶性食物繊維
FIB-SDFS：AOAC.2011.25法による低分子量水溶性食物繊維
FIB-TDF：AOAC.2011.25法による食物繊維総量
別表2
OROTAC：オロト酸
PYROGAC：ピログルタミン酸

※注—本書では、成分識別子は省略。

3）数値の表示方法

成分値の表示はすべて可食部100g当たりの値とし、数値の表示方法は以下による（表4 参照）。水分、利用可能炭水化物、単糖当量及び糖アルコール及び食物繊維の単位はgとし、小数第2位を四捨五入して小数第1位まで表示した。有機酸の単

表4 **数値の表示方法**

成分項目	成分	単位	最小表示の位	数値の丸め方
水分				
利用可能炭水化物	でん粉、ぶどう糖、果糖、ガラクトース、しょ糖、麦芽糖、乳糖、トレハロース	g	小数第1位	小数第2位を四捨五入
利用可能炭水化物（単糖当量）				
糖アルコール	ソルビトール及びマンニトール			
食物繊維	不溶性食物繊維、難消化性でん粉、高分子量水溶性食物繊維、低分子量水溶性食物繊維、水溶性食物繊維	g	小数第1位	小数第2位を四捨五入
有機酸	ギ酸、酢酸、グリコール酸、乳酸、グルコン酸、シュウ酸、マロン酸、コハク酸、フマル酸、リンゴ酸、酒石酸、α-ケトグルタル酸、クエン酸、サリチル酸、キナ酸、オロト酸、プロピオン酸及びピログルタミン酸	g	小数第1位	小数第2位を四捨五入
	p-クマル酸、コーヒー酸、フェルラ酸及びクロロゲン酸	mg	1の位	小数第1位を四捨五入
	合計	g	小数第1位	小数第2位を四捨五入

位は、下記のものを除き、g とし、小数第 2 位を四捨五入して
小数第 1 位まで表示した。

なお、p-クマル酸、コーヒー酸、フェルラ酸及びクロロゲン
酸については、単位を mg とし、小数第 1 位を四捨五入して整
数表示とした。各成分において、「0」は最小記載量の 1/10 未
満又は検出されなかったことを、「Tr（微量、トレース）」は
最小記載量の 1/10 以上含まれているが、5/10 未満であること
を、「−」は分析をしていない、あるいは情報がないことをそ
れぞれ示す。

推計値は（ ）を付けて収載した（推計値については「2 1）(2)
収載食品の概要」を参照）。

4）食品の調理条件

食品の調理条件は、食品成分表 2020 年版と同様、一般調理
（小規模調理）を想定し基本的な調理条件を定めた。炭水化物
成分表 2020 年版の加熱調理は、ゆで、電子レンジ調理、油い
ため、ソテー、天ぷら及びフライ（素揚げ及び衣付きフライ）
を収載した。加熱調理の調理過程の詳細は、食品成分表 2020
年版の第 1 章 表12 − 表14 を参照されたい。

参考文献

1) Food and Agriculture Organization of the United Nations：Food energy - methods of analysis and conversion factors. Report of a technical workshop. FAO Food and Nutrition paper 77. p. 3-6, (2003)

2) 財団法人日本食品分析センター：日本食品標準成分表における炭水化物量に関する妥当性検証調査成果報告書．平成 22 年度文部科学省委託調査報告書．p. 3-7 (2010)

3) FAO/INFOODS：Guidelines for Converting Units. Denominators and Expressions. version. 1.0 (2012)

4) INTERNATIONAL UNION OF PURE AND APPLIED CHEMISTRY and INTERNATIONAL UNION OF BIOCHEMISTRY AND MOLECULAR BIOLOGY
IUPAC - IUBMB Joint Commission on Biochemical Nomenclature (JCBN)
Nomenclature of Carbohydrates
(Recommendations 1996)
World Wide Web version prepared by G. P. Moss

Department of Chemistry, Queen Mary University of London,
Mile End Road, London, E1 4NS, UK.
http://www.chem.qmul.ac.uk/iupac/2carb（検索：2015 年 8 月 15 日）

5) FAO/INFOODS：Guidelines for Checking Food Composition Data prior to publication of User Table /Database. version. 1.0 (2012)

6) CODEX ALIMEMTAIUS: GUIDELINES ON NUTRITION LABELLING/CAC/ GL 2-1985 (Adopted in 1985. Revised in 1993 and 2011. Amended in 2003, 2006, 2009, 2010, 2012, 2013, 2015, 2016 and 2017. ANNEX adopted in 2011. Revised in 2013, 2015, 2016 and 2017.)

7) 財団法人日本食品分析センター：日本食品標準成分表における新しい食物繊維分析法の妥当性検証調査成果報告書．平成 28 年度文部科学省委託調査報告書．p. 3-7 (2017)

8) Merrill, A.L. and Watt, B.K.：Energy value of foods-basis and derivation-. Agricultural Research Service United States Department of Agriculture. Agriculture Handbook. No. 74 (1955), slightly revised (1973)

可食部 100g当たりの炭水化物成分表（利用可能炭水化物及び糖アルコール）

食品番号	食品名	水分	（単糖当量）利用可能炭水化物	でん粉	ぶどう糖	果糖	ガラクトース	しょ糖	麦芽糖	乳糖	トレハロース	計	ソルビトール	マンニトール	備考
								利用可能炭水化物					糖アルコール		
															可食部100g当たり
															（g）

穀類

アマランサス

| 01001 | 玄穀 | 13.5 | 63.5 | 56.4 | Tr | Tr | – | 1.3 | 0 | (0) | (0) | 57.8 | – | – | |

あわ

| 01002 | 精白粒 | 13.3 | 69.6 | 62.2 | 0 | – | – | 1.0 | 0.1 | (0) | (0) | 63.3 | 0 | – | うるち、もちを含む。歩留り：70～80% |
| 01003 | あわもち | 48.0 | (44.5) | (40.1) | (0) | – | – | (0.4) | (Tr) | (0) | (0) | (40.5) | – | – | 原材料配合割合：もちあわ50、もち米50。01002あわ及び01151もち米から推計 |

えんばく

| 01004 | オートミール | 10.0 | 63.1 | 56.3 | 0 | Tr | – | 1.0 | 0 | (0) | (0) | 57.4 | – | – | 別名：オート、オーツ |

おおむぎ

01005	七分つき押麦	14.0	(71.3)	(64.4)	(Tr)	(0.1)	(0)	(0.3)	(0.1)	(0)	(0)	(64.9)	–	–	歩留り：玄皮麦60～65%、玄裸麦65～70%。01006押麦から推計
01006	押麦 乾	12.7	72.4	65.4	Tr	0.1	Tr	0.3	0.1	0	(0)	65.8	–	–	歩留り：玄皮麦45～55%、玄裸麦55～65%
01170	押麦 めし	68.6	24.2	22.0	0	0	–	0	0	0	(0)	22.0	–	–	乾35g相当量を含む
01007	米粒麦	14.0	68.8	62.1	Tr	Tr	–	0.3	0.1	(0)	(0)	62.5	–	–	別名：切断麦。白麦を含む。歩留り：玄皮麦40～50%、玄裸麦50～60%
01008	大麦めん 乾	14.0	(72.2)	(65.3)	(Tr)	(Tr)	–	(0.3)	(0.1)	(0)	(0)	(65.7)	–	–	原材料配合割合：大麦粉50、小麦粉50。01006押麦及び01019中力粉2等から推計
01009	大麦めん ゆで	70.0	(25.2)	(22.8)	(Tr)	(Tr)	–	(0.1)	(Tr)	(0)	(0)	(22.9)	–	–	原材料配合割合：大麦粉50、小麦粉50。01006押麦及び01019中力粉2等から推計
01010	麦こがし	3.5	(80.1)	(72.3)	(Tr)	(0.1)	(Tr)	(0.3)	(0.1)	(0)	(0)	(72.8)	–	–	別名：こうせん、はったい粉。01006押麦から推計

キヌア

| 01167 | 玄穀 | 12.2 | 60.7 | 52.3 | 0.7 | 0.1 | 0 | 2.3 | 0 | – | – | 55.4 | – | – | |

きび

| 01011 | 精白粒 | 13.8 | 71.5 | 64.5 | 0.1 | – | – | 0.5 | 0 | (0) | (0) | 65.0 | 0.1 | – | うるち、もちを含む。歩留り：70～80% |

こむぎ

[玄穀]

01012	国産 普通	12.5	64.3	57.5	0.1	0	–	0.9	0.1	(0)	(0)	58.5	–	–	
01013	輸入 軟質	10.0	68.4	61.1	0.1	0	–	1.0	0.1	(0)	(0)	62.2	–	–	
01014	輸入 硬質	13.0	62.6	56.0	Tr	Tr	–	0.8	0.1	(0)	(0)	57.0	–	–	

[小麦粉]

01015	薄力粉 1等	14.0	80.3	72.7	Tr	Tr	–	0.3	0.1	(0)	(0)	73.1	–	–	
01016	薄力粉 2等	14.0	77.7	70.2	Tr	Tr	–	0.4	0.1	(0)	(0)	70.7	–	–	
01018	中力粉 1等	14.0	76.4	69.1	Tr	Tr	–	0.2	0.1	(0)	(0)	69.5	–	–	
01019	中力粉 2等	14.0	73.1	66.1	Tr	Tr	–	0.3	0.1	(0)	(0)	66.5	–	–	
01020	強力粉 1等	14.5	73.5	66.5	Tr	Tr	0	0.3	0.1	(0)	(0)	66.8	–	–	
01021	強力粉 2等	14.5	70.0	63.2	Tr	Tr	–	0.3	0.1	(0)	(0)	63.6	–	–	
01023	強力粉 全粒粉	14.5	(61.2)	(55.3)	(Tr)	(Tr)	(0)	(0.2)	(0)	(0)	(0)	(55.6)	–	–	米国成分表から推計
01146	プレミックス粉 お好み焼き用	9.8	74.1	63.6	0.3	0	0	3.0	0.6	0	–	67.6	–	–	
01024	プレミックス粉 ホットケーキ用	11.1	(78.6)	(54.6)	(3.5)	(0.1)	(0)	(12.9)	(0.2)	(1.0)	(0)	(72.4)	–	–	原材料配合割合から推計
01147	プレミックス粉 から揚げ用	8.3	69.4	57.5	0.9	0.1	0	2.1	2.4	0.4	–	63.4	–	–	
01025	プレミックス粉 天ぷら用	12.4	77.1	69.7	Tr	–	–	0.3	0.1	–	–	70.1	–	–	
01171	プレミックス粉 天ぷら用 バッター	65.5	(30.3)	(27.4)	(Tr)	–	–	(0.1)	(Tr)	–	–	(27.6)	–	–	天ぷら粉39、水61。01025プレミックス粉天ぷら用から推計

[パン類]

01026	角形食パン 食パン	39.2	48.2	38.9	1.5	2.2	–	0	1.3	0.2	0.1	44.2	0	–	
01174	角形食パン 焼き	33.6	52.1	42.5	1.5	2.4	–	–	1.4	–	–	47.8	–	–	
01175	角形食パン 耳を除いたもの	44.2	43.9	35.7	1.4	2.0	–	0	1.2	–	–	40.2	–	–	※耳の割合：45%、耳以外の割合：55%
01028	コッペパン	37.0	(49.6)	(41.9)	(Tr)	(Tr)	(0)	(2.2)	(0.1)	(1.1)	(0)	(45.3)	(0)	(0)	原材料配合割合から推計

331

可食部 100g当たりの炭水化物成分表（利用可能炭水化物及び糖アルコール）

食品番号	食品名	水分	利用可能炭水化物（単糖当量）	でん粉	ぶどう糖	果糖	ガラクトース	しょ糖	麦芽糖	乳糖	トレハロース	計	ソルビトール	マンニトール	備考
01030	乾パン	5.5	(82.2)	(71.0)	(Tr)	(Tr)	(0)	(3.2)	(0.1)	(0.5)	(0.1)	(74.9)	(0)	(0)	原材料配合割合から推計
01031	フランスパン	30.0	63.9	56.3	Tr	–	–	0	1.8	–	–	58.2	–	–	
01034	ロールパン	30.7	49.7	39.1	1.8	2.7	–	0.2	1.3	0.4	0.2	45.7	Tr	–	
01036	イングリッシュマフィン	46.0	(40.1)	(33.7)	(0.5)	(0.7)	(0)	(Tr)	(1.8)	(Tr)	(0)	(36.7)			英国成分表から推計
01037	ナン	37.2	(45.6)	(38.8)	(0.6)	(0.7)		(Tr)	(1.1)	(0.3)	(0)	(41.6)			英国成分表から推計
01148	ベーグル	32.3	50.3	40.9	0.8	1.2		0.3	2.5	0	0.3	46.0	Tr	–	
	［うどん・そうめん類］														
01038	うどん　生	33.5	55.0	48.2	0.2	0.2		0.2	1.4		0	50.1	Tr	–	きしめん、ひもかわを含む
01039	うどん　ゆで	75.0	21.4	19.0	Tr	Tr		Tr	0.3		(0)	19.5	0	–	きしめん、ひもかわを含む
01186	うどん　半生うどん	23.8	(63.0)	(55.2)	(0.3)	(0.2)		(0.2)	(1.6)		(0)	(57.4)	(0.1)	–	01038うどん生から推計
01041	干しうどん　乾	13.5	(76.8)	(69.5)	(Tr)	(Tr)		(0.2)	(0.1)		(0)	(69.9)	–	–	01038うどん生から推計
01042	干しうどん　ゆで	70.0	(26.7)	(24.1)	(Tr)	(Tr)		(0.1)	(Tr)		(0)	(24.2)	–	–	01039うどんゆでから推計
01043	そうめん・ひやむぎ　乾	12.5	71.5	62.4	0.1			0.2	2.4		0	65.1	0	–	
01044	そうめん・ひやむぎ　ゆで	70.0	25.6	22.9	0			Tr	0.4		0	23.3	0	–	
01045	手延そうめん・手延ひやむぎ　乾	14.0	69.7	60.7	0.1	0.1	0	0.2	2.5		–	63.5	0	–	
01046	手延そうめん・手延ひやむぎ　ゆで	70.0	(24.3)	(21.2)	(Tr)	(Tr)	(0)	(0.1)	(0.9)		(0)	(22.2)	–	–	01045手延そうめん乾から推計
	［中華めん類］														
01047	中華めん　生	33.0	52.2	46.3	Tr	0	–	0.1	0.9		0.3	47.6	0.1	–	
01048	中華めん　ゆで	65.0	27.7	24.9	Tr	0		Tr	0.1	–	0.1	25.2	Tr	–	
01187	半生中華めん	23.7	(59.5)	(52.7)	(Tr)	(0)		(0.1)	(1.0)		(0.3)	(54.2)	(0.2)	–	01047中華めん生から推計
01049	蒸し中華めん　蒸し中華めん	57.4	33.6	30.2	Tr	0		0.1	0.2	(0)	0	30.6	0.2	–	
01188	蒸し中華めん　ソテー	50.4	39.4	35.5	Tr	0		0.1	0.3	–	0	35.9	0.2	–	
01050	干し中華めん　乾	14.7	71.4	63.6	Tr	Tr		0.2	1.2		0	65.0	0	–	
01051	干し中華めん　ゆで	66.8	28.0	25.1	Tr	0		Tr	0.3		0	25.4	0	–	
01052	沖縄そば　生	32.3	(52.8)	(46.8)				(0.1)	(0.9)	–	(0.3)	(48.1)	–	–	別名：沖縄めん。01047中華めん生から推計
01053	沖縄そば　ゆで	65.5	(27.3)	(24.5)				(Tr)	(0.1)		(0.1)	(24.8)	–	–	別名：沖縄めん。01048中華めんゆでから推計
01054	干し沖縄そば　乾	13.7	(67.3)	(59.6)				(0.1)	(1.1)		(0.3)	(61.3)	–	–	別名：沖縄めん。01047中華めん生から推計
01055	干し沖縄そば　ゆで	65.0	(27.3)	(24.9)				(Tr)	(0.1)		(0.1)	(25.2)	–	–	別名：沖縄めん。01048中華めんゆでから推計
	［即席めん類］														
01056	即席中華めん　油揚げ味付け	2.0	63.0	56.5	Tr	0	–	0.7	0.2	–	0	57.3	0.1	–	別名：インスタントラーメン。添付調味料等を含む
01057	即席中華めん　油揚げ　乾（添付調味料等を含むもの）	3.0	(60.4)	(54.1)	(Tr)	(0)	–	(0.6)	(0.2)	(0)	(0)	(54.9)	(0.1)	–	別名：インスタントラーメン。調理前のもの、添付調味料等を含む。可食部(100g)から脂質量(g)を差し引いた部分について01056即席中華めん油揚げ味付けから推計
01198	即席中華めん　油揚げ　調理後全体（添付調味料等を含むもの）	78.5	(13.4)	(12.0)	(Tr)	(0)		(0.1)	(Tr)	(0)	(0)	(12.2)	(0)	–	添付調味料等を含む。01057即席中華めん、油揚げ、乾から再推計
01189	即席中華めん　油揚げ　ゆで（添付調味料等を含まないもの）	59.8	28.7	25.8	0	0		0.1	0.3	–	0	26.1	0	–	添付調味料等を含まない
01144	即席中華めん　油揚げ　乾（添付調味料等を含まないもの）	3.7	65.2	58.2	Tr	Tr		0.2	0.9		0	59.3	0	–	調理前のもの、添付調味料等を除く
01058	即席中華めん　非油揚げ　乾（添付調味料等を含むもの）	10.0	(65.7)	(58.9)	(Tr)	(0)		(0.7)	(0.2)		(0)	(59.8)	(0.1)	–	別名：インスタントラーメン。調理前のもの、添付調味料等を含む。可食部(100g)から脂質量(g)を差し引いた部分について01056即席中華めん油揚げ味付けから推計
01199	即席中華めん　非油揚げ　調理後全体（添付調味料等を含むもの）	76.2	(17.4)	(15.6)	(Tr)	(0)		(0.2)	(0.1)		(0)	(15.8)	(0)	–	添付調味料等を含む。01058即席中華めん、非油揚げ、乾から再推計
01190	即席中華めん　非油揚げ　ゆで（添付調味料等を含まないもの）	63.9	29.2	26.4	Tr	0		0.1	0.1	–	0.1	26.6	0	–	添付調味料等を含まない
01145	即席中華めん　非油揚げ　乾（添付調味料等を含まないもの）	10.7	74.4	66.8	0.1	Tr		0.2	0.2		0.3	67.7	0	–	調理前のもの、添付調味料等を除く
01193	中華スタイル即席カップめん　油揚げ　塩味　乾（添付調味料等を含むもの）	5.3	57.0	48.3	1.7	0.3		0.9	0.9		0	52.1	0.2	–	調理前のもの、添付調味料等を含む
01201	中華スタイル即席カップめん　油揚げ　塩味　調理後全体（添付調味料等を含むもの）	79.8	(3.8)	(3.2)	(0.1)	(Tr)		(0.1)	(0.1)		0	(3.5)	(Tr)	–	添付調味料等を含む。01193中華スタイル即席カップめん、油揚げ、塩味、乾より推計
01194	中華スタイル即席カップめん　油揚げ　塩味　調理後のめん（スープを残したもの）	62.0	24.9	22.1	0.2	Tr		0.1	0.2		0	22.7	Tr	–	添付調味料等を含む
01191	中華スタイル即席カップめん　油揚げ　しょうゆ味　乾（添付調味料等を含むもの）	9.7	54.7	47.7	0.3	0.1		1.0	0.7		0	49.8	0.2	–	調理前のもの、添付調味料等を含む

食品番号	食品名	水分	利用可能炭水化物（単糖当量）	でん粉	ぶどう糖	果糖	ガラクトース	しょ糖	麦芽糖	乳糖	トレハロース	計	ソルビトール	マンニトール	備考
													（糖アルコール）		
								g							
01200	中華スタイル即席カップめん　油揚げ　しょうゆ味　調理後全体（添付調味料等を含むもの）	80.8	(6.6)	(5.7)	(Tr)	(Tr)	–	(0.1)	(0.1)	–	(0)	(6.0)	(Tr)	–	添付調味料等を含む。01191中華スタイル即席カップめん、油揚げ、しょうゆ味、乾より推計
01192	中華スタイル即席カップめん　油揚げ　しょうゆ味　調理後のめん（スープを残したもの）	69.1	18.3	16.3	Tr	Tr	–	0.1	0.1	–	0	16.7	Tr	–	添付調味料等を含む
01060	中華スタイル即席カップめん　油揚げ　焼きそば　乾（添付調味料等を含むもの）	11.1	59.4	47.3	2.6	0.9	–	2.9	0.7	–	0	54.5	0.1	–	別名：カップ焼きそば。調理前のもの、添付調味料等を含む
01202	中華スタイル即席カップめん　油揚げ　焼きそば　調理後全体（添付調味料等を含むもの）	53.6	(14.7)	(11.7)	(0.6)	(0.2)	–	(0.7)	(0.2)	–	(0)	(13.5)	(Tr)	–	添付調味料等を含む。01060中華スタイル即席カップめん、油揚げ、焼きそば、乾より推計
01061	中華スタイル即席カップめん　非油揚げ　乾（添付調味料を含むもの）	15.2	59.5	51.2	1.1	0.2	–	1.3	0.4	–	0.1	54.3	0.1	–	別名：カップラーメン。調理前のもの、添付調味料等を含む
01203	中華スタイル即席カップめん　非油揚げ　調理後全体（添付調味料等を含むもの）	83.5	(13.3)	(11.5)	(0.3)	(Tr)	–	(0.3)	(0.1)	–	(Tr)	(12.2)	(Tr)	–	添付調味料等を含む。01061中華スタイル即席カップめん、非油揚げ、乾より推計
01195	中華スタイル即席カップめん　非油揚げ　調理後のめん（スープを残したもの）	68.8	25.7	22.9	0.1	Tr	–	0.2	0.1	–	Tr	23.4	0	–	添付調味料等を含む
01062	和風スタイル即席カップめん　油揚げ　乾（添付調味料等を含むもの）	6.2	58.1	48.2	0.2	0.1	–	4.0	0.6	–	0	53.0	0.3	–	別名：カップうどん。調理前のもの、添付調味料等を含む
01204	和風スタイル即席カップめん　油揚げ　調理後全体（添付調味料等を含むもの）	80.5	(7.3)	(6.1)	(Tr)	(Tr)	–	(0.5)	(0.1)	–	(0)	(6.7)	(Tr)	–	添付調味料等を含む。01062和風スタイル即席カップめん、油揚げ、乾より推計
01196	和風スタイル即席カップめん　油揚げ　調理後のめん（スープを残したもの）	64.4	23.3	20.6	Tr	0	–	0.4	0.2	–	0	21.2	Tr	–	添付調味料等を含む
	［マカロニ・スパゲッティ類］														
01063	マカロニ・スパゲッティ　乾	11.3	73.4	64.1	0.1	0.1	–	0.4	2.3	(0)	–	66.9	–	–	
01064	マカロニ・スパゲッティ　ゆで	60.0	31.3	27.9	Tr	Tr	–	0.1	0.5	(0)	–	28.5	–	–	1.5%食塩水でゆでた場合
01149	生パスタ　生	42.0	46.1	36.9	0.2	0.1	–	4.7	–	0.2	–	42.2	–	–	デュラム小麦100%以外のものも含む
	［その他］														
01070	小麦はいが	3.6	29.6	15.6	0	0	–	11.8	Tr	(0)	–	27.5	–	–	試料：焙焼品
01074	ぎょうざの皮　生	32.0	(60.4)	(54.6)	(Tr)	(Tr)	–	(0.2)	(0.1)	(0)	(0)	(54.9)	–	–	01018中力粉1等から推計
01075	しゅうまいの皮　生	31.1	(61.2)	(55.3)	(Tr)	(Tr)	–	(0.2)	(0.1)	(0)	(0)	(55.7)	–	–	01018中力粉1等から推計
01076	ピザ生地	35.3	(53.2)	(45.5)	(0.3)	(0.3)	–	(Tr)	(2.5)	(Tr)	–	(48.5)	–	–	別名：ピザクラスト。英国成分表から推計
01077	パン粉　生	35.0	(51.5)	(41.6)	(1.6)	(2.4)	–	(0)	(1.4)	(0.2)	(0.1)	(47.2)	–	–	01026食パンから推計
01078	パン粉　半生	26.0	(58.6)	(47.4)	(1.8)	(2.7)	–	(0)	(1.6)	(0.2)	(0.1)	(53.8)	–	–	01026食パンから推計
01079	パン粉　乾燥	13.5	(68.5)	(55.4)	(2.1)	(3.1)	–	(0)	(1.9)	(0.3)	(0.1)	(62.9)	–	–	01026食パンから推計
01150	冷めん　生	36.4	57.6	50.7	Tr	0	–	0.1	1.6	–	0	52.4	Tr	–	
	こめ														
	［水稲穀粒］														
01080	玄米	14.9	78.4	70.5	Tr	Tr	0	0.8	0	0	(0)	71.3	–	–	うるち米
01081	半つき米	14.9	81.5	73.6	Tr	Tr	0	0.4	0	(0)	(0)	74.1	–	–	うるち米。歩留り：95～96%
01082	七分つき米	14.9	83.3	75.4	Tr	Tr	0	0.2	0	(0)	(0)	75.8	–	–	うるち米。歩留り：92～94%
01083	精白米　うるち米	14.9	83.1	75.4	0	0	0	0.2	0	0	(0)	75.6	–	–	うるち米。歩留り：90～91%
01151	精白米　もち米	14.9	77.6	70.3	–	–	–	0.3	0	(0)	(0)	70.5	0	–	歩留り：90～91%
01152	精白米　インディカ米	13.7	80.3	72.9	0	0	0	Tr	0	–	–	73.0	–	–	うるち米。歩留り：90～91%
01084	はいが精米	14.9	79.4	71.5	Tr	0	0	0.6	0	(0)	(0)	72.2	–	–	うるち米。歩留り：91～93%
01153	発芽玄米	14.9	76.2	68.8	0.1	0	0	0.4	0	(0)	(0)	69.3	–	–	うるち米
01181	赤米	14.6	71.6	64.1	Tr	Tr	0	1.0	0	–	–	65.2	Tr	–	
01182	黒米	15.2	72.3	64.7	0.1	Tr	0	1.0	0	0	0	65.7	0	–	
	［水稲めし］														
01085	玄米	60.0	35.1	30.9	0.2	0.1	0	0.8	Tr	(0)	(0)	32.0	–	–	うるち米。玄米47g相当量を含む
01086	半つき米	60.0	36.8	33.1	0.2	Tr	0	0.2	0	(0)	(0)	33.5	–	–	うるち米。半つき米47g相当量を含む
01087	七分つき米	60.0	36.8	33.2	0.1	Tr	0	0.1	0	(0)	(0)	33.5	–	–	うるち米。七分つき米47g相当量を含む
01168	精白米　インディカ米	54.0	41.0	37.3	0.1	0	0	0	0	–	–	37.3	–	–	精白米51g相当量を含む
01088	精白米　うるち米	60.0	38.1	34.5	0	0	0	Tr	0	(0)	(0)	34.6	–	–	精白米47g相当量を含む
01154	精白米　もち米	52.1	45.6	41.4	–	–	–	Tr	0	(0)	(0)	41.5	0	–	精白米55g相当量を含む
01089	はいが精米	60.0	37.9	34.2	0.1	0	0	0.2	0	(0)	(0)	34.5	–	–	うるち米。はいが精白米47g相当量を含む
01155	発芽玄米	60.0	33.2	30.0	0.1	0	0	0.2	0	(0)	(0)	30.2	–	–	うるち米。発芽玄米47g相当量を含む

可食部 100g当たりの炭水化物成分表（利用可能炭水化物及び糖アルコール）

食品番号	食品名	水分	(単糖当量)利用可能炭水化物	でん粉	ぶどう糖	果糖	ガラクトース	しょ糖	麦芽糖	乳糖	トレハロース	計	ソルビトール	マンニトール	備考
01183	赤米	61.3	31.0	27.7	Tr	Tr	–	0.4	–	–	–	28.2	0	–	
01184	黒米	62.0	30.9	27.7	0.1	Tr	–	0.3	–	–	–	28.2	–	–	
	[水稲軟めし]														
01185	精白米	71.5	(27.1)	(24.6)	(0.1)	(0)	–	(Tr)	(0)	(0)	(0)	(24.7)	–	–	01088水稲めしうるち米から推計
	[水稲全かゆ]														
01090	玄米	83.0	(14.9)	(13.1)	(0.1)	(Tr)	–	(0.3)	(0)	(0)	(0)	(13.6)	–	–	うるち米。5倍かゆ。玄米20g相当量を含む。01085水稲めし玄米から推計
01091	半つき米	83.0	(15.7)	(14.1)	(0.1)	(Tr)	–	(0.1)	(0)	(0)	(0)	(14.2)	–	–	うるち米。5倍かゆ。半つき米20g相当量を含む。01086水稲めし半つき米から推計
01092	七分つき米	83.0	(15.6)	(14.1)	(0.1)	(Tr)	–	(Tr)	(0)	(0)	(0)	(14.2)	–	–	うるち米。5倍かゆ。七分つき米20g相当量を含む。01087水稲めし七分つき米から推計
01093	精白米	83.0	(16.2)	(14.7)	(Tr)	(0)	–	(0)	(0)	(0)	(0)	(14.7)	–	–	うるち米。5倍かゆ。精白米20g相当量を含む。01088水稲めし精白米うるち米から推計
	[水稲五分かゆ]														
01094	玄米	91.5	(7.5)	(6.6)	(Tr)	(Tr)	–	(0.2)	(0)	(0)	(0)	(6.8)	–	–	うるち米。10倍かゆ。玄米10g相当量を含む。01085水稲めし玄米から推計
01095	半つき米	91.5	(7.8)	(7.0)	(Tr)	(Tr)	–	(Tr)	(0)	(0)	(0)	(7.1)	–	–	うるち米。10倍かゆ。半つき米10g相当量を含む。01086水稲めし半つき米から推計
01096	七分つき米	91.5	(7.8)	(7.1)	(Tr)	(Tr)	–	(Tr)	(0)	(0)	(0)	(7.1)	–	–	うるち米。10倍かゆ。七分つき米10g相当量を含む。01087水稲めし七分つき米から推計
01097	精白米	91.5	(8.1)	(7.3)	(Tr)	(0)	–	(0)	(0)	(0)	(0)	(7.4)	–	–	うるち米。10倍かゆ。精白米10g相当量を含む。01088水稲めし精白米うるち米から推計
	[水稲おもゆ]														
01098	玄米	95.0	(4.4)	(3.9)	(Tr)	(Tr)	–	(0.1)	(0)	(0)	(0)	(4.0)	–	–	うるち米。弱火で加熱、ガーゼでこしたもの。玄米6g相当量を含む。01085水稲めし玄米から推計
01099	半つき米	95.0	(4.6)	(4.1)	(Tr)	(Tr)	–	(Tr)	(0)	(0)	(0)	(4.2)	–	–	うるち米。弱火で加熱、ガーゼでこしたもの。半つき米6g相当量を含む。01086水稲めし半つき米から推計
01100	七分つき米	95.0	(4.6)	(4.2)	(Tr)	(Tr)	–	(Tr)	(0)	(0)	(0)	(4.2)	–	–	うるち米。弱火で加熱、ガーゼでこしたもの。七分つき米6g相当量を含む。01087水稲めし七分つき米から推計
01101	精白米	95.0	(4.8)	(4.3)	(Tr)	(0)	–	(0)	(0)	(0)	(0)	(4.3)	–	–	うるち米。弱火で加熱、ガーゼでこしたもの。精白米6g相当量を含む。01088水稲めし精白米うるち米から推計
	[陸稲穀粒]														
01102	玄米	14.9	(78.4)	(70.5)	(Tr)	(Tr)	(0)	(0.8)	(0)	(0)	(0)	(71.3)	–	–	うるち、もちを含む。01080水稲穀粒玄米から推計
01103	半つき米	14.9	(81.5)	(73.6)	(Tr)	(Tr)	–	(0.4)	(0)	(0)	(0)	(74.1)	–	–	うるち、もちを含む。歩留り:95～96%。01081水稲穀粒半つき米から推計
01104	七分つき米	14.9	(83.3)	(75.4)	(Tr)	(Tr)	–	(0.3)	(0)	(0)	(0)	(75.8)	–	–	うるち、もちを含む。歩留り:93～94%。01082水稲穀粒七分つき米から推計
01105	精白米	14.9	(77.6)	(70.3)	(0)	–	–	(0.3)	(0)	(0)	(0)	(70.5)	–	–	うるち、もちを含む。歩留り:90～92%。01083水稲穀粒精白米うるち米から推計
	[陸稲めし]														
01106	玄米	60.0	(35.1)	(30.9)	(0.2)	(0.1)	–	(0.8)	(Tr)	(0)	(0)	(32.0)	–	–	うるち、もちを含む。玄米47g相当量を含む。01085水稲めし玄米から推計
01107	半つき米	60.0	(36.8)	(33.1)	(0.2)	(Tr)	–	(0.2)	(0)	(0)	(0)	(33.5)	–	–	うるち、もちを含む。半つき米47g相当量を含む。01086水稲めし半つき米から推計
01108	七分つき米	60.0	(36.8)	(33.2)	(0.1)	(Tr)	–	(0.1)	(0)	(0)	(0)	(33.5)	–	–	うるち、もちを含む。七分つき米47g相当量を含む。01087水稲めし七分つき米から推計
01109	精白米	60.0	(38.1)	(34.5)	(0.1)	(0)	–	(Tr)	(0)	(0)	(0)	(34.6)	–	–	うるち、もちを含む。精白米47g相当量を含む。01088水稲めし精白米うるち米から推計
	[うるち米製品]														
01110	アルファ化米　一般用	7.9	87.6	79.5	Tr	0	0	Tr	0	0	0	79.6	–	–	
01156	アルファ化米　学校給食用強化品	7.9	(87.6)	(79.5)	(Tr)	(0)	(0)	(Tr)	(0)	(0)	(0)	(79.6)	–	–	01110アルファ化米、一般用と同値
01111	おにぎり	57.0	39.7	36.0	Tr	0	–	0	0	0	0	36.1	–	–	塩むすび(のり、具材なし)。食塩0.5gを含む
01112	焼きおにぎり	56.0	(40.6)	(36.9)	(Tr)	–	–	(0)	(0)	(0)	(0)	(36.9)	–	–	こいくちしょうゆ6.5gを含む。01111おにぎりから推計
01113	きりたんぽ	50.0	(46.1)	(41.9)	(0.1)	(0)	–	(0)	(0)	(0)	(0)	(41.9)	–	–	01111おにぎりから推計
01114	上新粉	14.0	83.5	75.8	Tr	–	–	0.1	0	0	0	75.9	–	–	
01157	玄米粉	4.6	84.8	77.0	0	0	–	0.1	0	0	0	77.1	–	–	焙煎あり
01158	米粉	11.1	81.7	74.2	Tr	0	–	Tr	0	0	0	74.3	–	–	
01159	米粉パン　小麦グルテン不使用のもの	41.2	55.6	46.5	1.1	1.4	–	0.1	0	0	1.7	50.8	0	–	試料:小麦アレルギー対応食品(米粉100%)
01160	米粉めん	37.0	56.6	51.2	0.1	0	–	Tr	0.1	0	0	51.5	0.2	–	試料:小麦アレルギー対応食品(米粉100%)
01115	ビーフン	11.1	(79.9)	(72.3)	(0.2)	(0)	–	(0.1)	(0.1)	(0)	(0)	(72.7)	–	–	01160米粉めんから推計

可食部 100g 当たりの炭水化物成分表（利用可能炭水化物及び糖アルコール）

食品番号	食品名	水分	(単糖当量) 利用可能炭水化物	でん粉	ぶどう糖	果糖	ガラクトース	しょ糖	麦芽糖	乳糖	トレハロース	計	ソルビトール	マンニトール	備考
											(·········· g ··········)				
01169	ライスペーパー	13.2	85.7	77.9	0	0	0	0	0	–	–	77.9	–	–	別名：生春巻きの皮
01116	米こうじ	33.0	60.3	44.3	11.4	0	0	0	0.3	–	–	55.9	–	–	
	[もち米製品]														
01117	もち	44.5	50.0	45.5	0	0	–	0	0	(0)	0	45.5	–	–	
01118	赤飯	53.0	(41.0)	(37.1)	(0)	–	–	(0.2)	(0)	(0)	(0)	(37.3)	–	–	別名：おこわ、こわめし。原料配合割合：もち米100、ささげ10。01154水稲めし精白米もち米及び04018ささげゆでから推計
01119	あくまき	69.5	(29.0)	(26.3)	(Tr)	–	–	(Tr)	(0)	(0)	(0)	(26.4)	–	–	01154水稲めしもち米から推計
01120	白玉粉	12.5	84.2	76.5	Tr	–	–	Tr	0	(0)	0	76.5	–	–	別名：寒晒し粉（かんざらし）
01121	道明寺粉	11.6	(85.1)	(77.3)	(Tr)	–	–	(Tr)	(0)	(0)	(0)	(77.3)	–	–	01120白玉粉から推計
	[その他]														
01161	米ぬか	10.3	27.5	18.4	0.1	Tr	–	6.8	Tr	(0)	(0)	25.3	–	–	
	そば														
01122	そば粉　全層粉	13.5	70.2	62.7	0.1	Tr	0	1.1	0	0	(0)	63.9	–	–	表層粉の一部を除いたもの。別名：挽きぐるみ
01123	そば粉　内層粉	14.0	81.2	73.5	Tr	Tr	–	Tr	0	0	(0)	73.8	–	–	別名：さらしな粉、ごぜん粉
01124	そば粉　中層粉	13.5	71.3	63.9	Tr	Tr	–	1.0	0	0	(0)	64.9	–	–	
01125	そば粉　表層粉	13.0	45.5	38.9	0.1	0.1	–	2.3	Tr	0	(0)	41.5	–	–	
01126	そば米	12.8	(70.8)	(63.2)	(0.1)	(Tr)	(0)	(1.1)	(0)	(0)	(0)	(64.4)	–	–	別名：そばごめ、むきそば。01122そば粉全層粉から推計
01127	そば　生	33.0	(56.4)	(50.9)	(Tr)	(0)	(0)	(0.3)	(0.1)	(0)	(0)	(51.3)	–	–	別名：そば切り。小麦製品を原料に含む。原材料配合割合から推計
01128	そば　ゆで	68.0	(27.0)	(24.3)	(Tr)	(0)	(0)	(0.2)	(Tr)	(0)	(0)	(24.5)	–	–	別名：そば切り。原材料配合割合から推計
01197	そば　半生そば	23.0	(64.9)	(58.5)	(Tr)	(0)	(Tr)	(0.4)	(0)	(0)	(0)	(59.0)	(0.1)	(0)	原材料配合割合から推計
01129	干しそば　乾	14.0	(72.4)	(65.3)	(Tr)	(Tr)	(0)	(0.4)	(0.1)	(0)	(0)	(65.9)	–	–	原材料配合割合：小麦粉65、そば粉35。原材料配合割合から推計
01130	干しそば　ゆで	72.0	(23.6)	(21.3)	(Tr)	(Tr)	(0)	(0.1)	(Tr)	(0)	(0)	(21.5)	–	–	原材料配合割合から推計
	とうもろこし														
01131	玄穀　黄色種	14.5	71.2	63.4	0.2	0	0	1.1	0	(0)	(0)	64.8	–	–	別名：とうきび
01162	玄穀　白色種	14.5	(71.2)	(63.4)	(0.2)	(0.1)	(0)	(1.1)	(0)	(0)	(0)	(64.8)	–	–	別名：とうきび。01131とうもろこし黄色種から推計
01132	コーンミール　黄色種	14.0	(79.7)	(71.0)	(0.5)	(0.2)	(0)	(0.2)	(0)	(0)	(0)	(72.5)	–	–	別名：とうきび。歩留り：75～80%。米国成分表から推計
01163	コーンミール　白色種	14.0	(79.7)	(71.0)	(0.5)	(0.2)	(0)	(0.7)	(0.2)	(0)	(0)	(72.5)	–	–	別名：とうきび。歩留り：75～80%。米国成分表から推計
01133	コーングリッツ　黄色種	14.0	82.3	74.3	0.1	0	0	0	0	(0)	(0)	74.8	–	–	別名：とうきび。歩留り：44～55%
01164	コーングリッツ　白色種	14.0	(82.3)	(74.3)	(0.1)	(0.1)	(0)	(0)	(0)	(0)	(0)	(74.8)	–	–	別名：とうきび。歩留り：44～55%。01133コーングリッツ黄色種から推計
01134	コーンフラワー　黄色種	14.0	(79.7)	(71.0)	(0.5)	(0.2)	(0)	(0.7)	(0)	(0)	(0)	(72.5)	–	–	別名：とうきび。歩留り：4～12%。米国成分表から推計
01165	コーンフラワー　白色種	14.0	(79.7)	(71.0)	(0.5)	(0.2)	(0)	(0.7)	(0.2)	(0)	(0)	(72.5)	–	–	別名：とうきび。歩留り：4～12%。米国成分表から推計
01136	ポップコーン	4.0	(59.5)	(53.5)	(Tr)	(Tr)	(0)	(0.6)	(0)	(0)	(0)	(54.1)	–	–	別名：とうきび。英国成分表から推計
01137	コーンフレーク	4.5	(89.9)	(75.1)	(1.7)	(1.5)	(0)	(3.9)	(Tr)	(0)	(0)	(82.2)	–	–	別名：とうきび。英国成分表から推計
	ひえ														
01139	精白粒	12.9	77.9	70.5	Tr	0	–	0.3	0	(0)	(0)	70.8	–	–	歩留り：55～60%
	もろこし														
01140	玄穀	12.0	65.6	58.8	0.1	0.1	–	0.7	0	(0)	(0)	59.7	–	–	別名：こうりゃん、ソルガム、たかきび、マイロ
01141	精白粒	12.5	72.0	64.9	0.1	Tr	–	0.5	0	(0)	(0)	65.4	–	–	別名：こうりゃん、ソルガム、たかきび、マイロ。歩留り：70～80%
	ライむぎ														
01142	全粒粉	12.5	61.2	54.5	0.1	0.1	–	1.0	0.1	(0)	(0)	55.7	–	–	別名：黒麦（くろむぎ）
01143	ライ麦粉	13.5	64.4	57.7	0.1	0.1	–	0.6	0.1	(0)	(0)	58.6	–	–	別名：黒麦（くろむぎ）。歩留り：65～75%

いも及びでん粉類

〈いも類〉

食品番号	食品名	水分	(単糖当量)利用可能炭水化物	でん粉	ぶどう糖	果糖	ガラクトース	しょ糖	麦芽糖	乳糖	トレハロース	計	ソルビトール	マンニトール	備考
	アメリカほどいも														
02068	塊根　生	56.5	33.3	26.0	0.1	0.1	0	4.2	0.1	–	–	30.5	–	–	別名：アピオス。廃棄部位：表層及び両端
02069	塊根　ゆで	57.1	30.4	23.0	0.1	0.2	–	4.6	0.1	–	–	27.9	–	–	別名：アピオス。廃棄部位：表皮、剥皮の際に表皮に付着する表層及び両端
	きくいも														
02001	塊茎　生	81.7	(2.8)	(0.3)	(0.4)	(0.4)	–	(1.7)	(0)	(0)	–	(2.7)	–	–	廃棄部位：表層。豪州成分表から推計
02041	塊茎　水煮	85.4	(2.2)	(0.2)	(0.3)	(0.3)	–	(1.3)	(0)	(0)	–	(2.1)	–	–	豪州成分表から推計
	（さつまいも類）														
	さつまいも														
02045	塊根　皮つき　生	64.6	31.0	24.1	0.7	0.5	–	3.0	0.1	(0)	(0)	28.4	–	–	別名：かんしょ（甘藷）。廃棄部位：両端
02046	塊根　皮つき　蒸し	64.2	31.1	14.5	0.6	0.4	–	3.1	10.3	(0)	(0)	28.9	–	–	別名：かんしょ（甘藷）。廃棄部位：両端
02047	塊根　皮つき　天ぷら	52.4	36.3	23.6	0.6	0.5	–	3.1	5.7	–	–	33.5	–	–	別名：かんしょ（甘藷）
02006	塊根　皮なし　生	65.6	30.9	24.5	0.6	0.4	–	2.7	0.1	0	(0)	28.3	–	–	別名：かんしょ（甘藷）。廃棄部位：表層及び両端（表皮の割合：2%）
02007	塊根　皮なし　蒸し	65.6	32.6	17.5	0.5	0.4	–	2.6	9.2	(0)	(0)	30.3	–	–	別名：かんしょ（甘藷）。廃棄部位：表皮及び両端
02008	塊根　皮なし　焼き	58.1	36.7	13.1	0.4	0.4	–	4.7	15.8	(0)	(0)	34.4	–	–	別名：かんしょ（甘藷）、石焼き芋。廃棄部位：表層
02009	蒸し切干	22.2	66.5	21.8	2.6	2.2	–	11.5	24.4	(0)	(0)	62.5	–	–	別名：かんしょ（甘藷）、乾燥いも、干しいも
	むらさきいも														
02048	塊根　皮なし　生	66.0	29.9	22.7	0.8	0.7	–	3.3	0	(0)	(0)	27.5	–	–	別名：かんしょ（甘藷）。廃棄部位：表層及び両端
02049	塊根　皮なし　蒸し	66.2	29.2	13.6	0.7	0.6	–	3.3	9.0	(0)	(0)	27.2	–	–	別名：かんしょ（甘藷）。廃棄部位：表皮及び両端
	（さといも類）														
	さといも														
02010	球茎　生	84.1	11.2	8.7	0.3	0.4	–	0.9	Tr	0	(0)	10.3	–	–	廃棄部位：表層
02011	球茎　水煮	84.0	11.1	8.9	0.2	0.3	–	0.8	0	(0)	(0)	10.2	–	–	
02012	球茎　冷凍	80.9	13.7	11.3	0.1	0.1	–	0.5	0.5	(0)	(0)	12.5	–	–	
	セレベス														
02050	球茎　生	76.4	17.1	14.5	0.1	0.1	–	0.9	Tr	(0)	(0)	15.6	–	–	別名：あかめいも。廃棄部位：表層
02051	球茎　水煮	77.5	16.6	14.3	Tr	0.1	–	0.8	Tr	(0)	(0)	15.2	–	–	別名：あかめいも
	たけのこいも														
02052	球茎　生	73.4	20.4	17.0	0.1	0.2	–	1.1	0.1	(0)	(0)	18.6	–	–	別名：京いも。廃棄部位：表層
02053	球茎　水煮	75.4	19.2	16.3	0.1	0.1	–	1.1	0	(0)	(0)	17.6	–	–	別名：京いも
	みずいも														
02013	球茎　生	70.5	25.3	21.7	0.2	0.1	–	1.0	0.1	(0)	(0)	23.1	–	–	別名：田芋。廃棄部位：表層及び両端
02014	球茎　水煮	72.0	24.1	20.9	0.1	Tr	–	0.9	0	(0)	(0)	22.0	–	–	別名：田芋
	やつがしら														
02015	球茎　生	74.5	20.2	17.4	Tr	Tr	–	0.8	Tr	(0)	(0)	18.4	–	–	廃棄部位：表層
02016	球茎　水煮	75.6	19.9	17.4	Tr	Tr	–	0.7	0.1	(0)	(0)	18.2	–	–	
	じゃがいも														
02063	塊茎　皮つき　生	81.1	15.5	13.4	0.3	0.3	–	0.2	0	(0)	(0)	14.2	(0)	–	別名：ばれいしょ（馬鈴薯）。廃棄部位：損傷部及び芽。ソルビトールは豪州成分表から推計
02064	塊茎　皮つき　電子レンジ調理	77.6	17.1	14.9	0.3	0.3	–	0.3	0	(0)	(0)	15.6	(0)	–	別名：ばれいしょ（馬鈴薯）。損傷部及び芽を除いたもの。ソルビトールは豪州成分表から推計
02065	塊茎　皮つき　フライドポテト（生を揚げたもの）	65.2	23.6	19.8	0.7	0.7	–	0.4	0	(0)	(0)	21.6	(0)	–	別名：ばれいしょ（馬鈴薯）。損傷部及び芽を除いたもの。ソルビトールは豪州成分表から推計
02017	塊茎　皮なし　生	79.8	17.0	14.7	0.3	0.2	–	0.3	0	(0)	(0)	15.5	(0)	–	別名：ばれいしょ（馬鈴薯）。廃棄部位：表層。ソルビトールは豪州成分表から推計

炭水化物成分表　本表　いも及びでん粉類

食品番号	食品名	水分	(単糖当量)利用可能炭水化物	でん粉	ぶどう糖	果糖	ガラクトース	しょ糖	麦芽糖	乳糖	トレハロース	計	ソルビトール	マンニトール	備考
													(糖アルコール)		
02019	塊茎 皮なし 水煮	80.6	16.0	13.9	0.2	0.2	–	0.2	Tr	(0)	(0)	14.6	(0)	–	別名：ばれいしょ（馬鈴薯）。表層を除いたもの。ソルビトールは豪州成分表から推計
02018	塊茎 皮なし 蒸し	78.8	16.6	14.4	0.3	0.2	–	0.3	0	(0)	(0)	15.1	(0)	–	別名：ばれいしょ（馬鈴薯）。廃棄部位：表皮。ソルビトールは豪州成分表から推計
02066	塊茎 皮なし 電子レンジ調理	78.0	17.4	15.1	0.3	0.2	–	0.3	0	(0)	(0)	15.9	(0)	–	別名：ばれいしょ（馬鈴薯）。廃棄部位：表皮。ソルビトールは豪州成分表から推計
02067	塊茎 皮なし フライドポテト（生を揚げたもの）	64.2	25.1	21.0	0.8	0.7	–	0.4	0	(0)	(0)	23.0	(0)	–	別名：ばれいしょ（馬鈴薯）。表層を除いたもの。ソルビトールは豪州成分表から推計
02020	塊茎 皮なし フライドポテト（市販冷凍食品を揚げたもの）	52.9	(27.5)	(24.6)	(0.1)	–	–	(0.2)	0	(0)	–	(25.0)	(0)	–	別名：ばれいしょ（馬鈴薯）。米国成分表から推計。ソルビトールは豪州成分表から推計
02021	乾燥マッシュポテト	7.5	73.5	63.9	1.0	0.9	–	1.2	0	(0)	(0)	67.1	(0)	–	別名：ばれいしょ（馬鈴薯）。ソルビトールは豪州成分表から推計
	ヤーコン														
02054	塊根 生	86.3	0.5	–	0.1	0.1	–	0.3	–	–	–	0.5	–	–	廃棄部位：表層及び両端
	（やまのいも類）														
	ながいも														
02022	いちょういも 塊根 生	71.1	23.6	20.2	0.4	0.4	–	0.5	0	(0)	(0)	21.5	–	–	別名：やまいも、手いも。廃棄部位：表層
02023	ながいも 塊根 生	82.6	14.1	11.8	0.4	0.5	–	0.2	Tr	(0)	(0)	12.9	–	–	別名：やまいも。廃棄部位：表層、ひげ根及び切り口
02024	ながいも 塊根 水煮	84.2	12.9	11.0	0.3	0.4	–	0.2	Tr	(0)	(0)	11.8	–	–	別名：やまいも
02025	やまといも 塊根 生	66.7	26.9	23.4	0.3	0.3	–	0.6	0	(0)	(0)	24.5	–	–	別名：やまいも。伊勢いも、丹波いもを含む。廃棄部位：表層及びひげ根
	じねんじょ														
02026	塊根 生	68.8	25.7	22.7	0.2	0.2	–	0.4	0	(0)	(0)	23.4	–	–	別名：やまいも。廃棄部位：表層及びひげ根
	だいじょ														
02027	塊根 生	71.2	23.7	20.6	0.1	0.2	–	0.7	0	(0)	(0)	21.6	–	–	別名：やまいも、だいしょ。廃棄部位：表層

〈でん粉・でん粉製品〉

食品番号	食品名	水分	(単糖当量)利用可能炭水化物	でん粉	ぶどう糖	果糖	ガラクトース	しょ糖	麦芽糖	乳糖	トレハロース	計	ソルビトール	マンニトール	備考
	（でん粉類）														
02070	おおうばゆりでん粉	16.2	88.3	80.2	0	0	0	0	0	–	–	80.2			
02028	キャッサバでん粉	14.2	(93.8)	(85.3)	(0)	(0)	(0)	(0)	(0)	(0)	(0)	(85.3)			別名：タピオカ。炭水化物と食物繊維総量の差が全てでん粉であると仮定して推計
02029	くずでん粉	13.9	(94.2)	(85.6)	(0)	(0)	(0)	(0)	(0)	(0)	(0)	(85.6)			別名：くず粉。炭水化物と食物繊維総量の差が全てでん粉であると仮定して推計
02030	米でん粉	9.7	(98.2)	(89.3)	(0)	(0)	(0)	(0)	(0)	(0)	(0)	(89.3)			炭水化物と食物繊維総量の差が全てでん粉であると仮定して推計
02031	小麦でん粉	13.1	(94.6)	(86.0)	(0)	(0)	(0)	(0)	(0)	(0)	(0)	(86.0)			炭水化物と食物繊維総量の差が全てでん粉であると仮定して推計
02032	サゴでん粉	13.4	(94.7)	(86.1)	(0)	(0)	(0)	(0)	(0)	(0)	(0)	(86.1)			炭水化物と食物繊維総量の差が全てでん粉であると仮定して推計
02033	さつまいもでん粉	17.5	(90.2)	(82.0)	(0)	(0)	(0)	(0)	(0)	(0)	(0)	(82.0)			別名：かんしょ（甘藷）でん粉。炭水化物と食物繊維総量の差が全てでん粉であると仮定して推計
02034	じゃがいもでん粉	18.0	(89.8)	(81.6)	(0)	(0)	(0)	(0)	(0)	(0)	(0)	(81.6)			別名：ばれいしょ（馬鈴薯）でん粉、かたくり粉。炭水化物と食物繊維総量の差が全てでん粉であると仮定して推計
02035	とうもろこしでん粉	12.8	(94.9)	(86.3)	(0)	(0)	(0)	(0)	(0)	(0)	(0)	(86.3)			別名：コーンスターチ。炭水化物と食物繊維総量の差が全てでん粉であると仮定して推計
	（でん粉製品）														
	くずきり														
02036	乾	11.8	89.6	81.5	0	0	–	0	0	(0)	(0)	81.5	–	–	
02037	ゆで	66.5	32.4	29.4	0	0	–	0	0	(0)	(0)	29.4	–	–	
02056	ごま豆腐	84.8	(7.8)	(6.5)	(0.5)	(0)	(0)	(Tr)	(0.1)	(0)	(0)	(7.2)	–	–	原材料配合割合から推計
	はるさめ														
02039	緑豆はるさめ 乾	11.8	88.5	80.4	0	0	–	0	0	(0)	(0)	80.4	–	–	主原料：緑豆でん粉
02061	緑豆はるさめ ゆで	79.3	19.8	18.0	0	0	–	0	0	(0)	(0)	18.0	–	–	
02040	普通はるさめ 乾	12.9	86.1	78.2	0	0	–	0	0	(0)	(0)	78.2	–	–	主原料：じゃがいもでん粉、さつまいもでん粉
02062	普通はるさめ ゆで	80.0	19.7	17.9	0	0	–	0	0	(0)	(0)	17.9	–	–	

可食部 100g当たりの炭水化物成分表（利用可能炭水化物及び糖アルコール）

食品番号	食品名	水分	(単糖当量)利用可能炭水化物	でん粉	ぶどう糖	果糖	ガラクトース	しょ糖	麦芽糖	乳糖	トレハロース	計	ソルビトール	マンニトール	備考
															(g 当たり)
砂糖及び甘味類															
	（砂糖類）														
03001	黒砂糖	4.4	93.2	(0)	0.6	1.0	–	87.3	Tr	0	(0)	88.9	–	–	別名:黒糖
03030	てんさい含蜜糖	2.0	89.7	–	0.1	0.1		85.1	–		–	85.4	–	–	ラフィノース:4.7g。1-ケストース:0.6g
03002	和三盆糖	0.3	(104.5)	(0)	(0.8)	(0.8)		(98.0)	(0)		(0)	(99.6)	–	–	03004三温糖から推計
	車糖														
03003	上白糖	0.7	104.2	(0)	0.7	0.7		97.9	0		(0)	99.3	–	–	別名:ソフトシュガー。精糖工業会提供資料からしょ糖及び還元糖(ぶどう糖・果糖)の成分値を推計
03004	三温糖	0.9	103.9	(0)	0.8	0.8		97.4	0		(0)	99.0	–	–	別名:ソフトシュガー。精糖工業会提供資料からしょ糖及び還元糖(ぶどう糖・果糖)の成分値を推計
	ざらめ糖														
03005	グラニュー糖	Tr	(104.9)	(0)	(Tr)	(Tr)	–	(99.9)	(0)		(0)	(99.9)	–	–	別名:ハードシュガー。精糖工業会提供資料からしょ糖及び還元糖(ぶどう糖・果糖)の成分値を推計
03006	白ざら糖	Tr	(104.9)	(0)	(0)	(0)		(99.9)	(0)		(0)	(99.9)	–	–	別名:上ざら糖。精糖工業会提供資料からしょ糖及び還元糖(ぶどう糖・果糖)の成分値を推計
03007	中ざら糖	Tr	(104.8)	(0)	(Tr)	(Tr)		(99.8)	(0)		(0)	(99.9)	–	–	別名:黄ざら糖。精糖工業会提供資料からしょ糖及び還元糖(ぶどう糖・果糖)の成分値を推計
	加工糖														
03008	角砂糖	Tr	(104.9)	(0)	(Tr)	(Tr)		(99.9)	(0)		(0)	(99.9)	–	–	精糖工業会提供資料からしょ糖及び還元糖(ぶどう糖・果糖)の成分値を推計
03009	氷砂糖	Tr	(104.9)	(0)	(Tr)	(Tr)		(99.9)	(0)		(0)	(99.9)	–	–	別名:氷糖。精糖工業会提供資料からしょ糖及び還元糖(ぶどう糖・果糖)の成分値を推計
03010	コーヒーシュガー	0.1	104.9	(0)	Tr	Tr		99.9	0		(0)	99.9	–	–	別名:粉砂糖。か(顆)粒を含む。炭水化物が全てしょ糖であると仮定して推計
03011	粉糖	0.3	(104.7)	(0)	(0)	(0)		(99.7)	(0)		(0)	(99.7)	–	–	別名:粉砂糖。か(顆)粒を含む。炭水化物が全てしょ糖であると仮定して推計
	液糖														
03012	しょ糖型液糖	32.1	(71.3)	(0)	(Tr)	(Tr)	(0)	(67.8)	(0)		(0)	(67.9)	–	–	精糖工業会提供資料からしょ糖及び還元糖(ぶどう糖・果糖)の成分値を推計
03013	転化型液糖	23.4	(78.5)	(0)	(19.9)	(18.6)	(0)	(38.1)	(0)		(0)	(76.6)	–	–	精糖工業会提供資料からしょ糖及び還元糖(ぶどう糖・果糖)の成分値を推計
	（でん粉糖類）														
03031	還元麦芽糖	0	(0)	(0)	0	0		0	0	–	–	(0)	Tr	–	別名:マルチトール。マルチトール:98.9g
03032	還元水あめ	30.1	20.3†	6.2†	0	0		0	0		–	18.5†	16.4	–	80%エタノール可溶性のマルトデキストリン:12.3g†。マルチトール:19.6g。マルトトリイトール:8.2g。†は規定法による測定値
03015	粉あめ	3.0	105.9	19.8	3.0	0.1	–	9.4	–		–	97.0	–	–	80%エタノールに可溶性のマルトデキストリン:64.7g
	水あめ														
03024	酵素糖化	15.0	91.3	1.6	2.5	0.1	–	0	38.5	(0)	(0)	85.0	–	–	80%エタノールに可溶性のマルトデキストリン:42.3g
03025	酸糖化	15.0	91.0	1.1	18.2	0.3	–	0	12.9	(0)	(0)	85.0	–	–	80%エタノールに可溶性のマルトデキストリン:52.4g
	ぶどう糖														
03017	全糖	9.0	(91.3)	(0)	(85.5)	(0)	(0)	(0)	(2.7)	(0)	(0)	(91.0)	–	–	日本農林規格の測定方法の特性を考慮して、炭水化物の94%がぶどう糖、6%が麦芽糖として推計
03018	含水結晶	8.7	(91.3)	(0)	(91.3)	(0)	(0)	(0)	(0)	(0)	(0)	(91.3)	–	–	炭水化物が全てぶどう糖であると仮定して推計
03019	無水結晶	0.3	(99.7)	(0)	(99.7)	(0)	(0)	(0)	(0)	(0)	(0)	(99.7)	–	–	炭水化物が全てぶどう糖であると仮定して推計
03020	果糖	0.1	(99.9)	(0)	(0)	(99.9)	(0)	(0)	(0)	(0)	(0)	(99.9)	–	–	炭水化物が全て果糖であると仮定して推計
	異性化液糖														
03026	ぶどう糖果糖液糖	25.0	75.5	(0)	40.8	26.7		0	0.9			75.0	–	–	果糖含有率50%未満のもの。マルトトリオース等のオリゴ糖類:6.6g
03027	果糖ぶどう糖液糖	25.0	75.5	(0)	28.3	39.4		0	0.7			75.0	–	–	果糖含有率50%以上90%未満のもの。マルトトリオース等のオリゴ糖類:6.5g
03028	高果糖液糖	25.0	75.3	(0)	0.9	69.5		0	0			75.0	–	–	果糖含有率90%以上のもの。マルトトリオース等のオリゴ糖類:4.6g
	（その他）														
03029	黒蜜	46.5	(52.2)	(0)	(0.3)	(0.5)		(48.8)	(Tr)			(49.7)	–	–	03001黒砂糖から推計
03022	はちみつ	17.6	75.3	0	33.2	39.7		0.3	1.5	(0)	(0)	75.2	–	–	イソマルトース:0.5g

炭水化物成分表　本表　砂糖及び甘味類

可食部 100g当たりの炭水化物成分表（利用可能炭水化物及び糖アルコール）

食品番号	食品名	水分	利用可能炭水化物(単糖当量)	でん粉	ぶどう糖	果糖	ガラクトース	しょ糖	麦芽糖	乳糖	トレハロース	計	ソルビトール	マンニトール	備考
豆類															
	あずき														
04001	全粒　乾	14.2	46.5	41.7	0	0	Tr	0.6	0	0	(0)	42.3	–	–	
04002	全粒　ゆで	63.9	18.2	16.4	0	0	–	0.1	0	(0)	(0)	16.5	–	–	
04003	ゆで小豆缶詰	45.3	47.7	10.8	0.2	0.2	–	33.7	0	–	–	44.9	–	–	液汁を含む
04004	あん　こし生あん	62.0	26.0	23.6	0	0	–	0	0	(0)	(0)	23.6	–	–	
04005	あん　さらしあん　(乾燥あん)	7.8	52.4	47.4	0	0	–	0.3	0	0	(0)	47.7	–	–	
04101	あん　こし練りあん　(並あん)	35.0	(60.4)	(13.6)	(0.4)	(0.3)	(0)	(39.3)	(1.5)	(0)	(0)	(56.8)	–	–	加糖あん。配合割合:こし生あん100、上白糖70、水あめ7。原料配合割合から推計
04102	あん　こし練りあん　(中割りあん)	33.2	(63.0)	(12.4)	(0.4)	(0.3)	(0)	(43.3)	(1.4)	(0)	(0)	(59.3)	–	–	加糖あん。配合割合:こし生あん100、上白糖85、水あめ7。原料配合割合から推計
04103	あん　こし練りあん　(もなかあん)	25.7	(70.9)	(12.3)	(0.5)	(0.4)	(0)	(50.8)	(1.4)	(0)	(0)	(66.9)	–	–	加糖あん。配合割合:こし生あん100、上白糖100、水あめ7。原料配合割合から推計
04006	あん　つぶし練りあん	39.3	54.7	11.7	0.1	0.1	–	39.6	0	0	(0)	51.6	–	–	別名:小倉あん。加糖あん
	いんげんまめ														
04007	全粒　乾	15.3	41.8	35.7	0	0	–	2.4	0	0	0	38.1	–	–	金時類、白金時類、手亡類、鶉類、大福、虎豆を含む
04008	全粒　ゆで	63.6	17.3	14.9	0	0	–	0.8	0	0	0	15.8	–	–	金時類、白金時類、手亡類、鶉類、大福、虎豆を含む
04009	うずら豆	41.4	45.9	11.6	0.4	0.3	–	28.8	2.1	–	–	43.2	–	–	試料(原材料):金時類。煮豆
	えんどう														
04012	全粒　青えんどう　乾	13.4	42.7	37.0	0	0	–	1.9	0	0	0	38.9	–	–	
04013	全粒　青えんどう　ゆで	63.8	18.8	16.2	0	0	–	0.9	0	0	0	17.2	–	–	
04074	全粒　赤えんどう　乾	13.4	(42.7)	(37.0)	(0)	(0)	–	(1.9)	(0)	(0)	(0)	(38.9)	–	–	04012青えんどう乾から推計
04075	全粒　赤えんどう　ゆで	63.8	(18.8)	(16.2)	(0)	(0)	–	(0.9)	(0)	(0)	(0)	(17.2)	–	–	04013青えんどうゆでから推計
	ささげ														
04017	全粒　乾	15.5	40.7	35.2	Tr	Tr	–	1.8	0	0	0	37.1	–	–	
04018	全粒　ゆで	63.9	18.7	16.4	Tr	Tr	–	0.6	0	Tr	0	17.0	–	–	
	そらまめ														
04019	全粒　乾	13.3	37.6	32.4	Tr	Tr	–	1.9	0	(0)	(0)	34.3	–	–	
	だいず														
	[全粒・全粒製品]														
04104	全粒　青大豆　国産　乾	12.5	8.5	0.6	0.2	0.2	0.1	7.0	Tr	–	–	8.1	–	–	
04105	全粒　青大豆　国産　ゆで	65.5	1.6	0.1	Tr	0	0	1.3	0.1	–	–	1.5	–	–	
04023	全粒　黄大豆　国産　乾	12.4	7.0	0.6	0	0	0.1	5.9	Tr	0	(0)	6.7	–	–	
04024	全粒　黄大豆　国産　ゆで	65.4	1.6	0.2	Tr	Tr	0	1.3	Tr	(0)	(0)	1.5	–	–	
04025	全粒　黄大豆　米国産　乾	11.7	7.0	0.6	0	0	–	6.0	0	0	(0)	6.6	–	–	
04026	全粒　黄大豆　中国産　乾	12.5	7.7	0.6	0	0	–	6.5	0	0	(0)	7.3	–	–	
04027	全粒　黄大豆　ブラジル産　乾	8.3	5.2	0.4	Tr	Tr	–	4.6	0	(n)	(0)	5.0	–	–	
04077	全粒　黒大豆　国産　乾	12.7	7.7	0.6	Tr	Tr	0.1	6.5	0.1	–	–	7.3	–	–	
04106	全粒　黒大豆　国産　ゆで	65.1	1.7	0.2	0	0	0	1.4	0.1	–	–	1.6	–	–	
04080	いり大豆　青大豆	2.7	9.5	0.7	0	0	–	8.3	0	0	0	9.0	–	–	
04078	いり大豆　黄大豆	2.5	7.5	0.5	0	0	–	6.7	0	0	0	7.2	–	–	
04079	いり大豆　黒大豆	2.4	8.8	0.6	0	0	–	7.7	0	0	0	8.3	–	–	
04028	水煮缶詰　黄大豆	71.7	0.9	0.2	0	0	–	0.6	0	0	0	0.8	–	–	液汁を除いたもの
04082	きな粉　青大豆　全粒大豆	5.9	8.7	0.6	0	0	Tr	7.4	0	0	0	8.2	–	–	
04096	きな粉　青大豆　脱皮大豆	5.2	6.8	0.5	(0)	(0)	–	5.9	(0)	(0)	(0)	6.5	–	–	別名:青大豆きな粉、うぐいす色きな粉あるいはうぐいすきな粉
04029	きな粉　黄大豆　全粒大豆	4.0	7.1	0.7	0	0	–	6.1	0	(0)	(0)	6.8	–	–	

食品番号	食品名	水分	（単糖当量）利用可能炭水化物	でん粉	ぶどう糖	果糖	ガラクトース	しょ糖	麦芽糖	乳糖	トレハロース	計	ソルビトール	マンニトール	備考
04030	きな粉 黄大豆 脱皮大豆	2.6	6.8	0.7	0	0	–	5.8	0	(0)	(0)	6.5	–	–	
04031	ぶどう豆	36.0	31.5	0.3	0.2	0.2	–	29.4	0	–	–	30.0	–	–	煮豆
	[豆腐・油揚げ類]														
04032	木綿豆腐	85.9	0.8	0.2	0	0	–	0.6	0	(0)	(0)	0.8	–	–	凝固剤の種類は問わないもの
04097	木綿豆腐 （凝固剤：塩化マグネシウム）	85.9	0.8	0.2	0	0	–	0.6	0	(0)	(0)	0.8	–	–	
04098	木綿豆腐 （凝固剤：硫酸カルシウム）	85.9	0.8	0.2	0	0	–	0.6	0	(0)	(0)	0.8	–	–	
04033	絹ごし豆腐	88.5	1.0	0.2	0	0	–	0.7	Tr	(0)	(0)	0.9	–	–	凝固剤の種類は問わないもの
04099	絹ごし豆腐 （凝固剤：塩化マグネシウム）	88.5	1.0	0.2	0	0	–	0.7	Tr	(0)	(0)	0.9	–	–	
04100	絹ごし豆腐 （凝固剤：硫酸カルシウム）	88.5	1.0	0.2	0	0	–	0.7	Tr	(0)	(0)	0.9	–	–	
04034	ソフト豆腐	88.9	0.4	0.1	0	0	–	0.2	0	(0)	(0)	0.3	–	–	
04035	充てん豆腐	88.6	0.8	0.1	0	0	–	0.7	0	(0)	(0)	0.8	–	–	
04036	沖縄豆腐	81.8	(1.0)	(0.2)	(0)	(0)	–	(0.7)	(0)	(0)	(0)	(1.0)	–	–	別名：島豆腐。04032木綿豆腐から推計
04037	ゆし豆腐	90.0	(0.6)	(0.1)	(0)	(0)	–	(0.4)	(0)	(0)	(0)	(0.5)	–	–	04032木綿豆腐から推計
04038	焼き豆腐	84.8	0.7	0.1	0	0	–	0.5	0	(0)	(0)	0.6	–	–	
04039	生揚げ	75.9	1.2	0.3	0	0	–	0.8	0	(0)	(0)	1.1	–	–	別名：厚揚げ
04040	油揚げ 生	39.9	0.5	0.2	0	0	–	0.3	0	(0)	(0)	0.5	–	–	
04084	油揚げ 油抜き 生	56.9	0.3	0.1	0	0	–	0.2	0	(0)	(0)	0.3	–	–	
04086	油揚げ 油抜き ゆで	72.6	0.1	0.1	0	0	–	0	0	(0)	(0)	0.1	–	–	
04085	油揚げ 油抜き 焼き	40.2	0.4	0.2	0	0	–	0.2	0	(0)	(0)	0.4	–	–	
04095	油揚げ 甘煮	54.9	17.7	0.1	3.1	3.0	0	10.2	0.7	0	–	17.2	–	–	
04041	がんもどき	63.5	2.2	0.9	0	0.1	–	1.0	0	–	–	2.0	–	–	
04042	凍り豆腐 乾	7.2	0.2	0.2	0	0	–	0	0	(0)	(0)	0.2	–	–	別名：高野豆腐。試料：炭酸水素ナトリウム処理製品
04087	凍り豆腐 水煮	79.6	0.1	0.1	0	0	–	0	0	(0)	(0)	0.1	–	–	別名：高野豆腐。湯戻し後、煮たもの
	[納豆類]														
04046	糸引き納豆	59.5	0.3	0.3	0	0	–	0	0	(0)	(0)	0.3	–	–	
04047	挽きわり納豆	60.9	0.2	0.2	0	0	–	0	0	(0)	(0)	0.2	–	–	
	[その他]														
04051	おから 生	75.5	0.6	0.1	0	0	–	0.4	0	(0)	(0)	0.5	–	–	
04089	おから 乾燥	7.1	(2.2)	(0.4)	(0)	(0)	–	(1.6)	(0)	(0)	(0)	(2.1)	–	–	04051おから生から推計
04052	豆乳 豆乳	90.8	1.0	0.1	0	Tr	–	0.8	0	(0)	(0)	0.9	–	–	
04053	豆乳 調製豆乳	87.9	1.9	0.1	0.1	0	–	1.3	0.3	–	–	1.8	–	–	
04054	豆乳 豆乳飲料・麦芽コーヒー	87.4	4.3	0.2	0.3	0.2	–	3.1	0.3	–	–	4.1	–	–	
04057	大豆たんぱく 分離大豆たんぱく 塩分無調整タイプ	5.9	1.1	0.7	0	Tr	–	0.2	Tr	(0)	(0)	1.0	–	–	
04090	大豆たんぱく 分離大豆たんぱく 塩分調整タイプ	5.9	(1.1)	(0.7)	(0)	(Tr)	–	(0.2)	(Tr)	(0)	(0)	(1.0)	–	–	04057大豆たんぱく塩分無調整タイプから推計
04059	湯葉 生	59.1	1.1	0.2	0.1	0.1	–	0.7	0	(0)	(0)	1.0	–	–	
04060	湯葉 干し 乾	6.9	2.7	0.3	0	0	–	2.2	Tr	(0)	(0)	2.6	–	–	
04091	湯葉 干し 湯戻し	72.8	0.4	0.1	0	0	–	0.3	0	(0)	(0)	0.4	–	–	
	つるあずき														
04064	全粒 乾	12.0	39.6	35.2	0	Tr	–	0.8	Tr	(0)	(0)	36.1	–	–	別名：たけあずき
04092	全粒 ゆで	60.5	(17.8)	(15.8)	(0)	(0)	–	(0.4)	(0)	(0)	(0)	(16.2)	–	–	04064つるあずき乾から推計
	ひよこまめ														
04065	全粒 乾	10.4	41.3	35.4	0	Tr	–	2.3	0	(0)	(0)	37.7	–	–	別名：チックピー、ガルバンゾー
04066	全粒 ゆで	59.6	20.0	17.4	0	0	–	0.8	0	(0)	(0)	18.2	–	–	別名：チックピー、ガルバンゾー

食品番号	食品名	水分	（単糖当量）利用可能炭水化物	でん粉	ぶどう糖	果糖	ガラクトース	しょ糖	麦芽糖	乳糖	トレハロース	計	ソルビトール	マンニトール	備考
							可食部 100g当たり						糖アルコール		
							利用可能炭水化物								
												g			
	べにばないんげん														
04068	全粒　乾	15.4	36.2	28.6	0	0	–	4.6	0	(0)	(0)	33.1	–	–	別名:はなまめ
04069	全粒　ゆで	69.7	13.3	10.6	0	0	–	1.5	0	(0)	(0)	12.1	–	–	別名:はなまめ
	らいまめ														
04070	全粒　乾	11.7	37.2	32.6	Tr	0	–	1.2	0	(0)	(0)	33.8	–	–	別名:ライマビーン、バタービーン
04093	全粒　ゆで	62.3	(16.4)	(14.4)	(0)	(0)	(0)	(0.5)	(0)	(0)	(0)	(14.9)	–	–	別名:ライマビーン、バタービーン。04070らいまめ乾から推計
	りょくとう														
04071	全粒　乾	10.8	45.4	39.9	0	0	Tr	1.4	0	0	(0)	41.4	–	–	別名:やえなり
04072	全粒　ゆで	66.0	17.7	15.9	0	Tr	–	1.2	0	(0)	(0)	16.1	–	–	別名:やえなり
	レンズまめ														
04073	全粒　乾	12.0	45.2	40.0	Tr	Tr	–	1.0	Tr	(0)	(0)	41.1	–	–	別名:ひらまめ
04094	全粒　ゆで	57.9	(23.3)	(20.6)	(Tr)	(0)	–	(0.6)	(0)	(0)	(0)	(21.2)	–	–	別名:ひらまめ。04073レンズまめ乾から推計
種実類															
	アーモンド														
05001	乾	4.7	5.5	0.1	Tr	Tr	–	5.1	0	0	(0)	5.2	–	–	
05002	フライ　味付け	1.8	4.9	0.2	0	0	–	4.5	0	(0)	–	4.6	–	–	乳糖は米国成分表から推計
05040	いり　無塩	1.8	(5.9)	(0.7)	(Tr)	(Tr)	(0)	(4.8)	(0.1)	(0)	(0)	(5.6)	–	–	米国成分表から推計
	あさ														
05003	乾	4.6	2.6	0.1	Tr	Tr	–	2.3	0	0	(0)	2.5	–	–	
	あまに														
05041	いり	0.8	1.2	0.2	0	0	–	0.9	0	(0)	–	1.2	–	–	
	えごま														
05004	乾	5.6	2.5	0.3	0.2	0.1	–	1.7	0	0	(0)	2.4	–	–	別名:あぶらえ
	カシューナッツ														
05005	フライ　味付け	3.2	(18.6)	(11.9)	(0)	(0)	–	(5.3)	(0)	(0)	(0)	(17.2)	–	–	英国成分表から推計。ガラクトースは米国成分表から推計
	かぼちゃ														
05006	いり　味付け	4.5	(2.1)	(0.7)	(0.1)	(0.1)	–	(1.1)	–	–	–	(2.0)	–	–	廃棄部位:種皮。米国成分表から推計
	ぎんなん														
05008	生	57.4	33.4	29.0	0.1	Tr	–	1.2	Tr	(0)	(0)	30.4	–	–	廃棄部位:殻及び薄皮
05009	ゆで	56.9	33.6	29.3	Tr	Tr	–	1.2	Tr	(0)	(0)	30.6	–	–	薄皮を除いたもの
	（くり類）														
	日本ぐり														
05010	生	58.8	33.5	26.2	Tr	Tr	–	4.3	Tr	0	(0)	30.6	–	–	廃棄部位:殻(鬼皮)及び渋皮(包丁むき)
05011	ゆで	58.4	32.8	25.8	Tr	Tr	–	4.3	0	(0)	(0)	30.0	–	–	廃棄部位:殻(鬼皮)及び渋皮
	中国ぐり														
05013	甘ぐり	44.4	(43.9)	(34.4)	(Tr)	(Tr)	–	(5.7)	(Tr)	(0)	(0)	(40.2)	–	–	別名:あまぐり。廃棄部位:殻(鬼皮)及び渋皮。05011日本ぐりゆでから推計
	くるみ														
05014	いり	3.1	2.8	0.1	0	0	–	2.5	0	(0)	(0)	2.6	–	–	
	けし														
05015	乾	3.0	3.3	0	0	0	–	3.2	0	(0)	(0)	3.2	–	–	別名:ポピーシード
	ココナッツ														
05016	ココナッツパウダー	2.5	(6.4)	(0)	(Tr)	(0.8)	(0)	(5.3)	(0)	(0)	(0)	(2.7)	–	–	英国成分表から推計

可食部 100g当たりの炭水化物成分表（利用可能炭水化物及び糖アルコール）

食品番号	食品名	可食部100g当たり 水分	(単糖当量) 利用可能炭水化物	でん粉	ぶどう糖	果糖	ガラクトース	しょ糖	麦芽糖	乳糖	トレハロース	計	糖アルコール ソルビトール	マンニトール	備考
	ごま														
05017	乾	4.7	1.0	0.2	0	0	–	0.7	0	0	(0)	0.9	–	–	試料:洗いごま
05018	いり	1.6	0.8	0.2	0	0	–	0.6	0	(0)	(0)	0.7	–	–	
05019	むき	4.1	0.6	0	0	0	–	0.5	Tr	(0)	(0)	0.5	–	–	
05042	ねり	0.5	(0.8)	(0.2)	(0)	(0)	–	(0.6)	(0)	(0)	(0)	(0.8)	–	–	05018ごまいりから推計
	すいか														
05021	いり　味付け	5.9	2.3	0.2	0	0	–	2.0	0	(0)	–	2.2	–	–	廃棄部位:種皮
	チアシード														
05046	乾	6.5	0.9	0.2	0	0	–	0.7	0	(0)	(0)	0.9	–	–	
	はす														
05023	未熟　生	77.5	(13.2)	(11.5)	(Tr)	(Tr)	–	(0.5)	(0)	(0)	(0)	(12.0)	–	–	廃棄部位:殻及び薄皮。05024はす成熟乾から推計
05024	成熟　乾	11.2	52.1	45.4	0.1	0.1	–	1.8	0	(0)	(0)	47.4	–	–	殻、薄皮及び幼芽を除いたもの
05043	成熟　ゆで	66.1	(19.9)	(17.4)	(Tr)	(Tr)	–	(0.7)	(0)	(0)	(0)	(18.1)	–	–	幼芽を除いたもの。05024はす成熟乾から推計
	（ひし類）														
	ひし														
05025	生	51.8	15.6	12.8	0.1	0.2	–	1.3	0	(0)	(0)	14.3	–	–	廃棄部位:果皮
	とうびし														
05047	生	64.3	30.5	26.6	0.2	0.2	0	0.8	0	–	–	27.8	–	–	廃棄部位:皮
05048	ゆで	65.5	28.2	24.6	0.2	0.3	Tr	0.6	–	–	–	25.7	–	–	廃棄部位:皮
	ピスタチオ														
05026	いり　味付け	2.2	(8.2)	(2.3)	(Tr)	(Tr)	(0)	(5.4)	(0)	(0)	(0)	(7.7)	–	–	廃棄部位:殻。英国成分表から推計
	ひまわり														
05027	フライ　味付け	2.6	(15.4)	(12.7)	(0)	(0)	(0)	(1.4)	(0)	(0)	(0)	(14.0)	–	–	可食部(100g)から脂質量(g)を差し引いた部分について英国成分表から推計
	ブラジルナッツ														
05028	フライ　味付け	2.8	(3.1)	(0.6)	(0)	(0)	(0)	(2.3)	(0)	(0)	(0)	(2.9)	–	–	英国成分表から推計。ガラクトースは米国成分表から推計
	ヘーゼルナッツ														
05029	フライ　味付け	1.0	(4.9)	(1.0)	(0.1)	(0.1)	(0)	(3.5)	(0)	(0)	(0)	(4.6)	–	–	別名:ヘイゼルナッツ、西洋はしばみ、フィルバート。薄皮を除いたもの。米国成分表から推計
	ペカン														
05030	フライ　味付け	1.9	(5.9)	(1.4)	(0.3)	(0.3)	(0)	(3.6)	(0)	(0)	(0)	(5.6)	–	–	英国成分表から推計
	マカダミアナッツ														
05031	いり　味付け	1.3	(4.8)	(0.7)	(0.1)	(0.1)	(0)	(3.6)	(0)	(0)	(0)	(4.5)	–	–	英国成分表から推計
	まつ														
05032	生	2.5	(4.0)	(0.1)	(0.1)	(0.1)	(0)	(3.5)	(0)	(0)	(0)	(3.8)	–	–	英国成分表から推計。ガラクトースは米国成分表から推計
05033	いり	1.9	5.4	1.6	0	0	–	3.5	0	(0)	(0)	5.1	–	–	
	らっかせい														
05034	大粒種　乾	6.0	10.7	4.3	0	0	–	5.7	0	(0)	(0)	10.0	–	–	別名:なんきんまめ、ピーナッツ
05035	大粒種　いり	1.7	10.8	4.5	0	0	–	5.5	0	(0)	(0)	10.1	–	–	別名:なんきんまめ、ピーナッツ
05044	小粒種　乾	6.0	(10.7)	(4.3)	(0)	(0)	–	(5.7)	(0)	(0)	(0)	(10.0)	–	–	別名:なんきんまめ、ピーナッツ。05034大粒種乾から推計
05045	小粒種　いり	2.1	(10.7)	(4.5)	(0)	(0)	–	(5.5)	(0)	(0)	(0)	(10.0)	–	–	別名:なんきんまめ、ピーナッツ。05035大粒種いりから推計
05036	バターピーナッツ	2.4	8.9	3.9	0	0	–	4.4	0	–	–	8.3	–	–	
05037	ピーナッツバター	1.2	19.8	3.9	0	Tr	–	14.7	0	–	–	18.6	–	–	

可食部 100g 当たりの炭水化物成分表（利用可能炭水化物及び糖アルコール）

食品番号	食品名	水分	利用可能炭水化物(単糖当量)	でん粉	ぶどう糖	果糖	ガラクトース	しょ糖	麦芽糖	乳糖	トレハロース	計	ソルビトール	マンニトール	備考
	野菜類														
	アーティチョーク														
06001	花らい 生	85.1	(1.0)	(0)	(0.2)	(Tr)	(0)	(0.7)	(0)	(0)	(0)	(0.9)	–	–	別名：ちょうせんあざみ。廃棄部位：花床の基部及び総包の一部。米国成分表から推計
06002	花らい ゆで	85.9	(0.9)	(0)	(0.2)	(Tr)	(0)	(0.6)	(0)	(0)	(0)	(0.9)	–	–	別名：ちょうせんあざみ。廃棄部位：花床の基部及び総包の一部。米国成分表から推計
	アスパラガス														
06007	若茎 生	92.6	2.1	0	0.8	1.1	–	0.2	0	(0)	–	2.1	–	–	試料：グリーンアスパラガス。廃棄部位：株元
06008	若茎 ゆで	92.0	(2.3)	(0)	(0.8)	(1.2)	–	(0.2)	(0)	(0)	–	(2.3)	–	–	試料：グリーンアスパラガス。株元を除いたもの。06007アスパラガス生から推計
06327	若茎 油いため	88.3	(2.3)	(0)	(0.8)	(1.2)	–	(0.2)	(0)	(0)	–	(2.3)	–	–	試料：グリーンアスパラガス。株元を除いたもの。可食部(100g)から脂質量(g)を差し引いた部分について06007アスパラガス生から推計
06009	水煮缶詰	91.9	(2.3)	(0)	(0.8)	(1.2)	–	(0.2)	(0)	(0)	–	(2.3)	–	–	試料：ホワイトアスパラガス。液汁を除いたもの。06007アスパラガス生から推計
	いんげんまめ														
06010	さやいんげん 若ざや 生	92.2	2.2	0.4	0.5	0.9	–	0.3	Tr	(0)	–	2.2	–	–	別名：さいとう(菜豆)、さんどまめ。廃棄部位：すじ及び両端
06011	さやいんげん 若ざや ゆで	91.7	(2.4)	(0.4)	(0.5)	(1.0)	–	(0.3)	(Tr)	(0)	–	(2.3)	–	–	別名：さいとう(菜豆)、さんどまめ。すじ及び両端を除いたもの。06010さやいんげん生から推計
	うるい														
06363	葉 生	92.8	1.2	Tr	0.6	0.4	–	0.1	0	–	–	1.1	–	–	別名：ウリッパ、アマナ、ギンボ等。廃棄部位：株元
	えだまめ														
06015	生	71.7	4.7	2.9	0.1	Tr	Tr	1.3	Tr	0	–	4.3	–	–	廃棄部位：さや
06016	ゆで	72.1	(4.6)	(2.8)	(0.1)	(Tr)	(Tr)	(1.3)	(Tr)	(0)	–	(4.3)	–	–	廃棄部位：さや。06015えだまめ生から推計
06017	冷凍	67.1	5.3	2.2	0.1	0.1	–	1.5	1.0	(0)	–	4.9	–	–	廃棄部位：さや
	（えんどう類）														
	さやえんどう														
06020	若ざや 生	88.6	4.2	0.7	2.4	0.1	–	0.8	0	(0)	–	4.1	–	–	別名：きぬさやえんどう。廃棄部位：すじ及び両端
06021	若ざや ゆで	89.1	(4.0)	(0.7)	(2.3)	(0.1)	–	(0.8)	(0)	(0)	–	(3.9)	–	–	別名：きぬさやえんどう。すじ及び両端を除いたもの。06020さやえんどう生から推計
	スナップえんどう														
06022	若ざや 生	86.6	(5.9)	(1.2)	(2.1)	(1.9)	(0)	(0.5)	(0)	(0)	(0)	(5.7)	–	–	別名：スナックえんどう。廃棄部位：すじ及び両端。米国成分表から推計
	グリンピース														
06023	生	76.5	12.8	9.1	0	0	–	2.7	0	(0)	–	11.8	–	–	別名：みえんどう。さやを除いたもの
06024	ゆで	72.2	(15.2)	(10.8)	(0)	(0)	–	(3.1)	(0)	(0)	–	(13.9)	–	–	別名：みえんどう。さやを除いたもの。06023グリンピース生から推計
06025	冷凍	75.7	11.4	6.9	0	0	–	3.6	0	(0)	–	10.5	–	–	別名：みえんどう
06374	冷凍 ゆで	74.6	11.6	7.7	0	0	–	3.0	0	(0)	–	10.7	–	–	別名：みえんどう
06375	冷凍 油いため	70.1	11.8	7.3	0	0	–	3.7	0	(0)	–	10.9	–	–	別名：みえんどう
06026	水煮缶詰	74.9	(11.8)	(7.1)	(0)	(0)	–	(3.8)	(0)	(0)	–	(10.9)	–	–	別名：みえんどう。液汁を除いたもの。06025グリンピース冷凍から推計
	オクラ														
06032	果実 生	90.2	1.9	0	0.6	0.6	–	0.7	0	(0)	–	1.9	–	–	廃棄部位：へた
06033	果実 ゆで	89.4	(2.1)	(0)	(0.7)	(0.7)	–	(0.7)	(Tr)	(0)	–	(2.1)	–	–	廃棄部位：へた。06032オクラ生から推計
	かぶ														
06036	根 皮つき 生	93.9	3.0	Tr	1.6	1.4	–	0	–	(0)	–	3.0	–	–	別名：かぶら、すずな。廃棄部位：根端及び葉柄基部
06037	根 皮つき ゆで	93.8	(3.1)	(Tr)	(1.7)	(1.4)	–	(0)	–	(0)	–	(3.1)	–	–	別名：かぶら、すずな。根端及び葉柄基部を除いたもの。06036かぶ皮つき生から推計
06038	根 皮なし 生	93.9	3.5	0	1.8	1.6	–	0.1	Tr	(0)	–	3.5	–	–	別名：かぶら、すずな。廃棄部位：根端、葉柄基部及び皮
06039	根 皮なし ゆで	93.7	(3.6)	(0)	(1.9)	(1.6)	–	(0.1)	(Tr)	(0)	–	(3.6)	–	–	別名：かぶら、すずな。根端、葉柄基部及び皮を除いたもの。06038かぶ根むき生から推計
	（かぼちゃ類）														
	日本かぼちゃ														
06046	果実 生	86.7	8.3	3.1	1.4	1.4	–	1.9	0	(0)	–	7.8	–	–	別名：とうなす、ぼうぶら、なんきん。廃棄部位：わた、種子及び両端

炭水化物成分表　本表　野菜類

食品番号	食品名	水分	利用可能炭水化物（単糖当量）	でん粉	ぶどう糖	果糖	ガラクトース	しょ糖	麦芽糖	乳糖	トレハロース	計	ソルビトール	マンニトール	備考
															（利用可能炭水化物 / 糖アルコール）（g）
06047	果実　ゆで	84.0	(9.9)	(3.8)	(1.7)	(1.7)	–	(2.2)	(0)	(0)	–	(9.4)	–	–	別名：とうなす、ぼうぶら、なんきん。わた、種子及び両端を除いたもの。06046日本かぼちゃ生から推計
	西洋かぼちゃ														
06048	果実　生	76.2	17.0	8.6	1.2	0.9	–	5.2	0	(0)	–	15.9	–	–	別名：くりかぼちゃ。廃棄部位：わた、種子及び両端。乳糖は豪州成分表から推計
06049	果実　ゆで	75.7	(17.4)	(8.8)	(1.3)	(0.9)	–	(5.3)	(0)	(0)	–	(16.2)	–	–	別名：くりかぼちゃ。わた、種子及び両端を除いたもの。06048西洋かぼちゃ生から推計。乳糖は豪州成分表から推計
06332	果実　焼き	68.2	(22.8)	(11.5)	(1.7)	(1.2)	–	(6.9)	(0)	(0)	–	(21.3)	–	–	別名：くりかぼちゃ。わた、種子及び両端を除いたもの。06048西洋かぼちゃ生から推計。乳糖は豪州成分表から推計
06050	果実　冷凍	78.1	(15.7)	(7.9)	(1.1)	(0.8)	–	(4.8)	(0)	(0)	–	(14.6)	–	–	別名：くりかぼちゃ。06048西洋かぼちゃ生から推計
	カリフラワー														
06054	花序　生	90.8	3.2	0.3	1.3	1.1	–	0.5	0	(0)	–	3.2	–	–	別名：はなやさい。廃棄部位：茎葉
06055	花序　ゆで	91.5	(3.0)	(0.3)	(1.2)	(1.0)	–	(0.5)	(0)	(0)	–	(2.9)	–	–	別名：はなやさい。茎葉を除いたもの。06054カリフラワー生から推計
	かんぴょう														
06056	乾	19.8	33.3	0.7	16.3	16.2	–	0	Tr	(0)	–	33.2	–	–	
06057	ゆで	91.6	(3.5)	(0.1)	(1.7)	(1.7)	–	(0)	(0)	(0)	–	(3.5)	–	–	06056かんぴょう乾から推計
06364	甘煮	57.6	26.7	0.2	1.3	0.8	0.1	22.6	0.5	0	–	25.5	–	–	
	（キャベツ類）														
	キャベツ														
06061	結球葉　生	92.7	3.5	0.1	1.8	1.4	–	0.1	0	(0)	–	3.5	–	–	別名：かんらん、たま菜。廃棄部位：しん
06062	結球葉　ゆで	93.9	1.9	0	1.1	0.8	–	0.1	0	(0)	–	1.9	–	–	別名：かんらん、たま菜。しんを除いたもの
06333	結球葉　油いため	85.7	(2.7)	(0)	(1.5)	(1.1)	–	(0.1)	(Tr)	(0)	–	(2.7)	–	–	別名：かんらん、たま菜。しんを除いたもの。可食部(100g)から脂質量(g)を差し引いた部分について06062キャベツゆでから推計
	グリーンボール														
06063	結球葉　生	93.4	(3.2)	(0.1)	(1.7)	(1.3)	–	(0.1)	(0)	(0)	–	(3.2)	–	–	廃棄部位：しん。06061キャベツ生から推計
	レッドキャベツ														
06064	結球葉　生	90.4	(3.5)	(0.1)	(1.5)	(1.4)	(0)	(0.4)	(0)	(0)	(0)	(3.5)	–	–	別名：赤キャベツ、紫キャベツ。廃棄部位：しん。英国成分表から推計
	きゅうり														
06065	果実　生	95.4	2.0	0	0.9	1.0	–	0.1	Tr	(0)	–	1.9	–	–	廃棄部位：両端
06069	漬物　ピクルス　スイート型	80.0	(17.4)	(1.9)	(5.0)	(5.2)	(0)	(4.9)	(0)	(0)	(0)	(17.0)	–	–	酢漬けしたもの。英国成分表から推計
	クレソン														
06077	茎葉　生	94.1	(0.5)	(0.1)	(0.3)	(0.1)	–	(0.1)	(0)	(0)	(0)	(0.5)	–	–	別名：オランダがらし、オランダみずがらし。廃棄部位：株元。豪州成分表から推計
	ケール														
06080	葉　生	90.2	(1.2)	(0.1)	(0.5)	(0.5)	–	(0.1)	(0)	(0)	(0)	(1.2)	–	–	別名：葉キャベツ、はごろもかんらん。廃棄部位：葉柄基部。英国成分表から推計
	コールラビ														
06081	球茎　生	93.2	(2.2)	(0)	(0.9)	(0.8)	–	(0.5)	(0)	(0)	(0)	(2.2)	–	–	別名：球茎かんらん、かぶかんらん。廃棄部位：根元及び葉柄基部。豪州成分表から推計
06082	球茎　ゆで	93.1	(2.2)	(0)	(0.9)	(0.8)	(0)	(0.5)	(0)	(0)	(0)	(2.2)	–	–	別名：球茎かんらん、かぶかんらん。根元及び葉柄基部を除いたもの。豪州成分表から推計
	ごぼう														
06084	根　生	81.7	1.1	0	0.1	0.4	–	0.6	0	(0)	–	1.0	–	–	廃棄部位：皮、葉柄基部及び先端
06085	根　ゆで	83.9	(0.9)	(0)	(0.1)	(0.4)	–	(0.5)	(0)	(0)	–	(0.9)	–	–	皮、葉柄基部及び先端を除いたもの。06084ごぼう生から推計
	こまつな														
06086	葉　生	94.1	0.3	0	0.2	0.1	–	0	0	(0)	–	0.3	–	–	廃棄部位：株元
06087	葉　ゆで	94.0	(0.3)	(0)	(0.2)	(0.1)	–	(0)	(0)	(0)	–	(0.3)	–	–	廃棄部位：株元。ゆでた後水冷し、手搾りしたもの。06086こまつな生から推計
	ししとう														
06093	果実　生	91.4	1.2	0	0.6	0.5	–	0	–	(0)	–	1.2	–	–	別名：ししとうがらし。廃棄部位：へた

可食部 100g当たりの炭水化物成分表（利用可能炭水化物及び糖アルコール）

食品番号	食品名	可食部100g当たり													備考
		水分	（単糖当量）利用可能炭水化物	利用可能炭水化物									糖アルコール		
				でん粉	ぶどう糖	果糖	ガラクトース	しょ糖	麦芽糖	乳糖	トレハロース	計	ソルビトール	マンニトール	
		（ ……………………………………………… g ……………………………………………… ）													
06094	果実 油いため	88.3	(1.2)	(0)	(0.7)	(0.5)	–	(0)	–	(0)	–	(1.2)	–	–	別名：ししとうがらし。へたを除いたもの。可食部（100g）から脂質量（g）を差し引いた部分について06093ししとう生から推計
	しゅんぎく														
06099	葉 生	91.8	0.4	0	0.2	0.2	–	Tr	0	0	–	0.4	–	–	別名：きくな。廃棄部位：基部
06100	葉 ゆで	91.1	(0.4)	(0)	(0.2)	(0.2)	–	(Tr)	(0)	(0)	–	(0.4)	–	–	別名：きくな。ゆでた後水冷し、手搾りしたもの。06099しゅんぎく生から推計
	（しょうが類）														
	しょうが														
06103	根茎 皮なし 生	91.4	4.2	2.8	0.6	0.5	–	0.1	–	(0)	–	4.0	–	–	別名：ひねしょうが。廃棄部位：皮
	新しょうが														
06386	根茎 生	96.0	0.8	0.1	0.3	0.3	–	0	–	–	–	0.8	–	–	
	ズッキーニ														
06116	果実 生	94.9	(2.3)	(0.1)	(0.9)	(1.3)	(0)	(Tr)	(0)	(0)	(0)	(2.3)	–	–	別名：つるなしかぼちゃ。廃棄部位：両端。英国成分表から推計
	セロリ														
06119	葉柄 生	94.7	1.4	0	0.6	0.6	–	0.2	0	(0)	–	1.3	–	1.0	別名：セロリー、セルリー、オランダみつば。廃棄部位：株元、葉身及び表皮。乳糖、マンニトールは豪州成分表から推計
	そらまめ														
06124	未熟豆 生	72.3	13.2	10.7	0	0	–	1.4	0	(0)	–	12.1	–	–	廃棄部位：種皮
06125	未熟豆 ゆで	71.3	(13.7)	(11.0)	(0)	(0)	–	(1.5)	(0)	(0)	–	(12.5)	–	–	廃棄部位：種皮。06124そらまめ生から推計
	（だいこん類）														
	葉だいこん														
06129	葉 生	92.6	(1.1)	(0)	(0.5)	(0.5)	–	(Tr)	(Tr)	(0)	–	(1.1)	–	–	試料：水耕栽培品。廃棄部位：株元及び根。06130だいこん葉生から推計
	だいこん														
06130	葉 生	90.6	1.4	0	0.6	0.7	–	Tr	Tr	(0)	–	1.4	–	–	廃棄部位：葉柄基部
06131	葉 ゆで	91.3	(1.3)	(0)	(0.6)	(0.6)	–	(Tr)	(Tr)	(0)	–	(1.3)	–	–	葉柄基部を除いたもの。ゆでた後水冷し、手搾りしたもの。06130だいこん葉生から推計
06132	根 皮つき 生	94.6	2.7	0	1.4	1.1	–	0.2	0	–	–	2.6	–	–	廃棄部位：根端及び葉柄基部
06133	根 皮つき ゆで	94.4	(2.8)	0	(1.5)	(1.1)	–	(0.2)	(0)	–	–	(2.7)	–	–	根端及び葉柄基部を除いたもの。06132だいこん根皮つき生から推計
06134	根 皮なし 生	94.6	2.9	0	1.5	1.1	–	0.2	0	–	–	2.8	–	–	廃棄部位：根端、葉柄基部及び皮
06135	根 皮なし ゆで	94.8	2.5	0	1.3	1.0	–	0.1	0	–	–	2.5	–	–	根端、葉柄基部及び皮を除いたもの
	たけのこ														
06149	若茎 生	90.8	1.4	0.3	0.4	0.4	–	0.3	–	(0)	–	1.4	–	–	廃棄部位：竹皮及び基部
06150	若茎 ゆで	89.9	(1.6)	(0.3)	(0.5)	(0.5)	–	(0.4)	–	(0)	–	(1.5)	–	–	竹皮及び基部を除いたもの。06149たけのこ生から推計
06151	水煮缶詰	92.8	(2.3)	(0.8)	(0.7)	(0.5)	–	(0)	–	(0.2)	(0)	(2.2)	–	–	液汁を除いたもの。豪州成分表から推計
	（たまねぎ類）														
	たまねぎ														
06153	りん茎 生	90.1	7.0	0.6	2.7	2.6	–	0.0	Tr	(0)	–	6.9	–	–	廃棄部位：皮（保護葉）、底盤部及び頭部
06154	りん茎 水さらし	93.0	(4.0)	(0.3)	(1.6)	(1.5)	–	(0.5)	(0)	–	–	(3.9)	–	–	皮（保護葉）、底盤部及び頭部を除いたもの。06155たまねぎりん茎ゆでから推計
06155	りん茎 ゆで	91.5	4.8	0.4	1.9	1.8	–	0.6	0	–	–	4.7	–	–	皮（保護葉）、底盤部及び頭部を除いたもの
06336	りん茎 油いため	80.1	(8.0)	(0.7)	(3.2)	(3.0)	–	(1.0)	(Tr)	(0)	–	(7.9)	–	–	皮（保護葉）、底盤部及び頭部を除いたもの。可食部（100g）から脂質量（g）を差し引いた部分について06155たまねぎりん茎ゆでから推計
	赤たまねぎ														
06156	りん茎 生	89.6	(7.3)	(0.6)	(2.9)	(2.7)	–	(1.0)	(Tr)	(0)	–	(7.2)	–	–	別名：レッドオニオン、紫たまねぎ。廃棄部位：皮（保護葉）、底盤部及び頭部。06153たまねぎりん茎生から推計
	葉たまねぎ														
06337	りん茎及び葉 生	89.5	(5.1)	(0.1)	(2.1)	(2.5)	–	(0.3)	(0)	(0)	–	(5.1)	–	–	廃棄部位：底盤部。豪州成分表から推計

炭水化物成分表　本表　野菜類

食品番号	食品名	水分	利用可能炭水化物（単糖当量）	でん粉	ぶどう糖	果糖	ガラクトース	しょ糖	麦芽糖	乳糖	トレハロース	計	ソルビトール	マンニトール	備考
															(g)
チコリ															
06159	若芽　生	94.7	(0.8)	(0.2)	(0.3)	(0.4)	(0)	(Tr)	(0)	(0)	–	(0.8)	–	–	別名：きくにがな、アンディーブ、チコリー。廃棄部位：株元及びしん。英国成分表から推計
チンゲンサイ															
06160	葉　生	96.0	0.4	0	0.3	0.1	–	0	–	(0)	–	0.4	–	–	廃棄部位：しん
06161	葉　ゆで	95.3	(0.5)	(0)	(0.3)	(0.2)	–	(0)	–	(0)	–	(0.5)	–	–	廃棄部位：しん。ゆでた後水冷し、手搾りしたもの。06160チンゲンサイ生から推計
06338	葉　油いため	92.6	(0.5)	(0)	(0.3)	(0.2)	–	(0)	–	(0)	–	(0.5)	–	–	しんを除いたもの。可食部（100g）から脂質量（g）を差し引いた部分について06160チンゲンサイ生から推計
とうがらし															
06171	果実　生	75.0	(7.7)	(Tr)	(3.5)	(4.2)	–	(Tr)	(0)	(0)	(0)	(7.7)	–	–	別名：なんばん。試料：辛味種。廃棄部位：へた。英国成分表から推計
（とうもろこし類）															
スイートコーン															
06175	未熟種子　生	77.1	12.5	4.0	2.4	2.2	–	3.3	0.1	(0)	–	12.0	–	–	廃棄部位：包葉、めしべ及び穂軸
06176	未熟種子　ゆで	75.4	(13.5)	(4.3)	(2.6)	(2.3)	–	(3.5)	(0.1)	(0)	–	(12.8)	–	–	包葉及びめしべを除いたもの。廃棄部位：穂軸。06175スイートコーン生から推計
06339	未熟種子　電子レンジ調理	73.5	(14.5)	(4.7)	(2.8)	(2.5)	–	(3.8)	(0.1)	(0)	–	(13.8)	–	–	廃棄部位：穂軸。06175スイートコーン生から推計
06177	未熟種子　穂軸つき　冷凍	75.6	(13.4)	(4.3)	(2.6)	(2.3)	–	(3.5)	(0.1)	(0)	–	(12.7)	–	–	廃棄部位：穂軸。06175スイートコーン生から推計
06178	未熟種子　カーネル　冷凍	75.5	16.8	10.9	0.3	0.1	–	4.1	0.1	(0)	–	15.5	–	–	穂軸を除いた実（尖帽を除いた種子）のみ
06378	未熟種子　カーネル　冷凍　ゆで	76.5	15.9	10.5	0.2	0.1	–	3.7	0.1	(0)	–	14.6	–	–	穂軸を除いた実（尖帽を除いた種子）のみ
06379	未熟種子　カーネル　冷凍　油いため	71.8	16.4	10.3	0.3	0.1	–	4.4	0.1	(0)	–	15.2	–	–	穂軸を除いた実（尖帽を除いた種子）のみ
06180	缶詰　ホールカーネルスタイル	78.4	(13.9)	(5.7)	(0.3)	(0.1)	–	(6.9)	–	(0)	(0)	(13.0)	–	–	液汁を除いたもの。英国成分表から推計
ヤングコーン															
06181	幼雌穂　生	90.9	(4.2)	(0.7)	(1.5)	(1.2)	(0)	(0.8)	(0)	(0)	(0)	(4.1)	–	–	別名：ベビーコーン、ミニコーン。穂軸基部を除いたもの。豪州成分表から推計
（トマト類）															
赤色トマト															
06182	果実　生	94.0	3.1	0.1	0.1	1.6	–	Tr	0	0	–	3.1	0	–	廃棄部位：へた
赤色ミニトマト															
06183	果実　生	91.0	4.6	–	2.1	2.4	–	0.1	0	(0)	–	4.5	–	–	別名：プチトマト、チェリートマト。廃棄部位：へた
06370	**ドライトマト**	9.5	29.2	0.1	10.8	18.3	–	0.1	0	–	–	29.2	–	–	
加工品															
06184	ホール　食塩無添加	93.3	(3.6)	(Tr)	(1.8)	(1.8)	(Tr)	(Tr)	(0)	(0)	(0)	(3.6)	–	–	別名：トマト水煮缶詰。液汁を除いたもの。英国成分表から推計
06185	トマトジュース　食塩添加	94.1	(2.9)	(Tr)	(1.3)	(1.5)	(0)	(Tr)	(0)	(0)	(0)	(2.9)	–	–	果汁100%。英国成分表から推計
（なす類）															
なす															
06191	果実　生	93.2	2.6	0.2	1.2	1.1	–	0.1	0	(0)	–	2.6	–	–	廃棄部位：へた
06192	果実　ゆで	94.0	(2.3)	(0.1)	(1.0)	(1.0)	–	(0.1)	(0)	(0)	–	(2.3)	–	–	へたを除いたもの。06191なす生から推計
06342	果実　油いため	85.8	(3.3)	(0.2)	(1.5)	(1.4)	–	(0.1)	(0)	(0)	–	(3.2)	–	–	へたを除いたもの。可食部（100g）から脂質量（g）を差し引いた部分について06191なす生から推計
06343	果実　天ぷら	71.9	10.4	7.5	0.9	1.0	–	0.2	0.1	–	–	9.7	–	–	へたを除いたもの
べいなす															
06193	果実　生	93.0	(2.7)	(0.2)	(1.2)	(1.2)	–	(0.1)	(0)	(0)	–	(2.6)	–	–	別名：洋なす。廃棄部位：へた及び果皮。06191なす生から推計
06194	果実　素揚げ	74.8	(3.2)	(0.2)	(1.4)	(1.4)	–	(0.1)	(0)	(0)	–	(3.1)	–	–	別名：洋なす。廃棄部位：へた及び果皮。可食部（100g）から脂質量（g）を差し引いた部分について06191なす生から推計
にがうり															
06205	果実　生	94.4	0.3	0.1	0.2	0.1	–	0	–	(0)	–	0.3	–	–	別名：つるれいし、ゴーヤ。廃棄部位：両端、わた及び種子
06206	果実　油いため	90.3	(0.4)	(0.1)	(0.2)	(0.1)	–	(0)	–	(0)	–	(0.4)	–	–	別名：つるれいし、ゴーヤ。両端、わた及び種子を除いたもの。可食部（100g）から脂質量（g）を差し引いた部分について06205にがうり生から推計

可食部 100g当たりの炭水化物成分表（利用可能炭水化物及び糖アルコール）

食品番号	食品名	水分	(単糖当量)利用可能炭水化物	でん粉	ぶどう糖	果糖	ガラクトース	しょ糖	麦芽糖	乳糖	トレハロース	計	ソルビトール	マンニトール	備考
	(にら類)														
	にら														
06207	葉　生	92.6	1.7	0	0.8	0.8	–	0.2	Tr	(0)	–	1.7	–	–	廃棄部位：株元
06208	葉　ゆで	89.8	(2.3)	(0)	(1.0)	(1.0)	–	(0.2)	(Tr)	(0)	–	(2.3)	–	–	株元を除いたもの。ゆでた後水冷し、手搾りしたもの。06207にら生から推計
06344	葉　油いため	85.8	(2.0)	(0)	(0.9)	(0.9)	–	(0.2)	(Tr)	(0)	–	(2.0)	–	–	株元を除いたもの。可食部(100g)から脂質量(g)を差し引いた部分について06207にら生から推計
	(にんじん類)														
	にんじん														
06212	根　皮つき　生	89.1	5.9	0.2	1.7	1.6	–	2.4	0	(0)	–	5.8	–	–	廃棄部位：根端及び葉柄基部
06213	根　皮つき　ゆで	90.2	(5.3)	(0.1)	(1.5)	(1.4)	–	(2.1)	(0)	(0)	–	(5.2)	–	–	根端及び葉柄基部を除いたもの。06212にんじん根皮つき生から推計
06214	根　皮なし　生	89.7	5.8	0.1	1.6	1.5	–	2.3	0	(0)	–	5.7	–	–	廃棄部位：根端、葉柄基部及び皮
06215	根　皮なし　ゆで	90.0	5.1	0.1	1.4	1.3	–	2.1	0	(0)	–	5.0	–	–	根端、葉柄基部及び皮を除いたもの
06345	根　皮なし　油いため	79.1	(7.5)	(0.2)	(2.1)	(1.9)	–	(3.1)	(0)	(0)	–	(7.4)	–	–	根端、葉柄基部及び皮を除いたもの。可食部(100g)から脂質量(g)を差し引いた部分について06215にんじん根皮なしゆでから推計
06346	根　皮なし　素揚げ	80.6	(8.2)	(0.2)	(2.3)	(2.1)	–	(3.4)	(0)	(0)	–	(8.1)	–	–	別名：フライドキャロット。根端、葉柄基部及び皮を除いたもの。可食部(100g)から脂質量(g)を差し引いた部分について06215にんじん根皮なしゆでから推計
06216	根　冷凍	90.2	4.7	0.3	0.4	0.3	–	3.5	(0)	(0)	–	4.5	–	–	06215にんじん根皮むきゆでから推計
06380	根　冷凍　ゆで	91.7	3.5	0.3	0.2	0.2	–	2.6	(0)	(0)	–	3.3	–	–	
06381	根　冷凍　油いため	85.2	5.1	0.4	0.4	0.4	–	3.8	(0)	(0)	–	4.9	–	–	
06348	グラッセ	83.8	9.4	0.2	2.2	1.7	Tr	5.0	0	Tr	–	9.1	–	0	
06217	ジュース　缶詰	92.0	(5.9)	(Tr)	(1.4)	(0.9)	(0)	(3.5)	(0)	(0)	(0)	(5.7)	–	–	英国成分表から推計
	ミニキャロット														
06222	根　生	90.9	(4.7)	(0.1)	(1.4)	(1.2)	(0)	(1.9)	(0)	(0)	–	(4.6)	–	–	廃棄部位：根端及び葉柄基部。英国成分表から推計
	(にんにく類)														
	にんにく														
06223	りん茎　生	63.9	1.1	0	Tr	0.1	–	0.9	0	(0)	–	1.0	–	–	廃棄部位：茎、りん皮及び根盤部
06349	りん茎　油いため	53.7	(1.2)	(0)	(Tr)	(0.1)	–	(1.1)	(0)	(0)	–	(1.2)	–	–	茎、りん皮及び根盤部を除いたもの。可食部(100g)から脂質量(g)を差し引いた部分について06223にんにく・りん茎生から推計
	(ねぎ類)														
	根深ねぎ														
06226	葉　軟白　生	89.6	3.6	0	1.6	1.5	–	0.5	Tr	(0)	–	3.6	–	–	別名：長ねぎ。廃棄部位：株元及び緑葉部
06350	葉　軟白　ゆで	91.4	(3.0)	(0)	(1.3)	(1.2)	–	(0.4)	(Tr)	(0)	–	(3.0)	–	–	別名：長ねぎ。株元及び緑葉部を除いたもの。06226根深ねぎ生から推計
06351	葉　軟白　油いため	83.9	(4.1)	(0)	(1.8)	(1.7)	–	(0.6)	(Tr)	(0)	–	(4.1)	–	–	別名：長ねぎ。株元及び緑葉部を除いたもの。可食部(100g)から脂質量(g)を差し引いた部分について06226根深ねぎ生から推計
	葉ねぎ														
06227	葉　生	90.5	0	–	0	0	–	0	0	(0)	–	0	–	–	別名：青ねぎ。廃棄部位：株元
06352	葉　油いため	83.9	(0)	–	(0)	(0)	–	(0)	(0)	(0)	–	(0)	–	–	別名：青ねぎ。株元を除いたもの。可食部(100g)から脂質量(g)を差し引いた部分について06227葉ねぎ生から推計
	はくさい														
06233	結球葉　生	95.2	2.0	0	1.1	0.8	–	Tr	Tr	(0)	–	2.0	–	–	廃棄部位：株元
06234	結球葉　ゆで	95.4	(1.9)	(0)	(1.0)	(0.8)	–	(Tr)	(Tr)	(0)	–	(1.9)	–	–	廃棄部位：株元。ゆでた後水冷し、手搾りしたもの。06233はくさい生から推計
	パクチョイ														
06237	葉　生	94.0	(2.2)	(0.4)	(0.9)	(0.7)	(Tr)	(0.1)	(0)	(0)	–	(2.1)	–	–	別名：パイゲンサイ。廃棄部位：株元。英国成分表から推計
	バジル														
06238	葉　生	91.5	(0.3)	–	(Tr)	(Tr)	(0.3)	(0)	(0)	(0)	–	(0.3)	–	–	別名：バジリコ、スイートバジル。廃棄部位：茎及び穂。米国成分表から推計

炭水化物成分表 本表 野菜類

食品番号	食品名	水分	（単糖当量）利用可能炭水化物	でん粉	ぶどう糖	果糖	ガラクトース	しょ糖	麦芽糖	乳糖	トレハロース	計	ソルビトール	マンニトール	備考
	パセリ														
06239	葉 生	84.7	0.9	0.1	0.3	0.2	–	0.3	0	(0)	–	0.9	–	–	別名:オランダぜり。廃棄部位:茎
	はつかだいこん														
06240	根 生	95.3	(1.9)	(Tr)	(1.2)	(0.7)	(0)	(Tr)	(0)	(0)	(0)	(1.9)	–	–	別名:ラディッシュ。試料:赤色球形種。廃棄部位:根端、葉及び葉柄基部。英国成分表から推計
	ビーツ														
06243	根 生	87.6	(7.3)	(0.5)	(0.2)	(0.1)	(0)	(6.1)	(0)	(0)	(0)	(6.9)	–	–	別名:ビート、ビートルート、レッドビート、テーブルビート、かえんさい。廃棄部位:根端、皮及び葉柄基部。英国成分表から推計
06244	根 ゆで	86.9	(10.3)	(0.6)	(0.2)	(0.2)	(0)	(8.9)	(0)	(0)	(0)	(9.8)	–	–	別名:ビート、ビートルート、レッドビート、テーブルビート、かえんさい。根端及び葉柄基部を除いたもの。廃棄部位:皮。英国成分表から推計
	（ピーマン類）														
	青ピーマン														
06245	果実 生	93.4	2.3	0	1.2	1.0	(0)	0.1	0	(0)	–	2.3	–	–	廃棄部位:へた、しん及び種子。ガラクトースは英国成分表から推計
06246	果実 油いため	89.0	(2.4)	(0)	(1.3)	(1.0)	(0)	(0.1)	(0)	(0)	–	(2.4)	–	–	へた、しん及び種子を除いたもの。可食部(100g)から脂質量(g)を差し引いた部分について06245青ピーマン生から推計
	赤ピーマン														
06247	果実 生	91.1	(5.3)	(Tr)	(2.5)	(2.8)	(Tr)	(Tr)	(0)	(0)	(0)	(5.3)	–	–	別名:パプリカ。廃棄部位:へた、しん及び種子。英国成分表から推計
06248	果実 油いため	86.6	(4.6)	(Tr)	(1.7)	(2.6)	(Tr)	(0.3)	(0)	(0)	(0)	(4.5)	–	–	別名:パプリカ。へた、しん及び種子を除いたもの。可食部(100g)から脂質量(g)を差し引いた部分について英国成分表から推計
	オレンジピーマン														
06393	果実 生	94.2	3.1	Tr	1.4	1.6	–	0.1	–	–	–	3.1	–	–	別名:パプリカ。廃棄部位:へた、しん及び種子
06394	果実 油いため	85.8	3.8	Tr	1.6	1.9	–	0.2	–	–	–	3.8	–	–	別名:パプリカ。へた、しん及び種子を除いたもの
	黄ピーマン														
06249	果実 生	92.0	(4.9)	(Tr)	(2.0)	(2.9)	(Tr)	(Tr)	(0)	(0)	(0)	(4.9)	–	–	別名:パプリカ、キングベル。廃棄部位:へた、しん及び種子。英国成分表から推計
06250	果実 油いため	87.6	(5.1)	(Tr)	(2.1)	(3.0)	(Tr)	(Tr)	(0)	(0)	(0)	(5.1)	–	–	別名:パプリカ、キングベル。へた、しん及び種子を除いたもの。可食部(100g)から脂質量(g)を差し引いた部分について英国成分表から推計
	ブロッコリー														
06263	花序 生	86.2	2.4	0.1	0.4	0.9	–	0.5	–	–	–	2.3	–	–	廃棄部位:茎葉
06264	花序 ゆで	89.9	1.3	Tr	0.5	0.7	–	Tr	–	–	–	1.3	–	–	茎葉を除いたもの
06395	花序 電子レンジ調理	85.3	2.4	0.1	0.9	1.4	–	0.1	–	–	–	2.4	–	–	茎葉を除いたもの
06396	花序 焼き	78.5	4.3	0.2	1.6	2.3	–	0.2	–	–	–	4.3	–	–	茎葉を除いたもの
06397	花序 油いため	79.2	3.2	0.2	1.2	1.7	–	0.1	–	–	–	3.2	–	–	茎葉を除いたもの
06354	芽ばえ 生	94.3	(1.0)	(Tr)	(0.2)	(0.4)	–	(0.2)	–	–	–	(1.0)	–	–	別名:ブロッコリースプラウト。06263ブロッコリー生から推計
	ほうれんそう														
06267	葉 通年平均 生	92.4	0.3	0	0.2	0.1	–	0.1	0	(0)	–	0.3	–	–	廃棄部位:株元
06268	葉 通年平均 ゆで	91.5	0.4	0	0.2	0.1	–	0.1	0	(0)	–	0.4	–	–	廃棄部位:株元。ゆでた後水冷し、手搾りしたもの
06359	葉 通年平均 油いため	82.0	(0.5)	(0)	(0.2)	(0.2)	–	(0.1)	(0)	(0)	–	(0.4)	–	–	株元を除いたもの。可食部(100g)から脂質量(g)を差し引いた部分について06268ほうれんそう通年平均ゆでから推計
06355	葉 夏採り 生	92.4	(0.3)	(0)	(0.2)	(0.1)	–	(0.1)	(0)	(0)	–	(0.3)	–	–	廃棄部位:株元。06267通年平均生から推計
06357	葉 夏採り ゆで	91.5	(0.4)	(0)	(0.2)	(0.1)	–	(0.1)	(0)	(0)	–	(0.4)	–	–	廃棄部位:株元。ゆでた後水冷し、手搾りしたもの。06268通年平均ゆでから推計
06356	葉 冬採り 生	92.4	(0.3)	(0)	(0.2)	(0.1)	–	(0.1)	(0)	(0)	–	(0.3)	–	–	廃棄部位:株元。06267通年平均生から推計
06358	葉 冬採り ゆで	91.5	(0.4)	(0)	(0.2)	(0.1)	–	(0.1)	(0)	(0)	–	(0.4)	–	–	廃棄部位:株元。ゆでた後水冷し、手搾りしたもの。06268通年平均ゆでから推計
06269	葉 冷凍	92.2	0.6	0	0.3	0.1	–	0.2	0	(0)	–	0.6	–	–	
06372	葉 冷凍 ゆで	90.6	0.2	(0)	0.1	0	–	0.1	(0)	(0)	–	0.2	–	–	ゆでた後水冷し、手搾りしたもの
06373	葉 冷凍 油いため	84.6	0.7	(0)	0.3	0.2	–	0.2	(0)	(0)	–	0.7	–	–	

可食部 100g当たりの炭水化物成分表（利用可能炭水化物及び糖アルコール）

食品番号	食品名	水分	(単糖当量)利用可能炭水化物	でん粉	ぶどう糖	果糖	ガラクトース	しょ糖	麦芽糖	乳糖	トレハロース	計	ソルビトール	マンニトール	備考
	めキャベツ														
06283	結球葉　生	83.2	(4.2)	(0.8)	(1.2)	(1.4)	(0)	(0.7)	(0)	(0)	(0)	(4.1)	−	−	別名:こもちかんらん、姫かんらん、姫キャベツ。英国成分表から推計
06284	結球葉　ゆで	83.8	(4.8)	(0.3)	(0.7)	(0.6)	(0)	(2.8)	(0)	(0)	(0)	(4.4)	−	−	別名:こもちかんらん、姫かんらん、姫キャベツ。英国成分表から推計
	（もやし類）														
	アルファルファもやし														
06286	生	96.0	(0.3)	(0)	(0.1)	(0.1)	(0)	(0)	(0.1)	(0)	(0)	(0.3)	−	−	別名:糸もやし。豪州成分表から推計。ガラクトースは米国成分表から推計
	だいずもやし														
06287	生	92.0	0.6	0.1	0.1	0.3	−	Tr	0	(0)	−	0.6	−	−	廃棄部位:種皮及び損傷部
06288	ゆで	93.0	(0.5)	(0.1)	(0.1)	(0.2)	−	(Tr)	(0)	(0)	−	(0.5)	−	−	種皮及び損傷部を除いたもの。ゆでた後水冷し、水切りしたもの。09287だいずもやし生から推計
	ブラックマッペもやし														
06289	生	94.7	1.4	Tr	0.5	0.7	−	0.2	−	−	−	1.4	−	−	廃棄部位:種皮及び損傷部
06290	ゆで	95.8	(1.1)	(Tr)	(0.4)	(0.6)	−	(0.1)	−	−	−	(1.1)	−	−	種皮及び損傷部を除いたもの。ゆでた後水冷し、水切りしたもの。06289ブラックマッペもやし生から推計
06398	油いため	90.6	1.8	Tr	0.6	0.9	−	0.3	−	−	−	1.8	−	−	種皮及び損傷部を除いたもの
	りょくとうもやし														
06291	生	95.4	1.3	0	0.5	0.8	−	0	−	(0)	−	1.3	−	−	廃棄部位:種皮及び損傷部
06292	ゆで	95.9	(1.1)	(0)	(0.4)	(0.7)	−	(0)	−	(0)	−	(1.1)	−	−	種皮及び損傷部を除いたもの。ゆでた後水冷し、水切りしたもの。06291りょくとうもやし生から推計
	モロヘイヤ														
06293	茎葉　生	86.1	0.1	0	Tr	Tr	−	0.1	0	(0)	−	0.1	−	−	
06294	茎葉　ゆで	91.3	(0.1)	(0)	(Tr)	(Tr)	−	(Tr)	(0)	(0)	−	(0.1)	−	−	ゆでた後水冷し、手搾りしたもの。06293モロヘイヤ生から推計
	ようさい														
06298	茎葉　生	93.0	(0.9)	(0.4)	(0.2)	(0.3)	(0)	(0)	(0)	(0)	(0)	(0.9)	−	−	別名:あさがおな、えんさい、くうしんさい。豪州成分表から推計
06299	茎葉　ゆで	92.4	(1.0)	(0.5)	(0.2)	(0.3)	(0)	(0)	(0)	(0)	(0)	(1.0)	−	−	別名:あさがおな、えんさい、くうしんさい。ゆでた後水冷し、手搾りしたもの。豪州成分表から推計
	リーキ														
06308	りん茎葉　生	90.8	(4.1)	(0.3)	(1.6)	(2.0)	(0)	(0.2)	(0)	(0)	(0)	(4.0)	−	−	別名:西洋ねぎ、ポロねぎ。廃棄部位:株元及び緑葉部。英国成分表から推計
06309	りん茎葉　ゆで	91.3	(2.9)	(0.2)	(0.8)	(1.5)	(0)	(0.3)	(0)	(0)	(0)	(2.8)	−	−	別名:西洋ねぎ、ポロねぎ。株元及び緑葉部を除いたもの。英国成分表から推計
	ルッコラ														
06319	葉　生	92.7	(0)	(Tr)	(Tr)	(Tr)	(Tr)	(Tr)	(0)	(0)	(0)	(0)	−	−	別名:ロケットサラダ、エルカ、ルコラ。廃棄部位:株元。英国成分表から推計
	ルバーブ														
06310	葉柄　生	92.1	(1.9)	(0)	(1.0)	(0.8)	−	(0.1)	(0)	(0)	(0)	(1.9)	−	−	別名:しょくようだいおう。廃棄部位:表皮及び両端。豪州成分表から推計
06311	葉柄　ゆで	94.1	(1.4)	(0)	(0.7)	(0.6)	−	(0.1)	(0)	(0)	(0)	(1.4)	−	−	別名:しょくようだいおう。表皮及び両端を除いたもの。豪州成分表から推計
	（レタス類）														
	レタス														
06312	土耕栽培　結球葉　生	95.9	1.7	0.1	0.7	0.8	−	0.1	0	(0)	−	1.7	−	−	別名:たまちしゃ。廃棄部位:株元
06361	水耕栽培　結球葉　生	95.3	(2.0)	(0.1)	(0.8)	(1.0)	−	(0.1)	(0)	(0)	−	(2.0)	−	−	別名:たまちしゃ。廃棄部位:株元。06312レタス土耕栽培生から推計
	サラダな														
06313	葉　生	94.9	0.7	0	0.3	0.3	−	0.1	0	(0)	−	0.7	−	−	廃棄部位:株元
	リーフレタス														
06314	葉　生	94.0	(0.9)	(0)	(0.4)	(0.5)	(0)	(0)	(0)	(0)	(0)	(0.9)	−	−	別名:ちりめんちしゃ、あおちりめんちしゃ。廃棄部位:株元。米国成分表から推計
	サニーレタス														
06315	葉　生	94.1	(0.6)	(0)	(0.3)	(0.4)	(0)	(0)	(0)	(0)	(0)	(0.6)	−	−	別名:あかちりめんちしゃ。廃棄部位:株元。米国成分表から推計

炭水化物成分表　本表　野菜類・果実類

食品番号	食品名	水分	利用可能炭水化物（単糖当量）	でん粉	ぶどう糖	果糖	ガラクトース	しょ糖	麦芽糖	乳糖	トレハロース	計	ソルビトール	マンニトール	備考
							可食部 100g 当たり（利用可能炭水化物）......g						糖アルコール		
	コスレタス														
06316	葉　生	94.5	(1.2)	(0)	(0.4)	(0.8)	(0)	(0)	(0)	(0)	(0)	(1.2)	–	–	別名：ロメインレタス、たちちしゃ、たちレタス。廃棄部位：株元。米国成分表から推計
	れんこん														
06317	根茎　生	81.5	14.2	10.5	0.1	0.1	–	2.3	0	(0)	–	13.0	–	–	廃棄部位：節部及び皮
06318	根茎　ゆで	81.9	(13.9)	(10.3)	(0.1)	(0.1)	–	(2.2)	(0)	(0)	–	(12.7)	–	–	節部及び皮を除いたもの。06317れんこん生から推計
06371	甘酢れんこん	80.8	15.1	12.3	0.5	0.4	–	0.5	0	–	–	13.8	–	–	
	（その他）														
	野菜ミックスジュース														
06399	通常タイプ	93.9	3.1	0	1.3	1.4	–	0.4	–	–	–	3.1	–	–	
06400	濃縮タイプ	90.0	5.8	0.2	1.7	1.6	–	2.2	–	–	–	5.7	–	–	
	果実類														
	アサイー														
07181	冷凍　無糖	87.7	0.2	Tr	0.1	0.1	0	0	0	0	–	0.2	0	–	
	アボカド														
07006	生	71.3	(0.8)	(0.1)	(0.4)	(0.1)	(0.1)	(0.1)	(0)	(0)	(0)	(0.8)	–	–	別名：アボガド。廃棄部位：果皮及び種子。米国成分表から推計
	あんず														
07007	生	89.8	(4.8)	(0)	(1.0)	(0.3)	–	(3.4)	(0)	(0)	(0)	(4.7)	(0.3)	–	別名：アプリコット。廃棄部位：核及び果柄。豪州成分表から推計。ガラクトースは米国成分表から推計
07008	乾	16.8	(49.9)	(1.2)	(18.4)	(14.8)	(0)	(14.7)	(0)	(0)	(0)	(49.0)	(3.4)	–	別名：アプリコット。果皮及び核を除いたもの。豪州成分表から推計。ガラクトースは米国成分表から推計
07010	ジャム　高糖度	34.5	(66.5)	(0)	(0.8)	(0.5)	–	(62.0)	(0)	(0)	(0)	(63.4)	–	–	別名：アプリコット。原材料配合割合から推計
	いちご														
07012	生	90.0	(6.1)	(0)	(1.6)	(1.8)	–	(2.5)	(0)	(0)	–	(5.9)	(0)	(0)	別名：オランダイチゴ。廃棄部位：へた及び果梗。ソルビトール、マンニトールは豪州成分表から推計
07013	ジャム　高糖度	36.0	(65.4)	(0)	(1.1)	(1.2)	–	(60.1)	(0)	(0)	–	(62.4)	–	–	別名：オランダイチゴ。原材料配合割合から推計
	いちじく														
07015	生	84.6	(11.0)	(0.1)	(5.6)	(5.2)	–	(Tr)	(Tr)	(0)	–	(11.0)	–	–	廃棄部位：果皮及び果柄。ソルビトールは豪州成分表から推計
07016	乾	18.0	(62.7)	(5.9)	(29.0)	(26.9)	(0.2)	(0.1)	(0)	(0)	–	(62.1)	–	–	米国成分表から推計
	うめ														
07022	梅干し　塩漬	72.2	0.9	0	0.5	0.4	–	0	0	0	–	0.9	0.4	–	廃棄部位：核
	オリーブ														
07037	塩漬　グリーンオリーブ	75.6	(0)	(0)	(Tr)	(Tr)	–	(Tr)	(0)	(0)	–	(0)	–	–	緑果の塩漬。試料：びん詰。液汁を除いたもの。廃棄部位：種子。英国成分表から推計
	かき														
07049	甘がき　生	83.1	13.3	0	4.8	4.5	–	3.8	0	0	–	13.1	–	–	廃棄部位：果皮、種子及びへた
07050	渋抜きがき　生	82.2	13.7	0	5.8	5.2	–	2.6	Tr	(0)	–	13.6	–	–	廃棄部位：果皮、種子及びへた
	（かんきつ類）														
	うんしゅうみかん														
07026	じょうのう　早生　生	87.2	(8.9)	(0)	(1.6)	(1.9)	–	(5.2)	(0)	(0)	–	(8.7)	–	–	別名：みかん。廃棄部位：果皮。07027うんしゅうみかん,じょうのう普通生から推計
07027	じょうのう　普通　生	86.9	9.2	0	1.7	1.9	–	5.3	0	0	–	8.9	–	–	別名：みかん。廃棄部位：果皮
07028	砂じょう　早生　生	87.8	(9.5)	(0)	(1.8)	(2.1)	–	(5.4)	(0)	(0)	–	(9.2)	–	–	別名：みかん。廃棄部位：果皮及びじょうのう膜。07029うんしゅうみかん砂じょう普通生から推計
07029	砂じょう　普通　生	87.4	9.8	0	1.8	2.1	–	5.6	0	0	–	9.5	–	–	別名：みかん。廃棄部位：果皮及びじょうのう膜
07030	果実飲料　ストレートジュース	88.5	9.2	Tr	2.6	2.8	–	3.7	0	(0)	–	9.1	–	–	別名：みかんストレートジュース
07031	果実飲料　濃縮還元ジュース	89.3	8.5	0	2.3	2.6	–	3.4	0	(0)	–	8.3	–	–	別名：みかん濃縮還元ジュース

350

可食部 100g当たりの炭水化物成分表（利用可能炭水化物及び糖アルコール）

食品番号	食品名	水分	(単糖当量)利用可能炭水化物	でん粉	ぶどう糖	果糖	ガラクトース	しょ糖	麦芽糖	乳糖	トレハロース	計	ソルビトール	マンニトール	備考
															(g)
	オレンジ														
07040	ネーブル　砂じょう　生	86.8	8.3	0	1.9	2.1	–	4.0	0	(0)	–	8.1	–	–	別名:ネーブルオレンジ。廃棄部位:果皮、じょうのう膜及び種子
07041	バレンシア　米国産　砂じょう　生	88.7	(7.1)	(0)	(1.7)	(1.9)	(Tr)	(3.3)	(0)	(0)	(0)	(7.0)	–	–	別名:バレンシアオレンジ。廃棄部位:果皮、じょうのう膜及び種子。英国成分表から推計
07042	バレンシア　果実飲料　ストレートジュース	87.8	9.0	(0)	2.6	2.9	(0)	3.3				8.8	–	–	別名:バレンシアオレンジ。でん粉は英国成分表、ガラクトース、麦芽糖及び乳糖は米国成分表から推計
07043	バレンシア　果実飲料　濃縮還元ジュース	88.1	(7.9)	(0)	(1.9)	(2.1)	(0)	(3.7)	(0)	(0)	(0)	(7.7)	–	–	別名:バレンシアオレンジ。米国成分表から推計。でん粉は英国成分表から推計
07046	バレンシア　マーマレード　高糖度	36.4	(61.3)	(0)	(24.4)	(13.3)	(0)	(15.8)	(6.7)	(0)	(0)	(60.2)	–	–	別名:バレンシアオレンジ。英国成分表から推計
	グレープフルーツ														
07062	白肉種　砂じょう　生	89.0	7.5	0	2.0	2.2	–	3.1	0	(0)	–	7.3	–	–	廃棄部位:果皮、じょうのう膜及び種子
07164	紅肉種　砂じょう　生	89.0	(6.5)	(0)	(1.5)	(1.6)	(0)	(3.2)	(0)	(0)	–	(6.3)	–	–	廃棄部位:果皮、じょうのう膜及び種子。米国成分表から推計
07063	果実飲料　ストレートジュース	88.7	(8.8)	(0)	(3.2)	(3.5)	–	(2.0)	(0)	(0)	(0)	(8.7)	–	–	英国成分表から推計
07064	果実飲料　濃縮還元ジュース	90.1	(7.8)	(0)	(2.8)	(3.1)	–	(1.8)	(0)	(0)	(0)	(7.7)	–	–	英国成分表から推計
07067	缶詰	82.1	(15.2)	(0)	(6.6)	(6.8)	–	(1.8)	(0)	(0)	(0)	(15.2)	–	–	試料:ライトシラップ漬。液汁を含んだもの(液汁40%)。英国成分表から推計
	ライム														
07145	果汁　生	89.8	(1.9)	(0)	(0.7)	(0.7)	–	(0.5)	(0)	(0)	–	(1.9)	–	–	全果に対する果汁分:35%。米国成分表から推計
	レモン														
07155	全果　生	85.3	2.6	0	1.5	0.7	–	0.4	0	(0)	–	2.6	–	–	廃棄部位:種子及びへた
07156	果汁　生	90.5	1.5	(0)	0.6	0.6	–	0.3	(0)	(0)	–	1.5	–	–	全果に対する果汁分:30%。でん粉、ガラクトース、麦芽糖及び乳糖は米国成分表から推計
	キウイフルーツ														
07054	緑肉種　生	84.7	9.6	0.5	3.7	4.0	–	1.4	0	0	–	9.5	–	–	別名:キウイ。廃棄部位:果皮及び両端
07168	黄肉種　生	83.2	(11.9)	(0.1)	(5.0)	(5.5)	(0)	(1.2)	(0)	(0)	(0)	(11.9)	–	–	別名:ゴールデンキウイ。廃棄部位:果皮及び両端。米国成分表から推計
	グァバ														
07057	赤肉種　生	88.9	(3.6)	(0.1)	(1.5)	(1.7)	(0)	(0.3)	(0)	(0)	–	(3.6)	–	–	別名:グァバ、ばんじろう、ばんざくろ。廃棄部位:果皮及び種子。英国成分表から推計
07058	果実飲料　20%果汁入り飲料　（ネクター）	87.4	(10.0)	(0)	(4.3)	(4.4)	(0)	(0.1)	(1.1)	(0)	(0)	(9.9)	–	–	別名:グァバ、ばんじろう、ばんざくろ。果肉(ピューレー)分:20%。米国成分表から推計
	ココナッツ														
07157	ココナッツウォーター	94.3	(7.9)	(0)	(3.2)	(2.9)	–	(1.8)	(0)	(0)	–	(7.8)	–	–	全果に対する割合:20%。豪州成分表から推計
07158	ココナッツミルク	78.8	(9.4)	(3.8)	(2.0)	(1.9)	–	(1.1)	(0)	(0)	–	(8.9)	–	–	試料:缶詰。豪州成分表から推計
	さくらんぼ														
07071	米国産　生	81.1	(13.7)	(0)	(7.0)	(5.7)	(0.6)	(0.2)	(0.1)	(0)	(0)	(13.7)	(2.2)	–	別名:おうとう、スイートチェリー。廃棄部位:核及び果柄。米国成分表から推計。ソルビトールは豪州成分表から推計
07072	米国産　缶詰	81.5	(13.8)	(0.3)	(6.6)	(4.3)	(0)	(1.8)	(0.7)	(0)	(0)	(13.6)	(0.9)	–	別名:おうとう、スイートチェリー。試料:ヘビーシラップ漬。液汁を除いたもの。内容総量に対する果肉分:50%。廃棄部位:核及び果柄。米国成分表から推計。でん粉、ソルビトールは豪州成分表から推計
	（すぐり類）														
	グーズベリー														
07060	生	85.2	(10.9)	(0)	(5.1)	(5.3)	–	(0.5)	(0)	(0)	(0)	(10.0)	–	–	別名:グスベリー、西洋すぐり、まるすぐり、おおすぐり。廃棄部位:両端。英国成分表から推計
	（すもも類）														
	プルーン														
07081	生	86.2	(10.8)	(0)	(5.5)	(3.3)	(0.2)	(1.7)	(0.1)	(0)	(0)	(10.7)	(0.7)	–	別名:ヨーロッパすもも。廃棄部位:核及び果柄。米国成分表から推計。ソルビトールは豪州成分表から推計
07082	乾	33.3	(42.2)	(4.9)	(24.6)	(12.0)	(0)	(0.1)	(0.1)	(0)	(0)	(41.7)	(12.1)	–	別名:ヨーロッパすもも。米国成分表から推計。ソルビトールは豪州成分表から推計
	チェリモヤ														
07086	生	78.1	(13.7)	(0)	(6.3)	(6.7)	(0)	(0.7)	(0)	(0)	–	(13.7)	–	–	廃棄部位:果皮、種子及びへた。米国成分表から推計

351

食品番号	食品名	水分	（単糖当量）利用可能炭水化物	でん粉	ぶどう糖	果糖	ガラクトース	しょ糖	麦芽糖	乳糖	トレハロース	計	ソルビトール	マンニトール	備考
	（なし類）														
	日本なし														
07088	生	88.0	8.3	0	1.4	3.8	–	2.9	0	(0)	–	8.1	1.5	–	廃棄部位：果皮及び果しん部
	西洋なし														
07091	生	84.9	(9.2)	(0)	(2.4)	(6.0)	(0)	(0.7)	(0)	(0)	(0)	(9.2)	(2.9)	–	別名：洋なし。廃棄部位：果皮及び果しん部。米国成分表から推計。でん粉、ソルビトールは豪州成分表から推計
07092	缶詰	78.8	(16.7)	(0)	(6.6)	(6.4)	–	(1.5)	(2.0)	(0)	(0)	(16.5)	(2.7)	–	別名：洋なし。試料：ヘビーシラップ漬。液汁を含んだもの（液汁40%）。米国成分表から推計。でん粉、ソルビトール、乳糖は豪州成分表から推計
	なつめやし														
07096	乾	24.8	(59.0)	–	(29.1)	(29.9)	(0)	(0)	(0)	(0)	–	(59.0)	–	–	別名：デーツ。廃棄部位：へた及び核。豪州成分表から推計。ガラクトースは米国成分表から推計
	パインアップル														
07097	生	85.2	12.6	0	1.6	1.9	–	8.8	Tr	(0)	–	12.2	–	–	別名：パイナップル。廃棄部位：はく皮及び果しん部
07177	焼き	78.2	17.1	–	2.3	2.7	–	11.5	–	–	–	16.5	–	–	別名：パイナップル。はく皮及び果しん部を除いたもの
07098	果実飲料　ストレートジュース	88.2	(10.2)	(0)	(2.8)	(2.8)	(0)	(4.3)	(0)	(0)	–	(9.9)	–	–	別名：パイナップル。英国成分表から推計。ガラクトースは米国成分表から推計
07099	果実飲料　濃縮還元ジュース	88.3	(10.1)	(0)	(2.8)	(2.8)	(0)	(4.3)	(0)	(0)	–	(9.9)	–	–	別名：パイナップル。英国成分表から推計。ガラクトースは米国成分表から推計
07102	缶詰	78.9	(19.7)	(0)	(7.1)	(5.7)	–	(6.5)	(0)	(0)	(0)	(19.4)	–	–	別名：パイナップル。試料：ヘビーシラップ漬。液汁を含んだもの（液汁37%）。英国成分表から推計
07103	砂糖漬	12.0	(91.9)	(0)	(0.9)	(0.9)	–	(85.8)	–	(0)	–	(87.6)	–	–	原材料配合割合から推計
	パッションフルーツ														
07106	果汁　生	82.0	(4.1)	(0)	(1.6)	(1.3)	–	(1.1)	(0)	(0)	–	(4.0)	–	–	別名：くだものとけいそう。全果に対する果汁分：30%。豪州成分表から推計
	バナナ														
07107	生	75.4	19.4	3.1	2.6	2.4	–	10.5	Tr	0	–	18.5	–	–	廃棄部位：果皮及び果柄
07108	乾	14.3	(67.4)	(10.7)	(9.0)	(8.3)	–	(36.6)	(Tr)	(0)	–	(64.5)	–	–	07107バナナ生から推計
	パパイア														
07109	完熟　生	89.2	(7.1)	(0)	(3.7)	(3.4)	(0)	(0)	(0)	(0)	–	(7.1)	–	–	別名：パパイヤ。廃棄部位：果皮及び種子。米国成分表から推計
07110	未熟　生	88.7	(7.4)	(0)	(3.9)	(3.5)	(0)	(0)	(0)	(0)	–	(7.4)	–	–	別名：パパイヤ。廃棄部位：果皮及び種子。米国成分表から推計
	びわ														
07114	生	88.6	(5.9)	(0)	(2.7)	(3.3)	–	(0)	(0)	(0)	–	(5.9)	–	–	廃棄部位：果皮及び種子。豪州成分表から推計
	ぶどう														
07116	皮なし　生	83.5	(14.4)	(0)	(7.3)	(7.1)	(0)	(0)	(0)	(0)	–	(14.4)	(0)	(0)	廃棄部位：果皮及び種子。ソルビトール、マンニトールは豪州成分表から推計
07178	皮つき　生	81.7	17.0	–	8.4	8.7	–	0	–	–	–	17.0	0	–	
07117	干しぶどう	14.5	(60.3)	(0)	(28.6)	(31.7)	–	(0)	(0)	(0)	–	(60.3)	(0)	–	別名：レーズン。豪州成分表から推計
07118	果実飲料　ストレートジュース	84.8	(13.9)	(0)	(6.7)	(7.2)	(0)	(Tr)	(0)	(0)	–	(13.9)	–	–	米国成分表から推計。でん粉は英国成分表から推計
07119	果実飲料　濃縮還元ジュース	87.2	(11.7)	(0)	(5.6)	(6.1)	(0)	(Tr)	(0)	(0)	–	(11.7)	–	–	米国成分表から推計。でん粉は英国成分表から推計
07123	ジャム	51.4	(49.1)	(0)	(5.0)	(4.9)	–	(37.4)	(0)	(0)	–	(47.2)	–	–	原材料配合割合から推計
	ブルーベリー														
07124	生	86.4	(8.6)	(Tr)	(4.2)	(4.3)	(0)	(0.1)	(0)	(0)	–	(8.6)	–	–	試料：ハイブッシュブルーベリー。果実全体。米国成分表から推計
07125	ジャム	55.1	(43.1)	(Tr)	(3.3)	(3.3)	–	(34.7)	(0)	(0)	–	(41.3)	–	–	試料：ハイブッシュブルーベリー。原材料配合割合から推計
	ホワイトサポテ														
07128	生	79.0	(16.3)	(3.8)	(4.8)	(4.6)	(0)	(2.4)	(0.2)	(0)	–	(15.8)	–	–	廃棄部位：果皮及び種子。米国成分表から推計
	まくわうり														
07130	黄肉種　生	90.8	(7.6)	(Tr)	(1.4)	(1.7)	(0.1)	(4.1)	(Tr)	(0)	–	(7.4)	–	–	廃棄部位：果皮及び種子。米国成分表から推計
07173	白肉種　生	90.8	(7.6)	(Tr)	(1.4)	(1.7)	(0.1)	(4.1)	(Tr)	(0)	–	(7.4)	–	–	廃棄部位：果皮及び種子。米国成分表から推計
	マルメロ														
07131	生	84.2	(9.5)	(0)	(3.5)	(5.5)	–	(0.4)	(0)	(0)	–	(9.4)	(0)	–	廃棄部位：果皮及び果しん。豪州成分表から推計

炭水化物成分表　本表　果実類

可食部 100g当たりの炭水化物成分表（利用可能炭水化物及び糖アルコール）

食品番号	食品名	水分	利用可能炭水化物（単糖当量）	でん粉	ぶどう糖	果糖	ガラクトース	しょ糖	麦芽糖	乳糖	トレハロース	計	ソルビトール	マンニトール	備考
	マンゴー														
07132	生	82.0	(13.8)	(0.4)	(1.3)	(4.4)	–	(7.3)	(0)	(0)	–	(13.4)	–	–	廃棄部位:果皮及び種子。英国成分表から推計。ガラクトースは米国成分表から推計
07179	ドライマンゴー	9.3	68.9	1.1	4.8	20.4	–	40.5	–	–	–	66.8	–	–	
	メロン														
07134	温室メロン　生	87.8	(9.6)	(Tr)	(1.2)	(1.3)	–	(6.7)	(0)	(0)	–	(9.3)	–	–	試料:アールス系(緑肉種)。廃棄部位:果皮及び種子。07135露地メロンから推計
07135	露地メロン　緑肉種　生	87.9	9.5	Tr	1.2	1.3	–	6.7	0	0	–	9.2	–	–	廃棄部位:果皮及び種子
07174	露地メロン　赤肉種　生	87.9	(9.5)	(Tr)	(1.2)	(1.3)	–	(6.7)	(0)	(0)	–	(9.2)	–	–	廃棄部位:果皮及び種子。07135緑肉種生から推計
	(もも類)														
	もも														
07136	白肉種　生	88.7	8.4	0	0.6	0.7	–	6.8	0	0	–	8.0	0.3	–	別名:毛桃。試料:白肉種。廃棄部位:果皮及び核
07184	黄肉種　生	85.4	11.4	0.1	1.0	1.2	–	8.6	0	0	–	11.0	2.7	–	廃棄部位:果皮及び核
07137	果実飲料　30%果汁入り飲料　(ネクター)	88.0	(11.8)	(0)	(5.3)	(5.0)	(0)	(1.5)	(0)	(0)	–	(11.7)	–	–	別名:毛桃。果肉(ピューレー)分:30%。米国成分表から推計
07138	缶詰　白肉種　果肉	78.5	(16.6)	–	(6.5)	(3.8)	–	(4.4)	(1.6)	(0)	–	(16.3)	–	–	別名:毛桃。試料:ヘビーシラップ漬。内容総量に対する果肉分:60%。豪州成分表から推計。ガラクトースは米国成分表から推計
07175	缶詰　黄肉種　果肉	78.5	(16.6)	–	(6.5)	(3.8)	–	(4.4)	(1.6)	(0)	–	(16.3)	–	–	別名:毛桃。内容総量に対する果肉分:60%。07138缶詰白肉種から推計
	ネクタリン														
07140	生	87.8	(8.0)	(0.1)	(1.5)	(1.3)	(0)	(4.8)	(0)	(0)	(0)	(7.7)	(0.6)	–	別名:油桃。廃棄部位:果皮及び核。米国成分表から推計。ソルビトールは文献値から推計
	ライチー														
07144	生	82.1	(15.0)	(0)	(7.3)	(7.0)	–	(0.6)	(0)	(0)	–	(14.9)	–	–	別名:れいし。試料:冷凍品。廃棄部位:果皮及び種子。豪州成分表から推計
	ラズベリー														
07146	生	88.2	(5.6)	(0.2)	(2.4)	(2.9)	(0)	(0.1)	(0)	(0)	–	(5.6)	(0)	(0.1)	別名:レッドラズベリー、西洋きいちご。果実全体。豪州成分表から推計。ガラクトースは米国成分表から推計
	りんご														
07148	皮なし　生	84.1	12.4	0.1	1.4	6.0	0	4.8	0	(0)	–	12.2	0.7	–	廃棄部位:果皮及び果しん部
07176	皮つき　生	83.1	12.9	Tr	1.6	6.3	0	4.7	0	(0)	–	12.7	0.5	–	廃棄部位:果しん部
07180	皮つき　焼き	77.2	17.3	0.1	2.1	8.6	–	6.2	–	–	–	17.0	–	–	果しん部を除いたもの
07149	果実飲料　ストレートジュース	87.7	10.8	0	2.8	6.4	–	1.4	0	–	–	10.5	0.4	–	
07150	果実飲料　濃縮還元ジュース	88.1	(10.4)	(0)	(2.7)	(6.2)	–	(1.4)	(0)	–	–	(10.3)	–	–	07149りんごストレートジュースから推計
07154	ジャム	46.9	(53.3)	(Tr)	(1.1)	(3.6)	–	(46.4)	(0)	(0)	–	(51.0)	–	–	原材料配合割合から推計
	きのこ類														
	えのきたけ														
08001	生	88.6	1.0	0.2	Tr	Tr	–	0	Tr	(0)	0.7	0.9	–	0.1	試料:栽培品。廃棄部位:柄の基部(いしづき)
08002	ゆで	88.6	(1.0)	(0.2)	(Tr)	(Tr)	–	(0)	(Tr)	(0)	(0.7)	(0.9)	–	(0.1)	試料:栽培品。柄の基部(いしづき)を除いたもの。08001えのきたけ生から推計
08037	油いため	83.3	(1.1)	(0.2)	(Tr)	(Tr)	–	(0)	(Tr)	(0)	(0.8)	(1.1)	–	(0.2)	試料:栽培品。柄の基部(いしづき)を除いたもの。可食部(100g)から脂質量(g)を差し引いた部分について08001えのきたけ生から推計
08003	味付け瓶詰	74.1	10.3	0.3	1.2	0.7	Tr	4.4	2.9	(0)	–	9.9	–	0	別名:なめたけ。試料:栽培品。液汁を除いたもの
	(きくらげ類)														
	あらげきくらげ														
08054	生	93.6	0.1	0.1	0.1	(0)	–	(0)	(0)	(0)	0	0.1	–	–	別名:裏白きくらげ。試料:栽培品。廃棄部位:柄の基部(いしづき)
08004	乾	13.1	0.9	–	0.1	0	–	0	0	0	0.8	0.9	–	–	別名:裏白きくらげ。試料:栽培品
08005	ゆで	82.3	(0.4)	(0.2)	(0.1)	(0)	–	(0)	(0)	(0)	(0.4)	(0.4)	–	–	試料:栽培品。08004あらげきくらげ乾から推計
08038	油いため	64.2	(0.7)	(0.4)	(0.3)	(0)	–	(0)	(0)	(0)	(0)	(0.6)	–	–	水戻し後、油いため。試料:栽培品。可食部(100g)から脂質量(g)を差し引いた部分について08004あらげきくらげ乾から推計

可食部 100g当たりの炭水化物成分表（利用可能炭水化物及び糖アルコール）

炭水化物成分表　本表　きのこ類

食品番号	食品名	水分	利用可能炭水化物（単糖当量）	でん粉	ぶどう糖	果糖	ガラクトース	しょ糖	麦芽糖	乳糖	トレハロース	計	ソルビトール	マンニトール	備考
	きくらげ														
08006	乾	14.9	2.7	–	0	0	–	0	0	(0)	2.6	2.6	–	0	試料:栽培品
08007	ゆで	93.8	(0.2)	–	(0)	(0)	–	(0)	(0)	(0)	(0.2)	(0.2)	–	(0)	試料:栽培品。08006きくらげ乾から推計
	しろきくらげ														
08008	乾	14.6	3.6	–	0.2	Tr	–	0	0.1	(0)	3.1	3.4	–	0.3	試料:栽培品
08009	ゆで	92.6	(0.3)	–	(Tr)	(0)	–	(0)	(0)	(0)	(0.3)	(0.3)	–	(Tr)	試料:栽培品。08008しろきくらげ乾から推計
	くろあわびたけ														
08010	生	90.2	1.3	–	0.1	0	–	0	0	0	1.1	1.3	–	0.3	試料:栽培品。廃棄部位:柄の基部(いしづき)
	しいたけ														
08039	生しいたけ 菌床栽培 生	89.6	0.7	0.2	0.1	0	–	0	0	0	0.4	0.7	–	1.2	試料:栽培品
08040	生しいたけ 菌床栽培 ゆで	91.5	(0.6)	(0.1)	(0.1)	(0)	–	(0)	(0)	(0)	(0.3)	(0.6)	–	(0.9)	試料:栽培品。柄全体を除いた傘のみ。08039生しいたけ菌床栽培生から推計
08041	生しいたけ 菌床栽培 油いため	84.7	(0.8)	(0.2)	(0.1)	(0)	–	(0)	(0)	(0)	(0.4)	(0.7)	–	(1.3)	試料:栽培品。柄全体を除いた傘のみ。可食部(100g)から脂質量(g)を差し引いた部分について08039生しいたけ菌床栽培生から推計
08057	生しいたけ 菌床栽培 天ぷら	64.1	14.4	12.4	Tr	0	–	0.1	0.1	0	0.5	13.1	0	0.8	試料:栽培品。廃棄部位:柄全体
08042	生しいたけ 原木栽培 生	88.3	0.8	–	0.2	Tr	–	Tr	0	0	0.5	0.7	–	–	試料:栽培品。廃棄部位:柄全体
08043	生しいたけ 原木栽培 ゆで	90.8	(0.6)	–	(0.2)	(Tr)	–	(Tr)	(0)	(0)	(0.4)	(0.6)	–	–	試料:栽培品。柄全体を除いた傘のみ。08042生しいたけ原木栽培生から推計
08044	生しいたけ 原木栽培 油いため	81.3	(0.9)	–	(0.3)	(Tr)	–	(Tr)	(0)	(0)	(0.5)	(0.9)	–	–	試料:栽培品。柄全体を除いた傘のみ。可食部(100g)から脂質量(g)を差し引いた部分について08042生しいたけ原木栽培生から推計
08013	乾しいたけ 乾	9.1	11.8	–	0.2	0.1	–	0	0	0	10.9	11.2	–	–	どんこ、こうしんを含む。試料:栽培品。廃棄部位:柄全体
08014	乾しいたけ ゆで	86.2	(1.8)	–	(Tr)	(0)	–	(0)	(0)	(0)	(1.7)	(1.7)	–	–	どんこ、こうしんを含む。試料:栽培品。柄全体を除いた傘のみ。08013乾しいたけ乾から推計
08053	乾しいたけ 甘煮	64.7	15.8	0.5	2.5	2.5	Tr	9.4	0.3	0	0	15.2	2.0	–	
	（しめじ類）														
	ぶなしめじ														
08016	生	91.1	1.4	0.1	0.2	0	–	0	0	0	1.0	1.3	–	0.4	試料:栽培品。廃棄部位:柄の基部(いしづき)
08017	ゆで	91.1	(1.3)	(0.1)	(0.2)	(0)	–	(0)	(0)	(0)	(1.0)	(1.3)	–	(0.4)	試料:栽培品。柄の基部(いしづき)を除いたもの。08016ぶなしめじ生から推計
08046	油いため	85.9	(1.4)	(0.1)	(0.2)	(0)	–	(0)	(0)	(0)	(1.0)	(1.3)	–	(0.5)	試料:栽培品。柄の基部(いしづき)を除いたもの。可食部(100g)から脂質量(g)を差し引いた部分について08016ぶなしめじ生から推計
08055	素揚げ	70.5	2.2	–	–	–	–	–	–	–	1.8	2.1	–	0.7	試料:栽培品。柄の基部(いしづき)を除いたもの
08056	天ぷら	55.5	21.0	18.5	0	–	–	–	–	–	0.6	19.2	–	0.2	試料:栽培品。柄の基部(いしづき)を除いたもの
	たもぎたけ														
08019	生	91.7	0.4	–	0.4	0	–	0	Tr	(0)	0	0.4	–	0.4	別名:にれたけ、たもきのこ。試料:栽培品。廃棄部位:柄の基部(いしづき)
	なめこ														
08020	株採り 生	92.1	2.5	0.3	0.1	Tr	–	0	0	(0)	1.9	2.4	–	Tr	別名:なめたけ。試料:栽培品。廃棄部位:柄の基部(いしづき)。(柄の基部を除いた市販品の場合:0%)
08021	株採り ゆで	92.7	(2.3)	(0.3)	(0.1)	(Tr)	–	(0)	(0)	(0)	(1.8)	(2.2)	–	(Tr)	別名:なめたけ。試料:栽培品。柄の基部(いしづき)を除いたもの。08020なめこ生から推計
08058	カットなめこ 生	94.9	1.8	0.2	0.9	0	–	0	Tr	0	0.6	1.8	–	0.1	別名:なめたけ。試料:栽培品
08022	水煮缶詰	95.5	(1.4)	(0.2)	(Tr)	(Tr)	–	(0)	(0)	(0)	(1.1)	(1.4)	–	(Tr)	試料:栽培品。液汁を除いたもの。08020なめこ生から推計
	ぬめりすぎたけ														
08023	生	92.6	2.0	–	0.4	0	–	0	Tr	(0)	1.5	1.9	–	Tr	試料:栽培品。廃棄部位:柄の基部(いしづき)
	（ひらたけ類）														
	うすひらたけ														
08024	生	88.0	1.6	–	0.5	0	–	0	0	(0)	1.0	1.5	–	0	試料:栽培品。廃棄部位:柄の基部(いしづき)
	エリンギ														
08025	生	90.2	3.0	–	0.3	Tr	–	0	0	(0)	2.5	2.9	–	–	試料:栽培品。廃棄部位:柄の基部(いしづき)

可食部 100g当たりの炭水化物成分表（利用可能炭水化物及び糖アルコール）

食品番号	食品名	水分	(単糖当量)利用可能炭水化物	でん粉	ぶどう糖	果糖	ガラクトース	しょ糖	麦芽糖	乳糖	トレハロース	計	ソルビトール	マンニトール	備考
															(g)
08048	ゆで	89.3	(3.3)	–	(0.3)	(Tr)	–	(0)	(0)	(0)	(2.7)	(3.1)	–	–	試料:栽培品。柄の基部(いしづき)を除いたもの。08025エリンギ生から推計
08049	焼き	85.3	(4.5)	–	(0.5)	(0.1)	–	(0)	(0)	(0)	(3.8)	(4.3)	–	–	試料:栽培品。柄の基部(いしづき)を除いたもの。08025エリンギ生から推計
08050	油いため	84.2	(3.8)	–	(0.4)	(0.1)	–	(0)	(0)	(0)	(3.2)	(3.7)	–	–	試料:栽培品。柄の基部(いしづき)を除いたもの。可食部(100g)から脂質量(g)を差し引いた部分について08025エリンギ生から推計
	ひらたけ														
08026	生	89.4	1.3	–	0.4	0	–	0	0	(0)	0.9	1.3	–	0.2	別名:かんたけ。試料:栽培品。廃棄部位:柄の基部(いしづき)
08027	ゆで	89.1	(1.4)	–	(0.4)	(0)	–	(0)	(0)	(0)	(0.9)	(1.3)	–	(0.2)	試料:栽培品。柄の基部(いしづき)を除いたもの。08026ひらたけ生から推計
	まいたけ														
08028	生	92.7	0.3	0.2	0.1	0	–	0	0	0	–	0.3			試料:栽培品。廃棄部位:柄の基部(いしづき)
08029	ゆで	91.1	(0.4)	(0.2)	(0.1)	(0)	–	(0)	(Tr)	(0)	–	(0.3)			試料:栽培品。柄の基部(いしづき)を除いたもの。08028まいたけ生から推計
08051	油いため	85.5	(0.4)	(0.2)	(0.2)	(0)	–	(0)	(Tr)	(0)		(0.4)			試料:栽培品。柄の基部(いしづき)を除いたもの。可食部(100g)から脂質量(g)を差し引いた部分について08028まいたけ生から推計
08030	乾	9.3	(3.6)	(1.9)	(1.3)			(0.1)	(0.1)			(3.4)			試料:栽培品。柄の基部(いしづき)を除いたもの。08028まいたけ生から推計
	マッシュルーム														
08031	生	93.9	0.1	0.1	0	Tr	–	0	0	0	Tr	0.1	–	1.3	試料:栽培品。廃棄部位:柄の基部(いしづき)
08032	ゆで	91.5	(0.2)	(0.1)	(Tr)	(0.1)	–	(0)	(0)	(0)	(Tr)	(0.2)	–	(1.8)	試料:栽培品。柄の基部(いしづき)を除いたもの。08031マッシュルーム生から推計
08052	油いため	86.4	(0.2)	(0.1)	(Tr)	(0.1)	–	(0)	(0)	(0)	(Tr)	(0.2)	–	(2.0)	試料:栽培品。柄の基部(いしづき)を除いたもの。可食部(100g)から脂質量(g)を差し引いた部分について08031マッシュルーム生から推計
08033	水煮缶詰	92.0	(0.2)	(0.1)	(0)	(0.1)	–	(0)	(0)	(0)	(Tr)	(0.2)	–	(1.7)	試料:栽培品。液汁を除いたもの。08031マッシュルーム生から推計
	まつたけ														
08034	生	88.3	1.6	–	0.2	0	–	0	0	–	1.3	1.5	–	1.4	試料:天然物。廃棄部位:柄の基部(いしづき)
	やなぎまつたけ														
08036	生	92.8	0.7	–	0.2	0	–	0	0	–	0.5	0.7	–	0	試料:栽培品。廃棄部位:柄の基部(いしづき)
藻類															
	あおのり														
09002	素干し	6.5	0.2	–	0	0	0	0.2	0	(0)	–	0.2	–	0	
	あまのり														
09003	ほしのり	8.4	0.5	0.4	0	0	–	Tr	0	(0)	–	0.4	–	0	すき干ししたもの。別名:のり
09004	焼きのり	2.3	1.9	1.7	0	0	–	Tr	0	(0)	–	1.7	–	Tr	別名:のり
09005	味付けのり	3.4	14.3	2.8	0.2	0.3	0	10.1	0	0	0	13.5	0	0.1	別名:のり
	いわのり														
09007	素干し	8.4	(0.5)	(0.4)	(0)	(0)	–	(Tr)	(0)	(0)	–	(0.4)	–	(0)	すき干ししたもの。09003ほしのりから推計
	かわのり														
09011	素干し	13.7	(0.4)	(0.4)	(0)	(0)	–	(Tr)	(0)	(0)	–	(0.4)	–	(0)	すき干ししたもの。09003ほしのりから推計
	（こんぶ類）														
	まこんぶ														
09017	素干し　乾	9.5	0.1	0.1	Tr	0	–	0	Tr	(0)	0	0.1	–	23.4	
09056	素干し　水煮	83.9	Tr	Tr	0	(0)	–	(0)	0	(0)	0	Tr	–	2.8	
09020	刻み昆布	15.5	0.4	0.1	0.3	0	–	0	0	(0)	–	0.4	–	12.4	
09023	つくだ煮	49.6	20.6	0.4	2.9	2.4	Tr	12.9	1.3	0	0	19.8	1.7	0.4	試料:ごま入り
	てんぐさ														
09049	粉寒天	16.7	0.1	–	0.1	0	0	0	0	(0)	–	0.1	–	0	別名:まくさ(和名)。試料:てんぐさ以外の粉寒天も含む

炭水化物成分表　本表　藻類・魚介類

食品番号	食品名	可食部100g当たり													備考
				利用可能炭水化物									糖アルコール		
		水分	(単糖当量)利用可能炭水化物	でん粉	ぶどう糖	果糖	ガラクトース	しょ糖	麦芽糖	乳糖	トレハロース	計	ソルビトール	マンニトール	
		(.....................................g.....................................)													
	ひじき														
09050	ほしひじき　ステンレス釜　乾	6.5	0.4	0.3	Tr	Tr	0	0	0	(0)	–	0.4	–	3.1	ステンレス釜で煮熟後乾燥したもの
	ひとえぐさ														
09033	つくだ煮	56.5	23.8	1.4	3.0	2.6	0.1	10.2	5.5	–	0	22.9	0	0	別名：のりのつくだ煮
	わかめ														
09044	カットわかめ　乾	9.2	0	0	0	0	–	0	0	(0)	–	0	–	0	
	魚介類														
	〈魚類〉														
	（あじ類）														
	まあじ														
10390	皮つき　フライ	52.3	8.5	7.3	0.1	0	–	0	0.4	–	–	7.8	–	–	別名：あじ。三枚におろしたもの
10392	小型　骨付き　から揚げ	50.3	4.4	4.0	Tr	0	–	0	0	–	–	4.0	–	–	別名：あじ。内臓、うろこ等を除いて、調理したもの
	（いわし類）														
	まいわし														
10395	フライ	37.8	11.3	9.8	0.1	0	–	0	0.4	–	–	10.3	–	–	三枚におろしたもの
	きす														
10400	天ぷら	57.5	8.4	7.6	0	0	–	0	0.1	–	–	7.7	–	–	頭部、内臓、骨、ひれ等を除いたもの。廃棄部位：尾
	（さば類）														
	まさば														
10403	フライ	47.2	6.8	5.8	0.1	0	–	0	0.3	–	–	6.2	–	–	別名：さば。切り身
	（たら類）														
	すけとうだら														
10409	フライ	61.9	7.2	6.3	Tr	0	–	0	0.2	–	–	6.5	–	–	切り身
	加工品														
10448	桜でんぶ	5.6	83.1	1.2	5.5	0.2	–	72.5	–	–	–	79.4	–	–	
	〈貝類〉														
	あわび														
10427	くろあわび　生	79.5	3.7	3.3	–	–	–	–	–	–	–	3.3	–	–	廃棄部位：貝殻及び内臓
	いがい														
10289	生	82.9	3.1	2.8	–	–	–	–	–	–	–	2.8	–	–	別名：ムール貝。廃棄部位：貝殻、足糸等
	かき														
10292	養殖　生	85.0	2.5	2.3	–	–	–	–	–	–	–	2.3	–	–	試料：まがき。廃棄部位：貝殻
10293	養殖　水煮	78.7	7.1	6.5	–	–	–	–	–	–	–	6.5	–	–	試料：まがき。むき身
10430	養殖　フライ	46.6	15.6	13.9	0	0	–	0	0.4	–	–	14.2	–	–	試料：まがき。むき身
	（はまぐり類）														
10310	**ちょうせんはまぐり　生**	88.1	1.3	1.2	–	–	–	–	–	–	–	1.2	–	–	廃棄部位：貝殻
	〈えび・かに類〉														
	（えび類）														
	バナメイえび														
10416	養殖　天ぷら	62.0	7.1	6.1	0.4	0	–	0	Tr	–	–	6.5	–	–	頭部、殻、内臓等除いたもの。廃棄部位：殻及び尾部

可食部 100g当たりの炭水化物成分表（利用可能炭水化物及び糖アルコール）

食品番号	食品名	可食部100g当たり													備考
		水分	利用可能炭水化物（単糖当量）	利用可能炭水化物									糖アルコール		
				でん粉	ぶどう糖	果糖	ガラクトース	しょ糖	麦芽糖	乳糖	トレハロース	計	ソルビトール	マンニトール	
		(.... g ....)													
〈いか・たこ類〉															
	（いか類）														
	するめいか														
10419	胴 皮なし 天ぷら	64.9	9.0	8.0	0.1	0	–	0	0.1	–	–	8.2	–	–	
〈水産練り製品〉															
10423	黒はんぺん	70.4	14.0	9.0	0.1	0	0	3.9	0	0	–	12.9	0.1		
肉類															
〈畜肉類〉															
	うし														
	[加工品]														
11104	ローストビーフ	64.0	1.4	0.3	0.2	Tr	0	0.1	0	0	0.7	1.4	0	–	イソマルトース:0g
11105	コンビーフ缶詰	63.4	1.0	0.2	0	0	0	0.7	0	0	0	0.9	0	–	イソマルトース:0g
11106	味付け缶詰	64.3	12.9	0.2	0.6	0.4	0	11.1	0	0	0	12.3	0	–	試料:大和煮缶詰。液汁を含んだもの（液汁36%）。イソマルトース:0g
11107	ビーフジャーキー	24.4	9.6	1.0	2.4	0.1	0	4.4	0.2	0	1.2	9.2	0	–	イソマルトース:0g
11108	スモークタン	55.9	1.2	0.3	0.4	0	0	0.6	0	0	0	1.2	0	–	イソマルトース:0g
	ぶた														
	[大型種肉]														
11276	ロース 脂身つき とんかつ	31.2	9.6	8.4	0.1	0	–	0	0.3	–	–	8.8	–	–	
11279	ヒレ 赤肉 とんかつ	33.3	15.6	13.7	0.1	0	–	0	0.4	–	–	14.2	–	–	
	[ハム類]														
11174	骨付きハム	62.9	0.9	0.1	0.7	0	–	0.1	0.1	0	–	0.9	–	–	廃棄部位:皮及び骨。イソマルトース:0g
11175	ボンレスハム	72.0	1.2	0.1	0.5	0	0	0.6	0	0	–	1.1	–	–	イソマルトース:0g
11176	ロースハム ロースハム	61.1	1.2	0.1	0.5	Tr	0	0.4	0.1	0	–	1.1	–	–	イソマルトース:0g
11303	ロースハム ゆで	58.9	0.9	–	0.4	0	0	0.3	0.2	0	–	0.9	–	–	
11304	ロースハム 焼き	54.6	1.3	–	0.6	Tr	0	0.4	0.3	0	–	1.3	–	–	
11305	ロースハム フライ	27.8	1.2	–	0.3	Tr	0	0.3	0.5	0	–	1.2	–	–	
11177	ショルダーハム	62.7	1.1	0.1	0.5	0	0	0.4	0.1	0	–	1.1	–	–	イソマルトース:0g
11181	生ハム 促成	55.0	3.4	0.1	1.9	0	0	1.3	0	0	–	3.3	–	–	ラックスハムを含む。イソマルトース:0g
11182	生ハム 長期熟成	49.5	0.1	0	0	0	0	0	0	0	–	0.1	–	–	プロシュートを含む。イソマルトース:0g
	[プレスハム類]														
11178	プレスハム	73.3	4.9	2.5	0.4	0	0	0.7	0.3	0.6	–	4.6	–	–	イソマルトース:0g
11180	チョップドハム	68.0	8.8	7.2	0.4	0.1	0	0.3	0.2	0	–	8.1	–	–	イソマルトース:0g
	[ベーコン類]														
11183	ばらベーコン	45.0	2.7	0.2	0.8	0	–	1.1	0.4	0	–	2.6	–	–	別名:ベーコン。イソマルトース:0g
11184	ロースベーコン	62.5	1.3	0.1	0.1	0	0	0.7	0	0.4	–	1.3	–	–	イソマルトース:0g
11185	ショルダーベーコン	65.4	1.6	0.1	0.8	0	–	0.3	0.3	0	–	1.6	–	–	
	[ソーセージ類]														
11186	ウインナーソーセージ ウインナーソーセージ	52.3	3.4	1.6	0.7	0	0.2	0.4	0.2	0	–	3.1	–	–	
11306	ウインナーソーセージ ゆで	52.3	1.8	–	0.7	0	0	0.7	0.4	0	–	1.8	–	–	
11187	セミドライソーセージ	46.8	3.9	2.3	0.7	0	0	0.1	0.5	0	–	3.7	–	–	ソフトサラミを含む

炭水化物成分表　本表　肉類・卵類

食品番号	食品名	水分	利用可能炭水化物（単糖当量）	でん粉	ぶどう糖	果糖	ガラクトース	しょ糖	麦芽糖	乳糖	トレハロース	計	ソルビトール	マンニトール	備考
11188	ドライソーセージ	23.5	3.5	1.5	1.3	0	–	0.5	0.1	–	–	3.3	–	–	サラミを含む
11189	フランクフルトソーセージ	54.0	4.9	3.1	0.3	0	–	0.4	0	0.7	–	4.5	–	–	
11190	ボロニアソーセージ	60.9	3.2	1.9	0.4	0	–	0.7	0	–	–	3.0	–	–	
11191	リオナソーセージ	65.2	1.6	0.9	0.4	0	–	0.2	0	–	–	1.5	–	–	
11192	レバーソーセージ	47.7	2.0	0.3	1.3	0.2	–	0.1	0	–	–	2.0	–	–	
11193	混合ソーセージ	58.2	10.6	8.9	0.2	0	–	0.5	0	–	–	9.7	–	–	
11194	生ソーセージ	58.6	0.6	0.3	0.1	0	–	0.2	0	–	–	0.6	–	–	別名：フレッシュソーセージ
	［その他］														
11195	焼き豚	64.3	4.9	0.8	0.6	0.4	0	2.9	0.1	0	–	4.7	0.2	–	試料：蒸し焼きしたもの
11196	レバーペースト	45.8	2.9	1.3	1.2	0	0	0.2	0	0	0	2.7	0	–	
11197	スモークレバー	57.6	2.9	0.3	1.8	0	0	0.7	0	0	0	2.9	0	–	
	めんよう														
	［マトン］														
11245	ロース　皮下脂肪なし　生	72.3	0.1	–	0.1	0	0	0	0	0	–	0.1	–	–	別名：ひつじ。試料：オーストラリア産

〈鳥肉類〉

食品番号	食品名	水分	利用可能炭水化物（単糖当量）	でん粉	ぶどう糖	果糖	ガラクトース	しょ糖	麦芽糖	乳糖	トレハロース	計	ソルビトール	マンニトール	備考
	にわとり														
	［若どり・主品目］														
11289	もも　皮つき　から揚げ	41.2	14.3	12.4	0.1	0	–	0.3	0.2	–	–	13.0	–	–	別名：ブロイラー
11290	もも　皮なし　から揚げ	47.1	14.7	12.6	0.1	0	–	0.4	0.4	–	–	13.4	–	–	別名：ブロイラー。皮下脂肪を除いたもの
	［若どり・副品目］														
11300	ささみ　フライ	52.4	7.5	6.7	0	0	–	0	0.2	–	–	6.9	–	–	別名：ブロイラー。すじを除いたもの
11299	ささみ　天ぷら	59.3	7.1	6.4	0	0	–	0	0.1	–	–	6.5	–	–	別名：ブロイラー。すじを除いたもの
	［その他］														
11237	焼き鳥缶詰	62.8	11.1	1.0	0.7	0.6	0	8.2	0.1	0	–	10.6	0	–	液汁を含んだもの（液汁33%）
11292	チキンナゲット	53.7	13.9	12.0	0.1	0	–	0.4	0.1	0	–	12.6	0	–	
11293	つくね	57.9	11.5	5.0	0.2	0	–	4.0	0.1	0.3	–	10.8	0.4	–	

卵類

食品番号	食品名	水分	利用可能炭水化物（単糖当量）	でん粉	ぶどう糖	果糖	ガラクトース	しょ糖	麦芽糖	乳糖	トレハロース	計	ソルビトール	マンニトール	備考
	うこっけい卵														
12001	全卵　生	73.7	(0.3)	(0)	(0.3)	(0)	(0)	–	(0)	–	(0)	(0.3)	–	–	廃棄部位：付着卵白を含む卵殻（卵殻：13%）。卵白：卵黄=38:62。12010鶏卵卵黄及び12014鶏卵卵白生から推計
	うずら卵														
12002	全卵　生	72.9	(0.3)	(0)	(0.3)	(0)	(0)	–	(0)	–	(0)	(0.3)	–	–	廃棄部位：付着卵白を含む卵殻（卵殻：12%）。卵白：卵黄=38:62。12010鶏卵卵黄生及び12014鶏卵卵白生から推計
	鶏卵														
12004	全卵　生	75.0	0.3	(0)	0.3	0	(0)	(0)	0	0	(0)	0.3	–	–	廃棄部位：卵殻（付着卵白を含む）。付着卵白を含まない卵殻：13%。卵白：卵黄=32:68
12005	全卵　ゆで	76.7	0.3	(0)	0.3	Tr	(0)	0	0	0	(0)	0.3	–	–	廃棄部位：卵殻。卵白：卵黄=31:69
12008	全卵　加糖全卵	58.2	22.8	(0)	0.2	0	(0)	21.4	(0)	(0)	–	21.7	–	–	試料：冷凍品。12004鶏卵全卵生の計算値及び03003上白糖（8:2）から推計
12009	全卵　乾燥全卵	4.5	(0.6)	–	(0.6)	(0)	(0)	(0)	(0)	(0)	(0)	(0.6)	–	–	米国成分表から推計
12010	卵黄　生	49.6	0.2	(0)	0.2	0	(0)	–	0	0	(0)	0.2	–	–	
12011	卵黄　ゆで	50.3	0.2	(0)	0.2	0	(0)	–	0	0	(0)	0.2	–	–	12010鶏卵卵黄生から推計
12012	卵黄　加糖卵黄	42.0	22.1	(0)	0.2	0	(0)	20.9	(0)	(0)	–	21.1	–	–	試料：冷凍品。12010鶏卵卵黄生及び03003上白糖（8:2）から推計
12013	卵黄　乾燥卵黄	3.2	(0.2)	–	(0.2)	(0)	(0)	(0)	(0)	(0)	–	(0.2)	–	–	米国成分表から推計

可食部 100g 当たりの炭水化物成分表（利用可能炭水化物及び糖アルコール）

食品番号	食品名	水分	（単糖当量）利用可能炭水化物	でん粉	ぶどう糖	果糖	ガラクトース	しょ糖	麦芽糖	乳糖	トレハロース	計	ソルビトール	マンニトール	備考
								利用可能炭水化物						糖アルコール	
12014	卵白　生	88.3	0.4	(0)	0.4	0	(0)	0	0	–	(0)	0.4	–	–	
12015	卵白　ゆで	87.9	0.4	(0)	0.3	Tr	(0)	0	0	–	(0)	0.4	–	–	12014鶏卵卵白生から推計
12017	たまご豆腐	85.2	(0.1)	(0)	(0.1)	(0)	(0)	(0)	(0)	(0)	(0)	(0.1)	(0)	(0)	原材料配合割合から推計
12018	たまご焼　厚焼きたまご	71.9	(6.7)	(0)	(0.3)	(0.1)	(0)	(6.1)	(0)	(0)	(0)	(6.4)	–	–	原材料配合割合から推計
12019	たまご焼　だし巻きたまご	77.5	(0.3)	(0)	(0.2)	(Tr)	(0)	(0)	(0)	(0)	(0)	(0.3)	–	–	原材料配合割合から推計

乳類

〈牛乳及び乳製品〉

（液状乳類）

生乳

食品番号	食品名	水分	（単糖当量）利用可能炭水化物	でん粉	ぶどう糖	果糖	ガラクトース	しょ糖	麦芽糖	乳糖	トレハロース	計	ソルビトール	マンニトール	備考
13001	ジャージー種	85.5	4.7	–	–	–	–	–	–	4.5	–	4.5	–	–	未殺菌のもの
13002	ホルスタイン種	87.7	4.7	(0)	0	0	0	0	0	4.4	–	4.4	–	–	未殺菌のもの
13003	普通牛乳	87.4	4.7	(0)	0	0	0	0	0	4.4	–	4.4	–	–	
13006	脱脂乳	91.0	4.8							4.6	–	4.6	–	–	
	加工乳														
13004	濃厚	86.3	5.0					0		4.8	–	4.8	–	–	13003普通牛乳から推計
13005	低脂肪	88.8	5.1					0		4.9	–	4.9	–	–	
	乳飲料														
13007	コーヒー	88.1	8.0	0.1	0.9	1.1	0	3.2	0	2.4	–	7.7	–	–	
	（粉乳類）														
13009	全粉乳	3.0	(35.9)	(0)	(Tr)	(0)	(Tr)	(0)	(0)	(34.1)	–	(34.2)	–	–	13003普通牛乳から推計
13010	脱脂粉乳	3.8	50.3	(0)	0.1	0	0.1	0	Tr	47.8	–	47.9	–	–	別名：スキムミルク
13011	乳児用調製粉乳	2.6	53.9	(0)	0.3	Tr	0.3	Tr	0	50.7	–	51.3	–	–	別名：育児用粉ミルク。育児用栄養強化品
	（練乳類）														
13012	無糖練乳	72.5	(11.3)	(0)	(0)	(0)	(0)	(0)	(0)	(10.8)	–	(10.8)	–	–	別名：エバミルク。英国成分表から推計
13013	加糖練乳	26.1	55.9	–	–	–	–	44.1	–	9.1	–	53.2	–	–	別名：コンデンスミルク。
	（クリーム類）														
	クリーム														
13014	乳脂肪	48.2	2.9	0.1	–	–	–	0		2.7	–	2.7	–	–	別名：生クリーム，フレッシュクリーム
13015	乳脂肪・植物性脂肪	49.8	(2.9)	(0.1)	–	–	–	(0)		(2.7)	–	(2.8)	–	–	脂質：乳脂肪由来22.5g，植物性脂肪由来19.6g。13014クリーム乳脂肪及び13016クリーム植物性脂肪(1:1)から推計
13016	植物性脂肪	55.5	2.7	0.1	–	–	–	0		2.5	–	2.5	–	–	別名：植物性生クリーム
13017	ホイップクリーム　乳脂肪	44.3	(12.8)	(0.1)	(0.1)	(0.1)	(0)	(9.6)	(0)	(2.4)	(0)	(12.2)	(0)	(0)	クリームにグラニュー糖を加えて泡だてたもの。13014クリーム乳脂肪と03005グラニュー糖(9:1)から推計
13018	ホイップクリーム　乳脂肪・植物性脂肪	44.0	(13.2)	(0.1)	(0.1)	(0.1)	(0)	(9.9)	(0)	(2.4)	(0)	(12.6)	(0)	(0)	クリームにグラニュー糖を加えて泡だてたもの。脂質：乳脂肪由来19.1g，植物性脂肪由来17.1g。13015クリーム乳脂肪・植物性脂肪の推計値と03005グラニュー糖(9:1)から推計
13019	ホイップクリーム　植物性脂肪	43.7	(14.4)	(0.1)	(0.1)	(0.1)	(0)	(11.0)	(0)	(2.5)	(0)	(13.8)	(0)	(0)	クリームにグラニュー糖を加えて泡だてたもの。13016クリーム植物性脂肪と03005グラニュー糖(9:1)から推計
	コーヒーホワイトナー														
13020	液状　乳脂肪	70.3	(1.7)	(0.1)	–	–	–			(1.5)	–	(1.6)	–	–	別名：コーヒー用ミルク，コーヒー用クリーム。13014クリーム乳脂肪から推計
13021	液状　乳脂肪・植物性脂肪	69.2	(1.8)	(Tr)	–	–	–	(0)		(1.6)	–	(1.7)	–	–	別名：コーヒー用ミルク，コーヒー用クリーム。脂質：乳脂肪由来9.2g，植物性脂肪由来12.4g。13020クリーム乳脂肪・植物性脂肪の推計値から推計
13022	液状　植物性脂肪	68.4	(1.9)	(Tr)	–	–	–	(0)		(1.8)	–	(1.8)	–	–	別名：コーヒー用ミルク，コーヒー用クリーム。13016クリーム植物性脂肪から推計

炭水化物成分表　本表　乳類・油脂類

食品番号	食品名	水分	利用可能炭水化物（単糖当量）	でん粉	ぶどう糖	果糖	ガラクトース	しょ糖	麦芽糖	乳糖	トレハロース	計	ソルビトール	マンニトール	備考
							利用可能炭水化物						糖アルコール		
														g	
13023	粉末状　乳脂肪	2.8	60.6	–	–	–	–	–	–	57.7	–	57.7	–	–	
13024	粉末状　植物性脂肪	2.7	29.0	12.9	2.4	–	–	5.0	6.8	0	–	27.1	–	–	
	（発酵乳・乳酸菌飲料）														
	ヨーグルト														
13025	全脂無糖	87.7	3.9	–	0.1	0	0.8	0	0	2.9	–	3.8	–	–	別名：プレーンヨーグルト
13053	低脂肪無糖	89.2	4.1	–	0.4	0	0.9	0	Tr	2.7	–	3.9	–	–	
13054	無脂肪無糖	89.1	4.3	–	0.4	–	1.1	–	–	2.6	–	4.1	–	–	
13026	脱脂加糖	82.6	11.7	0.2	0.2	0	0.7	6.5	0	3.6	–	11.2	–	–	別名：普通ヨーグルト
13027	ドリンクタイプ　加糖	83.8	10.5	0.1	1.0	0.8	0.5	4.1	0	3.5	–	10.1	–	–	
	乳酸菌飲料														
13028	乳製品	82.1	15.4	–	4.9	4.8	0	3.9	0	1.5	–	15.1	–	–	無脂乳固形分3.0%以上
13030	非乳製品	89.3	9.3	0.1	2.4	4.5	0	1.8	0	0.4	0	9.2	0.1	0.1	無脂乳固形分3.0%未満
	（チーズ類）														
	ナチュラルチーズ														
13031	エダム	41.0	(0)	(0)	(0)	(0)	(0)	(0)	(0)	(0)	–	(0)	–	–	豪州成分表から推計
13032	エメンタール	33.5	(0)	(0)	(0)	(0)	(0)	(0)	(0)	(0)	–	(0)	–	–	豪州成分表から推計
13033	カテージ	79.0	0.5	–	0	–	0	–	–	0.5	–	0.5	–	–	クリーム入りを含む
13034	カマンベール	51.8	0	–	0	–	0	–	–	0	–	0	–	–	
13035	クリーム	55.5	2.5	–	0	–	0	–	–	2.4	–	2.4	–	–	
13037	チェダー	35.3	(0.4)	(0)	(0.1)	(0.2)	(0)	(0)	(0)	(0.1)	–	(0.4)	–	–	豪州成分表から推計
13038	パルメザン	15.4	(0)	(0)	(0)	(0)	(0)	(0)	(0)	(0)	–	(0)	–	–	粉末状。豪州成分表から推計
13039	ブルー	45.6	(0)	(0)	(0)	(0)	(0)	(0)	(0)	(0)	–	(0)	–	–	豪州成分表から推計
13055	マスカルポーネ	62.4	3.6	–	0	–	0	–	–	3.5	–	3.5	–	–	米国成分表から推計
13056	モッツァレラ	56.3	(0)	(0)	(0)	(0)	(0)	(0)	(0)	(0)	–	(0)	–	–	
13057	やぎ	52.9	1.0	–	0.2	–	0.4	–	–	0.3	–	1.0	–	–	別名：シェーブルチーズ
13040	**プロセスチーズ**	45.0	0.1	–	0	–	0.1	–	–	0	–	0.1	–	–	
	（アイスクリーム類）														
	アイスクリーム														
13042	高脂肪	61.3	18.1	0.3	0.7	0	0.3	11.4	0.3	4.3	–	17.3	–	–	乳固形分15.0%以上、乳脂肪分12.0%以上。試料：バニラアイスクリーム
13043	普通脂肪	63.9	18.0	2.1	0.3	0.1	0	9.4	0.7	4.6	–	17.1	–	–	乳固形分15.0%以上、乳脂肪分8.0%。試料：バニラアイスクリーム
	ラクトアイス														
13045	普通脂肪	60.4	20.9	0.4	1.0	0.3	0	11.9	2.0	4.5	–	20.0	–	–	乳固形分3.0%以上、主な脂質：植物性脂肪
	（その他）														
13050	**チーズホエーパウダー**	2.2	74.7	–	0	–	0.5	–	–	70.7	–	71.2	–	–	
	〈その他〉														
13051	**人乳**	88.0	(6.7)	(0)	(0)	(0)	(0)	(0)	(0)	(6.4)	–	(6.4)	–	–	試料：成熟乳。英国成分表から推計
13052	**やぎ乳**	88.0	(4.8)	(0)	(0)	(0)	(0)	(0)	(0)	(4.5)	–	(4.5)	–	–	英国成分表から推計
	油脂類														
	（バター類）														
	無発酵バター														
14017	有塩バター	16.2	0.6	–	0	0	0	0	0	0.5	–	0.5	–	–	
14018	食塩不使用バター	15.8	(0.6)	–	(0)	(0)	(0)	(0)	(0)	(0.6)	–	(0.6)	–	–	別名：無塩バター。14017有塩バターから推計

可食部 100g当たりの炭水化物成分表（利用可能炭水化物及び糖アルコール）

食品番号	食品名	水分	利用可能炭水化物（単糖当量）	でん粉	ぶどう糖	果糖	ガラクトース	しょ糖	麦芽糖	乳糖	トレハロース	計	ソルビトール	マンニトール	備考
													糖アルコール		
												(·······························ｇ·······························)			
	（マーガリン類）														
	マーガリン														
14020	家庭用　有塩	14.7	0.9	0.1	0	0	0	0	0	0.7	−	0.8	−	−	
14021	ファットスプレッド	30.2	0.6	0.1	0	0	0	0	0	0.5	−	0.6	−	−	

菓子類

〈和生菓子・和半生菓子類〉

食品番号	食品名	水分	利用可能炭水化物（単糖当量）	でん粉	ぶどう糖	果糖	ガラクトース	しょ糖	麦芽糖	乳糖	トレハロース	計	ソルビトール	マンニトール	備考
	甘納豆														
15001	あずき	26.2	(69.6)	(6.5)	(0.4)	(0.4)	(0)	(58.6)	(0)	(0)	(0)	(66.0)	−	−	原材料配合割合から推計
15002	いんげんまめ	25.2	(69.8)	(5.9)	(0.4)	(0.3)	(0)	(59.7)	(0)	(0)	−	(66.3)	−	−	原材料配合割合から推計
15003	えんどう	23.1	(72.4)	(6.8)	(0.4)	(0.4)	(0)	(61.2)	(0)	(0)	−	(68.7)	−	−	原材料配合割合から推計
	今川焼														
15005	こしあん入り	45.5	(50.6)	(21.4)	(0.2)	(0.2)	(0)	(24.3)	(0.5)	(0)	(0)	(47.2)	−	−	別名:大判焼、小判焼、回転焼、二重焼、太鼓まんじゅう、ともえ焼、たい焼を含む。小豆こしあん入り。部分割合:皮2、あん1。原材料配合割合から推計。80%エタノールに可溶性のマルトデキストリン:(0.6)g
	ういろう														
15006	白	54.5	(46.8)	(16.7)	(0.2)	(0.2)	(0)	(26.7)	(0)	(0)	(0)	(43.8)	(0)	(0)	別名:外郎餅。試料:白ういろう。原材料配合割合から推計
	うぐいすもち														
15007	こしあん入り	40.0	(58.1)	(18.3)	(0.3)	(0.2)	(0)	(32.8)	(1.3)	(0)	(0)	(54.4)	(0)	(0)	小豆こしあん入り。部分割合:もち10、あん8、きな粉0.05。原材料配合割合から推計。80%エタノールに可溶性のマルトデキストリン:(1.4)g
	かしわもち														
15008	こしあん入り	48.5	(48.9)	(28.4)	(0.1)	(0.1)	(0)	(15.3)	(0.6)	(0)	(0)	(45.2)	(0)	(0)	小豆こしあん入り。部分割合:皮3、あん2。葉を除いたもの。原材料配合割合から推計。80%エタノールに可溶性のマルトデキストリン:(0.7)g
15009	カステラ	25.6	(65.7)	(14.6)	(0.6)	(0.3)	(0)	(38.9)	(3.5)	(0)	(0)	(61.8)	(0)	(0)	試料:長崎カステラ。原材料配合割合から推計。80%エタノールに可溶性のマルトデキストリン:(3.9)g
15010	かのこ	34.0	(62.4)	(8.4)	(0.4)	(0.3)	(0)	(48.4)	(0.7)	(0)	(0)	(59.0)	−	−	原材料配合割合から推計。80%エタノールに可溶性のマルトデキストリン:(0.7)g
15011	かるかん	42.5	(57.7)	(19.7)	(0.3)	(0.3)	(0)	(33.7)	(0)	(0)	(0)	(54.1)	−	−	原材料配合割合から推計
15012	きび団子	24.4	(77.5)	(19.2)	(0.5)	(0.4)	(0)	(48.8)	(1.9)	(0)	(0)	(72.9)	−	−	原材料配合割合から推計。80%エタノールに可溶性のマルトデキストリン:(2.1)g
15013	ぎゅうひ	36.0	(65.6)	(16.2)	(0.4)	(0.3)	(0)	(41.4)	(1.6)	(0)	(0)	(61.7)	−	−	原材料配合割合から推計。80%エタノールに可溶性のマルトデキストリン:(1.8)g
15014	きりざんしょ	38.0	(62.6)	(25.3)	(0.2)	(0.2)	(0)	(32.7)	(0)	(0)	(0)	(58.5)	−	−	原材料配合割合から推計
15015	きんぎょく糖	28.0	(74.8)	(0.1)	(0.6)	(0.5)	(0)	(66.2)	(1.8)	(0)	(0)	(71.2)	−	−	原材料配合割合から推計。80%エタノールに可溶性のマルトデキストリン:(2.0)g
15016	きんつば	34.0	(59.8)	(18.3)	(0.1)	(0.1)	(0)	(37.6)	(0)	(0)	(0)	(56.1)	−	−	小豆つぶしあん入り。部分割合:皮1、あん9。原材料配合割合から推計
	草もち														
15017	こしあん入り	43.0	(54.3)	(27.3)	(0.2)	(0.2)	(0)	(21.4)	(0.6)	(0)	(0)	(50.4)	(0)	(0)	小豆こしあん入り。部分割合:皮6、あん4。原材料配合割合から推計。80%エタノールに可溶性のマルトデキストリン:(0.7)g
	くし団子														
15018	あん　こしあん入り	50.0	(47.8)	(32.8)	(0.1)	(0.1)	(0)	(10.1)	(0.4)	(0)	(0)	(43.9)	(0)	(0)	小豆こしあん入り。部分割合:団子8、あん3。くしを除いたもの。原材料配合割合から推計。80%エタノールに可溶性のマルトデキストリン:(0.4)g
15019	みたらし	50.5	(47.4)	(35.6)	(0.1)	(0.1)	(Tr)	(7.7)	(0)	(0)	(0)	(43.5)	(0)	(0)	別名:しょうゆ団子。部分割合:団子9、たれ2。くしを除いたもの。原材料配合割合から推計
	くずもち														
15121	関西風　くずでん粉製品	77.4	(24.7)	(22.5)	−	−	−	−	−	−	−	(22.5)	−	−	炭水化物の全てがでん粉と仮定して推計
15122	関東風　小麦でん粉製品	77.4	(24.6)	(22.4)	−	−	−	−	−	−	−	(22.4)	−	−	炭水化物の全てがでん粉と仮定して推計
15020	げっぺい	20.9	(67.1)	(26.7)	(0.3)	(0.2)	(0)	(32.5)	(1.4)	(0)	(0)	(62.6)	(0)	(0)	あん(小豆あん、くるみ、水あめ、ごま等)入り。部分割合:皮5、あん4。原材料配合割合から推計。80%エタノールに可溶性のマルトデキストリン:(1.5)g

可食部 100g当たりの炭水化物成分表（利用可能炭水化物及び糖アルコール）

食品番号	食品名	水分	利用可能炭水化物（単糖当量）	でん粉	ぶどう糖	果糖	ガラクトース	しょ糖	麦芽糖	乳糖	トレハロース	計	ソルビトール	マンニトール	備考
													糖アルコール		
				(.. g ....)											
15123	**五平もち**	54.7	(38.3)	(28.6)	(0.2)	(Tr)	(0)	(6.4)	(0)	(0)	(0)	(35.2)	(0)	(0)	みそだれ付き
	桜もち														
15022	関西風　こしあん入り	50.0	(47.9)	(18.9)	(0.2)	(0.2)	(0)	(24.2)	(0.6)	(0)	(0)	(44.7)	(0)	(0)	別名：道明寺。小豆こしあん入り。部分割合：道明寺種皮3、あん2。廃棄部位：桜葉。原材料配合割合から推計。80%エタノールに可溶性のマルトデキストリン：(0.7)g
15021	関東風　こしあん入り	40.5	(56.3)	(20.1)	(0.3)	(0.3)	(0)	(30.3)	(0.9)	(0)	(0)	(52.6)	(0)	(0)	小豆こしあん入り。部分割合：小麦粉皮4、あん5。廃棄部位：桜葉。原材料配合割合から推計。80%エタノールに可溶性のマルトデキストリン：(0.9)g
	笹だんご														
15124	こしあん入り	40.5	(54.8)	(29.8)	(0.1)	(0.1)	(0)	(20.7)	(0.1)	(0)	(0)	(50.8)	(0)	(0)	小豆こしあん入り。原材料配合割合から推計
15023	**大福もち**　こしあん入り	41.5	(53.4)	(32.0)	(0.2)	(0.1)	(0)	(15.8)	(0.6)	(0)	(0)	(49.3)	(0)	(0)	小豆こしあん入り。部分割合：もち皮10、あん7。原材料配合割合から推計。80%エタノールに可溶性のマルトデキストリン：(0.7)g
15024	**タルト　（和菓子）**	30.0	(63.9)	(13.5)	(0.5)	(0.3)	(0)	(39.6)	(2.9)	(0)	(0)	(60.1)	(0)	(0)	あん入りロールカステラ。柚子風味小豆こしあん入り。部分割合：皮2、あん1。原材料配合割合から推計。80%エタノールに可溶性のマルトデキストリン：(3.2)g
15025	**ちまき**	62.0	(38.5)	(15.5)	(0.2)	(0.1)	(0)	(20.1)	(0)	(0)	(0)	(35.9)	(0)	(0)	上新粉製品。原材料配合割合から推計
15026	**ちゃつう**	22.5	(67.7)	(13.8)	(0.6)	(0.3)	(0)	(39.9)	(4.3)	(0)	(0)	(63.6)	(0)	(0)	小豆こしあん入り。部分割合：皮1、あん9。原材料配合割合から推計。80%エタノールに可溶性のマルトデキストリン：(4.7)g
	どら焼														
15027	つぶしあん入り	31.5	(63.7)	(15.4)	(0.3)	(0.3)	(0)	(43.9)	(Tr)	(0)	(0)	(59.9)	(0)	(0)	小豆つぶしあん入り。部分割合：皮5、あん4。原材料配合割合から推計
	生八つ橋														
15004	あん入り　こしあん・つぶしあん混合	30.5	(68.2)	(17.8)	(0.3)	(0.3)	(0)	(44.8)	(0.4)	(0)	(0)	(64.1)	(0)	(0)	あん（小豆こしあん、小豆つぶしあん）入り。部分割合：皮4、あん6。原材料配合割合から推計。80%エタノールに可溶性のマルトデキストリン：(0.5)g
15028	**ねりきり**	34.0	(61.9)	(14.1)	(0.4)	(0.3)	(0)	(40.1)	(1.6)	(0)	(0)	(58.2)	(0)	(0)	原材料配合割合から推計。80%エタノールに可溶性のマルトデキストリン：(1.6)g
	まんじゅう														
15029	カステラまんじゅう　こしあん入り	27.9	(65.9)	(23.7)	(0.3)	(0.3)	(0)	(35.3)	(1.0)	(0)	(0)	(61.6)	(0)	(0)	小豆こしあん入り。部分割合：皮5、あん7。原材料配合割合から推計。80%エタノールに可溶性のマルトデキストリン：(1.0)g
15030	くずまんじゅう　こしあん入り	45.0	(53.5)	(13.0)	(0.2)	(0.2)	(0)	(34.9)	(0.9)	(0)	(0)	(50.3)	(0)	(0)	別名：くずざくら。小豆こしあん入り。部分割合：皮2、あん3。原材料配合割合から推計。80%エタノールに可溶性のマルトデキストリン：(0.9)g
15032	とうまんじゅう　こしあん入り	28.0	(65.7)	(18.0)	(1.0)	(0.3)	(0)	(40.0)	(1.0)	(0)	(0)	(61.8)	(0)	(0)	小豆こしあん入り。部分割合：皮4、あん5。原材料配合割合から推計。80%エタノールに可溶性のマルトデキストリン：(0.9)g
15033	蒸しまんじゅう　こしあん入り	35.0	(61.4)	(20.8)	(0.3)	(0.3)	(0)	(34.4)	(1.0)	(0)	(0)	(57.5)	(0)	(0)	薬まんじゅう等。小豆こしあん入り。部分割合：皮1、あん2。原材料配合割合から推計。80%エタノールに可溶性のマルトデキストリン：(1.1)g
	もなか														
15036	こしあん入り	29.0	(67.3)	(17.1)	(0.4)	(0.3)	(0)	(43.0)	(1.2)	(0)	(0)	(63.2)	(0)	(0)	小豆こしあん入り。部分割合：皮1、あん9。原材料配合割合から推計。80%エタノールに可溶性のマルトデキストリン：(1.3)g
15037	**ゆべし**	22.0	(74.1)	(16.9)	(0.1)	(0)	(Tr)	(52.8)	(0)	(0)	(0)	(69.8)	(0)	(0)	試料：くるみ入り。原材料配合割合から推計
	ようかん														
15038	練りようかん	26.0	(71.9)	(8.8)	(0.5)	(0.4)	(0)	(55.6)	(1.3)	(0)	(0)	(68.0)	(0)	(0)	原材料配合割合から推計。80%エタノールに可溶性のマルトデキストリン：(1.4)g
15039	水ようかん	57.0	(40.9)	(6.3)	(0.3)	(0.2)	(0)	(29.8)	(1.0)	(0)	(0)	(38.7)	(0)	(0)	原材料配合割合から推計。80%エタノールに可溶性のマルトデキストリン：(1.1)g
15040	蒸しようかん	39.5	(57.3)	(14.0)	(0.2)	(0.2)	(0)	(37.0)	(1.1)	(0)	(0)	(53.8)	(0)	(0)	原材料配合割合から推計。80%エタノールに可溶性のマルトデキストリン：(1.2)g
	〈和干菓子類〉														
15041	**あめ玉**	2.5	(102.7)	(0.3)	(1.0)	(0.6)	(0)	(82.1)	(6.5)	(0)	(0)	(97.5)	–	–	原材料配合割合から推計。80%エタノールに可溶性のマルトデキストリン：(7.1)g
15042	**芋かりんとう**	5.5	(73.9)	(20.0)	(0.8)	(0.7)	(0)	(37.4)	(10.5)	(0)	(0)	(69.5)	(0)	(0)	別名：芋けんぴ。原材料配合割合から推計
15043	**おこし**	5.0	(95.2)	(41.1)	(0.5)	(0.3)	(0)	(38.6)	(3.8)	(0)	(0)	(88.5)	(0)	(0)	米おこし、あわおこしを含む。原材料配合割合から推計。80%エタノールに可溶性のマルトデキストリン：(4.2)g

可食部 100g当たりの炭水化物成分表（利用可能炭水化物及び糖アルコール）

食品番号	食品名	水分	利用可能炭水化物 (単糖当量)	でん粉	ぶどう糖	果糖	ガラクトース	しょ糖	麦芽糖	乳糖	トレハロース	計	ソルビトール	マンニトール	備考
15044	おのろけ豆	3.0	(71.6)	(60.0)	(0.1)	(Tr)	(0)	(5.3)	(0)	(0)	(0)	(65.3)	(0)	(0)	らっかせい製品。原材料配合割合から推計
15047	ごかぼう	10.0	(70.5)	(20.5)	(0.8)	(0.2)	(0)	(24.9)	(9.2)	(0)	(0)	(65.7)	(0)	(0)	原材料配合割合から推計。80%エタノールに可溶性のマルトデキストリン：(10.1)g
	小麦粉せんべい														
15048	磯部せんべい	4.2	(94.1)	(37.1)	(0.4)	(0.4)	(0)	(50.1)	(Tr)	(0)	(0)	(87.9)	(0)	(0)	原材料配合割合から推計
15049	かわらせんべい	4.3	(89.6)	(35.3)	(0.4)	(0.4)	(0)	(47.7)	(Tr)	(0)	(0)	(83.7)	(0)	(0)	原材料配合割合から推計
15050	巻きせんべい	3.5	(95.1)	(29.3)	(0.3)	(0.3)	(0)	(59.3)	(Tr)	(0)	(0)	(89.2)	(0)	(0)	別名：有平巻き。原材料配合割合から推計
15051	南部せんべい　ごま入り	3.3	(73.3)	(66.2)	(Tr)	(Tr)	(0)	(0.4)	(0.1)	(0)	(0)	(66.7)	(0)	(0)	原材料配合割合から推計
15052	南部せんべい　落花生入り	3.3	(76.6)	(64.2)	(Tr)	(0.1)	(0)	(5.5)	(0.1)	(0)	(0)	(69.9)	(0)	(0)	原材料配合割合から推計
	米菓														
15057	揚げせんべい	4.0	(75.9)	(68.8)	(Tr)	(0)	(0)	(0.1)	(0)	(0)	(0)	(69.0)	(0)	(0)	原材料配合割合から推計
15058	甘辛せんべい	4.5	(91.0)	(74.0)	(0.2)	(0.1)	(Tr)	(8.9)	(0)	(0)	(0)	(83.1)	(0)	(0)	別名：ざらめせんべい。原材料配合割合から推計
15059	あられ	4.4	(82.9)	(75.2)	(0.1)	(0.1)	(Tr)	(Tr)	(0)	(0)	(0)	(75.4)	(0)	(0)	原材料配合割合から推計
15060	しょうゆせんべい	5.9	(88.4)	(80.1)	(0.1)	(0.1)	(Tr)	(0.1)	(0)	(0)	(0)	(80.4)	(0)	(0)	原材料配合割合から推計
	ボーロ														
15061	小粒	4.5	(97.3)	(40.9)	(0.4)	(0.4)	(0)	(49.1)	(0)	(0)	(0)	(90.7)	–	–	別名：たまごボーロ、乳ボーロ、栄養ボーロ、衛生ボーロ。原材料配合割合から推計
15062	そばボーロ	2.0	(90.4)	(37.4)	(1.4)	(1.5)	(0)	(40.6)	(1.7)	(0)	(0)	(84.4)	(0)	(0)	原材料配合割合から推計。80%エタノールに可溶性のマルトデキストリン：(1.7)g
15063	松風	5.3	(94.7)	(35.3)	(0.4)	(0.4)	(0)	(47.6)	(2.3)	(0)	(0)	(88.4)	(0)	(0)	原材料配合割合から推計。80%エタノールに可溶性のマルトデキストリン：(2.5)g
15064	みしま豆	1.6	(72.0)	(0.2)	(0.5)	(0.5)	(0)	(67.4)	(0)	(0)	(0)	(68.6)	(0)	(0)	糖衣のいり大豆。原材料配合割合から推計
15065	八つ橋	1.8	(99.7)	(40.9)	(0.5)	(0.4)	(0)	(51.4)	(0)	(0)	(0)	(93.0)	(0)	(0)	原材料配合割合から推計
	らくがん														
15066	らくがん	3.0	(99.6)	(31.7)	(0.5)	(0.4)	(0)	(59.3)	(0.7)	(0)	(0)	(93.4)	(0)	(0)	みじん粉製品。原材料配合割合から推計。80%エタノールに可溶性のマルトデキストリン：(0.8)g
15067	麦らくがん	2.4	(94.6)	(29.6)	(0.5)	(0.4)	(0)	(56.8)	(0.7)	(0)	(0)	(88.7)	(0)	(0)	麦こがし製品。原材料配合割合から推計。80%エタノールに可溶性のマルトデキストリン：(0.7)g
15068	もろこしらくがん	2.5	(89.5)	(17.2)	(0.5)	(0.5)	(0)	(64.6)	(0.8)	(0)	(0)	(84.4)	(0)	(0)	さらしあん製品。原材料配合割合から推計。80%エタノールに可溶性のマルトデキストリン：(0.8)g

〈菓子パン類〉

食品番号	食品名	水分	利用可能炭水化物 (単糖当量)	でん粉	ぶどう糖	果糖	ガラクトース	しょ糖	麦芽糖	乳糖	トレハロース	計	ソルビトール	マンニトール	備考
	あんパン														
15069	こしあん入り	35.5	(51.6)	(27.4)	(1.1)	(1.6)	(0)	(15.4)	(1.4)	(0.2)	(0.1)	(48.0)	(Tr)	(0)	小豆こしあん入り。部分割合：パン10、あん7。原材料配合割合から推計。80%エタノールに可溶性のマルトデキストリン：(0.7)g
15126	薄皮タイプ　こしあん入り	37.4	(53.6)	(17.8)	(0.5)	(0.7)	(0)	(31.0)	(0.3)	(0.1)	(Tr)	(50.3)	(0)	(0)	ミニあんパン。小豆こしあん入り。部分割合：パン22、あん78。原材料配合割合から推計
	カレーパン														
15127	皮及び具	(41.3)	(32.0)	(23.1)	(1.4)	(1.6)	(0)	(2.2)	(1.1)	(0.3)	–	(29.5)	(0)	–	製品全体。部分割合：パン69、具31
15128	皮のみ	30.8	38.5	30.0	1.2	1.5	0	1.4	0.9	0.3	0	35.3	0	–	
15129	具のみ	64.5	17.7	7.7	1.7	1.6	0	3.9	1.5	0.2	–	16.7	0	–	
15070	クリームパン	35.5	(45.7)	(29.5)	(1.3)	(1.9)	(0)	(7.1)	(0.9)	(1.5)	(0.1)	(42.3)	(Tr)	(0)	部分割合：パン5、カスタードクリーム3。原材料配合割合から推計
15130	クリームパン　薄皮タイプ	52.2	(33.4)	(15.4)	(0.6)	(0.8)	(0)	(11.8)	(0)	(2.1)	(0.1)	(31.1)	(Tr)	(0)	ミニクリームパン。部分割合：パン31、カスタードクリーム69。原材料配合割合から推計
15071	ジャムパン	32.0	(56.2)	(24.7)	(1.5)	(2.1)	(0)	(22.9)	(0.8)	(0.3)	(0.1)	(52.5)	(Tr)	(0)	部分割合：パン5、いちごジャム3。原材料配合割合から推計
15072	チョココロネ	33.5	(44.3)	(30.4)	(1.0)	(0.6)	(0)	(4.9)	(0.7)	(2.3)	(0.1)	(40.9)	(Tr)	(0)	部分割合：パン5、チョコクリーム4。原材料配合割合から推計
15131	チョコパン　薄皮タイプ	35.0	(41.4)	(25.6)	(0.5)	(0.8)	(0)	(7.5)	(0.4)	(3.3)	(0.1)	(38.2)	(Tr)	(0)	ミニチョコパン。部分割合：パン31、チョコクリーム69。原材料配合割合から推計
15132	メロンパン	20.9	60.6	35.1	1.5	2.0	0	16.3	0.7	0.2	–	56.2	0.2	–	

〈ケーキ・ペストリー類〉

食品番号	食品名	水分	利用可能炭水化物 (単糖当量)	でん粉	ぶどう糖	果糖	ガラクトース	しょ糖	麦芽糖	乳糖	トレハロース	計	ソルビトール	マンニトール	備考
15073	シュークリーム	56.3	(25.3)	(6.8)	(Tr)	(0)	(0)	(14.5)	(0)	(2.4)	(0)	(23.8)	(0)	(0)	エクレアを含む。部分割合：皮1、カスタードクリーム5。原材料配合割合から推計
15074	スポンジケーキ	32.0	(52.8)	(20.7)	(0.3)	(0.2)	(0)	(28.0)	(Tr)	(Tr)	(0)	(49.3)	(0)	(0)	原材料配合割合から推計

炭水化物成分表　本表　菓子類

食品番号	食品名	水分	利用可能炭水化物 (単糖当量)	でん粉	ぶどう糖	果糖	ガラクトース	しょ糖	麦芽糖	乳糖	トレハロース	計	ソルビトール	マンニトール	備考
	ショートケーキ														
15075	果実なし	35.0	(44.6)	(16.2)	(0.3)	(0.2)	(0)	(24.4)	(Tr)	(0.6)	(0)	(41.7)	(0)	(0)	デコレーションケーキを含む（果実などの具材は含まない）。スポンジとクリーム部分のみ。部分割合：スポンジケーキ3、ホイップクリーム1。原材料配合割合から推計
15133	**タルト　（洋菓子）**	50.3	(30.9)	(13.6)	(0.6)	(0.7)	(0)	(13.2)	(Tr)	(0.7)	(0)	(28.9)	(0)	(0)	原材料配合割合から推計
	チーズケーキ														
15134	ベイクドチーズケーキ	46.1	(24.4)	(5.0)	(0.2)	(0.2)	(0)	(16.3)	(0)	(1.3)	(0)	(23.0)	(0)	(0)	原材料配合割合から推計
15135	レアチーズケーキ	43.1	(21.9)	(7.0)	(0.2)	(0.1)	(0.1)	(11.2)	(Tr)	(1.9)	(0)	(20.5)	(0)	(0)	原材料配合割合から推計
	ドーナッツ														
15078	ケーキドーナッツ　プレーン	20.0	(63.4)	(34.5)	(0.2)	(0.2)	(0)	(23.4)	(Tr)	(0.4)	(0)	(58.7)	(0)	(0)	原材料配合割合から推計
	パイ														
15079	パイ皮	32.0	(38.0)	(34.4)	(0)	(Tr)	(0)	(0.1)	(0.1)	(0)	(0)	(34.5)	(0)	(0)	原材料配合割合から推計
15080	アップルパイ	45.0	(39.5)	(17.8)	(0.4)	(1.4)	(0)	(17.3)	(Tr)	(0)	(0)	(36.9)	(0.1)	(0)	部分割合：パイ皮1、甘煮りんご1。原材料配合割合から推計
15081	ミートパイ	36.2	(31.8)	(27.5)	(0.5)	(0.5)	(0)	(0.4)	(0.1)	(0)	(0)	(29.0)	(0)	(0)	原材料配合割合から推計
15082	**バターケーキ**	20.0	(50.8)	(19.8)	(0.3)	(0.2)	(0)	(26.7)	(Tr)	(0.1)	(0)	(47.4)	(0)	(0)	パウンドケーキ、マドレーヌを含む。原材料配合割合から推計
15083	**ホットケーキ**	40.0	(47.4)	(31.4)	(2.1)	(0.1)	(0)	(7.4)	(0)	(2.4)	(0)	(43.8)	(0)	(0)	原材料配合割合から推計
	ワッフル														
15084	カスタードクリーム入り	45.9	(40.0)	(21.8)	(0.1)	(Tr)	(0)	(12.3)	(Tr)	(2.6)	(0)	(37.0)	(0)	(0)	部分割合：皮1、カスタードクリーム1。原材料配合割合から推計
15085	ジャム入り	33.0	(59.6)	(19.3)	(0.6)	(0.6)	(0)	(34.0)	(Tr)	(1.2)	(0)	(55.9)	(0)	(0)	部分割合：皮1、いちごジャム1。原材料配合割合から推計
	〈デザート菓子類〉														
15086	**カスタードプリン**	74.1	(14.5)	(0)	(0.2)	(0.1)	(0)	(10.6)	(0)	(2.7)	(0)	(13.8)	(0)	(0)	別名：プリン、カスタードプディング。プリン部分のみ。原材料配合割合から推計
15136	**牛乳寒天**	85.2	(12.1)	(0)	(0.1)	(0.1)	(0)	(9.9)	(0)	(1.5)	(0)	(11.6)	(0)	(0)	杏仁豆腐を含む。原材料配合割合から推計
15142	**こんにゃくゼリー**	83.2	11.6	0.2	4.3	4.7	–	2.2	0.1	0	–	11.5	Tr	–	
	ゼリー														
15087	オレンジ	77.6	(18.4)	(0)	(2.6)	(2.8)	(0)	(12.4)	(0)	(0)	(0)	(17.8)	(0)	(0)	別名：オレンジゼリー。ゼラチンゼリー。ゼリー部分のみ。原材料配合割合から推計
15089	ミルク	76.8	(14.8)	(0)	(0.1)	(0.1)	(0)	(9.6)	(0)	(4.4)	(0)	(14.1)	(0)	(0)	別名：ミルクゼリー。ゼラチンゼリー。ゼリー部分のみ。原材料配合割合から推計
15090	ワイン	84.1	(13.7)	(0)	(Tr)	(Tr)	(0)	(13.0)	(0)	(0)	(0)	(13.1)	–	–	別名：ワインゼリー。ゼラチンゼリー。ゼリー部分のみ。原材料配合割合から推計
15091	**ババロア**	60.9	(20.8)	(Tr)	(Tr)	(0)	(0)	(17.4)	(0)	(2.4)	(0)	(19.9)	(0)	(0)	ババロア部分のみ。原材料配合割合から推計
	〈ビスケット類〉														
15092	**ウエハース**	2.1	(80.1)	(37.3)	(0.3)	(0.3)	(0)	(35.3)	(Tr)	(1.2)	(0)	(74.5)	(0)	(0)	原材料配合割合から推計
15141	ウエハース　クリーム入り	2.7	(72.9)	(28.4)	(0.3)	(0.3)	(0)	(38.1)	(Tr)	(0.9)	(0)	(68.1)	(0)	(0)	原材料配合割合から推計
15095	**サブレ**	3.1	(77.2)	(38.2)	(0.3)	(0.2)	(0)	(32.9)	(0)	(0)	(0)	(71.7)	(0)	(0)	原材料配合割合から推計
15054	**中華風クッキー**	3.0	(65.2)	(31.0)	(0.2)	(0.2)	(0)	(29.2)	(Tr)	(0)	(0)	(60.7)	(0)	(0)	ラードを用いたもの。原材料配合割合から推計
	ビスケット														
15097	ハードビスケット	2.6	78.0	51.1	0.4	0.4	Tr	19.4	0.1	0.4	–	71.9	–	–	クッキーを含む。原材料配合割合から推計
15098	ソフトビスケット	3.2	(72.6)	(45.4)	(0.2)	(0.2)	(0)	(20.6)	(0.1)	(0.6)	(0)	(67.0)	(0)	(0)	
15096	**リーフパイ**	2.5	(59.1)	(50.2)	(Tr)	(Tr)	(0)	(3.6)	(0)	(0)	(0)	(53.9)	(0)	(0)	パルミエを含む。別名：パフ。原材料配合割合から推計
15100	**ロシアケーキ**	4.0	(67.8)	(26.1)	(0.2)	(0.1)	(0)	(36.7)	(Tr)	(0.2)	(0)	(63.3)	(0)	(0)	部分割合：ビスケット4、マカロン2、クリーム1。原材料配合割合から推計
	〈キャンデー類〉														
15109	**かわり玉**	0.5	(104.4)	(0)	(0.7)	(0.7)	(0)	(98.1)	(0)	(0)	(0)	(99.5)	–	–	別名：チャイナマーブル。原材料配合割合から推計
15107	**ゼリーキャンデー**	16.0	(88.7)	(1.2)	(1.9)	(0.2)	(0)	(23.0)	(27.1)	(0)	(0)	(83.1)	(0)	(0)	寒天ゼリー。原材料配合割合から推計。80％エタノールに可溶性のマルトデキストリン：(29.8)g

可食部 100g当たりの炭水化物成分表（利用可能炭水化物及び糖アルコール）

食品番号	食品名	水分	利用可能炭水化物(単糖当量)	でん粉	ぶどう糖	果糖	ガラクトース	しょ糖	麦芽糖	乳糖	トレハロース	計	ソルビトール	マンニトール	備考
															(g)
15108	ゼリービーンズ	9.5	(95.0)	(10.7)	(1.1)	(0.4)	(0)	(54.8)	(10.7)	(0)	(0)	(89.5)	(0)	(0)	部分割合：糖衣5、ゼリー6。原材料配合割合から推計。80%エタノールに可溶性のマルトデキストリン：(11.8)g
15110	ドロップ	2.0	(103.8)	(0.8)	(1.6)	(0.4)	(0)	(56.8)	(18.3)	(0)	(0)	(98.0)	−	(0)	原材料配合割合から推計。80%エタノールに可溶性のマルトデキストリン：(20.1)g
15111	バタースコッチ	2.0	(95.9)	(0.3)	(0.9)	(0.6)	(0)	(76.6)	(6.0)	(Tr)	(0)	(91.1)	−	−	原材料配合割合から推計。80%エタノールに可溶性のマルトデキストリン：(6.6)g
15112	ブリットル	1.5	(55.5)	(2.5)	(0.6)	(0.2)	(0)	(35.5)	(6.4)	(0)	(0)	(52.5)	(0)	(0)	いり落花生入り。原材料配合割合から推計。80%エタノールに可溶性のマルトデキストリン：(7.1)g
15113	マシュマロ	18.5	(84.1)	(0.7)	(1.3)	(0.4)	(0)	(44.0)	(15.7)	(0)	(0)	(79.3)	−	−	原材料配合割合から推計。80%エタノールに可溶性のマルトデキストリン：(17.3)g

〈チョコレート類〉

食品番号	食品名	水分	利用可能炭水化物(単糖当量)	でん粉	ぶどう糖	果糖	ガラクトース	しょ糖	麦芽糖	乳糖	トレハロース	計	ソルビトール	マンニトール	備考
15137	アーモンドチョコレート	2.0	(40.1)	(0.9)	(0)	(Tr)	(0)	(29.7)	(0)	(7.5)	(0)	(38.2)	(0)	(0)	部分割合：チョコレート27、アーモンド15。原材料配合割合から推計
15114	カバーリングチョコレート	2.0	(66.4)	(21.1)	(0.2)	(0.2)	(Tr)	(33.5)	(Tr)	(7.1)	(0)	(62.2)	(0)	(0)	別名：エンローバーチョコレート。ビスケット等をチョコレートで被覆したもの。部分割合：チョコレート3、ビスケット2。原材料配合割合から推計
15115	ホワイトチョコレート	0.8	(58.2)	−	−	−	(0)	(45.2)	−	(10.2)	−	(55.4)	−	−	英国成分表から推計
15116	ミルクチョコレート	0.5	(59.3)	(1.4)	(0)	(0)	(0)	(43.3)	(0)	(11.7)	−	(56.5)	−	−	豪州成分表から推計。ガラクトースは英国成分表から推計

〈果実菓子類〉

食品番号	食品名	水分	利用可能炭水化物(単糖当量)	でん粉	ぶどう糖	果糖	ガラクトース	しょ糖	麦芽糖	乳糖	トレハロース	計	ソルビトール	マンニトール	備考
15117	マロングラッセ	21.0	(79.1)	(9.0)	(0.5)	(0.5)	(0)	(65.1)	(0)	(0)	(0)	(75.0)	(0)	(0)	原材料配合割合から推計

〈その他〉

食品番号	食品名	水分	利用可能炭水化物(単糖当量)	でん粉	ぶどう糖	果糖	ガラクトース	しょ糖	麦芽糖	乳糖	トレハロース	計	ソルビトール	マンニトール	備考
15138	カスタードクリーム	61.8	(26.1)	(4.7)	(Tr)	(0)	(0)	(17.0)	(0)	(2.9)	(0)	(24.6)	(0)	(0)	業務用。原材料配合割合から推計
	しるこ														
15139	こしあん	46.1	(50.0)	(11.3)	(0.3)	(0.2)	(0)	(32.6)	(1.3)	(0)	(0)	(47.1)	(0)	(0)	別名：御膳しるこ。具材は含まない。04004こしあんから推計。80%エタノールに可溶性のマルトデキストリン：(1.4)g
15140	つぶしあん	54.5	(41.0)	(8.8)	(0.1)	(0.1)	(0)	(29.7)	(0)	(0)	(0)	(38.6)	(0)	(0)	別名：田舎しるこ、ぜんざい。具材は含まない。04006つぶしあんから推計

し好飲料類

〈アルコール飲料類〉

（醸造酒類）

食品番号	食品名	水分	利用可能炭水化物(単糖当量)	でん粉	ぶどう糖	果糖	ガラクトース	しょ糖	麦芽糖	乳糖	トレハロース	計	ソルビトール	マンニトール	備考
	清酒														
16001	普通酒	82.4	2.5	−	2.5	0	−	0	0	(0)	−	2.5	−	−	別名：日本酒
16002	純米酒	83.7	(2.3)	−	(2.3)	(0)	−	(0)	(0)	(0)	−	(2.3)	−	−	別名：日本酒。16001普通酒から推計
16003	本醸造酒	82.8	(2.6)	−	(2.6)	(0)	−	(0)	(0)	(0)	−	(2.6)	−	−	別名：日本酒。16001普通酒から推計
16004	吟醸酒	83.6	(2.4)	−	(2.4)	(0)	−	(0)	(0)	(0)	−	(2.4)	−	−	別名：日本酒。16001普通酒から推計
16005	純米吟醸酒	83.5	(2.5)	−	(2.5)	(0)	−	(0)	(0)	(0)	−	(2.5)	−	−	別名：日本酒。16001普通酒から推計
	ビール														
16006	淡色	92.8	Tr	(0)	0	Tr	(0)	0	0	(0)	−	Tr	−	−	生ビールを含む。でん粉、ガラクトース、乳糖は米国成分表から推計
16009	発泡酒	92.0	0	−	0	0	−	0	0	(0)	−	0	−	−	
	ぶどう酒														
16010	白	88.6	(2.5)	(0)	(1.0)	(1.2)	−	−	(0)	(0)	−	(2.2)	−	−	別名：白ワイン。豪州成分表から推計
16011	赤	88.7	(0.2)	−	(0.1)	(0.1)	−	−	(0)	(0)	−	(0.2)	−	−	別名：赤ワイン。英国成分表から推計
16012	ロゼ	87.4	(2.5)	−	(0.8)	(1.7)	−	−	(0)	(0)	−	(2.5)	−	−	別名：ロゼワイン。英国成分表から推計

炭水化物成分表　本表　菓子類・し好飲料類

食品番号	食品名	水分	(単糖当量)利用可能炭水化物	でん粉	ぶどう糖	果糖	ガラクトース	しょ糖	麦芽糖	乳糖	トレハロース	計	ソルビトール	マンニトール	備考
													糖アルコール		
	（混成酒類）														
	みりん														
16025	本みりん	47.0	26.8	–	24.0	Tr	–	0	2.6	(0)	–	26.6	–	–	
16029	スイートワイン	75.2	(12.2)	(0)	(5.0)	(7.2)	–	(0)	(0)	(0)	–	(12.2)	–	–	英国成分表から推計
	ベルモット														
16032	辛口タイプ	81.7	(3.1)	(0)	(1.1)	(1.2)	(0)	(0.7)	(0)	(0)	(0)	(3.0)	–	–	英国成分表から推計
	缶チューハイ														
16059	レモン風味	91.4	1.8	–	0.6	0.7	–	0.4	0.1	–	–	1.8	–	–	
	〈茶類〉														
	（緑茶類）														
	抹茶														
16035	茶	5.0	1.6	–	0	Tr	–	1.5	0	(0)	–	1.5	–	–	粉末製品
	〈コーヒー・ココア類〉														
	コーヒー														
16045	浸出液	98.6	(0)	(0)	(0)	(0)	(0)	(0)	(0)	(0)	(0)	(0)	–	–	浸出法：コーヒー粉末10g/熱湯150mL。米国成分表から推計。でん粉は英国成分表から推計
	ココア														
16048	ピュアココア	4.0	10.6	9.2	0	0	–	0.4	0	–	–	9.6	–	–	別名：純ココア。粉末製品
	〈その他〉														
16050	甘酒	79.7	(18.3)	(13.4)	(3.4)	(0)	(0)	(0)	(0.1)	–	–	(16.9)	–	–	01116米こうじから推計
16051	昆布茶	1.4	35.1	1.1	0	0	–	32.4	–	(0)	–	33.4	–	2.3	粉末製品
	（炭酸飲料類）														
16053	コーラ	88.5	(12.2)	(Tr)	(3.9)	(3.8)	(0)	(4.3)	(0)	(0)	(0)	(12.0)	–	–	英国成分表から推計
16054	サイダー	89.8	(9.0)	–	(3.1)	(5.2)	–	(0.6)	–	(0)	(0)	(9.0)	–	–	米国成分表から推計
調味料及び香辛料類															
	〈調味料類〉														
	（ウスターソース類）														
17001	ウスターソース	61.3	24.1	0.2	10.4	8.5	–	4.6	0.2	–	–	23.8	0	–	
17002	中濃ソース	60.9	26.9	1.1	11.0	9.5	–	4.8	0.2	–	–	26.6	–	–	
17003	濃厚ソース	60.7	(27.1)	(1.1)	(11.0)	(9.6)	–	(4.8)	(0.2)	–	–	(26.7)	(0)	–	
17085	お好み焼きソース	58.1	29.6	1.6	12.5	8.6	–	6.0	0.4	–	–	29.1	0	–	
	（しょうゆ類）														
17007	こいくちしょうゆ	67.1	1.6	Tr	1.0	Tr	0.4	0.1	Tr	Tr	–	1.6	–	–	
17086	こいくちしょうゆ　減塩	74.4	(1.3)	(Tr)	(0.8)	(Tr)	(0.3)	(0.1)	(Tr)	(0)	–	(1.3)	–	–	
17008	うすくちしょうゆ	69.7	2.6	0.1	1.3	0.6	0.3	0.3	0	0	–	2.6	–	–	
17139	うすくちしょうゆ　低塩	70.9	2.5	0.1	1.5	0.4	0.3	0.2	0	0	–	2.5	–	–	
17010	さいしこみしょうゆ	60.7	(2.0)	(0.1)	(1.2)	(Tr)	(0.4)	(0.2)	(Tr)	(Tr)	–	(1.9)	–	–	17007こいくちしょうゆから推計
17011	しろしょうゆ	63.0	(1.8)	(0.1)	(1.2)	(Tr)	(0.4)	(0.2)	(Tr)	(Tr)	–	(1.8)	–	–	17007こいくちしょうゆから推計
17087	だししょうゆ	83.2	(0.8)	(Tr)	(0.5)	(Tr)	(0.2)	(0.1)	(0)	(0)	–	(0.8)	–	(0)	こいくちしょうゆ1、かつお昆布だし1。原材料配合割合から推計
17088	照りしょうゆ	55.0	(20.5)	(0)	(18.3)	(Tr)	(0.1)	(Tr)	(2.0)	(0)	–	(20.4)	(0)	(0)	本みりん126、こいくちしょうゆ45。原材料配合割合から推計

食品番号	食品名	水分	利用可能炭水化物(単糖当量)	でん粉	ぶどう糖	果糖	ガラクトース	しょ糖	麦芽糖	乳糖	トレハロース	計	ソルビトール	マンニトール	備考
	（食酢類）														
	果実酢														
17091	バルサミコ酢	74.2	(16.4)	–	(8.3)	(8.1)	(0)	(0)	(0)	(0)	(0)	(16.4)	–	–	米国成分表から推計
17018	りんご酢	92.6	(0.5)	–	(0.1)	(0.4)	(0)	(0)	(0)	(0)	(0)	(0.5)	–	–	別名：サイダービネガー。米国成分表から推計
	（だし類）														
17092	顆粒おでん用	0.9	(21.3)	(Tr)	(0.4)	(0.1)	(0.1)	(19.6)	(0)	(0)	(0)	(20.3)	(0)	(0)	顆粒だし。原材料配合割合から推計
	（調味ソース類）														
17094	甘酢	67.2	(27.9)	(0)	(0.2)	(0.2)	(0)	(26.3)	(0)	(0)	(0)	(26.6)	–	–	原材料配合割合から推計
17095	エビチリの素	85.8	(7.8)	(1.2)	(1.5)	(1.1)	(0)	(3.7)	(0)	(0)	(0)	(7.5)	–	–	原材料配合割合から推計
17096	黄身酢	52.6	(20.3)	(0)	(0)	(0)	(0)	(19.0)	(0)	(0)	(0)	(19.4)	(0)	(0)	原材料配合割合から推計
	魚醤油														
17133	いかなごしょうゆ	63.0	Tr	Tr	0	0	0	0	0	0	–	Tr	0	–	
17134	いしる（いしり）	61.2	0.1	Tr	Tr	0	0	0	0	0	–	0.1	0	–	別名：原材料がいかの場合はいしり、いわし等の場合はいしる又はよしる等
17135	しょっつる	69.4	Tr	Tr	0	0	0	0	0	0	–	Tr	0	–	
17097	ごま酢	53.2	(25.1)	(Tr)	(2.0)	(0.2)	(Tr)	(21.6)	(0.2)	(0)	(0)	(24.0)	–	–	原材料配合割合から推計
17098	ごまだれ	40.7	(20.7)	(0.1)	(4.0)	(0.2)	(0.1)	(15.2)	(0.4)	(0)	(0)	(19.9)	–	–	原材料配合割合から推計
17099	三杯酢	76.2	(12.9)	(0)	(0.2)	(0.2)	(Tr)	(11.8)	(0)	(0)	(0)	(12.3)	–	–	原材料配合割合から推計
17100	二杯酢	78.7	(0.7)	(Tr)	(0.5)	(Tr)	(0.2)	(0.1)	(0)	(0)	(0)	(0.7)	–	–	原材料配合割合から推計
	すし酢														
17101	ちらし・稲荷用	55.5	(31.6)	(0)	(0.2)	(0.2)	(0)	(29.7)	(0)	(0)	(0)	(30.1)	–	–	原材料配合割合から推計
17102	にぎり用	72.0	(8.6)	(0)	(0.2)	(0.2)	(0)	(8.1)	(0)	(0)	(0)	(8.2)	–	–	原材料配合割合から推計
17103	巻き寿司・箱寿司用	64.1	(19.2)	(0)	(0.2)	(0.2)	(0)	(18.1)	(0)	(0)	(0)	(18.3)	–	–	原材料配合割合から推計
17104	中華風合わせ酢	60.5	(20.5)	(0.1)	(0.2)	(0.2)	(0.1)	(18.7)	(0)	(0)	(0)	(19.6)	–	–	原材料配合割合から推計
17108	冷やし中華のたれ	67.1	19.5	0.1	7.8	11.0	0.1	0.6	0	0	–	19.5	–	–	別名：冷やし中華用スープ
17109	ホワイトソース	81.7	(5.6)	(2.5)	(0.5)	(0.2)	(Tr)	(1.1)	(0.1)	(0.5)	(0)	(5.3)	–	–	別名：ベシャメルソース。英国成分表から推計
	ぽん酢しょうゆ														
17137	市販品	77.0	7.0	–	2.5	2.3	0.1	2.0	–	–	–	6.9	–	–	別名：ポン酢
17111	マリネ液	83.9	(11.1)	(0)	(0.4)	(0.4)	(0)	(9.7)	(0)	(0)	(0)	(10.5)	–	–	原材料配合割合から推計
17033	ミートソース	78.8	(9.6)	(1.0)	(3.1)	(3.6)	–	(1.7)	(0)	(0)	(0)	(9.4)	–	–	試料：缶詰及びレトルトパウチ製品。英国成分表から推計
17144	焼きそば粉末ソース	0.1	54.2	3.7	0.4	0.3	0	47.1	0.1	0	–	51.5	–	–	イソマルトース：0g
17112	焼き鳥のたれ	61.4	(19.1)	(Tr)	(6.5)	(0.1)	(0.1)	(11.2)	(0.6)	(0)	(0)	(18.5)	(0)	(0)	原材料配合割合から推計
17113	焼き肉のたれ	52.4	(28.4)	(Tr)	(1.0)	(1.6)	(0.2)	(24.4)	(0)	(0)	(0)	(27.2)	(0.2)	(0)	原材料配合割合から推計
17114	みたらしのたれ	66.3	(29.8)	(3.9)	(0.5)	(0.2)	(Tr)	(23.6)	(0)	(0)	(0)	(28.2)	(0)	(0)	原材料配合割合から推計
	（トマト加工品類）														
17034	トマトピューレー	86.9	(5.2)	(Tr)	(2.6)	(2.6)	(0)	(0)	(0)	(0)	(0)	(5.2)	–	–	別名：トマトピュレー。米国成分表から推計。でん粉は英国成分表から推計
17035	トマトペースト	71.3	(13.5)	(0.2)	(6.2)	(6.3)	(0)	(0.3)	(0.3)	(0)	(0)	(13.4)	–	–	米国成分表から推計
17036	トマトケチャップ	66.0	(24.3)	(1.1)	(11.1)	(9.4)	(0)	(2.5)	(0)	(0)	(0)	(24.0)	–	–	ガラクトース及び乳糖は米国成分表から推計。でん粉は英国成分表から推計
17037	トマトソース	87.1	(5.3)	(0)	(2.7)	(2.5)	(0)	(0.1)	(0)	(0)	(0)	(5.3)	–	–	米国成分表から推計
	（ドレッシング類）														
	半固形状ドレッシング														
17042	マヨネーズ　全卵型	16.6	(2.1)	(0.2)	(0.7)	(0)	–	(0.2)	(1.0)	–	–	(2.1)	–	–	使用油：なたね油、とうもろこし油、大豆油
17043	マヨネーズ　卵黄型	19.7	(0.5)	(0.1)	(0.4)	(0)	–	(0)	(0)	–	–	(0.5)	–	–	使用油：なたね油、大豆油、とうもろこし油
17118	マヨネーズタイプ調味料 低カロリータイプ	60.9	2.7	0.3	0.3	0.1	–	2.0	0	0	–	2.6	0	–	別名：低カロリーマヨネーズ。使用油：なたね油、大豆油、とうもろこし油

炭水化物成分表　本表　調味料及び香辛料類

食品番号	食品名	可食部100g当たり												備考
		水分	（単糖当量）利用可能炭水化物	利用可能炭水化物									糖アルコール		
				でん粉	ぶどう糖	果糖	ガラクトース	しょ糖	麦芽糖	乳糖	トレハロース	計	ソルビトール	マンニトール	
		(..................................... g ....)												
	分離液状ドレッシング													
17040	フレンチドレッシング　分離液状	47.8	(11.4)	(0)	(6.2)	(4.0)	(0)	(0)	(0.1)	(0)	(0)	(11.3)	–	–	
	乳化液状ドレッシング													
17117	ごまドレッシング	38.1	(13.1)	(Tr)	(0.2)	(0.1)	(0.1)	(12.1)	(0)	(0)	(0)	(12.5)	(0)	(0)	クリームタイプ
17041	サウザンアイランドドレッシング	44.1	(12.1)	(1.0)	(5.3)	(4.0)	(0)	(1.0)	(0)	(0)	(0)	(11.9)	–	–	
	（みそ類）													
	米みそ													
17045	淡色辛みそ	45.4	11.9	0.7	9.1	0.7	0.3	Tr	0.1	Tr	–	11.8	–	–	別名：信州みそ等。イソマルトース：0.9g
17120	だし入りみそ	49.9	(9.8)	(0.6)	(7.5)	(0.6)	(0.2)	(Tr)	(0.1)	(Tr)	(0)	(9.7)	(0)	(0)	原材料配合割合から推計。イソマルトース：(0.7)g
17145	だし入りみそ　減塩	52.5	10.5	1.1	7.9	0.5	0.3	0	0.1	0	–	10.3	–	–	イソマルトース：0.5g
17119	減塩みそ	46.0	12.9	1.5	10.2	0.7	0.3	0	0.1	0	–	12.5	0	0	
	即席みそ													
17049	粉末タイプ	2.4	(21.3)	(1.3)	(16.2)	(1.3)	(0.5)	(Tr)	(0.1)	(Tr)	–	(21.0)	–	–	別名：インスタントみそ汁。17045淡色辛みそから推計
17050	ペーストタイプ	61.5	(8.4)	(0.5)	(6.4)	(0.5)	(0.2)	(Tr)	(Tr)	(Tr)	–	(8.3)	–	–	別名：インスタントみそ汁。17045淡色辛みそから推計
17121	辛子酢みそ	43.6	(25.1)	(0.2)	(0.2)	(0.2)	(0)	(23.5)	(0)	(0)	(0)	(23.9)	–	–	原材料配合割合から推計
17122	ごまみそ	42.7	(5.4)	(Tr)	(0.4)	(Tr)	(0)	(4.7)	(0)	(0)	(0)	(5.2)	–	–	原材料配合割合から推計
17123	酢みそ	44.2	(26.3)	(0.2)	(0.2)	(0.2)	(0)	(24.7)	(0)	(0)	(0)	(25.1)	–	–	原材料配合割合から推計
17124	練りみそ	29.9	(38.8)	(0.3)	(0.5)	(0.2)	(0)	(36.2)	(0)	(0)	(0)	(36.9)	–	–	原材料配合割合から推計
	（ルウ類）													
17051	カレールウ	3.0	38.1	25.0	0.1	0.2	0	9.3	0.2	0.2	–	35.1	–	–	
	（その他）													
	お茶漬けの素													
17125	さけ	2.9	(29.7)	(7.6)	(0.2)	(0.1)	(0)	(20.1)	(0)	(0)	(0)	(27.9)	(0)	(0.4)	原材料配合割合から推計
17136	キムチの素	58.2	13.0	0.6	2.3	2.5	0	4.7	2.5	0	–	12.6	0.1	0	原材料配合割合から推計
17126	即席すまし汁	2.8	(10.9)	(0.1)	(0.4)	(0.2)	(0.1)	(9.7)	(0)	(0)	(0)	(10.4)	(0)	(0)	原材料配合割合から推計
	ふりかけ													
17127	たまご	2.5	(31.1)	(6.2)	(0.2)	(0.2)	(0)	(22.7)	(0)	(0)	(0)	(29.3)	–	–	原材料配合割合から推計
17054	みりん風調味料	43.6	39.9	1.4	24.4	0.9	–	0	12.4	0	–	39.2	–	–	
17138	料理酒	82.4	3.6	0.1	1.9	0.8	0	0	0.8	0	–	3.5	0	0	
	〈香辛料類〉													
	からし													
17059	練りマスタード	65.7	(9.2)	(1.6)	(3.2)	(2.7)	(0)	(1.3)	(0)	(0)	(0)	(8.9)	–	–	別名：フレンチマスタード。英国成分表から推計
17060	粒入りマスタード	57.2	(5.1)	(0.3)	(2.4)	(2.3)	(0)	(Tr)	(0)	(0)	(0)	(5.1)	–	–	別名：あらびきマスタード。英国成分表から推計
	こしょう													
17063	黒　粉	12.7	(42.3)	(37.9)	(0.2)	(0.2)	(0.2)	(0)	(0)	(0)	–	(38.5)	–	–	別名：ブラックペッパー。豪州成分表から推計
17064	白　粉	12.3	(42.5)	(38.1)	(0.2)	(0.2)	(0.2)	(0)	(0)	(0)	–	(38.7)	–	–	別名：ホワイトペッパー。豪州成分表から推計
17065	混合　粉	12.5	(42.4)	(38.0)	(0.2)	(0.2)	(0.2)	(0)	(0)	(0)	–	(38.6)	–	–	豪州成分表から推計
	しょうが													
17068	粉	10.6	(59.2)	(36.1)	(9.5)	(10.1)	(0)	(0)	(0)	(0)	(0)	(55.6)	–	–	別名：ジンジャー。英国成分表から推計
17069	おろし	88.2	(5.1)	(3.3)	(0.7)	(0.6)	–	(0.1)	(0)	(0)	–	(4.7)	–	–	試料：チューブ入り。食塩相当量を引いた上で06103しょうがが生から推計
	にんにく													
17075	ガーリックパウダー　食塩無添加	3.5	20.2	17.3	0	Tr	–	1.1	0	(0)	–	18.4	–	–	でん粉添加品

可食部 100g 当たりの炭水化物成分表（利用可能炭水化物及び糖アルコール）

食品番号	食品名	水分	(単糖当量)利用可能炭水化物	でん粉	ぶどう糖	果糖	ガラクトース	しょ糖	麦芽糖	乳糖	トレハロース	計	ソルビトール	マンニトール	備考
								利用可能炭水化物					糖アルコール		
													(........................g........................)		
17128	ガーリックパウダー 食塩添加	3.5	(18.5)	(15.8)	(0)	(Tr)	–	(1.0)	(0)	(0)	–	(16.8)	–	–	試料：チューブ入り。食塩相当量を引いた上で06223にんにく生から推計
17076	おろし	52.1	(1.3)	(0)	(Tr)	(0.1)	–	(1.1)	(0)	(0)	–	(1.2)	–	–	
	パセリ														
17078	乾	5.0	(5.5)	(0.5)	(1.8)	(1.0)	–	(2.1)	(0)	(0)	–	(5.4)	–	–	06239パセリ生から推計
	〈その他〉														
	酵母														
17082	パン酵母 圧搾	68.1	(2.6)	(0.6)	(0.1)	(0)	(0)	(0)	(0)	(0)	(1.8)	(2.5)	–	(0)	別名：イースト。ガラクトース及び乳糖は英国成分表から推計
17083	パン酵母 乾燥	8.7	1.5	1.3	0.1	0	–	0	0	–	–	1.4	–	0	別名：ドライイースト
17084	**ベーキングパウダー**	4.5	(38.5)	(35.0)	(0)	(0)	–	(0)	(0)	(0)	(0)	(35.0)	–	–	英国成分表から推計
	調理済み流通食品類														
	和風料理 その他														
18023	松前漬け しょうゆ漬	51.2	13.5	0.6	2.1	0.1	Tr	8.7	1.4	0	–	12.9	4.3	0.8	液汁を除いたもの。するめ、昆布、かずのこ等を含む

炭水化物成分表 本表 調味料及び香辛料類・調理済み流通食品類

369

食品番号	食品名	水分	食物繊維							備考
			プロスキー変法			AOAC.2011.25法				
			水溶性	不溶性	総量	低分子量水溶性	高分子量水溶性	不溶性	難消化性でん粉	総量	
			(⋯⋯⋯⋯⋯⋯⋯⋯⋯⋯⋯ g ⋯⋯⋯⋯⋯⋯⋯⋯⋯⋯⋯)								

穀類

	アマランサス									
01001	玄穀	13.5	1.1	6.3	7.4	–	–	–	–	–
	あわ									
01002	精白粒	13.3	0.4	2.9	3.3	–	–	–	–	–
01003	あわもち	48.0	0	1.5	1.5	–	–	–	–	–
	えんばく									
01004	オートミール	10.0	3.2	6.2	9.4	–	–	–	–	–
	おおむぎ									
01005	七分つき押麦	14.0	6.3	4.0	10.3	–	–	–	–	–
01006	押麦　乾	12.7	4.3	3.6	7.9	2.4	4.3	5.5	0.4	12.2
01170	押麦　めし	68.6	–	–	–	0.6	1.5	2.1	0.5	4.2
01007	米粒麦	14.0	6.0	2.7	8.7	–	–	–	–	–
01008	大麦めん　乾	14.0	3.6	2.7	6.3	–	–	–	–	–
01009	大麦めん　ゆで	70.0	1.2	1.3	2.5	–	–	–	–	–
01010	麦こがし	3.5	5.2	10.3	15.5	–	–	–	–	–
	キヌア									
01167	玄穀	12.2	1.5	4.7	6.2	–	–	–	–	–
	きび									
01011	精白粒	13.8	Tr	1.6	1.6	–	–	–	–	–
	こむぎ									
	[玄穀]									
01012	国産　普通	12.5	0.5	10.0	10.5	3.3	1.8	8.9	0.4	14.0
01013	輸入　軟質	10.0	1.4	9.8	11.2	–	–	–	–	–
01014	輸入　硬質	13.0	1.5	9.9	11.4	–	–	–	–	–
	[小麦粉]									
01015	薄力粉　1等	14.0	1.2	1.3	2.5	–	–	–	–	–
01016	薄力粉　2等	14.0	1.1	1.5	2.6	–	–	–	–	–
01018	中力粉　1等	14.0	1.2	1.6	2.8	–	–	–	–	–
01019	中力粉　2等	14.0	0.9	1.2	2.1	–	–	–	–	–
01020	強力粉　1等	14.5	1.2	1.5	2.7	–	–	–	–	–
01021	強力粉　2等	14.5	0.9	1.2	2.1	–	–	–	–	–
01023	強力粉　全粒粉	14.5	1.5	9.7	11.2	–	–	–	–	–
01146	プレミックス粉　お好み焼き用	9.8	1.7	1.1	2.8	–	–	–	–	–
01024	プレミックス粉　ホットケーキ用	11.1	0.9	1.0	1.8	–	–	–	–	–
01147	プレミックス粉　から揚げ用	8.3	1.4	1.2	2.6	–	–	–	–	–
01025	プレミックス粉　天ぷら用	12.4	1.5	1.0	2.5	–	–	–	–	–
01171	プレミックス粉　天ぷら用　バッター	65.5	0.6	0.4	1.0	0.7	0.7	0.5	0.3	1.9
01172	プレミックス粉　天ぷら用　バッター　揚げ	10.2	–	–	–	1.5	0.6	1.2	0.3	3.3
	[パン類]									
01026	角形食パン　食パン	39.2	0.4	1.9	2.2	1.0	0.9	2.3	1.1	4.2
01174	角形食パン　焼き	33.6	–	–	–	1.2	0.9	2.5	1.4	4.6
01175	角形食パン　耳を除いたもの	44.2	–	–	–	0.9	0.9	2.0	1.2	3.8

炭水化物成分表　別表1　穀類

別表1 可食部 100g 当たりの食物繊維成分表

食品番号	食品名	水分	食物繊維 プロスキー変法			食物繊維 AOAC.2011.25法					備考
			水溶性	不溶性	総量	低分子量水溶性	高分子量水溶性	不溶性	難消化性でん粉	総量	
			(· g ·)								
01176	角形食パン 耳	33.5	–	–	–	(1.1)	(0.9)	(2.7)	(0.9)	(4.7)	
01206	食パン リーンタイプ	39.2	(0.8)	(1.2)	(2.0)	–	–	–	–	–	
01207	食パン リッチタイプ	39.2	(0.7)	(1.0)	(1.7)	–	–	–	–	–	
01205	山形食パン 食パン	39.2	(0.8)	(1.1)	(1.8)	–	–	–	–	–	
01028	コッペパン	37.0	1.0	1.0	2.0	–	–	–	–	–	
01030	乾パン	5.5	1.8	1.3	3.1	–	–	–	–	–	
01031	フランスパン	30.0	1.2	1.5	2.7	–	–	–	–	–	
01032	ライ麦パン	35.0	2.0	3.6	5.6	–	–	–	–	–	
01208	全粒粉パン	39.2	0.9	3.6	4.5	–	–	–	–	–	
01033	ぶどうパン	35.7	0.9	1.3	2.2	–	–	–	–	–	
01034	ロールパン	30.7	1.0	1.0	2.0	–	–	–	–	–	
01209	クロワッサン レギュラータイプ	20.0	(0.7)	(1.2)	(1.9)	–	–	–	–	–	
01035	クロワッサン リッチタイプ	20.0	0.9	0.9	1.8	–	–	–	–	–	
01210	くるみパン	39.2	(0.6)	(1.7)	(2.4)	–	–	–	–	–	
01036	イングリッシュマフィン	46.0	0.2	1.0	1.2	–	–	–	–	–	
01037	ナン	37.2	0.8	1.2	2.0	–	–	–	–	–	
01148	ベーグル	32.3	1.2	1.3	2.5	–	–	–	–	–	
	[うどん・そうめん類]										
01038	うどん 生	33.5	–	–	–	1.7	1.1	0.8	0.3	3.6	
01039	うどん ゆで	75.0	–	–	–	0.6	0.4	0.3	0.1	1.3	
01186	うどん 半生うどん	23.8	0.5	0.8	1.3	1.9	1.3	0.9	0.4	4.1	
01041	干しうどん 乾	13.5	0.6	1.8	2.4	–	–	–	–	–	
01042	干しうどん ゆで	70.0	0.3	0.4	0.7	–	–	–	–	–	
01043	そうめん・ひやむぎ 乾	12.5	0.7	1.8	2.5	–	–	–	–	–	
01044	そうめん・ひやむぎ ゆで	70.0	0.3	0.6	0.9	–	–	–	–	–	
01045	手延そうめん・手延ひやむぎ 乾	14.0	1.2	0.6	1.8	–	–	–	–	–	
01046	手延そうめん・手延ひやむぎ ゆで	70.0	0.5	0.5	1.0	–	–	–	–	–	
	[中華めん類]										
01047	中華めん 生	33.0	–	–	–	2.8	1.6	1.0	0.4	5.4	
01048	中華めん ゆで	65.0	–	–	–	1.5	0.9	0.5	0.2	2.8	
01187	半生中華めん	23.7	0.8	1.6	2.4	3.2	1.9	1.1	0.5	6.2	
01049	蒸し中華めん 蒸し中華めん	57.4	0.7	1.1	1.7	1.1	0.7	1.3	0.8	3.1	
01188	蒸し中華めん ソテー	50.4	–	–	–	1.3	0.8	1.5	0.8	3.6	
01050	干し中華めん 乾	14.7	1.6	1.3	2.9	2.6	1.9	1.4	0.3	6.0	
01051	干し中華めん ゆで	66.8	0.7	0.9	1.6	1.0	0.6	1.0	0.5	2.6	
01052	沖縄そば 生	32.3	1.3	0.8	2.1	–	–	–	–	–	
01053	沖縄そば ゆで	65.5	0.8	0.7	1.5	–	–	–	–	–	
01054	干し沖縄そば 乾	13.7	1.3	0.8	2.1	–	–	–	–	–	
01055	干し沖縄そば ゆで	65.0	0.6	0.9	1.5	–	–	–	–	–	
	[即席めん類]										
01056	即席中華めん 油揚げ味付け	2.0	1.6	0.9	2.5	–	–	–	–	–	
01057	即席中華めん 油揚げ 乾 (添付調味料等を含むもの)	3.0	1.4	1.0	2.4	–	–	–	–	–	
01198	即席中華めん 油揚げ 調理後全体 (添付調味料等を含むもの)	78.5	(0.3)	(0.2)	(0.5)	–	–	–	–	–	01057即席中華めん、油揚げ、乾より推計
01189	即席中華めん 油揚げ ゆで (添付調味料等を含まないもの)	59.8	–	–	–	0.9	0.7	1.1	0.5	2.6	

食品番号	食品名	水分	プロスキー変法 水溶性	プロスキー変法 不溶性	プロスキー変法 総量	AOAC.2011.25法 低分子量水溶性	AOAC.2011.25法 高分子量水溶性	AOAC.2011.25法 不溶性	AOAC.2011.25法 難消化性でん粉	AOAC.2011.25法 総量	備考
01144	即席中華めん 油揚げ 乾 (添付調味料等を含まないもの)	3.7	–	–	–	2.0	1.6	1.9	0.9	5.5	
01058	即席中華めん 非油揚げ 乾 (添付調味料等を含むもの)	10.0	1.4	0.9	2.3	–	–	–	–	–	
01199	即席中華めん 非油揚げ 調理後全体 (添付調味料等を含むもの)	76.2	(0.3)	(0.3)	(0.6)	–	–	–	–	–	01058即席中華めん、非油揚げ、乾より推計
01190	即席中華めん 非油揚げ ゆで (添付調味料等を含まないもの)	63.9	–	–	–	1.0	0.5	1.2	0.6	2.7	
01145	即席中華めん 非油揚げ 乾 (添付調味料等を含まないもの)	10.7	–	–	–	2.6	1.8	2.1	0.8	6.5	
01193	中華スタイル即席カップめん 油揚げ 塩味 乾 (添付調味料等を含むもの)	5.3	–	–	–	3.0	1.3	1.6	0.5	5.8	
01201	中華スタイル即席カップめん 油揚げ 塩味 調理後全体 (添付調味料等を含むもの)	79.8	–	–	–	(0.7)	(0.3)	(0.4)	(0.1)	(1.3)	01193中華スタイル即席カップめん、油揚げ、塩味、乾より推計
01194	中華スタイル即席カップめん 油揚げ 塩味 調理後のめん (スープを残したもの)	62.0	–	–	–	0.8	0.6	0.8	0.4	2.2	
01191	中華スタイル即席カップめん 油揚げ しょうゆ味 乾 (添付調味料等を含むもの)	9.7	–	–	–	3.1	1.5	1.5	0.5	6.1	
01200	中華スタイル即席カップめん 油揚げ しょうゆ味 調理後全体 (添付調味料等を含むもの)	80.8	–	–	–	(0.7)	(0.4)	(0.4)	(0.1)	(1.4)	01191中華スタイル即席カップめん、油揚げ、しょうゆ味、乾より推計
01192	中華スタイル即席カップめん 油揚げ しょうゆ味 調理後のめん (スープを残したもの)	69.1	–	–	–	0.8	0.5	0.7	0.3	1.9	
01060	中華スタイル即席カップめん 油揚げ 焼きそば 乾 (添付調味料等を含むもの)	11.1	1.1	1.1	2.2	2.4	1.4	1.9	0.4	5.7	
01202	中華スタイル即席カップめん 油揚げ 焼きそば 調理後全体 (添付調味料等を含むもの)	53.6	–	–	–	(1.4)	(0.8)	(1.1)	(0.2)	(3.3)	01060中華スタイル即席カップめん、油揚げ、焼きそば、乾より推計
01061	中華スタイル即席カップめん 非油揚げ 乾 (添付調味料等を含むもの)	15.2	1.6	1.1	2.7	2.2	2.2	2.0	0.5	6.4	
01203	中華スタイル即席カップめん 非油揚げ 調理後全体 (添付調味料等を含むもの)	83.5	–	–	–	(0.5)	(0.5)	(0.5)	(0.1)	(1.5)	01061中華スタイル即席カップめん、非油揚げ、乾より推計
01195	中華スタイル即席カップめん 非油揚げ 調理後のめん (スープを残したもの)	68.8	–	–	–	0.6	0.5	1.3	0.4	2.5	
01062	和風スタイル即席カップめん 油揚げ 乾 (添付調味料等を含むもの)	6.2	1.3	0.6	1.9	2.6	2.0	1.4	0.4	6.0	
01204	和風スタイル即席カップめん 油揚げ 調理後全体 (添付調味料等を含むもの)	80.5	–	–	–	(0.6)	(0.5)	(0.3)	(0.1)	(1.4)	01062和風スタイル即席カップめん、油揚げ、乾より推計
01196	和風スタイル即席カップめん 油揚げ 調理後のめん (スープを残したもの)	64.4	–	–	–	0.9	0.7	0.9	–	2.4	
	[マカロニ・スパゲッティ類]										
01063	マカロニ・スパゲッティ 乾	11.3	1.4	1.6	3.0	1.6	1.9	2.0	0.2	5.4	
01064	マカロニ・スパゲッティ ゆで	60.0	0.5	1.2	1.7	0.6	0.8	1.7	0.4	3.0	
01173	マカロニ・スパゲッティ ソテー	57.0	(0.5)	(1.2)	(1.6)	(0.5)	(0.7)	(1.6)	(0.4)	(2.9)	原材料配合割合から推計
01149	生パスタ 生	42.0	0.8	0.7	1.5	–	–	–	–	–	
	[ふ類]										
01065	生ふ	60.0	0.2	0.3	0.5	–	–	–	–	–	
01066	焼きふ 釜焼きふ	11.3	1.1	2.6	3.7	–	–	–	–	–	
01067	焼きふ 板ふ	12.5	1.5	2.3	3.8	–	–	–	–	–	
01068	焼きふ 車ふ	11.4	1.1	1.5	2.6	–	–	–	–	–	
	[その他]										
01070	小麦はいが	3.6	0.7	13.6	14.3	–	–	–	–	–	
01071	小麦たんぱく 粉末状	6.5	0.5	1.9	2.4	–	–	–	–	–	
01072	小麦たんぱく 粒状	76.0	0	0.4	0.4	–	–	–	–	–	
01073	小麦たんぱく ペースト状	66.0	0	0.5	0.5	–	–	–	–	–	
01074	ぎょうざの皮 生	32.0	1.0	1.2	2.2	–	–	–	–	–	
01075	しゅうまいの皮 生	31.1	1.0	1.2	2.2	–	–	–	–	–	
01179	春巻きの皮 生	26.7	–	–	–	2.1	1.2	1.2	0.4	4.5	
01180	春巻きの皮 揚げ	7.3	–	–	–	1.9	1.2	1.1	0.5	4.2	
01076	ピザ生地	35.3	0.8	1.5	2.3	–	–	–	–	–	
01069	ちくわぶ	60.4	0.6	0.9	1.5	–	–	–	–	–	
01077	パン粉 生	35.0	1.2	1.8	3.0	–	–	–	–	–	
01078	パン粉 半生	26.0	1.4	2.1	3.5	–	–	–	–	–	
01079	パン粉 乾燥	13.5	1.6	2.4	4.0	–	–	–	–	–	
01150	冷めん 生	36.4	0.6	0.6	1.1	–	–	–	–	–	

炭水化物成分表 別表1 穀類

食品番号	食品名	水分	食物繊維 プロスキー変法 水溶性	不溶性	総量	AOAC.2011.25法 低分子量水溶性	高分子量水溶性	不溶性	難消化性でん粉	総量	備考
						(‥‥‥‥‥‥‥‥‥‥ g ‥‥‥‥‥‥‥‥‥‥)					
	こめ										
	[水稲穀粒]										
01080	玄米	14.9	0.7	2.3	3.0	–	–	–	–	–	
01081	半つき米	14.9	0.4	1.0	1.4	–	–	–	–	–	
01082	七分つき米	14.9	0.2	0.7	0.9	–	–	–	–	–	
01083	精白米 うるち米	14.9	Tr	0.5	0.5	–	–	–	–	–	
01151	精白米 もち米	14.9	(Tr)	(0.5)	(0.5)	–	–	–	–	–	01083水稲穀粒うるち米から推計
01152	精白米 インディカ米	13.7	0.1	0.4	0.5	–	–	–	–	–	
01084	はいが精米	14.9	0.3	1.0	1.3	–	–	–	–	–	
01153	発芽玄米	14.9	0.5	2.6	3.1	–	–	–	–	–	
01181	赤米	14.6	–	–	–	0.5	0.6	5.4	0.2	6.5	
01182	黒米	15.2	–	–	–	0.8	0.9	3.9	0.2	5.6	
	[水稲めし]										
01085	玄米	60.0	0.2	1.2	1.4	–	–	–	–	–	
01086	半つき米	60.0	0.2	0.6	0.8	–	–	–	–	–	
01087	七分つき米	60.0	0.1	0.4	0.5	–	–	–	–	–	
01168	精白米 インディカ米	54.0	0	0.4	0.4	–	–	–	–	–	
01088	精白米 うるち米	60.0	0	0.3	0.3	0.9	Tr	0.6	0.1	1.5	
01154	精白米 もち米	52.1	(0)	(0.4)	(0.4)	–	–	–	–	–	01088水稲めしうるち米から推計
01089	はいが精米	60.0	0.2	0.6	0.8	–	–	–	–	–	
01155	発芽玄米	60.0	0.2	1.6	1.8	–	–	–	–	–	
01183	赤米	61.3	–	–	–	0.9	0.2	2.3	0.1	3.4	
01184	黒米	62.0	–	–	–	1.0	0.3	2.0	0.1	3.3	
	[水稲軟めし]										
01185	精白米	71.5	(0)	(0.3)	(0.3)	(0.7)	(Tr)	(0.4)	(0.1)	(1.1)	01088水稲めしうるち米から推計
	[水稲全かゆ]										
01090	玄米	83.0	(0.1)	(0.5)	(0.6)	–	–	–	–	–	
01091	半つき米	83.0	(0.1)	(0.2)	(0.3)	–	–	–	–	–	
01092	七分つき米	83.0	(Tr)	(0.2)	(0.2)	–	–	–	–	–	
01093	精白米	83.0	(0)	(0.1)	(0.1)	–	–	–	–	–	
	[水稲五分かゆ]										
01094	玄米	91.5	(Tr)	(0.3)	(0.3)	–	–	–	–	–	
01095	半つき米	91.5	(Tr)	(0.1)	(0.1)	–	–	–	–	–	
01096	七分つき米	91.5	(Tr)	(0.1)	(0.1)	–	–	–	–	–	
01097	精白米	91.5	(0)	(0.1)	(0.1)	–	–	–	–	–	
	[水稲おもゆ]										
01098	玄米	95.0	(Tr)	(0.2)	(0.2)	–	–	–	–	–	
01099	半つき米	95.0	(Tr)	(0.1)	(0.1)	–	–	–	–	–	
01100	七分つき米	95.0	(Tr)	(Tr)	(Tr)	–	–	–	–	–	
01101	精白米	95.0	(0)	(Tr)	(Tr)	–	–	–	–	–	
	[陸稲穀粒]										
01102	玄米	14.9	0.7	2.3	3.0	–	–	–	–	–	
01103	半つき米	14.9	0.4	1.0	1.4	–	–	–	–	–	
01104	七分つき米	14.9	0.2	0.7	0.9	–	–	–	–	–	

食品番号	食品名	水分	プロスキー変法 水溶性	プロスキー変法 不溶性	プロスキー変法 総量	AOAC.2011.25法 低分子量水溶性	AOAC.2011.25法 高分子量水溶性	AOAC.2011.25法 不溶性	AOAC.2011.25法 難消化性でん粉	AOAC.2011.25法 総量	備考
			(⋯⋯⋯⋯⋯⋯⋯⋯⋯⋯⋯ g ⋯⋯⋯⋯⋯⋯⋯⋯⋯⋯⋯)								
01105	精白米	14.9	Tr	0.5	0.5	–	–	–	–	–	
	[陸稲めし]										
01106	玄米	60.0	0.2	1.2	1.4	–	–	–	–	–	
01107	半つき米	60.0	0.2	0.6	0.8	–	–	–	–	–	
01108	七分つき米	60.0	0.1	0.4	0.5	–	–	–	–	–	
01109	精白米	60.0	0	0.3	0.3	–	–	–	–	–	
	[うるち米製品]										
01110	アルファ化米 一般用	7.9	0.2	1.0	1.2	–	–	–	–	–	
01156	アルファ化米 学校給食用強化品	7.9	0.2	1.0	1.2	–	–	–	–	–	
01111	おにぎり	57.0	0	0.4	0.4	–	–	–	–	–	
01112	焼きおにぎり	56.0	0	0.4	0.4	–	–	–	–	–	
01113	きりたんぽ	50.0	0	0.4	0.4	–	–	–	–	–	
01114	上新粉	14.0	Tr	0.6	0.6	–	–	–	–	–	
01157	玄米粉	4.6	0.6	2.9	3.5	–	–	–	–	–	
01158	米粉	11.1	Tr	0.6	0.6	–	–	–	–	–	
01211	米粉パン 食パン	41.2	(0.1)	(0.6)	(0.7)	–	–	–	–	–	
01212	米粉パン ロールパン	41.2	(0.1)	(0.5)	(0.6)	–	–	–	–	–	
01159	米粉パン 小麦グルテン不使用のもの	41.2	0.1	0.8	0.9	–	–	–	–	–	
01160	米粉めん	37.0	0.3	0.6	0.9	–	–	–	–	–	
01115	ビーフン	11.1	0	0.9	0.9	–	–	–	–	–	
01169	ライスペーパー	13.2	0.2	0.6	0.8	–	–	–	–	–	
01116	米こうじ	33.0	0.2	1.2	1.4	–	–	–	–	–	
	[もち米製品]										
01117	もち	44.5	0	0.5	0.5	–	–	–	–	–	
01118	赤飯	53.0	0.1	1.5	1.6	–	–	–	–	–	
01119	あくまき	69.5	0	0.2	0.2	–	–	–	–	–	
01120	白玉粉	12.5	Tr	0.5	0.5	–	–	–	–	–	
01121	道明寺粉	11.6	0	0.7	0.7	–	–	–	–	–	
	[その他]										
01161	米ぬか	10.3	2.2	18.3	20.5	–	–	–	–	–	
	そば										
01122	そば粉 全層粉	13.5	0.8	3.5	4.3	–	–	–	–	–	
01123	そば粉 内層粉	14.0	0.5	1.3	1.8	–	–	–	–	–	
01124	そば粉 中層粉	13.5	1.3	3.1	4.4	–	–	–	–	–	
01125	そば粉 表層粉	13.0	1.1	6.0	7.1	–	–	–	–	–	
01126	そば米	12.8	1.0	2.7	3.7	–	–	–	–	–	
01127	そば 生	33.0	–	–	–	1.8	1.6	2.6	0.2	6.0	
01128	そば ゆで	68.0	0.5	1.5	2.0	0.9	0.8	1.2	0.1	2.9	
01197	そば 半生そば	23.0	1.1	2.0	3.1	2.1	1.9	3.0	0.3	6.9	
01129	干しそば 乾	14.0	1.6	2.1	3.7	–	–	–	–	–	
01130	干しそば ゆで	72.0	0.5	1.0	1.5	–	–	–	–	–	
	とうもろこし										
01131	玄穀 黄色種	14.5	0.6	8.4	9.0	–	–	–	–	–	
01162	玄穀 白色種	14.5	0.6	8.4	9.0	–	–	–	–	–	

炭水化物成分表 別表1 穀類

食品番号	食品名	水分	食物繊維 プロスキー変法			食物繊維 AOAC.2011.25法					備考
			水溶性	不溶性	総量	低分子量水溶性	高分子量水溶性	不溶性	難消化性でん粉	総量	
									g		
01132	コーンミール 黄色種	14.0	0.6	7.4	8.0	–	–	–	–	–	
01163	コーンミール 白色種	14.0	0.6	7.4	8.0	–	–	–	–	–	
01133	コーングリッツ 黄色種	14.0	0.1	2.3	2.4	–	–	–	–	–	
01164	コーングリッツ 白色種	14.0	0.1	2.3	2.4	–	–	–	–	–	
01134	コーンフラワー 黄色種	14.0	0.2	1.5	1.7	–	–	–	–	–	
01165	コーンフラワー 白色種	14.0	0.2	1.5	1.7	–	–	–	–	–	
01135	ジャイアントコーン フライ 味付け	4.3	0.6	9.9	10.5	–	–	–	–	–	
01136	ポップコーン	4.0	0.2	9.1	9.3	–	–	–	–	–	
01137	コーンフレーク	4.5	0.3	2.1	2.4	–	–	–	–	–	
	はとむぎ										
01138	精白粒	13.0	0	0.6	0.6	–	–	–	–	–	
	ひえ										
01139	精白粒	12.9	0.4	3.9	4.3	–	–	–	–	–	
	もろこし										
01140	玄穀	12.0	0.7	9.0	9.7	–	–	–	–	–	
01141	精白粒	12.5	0.4	4.0	4.4	–	–	–	–	–	
	ライむぎ										
01142	全粒粉	12.5	3.2	10.1	13.3	–	–	–	–	–	
01143	ライ麦粉	13.5	4.7	8.2	12.9	–	–	–	–	–	
	いも及びでん粉類										
	〈いも類〉										
	アメリカほどいも										
02068	塊根 生	56.5	–	–	–	0.8	1.8	8.5	0.3	11.1	
02069	塊根 ゆで	57.1	–	–	–	0.9	3.2	4.2	1.5	8.4	
	きくいも										
02001	塊茎 生	81.7	0.5	1.4	1.9	–	–	–	–	–	
02041	塊茎 水煮	85.4	0.5	1.6	2.1	–	–	–	–	–	
	こんにゃく										
02002	精粉	6.0	73.3	6.6	79.9	–	–	–	–	–	
02003	板こんにゃく 精粉こんにゃく	97.3	0.1	2.1	2.2	–	–	–	–	–	
02004	板こんにゃく 生いもこんにゃく	96.2	Tr	3.0	3.0	–	–	–	–	–	
02042	赤こんにゃく	97.1	0.1	2.3	2.3	–	–	–	–	–	
02043	凍みこんにゃく 乾	12.0	0.0	70.4	71.3	–	–	–	–	–	
02044	凍みこんにゃく ゆで	80.8	0.2	15.3	15.5	–	–	–	–	–	
02005	しらたき	96.5	0	2.9	2.9	–	–	–	–	–	
	(さつまいも類)										
	さつまいも										
02045	塊根 皮つき 生	64.6	0.9	1.8	2.8	–	–	–	–	–	
02046	塊根 皮つき 蒸し	64.2	1.0	2.8	3.8	–	–	–	–	–	
02047	塊根 皮つき 天ぷら	52.4	0.9	2.2	3.1	–	–	–	–	–	
02006	塊根 皮なし 生	65.6	0.6	1.6	2.2	–	–	–	–	–	
02007	塊根 皮なし 蒸し	65.6	0.6	1.7	2.3	–	–	–	–	–	

食品番号	食品名	水分	食物繊維 プロスキー変法 水溶性	不溶性	総量	食物繊維 AOAC.2011.25法 低分子量水溶性	高分子量水溶性	不溶性	難消化性でん粉	総量	備考
			(⋯⋯⋯⋯⋯⋯⋯⋯⋯⋯⋯⋯ g ⋯⋯⋯⋯⋯⋯⋯⋯⋯⋯⋯⋯)								
02008	塊根　皮なし　焼き	58.1	1.1	2.4	3.5	–	–	–	–	–	
02009	蒸し切干	22.2	2.4	3.5	5.9	–	–	–	–	–	
	むらさきいも										
02048	塊根　皮なし　生	66.0	0.8	1.7	2.5	–	–	–	–	–	
02049	塊根　皮なし　蒸し	66.2	0.9	2.1	3.0	–	–	–	–	–	
	(さといも類)										
	さといも										
02010	球茎　生	84.1	0.8	1.5	2.3	–	–	–	–	–	
02011	球茎　水煮	84.0	0.9	1.5	2.4	–	–	–	–	–	
02012	球茎　冷凍	80.9	0.8	1.2	2.0	–	–	–	–	–	
	セレベス										
02050	球茎　生	76.4	0.7	1.6	2.3	–	–	–	–	–	
02051	球茎　水煮	77.5	0.7	1.5	2.2	–	–	–	–	–	
	たけのこいも										
02052	球茎　生	73.4	0.6	2.2	2.8	–	–	–	–	–	
02053	球茎　水煮	75.4	0.8	1.7	2.4	–	–	–	–	–	
	みずいも										
02013	球茎　生	70.5	0.6	1.6	2.2	–	–	–	–	–	
02014	球茎　水煮	72.0	0.7	1.8	2.5	–	–	–	–	–	
	やつがしら										
02015	球茎　生	74.5	0.5	2.3	2.8	–	–	–	–	–	
02016	球茎　水煮	75.6	0.9	1.9	2.8	–	–	–	–	–	
	じゃがいも										
02063	塊茎　皮つき　生	81.1	–	–	–	1.3	4.1	4.4	0.1	9.8	
02064	塊茎　皮つき　電子レンジ調理	77.6	–	–	–	0.6	0.8	2.4	0.5	3.9	
02065	塊茎　皮つき　フライドポテト（生を揚げたもの）	65.2	–	–	–	0.7	1.1	2.6	0.7	4.3	
02017	塊茎　皮なし　生	79.8	0.4	0.8	1.2	1.3	3.6	4.0	0.1	8.9	
02019	塊茎　皮なし　水煮	80.6	0.5	1.1	1.6	0.5	0.9	1.7	0.5	3.1	
02018	塊茎　皮なし　蒸し	78.8	0.5	1.1	1.7	0.4	0.9	2.2	0.4	3.5	
02066	塊茎　皮なし　電子レンジ調理	78.0	0.5	1.1	1.7	0.6	0.7	2.2	0.5	3.5	
02067	塊茎　皮なし　フライドポテト（生を揚げたもの）	64.2	–	–	–	0.6	1.1	2.3	0.7	3.9	
02020	塊茎　皮なし　フライドポテト（市販冷凍食品を揚げたもの）	52.9	1.0	2.1	3.1	–	–	–	–	–	
02021	乾燥マッシュポテト	7.5	2.5	4.1	6.6	–	–	–	–	–	
	ヤーコン										
02054	塊根　生	86.3	0.3	0.8	1.1	–	–	–	–	–	
02055	塊根　水煮	88.8	0.3	0.9	1.2	–	–	–	–	–	
	(やまのいも類)										
	ながいも										
02022	いちょういも　塊根　生	71.1	0.6	0.8	1.4	–	–	–	–	–	
02023	ながいも　塊根　生	82.6	0.2	0.8	1.0	–	–	–	–	–	
02024	ながいも　塊根　水煮	84.2	0.2	1.2	1.4	–	–	–	–	–	
02025	やまといも　塊根　生	66.7	0.7	1.8	2.5	–	–	–	–	–	
	じねんじょ										
02026	塊根　生	68.8	0.6	1.4	2.0	–	–	–	–	–	

食品番号	食品名	水分	食物繊維 プロスキー変法			食物繊維 AOAC.2011.25法					備考
			水溶性	不溶性	総量	低分子量水溶性	高分子量水溶性	不溶性	難消化性でん粉	総量	
			(·········· g ··········)								
	だいじょ										
02027	塊根 生	71.2	0.5	1.7	2.2	–	–	–	–	–	
	〈でん粉・でん粉製品〉										
	（でん粉類）										
02070	おおうばゆりでん粉	16.2	–	–	–	0.5	0.3	Tr	1.7	0.8	
	（でん粉製品）										
	くずきり										
02036	乾	11.8	0	0.9	0.9	–	–	–	–	–	
02037	ゆで	66.5	0	0.8	0.8	–	–	–	–	–	
02056	ごま豆腐	84.8	Tr	1.0	1.0	–	–	–	–	–	
	タピオカパール										
02038	乾	11.9	0.2	0.2	0.5	–	–	–	–	–	
02057	ゆで	84.6	0	0.2	0.2	–	–	–	–	–	
	でん粉めん										
02058	生	67.4	0.2	0.6	0.8	–	–	–	–	–	
02059	乾	12.6	0.5	1.2	1.8	–	–	–	–	–	
02060	乾 ゆで	79.2	Tr	0.6	0.6	–	–	–	–	–	
	はるさめ										
02039	緑豆はるさめ 乾	11.8	Tr	4.1	4.1	–	–	–	–	–	
02061	緑豆はるさめ ゆで	79.3	Tr	1.5	1.5	–	–	–	–	–	
02040	普通はるさめ 乾	12.9	0.3	0.9	1.2	–	–	–	–	–	
02062	普通はるさめ ゆで	80.0	Tr	0.7	0.8	–	–	–	–	–	
	砂糖及び甘味類										
	（砂糖類）										
03030	てんさい含蜜糖	2.0	–	–	–	8.3	Tr	–	–	8.3	ラフィノース:4.7g。1-ケストース:0.6g
	（でん粉糖類）										
03031	還元麦芽糖	0	–	–	–	0.3	0	0	Tr	0.3	
03032	還元水あめ	30.1	–	–	–	14.0†	Tr†	0	Tr†	14.0†	マルトトリイトール:8.2g。†は規定法による測定値
	（その他）										
03029	黒蜜	46.5	0	0	0	–	–	–	–	–	
	豆類										
	あずき										
04001	全粒 乾	14.2	1.0	14.2	15.3	5.3	2.4	17.1	0.6	24.8	
04002	全粒 ゆで	63.9	0.8	11.3	12.1	1.7	0.8	6.2	1.1	8.7	
04003	ゆで小豆缶詰	45.3	0.5	2.9	3.4	–	–	–	–	–	
04004	あん こし生あん	62.0	0.3	6.5	6.8	–	–	–	–	–	
04005	あん さらしあん（乾燥あん）	7.8	1.0	25.8	26.8	–	–	–	–	–	
04101	あん こし練りあん（並あん）	35.0	(0.2)	(3.7)	(3.9)	–	–	–	–	–	原材料配合割合から推計
04102	あん こし練りあん（中割りあん）	33.2	(0.2)	(3.4)	(3.5)	–	–	–	–	–	原材料配合割合から推計
04103	あん こし練りあん（もなかあん）	25.7	(0.2)	(3.4)	(3.5)	–	–	–	–	–	原材料配合割合から推計
04006	あん つぶし練りあん	39.3	0.5	5.2	5.7	–	–	–	–	–	

食品番号	食品名	水分	食物繊維 プロスキー変法 水溶性	食物繊維 プロスキー変法 不溶性	食物繊維 プロスキー変法 総量	食物繊維 AOAC.2011.25法 低分子量水溶性	食物繊維 AOAC.2011.25法 高分子量水溶性	食物繊維 AOAC.2011.25法 不溶性	食物繊維 AOAC.2011.25法 難消化性でん粉	食物繊維 AOAC.2011.25法 総量	備考
						(………………g………………)					
	いんげんまめ										
04007	全粒 乾	15.3	3.3	16.2	19.6	–	–	–	–	–	
04008	全粒 ゆで	63.6	1.5	12.0	13.6	–	–	–	–	–	
04009	うずら豆	41.4	1.3	4.6	5.9	–	–	–	–	–	
04010	こし生あん	62.3	0.5	8.0	8.5	–	–	–	–	–	
04011	豆きんとん	37.8	4.3	0.5	4.8	–	–	–	–	–	
	えんどう										
04012	全粒 青えんどう 乾	13.4	1.2	16.2	17.4	–	–	–	–	–	
04013	全粒 青えんどう ゆで	63.8	0.5	7.2	7.7	–	–	–	–	–	
04074	全粒 赤えんどう 乾	13.4	1.2	16.2	17.4	–	–	–	–	–	
04075	全粒 赤えんどう ゆで	63.8	0.5	7.2	7.7	–	–	–	–	–	
04014	グリンピース (揚げ豆)	5.6	0.9	18.7	19.6	–	–	–	–	–	
04015	塩豆	6.3	1.1	16.8	17.9	–	–	–	–	–	
04016	うぐいす豆	39.7	0.7	4.6	5.3	–	–	–	–	–	
	ささげ										
04017	全粒 乾	15.5	1.3	17.1	18.4	–	–	–	–	–	
04018	全粒 ゆで	63.9	0.8	9.9	10.7	–	–	–	–	–	
	そらまめ										
04019	全粒 乾	13.3	1.3	8.0	9.3	–	–	–	–	–	
04020	フライビーンズ	4.0	0.9	14.0	14.9	–	–	–	–	–	
04021	おたふく豆	37.2	1.4	4.5	5.9	–	–	–	–	–	
04022	ふき豆	34.5	0.8	3.7	4.5	–	–	–	–	–	
04076	しょうゆ豆	50.2	0.8	9.3	10.1	–	–	–	–	–	
	だいず										
	[全粒・全粒製品]										
04104	全粒 青大豆 国産 乾	12.5	–	–	–	4.0	1.1	15.0	Tr	20.1	
04105	全粒 青大豆 国産 ゆで	65.5	–	–	–	0.9	0.6	6.4	0	8.0	
04023	全粒 黄大豆 国産 乾	12.4	1.5	16.4	17.9	4.6	1.5	15.4	–	21.5	
04024	全粒 黄大豆 国産 ゆで	65.4	0.9	5.8	6.6	1.3	0.9	6.4	–	8.5	
04025	全粒 黄大豆 米国産 乾	11.7	0.9	15.0	15.9	–	–	–	–	–	
04026	全粒 黄大豆 中国産 乾	12.5	0.9	14.7	15.6	–	–	–	–	–	
04027	全粒 黄大豆 ブラジル産 乾	8.3	1.0	16.3	17.3	–	–	–	–	–	
04077	全粒 黒大豆 国産 乾	12.7	1.4	14.6	16.0	4.4	1.4	14.8	0.1	20.6	
04106	全粒 黒大豆 国産 ゆで	65.1	–	–	–	1.0	0.8	6.2	Tr	7.9	
04080	いり大豆 青大豆	2.7	2.2	16.2	18.4	–	–	–	–	–	
04078	いり大豆 黄大豆	2.5	2.4	17.1	19.4	–	–	–	–	–	
04079	いり大豆 黒大豆	2.4	2.4	16.9	19.2	–	–	–	–	–	
04028	水煮缶詰 黄大豆	71.7	0.4	6.4	6.8	–	–	–	–	–	
04081	蒸し大豆 黄大豆	57.4	2.3	6.5	8.8	2.3	1.9	6.5	–	10.6	
04082	きな粉 青大豆 全粒大豆	5.9	1.9	15.0	16.9	–	–	–	–	–	
04096	きな粉 青大豆 脱皮大豆	5.2	–	–	–	5.5	2.1	13.1	–	20.8	別名：青大豆きな粉、うぐいす色きな粉あるいはうぐいすきな粉
04029	きな粉 黄大豆 全粒大豆	4.0	2.7	15.4	18.1	–	–	–	–	–	
04030	きな粉 黄大豆 脱皮大豆	2.6	2.4	12.9	15.3	–	–	–	–	–	
04109	きな粉 (砂糖入り) 青きな粉	3.3	(1.0)	(7.5)	(8.4)	–	–	–	–	–	原材料配合割合から推計

378

食品番号	食品名	可食部100g当たり									備考
		水分	食物繊維								
			プロスキー変法			AOAC.2011.25法					
			水溶性	不溶性	総量	低分子量水溶性	高分子量水溶性	不溶性	難消化性でん粉	総量	
		(‥‥‥‥‥‥‥‥‥‥‥‥‥‥‥ g ‥‥‥‥‥‥‥‥‥‥‥‥‥‥‥)									
04110	きな粉(砂糖入り) きな粉	2.3	(1.3)	(7.7)	(9.0)	–	–	–	–	–	原材料配合割合から推計
04083	大豆はいが	3.9	2.8	16.0	18.8	–	–	–	–	–	
04031	ぶどう豆	36.0	1.3	5.0	6.3	–	–	–	–	–	
	[豆腐・油揚げ類]										
04032	木綿豆腐	85.9	0.1	0.3	0.4	0.5	0.2	0.3	0	1.1	
04097	木綿豆腐 (凝固剤:塩化マグネシウム)	85.9	0.1	0.3	0.4	0.5	0.2	0.3	0	1.1	
04098	木綿豆腐 (凝固剤:硫酸カルシウム)	85.9	0.1	0.3	0.4	0.5	0.2	0.3	0	1.1	
04033	絹ごし豆腐	88.5	0.1	0.3	0.3	0.6	0.1	0.3	0	0.9	
04099	絹ごし豆腐 (凝固剤:塩化マグネシウム)	88.5	0.1	0.3	0.3	0.6	0.1	0.3	0	0.9	
04100	絹ごし豆腐 (凝固剤:硫酸カルシウム)	88.5	0.1	0.3	0.3	0.6	0.1	0.3	0	0.9	
04034	ソフト豆腐	88.9	0.2	0.2	0.4	–	–	–	–	–	
04035	充てん豆腐	88.6	0.2	0.1	0.3	–	–	–	–	–	
04036	沖縄豆腐	81.8	0.2	0.3	0.5	–	–	–	–	–	
04037	ゆし豆腐	90.0	0.2	0.1	0.3	–	–	–	–	–	
04038	焼き豆腐	84.8	0.1	0.4	0.5	–	–	–	–	–	
04039	生揚げ	75.9	0.2	0.5	0.7	–	–	–	–	–	
04040	油揚げ 生	39.9	0.5	0.8	1.3	–	–	–	–	–	
04084	油揚げ 油抜き 生	56.9	0.4	0.5	0.9	–	–	–	–	–	
04086	油揚げ 油抜き ゆで	72.6	0.2	0.4	0.6	–	–	–	–	–	
04085	油揚げ 油抜き 焼き	40.2	0.5	0.7	1.2	–	–	–	–	–	
04095	油揚げ 甘煮	54.9	0.2	0.4	0.5	–	–	–	–	–	
04041	がんもどき	63.5	0.6	0.8	1.4	–	–	–	–	–	
04042	凍り豆腐 乾	7.2	0.5	1.9	2.5	–	–	–	–	–	
04087	凍り豆腐 水煮	79.6	0.2	0.4	0.5	–	–	–	–	–	
04043	豆腐よう	60.6	0.3	0.5	0.8	–	–	–	–	–	
04044	豆腐竹輪 蒸し	71.6	0.2	0.6	0.8	–	–	–	–	–	
04045	豆腐竹輪 焼き	68.8	0.2	0.5	0.7	–	–	–	–	–	
04088	ろくじょう豆腐	26.5	0.9	2.3	3.2	–	–	–	–	–	
	[納豆類]										
04046	糸引き納豆	59.5	2.3	4.4	6.7	–	–	–	–	–	
04047	挽きわり納豆	60.9	2.0	3.9	5.9	–	–	–	–	–	
04048	五斗納豆	45.8	2.0	2.9	4.9	–	–	–	–	–	
04049	寺納豆	24.4	1.6	6.0	7.6	–	–	–	–	–	
	[その他]										
04051	おから 生	75.5	0.4	11.1	11.5	–	–	–	–	–	
04089	おから 乾燥	7.1	1.5	42.1	43.6	–	–	–	–	–	
04052	豆乳 豆乳	90.8	0.2	0	0.2	–	–	–	–	–	
04053	豆乳 調製豆乳	87.9	0.2	0.1	0.3	–	–	–	–	–	
04054	豆乳 豆乳飲料・麦芽コーヒー	87.4	0.1	0	0.1	–	–	–	–	–	
04055	大豆たんぱく 粒状大豆たんぱく	7.8	5.9	11.9	17.8	–	–	–	–	–	
04056	大豆たんぱく 濃縮大豆たんぱく	6.8	1.4	19.5	20.9	–	–	–	–	–	
04057	大豆たんぱく 分離大豆たんぱく 塩分無調整タイプ	5.9	0	4.2	4.2	–	–	–	–	–	
04090	大豆たんぱく 分離大豆たんぱく 塩分調整タイプ	5.9	0	4.2	4.2	–	–	–	–	–	
04058	大豆たんぱく 繊維状大豆たんぱく	5.8	0.5	5.1	5.6	–	–	–	–	–	

食品番号	食品名	水分	食物繊維 プロスキー変法 水溶性	不溶性	総量	AOAC.2011.25法 低分子量水溶性	高分子量水溶性	不溶性	難消化性でん粉	総量	備考
04059	湯葉　生	59.1	0.2	0.6	0.8	–	–	–	–	–	
04060	湯葉　干し　乾	6.9	0.6	2.4	3.0	–	–	–	–	–	
04091	湯葉　干し　湯戻し	72.8	0.3	0.9	1.2	–	–	–	–	–	
04061	金山寺みそ	34.3	0.2	3.0	3.2	–	–	–	–	–	
04062	ひしおみそ	46.3	0.9	1.9	2.8	–	–	–	–	–	
04063	テンペ	57.8	2.1	8.1	10.2	–	–	–	–	–	
	つるあずき										
04064	全粒　乾	12.0	1.3	20.7	22.0	–	–	–	–	–	
04092	全粒　ゆで	60.5	0.6	12.8	13.4	–	–	–	–	–	
	ひよこまめ										
04065	全粒　乾	10.4	1.2	15.1	16.3	–	–	–	–	–	
04066	全粒　ゆで	59.6	0.5	11.1	11.6	–	–	–	–	–	
04067	全粒　フライ　味付け	4.6	1.1	19.9	21.0	–	–	–	–	–	
	べにばないんげん										
04068	全粒　乾	15.4	1.2	25.5	26.7	–	–	–	–	–	
04069	全粒　ゆで	69.7	0.7	6.9	7.6	–	–	–	–	–	
	らいまめ										
04070	全粒　乾	11.7	1.4	18.3	19.6	–	–	–	–	–	
04093	全粒　ゆで	62.3	0.8	10.2	10.9	–	–	–	–	–	
	りょくとう										
04071	全粒　乾	10.8	0.6	14.0	14.6	–	–	–	–	–	
04072	全粒　ゆで	66.0	0.4	4.8	5.2	–	–	–	–	–	
	レンズまめ										
04073	全粒　乾	12.0	1.0	15.7	16.7	–	–	–	–	–	
04094	全粒　ゆで	57.9	0.9	8.5	9.4	–	–	–	–	–	
種実類											
	アーモンド										
05001	乾	4.7	0.8	9.3	10.1	–	–	–	–	–	
05002	フライ　味付け	1.8	1.1	9.0	10.1	–	–	–	–	–	
05040	いり　無塩	1.8	1.1	10.0	11.0	–	–	–	–	–	
	あさ										
05003	乾	4.6	1.2	21.8	23.0	–	–	–	–	–	
	あまに										
05041	いり	0.8	9.1	14.7	23.8	–	–	–	–	–	
	えごま										
05004	乾	5.6	1.7	19.1	20.8	–	–	–	–	–	
	カシューナッツ										
05005	フライ　味付け	3.2	0.8	5.9	6.7	–	–	–	–	–	
	かぼちゃ										
05006	いり　味付け	4.5	1.8	5.5	7.3	–	–	–	–	–	
	かや										
05007	いり	1.2	2.5	15.7	18.2	–	–	–	–	–	

食品番号	食品名	水分	プロスキー変法 水溶性	プロスキー変法 不溶性	プロスキー変法 総量	AOAC.2011.25法 低分子量水溶性	AOAC.2011.25法 高分子量水溶性	AOAC.2011.25法 不溶性	AOAC.2011.25法 難消化性でん粉	AOAC.2011.25法 総量	備考
	ぎんなん										
05008	生	57.4	0.2	1.4	1.6	–	–	–	–	–	
05009	ゆで	56.9	0.2	2.2	2.4	–	–	–	–	–	
	(くり類)										
	日本ぐり										
05010	生	58.8	0.3	3.9	4.2	–	–	–	–	–	
05011	ゆで	58.4	0.3	6.3	6.6	–	–	–	–	–	
05012	甘露煮	40.8	0.3	2.5	2.8	–	–	–	–	–	
	中国ぐり										
05013	甘ぐり	44.4	1.0	7.5	8.5	–	–	–	–	–	
	くるみ										
05014	いり	3.1	0.6	6.9	7.5	–	–	–	–	–	
	けし										
05015	乾	3.0	1.9	14.6	16.5	–	–	–	–	–	
	ココナッツ										
05016	ココナッツパウダー	2.5	0.5	13.6	14.1	–	–	–	–	–	
	ごま										
05017	乾	4.7	1.6	9.2	10.8	–	–	–	–	–	
05018	いり	1.6	2.5	10.1	12.6	–	–	–	–	–	
05019	むき	4.1	0.6	12.4	13.0	–	–	–	–	–	
05042	ねり	0.5	1.8	9.4	11.2	–	–	–	–	–	
	しい										
05020	生	37.3	0.7	2.6	3.3	–	–	–	–	–	
	すいか										
05021	いり 味付け	5.9	1.1	6.0	7.1	–	–	–	–	–	
	チアシード										
05046	乾	6.5	–	–	–	1.9	3.8	31.2	0.1	36.9	
	とち										
05022	蒸し	58.0	1.0	5.6	6.6	–	–	–	–	–	
	はす										
05023	未熟 生	77.5	0.3	2.3	2.6	–	–	–	–	–	
05024	成熟 乾	11.2	1.3	9.0	10.3	–	–	–	–	–	
05043	成熟 ゆで	66.1	0.6	4.4	5.0	–	–	–	–	–	
	(ひし類)										
	ひし										
05025	生	51.8	0.5	2.4	2.9	–	–	–	–	–	
	とうびし										
05047	生	64.3	–	–	–	0.6	0.8	6.9	0.5	8.2	
05048	ゆで	65.5	–	–	–	0.5	0.8	3.8	2.1	5.1	
	ピスタチオ										
05026	いり 味付け	2.2	0.9	8.3	9.2	–	–	–	–	–	
	ひまわり										
05027	フライ 味付け	2.6	0.8	6.1	6.9	–	–	–	–	–	

炭水化物成分表 別表1 種実類

食品番号	食品名	水分	プロスキー変法 水溶性	不溶性	総量	AOAC.2011.25法 低分子量水溶性	高分子量水溶性	不溶性	難消化性でん粉	総量	備考
	ブラジルナッツ										
05028	フライ 味付け	2.8	0.3	6.9	7.2	–	–	–	–	–	
	ヘーゼルナッツ										
05029	フライ 味付け	1.0	0.9	6.5	7.4	–	–	–	–	–	
	ペカン										
05030	フライ 味付け	1.9	0.7	6.4	7.1	–	–	–	–	–	
	マカダミアナッツ										
05031	いり 味付け	1.3	Tr	6.2	6.2	–	–	–	–	–	
	まつ										
05032	生	2.5	1.0	3.1	4.1	–	–	–	–	–	
05033	いり	1.9	0.5	6.4	6.9	–	–	–	–	–	
	らっかせい										
05034	大粒種 乾	6.0	0.5	7.0	7.4	0.7	0.6	7.2	0	8.5	
05035	大粒種 いり	1.7	0.3	6.9	7.1	0.8	0.7	9.8	0.1	11.4	
05044	小粒種 乾	6.0	0.4	7.0	7.4	–	–	–	–	–	
05045	小粒種 いり	2.1	0.3	6.9	7.2	–	–	–	–	–	
05036	バターピーナッツ	2.4	0.5	6.4	6.8	0.6	1.0	7.9	Tr	9.5	
05037	ピーナッツバター	1.2	0.6	5.5	6.1	0.8	0.8	6.0	0.1	7.6	

野菜類

食品番号	食品名	水分	水溶性	不溶性	総量	低分子量水溶性	高分子量水溶性	不溶性	難消化性でん粉	総量	備考
	アーティチョーク										
06001	花らい 生	85.1	6.1	2.6	8.7	–	–	–	–	–	
06002	花らい ゆで	85.9	6.3	2.3	8.6	–	–	–	–	–	
	あさつき										
06003	葉 生	89.0	0.7	2.6	3.3	–	–	–	–	–	
06004	葉 ゆで	87.3	1.3	2.1	3.4	–	–	–	–	–	
	あしたば										
06005	茎葉 生	88.6	1.5	4.1	5.6	–	–	–	–	–	
06006	茎葉 ゆで	89.5	1.4	3.9	5.3	–	–	–	–	–	
	アスパラガス										
06007	若茎 生	92.6	0.4	1.4	1.8	–	–	–	–	–	
06008	若茎 ゆで	92.0	0.5	1.6	2.1	–	–	–	–	–	
06327	若茎 油いため	88.3	0.4	1.7	2.1	–	–	–	–	–	
06009	水煮缶詰	91.9	0.4	1.3	1.7	–	–	–	–	–	
	アロエ										
06328	葉 生	99.0	0.1	0.3	0.4	–	–	–	–	–	
	いんげんまめ										
06010	さやいんげん 若ざや 生	92.2	0.3	2.1	2.4	–	–	–	–	–	
06011	さやいんげん 若ざや ゆで	91.7	0.6	2.0	2.6	–	–	–	–	–	
	(うど類)										
	うど										
06012	茎 生	94.4	0.3	1.1	1.4	–	–	–	–	–	
06013	茎 水さらし	95.7	0.3	1.3	1.6	–	–	–	–	–	
06014	やまうど 茎 生	93.9	0.3	1.5	1.8	–	–	–	–	–	

食品番号	食品名	水分	食物繊維 可食部100g当たり								備考
			プロスキー変法			AOAC.2011.25法					
			水溶性	不溶性	総量	低分子量水溶性	高分子量水溶性	不溶性	難消化性でん粉	総量	
		(·· g ··)									
06363	**うるい** 葉 生	92.8	0.8	2.5	3.3	–	–	–	–	–	
	えだまめ										
06015	生	71.7	0.4	4.6	5.0	–	–	–	–	–	
06016	ゆで	72.1	0.5	4.1	4.6	–	–	–	–	–	
06017	冷凍	67.1	1.4	5.9	7.3	–	–	–	–	–	
	エンダイブ										
06018	葉 生	94.6	0.6	1.6	2.2	–	–	–	–	–	
	(えんどう類)										
	トウミョウ										
06019	茎葉 生	90.9	0.2	3.1	3.3	–	–	–	–	–	
06329	芽ばえ 生	92.2	0.2	2.0	2.2	–	–	–	–	–	
06330	芽ばえ ゆで	91.7	0.5	3.0	3.5	–	–	–	–	–	
06331	芽ばえ 油いため	84.3	0.5	2.4	3.0	–	–	–	–	–	
	さやえんどう										
06020	若ざや 生	88.6	0.3	2.7	3.0	–	–	–	–	–	
06021	若ざや ゆで	89.1	0.9	2.2	3.1	–	–	–	–	–	
	スナップえんどう										
06022	若ざや 生	86.6	0.3	2.2	2.5	–	–	–	–	–	
	グリンピース										
06023	生	76.5	0.6	7.1	7.7	–	–	–	–	–	
06024	ゆで	72.2	0.9	7.7	8.6	–	–	–	–	–	
06025	冷凍	75.7	0.6	5.3	5.8	0.8	1.5	7.1	1.2	9.3	
06374	冷凍 ゆで	74.6	–	–	–	1.0	1.2	8.1	1.6	10.3	
06375	冷凍 油いため	70.1	–	–	–	0.9	1.3	7.2	1.5	9.3	
06026	水煮缶詰	74.9	0.8	6.1	6.9	–	–	–	–	–	
	おおさかしろな										
06027	葉 生	94.9	0.2	1.6	1.8	–	–	–	–	–	
06028	葉 ゆで	94.0	0.6	1.6	2.2	–	–	–	–	–	
06029	塩漬	91.0	0.2	2.9	3.1	–	–	–	–	–	
	おかひじき										
06030	茎葉 生	92.5	0.5	2.0	2.5	–	–	–	–	–	
06031	茎葉 ゆで	92.9	0.5	2.2	2.7	–	–	–	–	–	
	オクラ										
06032	果実 生	90.2	1.4	3.6	5.0	–	–	–	–	–	
06033	果実 ゆで	89.4	1.6	3.6	5.2	–	–	–	–	–	
	かぶ										
06034	葉 生	92.3	0.3	2.6	2.9	–	–	–	–	–	
06035	葉 ゆで	92.2	0.5	3.2	3.7	–	–	–	–	–	
06036	根 皮つき 生	93.9	0.3	1.2	1.5	–	–	–	–	–	
06037	根 皮つき ゆで	93.8	0.5	1.3	1.8	–	–	–	–	–	
06038	根 皮なし 生	93.9	0.3	1.1	1.4	–	–	–	–	–	
06039	根 皮なし ゆで	93.7	0.5	1.2	1.7	–	–	–	–	–	
06040	漬物 塩漬 葉	87.9	0.8	2.8	3.6	–	–	–	–	–	
06041	漬物 塩漬 根 皮つき	90.5	0.5	1.4	1.9	–	–	–	–	–	

食品番号	食品名	水分	食物繊維 プロスキー変法 水溶性	不溶性	総量	食物繊維 AOAC.2011.25法 低分子量水溶性	高分子量水溶性	不溶性	難消化性でん粉	総量	備考
			(·· g ··)								
06042	漬物 塩漬 根 皮なし	89.4	0.4	1.6	2.0	–	–	–	–	–	
06043	漬物 ぬかみそ漬 葉	83.5	0.8	3.2	4.0	–	–	–	–	–	
06044	漬物 ぬかみそ漬 根 皮つき	89.5	0.5	1.5	2.0	–	–	–	–	–	
06045	漬物 ぬかみそ漬 根 皮なし	83.5	0.7	1.1	1.8	–	–	–	–	–	
	(かぼちゃ類)										
	日本かぼちゃ										
06046	果実 生	86.7	0.7	2.1	2.8	–	–	–	–	–	
06047	果実 ゆで	84.0	0.8	2.8	3.6	–	–	–	–	–	
	西洋かぼちゃ										
06048	果実 生	76.2	0.9	2.6	3.5	–	–	–	–	–	
06049	果実 ゆで	75.7	0.9	3.2	4.1	–	–	–	–	–	
06332	果実 焼き	68.2	1.3	3.9	5.3	–	–	–	–	–	
06050	果実 冷凍	78.1	0.9	3.3	4.2	–	–	–	–	–	
	そうめんかぼちゃ										
06051	果実 生	92.4	0.3	1.2	1.5	–	–	–	–	–	
	からしな										
06052	葉 生	90.3	0.9	2.8	3.7	–	–	–	–	–	
06053	塩漬	84.5	1.0	4.0	5.0	–	–	–	–	–	
	カリフラワー										
06054	花序 生	90.8	0.4	2.5	2.9	–	–	–	–	–	
06055	花序 ゆで	91.5	0.7	2.5	3.2	–	–	–	–	–	
	かんぴょう										
06056	乾	19.8	6.8	23.3	30.1	–	–	–	–	–	
06057	ゆで	91.6	1.9	3.4	5.3	–	–	–	–	–	
06364	甘煮	57.6	2.6	2.9	5.5	–	–	–	–	–	
	きく										
06058	花びら 生	91.5	0.8	2.6	3.4	–	–	–	–	–	
06059	花びら ゆで	92.9	0.8	2.1	2.9	–	–	–	–	–	
06060	菊のり	9.5	8.2	21.4	29.6	–	–	–	–	–	
	(キャベツ類)										
	キャベツ										
06061	結球葉 生	92.7	0.4	1.4	1.8	–	–	–	–	–	
06062	結球葉 ゆで	93.9	0.5	1.5	2.0	–	–	–	–	–	
06333	結球葉 油いため	85.7	0.6	1.6	2.2	–	–	–	–	–	
	グリーンボール										
06063	結球葉 生	93.4	0.3	1.3	1.6	–	–	–	–	–	
	レッドキャベツ										
06064	結球葉 生	90.4	0.6	2.2	2.8	–	–	–	–	–	
	きゅうり										
06065	果実 生	95.4	0.2	0.9	1.1	–	–	–	–	–	
06066	漬物 塩漬	92.1	0.3	1.0	1.3	–	–	–	–	–	
06067	漬物 しょうゆ漬	81.0	0.7	2.7	3.4	–	–	–	–	–	
06068	漬物 ぬかみそ漬	85.6	0.4	1.1	1.5	–	–	–	–	–	
06069	漬物 ピクルス スイート型	80.0	0.3	1.4	1.7	–	–	–	–	–	

炭水化物成分表 別表1 野菜類

食品番号	食品名	水分	可食部100g当たり 食物繊維 プロスキー変法 水溶性	不溶性	総量	AOAC.2011.25法 低分子量水溶性	高分子量水溶性	不溶性	難消化性でん粉	総量	備考
06070	漬物 ピクルス サワー型	93.4	0.3	1.1	1.4	–	–	–	–	–	
	ぎょうじゃにんにく										
06071	葉 生	88.8	0.5	2.8	3.3						
	キンサイ										
06075	茎葉 生	93.5	0.3	2.2	2.5	–	–	–	–	–	
06076	茎葉 ゆで	93.6	0.6	2.3	2.9	–	–	–	–	–	
	クレソン										
06077	茎葉 生	94.1	0.2	2.3	2.5	–	–	–	–	–	
	くわい										
06078	塊茎 生	65.5	0.6	1.8	2.4	–	–	–	–	–	
06079	塊茎 ゆで	65.0	0.8	2.0	2.8	–	–	–	–	–	
	ケール										
06080	葉 生	90.2	0.5	3.2	3.7	–	–	–	–	–	
	コールラビ										
06081	球茎 生	93.2	0.3	1.6	1.9	–	–	–	–	–	
06082	球茎 ゆで	93.1	0.7	1.6	2.3	–	–	–	–	–	
	こごみ										
06083	若芽 生	90.7	0.5	4.7	5.2	–	–	–	–	–	
	ごぼう										
06084	根 生	81.7	2.3	3.4	5.7	–	–	–	–	–	
06085	根 ゆで	83.9	2.7	3.4	6.1	–	–	–	–	–	
	こまつな										
06086	葉 生	94.1	0.4	1.5	1.9	–	–	–	–	–	
06087	葉 ゆで	94.0	0.6	1.8	2.4	–	–	–	–	–	
	コリアンダー										
06385	葉 生	92.4	–	–	–	Tr	0.8	3.3	–	4.2	
	ザーサイ										
06088	漬物	77.6	0.9	3.7	4.6	–	–	–	–	–	
	さんとうさい										
06089	葉 生	94.7	0.4	1.8	2.2	–	–	–	–	–	
06090	葉 ゆで	94.3	0.7	1.8	2.5	–	–	–	–	–	
06091	塩漬	90.3	0.5	2.5	3.0	–	–	–	–	–	
	しかくまめ										
06092	若ざや 生	92.8	0.2	3.0	3.2	–	–	–	–	–	
	ししとう										
06093	果実 生	91.4	0.3	3.3	3.6	–	–	–	–	–	
06094	果実 油いため	88.3	0.3	3.3	3.6	–	–	–	–	–	
	しそ										
06095	葉 生	86.7	0.8	6.5	7.3	–	–	–	–	–	
06096	実 生	85.7	0.8	8.1	8.9	–	–	–	–	–	
	じゅうろくささげ										
06097	若ざや 生	91.9	0.3	3.9	4.2	–	–	–	–	–	
06098	若ざや ゆで	90.2	1.2	3.3	4.5	–	–	–	–	–	

食品番号	食品名	水分	食物繊維 プロスキー変法			食物繊維 AOAC.2011.25法					備考
			水溶性	不溶性	総量	低分子量水溶性	高分子量水溶性	不溶性	難消化性でん粉	総量	
			(……………………………………………… g ……………………………………………………)								
	しゅんぎく										
06099	葉 生	91.8	0.8	2.4	3.2	–	–	–	–	–	
06100	葉 ゆで	91.1	1.1	2.6	3.7	–	–	–	–	–	
	じゅんさい										
06101	若葉 水煮びん詰	98.6	0.4	0.6	1.0	–	–	–	–	–	
	（しょうが類）										
	葉しょうが										
06102	根茎 生	96.3	0.1	1.5	1.6	–	–	–	–	–	
	しょうが										
06103	根茎 皮なし 生	91.4	0.2	1.9	2.1	–	–	–	–	–	
06365	根茎 皮なし 生 おろし	81.6	0.2	7.3	7.4	–	–	–	–	–	
06366	根茎 皮なし 生 おろし汁	95.1	0.2	0.2	0.3	–	–	–	–	–	
06104	漬物 酢漬	89.2	0.2	2.0	2.2	–	–	–	–	–	
06105	漬物 甘酢漬	86.0	0.2	1.6	1.8	–	–	–	–	–	
06386	**新しょうが** 根茎 生	96.0	–	–	–	0	0.2	1.7	Tr	1.9	
	しろうり										
06106	果実 生	95.3	0.2	1.0	1.2	–	–	–	–	–	
06107	漬物 塩漬	92.8	0.3	1.9	2.2	–	–	–	–	–	
06108	漬物 奈良漬	44.0	0.8	1.8	2.6	–	–	–	–	–	
	ずいき										
06109	生ずいき 生	94.5	0.4	1.2	1.6	–	–	–	–	–	
06110	生ずいき ゆで	96.1	0.3	1.8	2.1	–	–	–	–	–	
06111	干しずいき 乾	9.9	4.8	21.0	25.8	–	–	–	–	–	
06112	干しずいき ゆで	95.5	0.3	2.8	3.1	–	–	–	–	–	
	すいぜんじな										
06387	葉 生	93.1	–	–	–	Tr	1.5	2.4	–	4.0	
	すぐきな										
06113	葉 生	90.5	0.7	3.3	4.0	–	–	–	–	–	
06114	根 生	93.7	0.6	1.1	1.7	–	–	–	–	–	
06115	すぐき漬	87.4	0.9	4.3	5.2	–	–	–	–	–	
	ズッキーニ										
06116	果実 生	94.9	0.2	1.1	1.3	–	–	–	–	–	
	せり										
06117	茎葉 生	93.4	0.4	2.1	2.5	–	–	–	–	–	
06118	茎葉 ゆで	93.6	0.6	2.2	2.8	–	–	–	–	–	
	セロリ										
06119	葉柄 生	94.7	0.3	1.2	1.5	–	–	–	–	–	
	ぜんまい										
06120	生ぜんまい 若芽 生	90.9	0.7	3.1	3.8	–	–	–	–	–	
06121	生ぜんまい 若芽 ゆで	94.2	0.6	2.9	3.5	–	–	–	–	–	
06122	干しぜんまい 干し若芽 乾	8.5	6.1	28.7	34.8	–	–	–	–	–	
06123	干しぜんまい 干し若芽 ゆで	91.2	0.7	4.5	5.2	–	–	–	–	–	
	そらまめ										
06124	未熟豆 生	72.3	0.2	2.4	2.6	–	–	–	–	–	

炭水化物成分表 別表1 野菜類

食品番号	食品名	水分	プロスキー変法			AOAC.2011.25法					備考
			水溶性	不溶性	総量	低分子量水溶性	高分子量水溶性	不溶性	難消化性でん粉	総量	
			(‥‥‥‥‥‥‥‥‥‥‥‥‥‥‥ g ‥‥‥‥‥‥‥‥‥‥‥‥‥‥‥)								
06125	未熟豆 ゆで	71.3	0.4	3.6	4.0	–	–	–	–	–	
	タアサイ										
06126	葉 生	94.3	0.2	1.7	1.9	–	–	–	–	–	
06127	葉 ゆで	95.0	0.3	1.8	2.1	–	–	–	–	–	
	（だいこん類）										
	かいわれだいこん										
06128	芽ばえ 生	93.4	0.3	1.6	1.9	–	–	–	–	–	
	葉だいこん										
06129	葉 生	92.6	0.5	2.1	2.6	–	–	–	–	–	
	だいこん										
06130	葉 生	90.6	0.8	3.2	4.0	–	–	–	–	–	
06131	葉 ゆで	91.3	0.8	2.8	3.6	–	–	–	–	–	
06132	根 皮つき 生	94.6	0.5	0.9	1.4	–	–	–	–	–	
06133	根 皮つき ゆで	94.4	0.5	1.1	1.6	–	–	–	–	–	
06134	根 皮なし 生	94.6	0.5	0.8	1.3	–	–	–	–	–	
06367	根 皮なし 生 おろし	90.5	1.4	3.7	5.1	–	–	–	–	–	
06368	根 皮なし 生 おろし汁	96.5	Tr	Tr	0.1	–	–	–	–	–	
06369	根 皮なし 生 おろし水洗い	91.4	1.0	3.8	4.7	–	–	–	–	–	
06135	根 皮なし ゆで	94.8	0.8	0.9	1.7	–	–	–	–	–	
06136	切干しだいこん 乾	8.4	5.2	16.1	21.3	–	–	–	–	–	
06334	切干しだいこん ゆで	94.6	0.6	3.2	3.7	–	–	–	–	–	
06335	切干しだいこん 油いため	84.5	1.5	4.1	5.6	–	–	–	–	–	
	漬物										
06388	いぶりがっこ	73.8	–	–	–	0.3	1.0	5.8	–	7.1	
06137	ぬかみそ漬	87.1	0.7	1.1	1.8	–	–	–	–	–	
06138	たくあん漬 塩押しだいこん漬	85.0	0.7	1.6	2.3	–	–	–	–	–	
06139	たくあん漬 干しだいこん漬	88.8	0.6	3.1	3.7	–	–	–	–	–	
06140	守口漬	46.2	1.0	2.3	3.3	–	–	–	–	–	
06141	べったら漬	83.1	0.6	1.0	1.6	–	–	–	–	–	
06142	みそ漬	79.0	0.5	1.6	2.1	–	–	–	–	–	
06143	福神漬	58.6	0.8	3.1	3.9	–	–	–	–	–	
	（たいさい類）										
	つまみな										
06144	葉 生	92.3	0.3	2.0	2.3	–	–	–	–	–	
	たいさい										
06145	葉 生	93.7	0.4	1.2	1.6	–	–	–	–	–	
06146	塩漬	90.9	0.2	2.3	2.5	–	–	–	–	–	
	たかな										
06147	葉 生	92.7	0.8	1.7	2.5	–	–	–	–	–	
06148	たかな漬	87.2	0.8	3.2	4.0	–	–	–	–	–	
	たけのこ										
06149	若茎 生	90.8	0.3	2.5	2.8	–	–	–	–	–	
06150	若茎 ゆで	89.9	0.4	2.9	3.3	–	–	–	–	–	
06151	水煮缶詰	92.8	0.5	1.8	2.3	–	–	–	–	–	

食品番号	食品名	水分	プロスキー変法			AOAC.2011.25法					備考
			水溶性	不溶性	総量	低分子量水溶性	高分子量水溶性	不溶性	難消化性でん粉	総量	
06152	めんま 塩蔵 塩抜き	93.9	0.3	3.2	3.5	–	–	–	–	–	
	(たまねぎ類)										
	たまねぎ										
06153	りん茎 生	90.1	0.4	1.0	1.5	–	–	–	–	–	
06154	りん茎 水さらし	93.0	0.5	1.0	1.5	–	–	–	–	–	
06155	りん茎 ゆで	91.5	0.7	1.0	1.7	–	–	–	–	–	
06336	りん茎 油いため	80.1	1.7	0.9	2.7	–	–	–	–	–	
	赤たまねぎ										
06156	りん茎 生	89.6	0.6	1.1	1.7	–	–	–	–	–	
	葉たまねぎ										
06337	りん茎及び葉 生	89.5	0.7	2.3	3.0	–	–	–	–	–	
	たらのめ										
06157	若芽 生	90.2	1.1	3.1	4.2	–	–	–	–	–	
06158	若芽 ゆで	90.8	1.1	2.5	3.6	–	–	–	–	–	
	チコリ										
06159	若芽 生	94.7	0.2	0.9	1.1	–	–	–	–	–	
	ちぢみゆきな										
06376	葉 生	88.1	1.3	2.6	3.9	–	–	–	–	–	
06377	葉 ゆで	89.1	1.5	2.8	4.3	–	–	–	–	–	
	チンゲンサイ										
06160	葉 生	96.0	0.2	1.0	1.2	–	–	–	–	–	
06161	葉 ゆで	95.3	0.3	1.2	1.5	–	–	–	–	–	
06338	葉 油いため	92.6	0.4	1.0	1.4	–	–	–	–	–	
	つくし										
06162	胞子茎 生	86.9	1.2	6.9	8.1	–	–	–	–	–	
06163	胞子茎 ゆで	88.9	1.1	5.6	6.7	–	–	–	–	–	
	つるな										
06164	茎葉 生	93.8	0.5	1.8	2.3	–	–	–	–	–	
	つるにんじん										
06390	根 生	77.7	–	–	–	8.2	2.5	6.4	–	17.1	
	つるむらさき										
06165	茎葉 生	95.1	0.6	1.6	2.2	–	–	–	–	–	
06166	茎葉 ゆで	94.5	0.5	2.6	3.1	–	–	–	–	–	
	つわぶき										
06167	葉柄 生	93.3	0.4	2.1	2.5	–	–	–	–	–	
06168	葉柄 ゆで	95.0	0.2	2.1	2.3	–	–	–	–	–	
	とうがらし										
06169	葉・果実 生	86.7	0.7	5.0	5.7	–	–	–	–	–	
06170	葉・果実 油いため	79.5	0.8	5.5	6.3	–	–	–	–	–	
06171	果実 生	75.0	1.4	8.9	10.3	–	–	–	–	–	
06172	果実 乾	8.8	5.4	41.0	46.4	–	–	–	–	–	
	とうがん										
06173	果実 生	95.2	0.4	0.9	1.3	–	–	–	–	–	
06174	果実 ゆで	95.3	0.5	1.0	1.5	–	–	–	–	–	

食品番号	食品名	水分	プロスキー変法 水溶性	プロスキー変法 不溶性	プロスキー変法 総量	AOAC.2011.25法 低分子量水溶性	AOAC.2011.25法 高分子量水溶性	AOAC.2011.25法 不溶性	AOAC.2011.25法 難消化性でん粉	AOAC.2011.25法 総量	備考
	(とうもろこし類)										
	スイートコーン										
06175	未熟種子 生	77.1	0.3	2.7	3.0	–	–	–	–	–	
06176	未熟種子 ゆで	75.4	0.3	2.8	3.1	–	–	–	–	–	
06339	未熟種子 電子レンジ調理	73.5	0.3	3.1	3.4	–	–	–	–	–	
06177	未熟種子 穂軸つき 冷凍	75.6	0.3	2.5	2.8	–	–	–	–	–	
06178	未熟種子 カーネル 冷凍	75.5	0.2	2.6	2.8	0.1	0.6	4.1	0.2	4.8	
06378	未熟種子 カーネル 冷凍 ゆで	76.5	–	–	–	0.1	0.6	5.5	0.2	6.2	
06379	未熟種子 カーネル 冷凍 油いため	71.8	–	–	–	0.1	0.6	4.0	0.3	4.7	
06179	缶詰 クリームスタイル	78.2	0.2	1.6	1.8	–	–	–	–	–	
06180	缶詰 ホールカーネルスタイル	78.4	0.7	2.6	3.3	–	–	–	–	–	
	ヤングコーン										
06181	幼雌穂 生	90.9	0.2	2.5	2.7	–	–	–	–	–	
	(トマト類)										
	赤色トマト										
06182	果実 生	94.0	0.3	0.7	1.0	–	–	–	–	–	
	赤色ミニトマト										
06183	果実 生	91.0	0.4	1.0	1.4	–	–	–	–	–	
	黄色トマト										
06391	果実 生	94.7	–	–	–	Tr	0.3	0.9	–	1.3	
06370	**ドライトマト**	9.5	6.4	15.3	21.7	–	–	–	–	–	
	加工品										
06184	ホール 食塩無添加	93.3	0.5	0.8	1.3	–	–	–	–	–	
06185	トマトジュース 食塩添加	94.1	0.3	0.4	0.7	–	–	–	–	–	
06340	トマトジュース 食塩無添加	94.1	0.3	0.4	0.7	–	–	–	–	–	
06186	ミックスジュース 食塩添加	94.2	0.4	0.3	0.7	–	–	–	–	–	
06341	ミックスジュース 食塩無添加	94.2	0.4	0.3	0.7	–	–	–	–	–	
	トレビス										
06187	葉 生	94.1	0.5	1.5	2.0	–	–	–	–	–	
	とんぶり										
06188	ゆで	76.7	0.6	6.5	7.1	–	–	–	–	–	
	ながさきはくさい										
06189	葉 生	93.9	0.4	1.8	2.2	–	–	–	–	–	
06190	葉 ゆで	93.2	0.7	1.7	2.4	–	–	–	–	–	
	(なす類)										
	なす										
06191	果実 生	93.2	0.3	1.9	2.2	–	–	–	–	–	
06192	果実 ゆで	94.0	0.7	1.4	2.1	–	–	–	–	–	
06342	果実 油いため	85.8	0.9	1.8	2.6	–	–	–	–	–	
06343	果実 天ぷら	71.9	0.7	1.3	1.9	–	–	–	–	–	
	べいなす										
06193	果実 生	93.0	0.3	2.1	2.4	–	–	–	–	–	
06194	果実 素揚げ	74.8	0.7	1.1	1.8	–	–	–	–	–	

炭水化物成分表 別表1 野菜類

389

食品番号	食品名	水分	プロスキー変法 水溶性	不溶性	総量	AOAC.2011.25法 低分子量水溶性	高分子量水溶性	不溶性	難消化性でん粉	総量	備考
	漬物										
06195	塩漬	90.4	0.5	2.2	2.7	–	–	–	–	–	
06196	ぬかみそ漬	88.7	0.6	2.1	2.7	–	–	–	–	–	
06197	こうじ漬	69.1	0.8	3.4	4.2	–	–	–	–	–	
06198	からし漬	61.2	1.0	3.2	4.2	–	–	–	–	–	
06199	しば漬	86.4	0.6	3.8	4.4	–	–	–	–	–	
	なずな										
06200	葉 生	86.8	0.5	4.9	5.4	–	–	–	–	–	
	（なばな類）										
	和種なばな										
06201	花らい・茎 生	88.4	0.7	3.5	4.2	–	–	–	–	–	
06202	花らい・茎 ゆで	90.2	1.3	3.0	4.3	–	–	–	–	–	
	洋種なばな										
06203	茎葉 生	88.3	0.7	3.0	3.7	–	–	–	–	–	
06204	茎葉 ゆで	90.0	1.1	3.0	4.1	–	–	–	–	–	
	にがうり										
06205	果実 生	94.4	0.5	2.1	2.6	–	–	–	–	–	
06206	果実 油いため	90.3	0.5	2.3	2.8	–	–	–	–	–	
	（にら類）										
	にら										
06207	葉 生	92.6	0.5	2.2	2.7	–	–	–	–	–	
06208	葉 ゆで	89.8	0.8	3.5	4.3	–	–	–	–	–	
06344	葉 油いため	85.8	1.3	2.2	3.5	–	–	–	–	–	
	花にら										
06209	花茎・花らい 生	91.4	0.5	2.3	2.8	–	–	–	–	–	
	黄にら										
06210	葉 生	94.0	0.4	1.6	2.0	–	–	–	–	–	
	（にんじん類）										
	葉にんじん										
06211	葉 生	93.5	0.5	2.2	2.7	–	–	–	–	–	
	にんじん										
06212	根 皮つき 生	89.1	0.7	2.1	2.8	–	–	–	–	–	
06213	根 皮つき ゆで	90.2	1.0	1.9	3.0	–	–	–	–	–	
06214	根 皮なし 生	89.7	0.6	1.8	2.4	–	–	–	–	–	
06215	根 皮なし ゆで	90.0	0.8	2.0	2.8	–	–	–	–	–	
06345	根 皮なし 油いため	79.1	1.0	2.1	3.1	–	–	–	–	–	
06346	根 皮なし 素揚げ	80.6	0.3	0.8	1.1	–	–	–	–	–	
06347	根 皮 生	90.4	1.3	2.5	3.8	–	–	–	–	–	
06216	根 冷凍	90.2	1.0	1.8	2.9	0.1	1.1	2.9	0	4.1	
06380	根 冷凍 ゆで	91.7	–	–	–	Tr	1.5	1.9	0	3.5	
06381	根 冷凍 油いため	85.2	–	–	–	0.1	1.5	2.7	0	4.2	
06348	グラッセ	83.8	1.4	1.2	2.6	–	–	–	–	–	
06217	ジュース 缶詰	92.0	0.2	0	0.2	–	–	–	–	–	

食品番号	食品名	水分	食物繊維 プロスキー変法 水溶性	食物繊維 プロスキー変法 不溶性	食物繊維 プロスキー変法 総量	食物繊維 AOAC.2011.25法 低分子量水溶性	食物繊維 AOAC.2011.25法 高分子量水溶性	食物繊維 AOAC.2011.25法 不溶性	食物繊維 AOAC.2011.25法 難消化性でん粉	食物繊維 AOAC.2011.25法 総量	備考
			(······················ g ······················)								
	きんとき										
06218	根 皮つき 生	87.3	1.5	2.4	3.9	–	–	–	–	–	
06219	根 皮つき ゆで	87.7	2.0	2.3	4.3	–	–	–	–	–	
06220	根 皮なし 生	87.1	1.4	2.2	3.6	–	–	–	–	–	
06221	根 皮なし ゆで	87.1	1.9	2.2	4.1	–	–	–	–	–	
	ミニキャロット										
06222	根 生	90.9	0.6	2.1	2.7	–	–	–	–	–	
	(にんにく類)										
	にんにく										
06223	りん茎 生	63.9	4.1	2.1	6.2	–	–	–	–	–	
06349	りん茎 油いため	53.7	4.5	2.3	6.8	–	–	–	–	–	
	茎にんにく										
06224	花茎 生	86.7	0.7	3.1	3.8	–	–	–	–	–	
06225	花茎 ゆで	86.9	1.0	2.8	3.8	–	–	–	–	–	
	(ねぎ類)										
	根深ねぎ										
06226	葉 軟白 生	89.6	0.3	2.2	2.5	–	–	–	–	–	
06350	葉 軟白 ゆで	91.4	1.0	1.5	2.5	–	–	–	–	–	
06351	葉 軟白 油いため	83.9	0.9	1.7	2.7	–	–	–	–	–	
	葉ねぎ										
06227	葉 生	90.5	0.3	2.9	3.2	–	–	–	–	–	
06352	葉 油いため	83.9	1.7	2.1	3.9	–	–	–	–	–	
	こねぎ										
06228	葉 生	91.3	0.2	2.3	2.5	–	–	–	–	–	
	のざわな										
06229	葉 生	94.0	0.5	1.5	2.0	–	–	–	–	–	
06230	漬物 塩漬	91.8	0.2	2.3	2.5	–	–	–	–	–	
06231	漬物 調味漬	89.5	0.5	2.6	3.1	–	–	–	–	–	
	のびる										
06232	りん茎葉 生	80.2	3.3	3.6	6.9	–	–	–	–	–	
	はくさい										
06233	結球葉 生	95.2	0.3	1.0	1.3	–	–	–	–	–	
06234	結球葉 ゆで	95.4	0.4	1.0	1.4	–	–	–	–	–	
06235	漬物 塩漬	92.1	0.3	1.5	1.8	–	–	–	–	–	
06236	漬物 キムチ	88.4	0.6	1.6	2.2	–	–	–	–	–	
	パクチョイ										
06237	葉 生	94.0	0.4	1.4	1.8	–	–	–	–	–	
	バジル										
06238	葉 生	91.5	0.9	3.1	4.0	–	–	–	–	–	
	パセリ										
06239	葉 生	84.7	0.6	6.2	6.8	–	–	–	–	–	
	はつかだいこん										
06240	根 生	95.3	0.2	1.0	1.2	–	–	–	–	–	

炭水化物成分表 別表1 野菜類

391

食品番号	食品名	水分	食物繊維 プロスキー変法 水溶性	食物繊維 プロスキー変法 不溶性	食物繊維 プロスキー変法 総量	食物繊維 AOAC.2011.25法 低分子量水溶性	食物繊維 AOAC.2011.25法 高分子量水溶性	食物繊維 AOAC.2011.25法 不溶性	食物繊維 AOAC.2011.25法 難消化性でん粉	食物繊維 AOAC.2011.25法 総量	備考
			(...g...)								
	はなっこりー										
06392	生	89.5	–	–	–	0.1	0.3	2.8	–	3.1	
	はやとうり										
06241	果実 白色種 生	94.0	0.2	1.0	1.2	–	–	–	–	–	
06242	果実 白色種 塩漬	91.0	0.3	1.3	1.6	–	–	–	–	–	
06353	果実 緑色種 生	94.0	0.2	1.0	1.2	–	–	–	–	–	
	ビーツ										
06243	根 生	87.6	0.7	2.0	2.7	–	–	–	–	–	
06244	根 ゆで	86.9	0.8	2.1	2.9	–	–	–	–	–	
	(ピーマン類)										
	青ピーマン										
06245	果実 生	93.4	0.6	1.7	2.3	–	–	–	–	–	
06246	果実 油いため	89.0	0.6	1.8	2.4	–	–	–	–	–	
	赤ピーマン										
06247	果実 生	91.1	0.5	1.1	1.6	–	–	–	–	–	
06248	果実 油いため	86.6	0.5	1.1	1.6	–	–	–	–	–	
	オレンジピーマン										
06393	果実 生	94.2	–	–	–	Tr	0.9	0.9	–	1.8	
	黄ピーマン										
06249	果実 生	92.0	0.4	0.9	1.3	–	–	–	–	–	
06250	果実 油いため	87.6	0.4	0.9	1.3	–	–	–	–	–	
	トマピー										
06251	果実 生	90.9	0.6	1.0	1.6	–	–	–	–	–	
	ひのな										
06252	根・茎葉 生	92.5	0.7	2.3	3.0	–	–	–	–	–	
06253	根・茎葉 甘酢漬	76.4	0.9	3.8	4.7	–	–	–	–	–	
	ひろしまな										
06254	葉 生	92.7	0.4	2.0	2.4	–	–	–	–	–	
06255	塩漬	92.7	0.8	1.6	2.4	–	–	–	–	–	
	(ふき類)										
	ふき										
06256	葉柄 生	95.8	0.1	1.2	1.3	–	–	–	–	–	
06257	葉柄 ゆで	97.4	0.1	1.0	1.1	–	–	–	–	–	
	ふきのとう										
06258	花序 生	85.5	1.0	5.4	6.4	–	–	–	–	–	
06259	花序 ゆで	89.2	0.9	3.3	4.2	–	–	–	–	–	
	ふじまめ										
06260	若ざや 生	89.2	0.5	3.9	4.4	–	–	–	–	–	
	ふだんそう										
06261	葉 生	92.2	0.5	2.8	3.3	–	–	–	–	–	
06262	葉 ゆで	90.4	0.5	3.3	3.8	–	–	–	–	–	
	ブロッコリー										
06263	花序 生	86.2	0.9	4.3	5.1	–	–	–	–	–	
06264	花序 ゆで	89.9	1.0	3.3	4.3	–	–	–	–	–	

別表1 可食部 100g 当たりの食物繊維成分表

食品番号	食品名	水分	食物繊維 プロスキー変法 水溶性	不溶性	総量	AOAC.2011.25法 低分子量水溶性	高分子量水溶性	不溶性	難消化性でん粉	総量	備考
06354	芽ばえ 生	94.3	0.3	1.5	1.8	–	–	–	–	–	
	へちま										
06265	果実 生	94.9	0.5	0.5	1.0	–	–	–	–	–	
06266	果実 ゆで	94.2	0.6	0.9	1.5	–	–	–	–	–	
	ほうれんそう										
06267	葉 通年平均 生	92.4	0.7	2.1	2.8	–	–	–	–	–	
06268	葉 通年平均 ゆで	91.5	0.6	3.0	3.6	–	–	–	–	–	
06359	葉 通年平均 油いため	82.0	0.8	3.8	4.6	–	–	–	–	–	
06355	葉 夏採り 生	92.4	0.7	2.1	2.8	–	–	–	–	–	
06357	葉 夏採り ゆで	91.5	0.6	3.0	3.6	–	–	–	–	–	
06356	葉 冬採り 生	92.4	0.7	2.1	2.8	–	–	–	–	–	
06358	葉 冬採り ゆで	91.5	0.6	3.0	3.6	–	–	–	–	–	
06269	葉 冷凍	92.2	0.7	2.6	3.3	–	–	–	–	–	
06372	葉 冷凍 ゆで	90.6	0.8	4.0	4.8	–	–	–	–	–	
06373	葉 冷凍 油いため	84.6	0.8	3.3	4.1	–	–	–	–	–	
	ホースラディシュ										
06270	根茎 生	77.3	0.8	7.4	8.2	–	–	–	–	–	
	まこも										
06271	茎 生	93.5	0.2	2.1	2.3	–	–	–	–	–	
	みずかけな										
06272	葉 生	91.1	0.9	1.9	2.8	–	–	–	–	–	
06273	塩漬	85.6	1.3	2.7	4.0	–	–	–	–	–	
	みずな										
06072	葉 生	91.4	0.6	2.4	3.0	–	–	–	–	–	
06073	葉 ゆで	91.8	0.8	2.8	3.6	–	–	–	–	–	
06074	塩漬	88.2	0.5	3.0	3.5	–	–	–	–	–	
	(みつば類)										
	切りみつば										
06274	葉 生	93.8	0.4	2.1	2.5	–	–	–	–	–	
06275	葉 ゆで	95.2	0.4	2.3	2.7	–	–	–	–	–	
	根みつば										
06276	葉 生	92.7	0.5	2.4	2.9	–	–	–	–	–	
06277	葉 ゆで	92.9	0.6	2.7	3.3	–	–	–	–	–	
	糸みつば										
06278	葉 生	94.6	0.3	2.0	2.3	–	–	–	–	–	
06279	葉 ゆで	93.7	0.4	2.6	3.0	–	–	–	–	–	
	みぶな										
06360	葉 生	93.9	0.3	1.5	1.8	–	–	–	–	–	
	(みょうが類)										
	みょうが										
06280	花穂 生	95.6	0.4	1.7	2.1	–	–	–	–	–	
06281	みょうがたけ 茎葉 生	97.1	0.1	1.0	1.1	–	–	–	–	–	
	むかご										
06282	肉芽 生	75.1	0.8	3.4	4.2	–	–	–	–	–	

別表1 可食部 100g 当たりの食物繊維成分表

食品番号	食品名	水分	水溶性 (プロスキー変法)	不溶性 (プロスキー変法)	総量 (プロスキー変法)	低分子量水溶性 (AOAC.2011.25法)	高分子量水溶性 (AOAC.2011.25法)	不溶性 (AOAC.2011.25法)	難消化性でん粉 (AOAC.2011.25法)	総量 (AOAC.2011.25法)	備考
	めキャベツ										
06283	結球葉　生	83.2	1.4	4.1	5.5	–	–	–	–	–	
06284	結球葉　ゆで	83.8	1.4	3.8	5.2	–	–	–	–	–	
	めたで										
06285	芽ばえ　生	87.0	0.6	5.7	6.3	–	–	–	–	–	
	(もやし類)										
	アルファルファもやし										
06286	生	96.0	0.1	1.3	1.4	–	–	–	–	–	
	だいずもやし										
06287	生	92.0	0.2	2.1	2.3	–	–	–	–	–	
06288	ゆで	93.0	0.3	1.9	2.2	–	–	–	–	–	
	ブラックマッペもやし										
06289	生	94.7	0.1	1.4	1.5	–	–	–	–	–	
06290	ゆで	95.8	0.2	1.4	1.6	–	–	–	–	–	
	りょくとうもやし										
06291	生	95.4	0.1	1.2	1.3	–	–	–	–	–	
06292	ゆで	95.9	0.2	1.3	1.5	–	–	–	–	–	
	モロヘイヤ										
06293	茎葉　生	86.1	1.3	4.6	5.9	–	–	–	–	–	
06294	茎葉　ゆで	91.3	0.8	2.7	3.5	–	–	–	–	–	
	やぶまめ										
06401	生	45.8	–	–	9.8	–	–	–	–	–	
	やまごぼう										
06295	みそ漬	72.8	3.1	3.9	7.0	–	–	–	–	–	
	ゆりね										
06296	りん茎　生	66.5	3.3	2.1	5.4	–	–	–	–	–	
06297	りん茎　ゆで	66.5	3.2	2.8	6.0	–	–	–	–	–	
	ようさい										
06298	茎葉　生	93.0	0.4	2.7	3.1	–	–	–	–	–	
06299	茎葉　ゆで	92.4	0.4	3.0	3.4	–	–	–	–	–	
	よめな										
06300	葉　生	84.6	1.3	6.5	7.8	–	–	–	–	–	
	よもぎ										
06301	葉　生	83.6	0.9	6.9	7.8	–	–	–	–	–	
06302	葉　ゆで	85.9	0.9	6.9	7.8	–	–	–	–	–	
	らっかせい										
06303	未熟豆　生	50.1	0.1	3.9	4.0	–	–	–	–	–	
06304	未熟豆　ゆで	51.3	0.2	4.0	4.2	–	–	–	–	–	
	(らっきょう類)										
	らっきょう										
06305	りん茎　生	68.3	18.6	2.1	20.7	–	–	–	–	–	
06306	甘酢漬	67.5	1.3	1.5	2.9	–	–	–	–	–	
	エシャレット										
06307	りん茎　生	79.1	9.1	2.3	11.4	–	–	–	–	–	

炭水化物成分表　別表1　野菜類

394

食品番号	食品名	水分	食物繊維 プロスキー変法 水溶性	不溶性	総量	AOAC.2011.25法 低分子量水溶性	高分子量水溶性	不溶性	難消化性でん粉	総量	備考
						(　　　　　　　　　　　g　　　　　　　　　　　)					
	リーキ										
06308	りん茎葉 生	90.8	0.4	2.1	2.5	–	–	–	–	–	
06309	りん茎葉 ゆで	91.3	0.7	1.9	2.6	–	–	–	–	–	
	ルッコラ										
06319	葉 生	92.7	0.3	2.3	2.6	–	–	–	–	–	
	ルバーブ										
06310	葉柄 生	92.1	0.5	2.0	2.5	–	–	–	–	–	
06311	葉柄 ゆで	94.1	0.7	2.2	2.9	–	–	–	–	–	
	（レタス類）										
	レタス										
06312	土耕栽培 結球葉 生	95.9	0.1	1.0	1.1	–	–	–	–	–	
06361	水耕栽培 結球葉 生	95.3	0.2	0.9	1.1	–	–	–	–	–	
	サラダな										
06313	葉 生	94.9	0.2	1.6	1.8	–	–	–	–	–	
	リーフレタス										
06314	葉 生	94.0	0.5	1.4	1.9	–	–	–	–	–	
	サニーレタス										
06315	葉 生	94.1	0.6	1.4	2.0	–	–	–	–	–	
	サンチュ										
06362	葉 生	94.5	0.4	1.5	2.0	–	–	–	–	–	
	コスレタス										
06316	葉 生	94.5	0.4	1.5	1.9	–	–	–	–	–	
	れんこん										
06317	根茎 生	81.5	0.2	1.8	2.0	–	–	–	–	–	
06318	根茎 ゆで	81.9	0.2	2.1	2.3	–	–	–	–	–	
06371	甘酢れんこん	80.8	0.3	2.0	2.3	–	–	–	–	–	
	わけぎ										
06320	葉 生	90.3	0.3	2.5	2.8	–	–	–	–	–	
06321	葉 ゆで	90.4	1.2	1.9	3.1	–	–	–	–	–	
	わさび										
06322	根茎 生	74.2	0.8	3.6	4.4	–	–	–	–	–	
06323	わさび漬	61.4	1.0	1.7	2.7	–	–	–	–	–	
	わらび										
06324	生わらび 生	92.7	0.8	2.8	3.6	–	–	–	–	–	
06325	生わらび ゆで	95.2	0.5	2.5	3.0	–	–	–	–	–	
06326	干しわらび 乾	10.4	10.0	48.0	58.0	–	–	–	–	–	
	（その他）										
	ミックスベジタブル										
06382	冷凍	80.5	–	–	–	0.3	1.0	4.6	0.4	5.9	原材料配合割合から推計
06383	冷凍 ゆで	80.9	–	–	–	0.4	1.1	5.1	0.5	6.5	原材料配合割合から推計
06384	冷凍 油いため	75.5	–	–	–	0.3	1.1	4.5	0.6	5.9	原材料配合割合から推計
	野菜ミックスジュース										
06399	通常タイプ	93.9	–	–	–	Tr	0.4	0.5	–	0.9	
06400	濃縮タイプ	90.0	–	–	–	0.1	0.6	0.3	–	1.0	

炭水化物成分表 別表1 野菜類

食品番号	食品名	水分	プロスキー変法			AOAC.2011.25法					備考
			水溶性	不溶性	総量	低分子量水溶性	高分子量水溶性	不溶性	難消化性でん粉	総量	
						(··· g ···)					
果実類											
	あけび										
07001	果肉　生	77.1	0.6	0.5	1.1	–	–	–	–	–	
07002	果皮　生	90.4	1.4	1.7	3.1	–	–	–	–	–	
	アサイー										
07181	冷凍　無糖	87.7	–	–	–	0.1	0.9	3.8	–	4.7	
	アセロラ										
07003	酸味種　生	89.9	0.8	1.1	1.9	–	–	–	–	–	
07159	甘味種　生	89.9	0.8	1.1	1.9	–	–	–	–	–	
07004	果実飲料　10% 果汁入り飲料	89.4	0.1	0.1	0.2	–	–	–	–	–	
	アテモヤ										
07005	生	77.7	0.7	2.6	3.3	–	–	–	–	–	
	アボカド										
07006	生	71.3	1.7	3.9	5.6	–	–	–	–	–	
	あんず										
07007	生	89.8	0.6	1.0	1.6	–	–	–	–	–	
07008	乾	16.8	4.3	5.5	9.8	–	–	–	–	–	
07009	缶詰	79.8	0.4	0.4	0.8	–	–	–	–	–	
07010	ジャム　高糖度	34.5	0.5	0.2	0.7	–	–	–	–	–	
07011	ジャム　低糖度	48.8	0.9	0.3	1.2	–	–	–	–	–	
	いちご										
07012	生	90.0	0.5	0.9	1.4	–	–	–	–	–	
07013	ジャム　高糖度	36.0	0.7	0.6	1.3	–	–	–	–	–	
07014	ジャム　低糖度	50.7	0.7	0.4	1.1	–	–	–	–	–	
07160	乾	15.4	1.2	1.7	3.0	–	–	–	–	–	
	いちじく										
07015	生	84.6	0.7	1.2	1.9	–	–	–	–	–	
07016	乾	18.0	3.4	7.3	10.7	–	–	–	–	–	
07017	缶詰	79.7	0.6	0.6	1.2	–	–	–	–	–	
	うめ										
07019	生	90.4	0.9	1.6	2.5	–	–	–	–	–	
07020	梅漬　塩漬	72.3	1.1	1.6	2.7	–	–	–	–	–	
07021	梅漬　調味漬	80.2	1.2	2.2	3.4	–	–	–	–	–	
07022	梅干し　塩漬	72.2	1.4	2.2	3.3	–	–	–	–	–	
07023	梅干し　調味漬	68.7	1.3	1.2	2.5	–	–	–	–	–	
07024	梅びしお	42.4	0.5	0.8	1.3	–	–	–	–	–	
07025	果実飲料　20% 果汁入り飲料	87.6	0.1	0	0.1	–	–	–	–	–	
	オリーブ										
07037	塩漬　グリーンオリーブ	75.6	0.2	3.1	3.3	–	–	–	–	–	
07038	塩漬　ブラックオリーブ	81.6	0.4	2.1	2.5	–	–	–	–	–	
07039	塩漬　スタッフドオリーブ	75.4	0.8	2.9	3.7	–	–	–	–	–	
	かき										
07049	甘がき　生	83.1	0.2	1.4	1.6	–	–	–	–	–	

食品番号	食品名	水分	食物繊維								備考
			プロスキー変法			AOAC.2011.25法					
			水溶性	不溶性	総量	低分子量水溶性	高分子量水溶性	不溶性	難消化性でん粉	総量	
										g	
07050	渋抜きがき　生	82.2	0.5	2.3	2.8	–	–	–	–	–	
07051	干しがき	24.0	1.3	12.7	14.0	–	–	–	–	–	
	かりん										
07053	生	80.7	0.9	8.0	8.9	–	–	–	–	–	
	(かんきつ類)										
	いよかん										
07018	砂じょう　生	86.7	0.5	0.6	1.1	–	–	–	–	–	
	うんしゅうみかん										
07026	じょうのう　早生　生	87.2	0.3	0.4	0.7	–	–	–	–	–	
07027	じょうのう　普通　生	86.9	0.5	0.5	1.0	–	–	–	–	–	
07028	砂じょう　早生　生	87.8	0.2	0.2	0.4	–	–	–	–	–	
07029	砂じょう　普通　生	87.4	0.2	0.2	0.4	–	–	–	–	–	
07030	果実飲料　ストレートジュース	88.5	0	0	0	–	–	–	–	–	
07031	果実飲料　濃縮還元ジュース	89.3	0	0	0	–	–	–	–	–	
07032	果実飲料　果粒入りジュース	86.7	Tr	0	Tr	–	–	–	–	–	
07033	果実飲料　50%果汁入り飲料	84.9	0.1	0	0.1	–	–	–	–	–	
07034	果実飲料　20%果汁入り飲料	87.4	0	0	0	–	–	–	–	–	
07035	缶詰　果肉	83.8	0.2	0.3	0.5	–	–	–	–	–	
07036	缶詰　液汁	84.1	0	0	0	–	–	–	–	–	
	オレンジ										
07040	ネーブル　砂じょう　生	86.8	0.4	0.6	1.0	–	–	–	–	–	
07041	バレンシア　米国産　砂じょう　生	88.7	0.3	0.5	0.8	–	–	–	–	–	
07042	バレンシア　果実飲料　ストレートジュース	87.8	0.2	0.1	0.3	–	–	–	–	–	
07043	バレンシア　果実飲料　濃縮還元ジュース	88.1	0.2	Tr	0.2	–	–	–	–	–	
07044	バレンシア　果実飲料　50%果汁入り飲料	88.4	0.1	Tr	0.1	–	–	–	–	–	
07045	バレンシア　果実飲料　30%果汁入り飲料	89.7	0	Tr	Tr	–	–	–	–	–	
07046	バレンシア　マーマレード　高糖度	36.4	0.5	0.2	0.7	–	–	–	–	–	
07047	バレンシア　マーマレード　低糖度	51.7	0.9	0.4	1.3	–	–	–	–	–	
07161	福原オレンジ　砂じょう　生	88.7	0.3	0.5	0.8	–	–	–	–	–	
	オロブランコ										
07048	砂じょう　生	88.7	0.3	0.6	0.9	–	–	–	–	–	
	かぼす										
07052	果汁　生	90.7	0.1	0	0.1	–	–	–	–	–	
	かわちばんかん										
07162	砂じょう　生	90.0	0.3	0.3	0.6	–	–	–	–	–	
	きよみ										
07163	砂じょう　生	88.4	0.3	0.3	0.6	–	–	–	–	–	
	きんかん										
07056	全果　生	80.8	2.3	2.3	4.6	–	–	–	–	–	
	グレープフルーツ										
07062	白肉種　砂じょう　生	89.0	0.2	0.4	0.6	–	–	–	–	–	
07164	紅肉種　砂じょう　生	89.0	0.2	0.4	0.6	–	–	–	–	–	
07063	果実飲料　ストレートジュース	88.7	0.1	0	0.1	–	–	–	–	–	
07064	果実飲料　濃縮還元ジュース	90.1	0.2	0	0.2	–	–	–	–	–	

炭水化物成分表　別表1　果実類

食品番号	食品名	水分	水溶性	不溶性	総量	低分子量水溶性	高分子量水溶性	不溶性	難消化性でん粉	総量	備考
			プロスキー変法			AOAC.2011.25法					
											(g)
07065	果実飲料 50%果汁入り飲料	88.4	0.1	0	0.1	–	–	–	–	–	
07066	果実飲料 20%果汁入り飲料	90.1	0	0	0	–	–	–	–	–	
07067	缶詰	82.1	0.4	0.2	0.6	–	–	–	–	–	
	さんぼうかん										
07074	砂じょう 生	87.6	0.3	0.6	0.9	–	–	–	–	–	
	シークヮーサー										
07075	果汁 生	90.9	0.3	0	0.3	–	–	–	–	–	
07076	果実飲料 10%果汁入り飲料	88.1	0	0	0	–	–	–	–	–	
	しらぬひ										
07165	砂じょう 生	85.8	0.3	0.3	0.6	–	–	–	–	–	
	すだち										
07078	果皮 生	80.7	2.8	7.3	10.1	–	–	–	–	–	
07079	果汁 生	92.5	0.1	Tr	0.1	–	–	–	–	–	
	せとか										
07166	砂じょう 生	86.9	0.4	0.3	0.7	–	–	–	–	–	
	セミノール										
07085	砂じょう 生	86.0	0.3	0.5	0.8	–	–	–	–	–	
	だいだい										
07083	果汁 生	91.2	0	0	0	–	–	–	–	–	
	なつみかん										
07093	砂じょう 生	88.6	0.4	0.8	1.2	–	–	–	–	–	
07094	缶詰	79.7	0.3	0.2	0.5	–	–	–	–	–	
	はっさく										
07105	砂じょう 生	87.2	0.2	1.3	1.5	–	–	–	–	–	
	はるみ										
07167	砂じょう 生	86.5	0.4	0.4	0.8	–	–	–	–	–	
	ひゅうがなつ										
07112	じょうのう及びアルベド 生	87.2	1.0	1.1	2.1	–	–	–	–	–	
07113	砂じょう 生	90.7	0.3	0.4	0.7	–	–	–	–	–	
	ぶんたん										
07126	砂じょう 生	89.0	0.3	0.6	0.9	–	–	–	–	–	
07127	ざぼん漬	14.0	1.3	1.4	2.7	–	–	–	–	–	
	ぽんかん										
07129	砂じょう 生	88.8	0.4	0.6	1.0	–	–	–	–	–	
	ゆず										
07142	果皮 生	83.7	3.3	3.6	6.9	–	–	–	–	–	
07143	果汁 生	92.0	0.3	0.1	0.4	–	–	–	–	–	
	ライム										
07145	果汁 生	89.8	0.2	0	0.2	–	–	–	–	–	
	レモン										
07155	全果 生	85.3	2.0	2.9	4.9	–	–	–	–	–	
07156	果汁 生	90.5	Tr	0	Tr	–	–	–	–	–	
	キウイフルーツ										
07054	緑肉種 生	84.7	0.6	2.0	2.6	–	–	–	–	–	

炭水化物成分表 別表1 果実類

食品番号	食品名	水分	食物繊維							備考
			プロスキー変法			AOAC.2011.25法				
			水溶性	不溶性	総量	低分子量水溶性	高分子量水溶性	不溶性	難消化性でん粉	総量	
										g	
07168	黄肉種　生	83.2	0.5	0.9	1.4	–	–	–	–	–	
	キワノ										
07055	生	89.2	0.6	2.0	2.6	–	–	–	–	–	
	グァバ										
07057	赤肉種　生	88.9	0.7	4.4	5.1	–	–	–	–	–	
07169	白肉種　生	88.9	0.7	4.4	5.1	–	–	–	–	–	
07058	果実飲料　20% 果汁入り飲料　（ネクター）	87.4	0.2	0.6	0.8	–	–	–	–	–	
07059	果実飲料　10% 果汁入り飲料	87.4	0	0.2	0.2	–	–	–	–	–	
	ぐみ										
07061	生	81.0	0.2	1.8	2.0	–	–	–	–	–	
	ココナッツ										
07157	ココナッツウォーター	94.3	0	0	0	–	–	–	–	–	
07158	ココナッツミルク	78.8	0.2	0	0.2	–	–	–	–	–	
07170	ナタデココ	79.7	Tr	0.5	0.5	–	–	–	–	–	
	さくらんぼ										
07070	国産　生	83.1	0.1	1.1	1.2	–	–	–	–	–	
07071	米国産　生	81.1	0.6	0.8	1.4	–	–	–	–	–	
07072	米国産　缶詰	81.5	0.6	0.4	1.0	–	–	–	–	–	
	ざくろ										
07073	生	83.9	0	0	0	–	–	–	–	–	
	すいか										
07077	赤肉種　生	89.6	0.1	0.2	0.3	–	–	–	–	–	
07171	黄肉種　生	89.6	0.1	0.2	0.3	–	–	–	–	–	
	（すぐり類）										
	カシス										
07182	冷凍	79.4	–	–	–	0.1	0.5	5.8	–	6.4	
	グーズベリー										
07060	生	85.2	0.7	1.8	2.5	–	–	–	–	–	
	スターフルーツ										
07069	生	91.4	0.4	1.4	1.8	–	–	–	–	–	
	（すもも類）										
	にほんすもも										
07080	生	88.6	0.4	1.2	1.6	–	–	–	–	–	
	プルーン										
07081	生	86.2	0.9	1.0	1.9	–	–	–	–	–	
07082	乾	33.3	3.4	3.8	7.1	–	–	–	–	–	
	チェリモヤ										
07086	生	78.1	0.8	1.4	2.2	–	–	–	–	–	
	ドラゴンフルーツ										
07111	生	85.7	0.3	1.6	1.9	–	–	–	–	–	
	ドリアン										
07087	生	66.4	0.7	1.4	2.1	–	–	–	–	–	

炭水化物成分表　別表1　果実類

食品番号	食品名	水分	食物繊維 プロスキー変法 水溶性	食物繊維 プロスキー変法 不溶性	食物繊維 プロスキー変法 総量	食物繊維 AOAC.2011.25法 低分子量水溶性	食物繊維 AOAC.2011.25法 高分子量水溶性	食物繊維 AOAC.2011.25法 不溶性	食物繊維 AOAC.2011.25法 難消化性でん粉	食物繊維 AOAC.2011.25法 総量	備考
	(なし類)										
	日本なし										
07088	生	88.0	0.2	0.7	0.9	–	–	–	–	–	
07089	缶詰	80.5	0.1	0.6	0.7						
	中国なし										
07090	生	86.8	0.3	1.1	1.4	–	–	–	–	–	
	西洋なし										
07091	生	84.9	0.7	1.2	1.9	–	–	–	–	–	
07092	缶詰	78.8	0.4	0.6	1.0						
	なつめ										
07095	乾	21.0	2.7	9.8	12.5	–	–	–	–	–	
07096	なつめやし　乾	24.8	1.5	5.5	7.0	–	–	–	–	–	
	パインアップル										
07097	生	85.2	0.2	1.0	1.2	–	–	–	–	–	
07177	焼き	78.2	0.2	1.5	1.7	–	–	–	–	–	
07098	果実飲料　ストレートジュース	88.2	0	0	0						
07099	果実飲料　濃縮還元ジュース	88.3	0	0	0						
07100	果実飲料　50% 果汁入り飲料	87.3	0	0	0						
07101	果実飲料　10% 果汁入り飲料	87.6	0	0	0						
07102	缶詰	78.9	0	0.5	0.5						
07103	砂糖漬	12.0	0	1.3	1.3						
	ハスカップ										
07104	生	85.5	0.6	1.5	2.1						
	パッションフルーツ										
07106	果汁　生	82.0	0	0	0						
	バナナ										
07107	生	75.4	0.1	1.0	1.1	–	–	–	–	–	
07108	乾	14.3	2.0	5.0	7.0						
	パパイア										
07109	完熟　生	89.2	0.7	1.5	2.2	–	–	–	–	–	
07110	未熟　生	88.7	0.4	1.8	2.2	–	–	–	–	–	
	びわ										
07114	生	88.6	0.4	1.2	1.6						
07115	缶詰	79.6	0.3	0.3	0.6						
	ぶどう										
07116	皮なし　生	83.5	0.2	0.3	0.5	–	–	–	–	–	
07178	皮つき　生	81.7	0.2	0.6	0.9						
07117	干しぶどう	14.5	1.2	2.9	4.1						
07118	果実飲料　ストレートジュース	84.8	0.1	Tr	0.1						
07119	果実飲料　濃縮還元ジュース	87.2	0.1	Tr	0.1						
07120	果実飲料　70% 果汁入り飲料	86.8	0.1	Tr	0.1						
07121	果実飲料　10% 果汁入り飲料	86.9	Tr	0	Tr						
07122	缶詰	78.9	0.2	0	0.2						
07123	ジャム	51.4	1.0	0.5	1.5	–	–	–	–	–	

炭水化物成分表　別表1　果実類

食品番号	食品名	水分	食物繊維 プロスキー変法 水溶性	不溶性	総量	食物繊維 AOAC.2011.25法 低分子量水溶性	高分子量水溶性	不溶性	難消化性でん粉	総量	備考
						(............ g ....)					
	ブルーベリー										
07124	生	86.4	0.5	2.8	3.3	–	–	–	–	–	
07125	ジャム	55.1	0.5	3.8	4.3	–	–	–	–	–	
07172	乾	21.9	3.0	14.7	17.6	–	–	–	–	–	
	ホワイトサポテ										
07128	生	79.0	1.8	1.3	3.1	–	–	–	–	–	
	まくわうり										
07130	黄肉種 生	90.8	0.4	0.6	1.0	–	–	–	–	–	
07173	白肉種 生	90.8	0.4	0.6	1.0	–	–	–	–	–	
	マルメロ										
07131	生	84.2	0.7	4.4	5.1	–	–	–	–	–	
	マンゴー										
07132	生	82.0	0.6	0.7	1.3	–	–	–	–	–	
07179	ドライマンゴー	9.3	2.8	3.6	6.4	–	–	–	–	–	
	マンゴスチン										
07133	生	81.5	0.5	0.9	1.4	–	–	–	–	–	
	メロン										
07134	温室メロン 生	87.8	0.2	0.3	0.5	–	–	–	–	–	
07135	露地メロン 緑肉種 生	87.9	0.2	0.3	0.5	–	–	–	–	–	
07174	露地メロン 赤肉種 生	87.9	0.2	0.3	0.5	–	–	–	–	–	
	(もも類)										
	もも										
07136	白肉種 生	88.7	0.6	0.7	1.3	–	–	–	–	–	
07184	黄肉種 生	85.4	–	–	–	0.1	0.9	0.9	–	1.9	
07137	果実飲料 30%果汁入り飲料 (ネクター)	88.0	0.2	0.2	0.4	–	–	–	–	–	
07138	缶詰 白肉種 果肉	78.5	0.5	0.9	1.4	–	–	–	–	–	
07175	缶詰 黄肉種 果肉	78.5	0.5	0.9	1.4	–	–	–	–	–	
07139	缶詰 液汁	79.5	0.3		0.3	–	–	–	–	–	
	ネクタリン										
07140	生	87.8	0.7	1.0	1.7	–	–	–	–	–	
	やまもも										
07141	生	87.8	0.3	0.8	1.1	–	–	–	–	–	
	ライチー										
07144	生	82.1	0.4	0.5	0.9	–	–	–	–	–	
	ラズベリー										
07146	生	88.2	0.7	4.0	4.7	–	–	–	–	–	
	りゅうがん										
07147	乾	19.4	1.0	1.8	2.8	–	–	–	–	–	
	りんご										
07148	皮なし 生	84.1	0.4	1.0	1.4	–	–	–	–	–	
07176	皮つき 生	83.1	0.5	1.4	1.9	–	–	–	–	–	
07180	皮つき 焼き	77.2	0.6	1.9	2.5	–	–	–	–	–	
07149	果実飲料 ストレートジュース	87.7	Tr	Tr	Tr	–	–	–	–	–	
07150	果実飲料 濃縮還元ジュース	88.1	Tr	Tr	Tr	–	–	–	–	–	

炭水化物成分表 別表1 果実類

食品番号	食品名	水分	プロスキー変法 水溶性	不溶性	総量	AOAC.2011.25法 低分子量水溶性	高分子量水溶性	不溶性	難消化性でん粉	総量	備考
		(.... g ....)									
07151	果実飲料 50% 果汁入り飲料	88.3	0	0	0	–	–	–	–	–	
07152	果実飲料 30% 果汁入り飲料	88.5	0	0	0	–	–	–	–	–	
07153	缶詰	79.4	0.2	0.2	0.4	–	–	–	–	–	
07154	ジャム	46.9	0.5	0.3	0.8	–	–	–	–	–	
きのこ類											
	えのきたけ										
08001	生	88.6	0.4	3.5	3.9	–	–	–	–	–	
08002	ゆで	88.6	0.3	4.2	4.5	–	–	–	–	–	
08037	油いため	83.3	0.4	4.2	4.6	–	–	–	–	–	
08003	味付け瓶詰	74.1	1.1	3.0	4.1	–	–	–	–	–	
	(きくらげ類)										
	あらげきくらげ										
08054	生	93.6	0.8	4.8	5.6	–	–	–	–	–	
08004	乾	13.1	6.3	73.1	79.5	–	–	–	–	–	
08005	ゆで	82.3	1.3	15.0	16.3	–	–	–	–	–	
08038	油いため	64.2	2.4	26.2	28.6	–	–	–	–	–	
	きくらげ										
08006	乾	14.9	0	57.4	57.4	–	–	–	–	–	
08007	ゆで	93.8	0	5.2	5.2	–	–	–	–	–	
	しろきくらげ										
08008	乾	14.6	19.3	49.4	68.7	–	–	–	–	–	
08009	ゆで	92.6	1.2	5.2	6.4	–	–	–	–	–	
	くろあわびたけ										
08010	生	90.2	0.2	3.9	4.1	–	–	–	–	–	
	しいたけ										
08039	生しいたけ 菌床栽培 生	89.6	0.4	4.1	4.6	0.2	0.6	4.2	–	4.9	
08040	生しいたけ 菌床栽培 ゆで	91.5	0.2	4.2	4.4	–	–	–	–	–	
08041	生しいたけ 菌床栽培 油いため	84.7	0.2	4.5	4.7	–	–	–	–	–	
08057	生しいたけ 菌床栽培 天ぷら	64.1	–	–	–	0.4	0.7	3.3	–	4.4	
08042	生しいたけ 原木栽培 生	88.3	0.4	5.1	5.5	–	–	–	–	–	
08043	生しいたけ 原木栽培 ゆで	90.8	0.2	4.6	4.8	–	–	–	–	–	
08044	生しいたけ 原木栽培 油いため	81.3	0.3	6.0	6.4	–	–	–	–	–	
08013	乾しいたけ 乾	9.1	2.7	44.0	46.7	–	–	–	–	–	
08014	乾しいたけ ゆで	86.2	0.5	6.2	6.7	–	–	–	–	–	
08053	乾しいたけ 甘煮	64.7	0.7	6.0	6.7	–	–	–	–	–	
	(しめじ類)										
	はたけしめじ										
08015	生	92.0	0.2	2.5	2.7	–	–	–	–	–	
08045	ゆで	91.3	0.2	4.4	4.6	–	–	–	–	–	
	ぶなしめじ										
08016	生	91.1	0.3	3.2	3.5	0.1	0.4	2.5	–	3.0	
08017	ゆで	91.1	0.1	4.0	4.1	Tr	0.3	3.9	–	4.2	
08046	油いため	85.9	0.3	4.0	4.3	Tr	0.3	3.4	–	3.7	

食品番号	食品名	水分	食物繊維 プロスキー変法 水溶性	不溶性	総量	AOAC.2011.25法 低分子量水溶性	高分子量水溶性	不溶性	難消化性でん粉	総量	備考
						(......... g ....)					
08055	素揚げ	70.5	–	–	–	Tr	0.6	5.5	–	6.2	
08056	天ぷら	55.5	–	–	–	0.5	0.9	3.5	–	4.8	
	ほんしめじ										
08018	生	93.6	0.3	1.6	1.9	–	–	–	–	–	
08047	ゆで	92.1	0.1	3.2	3.3	–	–	–	–	–	
	たもぎたけ										
08019	生	91.7	0.2	3.1	3.3	–	–	–	–	–	
	なめこ										
08020	株採り 生	92.1	1.0	2.4	3.4	–	–	–	–	–	
08021	株採り ゆで	92.7	1.1	1.7	2.8	–	–	–	–	–	
08058	カットなめこ 生	94.9	–	–	–	0.1	0.7	1.2	–	1.9	
08022	水煮缶詰	95.5	0.2	2.3	2.5	–	–	–	–	–	
	ぬめりすぎたけ										
08023	生	92.6	0.3	2.2	2.5	–	–	–	–	–	
	（ひらたけ類）										
	うすひらたけ										
08024	生	88.0	0.3	3.5	3.8	–	–	–	–	–	
	エリンギ										
08025	生	90.2	0.2	3.2	3.4	–	–	–	–	–	
08048	ゆで	89.3	0.1	4.7	4.8	–	–	–	–	–	
08049	焼き	85.3	0.2	5.2	5.4	–	–	–	–	–	
08050	油いため	84.2	0.2	4.1	4.2	–	–	–	–	–	
	ひらたけ										
08026	生	89.4	0.2	2.4	2.6	–	–	–	–	–	
08027	ゆで	89.1	0.2	3.5	3.7	–	–	–	–	–	
	まいたけ										
08028	生	92.7	0.3	3.2	3.5	–	–	–	–	–	
08029	ゆで	91.1	0.2	4.1	4.3	–	–	–	–	–	
08051	油いため	85.5	0.3	4.4	4.7	–	–	–	–	–	
08030	乾	9.3	1.5	39.4	40.9	–	–	–	–	–	
	マッシュルーム										
08031	生	93.9	0.2	1.8	2.0	–	–	–	–	–	
08032	ゆで	91.5	0.1	3.2	3.3	–	–	–	–	–	
08052	油いため	86.4	0.2	3.2	3.4	–	–	–	–	–	
08033	水煮缶詰	92.0	0.5	2.7	3.2	–	–	–	–	–	
	まつたけ										
08034	生	88.3	0.3	4.4	4.7	–	–	–	–	–	
08036	やなぎまつたけ 生	92.8	0.3	2.7	3.0	–	–	–	–	–	
藻類											
	あおさ										
09001	素干し	16.9	–	–	29.1	–	–	–	–	–	水溶性食物繊維と不溶性食物繊維は分別していない
	あおのり										
09002	素干し	6.5	–	–	35.2	–	–	–	–	–	水溶性食物繊維と不溶性食物繊維は分別していない

食品番号	食品名	水分	食物繊維 プロスキー変法			食物繊維 AOAC.2011.25法					備考
			水溶性	不溶性	総量	低分子量水溶性	高分子量水溶性	不溶性	難消化性でん粉	総量	
			(·················· g ··················)								
	あまのり										
09003	ほしのり	8.4	–	–	31.2	–	–	–	–	–	水溶性食物繊維と不溶性食物繊維は分別していない
09004	焼きのり	2.3	–	–	36.0	–	–	–	–	–	水溶性食物繊維と不溶性食物繊維は分別していない
09005	味付けのり	3.4	–	–	25.2	–	–	–	–	–	水溶性食物繊維と不溶性食物繊維は分別していない
	あらめ										
09006	蒸し干し	16.7	–	–	48.0	–	–	–	–	–	水溶性食物繊維と不溶性食物繊維は分別していない
	いわのり										
09007	素干し	8.4	–	–	36.4	–	–	–	–	–	水溶性食物繊維と不溶性食物繊維は分別していない
	うみぶどう										
09012	生	97.0	–	–	0.8	–	–	–	–	–	水溶性食物繊維と不溶性食物繊維は分別していない
	えごのり										
09008	素干し	15.2	–	–	53.3	–	–	–	–	–	水溶性食物繊維と不溶性食物繊維は分別していない
09009	おきうと	96.9	–	–	2.5	–	–	–	–	–	水溶性食物繊維と不溶性食物繊維は分別していない
	おごのり										
09010	塩蔵　塩抜き	89.0	–	–	7.5	–	–	–	–	–	水溶性食物繊維と不溶性食物繊維は分別していない
	かわのり										
09011	素干し	13.7	–	–	41.7	–	–	–	–	–	水溶性食物繊維と不溶性食物繊維は分別していない
	（こんぶ類）										
	えながおにこんぶ										
09013	素干し	10.4	–	–	24.9	–	–	–	–	–	水溶性食物繊維と不溶性食物繊維は分別していない
	がごめこんぶ										
09014	素干し	8.3	–	–	34.2	–	–	–	–	–	水溶性食物繊維と不溶性食物繊維は分別していない
	ながこんぶ										
09015	素干し	10.0	–	–	36.8	–	–	–	–	–	水溶性食物繊維と不溶性食物繊維は分別していない
	ほそめこんぶ										
09016	素干し	11.3	–	–	32.9	–	–	–	–	–	水溶性食物繊維と不溶性食物繊維は分別していない
	まこんぶ										
09017	素干し　乾	9.5	–	–	27.1	0.1	–	32.1	–	32.1	水溶性食物繊維と不溶性食物繊維及び高分子量水溶性食物繊維と不溶性食物繊維は分別していない
09056	素干し　水煮	83.9	–	–	–	0	–	8.7	–	8.7	高分子量水溶性食物繊維と不溶性食物繊維は分別していない
	みついしこんぶ										
09018	素干し	9.2	–	–	34.8	–	–	–	–	–	高分子量水溶性食物繊維と不溶性食物繊維は分別していない
	りしりこんぶ										
09019	素干し	13.2	–	–	31.4	–	–	–	–	–	水溶性食物繊維と不溶性食物繊維は分別していない
09020	**刻み昆布**	15.5	–	–	39.1	–	–	–	–	–	水溶性食物繊維と不溶性食物繊維は分別していない
09021	**削り昆布**	24.4	–	–	28.2	–	–	–	–	–	水溶性食物繊維と不溶性食物繊維は分別していない
09022	**塩昆布**	24.1	–	–	13.1	–	–	–	–	–	水溶性食物繊維と不溶性食物繊維は分別していない
09023	**つくだ煮**	49.6	–	–	6.8	–	–	–	–	–	水溶性食物繊維と不溶性食物繊維は分別していない
	すいぜんじのり										
09024	素干し　水戻し	96.1	–	–	2.1	–	–	–	–	–	水溶性食物繊維と不溶性食物繊維は分別していない
	てんぐさ										
09025	素干し	15.2	–	–	47.3	–	–	–	–	–	水溶性食物繊維と不溶性食物繊維は分別していない
09026	ところてん	99.1	–	–	0.6	–	–	–	–	–	水溶性食物繊維と不溶性食物繊維は分別していない
09027	角寒天	20.5	–	–	74.1	–	–	–	–	–	水溶性食物繊維と不溶性食物繊維は分別していない
09028	寒天	98.5	–	–	1.5	–	–	–	–	–	水溶性食物繊維と不溶性食物繊維は分別していない

炭水化物成分表　別表1　藻類

別表1 可食部 100g 当たりの食物繊維成分表

食品番号	食品名	水分	プロスキー変法 水溶性	不溶性	総量	AOAC.2011.25法 低分子量水溶性	高分子量水溶性	不溶性	難消化性でん粉	総量	備考
			(···g···)								
09049	粉寒天	16.7	–	–	79.0	–	–	–	–	–	水溶性食物繊維と不溶性食物繊維は分別していない
	とさかのり										
09029	赤とさか 塩蔵 塩抜き	92.1	–	–	4.0	–	–	–	–	–	水溶性食物繊維と不溶性食物繊維は分別していない
09030	青とさか 塩蔵 塩抜き	92.2	–	–	4.1	–	–	–	–	–	水溶性食物繊維と不溶性食物繊維は分別していない
	ひじき										
09050	ほしひじき ステンレス釜 乾	6.5	–	–	51.8	–	–	–	–	–	水溶性食物繊維と不溶性食物繊維は分別していない
09051	ほしひじき ステンレス釜 ゆで	94.5	–	–	3.7	–	–	–	–	–	水溶性食物繊維と不溶性食物繊維は分別していない
09052	ほしひじき ステンレス釜 油いため	89.0	–	–	4.5	–	–	–	–	–	水溶性食物繊維と不溶性食物繊維は分別していない
09053	ほしひじき 鉄釜 乾	6.5	–	–	51.8	–	–	–	–	–	水溶性食物繊維と不溶性食物繊維は分別していない
09054	ほしひじき 鉄釜 ゆで	94.5	–	–	3.7	–	–	–	–	–	水溶性食物繊維と不溶性食物繊維は分別していない
09055	ほしひじき 鉄釜 油いため	89.0	–	–	4.5	–	–	–	–	–	水溶性食物繊維と不溶性食物繊維は分別していない
	ひとえぐさ										
09032	素干し	16.0	–	–	44.2	–	–	–	–	–	水溶性食物繊維と不溶性食物繊維は分別していない
09033	つくだ煮	56.5	–	–	4.1	–	–	–	–	–	水溶性食物繊維と不溶性食物繊維は分別していない
	ふのり										
09034	素干し	14.7	–	–	43.1	–	–	–	–	–	水溶性食物繊維と不溶性食物繊維は分別していない
	まつも										
09035	素干し	12.6	–	–	28.5	–	–	–	–	–	水溶性食物繊維と不溶性食物繊維は分別していない
	むかでのり										
09036	塩蔵 塩抜き	93.7	–	–	4.2	–	–	–	–	–	水溶性食物繊維と不溶性食物繊維は分別していない
	（もずく類）										
	おきなわもずく										
09037	塩蔵 塩抜き	96.7	–	–	2.0	–	–	–	–	–	水溶性食物繊維と不溶性食物繊維は分別していない
	もずく										
09038	塩蔵 塩抜き	97.7	–	–	1.4	–	–	–	–	–	水溶性食物繊維と不溶性食物繊維は分別していない
	わかめ										
09039	原藻 生	89.0	–	–	3.6	–	–	–	–	–	水溶性食物繊維と不溶性食物繊維は分別していない
09040	乾燥わかめ 素干し	12.7	–	–	32.7	–	–	–	–	–	水溶性食物繊維と不溶性食物繊維は分別していない
09041	乾燥わかめ 素干し 水戻し	90.2	–	–	5.8	–	–	–	–	–	水溶性食物繊維と不溶性食物繊維は分別していない
09042	乾燥わかめ 板わかめ	7.2	–	–	31.7	–	–	–	–	–	水溶性食物繊維と不溶性食物繊維は分別していない
09043	乾燥わかめ 灰干し 水戻し	96.0	–	–	2.2	–	–	–	–	–	水溶性食物繊維と不溶性食物繊維は分別していない
09044	カットわかめ 乾	9.2	–	–	35.4	0.1	39.1	–	–	39.2	
09058	カットわかめ 水煮（沸騰水で短時間加熱したもの）	93.6	–	–	–	0	3.2	–	–	3.2	
09059	カットわかめ 水煮の汁	99.8	–	–	–	0	0	–	–	0	
09045	湯通し塩蔵わかめ 塩抜き 生	93.3	–	–	3.2	0	–	2.9	–	2.9	水溶性食物繊維と不溶性食物繊維及び高分子量水溶性食物繊維と不溶性食物繊維は分別していない
09057	湯通し塩蔵わかめ 塩抜き ゆで	97.5	–	–	–	0	–	1.1	–	1.1	高分子量水溶性食物繊維と不溶性食物繊維は分別していない
09046	くきわかめ 湯通し塩蔵 塩抜き	84.9	–	–	5.1	–	–	–	–	–	水溶性食物繊維と不溶性食物繊維は分別していない
09047	めかぶわかめ 生	94.2	–	–	3.4	–	–	–	–	–	水溶性食物繊維と不溶性食物繊維は分別していない
	魚介類										
	〈魚類〉										
	きす										
10400	天ぷら	57.5	0.1	0.6	0.7	–	–	–	–	–	

食品番号	食品名	水分	食物繊維 プロスキー変法 水溶性	不溶性	総量	食物繊維 AOAC.2011.25法 低分子量水溶性	高分子量水溶性	不溶性	難消化性でん粉	総量	備考
			(......................... g ....)								
	〈えび・かに類〉										
	（えび類）										
	バナメイえび										
10416	養殖 天ぷら	62.0	0.1	0.7	0.9	–	–	–	–	–	
	〈いか・たこ類〉										
	（いか類）										
	するめいか										
10419	胴 皮なし 天ぷら	64.9	0.1	0.7	0.8	–	–	–	–	–	
	〈水産練り製品〉										
10423	黒はんぺん	70.4	Tr	0.9	0.9	–	–	–	–	–	
肉類											
	〈畜肉類〉										
	ぶた										
	［大型種肉］										
11276	ロース 脂身つき とんかつ	31.2	0.1	0.6	0.7	–	–	–	–	–	
11279	ヒレ 赤肉 とんかつ	33.3	0.2	0.7	0.9	–	–	–	–	–	
	〈鳥肉類〉										
	にわとり										
	［若どり・主品目］										
11289	もも 皮つき から揚げ	41.2	0.2	0.6	0.8	–	–	–	–	–	
11290	もも 皮なし から揚げ	47.1	0.2	0.7	0.9	–	–	–	–	–	
	［その他］										
11292	チキンナゲット	53.7	0.3	1.0	1.2	–	–	–	–	–	
11293	つくね	57.9	(0.8)	(1.1)	(1.9)	–	–	–	–	–	
乳類											
	〈牛乳及び乳製品〉										
	（発酵乳・乳酸菌飲料）										
	乳酸菌飲料										
13030	非乳製品	89.3	0.2	0	0.2	–	–	–	–	–	
	（アイスクリーム類）										
	アイスクリーム										
13042	高脂肪	61.3	0.1	Tr	0.1	–	–	–	–	–	
13043	普通脂肪	63.9	0.1	Tr	0.1	–	–	–	–	–	
	ラクトアイス										
13045	普通脂肪	60.4	0.1	0	0.1	–	–	–	–	–	

炭水化物成分表 別表1 魚介類・肉類・乳類

菓子類

〈和生菓子・和半生菓子類〉

食品番号	食品名	水分	プロスキー変法 水溶性	プロスキー変法 不溶性	プロスキー変法 総量	AOAC.2011.25法 低分子量水溶性	AOAC.2011.25法 高分子量水溶性	AOAC.2011.25法 不溶性	AOAC.2011.25法 難消化性でん粉	AOAC.2011.25法 総量	備考
											(g)
	甘納豆										
15001	あずき	26.2	0.3	4.5	4.8	–	–	–	–	–	
15002	いんげんまめ	25.2	0.6	4.8	5.5	–	–	–	–	–	
15003	えんどう	23.1	0.2	3.0	3.2	–	–	–	–	–	
	今川焼										
15005	こしあん入り	45.5	(0.4)	(1.0)	(1.4)	–	–	–	–	–	原材料配合割合から推計
15145	つぶしあん入り	45.5	(0.4)	(1.2)	(1.7)	–	–	–	–	–	原材料配合割合から推計
15146	カスタードクリーム入り	45.5	(0.4)	(0.5)	(0.9)	–	–	–	–	–	原材料配合割合から推計
	ういろう										
15006	白	54.5	(0)	(0.1)	(0.1)	–	–	–	–	–	原材料配合割合から推計
15147	黒	54.5	(0)	(0.1)	(0.1)	–	–	–	–	–	原材料配合割合から推計
	うぐいすもち										
15007	こしあん入り	40.0	(0.1)	(1.7)	(1.8)	–	–	–	–	–	原材料配合割合から推計
15148	つぶしあん入り	40.0	(0.1)	(1.1)	(1.2)	–	–	–	–	–	原材料配合割合から推計
	かしわもち										
15008	こしあん入り	48.5	(0.1)	(1.6)	(1.7)	–	–	–	–	–	原材料配合割合から推計
15149	つぶしあん入り	48.5	(0.1)	(1.6)	(1.7)	–	–	–	–	–	原材料配合割合から推計
15009	**カステラ**	25.6	(0.2)	(0.3)	(0.5)	–	–	–	–	–	原材料配合割合から推計
15010	**かのこ**	34.0	(0.2)	(3.0)	(3.8)	–	–	–	–	–	原材料配合割合から推計
15011	**かるかん**	42.5	(0.1)	(0.3)	(0.4)	–	–	–	–	–	原材料配合割合から推計
15012	**きび団子**	24.4	(0)	(0.1)	(0.1)	–	–	–	–	–	原材料配合割合から推計
15013	**ぎゅうひ**	36.0	(0)	(0.1)	(0.1)	–	–	–	–	–	原材料配合割合から推計
15014	**きりざんしょ**	38.0	(0)	(0.2)	(0.2)	–	–	–	–	–	原材料配合割合から推計
15015	**きんぎょく糖**	28.0	(0)	(0)	(0.8)	–	–	–	–	–	原材料配合割合から推計
15016	**きんつば**	34.0	(0.6)	(4.9)	(5.5)	–	–	–	–	–	原材料配合割合から推計
	草もち										
15017	こしあん入り	43.0	(0.1)	(1.8)	(1.9)	–	–	–	–	–	原材料配合割合から推計
15150	つぶしあん入り	43.0	(0.6)	(2.1)	(2.7)	–	–	–	–	–	原材料配合割合から推計
	くし団子										
15018	あん こしあん入り	50.0	(Tr)	(1.2)	(1.2)	–	–	–	–	–	原材料配合割合から推計
15151	あん つぶしあん入り	50.0	(0.1)	(1.2)	(1.3)	–	–	–	–	–	原材料配合割合から推計
15019	みたらし	50.5	(0)	(0.3)	(0.3)	–	–	–	–	–	原材料配合割合から推計
15020	**げっぺい**	20.9	(0.1)	(2.0)	(2.1)	–	–	–	–	–	原材料配合割合から推計
15123	**五平もち**	54.7	(Tr)	(0.8)	(0.8)	(0.8)	(Tr)	(0.5)	(0.1)	(1.3)	原材料配合割合から推計
	桜もち										
15022	関西風 こしあん入り	50.0	(0.1)	(1.6)	(1.7)	–	–	–	–	–	原材料配合割合から推計
15153	関西風 つぶしあん入り	50.0	(0.1)	(1.2)	(1.3)	–	–	–	–	–	原材料配合割合から推計
15021	関東風 こしあん入り	40.5	(0.3)	(2.3)	(2.6)	–	–	–	–	–	原材料配合割合から推計
15152	関東風 つぶしあん入り	40.5	(0.5)	(2.1)	(2.5)	–	–	–	–	–	原材料配合割合から推計

炭水化物成分表 別表1 菓子類

407

食品番号	食品名	水分	食物繊維 プロスキー変法 水溶性	不溶性	総量	食物繊維 AOAC.2011.25法 低分子量水溶性	高分子量水溶性	不溶性	難消化性でん粉	総量	備考
			(							g)	
	笹だんご										
15124	こしあん入り	40.5	(0.2)	(1.7)	(1.9)	–	–	–	–	–	原材料配合割合から推計
15154	つぶしあん入り	40.5	(0.2)	(2.1)	(2.3)	–	–	–	–	–	原材料配合割合から推計
15143	ずんだあん	52.7	(0.3)	(2.3)	(2.5)	–	–	–	–	–	原材料配合割合から推計
15144	ずんだもち	47.8	(0.1)	(1.2)	(1.3)	–	–	–	–	–	原材料配合割合から推計
15023	大福もち こしあん入り	41.5	(0.1)	(1.8)	(1.8)	–	–	–	–	–	原材料配合割合から推計
15155	大福もち つぶしあん入り	41.5	(0.2)	(2.5)	(2.7)	–	–	–	–	–	原材料配合割合から推計
15024	タルト （和菓子）	30.0	(0.2)	(1.3)	(1.5)	–	–	–	–	–	原材料配合割合から推計
15025	ちまき	62.0	(Tr)	(0.1)	(0.1)	–	–	–	–	–	原材料配合割合から推計
15026	ちゃつう	22.5	(0.3)	(3.5)	(3.8)	–	–	–	–	–	原材料配合割合から推計
	どら焼										
15156	こしあん入り	31.5	(0.3)	(1.1)	(1.5)	–	–	–	–	–	原材料配合割合から推計
15027	つぶしあん入り	31.5	(0.4)	(1.5)	(1.9)	–	–	–	–	–	原材料配合割合から推計
	生八つ橋										
15157	あん入り こしあん入り	30.5	(0.1)	(1.5)	(1.6)	–	–	–	–	–	原材料配合割合から推計
15004	あん入り こしあん・つぶしあん混合	30.5	(0.1)	(2.0)	(2.1)	–	–	–	–	–	原材料配合割合から推計
15158	あん入り つぶしあん入り	30.5	(0.2)	(2.1)	(2.3)	–	–	–	–	–	原材料配合割合から推計
15028	ねりきり	34.0	(0.2)	(3.4)	(3.6)	–	–	–	–	–	原材料配合割合から推計
	まんじゅう										
15029	カステラまんじゅう こしあん入り	27.9	(0.4)	(2.0)	(2.4)	–	–	–	–	–	原材料配合割合から推計
15159	カステラまんじゅう つぶしあん入り	27.9	(0.6)	(2.7)	(3.2)	–	–	–	–	–	原材料配合割合から推計
15160	かるかんまんじゅう こしあん入り	42.5	(0.1)	(1.3)	(1.4)	–	–	–	–	–	原材料配合割合から推計
15161	かるかんまんじゅう つぶしあん入り	42.5	(0.2)	(1.7)	(1.9)	–	–	–	–	–	原材料配合割合から推計
15030	くずまんじゅう こしあん入り	45.0	(0.1)	(2.1)	(2.2)	–	–	–	–	–	原材料配合割合から推計
15162	くずまんじゅう つぶしあん入り	45.0	(0.1)	(1.2)	(1.3)	–	–	–	–	–	原材料配合割合から推計
15031	くりまんじゅう こしあん入り	24.0	(0.3)	(3.0)	(3.3)	–	–	–	–	–	原材料配合割合から推計
15163	くりまんじゅう つぶしあん入り	24.0	(0.6)	(4.1)	(4.7)	–	–	–	–	–	原材料配合割合から推計
15032	とうまんじゅう こしあん入り	28.0	(0.3)	(1.4)	(1.7)	–	–	–	–	–	原材料配合割合から推計
15164	とうまんじゅう つぶしあん入り	28.0	(0.4)	(1.9)	(2.3)	–	–	–	–	–	原材料配合割合から推計
15033	蒸しまんじゅう こしあん入り	35.0	(0.4)	(2.1)	(2.4)	–	–	–	–	–	原材料配合割合から推計
15165	蒸しまんじゅう つぶしあん入り	35.0	(0.5)	(2.8)	(3.4)	–	–	–	–	–	原材料配合割合から推計
15034	中華まんじゅう あんまん こしあん入り	36.6	(0.6)	(2.0)	(2.6)	–	–	–	–	–	原材料配合割合から推計
15166	中華まんじゅう あんまん つぶしあん入り	36.6	(0.7)	(2.6)	(3.3)	–	–	–	–	–	原材料配合割合から推計
15035	中華まんじゅう 肉まん	39.5	(1.1)	(2.2)	(3.2)	–	–	–	–	–	原材料配合割合から推計
	もなか										
15036	こしあん入り	29.0	(0.1)	(2.9)	(3.1)	–	–	–	–	–	原材料配合割合から推計
15167	つぶしあん入り	29.0	(0.5)	(5.6)	(6.1)	–	–	–	–	–	原材料配合割合から推計
15037	ゆべし	22.0	(Tr)	(0.5)	(0.5)	–	–	–	–	–	原材料配合割合から推計
	ようかん										
15038	練りようかん	26.0	(0.1)	(2.4)	(3.1)	–	–	–	–	–	原材料配合割合から推計
15039	水ようかん	57.0	(0.1)	(1.7)	(2.2)	–	–	–	–	–	原材料配合割合から推計
15040	蒸しようかん	39.5	(0.2)	(2.6)	(2.8)	–	–	–	–	–	原材料配合割合から推計

食品番号	食品名	水分	食物繊維 プロスキー変法			食物繊維 AOAC.2011.25法					備考
			水溶性	不溶性	総量	低分子量水溶性	高分子量水溶性	不溶性	難消化性でん粉	総量	
			(.... g ....)								
〈和干菓子類〉											
15042	芋かりんとう	5.5	(0.7)	(1.9)	(2.6)	−	−	−	−	−	原材料配合割合から推計
15043	おこし	5.0	(0)	(0.4)	(0.4)	−	−	−	−	−	原材料配合割合から推計
15044	おのろけ豆	3.0	(0.1)	(2.2)	(2.3)	−	−	−	−	−	原材料配合割合から推計
	かりんとう										
15045	黒	3.5	(0.5)	(0.7)	(1.2)	−	−	−	−	−	原材料配合割合から推計
15046	白	2.5	(0.7)	(1.0)	(1.7)	−	−	−	−	−	原材料配合割合から推計
15047	ごかぼう	10.0	(0.6)	(3.9)	(4.5)	−	−	−	−	−	原材料配合割合から推計
	小麦粉せんべい										
15048	磯部せんべい	4.2	(0.6)	(0.7)	(1.3)	−	−	−	−	−	原材料配合割合から推計
15049	かわらせんべい	4.3	(0.6)	(0.6)	(1.2)	−	−	−	−	−	原材料配合割合から推計
15050	巻きせんべい	3.5	(0.5)	(0.5)	(1.0)	−	−	−	−	−	原材料配合割合から推計
15051	南部せんべい ごま入り	3.3	(1.4)	(2.9)	(4.2)	−	−	−	−	−	原材料配合割合から推計
15052	南部せんべい 落花生入り	3.3	(1.1)	(2.4)	(3.5)	−	−	−	−	−	原材料配合割合から推計
15053	しおがま	10.0	(Tr)	(0.6)	(0.6)	−	−	−	−	−	原材料配合割合から推計
	ひなあられ										
15056	関西風	2.6	(0)	(1.3)	(1.3)	−	−	−	−	−	原材料配合割合から推計
15055	関東風	4.7	(0.2)	(2.4)	(2.5)	−	−	−	−	−	原材料配合割合から推計
	米菓										
15057	揚げせんべい	4.0	(0)	(0.5)	(0.5)	−	−	−	−	−	原材料配合割合から推計
15058	甘辛せんべい	4.5	(Tr)	(0.6)	(0.6)	−	−	−	−	−	原材料配合割合から推計
15059	あられ	4.4		(0.8)	(0.8)	−	−	−	−	−	原材料配合割合から推計
15060	しょうゆせんべい	5.9	(0)	(0.6)	(0.6)	−	−	−	−	−	原材料配合割合から推計
	ボーロ										
15062	そばボーロ	2.0	(0.6)	(1.0)	(1.5)	−	−	−	−	−	原材料配合割合から推計
15063	松風	5.3	(0.6)	(0.6)	(1.2)	−	−	−	−	−	原材料配合割合から推計
15064	みしま豆	1.6	(0.9)	(5.1)	(6.0)	−	−	−	−	−	原材料配合割合から推計
15065	八つ橋	1.8	(0)	(0.3)	(0.3)	−	−	−	−	−	原材料配合割合から推計
	らくがん										
15066	らくがん	3.0	(0)	(0.2)	(0.2)	−	−	−	−	−	原材料配合割合から推計
15067	麦らくがん	2.4	(1.8)	(3.6)	(5.4)	−	−	−	−	−	原材料配合割合から推計
15068	もろこしらくがん	2.5	(0.2)	(6.7)	(6.9)	−	−	−	−	−	原材料配合割合から推計
〈菓子パン類〉											
15125	揚げパン	27.7	0.8	1.1	1.8	−	−	−	−	−	
	あんパン										
15069	こしあん入り	35.5	(0.4)	(2.0)	(2.5)	−	−	−	−	−	原材料配合割合から推計
15168	つぶしあん入り	35.5	(0.6)	(2.7)	(3.3)	−	−	−	−	−	原材料配合割合から推計
15126	薄皮タイプ こしあん入り	37.4	(0.4)	(2.0)	(2.4)	−	−	−	−	−	原材料配合割合から推計
15169	薄皮タイプ つぶしあん入り	37.4	(0.6)	(2.6)	(3.2)	−	−	−	−	−	原材料配合割合から推計
	カレーパン										
15127	皮及び具	(41.3)	(0.6)	(1.0)	(1.6)	−	−	−	−	−	原材料配合割合から推計
15128	皮のみ	30.8	0.6	0.7	1.3	−	−	−	−	−	

食品番号	食品名	水分	食物繊維								備考
			プロスキー変法			AOAC.2011.25法					
			水溶性	不溶性	総量	低分子量水溶性	高分子量水溶性	不溶性	難消化性でん粉	総量	
			(				g			)	
15129	具のみ	64.5	0.6	1.7	2.4	–	–	–	–	–	
15070	**クリームパン**	35.5	(0.5)	(0.8)	(1.3)	–	–	–	–	–	原材料配合割合から推計
15130	**クリームパン** 薄皮タイプ	52.2	(0.3)	(0.4)	(0.6)	–	–	–	–	–	原材料配合割合から推計
15071	**ジャムパン**	32.0	(0.7)	(0.9)	(1.6)	–	–	–	–	–	原材料配合割合から推計
15072	**チョココロネ**	33.5	(0.4)	(0.7)	(1.1)	–	–	–	–	–	原材料配合割合から推計
15131	**チョコパン** 薄皮タイプ	35.0	(0.3)	(0.5)	(0.8)	–	–	–	–	–	原材料配合割合から推計
15132	**メロンパン**	20.9	(0.9)	(0.8)	(1.7)	–	–	–	–	–	原材料配合割合から推計
15181	**菓子パン** あんなし	30.7	(0.7)	(1.0)	(1.7)	–	–	–	–	–	原材料配合割合から推計
	〈ケーキ・ペストリー類〉										
15073	**シュークリーム**	56.3	(0.1)	(0.2)	(0.3)	–	–	–	–	–	原材料配合割合から推計
15074	**スポンジケーキ**	32.0	(0.3)	(0.4)	(0.7)	–	–	–	–	–	原材料配合割合から推計
	ショートケーキ										
15075	果実なし	35.0	(0.3)	(0.3)	(0.6)	–	–	–	–	–	原材料配合割合から推計
15170	いちご	35.0	(0.4)	(0.5)	(0.9)	–	–	–	–	–	原材料配合割合から推計
15133	**タルト （洋菓子）**	50.3	(0.6)	(0.8)	(1.4)	–	–	–	–	–	原材料配合割合から推計
	チーズケーキ										
15134	ベイクドチーズケーキ	46.1	(0.1)	(0.1)	(0.2)	–	–	–	–	–	原材料配合割合から推計
15135	レアチーズケーキ	43.1	(0.2)	(0.1)	(0.3)	–	–	–	–	–	原材料配合割合から推計
	デニッシュペストリー										
15182	アメリカンタイプ プレーン	31.3	(0.8)	(1.4)	(2.1)	–	–	–	–	–	原材料配合割合から推計
15076	デンマークタイプ プレーン	25.5	(1.0)	(1.7)	(2.7)	–	–	–	–	–	原材料配合割合から推計
15183	アメリカンタイプ あん入り こしあん	32.8	(0.5)	(2.3)	(2.9)	–	–	–	–	–	原材料配合割合から推計
15184	アメリカンタイプ あん入り つぶしあん	34.6	(0.7)	(3.0)	(3.6)	–	–	–	–	–	原材料配合割合から推計
15171	デンマークタイプ あん入り こしあん	25.5	(0.7)	(2.7)	(3.3)	–	–	–	–	–	原材料配合割合から推計
15172	デンマークタイプ あん入り つぶしあん	25.5	(0.8)	(3.4)	(4.2)	–	–	–	–	–	原材料配合割合から推計
15185	アメリカンタイプ あん入り カスタードクリーム	42.8	(0.5)	(0.9)	(1.4)	–	–	–	–	–	原材料配合割合から推計
15173	デンマークタイプ あん入り カスタードクリーム	25.5	(0.8)	(1.3)	(2.1)	–	–	–	–	–	原材料配合割合から推計
	ドーナッツ										
15077	イーストドーナッツ プレーン	27.5	(0.6)	(0.9)	(1.5)	–	–	–	–	–	原材料配合割合から推計
15174	イーストドーナッツ あん入り こしあん	27.5	(0.4)	(2.1)	(2.6)	–	–	–	–	–	原材料配合割合から推計
15175	イーストドーナッツ あん入り つぶしあん	27.5	(0.6)	(2.8)	(3.4)	–	–	–	–	–	原材料配合割合から推計
15176	イーストドーナッツ あん入り カスタードクリーム	27.5	(0.5)	(0.7)	(1.2)	–	–	–	–	–	原材料配合割合から推計
15078	ケーキドーナッツ プレーン	20.0	(0.6)	(0.6)	(1.2)	–	–	–	–	–	原材料配合割合から推計
15177	ケーキドーナッツ あん入り こしあん	20.0	(0.3)	(2.1)	(2.4)	–	–	–	–	–	原材料配合割合から推計
15178	ケーキドーナッツ あん入り つぶしあん	20.0	(0.5)	(2.9)	(3.4)	–	–	–	–	–	原材料配合割合から推計
15179	ケーキドーナッツ あん入り カスタードクリーム	20.0	(0.3)	(0.4)	(0.7)	–	–	–	–	–	原材料配合割合から推計
	パイ										
15079	パイ皮	32.0	(0.6)	(0.7)	(1.3)	–	–	–	–	–	原材料配合割合から推計
15080	アップルパイ	45.0	(0.4)	(0.7)	(1.2)	–	–	–	–	–	原材料配合割合から推計
15081	ミートパイ	36.2	(0.7)	(1.1)	(1.8)	–	–	–	–	–	原材料配合割合から推計
15082	**バターケーキ**	20.0	(0.3)	(0.4)	(0.7)	–	–	–	–	–	原材料配合割合から推計
15083	**ホットケーキ**	40.0	(0.5)	(0.6)	(1.1)	–	–	–	–	–	原材料配合割合から推計

炭水化物成分表 別表1 菓子類

食品番号	食品名	可食部100g当たり									備考
		水分	食物繊維								
			プロスキー変法			AOAC.2011.25法					
			水溶性	不溶性	総量	低分子量水溶性	高分子量水溶性	不溶性	難消化性でん粉	総量	
		(··· g ···)									
	ワッフル										
15084	カスタードクリーム入り	45.9	(0.4)	(0.4)	(0.8)	–	–	–	–	–	原材料配合割合から推計
15085	ジャム入り	33.0	(0.7)	(0.7)	(1.3)	–	–	–	–	–	原材料配合割合から推計
〈デザート菓子類〉											
15136	牛乳寒天	85.2	(0)	(0)	(0.5)	–	–	–	–	–	原材料配合割合から推計
15142	こんにゃくゼリー	83.2	(0.8)	(0)	(0.8)	–	–	–	–	–	原材料配合割合から推計
	ゼリー										
15087	オレンジ	77.6	(0.2)	(0)	(0.2)	–	–	–	–	–	原材料配合割合から推計
〈ビスケット類〉											
15092	ウエハース	2.1	0.7	0.5	1.2	–	–	–	–	–	
15141	ウエハース クリーム入り	2.7	(0.9)	(1.2)	(2.1)	–	–	–	–	–	原材料配合割合から推計
	クラッカー										
15093	オイルスプレークラッカー	2.7	1.5	0.6	2.1	–	–	–	–	–	
15094	ソーダクラッカー	3.1	1.3	0.8	2.1	–	–	–	–	–	
15095	サブレ	3.1	(0.6)	(0.7)	(1.3)	–	–	–	–	–	原材料配合割合から推計
15054	中華風クッキー	3.0	(0.5)	(0.6)	(1.1)	–	–	–	–	–	原材料配合割合から推計
	ビスケット										
15097	ハードビスケット	2.6	1.6	0.7	2.3	–	–	–	–	–	
15098	ソフトビスケット	3.2	0.9	0.5	1.4	–	–	–	–	–	
15099	プレッツェル	1.0	1.6	1.0	2.6	–	–	–	–	–	
15096	リーフパイ	2.5	0.8	0.9	1.7	–	–	–	–	–	
15100	ロシアケーキ	4.0	(0.5)	(1.3)	(1.8)	–	–	–	–	–	原材料配合割合から推計
〈スナック類〉											
15101	小麦粉あられ	2.0	(1.1)	(1.2)	(2.3)	–	–	–	–	–	原材料配合割合から推計
15102	コーンスナック	0.9	0.2	0.8	1.0	–	–	–	–	–	
	ポテトチップス										
15103	ポテトチップス	2.0	1.1	3.1	4.2	–	–	–	–	–	
15104	成形ポテトチップス	2.2	1.9	2.9	4.8	–	–	–	–	–	
〈キャンデー類〉											
15107	ゼリーキャンデー	16.0	–	(0)	(0.9)	–	–	–	–	–	原材料配合割合から推計
15108	ゼリービーンズ	9.5	(0)	(0)	(0.9)	–	–	–	–	–	原材料配合割合から推計
15112	ブリットル	1.5	(0.1)	(3.4)	(3.6)	–	–	–	–	–	原材料配合割合から推計
〈チョコレート類〉											
15137	アーモンドチョコレート	2.0	(0.9)	(5.2)	(6.1)	–	–	–	–	–	原材料配合割合から推計
15114	カバーリングチョコレート	2.0	(1.2)	(2.0)	(3.2)	–	–	–	–	–	原材料配合割合から推計
15115	ホワイトチョコレート	0.8	0.6	0	0.6	–	–	–	–	–	
15116	ミルクチョコレート	0.5	1.0	2.9	3.9	–	–	–	–	–	

食品番号	食品名	水分	食物繊維 プロスキー変法 水溶性	不溶性	総量	食物繊維 AOAC.2011.25法 低分子量水溶性	高分子量水溶性	不溶性	難消化性でん粉	総量	備考
										(·········· g ··········)	
〈その他〉											
15138	**カスタードクリーム**	61.8	(0.1)	(0.1)	(0.2)	–	–	–	–	–	原材料配合割合から推計
	しるこ										
15139	こしあん	46.1	(0.1)	(3.1)	(3.2)	–	–	–	–	–	原材料配合割合から推計
15140	つぶしあん	54.5	(0.4)	(3.9)	(4.3)	–	–	–	–	–	原材料配合割合から推計
15180	**チョコレートクリーム**	14.6	(0.2)	(0.5)	(0.6)	–	–	–	–	–	原材料配合割合から推計
し好飲料類											
〈アルコール飲料類〉											
	(醸造酒類)										
	清酒										
16001	普通酒	82.4	0	0	0	–	–	–	–	–	
16002	純米酒	83.7	0	0	0	–	–	–	–	–	
16003	本醸造酒	82.8	0	0	0	–	–	–	–	–	
16004	吟醸酒	83.6	0	0	0	–	–	–	–	–	
16005	純米吟醸酒	83.5	0	0	0	–	–	–	–	–	
	ビール										
16006	淡色	92.8	0	0	0	–	–	–	–	–	
16007	黒	91.6	0.2	0	0.2	–	–	–	–	–	
16008	スタウト	88.4	0.3	0	0.3	–	–	–	–	–	
16009	**発泡酒**	92.0	0	0	0	–	–	–	–	–	
	ぶどう酒										
16012	ロゼ	87.4	0	0	0	–	–	–	–	–	
16013	**紹興酒**	78.8	Tr	0	Tr	–	–	–	–	–	
	(混成酒類)										
	缶チューハイ										
16059	レモン風味	91.4	Tr	Tr	0.1	–	–	–	–	–	
〈茶類〉											
	(緑茶類)										
	玉露										
16033	茶	3.1	5.0	38.9	43.9	–	–	–	–	–	
	抹茶										
16035	茶	5.0	6.6	31.9	38.5	–	–	–	–	–	
	せん茶										
16036	茶	2.8	3.0	43.5	46.5	–	–	–	–	–	
	玄米茶										
16041	浸出液	99.9	0	0	0	–	–	–	–	–	
	(発酵茶類)										
	紅茶										
16043	茶	6.2	4.4	33.7	38.1	–	–	–	–	–	

食品番号	食品名	水分	食物繊維							備考
			プロスキー変法			AOAC.2011.25法				
			水溶性	不溶性	総量	低分子量水溶性	高分子量水溶性	不溶性	難消化性でん粉	総量
			(.... g ....)							

〈コーヒー・ココア類〉

	ココア										
16048	ピュアココア	4.0	5.6	18.3	23.9	–	–	–	–	–	
16049	ミルクココア	1.6	1.3	4.2	5.5	–	–	–	–	–	

〈その他〉

	青汁										
16056	ケール	2.3	12.8	15.2	28.0						
16050	**甘酒**	79.7	0.1	0.3	0.4	–	–	–	–	–	
16051	**昆布茶**	1.4	2.0	0.8	2.8						
16057	**スポーツドリンク**	94.7	Tr	0	Tr						

調味料及び香辛料類

〈調味料類〉

	(ウスターソース類)										
17001	**ウスターソース**	61.3	0.3	0.2	0.5						
17002	**中濃ソース**	60.9	0.5	0.5	1.0						
17003	**濃厚ソース**	60.7	0.5	0.5	1.0						
17085	**お好み焼きソース**	58.1	0.4	0.5	0.9						
	(辛味調味料類)										
17004	**トウバンジャン**	69.7	0.6	3.7	4.3						
	(しょうゆ類)										
17139	**うすくちしょうゆ 低塩**	70.9	–	–	–			(Tr)	Tr	(Tr)	不溶性食物繊維：難消化性でん粉量から推計
	(食酢類)										
	果実酢										
17017	ぶどう酢	93.7	0	0	0	–	–	–	–	–	
	(だし類)										
17130	**あごだし**	99.8	Tr	0	Tr	–	–	–	–	–	
	かつおだし										
17019	荒節	99.4	0	0	0						
17131	本枯れ節	99.4	0	0	0						
	昆布だし										
17132	煮出し	98.1	0.1	0	0.1	–	–	–	–	–	
17148	かつお・昆布だし 本枯れ節・昆布だし	99.2	Tr	–	Tr						
17027	**固形ブイヨン**	0.8	0.3	0	0.3						
17028	**顆粒和風だし**	1.6	0	0	0						
	ラーメンスープ										
17143	濃縮 みそ味 ストレートみそ味	48.4	(0.2)	(1.3)	(1.6)	–	–	–	–	–	原材料配合割合から推計
	(調味ソース類)										
17095	**エビチリの素**	85.8	(0.2)	(0.5)	(0.6)						原材料配合割合から推計
17031	**オイスターソース**	61.6	0.2	0	0.2	–	–	–	–	–	

食品番号	食品名	水分	食物繊維 プロスキー変法 水溶性	不溶性	総量	AOAC.2011.25法 低分子量水溶性	高分子量水溶性	不溶性	難消化性でん粉	総量	備考
	魚醤油										
17133	いかなごしょうゆ	63.0	Tr	0	Tr	–	–	–	–	–	
17134	いしる（いしり）	61.2	0.3	Tr	0.3	–	–	–	–	–	
17135	しょっつる	69.4	0.1	Tr	0.1	–	–	–	–	–	
17097	**ごま酢**	53.2	(0.4)	(1.5)	(1.9)	–	–	–	–	–	原材料配合割合から推計
17098	**ごまだれ**	40.7	(0.5)	(2.5)	(3.0)	–	–	–	–	–	原材料配合割合から推計
17104	**中華風合わせ酢**	60.5	(0)	(Tr)	(Tr)	–	–	–	–	–	原材料配合割合から推計
17106	**テンメンジャン**	37.5	1.2	1.9	3.1	–	–	–	–	–	
17109	**ホワイトソース**	81.7	0.2	0.2	0.4	–	–	–	–	–	
17110	**ぽん酢しょうゆ**	82.1	(0.2)	(0.1)	(0.2)	–	–	–	–	–	原材料配合割合から推計
17137	**ぽん酢しょうゆ 市販品**	77.0	(0.2)	(0.1)	(0.3)	–	–	–	–	–	原材料配合割合から推計
17144	**焼きそば粉末ソース**	0.1	–	–	–	1.1	1.5	0.6	0.1	3.3	
17113	**焼き肉のたれ**	52.4	(0.1)	(0.3)	(0.4)	–	–	–	–	–	原材料配合割合から推計
17115	**ゆずこしょう**	64.5	2.3	3.9	6.2	–	–	–	–	–	
	（トマト加工品類）										
17034	**トマトピューレー**	86.9	1.0	0.8	1.8	–	–	–	–	–	
17035	**トマトペースト**	71.3	2.4	2.3	4.7	–	–	–	–	–	
17036	**トマトケチャップ**	66.0	0.6	1.2	1.7	–	–	–	–	–	
17037	**トマトソース**	87.1	0.3	0.8	1.1	–	–	–	–	–	
17038	**チリソース**	67.3	0.8	1.1	1.9	–	–	–	–	–	
	（ドレッシング類）										
	半固形状ドレッシング										
17118	マヨネーズタイプ調味料 低カロリータイプ	60.9	0.7	Tr	0.8	–	–	–	–	–	
	分離液状ドレッシング										
17116	和風ドレッシング 分離液状	69.4	(Tr)	(0.2)	(0.2)	–	–	–	–	–	原材料配合割合から推計
17039	和風ドレッシングタイプ調味料 ノンオイルタイプ	71.8	0.2	0	0.2	–	–	–	–	–	
	乳化液状ドレッシング										
17117	ごまドレッシング	38.1	(0.2)	(0.7)	(0.8)	–	–	–	–	–	原材料配合割合から推計
17041	サウザンアイランドドレッシング	44.1	(0.1)	(0.3)	(0.4)	–	–	–	–	–	原材料配合割合から推計
	（みそ類）										
	米みそ										
17044	甘みそ	42.6	0.3	5.3	5.6	–	–	–	–	–	
17045	淡色辛みそ	45.4	0.6	4.3	4.9	–	–	–	–	–	
17046	赤色辛みそ	45.7	0.6	3.5	4.1	–	–	–	–	–	
17120	だし入りみそ	49.9	0.5	3.6	4.1	–	–	–	–	–	
17145	だし入りみそ 減塩	52.5	–	–	–	1.0	0.9	3.0	0.1	4.9	
17047	麦みそ	44.0	0.7	5.6	6.3	–	–	–	–	–	
17048	豆みそ	44.9	2.2	4.3	6.5	–	–	–	–	–	
17119	減塩みそ	46.0	0.9	3.5	4.3	–	–	–	–	–	
	即席みそ										
17049	粉末タイプ	2.4	1.1	5.5	6.6	–	–	–	–	–	
17050	ペーストタイプ	61.5	0.5	2.2	2.8	–	–	–	–	–	
17121	**辛子酢みそ**	43.6	(0.1)	(2.5)	(2.7)	–	–	–	–	–	原材料配合割合から推計

炭水化物成分表 別表1 調味料及び香辛料類

食品番号	食品名	水分	食物繊維 プロスキー変法 水溶性	不溶性	総量	AOAC.2011.25法 低分子量水溶性	高分子量水溶性	不溶性	難消化性でん粉	総量	備考
			(				g			)	
17122	ごまみそ	42.7	(0.6)	(4.9)	(5.5)	–	–	–	–	–	原材料配合割合から推計
17123	酢みそ	44.2	(0.2)	(2.7)	(2.8)	–	–	–	–	–	原材料配合割合から推計
17124	練りみそ	29.9	(0.2)	(3.0)	(3.2)	–	–	–	–	–	原材料配合割合から推計
	（ルウ類）										
17051	カレールウ	3.0	1.2	2.5	3.7	1.2	1.7	3.4	–	6.4	
17052	ハヤシルウ	2.2	1.4	1.1	2.5	–	–	–	–	–	
	（その他）										
	お茶漬けの素										
17125	さけ	2.9	(0.3)	(1.0)	(3.5)	–	–	–	–	–	原材料配合割合から推計
17136	キムチの素	58.2	1.0	2.7	3.6	–	–	–	–	–	
17053	酒かす	51.1	0	5.2	5.2	–	–	–	–	–	
17126	即席すまし汁	2.8	(0.2)	(0.9)	(3.3)	–	–	–	–	–	原材料配合割合から推計
	ふりかけ										
17127	たまご	2.5	(0.7)	(2.5)	(5.1)	–	–	–	–	–	原材料配合割合から推計
17138	料理酒	82.4	0	0	0	–	–	–	–	–	
	〈香辛料類〉										
17061	カレー粉	5.7	6.5	30.4	36.9	–	–	–	–	–	
	〈その他〉										
	酵母										
17082	パン酵母　圧搾	68.1	0.8	9.5	10.3	–	–	–	–	–	
17083	パン酵母　乾燥	8.7	2.5	30.1	32.6	–	–	–	–	–	
	調理済み流通食品類										
	（和風料理）										
	和え物類										
18024	青菜の白和え	79.7	(0.4)	(2.0)	(2.4)	–	–	–	–	–	原材料配合割合から推計
18025	いんげんのごま和え	81.4	(0.6)	(2.2)	(2.8)	–	–	–	–	–	原材料配合割合から推計
18026	わかめとねぎの酢みそ和え	76.3	(0.5)	(1.6)	(2.5)	–	–	–	–	–	原材料配合割合から推計
	汁物類										
18028	とん汁	94.4	(0.2)	(0.4)	(0.5)	–	–	–	–	–	原材料配合割合から推計
	酢の物類										
18027	紅白なます	90.3	(0.3)	(0.6)	(0.9)	–	–	–	–	–	原材料配合割合から推計
	煮物類										
18029	卯の花いり	79.1	(0.3)	(4.8)	(5.1)	–	–	–	–	–	原材料配合割合から推計
18030	親子丼の具	79.4	(0.1)	(0.2)	(0.4)	–	–	–	–	–	原材料配合割合から推計
18031	牛飯の具	78.8	(0.2)	(0.7)	(1.0)	–	–	–	–	–	原材料配合割合から推計
18032	切り干し大根の煮物	88.2	(0.3)	(1.6)	(2.0)	–	–	–	–	–	原材料配合割合から推計
18033	きんぴらごぼう	81.6	(1.3)	(1.9)	(3.2)	–	–	–	–	–	原材料配合割合から推計
18034	ぜんまいのいため煮	82.3	(0.3)	(1.9)	(2.2)	–	–	–	–	–	原材料配合割合から推計
18035	筑前煮	80.4	(0.5)	(1.3)	(1.8)	–	–	–	–	–	原材料配合割合から推計
18036	肉じゃが	79.6	(0.4)	(0.9)	(1.3)	–	–	–	–	–	原材料配合割合から推計
18037	ひじきのいため煮	80.8	(0.1)	(0.4)	(3.4)	–	–	–	–	–	原材料配合割合から推計

食品番号	食品名	水分	食物繊維 プロスキー変法 水溶性	不溶性	総量	食物繊維 AOAC.2011.25法 低分子量水溶性	高分子量水溶性	不溶性	難消化性でん粉	総量	備考
			(.. g ....)								
	その他										
18038	アジの南蛮漬け	78.0	(0.2)	(0.8)	(0.9)	–	–	–	–	–	原材料配合割合から推計
18023	松前漬け　しょうゆ漬	51.2	–	–	1.6	–	–	–	–	–	
	(洋風料理)										
	カレー類										
18040	チキンカレー	75.2	(0.4)	(0.8)	(1.2)	–	–	–	–	–	原材料配合割合から推計
18001	ビーフカレー	78.5	(0.3)	(0.6)	(0.9)	–	–	–	–	–	原材料配合割合から推計
18041	ポークカレー	79.2	(0.3)	(0.6)	(0.9)	–	–	–	–	–	原材料配合割合から推計
	コロッケ類										
18043	カニクリームコロッケ	54.6	(0.4)	(0.6)	(1.0)	–	–	–	–	–	原材料配合割合から推計
18044	コーンクリームコロッケ	54.1	(0.4)	(1.0)	(1.4)	–	–	–	–	–	原材料配合割合から推計
18018	ポテトコロッケ	55.5	(0.7)	(1.3)	(2.0)	–	–	–	–	–	原材料配合割合から推計
	シチュー類										
18045	チキンシチュー	76.7	(0.3)	(0.8)	(1.2)	–	–	–	–	–	原材料配合割合から推計
18011	ビーフシチュー	74.9	(0.2)	(0.5)	(0.7)	–	–	–	–	–	原材料配合割合から推計
	素揚げ類										
18015	ミートボール	62.1	(0.5)	(0.9)	(1.3)	–	–	–	–	–	原材料配合割合から推計
	スープ類										
18042	かぼちゃのクリームスープ	83.3	(0.3)	(1.0)	(1.3)	–	–	–	–	–	原材料配合割合から推計
18005	コーンクリームスープ	86.0	(0.1)	(0.4)	(0.6)	–	–	–	–	–	原材料配合割合から推計
	ハンバーグステーキ類										
18050	合いびきハンバーグ	62.8	(0.4)	(0.7)	(1.1)	–	–	–	–	–	原材料配合割合から推計
18051	チキンハンバーグ	67.0	(0.4)	(0.6)	(1.0)	–	–	–	–	–	原材料配合割合から推計
18052	豆腐ハンバーグ	71.2	(0.4)	(0.9)	(1.3)	–	–	–	–	–	原材料配合割合から推計
	フライ類										
18019	いかフライ	54.9	(0.4)	(0.5)	(0.9)	–	–	–	–	–	原材料配合割合から推計
18020	えびフライ	50.5	(0.4)	(0.6)	(1.0)	–	–	–	–	–	原材料配合割合から推計
18022	メンチカツ	50.3	(0.6)	(1.1)	(1.7)	–	–	–	–	–	原材料配合割合から推計
	その他										
18003	えびグラタン	74.1	(0.2)	(0.6)	(0.9)	–	–	–	–	–	原材料配合割合から推計
18014	えびピラフ	62.9	(0.1)	(0.5)	(0.6)	(0.7)	(Tr)	(0.4)	–	(1.2)	原材料配合割合から推計
	(中国料理)										
	点心類										
18002	ぎょうざ	57.8	(0.5)	(0.9)	(1.5)	–	–	–	–	–	原材料配合割合から推計
18012	しゅうまい	60.2	(0.6)	(1.1)	(1.7)	–	–	–	–	–	原材料配合割合から推計
18046	中華ちまき	59.5	(Tr)	(0.5)	(0.5)	–	–	–	–	–	原材料配合割合から推計
	菜類										
18047	酢豚	83.4	(0.2)	(0.6)	(0.8)	–	–	–	–	–	原材料配合割合から推計
18048	八宝菜	86.0	(0.2)	(0.7)	(0.9)	–	–	–	–	–	原材料配合割合から推計
18049	麻婆豆腐	80.0	(0.1)	(0.4)	(0.5)	(0.3)	(0.2)	(0.3)	–	(0.7)	原材料配合割合から推計
	(韓国料理)										
	和え物類										
18039	もやしのナムル	84.4	(0.5)	(2.1)	(2.7)	–	–	–	–	–	原材料配合割合から推計

食品番号	食品名	水分	ギ酸	酢酸	グリコール酸	乳酸	グルコン酸	シュウ酸	マロン酸	コハク酸	フマル酸	リンゴ酸	酒石酸	α-ケトグルタル酸	クエン酸	サリチル酸	p-クマル酸	コーヒー酸	フェルラ酸	クロロゲン酸	キナ酸	オロト酸	ピログルタミン酸	プロピオン酸	計	備考
			(··· g ···)													(········ mg ········)					(··········· g ···········)					
穀類																										
	こむぎ																									
	[小麦粉]																									
01024	プレミックス粉 ホットケーキ用	11.1	–	–	–	–	–	–	–	–	–	–	–	–	(Tr)						–			–	(Tr)	原材料配合割合から推計
	[パン類]																									
01028	コッペパン	37.0	–	–	–	–	–	–	–	–	–	–	–	–	(Tr)						–			–	(Tr)	原材料配合割合から推計
01030	乾パン	5.5	–	–	–	–	–	–	–	–	–	–	–	–	(Tr)						–			–	(Tr)	原材料配合割合から推計
いも及びでん粉類																										
〈いも類〉																										
	アメリカほどいも																									
02068	塊根 生	56.5	–	–	0	–		0.1	–	0	–	0	–	–	0.3						–			–	0.4	
02069	塊根 ゆで	57.1	–	–	–	–		0.1	–	–	–	–	–	–	0.3						–			–	0.4	
	きくいも																									
02001	塊茎 生	81.7	–	–	–	–	–	–	–	–	–	(0.5)	–	–	(0.1)						–			–	(0.5)	豪州成分表から推計
02041	塊茎 水煮	85.4	–	–	–	–	–	–	–	–	–	(0.3)	–	–	(0.1)						–			–	(0.4)	豪州成分表から推計
	(さつまいも類)																									
	さつまいも																									
02045	塊根 皮つき 生	64.6	–	–	–	–	–	0.1	–	0	–	0.2	–	–	Tr						0.1			–	0.4	
02046	塊根 皮つき 蒸し	64.2	–	–	–	–	–	0.1	–	0	–	0.2	–	–	Tr						0.1			–	0.5	
02047	塊根 皮つき 天ぷら	52.4	–	–	–	–	–	0.1	–	0	–	0.2	–	–	Tr						0.1			–	0.5	
02006	塊根 皮なし 生	65.6	–	–	–	–	–	0.1	–	0	–	0.2	–	–	Tr						0.1			–	0.4	
02008	塊根 皮なし 焼き	58.1	–	–	–	–	–	0.1	–	–	–	0.3	–	–	–						0.2			–	0.5	
02009	蒸し切干	22.2	–	–	–	–	–	0.1	–	–	–	0.5	–	–	0.1						0.3			–	1.0	
	むらさきいも																									
02048	塊根 皮なし 生	66.0	–	–	–	–	–	0.1	–	0	–	0.2	–	–	0.1						0.2			–	0.5	
02049	塊根 皮なし 蒸し	66.2	–	–	–	–	–	0.1	–	0	–	0.2	–	–	0.1						0.2			–	0.5	
	(さといも類)																									
	さといも																									
02010	球茎 生	84.1						0.1				0.5			Tr										0.6	
02012	球茎 冷凍	80.9						0.1		0		0.4			0.2										0.6	
	セレベス																									
02050	球茎 生	76.4						0.1				0.3			0.4										0.8	
02051	球茎 水煮	77.5			0			0.1				0.2			0.3										0.6	
	たけのこいも																									
02052	球茎 生	73.4			0			0.1				0.3			0.2										0.6	
02053	球茎 水煮	75.4			0			0.1				0.2			0.2										0.5	
	みずいも																									
02013	球茎 生	70.5						0.1		0		0.2			0.1										0.5	
02014	球茎 水煮	72.0						0.1				0.2			0.2										0.4	
	じゃがいも																									
02063	塊茎 皮つき 生	81.1	–	–	–	–	–	Tr	–	0	–	0.1	–	–	0.3						0			–	0.5	

炭水化物成分表　別表2　穀類・いも及びでん粉類

食品番号	食品名	水分	ギ酸	酢酸	グリコール酸	乳酸	グルコン酸	シュウ酸	マロン酸	コハク酸	フマル酸	リンゴ酸	酒石酸	α-ケトグルタル酸	クエン酸	サリチル酸	p-クマル酸	コーヒー酸	フェルラ酸	クロロゲン酸	キナ酸	オロト酸	ピログルタミン酸	プロピオン酸	計	備考
			(………………………………………………………… g …………………………………………………………)													(……… mg ………)					(……… g ………)					
02064	塊茎 皮つき 電子レンジ調理	77.6	–	–	–	–	–	Tr	–	0	–	0.1	–	–	0.4	–	–	–	–	–	0	–	–	–	0.5	
02065	塊茎 皮つき フライドポテト（生を揚げたもの）	65.2	–	–	–	–	–	Tr	–	0	–	0.2	–	–	0.4	–	–	–	–	–	Tr	–	–	–	0.7	
02017	塊茎 皮なし 生	79.8	–	–	–	–	0	Tr	–	0	0	0.1	–	–	0.3	–	–	–	–	–	0	–	–	–	0.5	
02019	塊茎 皮なし 水煮	80.6	–	–	–	–	–	Tr	–	0	–	0.1	–	–	0.3	–	–	–	–	–	0	–	–	–	0.4	
02018	塊茎 皮なし 蒸し	78.8	–	–	–	–	0	Tr	–	0	–	0.1	–	–	0.3	–	–	–	–	–	0	–	–	–	0.5	
02066	塊茎 皮なし 電子レンジ調理	78.0	–	–	–	–	–	Tr	–	0	–	0.1	–	–	0.4	–	–	–	–	–	0	–	–	–	0.5	
02067	塊茎 皮なし フライドポテト（生を揚げたもの）	64.2	–	–	–	–	–	Tr	–	0	–	0.2	–	–	0.4	–	–	–	–	–	0	–	–	–	0.6	
02021	乾燥マッシュポテト	7.5	–	–	–	–	0	0.1	–	0	0	0.3	–	–	1.1	–	–	–	–	–	Tr	–	–	–	1.5	
	（やまのいも類）																									
	ながいも																									
02022	いちょういも 塊根 生	71.1	–	–	–	–	–	Tr	–	0	–	0.1	–	–	0.5	–	–	–	–	–	–	–	–	–	0.7	
	じねんじょ																									
02026	塊根 生	68.8	–	–	–	–	–	Tr	–	0	–	0.1	–	–	0.3	–	–	–	–	–	–	–	–	–	0.4	
	だいじょ																									
02027	塊根 生	71.2	–	–	–	–	–	0	–	0	–	0.2	–	–	0.3	–	–	–	–	–	–	–	–	–	0.5	

〈でん粉・でん粉製品〉

食品番号	食品名	水分	ギ酸	酢酸	グリコール酸	乳酸	グルコン酸	シュウ酸	マロン酸	コハク酸	フマル酸	リンゴ酸	酒石酸	α-ケトグルタル酸	クエン酸	サリチル酸	p-クマル酸	コーヒー酸	フェルラ酸	クロロゲン酸	キナ酸	オロト酸	ピログルタミン酸	プロピオン酸	計	備考
	（でん粉類）																									
02070	おおうばゆりでん粉	16.2	–	–	0	–	–	0	–	–	–	0	–	–	0	–	–	–	–	–	–	–	–	–	0	

砂糖及び甘味類

食品番号	食品名	水分	ギ酸	酢酸	グリコール酸	乳酸	グルコン酸	シュウ酸	マロン酸	コハク酸	フマル酸	リンゴ酸	酒石酸	α-ケトグルタル酸	クエン酸	サリチル酸	p-クマル酸	コーヒー酸	フェルラ酸	クロロゲン酸	キナ酸	オロト酸	ピログルタミン酸	プロピオン酸	計	備考
	（でん粉糖類）																									
03031	還元麦芽糖	0	–	–	0	–	–	0	–	–	–	0	–	–	0	–	–	–	–	–	–	–	–	–	0	
03032	還元水あめ	30.1	–	–	0	–	–	0	–	–	–	0	–	–	0	–	–	–	–	–	–	–	–	–	0	
	（その他）																									
03022	はちみつ	17.6	–	–	–	–	0.3	–	–	–	–	Tr	0	–	–	–	–	–	–	–	–	–	–	–	0.3	

豆類

食品番号	食品名	水分	ギ酸	酢酸	グリコール酸	乳酸	グルコン酸	シュウ酸	マロン酸	コハク酸	フマル酸	リンゴ酸	酒石酸	α-ケトグルタル酸	クエン酸	サリチル酸	p-クマル酸	コーヒー酸	フェルラ酸	クロロゲン酸	キナ酸	オロト酸	ピログルタミン酸	プロピオン酸	計	備考
	あずき																									
04001	全粒 乾	14.2	–	–	–	–	–	Tr	–	–	–	0.1	–	–	1.1	–	–	–	–	–	–	–	–	–	1.2	
04002	全粒 ゆで	63.9	–	–	–	–	–	0	–	–	–	Tr	–	–	0.3	–	–	–	–	–	–	–	–	–	0.3	
	だいず																									
	［全粒・全粒製品］																									
04104	全粒 青大豆 国産 乾	12.5	–	–	0	–	–	Tr	–	–	–	0.1	–	–	1.5	–	–	–	–	–	–	–	–	–	1.6	
04105	全粒 青大豆 国産 ゆで	65.5	–	–	–	–	–	Tr	–	–	–	Tr	–	–	0.3	–	–	–	–	–	–	–	–	–	0.3	
04023	全粒 黄大豆 国産 乾	12.4	–	–	–	–	–	0.1	–	–	–	0.1	–	–	1.5	–	–	–	–	–	–	–	–	–	1.7	
04024	全粒 黄大豆 国産 ゆで	65.4	–	–	–	–	–	Tr	–	–	–	Tr	–	–	0.3	–	–	–	–	–	–	–	–	–	0.3	
04077	全粒 黒大豆 国産 乾	12.7	–	–	0	–	–	0.1	–	–	–	0.1	–	–	1.5	–	–	–	–	–	–	–	–	–	1.6	
04106	全粒 黒大豆 国産 ゆで	65.1	–	–	–	–	–	Tr	–	–	–	Tr	–	–	0.3	–	–	–	–	–	–	–	–	–	0.3	
04080	いり大豆 青大豆	2.7	–	–	0	–	–	0.1	–	0	–	0.1	–	–	1.7	–	–	–	–	–	–	–	–	–	1.8	
04078	いり大豆 黄大豆	2.5	–	–	0	–	–	0.1	–	0	–	0.1	–	–	1.6	–	–	–	–	–	–	–	–	–	1.8	
04079	いり大豆 黒大豆	2.4	–	–	0	–	–	0.1	–	0	–	0.1	–	–	1.6	–	–	–	–	–	–	–	–	–	1.6	
04082	きな粉 青大豆 全粒大豆	5.9	–	–	0	–	–	0.1	–	0	–	0.1	–	–	1.6	–	–	–	–	–	–	–	–	–	1.8	
04096	きな粉 青大豆 脱皮大豆	5.2	–	–	–	–	–	0.1	–	0	–	0.2	–	–	1.6	–	–	–	–	–	–	–	–	–	1.9	別名：青大豆きな粉、うぐいす色きな粉、あるいはうぐいすきな粉

炭水化物成分表　別表2

いも及びでん粉類・砂糖及び甘味類・豆類

可食部100g当たり

有機酸成分表（単位：可食部100g当たり）／水分・有機酸（ギ酸・酢酸・グリコール酸・乳酸・グルコン酸・シュウ酸・マロン酸・コハク酸・フマル酸・リンゴ酸・酒石酸・α-ケトグルタル酸・クエン酸・サリチル酸〔g〕／p-クマル酸・コーヒー酸・フェルラ酸・クロロゲン酸・キナ酸・オロト酸〔mg〕／ピログルタミン酸・プロピオン酸・計〔g〕）

食品番号	食品名	水分	ギ酸	酢酸	グリコール酸	乳酸	グルコン酸	シュウ酸	マロン酸	コハク酸	フマル酸	リンゴ酸	酒石酸	α-ケトグルタル酸	クエン酸	サリチル酸	p-クマル酸	コーヒー酸	フェルラ酸	クロロゲン酸	キナ酸	オロト酸	ピログルタミン酸	プロピオン酸	計	備考
	[豆腐・油揚げ類]																									
04032	木綿豆腐	85.9	–	–	–	–	0	0	–	–	–	0	–	–	0.2	–	–	–	–	–	–	–	–	–	0.2	
04097	木綿豆腐 （凝固剤：塩化マグネシウム）	85.9	–	–	–	–	(0)	(0)	–	–	–	(0)	–	–	(0.2)	–	–	–	–	–	–	–	–	–	(0.2)	04032木綿豆腐（凝固剤の種類を問わないもの）から推計
04098	木綿豆腐 （凝固剤：硫酸カルシウム）	85.9	–	–	–	–	(0)	(0)	–	–	–	(0)	–	–	(0.2)	–	–	–	–	–	–	–	–	–	(0.2)	04032木綿豆腐（凝固剤の種類を問わないもの）から推計
04033	絹ごし豆腐	88.5	–	–	–	–	Tr	0	–	–	–	0	–	–	0.2	–	–	–	–	–	–	–	–	–	0.2	
04099	絹ごし豆腐 （凝固剤：塩化マグネシウム）	88.5	–	–	–	–	(Tr)	(0)	–	–	–	(0)	–	–	(0.2)	–	–	–	–	–	–	–	–	–	(0.2)	04033絹ごし豆腐（凝固剤の種類を問わないもの）から推計
04100	絹ごし豆腐 （凝固剤：硫酸カルシウム）	88.5	–	–	–	–	(Tr)	(0)	–	–	–	(0)	–	–	(0.2)	–	–	–	–	–	–	–	–	–	(0.2)	04033絹ごし豆腐（凝固剤の種類を問わないもの）から推計
04095	油揚げ 甘煮	54.9	–	–	–	–	–	0	–	–	–	0	–	–	0.1	–	–	–	–	–	–	–	–	–	0.1	
	種実類																									
	チアシード																									
05046	乾	6.5	–	–	–	–	–	0.7	–	–	–	Tr	–	–	0.1	–	–	–	–	–	–	–	–	–	0.8	
	（ひし類）																									
	とうびし																									
05047	生	64.3	–	–	–	–	0	–	–	–	–	0.2	–	–	0.1	–	–	–	–	–	–	–	–	–	0.4	
05048	ゆで	65.5	–	–	–	–	–	–	–	–	–	0.2	–	–	0.2	–	–	–	–	–	–	–	–	–	0.4	
	らっかせい																									
05034	大粒種 乾	6.0	–	–	–	–	–	0.1	–	–	–	–	–	–	0.1	–	–	–	–	–	–	–	–	–	0.3	
05035	大粒種 いり	1.7	–	–	–	–	–	0.1	–	–	–	–	–	–	0.1	–	–	–	–	–	–	–	–	–	0.4	
05036	バターピーナッツ	2.4	–	–	–	–	–	0.1	–	–	–	–	–	–	0.1	–	–	–	–	–	–	–	–	–	0.3	
05037	ピーナッツバター	1.2	–	–	–	–	–	0.1	–	–	–	–	–	–	Tr	–	–	–	–	–	–	–	–	–	0.3	
	野菜類																									
	アスパラガス																									
06007	若茎 生	92.6	–	–	–	–	–	0	–	0	–	0.2	–	–	0.1	–	–	–	–	–	0	–	–	–	0.2	
	いんげんまめ																									
06010	さやいんげん 若ざや 生	92.2	–	–	–	–	–	Tr	–	0	0	0.2	–	–	0.1	–	–	–	–	–	0	–	–	–	0.3	
06011	さやいんげん 若ざや ゆで	91.7	–	–	–	–	–	(Tr)	–	(0)	(0)	(0.2)	–	–	–	–	–	–	–	–	–	–	–	–	(0.3)	06010さやいんげん生から推計
	（えんどう類）																									
	グリンピース																									
06023	生	76.5	–	–	0	–	–	0	–	Tr	0	0.1	–	Tr	0.1	–	–	–	–	–	–	–	–	–	0.2	
06024	ゆで	72.2	–	–	–	–	–	–	–	(Tr)	(0)	(0.1)	–	(Tr)	(0.1)	–	–	–	–	–	–	–	–	–	(0.2)	06023グリンピース生から推計
06025	冷凍	75.7	–	–	–	–	–	–	–	Tr	–	0.1	–	–	0	–	–	–	–	–	–	–	–	–	0.2	
06374	冷凍 ゆで	74.6	–	–	–	–	–	–	–	0	–	Tr	–	–	0	–	–	–	–	–	–	–	–	–	0.2	
06375	冷凍 油いため	70.1	–	–	–	–	–	–	–	Tr	–	0.1	–	–	0	–	–	–	–	–	–	–	–	–	0.2	
06026	水煮缶詰	74.9	–	–	–	–	–	–	–	(Tr)	–	(0.1)	–	–	–	–	–	–	–	–	–	–	–	–	(0.2)	06025グリンピース冷凍から推計
	オクラ																									
06032	果実 生	90.2	–	–	–	–	–	0.1	–	–	–	–	–	–	–	–	–	–	–	–	–	–	–	–	0.1	
06033	果実 ゆで	89.4	–	–	–	–	–	(0.1)	–	–	–	–	–	–	–	–	–	–	–	–	–	–	–	–	(0.1)	06032オクラ生から推計
	かぶ																									
06036	根 皮つき 生	93.9	–	–	–	–	–	–	–	–	–	0.1	–	–	–	–	–	–	–	–	0	–	–	–	0.1	
06037	根 皮つき ゆで	93.8	–	–	–	–	–	–	–	–	–	(0.1)	–	–	–	–	–	–	–	–	–	–	–	–	(0.2)	06036かぶ根皮つき生から推計
06038	根 皮なし 生	93.9	–	–	–	–	–	–	–	–	–	–	–	–	–	–	–	–	–	–	–	–	–	–	0	

食品番号	食品名	水分	ギ酸	酢酸	グリコール酸	乳酸	グルコン酸	シュウ酸	マロン酸	コハク酸	フマル酸	リンゴ酸	酒石酸	α-ケトグルタル酸	クエン酸	サリチル酸	p-クマル酸	コーヒー酸	フェルラ酸	クロロゲン酸	キナ酸	オロト酸	ピログルタミン酸	プロピオン酸	計	備考
			(·· g ··)														(······ mg ······)			(········ g ········)						
	(かぼちゃ類)																									
	西洋かぼちゃ																									
06048	果実 生	76.2	–	–	–	–	–	–	–	–	–	0.2	–	–	0.2	–	–	–	–	–	–	–	–	–	0.4	
06049	果実 ゆで	75.7	–	–	–	–	–	–	–	–	–	(0.2)	–	–	(0.2)	–	–	–	–	–	–	–	–	–	(0.4)	06048西洋かぼちゃ生から推計
06332	果実 焼き	68.2	–	–	–	–	–	–	–	–	–	(0.3)	–	–	(0.3)	–	–	–	–	–	–	–	–	–	(0.5)	06048西洋かぼちゃ生から推計
06050	果実 冷凍	78.1	–	–	–	–	–	–	–	–	–	(0.2)	–	–	(0.2)	–	–	–	–	–	–	–	–	–	(0.4)	06048西洋かぼちゃ生から推計
	カリフラワー																									
06054	花序 生	90.8	–	–	–	–	–	0	–	–	–	0.2	–	–	0.1	–	Tr	0	0.1	–	–	–	–	–	0.3	
06055	花序 ゆで	91.5	–	–	–	–	–	–	–	–	–	0.2	–	–	0.1	–	Tr	–	0.1	–	–	–	–	–	0.3	
	(キャベツ類)																									
	キャベツ																									
06061	結球葉 生	92.7	–	–	–	–	–	0	–	0	–	0.1	–	–	0.1	–	–	–	–	–	0	–	–	–	0.1	
06062	結球葉 ゆで	93.9	–	–	–	–	–	–	–	–	–	(0.1)	–	–	(Tr)	–	–	–	–	–	–	–	–	–	(0.1)	06061キャベツ生から推計
06333	結球葉 油いため	85.7	–	–	–	–	–	–	–	–	–	(0.1)	–	–	(0.1)	–	–	–	–	–	–	–	–	–	(0.2)	可食部(100g)から脂質量(g)を差し引いた部分について06062キャベツゆでから再推計
	グリーンボール																									
06063	結球葉 生	93.4	–	–	–	–	–	–	–	–	–	(0.1)	–	–	(Tr)	–	–	–	–	–	–	–	–	–	(0.1)	06061キャベツ生から推計
	きゅうり																									
06065	果実 生	95.4	–	–	–	–	–	0	–	–	–	0.3	–	–	Tr	–	–	–	–	–	–	–	–	–	0.3	
	ししとう																									
06093	果実 生	91.4	–	–	–	–	–	–	–	–	–	0.2	–	–	0.1	–	–	–	–	–	–	–	–	–	0.3	
06094	果実 油いため	88.3	–	–	–	–	–	–	–	–	–	0.2	–	–	0.1	–	–	–	–	–	–	–	–	–	0.3	
	(しょうが類)																									
	しょうが																									
06103	根茎 皮なし 生	91.4	–	–	–	–	–	–	–	–	–	0.1	–	–	0.1	–	–	–	–	–	–	–	–	–	0.1	
06104	漬物 酢漬	89.2	–	0.6	–	–	–	Tr	–	–	–	0.3	–	–	0.3	–	–	–	–	–	–	–	–	–	1.2	
06105	漬物 甘酢漬	86.0	–	0.8	–	Tr	–	0.1	–	–	–	0.1	–	–	Tr	–	–	–	–	–	–	–	–	–	1.0	
	しろうり																									
06108	漬物 奈良漬	44.0	0	Tr	–	Tr	–	–	–	–	–	–	–	–	Tr	–	–	–	–	–	–	–	0.1	–	0.2	
	セロリ																									
06119	葉柄 生	94.7	–	–	–	–	–	Tr	–	–	–	–	–	–	–	–	–	–	–	–	–	–	–	–	Tr	
	(だいこん類)																									
	漬物																									
06138	たくあん漬 塩押しだいこん漬	85.0	0	0.1	–	Tr	–	–	–	–	–	Tr	–	–	Tr	–	–	–	–	–	–	–	Tr	–	0.2	
06141	べったら漬	83.1	–	0.1	–	0.1	–	–	–	–	–	Tr	–	–	Tr	–	–	–	–	–	–	–	Tr	–	0.2	
06142	みそ漬	79.0	Tr	Tr	–	Tr	–	–	–	–	–	–	–	–	0.1	–	–	–	–	–	–	–	Tr	–	0.3	
	たかな																									
06148	たかな漬	87.2	Tr	0.1	–	0.2	–	–	–	–	–	0	–	–	0.1	–	–	–	–	–	–	–	0.1	–	0.5	
	たけのこ																									
06149	若茎 生	90.8	–	–	–	–	–	–	–	–	–	0.1	–	–	Tr	–	–	–	–	–	–	–	–	–	0.1	
06150	若茎 ゆで	89.9	–	–	–	–	–	–	–	–	–	(0.1)	–	–	(Tr)	–	–	–	–	–	–	–	–	–	(0.1)	06149たけのこ生から推計
	(たまねぎ類)																									
	たまねぎ																									
06153	りん茎 生	90.1	–	–	–	–	–	0	–	–	–	0.1	–	–	0.1	–	–	–	–	–	–	–	–	–	0.2	

炭水化物成分表 別表2 野菜類

別表2 可食部100g当たりの有機酸成分表

食品番号	食品名	水分	ギ酸	酢酸	グリコール酸	乳酸	グルコン酸	シュウ酸	マロン酸	コハク酸	フマル酸	リンゴ酸	酒石酸	α-ケトグルタル酸	クエン酸	サリチル酸	p-クマル酸	コーヒー酸	フェルラ酸	クロロゲン酸	キナ酸	オロト酸	ピログルタミン酸	プロピオン酸	計	備考
			(·······························g·······························)													(····mg····)					(·········g·········)					
	赤たまねぎ																									
06156	りん茎　生	89.6	–	–	–	–	–	0	–	–	–	0.2	–	–	0.1	–	–	–	–	–	–	–	–	–	0.3	
	ちぢみゆきな																									
06376	葉　生	88.1	–	–	–	–	–	(0)	–	–	–	–	–	–	–	–	–	–	–	–	–	–	–	–	(0)	文献値から推計
06377	葉　ゆで	89.1	–	–	–	–	–	(0)	–	–	–	–	–	–	–	–	–	–	–	–	–	–	–	–	(0)	文献値から推計
	チンゲンサイ																									
06160	葉　生	96.0	–	–	–	–	–	–	–	–	–	0.1	–	–	Tr	–	–	–	–	–	–	–	–	–	0.1	
06161	葉　ゆで	95.3	–	–	–	–	–	–	–	–	–	(0.1)	–	–	(Tr)	–	–	–	–	–	–	–	–	–	(0.1)	06160チンゲンサイ生から推計
06338	葉　油いため	92.6	–	–	–	–	–	–	–	–	–	(0.1)	–	–	(Tr)	–	–	–	–	–	–	–	–	–	(0.1)	可食部(100g)から脂質量(g)を差し引いた部分について06160チンゲンサイ生から推計
	(とうもろこし類)																									
	スイートコーン																									
06175	未熟種子　生	77.1	–	–	–	–	–	0	–	–	Tr	0.1	–	–	0	–	–	–	–	–	0	–	–	–	0.2	
06176	未熟種子　ゆで	75.4	–	–	–	–	–	(0)	–	–	(Tr)	(0.1)	–	–	(0)	–	–	–	–	–	–	–	–	–	(0.2)	06175スイートコーン生から推計
06339	未熟種子　電子レンジ調理	73.5	–	–	–	–	–	(0)	–	–	(Tr)	(0.1)	–	–	(0)	–	–	–	–	–	–	–	–	–	(0.2)	06175スイートコーン生から推計
06177	未熟種子　穂軸つき　冷凍	75.6	–	–	–	–	–	(0)	–	–	(Tr)	(0.1)	–	–	–	–	–	–	–	–	–	–	–	–	(0.2)	06175スイートコーン生から推計
06178	未熟種子　カーネル　冷凍	75.5	–	–	–	–	–	–	–	–	Tr	0.1	–	–	–	–	–	–	–	–	–	–	–	–	0.1	
06378	未熟種子　カーネル　冷凍　ゆで	76.5	–	–	–	–	–	–	–	–	Tr	0.1	–	–	–	–	–	–	–	–	–	–	–	–	0.1	
06379	未熟種子　カーネル　冷凍　油いため	71.8	–	–	–	–	–	–	–	–	Tr	0.1	–	–	–	–	–	–	–	–	–	–	–	–	0.1	
	(トマト類)																									
	赤色トマト																									
06182	果実　生	94.0	–	0	–	0	–	–	–	–	–	Tr	–	–	0.4	–	–	–	–	–	–	–	–	–	0.4	
	赤色ミニトマト																									
06183	果実　生	91.0	–	0	–	0	–	–	–	–	–	Tr	–	–	0.6	–	–	–	–	–	–	–	–	–	0.6	
06370	ドライトマト	9.5	–	–	–	–	–	–	–	Tr	–	0.5	–	–	3.2	–	–	–	–	–	–	–	–	–	3.6	
	(なす類)																									
	なす																									
06191	果実　生	93.2	–	–	–	–	–	Tr	–	–	–	0.2	–	–	Tr	–	–	0	–	–	0.1	–	–	–	0.4	
06192	果実　ゆで	94.0	–	–	–	–	–	(Tr)	–	–	–	(0.2)	–	–	(0)	–	–	–	–	–	(0.1)	–	–	–	(0.3)	06191なす生から推計
06342	果実　油いため	85.8	–	–	–	–	–	(Tr)	–	–	–	(0.3)	–	–	(Tr)	–	–	–	–	–	(0.2)	–	–	–	(0.5)	可食部(100g)から脂質量(g)を差し引いた部分について06191なす生から推計
	べいなす																									
06193	果実　生	93.0	–	–	–	–	–	(Tr)	–	–	–	(0.2)	–	–	(Tr)	–	–	–	–	–	(0.1)	–	–	–	(0.4)	06191なす生から推計
06194	果実　素揚げ	74.8	–	–	–	–	–	(Tr)	–	–	–	(0.2)	–	–	(Tr)	–	–	–	–	–	(0.2)	–	–	–	(0.5)	可食部(100g)から脂質量(g)を差し引いた部分について06191なす生から推計
	にがうり																									
06205	果実　生	94.4	–	–	–	–	–	–	–	–	–	Tr	–	–	0	–	–	–	–	–	–	–	–	–	Tr	
06206	果実　油いため	90.3	–	–	–	–	–	–	–	–	–	(Tr)	–	–	–	–	–	–	–	–	–	–	–	–	(Tr)	可食部(100g)から脂質量(g)を差し引いた部分について06205にがうり生から推計
	(にんじん類)																									
	にんじん																									
06214	根　皮なし　生	89.7	–	–	–	–	–	0	–	0	Tr	0.2	–	–	Tr	0	0	0	–	–	Tr	–	–	–	0.3	
06215	根　皮なし　ゆで	90.0	–	–	–	–	–	0	–	0	Tr	0.2	–	–	Tr	–	–	–	–	–	Tr	–	–	–	0.3	
06345	根　皮なし　油いため	79.1	–	–	–	–	–	(Tr)	–	(Tr)	(Tr)	(0.3)	–	–	(Tr)	–	–	–	–	–	(0.1)	–	–	–	(0.5)	可食部(100g)から脂質量(g)を差し引いた部分について06214皮なし生から推計
06346	根　皮なし　素揚げ	80.6	–	–	–	–	–	(Tr)	–	(Tr)	(Tr)	(0.4)	–	–	(Tr)	–	–	–	–	–	(0.1)	–	–	–	(0.5)	可食部(100g)から脂質量(g)を差し引いた部分について06214皮なし生から推計
06216	根　冷凍	90.2	–	–	–	–	–	–	–	–	0	0.2	–	–	Tr	–	–	–	–	–	Tr	–	–	–	0.3	可食部(100g)から脂質量(g)を差し引いた部分について06214皮なし生から推計

炭水化物成分表　別表2　野菜類

421

別表2 可食部100g当たりの有機酸成分表

炭水化物成分表・別表2 野菜類・果実類

食品番号	食品名	水分	ギ酸	酢酸	グリコール酸	乳酸	グルコン酸	シュウ酸	マロン酸	コハク酸	フマル酸	リンゴ酸	酒石酸	α-ケトグルタル酸	クエン酸	サリチル酸	p-クマル酸	コーヒー酸	フェルラ酸	クロロゲン酸	キナ酸	オロト酸	ピログルタミン酸	プロピオン酸	計	備考
		(g)	(←————————————————————————— g —————————————————————————→)													(←————————— mg —————————→)						(←———— g ————→)				
06380	根 冷凍 ゆで	91.7	–	–	–	–	–	–	–	0	–	0.1	–	–	Tr	–	–	–	–	–	Tr	–	–	–	0.2	
06381	根 冷凍 油いため	85.2	–	–	–	–	–	–	–	0	–	0.2	–	–	Tr	–	–	–	–	–	Tr	–	–	–	0.3	
06348	グラッセ	83.8	–	–	–	–	–	–	–	–	–	0.2	–	–	Tr	–	–	–	–	–	–	–	–	–	0.2	
	(にんにく類)																									
	にんにく																									
06223	りん茎 生	63.9	–	–	–	–	–	0	–	–	–	–	–	–	–	–	–	–	–	–	–	–	–	–	0	
	はくさい																									
06235	漬物 塩漬	92.1	–	0.2	–	Tr	–	–	–	–	–	0.1	–	–	0.1	–	–	–	–	–	–	–	0	–	0.3	
06236	漬物 キムチ	88.4	0	0.1	–	Tr	–	0	–	–	–	Tr	–	–	0.1	–	–	–	–	–	–	–	Tr	–	0.3	
	(ピーマン類)																									
	青ピーマン																									
06245	果実 生	93.4	–	–	–	–	–	Tr	–	–	–	0.1	–	–	Tr	–	–	–	–	–	–	–	–	–	0.2	
06246	果実 油いため	89.0	–	–	–	–	–	(Tr)	–	–	–	(0.1)	–	–	(0.1)	–	–	–	–	–	–	–	–	–	(0.2)	可食部(100g)から脂質量(g)を差し引いた部分について06245青ピーマン生から推計
	ブロッコリー																									
06263	花序 生	86.2	–	–	–	–	–	Tr	–	–	–	0.1	–	–	0.1	–	–	–	0	3.3	–	–	–	–	0.3	
06395	花序 電子レンジ調理	85.3	–	–	–	–	–	0	–	–	–	0.1	–	–	0.2	–	–	–	–	–	–	–	–	–	0.4	
06354	芽ばえ 生	94.3	–	–	–	–	–	(0)	–	–	–	(Tr)	–	–	(0.1)	–	–	–	–	(1.4)	–	–	–	–	(0.1)	06263ブロッコリー花序生から推計
	ほうれんそう																									
06267	葉 通年平均 生	92.4	0	0	–	0	–	0.7	–	0	0	0.1	–	0	Tr	–	0	–	8.5	–	–	–	–	–	0.9	
06355	葉 夏採り 生	92.4	(0)	(0)	–	(0)	–	(0.7)	–	(0)	(0)	(0.1)	–	(0)	(Tr)	–	(0)	–	(8.5)	–	–	–	–	–	(0.9)	06267ほうれんそう通年平均生から推計
06356	葉 冬採り 生	92.4	(0)	(0)	–	(0)	–	(0.7)	–	(0)	(0)	(0.1)	–	(0)	(Tr)	–	(0)	–	(8.5)	–	–	–	–	–	(0.9)	06267ほうれんそう通年平均生から推計
06269	葉 冷凍	92.2	–	–	–	–	–	0.5	–	–	–	0.1	–	–	Tr	–	–	–	–	–	–	–	–	–	0.5	
06372	葉 冷凍 ゆで	90.6	–	–	–	–	–	0.5	–	–	–	–	–	–	Tr	–	–	–	0	–	–	–	–	–	0.6	
06373	葉 冷凍 油いため	84.6	–	–	–	–	–	0.6	–	–	–	0.1	–	–	Tr	–	–	–	–	–	–	–	–	–	0.7	
	(もやし類)																									
	ブラックマッペもやし																									
06289	生	94.7	–	–	–	–	–	–	–	–	–	Tr	–	–	0	–	–	–	–	–	–	–	–	–	Tr	
06290	ゆで	95.8	–	–	–	–	–	–	–	–	–	(Tr)	–	–	–	–	–	–	–	–	–	–	–	–	(Tr)	06289ブラックマッペもやし生から推計
	りょくとうもやし																									
06291	生	95.4	–	–	–	–	–	–	–	–	–	Tr	–	–	0	–	–	–	–	–	–	–	–	–	Tr	
06292	ゆで	95.9	–	–	–	–	–	–	–	–	–	(Tr)	–	–	–	–	–	–	–	–	–	–	–	–	(Tr)	06291りょくとうもやし生から推計
	(らっきょう類)																									
	らっきょう																									
06306	甘酢漬	67.5	–	0.4	–	0.1	–	–	–	–	–	–	–	–	0.2	–	–	–	–	–	–	–	Tr	–	0.6	
	れんこん																									
06371	甘酢れんこん	80.8	–	0.5	–	–	–	–	–	–	–	–	–	–	–	–	–	–	–	–	–	–	–	–	0.5	
果実類																										
	アサイー																									
07181	冷凍 無糖	87.7	–	–	–	–	–	–	–	–	–	Tr	–	–	0.2	–	–	0	0	8.0	0	–	–	–	0.3	添加物としてクエン酸を含む
	いちご																									
07012	生	90.0	–	–	–	–	–	0	–	–	–	0.1	0	–	0.7	–	0	–	–	–	0	0	–	–	0.8	

422

別表2　可食部100g当たりの有機酸成分表

単位：水分および ギ酸～サリチル酸・キナ酸～プロピオン酸・計 は g／可食部100g、p-クマル酸～クロロゲン酸 は mg／可食部100g

食品番号	食品名	水分	ギ酸	酢酸	グリコール酸	乳酸	グルコン酸	シュウ酸	マロン酸	コハク酸	フマル酸	リンゴ酸	酒石酸	α-ケトグルタル酸	クエン酸	サリチル酸	p-クマル酸	コーヒー酸	フェルラ酸	クロロゲン酸	キナ酸	オロト酸	ピログルタミン酸	プロピオン酸	計	備考
	いちじく																									
07015	生	84.6	–	–	–	–	–	–	–	–	–	0.1	–	–	–	–	–	–	–	–	–	–	–	–	0.1	
	うめ																									
07022	梅干し　塩漬	72.2	–	–	–	–	–	–	–	–	–	0.9	–	–	3.4	–	0	0	1.6	–	–	–	–	–	4.3	
	（かんきつ類）																									
	オレンジ																									
07040	ネーブル　砂じょう　生	86.8	–	–	–	–	–	–	–	–	–	0.1	–	–	0.8	–	Tr	0	8.9	–	–	–	–	–	0.9	
07042	バレンシア　果実飲料　ストレートジュース	87.8	–	–	–	–	–	0	–	0	–	0.1	0	–	0.9	–	–	–	–	–	0	–	–	–	1.1	
	グレープフルーツ																									
07062	白肉種　砂じょう　生	89.0	–	–	–	–	–	–	–	–	–	Tr	–	–	1.1	–	0	–	5.6	–	–	–	–	–	1.1	
07164	紅肉種　砂じょう　生	89.0	–	–	–	–	–	–	–	–	–	(Tr)	–	–	(1.1)	–	(0)	–	(5.6)	–	–	–	–	–	(1.1)	07062白肉種砂じょう生から推計
	レモン																									
07155	全果　生	85.3	–	–	–	–	–	–	–	–	–	0.1	–	–	3.0	–	0	–	6.6	–	–	–	–	–	3.2	
07156	果汁　生	90.5	–	–	–	–	–	0	–	0	–	0.2	–	–	6.5	–	–	–	–	–	–	–	–	–	6.7	
	キウイフルーツ																									
07054	緑肉種　生	84.7	–	–	–	–	–	–	–	–	–	0.2	–	–	1.0	–	–	–	–	–	0.8	–	–	–	2.0	
	（すぐり類）																									
	カシス																									
07182	冷凍	79.4	–	–	–	–	–	–	–	–	–	0.2	–	–	3.3	–	–	–	–	0	–	–	–	–	3.5	
	パインアップル																									
07097	生	85.2	–	–	–	–	–	0	–	0	–	0.2	0	–	0.6	–	–	–	–	–	0	–	–	–	0.9	
07177	焼き	78.2	–	–	–	–	–	0	–	0	–	0.3	0	–	0.7	–	–	–	–	–	0	–	–	–	1.0	
	パッションフルーツ																									
07106	果汁　生	82.0	–	–	–	–	–	–	–	–	–	0.4	–	–	2.5	–	–	–	–	–	–	–	–	–	2.8	
	バナナ																									
07107	生	75.4	–	0	–	–	–	–	–	–	–	0.4	–	–	0.3	–	–	–	–	–	–	–	–	–	0.7	
07108	乾	14.3	–	–	–	–	–	–	–	–	–	(1.5)	–	–	(1.0)	–	–	–	–	–	–	–	–	–	(2.5)	07107バナナ生から推計
	ぶどう																									
07116	皮なし　生	83.5	–	–	–	–	0	0	–	0	–	0.2	0.4	–	Tr	–	–	–	–	0	–	–	–	–	0.6	
07178	皮つき　生	81.7	–	–	–	–	–	0	–	0	–	0.2	0.4	–	Tr	–	–	–	–	0	–	–	–	–	0.7	
07117	干しぶどう	14.5	–	–	–	–	–	–	–	–	–	(0.4)	–	–	–	–	–	–	–	–	(0.8)	–	–	–	(1.2)	豪州成分表から推計
	マンゴー																									
07179	ドライマンゴー	9.3	–	–	–	–	–	0	–	0.1	–	0.2	0	–	2.3	–	–	–	–	–	0.3	–	–	–	3.0	
	（もも類）																									
	もも																									
07136	白肉種　生	88.7	–	–	–	–	–	–	–	–	–	0.3	–	–	0.1	–	–	–	–	2.2	–	–	–	–	0.4	
07184	黄肉種　生	85.4	–	–	–	–	–	–	–	–	–	0.3	–	–	0.1	–	–	–	–	0.6	–	–	–	–	0.4	
	りんご																									
07148	皮なし　生	84.1	–	–	–	–	–	–	–	0	–	0.5	0	–	0	–	–	–	–	–	–	–	–	–	0.5	
07176	皮つき　生	83.1	–	–	–	–	–	0	–	0	–	0.4	–	–	0	–	–	–	–	–	Tr	–	–	–	0.4	
07180	皮つき　焼き	77.2	–	–	–	–	–	0	–	0	–	0.6	0	–	Tr	–	–	–	–	–	Tr	–	–	–	0.6	

別表2 可食部100g当たりの有機酸成分表

可食部100g当たり／有機酸（ギ酸・酢酸・グリコール酸・乳酸・グルコン酸・シュウ酸・マロン酸・コハク酸・フマル酸・リンゴ酸・酒石酸・α-ケトグルタル酸・クエン酸・サリチル酸〔g〕、p-クマル酸・コーヒー酸・フェルラ酸・クロロゲン酸・キナ酸〔mg〕、オロト酸・ピログルタミン酸・プロピオン酸・計〔g〕）

食品番号	食品名	水分	ギ酸	酢酸	グリコール酸	乳酸	グルコン酸	シュウ酸	マロン酸	コハク酸	フマル酸	リンゴ酸	酒石酸	α-ケトグルタル酸	クエン酸	サリチル酸	p-クマル酸	コーヒー酸	フェルラ酸	クロロゲン酸	キナ酸	オロト酸	ピログルタミン酸	プロピオン酸	計	備考
きのこ類																									
	しいたけ																									
08039	生しいたけ 菌床栽培 生	89.6	–	–	–	–	–	–	–	Tr	Tr	0.2	–	–	0	0	–	–	–	–	–	–	–	–	0.2	
08040	生しいたけ 菌床栽培 ゆで	91.5	–	–	–	–	–	–	–	(Tr)	(Tr)	(0.1)	–	–	(0)	–	–	–	–	–	–	–	–	–	(0.2)	08039生しいたけ菌床栽培生から推計
08041	生しいたけ 菌床栽培 油いため	84.7	–	–	–	–	–	–	–	(Tr)	(Tr)	(0.2)	–	–	(0)	–	–	–	–	–	–	–	–	–	(0.3)	可食部(100g)から脂質量(g)を差し引いた部分について08039生しいたけ菌床栽培生から推計
08057	生しいたけ 菌床栽培 天ぷら	64.1	–	–	–	–	–	–	–	0	0.1	0.1	–	–	Tr	0	–	–	–	–	–	–	–	–	0.2	
08042	生しいたけ 原木栽培 生	88.3	–	–	–	–	–	–	–	Tr	Tr	0.2	–	–	0	0	–	–	–	–	–	–	–	–	0.2	
08043	生しいたけ 原木栽培 ゆで	90.8	–	–	–	–	–	–	–	(Tr)	(Tr)	(0.2)	–	–	–	–	–	–	–	–	–	–	–	–	(0.2)	08042生しいたけ原木栽培生から推計
08044	生しいたけ 原木栽培 油いため	81.3	–	–	–	–	–	–	–	(Tr)	(Tr)	(0.2)	–	–	–	–	–	–	–	–	–	–	–	–	(0.3)	可食部(100g)から脂質量(g)を差し引いた部分について08042生しいたけ原木栽培生から推計
08013	乾しいたけ 乾	9.1	–	–	–	–	–	–	–	Tr	0.5	1.0	–	–	0.4	–	–	–	–	–	–	–	–	–	1.9	
08014	乾しいたけ ゆで	86.2	–	–	–	–	–	–	–	(0)	(0.1)	(0.2)	–	–	(0.1)	–	–	–	–	–	–	–	–	–	(0.3)	08013乾しいたけ、乾から推計
08053	乾しいたけ 甘煮	64.7	–	–	–	–	–	–	–	0	0	0	–	–	0	0	–	–	–	–	–	–	–	–	Tr	
	（しめじ類）																									
	ぶなしめじ																									
08016	生	91.1	–	–	–	–	–	–	–	Tr	Tr	0.2	–	–	–	–	–	–	–	–	–	–	–	–	0.3	
08017	ゆで	91.1	–	–	–	–	–	–	–	(Tr)	(Tr)	(0.2)	–	–	–	–	–	–	–	–	–	–	–	–	(0.3)	08016ぶなしめじ生から推計
08046	油いため	85.9	–	–	–	–	–	–	–	(Tr)	(Tr)	(0.2)	–	–	–	–	–	–	–	–	–	–	–	–	(0.3)	油の吸着量を引いて08016ぶなしめじ、生から推計
08055	素揚げ	70.5	–	–	–	–	–	–	–	Tr	0.1	0.3	–	–	–	–	–	–	–	–	–	–	–	–	0.4	
08056	天ぷら	55.5	–	–	–	–	–	–	–	0	0.1	0.1	–	–	–	–	–	–	–	–	–	–	–	–	0.2	
藻類																										
	あまのり																									
09005	味付けのり	3.4	–	0	–	0.1	–	0	–	0	0	0	–	0	0.3	–	–	–	–	–	–	–	–	–	0.4	
	（こんぶ類）																									
	まこんぶ																									
09017	素干し 乾	9.5	–	0	–	0	–	Tr	–	–	–	–	–	–	0.1	–	–	–	–	–	–	–	–	–	0.1	
09056	素干し 水煮	83.9	–	0	–	0	–	0	–	–	–	–	–	–	0	–	–	–	–	–	–	–	–	–	0	
09023	つくだ煮	49.6	–	0.6	–	0.3	–	0.1	–	Tr	0	0	–	0	0.1	–	–	–	–	–	–	–	–	–	1.0	
	ひとえぐさ																									
09033	つくだ煮	56.5	–	Tr	–	0.2	–	0	–	0	0	0	–	0	Tr	–	–	–	–	–	–	–	–	–	0.3	
	わかめ																									
09045	湯通し塩蔵わかめ 塩抜き 生	93.3	–	0	–	0	–	0	–	–	–	–	–	–	0	–	–	–	–	–	–	–	–	–	0	
09057	湯通し塩蔵わかめ 塩抜き ゆで	97.5	–	0	–	0	–	0	–	–	–	–	–	–	0	–	–	–	–	–	–	–	–	–	0	
魚介類																										
〈貝類〉																										
	あわび																									
10427	くろあわび 生	79.5	–	–	–	0.1	–	–	–	Tr	–	–	–	–	–	–	–	–	–	–	–	–	–	–	0.1	
	いがい																									
10289	生	82.9	–	–	–	0	–	–	–	Tr	–	–	–	–	–	–	–	–	–	–	–	–	–	–	Tr	

食品番号	食品名	水分	ギ酸	酢酸	グリコール酸	乳酸	グルコン酸	シュウ酸	マロン酸	コハク酸	フマル酸	リンゴ酸	酒石酸	α-ケトグルタル酸	クエン酸	サリチル酸	p-クマル酸	コーヒー酸	フェルラ酸	クロロゲン酸	キナ酸	オロト酸	ピログルタミン酸	プロピオン酸	計	備考
			(·· g ··)													(······· mg ·······)				(······· g ·······)					
	かき																									
10292	養殖 生	85.0	–	–	–	Tr	–	–	–	Tr	–	–	–	–	–	–	–	–	–	–	–	–	–	–	0.1	
10293	養殖 水煮	78.7	–	–	–	Tr	–	–	–	Tr	–	–	–	–	–	–	–	–	–	–	–	–	–	–	0.1	
10430	養殖 フライ	46.6	–	–	–	Tr	–	–	–	Tr	–	–	–	–	–	–	–	–	–	–	–	–	–	–	0.1	
	(はまぐり類)																									
	ちょうせんはまぐり																									
10310	生	88.1	–	–	–	Tr	–	–	–	0.1	–	–	–	–	–	–	–	–	–	–	–	–	–	–	0.1	

肉類

〈畜肉類〉

食品番号	食品名	水分	ギ酸	酢酸	グリコール酸	乳酸	グルコン酸	シュウ酸	マロン酸	コハク酸	フマル酸	リンゴ酸	酒石酸	α-ケトグルタル酸	クエン酸	サリチル酸	p-クマル酸	コーヒー酸	フェルラ酸	クロロゲン酸	キナ酸	オロト酸	ピログルタミン酸	プロピオン酸	計	備考
	うし																									
	[乳用肥育牛肉]																									
11032	かた 赤肉 生	71.7	–	–	–	0.6	–	–	–	–	–	–	–	–	–	–	–	–	–	–	–	–	–	–	0.6	
	[副生物]																									
11274	横隔膜 生	57.0	–	–	–	0.4	–	–	–	–	–	–	–	–	–	–	–	–	–	–	–	–	–	–	0.4	
11296	横隔膜 ゆで	39.6	–	–	–	0.2	–	–	–	–	–	–	–	–	–	–	–	–	–	–	–	–	–	–	0.2	
11297	横隔膜 焼き	39.4	–	–	–	0.4	–	–	–	–	–	–	–	–	–	–	–	–	–	–	–	–	–	–	0.4	
	[加工品]																									
11104	ローストビーフ	64.0	–	–	–	0.7	–	–	–	–	–	–	–	–	–	–	–	–	–	–	–	–	–	–	0.7	
11105	コンビーフ缶詰	63.4	–	–	–	0.3	–	–	–	–	–	–	–	–	–	–	–	–	–	–	–	–	–	–	0.3	
11106	味付け缶詰	64.3	–	–	–	0.3	–	–	–	–	–	–	–	–	–	–	–	–	–	–	–	–	–	–	0.3	
11107	ビーフジャーキー	24.4	–	–	–	1.6	–	–	–	–	–	–	–	–	–	–	–	–	–	–	–	–	–	–	1.6	
11108	スモークタン	55.9	–	–	–	0.5	–	–	–	–	–	–	–	–	–	–	–	–	–	–	–	–	–	–	0.5	
	しか																									
11275	にほんじか 赤肉 生	71.4	–	–	–	0.5	–	–	–	–	–	–	–	–	–	–	–	–	–	–	–	–	–	–	0.5	
11295	にほんじか ほんしゅうじか・きゅうしゅうじか 赤肉 生	74.4	–	–	–	0.5	–	–	–	–	–	–	–	–	–	–	–	–	–	–	–	–	–	–	0.5	
	ぶた																									
	[ハム類]																									
11174	骨付きハム	62.9	–	–	–	0.4	–	–	–	–	–	–	–	–	–	–	–	–	–	–	–	–	–	–	0.4	
11175	ボンレスハム	72.0	–	–	–	0.5	–	–	–	–	–	–	–	–	–	–	–	–	–	–	–	–	–	–	0.5	
11176	ロースハム ロースハム	61.1	–	–	–	0.5	–	–	–	–	–	–	–	–	–	–	–	–	–	–	–	–	–	–	0.5	
11305	ロースハム フライ	27.8	–	–	–	0.4	–	–	–	–	–	–	–	–	–	–	–	–	–	–	–	–	–	–	0.4	
11177	ショルダーハム	62.7	–	–	–	0.3	–	–	–	–	–	–	–	–	–	–	–	–	–	–	–	–	–	–	0.3	
11181	生ハム 促成	55.0	–	–	–	1.1	–	–	–	–	–	–	–	–	–	–	–	–	–	–	–	–	–	–	1.1	
11182	生ハム 長期熟成	49.5	–	–	–	0.7	–	–	–	–	–	–	–	–	–	–	–	–	–	–	–	–	–	–	0.7	
	[プレスハム類]																									
11178	プレスハム	73.3	–	–	–	0.5	–	–	–	–	–	–	–	–	–	–	–	–	–	–	–	–	–	–	0.5	
11180	チョップドハム	68.0	–	–	–	0.3	–	–	–	–	–	–	–	–	–	–	–	–	–	–	–	–	–	–	0.3	
	[ベーコン類]																									
11183	ばらベーコン	45.0	–	–	–	0.6	–	–	–	–	–	–	–	–	–	–	–	–	–	–	–	–	–	–	0.6	
11184	ロースベーコン	62.5	–	–	–	0.6	–	–	–	–	–	–	–	–	–	–	–	–	–	–	–	–	–	–	0.6	
11185	ショルダーベーコン	65.4	–	–	–	0.7	–	–	–	–	–	–	–	–	–	–	–	–	–	–	–	–	–	–	0.7	

炭水化物成分表 別表2 魚介類・肉類

食品番号	食品名	水分	有機酸																							計	備考
			ギ酸	酢酸	グリコール酸	乳酸	グルコン酸	シュウ酸	マロン酸	コハク酸	フマル酸	リンゴ酸	酒石酸	α-ケトグルタル酸	クエン酸	サリチル酸	p-クマル酸	コーヒー酸	フェルラ酸	クロロゲン酸	キナ酸	オロト酸	ピログルタミン酸	プロピオン酸			
			(... g ....)													(......... mg ....)				(........... g ....)								
	[ソーセージ類]																										
11186	ウインナーソーセージ ウインナーソーセージ	52.3	–	–	–	0.2	–	–	–	–	–	–	–	–	–	–	–	–	–	–	–	–	–	–	0.2	
11306	ウインナーソーセージ ゆで	52.3	–	–	–	0.3	–	–	–	–	–	–	–	–	–	–	–	–	–	–	–	–	–	–	0.3	
11307	ウインナーソーセージ 焼き	50.2	–	–	–	0.3	–	–	–	–	–	–	–	–	–	–	–	–	–	–	–	–	–	–	0.3	
11308	ウインナーソーセージ フライ	45.8	–	–	–	0.3	–	–	–	–	–	–	–	–	–	–	–	–	–	–	–	–	–	–	0.3	
11187	セミドライソーセージ	46.8	–	–	–	0.4	–	–	–	–	–	–	–	–	–	–	–	–	–	–	–	–	–	–	0.4	
11188	ドライソーセージ	23.5	–	–	–	0.8	–	–	–	–	–	–	–	–	–	–	–	–	–	–	–	–	–	–	0.8	
11189	フランクフルトソーセージ	54.0	–	–	–	0.4	–	–	–	–	–	–	–	–	–	–	–	–	–	–	–	–	–	–	0.4	
11190	ボロニアソーセージ	60.9	–	–	–	0.3	–	–	–	–	–	–	–	–	–	–	–	–	–	–	–	–	–	–	0.3	
11191	リオナソーセージ	65.2	–	–	–	0.2	–	–	–	–	–	–	–	–	–	–	–	–	–	–	–	–	–	–	0.2	
11192	レバーソーセージ	47.7	–	–	–	0.2	–	–	–	–	–	–	–	–	–	–	–	–	–	–	–	–	–	–	0.2	
11193	混合ソーセージ	58.2	–	–	–	0.3	–	–	–	–	–	–	–	–	–	–	–	–	–	–	–	–	–	–	0.3	
11194	生ソーセージ	58.6	–	–	–	0.3	–	–	–	–	–	–	–	–	–	–	–	–	–	–	–	–	–	–	0.3	
	[その他]																										
11195	焼き豚	64.3	–	–	–	0.7	–	–	–	–	–	–	–	–	–	–	–	–	–	–	–	–	–	–	0.7	
11196	レバーペースト	45.8	–	–	–	0.1	–	–	–	–	–	–	–	–	–	–	–	–	–	–	–	–	–	–	0.1	
11197	スモークレバー	57.6	–	–	–	0.1	–	–	–	–	–	–	–	–	–	–	–	–	–	–	–	–	–	–	0.1	
	めんよう																										
	[マトン]																										
11245	ロース 皮下脂肪なし 生	72.3	–	–	–	0.6	–	–	–	–	–	–	–	–	–	–	–	–	–	–	–	–	–	–	0.6	
	[ラム]																										
11246	ロース 皮下脂肪なし 生	72.3	–	–	–	0.7	–	–	–	–	–	–	–	–	–	–	–	–	–	–	–	–	–	–	0.7	
	〈鳥肉類〉																										
	にわとり																										
	[若どり・副品目]																										
11227	ささみ 生	75.0	–	–	–	0.7	–	–	–	–	–	–	–	–	–	–	–	–	–	–	–	–	–	–	0.7	
11229	ささみ ゆで	69.2	–	–	–	0.6	–	–	–	–	–	–	–	–	–	–	–	–	–	–	–	–	–	–	0.6	
11228	ささみ 焼き	66.4	–	–	–	0.8	–	–	–	–	–	–	–	–	–	–	–	–	–	–	–	–	–	–	0.8	
11298	ささみ ソテー	57.3	–	–	–	1.0	–	–	–	–	–	–	–	–	–	–	–	–	–	–	–	–	–	–	1.0	
11300	ささみ フライ	52.4	–	–	–	0.7	–	–	–	–	–	–	–	–	–	–	–	–	–	–	–	–	–	–	0.7	
11299	ささみ 天ぷら	59.3	–	–	–	0.7	–	–	–	–	–	–	–	–	–	–	–	–	–	–	–	–	–	–	0.7	
	[その他]																										
11237	焼き鳥缶詰	62.8	–	–	–	0.3	–	–	–	–	–	–	–	–	–	–	–	–	–	–	–	–	–	–	0.3	
11292	チキンナゲット	53.7	–	–	–	0.4	–	–	–	–	–	–	–	–	–	–	–	–	–	–	–	–	–	–	0.4	
	卵類																										
	鶏卵																										
12017	たまご豆腐	85.2	–	(0)	–	(0)	–	–	–	(0)	–	–	–	–	(0)	–	–	–	–	–	–	–	–	–	(0)	原材料配合割合から推計
12018	たまご焼 厚焼きたまご	71.9	–	(0)	–	(0)	–	–	–	(0)	–	–	–	–	(0)	–	–	–	–	–	–	–	–	–	(0)	原材料配合割合から推計
12019	たまご焼 だし巻きたまご	77.5	–	(0)	–	(0)	–	–	–	(0)	–	–	–	–	(0)	–	–	–	–	–	–	–	–	–	(0)	原材料配合割合から推計

炭水化物成分表 別表2 肉類・卵類

食品番号	食品名	水分	ギ酸	酢酸	グリコール酸	乳酸	グルコン酸	シュウ酸	マロン酸	コハク酸	フマル酸	リンゴ酸	酒石酸	α-ケトグルタル酸	クエン酸	サリチル酸	p-クマル酸	コーヒー酸	フェルラ酸	クロロゲン酸	キナ酸	オロト酸	ピログルタミン酸	プロピオン酸	計	備考
			(·· g ··)														(········ mg ········)					(········ g ········)				
乳類																										
〈牛乳及び乳製品〉																										
	(液状乳類)																									
	生乳																									
13001	ジャージー種	85.5	–	–	–	0	–	–	–	–	–	–	–	–	0.2	–	–	–	–	–	–	–	–	–	0.2	
13002	ホルスタイン種	87.7	–	–	–	0	–	–	–	–	–	–	–	–	0.1	–	–	–	–	–	–	–	–	–	0.1	
13003	普通牛乳	87.4	–	–	–	0	–	–	–	–	–	–	–	–	0.2	–	–	–	–	–	–	–	–	–	0.2	
13006	脱脂乳	91.0	–	–	–	0	–	–	–	–	–	–	–	–	0.2	–	–	–	–	–	–	–	–	–	0.2	
	加工乳																									
13004	濃厚	86.3	–	–	–	Tr	–	–	–	–	–	–	–	–	0.2	–	–	–	–	–	–	–	–	–	0.2	
13005	低脂肪	88.8	–	–	–	–	–	–	–	–	–	–	–	–	0.2	–	–	–	–	–	–	–	–	–	0.2	
	乳飲料																									
13007	コーヒー	88.1	0	0	0	0	0	0	0	0	0	0	0	0	0.1	0	0	0	2.3	3.0	Tr	0	–	–	0.1	
	(粉乳類)																									
13009	全粉乳	3.0	–	–	–	–	–	–	–	–	–	–	–	–	(1.2)	–	–	–	–	–	–	–	–	–	(1.2)	13003普通牛乳から推計
13010	脱脂粉乳	3.8	–	–	–	–	–	–	–	–	–	–	–	–	1.8	–	–	–	–	–	–	–	–	–	1.8	
13011	乳児用調製粉乳	2.6	–	–	–	0.1	–	–	–	–	–	–	–	–	0.3	–	–	–	–	–	–	–	–	–	0.4	
	(練乳類)																									
13013	加糖練乳	26.1	–	–	–	0	–	–	–	–	–	–	–	–	0.4	–	–	–	–	–	–	–	–	–	0.4	
	(クリーム類)																									
	クリーム																									
13014	乳脂肪	48.2	–	–	–	0	–	–	–	–	–	–	–	–	0.1	–	–	–	–	–	–	–	–	–	0.1	
13015	乳脂肪・植物性脂肪	49.8	–	–	–	0	–	–	–	–	–	–	–	–	0.1	–	–	–	–	–	–	–	–	–	0.1	
13016	植物性脂肪	55.5	–	–	–	Tr	–	–	–	–	–	–	–	–	0.1	–	–	–	–	–	–	–	–	–	0.1	
13017	ホイップクリーム 乳脂肪	44.3	–	–	–	–	–	–	–	–	–	–	–	–	0.1	–	–	–	–	–	–	–	–	–	0.1	
13018	ホイップクリーム 乳脂肪・植物性脂肪	44.0	–	–	–	–	–	–	–	–	–	–	–	–	0.1	–	–	–	–	–	–	–	–	–	0.1	
13019	ホイップクリーム 植物性脂肪	43.7	–	–	–	Tr	–	–	–	–	–	–	–	–	0.1	–	–	–	–	–	–	–	–	–	0.1	
	コーヒーホワイトナー																									
13020	液状 乳脂肪	70.3	–	–	–	–	–	–	–	–	–	–	–	–	(Tr)	–	–	–	–	–	–	–	–	–	(Tr)	13014クリーム乳脂肪から推計
13021	液状 乳脂肪・植物性脂肪	69.2	–	–	–	(0)	–	–	–	–	–	–	–	–	(0.1)	–	–	–	–	–	–	–	–	–	(0.1)	13015クリーム乳脂肪/植物性脂肪から推計
13022	液状 植物性脂肪	68.4	–	–	–	0	–	–	–	–	–	–	–	–	Tr	–	–	–	–	–	–	–	–	–	Tr	
13024	粉末状 植物性脂肪	2.7	–	–	–	0	–	–	–	–	–	–	–	–	0.7	–	–	–	–	–	–	–	–	–	0.7	
	(発酵乳・乳酸菌飲料)																									
	ヨーグルト																									
13025	全脂無糖	87.7	–	–	–	0.7	–	–	–	–	–	–	–	–	0.2	–	–	–	–	–	–	–	–	–	0.9	
13053	低脂肪無糖	89.2	–	–	–	0.8	–	–	–	–	–	–	–	–	–	–	–	–	–	–	–	Tr	–	–	0.8	
13054	無脂肪無糖	89.1	–	–	–	0.9	–	–	–	–	–	–	–	–	0.2	–	–	–	–	–	–	–	–	–	1.1	
13026	脱脂加糖	82.6	–	–	–	0.7	–	–	–	–	–	–	–	–	0.2	–	–	–	–	–	–	–	–	–	0.9	
13027	ドリンクタイプ 加糖	83.8	–	–	–	0.8	–	–	–	–	–	–	–	–	0.2	–	–	–	–	–	–	–	–	–	1.0	
	乳酸菌飲料																									
13028	乳製品	82.1	–	–	–	0.6	–	–	–	–	–	–	–	–	0.1	–	–	–	–	–	–	–	–	–	0.6	
13029	殺菌乳製品	45.5	–	–	–	1.2	–	–	–	–	–	–	–	–	Tr	–	–	–	–	–	–	–	–	–	1.2	

可食部100g当たり / 有機酸

食品番号	食品名	水分	ギ酸	酢酸	グリコール酸	乳酸	グルコン酸	シュウ酸	マロン酸	コハク酸	フマル酸	リンゴ酸	酒石酸	α-ケトグルタル酸	クエン酸	サリチル酸	p-クマル酸	コーヒー酸	フェルラ酸	クロロゲン酸	キナ酸	オロト酸	ピログルタミン酸	プロピオン酸	計	備考
			(·· g ··)													(········ mg ········)					(········ g ········)					
13030	非乳製品	89.3	–	–	–	0.1	0	0	–	0	–	0	0	–	0.2	–	–	–	–	–	–	–	–	–	0.3	
	(チーズ類)																									
	ナチュラルチーズ																									
13033	カテージ	79.0	–	Tr	–	0.2	–	–	–	–	–	–	–	–	0	–	–	–	–	–	–	–	–	–	0.2	
13034	カマンベール	51.8	–	–	–	0.3	–	–	–	–	–	–	–	–	Tr	–	–	–	–	–	–	–	–	–	0.3	
13035	クリーム	55.5	–	–	–	0.4	–	–	–	–	–	–	–	–	Tr	–	–	–	–	–	–	–	–	–	0.4	
13037	チェダー	35.3	–	–	0	1.1	–	–	–	–	–	–	–	–	0.2	–	–	–	–	–	–	–	–	–	1.3	
13055	マスカルポーネ	62.4	–	–	–	Tr	–	–	–	–	–	–	–	–	0.2	–	–	–	–	–	–	–	–	–	0.2	
13057	やぎ	52.9	–	–	–	0.4	–	–	–	–	–	–	–	–	0.1	–	–	–	–	–	–	–	–	–	0.5	
13040	**プロセスチーズ**	45.0	–	–	–	1.1	–	–	–	–	–	–	–	–	0.3	–	–	–	–	–	–	–	–	–	1.3	
	(アイスクリーム類)																									
	アイスクリーム																									
13042	高脂肪	61.3	–	–	–	0	–	–	–	–	–	–	–	–	0.2	–	–	–	–	–	–	–	–	–	0.2	
13043	普通脂肪	63.9	–	–	–	0	–	–	–	–	–	–	–	–	0.1	–	–	–	–	–	–	–	–	–	0.1	
	ラクトアイス																									
13045	普通脂肪	60.4	–	–	–	0	–	–	–	–	–	–	–	–	0.2	–	–	–	–	–	–	–	–	–	0.2	
	(その他)																									
13050	**チーズホエーパウダー**	2.2	–	–	–	0.7	–	–	–	–	–	–	–	–	2.0	–	–	–	–	–	–	–	–	–	2.7	

菓子類

〈和生菓子・和半生菓子類〉

食品番号	食品名	水分	ギ酸	酢酸	グリコール酸	乳酸	グルコン酸	シュウ酸	マロン酸	コハク酸	フマル酸	リンゴ酸	酒石酸	α-ケトグルタル酸	クエン酸	サリチル酸	p-クマル酸	コーヒー酸	フェルラ酸	クロロゲン酸	キナ酸	オロト酸	ピログルタミン酸	プロピオン酸	計	備考
	うぐいすもち																									
15007	こしあん入り	40.0	–	–	–	–	–	(0)	–	–	(0)	–	–	–	(0)	–	–	–	–	–	–	–	–	–	(0)	原材料配合割合から推計
15011	**かるかん**	42.5	–	–	–	–	–	–	0	–	–	–	Tr	–	0.1	–	–	–	–	–	–	–	–	–	0.1	
	くし団子																									
15019	みたらし	50.5	–	(0)	–	(Tr)	–	–	–	(0)	–	–	–	–	(0)	–	–	–	–	–	–	–	–	–	(Tr)	原材料配合割合から推計
	まんじゅう																									
15032	とうまんじゅう こしあん入り	28.0	–	(0)	–	(0)	(0)	–	–	(0)	–	–	–	–	(0)	–	–	–	–	–	–	–	–	–	(0)	原材料配合割合から推計
15037	**ゆべし**	22.0	–	(0)	–	(Tr)	–	–	–	(0)	–	–	–	–	(0)	–	–	–	–	–	–	–	–	–	(Tr)	原材料配合割合から推計

〈和干菓子類〉

食品番号	食品名	水分	ギ酸	酢酸	グリコール酸	乳酸	グルコン酸	シュウ酸	マロン酸	コハク酸	フマル酸	リンゴ酸	酒石酸	α-ケトグルタル酸	クエン酸	サリチル酸	p-クマル酸	コーヒー酸	フェルラ酸	クロロゲン酸	キナ酸	オロト酸	ピログルタミン酸	プロピオン酸	計	備考
15044	**おのろけ豆**	3.0	–	–	–	–	–	(Tr)	–	–	(Tr)	–	–	–	(Tr)	–	–	–	–	–	–	–	–	–	(0.1)	原材料配合割合から推計
	小麦粉せんべい																									
15052	南部せんべい　落花生入り	3.3	–	–	–	–	–	(Tr)	–	–	(Tr)	–	–	–	(Tr)	–	–	–	–	–	–	–	–	–	(0.1)	原材料配合割合から推計
	米菓																									
15058	甘辛せんべい	4.5	–	(Tr)	–	(Tr)	–	–	–	(0)	–	–	–	–	(0)	–	–	–	–	–	–	–	–	–	(0.1)	原材料配合割合から推計
15059	あられ	4.4	–	(Tr)	–	(0.1)	–	–	–	(0)	–	–	–	–	(Tr)	–	–	–	–	–	–	–	–	–	(0.1)	原材料配合割合から推計
15060	しょうゆせんべい	5.9	–	(Tr)	–	(0.1)	–	–	–	(0)	–	–	–	–	(0)	–	–	–	–	–	–	–	–	–	(0.1)	原材料配合割合から推計
	ボーロ																									
15062	そばボーロ	2.0	–	–	–	–	–	(0)	–	–	(0)	–	–	–	–	–	–	–	–	–	–	–	–	–	(0)	原材料配合割合から推計

食品番号	食品名	水分	ギ酸	酢酸	グリコール酸	乳酸	グルコン酸	シュウ酸	マロン酸	コハク酸	フマル酸	リンゴ酸	酒石酸	α-ケトグルタル酸	クエン酸	サリチル酸	p-クマル酸	コーヒー酸	フェルラ酸	クロロゲン酸	キナ酸	オロト酸	ピログルタミン酸	プロピオン酸	計	備考
																	(……… mg ………)								
〈菓子パン類〉																									
	カレーパン																								
15127	皮及び具	(41.3)	–	–	–	(Tr)	(0)	–	(0)	(0)	(Tr)	–	–	(Tr)	–	(0)	(0)	(0.9)	–	(0)	–	–	–	–	(0.1)	製品全体。部分割合：パン69、具31。15129具のみから推計
15129	具のみ	64.5	–	–	–	–	Tr	Tr	–	0	Tr	0.1	–	–	0.1	–	0	0	2.8	–	0	–	–	–	0.3	
15070	**クリームパン**	35.5	–	–	–	–	–	–	–	–	–	–	–	–	(Tr)	–	–	–	–	–	–	–	–	–	(Tr)	原材料配合割合から推計
15130	**クリームパン** 薄皮タイプ	52.2	–	–	–	–	–	–	–	–	–	–	–	–	(0.1)	–	–	–	–	–	–	–	–	–	(0.1)	原材料配合割合から推計
15072	**チョココロネ**	33.5	–	(Tr)	–	–	–	–	–	–	–	–	–	–	(0.1)	–	–	–	–	–	–	–	–	–	(0.1)	原材料配合割合から推計
15131	**チョコパン** 薄皮タイプ	35.0	–	(Tr)	–	–	–	–	–	–	–	–	–	–	(0.1)	–	–	–	–	–	–	–	–	–	(0.1)	原材料配合割合から推計
〈ケーキ・ペストリー類〉																									
15073	**シュークリーム**	56.3	–	–	–	–	–	–	–	–	–	–	–	–	(0.1)	–	–	–	–	–	–	–	–	–	(0.1)	原材料配合割合から推計
	ショートケーキ																								
15075	果実なし	35.0	–	–	–	–	(0)	–	–	–	–	–	–	–	(Tr)	–	–	–	–	–	–	–	–	–	(Tr)	原材料配合割合から推計
15133	**タルト** （洋菓子）	50.3	–	–	–	–	(0)	–	–	(0)	–	(Tr)	(0)	–	(0.2)	–	–	–	–	–	–	–	–	–	(0.3)	原材料配合割合から推計
	チーズケーキ																								
15134	ベイクドチーズケーキ	46.1	–	–	–	(0.2)	–	–	–	(0)	–	–	–	–	(0.3)	–	–	–	–	–	–	–	–	–	(0.5)	原材料配合割合から推計
15135	レアチーズケーキ	43.1	–	–	–	(0.2)	–	–	–	(0)	–	–	–	–	(0.3)	–	–	–	–	–	–	–	–	–	(0.5)	原材料配合割合から推計
	ドーナッツ																								
15078	ケーキドーナッツ プレーン	20.0	–	–	–	–	–	–	–	–	–	–	–	–	(Tr)	–	–	–	–	–	–	–	–	–	(Tr)	原材料配合割合から推計
	パイ																								
15080	アップルパイ	45.0	–	–	–	–	–	–	–	–	–	(0.1)	–	–	(0)	–	–	–	–	–	–	–	–	–	(0.1)	原材料配合割合から推計
15081	ミートパイ	36.2	–	–	–	–	–	(0)	–	(0)	(0)	(Tr)	–	–	–	–	–	–	–	–	(0)	–	–	–	(0.1)	原材料配合割合から推計
15083	**ホットケーキ**	40.0	–	–	–	–	–	–	–	–	–	–	–	–	(0.1)	–	–	–	–	–	–	–	–	–	(0.1)	原材料配合割合から推計
	ワッフル																								
15084	カスタードクリーム入り	45.9	–	–	–	–	–	–	–	–	–	–	–	–	(0.1)	–	–	–	–	–	–	–	–	–	(0.1)	原材料配合割合から推計
15085	ジャム入り	33.0	–	–	–	–	–	–	–	–	–	–	–	–	(Tr)	–	–	–	–	–	–	–	–	–	(Tr)	原材料配合割合から推計
〈デザート菓子類〉																									
15086	**カスタードプリン**	74.1	–	–	–	–	–	–	–	–	–	–	–	–	(0.1)	–	–	–	–	–	–	–	–	–	(0.1)	原材料配合割合から推計
15136	**牛乳寒天**	85.2	–	–	–	–	–	–	–	–	–	–	–	–	(0.1)	–	–	–	–	–	–	–	–	–	(0.1)	原材料配合割合から推計
	ゼリー																								
15087	オレンジ	77.6	–	–	–	–	–	–	–	–	–	(0.1)	–	–	(0.9)	–	–	–	–	–	(0)	–	–	–	(1.0)	原材料配合割合から推計
15089	ミルク	76.8	–	–	–	–	–	–	–	–	–	–	–	–	(0.1)	–	–	–	–	–	–	–	–	–	(0.1)	原材料配合割合から推計
15090	ワイン	84.1	–	–	–	(Tr)	–	–	–	(Tr)	–	–	(Tr)	–	–	–	–	–	–	–	–	–	–	–	(Tr)	原材料配合割合から推計
15091	**ババロア**	60.9	–	–	–	–	(0)	–	–	–	–	–	–	–	(0.1)	–	–	–	–	–	–	–	–	–	(0.1)	原材料配合割合から推計
〈ビスケット類〉																									
15092	**ウエハース**	2.1	–	–	–	–	–	–	–	–	–	–	–	–	(Tr)	–	–	–	–	–	–	–	–	–	(Tr)	原材料配合割合から推計
	ビスケット																								
15098	ソフトビスケット	3.2	–	–	–	–	–	–	–	–	–	–	–	–	(Tr)	–	–	–	–	–	–	–	–	–	(Tr)	原材料配合割合から推計
15100	**ロシアケーキ**	4.0	–	–	–	–	–	–	–	–	–	–	–	–	0	–	–	–	–	–	–	–	–	–	0	

食品番号	食品名	水分	ギ酸	酢酸	グリコール酸	乳酸	グルコン酸	シュウ酸	マロン酸	コハク酸	フマル酸	リンゴ酸	酒石酸	α-ケトグルタル酸	クエン酸	サリチル酸	p-クマル酸	コーヒー酸	フェルラ酸	クロロゲン酸	キナ酸	オロト酸	ピログルタミン酸	プロピオン酸	計	備考
			(································ g ································)													(··· mg ···)					(··· g ···)					
〈キャンデー類〉																									
15112	ブリットル	1.5	–	–	–	–	–	(0.1)	–	–	–	(Tr)	–	–	(0.1)	–	–	–	–	–	–	–	–	–	(0.2)	原材料配合割合から推計
〈チョコレート類〉																									
15137	アーモンドチョコレート	2.0	–	0.1	–	–	–	–	–	–	–	–	–	–	0.1	–	–	–	–	–	–	–	–	–	0.2	
15114	カバーリングチョコレート	2.0	–	0.1	–	–	–	–	–	–	–	–	–	–	0.1	–	–	–	–	–	–	–	–	–	0.2	
15116	ミルクチョコレート	0.5	–	(0.2)	–	–	–	–	–	–	–	–	–	–	(0.1)	–	–	–	–	–	–	–	–	–	(0.3)	原材料配合割合から推計
〈その他〉																									
15138	カスタードクリーム	61.8	–	–	–	–	–	–	–	–	–	–	–	–	(0.1)	–	–	–	–	–	–	–	–	–	(0.1)	原材料配合割合から推計
し好飲料類																									
〈アルコール飲料類〉																									
	(醸造酒類)																									
	ビール																									
16006	淡色	92.8	–	–	0	Tr	0	0	–	0	0	0	–	–	Tr	–	–	–	–	–	–	–	–	–	0.1	
	ぶどう酒																									
16010	白	88.6	–	–	(0.1)	–	–	–	–	(0.1)	–	(0.2)	(0.2)	–	–	–	–	–	–	–	–	–	–	–	(0.6)	豪州成分表から推計
16011	赤	88.7	–	–	(0.2)	–	–	–	–	(0.2)	–	(0.2)	–	–	–	–	–	–	–	–	–	–	–	–	(0.5)	豪州成分表から推計
16012	ロゼ	87.4	–	–	(0.1)	–	–	–	–	(0.1)	–	(0.2)	(0.3)	–	–	–	–	–	–	–	–	–	–	–	(0.6)	豪州成分表から推計
	(混成酒類)																									
16029	スイートワイン	75.2	–	(0.1)	–	–	–	–	–	–	–	(0.2)	(0.1)	–	–	–	–	–	–	–	–	–	–	–	(0.4)	豪州成分表から推計
	缶チューハイ																									
16059	レモン風味	91.4	–	–	–	–	–	–	–	–	–	0	–	–	0.3	–	–	0	–	–	–	–	–	–	0.3	
〈コーヒー・ココア類〉																									
	ココア																									
16048	ピュアココア	4.0	–	–	–	–	–	0.7	–	–	–	–	–	–	–	–	–	–	–	–	–	–	–	–	0.7	
調味料及び香辛料類																									
〈調味料類〉																									
	(ウスターソース類)																									
17001	ウスターソース	61.3	–	1.5	–	–	–	–	–	–	–	0	–	–	0.1	–	–	–	–	–	–	–	–	–	1.5	
17002	中濃ソース	60.9	–	1.1	–	–	–	–	–	–	–	Tr	–	–	0.1	–	–	–	–	–	–	–	–	–	1.3	
17003	濃厚ソース	60.7	–	(1.1)	–	–	–	–	–	–	–	(Tr)	–	–	(0.1)	–	–	–	–	–	–	–	–	–	(1.3)	17002中濃ソースから推計
17085	お好み焼きソース	58.1	–	0.7	–	–	–	–	–	–	–	0	–	–	0.1	–	–	–	–	–	–	–	–	–	0.8	
	(しょうゆ類)																									
17007	こいくちしょうゆ	67.1	–	0.1	–	0.6	–	–	–	Tr	–	–	–	–	0.1	–	–	–	–	–	–	–	–	–	0.9	
17086	こいくちしょうゆ　減塩	74.4	–	(0.1)	–	(0.5)	–	–	–	(Tr)	–	–	–	–	(0.1)	–	–	–	–	–	–	–	–	–	(0.7)	17007こいくちしょうゆから推計
17008	うすくちしょうゆ	69.7	–	0.1	–	0.4	–	–	–	Tr	–	–	–	–	–	–	–	–	–	–	–	–	–	–	0.5	
17139	うすくちしょうゆ　低塩	70.9	–	0.2	–	0.5	–	–	–	Tr	–	–	–	–	0.1	–	–	–	–	–	–	–	–	–	0.8	

炭水化物成分表　別表2　菓子類・し好飲料類・調味料及び香辛料類